内容提要

本书为中医药学高级丛书（第二版）之一，是由著名中医学家、方剂学专家、南京中医药大学李飞教授率领全国近十所中医院校的专家教授编写而成。本书于2002年5月出版后，受到读者广泛好评，并获国家新闻出版总署颁发的第十一届全国优秀科技图书三等奖，在方剂研究领域树立了良好的学术声誉。

本次再版，在一版的基础上补充了当代方剂研究的新进展、新理论、新技术与新成果，对一版存在的一些讹误和脱漏，进行了修订。

本书分上篇总论、下篇各论和附篇三个部分。

本书第一版于 2003 年荣获

"第十一届全国优秀科技图书奖"

三等奖

中医药学高级丛书

方剂学

（上册）

第2版

主　编　李　飞

副主编　邓中甲　樊巧玲　华浩明

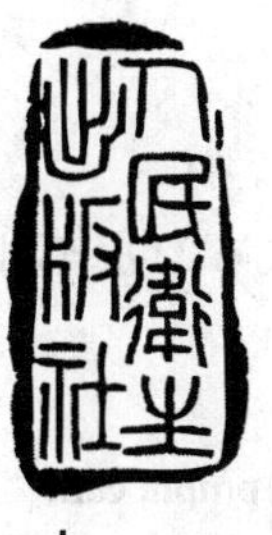

图书在版编目（CIP）数据

方剂学（上、下册）/李飞主编. —2 版. —北京：人民卫生出版社，2011.4

（中医药学高级丛书）

ISBN 978-7-117-13869-7

Ⅰ.①方… Ⅱ.①李… Ⅲ.①方剂学 Ⅳ.①R289

中国版本图书馆 CIP 数据核字（2010）第 232616 号

门户网：www.pmph.com	出版物查询、网上书店
卫人网：www.ipmph.com	护士、医师、药师、中医师、卫生资格考试培训

方剂学（上、下册）

第 2 版

主　　编：李　飞

出版发行：人民卫生出版社（中继线 010-59780011）

地　　址：北京市朝阳区潘家园南里 19 号

邮　　编：100021

E - mail：pmph @ pmph.com

购书热线：010-59787592　010-59787584　010-65264830

印　　刷：北京铭成印刷有限公司

经　　销：新华书店

开　　本：787×1092　1/16　**总印张：**123

总 字 数：3067 千字

版　　次：2002 年 5 月第 1 版　2024 年 4 月第 2 版第 22 次印刷

标准书号：ISBN 978-7-117-13869-7/R・13870

总 定 价（上、下册）：240.00 元

打击盗版举报电话：010-59787491　E-mail：WQ@pmph.com

（凡属印装质量问题请与本社市场营销中心联系退换）

中医药学高级丛书

方剂学(第2版)编写委员会

主　编

李　飞

副主编

邓中甲　樊巧玲　华浩明

编　委（以姓氏笔画为序）

王存选　叶俏波　刘持年　李　冀　连建伟　吴承艳
贾　波　章　健　韩　涛　薛建国　瞿　融

编　者（以姓氏笔画为序）

王大妹　王立人　王存选　王均宁　王绪前　邓中甲
叶品良　叶俏波　任　利　华浩明　刘华东　刘持年
汤国祥　杜天植　李　飞　李　冀　杨　晨　连建伟
吴建红　吴承艳　张卫华　陈　力　陈　健　陈如泉
林　坚　尚炽昌　季旭明　封银曼　胡　鹏　姜静娴
秦幼平　贾　波　晏　君　徐长化　徐传富　徐晓东
黄仕文　梅梦英　章　健　章巧萍　韩　涛　管华全
樊巧玲　薛建国　瞿　融

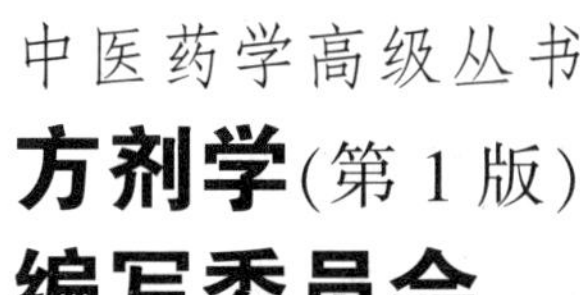

中医药学高级丛书

方剂学(第1版)
编写委员会

主　编

李　飞

副主编

尚炽昌　邓中甲　樊巧玲

编　委（以姓氏笔画为序）

王存选　华浩明　刘持年　李　冀　连建伟　陈　健
陈如泉　封银曼　姜静娴　贾　波　徐传富　瞿　融

编　者（以姓氏笔画为序）

王大妹　王立人　王存选　王均宁　王绪前　邓中甲
叶品良　华浩明　任　利　刘持年　刘华东　汤国祥
李　飞　李　冀　杜天植　杨　晨　连建伟　吴建红
陈　力　陈　健　陈如泉　林　坚　尚炽昌　季旭明
封银曼　胡　鹏　姜静娴　秦幼平　贾　波　晏　君
徐长化　徐传富　徐晓东　梅梦英　章巧萍　章　健
韩　涛　樊巧玲　薛建国　瞿　融

出版者的话

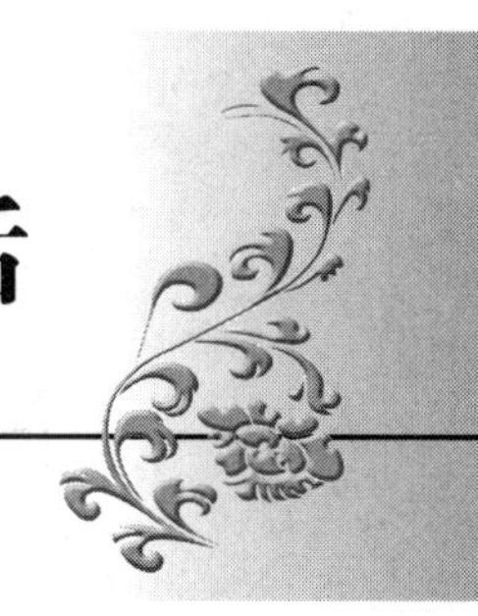

《中医药学高级丛书》(第1版)是我社在20世纪末组织编写的一套大型中医药学高级参考书,内含中医、中药、针灸3个专业的主要学科,共计20种。旨在对20世纪我国中医药学在医疗、教学、科研方面的经验与成果进行一次阶段性总结,对20世纪我国中医药学学术发展的脉络做一次系统的回顾和全面的梳理,为21世纪中医药学的发展提供借鉴和思路。丛书出版后,在中医药界反响很大,并得到专家、学者的普遍认可和好评,对中医药教育与中医药学术的发展起到了积极的推动作用,其中《方剂学》分册获得"第十一届全国优秀科技图书三等奖",《中医内科学》获第16批全国优秀畅销书奖(科技类)及全国中医药优秀学术著作一等奖。

时光荏苒,丛书出版至今已十年有余。十余年来,在党和政府的高度重视下,中医药学又有了长足的进步。在"读经典,做临床"的学术氛围中,理论探讨和临床研究均取得了丰硕的成果,许多新观点、新方法受到了学界的重视,名老中医学术传承与经验总结工作得到了加强,部分疑难病及传染性、流行性疾病的中医诊断与治疗取得了突破性进展。在这种情形下,原丛书的内容已不能满足当今读者的需求;而且随着时间的推移,第1版中存在的一些问题也逐渐显露。基于上述考虑,在充分与学界专家沟通的基础上,2008年,经我社研究决定,启动《中医药学高级丛书》的修订工作。

本次修订工作在保持第1版优势和特色的基础上,增补了近十几年中医药学在医疗、教学、科研等方面的新进展、新成果。如基础学科方面,补充了"国家重点基础理论研究发展计划(973计划)"的新突破、新成果,进一步充实和丰富了中医基础理论,反映了当前我国中医基础学科研究的新思路、新方法;临床学科方面,在全面总结现代中医临床各科理论与研究成果的基础上,更注重理论与临床实践的结合,并根据近十年来疾病谱的变化,新增了传染性非典型肺炎、甲型H1N1流感、艾滋病等疾病的中医理论与临床研究成果,从而使丛书第2版的内容能更加适合现代中医药人员的需求。

本次修订的编写人员,在上一版专家学者的基础上,增加了近年来中医各学科涌现出来的中青年优秀人才。可以说此次修订是全国最具权威的中医药学家群体智慧的结晶,反映了21世纪第1个10年中医药学的最高学术水平。

本次出版共21种,对上一版的20个分册全部进行了修订,新增了《中医急诊学》分册。工作历时二载,各位专家教授以高度的事业心、责任感,本着求实创新的理念投入编写或修订工作;各分册主编、副主编所在单位也给予了大力支持,在此深表谢意。希望本版《中医药学高级丛书》,能继续得到中医药界专家和读者的认可,成为中医药学界最具权威性、代表性的重要参考书。

由于本套丛书涉及面广,组织工作难度大,难免存在疏漏,敬请广大读者指正。

人民卫生出版社

2010年12月

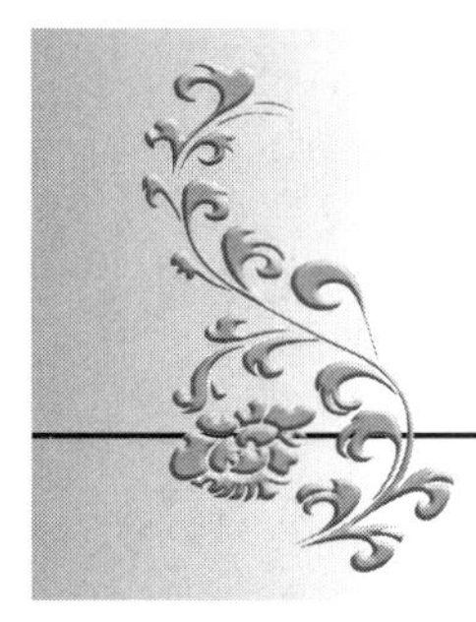

2版前言

本书自2002年面世以来，得到了中医教学、科研、医疗等学术界与读者的广泛好评，在2003年国家新闻出版总署主办的“第十一届全国优秀科技图书奖”评选中荣获三等奖。这对推动方剂学术的进步，起到了积极而重要的作用。

为了更好地反映近年来方剂学理论与临床、实验研究的新成就，我们组织了对《中医药学高级丛书・方剂学》的修订工作。在全面总结与认真分析本书第1版优点与不足的基础上，对全书内容又进行了反复细致地推敲，确定了修订原则：①保持1版的优势与特色，章节体例延续1版风格。②修订错误。在对1版详细研读基础上，修正原书中的一些错漏及不当之处，并核对古医籍原文等一手资料，发现错误，予以改正。③补充新内容。本次修订补充了近10年来方剂学研究的新进展、新技术、新成果，并对“方论选录”与“评议”，以及“临床报道”和“实验研究”中的部分资料进行了适当增删，意在充分体现21世纪以来方剂学领域研究的前沿动态与相关理论认识的深化，继续保持本书在学术性和实用性方面的较高水平。

本书第1版编写人员大都参与了第2版的修订工作，编委会成员中又增补了部分具有博士学位的中青年学者。在本书修订过程中，得到了南京中医药大学以及各位编者所在院校的大力支持与协助，在此表示衷心地感谢！

南京中医药大学
李　飞
2011年2月

1版前言

方剂学是研究和阐明治法与方剂的配伍规律以及临床运用的一门学科。自中医药高等教育开创以来，先后由国家统一组织编写了六版中医方剂学本科教材以及外国进修生教材，各地中医药院校还自编了各种方剂学教材，以适合不同层次的教学需要，并出版了多种方剂学教学参考书与工具书。近年出版的《中医方剂大辞典》，是将历代中医药著作中的方剂进行整理、研究、编纂而成的一部方剂学大型工具书，是对有史以来中医方剂研究成果的一次大总结，填补了自明至今中医方剂文献荟萃成书的空白。随着中医药教育事业的迅猛发展，专业设置逐年增加，高层次的研究生教育规模不断扩大，为了满足中医药教育、科研、医疗发展的需要，我们总结了历版方剂学教材及各种教学参考书的优点与存在问题，冀从方剂学的高度及深度、广度方面进行拓展，组织编写了这本教学参考书。

本书分上篇总论、下篇各论和附篇三个部分。总论阐述方剂学发展简史，方剂与治法，方剂的分类，方剂的组成与变化，剂型与煎服法等。各论根据以法统方的原则，将方剂归纳为解表、泻下等二十章。附篇介绍方剂学的教学与科研方法，主要参考书目评价与方剂索引。对各论章节，首先概论其发展状况，各类方剂的配伍方法，应用时注意事项。对每首方剂，除考证其方源、异名，收录原书组成、用法，归纳功用、主治，分析其证候病机、配伍意义，进行类方比较，阐明临床应用外，新增以下栏目：①源流发展。主要探索原作者的立方旨意，作者学术思想对制方的影响，该方在后世应用发展的轨迹，包括配伍方法、用量、用法、制剂、主治等，根据方剂的创制年代，从源到流，或追本溯源。②疑难阐释。主要对方剂的方论、药物配伍、主治证候、分类等方面的难点、疑点以及有争议的问题，进行讨论、释疑与解难。③方论评议。历代医家的方论，不仅内容丰富，而且学术观点纷纭，对每一个具体方剂的分析，往往见仁见智，为此编者在评议中作了必要的剖析，提出我们的见解，力求做到言之有物，言而有据。④验案举例与按语。验案是古今医家临床经验的结晶，本书选录多为复诊连续，治有成效；或病情复杂，辨证论治别具一格；或病情特殊，立法可资临证借鉴者。编者对此加以按语，阐明其辨证、立法与处方配伍的要点，以及取得疗效的关键。⑤临床报道与实验研究。不仅介绍方剂临床研究的进展，总结新方法、新技术、新经验，而且注重介绍方剂学实验研究的新成果和已建立的研究方法。本书力图反映20世纪末中医方剂学的学术水平，并希望今后随着学科研究的发展，加以充实和提高。

本书从1995年在成都召开第一次编委会审议编写体例、样稿起，历经郑州、武汉第二、三次编委会审稿，天津会议定稿，迄今已六载。在编委会及全体编写人员的共同努力下，经过多次反复的修改和补充，终于脱稿。本书编写过程中，得到了南京中医药大学、成都中医药大学、山东中医药大学、黑龙江中医药大学、河南中医学院、天津中医学院及其第一附属医院、浙江中医学院、湖北中医学院、安徽中医学院、天津医科大学、人民卫生出版社的领导以及各级主管部门的热情关怀与帮助，在此表示衷心的感谢！

书中所载犀角，根据国发(1993)39号以及卫药发(1993)59号文，属于禁用之列，在古方中有犀角者，临床均请改用水牛角代替。

本书面世后，希望读者不断反馈信息，提出批评意见和建议，以备不断进行修订完善。

李　飞

2002年3月

目　录

上篇　总　论

下篇　各　论

附　篇

上篇　总论

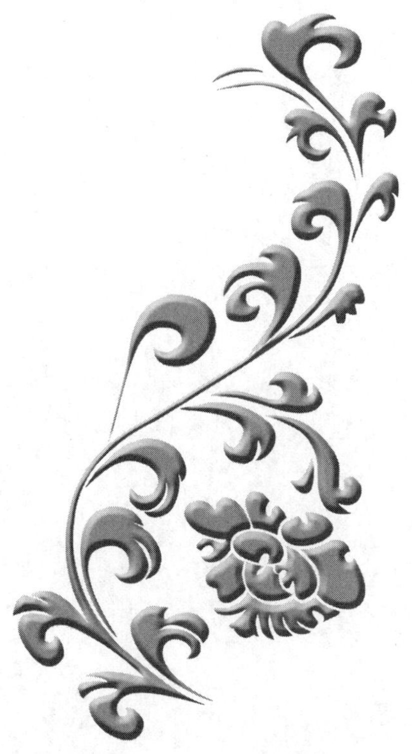

第一章

方剂学发展简史

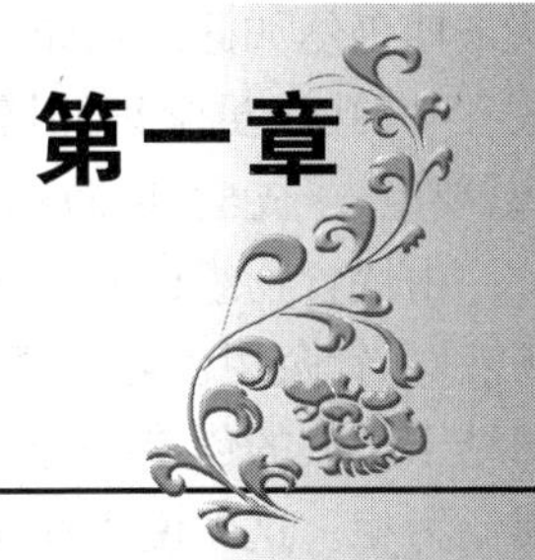

方剂学的发展经历了两千多年的历史，源远流长，内容广瀚。现存的方书，据《全国中医图书联合目录》记载，从晋、唐至今已多达 1950 种[1]，至于与方剂有关的医籍就更多。方剂学正是通过这些书籍垒成的阶梯，不断发展与进步的。探源溯流，总览历代方书文献，考证分析，寻察发展变化轨迹。兹以历史发展的前后为序，略述方剂学之简史于下。

一、先秦(公元前 206 年以前)

方剂的起源，十分湮远，大概是与药物的产生同步的。认知药物的名称、形态、产地、采收、炮制、药性、功能等是本草学的范畴；而以此为基础，以一定的制剂、给药方式及运用药物的配伍(这要到复方产生后才有)来治病便是方剂学的内容。药物的起源，史料中有始于神农的传说。如《淮南子·修务训》云："神农乃始教民播种五谷，相土地，宜燥湿肥饶高下。尝百草之滋味，水泉之甘苦，令民知避就。当此之时，一日而遇七十毒。"《资治通鉴外纪》也说："古者民茹草饮水，采树木之实，食蠃蛇之肉，多疾病毒伤之害……尝百草酸咸之味，察水泉之甘苦，令民知所避就。当此之时，一日而遇七十毒，神而化之，使民宜之。天下号曰神农。"所谓神农并非一个人，而应作一个远古氏族部落的泛称理解。说明当我国进入原始社会的农耕时期(所谓"播种五谷")，由于农业的发展，植物学知识已有相当的积累，又通过前人无数次的有意实践(所谓"尝百草")，才发现了一些植物的药用价值，并通过内服或外用来治病。这样，最初的方剂就产生了。

方剂的来源，可能有二：一是源于生理活性猛烈的药物，这类药物最易为人们所认识，但因使用尚不能精确地控制用量，常致中毒，故称"毒药"；二是源自饮食物，饮食是维持生命的基本条件，在"吃"的过程中，某些饮食物的治病作用被发现而为人们所运用，故称"药食同源"。这在《周礼》中有所反映。《周礼》是战国时人追记周代事迹的著作。据该书的《天官》篇记载，周代有医师、食医、疾医和疡医等。医师"掌医之政令，聚毒药以供医事"，是主持卫生行政的官员，并收集"毒药"以供医疗使用；食医"掌和王之六食、六饮、六膳、百羞、百酱、八珍之剂"，调配与使用饮食物，负责帝王的营养保健与防病治病，此时食疗方剂已经产生；疾医"掌养万民之疾病……以五味、五谷、五药养其病"，主管治疗平民百姓的疾病，治疗时既用"毒药"之剂，也用食疗之方；疡医"掌肿疡、溃疡、金疡、折疡之祝药、劀杀之剂。凡疗疡，以五毒攻之，以五气养之，以五药疗之，以五味节之"，分工治疗外伤科疾病，亦兼用毒药方与食疗方。由此可见，方剂早在周代或者周代之前便已产生，而推测当时方剂的组成成分，不外"毒药"与饮食物两类。事实上，从有关考古出土的文物来看，远在夏代，古人就已掌握了制陶技术，出土的陶釜、陶罐等夏代烹调器具已较精致，而出土的商代铜制饮食器皿则更为精巧。这些均为调剂药物并加以煎煮提供了物质条件。

由"毒药"组成的方剂运用不易，为了预防中毒，古人用药是很谨慎的。这种情况到了春秋末期仍然如此。例如,《论语》中记载康子赠送药物给孔子,孔子"拜而受之曰:'丘未达,不敢尝'。"孔子虽学识渊博,但因不知药性也不敢服用别人送的药物;《礼记》也记载君、亲服药,要臣、子先尝,以防不测。

由饮食物组成的方剂,晋·皇甫谧认为其起源是"伊尹以亚圣之才,撰用神农本草以为汤液"(《针灸甲乙经·序》),这便是著名的方剂起源于伊尹创制汤液的传说。把方剂的发明归结于圣人的创造,是古人的历史局限;但是传说中的伊尹曾是位擅长烹调的能手,其后才辅汤为相。这就说明食疗方的发现离不开饮食烹饪的实践。《吕氏春秋》中亦有伊尹和商汤议论烹调方法的记载,谈到"阳朴之姜,招摇之桂"。姜、桂既是常用调味品,也是温里散寒的良药。从姜、桂可见饮食烹饪与食疗方剂的渊源关系。

战国时期的方剂有了进一步的发展。据《史记·扁鹊仓公列传》记载,扁鹊曾从长桑君处得到"禁方"的传授,其"为方也",如治虢太子暴死,用"八减之剂和煮之,以更熨两胁下",太子醒后,又用汤剂内服2旬以调阴阳而复故。这是既知最早的关于方剂治疗具体病例的记载。1973年在湖南长沙马王堆3号汉墓出土了一批帛书,其中有一部医方书籍,因该书共记载了五十二种疾病的症状和治疗的方剂,故被定名为《五十二病方》。此书据考证是战国时期的作品,是现存最早的一部方剂著作。《五十二病方》全面反映了战国时期的方剂学成就,书中大多数是外科、皮肤科方,其次是若干内科、儿科及妇科方。每病的治疗方剂少则一二首,多则二十几首,总数有280首,以内服及外用方剂为主,也有一些祝由方,说明当时医巫尚未分离。书上记载比较完整的189方中,单味药方达110方,组成药物最多的医方也仅7味,显示了方剂的组成先是经过了单味药的应用阶段,然后在此基础上增加药物组成复方的历史过程。方中药物以酒、醋、猪脂等应用频度最高,其次是姜、桂等辛热药物,剧毒药如水银、信石、藜芦等亦有应用[2]。

《黄帝内经》(简称《内经》)的成书年代要晚于《五十二病方》,大部分是战国时期的产物,但有一部分出于汉代。《内经》中记载了13首方剂,即"汤液醪醴"、"生铁落饮"、"左角发酒"、"泽泻饮"、"鸡矢醴"、"乌鲗骨藘茹丸"、"兰草汤"、"豕膏"、"蔆翘饮"、"半夏秫米汤"、"马膏膏法"、"寒痹熨法"、"小金丹"。从这13首方剂的内容来看,仍较古朴,但剂型已较为丰富。《内经》对于方剂学的贡献,主要表现在:阴阳五行、气血津液、脏腑经络等理论的建构,为方剂学的发展奠定了坚实的基础;病因病机、望闻问切的学说,是准确使用方剂的先决条件;标本缓急、三因制宜、正治反治等治则与寒之、热之、泻之、补之等治法,则是处方用药的指南;而"君臣佐使"的方剂配伍原则,药物气味的配伍原理(如"辛甘发散为阳","酸苦涌泄为阴"等),大、小、缓、急、奇、偶、重的方剂分类方法(后金·成无己改"重"为"复",称为"七方"),都成了后世方剂学的重要理论。

二、两汉(公元前206～公元220年)

根据东汉·班固《汉书·艺文志》的记载,西汉汉武帝时曾令侍医李柱国编校方技(即医药)类书籍,分为医经、经方、神仙和房中四类。医经是讨论中医基础理论方面的书籍,神仙和房中类弗论矣。何谓经方?《艺文志》曰:"经方者,本草石之寒温,量疾病之浅深,假药味之滋,因气感之宜,辨五苦六辛,致水火之剂,以通闭解结,反之于平。"这里的"经方"并非后世谓仲景方的"经方",而是广义的方剂类书籍。《艺文志》的这段话总结概括了"经方"的研究方法和研究目的,因此,可以视作关于方剂的最早定义。"经方"的著作计有《五藏六府痹十二病方》30卷、《五藏六府疝十六病方》40卷、《五藏六府瘅十二病方》40卷、《风寒热十六病方》26卷、《泰始黄帝扁鹊俞拊方》23卷、《五藏伤中十一病方》31卷、《客疾五藏狂颠病方》17卷、《金疮疭瘛方》30卷、《妇人婴儿方》19卷、《汤液经法》32卷、《神农黄帝食禁》7卷，共11家274卷(应该是共295卷，《汉书·艺文志》云274卷，疑有误)。这充分说明"经方"在当时已有相当的发展水平，而且具有较细的分类。只可惜这些"经方"均已佚失，不可复见。

稍可弥补此憾的是，1972年甘肃省武威县出土的《治百病方》，经推断是东汉早期的方书。经整理复原后可以辨识的医方，除去重复者，有30多方。这些方剂除有以病证命名的，如治诸癃方、治目病方等外；还出现了以人名命名的，如公孙君方、吕功君方等；还有以功效命名的，如治伤寒逐风方等。方剂的药物组成，少者二至三味，多者十几味，如治久咳上逆清方，就由芎䓖、大枣、门冬、款冬、橐吾、石膏、姜、桂、蜜、半夏十味药组成；治金创止痛方，由石膏、姜、甘草及桂四味药组成等。这与《五十二病方》和《内经》的方剂相比有了较大的进步，说明当时对药物的配伍已有所了解，并掌握了复方的应用。但是从总体来说，《治百病方》尚反映不出辨证论治的精神[3]。

《伤寒杂病论》的问世，标志着方剂的发展已相当成熟。该书是东汉末年伟大的医学家张机(字仲景，河南南阳人)撰用《素问》、《九卷》、《八十一难》、《阴阳大论》、《胎胪药录》等典籍，勤求古训，博采众方，并结合自己丰富的临床经验著录而成。一般认为，现存的《伤寒论》与《金匮要略》，即是原书在流传过程中分离出来的。《伤寒论》载方113首，主要以六经论伤寒，《金匮要略》收方245首，主要以脏腑论杂病，除去重复者，两书收方合计323方[4]。张仲景对方剂学的贡献主要在于：

(1) 辨证论治，方中蕴法。以辨证为用方的前提，有斯证即用斯方。如太阳伤寒用麻黄汤，太阳中风用桂枝汤，肠痈初期有瘀热者用大黄牡丹汤，而日久属虚寒的则用薏苡附子败酱散。书中诸方，虽未明言治法，但丰富而严谨的治法已蕴含于其中。如麻黄汤、桂枝汤即汗法，瓜蒂散即吐法，诸承气汤即下法，小柴胡汤即和法，理中丸即温法，白虎汤即清法，桂枝茯苓丸即消法，炙甘草汤即补法等。

(2) 配伍严密，药变方殊。方剂的配伍用药极其严密，增减方中药味甚至药量即可改变整个方剂的功效、主治。如桂枝汤演变为桂枝加桂汤、桂枝加芍药汤、桂枝去芍药汤、桂枝去芍药加附子汤、桂枝加大黄汤、桂枝加葛根汤、桂枝加厚朴杏子汤、桂枝加附子汤、桂枝新加汤、桂枝去桂加茯苓白术汤、小建中汤、当归四逆汤等，便是例证。

(3) 医方之祖，名方之本。仲景之方，现代历版《方剂学》教材中收录最多。而且，历代名方亦多由仲景之方加减演变而来。例如，六味地黄丸系《金匮要略》的肾气丸减附子、桂枝，再易干地黄为熟地黄而来；四君子汤由《伤寒论》理中汤去干姜，加茯苓而来；四物汤由《金匮要略》胶艾汤去阿胶、艾叶、甘草，地黄易生为熟而成；疏肝名方逍遥散和柴胡疏肝散来源于四逆散；《温病条辨》中加减复脉汤、一甲复脉汤、二甲复脉汤、三甲复脉汤和大定风珠等系列方则源自炙甘草汤。由六味地黄丸、四君汤、四物汤等方则又衍生出许多其他的名方。

(4) 剂型丰富，煎服有法。方剂的剂型有汤、散、丸、酒等，各有所宜，内服的汤剂应用最广，而煎法则有直接水煎、微火煎、去滓再煎、米熟汤成等，服法也有平旦服、空腹服、顿服、少少与服、不效继服等。这是仲景对方剂制剂与用法的贡献，为全面发挥方剂效能提供了保证。

(5) 疗效卓著，流传千古。仲景之方，只要审证确切，用法得当，便有桴鼓之效，历千百年临床检验而不爽，故能流传千古，造福万代。张机因为对方剂学的发展作出了巨大贡献，而被后人誉为“经方之祖”和“医圣”。

三、魏晋南北朝(公元 220～618 年)

魏晋南北朝时期有关方书文献、代表医家及其著作和方剂的应用特点，可概括为以下三点。

首先，方书的大量涌现呈前所未有之势。例如，有李当之的《药方》，皇甫谧的《曹歙论寒食散方》与《依诸方撰》，殷仲堪的《荆州要方》，葛洪的《肘后备急方》与《玉函方》，支法存的《申苏方》，范汪的《范东阳方》，秦承祖的《秦氏药方》，胡洽的《胡氏百病方》，褚澄的《杂药方》，徐嗣伯的《风眩方》与《徐氏落年方》，姚僧垣的《集验方》，甄权的《古今录验方》，徐之才的《徐王方》与《徐王八世家传效验方》，陶弘景的《陶氏方》与《效验方》，陈延之的《小品方》，谢士泰的《删繁方》，释道洪的《寒食散对疗》，宋佳的《经心录方》等。惜乎这些方书除了《肘后备急方》后经陶弘景与杨用道的整理得以传世，《小品方》现存辑佚本外，皆因年湮代远而散失了。

其次，葛洪与陈延之为该时期研究方剂学并对后世产生重大影响的代表人物。葛洪，字稚川，自号抱朴子，丹阳句容人(今江苏句容)，是亦医亦道者，所著《玉函方》(一名《金匮药方》)多达 100 卷，是“周流华夏九州之中，收拾奇异，捃拾遗逸，选而集之，使神类殊分，缓急易简”而成。后因卷帙浩大，传世不便而遗佚了。葛氏的《肘后备急方》则是将《玉函方》撷要而成。书仅 3 卷，所载诸方，“单行径易，篱陌之间，顾眄皆药，众急之病，无不毕备”，今人称其验、便、廉，允为切实。全书计有药方 1060 首，其中供内服使用者 714 首，而供熏洗、敷贴、吹入、佩带等各种外用者 346 首，说明此书较为重视方剂的外治给药[5]。书中记载的方剂，如伤寒时毒门中，治“病已六七日，热极，心下烦闷，狂言见鬼，欲起走”，以“黄连三两，黄芩、黄柏各二两，山栀十四枚，水六升，煎取二升，分再服”，即现今的黄连解毒汤，有苦寒直折、清泻火毒之捷效；治疟方，用“青蒿一把，以水二升渍，绞取汁，尽服之”，这个单方的价值，为当代发现青蒿素的抗疟作用所证实；再如千金砺、葎草治疗毒蛇咬伤，而这两种药是现代数种著名蛇药的重要成分之一。陈延之，南北朝时期医家，著《小品方》12 卷。《小品方》在唐代与《伤寒论》齐名，曾作为医学教科书，故对唐代的方剂学发展有较大影响。但《小品方》至北宋初年即已亡佚，其佚文多保留在《外台秘要》、《医心方》等书中。该书比较重视伤寒、天行温疫等病的论治，所提出的芍药地黄汤、茅根汤、葛根橘皮汤等方，已体现了后世温病学的养阴生津、凉血散瘀、清热解毒等治法，可弥补《伤寒论》之未备。

其三，服石之风盛行与解散石毒方书的产生。两晋的士大夫喜清谈、好神仙，帝王则迷恋于长生不老与房中之术，致使上层社会服石成风，成为一股歪门邪道的颓废风尚。由于服石而出现“石发”(中毒症状)、残废，甚至死亡，客观上对当时的医学界提出了新的要求，于是解散石毒的方书就“空前绝后”的出现了。据《隋书·经籍志》记载，这类书有十多种，如前述释道洪的《寒食散对疗》便是。

此外，在该时期开始出现外科的专科方书，即晋末刘涓子撰、南齐龚庆宣整理的《刘涓子鬼遗方》。在古代因战争频仍，外伤科疾病较多，故外伤科的方书发育较早，而妇科、儿科、眼科、口齿、喉科等专科方书在其后才产生。

四、唐代(公元 618～907 年)

李唐一代，有孙思邈的《备急千金要方》与《千金翼方》、王焘的《外台秘要》问世，皆是集当时方剂学大成的著作。

孙思邈，京兆华原(今陕西耀县)人，崛起初唐，远绍前朝医家的精华，旁搜域外医学的成果，以“人命至重，有贵千金，一方济之，德逾于此”，乃著《备急千金要方》30卷；晚年又著《千金翼方》30卷，取“羽翼交飞”之意。所收方剂有6500多首，大多出自前代医家的经验良方，也包括当时名医、少数民族、文人学士、宗教界和国外传入的医方，可谓“囊括海内，远及异域”。孙氏组方用药有以下三个特点[6]：①简易见长。孙氏谓：“吾见诸方部帙浩博，忽遇仓卒，求检至难”，故其采方“务在简易”，而效果卓著。如治呕哕方，仅用一味芦根煎汤饮服。又如治吐血方，用生地黄汁吞生大黄末，方后有“疗十日瘥”之语，可见疗效之高。②平正取胜。如当归建中汤治产后虚羸，苇茎汤治肺痈，独活寄生汤治痹证，皆是立方平正，配伍严密的王道之制。③奇崛繁杂。孙氏许多方剂，是我们今天用辨证论治精神来衡量难以理解的。如用附子、乌头、人参、茯苓、半夏、朱砂组方名“神丹”，治疗伤寒恶寒发热体痛，这便是奇崛而不同于麻、桂组方的发汗常规。再如镇心丸治虚损惊悸、失精、月水不利等症，用药竟达35味之多，既用人参、地黄、当归，又用大黄、牛黄、石膏，又用乌头、细辛、干姜……，处方寒热温凉气血攻补兼备，至为繁杂。正因为孙氏所制的部分方剂奇崛繁杂，故清代徐大椿认为，仲景之学到了孙氏就“古圣制方之法不传矣，此医道之一大变也”(《医学源流论》卷下)。由仲景到孙氏，“变”是肯定的，但是否如徐大椿认为的变坏了，问题恐怕没有这么简单。

与孙思邈的《备急千金要方》并秀于唐代的，还有王焘的《外台秘要》。王焘，郿(今陕西郿县)人，出身名门望族，本人并非医家，其祖父王珪官至宰相。王焘本人亦靠祖荫厕身宦海，曾管理过国家图书中心——弘文馆，因“幼多疾病，长好医术”，“二十余载，久知弘文馆图籍方书”，便利用丰富的图书资料，编撰而成《外台秘要》40卷。王焘自序曰：“上自炎昊，迄于盛唐，括囊遗阙，稽考隐秘，不愧尽心焉。”全书共分1104门，收方6000余首，体例严谨，书中引用书籍都详细注明出处。许多现已亡佚的医籍，如深师、崔氏、许仁则、张文仲等方书，我们通过《外台秘要》还可略窥其概，故其保存方书文献的成就要高出《备急千金要方》。徐大椿评曰：“唐王焘集《外台》一书，则纂集自汉以来诸方荟萃成书，而历代之方于焉大备，但其人本非专家之学，故无所审择以为指归，乃医方之类书也。然唐以前之方赖此书以存，其功亦不可泯”(《医学源流论》卷下)。

除上述两书外，在唐代的方剂学发展过程中，有所成就的医家医书还有：陈藏器著《本草拾遗》，序例中创“宣、通、补、泄、轻、重、滑、涩、燥、湿”之十剂，本以赅药，但后人引申其义，遂成为一种重要的方剂分类方法。蔺道人著《仙授理伤续断秘方》，乃外伤科方书，书中首载的四物汤，不但为外伤科所常用，其运用领域后世又扩大至妇科、内科，成为中医临床补血和血的要方。孟诜著《食疗本草》，昝殷著《食医心鉴》，两书载有许多食疗方，使食疗方剂得到了进一步发展，并日渐专门化。此外，许孝崇的《篋中方》，陆贽的《陆氏集验方》，韦宙的《集验独行方》，郑注的《郑氏药方》，刘禹锡的《传信方》，崔玄亮的《海上集验方》等，均各有成就。

五、宋代(公元960～1279年)

唐之后的五代(公元907～960年)，是战乱的年代，整个中医药学的发展皆处于停滞不前的阶段，故从略。宋代方剂学的发展成就和特色，约有以下数端。

第一，医药方书的编撰为朝廷所重视，由政府主持编写了《太平圣惠方》、《神医普济方》、《太平惠民和剂局方》、《圣济总录》、《庆历善救方》及《简要济众方》等书。这在我国历史上是绝无仅有的。现举影响较大的《太平圣惠方》与《圣济总录》为例，以见一斑(《太平惠民和剂局方》分析详后)。宋太宗赵匡义在潜邸时,就留意医术,曾收得验方千余首,以后则下令翰林医官各献家传验方,又得方万余首,遂命医官王怀隐、王祐、陈昭遇等校勘类编,撰成《太平圣惠方》100卷。书分1670门,收方16 934首,各科兼备,内容广博,超过前朝诸书。宋徽宗赵佶昏庸亡国,但却天资聪慧,举凡吹弹、书画、声韵、词赋无不精擅,同时又关心医药,组织编撰并以自己的名义颁发了《圣济总录》。此书卷帙又超《太平圣惠方》,达200卷,收方亦过之,约有20 000首,几乎把汉以后方书中的处方收罗殆尽。又因宋徽宗崇奉道教,故书中首列六十年运气图,对后世影响颇大,以致后人根据60年运气主病的病证和司天在泉主病的病证,分别设制处方,走上了脱离临床实际的歧路。

第二,《局方》盛行,处剂偏于辛温香燥。《太平圣惠方》和《圣济总录》虽然收方众多,但对当时医生处方用药的影响不大。因为两书都在一病之下,引方众多,而且同一方名,药物组成与用法不同者(名同实异方),亦日渐增多,这不便于临床医生的运用,因此,真正影响较大的乃是《太平惠民和剂局方》。该书是我国第一部由政府颁发的药典,开始编于元丰年间,大观时加以重修,载方297首。于每方之后除详列主治疾病和药物外,对药物的炮制和制剂都有详细的说明。故此书既是配方手册,又是用药指南,便于民间运用及普及。以后又在绍兴、宝庆、淳祐年间进行多次增补,内容益趋丰富,书名亦屡有更改。现传于世的《太平惠民和剂局方》,共10卷,载方788首。这些方剂皆是当时名医多年临床经验的总结,不但广为后世方书所引用,而且有些方剂已成为成方之规范,如逍遥散、参苓白术散、藿香正气散、二陈汤等,直到今天,临床仍广为沿用。朱震亨《局方发挥》说:"《和剂局方》之为书也,可以据证检方,即方用药,不必求医,不必修治,寻赎现成丸散,病痛便可安痊。仁民之意,可谓至矣。自宋迄今,官府守之以为法,医门传之以为业,病者持之以立命,世人习之以成俗。"可见该书影响之大。但是,《太平惠民和剂局方》中某些方剂偏于温燥,有损伤阴血之弊,因其流传较广,故亦产生了一些消极的影响。

第三,南宋时期大型方书同国运俱衰。南宋小朝廷偏安一隅,再也无力刊行卷帙浩大的方书,而私人所撰小型方书增多。这些方书的特点都是由博返约,或凭经验体会,或据古籍撷要,或去民间采风而选择有效的方剂,因方便临床应用,故影响也较大。如严用和的《济生方》,陈无择的《三因极一病证方论》,杨士瀛的《仁斋直指方论》,许叔微的《普济本事方》,杨倓的《杨氏家藏方》,朱佐的《朱氏集验医方》,王璆的《是斋百一选方》等。

此外,宋代专科方书发展较快,成就亦颇高。外科方书有东轩居士的《卫济宝书》、陈自明的《外科精要》等。妇科方书有李师圣的《产育宝庆集方》、陈自明的《妇人大全良方》。其中,《妇人大全良方》24卷,266论,收方1118首,无愧"大全"之名,所传缩泉丸、四生丸等方,方药简洁,疗效确切,沿用至今。儿科方书有董汲的《小儿斑疹备急方论》、钱乙的《小儿药证直诀》、阎孝忠的《阎氏小儿方论》、刘昉的《幼幼新书》等;宋代的儿科方书,是中医儿科史上突兀的高峰,如《小儿药证直诀》对儿科处方用药(某些方甚至超出了儿科领域,如六味地黄丸、泻白散、导赤散、泻黄散等)的指导与规范作用,《幼幼新书》保留儿科方剂的文献学价值,后世儿科方书竟罕过之者。

六、金、元(公元1115～1368年)

金、元时期对学术研究的束缚较少,因此,医风转变,医学家们思想活跃,学术争鸣气氛热烈,医学流派的崛起,带来了治方剂学的新方法、新学说。其中,成无己、张元素及金元四大家,是金、元时期创造性地研究方剂学并取得成就的代表人物。

成无己，宋·聊摄（今山东聊城）人，后因地入于金，遂为金人。成氏对方剂学的贡献在于他开创了方论这一新的研究方法。众所周知，《伤寒论》一书详于辨证论治和处方用药，但对何以如此制方用药却无论述。唐、宋时期的方书亦莫不如此。成无己著《注解伤寒论》10卷，逐条注解仲景原文，对其方剂亦详为剖析，用《内经》四气五味理论，阐明方剂君臣佐使的结构，严器之对此"序"曰："百一十二方之后，通明名号之由，彰显药性之主，十剂轻重之悠分，七情制用之斯见，方法之辨，莫不允当。实前贤所未言，后学所未识，是得仲景之意深者也。"成氏后又著《伤寒明理论》4卷，中有"药方论"1卷，选仲景常用方20首加以深入论述，有方义，有方制，有药理，有加减，有时还指出注意事项，皆足以发仲景方之所未发。因此，清代汪昂《医方集解》说："方之有解，始于成无己。"

与成无己详尽地注解仲景古方不同，张元素（字洁古，金·易州人）指出："运气不齐，古今异轨，古方今病不相能也"，提倡制用新方。张氏认为伤寒"有汗不得服麻黄，无汗不得服桂枝，若差服，则其变不可胜数"（录自《此事难知》卷上），而立九味羌活汤一方以变通之，以不受此禁忌。张氏还变《金匮要略》中的枳术汤为枳术丸，使之成为一首调养脾胃、升清降浊的良方，而所改者不过是药量与剂型耳，可谓善于利用古方而又能创新者。张元素的制方用药思想，主要见于所著的《医学启源》。此外张氏还著《珍珠囊》等书，研究药物的四气五味、升降浮沉，并创药物归经学说，提倡脏腑辨证，对后世医家的处方用药影响深远。

刘完素、张从正、李杲与朱震亨号称金元四大家，并峙斯世，各倡己说，各具新论，故能各有建树。刘完素（字守真，自号通玄处士，金·河间人，又称刘河间）倡火热论，著有《伤寒直格》、《素问病机气宜保命集》及《黄帝素问宣明论方》等，善用寒凉之剂，制有防风通圣散、双解散、益元散、桂苓甘露饮等方，而所订芍药汤一方治疗痢疾，在仲景治泻痢诸方（如白头翁汤、黄芩汤、大小承气汤）清热解毒与泻下的基础上，加入行气活血之品，"调气则后重自除，行血则便脓自愈"，可见其善于继承而又有所发展。张从正（字子和，自号戴人，金·睢州考城人）主攻下说，著有《儒门事亲》，认为凡病在上者皆可吐，凡病在表者皆可汗，凡病在下者皆可下，对于汗、吐、下三法及其方剂的临床应用独辟蹊径，又力主用补要慎、食补为上的观点。三圣散、禹功散和木香槟榔丸是其创制的代表方剂。李杲（字明之，自号东垣老人，金·真定人）乃张元素的弟子，秉承师旨，运用脏腑辨证，发现疾病多与脾胃受伤有关，著有《内外伤辨惑论》、《脾胃论》、《兰室秘藏》等书，成为补土派的一代宗师。李杲补土，尤重补中升阳，如治疗内伤发热，立有补中益气汤；治疗脾胃气虚，用升阳益胃汤；治疗泄泻，创升阳除湿防风汤；治疗麻木，主张投补气升阳和中汤；治疗外科疮疡，创内托荣卫汤；治疗妇人崩漏，又制升阳除湿汤，等等。朱震亨（字彦修，又称丹溪，元·婺州义乌人）著有《格致余论》、《局方发挥》、《丹溪心法》等，以理学治医，认为人体阳常有余，阴常不足，遣方用药擅长滋阴降火，所制大补阴丸、虎潜丸便是这一思想的体现。与《太平惠民和剂局方》香燥温热的风格相左，竭力反对滥用辛香温燥之剂。又善治郁，制有治六郁的越鞠丸、消食的保和丸、除湿的二妙丸等名方传世。

在元代的方剂学发展史上，忽思慧与葛乾孙亦功不可没。忽思慧，蒙古人，曾任宫廷饮膳太医，著有《饮膳正要》3卷。是书卷1列有膳食方94种，卷2载诸般汤煎、服饵方83方，食疗诸病方61首。书中大多数方剂，如地黄鸡、鲫鱼羹等，既是鲜美可口的佳肴，又是强身健体、延年益寿、预防和治疗疾病的良方。因此，它既是营养学的专著，也是保健的食疗方书，并且反映了元代蒙古医学与中医学的交流结合，价值颇高。葛乾孙，字可久，长洲（今江苏苏州）人，著有《十药神书》，书中记载了治疗痨病的10首方剂，分别以甲、乙、丙、丁……次序排列。所载之方奇而不离于正，大多实用有效，如治疗咳血咯血的十灰散，抢救气随血脱的独参汤，至今临床仍广为应用。因书未及刊行，葛氏就已谢世，故《十药神书》一向为人辗转传抄，视为枕秘。此外，危亦林之《世医得效方》，许国祯之《御药院方》，李仲南之《永类钤方》以及沙图穆苏之《瑞竹堂经验方》等，均是元代较著名的方书，对于保存元代的方剂，有较高的价值。

专科方书方面，元代出现了眼科方书。眼科方书的发育较迟，直至元代始才问世，有不详撰人的《秘传眼科龙木论》、伪托孙思邈的《银海精微》、倪维德的《原机启微》等，均能为各种眼科疾病的治疗，提供有效的方剂。

七、明代（公元1368～1644年）

方剂学发展至明代已较为成熟。方论作为一种深入研究方剂学的方法，已为医家所自觉运用，从而促进了方剂学向具有完整理论体系的学科发展；方书文献的整理，不论是在广度上还是深度上，也超越前代并取得丰硕的成果；对于方剂的分类，出现了按治法分类、按主方分类等方法，克服了既往按病证分类虽便于临床应用，但却不能揭示同一类方剂方与方之间、方与法之间内在联系的局限。

明初《普济方》的问世，标志着古代方书文献整理（就数量而言）的高峰。《普济方》乃现存中医药文献中收方数最多的古方书，系明初周定王朱橚（明太祖朱元璋第五子）及教授滕硕、长史刘醇等编著。书共426卷，凡1960论，2175类，778法，载方达61 739首，内容丰富，空前绝伦，广搜明初以前各种医籍中的方剂，兼收其他传记、杂说、道藏、佛书中的有关记载。究其内容，实系《圣济总录》之延续与发展。是书折衷参伍，详述各科病证之论治，温清攻补，各用其宜。李时珍著《本草纲目》，每药之下的附方，采于本书者至多。然此书内容浩繁，虽便于临床查检以广学识，却不利于临床应用作为指南；个别方剂，考订不严，方源有误，记药讹错，是其缺点。

如果说，《普济方》对于方剂学的贡献，主要是在于“广”；那么，《医方考》和《景岳全书》的贡献，则主要在于“深”。

“方之有解，始于成无已”，成氏方论是开创性的；但方论的专著，全面地运用方论的方法分析方剂，则始于明朝吴昆之《医方考》。吴昆，字山甫，别号鹤皋，安徽歙县人。家中藏书甚富，攻读古代医学名著，游历江、浙、安徽等地，颇有名声。著《医方考》，书凡6卷，分中风、伤寒、感冒、暑、湿、瘟疫等72门，选辑内、外、妇、儿、五官各科证治常用方剂700余首，除去重复者及单味药外，实有564方。每方“考其方药，考其见证，考其名义，考其事迹，考其变通，考其得失，考其所以然之故，非徒苟然志方而已”（《医方考·序》）。因此，书中对方剂的命名、组成药物、功效、适应证、方义、加减应用、禁忌等，均有比较深刻的论述，尤其对方剂的配伍意义，作为重点，详细进行分析和阐述。因此，清代方论书的勃兴，实发轫于此书。由于吴氏临床经验丰富，故《医方考》还包括了一些吴氏的自制经验方，如书中的“六味地黄加知母黄柏方”，即现今通用的知柏地黄丸，是一首功用介于六味地黄丸与大补阴丸之间的良方；余如通补任、督二脉的龟鹿二仙胶，清化痰热的清气化痰丸都传自此书，为现代临床所常用。

张介宾，字景岳，又字会卿，山阴（今浙江绍兴）人。幼年即随父到京城学习，十几岁时，从名医金英学医，中年从军，充当幕僚，因多年没有得到功名，遂回乡致力于医学。在晚年结合多年的临床经验，著成《景岳全书》64卷。有关方剂学的内容集中于该书“新方八阵”与“古方八阵”二编。前者载有自拟新方186首，后者选辑前人古方1516首，皆依补、和、攻、散、寒、热、固、因的八阵排列。八阵的设立开创了按治法对方剂进行分类的先河，突出了治法对方剂的统帅，较诸前人按病证分类的方法，确有提纲挈领之便。张介宾制方喜用熟地，擅长温补，所制左归丸(饮)、右归丸(饮)、大补元煎、玉女煎、济川煎等方，颇具法度，疗效可靠，对后世影响较大。但张介宾受道家消极思想的影响较深，竟将被李时珍斥责过的红铅丸收录在书，是其不足。张介宾处方温补的风格前承于薛己，而与张介宾大体同时的赵献可著《医贯》，倡命门之说，谓六味丸能补命门之水，八味丸能补命门之火，以此出入统治诸病，似有过偏之弊。

明朝在宦海沉浮中偏嗜医学的王肯堂、王纶、张时彻等所撰方书，影响较大，实为明代的一个特色。王肯堂，字宇泰，号损庵，自号念西居士，金坛(今江苏金坛)人。曾任翰林院检讨等官职，因上书抗御倭寇被降职，后来称病还乡，在家乡研究医学，诊病著述，所著《证治准绳》含子书6种，共44卷，备收各科证治之方。其中，《杂病证治类方》8卷，辑集有关杂病诸证所用方剂2925首。辨证设方，每证之下首列名方，次列诸家及作者本人的经验方，体例严谨，议论持平，具有“博而不杂，详而有要，于寒温攻补，无所偏主”的特点(《四库全书总目》)。王纶，字汝言，号节斋，浙江慈溪人，明成化二十年进士，官至右副都御史。因父病而学医，并在宦余为人治病，有良效，著《明医杂著》6卷，制方用药每多宗法朱震亨。如朱氏以滋阴为大法，立大补阴丸等方，王氏另立补阴丸；朱氏长于治郁，王氏临床治痰郁，立化痰丸方等，皆取法于朱氏，又有所发挥，故能补朱氏学说之不足。张时彻，字惟静，鄞县(今浙江宁波)人，嘉靖癸未进士，官至南京兵部尚书。因“少婴多疢，饫药饵如膏粱。或已己病，或见已人之病，辄以其方录而藏之”(《摄生众妙方·序》)，后整理成《摄生众妙方》11卷。此书虽非医者所著，但荆防败毒散、定喘汤等效方皆出自是书，颇能令人深思。

在明代方剂学的发展史上有所建树的，还有以下几位医家及其著作。

施沛，字沛然，号笠泽居士，华亭(今上海市松江)人。著《祖剂》4卷，收载主方70余首，附方700余首，总计800余方。以《内经》、《汤液》之方为宗，《伤寒论》、《金匮要略》之方为祖，将后世方剂凡用药相近者，同类相附，归并一体，推演每类方剂的学术思想变化，探求用药变化的法度。这种按药物组成相近，并确定主方的分类方法对后世影响较大，如清·张璐著《张氏医通》，除按病因、病证列方外，另编一卷“祖方”，选古方36首，附衍化方391首。此外，徐大椿的《伤寒论类方》，日本吉益为则的《类聚方》等，皆属按此法对方剂进行分类研究的后续著作。

许宏，字宗道，建安(今福建建瓯)人。幼年习儒，后学医，研习《伤寒论》颇有心得，遂对《伤寒论》的方剂专门加以注释，撰为《金镜内台方议》。书凡12卷，称《伤寒论》方为“内台方”，将仲景113方归纳为汤、散、丸三类，每方列举方剂配伍与辨证论治的准则，以阐明制方的意义，对方剂的临床加减变化亦能分析入微。故对后人学习与运用《伤寒论》的方剂，很有帮助。

李梴，字健斋，南丰(今江西南丰)人。著《医学入门》9卷，此书是李氏“寓目古今方论，论其要，括其词，发其隐而类编之，分注之”，历时四载而成。全书皆以歌赋为正文，以注文补充阐述。其所编方剂的歌赋是最早的汤头歌，对于帮助初学者背诵方剂的药物组成、功用主治，促进方剂学的普及，贡献很大。

陶华，字尚文，号节庵，浙江余杭人。著《伤寒六书》6卷，此书历来是人们聚讼之处，对其人其书的评价亦毁誉参半，这本身就说明了陶氏此书的不同凡响。陶氏所制的柴葛解肌汤、再造散、黄龙汤、回阳救急汤诸方对于补苴《伤寒论》之罅漏，是功不可没的。

此外，徐春甫的《古今医统大全》，董宿、方贤的《奇效良方》，孙一奎的《赤水玄珠》，楼英的《医学纲目》等，都是明代卷帙浩大的医籍，其载方量之多，均可供后人查检。

明代的专科方书，陈实功之《外科正宗》，为外科名著，书中首载治疗瘾疹的消风散，治疗破伤风的玉真散，治疗疔疮的七星剑等，俱是传世之名方。沈之问之《解围元薮》，系麻风病专著，论治麻风诸方尽收于兹。另外，武之望《济阴纲目》于妇科，鲁伯嗣《婴童百问》与万全《幼科发挥》于儿科，薛己《口齿类要》于口齿科，傅仁宇《审视瑶函》于眼科等，均能阐述各专科的证治方药，使前朝和明代的成就与经验世代相传。

八、清代（公元1644～1911年）

清代方剂学的发展，一方面继承了明代方剂学研究的方法，这突出表现在方论书与方剂歌括的大量出现；另一方面又有其自身特色，如新兴的温病学给方剂学的发展带来新内容，尊经复古的风气促进了对仲景方的研究，以及重视验方的采集与整理等。总结清代方剂学的发展成就与特色，约有以下五个方面。

第一，方论专著的涌现，使方剂学的发展日趋成熟。方论始于金・成无己，方论专著则自明代吴昆作《医方考》开其端，至清代而大量涌现，呈蓬勃发展之势。例如，有罗美的《古今名医方论》，汪昂的《医方集解》，王子接的《绛雪园古方选注》，吴谦等的《医宗金鉴・删补名医方论》，吴仪洛的《成方切用》，费伯雄的《医方论》等问世。这些方论书的共同特点就是，精选历代名方，详为注解，而尤着重于临床用方证治的分析，方剂配伍原理的论述与临证变通加减的列举，便于初学者辨证施治，组方用药。其中以汪昂《医方集解》学术价值较高，流传较广，故对后世的影响很大，直至现代编写方剂学教科书仍以该书的分类方法作为蓝本。汪昂，字讱庵，安徽休宁人。早年业儒，为邑诸生，三十多岁时弃举子业而潜心医学，前后四十余年，博览群书，多所著述。《医方集解》是汪氏仿照宋代名医陈言《三因极一病证方论》及明代吴昆《医方考》两书，进而分类编写而成。全书选录“诸书所共取，人世所常用”的中正平和之剂，列正方300余首，附方过之。对每个主方使用时有关的病源、脉候、脏腑、经络、药性、服法等，无不备录；以方义解释为中心，采集历代医家的硕论名言，反复论证，而一断于临床实际；以治法为纲，结合病因与专科特点，创方剂学的综合分类方法；但汪氏在书中首倡的方剂归经学说，临床意义不大，故后人罕有沿用。

其他方论书的内容略述于下：

《古今名医方论》4卷，作者罗美，字澹生，号东逸，本新安（今安徽歙县）人，后迁居江苏常熟。此书选辑历代名医方剂与方论，既述每方病证，又论每方配伍，同时更以比类的方法，推一方而互通多方，论一病而不孤立地拘一病，明一方又可得众方之用的特点，故有人认为此书较之吴昆《医方考》更为适用。

《绛雪园古方选注》3卷，作者王子接，字晋三，长洲（今江苏苏州）人。此书上卷注释仲景之方，分为和、寒、温、汗、吐、下六剂，中卷和下卷对内科、女科、外科、幼科、眼科及各科常用方剂作了解析。《四库全书提要》评曰：“是书所选之方，虽非秘异，而其中加减之道，铢两之宜，君臣佐使之义，皆推阐其所以然。”此书对后世方论的研究，影响较大。如章楠《医门棒喝・伤寒论本旨》卷9汇方，将王氏所论，大都分列于有关方剂之后；王士雄《温热经纬》的方论部分，亦曾大量引用此书的论述。

《删补名医方论》7卷，是《医宗金鉴》的一部分，居该书之卷26至33，作者吴谦等。吴谦，字六吉，安徽歙县人，官至太医院院判。《删补名医方论》选择汉、唐、宋、元、明以来的常用良方近二百首，除记录原方方名主治、组成及用法外，每方均引述历代医家对该方的方论，再加以评议与方剂配伍意义的分析，持论平允，又不乏见解深刻之处，故亦是一部重要的方论著作。

《成方切用》13 卷，作者吴仪洛，字遵程，浙江海盐人。此书在《医方考》和《医方集解》的基础上选录了古今成方 1180 余首，详加解析而成。每卷各分上下两部分，以方制总义及《内经》方冠之卷首，根据方剂功用与主治病证的不同，分列为治气、理血等 24 门。每方先述适应证候，次为组成药物及加减法，再次为方剂配伍意义的分析与附方。此书选方切于实用，且收方数较一般方论书为多，注释也较详明，故对初学者学习方剂有较大帮助。

《医方论》4 卷，作者费伯雄，字晋卿，江苏武进人。是书系按汪昂《医方集解》中的方剂次序，逐方予以评述与方义的论述。删去了原书各方的主治与注文。因为费氏临床经验十分丰富，故评述诸方除临床上肯定的方剂外，对汪昂原书中一些选用不当的方剂也明确地阐述了个人看法，颇多可取之处。

此外，张璐的《千金方衍义》、托名叶桂的《本事方释义》是两部仅有的对《备急千金要方》和《普济本事方》的方剂作解的古籍。

第二，与方论研究相适应，清代的方剂歌括也风靡于时。明代李梴著《医学入门》时就将方剂的组成与主治等，编成七言歌赋。这一方法，也为清代医家所采用，并加以大力推广。例如，汪昂在著成《医方集解》十年之后，嫌其内容较多，携带不便，乃约束成《汤头歌诀》一书，选常用方剂 290 首，编成七言歌诀 200 余首，以简短精练的词句，概括方剂的药物组成、功用主治与随证加减，押好音韵，便于初学者背诵，以帮助记忆。每方方歌之下，有简要注释，说明方义、主治和临床应用等。《汤头歌诀》对后世的影响很大，是清代初学医者必须背诵的医籍之一，后人对其作过多次续补、增注、改编和白话解等。

《成方便读》也属于方剂歌括类书，作者张秉成，字兆嘉，江苏武进人。书凡 4 卷，选录古今常用成方 240 余首，附方 50 余首，仿《医方集解》之例，起补养、发表，迄经产、小儿及解救之剂，共分 22 门。每方编成七言歌诀，以此归纳其药物组成和主治要点，便于初学者记诵，是学习方剂的入门阶梯。方论先叙致病之原及证候病机，再述立方之意以及各药性味、应用宜忌等，尤以君臣佐使的配伍理论，临床运用的加减变化，条分缕析，使读者触类旁通。张氏论方，言简意赅，深入浅出，理论紧密结合临床实践，明白晓畅，中正持平，对后学很有启发和参考价值。秦伯未为此书所作之序说："先生此方，遴选抉择，三政其意，既不废古，复不遗今，一本切用为归，以备临床之助。"

此外，陈念祖(字修园，号慎修，另字良有，福建长乐人)所撰的《时方歌括》、《长沙方歌括》、《金匮方歌括》，王泰林(字旭高，江苏无锡人)所撰的《退思集类方歌注》、《医方证治汇编歌诀》、《医方歌括》、《增订医方歌诀》等，也皆是方剂歌括类书籍，这些书的体例基本与《汤头歌诀》相似，故不再一一赘述。要言之，方歌括与方论书互补为用，促进了清代对方剂配伍意义的深入探讨以及方剂学的广泛传播。

第三，清代温病学的发展，给方剂学注入了新的内容。吴瑭，字鞠通，江苏淮阴人。著《温病条辨》6 卷，善于化裁、总结前人的方剂与医案处方，书中新方迭出，学者读之，令人如沐春风。如化裁仲景炙甘草汤一方为加减复脉汤、一甲复脉汤、二甲复脉汤、三甲复脉汤及大定风珠之系列方；变化陶节庵的黄龙汤为新加黄龙汤、《局方》的香薷散为新加香薷饮、万全的牛黄清心丸为安宫牛黄丸；总结叶桂有关医案的处方，创制桑菊饮、银翘散、清营汤等方。吴氏所制诸方，主治明确，结构严密，功效显著，故现代临床上仍广为应用。

王士雄，字孟英，浙江钱塘人。著《温热经纬》、《霍乱论》等书，创制了清暑益气汤、甘露消毒丹、连朴饮等名方，并重视温病食疗方剂的应用，有雪羹汤（海蜇、荸荠）、青龙白虎汤（橄榄、生萝卜）等传世。

俞根初，浙江绍兴人，行三，凡男妇老少就诊者，咸称俞三先生，日诊百数十人，一时大名鼎鼎，妇孺皆知。著有《通俗伤寒论》，从广义伤寒论温病，所订加减葳蕤汤、蒿芩清胆汤、羚角钩藤汤诸方，皆能补前人之未备。

杨璇，字玉衡，号栗山，河南夏邑人。著《伤寒温疫条辨》，治温病善用蝉蜕、僵蚕等药，组成升降散、神解散、清化汤、加味凉膈散、增损大柴胡汤等，擅长升降兼施、表里双解，非经临床砥砺者，难制此类方剂。

余霖，字师愚，安徽桐城人。著《疫疹一得》，惯用重剂石膏，创清瘟败毒饮，全方位、多层次地清热解毒，有胆有识。

雷丰，字少逸，浙江衢县人。著《时病论》，以法名方，突出治温之法对方剂的统帅，独立古今，亦具价值。

第四，清代医学尊经复古之浪甚高，这一方面促进了对《伤寒论》与《金匮要略》两书方剂的深入研究，但另一方面也产生了一定的消极影响。尊仲景之方为经方，整理注疏《伤寒》、《金匮》的书大量出现；对仲景方剂的研究也至为详细，日臻精致。影响较大的著作有：柯琴（字韵伯，号似峰，原籍浙江慈溪，后迁居江苏常熟）的《伤寒来苏集》，尤怡（字在泾，号拙吾，江苏吴县人）的《伤寒贯珠集》、《金匮要略心典》，黄元御（字坤载，号研农，山东昌邑人）的《伤寒悬解》、《金匮悬解》，徐大椿（字灵胎，又名大业，江苏吴江人）的《伤寒论类方》，陈念祖的《伤寒论浅注》、《金匮要略浅注》等。徐大椿与陈念祖等医家由于尊经太过，导致了对后世方的轻蔑与否定。如徐大椿作《医贯砭》"痛砭"赵献可之"非"，所著《医学源流论》中亦有许多厚古非今的议论。陈念祖著有《景岳新方砭》，从根本上否定景岳新方的成就，连《本草纲目》这一对方剂学极具指导意义的药学巨著，陈氏亦认为要焚去，"方可与言医道"。这些显然都是片面的。

第五，重视验方采集与整理，著录为书，是清代方剂学的又一特色。赵学敏（字恕轩，号依吉，浙江钱塘人）独重民间验方的采集，把走方医的经验整理为《串雅内编》与《串雅外编》。陶承熹（字东亭，浙江会稽人）编集家传及自己二十多年的有效处方，著为《惠直堂经验方》。鲍相璈（字云韶，湖南善化人）专采药少价廉、方便易行的验方而为《验方新编》。华岫云（字南田，江苏无锡人）则专录叶天士临证的效验方，撰为《种福堂公选良方》。此外，还有梅启照的《梅氏验方新编》，恬素氏的《拔萃良方》，谢元庆的《良方集腋》等。

以上是清代方剂学的整体成就与特点，以局部而言，对方剂学的贡献较大者，尚有以下几位医家及其著作。程国彭（字仲龄，安徽歙县人）著《医学心悟》，提出著名的汗、吐、下、和、温、清、消、补八法，且"一法之中，八法备焉；八法之中，百法备焉"，对于执简驭繁，制方治病，意义深刻。王清任（字勋臣，河北玉田人）著《医林改错》，认为治病当先识脏腑，所订活血化瘀诸方，如血府逐瘀汤、通窍活血汤、膈下逐瘀汤、少腹逐瘀汤、身痛逐瘀汤及补阳还五汤等，能开启后人治疗顽疾痼症之思路，且疗效颇高。程鹏程（字南谷，浙江桐乡人）的《急救广生集》与吴樽（字安业，又字尚先、杖仙、师机，浙江钱塘人）的《理瀹骈文》，则是两部最早的外治专著，对于研究方剂的体外给药途径，丰富中医的治法，提高方剂的药效，具有重要意义。清廷组织修撰的《古今图书集成·医部全录》与《医宗金鉴》，前者计520卷之巨，列身形、妇人、小儿、外科、痘疹等各科方剂，其数逾万，虽不能单以方书视之，然其收方之富，实为有清一代之冠；后者亦有 90 卷，所收方剂，各科兼备，内容丰富，注重实效，叙述简明，加之又系官修教科书，故影响很大。

清代的专科方书也有进一步发展。外科方面，王洪绪著《外科全生集》，书中记载的阳和汤、阳和解凝膏等，是治疗阴疽的良方；顾世澄著《疡医大全》40 卷，概备疡科古今，论理有源，辨证详尽，收方量巨，足备疡科查检方药之需。妇科方面，有傅山的《傅青主女科》，沈金鳌的《妇科玉尺》，竹林寺僧的《竹林寺女科秘书》等；其中影响大、流传广者，首推《傅青主女科》，是书处方遣药，不尽依古书，多意为之，但立法严谨，组成合理，疗效确切，如易黄汤、完带汤、生化汤、定经汤、调经汤、两地汤等，均是临床常用的妇科良方。儿科方面，有陈复正的《幼幼集成》，谢玉琼的《麻科活人全书》等，书中所载方药，颇能切合儿科临床实际，但缺乏突出创见与贡献。喉科方面，有尤乘的《尤氏喉科秘书》，郑宏纲的《重楼玉钥》等；其中，《重楼玉钥》对后世的影响较大，郑氏针对当时白喉流行的情况，提倡阴虚染毒之说，订养阴清肺汤治之，为白喉的治疗提供了有效方剂。

九、民国以来（公元 1911 年以后）

纵观从先秦以迄明、清，方剂学的历史基本上是在自身内在规律支配下的发展历程。迨及晚清，情况发生了根本性的变化。列强环伺，国难迭起，帝国主义借近代工业和军事力量恣肆中国，西洋医学亦渐次遍传国中。在异军突起的西洋医学的冲击下，中医学的统治地位日渐动摇，特别是在 1911 年民国成立以后，中医备受歧视，竟险被“废止”。迫于当时政府歧视中医政策的压力，也在近代西洋医学的客观存在及其价值的挑战面前，民国时期的中医界提出了“中医科学化”的口号，以期变革图新。方剂学的研究开始吸收西方科学（主要是西医学）的思想与方法，自此，方剂学的发展进入了一个新时期。

张锡纯的《医学衷中参西录》首开以西医的理论研究方剂学之端。该书是张氏论述其沟通中、西医学的思想，记载治学与临床的经验体会之汇集。张氏认为“西医新异之理原多在中医包括之中，特古籍语言浑含，有赖于后人阐发耳”，故沟通中西医学之理并非难事。以方剂学“衷中参西”的内容而言，首先，张氏主张运用方剂可结合西医诊断，如自拟镇肝熄风汤治疗“脑充血”症，又制建瓴汤以预防“脑充血”。其次，张氏合用中、西药以创新方，如以“生石膏二两（轧细），阿司匹林一瓦。上药二味，先用白糖冲水，送服阿司匹林，再服石膏煎汤一大碗，待周身正出汗时，乘热服石膏汤饮下三分之二，以助阿司匹林发表之力。迨汗出之后，过两三点钟，犹觉有余热者，可仍将所余石膏汤温饮下”，名曰“石膏阿司匹林汤”，治疗关节肿痛而夹有实热者。其三，张氏用西医的有关知识来解释方剂的配伍意义，如玉液汤主治消渴，便明确指出“即西医所谓糖尿病”，方中用鸡内金，是“因此证尿中皆含有糖质，用之以助脾胃强健，化饮食中糖质为津液也”。这些内容，虽以现代观点来衡量，尚很粗糙，但却代表了方剂学此后的发展趋势。

陆渊雷是民国时期很有影响的医家，其认为“方药之验，古今无二，若其凭证用方之效，非科学则莫得其真”，乃著《伤寒论今释》，“取古书之事实，释之以科学之理解”，风行于时。书中凡对仲景方剂的解析，亦从西医药理学出发，加以阐发。这实际上是民国时期一种较为流行的作方解的方法。例如，陆氏对调胃承气汤方解说：“大黄系植物性下剂，其作用为刺激肠黏膜，使肠蠕动亢进，且制止结肠首端之逆蠕动……芒硝为硫酸钠之含水结晶体，系盐类下剂，内服之后，绝难吸收，故无刺激作用，不过在消化器内，保有其溶解本药之水分，勿令吸收，能保持小肠内容物之液体状形态，直至直肠，粪便即成溏薄。古人谓大黄荡涤，芒硝软坚,信不诬也。加以甘草以治急迫,故能治便秘便难,涤除食毒。”

叶橘泉在1935年撰成的《近世内科国药处方集》,是一部颇能反映当时方剂学研究情况的专著。全书6集,病原、病理、症状之说悉本西医;处方药物,则选录了《伤寒论》、《金匮要略》、《备急千金要方》、《外台秘要》、《太平惠民和剂局方》、《济生方》等古籍上的方剂,选方的条件是“素著确效且合于病理药理者”;至于所作方解,则“悉宗科学新说”。如治“肠伤寒”的小柴胡汤方解云:“柴胡为清凉性解热药,专治胸胁苦闷,寒热往来,腹中痛,胁下痞硬等症,有疏导淋巴总干,消炎及轻泻作用,对于时气瘟疫、潮热、烦闷、瘴症、头疼、目眩、血分热毒、疮疖有效。黄芩为杀菌消炎药,有清胃肠、利胆道、解热排毒作用,对于心下痞、胸胁满、呕吐下利、诸热黄疸、天行时热、疔疮肿毒、上部积热、急性充血目赤肿、吐衄、热喘烦闷及急性胃肠炎之吐利有特效……”此外,如恽铁樵的《验方新按》,丁福保的《中西医方汇通》等莫不如此,都深深地带着那个时代的印记。

另外,民国时期仿照西医的教育制度,建立了数所私立中医学校,因此,相应地就有了方剂学的教材,如盛心如编著的《实用方剂学》。

中华人民共和国成立后,由于制定了正确的中医政策,中医药事业蓬勃发展,取得了巨大的成就。方剂学在新的历史条件下,焕发出旺盛的生命力,一方面在古籍方书整理出版、方剂文献研究、方剂学教材建设等诸方面取得了众多成就,使传统的方剂学理论得以继承。在这方面尤以南京中医学院主编出版的《中医方剂大辞典》具有代表性。此书分11个分册,共1800万字,收录历代方剂96592首,汇集了古今方剂学研究的成果,内容浩瀚,考订严谨,填补了自明初《普济方》问世以来缺少大型方书的空白。另一方面,经过广大医药工作者的辛勤耕耘,方剂学的发展取得了前所未有的新的丰硕成果,主要表现在以下三个方面。

第一,中西医结合临床研究,促进了新方的涌现与古方今用。研制的现代新方,例如,有内科领域的乌贝散、甘柴合剂、连翘糖浆、抗白喉合剂、固本丸、冠心Ⅱ号方、速效救心丸、复方丹参滴丸、清开灵、脉络宁、胃苏冲剂、痰饮丸等;外科领域的复方大承气汤、复方大柴胡汤、清胰汤、清胆汤、胆道排石系列方、锦红汤、通塞脉片等;妇产科领域的二仙汤、宫外孕Ⅰ~Ⅱ号方等;以及儿科领域的龙牡壮骨冲剂,皮肤科领域的克银方等。这些新方的主治证都依据中西医的双重诊断,有的尚辅以理化检查,故都具有适应证明确、疗效经得起重复等特点。古方今用则是将古方结合现代临床实际,并开展有关实验研究,以拓展古方的运用范围。如玉屏风散原为体虚自汗而设,现代则将其用于预防体弱儿童反复呼吸道感染[7]与隐匿性肾炎[8]等,取得良效;再如,围绕攻下法代表方剂大承气汤临床疗效原理的研究,从多方面揭示了该方治疗急腹症的主要机制,使该方摆脱了治阳明腑实证之局限,从而用于多种急腹症并取得较佳疗效;又如,对大黄䗪虫丸的研究,为该方延伸到冠心病的治疗提供了科学依据[9]。

进入21世纪,循证医学(evidence-based medicine)的理念与方法,逐步为中医药工作者接受与运用[10],着手设计并实施中医药前瞻性大规模多中心的临床研究[11],并探讨针对中医药临床评价趋于个体化的特点和趋势,提出借鉴循证医学的理论和方法,基于目标成就评量法(goal attainment scale,GAS),建立中医药临床个体化评价方法——循证GAS的新思路[12]。

第二,方剂学的基础研究进展迅速,成果喜人。从药理(如麻黄汤具有解热、促进支气管腺体分泌、镇咳祛痰、扩张支气管等作用[13])、免疫(如四君子汤提高小鼠腹腔巨噬细胞的吞噬功能,促进淋巴细胞转化及活性花斑形成,提高IgG含量的作用[14,15])、病理(如血府逐瘀汤于休克早期运用，可改善微循环，增强机体内在因素，进而阻止 DIC 进程的作用[16]）、生化（如六味地黄丸提高小鼠细胞内 cAMP 含量的作用[17]）、药化（如白虎汤煎剂中钙离子的浓度与退热关系的研究[18]）等方面，对有关方剂进行了较为深入的研究，所获得的成就是民国时期单纯用西医知识比附方剂的作用所无法比拟的。此外，对于方剂的配伍及药量等亦开展了研究，也取得了相当的成就，例如，四逆汤中附子与干姜、甘草配伍，可增强附子的强心作用而减低其毒性，单味附子与四逆汤二者口服的 LD_{50} 相差 4.1 倍[19]；关于当归补血汤的药物用量，运用反相高效液相色谱法，从药物煎出率和细胞免疫药理活性方面，证实了经典的黄芪与当归的比例为 5∶1 是合理的[20]。

第三，中成药学从方剂学中分化出来，展露新姿。丸、散、膏、丹等成药制剂素属方剂学的研究范围，近二三十年来，从方剂学中分化出来的中成药学，则更多地运用了现代工业技术，对古方成药的传统剂型进行改进与开发，对新方（药）制剂进行探索与研究，从而使中成药朝着科学化、新型化、方便化、高效化诸方面发展。如传统的丸剂改制为片剂（如银翘解毒片）、口服液（如杞菊地黄口服液）、注射剂（如醒脑静注射液）、滴丸剂（如苏冰滴丸）等；又如成功开发中成药的新剂型有气雾剂（如宽胸气雾剂）、中药大型输液（如养阴针）、粉针剂（如双黄连粉针剂）及肠溶胶丸（如安粒素肠溶胶丸）等。另一方面，中成药学又着眼于成药质量标准及检测方法的研究，改变过去的五官经验鉴别为显微、理化及薄层层析等鉴定，从检测方法来看，除经典法外，气相色谱法、高效液相色谱法、双波长薄层扫描法等已有较多应用，这些对于中成药产品的质量控制，确保疗效及进入国际市场，为世界人民的健康服务，提供了保障。

近十余年来，以王永炎和张伯礼为首席科学家的由多学科学者组成的团队，承担了国家 973 项目，开展了方剂关键科学问题的基础研究。该项目认为方剂是一个复杂体系，方剂作用的人体也是一个复杂系统，面对双重复杂系统，要认识其现象与本质，必须在复杂性科学理论指导下，将复杂系统中非线性规律部分降阶、降维为线性规律去研究，多个线性规律的综合有助于对复杂系统的认识。因此，研究方剂必须遵循"复杂-简单-复杂"的原则，借鉴现代化学的研究方法，发挥中医药理论的优势，保持中药方剂的配伍特点，研制创新中药。在整个研究过程中始终贯彻在生物活性导向下的化学研究思路，努力做到"两个基本清楚"，即药效物质与作用原理基本清楚，为构建以组分配伍的现代中药提供理论依据和技术支撑。在项目研究中，坚持中医药理论的指导并引进复杂性科学方法论，以祖国传统医学和现代医学理论相结合的学术思想为指导，在充分参考了古今文献的基础上，借鉴了洋中药开发的经验，围绕整个项目的研究目的，经专家的反复论证，建立了方剂科学问题研究总体假说："方剂在病证结合、方证对应、理法方药一致的条件下，通过多组分作用在多靶点，融拮抗、补充、整合、调节等多种功效而起到治疗作用。"围绕工作假说展开的顶层设计，为检验假说提供了充分的证据。总体假说不仅为构建现代中药提供了理论依据，而且指导了方剂作用原理和在药效活性导向下进行有效部位提取与药化的研究，为建立通过"明确主部位，强化主效应，降低副效应"，构建能达到"整体综合调节"、以部位（组分）配伍为依据组成的新复方，研制有效、质量可控的创新中药提供了理论依据[21、22]。

参 考 文 献

[1] 中国中医研究院图书馆．全国中医图书联合目录[M]．北京：中医古籍出版社，1991：311.

[2] 马继兴．马王堆汉墓医书的药物学成就[J]．中医杂志，1986，27(5)：58-61.

[3] 贾得道．中国医学史略[M]．太原：山西人民出版社，1979：86.

[4] 洪贯之．《伤寒》、《金匮》二书药方的再核计[J]．中华医史杂志，1986，16(4)：254-257.

[5] 华浩明．《肘后备急方》的方数统计与认识[J]．中国医药学报，1993，8(4)：12-14.

[6] 裘沛然．《千金方》的临床价值[J]．中医杂志，1984，25(11)：4-6.

[7] 方鹤松，高慧英，凌筱明，等．加味玉屏风散预防体弱儿童反复呼吸道感染效果观察[J]．中医杂志，1982，23(1)：39-40.

[8] 沈壮雷．玉屏风散、维生素 E 治疗隐匿性肾炎[J]．中西医结合杂志，1983，3(6)：340-342.

[9] 邓文龙，龚世蓉，周莉萍，等．近年来中医方剂药理研究进展[J]．中国实验方剂学杂志，1995，2(1)：4-6.

[10] 王永炎，刘保延，谢雁鸣．应用循证医学方法构建中医临床评价体系[J]．中国中医基础医学杂志，2003，9(3)：177-183.

[11] Shang HC，Dai GH，Hang JH，et al. Myocardial infarction secondary prevention study(MISPS)[J]. Journal of Geriatric Cardiology，2006，3(2)：116-119.

[12] 商洪才，李幼平，张伯礼，等．中医药临床疗效个体化评价方法初探——循证目标成就量表法的提出[J]．中国循证医学杂志，2007，7(7)：537-541.

[13] 田安民，蔡遂英，张玉芝，等．麻黄汤与桂枝汤药理作用的比较[J]．中医杂志，1984，28(5)：63-66.

[14] 胡祖光．四君子汤及其配伍对小白鼠腹腔巨噬细胞功能的影响[J]．中西医结合杂志，1984，4(6)：363-365.

[15] 苏州第三人民医院中西医结合病区免疫室．四君子汤、四物汤、六味地黄丸及参附汤对细胞免疫功能影响的研究[J]．江苏中医杂志，1980，1(2)：32-34.

[16] 天津市第一中心医院“三衰抢救组”．运用活血化瘀法则治疗急性弥散性血管内凝血 22 例分析[J]．中华内科杂志，1977，2(2)：79-81.

[17] 姜廷良，严述常，王素芬，等．六味地黄丸防治肿瘤的实验研究[J]．中医杂志，1983，24(6)：71-74.

[18] 时钧华，魏文章．白虎汤退热作用的研究[J]．药学通报，1983，18(11)：32-35.

[19] 张银娣．附子毒性的研究[J]．药学学报，1966，13(5)：350-352.

[20] 金芳，孙小燕．当归补血汤配伍比例的比较研究[J]．中国实验方剂学杂志，1995，1(1)：33-37.

[21] 张伯礼．推进方剂的现代研究[J]．中国天然药物，2006，4(5)：321.

[22] 张伯礼，王永炎．方剂关键科学问题的基础研究——以组分配伍研制现代中药[J]．中国天然药物，2005，3(5)：258-261.

（李 飞 华浩明）

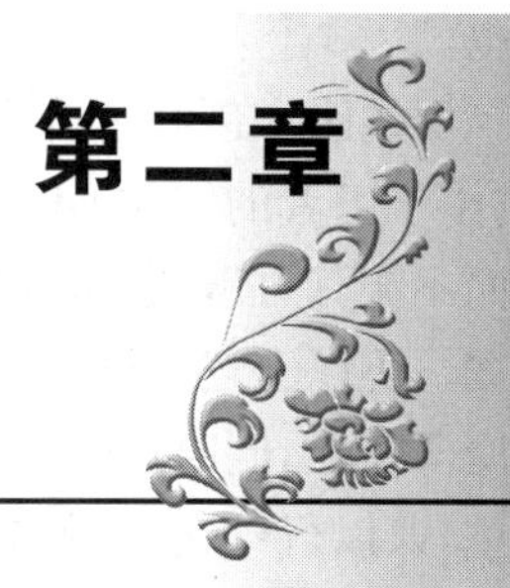

第二章

方剂与治法

第一节　方剂与治法的关系

辨证论治是中医学的一大特点，完成它的全过程是通过理、法、方、药来实现的，而方剂与治法均是其中的重要环节，两者关系极为密切，是辩证统一，相辅相成的。

所谓治法，是指治疗方法而言，即在治病过程中，根据患者的临床表现，通过辨证求因，审因论治而拟定的。这种治法，也是运用成方或创制新方的依据。而方剂则是在辨证立法的基础上，按照组方原则，将药物合理地有机地组合在一起，用于防治疾病的制剂，为体现和验证治法的主要手段之一。

一、治法来源于方剂

从方剂和治法产生的源流分析，治法的形成和发展经历了一个漫长的历史过程，是后于方剂形成的一种理论。一般来说治法是在方剂发展到一定数量的基础上产生的，是从众多方剂和大量临床实践中总结出来的带有规律性的认识，从有方到有法，完成了由实践上升到理论的认识上的飞跃，从而又促进了方剂学的发展。此后，两者的关系也随之发生新的变化。

二、治法是用方或组方的依据

治法理论一旦形成，便成为临证运用成方和创制新方的依据。在治病过程中，必须先确定治法，然后才能选方或组方，这是不容颠倒的。例如某患者，症见面色无华，四肢无力，少气懒言，不思饮食，大便溏薄，舌淡苔白，脉虚弱无力等。医者通过四诊合参，审证求因，确诊为脾胃气虚证。先拟定健脾益气的治法，再选用四君子汤（人参、白术、茯苓、甘草）治疗，这就是辨证论治的全过程。由此可知，临证时应先立法，后处方，方剂是根据立法而确定的，只能在立法之后才能具体运用。若未立法，先拟方，随意拼凑一些药物，用以治病，势必误入“头痛医头，脚痛医脚”，有方而无法的歧途。

然而，在拟定治法时，应该概念清楚，不能模棱两可，更不能互相矛盾，否则就会失去其指导意义。但治法明确之后，方剂可以不定。上述病证，我们既可用四君子汤治疗，亦可选用其他补中益气之品自行组方治疗，方虽不是四君子汤，但仍属健脾益气之剂，完全符合所拟治法，同样可以收效。在临床实践中，不同医者采用不同方剂治愈同种疾病甚至同一患者的现象，是屡见不鲜的。这就说明，当治法确定之后，方剂是可以变换的，然而这种变换必须符合所拟治法。正如《医宗金鉴·凡例》所说：“方者一定之法，法者不定之方也。古人之方，即古人之法寓焉。立一方必有一方之精意存于其中，不求其精意而徒执其方，是执方而昧法也。”

历代医家创制了许多卓有成效的方剂，但经验告诉我们：“有成方无成病”，即使同一种病，由于患者的体质、年龄、生活环境不同，或病势的缓急、病程的长短之别，临证时应“师其法而不泥其方”，还须根据具体病情，对成方进行加减变化，而这种加减亦必须以治法为理论依据。仍以上述病证为例，如果患者不仅出现面色无华，四肢乏力，少气懒言，不思饮食，大便溏薄诸症，同时还伴有胸脘痞闷不舒等。此为脾胃虚弱兼气滞之证，治法则应以健脾益气为主，兼以行气化滞，处方可在四君子汤基础上加入陈皮等药。总之，方剂是随着治法的变化而变化的，只有如此，才能符合上述治法，以加强疗效。故成方的加减变化，同样离不开治法的指导作用。

三、方剂是体现并验证治法的主要手段

方剂是治法的具体体现，并能进一步验证治法的正确与否。只有治法而无方剂，治法就不能体现出来，也就无法完成辨证论治的全过程。例如脾胃虚弱证患者，拟定健脾益气治法后，选用四君子汤治疗。组成该方的四味药物——人参(党参)、白术、茯苓、甘草，皆为味甘健脾之品，其中君药人参为益气补中的良药，白术健脾燥湿，茯苓渗湿健脾，甘草甘缓和中，三者从不同角度加强人参的补益作用，诸药配伍，相得益彰，为健脾益气之常用方剂，与所拟治法完全吻合。只有这样，才能充分体现治法。至于治法的正确与否，则需通过方剂的疗效加以验证，以完成辨证论治的全过程，也可以说治法是通过方剂的具体运用来完成的。

综上所述，方剂与治法的关系是：治法是指导临证应用成方和组创新方的依据，占主导地位；方剂则从属于治法，为体现并验证治法的主要手段。因此，可以概括为“方从法立，以法统方”，以方见法，方能验法。医者临证时，有法无方是不完整的，有方无法也是不可取的，两者缺一不可，唯有做到有方有法，才能有助于辨证论治的规范化、标准化。总之，随着治法理论的日趋完善，方剂的理论水平和数量必然逐渐提高和增加；同样，由于方剂数量的日益增多，治法理论亦不断丰富和加深，两者相互促进，必将推动整个方剂学向前发展。

【方论选录】

1. 张睿：“神农尝百草，辨味而知性。岐伯作汤液醪醴，随时而制宜。汉张仲景立方定法，又开今古之医门，始于八味地黄丸，用治消渴，遂有一百十三方，三百九十七法，变化无穷。但方法精奥，务要体认，若知方而不知法，用亦无济。故仲景用方惟在用法，乃法在方之先，方又在法之后，而方法相合，如鼓之应杵也。又按仲景用药，尽得岐伯心法，不在语词，而在用意，意在法到，法到则方无不到，故往往有时拘汤而用者，有时散药而行者，有时随意数味而成方者，有时一定几味而成剂者，有时不在药而在分两者，有时不重汤而重引者，有时不重汤引而重煎煮者，有时一服不应以致数服者，有时本剂误服而以他剂救之者，有时凉药而热饮者，有时热药而冷投者，有时因药而取名者，有时因名而取义者，而心法心方，搜求莫尽。

请再论岐伯用药创方，以证仲景制方定法之有本，可乎？夫岐伯用药，或一二味而为方，或三两味而成剂，或用奇法而开鬼门，或用偶法而洁净腑，或病在高因而吐越，或病在下因而引竭，或病在中满而以内泄，或病坚实随势散泻，或病慓悍按而收抑，或病有邪渍形外解，则知上古之方不拘药饵，马牛溲勃，皆可疗病者，惟其不执一法，故能不执一方，无论内伤外感，何一处无法也？仲景之方，何尝不治内伤、疗损症乎？或者谓其仅治外感，亦惑矣！医道寝衰，不堪深论，不惟余言不信，即岐伯、仲景之堂奥，又何尝有人信也？至东垣、丹溪、河间、思邈、子和、立斋、宇泰、韵伯、嘉言诸方法，亦有取信者，亦有不取信者，反而‘尽信书则不如无

书'，冤者医也！自此一言，以致埋没诸古人心法，而古法古方置之不问，余今阐古觉愚，故作制方定法论，庶几不河汉余言哉！"（《医学阶梯》）

2. 任应秋："张仲景所著《伤寒论》、《金匮要略》诸方，法随证立，方依法制，药味无多，配合得宜，经历二千余年历代医家的临床验证，疗效均甚确切，只要辨证准而用之，无不如响斯应，实为方剂中无出其右的典型。柯韵伯云：仲景制方不于病而命名，惟求证之切当，知其机，得其情，凡中风、伤寒、杂病，宜主某方，拈来无不合法。这个评价是很确当的，毫无过誉之处。故学习张仲景方，主要是学习其组方之法。今日而言方剂学，亦无非研究制方之法。法良方斯美，无法不成方，舍法而言方，则方无可云。张介宾言制方之学，颇有可取者。他说：药不执方，合宜而用，此方之不必有也；方以立法，法以制宜，此方之不可无也。夫方之善者，得其宜也；得其宜者，可为法也。方之不善者，失其宜也；失其宜者，可为鉴也。第法有善不善，人有知不知，必善于知方者，斯可以执方，亦可以不执方。能执方能不执方者，非随时之人不能也。此方之所以不可废者，正欲以启发其人耳。也就是说，要研究方剂学，就应从许多好的方剂中去学习、研究。学习其如何据证以立法，如何依法以制方。凡药物之选择，气味之厚薄，分两之轻重，味数之多寡，无不有其法也。"（《中医各家学说》）

第二节　常用治法

治法的沿革历史悠久，内容也极为丰富。早在《内经》就记载了有关治法理论，并为其进一步发展奠定了基础。由于治病的宗旨在于纠正阴阳的盛衰，所以该书首先明确提出"阳病治阴，阴病治阳"的根本治则。同时针对病位、病性、病情论述了"其在皮者，汗而发之"；"其高者，因而越之，其下者，引而竭之，中满者，泻之于内"；"寒者热之，热者寒之"；"实者泻之，虚者补之"；"结者散之"，"逸者行之"。这些治法已寓汗、吐、下、温、清、消、补七法之意。经后世医家的不断补充与提炼，由清·程国彭总结为著名的"八法"。另外，《内经》还提出："燥者濡之"，"急者缓之"，"惊者平之"……为现今的润燥法、缓急法、安神法一类具体治法的依据。唐·陈藏器所谓的"十剂"（宣、通、补、泄、轻、重、涩、滑、燥、湿），就是遵循经旨发展而来的。总之，继《内经》之后，历代医家在长期的医疗实践中制定了众多治法，逐渐形成体系，内容丰富多彩，有效地为临床各科服务。不过其中具有代表性、概括性、系统性的当推程国彭的"八法"，他在《医学心悟》卷首中说："论病之原，以内伤、外感四字括之。论病之情，则以寒、热、虚、实、表、里、阴、阳，八字统之。而论治病之方，则又以汗、和、下、消、吐、清、温、补，八法尽之。""八法"，对后世颇有影响，故被视为治疗大法，即常用治法，现分述如下。

【方论选录】

程国彭："论病之原，以内伤、外感，四字括之。论病之情，则以寒、热、虚、实、表、里、阴、阳，八字统之。而论治病之方，则又以汗、和、下、消、吐、清、温、补，八法尽之。盖一法之中，八法备焉。八法之中，百法备焉。病变虽多，而法归于一。此予数十年来，心领神会，历试而不谬者，尽见于八篇中矣。学者诚熟读而精思之，于以救济苍生，亦未必无小补云。"（《医学心悟》卷首）

一、汗　　法

汗法，亦称解表法，是通过开泄腠理，调和气血，宣发肺气，以促进发汗，使邪气随汗而解的治法。

汗法的主要作用是解表，就是通过发散，以达祛除外感六淫之邪的目的。此为祛除表邪的最佳治疗方法。张从正强调："风寒暑湿之气，入于皮肤之间而未深，欲速去之，莫如发汗"(《儒门事亲》卷 2)。该法的功用特点是治疗病证的作用部位表浅，《素问·热论》"三阳经络皆受其病，而未入脏者，故可用汗而已"的描述就很明确。发汗又是解除表热的重要途径，对此早在《内经》就有论述："体若燔炭，汗出而散"(《素问·生气通天论》)；"今风寒客于人，使人毫毛毕直，皮肤闭而为热，当是之时，可汗而发也"(《素问·玉机真脏论》)。同时本法还能排出毒素。《伤寒论今释》卷 1 曰："太阳病之发汗，为排出毒害物质，其有一汗而热遂退者，……则因毒害性物质既大部排除，其仅存者，不足为病故也。"

汗法主治各种表证，可缓解恶寒发热，头痛身痛，鼻塞流涕，苔薄脉浮诸症。表邪虽有风、寒、暑、湿、燥、火之分，但其临床表现主要有表寒、表热的不同，因而汗法又有辛温、辛凉之别。其中辛温用于风寒表证、凉燥等，以麻黄汤、桂枝汤、杏苏散为代表方；而辛凉则用于风热表证、温燥等，以桑菊饮、银翘散、桑杏汤为代表方。此外，汗法尚有透邪、祛湿、消肿之功。所谓透邪，是指通过发散将某些邪气透达外出。此类疾患虽非表邪所致，但邪有外出趋势，可用汗法因势利导，缓解病势。例如：麻疹初起，疹未透发，或透发不畅，均可用汗法透之，使疹毒随汗而泄，诸证自解。透疹之汗法，一般用辛凉，少用辛温，且多选用具有透疹效能的解表药组成。如升麻葛根汤、竹叶柳蒡汤。尚须注意者，麻疹虽为热毒，宜于辛凉清解，但初起阶段，应避免使用苦寒沉降之品，以免疹毒凉伏，不能透达。其他如疮疡、痢疾、疟疾初起，大多见有表证，通过发汗，以透达邪毒，不失为有效治法。再者，利用汗法的透表作用，亦可用于某些皮肤疾患，如风疹、湿疹、癣类，包括荨麻疹、湿疹、银屑病等。分析其机制在于此类疾患的发病部位在体表，利用汗法的发散透达，有助于邪毒外解。而汗法的祛湿作用，则是通过发散，以收祛风除湿之效。所以凡风湿在表，外感风寒兼湿、风湿化热，以及风湿痹证，见不同程度的头身肢体疼痛、沉重等症，皆可酌用汗法以缓解之。仲景曾曰："风湿相搏，一身尽疼痛，法当汗出而解"，并进而指出发汗宜"微微似欲汗出者"，方能"风湿俱去也"(《金匮要略》)。代表方如羌活胜湿汤、九味羌活汤、麻黄加术汤、麻杏薏甘汤等。至于汗法的消肿功能，为通过发散，既可使水液外出而消肿，又能宣肺利水以消肿。《素问·汤液醪醴论》针对水肿指出："去宛陈莝"，"开鬼门，洁净府"的治法，其中"开鬼门"即寓发汗之意。故汗法亦可用于水肿，但对水肿实证兼表者，或水肿腰以上肿甚者为宜。仲景谓："腰以上肿，当发汗乃愈"(《金匮要略》)，如越婢加术汤等。

临证时，根据患者体质与病情需要，汗法常与补法、下法、消法、清法、温法等结合运用。程国彭在《医学心悟》卷首中的分析就很贴切："凡一切阳虚者，皆宜补中发汗。一切阴虚者，皆宜养阴发汗。挟热者，皆宜清凉发汗。挟寒者，皆宜温经发汗。伤食者，则宜消导发汗。"另外，需要指出的是：中医治病在祛邪时，十分强调"邪有出路"，而发汗的主要目的是为了祛邪，毛窍则是邪的出路之一，所以汗法又常寓于其他治法，诸如下法、清法、消法，以加速病愈。

关于汗法的作用机制，现今从以下几方面进行探索：①促进汗腺分泌和血管舒张反应，以利于祛除病邪，其中可能包括排泄毒素，中和毒素，抑制细菌与病毒，以及加强机体吞噬细胞的防御能力等；②通过发汗和扩张周围血管，以调节体温而起退热作用；③改善全身和局部的循环功能，促进代谢产物的排泄和局部炎症的吸收；④通过发汗和全身循环的加强，增加肾小球滤过等作用，以排出体内潴留的水分等[1]。有人从另一角度加以研讨，指出由于 1ml 汗能消耗 0.585 卡热量，因此汗法为重要散热法。尽管人体汗腺的发育及数目个体差异较大，但一般认为总数约500万，可见发汗可从汗腺排出大量水分，故汗法又为排水的重要方法。汗与尿的成分类似，从汗腺可排出大量废物、病毒、毒物等，所以汗法为排出上述物质的重要方法。汗的成分含Na、Cl、K等盐分，汗法也是排出盐分的方法。汗的成分还有葡萄糖、蛋白质、乳酸等其他物质，汗法亦是减肥的有效方法。总之，汗法可以调节体温、体液、渗透压、废物、营养物质。当机体产热多于放热时，汗法可以退热；水肿、咳、喘息，为体内水分停滞所致，可以采用汗法排出水分；若体内废物、发热物质、病毒多时，汗法既可退热，又能排出有害物质；因营养过剩引起肥胖时，汗法又可排出多余营养。以上均说明汗法能"损其有余"[2]。

【方论选录】

1. 张子和："风、寒、暑、温之气，入于皮毛之间而未深，欲速去之，莫如发汗，圣人之刺热，五十九刺，为无药而设也，皆所以开玄府而逐邪气，与汗同。然不若以药发之，使一毛一窍，无不启发之为速也。然发汗亦有数种，世俗止知惟温热者为汗药，岂知寒凉亦能汗也；亦有熏渍而为汗者，亦有导引而为汗者。如桂枝汤、桂枝麻黄各半汤、五积散、败毒散，皆发汗甚热之药也；如升麻汤、葛根汤、解肌汤、逼毒散，皆辛温之药也；如大柴胡汤、小柴胡汤、柴胡饮子，皆苦寒之药也；如通圣散、双解散、当归散子，皆辛凉之药也。故外热内寒宜辛温，外寒内热宜辛凉平准。所谓导引而汗者，华元化之虎、鹿、熊、猴、鸟五禽之戏，使汗出如敷粉，百疾皆愈，所谓熏渍而汗者，如张苗治陈廪丘，烧地布桃叶蒸之，大汗立愈。又如许胤宗治许太后感风不能言，作防风汤数斛，置于床下，气如烟雾，如其言，遂愈能言。此皆前人用之有验者。……仲景曰：大法春夏宜汗。春夏阳气在外，人气亦在外，邪气亦在外，故宜发汗。然仲景举其略耳。设若秋冬得春夏之病，当不发汗乎？但春夏易汗而秋冬难耳。凡发汗欲周身漐漐然，不欲如水淋漓，欲令手足俱周，遍汗出一、二时为佳。若汗暴出，邪气多不出，则当重发汗，则使人亡阳。凡发汗中病则止，不必尽剂；要在剂当，不欲过也。此虽仲景调理伤寒之法，至于杂病，复何异哉？且如伤寒麻黄之类，为表实而设也；桂枝汤之类，为表虚而设也；承气汤，为阴虚而设也；四逆汤，为阳虚而设也。表里俱实者，所谓阳盛阴虚，下之则愈；表里俱虚者，所谓阴盛阳虚，汗之则愈也。所谓阳为表而阴为里也，如表虚亡阳，发汗则死。发汗之法，辨阴阳，别表里，定虚实，然后汗之，随治随应。"(《儒门事亲》卷2)

2. 张介宾："用散者，散表证也。观仲景太阳证用麻黄汤，阳明证用升麻葛根汤，少阳证用小柴胡汤，此散表之准绳也。后世宗之而复不能用之，在不得其意耳。盖麻黄之气峻利而勇，凡太阳经阴邪在表者，寒毒既深，非此不达，故制用此方，非谓太阳经药必须麻黄也。设以麻黄治阳明、少阳之证，亦寒无不散，第恐性力太过，必又伤其气。岂谓某经某药必不可移易，亦不过分其轻重耳，故如阳明之升麻、干葛，未有不走太阳、少阳者；少阳之柴胡，亦未有不入太阳、阳明者。但用散之法，当知性力缓急及气味寒温之辨，用得其宜，诸经无不妙也。如麻黄、桂枝峻散者也；防风、荆芥、紫苏平散者也；细辛、白芷、生姜温散者也；柴胡、干葛、薄荷凉散者也；羌活、苍术能走经去湿而散者也；升麻、川芎能举陷上行而散者也。第邪浅者，忌峻利之属；气弱者，忌雄悍之属；热多者，忌温燥之属；寒多者，忌清凉之属；凡热渴烦躁者，喜干葛，而呕恶者忌之；寒热往来者，宜柴胡，而泄泻者忌之；寒邪在上者宜升麻、川芎，而内热炎升者忌之，此性用之宜忌所当辨也。至于相配之法，则尤当知要：凡以平兼清，自成凉散；以平兼暖，亦可温经；宜大温者，以热济热；宜大凉者，以寒济寒。此其运用之权，则毫厘进退，自有伸缩之妙，又何必胶柱刻舟，以限无穷之病变哉！此无他，在不知仲景之意耳。"(《景岳全书·新方八略》卷50)

3. 程国彭："汗者，散也。《经》云：邪在皮毛者，汗而发之是也。又云：体若燔炭，汗出而散是也。然有当汗不汗误人者，有不当汗而汗误人者。有当汗不可汗，而妄汗之误人者。有当汗不可汗，而又不可以不汗，汗之不得其道以误人者。有当汗而汗之不中其经，不辨其药，知发而不知敛以误人者。是不可以不审也。

何则？风寒初客于人也，头痛发热而恶寒，鼻塞声重而体痛，此皮毛受病，法当汗之，若失时不汗，或汗不如法，以致腠理闭塞，荣卫不通，病邪深入，流传经络者有之，此当汗不汗之过也。

亦有头痛发热与伤寒同，而其人倦怠无力，鼻不塞，声不重，脉来虚弱，此内伤元气不足之证；又有劳心好色，真阴亏损，内热、晡热，脉细数而无力者；又有伤食病，胸膈满闷，吞酸嗳腐，日晡潮热，气口脉紧者；又有寒痰厥逆，湿淫脚气，内痈、外痈，瘀血凝积，以及风温、湿温，中暑自汗诸症，皆有寒热，与外感风寒似同而实异，若误汗之，变症百出矣。所谓不当汗而汗者此也。

若夫症在外感应汗之例，而其人脐之左右上下，或有动气，则不可以汗。《经》云：动气在右，不可发汗，汗则衄而渴、心烦、饮水即吐。动气在左，不可发汗，汗则头眩、汗不止、筋惕肉瞤。动气在上，不可发汗，汗则气上冲，正在心中。动气在下，不可发汗，汗则无汗心大烦、骨节疼、目运、食入则吐、舌不得前。又脉沉咽燥，病已入里，汗之则津液越出，大便难而谵语。又少阴证，但厥无汗，而强发之，则动血，未知从何道出，或从耳目，或从口鼻出者，此为下厥上竭，为难治。又少阴中寒，不可发汗，汗则厥逆蜷卧，不能自温也。又寸脉弱者，不可发汗，汗则直视额上陷。淋家不可汗，汗则便血。疮家不可汗，汗则痉。又伤寒病在少阳，不可汗，汗则谵妄。又坏病、虚人，及女子经水适来者，皆不可汗，若妄汗之，变症百出矣。所谓当汗不可汗，而妄汗误人者此也。

夫病不可汗，而又不可以不汗，则将听之乎？是有道焉，《伤寒赋》云：动气理中去白术，是即于理中汤去术而加汗药，保元气而除病气也。又热邪入里而表未解者，仲景有麻黄石膏之例，有葛根黄连黄芩之例，是清凉解表法也。又太阳证、脉沉细，少阴证、反发热者，有麻黄附子细辛之例，是温中解表法也。又少阳中风，用柴胡汤加桂枝，是和解中兼表法也。又阳虚者，东垣用补中汤加表药。阴虚者，丹溪用芎归汤加表药，其法精且密矣。总而言之，凡一切阳虚者，皆宜补中发汗。一切阴虚者，皆宜养阴发汗。挟热者，皆宜清凉发汗。挟寒者，皆宜温经发汗。伤食者，则宜消导发汗。感重而体实者，汗之宜重，麻黄汤。感轻而体虚者，汗之宜轻，香苏散。又东南之地，不比西北，隆冬开花，少霜雪，人禀常弱，腠理空疏，凡用汗药，只须对症，不必过重。予尝治伤寒初起，专用香苏散加荆、防、川芎、秦艽、蔓荆等药，一剂愈，甚则两服，无有不安。而麻黄峻剂，数十年来，不上两余。可见地土不同，用药迥别。其有阴虚、阳虚、挟寒、挟热、兼食而为病者，即按前法治之，但师古人用药之意，而未尝尽泥其方，随时随证酌量处治，往往有验。此皆已试之成法，而与斯世共白之。所以拯灾救患者，莫切乎此。此汗之之道也。且三阳之病，浅深不同，治有次第。假如症在太阳，而发散阳明，已隔一层。病在太阳、阳明，而和解少阳，则引贼入门矣。假如病在二经，而专治一经，已遗一经。病在三经，而偏治一经，即遗二经矣。假如病在一经，而兼治二经，或兼治三经，则邪过经矣。况太阳无汗，麻黄为最。太阳有汗，桂枝可先。葛根专主阳明，柴胡专主少阳。皆的当不易之药。至于九味羌活，乃两感热证三阳三阴并治之法，初非为太阳一经设也。又柴葛解肌汤，乃治春温夏热之证，自里达表，其症不恶寒而口渴。若新感风寒，恶寒而口不渴者，非所宜也。又伤风自汗，用桂枝汤，伤暑自汗，则不可用，若误用之，热邪愈盛而病必增剧。若于暑症而妄行发散，复伤津液，名曰重暍，多致不救。古人设为白术、防风例以治风，设益元散、香薷饮以治暑，俾不犯三阳禁忌者，良有以也。

又，人知发汗退热之法，而不知敛汗退热之法。汗不出则散之，汗出多则敛之。敛也者，非五味、酸枣之谓，其谓致病有因，出汗有由，治得其宜，汗自敛耳。譬如风伤卫汗自出者，以桂枝汤和营卫，祛风邪而汗自止。若热邪传里，令人汗出者，乃热气熏蒸，如釜中吹煮，水气旁流，非虚也，急用白虎汤清之。若邪已结聚，不大便者，则用承气汤下之，热气退而汗自收矣。此与伤暑自汗略同。但暑伤气，为虚邪，只有清补并行之一法。寒伤形，为实邪，则清热之外，更有攻下止汗之法也。复有发散太过，遂至汗多亡阳，身瞤动欲擗地者，宜用真武汤。此救逆之良药，与中寒冷汗自出者，同类并称。又与热证汗出者，大相径庭矣。其他少阳证，头微汗，或盗汗者，小柴胡汤。水气症，头汗出者，小半夏加茯苓汤。至于虚人自汗、盗汗等症，则归脾、补中、八珍、十全，按法而用，委曲寻绎，各尽其妙，而后即安，所谓汗之必中其经，必得其药，知发而知敛者此也。嗟嗟！百病起于风寒，风寒必先客表，汗得其法，何病不除！汗法一差，夭枉随之矣。吁！汗岂易言哉！”（《医学心悟》卷首）

4. 蒲辅周：“汗法：汗而勿伤。汗法，是外感病初期有表证必用之法。邪在皮毛，汗而发之，‘体若燔炭，汗出而散’。

《伤寒论》太阳病篇重点就是讲汗法，具体而透彻。温病亦喜汗解，但是最忌辛温，温病学说充实了辛凉透表之法。湿温虽禁汗，但也要通阳利湿，不得微汗，病必难除。伏邪亦首贵透解。总之，热病虽有寒温之分，但外邪的侵袭，由表入里，治疗均宜表散，透邪外出，就是汗法的目的。

当汗而汗，病邪即随周身微汗出而解；不当汗而汗，为误汗；当汗不汗，则为失表。汗之不及固无功，汗之太过亦伤表。大汗必伤阳，过汗亦耗液。所谓误汗伤阳（外为阳，气为阳）。汗而有伤，变症蜂起，是为医者失治之过。

汗法用药，要因时、因人、因病而异。春温、夏热、秋凉、冬寒，季节特点不同，证候特点也不同，用药亦宜有相应的变化，冬日多用麻黄，夏日多用香薷，是大家熟知的一般规律。亡血、淋家、疮家不可发汗。经期、产后亦当慎汗。寸脉弱为阳虚，不可发汗，汗之亡阳；尺脉迟或弱，不可发汗，发汗则亡阴。当表之症，也要具体分析。见一经之证，只用一经之表药，两经、三经合病，则用两经、三经的表药；表里合病，则表里合治；营卫俱病，则营卫合治。用药师古人之意，不可拘泥古人之方。劳倦内伤，头痛发热，形似伤寒而身不痛，只倦怠，鼻不塞，声不重，脉虚无力，不浮不紧，此属中气虚，宜补中益气法，不可再表。阴虚，午后烦热，亦不可表。伤食、痈疮、痰饮、瘀凝、积聚，俱有寒热，必须结合四诊，一概发表则误人，不可粗心。

辨证选方要适宜，方剂讲究配伍。《伤寒论》：‘桂枝本为解肌，若其人脉浮紧，发热汗不出者，不可与之也，常须识此，勿令误也’。对于方剂的使用，做出了严格的规范。麻黄汤为发汗解表之峻剂，而方中之甘草和内攘外，若作用恰当，亦可汗而勿伤。

煎服之法，亦当注意。《伤寒论》桂枝汤载：‘以水七升，微火煮取三升，去滓，适寒温，服一升，服已须臾，啜稀粥一升余，以助药力。温服令一时许，遍身漐漐，微似有汗者益佳；不可令如水流漓，病必不除。若一服汗出病差，停后服，不必尽剂。若不汗，更服，依前法。又不汗，后服小促其间，半日许，令三服尽。’做了何等精确的规定，这是来自实践的宝贵的经验。现在个别同志开表散之剂，甚至麻黄汤一类的方，一投数剂，又不向患者说明，即使辨证用药正确，亦难免汗而有损。

通过汗法的分析，我们可以看出祖国医学辨证论治的精细，透邪外出，免伤元气，其中有

着严格科学性。”(《蒲辅周医疗经验》)

二、和 法

和法，是通过和解与调和作用，以达祛除病邪、调整脏腑功能的治疗方法，亦称和解法。该法比较独特，其特点是：作用缓和，性质平和，照顾全面，内涵丰富，应用较广泛，适应证往往比较复杂。清·戴天章的解释就是很好的说明：“寒热并用之谓和，补泻合剂之谓和，表里双解之谓和，平其亢厉之谓和”(《广温疫论》卷4)。今人蒲辅周又进一步阐明：“和解之法，具有缓和疏解之意。使表里寒热虚实的复杂证候，脏腑阴阳气血的偏盛偏衰，归于平复。寒热并用，补泻合剂，表里双解，苦辛分消，调和气血，皆为和解”(《蒲辅周医疗经验》)。任应秋则认为：“所谓和法，实具调理之意，故亦有称为和解者。凡病邪并不盛，而正气却不强时，最宜用和解之法”(《中医各家学说》)。

和法原为和解少阳而设，主治少阳病，症见往来寒热，胸胁胀满，不欲饮食，心烦呕恶，口苦，咽干，目眩，苔薄黄，脉弦等。以小柴胡汤为代表方。因少阳病的发病部位在半表半里，治疗此证，既要疏半表之邪，又要泄半里之邪，使邪气从表里同时分消，其他治法均不相宜，故设和解一法以治之。《伤寒明理论》卷3就明确指出：“伤寒在表者，必渍形以为汗；邪气在里者，必荡涤以为利。其于不内不外，半表半里，既非发汗之所宜，又非吐下之所对，是当和解则可矣。小柴胡汤为和解表里之剂也。”《医学心悟》卷首从另一角度分析曰：“少阳胆为清净之府，无出入之路，只有和解一法，柴胡一方，最为切当。”和法尚有调和之功，治疗肝脾、胆胃、肠胃等脏腑的不和证，此为后世医家对本法的扩展运用。肝脾不和证，临床见有两胁胀痛，头痛目眩，口干咽燥，神疲食少及妇女月经不调，乳房作胀；或腹痛泄利后重，四肢厥冷，脉弦等，代表方为逍遥散、四逆散。胆胃不和证，临床见有胸胁胀满，口苦吐酸，恶心呕吐，或寒热如疟，舌红苔白或黄而腻，脉弦数等，以蒿芩清胆汤为代表方。肠胃不和证，临床见有心下痞满，恶心呕吐，肠鸣下利等，代表方为半夏泻心汤。由于足少阳属胆经，又肝胆、脾胃相表里，根据五行生克关系，肝郁极易克脾，胆热则常犯胃，因此常引起肝脾不和、胆胃不和证。另肠胃不和证多为寒热错杂，升降失常，虚实相兼所致。针对此类病因、病机比较复杂的病证，纯攻、纯补、纯温、纯清，皆难以对证，唯采用调和之法，方能全面兼顾。

和法以祛邪为主，兼顾正气，既疏表又治里，既开郁又降逆，无明显寒热之偏，性质平和，作用和缓，这就是其运用范围较广，适宜较为复杂病证的主要原因。本法虽以一个“和”字概括之，但多种治法寓于其中。《读医随笔》卷4即论述了和法实含某些祛邪之法：“和解者，合汗、下之法，而缓用之者也。……窃思凡用和解之法者，必其邪气之极杂者也。寒者、热者、燥者、湿者，结于一处而不得通，则宜开其结而解之；升者、降者、敛者、散者，积于一偏而不相洽，则宜平积而和之。故方中往往寒热并用，燥湿并用，升降敛散并用，非杂乱而无法也，正法之至妙也。……杂合之邪之交纽而不已也，其气必郁而多逆，故开郁降逆，即是和解，无汗下之用，而隐寓汗下之旨矣。”张介宾、程国彭的认识则更加全面而详尽，分别曰：“和方之制，和其不和者也，凡病兼虚者，补而和之；兼滞者，行而和之；兼寒者，温而和之；兼热者，凉而和之。和之为义广矣，亦犹土兼四气，其于补泻温凉之用无所不及，务在调平元气”(《景岳全书·新方八略》卷50)；“有清而和者，有温而和者，有消而和者，有补而和者，有燥而和者，有润而和者，有兼表而和者，有兼攻而和者。和之义则一，而和之法变化无穷焉”(《医学心悟》卷首)。

尽管如此，但和法在运用上不可过“泛”。蒲辅周曾强调：“和法范围虽广，亦当和而有据，勿使之过泛，避免当攻邪而用和解之法，贻误病机”（《蒲辅周医疗经验》）。总之，临证时须辨证恰对病情。否则“当和不和”及“不当和而和”均可“误人”。

成都中医学院对和法的作用机制进行了探讨。认为和解少阳之所以善治感染性疾患，可能是通过兴奋强壮与解毒，以增强人体抗病能力，以及抗菌作用两方面来实现的。而调和胆胃、调和肝脾用于慢性肝炎、月经不调等，推测其原理可能为：通过镇静中枢神经系统，达到调节大脑皮质、自主神经功能的目的；另具解除平滑肌痉挛及健胃作用。至于调和肠胃所治肠胃功能失调证，亦是因其能解除平滑肌痉挛之故[3]。又王氏提出：所谓和法即解毒之法。是以肝脏为主以增强人体解毒能力与免疫能力的治疗方法。因而和法又是能增强机体解毒能力，通过“补其不足”，以排除毒物、废物、病毒等有害物质，达到“损其有余”目的的补偿机制的治法[4]。

【方论选录】

1. 张介宾：“和方之制，和其不和者也。凡病兼虚者，补而和之；兼滞者，行而和之；兼寒者，温而和之；兼热者，凉而和之。和之为义广矣，亦犹土兼四气，其于补泻温凉之用无所不及，务在调平元气不失中和之为贵也。故凡阴虚于下而精血亏损者忌利小水，如四苓、通草汤之属是也；阴虚于上而肺热干咳者忌用辛燥，如半夏、苍术、细辛、香附、芎、归、白术之属是也；阳虚于上者忌消耗，如陈皮、砂仁、木香、槟榔之属是也；阳虚于下者忌沉寒，如黄柏、知母、栀子、木通之属是也；大便溏泄者忌滑利，如二冬、牛膝、苁蓉、当归、柴胡、童便之属是也；表邪未解者忌收敛，如五味、枣仁、地榆、文蛤之属是也；气滞者忌闭塞，如黄芪、白术、薯蓣、甘草之属是也；经滞者忌寒凝，如门冬、生地、石斛、芩、连之属是也；凡邪火在上者不宜升，火得升而愈炽矣；沉寒在下者不宜降，阴被降而愈亡矣；诸动者不宜再动，如火动者忌温暖，血动者忌辛香，汗动者忌疏散，神动者忌耗伤。凡性味之不静者，皆所当慎，其于刚暴更甚者，则又在不言可知也。诸静者不宜再静，如沉微细弱者，脉之静也；神昏气怯者，阳之静也；肌体清寒者，表之静也；口腹畏寒者，里之静也。凡性味之阴柔者，皆所当慎，其于沉寒更甚者，又在不言可知也。夫阳主动，以动济动，火上添油也，不焦烂乎？阴主静，以静益静，雪上加霜也，不寂灭乎？凡前所论，论其略耳，而书不尽言，言不尽意，能因类而广之，则存乎其人矣。不知此义，又何和剂之足云。”（《景岳全书·新方八略》卷50）

2. 汪昂：“邪在表宜汗，在上宜吐，在里宜下，若在半表半里，则从中治，宜和解。故仲景于少阳证，而以汗、吐、下三者为戒也。昔贤云：或热病脉躁盛而不得汗者，阳脉之极也，死。然有当和解之证，汗之不得汗，和解之力到，汗自出而解，慎勿错认作死证也。由是观之，和解之剂，用以分理阴阳，调和营卫，顾不重欤！”（《医方集解·和解之剂》）

3. 程国彭：“伤寒在表者可汗，在里者可下，其在半表半里者，惟有和之一法焉。仲景用小柴胡汤加减是已。然有当和不和误人者；有不当和而和以误人者；有当和而和，而不知寒热之多寡，禀质之虚实，脏腑之燥湿，邪气之兼并以误人者，是不可不辨也。

夫病当耳聋胁痛，寒热往来之际，应用柴胡汤和解之，而或以麻黄、桂枝发表，误矣；或以大黄、芒硝攻里，则尤误矣；又或因其胸满胁痛而吐之，则亦误矣。盖病在少阳，有三禁焉，汗、吐、下是也。且非惟汗、吐、下有所当禁，即舍此三法而妄用他药，均为无益而反有害。古人有言，少阳胆为清净之府，无出入之路，只有和解一法，柴胡一方，最为切当。何其所见明确，而立法精微，亦至此乎！此所谓当和而和者也。

然亦有不当和而和者，如病邪在表，未入少阳，误用柴胡，谓之引贼入门。轻则为疟，重则传入心胞，渐变神昏不语之候。亦有邪已入里，燥渴谵语，诸症丛集，而医者仅以柴胡汤治之，则病不解。至于内伤劳倦，内伤饮食，气虚血虚，痈肿瘀血诸证，皆令寒热往来，似疟非疟，均非柴胡汤所能去者，若不辨明证候，切实用药，而借此平稳之法，巧为藏拙，误人非浅。所谓不当和而和者，此也。

然亦有当和而和，而不知寒热之多寡者，何也？夫伤寒之邪，在表为寒，在里为热，在半表半里，则为寒热交界之所。然有偏于表者则寒多，偏于里者则热多，而用药须与之相称，庶阴阳和平而邪气顿解。否则寒多而益其寒，热多而助其热，药既不平，病益增剧。此非不和也，和之而不得寒热多寡之宜者也。

然亦有当和而和，而不知禀质之虚实者，何也？夫客邪在表，譬如贼甫入门，岂敢遽登吾堂而入吾室，必窥其堂奥空虚，乃乘隙而进。是以小柴胡用人参者，所以补正气，使正气旺则邪无所容，自然得汗而解。盖由是门入，复由是门出也。亦有表邪失汗，腠理致密，贼无出路，由此而传入少阳，热气渐盛，此不关本气之虚，故有不用人参而和解自愈者，是知病有虚实，法在变通，不可误也。

然亦有当和而和，而不知脏腑之燥湿者，何也？如病在少阳，而口不渴，大便如常，是津液未伤，清润之药不宜太过，而半夏、生姜皆可用也。若口大渴，大便渐结，是邪气将入于阴，津液渐少，则辛燥之药可除，而花粉、瓜蒌有必用矣。所谓脏腑有燥湿之不同者，此也。

然又有当和而和，而不知邪之兼并者，何也？假如邪在少阳，而太阳、阳明证未罢，是少阳兼表邪也，小柴胡中须加表药，仲景有柴胡加桂枝之例矣。又如邪在少阳，而兼里热，则便闭、谵语、燥渴之症生，小柴胡中须兼里药，仲景有柴胡加芒硝之例矣。又三阳合病，合目则汗，面垢、谵语、遗尿者，用白虎汤和解之。盖三阳同病，必连胃腑，故以辛凉之药，内清本腑，外彻肌肤，令三经之邪一同解散，是又专以清剂为和矣。所谓邪有兼并者，此也。

由是推之，有清而和者，有温而和者，有消而和者，有补而和者，有燥而和者，有润而和者，有兼表而和者，有兼攻而和者。和之义则一，而和之法变化无穷焉。知斯意者，则温热之治，瘟疫之方，时行痎疟，皆从此推广之，不难应手而愈矣。世人漫曰和解，而不能尽其和之法，将有增气助邪，而益其争，坚其病者，和云乎哉！"（《医学心悟》卷首）

4. 周学海："和解者，合汗、下之法，而缓用之者也。伤寒以小柴胡为和解之方，后人不求和解之义，囫囵读过，随口称道，昧者更以果子药当之。窃思凡用和解之法者，必其邪气之极杂者也。寒者、热者、燥者、湿者，结于一处而不得通，则宜开其结而解之；升者、降者、敛者、散者，积于一偏而不相洽，则宜平其积而和之。故方中往往寒热并用，燥湿并用，升降敛散并用，非杂乱而无法也，正法之至妙也。揆其大旨，总是缓撑微降之法居多，缓撑则结者解，微降则偏者和矣。且撑正以活其降之机，降正以助其撑之力。何者？杂合之邪之交纽而不已也，其气必郁而多逆，故开郁降逆，即是和解，无汗、下之用，而隐寓汗、下之旨矣。若但清降之，则清降而已耳，非和解也；但疏散之，则疏散而已耳，非和解也。和解之方，多是偶方、复方，即或间有奇方，亦方之大者也。何者？以其有相反而相用者也。相反者，寒与热也，燥与湿也，升与降也，敛与散也。"（《读医随笔》卷4）

5. 蒲辅周："和法，和而勿泛。和解之法，具有缓和疏解之意。使表里寒热虚实的复杂证候，脏腑阴阳气血的偏盛偏衰，归于平复。寒热并用，补泻合剂，表里双解，苦辛分消，调和气血，皆谓和解。伤寒邪在少阳半表半里，汗、吐、下三法，俱不能用，则用和法，即小柴胡汤之例。若有表者，和而兼汗，有里和而兼下。和法尚有和而兼温，和而兼消，和而兼补；温疫邪伏膜原，吴又可立达原饮和之。伤寒温病、杂病，使用和法皆甚广，知其意者，灵通变化，不和者使之和，不平者使之平，不难应手而效。但和法范围虽广，亦当和而有据，勿使之过泛，

避免当攻邪而用和解之法，贻误病机。”(《蒲辅周医疗经验》)

6. 任应秋：“所谓和法，实具调理之意，故亦有称为和解者。凡病邪并不盛，而正气却不强时，最宜用和解之法。……人皆知小柴胡汤证，是用和法的典型，而《伤寒论》对小柴胡证的病机解释说：‘血弱气尽，腠理开，邪气因入，与正气相搏，结于胁下，正邪分争，往来寒热，休作有时，嘿嘿不欲饮食，脏腑相连，其痛必下，邪高痛下，故使呕也，小柴胡汤主之。’可见‘血弱气尽，腠理开，邪气因入，与正气相搏，正邪分争’，正足以说明正渐衰、邪不盛的病机。而小柴胡汤之所以为和解主方，亦正因其与病机相适应之故。……小柴胡汤组合的本身，就是在扶正祛邪，清里达表，此之谓和解。所以前人在施用和法的同时，还有汗、吐、下三禁之说，以正气既虚，不禁其汗、吐、下；邪不太盛，亦用不着汗、吐、下也。”(《中医各家学说》)

三、下　　法

下法，又称泻下法。是通过泻下、荡涤、攻逐等作用，将宿食、积滞、积水、瘀血、痰结等有形实邪从下窍排出于体外的治疗方法。

下法的主要功能为泻下通便，主治宿食、积滞壅结于肠胃，症见大便秘结，脘腹胀满硬痛等。其证属实，发病部位在里偏下。针对其里实偏下，以及“六腑以通为用”的生理特点，《素问·阴阳应象大论》、《伤寒论》分别提出：“其下者，引而竭之；中满者，泻之于内”；“伤寒六七日，目不了了，睛不和，无表里证，大便难，身微热者，此为实。急下之，宜大承气汤。”继后，善用汗、吐、下三法的张从正，对此论述尤为全面而具体：“凡宿食在胃脘，皆可下之；则三部脉平，若心下按之而硬满者，犹宜再下之；……若杂病腹中满痛不止者，此为内实也。《金匮要略》说：痛而腹满，按之不痛为虚，痛者为实。《难经》说：痛者为实，腹中满痛，里壅为实，故可下之，不计杂病伤寒，皆宜急下之”(《儒门事亲》卷1)。由于积滞有寒、热之分，病情有急、缓之别，因此下法又有寒下、温下、润下的不同，其中寒下用于热积便秘，代表方有大、小承气汤等；温下主治寒积便秘，代表方有大黄附子汤、温脾汤等；而润下则针对津液不足之便秘而设，若为肠胃燥热之便秘，即以麻子仁丸为代表方，若属肾虚便秘，即以济川煎为代表方。下法虽以治疗便秘为主，但对于痢疾初起或痢疾属实者，尽管证见下痢赤白，日数次，里急后重等，临床仍常配合本法，以“通因通用”。宋·严用和曾明确指出：“今之所谓痢疾者，即古方所谓滞下是也”，治痢“必先导涤肠胃”(《重订严氏济生方》)。又杨士瀛说：“痢出于积滞，……不论色之赤白，脉之大小，皆通利之”(《仁斋直指方论》卷2)，而《证治要诀》卷8的记载更是简明扼要：“凡治痢先逐去积滞。”现已知痢疾多为痢疾杆菌感染所致，临床实践曾证实，通过泻下，既可清除肠道内的细菌，亦可排出细菌所产生的毒素，以消除致病之因，而细菌及其毒素则可理解为传统所说的“积滞”。再者，热结旁流采用下法的道理也在于此。此外，下法尚有逐水之功，针对胸膜积水或水肿实证，该法又能通利二便，使水饮之邪从前后阴分消。此证实非利尿、发汗所宜，唯有攻下方能“急则治其标”，以十枣汤为代表方。由于积滞、积水常阻碍气机的运行，多见脘腹胀满，因此往往与行气法配合以相辅相成。

需要强调的是，下法在温热病中的运用具有悠久的历史，且功效卓著。有关其论述首先见于《内经》。《素问·热论》载：“其未满三日者，可汗而已。其满三日者可泄而已。”金·张从正亦曰：“如伤寒大汗之后，重复劳发而为病者，盖下之后热气不尽故也，当再下之”，“目黄九疸食劳，皆属脾土，当下之”(《儒门事亲》卷2)。至明清，温病学派对下法的应用尤为重视。吴又可提出“温病下不厌早”之说，他治疗温疫发黄所用的茵陈汤与《伤寒论》茵陈蒿汤相比，药味虽同，但却以大黄为君，其用量也较重。并强调本病："以胃实为本，是以大黄专功，山栀次之，茵陈又其次也。设去大黄而服山栀、茵陈，是忘本治标，鲜有效矣"（《温疫论》）。足见吴氏十分重视攻下在温疫发黄治疗中的意义。柳宝怡则进一步阐明了本病采用下法的机制是："胃为五脏六腑之海，位居中土，最善容纳，邪热入里，则不复他传，故温热病热结胃腑，得攻下而解者，十居其六七"（《温热逢源》卷下）。不仅如此，对于温病之危重证，又可用下法急救。吴瑭介绍说："在温疫为内发伏邪，脉厥体厥，乃阳郁热极，气道壅闭之危候，自宜大承气汤急下存阴"（《温病条辨・中焦篇》）。分析下法在温热病中的重要意义有二：一是在泻下通便的同时，热邪亦随之从下窍排出体外，致使"邪有出路"；二是热邪极易伤阴，阴液耗竭，常是导致死亡的原因之一，而通过"急下"之"釜底抽薪"，则可达"存阴"之目的。即所谓"客垢不除，真元难复"，也就是说："所谓下者，乃所谓补也……不补之中有真补者存焉"（《儒门事亲》卷1）。不过将下法用于温热病应与清法合用。诸如：金・刘完素治疗热毒极深采用大承气汤与黄连解毒汤相合运用，清・吴瑭根据热病的特点，创制了清热攻下的白虎承气汤、犀连承气汤等。

其他方面，下法配伍消法尚可用于下焦瘀血证、顽痰老痰、疮痈等。其中治疗瘀血证的代表方有桃核承气汤、抵当汤、抵当丸。《素问・阴阳应象大论》曾说："血实者宜决之"。张从正《儒门事亲》卷2中的记载较为全面：凡有下者皆可下，"如诸落马堕井，打扑闪肭损折，汤沃火烧，车碾大伤，肿发焮痛，日夜号泣不止者"。而礞石滚痰丸则为用于顽痰证的代表方。因下窍为邪的重要出路之一，故以上病证选用泻下之法，前者能"使瘀血从肠腑而出"；后者则可"开痰火下行之路"。至于下法在疮疡方面的应用，尤善治疗肠痈。《成方便读》卷4曾曰："然肠中既结聚不散，为肿为毒，非用下法，不能解散。"以顺应"六腑以通为用"的生理需要。代表方为大黄牡丹汤。

现在下法的治疗范围进一步拓宽，当今对于铅中毒、食物中毒、农药中毒，乃至尿毒症，常配合下法，使毒物从肠道排出体外，尽量减少机体的吸收。例如农药中毒，以往主要采用催吐、洗胃及解毒药治疗。此法虽好，但胃肠道内残留的余毒却难以清除，吸收后仍毒害机体，及时泻下以通腑排毒，则有助于提高疗效。下法用于腹部手术患者，可防止术后臌肠及并发症的产生，促进肠功能的早期恢复，而腹部手术后臌肠与并发症多为治疗中的难题。此外，下法还扩展用于放射科。由于肠道清洁准备的好坏，对腹部照片及消化道、泌尿系造影的清晰度影响很大，以往的制剂不太理想，经改用泻下方药后，清洁肠道效果得以增强，从而大大提高了优片率、诊断率，为临床的治疗提供方便。

下法的药理作用为：①加强肠胃收缩，促进肠道蠕动。②增加肠液分泌，扩大肠胃道容积。③增加肠道血管血流量，改善肠道血液循环。④促进血性腹膜炎的吸收。⑤降低肠壁毛细血管通透性。下法之所以对多种疾患有良效，分析其机制，除了对肠道局部的作用以外，对全身的作用也不容忽视。可归纳为以下几点：①促进新陈代谢。排泄毒素作用。②通过对肠道局部刺激（肠神经丛）作用引起全身反应。③抗感染作用，具体包括直接抑菌；增加血流量，改善血液循环，有利于炎症的控制；降低毛细血管的通透性，以利于控制感染。其他还有调整体液循环、止痛等功能。另外，有人提出：下法是通导大便排出食积的治疗方法。大便的成分为废物、矢气、过剩营养、水及无机盐。而下法则能排出废物、毒物、发热物质、水分、过剩的营养，故下法具有解毒、调节体温、调节体液、维持物质热量的作用。因此，本法是"损其有余，补偿机制"的治法，也是用于肺炎、扁桃体炎、高血压、脑卒中、肝炎、精神病、肥胖症、失眠、妇女月经不调、食欲不振等凡见阳明腑实证的极为重要的治疗方法[2]。

【方论选录】

1. 张介宾："攻方之制，攻其实也。凡攻气者，攻其聚，聚可散也；攻血者，攻其瘀，瘀可通也；攻积者，攻其坚，在脏者可破可培，在经者可针可灸也；攻痰者，攻其急，真实者暂宜解标，多虚者只宜求本也。但诸病之实有微甚，用攻之法分重轻。大实者攻之未及，可以再加；微实者攻之太过，每因致害，所当慎也。凡病在阳者，不可攻阴；病在胸者，不可攻脏，若此者，邪必乘虚内陷，所谓引贼入室也。病在阴者，勿攻其阳；病在里者，勿攻其表，若此者，病必因误而甚，所谓自撤藩蔽也。大都治宜用攻，必其邪之甚者也。其若实邪果甚，自与攻药相宜，不必杂之补剂。盖实不嫌攻，若但略加甘滞，便相牵制；虚不嫌补，若但略加消耗，偏觉相妨。所以寒实者，最不喜清，热实者，最不喜暖。然实而误补，不过增病，病增者可解；虚而误攻，必先脱元，元脱者无治矣。是皆攻法之要也。其或虚中有实，实中有虚，此又当酌其权宜，不在急宜攻、急宜补之例。虽然凡用攻之法，所以除凶剪暴也，亦犹乱世之兵，必不可无。然惟必不得已乃可用之，若或有疑，宁加详慎。盖攻虽去邪，无弗伤气，受益者四，受损者六。故攻之一法，实自古仁人所深忌者，正恐其成之难，败之易耳！倘任意不思此，其人可知矣。"（《景岳全书·新方八略》卷50）

2. 程国彭："下者、攻也，攻其邪也。病在表，则汗之；在半表半里，则和之；病在里，则下之而已。然有当下不下误人者；有不当下而下误人者；有当下不可下，而妄下之误人者；有当下不可下，而又不可以不下，下之不得其法以误人者；有当下而下之不知浅深，不分便溺与蓄血，不论汤丸以误人者；又杂症中，不别寒热、积滞、痰、水、虫、血、痈脓以误人者，是不可不察也。

何谓当下不下？仲景云：少阴病，得之二三日，口燥咽干者，急下之；少阴病，六七日，腹满不大便者，急下之；下利，脉滑数，不欲食，按之心下硬者，有宿食也，急下之；阳明病，谵语，不能食，胃中有燥屎也，可下之；阳明病，发热汗多者，急下之；少阴病，下利清水，色纯青，心下必痛，口干燥者，急下之。伤寒六七日，目中不了了，睛不和，无表证，大便难者，急下之；此皆在当下之例，若失时不下，则津液枯竭，身如槁木，势难挽回矣。

然又有不当下而下者，何也？如伤寒表证未罢，病在阳也，下之则成结胸；病邪虽已入里，而散漫于三阴经络之间，尚未结实，若遽下之，亦成痞气。况有阴结之病，大便反硬，得温则行，如开冰解冻之象。又杂症中，有高年血燥不行者，有新产血枯不行者，有病后亡津液者，有亡血者，有日久不更衣，腹无所苦，别无他症者。若误下之，变症蜂起矣。所谓不当下而下者，此也。

然又有当下不可下者，何也？病有热邪传里，已成可下之证，而其人脐之上、下、左、右，或有动气，则不可以下。《经》云：动气在右，不可下，下之则津液内竭，咽燥鼻干，头眩心悸也；动气在左，不可下，下之则腹内拘急，食不下，动气更剧，虽有身热，卧则欲蜷；动气在上，不可下，下之则掌握烦热，身浮汗泄，欲得水自灌；动气在下，不可下，下之则腹满头眩，食则清谷，心下痞也。又咽中闭塞者不可下，下之则下轻上重，水浆不入，蜷卧，身疼，下利日数十行。又脉微弱者不可下；脉浮大，按之无力者，不可下；脉迟者，不可下；喘而胸满者，不可下；欲吐，欲呕者，不可下；病人阳气素微者，不可下，下之则呃；病人平素胃弱，不能食者，不可下；病中能食，胃无燥屎也，不可下；小便清者，不可下；病人腹满时减，复如故者，不可下。若误下之，变症百出矣。所谓当下不可下，而妄下误人者，此也。

然有当下不可下，而又不得不下者，何也？夫以羸弱之人，虚细之脉，一旦而热邪乘之，是为正虚邪盛，最难措手。古人有清法焉，有润法焉，有导法焉，有少少微和之法焉，有先补后攻，先攻后补之法焉，有攻补并行之法焉，不可不讲也。如三黄解毒，清之也；麻仁、梨汁，润之也；蜜煎、猪胆汁、土瓜根，导之也；凉膈散、大柴胡，少少和之也。更有脉虚体弱不能胜任者，则先补之而后攻之，或暂攻之而随补之，或以人参汤送下三黄枳术丸。又或以人参、瓜蒌、枳实，攻补并行而不相悖。盖峻剂一投，即以参、术、归、芍维持调护于其中，俾邪气潜消而正气安固，不愧为王者之师矣。又有杂症中，大便不通，其用药之法可相参者。如老人、久病人、新产妇人，每多大便闭结之症，丹溪用四物汤，东垣用通幽汤，予尝合而酌之，而加以苁蓉、枸杞、柏子仁、芝麻、松子仁、人乳、梨汁、蜂蜜之类，随手取效。又尝于四物加升麻，及前滋润药，治老人血枯，数至圊而不能便者，往往有验，此皆委曲疏通之法。若果人虚，虽传经热邪，不妨借用，宁得猛然一往，败坏真元，至成洞泻，虽曰天命，岂非人事哉！所谓下之贵得其法者，此也。

然又有当下而下，而不知浅深，不分便溺与蓄血，不论汤丸以误人者，何也？如仲景大承气汤，必痞、满、燥、实兼全者，乃可用之。若仅痞、满而未燥、实者，仲景只用泻心汤；痞、满兼燥而未实者，仲景只用小承气汤。除去芒硝，恐伤下焦阴血也。燥、实在下而痞、满轻者，仲景只用调胃承气汤。除去枳、朴，恐伤上焦阳气也。又有太阳伤风证，误下而传太阴，以致腹痛者，则用桂枝汤加芍药；大实痛者，桂枝汤加大黄，是解表之中兼攻里也。又有邪从少阳来，寒热未除，则用大柴胡汤，是和解之中兼攻里也。又结胸证，项背强，从胸至腹硬满而痛，手不可近者，仲景用大陷胸汤、丸；若不按不痛者，只用小陷胸汤。若寒食结胸，用三白散热药攻之。又水结胸，头出汗者，用小半夏加茯苓汤。水停胁下，痛不可忍者，则用十枣汤。凡结胸阴阳二症，服药罔效，《活人》俱用枳实理中丸，应手而愈。又《河间三书》云：郁热蓄甚，神昏厥逆，脉反滞涩，有微细欲绝之象，世俗未明造化之理，投以温药，则不可救；或者妄行攻下，致残阴暴绝，势大可危，不下亦危，宜用凉膈散合解毒汤，养阴退阳，积热借以宣散，则心胸和畅，而脉渐以生。此皆用药浅深之次第也。又如太阳症未罢，口渴，小便短涩，大便如常，此为溺涩不通之证，治用五苓散。又太阳传本，热结膀胱，其人如狂，少腹硬满而痛，小便自利者，此为蓄血下焦，宜抵当汤、丸。若蓄血轻微，但少腹急结，未至硬满者，则用桃核承气汤；或用生地四物汤，加酒洗大黄各半下之，尤为稳当。盖溺涩证，大便如常；燥粪证，小便不利；蓄血证，小便自利，大便色黑也。此便溺、蓄血之所由分也。血结膀胱，病势最急，则用抵当汤；稍轻者，抵当丸。结胸恶证悉具，则用大陷胸汤；稍轻者，大陷胸丸。其它荡涤肠胃，推陈致新之法，则皆用汤。古人有言，凡用下药攻邪气，汤剂胜丸散，诚以热淫于内，用汤液涤除之，为清净耳。此汤、丸之别也。

然又有杂症中，不别寒热、积滞、痰、水、虫、血、痈脓以误人者，何也？东垣治伤食证，腹痛、便闭、拒按者，因于冷食，用见晛丸；因于热食，用三黄枳术丸；若冷热互伤，则以二丸酌其所食之多寡而互用之，应手取效。又实热老痰，滚痰丸；水肿实证，神佑丸；虫积，剪红丸；血积，花蕊丹、失笑丸；肠痈，牡丹皮散。随症立方，各有攸宜，此杂症攻下之良法也。

近世庸家，不讲下法，每视下药为畏途，病者亦视下药为砒鸩，致令热症垂危，袖手旁观，委之天数，大可悲耳！昔张子和《儒门事亲》三法，即以下法为补，谓下去其邪而正气自复，谷、肉、果、菜，无往而非补养之物。虽其说未合时宜，而于治病攻邪之法正未可缺。吾愿学者仰而思之，平心而察之，得其要领，以施救济之方，将以跻斯民于寿域不难矣。”(《医学心悟》卷首)

3. 丹波元坚：“《经》曰因其重而减之。又曰其下者，引而竭之；中满者，泻之于内。又曰其实者，散而泻之。又曰其未满三日者，可汗而已；其满三日者，可泄而已。曰人有所堕坠，恶血留内，腹中满胀，不得前后，先饮利药。此轩岐之下法也。盖攻下之道，不可以速，不可以迟，必在其中肯焉。邪将陷里，未全实胃者，虽日数既多，倘遽下之，则邪正相扰，或热气上迫，或变为虚寒，其证不一，此经文所谆谆垂戒者也。邪既实胃者，虽得病无日，必宜用疏转，而瞻顾失下，则火邪胶固，销血铄液，遂至攻补两难，此吴又可所深畏者也。是以用下之机，间不容檖，必俟外解里实，而亟用承气，釜底抽薪，则邪氛顿衰，而后从事清润，病无不愈矣。大抵服汤已，更衣二三行，则谵妄止，舌润复和。倘以其余焰犹存，误为实未去，而过攻之，则必损胃气，亦为变证，所以有得下余勿服之禁也。然至其人禀强，与病势殊重者，及余邪复聚者，则并有不可以常论，所谓下后懊憹而烦，及大下后，六七日不大便，烦不解之类是也。又可论有因证数攻条，曰：其中有间日一下者，有应连下三、四日者，有应连下二日间一日者。其中宽缓之间，有应用柴胡清燥汤者，有应用犀角地黄汤者。至投承气，某日应多与，某日应少与，其间不能得法，亦足以误事，此非可与言传，贵乎临时斟酌，斯言精切，非空谈矣，并是伤寒之理也已。如杂病之于下，则干霍乱、暴痛等诸危急证，宜峻下之，固不待言，凡沈滞痼癖，如顽痰宿饮，积食老血，及狂、痫、霉癞诸疾，皆有不可不下者。其负固不服，宜霎时驱除者，有如久咳之于十枣汤之类。淹久不消，宜取次溃散者，有如劳极之于大黄䗪虫之类。盖其端绪不一，临处之际，须仔细甄辨，而勿疑殆焉。尤饮鹤《医学读书记》曰：攻除陈积之药，可峻而不可驶，宜专而不宜泛，驶则急过病所，泛则搏击罕中，由是坚垒如故，而破残已多，岂徒无益而已哉！此理之所然。然破积有大药，如鳖甲煎丸之类，则非宜概言矣。《外台》引崔氏疗癥瘕，有羁縻攻之方，亦缓下之谓也。"(《药治通义》卷 8)

4. 蒲辅周："下法，下而勿损。下法，就是攻法，病邪在里则下之。下法也是急性热病常用之法。伤寒的阳明里热结实，温病在气分的热结肠胃，都要攻下，并有急下、可下、失下、误下之说。慢性杂病，有里实者，亦需攻下。应下失下，会造成严重后果；而表邪郁闭误下，则导致邪陷入里，延误病程，致伤正气，是为下而有损的后果，尚须警戒。攻下的目的，多是攻逐肠胃邪热结实，亦有泻水、逐痰，攻逐瘀血之用。

病情不同，下法用药各异：有寒下、温下、润下和攻补兼施，毒火宜急下，风火宜疏下，燥火宜润下，食积宜消下，瘀血宜通下，水火互结宜导下。以上均需辨证分析。

《伤寒论》提示里热结实有轻重缓急之分，故用方亦见大、小、调胃承气之别。大承气汤之用，必痞、满、燥、实、坚，脉沉实，苔老黄。若仅见心下痞，则应用泻心汤法。痞满甚、燥而未坚实者，用小承气汤，痞满轻、里热结实不盛者，宜调胃承气。若当用大承气汤而错用调胃承气汤，剂量再大，也难见功。反之，若当用调胃承气汤而错用大承气汤，则要伤阴。方因证异，不容混淆，即使当下而下，不识深浅，亦误人。曾见一'乙脑'患者，高热、烦躁、腹胀满、二日无大便，当时多数同志主张攻下，我诊脉滑，里热未结实，因不主张攻下，结果攻下方将开毕，病人拉了稀溏便，若用下法，岂不伤阴。《温热经纬》载：'热病后，三十日不大便，无所苦者，下之百日死。'指出了下法宜慎。我曾见一热病患者，误表伤阴，愈后，十余日大便不下，苔、脉如常，我未用药，又过几日，患者延请他医，开了泡大黄，一煎服后，腹胀如鼓，小便亦不通。复请我，我用了红糖、生姜，恢复其脾胃升降功能，小便通解，得矢气，腹胀消，大便仍不下，直到二十五日，患者方又微觉腹胀，又过两日，排气，二十八日才见大便，后自愈。可见，《温热经纬》所论，并非妄谈，实出经验。

尚有真实假虚之证，积热在中，脉反细涩，神昏体倦，甚至憎寒战栗，俨若阳虚之象，其人唇干、口燥、便秘溺赤，此大实有羸之状，若不明辨而及时下之，误补害人。杂证中，便秘有老年血燥不行者、体素阴虚液涸者、新产血枯不行者、有病后亡津液者，久不大便，腹无所苦，别无他症者，不可误下。我曾诊一例脾弱转输不利引起习惯便秘者，以甘麦大枣汤调治而愈。此即以补为通之法。一位女同志，月经来潮时，狂躁欲打骂人，腹痛，大便干结，用玉烛汤，即调胃承气合四物汤加减治疗随愈。我曾闻说陈某二十多日大便一次，后来当面问过，他说年轻时确实如此，上了年纪七八天一次，陈活了九十多岁，可见饮食如常，腹无所苦，而数日大便一次，不是病。

所谓误下伤阴(内为阴，脏为阴，指误下损其脏气)，寒下不当亦伤胃阳。对于炎症的概念，不能单纯理解为两个火字。临床对炎症要具体分析，不能一听炎症，就清热解毒，随用黄连、黄芩、板蓝根之类。我认为伤于苦寒太过者，即同误下。此类不良后果，最为多见。所谓'急下存阴'、'下不嫌早'，都是有的放矢，攻逐邪热，有故无殒，驱邪护正的手段。谨慎待之，方能做到'下而勿损'。"(《蒲辅周医疗经验》)

四、消　法

消法，含有消导、消散、消磨、消除之义，其立法依据于《素问·至真要大论》的"坚者消之"、"结者散之"、"逸者行之"。本法适用于逐渐形成的有形实邪，程国彭的看法就是如此："消者，去其壅也，脏腑、经络、肌肉之间，本无此物而忽有之，必为消散，乃得其平"(《医学心悟》卷首)。今人任应秋进而解释曰："就其实而言，凡病邪有所结、有所滞、有所停留、有所瘀郁，无论其为在脏、在腑、在气、在经络、在膜原，用种种方法使其消散于无形，皆为消法，或名为消导，亦即导引行散的意思"(《中医各家学说》)。此类邪气具体包括食、气、血、痰、湿等壅滞而成的积滞痞块，分别称之为食积、气滞、血瘀、痰阻、湿聚。针对上述不同病证，该法则分为消食、行气、活血、化瘀、祛湿诸法。丹波元坚指出："其类有四：曰磨积，曰化食，曰豁痰，曰利水是也。盖此四法，除利水外，其药应病愈，不似吐、下之有形迹，如内消然，故名之为消焉"(《药治通义》卷8)。

1. 消食法　主要作用为消食导滞，属于狭义的消法。适用于一切食积证。症见纳差厌食，脘腹胀闷，嗳腐呕恶，舌苔厚腻等。代表方为保和丸、枳实导滞丸。《丹溪心法》卷4曾记载："饥饿胃虚，此为不足；饮食停滞，此为有余。惟其不足，故宜补益；惟其有余，故宜消导。"当然针对食积轻重的不同，治法也不一样。李杲强调："伤食者，有形之物也。轻则消化，或损其谷，重则方可吐、下"(《脾胃论》卷下)。

2. 行气法　功能疏畅气机，用于气滞症。主要见有胸闷、胁胀、脘痛、腹满等。临床多分为胸中气滞、脾胃气滞、肝郁气滞、少腹气滞，代表方分别是枳实薤白桂枝汤、厚朴温中汤、柴胡疏肝散、天台乌药散。不仅如此，由于人体一切活动，无不依赖于气机的推动，即气的"升降出入，无器不有"，若运行失常，可产生多种疾患，故有"百病皆生于气"之说。而凡有形实邪，如积滞、瘀血、痰饮、水湿等，皆可阻碍气机的运行，伴有胀满一症，故本法为最常用的治法之一。除了专治气滞证以外，往往配伍于泻下、活血、祛瘀、祛湿、消食诸方之中，以增强疗效。《寿世保元》卷1仅对气与血两方面进行解释，特别强调了行气的重要性。认为："盖气者血之帅也，气行则血行，气止则血止，气温则血滑，气寒则血凝，气有一息之不运，则血有一息之不行。病出于血，调其气尤可以导达；病原于气，区区调血，又何加焉？故人之一身，调气为上，调血次之，先阳后阴也。"张介宾的看法也是如此："血必由气，气行则血行，故凡欲治血，则或攻或补，皆当以调气为先"(《景岳全书·杂证谟》卷30)。

3. 活血法　有促进血行，消散瘀血的作用，主治瘀血证。《素问·针解》曰："宛陈则除之者，出恶血也。"所谓"恶血"即瘀血。该证轻则血行不畅，重则瘀血阻滞，故本法作用亦有强弱之别，一般轻者宜活血祛瘀，重者宜破血逐瘀。瘀血证的发病部位不同，选方亦有区别。清·王清任创制了系列活血名方，诸如通窍活血汤、会厌逐瘀汤、血府逐瘀汤、膈下逐瘀汤、少腹逐瘀汤、身痛逐瘀汤，分别针对头面、咽部、胸部、膈下、少腹、肢体瘀血证而设。另外，根据瘀血临床表现的症状特点及发病原因，可选相应的方剂。如以疼痛为主，失笑散为代表方；妇女之月经不调、痛经、经闭等，以桃红四物汤、温经汤为代表方；妇女产后之恶露不行，以生化汤为代表方；外伤瘀肿，以复元活血汤、七厘散为代表方；痞块癥瘕，以桂枝茯苓丸、活络效灵丹为代表方。如上所述，因气与血在生理上相互为用，病理上又相互影响，所以活血法最常与行气法、补气法合用，其代表方前者为丹参饮，后者为补阳还五汤。近年来，对本法进行了大量的研究，发现其作用机制与以下几方面有关：①改善血液循环，以促进病理变化的恢复；②改善血液理化性质，调整凝血与抗凝血系统功能，以防止血栓及动脉硬化斑块的形成；③改善毛细血管通透性及增强吞噬细胞的吞噬功能，以减轻炎症反应，促进炎症病灶的消退；④增强吞噬细胞功能活动，改善血液循环及神经营养，以促进损伤组织的修复；⑤抑制结缔组织的代谢，以促进增生性病灶的转化和吸收；⑥降低机体反应性；⑦抑制机体免疫系统功能等。这也是活血法之所以广泛用于临床各科，以及对许多疑难病证均有良效的主要原因。

4. 祛湿法　通过化湿、燥湿、利湿之功，以消除水湿之邪，用于各种水湿病证。治疗该证除了前面汗法与下法之外，更多的是采用本法。临证时宜针对水湿证的部位、病性及临床表现，或化之或燥之或利之。若为湿阻中焦，症见胀满纳呆，吐泻肢沉，苔白腻等，应芳香化湿或苦味燥湿，代表方为平胃散、藿香正气散；如果水蓄下焦之小便不利，或水肿身半以下肿甚，则应淡渗利湿。《金匮要略》亦曰："诸有水者，腰以下肿，当利小便"，以五苓散、实脾散、真武汤为代表方。不过祛湿法中运用最普遍的当属淡渗利水法，该法可将水湿之邪从前阴排出，使"邪有出路"。早在《内经》即将"洁净府"视为治水肿的三大治法之一，《三因极一病证方论》卷5进而强调："治湿不利小便，非其治也。"而《临证指南医案》卷5的论述则更为详细而具体："若湿阻上焦者，用开肺气，佐淡渗通膀胱，是即启上闸，开支河，导水气下行之理也。若脾阳不运，湿滞中焦者，用术、朴、姜、半之属，以温运之；以苓、泽、腹皮、滑石等渗泄之。亦尤低洼深处，必得烈日晒之，或以刚燥之土培之，或开沟渠以泄之耳；其用药总以苦辛寒治湿热，以苦辛温治寒湿，概以淡渗佐之，或再加风药，甘酸腻浊在所不用。"不仅如此，本书还分析了水湿证的发生与肺、脾、肾、膀胱的密切关系："肾阳充旺，脾土健运，自无寒湿诸证，肺金清肃之气下降，膀胱之气化通调，自无湿火、湿热、暑湿诸证。"另因湿邪黏腻重浊，容易阻遏气机，临床常见痞闷胀满一症，故祛湿法常配伍行气法，既缓解症状，又增祛湿之力，即所谓"气化湿亦化也"。再者，湿证尚有寒湿、湿热之分，因此，本法常与温法、清法结合运用。

5. 祛痰法　是排出或消除痰涎的治法，适用于各种痰证。痰为体内津液输布失常凝聚而成，既是病理产物，又是致病因素，故有"痰为百病之源"，"怪病皆由痰生"之说。因本证的病位、病性、病程不同，临床表现也不一样，所以祛痰法又有化痰、消痰、涤痰之别。其中化痰法的运用最为普遍，其作用较平和，主要是化解、稀释、排出痰液，一般用于脏腑的痰证，症见咳嗽吐痰，胸闷呕恶等。临床宜针对湿痰、寒痰、热痰、燥痰、风痰性质的不同，采用相应的燥湿化痰、温化寒痰、清热化痰、润燥化痰、治风化痰等治法，代表方分别为二陈汤、苓甘五味姜辛汤、清气化痰丸、贝母瓜蒌散、半夏白术天麻汤。仲景所谓："病痰饮者，当以温药和之"（《金匮要略》）。实指治疗寒痰、湿痰而言。而消痰则能消散、分解、软化痰结，善治痰流经络、肌腠的瘰疬、瘿瘤、结节、痰核等，代表方为消瘰丸、海藻玉壶汤。至于涤痰，性较峻猛，主治顽痰、老痰，多为久积不去，其证变化多端，常与下法配合，以驱逐之。代表方为礞石滚痰丸。另外，祛痰法常与行气法配伍，前贤对这方面多有论述，诸如："人之一身，无非血气周流，痰亦随之。夫痰者，津液之异名。流行于上者，为痰饮；散周于下者，为清液。其所以使流行于上下者，亦气使之然耳。大抵气滞则痰滞，气行则痰行"，"疗痰之法，理气为上，和胃次之"(《杂病广要》)；"气道顺，津液流通亦无痰，故曰：治痰必理气"(《杂病源流犀烛》卷16)。反之，痰阻又加重气滞，气滞愈重，痰更难消，这就是两法合用的道理。再者，因痰为湿聚，"脾为生痰之源"，所以祛痰法有时与健脾渗湿法同用。药理研究证实，本法有镇咳作用，并具有排出呼吸道内异常分泌物，减少刺激等功能[4]。

由此观之，不同的有形实邪，宜选用相应的消法以散之，必要时可数法相合，对于痈肿初起的治疗即是如此。张山雷指出："治疡之要，未成脓者，必求其消，治之宜早，虽有大证，而可消散于无形。"并且"疡之为病，必肿必痛，其故无他，气血壅滞，窒塞不通而已。所以消肿止痛首推行血行气为必要之法。……血之壅，即由于气之滞，苟得大气斡旋，则气行而血亦行，尤为一举而两得"，又"外发痈疡亦往多痰"以及"普通疡患，惟湿热两者最多。偏于热者，灼痈成脓，偏于湿热，发痒成水"(《疡科纲要》卷上)。足见痈疡初起之所以局部肿痛，主要是气血痰湿多种邪气壅聚所致。因此，治疗时除了用清法和温法以外，常需综合行气、活血、祛痰、祛湿诸法，将其消散、消除之。丹波元坚从另一方面加以论述："消法之为义广矣。凡病实于里者，攻而去之，此正治也。其兼虚，则补而行之，此奇治也。然更有虚实相半，攻有所过，补有所壅者，于是有消法之设焉"(《药治通义》卷8)。

值得注意的是：消法与下法虽皆用于有形实邪，但各有特点。其中前者功属渐消缓散，所治为脏腑、经络、肌肉之间渐积而形成的食积、气滞、血瘀、湿聚、痰饮，一般病势较缓；而后者作用较峻，多属攻下，适用于发病较急的肠胃积滞、燥屎、积水等，临床有时宜消下两法并用，代表方为木香槟榔丸等。

【方论选录】

1. 冯兆张："痰之为物，随气升降，无处不到，或在脏腑，或在经络，所以为病之多也。若夫寒痰、湿痰、热痰则易治；至于风痰、燥痰、老痰则难治也。胶结多年，如树之有萝，屋之有尘，石之有苔，托附相安，驱导涌涤，徒伤他脏，此则闭拒不纳耳！分而治焉，寒则温之，湿则燥之，热则清之，风则散之，燥则润之，老则软之。总而治焉，用人参、甘草以补脾，半夏、白术以燥湿，陈皮、青皮以降气，茯苓、泽泻以渗水，是举其纲也。"(《冯氏锦囊秘录》卷12)

2. 程国彭："消者，去其壅也。脏腑、筋络、肌肉之间，本无此物而忽有之，必为消散，乃得其平。《经》云：坚者削之，是已。然有当消不消误人者，有不当消而消误人者，有当消而消之不得其法以误人者，有消之而不明部分以误人者，有消之而不辨夫积聚之原，有气、血、积食、停痰、蓄水、痈脓、虫蛊、劳瘵，与夫痃癖、癥瘕、七疝、胞痹、肠覃、石瘕，以及前后二阴诸疾以误人者，是不可不审也。

凡人起居有常，饮食有节，和平恬淡，气血周流，谷神充畅，病安从来。惟夫一有不慎，则六淫外侵，七情内动，饮食停滞，邪日留止，则诸症生焉。法当及时消导，俾其速散，气行则愈耳。倘迁延日久，积气盘踞坚牢，日渐强大，有欲拔不能之势，虽有智者，亦难为力，此当消不消之过也。

然亦有不当消而消者，何也？假如气虚中满，名之曰鼓，腹皮膨急，中空无物，取其形如鼓之状，而因以名之。此为败症，必须填实，庶乎可消，与蛊症之为虫为血，内实而有物者，大相径庭。又如脾虚水肿，土衰不能制水也，非补土不可；真阳大亏，火衰不能生土者，非温暖命门不可。又有脾虚食不消者，气虚不能运化而生痰者，肾虚水泛为痰者，血枯而经水断绝者，皆非消导所可行，而或妄用之，误人多矣。所谓不当消而消者，此也。

然又有当消而消之不得其法者，何也？夫积聚、癥瘕之症，有初、中、末之三法焉。当其邪气初客，所积未坚，则先消之而后和之。及其所积日久，气郁渐深，湿热相生，块因渐大，法从中治，当祛湿热之邪，削之、耎之以底于平。但邪气久客，正气必虚，须以补泻迭相为用，如薛立斋用归脾汤，送下芦荟丸。予亦尝用五味异功散，佐以和中丸，皆攻补并行中治之道也。若夫块消及半，便从末治，不使攻击，但补其气、调其血、导达其经脉，俾荣卫流通而块自消矣。凡攻病之药，皆损气血，不可过也，此消之之法也。

然又有消之而不明部分者，何也？心、肝、脾、肺、肾，分布五方，胃、大肠、小肠、膀胱、三焦、胆与膻中，皆附丽有常所，而皮毛、肌肉、筋骨，各有浅深，凡用汤、丸、膏、散，必须按其部分，而君、臣、佐、使，驾驭有方，使不得移，则病处当之，不至诛伐无过矣。此医门第一义也，而于消法为尤要。不明乎此，而妄行克削，则病未消而元气已消，其害可胜言哉！况乎积聚之原，有气、血、食积、停痰、蓄水、痈脓、虫蛊、劳瘵，与夫痃癖、癥瘕、七疝、胞痹、肠覃、石瘕，以及前后二阴诸疾，各各不同，若不明辨，为害非轻。予因约略而指数之。

夫积者，成于五脏，推之不移者也。聚者，成于六腑，推之则移者也。其忽聚忽散者，气也。痛有定处而不散者，血也。得食则痛，嗳腐吞酸者，食积也，腹有块，按之而耎者，痰也。先足肿，后及腹者，水也。先腹满，后及四肢者，胀也。痛引两胁，咳而吐涎者，停饮也。咳而胸痛，吐脓腥臭者，肺痈也。当胃而痛，呕而吐脓者，胃脘痈也。当脐而痛，小便如淋，转侧作水声者，肠痈也。憎寒壮热，饮食如常，身有痛，偏着一处者，外痈也。病人嗜食甘甜，或异物，饥时则痛，唇之上下有白斑点者，虫也。虫有九，湿热所生，而为蛇、为鳖，则血之所成也。胡以知为蛇鳖？腹中如有物，动而痛不可忍，吃血故也。又岭南之地，以蛊害人，施于饮食，他方之蛊，多因近池饮冷，阴受蛇、虺之毒也。病人咳嗽痰红，抑抑不乐，畏见人，喉痒而咳剧者，劳瘵生虫也。痃如弓弦，筋病也。癖则隐癖，附骨之病也。癥则有块可征，积之类也。瘕者或有或无，痞气之类也。少腹如汤沃，小便涩者，胞痹也。痛引睾丸，疝也。女人经水自行，而腹块渐大，如怀子者，肠覃也。经水不行，而腹块渐大，并非妊者，石瘕也。有妊、无妊，可于脉之滑、涩辨之也。至于湿热下坠，则为阴菌、阴蚀、阴挺下脱、阴茎肿烂之类，而虚火内烁庚金，则为痔漏、为悬痈、为脏毒，种种见症，不一而足，务在明辨证候，按法而消之也。医者以一消字，视为泛常，而不知其变化曲折，较他法为尤难，则奈何不详稽博考，以尽济时之仁术也耶？"(《医学心悟》卷首)

3. 叶桂："若湿阻上焦者，用开肺气，佐淡渗通膀胱，是即启上闸，开支河，导水势下行之理也。若脾阳不运湿滞中焦者，用术、朴、姜、半之属，以温运之；以苓、泽、腹皮、滑石等渗泄之。亦犹低洼湿处，必得烈日晒之，或以刚燥之土培之，或开沟渠以泄之耳！其用药总以苦辛寒治湿热，以苦辛温治寒湿，概以淡渗佐之，或再加风药，甘酸腻浊在所不用，总之，肾阳充旺，脾土健运，自无寒湿诸证，肺金清肃之气下降，膀胱之气化通调，自无湿火、湿热、暑湿诸症。"(《临证指南医案》卷 4)

4. 罗国纲："凡常人之于气滞者，惟知破之散之，而云补以行气，必不然也。不知实则气滞，虚则力不足，运动其气，亦觉气滞，再用消散，重虚其虚。"(《罗氏会约医镜》卷 2)

5. 丹波元坚："按消之为义广矣，凡病实于里者，攻而去之，此正治也。其兼虚，则补而行之，此奇治也。然更有虚实相半，攻有所过，补有所壅者，于是有消法之设焉。其类有四：

曰磨积，曰化食，曰豁痰，曰利水是也。盖此四法，除利水外，其药应病愈，不似吐、下之有形迹，如内消然，故名之为消焉。而又或与攻配用，或与补并行，各有所适，要均中治之道也。硇砂、槟榔之于气积，干漆、鳖甲之于血积，芦荟、芜荑之于疳积之类，是磨积之例也。停食有旧新之别，旧食则阿魏、红丸之类，新食则曲蘖、平胃之类。更和萝卜之于伤面，山楂之于伤肉之类。所伤既异，则其药亦殊。是化食之例也。痰涎有冷有热，冷痰之治，以小青龙为祖；热痰之治，以小陷胸为源。是豁痰之例也。水饮内蓄，其在中焦者，为渴、为呕、为下利、为心腹痛，证候多端。大抵苓、术、半、吴，为之主药。其在下焦者，虚冷则温而导之，如肾气丸；湿热则清而泄之，如八正散是已。水饮外溢者，必为胕肿，轻则徒事淡渗，重则从其虚实而施剂。严子礼所谓：阴水宜温暖之剂，如实脾散、复元丹；阳水宜清平之药，如疏凿饮子、鸭头丸者是已。是利水之例也。消之不一如此，讵可不为审辨乎？”（《药治通义》卷 8）

6. 赵彦晖：“余谓‘不治痰而治气’一语，为治痰妙谛。盖痰之患，由于液不化，液之结由于气不化，气之为病不一，故痰之为病亦不一，必本其所因之气而后可治其所结之痰。”（《存存斋医话稿》卷 1）

7. 蒲辅周：“消法，消而勿伐。消法即消散之意，《素问·至真要大论》‘结者散之’、‘坚者削之’，即指消法而言。

病气壅滞不通，必用消导疏散之法。其证及时治疗，俾其速散，迁延日久，聚而不散，日益牢坚，欲拔不能，虽有良药亦难为力。消法一般常用于食积，痰核，积聚，癥瘕。消法所用的药，就是俱有克伐之性。消而勿伐，消的是病，不要消伤正气，为此要详明病之所在，或在经络，或在脏腑，分经论治，有的放矢。并要注意患者体质强弱，或先消后补，或先补后消，或消补兼施。病有新久深浅，方有大小缓急，必须分别论治，灵活运用。

外感热病，临床上每多夹食、夹痰、夹瘀、夹水之不同，必佐以消，乃得其平。冷食所伤，温而消之，如大顺散、备急丸、紫霜丸、香砂导滞丸；食积化热，消而清之，柴平煎加大黄、枳实。小儿疳积用消疳理脾汤，皆有效之方。消疳理脾汤方有甘草护中气，消水的十枣汤，有大枣护胃气，鳖甲煎丸、大黄䗪虫丸，在配伍上亦是消而勿伐的规范。攻伐之方，必须有的放矢，才能有故无殒，消而勿伐。”（《蒲辅周医疗经验》）

五、吐　法

吐法，是指通过呕吐以祛除上焦有形实邪的治法而言，又称涌吐法。该法为古代常用的祛邪方法之一。

吐法具有引导、促使呕吐之功，适用于停留于咽喉、胸膈、胃脘的痰涎、宿食和毒物等有形实邪。此类疾患的特点是发病部位偏上，邪气多有上逆趋势，治疗时宜顺应病势，故常选用呕吐之法，将其从口腔排出，以达愈病目的。在这方面历代多有记载和论述。《素问·阴阳应象大论》曾概括谓：“其高者，因而越之。”《金匮要略》、《脉经》卷 7 对其病位的记述较为具体，分别说：“宿食，在上脘，当吐之，宜瓜蒂散”；“病者手足厥冷，脉乍紧，邪结在胸中，心下满而烦，饥不能食，病在胸中，当吐之。”《圣济总录》卷 63 的分析详细而具体：“病在胸中，上焦气壅，必因其高而越之，所以去邪实而导正气也。况上脘之病，上而未下，务在速去，不涌而出之，则深入肠胃，传播诸经，可胜治哉！故宿食有可吐者，未入肠胃者也；痰症有可吐者，停蓄于胸膈者也；食毒忤气可吐者，恐其邪久而滋甚也；肺病酒疸可吐者，为其胸满而心闷也。大抵胸中邪实，攻之不能散，达之不能通，必以酸苦药涌之，故得胃气不伤，而病易以愈。”任应秋归纳为：“吐法，是驱使病邪从上涌吐的一种治法，最适用于中脘以上，胸膈以下宿食、痰涎、水饮等的壅滞不行者，以其病邪所在部位较高，既不同于在表者可汗，又不能引病邪深入，经大小肠而下，因此，只能因势利导，促其涌吐而出。”以上主要强调了吐法适应证的发病部位偏上较高。而张子和则就病势而言：“如引涎、漉涎、嚏气、追泪，凡上行者，皆吐法也”(《儒门事亲》卷2)。实际上此类病证的部位亦偏上。

吐法的手段分药物引吐和以物探吐(外探法)。针对邪气的不同，药物引吐中，有的偏于涌吐祛痰；有的重在涌吐排出宿食和毒物。此外，根据病情需要及方剂特点，吐法又有峻吐法及缓吐法之别。临床较常用的为峻吐法，因为上述有形实邪留着于胸膈、胃脘等处，往往发病较急，故需速驱之，否则变生他证甚则危及生命。《医学心悟》卷首就有较全面而详细的论述：“即如缠喉、锁喉诸症，皆风痰郁火壅塞其间，不急吐之，则胀闭难忍矣。又或食停胸膈，消化弗及，无由转输，胀满疼痛者，必须吐之，否则胸高满闷，变症莫测矣。又停痰蓄饮，阻塞清涎，日久生变，或妨碍饮食，或头眩心悸，或吞酸嗳腐，手足麻痹，种种不齐，宜用吐法导祛其痰，诸症如失。”《医方集解·涌吐之剂》强调：“遇当吐者而不行涌越，使邪气壅结而不散，轻病致重，重病致死者多矣！”今人蒲辅周先生亦提出“吐而勿缓”(《蒲辅周医疗经验》)的原则。可见峻吐属急救范畴，抓紧时机至关重要。代表方有急救稀涎散、瓜蒂散、三圣散等。由于该法力峻而速，因此只适用于实证，患者体质也必须壮实。若属中风脱证则非峻吐法所宜。而缓吐法，其作用比较平和，并且吐中寓补，故主治虚证。虚证本无吐法，但痰涎壅塞非吐难以祛除，唯缓吐之，以邪正兼顾。参芦饮为其代表方。至于外探法，则是以鹅翎或手指等探喉以催吐，或助吐势。用于开提肺气而通癃闭，或协助催吐方药迅速达到致吐目的。特别是在患者误食毒物，如食物中毒、药物中毒等紧急情况下，药物引吐来不及准备时，为争取时间，务必先以物探吐之，然后再根据病情需要配合药物涌吐或其他疗法。若中毒较久，除用吐法外，还应结合下法，使毒物上下分消，迅速排出体外，以免机体吸收。

关于吐法的临床运用，前贤多有发挥，其中得心应手者当推金、元时期的张从正，他曾将吐法扩展用于内、外、妇、儿、五官科等多种疾患，诸如狂证、疼痛、积聚、水肿、淋证、泄泻、疮痈、经闭、带下、目赤、口疮、口臭等。张氏代表作《儒门事亲》一书，在记载140多个验案中，运用吐法者即达70余例。曾于卷2“凡在上者皆可吐式”篇中曰：“予之用此吐法，非偶然也。曾见病之在上者，诸医尽其技而不效，余反思之，投以涌剂，少少用之，颇获征应，既久，乃广访多求，渐臻精妙，过则能止，少则能加，一吐之中，变态无穷，屡用屡验，以至不疑，故凡可吐令条达者，非徒木郁然，凡在上者，皆宜吐之。”可谓经验之谈。张氏又提出：“诸汗法古方亦多有之，惟以此发汗者，世罕知之。故予尝曰：吐法兼汗，良以此夫”(《儒门事亲》卷2)。清·程国彭亦认为“吐法之中，汗法存焉”(《医学心悟》卷首)。临床有时可见，患者在呕吐的同时，往往汗出，某些外感病证也随之而解，所以吐法尚可用于表证。

尽管吐法为上焦有形实邪从口腔排出的主要途径，是“邪的出路”之一，但患者常难以接受，故现今用之较少。再者，吐法用于急重病证，收效固然迅速，但易伤胃气，《医学心悟》卷首对其禁忌证的规定甚详：“或老弱气衰者，或体质素弱，脉息微弱者，妇人新产者，自吐不止者，诸亡血者，有动气者，四肢厥冷，冷汗自出者，皆不可吐，吐之则为逆候。”若必须催吐才能除病，可选用外探法、缓吐法。又催吐之后，宜注意调理胃气，糜粥自养，不可恣进油腻煎炸等难以消化食物，以免更伤胃气。

吐法的治病机制，主要为：①通过呕吐排出胃中有害或过多的物质，如宿食、毒物等；②吐法可以通过药物或机械刺激的作用引起呕吐中枢兴奋，间接引起大脑皮质其他中枢兴奋，使全身重要组织器官活动增强，从而达到恢复和调节组织器官功能的目的[1]。

【方论选录】

1. 宋·太医院:“三焦为决渎之官,升降冲气而不息者也。病在胸中,上焦气壅,必因其高而越之,所以去邪实而导正气也。况上脘之病,上而未下,务在速去。不涌而出之,则深入肠胃,播传诸经,可胜治哉?故若宿食有可吐者,未入于肠胃者也。痰疟有可吐者,停蓄于胸膈者也。食毒忤气可吐者,恐其邪久而滋甚也。肺痈、酒疸可吐者,为其胸满而心闷也。大抵胸中邪实,攻之不能散,达之不能通,必以酸苦之药涌之,故得胃气不伤而病易以愈。古人大法,春宜吐。盖以春气高而在上,上实下虚,其治宜高故也。又以寸口脉浮之类可吐,盖以病在膈上,气不下通,其脉浮故也。审此二者,则吐法之用,不可妄施。”(《圣济总录》卷3)

2. 汪昂:“邪在表宜汗,在上焦宜吐,在中、下宜下,此汗、吐、下三法也。若邪在上焦而反下之,则逆其性矣。《经》曰:其高者,因而越之。又曰:在上者涌之。是也。先贤用此法最多,今人惟知汗、下,而吐法绝置不用,遇当吐者而不行涌越,使邪气壅结而不散,轻病致重,重病致死者多矣。朱丹溪曰:吐中就有发散之义。张子和曰:诸汗法,古方多有之,惟以吐发汗者,世罕知之,故予尝曰吐法兼汗,以此夫。”(《医方集解·涌吐之剂》)

3. 程国彭:“吐者,治上焦也。胸次之间,咽喉之地,或有痰、食、痈脓,法当吐之。《经》曰:其高者,因而越之,是已。然有当吐不吐误人者,有不当吐而吐以误人者,有当吐不可吐而妄吐之以误人者,亦有当吐不可吐而又不可以不吐,吐之不得其法以误人者,是不可不辨也。

即如缠喉、锁喉诸症,皆风痰郁火壅塞其间,不急吐之,则胀闭难忍矣。又或食停胸膈消化弗及,无由转输,胀满疼痛者,必须吐之,否则胸高满闷,变症莫测矣。又有停痰蓄饮,阻塞清道,日久生变,或妨碍饮食,或头眩心悸,或吞酸嗳腐,手足麻痹,种种不齐,宜用吐法导祛其痰,诸症如失。又有胃脘痈,呕吐脓血者,《经》云:呕家有脓,不须治呕,脓尽自愈。凡此皆当吐而吐者也。

然亦有不当吐而吐者,何也?如少阳中风,胸满而烦,此邪气而非有物,不可吐,吐则惊悸也。又,少阴病,始得之,手足厥冷,饮食入口则吐,此膈上有寒饮,不可吐也。病在太阳,不可吐,吐之则不能食,反生内烦。虽曰吐中有散,然邪气不除,已为小逆也。此不当吐而吐者也。

然又有当吐不可吐者,何也?盖凡病用吐,必察其病之虚实,因人取吐,先察其人之性情,不可误也。夫病在上焦可吐之症,而其人病势危笃,或老弱气衰者,或体质素虚,脉息微弱者,妇人新产者,自吐不止者,诸亡血者,有动气者,四肢厥冷,冷汗自出者,皆不可吐,吐之则为逆候。此因其虚而禁吐也。若夫病久之人,宿积已深,一行吐法,心火自降,相火必强,设犯房劳,转生虚症,反难救药。更须戒怒凝神,调息静养,越三旬而出户,方为合法。若其人性气刚暴,好怒喜淫,不守禁忌,将何恃以无恐?此又因性情而禁吐也。所谓当吐不可吐者,此也。

然有不可吐而又不得不吐者,何也?病人脉滑大,胸膈停痰,胃脘积食,非吐不除,食用瓜蒂散与橘红淡盐汤,痰以二陈汤,用指探喉中而出之。体质极虚者,或以桔梗煎汤代之,斯为稳当。而予更有法焉,予尝治寒痰闭塞,厥逆昏沉者,用半夏、橘红各八钱,浓煎半杯,和姜汁成一杯,频频灌之,痰随药出,则拭之,随灌随吐,随吐随灌,少顷痰开药下,其人即苏。如此者甚众。又尝治风邪中脏将脱之证,其人张口痰鸣,声如曳锯,溲便自遗者,更难任吐,而稀涎、皂角等药,既不可用,亦不暇用,因以大剂参、附、姜、夏,浓煎灌之,药随痰出,则拭之,随灌随吐,随吐随灌,久之药力下咽,胸膈流通,参、附大进,立至数两,其人渐苏,一月之间,参药数觔，遂至平复，如此者又众。又尝治风痰热闭之症，以牛黄丸，灌如前法。颈疽内攻，药不得入者，以苏合香丸，灌如前法。风热不语者，以解语丹，灌如前法。中暑不醒者，以消暑丸，灌如前法。中恶不醒者，以前项橘、半、姜汁，灌如前法。魇梦不醒者，以莲须、葱白煎酒，灌如前法。自缢不醒者，以肉桂三钱煎水，灌如前法。喉闭喉风，以杜牛膝捣汁，雄黄丸等，灌如前法，俱获全安。如此者又众。更有牙关紧急，闭塞不通者，以搐鼻散，吹鼻取嚏，嚏出牙开，或痰或食，随吐而出，其人遂苏，如此者尤众。盖因证用药，随药取吐，不吐之吐，其意更深。此皆古人之成法，而予稍为变通者也。昔仲景治胸痛不能食，按之反有涎吐，下利日数十行，吐之利则止，是以吐痰止利也。丹溪治妊妇转脬，小便不通，用补中益气汤，随服而探吐之，往往有验，是以吐法通小便也。华佗以醋蒜吐蛇，河间以狗油、雄黄同瓜蒂以吐虫而通膈，丹溪又以韭汁去瘀血以治前症。由此观之，症在危疑之际，古人恒以涌剂，尽其神化莫测之用，况于显然易见者乎！则甚矣！吐法之宜讲也。

近世医者，每将此法置之高阁，亦似汗、下之外，并无吐法，以致病中常有自呕、自吐而为顺症者，见者惊，闻者骇，医家亦不论虚实而亟亟止之，反成坏病，害人多矣。吁！可不畏哉？”（《医学心悟》卷首）

4. 蒲辅周：“吐法，吐而勿缓。吐法是治病邪在上焦胸膈之间，或咽喉之处，或痰、食、痈脓。‘其高者因而越之’，古人治危急之证，常用吐法，如瓜蒂散，吐膈上之痰。朱丹溪治妊妇转脬尿闭用补中益气汤探吐。张子和用双解散探吐。外邪郁闭在表，先服一点对症药而引吐，吐法似有汗法的作用，其效尤速。缠喉、锁喉诸证，属风痰郁火壅塞，不急吐之，则喘闭难忍，我在农村先用七宝散吹入喉中，吐出脓血而见轻，再服雄黄解毒丸其效满意。食停胸膈，不能转输消化，胀满而痛，必须吐之。中风不语，痰饮壅盛，阻塞清道，亦必用吐法。

总之，所谓吐而勿缓，意味着抓住时机，急击勿失，以获疗效。”（《蒲辅周医疗经验》）

六、清　　法

清法，是通过清热、泻火、解毒、凉血等作用，以清除温热火毒之邪的治疗方法，又称清热法。清法专为里热证而设。《素问·至真要大论》所谓：“热者寒之”，“温者清之”，“治热以寒”，就是其立法依据。《景岳全书·杂证谟》卷13说：“凡治伤寒瘟疫宜清利者非止一端，盖火实者宜清火。”又曰：“伤寒火盛者，治宜清解。”任应秋总结为：“凡热邪之散漫者，惟有清解一法最合用”（《中医各家学说》）。里热证多为外邪入里化热或五志过极化火所致。一般见有发热，口渴，心烦，苔黄，脉数等症。因其内涵既丰富又复杂，故清热的应用范围亦十分广泛。里热证包括温热病、火毒证、湿热证、暑热证、虚热证等，针对此类疾患的发病阶段、病位及病性，清法则相应的分为清热泻火（清气分热）、清热凉血、清热解毒、清脏腑热、清虚热等多种具体治法。

其中清热泻火，主要清解气分热邪，主治气分热盛证。症见壮热面赤，烦躁，口渴，汗出，舌红苔黄，脉洪大。若伴有烦渴引饮而津伤者，宜清热生津，以白虎汤为代表方；如果尚未伤津，则应泻火解毒，其代表方为黄连解毒汤。而清营凉血，可清除营血分之热邪，用于热入营分及血分证，症见身热夜甚，心烦失眠，神昏谵语，舌质红绛，脉细数。邪初入营，尚未动血，病情较轻，斑疹隐隐，宜清营透热，代表方为清营汤；热入血分，病情较重，斑疹紫黑，并见吐、衄等动血症，舌质深绛，宜凉血散瘀，代表方为犀角地黄汤。清·叶桂根据温热病的传变规律，指出：“大凡看法，卫之后，方言气，营之后，方言血”，提出著名的顺应治法：“在卫汗之可也，到气才可清气，入营尤可透热转气……；入血就恐耗血动血，直须凉血散血……，否则前后不循缓急之法，虑其动手便错，反倒慌张矣”（《温热论》）。今人姜春华针对温病发病急、传变快的特点，主张“迎面击之”，截病于初，即“截断扭转”逆向治法观点（新医药学杂志，1978，8:8）。据此，有人提出：在卫应清气，在气顾凉血，以杜绝传变，而重用清热解毒，早用苦寒攻下，及时凉血散瘀，迅速开窍醒神，则可收事半功倍之效。这种大胆的超前治疗意识，丰富和发展了清法在温热病中的运用。清热解毒法，专治热毒诸证，如丹毒、疔疮、痈肿、喉痹、痄腮，以及各种疫症、内痈等，代表方为仙方活命饮、五味消毒饮、普济消毒饮。再者，清热解暑，善治暑热证，症见发热多汗，心烦口渴，倦怠乏力，舌红脉数，以清络饮、清暑益气汤为代表方。清脏腑热法，则用于各种脏腑火热证，不同脏腑的火热，临床表现与代表方各异。《医学心悟》卷首指出：“清者，清气热也。脏腑有热，则清之。”诸如：心经有热之口舌生疮，肺热之咳喘，胃火之牙痛，肝胆实火之目赤肿痛，肠胃湿热之痢疾，分别以导赤散、泻白散、清胃散、龙胆泻肝汤、芍药汤为代表方。由于热邪最易伤阴，所以清法常适当配伍养阴之品。至于清虚热所治的虚热证，因多伴有阴虚，故更需清热与养阴并举。

另外，清法在具体运用时还应结合患者体质及病情程度施治。程国彭曾谓：“夫以壮实之人，而患实热之病，清之稍重，尚为无碍。若本体素虚，脏腑本寒，饮食素少，肠胃虚滑，或产后、病后、房室之后，即有热症，亦宜少少用之，宁可不足，不使有余。或余热未清，即以轻药代之，庶几病去人安。倘清剂过多，则疗热未已而寒生矣。此清之贵量其人也。”“夫以大热之证，而清剂太微，则病不除；微热之证，而清剂太过，则寒证即至。但不及尤可再清，太过则将医药矣……大抵清火之药，不可久恃，必归本于滋阴。滋阴之法，又不能开胃扶脾，以恢复元气，则参、苓、芪、术，亦当酌量而用。……此清之贵量其证也”（《医学心悟》卷首）。

大量实践证实，清法在治疗某些急性传染病、恶性肿瘤、炎症性疾病等方面功效卓著。分析其机制，可能与该法对多种细菌或病毒有抑制或杀灭作用，以及消炎、退热等功能密切相关。其中清营凉血法，尚有加强心脏功能，改善血液循环及止血作用。

【方论选录】

1. 张介宾：“寒方之制，为清火也，为除热也。夫火有阴阳，热分上下。据古方书，咸谓黄连清心，黄芩清肺，石斛、芍药清脾，龙胆清肝，黄柏清肾。今之用者，多守此法，是亦胶柱法也。大凡寒凉之物，皆能泻火，岂有凉此而不凉彼者？但当分其轻清重浊，性力微甚，用得其宜则善矣。夫轻清者，宜以清上，如黄芩、石斛、连翘、天花之属是也；重浊者，宜于清下，如栀子、黄柏、龙胆、滑石之属也；性力之厚者，能清大热，如石膏、黄连、芦荟、苦参、山豆根之属也；性力之缓者，能清微热，如地骨皮、玄参、贝母、石斛、童便之属也。以攻而用者，去实郁之热，如大黄、芒硝之属也；以利而用者，去癃闭之热，如木通、茵陈、猪苓、泽泻之属也；以补而用者，去阴虚枯燥之热，如生地、二冬、芍药、梨浆、细甘草之属也。方书之分经用药者，意正在此，但不能明言其意耳。然火之甚者，在上亦宜重浊；火之微者，在下亦可轻清。夫宜凉之热，皆实热也；实热在下，自宜清利；实热在上，不可升提。盖火本属阳，宜从阴治。从阴者宜降，升则反从其阳矣。《经》曰高者抑之，义可知也。外如东垣有升阳散火之法，此以表邪生热者设，不得与伏火内炎者并论。”（《景岳全书·新方八略》卷50）

2. 程国彭：“清者，清其热也。脏腑有热，则清之。《经》云：热者寒之，是已。然有当清不清误人者，有不当清而清误人者，有当清而清之不分内伤、外感以误人者，有当清而清之不量其人、不量其证以误人者，是不可不察也。

夫六淫之邪，除中寒、寒湿外，皆不免于病热。热气熏蒸，或见于口舌、唇齿之间，或见于口渴、便溺之际，灼知其热而不清，则斑黄狂乱，厥逆吐衄，诸症丛生，不一而足。此当清不清之误也。

然又有不当清而清者，何也？有如劳力辛苦之人，中气大虚，发热倦怠，心烦溺赤，名曰虚火，盖春生之令不行，无阳以护其荣卫，与外感热证，相隔霄壤。又有阴虚劳瘵之证，日晡潮热，与夫产后血虚，发热烦躁，证象白虎，误服白虎者难救。更有命门火衰，浮阳上泛，有似于火者。又有阴盛隔阳，假热之证，其人面赤狂躁，欲坐卧泥水中，或数日不大便，或舌黑而润，或脉反洪大，峥峥然鼓击于指下，按之豁然而空者，或口渴欲得冷饮而不能下，或因下元虚冷，频饮热汤以自救，世俗不识，误投凉药，下咽即危矣。此不当清而清之误也。

然又有清之而不分内伤、外感者，何也？盖风寒闭火，则散而清之，《经》云：火郁发之是也。暑热伤气，则补而清之，东垣清暑益气汤是也。湿热之火，则或散、或渗、或下而清之，开鬼门、洁净府，除陈莝是也。燥热之火，则润而清之，通大便也。伤食积热，则消而清之，食去火自平也。惟夫伤寒传入胃腑，热势如蒸，自汗口渴，饮冷而能消水者，借非白虎汤之类，鲜克有济也。更有阳盛拒阴之证，清药不入，到口随吐，则以姜汁些少为引，或姜制黄连反佐以取之，所谓寒因热用是也，此外感实火之清法也。若夫七情气结，喜、怒、忧、思、悲、恐、惊，互相感触，火从内发，丹溪治以越鞠丸，开六郁也。立斋主以逍遥散，调肝气也，意以一方治木郁而诸郁皆解也。然《经》云：怒则气上，喜则气缓，悲则气消，恐则气下，惊则气乱，思则气结。逍遥一方，以之治气上、气结者，固为相宜，而于气缓、气消、气乱、气下之证，恐犹未合。盖气虚者，必补其气；血虚者，必滋其血，气旺血充而七情之火悠焉以平。至若真阴不足，而火上炎者，壮水之主以镇阳光；真阳不足，而火上炎者，引火归原以导龙入海，此内伤虚火之治法也。或者曰：病因于火，而以热药治之何也？不知外感之火，邪火也，人火也；有形之火，后天之火也，得水则灭，故可以水折。内伤之火，虚火也，龙雷之火也；无形之火，先天之火也，得水则炎，故不可以水折。譬如龙得水而愈奋飞，雷因雨而益震，动阴蒙沉晦之气，光焰烛天，必俟云收日出而龙雷各归其宅耳。是以虚火可补而不可泻也。其有专用参、芪，而不用八味者，因其穴宅无寒也。其有专用六味，而不用桂、附者，因其穴宅无水也。补则同，而引之者稍不同耳。盖外感之火，以凉为清；内伤之火，以补为清也。

然又有清之而不量其人者，何也？夫以壮实之人，而患实热之病，清之稍重，尚为无碍。若本体素虚，脏腑本寒，饮食素少，肠胃虚滑，或产后、病后、房室之后，即有热证，亦宜少少用之，宁可不足，不使有余；或余热未清，即以轻药代之，庶几病去人安。倘清剂过多，则疗热未已而寒生矣。此清之贵量其人也。

然又有清之不量其证者，何也？夫以大热之证，而清剂太微，则病不除，微热之证，而清剂太过，则寒证即至，但不及犹可再清，太过则将医药矣。且凡病清之而不去者，犹有法焉，壮水是也。王太仆云：大热而甚，寒之不寒，是无水也，当滋其肾。肾水者，天真之水也，取我天真之水以制外邪，何邪不服？何热不除？而又何必沾沾于寒凉，以滋罪戾乎！由是观之，外感之火，尚当滋水以制之，而内伤者更可知矣。大抵清火之药，不可久恃，必归本于滋阴。滋阴之法，又不能开胃扶脾，以恢复元气，则参、苓、芪、术，亦当酌量而用。非曰清后必补，但元气无亏者，可以不补，元气有亏，必须补之。俟其饮食渐进，精神爽慧，然后止药可也。此清之贵量其证也。总而言之，有外感之火，有内伤之火，外感为实，内伤为虚，来路不同，治法迥别，宁曰热者寒之，遂足以毕医家之能事也乎！”（《医学心悟》卷首）

3. 蒲辅周：“清法，清而勿凝。‘阳盛则热’，热之极为火。有表热、里热、实热、实火、郁热、郁火。而‘阴虚则热’则为虚热；劳倦内伤发热，‘烦劳则张’，亦为虚热。清法就是‘热者清之’，清之、泻之皆指实热、实火而言。虚火宜补，阳虚假热之证，面赤、狂躁、欲坐卧泥水中，或数日不大便，舌黑而润，脉反洪大拍拍然，应指按之豁然而空，或口渴，思冷饮而不能下咽，或饮热汤以自救，应以温补，若误用苦寒撤热，甘寒清热则危矣。命门火衰，虚阳上浮，急宜引火归原，误用清法，祸不旋踵。

清法是外感热病常用之法。表证发热者，宜散而清之，即'火郁发之'，'体若燔炭，汗出而散'，表邪郁闭，不能用寒凉退热，以冰伏其邪。清里热要根据病情：到气才能清气。清气不可寒滞，如生地、玄参之类，若用之反使邪不外达而内闭；若为白虎证，亦不可在白虎汤中加上三黄解毒泻火，这样方的性质，由辛凉变为苦寒，就成了'死白虎'，反不能清透其热，或导致由'热中'变'寒中'。里热结实，下夺以清之，以承气撤热，亦是清法。热入营分，宜清营泄热，透热转气。热在血分，凉血散血。急性病若表里气血不分，用药就没有准则。若狂躁脉实，阳盛拒阴，凉药入口即吐，则在适用之凉药中，佐以少许生姜汁为引，或用姜汁炒黄连，反佐以利药能入胃。

若七情气结，郁火内发，症状复杂，或胸闷胁痛胀满，口苦，头晕，耳鸣，大便不爽，小便黄，越鞠丸、逍遥散、火郁汤可选用之。然七情五志之火，多属脏气不调兼阴虚。'阴平阳秘，精神乃治'，不可概用清法，必调气和血，养阴抑阳，或引火归原，或壮水之主，或补土伏火，或滋肝以温胆，或泄火补水，不平者，使之平，不和者，调而使之和，这是治病用药的大法，临床灵活酌用。

凡用清法，就须考虑脾胃，必须凉而勿伤，寒而勿凝。体质弱者，宁可再剂，不可重剂，避免热证未已，寒证即起之戒。"（《蒲辅周医疗经验》）

七、温　法

温法，又称温里法。是通过温里、散寒、回阳、通脉等作用，以祛除里寒证的治法。

温法温散寒邪，扶助人体阳气，专治里寒证。而里寒证的发病原因不外乎素体阳虚，寒从里生，或寒邪直中于里。临床主要表现为畏寒、肢冷、口不渴、面色苍白、舌淡苔白、脉沉迟或微弱等。针对上述寒象宜选温法以治之。"寒者热之"，"劳者温之"，"治寒以热"，"热因寒用"（《素问·至真要大论》），就是指此而言。清·罗国纲认为："以寒者阴惨肃杀之气也，阴盛则阳衰，所以昔贤皆重救里，宜及时而用温也。"根据里寒证的轻重缓急不同，本法有强弱缓峻之别，罗氏又曰："但温有大温、次温之殊；大温者，以真阳将脱，须回阳以固中元；次温者，正气犹在，宜扶阳以顾将来，庶转凶为吉，而生机勃然矣"（《罗氏会约医镜》卷3）。再者，由于里寒证发病部位的不同，因此，相应将其分为温中祛寒、温经散寒、回阳救逆三个方面。其中温中祛寒，用于中焦虚寒证，症见吐泻腹痛，食欲不振，四肢不温等，以理中丸、吴茱萸汤为代表方。《景岳全书·伤寒典》卷8的记载就很明确："凡见下利中虚者，速当先温其里。"而温经散寒则主治寒凝经脉证，多伴有血虚或阳虚。若见四肢厥冷，脉微欲绝，或肢体疼痛麻木，代表方为当归四逆汤；如果发为阴疽、贴骨疽、鹤膝风等，代表方为阳和汤。以上两种温法属于次温范围，作用比较缓和，其适应证多局限于某脏腑或经脉肢体。至于回阳救逆则为大温，作用峻烈，临床多用于急救，通过破阴逐寒，摄纳浮阳，以挽回衰微或欲绝的阳气，适用于阳衰阴盛或阴盛格（戴）阳类危重证，其发病部位主要在肾（少阴）。阳衰阴盛证，见有恶寒蜷卧，呕吐不渴，腹痛下利，冷汗不止，四肢厥逆，脉微细欲绝。代表方为四逆汤、白通汤等。《伤寒贯珠集》卷6曰："少阴病，下利脉微者，寒邪直中，阳气暴虚，既不能固其内，复不能通于脉，故宜姜、附之辛而温者，破阴固里；葱白之辛而通者，入脉引阳也。"而阴盛格阳或戴阳证，属于真寒假热范围，临床可见下利清谷，脉微欲绝，身反不恶寒，面红如妆等，以通脉四逆汤为代表方。程国彭从另一角度解释温法的强弱，将其分为温存、温热两类："然而医家有温热之温，有温存之温，参、芪、归、术，和平之性，温存之温也，春日煦煦是也；附子、姜、桂，辛辣之性，温热之温也，夏日烈烈是也"（《医学心悟》卷首）。任应秋进一步分析说："温存即温和之意……，大凡温和之法，多用于虚损；温热之法，多宜于虚寒。"结合方药就更有助于理解："温和之药，味偏于甘，人参、黄芪、白术、大枣之类是也。温热之药，味偏于辛，乌头、附子、肉桂、干姜之类是也。甘温之剂，宜于益气血之虚损；辛热之剂，宜于祛陈寒之痼疾。甘温之剂，其性多缓；辛热之剂，其性多急。故扶正补虚，培元固本者，最宜用甘温法；散寒祛邪，急救回阳者，最多用辛热法"（《中医各家学说》）。文中所言温存者，当属补法范围。又程氏针对里寒证的发病部位、兼夹证等提出："假如冬令伤寒，则温而散之。冬令伤风，则温而解之。寒痰壅闭，则温而开之。冷食所伤，则温而消之。至若中寒暴痛，大便反硬，温药不止者，则以热剂下之。时当暑月，而纳凉饮冷，暴受寒侵者，亦当温之。体虚挟寒者，温而补之。寒客中焦，理中汤温之。寒客下焦，四逆汤温之。又阴盛格阳于外，温药不效者，则以白通汤加人尿、猪胆汁反佐以取之，《经》云：热因寒用是已。复有真虚挟寒，命门火衰者，必补其真阳"（《医学心悟》卷首）。而张介宾则对温法的特点加以论述："用热之法，尚有其要，以散兼温者，散寒邪也；以行兼温者，行寒滞也；以补兼温者，补虚寒也"（《景岳全书·新方八略》卷50）。

值得强调的是，因为里寒证的发生，常常是阳虚与寒邪并存，所以温法多与补法配合运用。其中与补阳法、补气法同用的机会尤多。

研究表明，温法的药理作用如下：①兴奋作用，包括兴奋中枢，兴奋肠胃，促进蠕动，强心作用；②镇静作用；③抗菌消炎作用；④其他如止呕、祛痰、扩张血管作用等。凡上述均有利于"寒证"症状的改善[4]。

【方论选录】

1. 张介宾："热方之制，为除寒也。夫寒之为病，有寒邪犯于肌表者，有生冷伤于脾胃者，有阴寒中于脏腑者。此皆外来之寒，去所从来，则其治也，是皆人所易知者。至于本来之寒，生于无形无响之间，初无所感，莫测其因，人之病此者最多，人之知此者最少，果何谓哉？观丹溪曰：气有余，便是火。余续之曰：气不足，便是寒。夫今人之气有余者，能十中之几？其有或因禀受，或因丧败，以致阳气不足者，多见寒从中生，而阳衰之病，无所不至。第其由来者渐，形见者微，当其未觉也，孰为之意？及其既甚也，始知治难。矧庸医多有不识，每以假热为真火，因复毙于无形无响者，又不知其几许也！故惟高明见道之士，常以阳衰根本为忧，此热方之不可不预也。凡用热之法，如干姜能温中，亦能散表，呕恶、无汗者宜之；肉桂能行血，善达四肢，血滞、多痛者宜之；吴茱萸善暖下焦，腹痛泄泻者极妙；肉豆蔻可温脾肾，飧泄滑利者最奇；胡椒温胃和中，其类近于荜茇；丁香止呕行气，其暖过于豆仁；补骨脂性降而善闭，故能纳气定喘，止带浊泄泻；制附子性行加酒，故无处不到，能救急回阳；至若半夏、南星、细辛、乌药、良姜、香附、木香、茴香、仙茅、巴戟之属，皆性温之当辨者。然用热之法，尚有其要：以散兼温者，散寒邪也；以行兼温者，行寒滞也；以补兼温者，补虚寒也。第多汗者忌姜，姜能散也；失血者忌桂，桂动血也；气短气怯者忌故纸，故纸降气也。大凡气香者，皆不利于气虚证；味辛者，多不利于见血证，所当慎也。是用热之概也。至于附子之辨，凡今人用者，必待势不可为，不得以然后用之，不知回阳之功，当用于阳气将去之际，便当渐用，以望挽回，若用于既去之后，死灰不可复燃矣，尚何益于事哉？但附子性悍，独任为难，必得大甘之品，如人参、熟地、炙甘草之类，皆足以制其刚而济其勇，以补倍之，无往不利矣，此壶天中大

将军也，可置之无用之地乎？但知之真而用之善，斯足称将将之手矣。”（《景岳全书·新方八略》卷50）

2. 汪昂：“寒中于表宜汗，寒中于里宜温。盖人之一身，以阳气为主。《经》曰：阳气者，若天与日，失其所，则折寿而不彰。寒者，阴惨肃杀之气也。阴盛则阳衰，迨至阳竭阴绝则死矣。仲景著书，先从伤寒以立论，诚欲以寒病为纲，而明其例也。其在三阳者，则用桂、麻、柴、葛之辛温以散之；其在三阴者，非假姜、附、桂、萸之辛热，苓、术、甘草之甘温，则无以祛其阴冷之邪沴，而复其若天与日之元阳也。诸伤寒湿者，皆视此为治矣。”（《医方集解·祛寒之剂》）

3. 程国彭：“温者，温其中也。脏受寒侵，必须温剂，《经》云：寒者热之，是已。然有当温不温误人者，即有不当温而温以误人者，有当温而温之不得其法以误人者，有当温而温之不量其人、不量其证与其时以误人者，是不可不审也。

天地杀厉之气，莫甚于伤寒，其自表而入者，初时即行温散，则病自除。若不由表入，而直中阴经者，名曰中寒。其症恶寒厥逆，口鼻气冷，或冷汗自出，呕吐泻利，或腹中急痛，厥逆无脉，下利清谷，种种寒证并见，法当温之。又或寒湿浸淫，四肢拘急，发为痛痹，亦宜温散。此当温而温者也。

然又有不当温而温者，何也？如伤寒热邪传里，口燥、咽干、便闭、谵语，以及斑、黄、狂乱、衄、吐、便血诸症，其不可温，固无论矣。若乃病热已深，厥逆渐进，舌则干枯，反不知渴，又或挟热下利，神昏气弱，或脉来涩滞，反不应指，色似烟熏，形如槁木，近之无声，望之似脱，甚至血液衰耗，筋脉拘挛，但唇、口、齿、舌干燥而不可解者，此为真热假寒之候，世俗未明亢害承制之理，误投热剂，下咽即败矣。更有郁热内蓄，身反恶寒；湿热胀满，皮肤反冷；中暑烦心，脉虚自汗；燥气焚金，痿软无力者，皆不可温。又有阴虚脉细数，阳乘阴而吐血者，亦不可温，温之则为逆候，此所谓不当温而温者也。

然又有当温而温之不得其法者，何也？假如冬令伤寒，则温而散之。冬令伤风，则温而解之。寒痰壅闭，则温而开之。冷食所伤，则温而消之。至若中寒暴痛，大便反硬，温药不止者，则以热剂下之。时当暑月，而纳凉饮冷，暴受寒侵者，亦当温之。体虚挟寒者，温而补之。寒客中焦，理中汤温之。寒客下焦，四逆汤温之。又有阴盛格阳于外，温药不效者，则以白通汤加人尿、猪胆汁反佐以取之，《经》云：热因寒用，是已。复有真虚挟寒，命门火衰者，必须补其真阳，太仆有言：大寒而盛，热之不热，是无火也，当补其心。此心字，指命门而言，《内经》所谓，七节之旁中有小心是也。书曰：益心之阳，寒亦通行，滋肾之阴，热之犹可是也。然而医家有温热之温，有温存之温，参、芪、归、术，和平之性，温存之温也，春日煦煦是也。附子、姜、桂，辛辣之性，温热之温也，夏日烈烈是也。和煦之日，人人可近，燥烈之日，非积雪凝寒，开冰解冻不可近也。更有表里皆寒之证，始用温药，里寒顿除，表邪未散，复传经络，以致始为寒中，而其后转变为热中者，容或有之，借非斟酌时宜，对证投剂，是先以温药救之者，继以温药贼之矣。亦有三阴直中，初无表邪，而温剂太过，遂令寒退热生，初终异辙，是不可以不谨。所谓温之贵得其法者，此也。

然又有温之不量其人者，何也？夫以气虚无火之人，阳气素微，一旦客寒乘之，则温剂宜重，且多服亦可无伤。若其人平素火旺，不喜辛温，或曾有阴虚失血之症，不能用温者，即中新寒，温药不宜太过，病退则止，不必尽剂，斯为克当其人矣。若论其证，寒之重者，微热不除，寒之轻者，过热则亢，且温之与补，有相兼者，有不必相兼者。虚而且寒，则兼用之。若寒而不虚，即专以温药主之。丹溪云：客寒暴痛，兼有积食者，可用桂、附，不可遽用人参。盖温即是补，予遵其法，先用姜、桂温之，审其果虚，然后以参、术辅之，是以屡用屡验，无有差忒，此温之贵量其证也。

若论其时，盛夏之月，温剂宜轻，时值隆冬，温剂宜重。然亦有时当盛暑，而得虚寒极重之证，曾用参、附煎膏而治愈者，此舍时从证法也。譬如霜降以后，禁用白虎，然亦有阳明证，蒸热自汗，谵语烦躁，口渴饮冷者，虽当雨雪飘摇之际，亦曾用白虎治之而痊安，但不宜太过耳。此温之贵量其时，而清剂可类推已。

迩时医者，群尚温补，痛戒寒凉，且曰：阳为君子，阴为小人。又曰：阳为君子，苟有过，人必知之，诚以知之而即为补救，犹可言也。不思药以疗病，及转而疗药，则病必增剧而成危险之候，又况桂枝下咽，阳盛则殆，承气入胃，阴盛以败。安危之机，祸如反掌，每多救援弗及之处，仁者鉴此，顾不痛欤！吾愿医者，精思审处，晰理不差于毫厘，用药悉归于中正，俾偏阴偏阳之药，无往不底于中和，斯为善治。噫！可不勉哉！”（《医学心悟》卷首）

4. 蒲辅周：“温法，温而勿燥。‘阴盛则寒’，‘阳虚则寒’。形寒饮冷：形寒，指风寒所袭；饮冷，指伤于生冷食物。说明寒有内外之伤不同，而冷水沐浴亦为外伤寒。寒邪入脏，名曰中寒。而阳虚生寒，则为虚寒，临床要具体分析，虚在何脏。温法就是‘寒者温之’，有温散，温热，温补等。既有参、芪、术、草平和之温；也有附、姜、桂燥热之温。邪热深入，厥逆渐进，脉细涩或沉伏，舌干苔燥反不知渴，或挟热下痢，但小便赤，形如枯木，唇齿干燥，筋脉拘挛，望之似脱，要透过现象看本质，此真热假寒，切不可温，误投温热，下咽即危；又有真寒假热，阴盛格阳，要用白通汤加童便、猪胆汁反佐温之。寒痰壅闭，神昏不醒者，温而开之，如苏合香丸。

温法要掌握尺度：药既要对症，用也必须适中，药过病所，温热药的刚燥之性就难免有伤阴之弊。临床见到个别处方，砂、蔻、木香用数钱，这类药物辛温香燥，少用化湿悦脾，舒气开胃，用之太过则耗胃液而伤气。丁香亦有用五钱者，其味何能入口？马勃有用一两者，药锅如何盛放？从医者尝药、识药、制药，都是必要的。

温药要掌握配伍：《伤寒论》附子汤中配用白芍就起温而不燥的作用；急救回阳的四逆汤有甘草，甘以缓之；《金匮要略》肾气丸是在水中补火，皆取温而不燥之意，故一般不能用纯温热之药拼凑起来去治病。

温法用之不当就要伤阴：外感风温之邪，误用辛温发表，过汗则伤津，违反了温病存津液的告诫，故不可误；郁热内蓄，身反恶寒，皮肤反冷，舌苔必秽腻，脉必沉滞，小便必数，大便或秘，或溏泄，此属湿热，切不可温，必须用清宣之法；邪热入里，伤于温燥，变证随起，可导致衄血，吐血，烦躁不安。总之，温清两法譬如水火，阳盛之证，桂枝下咽则殆，阴盛之证，承气入胃则败。温而勿燥，免伤其津，实为温法要诀。”（《蒲辅周医疗经验》）

八、补　法

补法，亦称补益法，是补益人体气血阴阳，主治各种虚证的治疗方法。

虚证为正气虚弱所致，具体包括脏腑气血阴阳的不足。而补法则通过补益气血阴阳以增强或提高机体的生理功能，改善机体虚弱状态，提高其抗病能力之目的。《内经》所谓：“虚则补之”（《素问・三部九候论》），“损者益之”，“劳者温之”（《素问・至真要大论》），即是补法的立论依据。

由于虚证有气、血、阴、阳的偏虚以及气血两虚、阴阳俱虚的不同，因此，补法分为补气、补血、补阴、补阳以及气血双补、阴阳并补几类，这是针对病性而设。前贤根据虚证的不同性质，在治法上有所区别。《素问·阴阳应象大论》曰："形不足者，温之以气；精不足者，补之以味。"张介宾的论述则更为详细："凡气虚者，宜补其上，人参、黄芪之属是也；精虚者，宜补其下，熟地、枸杞之属是也；阳虚者，宜补而兼暖，桂、附、干姜之属是也；阴虚者，宜补而兼清，门冬、芍药、生地之属是也"（《景岳全书·新方八略》卷50）。随着时代的发展，补法的内容日臻完善。其中补气法，补益五脏诸气之不足，尤以肺脾气虚多见，症见面色㿠白，气短乏力，自汗恶风，食少便溏，舌淡苔白，脉弱等，代表方如四君子汤、参苓白术散、补中益气汤、玉屏风散、生脉散。补血法，主治血虚证，与心、脾、肝三脏功能失常关系最为密切，症见面色萎黄，唇爪无华，头晕目眩，心悸失眠，以及妇女月经量少，质稀色淡，或经闭，舌淡脉细等，四物汤、归脾汤、当归补血汤为代表方。由于"气为血之帅"，"血不独生，赖气以生之"，因此补血须不忘补气。补阴法，功能滋养人体的阴精津液，适用于阴虚证。引起阴液不足的原因虽然很多，但肾、肝、肺三脏的阴虚较为常见，症见形瘦颧红，潮热骨蒸，五心烦热，腰膝酸软，头晕目眩，耳鸣耳聋，盗汗遗精，咳嗽咯血，口干舌燥，舌红少苔，脉细数等，代表方有六味地黄丸、一贯煎、百合固金汤。因"阴虚则内热"，"阴根于阳"，故补阴法常与清法、补阳法合用，以滋阴降火，"阳中求阴"，代表方分别是大补阴丸、左归丸。补阳法，善补人体阳气，主治阳虚证。本证主要与脾、肾功能低下有关，其中肾阳不足，症见畏寒肢冷，腰膝冷痛，少腹拘急，小便不利或反多，阳痿早泄，久不孕育，舌淡苔白，脉沉迟等，肾气丸、右归丸为代表方。由于"阳根于阴"，因此，补阳法常与补阴法配伍，以"阴中求阳"，又"阳虚则外寒"，故该法有时亦与温法合用。至于脾阳不足的治法，详见温法。再者，气血双补法与阴阳并补法，则分别用于气血两虚证与阴阳俱虚证。代表方前者为八珍汤、十全大补汤；后者为地黄饮子、龟鹿二仙胶等。当代名医任应秋就十分重视气血阴阳的补益，曾说："补法虽繁，从精气寒热阴阳几个方面进行分析，便能抓住纲领，执简驭繁，无论精之与气，寒与热，都有阴和阳两个方面的关系。'以精气分阴阳，则阴阳不可离'者，盖气能生精，精以化气，视其精气虚损之所在而补之，则补得其本。'以寒热分阴阳，则阴阳不可混'者，盖阳虚则寒，阴虚则热，视其寒热之所在，即知其阴阳亏损之所在而补之，则补得其源。明乎此，可谓已得补法之大纲"（《中医各家学说》）。

补法不仅要依据虚证病性采取上述治法，而且还要结合其发病部位脏腑的区别，设有五脏分补法。五脏分补法，既可以直接补（正补法），又可以间接补（隔补法）。所谓直补法，是就直接补益某脏腑虚弱而言。对此《难经·十四难》指出："损其肺者，益其气；损其心者，调其营卫；损其脾者，调其饮食，适其寒温；损其肝者，缓其中；损其肾者，益其精。"此说虽未必尽然，但于临床有一定指导意义。而间补法则是按照五行相生理论，子脏虚损，通过补其母脏，以达愈病目的，即"虚则补其母"，又称相生补益法。常用的有"培土生金"法、"滋水涵木"法等，前者为肺虚补脾，后者为肝虚补肾，代表方分别为玉屏风散、麦门冬汤、大定风珠等。另外，脾阳虚者补其命门（肾阳）的"补火生土"法，脾肾虽非母子关系，但本法仍属间补法范畴，代表方为四神丸。恰如程国彭所说："肺虚者补脾，土生金也；脾虚者补命门，火生土也；心虚者补肝，木生火也；肝虚者补肾，水生木也；肾虚者补肺，金生水也。此相生而补之也"（《医学心悟》卷首）。其他尚有平补法与峻补法，此为针对虚证病情轻重缓急而立。平补法作用平和轻缓，适用于病势较缓，病程较长的虚弱证；峻补法则效强而速，对于病势较急，病情危重者有急救之功。程国彭结合自己的临床实践介绍运用峻补、平补两法经验说："更有当峻补者，有当缓补者，有当平补者。如极虚之人，垂危之病，非大剂汤液不能挽回。予尝用参、附煎膏，日服数两，而救阳微将脱之证。亦有无力服参，而以芪、术代之者，随时处治，往往有功。至于病邪未尽，元气虽虚，不任重补，则从容和缓以补之，相其机宜，循序渐进，脉症相安，渐为减药，谷肉果菜，食养尽之，以底于平康。其有体质素虚，别无大寒、大热之证，欲服丸散以葆真元者，则用平和之药，调理气血，不敢妄使偏僻之方，久而争胜，反有伤也。此开合、缓急之意也”(《医学心悟》卷首)。

综上所述，补法在运用时，一般以气、血、阴、阳分补为纲，五脏分补为目。例如：补阴方专治阴虚证，而不同脏腑的阴虚，所选的具体治法也不一样。若为肺阴虚，宜润肺养阴；如果属肾阴不足，则宜滋肾益精等。唯以上两种补益形式配合应用，才能纲举目张，以提高临证治疗的针对性与准确性，再根据病情需要或平补或峻补，这样就更为全面。以上主要从药补方面进行论述。然而前贤尚有“药补不如食补”之说。程国彭则强调“食补不如精补，精补不如神补”。唯有“节饮食，惜精神，用药得宜，病有不痊焉者寡矣”(《医学心悟》卷首)。由此可见，医者临证时，除了“药补”之外，“食补”、“精补”、“神补”亦不能忽视。

再者，补法虽主要治疗虚证，但对于虚实兼夹证，特别是正虚不能祛邪时，本法常与其他治法结合应用，通过扶正以达祛邪之目的。此为补法的又一作用。

需要强调的是：尽管本法运用范围甚广，但不可妄补，对于无虚之体，妄加以补，不仅无益，反而有害。实践证明，临床上有些患者往往出现“虚不受补”现象，究其原因，除脾胃的受纳与运化功能障碍外，陈若虚认为：“受补者，自无痰火内毒之相杂；不受补者，乃有阴火湿热之兼攻”(《外科正宗》卷 1)。医者宜采用相应治法以治之。此外，盲目逢迎患者畏虚喜补的心理，滥施补法，亦属禁忌。总之，本法临床应用时须注意，不可妄补、强补，更不能滥补，这是医者所应遵循的。再者，临证时宜辨别虚实的真假。张介宾谓：“大实之病，反有羸状，至虚之病，反有盛势”(《景岳全书·传忠录》卷 2)。前者为真实假虚，不可误补；后者属真虚假实，不可误攻。否则易犯“虚虚实实”之戒。分析本法的作用机制似与以下几方面有关：增强或改善人体功能状态，增强能量供给，改善新陈代谢，补充维生素类物质，调节内分泌，提高免疫功能，以增人体抗病能力等。

综观前述，以上八法内涵丰富，既各寓深意，又彼此之间相互联系。具体运用时宜注意以下三个方面。一是针对病情需要常常数法合用，诸如汗补并用，清下配伍，消补兼施，温开相合……。二是法中有法，即每一大法内含众多小法，例如：和法之下备列和解少阳、调和肝脾、调和肠胃数法，而每首方剂所体现的治法也各异。其中调和肝脾法的代表方四逆散、逍遥散，两方的治法分别是透邪解郁，疏肝理脾；疏肝解郁，养血健脾。此外，“吐法之中，汗法存焉”，以下为补，以补为消等，无穷无尽。恰如《医学心悟》卷首中所说：“一法之中，八法备焉。八法之中，百法备焉，病变虽多，而法归于一。”三是各法的运用要适度。蒲辅周曾告诫我们：“以我数十年临床体会，逐步认识到中医的治疗大法：‘汗、吐、下、和、温、清、消、补’均需掌握分寸，太过或不及，用之不当，皆能伤正。因此，汗而勿伤、下而勿损、温而勿燥、寒而勿凝、消而勿伐、补而勿滞、和而勿泛、吐而勿缓，诸法的运用，都包含着对立统一的治疗原则”[5]。

【方论选录】

1. 宋·太医院：“形不足者，温之以气。气为阳，天之所以食人者也。精不足者，补之以味。味为阴，地之所以食人者也。人受天地之中以生，阴阳不可偏胜，有偏胜斯有不足，于是有补养之法。然必适平而止，不可太过，过则复为有余，亦非中道也。常人之情，知补养为益，而不知阴阳欲其平均，故言补者，必专以金石、灸爇为务，名曰补之，适以燥之也，是岂知补虚扶羸之道哉？夫男子肾虚，水不足也，凡补虚多以燥药，是不知肾恶燥也。女子阴虚，血不足也，凡补虚多以阳剂，是不知阳胜而阴愈亏也。况补上欲其缓，补下欲其急。五脏之虚

羸，其补必于其母，运气之主客，其补各有其味。非通乎天地阴阳消息盈亏之道者，未易语此。”(《圣济总录·治法》卷 3)

“论曰：一阴一阳之谓道，偏阴偏阳谓之疾。不明乎道，未有能已人之疾者。世人贪饵药石，惟务酷烈，非徒元益，反伤和气。故方书论平补之法，欲阴阳适平而已。

论曰：阴阳之气本自和平，过则生患。峻补之药，施于仓卒，缘阳气暴衰，真气暴脱，或伤寒阴证诸疾急于救疗者，不可缓也。盖人之禀受有限，嗜欲太过，疾病横生，固当助阳气以扶衰弱，则峻补诸方，《经》所谓补下治下制以急，急则气味厚者，此之谓也。”(《圣济总录·补益门》卷 185)

2. 张介宾：“补方之制，补其虚也。凡气虚者，宜补其上，人参、黄芪之属是也；精虚者，宜补其下，熟地、枸杞之属是也；阳虚者，宜补而兼暖，桂、附、干姜之属是也；阴虚者，宜补而兼清，门冬、芍药、生地之属是也。此固阴阳之治辨也，其有气因精而虚者，自当补精以化气；精因气而虚者，自当补气以生精。又有阳失阴而离者，不补阴何以壮散亡之气；水失火而败者，不补火何以苏垂寂之阴。此又阴阳相济之妙用也。故善补阳者，必于阴中求阳，则阳得阴助而生化无穷；善补阴者，必于阳中求阴，则阴得阳升而泉源不竭。余故曰：以精气分阴阳，则阴阳不可离；以寒热分阴阳，则阴阳不可混。此又阴阳邪正之离合也。故凡阳虚多寒者，宜补以甘温，而清润之品非所宜；阴虚多热者，宜补以甘凉，而辛燥之类不可用。知宜知避，则不惟用补，而八方之制，皆可得而贯通矣。”(《景岳全书·新方八略》卷 50)

3. 程国彭：“补者，补其虚也。《经》曰：不能治其虚，安问其余？又曰：邪之所凑，其气必虚。又曰：精气夺则虚。又曰：虚者补也。补之为义，大矣哉！然有当补不补，误人者；有不当补而补，误人者；亦有当补而不分气血，不辨寒热，不识开合，不知缓急，不分五脏，不明根本，不深求调摄之方以误人者，是不可不讲也。

何谓当补不补？夫虚者，损之渐；损者，虚之积也。初时不觉，久则病成。假如阳虚不补，则气日消；阴虚不补，则血日耗。消且耗焉，则天真荣卫之气渐绝，而亏损成矣，虽欲补之，将何及矣。又有大虚之证，内实不足，外似有余，脉浮大而涩，面赤火炎，身浮头眩，烦躁不宁，此为出汗晕脱之机，更有精神浮散，彻夜不寐者，其祸尤速，法当养荣、归脾辈，加敛药以收摄元神。俾浮散之气，退藏于密，庶几可救。复有阴虚火亢，气逆上冲，不得眠者，法当滋水以制之，切忌苦寒泻火之药，反伤真气。若误清之，去生远矣。古人有言：至虚有盛候，反泻含冤者此也。此当补不补之误也。

然亦有不当补而补者，何也？病有脉实证实，不能任补者，固无论矣，即其人本体素虚，而客邪初至，病势方张，若骤补之，未免闭门留寇。更有大实之症，积热在中，脉反细涩，神昏体倦，甚至憎寒振栗，欲着复衣，酷肖虚寒之象，而其人必有唇焦口燥，便闭溺赤诸症，与真虚者相隔天渊，倘不明辨精切，误投补剂，陋矣。古人有言：大实有羸状，误补益疾者此也。此不当补而补之之误也。

然亦有当补而补之不分气、血，不辨寒、热者，何也？《经》曰：气主煦之，血主濡之。气用四君子汤，凡一切补气药，皆从此出也。血用四物汤，凡一切补血药，皆从此出也。然而少火者，生气之原。丹田者，出气之海。补气而不补火者非也。不思少火生气，而壮火即食气，譬如伤暑之人，四肢无力；湿热成痿，不能举动者，火伤气也。人知补火可以益气，而不知清火亦所以益气，补则同，而寒、热不同也。又如血热之症，宜补血、行血以清之；血寒之症，宜温经养血以和之。立斋治法，血热而吐者，谓之阳乘阴，热迫血而妄行也，治用四生丸、六味汤。血寒而吐者，谓之阴乘阳，如天寒地冻水凝成冰也，治用理中汤加当归。医家常须识此，勿令误也。更有去血过多，成升斗者，无分寒热，皆当补益，所谓血脱者益其气，乃阳生阴长之至理。盖有形之血，不能速生，无形之气，所当急固。以无形生有形，先天造化，本如是耳。此气血、寒热之分也。

然又有补之而不识开合、不知缓急者，何也？天地之理，有合必有开，用药之机，有补必有泻，如补中汤用参、芪，必用陈皮以开之；六味汤用熟地，即用泽泻以导之。古人用药，补正必兼泻邪，邪去则补自得力。又况虚中挟邪，正当开其一面，戢我人民，攻彼贼寇，或纵或擒，有收有放，庶几贼退民安，而国本坚固，更须酌其邪正之强弱，而用药多寡得宜，方为合法。是以古方中，有补、散并行者，参苏饮、益气汤是也；有消、补并行者，枳术丸、理中丸是也；有攻、补并行者，泻心汤、硝石丸是也；有温、补并行者，治中汤、参附汤是也；有清、补并行者，参连饮、人参白虎汤是也。更有当峻补者，有当缓补者，有当平补者。如极虚之人，垂危之病，非大剂汤液，不能挽回。予尝用参、附煎膏，日服数两，而救阳微将脱之证。又尝用参、麦煎膏，服至数两，而救津液将枯之证。亦有无力服参，而以芪、术代之者。随时处治，往往有功。至于病邪未尽，元气虽虚，不任重补，则从容和缓以补之，相其机宜，循序渐进，脉症相安，渐为减药，谷肉果菜，食养尽之，以底于平康。其有体质素虚，别无大寒、大热之证，欲服丸散以葆真元者，则用平和之药，调理气血，不敢妄使偏僻之方，久而争胜，反有伤也。此开合、缓急之意也。

然又有补之而不分五脏者，何也？夫五脏有正补之法，有相生而补之之法。《难经》曰：损其肺者，益其气；损其心者，和其荣卫；损其脾者，调其饮食，适其寒温；损其肝者，缓其中；损其肾者，益其精。此正补也。又如肺虚者补脾，土生金也；脾虚者补命门，火生土也；心虚者补肝，木生火也；肝虚者补肾，水生木也；肾虚者补肺，金生水也。此相生而补之也。而予更有根本之说焉，胚胎始兆，形骸未成，先生两肾，肾者，先天之根本也。囡地一声，一事未知，先求乳食，是脾者，后天之根本也。然而先天之中，有水有火，水曰真阴，火曰真阳。名之曰真，则非气、非血，而为气血之母。生身生命全赖乎此。周子曰：无极之真，二五之精，妙合而凝，凝然不动，感而遂通，随吾神以为往来者此也。古人深知此理，用六味滋水，八味补火，十补、斑龙，水火兼济，法非不善矣。然而以假补真，必其真者，未曾尽丧，庶几有效。若先天祖气荡然无存，虽有灵芝，亦难续命，而况庶草乎！至于后天根本，尤当培养，不可忽视。《经》曰：安谷则昌，绝谷则危。又云：粥浆入胃，则虚者活。古人诊脉，必曰胃气。制方则曰补中，又曰归脾、健脾者，良有以也。夫饮食入胃，分布五脏，灌溉周身，如兵家之粮饷，民间之烟火，一有不继，兵民离散矣。然而因饿致病者固多，而因伤致病者，亦复不少。过嗜肥甘则痰生，过嗜醇酿则饮积，瓜果乳酥，湿从内受，发为肿满泻利。五味偏啖，久而增气，皆令夭殃，可不慎哉？是知脾肾两脏，皆为根本，不可偏废，古人或谓补脾不如补肾者，以命门之火，可生脾土也。或谓补肾不如补脾者，以饮食之精，自能下注于肾也。须知脾弱而肾不虚者，则补脾为亟；肾弱而脾不虚者，则补肾为先；若脾肾两虚，则并补之。药既补矣，更加摄养有方，斯为善道。谚有之曰：药补不如食补。我则曰：食补不如精补，精补不如神补。节饮食，惜精神，用药得宜，病有不痊者寡矣！”（《医学心悟》卷首）

4. 蒲辅周：“补法，补而勿滞。虚为正气衰，虚则补之，补其不足也。有因虚而病的，也有因病而虚的。并有渐虚与顿虚之分，渐虚是少年至老年，或因病慢慢损伤；顿虚指突然大病，上吐下泻，或突然大出血。虚的范围很宽，有先天后天之别，有阴、阳、气、血、津液虚之分，五脏各有虚证。有当补而不补，不当补而补之误；有虚在上中而补下，有不足于下，而误补于中上，古人所谓漫补。

形不足者，温之以气，精不足者，补之以味。气主煦之，血主濡之，气虚以四君为主，血虚以四物为主。假如阳虚不补，则气日消，阴虚不补，则血日耗。补者助也，扶持也。损其肺者，益其气；损其心者，和其营卫；损其脾者，调其饮食，适其寒温；损其肝者，缓其中；损其肾者，益其精，此正补法。

阴阳脏腑之间的生理病理关系是相互影响的，临床有肺虚补脾，脾虚补命门火，肝虚补肾，血脱益气，有形之血不能速生，无形之气所当急固，此皆谓间接补法。

虚有新久，补有缓急。垂危之病，非峻补之法，不足以挽救；如病邪未净，元气虽伤，不可急补，宜从容和缓之法补之，即补而勿骤。

温热伏火之证，本不当用补益法，但每有屡经汗、下、清而不退者，必待补益而始愈。此由本体素虚，或因有内伤或为药物所戕，自当消息其气血阴阳，以施补益之法，或攻补兼施，温热之病虽伤阴居多，而补气、补阳亦不可废。

大虚似实之证，内实不足，外似有余，面赤颧红，身浮头眩，烦躁不宁，脉浮大而涩，此为欲脱之兆，若精神浮散，彻夜不寐者，其祸尤速，此至虚有盛候，急宜收摄元神，俾浮散之元气归于藏密，法当养营益气兼摄纳，如归脾、六味、右归加龙、牡、龟甲、阿胶、磁石、淡菜之类。阴虚火亢，虚烦不得眠，盗汗，目赤，口苦，潮热无表里证者，法当滋水，切忌苦寒降火之药。产后血虚发热，证似白虎，而脉象不同，更无大渴，舌淡而润，宜当归补血汤，要重用黄芪。

'气以通为用，血以和为补'，这是我的临床体会。补并非开几味补气补血的药就行了，必须注意使气机通调，血行流畅。还有用泻法来得到补的目的。如《金匮》虚劳篇立有'大黄䗪虫丸'一法，去瘀才能生新。

病去则食养之，以冀康复，五谷为养，五畜为益，五菜为充，五果为助，此贮补法。前人指出：药能治病，未可能补人也。

从方药来说，补药的堆积，难达到补的效果。中医的滋补方，大都补中有通，如人参养荣丸、补中益气汤有陈皮，六味地黄汤有泽泻、茯苓。更有消补兼施的如枳术丸、参苏丸。中医过去的补药皆从口入，要通过脾胃吸收运化，不论阴虚或阳虚，对形瘦食少者，必须顾到脾胃，脾胃生气受戕，则损怯难复，并要切实掌握，不虚者勿补之，虚而补之。"(《蒲辅周医疗经验》)

参考文献

[1] 邱德文，张荣川．中医治法十论[M]. 贵州：贵州人民出版社，1981：13，5，132.

[2] 王本正．补偿作用汉方在中医学中应用[J]. 汉方研究（日），1982，(2)：24-26.

[3] 成都中医学院方剂教研组．中医治法与方剂[M]. 第2版．北京：人民卫生出版社，1982：12，21，9，15.

[4] 王琦．王琦医学论文集[M]. 北京：中国大百科全书出版社，1993：528.

[5] 北京医学院基础部．活血化瘀法及基础研究进展（二）[J]. 北京医学院学报，1977，(3)：177.

（李　飞　华浩明　姜静娴）

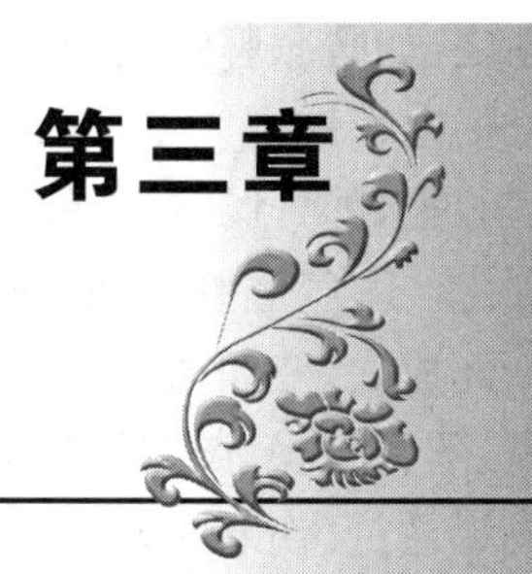

第三章 方剂的分类

方剂的分类方法，历代医著记载不一。归纳言之，主要有“七方”说、“十剂”说、按病证分类、按类方分类、按治法分类以及综合分类等。兹分述如下。

“七方”之说，始于《内经》。《素问·至真要大论》曰：“君一臣二，制之小也。君一臣三佐五，制之中也。君一臣三佐九，制之大也”；“君一臣二，奇之制也。君二臣四，偶之制也。君二臣三，奇之制也。君三臣六，偶之制也”；“补上治上制以缓，补下治下制以急，急则气味厚，缓则气味薄”；“近而奇偶，制小其服也。远而奇偶，制大其服也。大则数少，小则数多，多则九之，少则二之。奇之不去则偶之，是谓重方。”这是关于“七方”的最早记载。至金代成无己在《伤寒明理药方论·序》指出：“制方之用，大、小、缓、急、奇、偶、复是也。”这才明确提出“七方”的名称，并将《内经》的“重”改为“复”。于是后人引申为“七方”，作为最早的方剂分类方法，但迄今未见到按此分类的方书。

“七方”的实质，是以病情轻重、病位上下、病势缓急、病邪的微甚、药性缓急、药味奇偶以及患者体质的强弱等作为分类的依据，将方剂分为大、小、缓、急、奇、偶、复(重)七类。七类中除复方外，都是相对而言的。所谓大方，是指药味多或药量大，以治邪气方盛，需用重剂治疗的方剂；小方是指药味少或药量小，以治病邪较轻，需轻剂治疗的方剂；缓方是指药性缓和，气味较薄，用于一般慢性虚弱病证，需长期服用，方能取效的方剂；急方是指药性峻猛，气味较厚，用于病情危急，需迅速治疗，急于取效的方剂；奇方是指单味药或组成药物合于单数的方剂；偶方是指两味药或组成药物合于双数的方剂；复方是指两方或数方合用而治较复杂病情的方剂。

“十剂”之说，始于唐代陈藏器的《本草拾遗》，原是按功用归纳药物的一种方法。《重修政和经史证类备用本草》卷1引《本草拾遗》曰：“诸药有宣、通、补、泄、轻、重、涩、滑、燥、湿，此十种者是药之大体。而《本经》都不言之，后人亦所未述，遂令调合汤丸，有昧于此者。至如宣可去壅，即姜、橘之属是也；通可去滞，即通草、防己之属是也；补可去弱，即人参、羊肉之属是也；泄可去闭，即葶苈、大黄之属是也；轻可去实，即麻黄、葛根之属是也；重可去怯，即磁石、铁粉之属是也；涩可去脱，即牡蛎、龙骨之属是也；滑可去著，即桑白皮、赤小豆之属是也；湿可去枯，即紫石英、白石英之属是也。只如此体，皆有所属，凡用药者，审而详之，则靡所遗失矣。”

然而，上述之药物功用归纳法，是如何演变成为一种方剂分类方法的？日·丹波元坚《药治通义》卷11曰：“按陈氏所说，乃药之大体，而不是合和之义，故列于斯。至《圣济经》，添以剂字，而成聊摄《明理论》称为十剂，河间、戴人并宗其义。于是七方、十剂，遂印定后人眼目矣。”考宋·赵佶《圣济经》卷10于宣、通、补、泄、轻、重、涩、滑、燥、湿后加“剂”字，其云：“故郁而不散为壅，必宣剂以散之，如痞满不通之类是也。留而不行为滞，必通剂以行之，如水病痰癖之类是也。不足为弱，必补剂以扶之，如气弱形羸之类是也。有余为闭，必泄剂以逐之，如膜胀脾约之类是也。实则气壅，欲其扬也，如汗不发而腠密，邪气散而中蕴，轻剂所以扬之。怯则气浮，欲其镇也，如神失守而惊悸气上厥而癫疾，重剂所以镇之。滑则气脱，欲其收也，如开肠洞泄，便溺遗失，涩剂所以收之。涩则气着，欲其利也，如乳难内秘，滑剂所以利之。湿气淫胜，重满脾湿，燥剂所以除之。津耗为枯，五脏痿弱，荣卫涸流，湿剂所以润之。举此成法，变而通之，所以为治病之要。”从上述引文来看，《圣济经》虽于宣、通、补、泄、轻、重、涩、滑、燥、湿之后加剂字，但仍属于治法的概念。因此，明确提出“十剂”者，当首推金代成无己。《伤寒明理药方论・序》云：“制方之体，宣、通、补、泻、轻、重、涩、滑、燥、湿十剂是也。”其后，刘完素《素问病机气宜保命集》卷上的部分内容即以“十剂者宣通补泻轻重涩滑燥湿”为标题，对“十剂”详加论述，并总结归纳云：“是以治病之本，须明气味之厚薄，七方、十剂之法也。方有七，剂有十，故方不七，不足以尽方之变也；剂不十，不足以尽剂之用也。”张从正《儒门事亲》卷1亦曰：“方有七，剂有十，旧矣。方不七，不足以尽方之变，剂不十，不足以尽剂之用。……十剂者，宣、通、补、泻、轻、重、滑、涩、燥、湿也。”至此，“十剂”之说遂广为传播，后世言方者均将此作为一种方剂的分类方法。

由于“十剂”尚不足以概括临床常用方药，所以，在“十剂”之外，后人又有所增益，诚如丹波元坚所说：“寇宗奭补寒、热二剂，曰：如寒可去热，大黄、朴硝之属是也；如热可去寒，附子、桂之属是也。缪仲淳增升、降二剂，曰：寒、热二剂，摄在补泻，义不重；升、降者，治法之大机也。又徐思鹤增为二十四剂”（《药治通义》卷11）。至于按十剂分类的方书，除清・陈念祖《时方歌括》载方108首是按宣、通、补、泄、轻、重、燥、涩、滑、寒、热十二剂分类外，其余尚未见之。

按病证分类的方书，首推1973年底在湖南省长沙市马王堆三号汉墓中出土的《五十二病方》。《五十二病方》是以诸伤、伤痉、婴儿索痉、婴儿病痫、诸食病、牡痔、疽病等52种病证为纲，每一病证之下分别记载各种治疗方剂，少则一二首，多则二三十方不等。《汉书・艺文志》载“经方十一家”，其中的《五藏六府痹十二病方》、《五藏六府疝十六病方》、《五藏六府瘅十二病方》、《风寒热十六病方》、《五藏伤中十一病方》等书，虽已失传，但从书名来看，也是按病证分类的方书。其后，《金匮要略》、《肘后备急方》、《太平圣惠方》、《普济方》、《证治准绳・类方》、《医方考》等，均是按病证分类的代表性方书。按病证分类便于因病检方，十分方便临床应用，故直至现代出版的多种经验方集，仍采用此法。按病证分类是最古老、最常用的方剂分类方法。

由于按病证分类系统性不强，故部分方书在按病证分类的同时，尚结合病因分类、脏腑分类和医学分支分类等方法。以病因分类与病证分类结合的方书，有《三因极一病证方论》和《儒门事亲》等。前书将有关病证置于内因、外因和不内外因之三因之下，再分列治疗之方；后书则在按病证分类的同时，又将有关方剂分列于风、寒、暑、湿、燥、火六门。以脏腑分类与病证分类结合的方书，有《备急千金要方》和《古今图书集成・医部全录》等。《备急千金要方》从卷11至卷21，分别于肝脏、胆腑、心脏、小肠腑、脾脏、胃腑、肺脏、大肠腑、肾脏、膀胱腑之下分列诸病证，再列治疗诸方；《古今图书集成・医部全录》则自卷93至卷216为“脏腑身形”，所列方剂的治疗病证，除分属脏腑之外，还分属于头、面、耳、目、齿、舌、咽喉、须发、颈项、肩、腋、胁、背脊、胸腹、腰、四肢、前阴、后阴、皮、肉、筋、骨髓等身形。《世医得效方》则是将医学分支学科分类与病证分类相结合的代表，该书于大方脉杂医科、小方科、风科、产科兼妇人杂病科、眼科、口齿兼咽喉科、正骨兼金镞科和疮肿科等临床分支学科之下，分列各种病证，而治疗方剂则随病证而立。

按类方分类，亦称按祖方或主方分类，乃明代施沛《祖剂》所首创。所谓“类方”，是指方剂组成相近，体现同一具体治法的一类方剂。在同一组类方中，一般有一个制方较早的基础方剂，称之为“祖方”，其他方剂均系该祖方的衍化方[1]。施沛于《祖剂·小叙》曰：“惟仲景之书，最为群方之祖……仲景本伊尹之法，伊尹本神农之经。轩岐《灵》、《素》，大圣之所作也……兹所集，首冠《素》、《灵》二方，次载伊尹汤液一方以为宗；而后悉以仲景之方为祖；其《局方》二陈、四物、四君子等汤以类附焉。”而李杲之补中益气汤、朱震亨之越鞠丸等，“诚发前人所未发，虽曰自我作古，可也”，亦作为同类方剂之祖方。如此推衍，意在“上溯轩农，其于方剂之道，庶几近之矣”。清代张璐《张氏医通》卷 16 之“祖方”，亦属按类方分类，张氏认为“字有字母，方有方祖。自伊尹汤液，一脉相传，与释氏传灯无异。苟能推源于此，自然心手合辙。”于是，遂将有关方剂分为 34 类，分列于桂枝汤、麻黄汤、续命汤等后。《张氏医通·祖方》与《祖剂》是一脉相承的，只是内容有所变动和增删。此外，清代徐大椿《伤寒论类方》，将张仲景的方剂分为 12 类；清代王泰林《退思集类方歌注》，以张仲景之方为主，分为 26 组类方；以及日本吉益为则之《类聚方》等，亦均属按类方分类的方书。按类方分类对于探讨方剂的源流，研究药物组成相近、体现相同治法的方剂具有重要意义。

按治法分类，亦称按功用分类，“十剂”说即属按治法分类，但明确而系统地提出以治法分类，则始于明代张介宾《景岳全书》卷 50 至卷 60 之“新方八阵”与“古方八阵”。所谓“新方八阵”，是张介宾将其自制新方 186 首，按补、和、攻、散、寒、热、固、因之八阵排列，并于诸方之前，首列“新方八略引”。其曰：“一补略：补方之制，补其虚也”；“二和略：和方之制，和其不和者也”；“三攻略：攻方之制，攻其实也”；“四散略：用散者，散表证也”；“五寒略：寒方之制，为清火也，为除热也”；“六热略：热方之制，为除寒也”；“七固略：固方之制，固其泄也”；“八因略：因方之制，因其可因者也。凡病有相同者，皆按证而用之，是谓因方”（《景岳全书》卷 50）。所谓“古方八阵”，是张介宾因“古方之散列于诸家者既多且杂，或互见于各门，或彼此之重复，欲通其用，涉猎固难；欲尽收之，徒资莠乱。今采其要者，类为八阵，曰补、和、攻、散、寒、热、固、因”（《景岳全书》卷 52）。“古方八阵”共采集古方 1516 首。此外，张氏因八阵毕竟不能概括一切古方，故又列“妇人规”、“小儿则”、“痘疹诠”和“外科钤”4 门来罗列其他方剂。张氏以八阵之治法来分类方剂，把众多的方剂统摄在治法之下，“以法统方”，突出了治法在方剂学研究中的地位，意义十分重要。其后，清代程国彭《医学心悟》卷 1 列“医门八法”，谓：“论病之原，以内伤、外感四字以括之。论病之情，则以寒、热、虚、实、表、里、阴、阳八字以统之。而论治病之方，则又以汗、和、下、消、吐、清、温、补八法尽之。”程氏之八法，因“一法之中，八法备焉；八法之中，百法备焉”，具有很强的灵活性与包容性，故颇受后人推崇。但是，《医学心悟》并未真正按“八法”来分类方剂。

综合分类法，首见于清代汪昂之《医方集解》。该书鉴于“《医方考》因病分门，病分二十门，凡方七百首。然每证不过数方，嫌于方少；一方而二、三见，又觉解多”（《医方集解·凡例》），乃创综合分类法。该分类法既按治法分类，又按病证、病因分类，并兼顾到专科特点，将全书所列诸方，分为补养、发表、涌吐、攻里、表里、和解、理气、理血、祛风、祛寒、清暑、利湿、润燥、泻火、除痰、消导、收涩、杀虫、明目、痈疡、经产、救急等 22 类。这种分类方法，以治法为主，又兼顾到其他方面，切合临床实用。因此，其后吴仪洛的《成方切用》、张秉成的《成方便读》，均仿汪氏之法而具体内容稍加增改。

综上所述，历代对于方剂的分类，繁简不一，各有取义。本书根据以法统方的原则，将下篇各论分为解表、泻下、和解、清热、祛暑、温里、表里双解、补益、固涩、安神、开窍、理气、理血、治风、治燥、祛湿、祛痰、消食、驱虫、涌吐等二十章，并对其中内容较多的大章再分为若干小节，使之纲目清楚，多而不杂，详而有要，便于学习和掌握。

【疑难阐释】

1. “七方”、“十剂”是否属于方剂的分类方法　有人指出：①“七方”、“十剂”之说，首先见于成无已《伤寒明理论》，而成氏所说乃“制方之体”和“制方之用”，是指方剂的体和用，而非方剂的分类。②《内经》虽有大、小、缓、急、奇、偶、复的记载，但不是方剂的分类，而是指辨证论治过程中的用药规律。因此，“七方”、“十剂”不应作为方剂的分类方法[2]。的确，“七方”、“十剂”的最初含义，并非方剂的分类方法。但是，词语的含义是会随着历史的发展而有所改变的，这在古汉语中并不鲜见。自成无已《伤寒明理论》明确提出“七方”、“十剂”说后，刘完素和张从正均认为“方不七，不足以尽方之变；剂不十，不足以尽剂之用”，“七方”、“十剂”遂成为方剂学的重要内容，陈念祖《时方歌括》又以十二剂来分类方剂。《方剂学》统编历版教材均将“七方”、“十剂”作为方剂的分类法。因此，在现代，“七方”、“十剂”亦视为一种方剂的分类方法。

2. 关于“十剂”的来源问题　“十剂”的来源，长期以来，有三种不同的看法：一是认为源于南朝梁代陶弘景；二是认为源于北朝北齐徐之才；三是认为源于唐代陈藏器。

第一种观点出自宋代寇宗奭《本草衍义》卷1，曰：“陶隐居云：药有宣、通、补、泄、轻、重、涩、滑、燥、湿。”按寇氏之说，“十剂”是陶弘景提出的。其后，王好古《汤液本草》卷上在论“十剂”时亦转录了寇氏的话。据考证，寇氏之说，并无实据。盖现代敦煌出土的《本草经集注》中没有“十剂”的内容。寇氏提出“十剂”出自陶弘景，可能是《嘉祐本草·序例》所载的“十剂”是附在陶弘景的序之后，以致产生误解[3]。

第二种观点出自明代李时珍，《本草纲目》卷1云：“徐之才曰：药有宣、通、补、泄、轻、重、涩、滑、燥、湿十剂。”因此，《方剂学》统编第4、5、6版教材亦均遵《本草纲目》之说，认为“十剂”始于徐之才。李时珍关于“十剂”始于徐之才的观点，日人丹波元坚《药治通义》卷11早已有驳正，现代亦有人著文认为是错误的，“十剂”实首见于唐代陈藏器的《本草拾遗》[3,4]。

第三种观点出自丹波元坚《药治通义》卷11，其明确提出：陈藏器曰：“药有宣、通、补、泄、轻、重、涩、滑、燥、湿”，并认为《本草纲目》的错误，是因为“不检《千金》”，以致对《重修政和经史证类备用本草》卷1所录《嘉祐本草·序例》引文产生误解。《嘉祐本草·序例》在载录有关引文之前，明言是采用有关徐之才《药对》、孙思邈《备急千金要方》和陈藏器《本草拾遗》的内容。这段文字大致可分三段：其一“夫众病积聚皆起于虚也……夫处方者宜准此”。此文与《备急千金要方》卷1引《药对》文相同，故可以认为是徐之才的文字；其二“凡诸药……务令极细”，见于《备急千金要方》卷1“合和第七”中，可以认为出自《备急千金要方》；第三段即合论“十剂”文字的一段，由于徐之才及孙思邈的文字俱被检出，剩下的第三段自然属于陈藏器了。因此，丹波元坚认为“十剂”出于陈藏器，是合乎逻辑，言之成理的。

今人凌一揆在丹波氏研究的基础上，又进行了考订，同意了丹波氏的意见，于1956年在《中医杂志》第10期上表达了他的观点。1979年贾得道在《中国医学史》一书中，支持了他们的看法。随后，1984年的高校教材《中药学》，1988年的黄胜白、陈重羽合著《本草学》，1989年尚志钧、林乾良、郑金生合著的《历代中药文献精华》，都赞同这一结论[5]。

【方论选录】

1. 刘完素：“大方之说有二：一则病有兼证，而邪不专，不可以一二味治之，宜君一臣三佐九之类是也；二则治肾肝在下而远者，宜分两多而顿服之是也。

小方之说有二:一则病无兼证,邪气专一,可以君一臣二,小方之治也;二则治心肺在上而迫者,宜分两微而频频少服之,亦为小方之治也。

缓方之说有五:有甘以缓之为缓方者,为糖、蜜、甘草之类,取其恋膈也;有丸以缓之为缓方者,盖丸之比汤散药力宜行迟故也;有品味群众之缓方者,盖药味众多,各不能骋其性也;有无毒治病之缓方者,盖药性无毒,则功自缓也;有气味俱薄之缓方者,药气味薄,则常补于上,比至其下,药力既已衰,为补上治上之法也。

急方之说有四:有急病急攻之急方者,如腹心暴痛,前后闭塞之类是也;有急风荡涤之用急方者,谓中风不省、口噤是也,取汤剂荡涤,取其易散,而施功速者是也;有药有毒之急方者,如上涌下泄,夺其病之大势者是也;有气味厚之急方者,药之气味厚者趋于下,而力不衰也,谓补下治下之法也。

奇方之说有二:有古之单行之奇方者,为独一物是也;有病近而宜用奇方者,为君一臣二,君二臣三,数合于阳也,故宜下不宜汗也。

偶方之说有二:有两味相配而为偶方者,盖两方相合者是也;有病远而宜用偶方者,君二臣四,君二臣六,数合于阴也,故宜汗而不宜下也。

复方之说有二:有二三方相合之复方者,如桂枝二越婢一汤之类是也;有分两匀同之复方者,如胃风汤各等分之类是也。又曰:重复之复,二三方相合而用也;反复之复,谓奇之不去则偶之是也。"(《素问病机气宜保命集》卷上)

2. 张从正:"所谓宣剂者,俚人皆以宣为泻剂,抑不知十剂之中已有泻剂。又有言宣为通者,抑不知十剂之中已有通剂。举世皆曰春宜宣,以为下夺之药,抑不知仲景曰大法春宜吐,以春则人病在头故也。况十剂之中独不见涌剂,岂非宣剂即所谓涌剂者乎?《内经》曰:高者因而越之;木郁则达之。宣者,升而上也,以君召臣曰宣,义或同此。伤寒邪气在上,宜瓜蒂散;头痛,葱根豆豉汤;伤寒懊侬,宜栀子豆豉汤;精神昏愦,宜栀子厚朴汤。自瓜蒂以下,皆涌剂也,乃仲景不传之妙。今人皆作平剂用之,未有发其秘者,予因发之,然则为涌明矣。故风痫、中风、胸中诸实痰饮,寒结胸中,热蔚化上,上而不下,久则嗽喘满胀,水肿之病生焉,非宣剂莫能愈也。

所谓通剂者,流通之谓也。前后不得溲便,宜木通、海金沙、大黄、琥珀、八正散之属。里急后重,数至圊而不便,宜通因通用。虽通与泻相类,大率通为轻而泻为重也。凡痹麻蔚滞,经隧不流,非通剂莫能愈也。

所谓补剂者,补其不足也。俚人皆知山药丸、鹿茸丸之补剂也。然此乃衰老下脱之人,方宜用之。今往往于少年之人用之,其舛甚矣。古之甘平、甘温、苦温、辛温,皆作补剂,岂独硫黄、天雄,然后为补哉?况五脏各有补泻,肝实泻心,肺虚补肾。经曰:东方实,西方虚,泻南方,补北方。大率虚有六:表虚、里虚、上虚、下虚、阴虚、阳虚。设阳虚则以干姜、附子,阴虚则补以大黄、硝石。世传以热为补,以寒为泻,讹非一日,岂知酸、苦、甘、辛、咸各补其脏?《内经》曰:精不足者,补之以味。善用药者,使病者而进五谷者,真得补之道也。若大邪未去,方满方闷,心火方实,肾水亏耗,而骤言鹿茸、附子,庸讵知所谓补剂者乎?

所谓泻剂者,泄泻之谓也。诸痛为实,痛随利减。经曰:实则泻之;实则散而泻之;中满者,泻之于内。大黄、牵牛、甘遂、巴豆之属皆泻剂也。惟巴豆不可不慎焉!盖巴豆其性燥,热毒不去,变生他疾,纵不得已而用之,必以他药制其毒。盖百千证中,或可一二用之,非有暴急之疾,大黄、牵牛、甘遂、芒硝足矣。今人往往以巴豆热而不畏,以大黄寒而反畏,庸讵知所谓泻剂者哉?

所谓轻剂者，风寒之邪，始客皮肤，宜轻剂消风散、升麻葛根之属也。故《内经》曰：因其轻而扬之。发扬所谓解表也。疥、癣、痤、疿，宜解表，汗以泄之，毒以熏之，皆轻剂也。故桂枝、麻黄、防风之流亦然。设伤寒冒风，头痛身热，三日内用双解及嚏药，解表出汗，皆轻剂之云耳。

所谓重剂者，镇缒之谓也。其药则朱砂、水银、沉香、水石、黄丹之伦，以其体重故也。久病咳嗽，涎潮于上，咽喉不利，形羸不可峻攻，以此缒之。故《内经》曰：重者因而减之，贵其渐也。

所谓滑剂者，《周礼》曰：滑以养窍。大便燥结，小便淋涩，皆宜滑剂。燥结者，其麻仁、郁李之类乎？淋涩者，其葵子、滑石之类乎？前后不通者，前后两阴俱闭也。此名曰三焦约也。约，犹束也。先以滑剂润养其燥，然后攻之，则无失矣。

所谓涩剂者，寝汗不禁，涩以麻黄根、防己；滑泄不已，涩以豆蔻、枯白矾、木贼、乌鱼骨、罂粟壳；凡酸味亦同乎涩者，收敛之意也，喘嗽上奔，以齑汁乌梅煎宁肺者，皆酸涩剂也。然此数种，当先论其本，以攻去其邪，不可执一以涩，便为万全也。

所谓燥剂者，积寒久冷，食已不饥，吐利腥秽，屈伸不便，上下所出水液澄彻清冷，此为大寒之故，宜用干姜、良姜、附子、胡椒辈以燥之，非积寒之病，不可用也。若久服，则变血溢、血泄、大枯、大涸、溲便癃闭、聋、瞽、痿弱之疾。设有久服而此疾不作者，慎勿执以为是。盖疾不作者或一二，误死者百千也。若病湿者，则白术、陈皮、木香、防己、苍术等，皆能除湿，亦燥之平剂也。若黄连、黄柏、栀子、大黄，其味皆苦，苦属火，皆能燥湿，此《内经》之本旨也，而世相违久矣。呜呼！岂独姜、附之俦，方为燥剂乎？

所谓湿剂者，润湿之谓也。虽与滑相类，其间少有不同。《内经》曰：辛以润之。盖辛能走气，能化液故也。若夫硝性虽咸，本属真阴之水，诚濡枯之上药也。人有枯涸皴揭之病，非独金化为然，盖有火以乘之，非湿剂莫能愈也。”(《儒门事亲》卷1)

3. 李时珍：“宣剂：壅者，塞也；宣者，布也，散也。郁塞之病，不升不降，传化失常。或郁久生病，或病久生郁，必药以宣布敷散之，承流宣化之意，不独涌越为宣也。是以气郁有余，则香附、抚芎之属以开之，不足则补中益气以运之；火郁微则山栀、青黛以散之，甚则风药以胜之；痰郁微则南星、橘皮之属以化之，甚则瓜蒂、藜芦之属以涌之；血郁微则桃仁、红花以行之，甚则或吐或利以逐之；食郁微则山楂、神曲以消之，甚则上涌下利以去之。皆宣剂也。

通剂：滞，留滞也。湿热之邪留于气分，而为痛痹癃闭者，宜淡味之药上助肺气下降，通其小便，而泄气中之滞，木通、猪苓之类是也。湿热之邪留于血分，而为痹痛肿注，二便不通者，宜苦寒之药下引，通其前后，而泄血中之滞，防己之类是也。《经》曰：味薄者通，故淡味之药谓之通剂。

补剂：《经》云：不足者补之。又云：虚则补其母。生姜之辛补肝，炒盐之咸补心，甘草之甘补脾，五味子之酸补肺，黄柏之苦补肾。又如茯神之补心气，生地黄之补心血；人参之补脾气，白芍药之补脾血；黄芪之补肺气，阿胶之补肺血；杜仲之补肾气，熟地黄之补肾血；芎䓖之补肝气，当归之补肝血之类，皆补剂，不特人参、羊肉为补也。

泄剂：去闭，当作去实。《经》云实则泻之、实则泻其子是矣。五脏五味皆有泻，不独葶苈、大黄也。肝实泻以芍药之酸，心实泻以甘草之甘，脾实泻以黄连之苦，肺实泻以石膏之辛，肾实泻以泽泻之咸，是矣。

轻剂：当作轻可去闭。有表闭、里闭、上闭、下闭。表闭者，风寒伤营，腠理闭密，阳气怫郁，不能外出，而为发热、恶寒、头痛、脊强诸病，宜轻扬之剂发其汗，而表自解也。里闭者，火热郁抑，津液不行，皮肤干闭，而为肌热、烦热、头痛、目肿、昏瞀、疮疡诸病，宜轻扬之剂以解其肌，而火自散也。上闭有二：一则外寒内热，上焦气闭，发为咽喉闭痛之证，宜辛凉之剂以扬散之，则闭自开；一则饮食寒凉抑遏阳气在下，发为胸膈痞满闭塞之证，宜扬其清而抑其浊，则痞自泰也。下闭亦有二：有阳气陷下，发为里急后重，数至圊而不行之证，但升其阳而大便自顺，所谓下者举之也；有燥热伤肺，金气贲郁，窍闭于上，而膀胱闭于下，为小便不利之证，以升麻之类探而吐之，上窍通而小便自利矣，所谓病在下取之上也。

重剂：重剂凡四：有惊而气乱，而魂气飞扬，如丧神守者，有怒则气逆，而肝火激烈，病狂善怒者，并铁粉、雄黄之类以平其肝；有神不守舍，而多惊健忘，迷惑不宁者，宜朱砂、紫石英之类以镇其心；有恐则气下，精志失守而畏，如人将捕者，宜磁石、沉香之类以安其肾。大抵重剂压浮火而坠痰涎，不独治怯也。故诸风掉眩及惊痫痰喘之病，吐逆不止及反胃之病，皆浮火痰涎为害，俱宜重剂以坠之。

滑剂：着者，有形之邪，留着于经络脏腑之间也，便尿浊滞、痰涎、胞胎、痈肿之类是矣。皆宜滑药以引去其留着之物。此与木通、猪苓通以去滞相类而不同。木通、猪苓淡泄之物，去湿热无形之邪；葵子、榆皮甘滑之类，去湿热有形之邪。故彼曰滞，此曰着也。大便涩者，菠棱、牵牛之属；小便涩者，车前、榆皮之属；精窍涩者，黄柏、葵花之属；胞胎涩者，黄葵子、王不留行之属；引痰涎自小便去者，则半夏、茯苓之属；引疮毒自小便去者，则五叶藤、萱草根之属，皆滑剂也。半夏、南星皆辛而涎滑，能泄湿气，通大便，盖辛能润，能走气，能化液也。或以为燥物，谬矣。湿去则土燥，非二物性燥也。

涩剂：脱者，气脱也，血脱也，精脱也，神脱也。脱则散而不收，故酸涩温平之药，以敛其耗散。汗出亡阳，精滑不禁，泄利不止，大便不固，小便自遗，久嗽亡津，皆气脱也。下血不已，崩中暴下，诸大亡血，皆血脱也。牡蛎、龙骨、海螵蛸、五倍子、五味子、乌梅、榴皮、诃黎勒、罂粟壳、莲房、棕灰、赤石脂、麻黄根之类，皆涩药也。气脱兼以气药，血脱兼以血药及兼气药，气者血之帅也。脱阳者见鬼，脱阴者目盲，此神脱也，非涩药所能收也。

燥剂：湿有外感，有内伤。外感之湿，雨露岚雾地气水湿，袭于皮肉筋骨经络之间；内伤之湿，生于水饮酒食及脾弱肾强，固不可一例言也。故风药可以胜湿，燥药可以除湿，淡药可以渗湿，泄小便可以引湿，利大便可以逐湿，吐痰涎可以祛湿。湿而有热，苦寒之剂燥之；湿而有寒，辛热之剂燥之，不独桑皮、小豆为燥剂也。湿去则燥，故谓之燥。

润剂：湿剂当作润剂。枯者，燥也。阳明燥金之化，秋令也。风热怫甚，则血液枯涸而燥病。上燥而渴，下燥则结，筋燥则强，皮燥则揭，肉燥则裂，骨燥则枯，肺燥则痿，肾燥则消，凡麻仁、阿胶膏润之属，皆润剂也。益血则当归、地黄之属，生津则麦门冬、栝楼根之属，益精则苁蓉、枸杞之属。若但以石英为润药则偏矣，古人以服石为滋补故尔。”(《本草纲目》卷1)

4. 唐宗海：“大方：病有兼证，邪有强盛，非大力不能克之，如仲景之大承气汤、大青龙汤，一汗一下，皆取其分两重，药味多，胜于小承气、小青龙也。学者可以类推。

小方：病无兼证，邪气轻浅，药少分两轻，中病而止，不伤正气，如仲景小承气之微下，小建中、小温经之微温，小柴胡之微散，皆取其中病而止，力不太过也。余仿此。

缓方：虚延之证，剽劫不能成功，须缓药和之。有以甘缓之者，如炙甘草汤、四君子汤治虚劳是也；有以丸缓之者，乌梅丸治久痢是也；有多其物以牵制，使性不得骋而缓治之者，薯蓣丸治风气百病，侯氏黑散填补空窍，须服四十九日是也；有徐徐服以取效，如半夏苦酒煎徐徐呷之，甘蜜半夏汤徐徐咽下是也。

急方：病势急，则方求速效。如仲景急下之，宜大承气汤；急救之，宜四逆汤之类。盖发表欲急，则用汤散；攻下欲急，则用猛峻。审定病情，合宜而用。

奇方：单方也。病有定情，药无牵制，意取单锐，见功尤神。仲景少阴病咽痛用猪肤汤，后世补虚用独参汤、独附汤。又如五苓、五物、三物、七气，皆以奇数名方，七枚、五枚等，各有意义。然奇方总是药味少而锐利者也。

偶方：偶对单言，单行力孤，不如多品力大。譬如仲景桂枝、麻黄，则发表之力大，若单用一味则力弱矣。又如桂枝汤，单用桂枝，而必用生姜以助之，是仍存偶之意也；肾气丸桂、附同用，大建中汤椒、姜同用，大承气硝、黄同用，皆是此意。

复方：重复之义。两证并见，则两方合用；数证并用，则化合数方而为一方也。如桂枝二越婢一汤，是两方相合；五积散是数方相合。又有本方之外，另加药品，如调胃承气汤加连翘、薄荷、黄芩、栀子为凉膈散，再加麻黄、防风、枳壳、厚朴为通圣散，病之繁重者，药亦繁重也。岐伯言：奇之不去，则偶之，是谓复方，用大剂，期于去病矣。又云：偶之不去，则反佐以取之，所谓寒热温凉，反从其病也。夫微小寒热，折之可也。若大寒热，则必能与异气相格，是谓反佐，以同其气，复令寒热参合，使其始同终异。是七方之外，有反佐之法。”（《中西汇通医经精义》卷下）

【评议】历代医家有关“七方”、“十剂”的论述非常丰富，然部分内容亦有可商之处。刘完素关于“七方”的论述比较全面，但对缓方的解说则过于宽泛，又云“分两匀同”为“复方”，以及“复方”之“复”是“反复之复，谓奇之不去则偶之”，均欠当。张从正关于“十剂”的方论，除将宣剂释为涌吐剂值得商榷外，余者在义理上均较佳。李时珍关于“十剂”之论，全面而准确，谓之名言硕论可也。唐宗海在阐述“七方”的同时，结合具体方剂的举例，十分明确，但谓“奇方总是药味少而锐利”，与“小方”之“药少分两轻”，在内涵上意义交叉，欠妥。至于有关“七方”、“十剂”的现代释义，上已论及，此处从略。

参考文献

[1] 许占民．谈方剂学的类方分类法[J]．山西中医，1985，(1)：48-50.
[2] 黄廷佐．“七方”、“十剂”初探[J]．北京中医学院学报，1982，(1)：23-25.
[3] 尚志钧．“十剂”之说提出者的讨论[J]．中成药研究，1984，(5)：46-47.
[4] 虞舜．“十剂”出处再探[J]．吉林中医药，1992，(3)：45-46.
[5] 孙启明．陈藏器创“十剂”证据二则[J]．中华医史杂志，1992，22(3)：140-141.

（李　飞　华浩明）

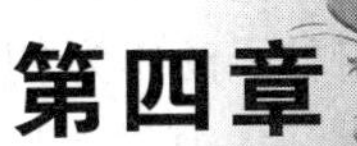

第四章 方剂的组成与变化

方剂是由药物配伍组成。“配”乃搭配、调配之意，“伍”为队伍、序列之谓；配伍是指基于治法与药物性能，以有效、安全为目的，选择两味或两味以上的药物同用。药物配伍的最基本形式称为药对或药组。药对，顾名思义是指两味药成对配伍使用的形式，如荆芥配防风发散风寒，半夏配生姜降逆止呕，黄连配肉桂交通心肾等；药组，则是指两味以上的药物配伍使用的形式，如干姜、细辛配五味子温肺化饮，熟地黄、山茱萸配山药三阴并补等。有时药对本身就是一首方剂，如川楝子配延胡索即金铃子散，蒲黄配五灵脂为失笑散等。而一首方剂则常常含有若干的药对或药组，如桂枝汤由桂枝、芍药、生姜、大枣和炙甘草 5 味药组成，方中所含药对有：桂枝配芍药调和营卫，生姜配大枣温养脾胃、调和营卫，桂枝配炙甘草辛甘化阳，芍药配炙甘草酸甘化阴等。《神农本草经·序例》记载的“七情和合”，是指单行、相须、相使、相畏、相恶、相反和相杀。其中，单行即单方，不存在药物的配伍关系；相恶和相反要避免配伍运用，属于配伍禁忌；相须、相使、相畏和相杀的配伍关系，则均可体现在药对或药组中。

方剂（特别是药物组成味数较多者）是药物配伍的发展，是药物配伍的更高形式。药物通过合理的配伍组成方剂，可以增强或改变其原来的功用，并调其偏胜，制其毒性，消除或缓解其对人体的不良反应，发挥药物间相辅相成或相反相成等综合作用，使各具特性的药物组合成为一个整体，从而发挥更好的预防与治疗疾病的作用。徐大椿说：“药有个性之专长，方有合群之妙用”，“方之与药，似合而实离也，得天地之气，成一物之性，各有功能，可以变易气血，以除疾病，此药之力也。然草木之性与人殊体，入人肠胃，何以能如人所欲，以致其效？圣人为之制方，以调剂之，或用以专攻，或用以兼治，或以相辅者，或以相反者，或以相用者，或以相制者。故方之既成，能使药各全其性，亦能使药各失其性。操纵之法，有大权焉，此方之妙也”（《医学源流论·方药离合论》）。徐氏说明了将药物配伍组成方剂的意义。

具体而言，将中药配伍组成方剂的意义有：

第一，加强药物的功效。组药成方的最主要目的就是发挥药物之间的协同作用，以增强药物的功能与疗效。如白虎汤主治阳明气分热盛证，方中石膏与知母均为寒凉清热之品，皆有清热泻火之功，相互配伍，则清泄阳明气分之热的作用益彰。四逆汤主治少阴病阳气衰微证，方用大辛大热的生附子配伍辛热的干姜，先天后天之本同温，附子“走而不守”与干姜“守而不走”相合，从而增强回阳救逆之效；前人认为，附子回阳必得干姜，其效乃著，甚至有“附子无姜则不热”之说。

第二，扩大治疗范围，以适应较为复杂的病情。药物经过合理配伍组成的方剂，能利用其综合作用，达到全面照顾，扩大治疗范围，以适应比较复杂病证的目的。如大黄附子汤是温下的代表方剂，主治寒积里实证。里实非下不去，寒邪非温不除，故用泻下攻实的大黄与温里散寒的附子、细辛配伍组方。再如参苏饮为扶正解表之剂，主治气虚外寒风寒证，方用苏叶、葛根配人参，苏叶、葛根发汗解表，人参益气扶正，苏叶、葛根得人参之助，则无发散伤正之虞，即奏启门逐贼之功。扩大治疗范围，治疗复杂病证，还体现在“类方”的配伍变化方面。如四君子汤作为“主方”益气健脾，主治脾胃气虚证；若加配陈皮理气和中，则为异功散，主治脾胃气虚兼气滞证；若加配半夏、陈皮燥湿化痰，则为六君子汤，主治脾胃气虚兼痰湿证；六君子汤若再加配木香、砂仁理气和中，则为香砂六君子汤，主治脾胃气虚兼气滞痰湿证。此外，还有所谓“合方”的情况，其实质是方剂与方剂的配伍，如四君子汤补气以治气虚，四物汤补血可疗血虚，两方相合成为八珍汤，可气血双补，主治气血两虚证；平胃散重在燥湿以治湿滞，五苓散重在利水以疗畜水，合方成为胃苓汤，则燥湿与利水并行，主治夏秋饮食生冷，水湿内停证。

第三，引导多功效单味中药的作用方向。一味中药常具有多种功效，在方剂中到底发挥何种功效，常取决于方剂中与其他药物的配伍，即药物配伍可引导药物功效的作用方向。如柴胡一药，苦辛升浮，具有发散解表，疏肝解郁，升举阳气等功效。在柴葛解肌汤中，柴胡与葛根、羌活、白芷、生姜诸解表药相配，从而使柴胡在方中发挥疏散解表之功，再益以黄芩、石膏清热，共成解肌清热之功；在逍遥散中，柴胡与白芍、当归之养血柔肝药配伍，于是引导柴胡发挥疏肝解郁之效，三药相伍助肝用而补肝体，再配白术、茯苓等健脾益气，乃为疏肝解郁，养血健脾之剂；在补中益气汤中，小量的柴胡及升麻配大剂量的黄芪、炙甘草，再加上人参、白术，全方重在补中益气，特别是在方中重用黄芪为君补气升阳的主导之下，也使得柴胡在方中只能发挥升举阳气之效。

第四，减轻或消除药物的不良反应。某些中药有一定的毒副作用，单独服用易引起不良反应。通过中药的互相配伍制药，可以防止或减轻某些药物的不良反应。如小半夏汤为止呕之圣剂，善治胃中有停饮之呕吐等。方中半夏虽有较好的降逆止呕、燥湿化痰作用，但有毒性，配伍生姜和胃止呕，既增半夏降逆止呕、化痰蠲饮之功，又解半夏之毒，以达安全有效之用药目的。再如四逆汤附子配干姜回阳破阴，但姜、附辛燥峻烈，附子还具毒性，方中配伍炙甘草，取甘草甘缓之性缓和姜、附之峻烈，同时甘草还可解附子之毒，如此配伍，以策用药安全。

第五，形成新的功能。药物配伍有时还能形成新的功能，这正是方剂配伍的精妙之处。例如小柴胡汤主治少阳病，其配伍灵魂在于柴胡配黄芩。柴胡是解表药，黄芩为清热药，若按相加原理理解，两药相配应属辛凉解表；但实则两药配伍，既非解表，亦非清热，而是形成了新的功能——和解少阳。因此，小柴胡汤是和解少阳的要方。中医素有“有和方，无和药”之说，说明虽然中药的分类中没有和解的药物，但经过配伍却能组成和解的方剂。之所以如此，是因为经过药物的配伍产生了新的功能。再如交泰丸由黄连、肉桂组成，黄连重用清心泻火，肉桂轻用温煦肾阳、化气升津，两药一寒一热，一重一轻，组合成方，以奏交通心肾之新功。

显然，将药物配伍组成方剂，绝非几种药物的随意或偶然凑合，而是有其特有的组方原则以及组成变化形式的。

第一节 组方原则

组成一首方剂既不是将某些功效类似药物的堆砌相加，如治疗风寒表证，则选一派辛温解表药来组方，也不是简单地“对号入座”，如“头痛医头”、“脚痛医脚”，而是有一定原则要遵循的，这个原则就是君、臣、佐、使。

君臣佐使首见于《神农本草经》，但其乃用于药性分类，该书将所载药物分为上、中、下三品，即上品为君，中品为臣，下品为佐使。作为方剂学领域的“君臣佐使”，最早见于《内经》。《素问·至真要大论》说：“主病之谓君，佐君之谓臣，应臣之谓使，非上中下三品之谓也。”明确地提出与《神农本草经》所述用于药性分类者不同。《素问》的这一段文字，也是有关君臣佐使药概念的最早论述，揭示了方中药物主次从属的地位，对遣药组方具有重要的指导意义。另外，“君一臣二”、“君一臣三佐五”、“君一臣三佐九”的记载，又是根据临床所需的制方大小来规定用药的多寡。后世医家在上述基础上，从多方面加以补充。其中明·何伯斋对君臣佐使概念的论述更为具体：“大抵药之治病，各有所主。主病者，君也；辅治者，臣也；与君相反而相助者，佐也；引经及引治病之药至于病所者，使也”（《医学管见》）。此外，还有从药量、药力角度来阐明的，虽然均有一定道理，但是尚不够全面。诸如：“君药分量最多，臣药次之，使药又次之，不可令臣过于君”（《脾胃论》卷上）；“为君者最多，为臣者次之，佐者又次之，药之与证所主同者，则等分”（《汤液本草》卷2）；“凡用药殊分，主病为君，以十分为率，臣用七八分，辅佐五六分，使以三四分”（《活人心统》）；“力大者为君”（《脾胃论》卷上）等。至清·吴仪洛《成方切用》卷首方从分工、药量、味数进行了较为全面地解释：“主病者，对证之要药也，故谓之君，君者味数少而分两重，赖之以为主也。佐君者谓之臣，味数稍多，而分两稍轻，所以匡君之不迨也。应臣者谓之使，数可出入，而分两更轻，所以备通行向导之使也。此则君臣佐使之义也。”随着时代的发展，今人对君臣佐使的认识日趋完善，并视之为方剂学基本理论的重要组成部分——组方原则，既指导分析研究古今有效成方，又是临床创制新方的依据。

君药，是针对主病或主证起主要治疗作用的药物。这里实际包括两层意义：所谓针对主病或主证，是指治疗对象而言。即组方时首先要明确患者疾病的病因、病机，若同时患有几种疾患，则宜选择针对其中最主要病证的药物为君，以解决主要矛盾。而起主要治疗作用，是指君药与方中其他药物之间的关系而言。即在组成方剂的几味药物中，君药应是各药综合作用的中心，起最主要的治疗作用。例如一病人就诊时，见有恶寒发热，头痛身痛，汗出而喘，苔薄白，脉浮紧等风寒表实证，为风寒束表，卫阳被郁，腠理闭塞，肺气失宣所致。以往还有冠心病、风湿性关节炎病史。针对主要病证，选用麻黄汤治之。方中麻黄辛温而峻，能开腠理，透毛窍，有较强的发汗解表、祛风散寒作用，以驱逐表邪，同时又宣肺平喘，以缓解咳喘，针对病因、病机，这是作为君药的条件之一；再者，与臣、佐、使药的桂枝、杏仁、甘草相比，作用最强，照顾亦较全面。故麻黄为本方君药颇为适宜。可见君药在方中起决定性作用，占主导地位，是必不可少的。

君药的重要性还在于，其性能规定和影响着整个方剂的性能，当它本身及其配伍、用量甚至煎服法发生变化时，全方的性能往往随之而变。以桂枝汤、小建中汤为例，两方组成皆有桂枝、芍药、生姜、大枣、甘草五味。前者以解肌发表，温经散寒的桂枝为君，臣以敛阴和营的芍药，以共同调和营卫。主治发热头痛，汗出恶风等风寒表虚证；而后方则增甘温益气、缓急止痛的饴糖，并以之为君，配伍芍药（用量较桂枝汤加倍）养阴缓急，桂枝温阳散寒，共为臣药，则用于腹中时痛之中焦虚寒证。两方一偏于治表，一重在治里，关键在于君药不同，而且配伍也不一样。至于君药用量的增减，亦可直接影响方剂的疗效。例如，专治痰热哮喘的定喘汤，其平喘作用就取决于君药之一白果用量的多寡。药理研究表明，若重用白果，本方的平喘效果最好，仅次于氨茶碱，且很安全；不用白果效果最差；而轻用之则介于两者之间[1]。又现已证实，用于蛔厥（胆道蛔虫等）的乌梅丸有收缩胆囊作用，且此作用随君药乌梅剂量的加大而增强[2]。足见君药的用量在方中举足轻重。某些方剂君药的煎法恰当与否，与该方有效成分的溶解度，乃至整个方剂的功效密切相关。如大承气汤中的君药大黄，为泻下通便首选之品，煎煮时要求该药生用后入，以确保本方的峻下热结之功。对大黄单味药的研究表明，其泻下作用虽很明显，不过随加热时间的延长而减弱[3]。有人从复方角度研究，实验采用薄层扫描法将大承气汤三种煎法的大黄酸和蒽醌类溶出量作对照测定。进而证实经典煎剂（先煎枳、朴，后入大黄，再溶芒硝）上述成分含量最高，多达 11%～14%；药理实验还表明，经典法煎剂，对小鼠的致泻作用，肠道推进作用，对大鼠离体大肠蠕动的促进作用，均为最强[4]。

正因为如此，所以每首方剂君药的选定就至关重要。一般认为需选择针对性比较强，作用较为全面，药力较大的药物作为方中君药，以突出重点。前贤常用作君药的大黄、附子、人参、黄芪、柴胡、桂枝、麻黄等多具备以上条件。为了避免药力分散，以便更集中发挥君药的主导作用，选择药味不宜太多，而且其相应用量宜大。沈括曾谓："用药有一君、二臣、三佐、五使之说，其意以谓药虽众，主病者在一物，其他则节节相为用，大略相统制，如此为宜"（《梦溪笔谈》卷 26）。例如麻黄汤、桂枝汤、小柴胡汤、生化汤、补阳还五汤、九味羌活汤等众多方剂皆是一味君药，其用量也比较突出。不过根据病情需要有时君药可选 2～3 味。以主治肺热咳喘的麻杏石甘汤为例，方中石膏辛甘大寒，清透肺热之功甚佳，以祛除病因，但因其并无平喘作用，故须配伍宣肺平喘的麻黄，以缓解咳喘这一主症，石膏量大则制约其温燥之性。由此可见，在某些情况下，唯有两味同为君药，相互取长补短，方能适合病因、主证。

臣药，在方中的地位仅次于君药，除了少数单方外，绝大多数方剂皆配伍之。其意义有二：一是加强君药治疗主病或主证，即辅助君药以解决主要矛盾的药物；二是指治疗兼病或兼证的药物，以解决次要矛盾。前述麻黄汤中的臣药桂枝既能解肌发汗，增强君药麻黄的发表散寒之功；又可温经通阳，以兼顾患者的其他证候，一举两得。

臣药对君药的辅助，多以同类药物的相须配伍为主要形式，诸如麻黄汤中的桂枝，大承气汤中的芒硝，白虎汤中的知母均是。其中主治气分热盛证的白虎汤，有明显的退热效果，有人在以副伤寒、伤寒混合疫苗，啤酒酵母菌为致热原的动物实验中发现，君药石膏退热虽快，但较弱而短暂，臣药知母退热虽缓，但较强而持久，两药配伍作用既快又强且持久，相辅相成，退热之功显著[5]。这与传统理论相符。当然亦可根据病情需要，选择与君药作用不尽相同的药物为臣，如小柴胡汤，为治少阳病之代表方。方中君药柴胡疏邪透表，配伍黄芩内清胆热为臣，两药合用一散一清，共奏和解少阳之功。其他，尚有桂枝汤中的芍药，理中丸中的人参等。

佐药，其意义有三：一是佐助药，即加强君、臣药的治疗作用，或直接治疗次要症状，解决次要矛盾。麻黄汤中的佐药杏仁，功能宣降肺气，止咳平喘，既加强麻黄止咳平喘之力，又利于散表邪以助麻、桂解表之功。另外，五苓散对于水湿内停，气化不利，兼有表证未解的小便不利或水肿或吐泻均有良效。该方在四苓基础上佐一味桂枝以温阳化气，恢复机体气化功能，增强四苓利水渗湿作用，同时尚可解表散寒。若患者无表证，则取其前一作用。因此，临床上即使无表证的上述病证也多选用或配用五苓散以健脾渗湿，化气利水。药理实验证明，四苓虽有利尿作用，但不够强，加入一味温阳化气的桂枝后，利尿作用大为加强，而单味桂枝本身利尿作用却很微弱，桂枝在此助气化，使渗湿利尿作用更好地得以发挥[6]。一般适应证较为复杂的方剂，多配伍佐助药。

二是佐制药，即减轻或消除君、臣药的毒烈之性。例如，四逆汤为急救阳衰阴盛危重证的名方。方中君臣药附子、干姜合用，虽然回阳救逆之功显著，能救人于俄顷。但两药均大辛大热，颇为燥烈，附子尚有毒性，若单独运用，有使正气暴散之虞。佐以甘草后，既解附子之毒，又缓两药之烈，另有补气作用，以加强回阳之效。因此四逆汤的毒烈之性得以降低。动物实验证实：附子与干姜、甘草配伍同煮，强心作用显著增强，且毒性大为降低，单味附子与复方二者口服的半数致死量相差 4.1 倍[7]。

三是反佐药，即根据病情需要，于方中配伍少量与君药性味或作用相反而又能在治疗中起相成作用的药物。如于温热剂中加入少量寒凉药，或于寒凉剂中加入少量温热药。此种配伍多见于两种情况，一是当病重邪甚，服药格拒须加以从治者，例如急救阴盛阳脱证的白通加猪胆汁汤，就是于大剂辛热回阳救逆药中，加入苦寒的猪胆汁、咸寒的人尿，以“引姜、附之温入格拒之寒而调其逆”。同样道理，主治热结里实、气阴两伤之阳明温病证的新加黄龙汤，以性寒的硝、黄泻热通便为主，配伍益气养阴之品，妙在加入温热的姜汁以温胃止呕，防止病势拒药，克服药不能进的现象。其次是制约某些方中过寒或过热之品。以芍药汤为例，该方主治湿热痢疾，方中辛热的肉桂与苦寒药（芩、连、大黄）相配，是为反佐，目的在于止腹痛与防止苦寒伤中。再者，用于虚寒性出血证的黄土汤，方中应用苦寒之黄芩，不仅止血，而且又能制约附、术的温燥，免其有动血之弊，亦含有反佐之意。不过，反佐药在运用时须注意两点：一是常用一味，二是用量宜小，以不影响整个方剂的性质。这与某些治疗寒热错杂证的方剂，选药温清并用者不同，如半夏泻心汤的芩、连与姜、夏相配，两者不可混淆。

另外，通常所说的反佐，多是指药物的配伍反佐而言。除此，还有服法反佐和炮制反佐，前者是指热药冷服，或寒药热服，即《素问·五常政大论》所说：“治热以寒，温而行之；治寒以热，凉而行之”之义；后者指用性味或作用相反的药物与君药一起炮制，或炮制后仅将君药入药，以更好地发挥药物的性能，从而提高疗效。如香连丸中辛热的吴茱萸和苦寒的黄连同炒后，弃吴茱萸，只将黄连入药，即属其例。配伍反佐是言其常，服法反佐、炮制反佐是言其变[8]。

总之，佐药在方中占据的地位次于臣药，虽然如此，但涵义较广，作用涉及多个方面是其特点，在方剂的配伍上具有重要意义。

使药，包括引经药和调和药两种意义。其中引经药是引导他药直达病所的药物。由于有些药物对某脏、某经有较强的治疗作用，即现今所说的对某组织器官有亲和力。因此，医者组方时宜根据疾病的部位选择恰当的药物，有助于提高疗效。若方中其他药物已具有直接作用于所治脏腑经络的特性，一般不必再用。传统认为柴胡入肝经，有疏肝解郁之功，所以在治疗肝胆病的方剂中或以柴胡为君药，或用柴胡为引经药。据报道，柴胡的有效成分柴胡皂苷能增加肝内蛋白质的合成，提高肝糖量，并能增加经由葡萄糖-C_4 的肝脂肪和胆固醇的形成，能降低大鼠由于喂饲胆固醇而升高了的血浆胆固醇、甘油三酯和磷脂水平以及加速腹腔注射的胆固醇从血中清除[9]。因此用柴胡作为治疗肝病的引经药是很有道理的。桔梗的有效成分为桔梗皂苷，小量内服能刺激咽部黏膜及胃黏膜，反射性引起呼吸道黏膜分泌亢进，稀释并排出留于支气管中的痰液，有祛痰镇咳作用[10]。这与中医认为桔梗有宣肺祛痰、入肺经等功能是相吻合的。从而表明将桔梗作为肺部疾患引经药的科学依据。以上研究结果初步揭示了引经药的部分药理学基础。

所谓调和药，是指具有调和诸药作用的药物而言。在绝大多数方剂中，特别是在用大寒大热大辛大苦或药力较猛的药物时，往往配伍一味甘缓之品，以调和之，减轻或消除方中各药配合后产生的不良反应。甘草一药即具有上述条件，故在众多方剂中常以之为使。李杲评价曰："其性能缓急，而又能协和诸药，使之不争。故热药得之缓其热，寒药得之缓其寒，寒热相杂者用之得其平"(录自《本草纲目》卷 12)。此外，甘草尚有解毒作用，于方剂中配伍就更具深意。实验表明，该药的作用机制包括葡萄糖醛酸的解毒功能，甘草次酸的类肾上腺皮质激素作用，甘草甜素的吸附作用等[10]。上海某药厂研究在链霉素的结构上加上甘草的有效成分——甘草酸，从而制成甘草酸链霉素[11]。这种链霉素毒性较低，使原来因链霉素的副作用不能使用的患者 80%可使用此药，进一步证明了甘草的调和解毒作用。

由此观之，君臣佐使的组方原则，一方面强调方剂应以君药为核心，臣、佐、使药为从属；另一方面又说明君药作用有赖于臣、佐、使药的协助、制约，其疗效才能得以增强，毒副作用方能减轻或消除；此外，其他药物又必须在君药的主导下才能更好地发挥其功能；然后通过煎煮、服用和调护等其他方法，最终呈现出全方的功用。君臣佐使的组方原则，究其实质是古代中国文化强调整体高于个体，注重相互协作，提倡和而不同等理念的产物。

综上所述，方剂组成虽分为君、臣、佐、使四个方面，但每味药物并不是孤立的，而是通过合理地排列组合，它们之间有着必然的动态的内在联系，并且是彼此相互影响，相互作用，综合反应的结果。以白虎加人参汤的实验研究为例，对于四氧嘧啶糖尿病小白鼠，该汤剂有降血糖作用，生药中知母、人参单独应用也有降血糖作用，其余三味生药无明显降血糖作用。若将知母、人参按一定比例混合给予动物时，其降血糖作用比同剂量的人参和知母单独给予时要弱，知母和人参 5∶9 时，降血糖作用几乎消失了，如在此 5∶9 的知母、人参混合物中再加入无降糖作用的石膏时，则又恢复了降血糖作用，并在一定范围内降血糖作用随石膏量的增加而增强，如在此三味药中再依次加入甘草、粳米也均有相加作用。说明方中知母、人参间有拮抗作用，通过石膏的协调，甘草、粳米的辅助，共同发挥了降血糖作用，但对正常动物的血糖无影响[12]。当然有的方剂与其煎煮阶段的复合作用有关。白虎汤中石膏，本难溶于水，若单独煎煮，其溶液中的浓度是很小的，但与知母、甘草、粳米等混合同煎，则这些药物所含的糖类、酸性物质等都能增加其溶解度，提高疗效[13]。

需要提出的是，医者组方时，在选好、突出君药的前提下，应特别注意一药多用，或身兼数职，尽量使方中诸药以最经济最有效的方式发挥作用。如主治肝胆实火或肝胆湿热证的龙胆泻肝汤，其中养血益阴之生地、当归的配伍意义就是多方面的：一则肝为藏血之脏，肝热易伤肝阴，两药在此可防热邪伤阴；二则方中主要组成部分(龙胆、黄芩、栀子)皆苦燥渗利之品，在泻肝火、清湿热的同时亦有伤阴之弊，配合归、地则无此虑；三则两药又可补肝体以助肝用，以顺乎肝的生理需要，从而有利于肝火(湿热)的清泻。其他如麻黄汤、桂枝汤等方，其组成中每味药物的功能也不是单一的。足见，全面充分地发挥方中各药的作用，力求药简效宏，应是组方追求的目标之一。此外，关于组方原则"君臣佐使"四个方面并不是绝对的，而是根据病情需要灵活掌握。例如，用于病情较浅较单纯，或暂时缓解症状的简单小方，其君臣佐使不必俱备。如专治肝郁化火所致诸痛的金铃子散，其中金铃子疏肝气、泄肝火为君，延胡索行气活血为臣，两药皆有较好的止痛作用，相互配伍，共收气行、血畅、火泄、痛止之效。又如失笑散、六一散、左金丸、丹参饮、生脉散、茵陈蒿汤等组成只 2～3 味药的道理也在于此。再者，某些方中药物"君臣佐使"主次地位可随病情需要作出相应的变更。以越鞠丸为例，方中香附、川芎、苍术、神曲、栀子分别针对气、血、湿、食、火、(痰)六郁而设，方虽以行气解郁的香附为君，但原书规定各药等量的目的在于，临证时医者可随各郁的轻重不同，而变换其主要药物。《医宗金鉴・删补名医方论》卷 5 曾谓："用香附以开气郁，苍术以除湿郁，抚芎以行血郁，山栀以清火郁，神曲消食郁……五药相须，共收五郁之效。然当问何郁病甚，便当以何药为主”，其用量也应有所侧重。

【方论选录】

1. 王冰：“上药为君，中药为臣，下药为佐使，所以异善恶之名位，服饵之道，当从此为法。治病之道，不必皆然。以主病者为君，佐君者为臣，应臣之用者为使，皆所以赞成方用也。”（《黄帝内经素问·至真要大论》注）

2. 沈括：“旧说用药有一君、二臣、三佐、五使之说，其意以谓药虽众，主病者在一物，其他则节级相为用，大略相统制，如此为宜，不必尽然也。所谓君者，主此一方者，固无定物也。《药性论》乃以众药之和厚者定以为君，其次为臣，为佐，有毒者为使，此谬说也。设若欲攻坚积，如巴豆辈，岂得不为君哉？”（《梦溪笔谈·药议》卷26）

3. 李杲：“凡药之所用者，皆以气味为主，补泻在味，随时换气。主病者为君，假令治风者，防风为君；治上焦热，黄芩为君；治中焦热，黄连为君；治湿，防己为君；治寒，附子之类为君。兼见何证，以佐使之药分治之。此制方之要也。”（《汤液本草·东垣先生用药心法》卷上）

4. 何瑭：“大抵药之治病，各有所主。主治者，君也；辅治者，臣也；与君相反而相助者，佐也；引经及引治病之药至于病所者，使也。如治寒病用热药，则热药君也；凡温热之药皆辅君者也，臣也；然或热药之过甚而有害也，须少用寒凉药以监制，使热不至为害，此则所谓佐也；至于五脏六腑，及病之所在，各须有引导之药，使药与病相遇，此则所谓使也。余病准此。”（《医学管见》）

5. 李时珍：“药有七情：独行者，单方不用辅也；相须者，同类不可离也，如人参、甘草、黄柏、知母之类；相使者，我之佐使也；相恶者，夺我之能也；相畏者，受彼之制也；相反者，两不相合也；相杀者，制彼之毒也。古方多有用相恶相反者，盖相须相使同用者，帝道也；相畏相杀同用者，王道也；相恶相反同用者，霸道也。有经有权，在用者识悟尔。”（《本草纲目》卷1）

6. 吴禔：“……古方谓之单行，独用一物专达一病也；相须则相得而良者也；相济则相得而治者也。若此者，古方谓之相次，为君、为臣、为赞、为助，相治之道也。或增者益而与之多，或损者减而与之少。悉随病机变态之宜而已。其间有畏恶避忌宜不可同用，若激发制摄，有时而取用者，岂可执一以废百哉！得圆机之士，始可与语此。”（《圣济经·卷十》注）

第二节　组成变化

方剂的组成，既要遵循一定的原则，也要根据病情的需要，在选取药物，择用炮制方法，酌定剂量，确定剂型、用法等方面，必须结合参考患者体质的强弱，性别的不同，年龄的大小，季节、气候的变化，地土方宜的各异，予以灵活化裁，加减运用。因为上述因素对于疗效的影响，也是密切相关的。所谓有成方，无成病，因此组方选药必须因病、因人、因时、因地制宜。只有将严格的原则性和最大的灵活性在实践中统一起来，使方药与病证丝丝入扣，才能做到“师其法而不泥其方”，达到预期的效果。方剂组成变化的方式，各地教材和参考书所述并不一致。就高等医药院校统编教材《方剂学》而论，1964年的第2版教材[14]分为四种，即药味加减的变化，药物配伍的变化，药量加减的变化，剂型更换的变化；1979年的第4版教材[15]分为三种，即药味增减的变化，药量增减的变化，剂型更换的变化；1985年的第5版教材[16]、1995年的规划教材[17]均同上。1988年的全国中医院校函授教材[18]除上述三种外，增加“数方相合的变化”。由此可见，组成变化的形式约有五种，除药味、药量增减的变化和剂型更换的变化相同外，尚有药物配伍的变化与数方相合的变化。但是，从其变化的实质而言，则上述两种变化的方式，亦是通过药味和药量的增减变化而成[19]。

1. 药物增减的变化　药物增减变化，是指在君药不变的前提下，加减方中其他药物，以适应病情变化的需要。这种变化，有的仅是加药，有的只是减药，而有的则是加减同时进行。药物增减变化一般有两种情况，一是主证不变，随兼夹证的不同而变化其组成。以桂枝汤为例，本方主治外感风寒表虚证，症见发热头痛，汗出恶风，鼻塞干呕，苔薄白，脉浮缓等。若兼见咳喘者，可加厚朴、杏仁（桂枝加厚朴杏子汤）；若因误下伤阳，出现脉促、胸满者，可去芍药（桂枝去芍药汤）；如果患者卫阳亦不足，又见微恶寒一症，则于上方再加附子（桂枝去芍药加附子汤）。此类变化临床常见，又称随证加减。二是通过方剂组成的增减，改变了主要药物的配伍关系，致使其功用与主治不尽相同。例如麻黄汤，适用于恶寒发热，头身疼痛，无汗而喘，苔薄白，脉浮紧等外感风寒表实证，具有发汗解表，宣肺平喘之功。后世去桂枝，保留麻黄、杏仁、甘草三味，名三拗汤，解表之力减弱，功专宣肺散寒，止咳平喘，为治风寒犯肺之鼻塞声重，语音不出，咳嗽胸闷的基础方。又麻黄加术汤，即麻黄汤原方加苍术，且苍术的用量大，则成发汗解表，散寒祛湿之剂，适用于风寒湿痹，身体烦疼，无汗等。

上述通过桂枝汤、麻黄汤中某些药物的增加或减少而衍化成的桂枝加厚朴杏子汤、桂枝去芍药加附子汤以及三拗汤、麻黄加术汤等，其性质与桂枝汤、麻黄汤相同，均属辛温解表剂的范围。因此，这种加减，属于量的变化。如果再将麻黄汤与麻黄杏仁甘草石膏汤联系分析，二方均用麻黄、杏仁、甘草三味，但前者麻黄与辛温的桂枝相配，是以发汗解表为主，后者麻黄与辛甘大寒的石膏相伍，并且石膏之量倍于麻黄，以清肺平喘为主，故一属辛温解表剂，一属辛凉解表剂，二者的性质有寒（凉）、温之别，这种加减就属于质的变化。

此外，方剂药味增减的变化，并非医者不假思索地随心所欲，而是在透彻理解原方主旨，熟谙常用药性的基础上，再结合临床实践，方能知常达变。清·魏桂岩在治疗小儿痘疮阳虚顶陷，血虚浆清，皮薄发痒，难灌难收时发现，用四君子汤加黄芪、紫草能使痘疮发足而解，但出盛不能成浆，以致干竭枯萎而死者亦有之。深究其因，乃知白术燥湿、茯苓渗湿，不利于气血不足之体，减去二味则立效，又虑其药性太缓，发之不速，乃加肉桂以助之，于是疗效益显，遂衍化为保元汤。随着时代的发展，现今参照辨病进行增减者亦不乏其例。如主治阳明腑实证的代表方大承气汤，若用于急性肠梗阻腹胀较重者，加莱菔子以加强枳实、厚朴消除胀满之力，增桃仁、赤芍活血祛瘀，兼能润肠，以防局部瘀血引起组织坏死（复方大承气汤）。针对某些危疴痼疾或病情复杂者，随证合方是药味增减的又一形式。例如治疗热毒充斥，气血两燔证的清瘟败毒饮就是由白虎汤、黄连解毒汤、犀角地黄汤化裁而成。今人焦树德常用三合汤（良附丸、百合汤、丹参饮）、四合汤（三合汤再加失笑散）治疗难愈的胃脘痛，其40余年的临床实践证明，此方确有良效[20]。新加坡学者提出的“包围式处方”，即将几个固定方剂（大多为提炼的中成药合剂）加起来让患者服用。对于伤风感冒多日，症见头痛发热，欲呕口渴，尿黄便秘，燥咳不爽，咽痛，舌苔干燥，脉浮大而数者，以银翘散、藿香正气散、调胃承气汤合方[21]，效果颇佳。

另外，方剂组成药物的增减亦体现了因时制宜的原则。李杲曾提出：春天患病可于方中加清凉药，夏天加大寒药，秋天加温气药，冬天加大热药。《素问病机气宜保命集》卷中愈风汤即是如此：望春大寒后服用，宜加半夏、柴胡、人参；初夏之月服用，宜加石膏、黄芩、知母；季夏之月服用，可加防己、白术、茯苓；初秋大暑后服之，则加厚朴、藿香、桂枝；霜降之后望冬用之，宜加附子、肉桂、当归。

2. 药量增减的变化　药量增减变化，是指方剂中组成药物不变，仅增减其药物用量。由于每味药物剂量的轻重与其药力大小、作用强弱密切相关。因此，增减药量，往往能改变方中各药的主次地位、配伍关系乃至功用与主治。钱乙创制的六味地黄丸，原为治疗"肾怯失音，囟开不合，神不足，目中白睛多，面色㿠白"等小儿先天不足证，后世医家将其扩大用于临床各科之肾阴虚证。方中熟地用量独重，以体现该方滋补肾阴的立意。医者具体运用时，宜根据患者临床表现的侧重不同，以调整方中药物的用量。汪昂曾指出："血虚阴衰，熟地为君；精滑头昏，山茱为君；小便或多或少，或赤或白，茯苓为君；小便淋漓，泽泻为君；心虚火盛及有瘀血，丹皮为君；脾胃虚弱，皮肤干涩，山药为君。言为君者，其分用八两，地黄只用臣分量"（《医方集解·补养之剂》）。四物汤之所以为"血家百病之通剂"，即血虚能补，血瘀能行，关键在于方中药物用量的分配，前者重用补血滋阴的熟地黄，后者重用行气活血的川芎，若是血虚兼血瘀者，则宜重用补血活血的当归，该方的君药亦发生相应的变化。有的方剂在药量增减的同时其方名也不一样，例如四逆汤与通脉四逆汤，两方均由附子、干姜、炙甘草三味药组成，但后方姜、附剂量大于前方，所以其药力亦相应地增强。其中四逆汤功能回阳救逆，用于阳衰阴盛之四肢厥逆，恶寒蜷卧，腹痛下利，脉微细等；而通脉四逆汤则对于阴盛格阳于外之四肢厥逆，身反不恶寒，下利清谷等证更重者，具有回阳通脉作用（表上 4-1）。又如，由大黄、枳实、厚朴组成的小承气汤与厚朴三物汤，前者以大黄四两为君，枳实三枚、厚朴二两为臣、佐，重在泻热通便，善治大便秘结，潮热谵语，脘腹痞满，苔黄，脉数等以热结阳明腑实为主者；后者厚朴用量增至八两，为小承气汤的四倍，故以之为君，臣以枳实五枚，较上方加二枚，大黄量不变为佐、使，功能行气通便，用于脘腹满痛不减，大便秘结等气滞便秘证（表上 4-2）。

表上 4-1　四逆汤与通脉四逆汤鉴别表

方名	组成药物			功用	病机	主治证候
	君 生附子	臣 干姜	佐使 炙甘草			
四逆汤	一枚	一两 五钱	二两	回阳救逆	阳衰阴盛	四肢厥逆，恶寒蜷卧，腹痛下利清谷，脉微沉细
通脉四逆汤	一枚 （大者）	三两	二两	回阳通脉	阴盛格阳	四肢厥逆，身反不恶寒，其人面色赤，下利清谷，脉微欲绝

表上 4-2　小承气汤与厚朴三物汤鉴别表

方名	组成药物			功用	病机	主治证候
	君	臣	佐使			
小承气汤	大黄 四两	枳实 三枚	厚朴 二两	泻热通便	阳明腑实	大便秘结，潮热谵语，脘腹痞满
厚朴三物汤	厚朴 八两	枳实 五枚	大黄 四两	行气通便	气滞便秘	脘腹满痛不减，大便秘结

注：上述方剂用量，是汉代原书用量。

以上举例说明，四逆汤和通脉四逆汤的药量虽有轻重之异，功用有大小之分，但君臣佐使的配伍关系未变，主治证虽有区别，但仅是病情的轻重不同，所以，这种变化属于量变范围。而小承气汤和厚朴三物汤，由于药量的变化，导致配伍关系起了变化，两方的功用和病机、主治也有很大的区别，因此，属于质的变化。

临床实践证明，运用某方治病时，药量增减得当与否，常是收效的关键。刘渡舟带实习时，有一位学生给患者开了张“旋覆代赭汤”，可是服后并不见效，仍心下痞闷，呃逆不止。复诊时将前方的生姜3g改为15g，代赭石30g减至6g，余无加减。增生姜剂量是欲散水气之痞，减赭石剂量是令其镇逆于中焦，而不至于偏走下焦，所以服后顿效[22]，亦符合仲景制方精神。又有报道，用重剂小青龙汤，蜜炙麻黄15g，桂枝9g，五味子9g，干姜9～15g，制半夏30g，白芍30g，细辛6～9g，甘草9～15g，治疗顽固性哮喘24例，这些患者曾用氨茶碱、肾上腺皮质激素无效，服本方后，其中20例1剂喘平，余4例6～10剂亦见效[23]。可见方剂药量增减的变化，对其功用和主治的影响是显而易见的。

3. 剂型更换的变化　同一首方剂，组成药物与用量相同，由于配制的剂型不同，其功用和主治也就有所区别。例如，治疗脾胃虚寒证的理中丸，药用干姜、人参、白术、炙甘草各等份，炼蜜为丸，如改为汤剂内服，则作用快而力峻。反之，如病情较轻或缓者，不能急于求效，则多易汤为丸，取丸剂的作用慢而力缓，且便于贮藏和携带。例如抵当汤与抵当丸，两方功用基本相同，均能活血祛瘀治下焦蓄血证。其中汤剂主治身热，发狂或如狂，少腹硬满，小便自利之证重者；而丸剂则用于身热，少腹满，小便自利之轻证（表上4-3）。临床上经常将汤剂改为丸、散、膏剂或将丸、散剂方药改为汤剂，也是取意缓急不同，结合服用方便，病情需要等加以考虑。

表上4-3　抵当汤与抵当丸鉴别表

方名	组成药物				功用	病机	主治证候
	水蛭	虻虫	大黄	桃仁			
抵当汤	三十条	三十条	三两	二十个	破血祛瘀	下焦蓄血	身热，少腹硬满，小便自利，发狂或如狂
抵当丸	二十条	二十条	三两	二十五个			身热，少腹满，小便自利

近年来，随着方剂剂型的发展和改革，除了传统的丸、散、膏、丹、汤剂外，增加了注射剂、气雾剂、片剂等许多新的制剂，由于这些剂型的制备工艺和使用的途径不同，因而同一方剂因剂型更换变化所引起的差异性就很大。实验证明，清热解毒中药静脉给药，较肌肉给药增强8倍，较口服作用增强20倍以上[24]。再如由黄连解毒汤和茵陈蒿汤合用而制成的茵栀黄注射液，由于原方中黄连与黄柏的有效成分主要是盐酸小檗碱；黄芩的主要成分是黄芩苷，因盐酸小檗碱与黄芩苷产生沉淀反应，大黄中的鞣质也能与盐酸小檗碱发生沉淀，影响药效，以后方中除去黄连、黄柏，黄芩改为提取物黄芩苷，组成药物为茵陈、栀子、大黄、黄芩苷，使疗效有所提高[25]。但是传统的黄连解毒汤剂，其中黄连、黄柏与黄芩、栀子等共同煎煮后，沉淀混悬物质与药液一起内服，经胃肠道吸收还原后发挥作用，因此，药效未受影响。

以上三种变化方式，可以分别应用，亦可以结合运用，尤其是前两种变化方式经常合并使用，临床常在药味增减变化的同时，药量也有所改变。例如由麻黄汤改变成麻黄杏仁甘草石膏汤，不仅是组成药物桂枝与石膏的药味变化，而且药量亦有所变动（表上4-4）。或者伴随剂型的更换，用量也进行调整。例如张元素将《金匮要略》的枳术汤，改制成枳术丸，同时亦置换了方中两药的用量比例（表上4-5）。

表上 4-4　麻黄汤与麻杏石甘汤鉴别表

方名	组成药物				功用	病机	主治证候
	君	臣	佐	使			
麻黄汤	麻黄三两	桂枝二两	杏仁七十个	炙甘草一两	发散风寒 宣肺平喘	外感风寒 表实证	恶寒发热，头痛身疼，无汗而喘，脉浮紧
麻杏石甘汤	麻黄四两 石膏半斤	杏仁五十个	炙甘草二两		辛凉解表 清肺平喘	外感风邪，肺热壅闭证	身热不解，汗出而喘，脉浮滑而数

表上 4-5　枳术汤与枳术丸鉴别表

方名	组成药物		功用	病机	主治证候
	君	佐			
枳术汤	枳实七枚	白术二两	行气消痞	气滞水停	心下坚，大如盘，边如旋盘
枳术丸	白术二两	枳实一两	健脾消痞	脾虚气滞食积	胸脘痞满，不思饮食

综上所述可以看出，方剂的组成，既应有严格的原则性，又要有极大的灵活性，只有掌握了方剂的配伍理论和配伍方法，才能在临床实践中遣药组方，运用自如。

【方论选录】

1. 徐大椿："古人制方之义，微妙精详，不可思议。盖其审察病情，辨别经络，参考药性，斟酌轻重，其于所治之病，不爽毫发，故不必有奇品异术，而沉痼艰险之疾，投之辄有神效。此汉以前之方也。但生民之疾病不可胜穷，若必每病制一方，是曷有尽期乎？故古人即有加减之法，其病大端相同，而所现之证或不同，则不必更立一方，即于是方之内，因其现证之异而为之加减。如《伤寒论》中治太阳病用桂枝汤，若见项背强者，则用桂枝加葛根汤；喘者，则用桂枝加厚朴杏子汤；下后脉促胸满者，桂枝去白芍汤；更恶寒者，去白芍加附子汤。此犹以药为加减者也。若桂枝麻黄各半汤，则以两方为加减矣。若发奔豚者，用桂枝加桂汤，则又以药之轻重为加减矣。然一二味加减，虽不易本方之名，而必明著其加减之药。若桂枝汤倍用芍药而加饴糖，则又不名桂枝加饴糖汤，而为小建中汤，其药虽同，而义已别，则立名亦异。古法之严如此，……然则当如何？曰：能识病情与古方合者，则全用之；有别证，则据古法减之；如不尽合，则依古方之法，将古方所用之药而去取损益之。必使无一药之不对证，自然不倍于古人之法，而所投必有神效矣。

古人用药立方，先陈列病症，然后云某方主之，若其症少有出入，则有加减之法，附于方后，可知方中之药，必与所现之症纤悉皆合，无一味虚设，乃用此方，毫无通融也。又有一病而云某方亦主之者，某方或稍有异同，或竟不同，可知一病并不止一方所能治。今乃病名稍似，而其中之现症全然不同，乃亦以此方施治，则其药皆不对症矣。并有病名虽一，病形相反，亦用此方，则其中尽属相反之药矣。总之，欲用古方，必先审病者所患之症，悉与古方前所陈列之症皆合，更检方中所用之药，无一不与所现之症相合，然后施用；否则必须加减，无可加减，则另择一方。断不可道听途说，闻某方可以治某病，不论其因之异同，症之出入，而冒昧施治，虽所用悉本于古方，而害益大矣。"（《医学源流论》卷上）

2. 罗浩："古圣治病，多用针灸，至伊尹而后，汤液之法盛行。南阳集大成之用，著《伤寒》、《金匮》，所用之方，皆宗古而非自创也。方中稍为变易，即别具妙机；分量之多寡，煎法之参差，不容假借。若真武汤温中之用，而佐以茯苓、白芍、生姜，其义则一变矣。大柴胡为逐邪之品，而去渣复煎，其法别有在矣。或以大柴胡无大黄，此乃臆说，殆未考宋以前诸书证之耳！至于历代之方，必求其始立此方为治何病？后人借用以治何病？源源本本，而后识其精诣。如生脉散，治伤暑脉绝短气，今人于虚症之末皆用之，是虚症将危，皆暑伤气也。六味地黄丸，钱仲阳以之培养幼人，今不论老幼，阴虚者皆服之，是阴虚者，皆为幼人也。资生丸，缪仲淳为孕妇调脾胃而设，今理脾胃必用之，是脾虚者，皆孕妇也。有是理乎？大抵后人用前人之方，罗太无云：'譬之拆旧材起新屋，不经匠氏之手，终不成功。'是知用古方在人之变化耳！予尝谓用古方者，或此方不治此病，加减用之而当；或此方不应加此味，加之治此病而当，或此味不治此病，加于此方治之而当。其妙不可言传者。夫岂拘泥于药品，执滞于病症者，所可同日语耶！"(《医经余论》)

3. 雷丰："自南阳制方而始，厥后唐、宋、元、明，及国朝以来，成方不可胜纪，焉能熟悉于胸？尝见有读《千金方》者，有读《医方考》者，有读景岳《新方》者，有读讱庵《集解》者，往往宗此而不知彼，宗彼而不知此者，不待言矣。窃谓古人成方，犹刻文也；临证犹临场也，即有如题之刻文，慎无直抄，必须师其大意，移步换形，庶几中式。而临证即有对病之成方，亦当谅体之虚实，病之新久，而损益之。思成方不在多而在损益，譬如二陈汤，即夏、苓、陈、草也，治一切痰饮之病，除去陈皮，乃海藏之消暑丸，伏暑烦渴用也，此一减而主治之法相径庭矣。平胃散，即陈、苍、朴、草也，治一切湿气之病，加入芒硝，乃女科之下胎方，死胎不下用之，此一加而主治之法相悬霄壤矣。此损益之法也，医者知是理乎？又如气虚用四君，血虚用四物，倘气血两虚之候者，二方合用名八珍汤，此深一层之病，而加深一层之方也。利湿用五苓，清热用三石，倘湿热并盛之候者，二方合用名甘露饮，此亦深一层之病，而加深一层之方也。又如固本丸，治虚劳损证，减去麦冬、生地，名曰三才，以治三焦亏证，此轻一等之病，而减为佐之药也。香苏饮，治四时感冒，减去香附、紫苏，名曰二贤，以治膈中痰饮，此亦轻一等之病，而减为君之药也。诸如此类，不可枚举。在医者必须临证权衡，当损则损，当益则益，不可拘于某病用某方，某方治某病，得能随机应变，则沉疴未有不起也。"(《时病论·附论》)

参考文献

[1] 徐长化，俞良栋，李波．定喘汤中白果用量实验研究[J]. 浙江中医杂志，1989，24(3)：123-125.

[2] 李世忠，张广生，刘秀琳，等．乌梅丸对人体胆囊的作用[J]. 中成药研究，1983，(9)：19-20.

[3] 国家中医药管理局中华本草编委会．中华本草(精装本)[M]. 上海：上海科学技术出版社，1988：361.

[4] 顾维彰，白音夫，李增烯，等．不同煎法对大承气汤中大黄蒽醌类溶出量及药理作用的影响[J]. 中草药，1985，16(1)：8-11.

[5] 王爱芳，华卫国，徐永康，等．对白虎汤清热原理及知母退热成分初步研究[J]. 上海中医药杂志，1981，(6)：45-47.

[6] 吴焕．略谈中草药的疗效问题[J]. 中草药通讯，1978，(1)：2-9.

[7] 张银娣．附子毒性的研究[J]. 药学学报，1966，13(5)：350-352.

[8] 李德洽．反佐反治不能等同[J]. 中医杂志，1986，27(2)：66-67.

[9] 张小明摘译．柴胡皂甙的抗炎作用和代谢作用[J]. 中草药通讯，1976，(8)：47-49.

[10] 江苏新医学院．中药大辞典[M]. 上海：上海人民出版社，1977：1776.

[11] 上海中医学院耳聋研究组．甘草酸链霉素对前庭功能的影响及其它药理作用[J]. 中华医学杂志，1974，(9)：216-218.

[12] 木村正康．第1回和汉药讨论会记录．1967:7-9.
[13] 姜静娴．从现代药理研究看方剂组成的科学性[J]. 山东中医学院学报，1980，(1):17-19.
[14] 南京中医学院．中医方剂学讲义[M]. 上海:上海科学技术出版社，1964:6.
[15] 广东中医学院．方剂学[M]. 上海:上海科学技术出版社，1979:6.
[16] 许济群．方剂学[M]. 上海:上海科学技术出版社，1985:7.
[17] 段富津．方剂学[M]. 上海:上海科学技术出版社，1995:9.
[18] 傅瑞卿．中医方剂学[M]. 长沙:湖南科学技术出版社，1986:12.
[19] 李飞．方剂学[M]. 上海:上海科学技术出版社，1989:10.
[20] 焦树德．"三合汤"治疗胃脘痛[J]. 中医杂志，1989，30(5):16-17.
[21] 高贤钧．包围式处方[J]. 中医药信息报，1989，8月12日3版．
[22] 王琦．经方应用[M]. 银川:宁夏人民出版社，1981:200.
[23] 王华明．重剂小青龙汤治疗支气管哮喘24例[J]. 中成药研究，1983，(12):21-22.
[24] 王华明．中成药剂型改进对中医急重症研究的重要意义[J]. 中成药研究，1983，(3):46-48.
[25] 湖南医学院第二附属医院药剂科．对茵栀黄注射剂处方分析及改进[J]. 中草药通讯，1977，8(4):24-26.

(李 飞 华浩明 姜静娴)

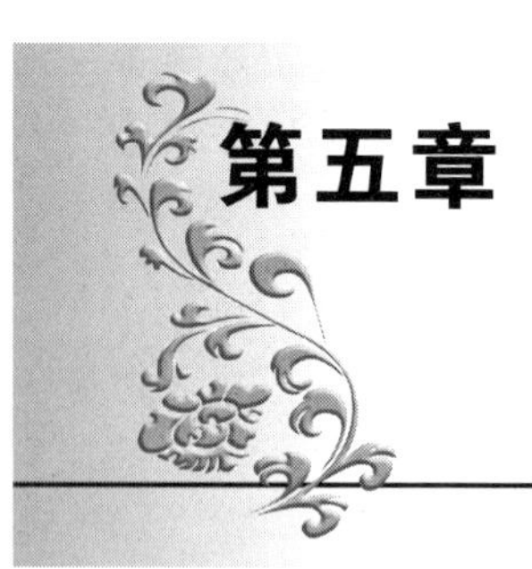

第五章

剂　　型

剂型，是根据病情的需要和药物的性质与给药的途径，将原料药加工制成适宜的形式，以使方剂发挥最佳疗效，减少峻烈之性和毒性，便于临床应用以及贮藏、运输等。“剂型”和“组方”是方剂的两个重要方面，共同决定着方剂的有效性、安全性和稳定性。由此可见，剂型对疗效的影响是不能忽视的，有时甚至对药效的发挥起着主导的作用。所以，如何保持和发扬方剂剂型的中医药特色，如何把剂型改革和提高方剂疗效有机地结合起来，是方剂研究工作中应重视的课题。

一、方剂剂型源远流长

方剂是由中药组成的，而剂型是药物应用的最终形式。方剂剂型历史悠久，源远流长。应该说，从药物出现的同时，剂型也就同时存在并发展了。我们的祖先在与疾病的斗争中偶然发现食用某一种食物可以治疗某种疾病，从而产生了药物。以后通过简单的加工方法，如捣汁或捣碎服用，可以达到或加强治疗作用，并且相互传习、推广应用，达到简单的治疗。这可看作是方剂应用的最早阶段。

火的应用可以说是改善生活，提高健康水平的一大标志。据《韩非子·五蠹》记载：“上古之世……民食果蓏蛤，腥臊恶臭，而伤寒肠胃，民多疾病。有圣人作钻燧取火，以化腥臊，而民说(悦)之”。随着生产的发展，陶器的烧制，为汤剂的产生提供了条件。人们对少数药物的认识及对熟食益处的理解，而后发展了简单的煎药方法——即汤剂。据《汉书·艺文志·方技略》记载曾有《汤液经法》32卷，此书虽已亡佚，但据传是殷商时的伊尹所作。说明汤剂的起源十分久远。

随着社会的前进，我们的祖先发明了酿酒。公元前22世纪的龙山文化遗址出土了许多樽、小壶等专门用于酿酒和饮酒的陶器就说明了这一点。据考证，我国的酒起源于旧石器时代，在新石器时代有所发展，而广泛应用于奴隶社会时期[1]。酒剂始载于医药书籍，从目前的资料来看，应推1973年在马王堆三号汉墓出土的《五十二病方》。书中关于酒剂内容的记载，提出了酒煮和酒渍两种方法，如“取杞本长尺，大如指，削，舂木皿中，煮以酒”。又如“取茹卢本，□之，以酒渍之，后(等候)日一夜，而以涂之”。可见，酒剂也是起源较早的传统剂型。至于洗剂，在春秋战国时期的《山海经》中已有记载。据郝懿行的《山海经笺疏》记述：“黄雚，浴之已疥。”在《五十二病方》中亦有洗涤、洗浴法的介绍，如“煮桃叶，三沥，以为汤，之温内(到温室内)饮热酒……，即入汤中”。此外，该书收载的剂型尚有饼、曲、油、药浆、丸、灰、膏、丹、灸、熏、胶等。从这些剂型的制作方法来看，操作已大有改进，方法亦较为丰富。如灰剂(类似散剂)的记述“燔狸皮，冶(研)灰，入酒中饮之”。有关药浆的记载“为药浆方，取屈茎干，冶二升，取，署蓏汁二斗以渍之，以为浆，饮之”。制作的丸剂有油脂丸、酒丸、醋丸。如“冶蘼芜本、防风、乌喙、桂皆等渍以醇酒而丸之，大如黑叔(菽)而吞之。始食之，不知，益之”。膏剂的制备方法有二，一种以凝固的油脂与药物粉末混合，如“以水银傅，又以金铭冶末皆等，以彘膏膳而傅之”，另一种是将油脂与药物同煎，如“冶黄芩、甘草相半，即以尸彘膏帐(适当)足，以煎之……”这两种方法，直到现在制作软膏剂还在使用。其丹剂的制作更有独到之处，如“以水银二，男子恶四，丹一，并和置突上二三日，成即□□□囊而傅之”。这种丹剂，不需炼丹炉“升华”，而是利用烟囱的微热加工，用“养法”制成。在《周礼・天官》曾载：“疡医疗疡，以五毒攻之。”郑康成注谓：“今医方有五毒之药，作之，合黄渣，置石胆、丹砂、雄黄、矾石、磁石其中，烧之三日三夜，其烟上者，鸡羽扫取用以注疮，恶肉破骨则尽出也。”说明丹药在我国亦有悠久的历史。胶剂在帛书中记载的方剂较多，说明胶剂在当时应用较普遍。如“以水一斗，煮胶一参(1/3 斗)、米一升，熟而啜之”。对灸法记述，一种是经艾裹“枲垢”(粗麻)的灸法；另一种是点燃蒲绳之类，类似近代艾卷灸；还有一种用芥子捣敷头顶部使局部红赤发泡的疗法，即后世所谓“冷灸”或“天灸”法。

《黄帝内经》是我国第一部医学典籍，书中载方仅 13 首，但已有汤、丸、散、膏、酒醴等剂型名称。例如半夏秫米汤、鸡矢醴等。至此已把药物与剂型结合起来，应用于方剂的命名，从而出现了方名和剂型名称，较《五十二病方》中的方剂没有方名和剂型名称前进了一大步，对方剂剂型的发展起到了承前启后的作用。

《神农本草经》是我国第一部本草学专著，它总结了西汉以前治病用药的成果。书中在论述药性与剂型的关系时指出：“药性有宜丸者，宜散者，宜水煎煮，宜酒渍者，宜膏煎者，亦有一物兼宜者，亦有不可入汤酒者，并随药性，不可违越。”阐明了方剂在具体运用时应根据药物的特性正确选择剂型的重要性。

东汉末年，张仲景著《伤寒杂病论》，在剂型方面也有很大成就。书中载有汤、丸、散、软膏、栓剂、糖浆及脏器制剂等十余种，如汤剂(桂枝汤)、散剂(文蛤散)、丸剂(理中丸)、肛门栓剂(蜜煎导方)、灌肠剂(猪胆汁方)、酒剂(红蓝花酒)、饮剂(芦根汁饮)、煎膏剂(大乌头煎)、醋剂(黄芪芍药桂枝苦酒汤)、熏烟剂(雄黄熏法)、滴耳剂(捣薤汁灌耳方)、滴鼻剂(救卒死方)、吹鼻散剂(皂荚吹鼻方)、外用散剂(头风摩散)、舌下散剂(桂屑着舌下方)、软膏剂(小儿疳虫蚀齿方)、阴道栓剂(蛇床子散温阴中坐药方)等。

张仲景对剂型理论亦有论述，如在《金匮玉函经》卷 1 中指出：“若欲治疾，当先以汤洗涤五脏六腑，开通经脉，理导阴阳，破散邪气，润泽枯槁，悦人皮肤，益人气血。水能净万物，故用汤也。若四肢病久，风冷发动，次当用散。散能逐邪风湿痹，表里移走，居处无常处者，散当平之”；“丸能逐沉冷，破积聚，消诸坚癥，进饮食，调荣卫”。可见，张仲景较为系统地总结了汉代以前方剂剂型的成就，对推动方剂剂型的发展作出了重要贡献。

魏伯阳著《周易参同契》，是一部炼丹术专著，被世界公认为炼丹术和化学药发展的前身，是制药化学之祖。对推动中药丹剂的应用和发展起到了较大的作用。

晋代医家葛洪是一位道教炼丹术承前启后的重要人物，著有《抱朴子内篇》，专论丹剂，较集中地讨论炼制金银及丹药。书中记载了不少炼丹炼汞的方法，他晚年隐居广东罗浮山中修炼，对推动化学制药起到了一定的作用。葛洪另著有《肘后备急方》[2]，书中记载的剂型种类颇多，据初步统计，除汤剂外，还有丸、膏、酒、栓、散、洗、搽、含漱、滴耳、眼膏、灌肠、熨、熏、香囊及药枕等 10 多种剂型，约 350 个品种。丸剂是书中记载使用品种最多的剂型，共 103 种，按其赋形剂分为蜜丸、苦酒丸、鸡子白丸、药汁丸、面糊丸等，其中以蜜丸最多，共 64 个。散剂的数量次于丸剂，共 82 种，其中绝大多数是内服散剂，亦有煮散剂型，此外还有少部分外用散剂。葛洪对膏剂的发展起到了积极推动作用，共收载各种膏剂 95 个，是该书收载数量仅次于丸剂的第二大剂型。所使用膏剂的种类也较多，有煎膏剂、硬膏剂、调膏剂等，这些膏剂大部分是今天广泛使用的各种膏剂的原型。葛洪应用膏剂不仅治外科疾病，而且还用其治内科疾病，如《卷四·方第二十六》记载："葫十斤，去皮，桂一尺二寸，灶中黄土，如鸭子一枚，合捣，以苦酒和涂。"值得一提的是，该书最早记载了用舌下含剂五膈丸治疗心脏病。中国现存医籍中最早记载栓剂的是《伤寒论》，载有一个蜜煎导方，"食蜜七合"，煎后"以内谷道中"，相当于现在用于通便的肛门栓，葛洪在《肘后备急方》中进一步开发了尿道栓、阴道栓、耳栓及鼻栓剂等，载有栓剂 12 个，是当时记载栓剂最多的医籍，开辟了给药新途径。

唐代著名医家孙思邈著《备急千金要方》、《千金翼方》，有人[3]探讨了《备急千金要方》一书的剂型概貌，发现除按摩、针灸、祝由等不用药的处方外，共有 4111 方，按其实际剂型分属于汤(饮)、散、丸、膏、糊、汁、酒、煎、熨、坐导、尿、烟熏、浴、乳、沐、煮散、澡豆、泥、粥、枕、蒸、熏及其他等 20 余种，但以汤、散、丸剂为主，分别占总方数的 28.58%、20.55%、10.46%，这比《伤寒论》中汤剂占总数的 88.50%有了明显的下降。说明方剂剂型丰富多彩，灵活多样，以适应医疗需要，对于保证临床疗效具有重要的意义。就酒剂而言[4]，书中所载不同功效的药酒方数量之多，实为历代医家名著之最。如：虎骨酒、黄芪酒、枸杞酒、钟乳酒、石斛酒等。这些药酒方的特点是：配合合理，炮制有法，服用明确，疗效可信。由此可见，在公元 2～6 世纪仅 400 年间，酒剂得到了十分广泛的应用。

然而，在《肘后备急方》及《备急千金要方》、《千金翼方》、《外台秘要》等书中收载的丹剂(指铅、汞制剂)几乎没有，说明当时应用丹剂治病并不普遍。

宋代由于工商业很发达，中药生产的规模日益扩大，盛行官卖制度，以致出现了官办手工药厂。当时京师(开封)设立了太医院"卖药所"(又称熟药所)和"修合药所"，前者出售成药，而后者则依方制药以供出售，后扩充为 7 所。其中 2 所专门制药的"修合药所"，后改称为"和剂局"，5 所专司售药者改名为"惠民局"，不久合并改名为"太平惠民和剂局"。并颁布了我国第一部中成药药典——《太平惠民和剂局方》。书中对药物剂型制备法也有较详细的论述。据章氏[5]统计，书中所载剂型以丸剂(287 首)、散剂(230 首)为主，此外，还有汤剂(128 首)、膏剂(19 首)、丹剂(71 首)、饮剂(22 首)、饼剂(4 首)、煎剂(2 首)、锭剂(2 首)、灸剂(1 首)、香剂(4 首)。该书流传甚广，影响颇大，对提高和推广中成药的制用起到十分重要的作用。

在此值得一提的是丹剂。时至宋代，官方将一些对治病有效的丹药载入方书，于是方书中丹剂的记载就多了起来，据初步统计在《圣济总录》中以"丹"命名的方剂有 85 首，《太平惠民和剂局方》中有 77 首。但若仔细分析这些方剂的组成，真正的丹剂，前者为 48 首，后者为 33 首。除此之外，均非真正的丹剂。将不应称作丹剂的方剂亦命名为丹剂，这可能与宋代官卖制度和法定方书的盛行有关，同时利用了人们对丹药的信仰，将一些普通的方剂也命名为"丹"，以利于销售。于是就逐渐演变成现代丹剂的概念，其实这种丹剂并非是一种独立的剂型，可以是丸剂，亦可以是散剂，剂型形式没有固定。

阎孝忠集儿科名医钱乙之经验编成的《小儿药证直诀》，全书载方 114 首，其剂型特点主要针对小儿服汤困难，在剂型上都采用成药为主，据统计书中成药约占全部方剂的 80%，如七味白术散、六味地黄丸等著名中成药都出自该书。

南北朝时，龚庆宣著《刘涓子鬼遗方》，其中收载了许多外用膏剂，并详细叙述了外用膏剂的制备方法，据统计有 79 首，软膏约占 95%以上。后沈括著《苏沈良方》，对临床选用剂型有一些论述，如"欲速用汤，稍缓用散，甚缓者用丸"。

金、元时期，在剂型理论方面有进一步的发展，如李杲指出："去下部之病，其丸极大而光且圆；治中焦者次之；治上焦者极小。稠面糊取其迟化，直至下焦；或酒或醋，取其收、其散之意也；凡半夏、南星欲去湿者，以生姜汁、稀糊为丸，取其易化也；水浸宿炊饼，又易化；滴水丸，又易化；炼蜜丸，取其迟化，而气循经络也；蜡丸者，取其难化，而旋旋取效也。大抵汤者，荡也，去大病用之；散者，散也，去急病用之；丸者，缓也，不能速去之，其用药之舒缓而治之意也"（录自《汤液本草・东垣先生用药心法》卷1）。这些理论清楚地说明剂型的选择对疗效的发挥具有十分重要的影响，此与现代的研究结果相一致。

明代，李时珍著《本草纲目》，王氏[6]依照经典药剂学剂型的综合分类法对书中收载的剂型进行汇总整理，确认有60余种。它们是汤剂、合剂、浸膏剂、流浸膏剂、煮浆剂、煮散剂、含漱剂、糖浆剂、膏滋剂、茶剂、饮剂、酒剂、洗剂、浴剂、熏洗剂、散剂、大蜜丸、小蜜丸、糊丸、蜡丸、水丸、糖丸、药汁丸、浓缩丸、包衣丸、面囊丸、饼剂、糕剂、煨剂、脯剂、胶剂、曲剂、熏烟剂、吸入烟剂、嗅剂、灸剂、熨剂、灰剂、栓剂、条剂、糊剂、膏药剂、软膏剂、膜剂、搽剂、泥罨剂、油膏剂、油浸剂、丹剂、钉剂、棒剂、锭剂、药捻剂、滴鼻剂、滴耳剂、眼药膏、眼药粉、眼药水、乳剂、醑剂、芳香水剂等。其中，多数剂型现仍在广泛应用，部分剂型已被改进。该书对现代方剂剂型的设计产生了极为深远的影响。

清代，外治专家吴尚先著《理瀹骈文》，总结了清以前外用膏剂的成就，详细论述了外用膏剂的制备方法和治疗机制。其中指出："外治之理，即内治之理；外治之药，亦即内治之药，所异者法耳。医理、药性无二，而法则神奇变幻……"吴氏在此不仅发展了中药药性理论，也为膏药用于内症提供了理论基础。他结合临证诊断及存济堂药局制造的21个常用膏方，将膏药治病原则归纳为：①辨阴阳，以阴阳为纲，同时辨别表里寒热虚实各证。②察四时、五行。③探讨病机。④分析病因。⑤辨别疾病各种形证。据统计[7]书中应用膏药为主治疗内、妇、儿、外、五官各科疾病的膏方约170种，蔚为大观，在发展外治、膏药疗法方面功效卓著。同时吴氏指出，膏药所用药味，必须气味俱厚，才能得力；膏药热性的易效，凉性的较差；热证也可用热性膏药；膏药可以寒热温补并用；膏药贴法，不限于某一穴位等。对外用膏剂的发展起着承前启后的作用。

新中国建立以来，方剂剂型的发展主要体现在以下两个方面。首先，改进传统剂型。方剂剂型是古代医药学家在医疗实践中不断创新、改进的结果，这些传统剂型总体来说是符合科学道理的，但亦存在一些缺点。根据"古为今用"、"推陈出新"的原则，医药学家运用现代科学手段对传统剂型进行了发掘、继承和改进。如汤剂改冲剂（如小柴胡冲剂）、泡腾冲剂（如山楂泡腾冲剂）、袋泡剂（如银翘散袋泡剂）、口服安瓿剂（如十全大补口服液）、注射剂（如生脉注射液）、糖浆剂（如养阴清肺糖浆）；丸剂改浸膏片剂（如银翘解毒片）、酊剂（如藿香正气水）、注射剂（如清开灵注射液）、滴丸剂（如苏冰滴丸）、气雾剂（如宽胸气雾剂）等；传统膏药改成中药橡胶硬膏剂（如麝香追风膏）、涂膜剂（如金黄散涂膜剂）、薄膜剂（如冰硼膜剂）等。上述改进后的新剂型，不仅疗效优于原剂型，而且卫生，便于服用、携带、贮藏、运输。因此，根据临床和研究成果，提供最佳剂型，用于防病治病是有重要意义的，有必要进一步研究、提高，使其更加科学化、合理化。

其次，开发新剂型。随着科技的发展和临床用药要求的不断提高，为了使中药发挥更大效用，又便于运输、贮存和用药方便，开发创制了一些新剂型、新品种，从而丰富了临床用药。片剂如复方丹参片、通塞脉片等，肌肉注射剂如黄芪注射液、银黄注射液等。静脉注射剂如丹参注射液、脉络宁注射液等，油剂注射剂如柴胡注射液等，粉针剂如双黄连粉针剂、注射用天花粉等，大输液如增液针、养阴针，注射用乳剂如鸦胆子油静脉注射液，冲剂如感冒退热冲剂、排石冲剂，胶丸如牡荆油胶丸，滴丸如苏冰滴丸等。微型胶囊剂如牡荆油胶囊片，胶囊剂如川贝胶囊，膜剂如止痛膜剂，口服安瓿剂如生脉口服液、人参蜂王浆口服液，海绵剂如柴革明胶海绵，橡皮膏如伤湿止痛膏，气雾剂如芸香油气雾剂等。其中一些新制剂，可使药物疗效起到定向、定位作用。由于其微粒被机体当作外来异物所吞噬，并作为异物被潴留在肝、脾等网状内皮系统丰富部位，使该处药物浓度增高，以达到剂量小、疗效高，减少毒副作用等效果。

近几年来，中药制剂的生产不同程度地运用了一些新辅料、新技术、新工艺与新设备，如逆流萃取、透析法、超滤技术、喷雾干燥、无菌分装、冷冻干燥、微波灭菌与干燥、微粉化法、固体分散法、薄膜包衣等新工艺，改进和发展了中药的剂型。当前突出的方药新剂型是特指控释剂型，它又可分为速度性控释剂型和方向性控释剂型，即缓释控释制剂和靶向制剂，属于前者的包括缓释胶囊、缓释骨架片、渗透泵片、缓控释微丸、控释散剂、透皮控释剂等；属于后者的包括脂质体、微球制剂、纳米粒制剂、单抗或受体靶向药物等。这些新剂型在国内外都已有生产或试产研究，对提高疗效、降低毒副作用、减少用药剂量和次数都有明显的优点。已成功地用于中药制剂的有微型胶囊（简称微囊）和脂质体等。微囊具有使药物延缓和控制释放的作用，增加药物稳定性，降低毒副作用，减少药物的配伍禁忌，而且可根据临床用药需要制成散剂、片剂与胶囊等剂型。如治疗慢性支气管炎有较好疗效的牡荆油，从入汤药到胶丸以及滴丸，剂型几经改进，克服了气味不适和药物稳定性等问题，现将牡荆油制成微囊后又可减少消化道副反应，延长药物作用时间。又如青蒿素口服剂，为了减少服药次数，延长青蒿素在体内对疟原虫的作用时间，将青蒿素制成速释和缓释两种颗粒，其中缓释部分是与新辅料丙烯酸树脂Ⅱ号作颗粒包衣的。采用类脂小球（脂质体）作为一种药物载体，通过改变类脂小球的体积、表面电荷和组成，可按需要把药物运送到靶区，并可控制其中的药物释放速率的组织内分布，如黄芪多糖脂质体增强免疫效果[8]。此外，为了控制或发挥药效，减少毒副作用，指导临床用药，又开展了中药药代动力学研究，如对大黄类制剂的研究[9]，将大黄胶囊剂、水丸、蜜丸分别口服后，测定其中总蒽醌的尿药排出量，结果峰值以胶囊剂为最高，蜜丸次之，水丸最低，从而为临床用药选用最佳剂型提供了科学依据。

从总体上来讲，目前方剂剂型还处在经验发掘向现代科学技术开发逐步过渡的阶段，在研究方法和生产技术上与先进国家存在一些差距，基础研究工作还较薄弱，仍需各方面的通力合作，才能迎来方剂剂型发展的新时代。随着中药制剂的开发、研究的进展，高效、长效药物的出现，药剂服用量势必越来越小，体液中药物浓度也越来越低，这就要求检测手段，包括分离、纯化、分析等各方面的水平越来越高，因此有必要结合多学科相互渗透的知识，加强中药制剂药代动力学研究，制定中药制剂生产标准规范，创制符合临床需要、疗效高的新剂型，将中药制剂研究推向一个新的阶段。

二、方剂剂型各具特点

如前所述，方剂剂型历史悠久。古代医家在长期的临床实践中，创造了丰富多彩的传统剂型。现代在保留传统内容的基础上，又采用新的制作方法，研制出各种新剂型。这些剂型从给药途径来分，大致有外用剂型、内服剂型。从剂型形态来分，有液体剂型：汤剂、酒剂、酊剂、露剂、糖浆剂、口服液以及各类注射剂等；固体剂型：丸剂、散剂、丹剂、条剂、线剂、胶囊剂、冲剂等；半固体剂型：煎膏、软膏等。现将常用剂型的特点简介如下。

(一) 汤剂

汤剂，古称汤液，是将处方药物加水或酒浸泡后，再煎煮一定时间，去滓取汁制成的液体剂型。汤剂是中医临床应用最广泛的一种剂型。汤剂主要作内服用，如桂枝汤等。外用作洗浴、熏洗及含漱等。汤剂的一般特点是制作简便，吸收快，能迅速发挥疗效，特别是能够根据病情随证加减，适用于病证较重或病情不稳定者。诚如李杲所言："汤者，荡也，去大病用之"(录自《汤液本草·东垣先生用药心法》卷上)。汤剂的不足，是味苦量大，不便服用，某些药物的有效成分不易煎出，或易挥发散失，不适宜大生产，也不便于携带。根据制法上的差异，汤剂又可分为煮剂、煎剂、饮剂、煮散。

1. 煮剂　是用一般的温度和加热时间将药物饮片煎煮去滓所得的液体剂型。煮剂浓度适中，具有吸收快、奏效迅速、作用强的特点。

2. 煎剂　是将经过煎煮、去滓的药液，再经加热、浓缩所得的液体剂型。煎剂加热时间比较长，药液的浓度比较高，能减弱药物的毒性。

3. 饮剂　是将药物经过沸水浸泡、去滓所得的液体剂型。用时频频饮之，故称饮剂。由于沸水泡药加热时间短，温度比较低，药液味薄气清，故擅于清泄上焦之邪。

4. 煮散　是将药材适当粉碎成粗颗粒，用时与水共煮，去滓取汁而制成的液体剂型。煮散与煮剂相比，具有节省药材，便于煎服等优点。近代研究进一步表明，煮散剂量小，而煎出率显著提高。

(二) 散剂

散剂，是指将一种或多种药物粉碎，混合均匀，制成的粉末状制剂。散剂为中药传统剂型之一。根据其用途分为内服散剂和外用散剂。内服散剂，一般是研成细末，以温开水冲服，量小者也可直接吞服，如七厘散、行军散。散剂因其比表面较大，内服后对胃肠黏膜具有机械保护作用，吸收奏效较快，诚如李杲所言："散者，散也，去急病用之"(录自《汤液本草·东垣先生用药心法》卷上)。且有节省药材，便于服用和携带等优点。外用散剂，一般用为外敷、掺散疮面或患病部位，如金黄散、生肌散等；也有用作点眼、吹喉等，如八宝眼药、冰硼散等，但注意使用时应研成极细末，以防刺激疮面。

(三) 丸剂

丸剂，俗称丸药，是将药物研成细末，或药材提取物加适宜的黏合剂或其他辅料制成的球形或类球形固体剂型。丸剂为中药主要传统剂型之一，自古至今应用十分广泛。历代医著中关于丸剂在药性及临床应用方面的论述颇多，如《神农本草经·序录》指出："药性有宜丸者。"《金匮玉函经》卷1指出："丸能逐风冷，破积聚，消诸坚癥。"《苏沈良方》卷1亦谓"大毒者须用丸"。《汤液本草·东垣先生用药心法》卷上提出："丸者，缓也，不能速去之。其用药之舒缓而治之意也。"说明丸剂与汤剂相比，服后具有崩解、吸收缓慢，药力持久，节省药材，便于服用、携带、贮存等优点。丸剂一般适用于慢性虚弱性疾病，如六味地黄丸、归脾丸、补中益气丸等。亦有用于急救，但方中含有芳香性药物，不宜加热煎煮的，如安宫牛黄丸、苏合香丸等。某些峻烈药品，为了使其缓缓发挥药效，或不宜作汤剂煎服的，也可作丸剂用，如舟车丸、抵当丸等。但丸剂尚存在一定的缺点，如有的服用剂量大，尤其是小儿服用困难，生产流程长，污染机会多。操作不当会影响崩解和疗效等。

丸剂按其制备方法可分为泛制丸(以药物细粉用适宜的液体为黏合剂，泛制成小球形的丸剂。如水丸、水蜜丸、部分浓缩丸、糊丸等)，塑制丸(将药物细粉与适宜的黏合剂混合制成软硬适度的可塑性丸块，然后再分割成丸粒。如蜜丸、糊丸、蜡丸等)，滴制丸(系利用一种熔点较低的脂肪性或水溶性基质，将主药溶解、混悬，乳化后利用适当装置滴入一种不相混溶的液体冷却剂中而制成的丸剂。如滴丸）。临床常见的丸剂有蜜丸、水丸、糊丸、浓缩丸、蜡丸、水蜜丸、微丸、滴丸等。

1. 蜜丸　是将药料细粉用炼制过的蜂蜜作黏合剂制成的丸剂。丸粒光洁滋润，含水量少，崩解缓慢，作用缓和而持久，是其特点。因蜂蜜具有滋养补益、润肺止咳、润肠通便、缓和药性等作用，故常用于治疗慢性病和虚弱性疾病，又因其味甜，故具有矫味的作用。蜜丸又可分为大蜜丸和小蜜丸两种。一般大蜜丸北方多用，按丸数服用，如大活络丹；小蜜丸南方多用，剂量则以重量计算，如麻仁丸。

2. 水丸　俗称水泛丸。是将药物细粉（一般过 80～120 目筛）以水（冷开水、蒸馏水或去离子水）或处方规定的水性液体（如酒、醋、蜜水、药汁等）为赋形剂用泛法制备的丸剂。适用于药料本身具有一定黏性且所含成分遇水稳定者。水丸具有较易崩解、溶散及显效较快，便于服用等特点。水丸服用时多以重量为准，不以丸数为据。临床应用较多，如解表类水丸：银翘解毒丸、藿香正气丸；化痰止咳类水丸：竹沥化痰丸、半贝丸、止嗽定喘丸；消导类水丸：香砂养胃丸、保和丸等。

3. 糊丸　是将药物细粉用米糊（糯米糊、黄米糊）或面糊为黏合剂制成的丸剂。因糊丸质地坚硬，胃内崩解、溶散迟缓，内服可延长药效，还能减少毒性或刺激性药物的不良反应。诚如李杲所言："稠面糊（丸），取其迟化"（录自《汤液本草·东垣先生用药心法》卷上）。糊丸可用塑制法（与蜜丸相似，仅以糊代替炼蜜）和泛制法（与制水丸相仿，仅用稀糊为黏合剂）制备。关键在于糊量，若太多，则成品过于坚硬，难以崩散，影响吸收；若过少，则达不到"迟化"的目的。由于糊丸的崩解、溶散性能较差，且较难控制，加之其他缓释剂型的发展，目前已很少应用，主要有舟车丸、小金丹、控涎丹、黑锡丹等。

4. 浓缩丸　是将药物或方中部分药物提取的清膏或浸膏以适宜的辅料或药物细粉用水、蜂蜜为赋形剂制成的丸剂。因其体积小、含量高、服用量少、吸收较快等优点，所以发展较快，可用于治疗多种疾病。主要有六味地黄丸、消渴丸、香砂六君丸、金匮肾气丸等。

5. 蜡丸　是将药物细粉以蜂蜡（又名黄蜡）为黏合剂制成的丸剂。李杲说："蜡丸者，取其难化，而旋旋取效也"（录自《汤液本草·东垣先生用药心法》卷上）。因蜂蜡（主要成分为软脂酸蜂酯）极性小，不溶于水，成丸后在体内崩解、释药较糊丸更为缓慢。通过调节用蜡量，取其缓释长效作用，并达到减少毒剧药物或刺激性药物不良反应的目的。蜡丸制备多用塑制法，少用泛制法、滴制法。目前临床已很少应用，主要品种尚有三黄宝蜡丸、琥珀蜡矾丸、威喜丸、肥儿丸等。应当指出，以蜡皮为保护衣层的蜡皮丸并非蜡丸。

6. 微丸　是近年来吸取丸剂、散剂、冲剂的特点创造出的新剂型。这种微丸区别于一般的丸剂（蜜丸、水丸、浓缩丸），其特点是颗粒微小，直径在 0.6～0.8mm 之间，比表面增大，有利于崩解溶散及药物的吸收。还可以用锡包囊法，以不同的高分子材料包囊，成为微形胶囊，也可直接将微丸装入硬胶囊壳中，成为硬胶囊剂。微丸品种目前已有几十种，如小儿奇应丸、牛黄消炎丸等。

7. 滴丸　是指用滴制法制备的丸剂，即用一种熔点较低的脂肪性基质或水溶性基质将主药溶解、混悬或乳化后滴入一种不相混合的液体冷却剂中，液滴由于表面张力的作用凝固成球形或类球形的丸剂。滴丸特别适合于含液体药物及主药体积小或有刺激性的药物制丸，以增加药物的稳定性，减少刺激性，掩盖不良气味等，常用的品种有苏冰滴丸、速效救心丸、复方丹参滴丸等。

8. 水蜜丸　是指药材细粉用炼蜜和水为黏合剂制成的丸剂。其制法等同水丸。

（四）膏剂

膏剂，是将药物用水或植物油煎熬去渣而制成的剂型，有内服、外用两种。内服膏剂有流浸膏、浸膏、煎膏三种。其中，以煎膏最为常用，流浸膏与浸膏除少数单味药制剂直接用于临床外，一般均用作调配其他制剂，如合剂、糖浆剂、冲剂、片剂等。外用膏剂分为软膏、硬膏两种。现将各种膏剂分述如下。

1. 煎膏　又称膏滋。是将药材加水反复煎煮至一定程度后，去渣取液，再浓缩，加入适量蜂蜜（炼蜜）、冰糖或砂糖（经过炼制）等制成稠厚状的半流体制剂。煎膏剂是中医药传统的剂型之一，因其药性滋润，故又名膏滋。煎膏因经浓缩后制成，体积小，含量高，便于服用，又因含有大量的蜂蜜或糖，味甜而营养丰富，有滋补调理作用，一般用于慢性虚弱性疾病，有利于较长时间服用，但糖尿病患者不宜服用。常见的如当归养血膏、鹿胎膏、十全大补膏等。对于受热后易于变质及挥发的药物，不宜制成煎膏剂。

2. 流浸膏　是指药材用适宜的溶媒浸出有效成分，蒸去部分溶剂，调整浓度使每毫升相当于原药材 1g 的液体浸出制剂。除少数品种直接用于临床外，多用作合剂、酊剂、糖浆剂等的原料。一般以不同浓度的乙醇为溶媒，用渗漉法制备。亦可用浸膏剂加规定溶剂稀释制成，也有用浸渍法者。常见的流浸膏有当归流浸膏、益母草流浸膏、甘草流浸膏等。

3. 浸膏　是指药材用适宜的溶媒浸出有效成分，去除全部溶剂，调整浓度至规定标准的粉状（干浸膏）或膏状（稠浸膏）浸出制剂。浸出溶媒大多为不同浓度的乙醇，少数为水。除另有规定外，每克浸膏剂相当于原药材 2～5g。含有生物碱或其他有效成分，尤其是毒剧成分的浸膏剂，经含量测定后应以稀释剂调整至规定标准。常用稀释剂为干燥淀粉、乳糖、蔗糖、原料药渣粉末等。一般采用渗漉法制备，亦有采用煎煮法、浸渍法及回流法者。常见的浸膏剂有刺五加浸膏、颠茄浸膏、甘草浸膏等。除少数品种直接应用于临床外，多被用作其他制剂的原料。

4. 软膏　又称药膏。是将药物细粉与适宜基质制成具有适当稠度的半固体外用制剂。其中用乳剂形基质的也称乳膏剂。多用于皮肤、黏膜或疮面。软膏具有一定的黏稠性，外涂后渐渐软化或熔化，使药物慢慢吸收，持久发挥疗效，适用于外科疮疡、疖肿、烧烫伤等。常用者如生肌玉红膏、金黄膏等。根据“内病外治”的原理，一些内科疾病也可以用软膏在适当部位外涂，如定喘膏、冠心膏等，用于哮喘、冠心病的防治。

5. 硬膏　又称膏药，古称薄贴。是以食用植物油等将药物煎熬至一定程度后，去渣，加入黄丹、铅粉等制成的铅硬膏。膏药为传统剂型之一，外用具有消肿止痛、去腐生肌、祛风散寒、舒筋活络、通络止痛等作用。膏药的制备包括药料提取、炼油、下丹、去火毒、摊涂等过程。药料提取应按该品种各项下规定炸枯，质地轻松不耐油炸的药物宜待其他药物炸至枯黄后再加入。药油炼至“滴水成珠”，放至一定温度后，加入红丹，搅拌。使充分混合，喷淋清水。药膏成坨置清水中浸渍，以去火毒。挥发性药物、矿物类及贵重药，应研成细粉，于摊涂前加入，温度不应超过 70℃。若膏药过老，可兑以适量“炼油”调整；若过嫩，可继续加热炼制或加用适量红丹后再熬炼，亦可兑入适量老药内调整。为减少因高温炸料及炼油对有效成分的影响，有人改“炸料”为先溶媒提取，后将提取物混于基质中，以期提高药效。膏药的种类有多种，用油与铅粉为基质的称为白膏药；以松香等为基质的称为松香膏药。常用者有黑膏药、狗皮膏、暖脐膏等。膏药用时经加温摊涂在布或纸上，软化后，贴于患处或穴位上，可治疗局部疾病和全身性疾病，如疮疡肿毒、跌打损伤、风湿痹痛以及腰痛、腹痛等。膏药用法简单，携带、贮藏方便，但制备时应退尽“火毒”，以免发生皮肤瘙痒、起疹子等过敏反应。

（五）酒剂

酒剂，亦称药酒，古称酒醴。是指药材用白酒或黄酒浸泡或加温隔水炖煮，去渣取液而制成的澄清液体制剂。酒剂为传统剂型之一，酒剂应用在我国已有数千年历史。酒剂用酒为浸出溶媒，不仅有利于有效成分浸出，还具有易于发散、助长药效的特性，故临床药效肯定，尤以祛风散寒通络及补益强身作用为佳。酒剂一般供内服，但小儿、孕妇、心脏病及高血压患者不宜服用。临床常用的药酒有木瓜酒、舒筋活络酒、养血愈风酒等。至于外用酒剂，功擅祛风活血，消肿止痛，多用于风寒湿痹，筋骨酸痛等症。

（六）丹剂

丹剂，亦称丹药。“丹”有多种含义，其本义为“巴越之赤石”（《说文解字》），后改称“丹砂”，即中药朱砂。由于道家炼药多用丹砂为原料，故称其炼药过程为“炼丹”。因此后世将以汞及硝、矾、硫黄等无机物原料经高温烧炼制成的不同结晶形状的无机化合物制品称为丹。自古至今，丹剂在疮疖、痈疽、疔、瘘及骨髓炎等外科疮疡的治疗中应用十分普遍，可制成粉散涂撒疮面，亦可制成药条、药线和外用膏剂应用。其特点是用量少，药效确切，且价廉易得。但毒性较大，一般只宜外用，不可内服，并在使用时要注意剂量和部位，以免中毒。临床常用的丹药有白降丹（主要成分 $HgCl_2$）、红粉（主要成分 HgO）、轻粉（主要成分 Hg_2Cl_2）。丹剂除外用外，有些内服方剂亦名为“丹”，但实际上并非真正的丹剂。段玉裁《说文解字注·丹部》云：“丹者，石之精，故凡药物之精者曰丹。”它没有固定的剂型，其中有丸剂，也有散剂等，每以药品贵重或药效显著而名之曰“丹”，此与外用丹剂含义完全不同。常见的如大活络丹、小活络丹、紫雪、至宝丹等。

（七）茶剂

茶剂，是指含茶叶或不含茶叶的药物经粉碎加工制成的粗末状制品，或加入适宜黏合剂制成的方块状制剂。茶剂为传统剂型之一，我国很早就有应用。用时以沸水泡汁或煎汁当茶，不定时饮用或与其他药物配合应用。传统茶剂大多用于治疗风寒感冒、食积停滞、泻痢等疾病，而新型保健饮料茶剂则具有健身、减肥等作用。目前常用的茶剂有午时茶、刺五加袋泡茶、减肥茶、健身茶等。

（八）露剂

露剂，亦称药露。是指将药材用蒸馏法制成的含芳香成分的澄明水溶液。露剂属芳香水剂范畴，多具有原药材之芳香味，常用作清凉解热剂。馏液收集量与药材量之比一般为4∶1，但因药材中挥发油含量的差异，二者的比例应酌情调整。因挥发油的组成复杂，某些挥发油成分容易氧化变质，水剂又易于霉变，故不宜大量配制和久贮。常用品种有金银花露、杏仁露、青蒿露、枇杷露等。

（九）锭剂

锭剂，是将药物细粉与适量黏合剂（或利用药材本身的黏性）制成规定形状的固体制剂。锭剂形状各异，或为圆柱形，或为长方形，或为条形等，旨在应用方便，外形美观。锭剂可供外用与内服，研末调服或磨汁服，外用则磨汁涂患处。常用者有紫金锭、万应锭、蟾酥锭、薄荷锭等。

（十）条剂

条剂，又称纸捻、药捻。是指用桑皮纸涂布极薄层凡士林或其他消炎性药膏（古代用麻油）后，搓捻成条状，截取一定长度，黏附药物细粉而成（俗称“硬条剂”）。条剂在我国外科治疗上早有应用，如清代《医宗金鉴·外科心法要诀》卷 62 中即载有用红升丹和白降丹制成捻条，治疗痈疽和蛇毒者。其制法简便，多由外科医护人员自制。近年来，采用羧甲基纤维素钠、聚乙烯、海藻酸钠等可溶性多聚物作为载体，不仅具有适宜的韧性，并能避免传统纸捻异物残留的缺点。捻条用时插入疮口或瘘管内，具有引流脓液，拔毒去腐，生肌收口等功效。常用的有红升丹条剂等。

（十一）线剂

线剂，亦称药线。是将丝线或棉线置药液中浸煮，经干燥制成的外用制剂。线剂在我国早有应用，如清代《医宗金鉴·外科心法要诀》卷 69 关于痔疮的治疗中就有“顶大蒂小者，用药线勒于痔根，每日紧线，其痔枯落”的记载。线剂一般是利用线中所含药物的轻微腐蚀作用和药线的机械紧扎作用，切断痔核，切开瘘管，使引流畅通，或枯萎脱落，以利疮口愈合，常用于治疗瘘管和痔疮等。近年来，有用药线结扎疗法为主，适当辅用药膏治疗毛细血管瘤，亦有应用药线齐根结扎菜花型宫颈癌者，除能促使肿瘤脱落和止血外，还有利于局部用药发挥效用。因其制法简单，应用方便，疗效较好，患者可免除开刀之苦，故迄今仍有一定的应用价值。

（十二）搽剂

搽剂，是指药物与适宜溶媒制成的专供揉搽皮肤表面或涂于敷料贴用的溶液型、乳状液或混悬液制剂。凡起镇痛、引赤及抗刺激作用的搽剂多用乙醇作溶媒，使用时用力搓搽，可增加药物的穿透性。凡起保护作用的搽剂，多以植物油、液状石蜡为溶媒，搽用时滑润，无刺激性。常用的中药搽剂有松节油搽剂、樟脑搽剂、炉甘石搽剂等。

（十三）栓剂

栓剂，古称坐药或塞药。是指将药物与基质混合制成一定形状，应用于腔道并在其间溶化或溶解而释放药物的固体制剂。栓剂虽为我国古老药物剂型之一，但在我国应用并不普遍，然该剂型确有许多特点，如通过直肠或阴道黏膜吸收，有 50%～70%的药物不经过肝脏而直接进行大循环，一方面减少药物在肝脏中的“首过作用”，同时减少药物对肝脏的毒性和副作用，还可以避免胃肠液对药物的影响及药物对胃黏膜的刺激作用。婴、幼儿直肠给药可避免打针服药之难等。所以，近年来栓剂的发展较快。常见的中药栓剂有蛇床子栓、小儿解热栓、消痔栓、三黄栓、安宫牛黄栓等。

（十四）冲剂

冲剂，是指药材提取物加适量赋形剂或部分药材细粉制成的干燥颗粒状或块状内服制剂。颗粒状冲剂应用最为广泛，故冲剂有时亦称为“颗粒剂”。部分冲剂因含糖量较高，故又被称作“干糖浆”。按溶解性能，冲剂可分为可溶性、混悬性及泡腾冲剂。可溶性冲剂大多为水溶性，用时以开水冲服；少数为酒溶性，以适量饮用酒溶解即成药酒（如养血愈风酒冲剂）。混悬性冲剂，因含药材细粉及难溶性赋形剂，开水冲后呈混悬状态，泡腾冲剂因加有泡腾崩解剂（如枸橼酸和碳酸氢钠）遇水即产生二氧化碳气泡（如山楂泡腾冲剂）。冲剂具有作用迅速、味道可口、体积较小及服用、贮运方便等优点，故深受患者欢迎。因冲剂较易吸湿，尤应注意包装与贮藏。常见者如感冒退热冲剂、板蓝根冲剂等。

（十五）片剂

片剂，是指药材细粉或药材提取物与辅料混合压制而成的片状制剂。中药片剂通常分为粉末片、半浸膏片、全浸膏片及提纯片四类。中药片剂的研究和生产始于 20 世纪 50 年代，近几十年来，由于新技术、新工艺、新辅料、新设备的应用，无论是工艺技术，还是品种质量，都有很大发展。目前已发展成为临床应用最广、用量最大的中药主要剂型之一，批量生产的中药片剂约有 200 多种，有资料总结者则达千余种。除一般的压制片、糖衣片外，还有微囊片、口含片、泡腾片等。片剂具有剂量准确，质量稳定，产量高，成本低，贮运、携带、服用方便等优点。常用的中药片剂有复方丹参片、银翘解毒片、消炎利胆片、桑菊感冒片等。

（十六）糖浆剂

糖浆剂，是将药物煎煮去渣取汁浓缩后，加入适量蔗糖溶解制成的浓蔗糖水溶液。糖浆剂在我国早有应用，《本草纲目拾遗》中收载的“舍里别”，即糖浆剂拉丁名 Syrupi 的译音。糖浆剂具有味甜量小，服用方便，吸收较快等优点，尤适合于儿童服用。除另有规定外，糖浆剂含糖量应不低于 60%(g/ml)。常见的中药糖浆剂有养阴清肺糖浆、桂皮糖浆、复方百部止咳糖浆、十全大补糖浆、川贝枇杷露（糖浆）等。

（十七）口服液

口服液，是指药材用水或其他溶剂提取，经精制而成的单剂量内服液体制剂。口服液始于 20 世纪 60 年代初期，因常使用安瓿为灌装容器，故亦称为“口服安瓿剂”。该剂型集汤剂、糖浆剂、注射剂之特色，具有服用剂量较少、吸收较快、服用方便、口感适宜等优点。目前临床普遍应用的治疗性口服液有蛇胆川贝液、银黄口服液、杞菊地黄口服液、生脉饮等。保健滋补性口服液多达数百种，比较著名的如青春宝、蜂王浆等。

（十八）注射剂

注射剂，俗称针剂。是将药物经过提取、精制、配制等步骤而制成的灭菌溶液、乳状液和混悬液，以及供临用前配成溶液或混悬液的无菌粉末或浓缩液，供皮下、肌肉、静脉注射的一种制剂。中药注射剂则是以中草药为原料，经提取精制后按注射剂工艺配制而成的一类中药新制剂。具有剂量准确，药效迅速，适于急救，并不受消化系统影响等特点，已发展成为普遍应用的主要药物剂型之一。中药注射剂始于 20 世纪 30 年代，近年来有很大发展，其中疗效较好的有近百种。如盐酸川芎嗪注射液治疗脑血栓，枳实、生脉散、丹参、四逆汤等注射液治疗心血管病，注射用天花粉用于引产等均取得了明显疗效。莪术油、三尖杉酯碱、喜树碱等注射液对癌症的治疗也取得较好疗效。此外，银黄、清开灵、山豆根、七叶莲、丹皮酚等注射液在清热消炎等方面亦均有一定疗效。汉肌松等中药注射液用于麻醉也有确切效果。银黄注射液、生脉注射液、清开灵注射液等比较成熟的品种均有主要有效成分的定性、定量或生物测定指标。目前中草药注射液存在的主要问题是澄明度和疗效不稳定等，有待进一步研究。

（十九）胶囊剂

胶囊剂可分为硬胶囊剂、软胶囊剂（胶丸）和肠溶胶囊剂，大多供口服应用。

1. 硬胶囊剂　是将一定量的药材提取物与药粉或辅料制成均匀的粉末或颗粒，充填于空心胶囊中制成；或将药材粉末直接分装于空心胶囊中制成。硬胶囊适于装填原药细粉或颗粒，药材提取物细粉或颗粒。除口服外，硬胶囊剂还可用为腔道用药。近年来该制剂发展较快，其中用于临床者约有近百种，如全天麻胶囊、羚羊感冒胶囊等均有较好疗效。

2. 软胶囊剂　是将一定量的药材提取物密封于球形或椭圆形的软质囊材中，可用滴制法或压制法制备。软质囊材是由胶囊用明胶，甘油和（或）其他适宜的药用材料制成。软胶囊适于充填油性液体药料。软胶囊剂外观整洁，易于服用，可掩盖药物不良气味，提高药物稳定性，生物利用度亦较好，有的尚能定时定位释放药物，为较理想的药物剂型之一。常用的中药软胶囊有牡荆油胶丸、芸香油胶丸、杜鹃油胶丸、樟叶油胶丸、艾叶油胶丸及胡椒酮胶丸等。

3. 肠溶胶囊剂 是指硬胶囊或软胶囊经药用高分子材料处理或用其他适宜方法加工而成。其囊壳不溶于胃液，但能在肠液中崩解而释放活性成分。

(二十) 灸剂

灸剂，是指将艾叶捣研成绒状，或另加药料捻制成卷烟状或其他形状，供熏灼穴位或体表患部的外用剂型。灸治是利用灸剂进行"温热刺激"的一种物理外治疗法，简便易行，可单独应用，而多与针刺合并应用。灸剂多以艾绒为原料制成，按其形状，分为艾头、艾炷、艾条(艾卷)三种。历史上曾有桑枝灸、烟草灸、硫黄灸、油捻灸及火筷灸等多种，现已少用。艾头呈豆粒大小圆球形，艾炷则为圆锥形，多由针灸医师临用时自制。艾条即艾卷，为圆柱状，除艾绒外，多含有其他药料，也是应用最多的灸剂。因药料细粉与艾绒的比重悬殊，制备时应将药料撒于艾绒之薄层上再行卷条，以免药量不准。常用的有无烟灸条、雷火针及其他含药艾卷等。

(二十一) 熨剂

熨剂，是指铁砂配合某些药物制成的贴熨体表患部或穴位的外用制剂。其功能宣通经络、散寒止痛，多用于治疗风寒湿痹。熨剂制法简便，价格低廉，易于保存，无不良反应。常见品种有坎离砂(风寒砂)等。

(二十二) 灌肠剂

灌肠剂，是指从肛门将药物灌注于直肠的液体药剂。大体可分为泻下灌肠剂(以排便或灌洗为目的)和保留灌肠剂两类。后者既可发挥局部治疗作用，又能通过结肠吸收而发挥全身作用。灌肠给药还可避免药物在胃中的破坏及其对胃黏膜的刺激，尤其适用于不宜口服给药的患者。用量可酌情增减，一般为 60ml 左右。临床具有较好疗效的中药保留灌肠剂有大承气汤灌肠剂、黄柏液灌肠剂、大黄煎液灌肠剂等。

(二十三) 气雾剂

气雾剂，是将药物和抛射剂一同封装于带有阀门的耐压容器中，使用时借助抛射剂气化产生的压力，使内容物以雾状形式喷出的制剂。药物或为液体，或为固体。抛射剂系指沸点在室温以下的低沸点物质，既是喷射药物的动力，也是药物的溶媒或稀释剂。目前应用最多的是氟氯烷烃类化合物(商品名"氟里昂")。国外临床始于 20 世纪 50 年代初期，主要用于气管炎及喘息等，国内至 20 世纪 60 年代中期才有少量生产。因其具有高效、速效的特点，并可避免感染，减少给药部位局部疼痛，还能提高药物的稳定性，故近年来发展较快，目前国外多达 200 余种，国内中药气雾剂也有数十种之多。气雾剂除用于呼吸系统疾患外，在冠心病、感冒、流感及烧伤和皮肤用药上都有应用。按其用途及性质，可分为吸入气雾剂、表面气雾剂和空间气雾剂三类，临床尤以吸入气雾剂应用最多。国内已有应用的中药气雾剂如宽胸气雾剂、复方细辛气雾剂、复方桂枝气雾剂、洋金花气雾剂、扑喘气雾剂、烧伤气雾剂、滴霉净气雾剂等。

(二十四) 合剂

合剂，是将药材用水或其他溶剂，采用适宜方法提取，经浓缩制成的内服液体制剂。与汤剂相比，合剂剂量大为缩小，通常 10～20ml/次，最多 30ml/次；且能较大量制备，避免了临时煎药之弊。但不能随证加减，难以取代汤剂。目前临床上使用的中药合剂，仅少数品种由药厂生产，大多由医院制剂室根据法定或协定处方制备。常见的有小建中合剂、小青龙合剂、复方甘草合剂等。

综上所述，方剂剂型丰富多彩，有传统剂型，亦有现代剂型。归纳传统剂型的特点，主要表现在组成上讲究药物配伍，重视药材质量，采用合理工艺，根据药物性能和医疗需要选择适宜剂型，在应用上重视辨证用药和注意多途径给药。但由于历史的原因，传统剂型也存在着某些不足之处，如制剂体积过大，服用量过多；高效、速效制剂缺乏，尤其对于急重症的抢救较难适应；吸收缓慢，生物利用度低；有些制剂微生物污染严重；服用不便、剂量不准等。有鉴于此，近半个世纪以来，在继承、发展传统剂型的基础上，吸取现代制剂学及有关学科的知识和技术，通过不断实践，推陈出新，涌现出许多现代剂型。如片剂、胶囊剂、口服液、滴丸、浓缩丸、糖浆剂、气雾剂、注射剂等。综合现代剂型的特点，主要表现为继承了传统剂型的优点，在生产中采用新理论、新技术、新工艺、新装备，因而，一般疗效更高，起效更快，使用更为方便，制剂的稳定性、安全性也有较大的提高。一些现代制剂制定出了切实可行的质量标准和检验方法，以符合现代制剂的质量要求。但是，由于剂型改进工作涉及面广，加之基础薄弱，经验不足，在发展过程中也曾有过一些失误，主要是一度对于中医药理论为指导的学术思想不够明确，因而在理论上或在实际工作中存在一定缺点，如有些改进后的剂型含药量低，达不到治疗量，或选择剂型和提取工艺不当，造成对疗效的影响。当前，方剂剂型改进工作正在向深度和广度发展，应当研制出疗效好、组方合理、剂型适宜、工艺先进、质量保证、药源充足、具有中医药特色的新产品、新剂型，以满足临床防病治病的需要。

三、剂型与疗效密切相关

方剂的疗效主要取决于处方药物的性质和配伍，但剂型对疗效的影响也是不可忽视的，有时候剂型对疗效的发挥能起主导作用。故对于方剂疗效的评价，不仅要考虑组方药物本身的药理效应，而且要重视剂型因素如给药途径、制备工艺、赋形剂等对药效的影响，因为剂型可以影响机体对药物的吸收、分布、代谢与排泄，如果剂型选择正确，则有助于药效的发挥。反之，如果剂型选择不当，则将会造成各种不良后果，如某一种作用很好的药物，由于所提供的剂型或制备工艺不合理，服用后不能吸收或不能完全吸收，则表现为无效或低效；原来毒性不大的药物，由于剂型不适当，有可能引起明显的毒副作用，从而不能达到预期的疗效。剂型与疗效的关系主要反映在以下几个方面。

（一）合理的剂型可增加疗效

在方剂的运用过程中，选择适宜剂型和最佳给药途径十分重要。选择适宜剂型，就能充分发挥方剂疗效，而改用其他剂型就会减低疗效，甚至无效。有关剂型对方剂疗效影响的研究，近几年来有关报道已不少。如心绞痛与心肌梗死后的胸痛辨证属气滞血瘀者，可用活血化瘀药物丹参常量口服，但效果不明显，改用复方丹参注射液直接静脉推注，即有明显效果（因口服血药浓度低）；低分子右旋糖酐可扩张微细血管，但作用不持久，若将复方丹参注射液放于低分子右旋糖酐中静脉滴注，这样可直接作用于心血管，效果明显提高[10]。说明丹参由于剂型不同，临床疗效的发挥就不一样，静脉注射剂优于口服剂。又如安宫牛黄丸，是抢救温病重症的中成药，剂型为大蜜丸，但对重症昏迷患者不能口服给药，影响药效的发挥，研制成清开灵注射剂和滴鼻剂后，就克服了不能口服给药的缺点，药效加强，成为速效制剂，用于流行性乙型脑炎、流行性脑脊髓膜炎、重症肺炎引起的高热、抽搐、昏迷等有较好疗效[11]。后来，又将安宫牛黄丸改制成栓剂，从肛门给药，不仅疗效明显，而且使用更为方便[12]。再如青蒿，是一种古代就已应用的抗疟药，由于它的有效成分青蒿素不耐热，故水煎服无效。虽在晋代葛洪的《肘后备急方》卷3中就载有：用鲜叶捣汁服用之法。但因其溶解度小，口服首过效应明显，服用量大，血药浓度低，因此不宜制成口服制剂，而宜制成栓剂[13]。

（二）剂型不当可降低疗效或致无效

有些处方由于所提供的剂型不合理，就会降低它的临床疗效或致无效。如地锦草口服液治疗急性胃肠炎、菌痢等疗效较好，体外试验抑菌范围很广，但注射剂无明显疗效。实验表明：红细胞及血清对地锦草的抗菌作用有一定影响，动物实验证明注射剂亦无明显疗效，故地锦草宜制成口服剂型，注射剂无效[14]。再如银翘散是治疗外感热病的良方。据统计全国生产的剂型有合剂、片剂、丸剂、冲剂、水剂、散剂、胶囊剂和煎膏剂 8 种。就剂型而论，有的剂型显然是不符合该处方的方证病机和中医应用原则。例如将本方制成以滋补为主的大蜜丸，从剂型角度评价，起码有两点不妥：①作为赋形剂的蜂蜜用量相当大，近于 1∶1，蜂蜜自古就是一味中药，具有甘缓益气的功用，恰与银翘散的轻宣疏散作用相反，如此大量的蜂蜜不可能不影响药效。现代研究证明，大量蜂蜜会使胃排空速度缓慢，因而影响疗效开始的时间。②蜜丸的释药性能比片剂、水丸、胶囊剂为差，使显效时间推迟。可见将银翘散改为大蜜丸对外感热病的治疗是欠妥的。从体外释放参数 T_{50} 看，银翘解毒片（糖衣片）是素片的 6 倍之多，因此，将银翘散改为糖衣片剂同样起不到速效作用，也不够合适。至于个别厂家将银翘散改为煎膏剂就更欠妥当。最近开发的银翘散袋泡剂是该方剂型的较好选择。俞氏曾以银翘散袋泡剂治疗上呼吸道感染 25 例，结果退热时间平均为 35 小时，治愈率为 90.2%，并认为此剂型与银翘散的丸、片、冲、水等剂型相比最为理想[15]。实验观察亦发现其解热、抗炎、抗过敏及提高机体免疫功能诸作用皆强于煎剂、片剂，所含挥发油与非挥发性成分也高于煎剂、片剂[16]。

（三）合理的剂型可减少毒副作用

中药剂型与毒性密切相关。中医认为“汤者荡也”，“丸者缓也”，“散者散也”，就是指不同的剂型其作用性质和显效快慢不同而言。如苦杏仁，若研末服用，其所含的苦杏仁苷就会被苦杏仁酶分解后产生氢氰酸而毒害人体。但经煎煮则可使苦杏仁酶大部分灭活，减轻毒性[17]。又如，刘筱蔼[18]等通过动物的急性毒性和亚急性毒性试验表明：四逆汤缓释片与煎剂相比，毒性减小，未见明显毒副作用发生。而且，四逆汤片剂减少了许多人为因素造成的中毒，比如煎煮不当，服用剂量过大等。可见四逆汤传统煎剂经过剂型改良，从毒性角度看，缓释片剂明显优于煎剂，更为安全可行。

（四）剂型的崩解与释放度可影响疗效的发挥

选择剂型首先要考虑其崩解度与释放度对疗效的影响。如果剂型的崩解时间和释放速度得当，能在需要的时间内，使体内的血药浓度很快达到治疗的剂量，才能达到治疗目的。有人[19]用《中国药典》1995 年版溶出度测定法第三法测定石杉碱甲胶囊与片剂的溶出度，在 Weibull 概率纸上求出参数，用 t 检验法进行比较；采用 HPLC 测定溶液中石杉碱甲的含量。结果表明，片剂刚开始释放较快，胶囊有一滞后时间，胶囊与片剂的 T_{50} 分别为 5.5 分钟和 4.4 分钟，两者在 10 分钟后溶出百分数无显著性差异，20 分钟时均达到 90%以上。又有人[20]采用乳剂型软膏基质、水溶性软膏基质、油溶性软膏基质分别制备成淫羊藿苷软膏剂 A、B、C，对其药物释放进行测定。采用紫外分光光度法在波长 270nm 处测定最大吸收值，计算含量。比较了各基质对淫羊藿苷释放速度的影响。结果显示：3 种样品的释药速度快慢依次为：A>B>C。结论：乳剂型软膏基质制成的淫羊藿苷制剂释药速度最快。

(五) 剂型的工艺不同,疗效亦不同

同样的药味、同样的剂型,由于剂型的制备工艺不同,其疗效会有很大的差异。有些处方中药物在药剂制备过程中发生物理、化学的配伍变化,产生沉淀或浑浊,结果会降低处方的临床疗效或致无效。如谭有能等[21]用乙醇沉淀法、D101 大孔吸附树脂法分别对四物汤进行分离、纯化,并用 HPLC 测定不同工艺的有效成分芍药苷和阿魏酸,同时用一定量的乙酰苯肼和环磷酰胺联合,结果表明,经乙醇沉淀工艺处理的四物汤药液对血虚证小鼠有补血作用,而经过 D101 大孔树脂处理的药液对血虚证小鼠疗效下降。有人[22]以两种不同工艺祖师麻制剂进行临床疗效比较,祖师麻注射液(A 组)是从瑞香科植物黄瑞香(*Dephne giraldii* Nitsche)的根皮和茎皮中经沉淀水提纯法制成的注射剂,而黄瑞香注射液(B 组)是从瑞香科植物黄瑞香(*Dephne giraldii* Nitsche)的根皮和茎皮经蒸馏法制成的注射剂。两者所用药材相同,实为同一药材经不同工艺制得的灭菌水溶液,且两者均有祛风除湿、活血止痛的功效,用于风湿性关节炎、类风湿关节炎等中医所称痹证者。结果显示,A 组疗效好于 B 组,可能与祖师麻所含有效成分和祖师麻甲素等的理化性质有关。可见剂型因其制备工艺的不同,其疗效有着非常大的差异。所以中药剂型的工艺设计不可忽视。

(六) 剂型的给药途径亦可影响疗效

给药途径的差异对疗效亦起着较大的影响。同一味药或多味药,由于用药途径不同,其疗效可能大相径庭。如有人[23]对天麻注射液肌内注射和静脉注射治疗急性脑梗死进行研究,表明肌注治愈率为 26.7%,总有效率为 66.7%;静注治愈率为 37.1%,总有效率为 85.7%。两组治疗后均能改善血液流变学指标,但静脉注射天麻素注射液降低血液黏稠度作用强于肌内注射天麻素注射液,证实了该药具有改善血液微循环,增加脑血流量,降低血黏度、减少血小板聚集等作用;达到改善脑供血不足的治疗目的,为神经功能恢复打下基础,从而降低病残率,提高治疗有效率。同时,静脉注射较肌内注射起效更快。本组脑电图检测结果表明,治疗组较对照组有显著改善,提示患者脑功能亦有显著恢复,且静脉注射天麻素注射剂无明显毒副作用,安全性高,可见静脉注射用天麻素注射液不仅起效快、疗效确切、可靠,而且使用方便、稳定安全。

四、如何合理选择剂型

如上所述,剂型与疗效关系密切,正确选择剂型是提高临床疗效的重要途径。古代医药学家在方剂剂型的创制和选用原则上就有这样的论述,如《神农本草经·序录》谓:“药性有宜丸者,宜散者,宜水煎者,宜酒渍者,宜膏煎者。亦有一物兼宜者,亦有不可入汤酒者,并随药性,不得违越。”从以上论述可以看出,根据医疗需要,药物性质,及服用、贮藏、运输方便等因素,合理选择剂型十分重要。

(一) 从医疗需要的角度合理选择剂型

由于病有缓急,证有表里,临证须因病施治,对证下药。正如李杲指出“大抵汤者,荡也,去大病用之;散者,散也,去急病用之;丸者,缓也,不能速去之,其用药之舒缓而治之意也”(录自《汤液本草·东垣先生用药心法》卷上)。由于汤剂剂量大,煎取的有效成分多,服用后有效成分很快被吸收,所以宜治大病重症。散剂是分散的固体剂型,它的粒子越小,被分散吸收得越快,但与汤剂相比,它需要分散、溶解过程,服用剂量又小,作用不如汤剂强,但比丸剂吸收要快,因而可以治疗急而较轻的病证。丸剂在体内需要经过崩解、分散、释放与吸收等过程,其作用速度不及汤剂与散剂,所以用以治疗慢性病较为合适。随着科学技术的发

展，药物剂型与疗效的研究也有了进一步的发展，在古人丸、散、膏、丹等剂型基础上，又研制出大量的新剂型。如片剂、冲剂、各种液体制剂及针剂等，不仅用于一般疾病的治疗，而且也进入了急重症的抢救。例如，国家中医药管理局在1993年1月9日发布了中医院急诊科室首批必备中成药，包括有清开灵注射液等7个注射剂和8种口服液、冲剂、丸剂等。

剂型不同，其载药量、释放药物成分的条件、数量、方式皆不一致，在机体内药物被吸收后呈现生物有效度与显示的疗效有着极大的差异，这主要取决于药物从该制剂中释放出来的速率。一般而言，几种常用剂型的生物有效度依下列次序：静注、静滴注射液＞口含片、舌下片、气雾剂、栓剂＞肌内、皮下注射剂＞溶液剂（口服）＞混悬液（口服）＞胶囊剂＞丸剂＞包衣剂、片剂[24]。据此，急症用药宜速，可采用汤剂、气雾剂、栓剂、微型灌肠剂、注射剂等，慢性病用药宜和缓、持久，常用丸剂、片剂、内服膏剂、混悬剂或其他长效制剂，皮肤病病位在表，多用软膏、糊剂、涂膜剂、洗剂等，某些腔道疾病，如痔疮、瘘管、阴道炎等可用栓剂、条剂等。

为了医疗上的需要，根据剂型的特点选用不同的剂型或配合应用非常重要，因为即使相同的药味，选择不同的剂型，对疗效也能产生很大的影响。目前临床应用的银翘散剂型只有银翘解毒丸、银翘解毒片、银翘解毒冲剂三种。蜜丸性质柔润，作用缓和，持久，有补益和矫味的作用，常用于治疗慢性病和虚弱者。而感冒初起的表证应迅速解除而不贻误病情，显然蜜丸对于外感风热急症是不甚适宜的。为了探讨去甲斑蝥素缓释制剂的减毒增效作用，有人[25]将去甲斑蝥素制成缓释剂型，在初步证实该制剂兔肝内注射后确能缓慢释放的前提下，比较不同剂型的去甲斑蝥素的毒性及对荷W256肿瘤大鼠的抗肿瘤效果，结果去甲斑蝥素缓释制剂肝内局部注射能够通过延缓去甲斑蝥素的释放速度，增加其与肿瘤细胞直接作用的时间等途径达到减毒增效的目的。

再如，双黄连有静脉注射液、栓剂、微型灌肠剂三种剂型，它们的生物利用度研究表明：在剂量相同、清除率不变的条件下，其血药浓度——时间曲线下面积（AUC）反映了药物进入体内的量。实验结果显示：静脉注射液、栓剂与微型灌肠剂之间AUC存在显著差异（$P<0.05$）。而静脉注射剂与栓剂间差异无统计学意义；峰浓度各剂型间亦存在着显著差异，静注最高，栓剂次之，微型灌肠剂最低，但静脉注射剂与栓剂间差异不显著；达峰时间以栓剂最慢。根据栓剂吸收量大而吸收速度慢的特点，在临床使用双黄连制剂治疗小儿肺炎、上呼吸道感染和泌尿系统感染时，可考虑栓剂和注射剂联合应用，把双黄连栓剂作为双黄连静脉注射剂的追加剂量使用，即在静脉注射的同时，用栓剂直肠给药，可使静注之后在较长时间内继续维持血药浓度[26]。这样可以互相补充，有利于提高临床疗效。

又如，安宫牛黄丸制剂原为传统的大蜜丸。危重患者对蜜丸服用困难，且服后还需经胃肠道崩解→溶解→吸收→分布等过程方可显效，不但起效慢，且因吸收后进入体循环，有相当一部分有效成分被代谢、排泄而损失，对其血药浓度和作用强度有很大影响。而经剂型改革后制成的清开灵注射液、滴鼻剂、栓剂，直接注入或局部给药，吸收快，显效速，疗效更好。

（二）从药物性质的要求选择剂型

方剂是由多味药物组成的，每味中药所含成分众多，复方的成分更多而复杂。故临床首先应根据不同处方、不同药物、不同的有效成分制成各自相宜的剂型。例如，雷丸[27]的有效成分为蛋白酶（雷丸素），受热（60%左右）后酶的作用易于破坏失效，而在碱性溶液中作用较强，宜研末吞服，不宜入煎剂。《中国药典》（2010年版）规定，雷丸的炮制方法是洗净、晒干、粉碎，不得蒸煮或高温烘烤，以保证驱除肠道寄生虫的疗效。

其次，药物间的协同作用与制约作用与其疗效之间也有极其重要的关系。有人[28]对加味泻心汤的抗菌作用进行了研究，发现方中的黄连、黄柏、大黄、甘草各单味药都有不同程度的抗菌作用，但其抗菌作用远不如组成的复方强。这是因为方中的四味药各通过不同环节阻断细菌代谢而达到有效的抗菌目的，故复方的抗菌效果要比单味药强得多。又如日本学者[28]在研究六神丸时发现，六神丸中的蟾酥在一定剂量时有使家兔血压下降而后上升的作用。而在六神丸的复方研究中，却无这种升压现象出现。因升压作用被方中的牛黄、麝香、胆汁所抑制，但这三味药单独使用时，对血压并无明显影响。

由此可见，复方的作用不是单味药物功效的简单相加，而是方中所有药物相互作用的结果。因此，在临床上选择适当的药物和剂型，设计合理的制作工艺等，都显得十分重要。

【方论选录】

1. 张仲景："若欲治疾，当先以汤洗涤五脏六腑，开通经脉，理导阴阳，破散邪气，润泽枯槁，悦人皮肤，益人气血。水能净万物，故用汤也。若四肢病久，风冷发动，次当用散。散能逐邪风湿痹，表里移走，居处无常处者，散当平之。次当用丸，丸能逐沉冷，破积聚，消诸坚癥，进饮食，调荣卫。能参合而行之者，可谓上工。"（录自《金匮玉函经》卷1）

2. 赵佶："内治者，自内以达外，汤、醴、丸、散、丹之类，见于服饮者是也。治外者，自外以通内，膏、熨、蒸、浴、粉之类，藉于气达者是也。夫汤液主治，本乎腠理，凡涤除邪气者，于汤为宜。伤寒之治，多先于用汤者如此。醪醴主治，本乎血脉，凡导引痹郁者，于酒为宜。风痹之治，多专于渍酒者如此。散者，取其渐渍而散解，其治在中，久病痼疾，剂多以散者，理如此也。丸者，取其收摄，而其治在下，腹中之病及不可散服者，宜用丸也。至于成丹，则火力烹养，有一阳在中之义，金石之类多取焉。膏，取其膏润，以祛邪毒，凡皮肤蕴蓄之气，膏能消之，又能摩之也。熨，资火气以舒寒结，凡筋肉挛急，顽痹不仁，熨能通之也。蒸，言其气之熏，以发腠理，烧地为之，所以启元府也。浴，言其因于汤浴，以泄皮肤而利肌肤也。粉，则粉密其空隙也。"（《圣济经》卷10）

3. 王怀隐，等："凡渍药酒，皆须细锉，用生绢袋盛之，乃入酒密封，随寒暑日数视其浓烈便可漉出，不必待服至酒尽也。滓可曝燥微捣，更渍饮之，亦可为散服。"（《太平圣惠方》卷2）

4. 宋・太医院："邪之伤人有深浅，药之攻邪有轻重。病之始起，当以汤液治其微；病既日久，乃以醪醴攻其甚。是故病人色见浅者，汤液主治；其见深者，必齐主治；其见大深者，醪醴主治。又有形数惊恐，经络不通，病生于不仁者，治以醪药。以此见受邪既深，经脉闭滞，非醪药散发邪气，宣通血脉，安能必愈？然则汤液者，取其荡涤邪气；醪醴者，取其宣通闭滞。凡病始作，多以汤液，盖取其荡涤之功甚于丸、散；病久日深，乃以醪醴，其法众多，以夫受邪坚牢，取瘥或迟，是故服饵之方，用酒醴者十常六七。大法醪醴之方，冬三月宜用，立春后宜止。服饵之家，不问有疾，冬三月宜常得酒药两三剂，至立春勿服，故能使百疾不生。又况酒性酷热，主行药势，所以病人素有血虚气滞，陈寒痼冷，偏枯不随，拘挛痹厥之类，悉宜常服，皆取其渐渍之力也。又古法服药，多以酒者，非特宣通血气而已，亦以养阳也。"（《圣济总录・治法》卷4）

5. 沈括："汤、散、丸各有所宜。大体欲达五脏四肢者，莫如汤；欲留膈胃中者，莫如散；久而后散者，莫如丸。又无毒者宜汤，小毒者宜散，大毒者宜用丸。又欲速用汤，稍缓用散，甚缓者用丸。此大概也。近世用汤者全少，应汤者全用煮散，大率汤剂气势完壮，力与丸、散倍蓰。煮散，多者一啜，不过三五钱极矣，比功效力岂敌汤势？然既力大不宜有失，消息用

之，要在良工，难可以定论拘也。”（《苏沈良方》卷 1）

6. 李杲：“细末者，不循经络，止去胃中及脏腑之积。气味厚者，白汤调；气味薄者，煎之，和渣服。去下部之病，其丸极大而光且圆；治中焦者次之；治上焦者极小。稠面糊取其迟化，直至下焦；或酒或醋，取其收其散之意也；凡半夏、南星欲去湿者，以生姜汁、稀糊为丸，取其易化也；水浸宿炊饼，又易化；滴水丸，又易化；炼蜜丸，取其迟化，而气循经络也；蜡丸者，取其难化，而旋旋取效也。大抵汤者，荡也，去大病用之；散者，散也，去急病用之；丸者，缓也，不能速去之，其用药之舒缓而治之意也”（录自《汤液本草·东垣先生用药心法》卷上）

7. 徐大椿：“今所用之膏药，古人谓之薄贴。其用大端有二：一以治表，一以治里。治表者，如呼脓去腐，止痛生肌，并遮风护肉之类，其膏宜轻薄而日换。此理人所易知，治里者，或驱风寒，或和气血，或消痰痞，或壮筋骨，其方甚多，药亦随病加减，其膏宜重厚而久贴。此理人所难知。何也？盖人之疾病，由外以入内，其流行于经络脏腑者，必服药乃能驱之。若其病既有定所，在于皮肤筋骨之间，可按而得者，用膏贴之，闭塞其气，使药性从毛孔而入其腠理，通经贯络，或提而出之，或攻而散之，较之服药尤有力，此至妙之法也。故凡病之气聚血结而有形者，薄贴之法为良。但制膏之法，取药必真，心志必诚，火候心到，方能有效，否则不能奏功。至于敷熨吊溻，种种杂法，义亦相同。在善医者通变之而已。”（《医学源流论》卷上）

8. 丹波元坚：“汤之为物，煮取精液，药之性味，混然融出，气势完壮，其力最峻，表里上下，无所不达，卒病痼疾，无所不适。是故补泻温凉，有毒无毒，皆以汤为便，所以用汤最多也。惟其最峻，故大毒之药，功力过烈，乃在所畏。《本草》药不宜入汤、酒者，多系大毒之品，其意可知也。散之为物，其体也散，故直到膈胃，而犹有外达之势，不问药之紧慢，欲疏壅闭者，尤其所宜。其轻浮也，故少恋滞之能，而性味易竭，是以力颇劣于汤，然比丸为捷，故大毒亦稍所畏矣。丸之为物，其体也结，势不外达，而以渐溶化，故药力最缓。而补则取次收效，泻则羁下癥癖。然大毒难入汤、散者，丸以用之，亟建殊绩焉……可见大毒必宜丸药……滋补之剂，多用蜜膏，以代蜜丸，是取其留恋。其法但以细末药，炼蜜和过而已。宋人疗小儿，间既见用，盖取适口也。”（《药治通义》卷 9）

参考文献

[1] 薛愚．中国药学史[M]．北京：人民卫生出版社，1984：29.

[2] 秦庆福，年莉．《肘后备急方》的方剂学成就[J]．天津中医药大学学报，2008，(3)：10.

[3] 陈馥馨．《备急千金要方》剂型学初探[J]．陕西中医，1987，(3)：107-110.

[4] 田友吉．药酒临床应用浅谈[J]．中国医药指南，2008，(10)：125.

[5] 章健，李洪涛．《太平惠民和剂局方》方剂特点分析[J]．中国医药学报，2002，(17)：212.

[6] 王成永．《本草纲目》在中药剂型学方面的成就[J]．中医药信息，1991，(3)：8.

[7] 陈馥馨．析《理瀹骈文》对膏药制剂的研究[J]．中成药，1991，(3)：37.

[8] 张冬青，程怡．脂质体的研究概况[J]．中药新药与临床药理，2002，13(2)：125.

[9] 陈雨安，李芳．中药口服固体剂型释放性能的实验研究——大黄中总蒽醌的释放和吸收[J]．中成药研究，1984，(4)：1-2.

[10] 沈自尹．内科领域里中西医结合的初步探讨[J]．新医药学杂志，1973，(4)：2.

[11] 北京中医学院中药系．安宫牛黄丸新剂型的研究[J]．新医药学杂志，1975，(8)：12.

[12] 曲春媛．安宫牛黄栓为主治疗中风 12 例的临床观察[J]．辽宁中医杂志，1990，(1)：20.

[13] 李锐．中成药药效学的研讨及其开发[J]．中成药研究，1987，(2)：24.

[14] 江西医科大学．地锦草的疗效及其抗菌成分[J]．中草药通讯，1972，(1)：45.

[15] 俞瑞霞．银翘散泡剂治疗上呼吸道感染的疗效观察[J]. 中成药研究，1986，(4)：21.

[16] 邓文龙．银翘散药理作用[J]. 中医杂志，1986，(3)：59.

[17] 关卿，李嫣．浅议中药毒性及其影响因素[J]. 中医药信息，2006，23(6)：29-31.

[18] 刘筱蔼，吴伟康，颜建云，等．四逆汤煎剂和缓释片剂的毒性比较[J]. 药物研究，2006，3(20)：134-135.

[19] 周芝芳，林志红．石杉碱甲胶囊剂与片剂的溶出度研究[J]. 中国现代应用药学杂志，1998，15(2)：20-21.

[20] 娄志华，刘艳丽．不同基质淫羊藿软膏剂的制备及药物释放测定[J]. 中成药，2001，23(5)：321-322.

[21] 谭有能，张浩，刘振谧．四物汤的不同纯化工艺与补血作用的关系[J]. 华西药学杂志，2006，21(5)：461-463.

[22] 张民．两种不同工艺的祖师麻制剂疗效比较[J]. 兰州医学院学报，2004，9(30)：69-70.

[23] 魏文石，常杰．不同给药途径天麻素注射液对急性脑梗死病人的疗效[J]. 上海医药，2006，27(11)：515-516.

[24] 顾学裘．药物剂型与疗效的关系[J]. 中草药通讯，1977，(6)：36.

[25] 凌昌全，李柏，陈坚，等．去甲斑蝥素缓释制剂毒性与疗效的实验研究[J]. 第二军医大学学报，1999，20(09)：30-33.

[26] 徐凯建，杨晓红，胡君茹，等．双黄连静注栓剂微型灌肠剂的人体生物利用度研究[J]. 中成药，1987，(2)：1-4.

[27] 刘红，石玉红，刘超，等．几种不同煎煮的中药及分析[J]. 时珍国医国药，2004，15(6)：334.

[28] 施志明．浅谈中药复方研究[J]. 中成药研究，1981，(2)：6.

（李 飞 薛建国）

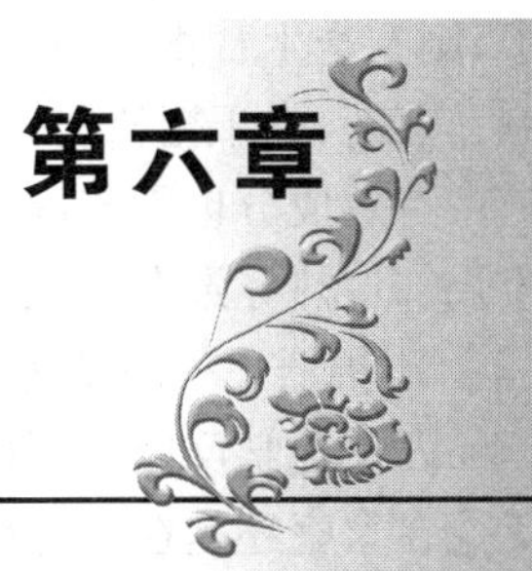

第六章

煎药法与服药法

煎药法与服药法亦是方剂运用的一个重要环节，药物配伍与剂型选择虽皆正确，若煎法与服法不当，则亦无功。正如徐大椿《医学源流论》卷上所言："病之愈不愈，不但方必中病，方虽中病，而服之不得其法，则非特无功，而反有害，此不可不知也。"现将煎药法与服药法分述如下。

第一节　煎　药　法

汤剂是古今临床最常用的剂型。由于药性及病情的差异，所采取的煎药方法就有讲究。煎法是否得宜，对疗效有着较大的影响，因此，历代医家对此颇为重视。诚如《医学源流论》卷上所谓："煎药之法，最宜深讲，药之效不效，全在乎此。"

（一）煎药容器

由于煎煮容器与药液质量存在密切关系，故历代医药学家对煎药容器均很重视。如梁代陶弘景说："温汤忌用铁器"，明代李时珍亦指出："凡煎药并忌用铜、铁器，宜用银器、瓦罐"（《本草纲目》卷1）。随着现代工业发展，各种煎器应用于制药和家庭煎药[1]。这些容器的制造材料主要有不锈钢、搪瓷、铜、铝、铁及陶瓷等。这些容器各有特点，有的适合煎药，有的则不适合，兹分述如下。

1. 沙锅、陶器、瓦罐　这些容器的化学性质极其稳定，和中药的化学成分不会发生化学反应，锅底厚，导热均匀，热力缓和，锅周保温性强，水分蒸发量小，相对有利于不太耐热中药成分的保存，故煎得的药汁成分全面，而且价格低廉。故目前国内学者普遍认为少量制备汤剂时最好用窑瓷器皿中的沙锅、瓦罐[2]。当然它亦有一些缺点，如笨重、易碎等，对于医院煎药室大量煎药就不太适宜。有人[3]还进一步指出，沙锅的孔隙和纹理多、易吸附各种药物成分而造成窜味。

2. 搪瓷容器　一般认为，在无陶瓷器皿时可用搪瓷和铝器替代。曾有人以汤剂的色泽、味道、金属离子、酸碱度等为指标，观察了烧杯、钢锅、铁锅、铝锅、搪瓷杯、锡里锅、沙锅等不同容器对煎出汤液的影响。结果表明：除铁锅煎得的药液外观呈深紫色、黑绿色或紫黑色，山楂、苦参、麻黄煎出液有铁锈味，钢锅和锡里锅煎五倍子时可检出微量铜和锡离子而不宜作煎药用具外，其余沙锅、铝锅、搪瓷杯、烧杯（玻璃）所得煎液的外观、味道及金属离子测定看，均较稳定，故可作煎药用[4]。但亦有人提出不同看法，认为搪瓷制品不宜用作煎药[5]。这是因为各种搪瓷制品都是铁制品，外壳镀上珐琅，珐琅里面含有对人体有害的珐琅铅等化合物，当加热或遇酸性物质时均能加速其溶出。而且，大多数中草药含有机酸类、酚类等酸性成分，中药在煎服时，一般需多次煎煮，这样则更加速了搪瓷中有毒物质的溶出。当这些含铅的化合物溶入药液后，一是与中药有效成分发生化学反应，二是长期服用这些含铅的药液,则有产生蓄积性中毒的可能。此外,广大家庭在煎服中草药时,常是直火加热,若以搪瓷制品煎药,由于搪瓷与铁受热后各自的热膨胀系数不同,外壳搪瓷易产生裂缝剥落,这样药液中有效成分也因与内层铁发生化学反应而被破坏;再者用搪瓷制品以直火加热煎煮,易产生局部过热导致有效成分焦化而被破坏。因此认为搪瓷制品不宜煎药。

3. 铝器 一般认为,铝器的表面有一层较为致密的氧化膜,能将药液和铝质隔离开来,不易发生化学反应,而且还有轻便,受热快,不易破碎等优点。所以目前使用铝器煎煮中药无论在家庭还是在医药单位都十分普遍[6]。各版《方剂学》教材亦都认为可用铝器。但有人对此持有不同意见。如殷氏[7]认为铝制品不宜作煎药器具。宋氏[8]认为铝锅也不是理想的煎煮器具,它不耐强酸、强碱,从 pH 值为 1～2 或 pH 值为 10 的煎液中可检出铝离子,有研究认为人体某些疾病可能与体内铝的含量过高有关。王氏亦赞同此观点,认为:铝器的表面虽然覆盖了一层致密的氧化物,但用铝器煎药时,搅拌的摩擦以及中药有机酸成分在 100℃时与其发生化学反应,使表层致密的氧化膜逐步被破坏,稳定性降低,不断地向药液中释放铝的化合物。它们被人体吸收后,会积蓄在肝、脾、肾和脑的组织器官中,当积蓄量超过正常值 5 倍以上时,胃蛋白酶的活性会受到破坏,引起消化功能紊乱,而长期摄入过量铝的化合物还会使血清无机磷水平显著下降,并出现关节疼痛,软弱无力等症状。另外,发现,肌萎缩性脊髓侧束硬化症、老年性痴呆患者的神经中铝的含量比健康人多 2～3 倍,因此铝制品也不宜作煎药用具[9]。

另有资料报道,邱佳信[10]等通过以不同容器熬煎中药对胃癌细胞集落形成的影响研究表明,在同药、同剂量、同法的情况下,不同容器煎煮的中药对胃癌细胞集落形成的影响是不同的。临床观察证实,不同容器对人体胃癌细胞集落形成的抑制作用以搪瓷、沙锅为最好,生铁、不锈钢、紫铜较差,铝器最差,并证实这种差异受药液浓度的影响,在制备高浓度药液时更应注意。吸收光谱测定表明,不同容器制备的中药汤液,吸收光谱峰值各不相同,提示金属离子和中药所含化学成分发生了化学反应,浓度越高,药液和金属容器接触时间越长,参与反应的成分越多,因而质量越差。

有鉴于此。冼氏[3]提出应开发优质、不易破碎的陶瓷器皿以取代铝和不锈钢器皿作为现代煎煮装置的煎药容器的设想应当提倡。

4. 铁、铜、镀锡容器 煎煮中药忌用铁器,古今医家已基本形成共识,并且长期指导着临床实践。其原因主要是铁的化学性质不稳定,易氧化,以致在煎药时药材中广泛存在的许多化学成分,如黄酮、生物碱、香豆精、氨基酸、鞣质和其他酚类等,均能与 Fe^{3+} 发生化学反应,结果往往使药液变色、浑浊、沉淀等,导致制剂质量改变,成品疗效降低、失效甚至产生毒副反应。如山楂在接触铁器后的浸液外观变为黑色,经分析认为是山楂所含的黄酮、黄酮醇与 Fe^{3+} 反应生成有色络合物所致。同时,山楂中所含的多种有机酸、氨基酸、鞣质也能与铁离子生成有色络合物,大量鞣质在 Fe^{2+} 作用下,很易生成鞣酸亚铁,并在碱性条件下极易变性,这就造成山楂的有效成分大幅度降低,并且在服用了这样的山楂制剂后,患者易产生恶心、呕吐、胸闷、腹胀等副反应[6]。

应用铜器煎出的药液中可检出有微量铜离子,某些药物尚可与铜生成碱式碳酸铜等。镀锡锅的煎出液中亦有检出微量的锡离子。这些金属离子有些能与药材中的某些成分起化学反应,有些能催化某些成分的氧化,影响制剂的稳定性和药效。故一般认为煎药忌用铁、铜、镀锡等金属器具[3]。

5. 不锈钢器皿 由于不锈钢器皿的化学性质相当稳定,而且坚固耐用,导热性能快,故制药机械多广泛使用不锈钢制品。但据报道：选用黄芩、黄柏、槐花3味常用中药分别采用沙锅炭火和以铝或不锈钢为煎药器皿的现代煎煮装置进行煎煮，然后进行有效成分煎出量的测定。结果发现，传统煎煮法的药液中有效成分含量明显高于现代煎煮法[3]。可见，应用不锈钢器皿所得的制剂质量逊于传统的陶瓷器具。当然，我们也不能将现有的煎药机全盘否定，它还具有省时、方便、卫生，煎药效率高等优点，是现阶段各医院不可缺少的煎药设备[11]。

6. 银器　古人曾提倡用银器煎药，虽其化学性质稳定，但价格昂贵，得之不易，且因导热性强，锅底温度甚高，中药中不耐高温的成分易被破坏，水分蒸发快，易产生药材煳底焦化现象，故银器的实际应用价值不大。

（二）煎药溶媒

水是煎煮中药汤剂的主要溶媒，古今医家在制备汤剂时历来讲究煎药溶媒，因为溶媒的种类不同及水质的优劣与多寡直接影响汤剂的煎煮效果和质量。早在汉代，张仲景就根据汤剂的不同组成、功用和临床应用特点，对煎药溶媒提出了不同的要求。如茯苓桂枝甘草大枣汤方以“甘澜水”煎，枳实栀子豉汤以“清浆水”煎。据初步统计《伤寒论》中的煎药溶媒有9种之多：①水，是应用最多的煎药溶媒，全书共有90余方。②白饮，即米汤。多用作散剂的调服液，如五苓散、四逆散。③甘澜水，即千扬水，又称劳水。④酒水，即由水、酒混合而成。意在以酒助药，通达百脉，如炙甘草汤。⑤蜜水，由水、蜜混合而成。乃取其护正缓峻之意也，如大陷胸丸。⑥麻沸汤，即沸水。以之渍泡药物，须臾绞汁，乃取气轻味薄，使之能上行达外，如大黄黄连泻心汤。⑦潦水，乃雨水所积。用之煎煮麻黄连轺赤小豆汤，是取其味薄不助湿气而有利湿之意。⑧清浆水，亦名酸浆水。是将煮熟的粟米投入冷水中浸五六日后所得的浆液。其能调中、开胃、化滞，所以枳实栀子豉汤用之。⑨苦酒，即米醋。其味酸、性敛，有消肿敛疮之功，故苦酒汤用之。

明代著名医药学家李时珍在继承前人经验的基础上，亦在《本草纲目》卷5综述记载了10余种可用来作为制作汤剂的溶媒。其中天水类5种，地水类3种，还有酒、醋、童子小便等。由于每一种溶媒都有一定的作用，所以李时珍对汤剂的溶媒要求非常严格，常据不同的病证和不同的药物对煎药用水提出不同的要求，认为：“江河之水浊，而溪涧之水清……淬剑染帛，各色不同，煮粥烹茶，味亦有异，则其入药，可无辨乎？”（《本草纲目》卷5）。清代医家程国彭亦在《医学心悟》卷首中指出：“煎药误，水不洁，油汤入药必呕哕，呕哕之时病转增，任是名医审不决。”由此可见，古代医家对煎药溶媒的研究是较为深入和十分重视的。现今制备汤剂，虽未能完全承袭古代汤剂的用水要求，但对水质亦不敢忽视，仍然十分强调煎药用水需认真选择，一般宜用洁净的冷水，如自来水、井水、蒸馏水等。同时，对煎药用水的水质和加水量与汤剂质量和效能的关系进行了一些探索。兹分述如下。

1. 水质　在中药煮提过程中，水质对成分浸出的影响越来越为人们所重视。有人[12]提出，现今通用的自来水，因水质不同，可有硬水、软水之分，由于硬水中钙、镁、铁、铅、锌离子含量较多，可与中药的某些成分如槲皮素形成螯合物，从而影响药物的疗效，含槲皮素的中药材品种较多，如玉竹、儿茶、一年篷、八角莲、山楂、银杏叶、地锦草、红旱莲、罗布麻、侧柏叶、桑寄生、铁包金、紫金牛等，因此，煎汤溶媒最好选用软水，有条件的可用蒸馏水。

另有资料报道，因为水中所含的Ca^{2+}、Mg^{2+}能与很多酸性成分，如各种有机酸、酚性成分、黄酮苷等生成沉淀，造成有效成分含量下降，特别是水的硬度较大，含钙量超过13.5ppm时，其影响就更明显了。如黄芩、金银花、茵陈、大黄的蒸馏水煎出液和Ca^{2+}浓度大于 13.5ppm 的水相混即发生沉淀。据不同硬度的水对黄芩苷浸出量影响的试验发现，产生沉淀量随水的硬度增加而明显，吸收值随水的硬度增加而减小。据报道各地自来水的钙含量大都高于 13.5ppm，而且有的城市要高得多，如北京为 157.8ppm、天津为 178.5ppm、武汉为 48.6ppm、哈尔滨为 72.9ppm、上海为 62ppm。各地自来水 Ca^{2+} 含量相差甚远，对成分含量的影响是不同的，这就很难保证全国各地的相同产品（相同处方、相同工艺）具有相同的质量内涵，所以为保证制剂（包括汤剂）质量，对制剂用水应引起足够的重视[13]。最好应用去离子水。

另外，自来水是由天然水经过澄清、净化、消毒等处理而得来的。其中最重要的处理是加氯消毒。一般采用常氯消毒法[14]，即向水中加入 1～3mg/L 的氯作用一定时间（常温 15 分钟）。经过加氯消毒的自来水中，还需维持一定的余氯量（0.5～1mg/L），以至于在用户的自来水中能闻到较大的氯味。这样一来，虽然氯将水中的细菌杀灭而达到饮水用的卫生标准，却在自来水中增添了次氯酸、氯化物；此外，由于铁制自来水管的自身锈蚀，加之水中的次氯酸、氯化物等对自来水管的化学作用以及在净化处理时常加入 $FeCl_3$ 混凝剂[15]，致使自来水中 Fe^{3+}、Fe^{2+} 含量增加。据报道：自来水中的 Fe^{3+}、Fe^{2+} 比天然水要高，有的甚至高达每毫升含几十微克[16]。由此可见，在自来水中存在有较强氧化性的次氯酸及 Fe^{3+}，同时还增加了具有还原性的 Fe^{2+}。此 Fe^{2+} 能被大气及水中 HClO 等氧化生成 Fe^{3+} 并与水作用生成 HOO·游离基，活泼的 HOO·游离基可以氧化药物，从而大大加速了药物氧化反应。

在中药制剂过程中，无论是中药材的炮制（洗、浸、润、泡）；还是中药的煎煮提取，用水量都很大。若将含有 HClO、Fe^{3+}、HO_2·等这些较强氧化剂的自来水，不经处理，直接应用，均能加速中药有效成分（如黄酮、某些氨基酸、生物碱、香豆精、酰胺、不饱和油脂、喹啉类、维生素 A、维生素 C、维生素 D、鞣质及其他酚性成分）的氧化破坏作用，甚至产生其他对有效成分有害的化学作用，影响疗效。

有鉴于此，刘氏[17]指出："自来水用于煎药，必要时煮沸放冷，使其中部分的矿物质沉淀，气体排出，可改善水的质量。"这种处理方法，虽然能使自来水中所含的铁离子及其他矿物质部分沉淀除去；但对自来水中所含的余氯则较难去除，常在煮沸后的开水中仍能闻到较大的氯味，同样还存有余氯、Fe^{3+} 及其他离子对有效成分的影响，尤其当中药制剂用水量大时，此法显然是不适宜的。因此万氏建议自来水用于中药制剂，须经脱氯、去离子处理为宜[18]。另有人[19]提出现阶段有条件的医药单位，应装置小型离子交换器和净水器，使用纯水、去离子水以确保中药汤剂用水质量。

2. 加水量　汤剂煎煮时的加水量对煎出效果和质量影响也很大。古代医药文献对汤剂制备大多记述有用水量和煮取量，要求严格，不容草率。如《伤寒论》桂枝汤的方后记载："以水七升，微火煮取三升。"梁代陶弘景指出："凡煮汤，欲微火令小沸，其水数依方多少，大略扩廿两药，用水一斗，煮取四升，以此为准。……然则利汤欲生，少水而多取汁；补汤欲熟，多水而少取汁，好详视之，不得令水多少"（《本草经集注》）。认为用水量应根据药物用量及方剂功用而定。明代李时珍在论述汤剂煎煮加水量与汤药质量的关系时指出"汤剂，每一两用水二瓯为准，多则加，少则减之。如剂（药）多水少，则药味不出，剂少水多，又煎耗药力也"（《本草纲目》卷 1）。由此可见古人对汤剂煎煮用水量的严谨性。

由于汤剂加水量的多少，直接影响汤剂的质量，其水量过多或偏少，既影响药物加热时间和服用，也影响有效成分煎取，而降低疗效。因此，为制备高质量、适于临床应用要求的汤剂，现代医家对此作了大量的研究。

制备汤剂加水量的多少，常与药物的吸水量、煎煮时间、火候及所需的药量等诸多因素有关，其用水量往往不易准确掌握。有关文献结合传统习惯和应用经验，提出加水量为：超过药物表面的3～5cm[20]为度，用药总量的3～8倍[22]；第2煎以超过药渣表面1～2cm为宜[21]，第2煎用水量应当减少，为第1次的1/3～1/2即可，用于小儿内服汤剂可适当减少用水量[23]。中药汤剂用药量与煎出液量的比例可直接影响汤剂煎出率。传统习惯认为加水超过药面3～5cm，煎出液以300～400ml为宜。但尤须根据处方内药物的性能、质地，特别是用药量的多少灵活掌握。须久煎及质地坚硬者应适当多加水，反之则应少加。显然同样的用药量、同样的煎煮时间，煎出液量越多煎出率越高；反之相同的煎出液量，相同的煎煮条件，用药量越大则煎出率越小[24]。但煎液量却不能无限增加，在实际工作中，由于服用、贮存等问题，煎液量不宜过多，当药物与煎液量比为1∶4时，两次煎液可以获得70%～90%的煎出率，效果较好。为有利于药物有效成分的提取和适应临床应用的要求，煎煮汤剂的适量用水就成为目前汤剂制备需要探讨和研究的内容。有人[25]从研究上述几个因素出发，总结出了一个加水量与药液得量的计算公式：Q＝WK＋r＋tv。其中Q：加水量；W：原药量；K：吸水率；t：煎药加热时间；r：药液得量；v：单位时间水分蒸发量。其中K＝(药渣量－原药量)/原药量；v＝(水量－煮沸一定时间后水量)/煮沸一定时间(min)。并指出根据加水量公式进行煎药，药液得量误差在5%左右，但必须在一定容器及一定温度下煎药，平均蒸发量以掌握在每分钟15～20ml为宜。刘氏[26]报道了计算加水量的另两种方法：一为计量加水法，即按每10g药材加水30ml，煎煮过程的水分蒸发按每10分钟100ml计算，药液基本得量为250ml。即加水量＝(总克数/10g)×30ml＋(煎煮时间/10min)×100ml＋250ml。如需二煎或三煎，则按药物重量所计算的加水量不再加入。二为估算加水法，一般情况第一煎加水量为药材重量的5～8倍，或为其体积的1～2倍；第二次加水量为其重量的2～3倍，或体积的0.5～1倍。另据黄氏等[27,28]报道，各类药材的吸水率不同，一般根类的吸水为其本身重量的1.5倍左右，草、花、皮类的吸水为其重量的2～3倍，个别药材吸水率较高，如益母草可达4.5倍，昆布、海藻可达4倍，夏枯草吸水率也较高。在一个复方中往往有吸水量较大的药与吸水量较小的药配伍使用，平均起来每克中药约需加水10ml。当遇到吸水量大的中药占多数时，可适当多加些水。当遇到吸水量小的中药占多数时，可适当少加些水。加水量可随药物的性质而适当增减，把计算得到的总加水量的70%加到第1煎中，余下的30%留待第2煎应用。

综上所述，古今医家对汤剂用水进行了大量的研究，并取得了一定的进展。

(三) 煎药火候

火候，是指煎药时火热的缓急与火力的大小。历代医方和本草著作中在论述煎药时有“武火”、“文火”之分。所谓文火，又称小火，即火力较小较缓之火；所谓武火，又称大火，即火力较大较急之火。由于煎药火力的强弱，与汤剂的质量有一定的关系，所以古今医家都比较重视煎药火候，常需根据药物的性味、煎煮时间以及疾病的不同，酌定火候。早在《伤寒论》中，虽然对常用的煎药火候未加说明，但对不能用武火者则标明用“微火”，如桂枝汤、桂枝加厚朴杏子汤等。随着中医学的发展，临床经验的积累，后世医家对有关煎药火候的论述逐渐增多，如李时珍在《本草纲目》卷6指出：“凡服汤药，虽物品专精，修治如法，而煎药者鲁莽造次，水火不良，火候失度，则药亦无功。”至于用火强弱，则主张“先武后文，如法服之，未有不效者”。为了要控制火力的强弱，在当时的条件下，李时珍主要是用不同的燃料，在《本草纲目》卷6所载11种火中主要有3种用来作为煎药的火源。①桑柴火：一切补药清膏宜用此火煎之。②炭火：分为桴炭火和栎炭火，宜烹煎焙炙百药丸散。③芦火、竹火：宜煎一切滋补药，以陈芦、枯竹为佳。李时珍对以上各种火的特点进行归纳分析曰："火用陈芦、枯竹取其不强，不损药力也；桑柴火取其能助药力；桴炭火取其力慢；烁炭火取其力紧。温养用糠及马屎、牛屎者，取其缓而能使药力匀遍也"(《本草纲目》卷6)。从现代的观点来分析，不同燃料所提供的热能大小依次为桑柴火、炭火、芦火、竹火、糠及马屎和牛屎，而不同性能的药物对热能的大小要求也是不同的。这说明李时珍的论述有一定的道理。

根据扩散公式，提取率与温度成正比，这是因为温度升高可降低浸出液的黏度，使植物组织软化，促进渗透作用，增加成分的溶解和扩散，同时温度升高、扩散系数增大，扩散速度加快，所以提高温度有利于药物成分的提取。但不能设想温度越高越好，温度太高可能适得其反，这是因为：①有些成分对热不稳定，温度过高导致其分解失效而降低其药效；②加速挥发性成分的损失；③升温使细胞膜破坏，使许多胶体不溶物进入溶液，杂质增多。有人[29]研究发现，温度还会影响丙酮对多糖的沉淀能力，多糖提取时如果温度过低，溶剂的渗透能力和溶解能力降低，多糖不能有效溶出；温度未超过90℃，随着温度的增长，多糖提取量也随着增长；温度过高(超过90℃)，导致多糖裂解，使多糖提取量大幅度下降。根据温度这个试验因子各水平的总和或平均值可以看出，70%的提取温度达到显著水平。李氏等[30]研究表明，随着煅制温度由低到高，寒水石煅制品的总成分煎出率也是逐渐增加的。在800℃以下煅制，总成分煎出率仅增加1.4～2.1倍；但在800℃以上煅制时，总成分煎出率大幅度增加，约为7～11倍。可见，温度对提取率的影响是很大的。

近年来除应用常规的直火煎煮外，又增加了蒸气加热煎煮、高压蒸煮等方法，扩大了热源的种类。但万氏等[31]研究发现，将直火加热煎煮法改为蒸气加热煎煮法后，汤剂药液稀，质量差、疗效低。而毛氏[32]在直接火煎法与蒸气蒸煮法的对比实验中发现：两者煎出物的比重，单项药物的主要成分、折光率、比色、pH值以及单项的药理作用等存在着差异，其中以蒸气法为优。20世纪90年代末，有些医院引入了韩国生产的电加热式小型煎药机、自动液体包装机，这种煎药机虽然具有体积小、方便灵活和省时节能的优点，但对其药液质量未见对比报道，有些患者和医务人员仍有怀疑。欧阳荣[33]对丹皮等4味中药的煎药机单煎液与直火单煎液主要成分的含量进行了质量对比检测，结果：机煎液中药物主要成分的煎出率高、方便、快捷，值得推广。

一般而言，对煎药火候的要求是"先武后文"，即在沸点前用武火，沸点后改用文火。对此，有人[34]提出异议，认为这与药物的实际煎煮需要并不完全相符。如沸点后改为文火，仅仅适用于滋补药，而对解表药，在规定的煎煮时间内，则因火力不足而影响有效成分的溶出。因此在火候掌握方面，应根据药物的性质与质地区别对待，建议采用大、中、小三种火候为宜。①大火：一般在药锅未沸前用之，目的在于促使其尽快开锅(注意当锅内达到沸点时，某些含粉末药物容易溢出锅外，如生蒲黄等，为防止药液外溢，应改为中火)；②中火：对解表药与含挥发性成分的药物宜用中火，若采用大火，由于火力过强使芳香气味从蒸气中失散过多，而影响药效；③小火：对于滋补药，在沸点后宜采用小火，使锅内保持小沸状态，以减缓水分蒸发，有利于有效成分的溶出。

(四) 煎前浸泡

煎药之前，一般先将药物用冷水浸泡20～30分钟之后再加热煎煮，则其有效成分易于煎出。这种煎法是合理的。因为新鲜植物药材的细胞液中，含有多种可溶性物质和不溶性物质，鲜品在干燥过程中由于失水导致细胞壁与导管收缩，细胞液干涸，原来溶解在细胞液中的物质以固体状态(结晶或无定形状态)沉淀于细胞内。当加入冷水浸润时,细胞恢复膨胀(在粉碎后大部分细胞仍然保持完整状态),物质重新溶解,细胞内溶液浓度显著增高,形成细胞内外的浓度梯度,可能使细胞膜破裂,内容物大量释出,或者通过完整的细胞壁可溶性物质由内向外扩散溶出。如不经浸泡(或用开水浸泡)直接加热煎煮,细胞内外的蛋白质就会骤然凝固,细胞硬化,细胞外层形成紧密、坚实的包膜,不利于水分的渗透和成分的溶出,或者细胞所含的高分子物质,如淀粉、多糖等突遇高温而糊化,阻塞毛细管道,同样不利于浸出的正常进行。因此在煎煮前要经过适当时间的清水浸泡,以利于有效成分的溶出。陈娟等[35]试验表明,短时间浸泡(1 小时之内)对诃子鞣质的浸出含量无明显影响,但长时间浸泡(6～12 小时)并煎煮 0.5 小时,鞣质的含量明显增加,与之共存的其他成分在煎煮过程中也可能影响到它的浸出。由此可见,煎煮前是否浸泡,其煎出质量是不同的。煎煮前经适当时间的清水冷浸有助于有效成分的溶出,可提高临床疗效。

但是,不能认为浸泡的时间越长越好,若煎药前先将中药提前数小时甚至 1 夜浸泡在水中,设想使药物充分膨胀,煎煮时使有效成分尽量完全地煎溶出来。其实这种浸泡的方法是不合理的。因为许多中药的成分往往是苷与酶伴存于中药材中,酶能促进苷的酶解,生成苷元或次级苷,如果用冷水浸泡中草药粉末或在潮湿的空气中碾碎中草药原料,都将促使酶与苷的接触而使苷水解失去原有状态。例如黄芩的酶在冷水中可以酶解黄芩苷和汉黄芩苷,生成黄芩素和汉黄芩素,使黄芩的有效成分下降,其清热解毒作用降低。又如苦杏仁中的酶能在冷水中水解苦杏仁苷,生成苯甲醛、氢氰酸和葡萄糖,而苦杏仁苷被水解后,使其苦杏仁的镇咳平喘作用降低。由于苷和酶共存于同一器官的不同细胞中,当研碎植物体,打破细胞壁,在有水分存在下,苷与酶接触就有被酶解的可能。所以在煎煮中药时提前加入足量冷水浸泡药物,对苷类成分是有影响的,且煎煮药物的地方温度较高,当药材湿润膨胀后,苷和与苷共存的酶都能较快地溶于水中,这就给酶解创造了条件。一般苷类成分被水解后,多能产生不溶或难溶于水的苷元沉淀,过滤或服用时,有可能大部分沉淀被弃去。而在临床上大部分苷类物质被视为药物的有效物质,如弃去必然影响疗效。

为了得到中草药中原有的苷,避免大部分苷类成分被酶破坏,一般浸泡时间要根据药材性质而定,对花、叶、茎类药为主的处方,可浸泡 20～30 分钟;以根、根茎、种子、果实类药为主的处方,可浸泡 60 分钟。但浸泡时间不宜过长,以免引起药物酶解或酶败,这样就能保存绝大部分苷类的有效成分不被破坏[36]。对于一些未经杀酶处理而浸泡过程中易被酶解的中药材,如板蓝根等,宜直接用沸水煎煮,或在其他中药煮沸时投入,亦可先行杀死分解酶后再应用。

鉴于中药的苷类成分种类繁多,范围广泛,差不多所有类型的植物都有苷类成分存在,且苷类成分在植物药中占有相当大的比重,故在煎煮中药时应给予足够的重视。

(五) 特殊煎法

中药的特殊煎法是依据药材的特点、有效成分的性质及治疗病证的需要,为使处方达到最佳疗效而采取的措施,因此正确运用与否对中药疗效的发挥起着重要的作用。对此,古今医家都比较重视,如张仲景在《伤寒杂病论》中就有针对不同病证、不同药物,提出不同煎煮要求的记载。据统计,书中要求先煎的药物有:麻黄、葛根、枳实、厚朴、泽漆、蜀漆、酸枣仁、小麦、大枣、茯苓、白术、乌头、茵陈、半夏、紫参、栀子、甘草、瓜蒌、大黄等。要求后下的药物有:大黄、桂枝、阿胶、芒硝、鸡子黄、胶饴、葶苈子、泽泻、香豉等。在《中国药典》(2010 年版)中收载的中药明确要求特殊煎法的有:①先煎:瓦楞子、蛤壳、磁石、牡蛎、赭石、龟甲、水牛角

(先煎 3 小时)；且宜久煎者：制川乌、制草乌。②后下：苦杏仁、降香、沉香、豆蔻、砂仁、钩藤、薄荷。③不宜久煎：徐长卿、鱼腥草。④包煎：儿茶、车前子、旋覆花。⑤烊化：阿胶、龟甲胶、鹿角胶。⑥单煎：羚羊角(煎 2 小时)。⑦不入煎剂：雷丸。

然而，目前对中药特殊煎法问题的认识不尽一致，各书记载互有出入，各家研究报道结果不尽相同，以致临床应用比较混乱。有鉴于此，兹择要介绍如下，供研究者参考。

1. 先煎　传统认为，介壳与矿物类药物应打碎先煎 20 分钟左右，再下其他药。某些质地较轻而又用量较大或泥沙多的药物，亦可先煎取汁，然后以其药汁代水煎药。某些有毒、药性峻烈的药物亦需先煎 1～2 小时以减缓其峻烈之性或消除毒性。

(1) 介壳与矿物类药物：因其质地坚实，药性难以煎出，故应打碎先煎，即先煎煮沸 20 分钟左右，再下其他药，如瓦楞子、蛤壳、磁石、牡蛎、赭石、紫石英、白石英、海浮石、青礞石、珍珠母、石膏等。但有研究者认为，这类药材不需先煎，因为它们的溶解是分子脱离晶体到溶剂里的过程，无机离子的煎出溶解极大部分在头 10 分钟内，相同条件下，即使延长煎煮时间，其煎出量的增加极微或不增加。杜氏[37]通过实验证明，此类药材煎出量只与药材粉碎度有关，粉碎度越大，药材与溶剂的接触面越大，扩散面越大，有效成分的溶出就越多。梅氏[38]通过对《中国药典》(1985 年版)注明要求先煎的有代表性的矿物、动物贝壳、化石、甲骨类药共 6 味(石膏、龙骨、牡蛎、磁石、龟甲、鳖甲)进行实验，结果表明：矿物、动物贝壳、化石类药经炮制粉碎后，煎煮 30 分钟和 60 分钟，其有效成分的煎出量相差无几。孙氏[39]将生石膏 30g 单方及两种复方(白虎汤和麻杏石甘汤)经回流煎煮，加水总量 300ml，每隔 10 分钟取样 1ml，测定钙含量，根据测定结果，生石膏不论单煎或配伍煎煮，钙的煎出量在煎煮 10 分钟即达到最高溶出量的 80%以上，煎煮时间在 20～40 分钟，接近或达到最高溶出量，超过 40 分钟钙溶出量则可能减少。一般汤剂头遍煎药时间多在 20～40 分钟，因此建议，生石膏入煎剂不需要先煎久煎。但亦有研究[40]证明，生石膏与他药配伍时，其煎出率显著增大，在煎药 20～40 分钟的时间内，石膏钙的溶出率复方比单方增加 8%～14%不等。孙氏[41]通过石膏的粉碎度和煎出量的观察比较，发现过 20 目筛的石膏煎出率为 71.56%，过 60 目筛以上的煎出率可达 100%。因此提出，为最有效地增加矿物、贝类中药的溶解度，宜粉碎成过 60 目筛者共煎，过 40 目筛以下者仍需先煎。梁氏[42]经实验证明，石决明、鳖甲等质地坚硬的药材，过 10～24 目筛颗粒 45 分钟的煎出物量均高于 60 分钟原药饮片规格的总煎出量。此类药物的比重较大，沉淀性强，不影响服用，也可删去先煎这一操作过程。有人[43]通过对龙骨的研究指出，龙骨入煎剂，其煎出效果的优劣也与其粉碎度有关，在 40 目以下时，随粉碎度的增大，平均煎出率也随之增大，在 60 目以上时平均煎出率不再增大。故这类药物若以过 20～40 目筛的粗粉入煎，则无需先煎。由此可见，对一些矿物药的适宜煎煮时间仍需作进一步的探讨。

(2) 动物角甲类药物：如龟甲、鳖甲等。传统认为此类药材质地与矿物药相近，需要先煎。梅氏[38]的实验结果证明，龟甲、鳖甲经炮制打碎后，煎煮 30 分钟和 60 分钟的煎出物相差较大。吴氏[44]提出，为了有利于这类药物中动物蛋白、氨基酸、胶质、钙、磷等物质的煎出，故亦认为有先煎的必要。

(3) 有毒及药性峻烈类药物：一般认为，乌头、附子等有毒中药应先煎 1～2 小时，以降低或消除其毒性。其实附子经加工炮制，配伍相制，加热煎煮等环节均可降低或消除其毒性，并非唯先煎方可去毒。从张仲景《伤寒论》等含附子的方药看，皆无先煎之例。而是根据不同病证的需要，采用分煎或合煎法[45,46]。分煎是用于治疗两种不同病机的证候，以防药物的相互牵制所采用的一种煎煮方法。如附子泻心汤的附子煎汁，余药渍汁兑合；乌头桂枝汤的乌头用蜜另煎，兑入单煎的桂枝汤内，通常情况下，无论生熟附子均与诸药合煎。这样既可起到去毒的作用，又不影响煎剂的质量。据现代研究，附子的毒性成分主要为乌头碱，其性质不稳定，在遇水加热的情况下易水解或分解，脱去乙酰基和苯甲酰基，形成毒性低的乌头次碱和乌头原碱。乌头次碱的毒性作用为乌头碱的 1/50；乌头原碱的毒性作用为乌头碱的 1/400～1/200。乌头碱本身并无强心作用，对心脏毒作用极强，而水解产物——乌头原碱才具强心作用[47,48]。目前临床使用的附子就是依据这一原理进行加工炮制的，其毒性已甚低。在配伍应用方面，一般处方应用附子时大都配伍干姜与甘草，以降低其毒性，增强其疗效。有实验[49,50]证明，单用附子时强心作用既不明显，也不持久，且有毒性，若与甘草、干姜配伍，其强心作用强而持久，而其毒性较单用时明显降低。因此，临床只要辨证准确，遣方用药合理，取 9～15g 的附子常用量，无论先煎与否均是可靠的。故为提高诸药的煎出效果，减少先煎之麻烦，附子除大剂量使用外不必先煎[43]。

此外，还有一些古代不强调先煎的药物，据现代研究也有先煎的必要。例如石斛，因其质地紧密结实，渗透性差，其所含石斛碱、黏液质、淀粉等有效成分较难溶出，故入汤剂宜先煎[51]。再如紫菀，煎煮时间越长，汤液中紫杜鹃黄酮越多，止咳作用越强，故亦宜先煎[52]。对于麻黄，在古代入汤剂就强调需先煎，除去上沫。在仲景方中，麻黄先煎有时不是要去除燥烈之性，而是要通过方中的配伍来保存其有效成分，以免挥发，以达到组方更科学，功效更突出[53]。

2. 后下　后下药物大多具有芳香性，其有效成分(大多含有挥发油)受热易挥发或遇热不稳定易被破坏。这类药材一般在其他药快要煎好前加入共煎。

赵氏[54]认为，解表药和芳香化湿类，如薄荷、豆蔻、砂仁、藿香、木香、沉香、降香、鱼腥草、苏叶、菊花、辛夷、荆芥、红花等均应后下，一般在中药汤剂煎好前 5～10 分钟入药即可。

丁氏[55]的实验表明，豆蔻采用常规后下法入煎，无论煎沸时间长短，煎液中挥发油含量均极低，而采用入煎前浸泡 30 分钟，后下煎沸完毕立即随罐冷却的方法，则煎液中挥发油含量最高，最佳煎沸时间为 10 分钟。李氏[56]更明确指出，把未经浸泡的后下药投入高温的已成糊状的药材中同煎，影响有效成分溶出，在二煎时则已失去后下意义。故此提出：对后下药材应采取先行浸泡，再煎煮的方法比较合理。彭氏[57]则提出可将先煎、后下的药材分别煎汁，然后混合复煎，即液-液法，以提高疗效。

此外，有研究表明，一些非芳香性的中药材亦有后下之必要，例如钩藤，它的有效成分(主要是生物碱)含量在煎煮开始阶段随煎沸时间的延长而含量升高，当煎沸 35 分钟时，生物碱含量达最高值，以后随时间延长而含量下降，故钩藤的最佳煎沸时间以 35 分钟为宜，少于或多于 35 分钟，其生物碱煎出率均低。因此，钩藤入汤剂以后下为宜，头煎可在其他药煎毕前 15 分钟时加入，第二煎煮沸时间以 20 分钟为宜，并且煎煮钩藤可不必先行浸泡[58]。又有人[59]认为，钩藤在复方煎剂中是否后下不可一概而论。钩藤中的钩藤碱和异钩藤碱只是其降血压的化学成分，钩藤用于降压时后下是正确的，而在治疗其他病症时，如头痛，感冒夹惊，惊痫抽搐等，后下是否也有益，值得商榷。又如大黄，因其所含的泻下成分易受热破坏而降低疗效，故取大黄泻下通便时宜后下[58]。由于番泻叶所含泻下成分与大黄相似，故亦宜后下。

对后下问题的看法，现代药学界存在有不同意见。邵氏[60]提出后下药物剂量应加倍分放于头煎、二煎中。程氏[61]则认为改变后下药物剂量应凭实验研究，不能随意改变，只要符合后下时间不论放入头煎或二煎中，服用时煎液合并即可。如将后下药不经浸泡渗透就直接加入煎沸的汤液中，会因药材遇高温使其表面结构破坏，如蛋白质凝固变性、淀粉糊化或形成一层特殊保护膜，从而影响有效成分的溶出，何况在二煎或三煎中已失去后下意义。而且传统后下法只考虑了避免药物受热时间过长的问题，而忽视了药物受热温度高的情况，一些不耐热的药物如生大黄、钩藤、砂仁等尽管后下，亦不能避免有效成分的破坏。因此，周氏[62]认为"分次煎煮法"和"分次后下法"，对减少挥发性成分的损失虽有一定意义，但并没有从根本上解决问题。而蒙氏等[63]提出通过改善药材粉碎度后采用暖瓶法，实验证实暖瓶法对某些芳香性药材成分的溶出是可行的。钱氏[64]则提出以袋泡剂取代传统后下法。关于改进汤剂后下的另一种方法是冲服。如砂仁、白蔻仁、肉桂等气味芳香的药物，用前研细分次冲服；如番泻叶、生大黄等有效成分易溶解于水的药物可用开水冲服或兑入其他煎液冲服。

3. 包煎　传统方法对某些煎后药液混浊或对咽喉有刺激作用，以及易于粘锅的粉性、细小种子、含淀粉、黏液质及绒毛多的药材实行包煎，如赤石脂、旋覆花、海金沙、蒲黄、五灵脂、车前子、六一散等。虽然包煎有利于药液的过滤，避免或减少了上述弊病，但是包煎比较麻烦，尤其是对药材有效成分的溶出有一定的影响。故此，药学工作者对包煎的看法并不一致，兹收录一些有关这方面的报道以供参考。

王氏[65]将传统包煎的药物旋覆花、车前子、葶苈子、蒲黄分别配入4～6味的四个复方中，每个处方配药两份，其中一份按传统包煎，另一份则不包煎，然后将每张处方的两份药物分别按相同的方法进行煎煮、过滤、挥干水分，分别称其总浸出物的重量，结果提示不包煎煎法所得的中药浸出物总量比包煎煎法的中药浸出物总量高5%～14.8%，而且过滤速度无显著差别。由此认为：按传统方法对旋覆花、车前子、葶苈子、蒲黄进行包煎并不科学，它既浪费药材，又降低疗效，提议以后取消包煎。车前子的传统煎法[66]是"包煎"，《中国药典》亦规定为"布包入煎"。一般认为，车前子包煎是为了防止其分子黏液质过量溶出形成胶膜，影响其他药味成分扩散和溶出，同时可防止黏附锅底。秦氏[67]认为车前子不包煎有利于有效成分煎出，能更好地发挥复方药剂合煎的综合疗效，临床应以清炒、盐炙车前子为主。在煎煮过程中经搅拌和沸腾作用可与其他药物混合均匀，不包煎不会沉黏锅底和出现过滤困难。刘氏[68]报道，五灵脂不包入煎，煎煮完毕时完好无缺，药液澄清。并非人们想象的粪便遇水加热时会膨胀散开，使药液产生混浊。可见五灵脂在煎煮时亦勿需包煎。

以上研究说明，对药材包煎工艺应作具体分析和细致研究，而非一律沿袭传统。根据扩散定律，在包煎时，由于药物被包裹形成抱团，降低了浓度梯度和增加了药物的黏度，从而对成分的浸出造成双重负面影响。从这个角度看，包煎并不科学。改进的方法是将这些药材与其他药材同煎，煎液用纱布过滤，纱布厚度以滤液中无沉淀物和悬浮物为宜。贾氏[69]介绍的纱袋压滤法既有效地阻止了药材粉末及刺激性绒毛滤出对汤剂口感的影响，又使药材有效成分较大限度地溶出，简单易行。

4. 单煎　单煎，一般是指某些贵重药物，如羚羊角、西洋参等，为了避免其有效成分被其他药物吸收、黏附，可切片单煎取汁，再与其他药液和服，或单独服用，这是比较合理的。但由于中药的化学成分十分复杂，汤剂群药合煎是一个极其复杂的化学反应过程，方药单煎合并使用不完全等效于方药的合煎。王雁梅等[70]研究表明，生化汤共煎液中阿魏酸的溶出明显高于单煎液($P<0.01$)，说明生化汤传统煎煮方法有其合理性与科学性，能够充分发挥方剂中各药物的配伍作用。产生差异的原因可能是共煎过程中存在助溶现象，提高了阿魏

酸的煎出率，还需要进一步研究。又如四逆汤的实验证明，单用附子时强心作用既不明显也不持久，且有毒性，但与甘草、干姜配伍同煎时，其强心作用强而持久，而毒性较单用时明显降低[50]。由此可见，合煎有可能使方中有效成分增溶而增效，消除或降低某些药物的毒副作用，或产生新的化合物而表现出新的药效。所以在临床用方和进行剂型改革时应注意这一点。

5. 溶化与烊化　"溶化"与"烊化"是在煎药操作中的两种方法。"溶化"，如饴糖、蜂蜜、玄明粉等药，易溶解于药汤内，故用时只要把其直接倒入煎好的药汤容器内，搅拌几下即会迅速溶化，亦可单独用开水溶解饮服。

"烊化"，如阿胶、龟甲胶、鹿角胶、鳖甲胶等胶类药物，用时先把胶块打碎。"烊化"方法有两种，一是在50～100ml煎好药汁加入胶粒，随后放在锅内隔水炖烊；二是先把胶粒放在锅内加冷水或用煎好的药汤100ml左右以文火煎煮，边煮边搅拌，待完全烊化后，把胶汁掺入煎好的药汤内即可。由于胶类药在热黄酒中易烊化，故亦可用黄酒加热炖烊后服用。

胶类药不宜和其他药物共煎的原因，是因为一些凝固胶剂如阿胶、鹿角胶等主要成分为胶性蛋白质、氨基酸、钙质等，在与他药共煎时，易先溶化黏附他药，影响中药有效成分的溶出，又易引起药液外溢和胶质糊底。另外，在与草木药共煎时易被吸收而浪费药材，汤液浓度高、黏性大，不利于过滤等，故入汤剂的传统方法为烊化兑服。吴氏[44]经多年实践，建议改烊化冲服为研粉直接冲服，具体方法是：将煎好的药汁立即滗于碗中，趁热投入规定量的胶类药材粉末，用筷搅动使之完全烊于药汁中即服。此法简便易行，无需考虑加水或黄酒量的多少，服用量较准确，同时药材本身受热时间短暂，有效成分破坏减少，可提高药效，值得临床推广应用。

6. 冲服　在临床用药中，适宜采用冲服的药物主要有以下几种：①某些芳香药物，其有效成分受热易挥发或被破坏，如麝香、沉香、苏合香等。②受到溶媒水的限制，有些药物成分很难溶于水，如羚羊角、珍珠、琥珀、甘遂等。③为了节省药材，避免浪费，某些贵重药，如人参、鹿茸、牛黄、猴枣、马宝等。④某些黏性大的药物，如白及、三七等。⑤某些遇水即溶，勿需煎煮的药物，如玄明粉、柿霜、秋石等。上述药物常宜制成细粉，或鲜药直接榨取药汁后用药液或温开水冲服。另外，在临床上当用同样药材研粉冲服优于汤剂煎煮时亦可采用本法。例如治疗上消化道出血的大黄、白及等就宜研成细粉直接用药汤或开水冲服。又如茯苓的有效成分(β-茯苓多糖)难溶于水，但其含量却高达93%。现在临床多用其入汤剂同煎，虽不断增加其用量(常用30g)，却不能使其疗效增强，所以陈氏[71]认为茯苓在入汤剂时也宜采用冲服之法。再如全蝎，用时多不经捣碎而直接入煎剂，这种用法不能充分发挥全蝎的治疗作用，邵氏[72]曾对全蝎整体入煎与沿尾剖开的煎出率进行比较，结果全蝎整体入煎的煎出率为12.6%，沿尾部剖开的煎出率为16%，故认为全蝎宜研成粗末入煎，或以粉剂冲服为好。

鉴于冲服法具有使用方便、服用量少、节省药材、提高药效等优点，今后应深入研究，予以提倡。

(六) 挤渣取汁

汤剂煎取药液后，若对药渣进行适当的压榨，可再收取部分有效药液，这对提高药材有效成分的煎出率有实际意义。因为煎药的过程，既是化学反应的过程，又是药材细胞膨胀使有效物质溶解、渗出的过程。虽然处方中的配伍，药味的组合，自然系统会控制，使某些成分自动地溶出，但有效物质的溶解度不会无限度地加大，当液体的浓度与植物性细胞组织中的浓度处于等渗状态时，有效物质的溶出受到限制，这时就需要给予一定的外力——压榨，使组织细胞破裂，释放出存留于其中的那部分液体。有人[73]曾对四所医院的汤剂煎煮法作了调查，结果发现：压榨可以从药渣中收回相当部分的有效物质。如甲医院从煎好的汤剂中得浸出物5.7g，而经过压榨药渣又得浸出物10.18g，乙医院从煎好的汤剂中得浸出物6.2g，药渣压榨后又得浸出物4.8g。丙医院从煎好的汤剂中得浸出物4.9g，药渣压榨后又得浸出物5.3g。有人[74]随机选取22种较常用中药饮片进行了单味药材压榨前后吸水量的对比实验，计算方法是：吸水率＝吸水量/饮片重量＝(煎后总量－饮片重量－得药量)/药材重量，结果22种中药压榨后平均吸水率较压榨前降低33.2%。因此建议煎煮中药汤剂时应采取挤渣取汁这一步骤。

综上所述，中药汤剂的制作是一个看似简单而又十分复杂的问题，在汤剂的制作过程中，许多因素都会影响其药效。尽管近年来围绕汤剂制备进行了大量研究，但仍处于探索阶段，故研究结果并不统一。今后，如何继续从多方面对汤剂进行综合性的深入探索，在保持汤剂疗效的前提下，加快实现这一古老传统剂型的改革乃是中医药工作者面临的一项重要任务。

【方论选录】

1. 危亦林："凡煎药之法，须用银石器，微火熟煮，不可太猛。表汗下之药，每服煎至八分；对病药，煎至七分；滋补药，煎至六分，不可极干，亦不可猛火骤干，恐伤药力。去滓，服后留滓再煎。"(《世医得效方》卷1)

2. 李时珍："凡煎药并忌铜铁器，宜用银器、瓦罐，洗净封固，令小心者看守，须识火候，不可太过不及。火用木炭、芦苇为佳。其水须新汲味甘者，流水、井水、沸汤等，各依方。……若发汗药，必用紧火，热服；攻下药，亦用紧火煎熟，下硝、黄再煎，温服；补中药，宜慢火，温服；阴寒急病，亦宜紧火急煎服之。又有阴寒烦躁及暑月伏阴在内者，宜水中沉冷服。"(《本草纲目》卷1)

"凡服汤药，虽品物专精，修治如法，而煎药者鲁莽造次，水火不良，火候失度，则药亦无功。观夫茶味之美恶，饭味之甘渴；皆系于水火烹饪之得失，即可推矣。是以煎药须用小心老成人，以深罐密封，新水活火，先武后文，如法服之，未有不效者。火用陈芦、枯竹，取其不强，不损药力也。桑柴火取其能助药力，桴炭取其力慢，栎炭取其力紧。温养用糠及马屎、牛屎者，取其缓而能使药力匀遍也。"(《本草纲目》卷6)

3. 缪希雍："凡煎汤剂，必先以主治之为君药，先煮数沸，然后下余药。文火缓缓熬之得所，勿揭盖，连罐取起坐凉水中，候温热服之，庶气味不泄。若据乘热揭封倾出，则气泄而性不全矣。煎时不宜烈火，其汤腾沸，耗蚀而速涸，药性未尽出，而气味不纯。人家多有此病，而反责药不效，咎将谁归？……凡煎汤药，初欲微火令小沸，其水数依方多少，大略药二十两，用水一斗，煮四升，以此为准。然利汤欲生，少水而多取汁；补汤欲熟，多水而少取汁。服汤宜小沸，热则易下，冷则呕涌。凡汤液，一切宜用山泉之甘冽者，次则长流河水，井水不用。"(《先醒斋医学广笔记》卷4)

4. 徐大椿："煎药之法，最宜深讲，药之效不效，全在乎此。夫烹饪禽、鱼、羊、豕，失其调度，尚能损人，况药专以之治病而可不讲乎？其法载于古方之末者，种种各殊。如麻黄汤先煮麻黄去沫，然后加余药同煎，此主药当先煎之法也。而桂枝汤又不必先煎桂枝，服药后，须啜热粥，以助药力，又一法也。如茯苓桂枝甘草大枣汤，则以甘澜水，先煎茯苓。如五苓散，则以白饮和服，服后又当多饮暖水。小建中汤，则先煎五味，去渣，而后纳饴糖。大柴胡汤则煎减半，去渣再煎。柴胡加龙骨牡蛎汤，则煎药成而后纳大黄。其煎之多寡，或煎水减半，或十分煎去二、三分，或止煎一、二十沸。煎药之法，不可胜数，皆各有意义。大都发散之药及芳香之药，不宜多煎，取其生而疏荡：补益滋腻之药，宜多煎，取其熟而停蓄。此其总诀也。故方药虽中病，而煎法失度，其药必无效。盖病家之常服药者，或尚能依法为之，其粗鲁贫苦之家，安能如法制度，所以病难愈也。若今之医者，亦不能知之矣，况病家乎？”（《医学源流论》卷上）

“煎药之法各殊，有先煎主药一味，后入余药者；有先煎众味，后煎一味者；有用一味煎汤以煎药者；有先分煎，后并煎者；有宜多煎者（补药皆然），有宜少煎者（散药皆然）；有宜水多者，有宜水少者；有不煎而泡渍者，有煎而露一宿者；有宜用猛火者，有宜用缓火者。各有妙义，不可移易。今则不论何药，惟知猛火多煎，将芳香之气散尽，仅存浓厚之质，如煎烧酒者，将糟久煮，则酒气全无矣，岂能和荣达卫乎？须将古人所定煎法，细细推究，而各当其宜，则取效尤捷。”（《慎疾刍言》）

第二节　服　药　法

服药法是否恰当，对疗效亦有一定的影响。它包括服药时间、服用方法以及药后调护等内容。

（一）服药时间

服药时间是否科学与临床疗效有着密切的关系。因为人体的生理、病理变化都有一定的时间规律可循，服药时间如能适应这种变化规律，就能提高临床疗效。对此，古代医家早有认识，如《素问·生气通天论》总结人体阳气的昼夜节律为：“阳气者，一日而主外，平旦人气生，日中而阳气隆，日西而阳气已虚，气门乃闭。”《灵枢·顺气一日分四时》在归纳五脏疾病的昼夜变化规律时指出：“朝则人气始生，病气衰，故旦慧；日中人气长，长则胜邪，故安；夕则人气始衰，邪气始生，故加；夜半人气入脏，邪气独居于身，故甚也。”这些论述无疑为后世医家探索研究昼夜择时服药方法提供了理论依据。在《神农本草经·序录》中就有根据病位不同采用不同服药时间的记载：“病在胸膈以上者，先食后服药；病在心腹以下者，先服药而后食；病在四肢、血脉者，宜空腹而在旦；病在骨髓者，宜饱食而在夜。”

汉代名医张仲景则在《伤寒论》和《金匮要略》中就不同方药和病证提出了许多择时服药法，常用者有：①饭前服，如桂枝茯苓丸宜“每日食前服”。②饭后服，如用乌梅丸要“先食饮后服”。③清晨服，如用十枣汤需“平旦服”。④昼夜服，如用黄芩汤要“日再、夜一服”。⑤发病前服，如《伤寒论》第54条言“病人脏无它病，时发热自汗出而不愈者，此卫气不和也。先其时发汗则愈，宜桂枝汤”。又如治疗疟疾的蜀漆散，应在“未发前以浆水服半钱。温疟加蜀漆半分，临发时服一钱匕”。同时，仲景还提出服药时间不是一成不变的，常需根据病情变化和药后反应作出相应的调整，如桂枝汤虽有一日三次的服药常法，但仲景亦提出了变法，其方后云“……又不汗，后服小促其间，半日许令三服尽。若病重者，一日一夜服，周时观之。服一剂尽，病证犹在者，更作服，若不汗出，乃服至二三剂。”又如，用桂枝附子去桂加白术汤时，若“初一服，其人身如痹”则“半日许复服之”。

及至金、元时期，医家在继承前人经验的基础上更加重视择时服药，特别是以李杲、王好古等为代表的“补土派”，对择时用药颇多阐发，就服药时间来说，李杲就有较严格的规定，据初步统计可分为食前服、食后服、食远服、空心服、五更服、上午服、巳午间服、临卧服和不拘时服九种。这些服药方法是根据阴阳消长的节律所决定的，如他在论述治疗青白目翳时指出："阳不胜其阴，乃阴盛阳虚，则九窍不通，令青白翳见于大"，宜"每日清晨以腹中无宿食服补阳汤，临卧服泻阴丸"。因清晨阳气萌动，以补阳汤协助阳气升发，傍晚阴气将盛，以泻阴丸先泻未盛之阴，正是针对阳虚阴盛证候而设。王好古曾师事李杲，尽得其传而有所发挥，曾提出不同性味方药的昼夜分进服药法，如《阴证略例·阴阳寒热各从类生服药同象》指出："假令附子与大黄合而服之，昼服则阳药成功多于阴药，夜服则阴药成功多于阳药，是从其类也，况人之疾独不然乎！若病阳证，昼则增剧，夜则少宁；若病阴证，昼则少宁，夜则增剧，是人之阴阳寒热，从天地之行阴行阳也。寒热之化，以此随之，故前人治阴证用阳药续于夜半之后者，所以却类化之阴，而接身与子所生之阳也。"在《此事难知》卷上又提出了午前进汗剂，午后进下剂的方法："汗者，本所以助阳也。若阳受阴邪，寒结无形，须当发去阴邪，以复阳气。"故汗剂当用于日午以前，因为"日午以前为阳之分也……午后阴之分也"。"下者，本所以助阴也。若阴受阳邪，热结有形，须当除去已败坏者，以致新阴。"故下剂当用于日已之前，因为"日已后为阴之分也……已前为阳之分也"。这里既谓"日已后为阴之分"，可见"日已之前"非指十二时辰中的"巳"时之前，而应指日落之前，即指午后至日落这段时间。由此则可将上述的主要精神归纳如下：汗法主要是疏解在表无形阴邪，故汗剂当选择人体阳气正处于旺盛阶段的午前服用，利其邪达表且不伤阳；下法主要是荡涤在里的有形阳邪，故下剂又当选择人体阳气渐衰而阴气渐生的午后服，以助其邪下走且不伤阴。

清代医家叶桂在《临证指南医案》中有很多择时服药的典型案例，如早温肾阳，晚补脾气；晨滋肾阴，午健脾阳；晨补肾气，晚滋胃阴；早服摄纳下焦，暮进纯甘清燥；早温肾利水，昼健脾利水；早滋肾水，卧宁心神等。

现代研究亦认识到：对胃有刺激性的药宜饭后服，健胃药宜饭前服，镇静安神药宜睡前服，以及截疟药主张发病前服等。

总之，历代医家根据人体的生理、病理变化规律，方药的功能特点和服药后反应等，在择时服药方面积累了较为丰富的经验，行之有效地指导着临床治疗。现将常用的择时服药法归纳如下。

1. 补阳药宜于清晨服用　补阳药主要指温补肾阳药，据对《奇效良方》卷 21 所载 71 首温补肾阳方的统计，其中出注平旦空腹服者达 56 首，占总数的 73%。可见补阳药在清晨服用是最多的。

2. 利湿药宜于清晨服用　如通阳化湿的鸡鸣散宜在五更鸡鸣时服。又如通阳行水的沉香快脾丸，方后提出"消头面肿，五更初用葱白酒送下；消中膈胸腹肿，五更初用陈皮汤送下；消脐以下脚肿，五更初用桑白皮汤送下"。尽管其水肿部位不同，但强调五更时服用是一致的。

3. 催吐药宜于清晨服用　如刘完素以独圣散涌吐风痰，提出"吐，时辰巳午前，宜早不宜夜"。其后，《东医宝鉴》以吐法截疟，所载常山饮、七宝饮诸方，尽管其适应证有所不同，但均强调宜于清晨服药取吐。

4. 解表药宜于午前服用　李杲认为"日午以前为阳之分，当发其汗；午后阴之分也，不当发汗"(录自《此事难知》卷上)。有人[75]曾选择 10 例太阳中风证患者使用桂枝汤治疗，使用时分甲、乙两组，每组 5 人，甲组上午 11 时服药，乙组晚 8 时服药。结果甲组药后平均在 1 小时内生效，3 小时症状基本消失，3 剂痊愈；乙组药后效果与时间关系不显，平均 5 剂痊愈。说明对桂枝汤择时而服，可提高疗效，缩短病程。

5. 益气药宜于午前服用　李杲《内外伤辨惑论》、《脾胃论》、《兰室秘藏》等记载治脾虚气陷诸疾，所制补中益气汤、参术调中汤等具有益气升阳功效的方剂都强调在午前服药。

6. 泻下药宜于午后、日晡时或入夜服用。

7. 滋阴药宜于入夜服用　如明代薛己用六味地黄丸就强调入夜时进药。

8. 安神药宜于夜卧服用　如宋代许叔微以远志丸、珍珠母丸镇心安神，提倡夜睡时用姜汤送下。其后，危亦林以天王补心丹养心安神，龚廷贤用加味定志丸宁神定志，王肯堂以远志丸安神定魄，也都提出了夜睡前服用。

对上述八种择时服药法的分析，可得出如下基本规律：①大凡升提外透的药物，宜午前服用；沉降下行的药物，宜午后服之。②大凡温阳补气的药物，宜于清晨至午前服用；滋阴养血的药物，宜于入夜服用。③大凡祛除阳分、气分之邪的药物，宜于清晨服用；清泄阴分伏火的药物，宜于入夜服之。

此外，病在上焦者，宜食后服；病在下焦者，宜食前服；急性重病则不拘时服，慢性病应按时服等。

由此可见，择时用药是利用时间生物学不断揭示的生理性节律活动和病理性周期变化，对疾病发生发展所发挥的影响以及药物所产生的时间效应等特点，通过选择最佳时间用药，以最大限度地发挥治疗作用，并减少药物不良反应（毒副反应）和降低使用药物剂量，及诱导紊乱的人体节律复常。这种科学的用药方法，必然优于目前“一日一剂，分上、下午饮服”的常规用法。当然，择时服药法，尚有许多问题需要进一步研究、完善。

（二）服用方法

服用汤剂，一般每日1剂，分2、3次温服，这是常法。但是病情有轻重缓急之异，故在治疗上除了要酌定药物、剂量、剂型外，在服用方法上亦应有不同。早在《伤寒论》和《金匮要略》中对服药的次数，就有不同的要求，如干姜附子汤和泻心汤应“顿服”，大乌头煎应“一日一服……不可一日再服”，茯苓四逆汤应“一日二服”，桃花汤和白虎加人参汤应“一日三服”。此外，还有半日或更短时间服三次以及一日四服、五服、六服者。据潘氏[76]统计，书中方剂有每日1次顿服者6首，每日2次者26首，每日3次者48首，每日5次者3首，每日6次者1首，以及时间不定者27首，限定某时服药者2首等多种形式。李杲则认为服用方法应针对不同病位而定，他指出：“病在上者，不厌频而少；病在下者，不厌顿而多。少服则滋荣于上，多服则峻补于下”（录自《汤液本草·东垣先生用药心法》卷上）。清代医家程国彭同样强调服药方法的重要性，他在《医学心悟》卷首说：“病家误，在服药，服药之中有巧妙，或冷或热要分明，食后食前皆有道。”总之，在临床服用中药时只有根据不同的病证及药物特点采用不同的服药方法，才能取得较好的疗效。兹就常用的服用方法简述如下。

1. 冷服　一般而言，寒剂宜冷服，适用于热证。但当病情严重，出现真寒假热证时，则应热药冷服，以防邪药格拒。此法深合《素问·五常政大法》“治温以清，冷而行之”以及“治热以寒，温而行之”之旨。

2. 热服　一般而言，热剂宜热服，适用于寒证。但当病情严重，出现真热假寒证时，则应寒药热服，以防邪药格拒。亦合《素问·五常政大论》“治清以温，热而行之”以及“治寒以热，凉而行之”之意。

不过，在临床具体用药时，服药的冷热还应具体分析，区别对待。一般汤药多宜温服。因为中药在煎煮过程中，许多药物成分可能发生化学反应，产生沉淀。多数沉淀物在消化道内经消化液的作用又可被分解而被机体吸收，以发挥治疗效果。由于许多汤剂沉淀物(包括有效成分)的析出量和煎煮后冷却的时间成正比，所以，在使用汤剂时要注意趁热滤过，并且宜温服，服用时还需要振荡[77]。如治寒证用热药宜于热服，特别是辛温发汗解表药用于外感风寒表实证时，不仅药宜热服，药后还需温覆取汗。至于治热病用寒药，如热在胃肠，患者欲冷饮者，可凉服；如热在其他脏腑，患者不欲冷饮者，寒药仍以温服为宜。此外，对于丸、散等固体制剂，除特别规定外，一般都宜用温开水送服。

3. 食前服 《神农本草经·序录》说："病在心腹以下者，先服药而后食。"此法适用于病在下焦，或用补养药者。如温补下元的右归饮、补益肝肾的七宝美髯丹等。

4. 食后服 《神农本草经·序录》说："病在胸膈以上，先食后服药。"此法一般适用于病在上焦(心、肺)者。

5. 空腹服 《神农本草经·序录》说："病在四肢血脉者，宜空腹而在旦。"空腹未进食前服药，一般适用于驱虫药的应用和患四肢血脉病者。另外，峻下逐水药也宜在清晨空腹时服用。

6. 顿服 李杲说："病在下者，不厌顿而多"(录自《汤液本草·东垣先生用药心法》卷上)，本法适用于病在下部者，往往多量一次服完，如清热利湿的五淋散、寒通汤等，宜用此法。但也可用于病位不在下部而病情危急者，如扶危救急的独参汤、参附汤等。

7. 频服 李杲说："病在上者，不厌频而少"(录自《汤液本草·东垣先生用药心法》卷上)，本法多用于病位在上部者，往往少量多次饮服。故多用于咽喉及口腔疾患，如射干桔梗汤等。

8. 发病前服 本法多用于疟疾发作的治疗，即在疟疾发作前的适当时间服药，如化痰截疟的清脾饮和治气血两虚、疟发日久不愈的何人饮等皆是宜于发作前2～3小时服用。

对于服药呕吐者，宜加入少量姜汁，或先服姜汁，然后服药，亦可采取冷服，小量频服的方法。对于昏迷或口噤的患者，吞咽困难者，或用鼻饲法给药。

使用峻烈药与毒性药时，宜从小量开始，逐渐加量，得效即止，慎勿过量，以免发生中毒和损伤正气。故《神农本草经·序录》说："若用毒药疗病，先起如黍粟，病去即止，不去倍之，不去十之，取去为度。"总之，应根据病情、病位、病性和药物的特点和剂型的不同来决定适宜的服用方法。

(三)药后调护

服药后的调养与护理亦是用法的内容之一。汉代张仲景所著的《伤寒论》中即有较详细的记载，如在桂枝汤的用法中说："啜热稀粥一升余，以助药力。温覆令一时许，遍身漐漐微似有汗者益佳，不可令如水流漓，病必不除。"因为药后大口喝热稀粥，既可借谷气以资汗源，又可借热力以振卫阳，驱邪外达，使之与汗俱出。药后温覆，同样是辅助发汗的重要护理措施，但以遍身微汗为度，只有这样才能祛邪务尽而正气无伤。现代研究亦证明服桂枝汤后重视啜粥和温覆，与单纯给药组相比，能显著地提高桂枝汤对小鼠流感病毒性肺炎的抑制作用，也有增强病鼠单核巨噬细胞系统吞噬活性的倾向[78]。说明重视药后调护对提高临床疗效和加速病体康复有十分重要的意义。因此，医护人员在患者用药期间要重视观察患者的药后反应并施以不同的护理方法。常需注意以下几点。

1. 观汗出 服用发汗解表类汤剂，给药后应详细观察患者有无汗出，汗出多少，汗液性质以及其颜色、肢温、脉象的变化，了解病情是否减轻及有无伴随症状等，并做好记录。汗出应以微汗为度，汗多则恐亡阳；无汗则邪不得解。若服药后微有汗出，热退身凉，表明表证已解，应立即停药，不必再服，以防过汗伤正；若汗出而热不退，在辨证立法无误的情况下，表明药量不足，应再给药；若无汗或汗出不足，可加服热粥，或适当提高室温、添加衣被、用热水袋等保温措施，以助药力取汗。夏季应注意室内空气的流通，但应避免穿堂风；冬季加服热粥、姜汤或红糖水等以助药力。凡发汗只宜遍体微汗，不可大汗（若以发汗来消肿，可适量多汗）。若见患者大汗淋漓、面色苍白、脉微欲绝，即为亡阳虚脱之证，应及时测量血压、脉搏等，并及时作出相应的抢救。

2. 观大便　对服用泻下、驱虫杀虫方药者，观察其大便的情况对掌握病情变化，了解药物疗效和指导合理用药具有一定的意义。故服药后，应对患者大便的形状、颜色、数量、气味、有无虫体的排出，第一次排便时间，排便次数等情况作详细记录。一般润下剂药力温和，通便后还可服药1～2日；而峻下剂则药力比较强烈，药后可能出现剧烈腹痛、腹泻或恶心呕吐等反应，应在服药前向患者解释，以消除疑虑，并注意让患者卧床休息。峻下剂服1剂后，应密切观察患者的大便情况，若大便不下或仅有数枚燥屎，应间隔4小时后再服药；若燥屎后带有稀便，表明已达到疗效要求，应停止给药，以免过剂损伤脾胃。若服逐水药后泻下不止，在停药同时可服冷粥或饮冷开水止之。由于上述方药易损伤脾胃，故药后应注意调理脾胃，可给予米汤或清淡素食以养胃护脾。

3. 观小便　对于服用利水、逐水剂者，须注意观察其小便的颜色、气味、数量、有无浑浊物、pH值等，并做好记录。这样可以了解药物的治疗效果，便于作出及时的调整。单纯的水肿患者，应在服药前后测量患者的体重，并做好记录。

4. 观脉象、呼吸、血压及神色等变化　对于服用泻下、逐水剂者，药后应注意观察其脉象、呼吸，血压、神色等变化以及有无腹痛、恶心呕吐、出汗、心悸气促等症状，并作详细记录。通过观察可了解患者服药后有无毒副作用的发生。若发现患者服药后腹痛剧烈，泄泻不止或腹泻不多，但呕吐频繁，大汗淋漓，心悸气短等副反应现象，应及时组织抢救，同时给患者饮用糯米粥或小米粥、红枣汤等以养胃止泻。

此外，药后注意告诫患者慎劳役、戒房事、节恚怒等，对患者康复亦十分重要。

（四）服药食忌

服药食忌，又称“忌口”，是指服药时要注意饮食禁忌。中医关于服药食忌的历史可以追溯到两千多年前的秦汉之际。在《五十二病方》中就有关于服药时应忌食某些食物的记载，如治[脉]者，方后注云：“服药时禁毋食彘肉、鲜鱼。”汉·张仲景《金匮要略·禽兽虫鱼禁忌并治》指出：“……所食之味，有与病相宜，有与身为害，若得宜则益体，害则成疾，以此致危，例皆难疗。”《伤寒论》于桂枝汤方后注明：“禁生冷、粘滑、肉面、五辛、酒酪、臭恶等物。”乌梅丸方后亦云：“禁生冷、滑物、臭食等。”现有本草中，最早记载服药食忌的是梁代陶弘景的《本草经集注》。其后，明代李时珍的《本草纲目》中亦有较详细的记载。饮食宜忌的内容不仅见于本草著作，也见于方书，而且方书的补充内容较多。

饮食宜忌的内容主要有两大方面，一是病证对饮食的宜忌，如水肿病宜少食盐，消渴病应忌糖，下利慎油腻等。近人华秉麾在《医学心传全书》中提出的忌口要点是：“寒病忌生冷。热病忌温性，如椒辣之品。肝阳忌鸡之升提，并忌温品。气病忌酸敛之品。毒病忌海鲜、鸡、虾发物。血枯忌生冷。呆胃忌油腻。胃寒忌生冷。瘅疟忌粥饭。水臌忌盐。怀胎忌香、忌活血。胎前忌热，产后忌寒。痛经忌寒、酸。停经忌寒冷及酸收。”另一方面是药物对饮食的宜忌，如在《本草经集注》中就记载有如下服药忌食内容：“有术，勿食桃、李及雀肉、葫蒜、青鱼鲊。服药有巴豆，勿食芦笋羹及猪肉。有半夏、菖蒲，勿食饴糖及羊肉。有细辛，勿食生菜。有甘草，勿食菘菜。有藜芦，勿食狸肉。有牡丹，勿食生胡蒜。有当陆，勿食犬肉。有恒山，勿食葱菜。有空青、朱砂，勿食生血物。有茯苓，勿食诸酢物。服药不可多食生胡蒜、杂生菜。服药不可多食诸滑物果食菜。服药不可多食肥猪、犬肉、肥羹及鱼臊脍。服药通忌见死尸及产妇淹秽事。”上述内容，在后世陆续有所增加，尤以何药忌食何物为多，如有地黄的方药，应忌食萝卜，有土茯苓的应忌茶叶，服荆芥时宜忌河豚与无鳞鱼等。

对于忌食理由，古代文献中的解释很少，归纳起来大致有两个方面的原因，其一，就疾病而言，不知食忌可能会加重旧病或变生新病。如《格致余论》指出：“恣意犯禁，旧染之证与日俱积”，又如《本草纲目》卷 18 曰：“(使君子)忌饮热茶，犯之即泻。”其二，就药物来说，饮食失宜可能会降低药物疗效或诱发药物的不良反应。如《备急千金要方》云：“凡饵药之人不可食鹿肉，服药必不得力，所以然者，以鹿常食解毒之草，是故能制毒散诸药故也。”

古代文献中，对于服药食忌能够讲出道理的不多，大多只言其忌，而不言其所以忌。或者只言其有害，而不言其有何危害。理解这部分内容只能依靠推测。也许多数具体药物的食忌还是前人的经验之谈，但因大多缺乏具体例证，又无实验报道，因而难以判断这些经验中，哪些是能经受重复验证的必然结果；哪些是属于被当作必然的偶然巧合。要认定这些具体药物的食忌科学性，还有大量工作要做。

无论前人所列具体药物的食忌是否真有道理，服药期间需要避免进食某些食物是确有道理的：其一，部分食物亦可作药物，某些药物与食物之间，存在相恶或相反的配伍关系，会使临床用药疗效降低，甚至丧失药效，或出现毒副反应。如服皂矾应忌茶，因为皂矾为低价铁盐，遇茶中的鞣质，易生成不溶于水的鞣酸铁，失去原有疗效。服贯众应忌油，因为若肠中有过多的脂肪存在，则容易被机体吸收。如吸收过多，可导致中毒。其二，某些食物会妨碍消化吸收功能，影响药物的吸收。患病期间，一般人的脾胃功能都有所减弱。生冷、多脂、黏腻、腥臭的食物，会妨碍脾胃功能，而影响机体对药物的吸收，使疗效降低。其三，某些食物对某些病证不利，会影响疾病的康复。如生冷食物对寒证，特别是脾胃虚寒证不利，因生冷伤胃；辛热药物对热证不利，食油过多，会加重发热；食盐过多，会加重水肿；脾虚湿阻，若再恣食肥甘酒酪之品，必然会酿生脾湿，加重病情。故服药期间如不禁忌某些不利于病证的食物，药物的疗效肯定会受到影响。

总之，服药食忌是有科学性的，亦属于确保临床用药有效而安全的措施之一，应当给予足够的重视，认真加以研究。

【方论选录】

1. 孙思邈：“凡服汤，欲得稍热，服之即易消下不吐。若冷则吐呕不下，若太热即破人咽喉，务在用意。汤必须澄清，若浊令人心闷不解。中间相去，如步行十里久再服，若太促数，前汤未消，后汤来冲，必当吐逆。仍问病者腹中药消散，乃可进服。凡服汤法，大药皆分为三服，取三升，然后乘病人谷气强进，一服最须多，次一服渐少，后一服最须少，如此即甚安稳。所以病人于后气力渐微，故汤须渐少。凡服补汤，欲得服三升半，昼三夜一。中间间食，则汤气灌溉百脉，易得药力。凡服汤，不得太缓太急也。又须左右仰覆卧各一食顷，即汤势遍行腹中。又于室中行，皆可一百步许，一日勿出外，即大益。凡服汤，三日常忌酒，缘汤忌酒故也。凡服治风汤，第一服厚覆取汗，若得汗，即须薄覆，勿令大汗，中间亦须间食，不尔令人无力，更益虚羸。”(《备急千金要方》卷 1)

2. 王怀隐，等：“夫药有君臣，人有虚实，服饵之法，轻重不同，少长殊途，强羸各异，或宜补宜泻，或可汤可丸，加减不失其宜，药病相投必愈。若病在胸膈以上者，先食后服药；病在心腹以下者，先服药而后食；病在四肢、血脉者，宜空腹而在旦；病在骨髓者宜饱满而在夜。凡药势与食气不欲相逢，食气消即进药，药气散即进食。如此消息，即得五脏安和。非但药性之多方，其节适早晚，复须调理。今所云先食后食，盖此义也。”(《太平圣惠方》卷 2)

3. 李杲：“病人服药必择人，煎药能识煎熬制度须令亲信恭诚至意者，煎药器除油垢腥秽，必用新净甜水为上，量水大小斟酌，慢火煎熬，分数用纱滤去渣，取清汁服之，无不效也。(病)在上不厌频而少，在下不厌顿而多，少服则滋荣于上，多服则峻补于下。病在心上者，先食而后药；病在心下者，先药而后食；病在四肢者，宜饥食而在日；病在骨髓者，宜饱食而在夜。”(录自《汤液本草·东垣先生用药心法》卷上)

4. 缪希雍：“清热汤宜凉服，如三黄汤之类；消暑药宜冷服，如香薷饮之类；散寒药宜热服，如麻黄汤之类；温中药宜熟而热，补中药皆然；利下药宜生而温，如承气汤之类。”(《先醒斋医学广笔记》卷 4)

5. 徐大椿：“病之愈不愈，不但方必中病，方虽中病，而服之不得其法，则非特无功，而反有害，此不可不知也。如发散之剂，欲驱风寒出之于外，必热服，而暖覆其体，令药气行于荣卫，热气周遍，挟风寒而从汗解；若半温而饮之，仍当风坐立，或仅寂然安卧，则药留肠胃，不能得汗，风寒无暗消之理，而荣气反为风药所伤矣。通利之药，欲其化积滞而达之于下也，必空腹顿服，使药性鼓动，推其垢浊从大便解；若与饮食杂投，则新旧混杂，而药气与食物相乱，则气性不专，而食积愈顽矣。故《伤寒论》等书服药之法，宜热、宜温、宜凉、宜缓、宜急、宜多、宜少、宜早、宜晚、宜饱、宜饥。更有宜汤不宜散、宜散不宜丸、宜膏不宜丸，其轻重、大小、上下、表里，治法各有当。此皆一定之至理，深思其义，必有得于心也。”(《医学源流论》卷上)

“古方一剂，必分三服，一日服三次；并有日服三次，夜服三次者。盖药味入口，即行于经络，驱邪养正，性过即已，岂容间断？今人则每日服一次，病久药暂，此一曝十寒之道也。又有寒热不得其宜，早暮不合其时，或与饮食相杂，或服药时即劳动冒风，不惟无益，反能有害。至于伤寒及外症、痘症，病势一日屡变，今早用一剂，明晚更用一剂，中间间隔两昼一夜，经络已传，病势益增矣。又发散之剂，必暖覆令汗出，邪从汗散，若不使出汗，则外邪岂能内消？此皆浅易之理，医家病家皆所宜知也。又恶毒之药，不宜轻用。昔神农遍尝诸药而成《本草》，故能深知其性。今之医者，于不常用之药，亦宜细辨其气味，方不至于误用。若耳闻有此药，并未一尝，又不细审古人用法，而辄以大剂灌之。病者服之，苦楚万状，并有因此而死者，而已亦茫然不知其何故。若能每味亲尝，断不敢冒昧试人矣！此亦不可不知也。”(《慎疾刍言》)

6. 王燕昌：“古云：三分医治，七分调养。信然。凡病未愈，忽添内外杂证，或旧疾复发，皆不善调养所致。如外感等病多热痰，故忌食生热、生痰之物。疟疾乃膜原有积，故忌发时以前饮食及平时粘滞之物。泻痢乃肠胃湿水积滞，故忌助湿添积之物。上有热痰，忌补物。下有寒湿，忌泻物。服温补药忌食寒性。服寒凉药忌食热性。此等禁忌，诸书皆详言之。又有与药相反、相恶之类，尤须禁忌。”(《王氏医存》)

参考文献

[1] 赵浩如，曾祥明．煎器对提取芦丁的影响[J]. 江苏药学与临床研究，2002，10(2)：28-29.

[2] 廖仰平．煎煮工艺对汤剂质量的影响[J]. 中国民族民间医药，2008，5：9-11.

[3] 冼寒梅，陈勇．中药汤剂现代煎法的探讨[J]. 中药材，1996，(2)：100.

[4] 蒙光容,黄齐霞. 中药汤剂改进研究概况[J]. 吉林中医药,1990,(5):36.

[5] 万国庆. 搪瓷制品不宜煎药[J]. 基层中药杂志,1988,(6):44.

[6] 周玉芝,张秀坤,刘秀范,等. 中药煎法对疗效的影响[J]. 中医药信息,1993,(3):43.

[7] 殷保元. 铝制品不宜作煎药器具[J]. 中药通报,1997,(4):封 3.

[8] 宋华. 中药汤剂的煎服方法[J]. 中国民间疗法,2007,15(8):58-59.

[9] 王景先. 影响汤剂药物有效成分诸因素探析[J]. 北京中医,1995,(2):39.

[10] 邱佳信,唐莱娣,左建平,等. 不同容器熬煎中药对胃癌细胞集落形成的影响[J]. 中医杂志,1988,(7):60.

[11] 任崇静,王永瑞. 汤剂煎煮法探析——关于煎药机与传统方法制备汤剂的比较研究[J]. 河南中医学院学报,2008,1(1):43-44.

[12] 朱荣. 谈中药汤剂的煎煮[J]. 时珍国药研究,1997,8(1):85.

[13] 江宝燕,卜丰恩. 中成药生产用水的探讨[J]. 中成药研究,1984,(4):3.

[14] 薛广波. 实用消毒学[M]. 北京:人民军医出版社,1986:458.

[15] 南京师院化学系. 中学化学解疑[M]. 南京:江苏人民出版社,1979:38.

[16] 王成永. 中药"忌铁器"与药剂学[J]. 中成药研究,1982,(5):43.

[17] 刘国杰. 药剂学[M]. 第 2 版. 北京:人民卫生出版社,1985:641.

[18] 万国庆. 自来水用于中药制剂须经脱氯、去离子处理为宜[J]. 中药通报,1998,13(8):29.

[19] 周锡龙. 中药汤剂研究中几个问题的商讨[J]. 中药通报,1987,(10):29.

[20] 张婷,曹勤书,罗京芳. 浅析影响中药汤剂质量原因[J]. 光明中医,2002,(3):40.

[21] 张翠英. 中药煎煮应注意的问题[J]. 云南中医中药杂志,2008,29(11):72-73.

[22] 邵金治. 提高中药汤剂质量应注意的几个问题[J]. 时珍国医国药,2004,15(12):834-835.

[23] 王玉英. 影响中药汤剂质量因素[J]. 医学创新研究,2007,3,4(9):113-114.

[24] 毛正银,银慧贤,徐江红. 简论中药汤剂的煎煮方法[J]. 首都医药,2008,(6):10.

[25] 王可成,王绪平,张良民,等. 汤剂用药量、煎出液量与煎出率的关系[J]. 中成药研究,1988,(2):7.

[26] 刘绍贵. 中药汤剂研究近况[J]. 中医药时代,1992,(1):53.

[27] 黄泰康. 中药汤剂研究概况[J]. 中草药,1986,(1):35.

[28] 张静楷. 重视中药煎服法,提高汤剂质量和疗效[J]. 中成药研究,1981,(2):1.

[29] 闫训友,李娜娜,史振霞,等. 丙酮提取金顶侧耳发酵液多糖的优化设计[J]. 菌物学报,2008,27(3):413-419.

[30] 李明雄,王洪军. 煅制火候对寒水石炮制质量的影响[J]. 湖北中医学院学报,2003,6,5(2):25-26.

[31] 万龙海. 中药汤剂煎药方法的研究[J]. 中成药研究(增刊),1984,(1):17.

[32] 毛照雄. 两种煎药方法的验证[J]. 山东中医学院学报,1980,(3):56.

[33] 欧阳荣,彭壹恣,刘绍贵,等. 四种中药的直火单煎与机煎单煎液的质量对比检测[J]. 中国药业,2001,10(3):48-49.

[34] 孟广义. 浅谈中药煎煮方法对临床疗效的影响[J]. 北京中医学院学报,1993,(3):62.

[35] 陈娟,刘绍贵. 不同煎煮方法对诃子中鞣质含量的影响[J]. 湖南中医学院学报,1999,3:4.

[36] 闵云生. 中药煎煮前浸泡时间长短之我见[J]. 甘肃中医,1995,(4):42.

[37] 赵科社. 正交法考察影响赭石汤剂元素煎出量的因素[J]. 中国中药杂志,1991,16(12):736.

[38] 梅全喜. 中药先煎问题的实验探讨[J]. 中国医院药学杂志,1989,(10):465.

[39] 孙守祥,侯晓琦. 对生石膏煎药时间的探讨[J]. 时珍国药研究,1996,(4):243.

[40] 贾桂芝,王玉玲,王建明. 复方中药对石膏煎出率影响的实验研究[J]. 中成药,1991,(5):2.

[41] 孙建民. 石膏用量用法的实验研究[J]. 中国中药杂志,1991,(2):91.

[42] 梁健．浅谈影响汤剂质量的因素[J]. 医学研究通讯，2001，30(11)：63，26.

[43] 张春来，张成元．某些中药煎煮服用方法的研究概况[J]. 时珍国药研究，1995，(3)：42.

[44] 吴文．中药汤剂特殊煎法的探讨[J]. 时珍国药研究，1997，(4)：364.

[45] 黄全法．大剂量附子临床应用举隅[J]. 中国医药学报，1993，(5)：32.

[46] 尤文强．论张仲景对毒剧药物的运用[J]. 中医药信息，1989，(2)：8.

[47] 林爱金．应重视汤剂中中药特殊处理方法[J]. 海峡医学，2002，14(4)：89-90.

[48] 周鹏，陶秀英．中药汤剂煎煮的方法与质量[J]. 山东医药工业，2001，20(5)：37-38.

[49] 李锐．中药研究的回顾与展望[J]. 新中医，1981，(1)：46.

[50] 韩新民．四逆汤对麻醉家兔低血压状态升压效应的初步拆方研究[J]. 中成药研究，1983，(2)：28.

[51] 张霄岳．中医特殊煎法宜规范化[J]. 山东中医杂志，1995，(11)：515.

[52] 赵海峰，邵阿利，陈会霞．浅析需特殊方法煎煮药物的原理[J]. 陕西中医，1993，(12)：56.

[53] 张宁，闫美琳，金东明．《伤寒论》方中药物先煎的机理探讨[J]. 吉林中医药，2008，28(1)：52.

[54] 赵幸福．中药汤剂的特殊煎法[J]. 中医中药，2008，7，5(20)：90，95.

[55] 李振吉，李满海，郑守曾，等．中药药理学[M]. 北京：中国中医药出版社，1997.

[56] 李东腾．浅谈汤剂中后下药煎煮的改进[J]. 新疆中医药，1996，(1)：37.

[57] 彭平建．煎中药特殊处理方法的改进[J]. 中药材，1991，(6)：47.

[58] 石昌顺．不同煎煮方法和时间对钩藤中生物碱煎出量的影响[J]. 中草药，1992，(7)：36.

[59] 肖耀军．钩藤煎法不可一概而论[J]. 中医中药，2008，11：48.

[60] 邵建兵．中药汤剂中后下药处理一法[J]. 中药材，1993，(1)：46.

[61] 程一帆．对《中药汤剂中后下药处理一法》一文之不同意见[J]. 中药材，1993，(5)：41.

[62] 周锡龙．中药汤剂煎法研究进展[J]. 中成药，1990，(2)：38.

[63] 蒙光容，詹贵成，李素霞，等．影响中药汤剂质量因素的探讨(Ⅰ)[J]. 中药通报，1985，(10)：24.

[64] 钱永昌，张宝山．利用袋泡剂代替传统的后下法[J]. 中国医院药学杂志，1990，10(3)：136.

[65] 王为民．对中药汤剂包煎法的探讨[J]. 基层中药杂志，1994，(1)：25.

[66] 中华人民共和国药典委员会．中国药典[S]. 北京：化学工业出版社，2000：50-51.

[67] 秦元璋，王琰，秦健．车前子煎服法小议[J]. 山东中医杂志，2004，5(23)：305-306.

[68] 刘悦贤．浅谈五灵脂的煎法[J]. 中国中药杂志，1991，(5)：288.

[69] 贾传春．汤剂过滤法的改良[J]. 中国中药杂志，1989，(5)：33.

[70] 王雁梅，史恒军，甘洪金，等．RP-HPLC 法测定生化汤单煎液与共煎液中阿魏酸的含量[J]. 中国中医药信息杂志，2005，12(3)：47-48.

[71] 陈华．茯苓服用方法的建议[J]. 中药材，1996，(3)：157.

[72] 邵林．全蝎的鉴别、加工、储存及使用[J]. 山东中医杂志，1995，(11)：514.

[73] 左桂英，于翔龙．谈谈煎药的方法——对哈尔滨四所医院中药汤剂煎煮方法的调查[J]. 黑龙江中医药，1983，(1)：62.

[74] 单靖珊，张树林，赵可新，等．中药的压榨处理对汤剂质量的影响[J]. 中医中药，2006，3(3)：115.

[75] 张玉才．谈桂枝汤的服药时间[J]. 山东中医杂志，1987，(5)：6.

[76] 潘永南．谈中药服法的规律[J]. 湖北中医杂志，1994，(2)：26.

[77] 徐松仁．从化学成分变化谈服用中草药汤剂的注意点[J]. 中草药，1984，(5)：18.

[78] 富杭育，贺玉琢，郭淑英，等．啜粥、温覆对桂枝汤药效的影响[J]. 中华中医药杂志，1990，(1)：28.

(李　飞　薛建国)

附：古今度量衡对照

重量

年代	朝代	1 斤/市两	1 两/市两	1 两/克
公元前 1066～前 221 年	周	7.32	0.46	14.18
公元前 221～前 206 年	秦	8.26	0.52	16.13
公元前 206～23 年	西汉			
公元 25～220 年	东汉	7.13	0.45	13.92
公元 220～265 年	魏			
公元 265～420 年	晋			
公元 420～589 年	南朝 南宋 南齐	10.69	0.67	20.88
	梁	7.13	0.45	13.92
	陈	7.13	0.45	13.92
公元 386～581 年	北朝 北魏	7.13	0.45	13.92
	北齐	14.25	0.89	27.83
	北周	8.02	0.50	15.66
公元 581～618 年	隋（开皇）	21.38	1.34	41.76
	（大业）	7.13	0.45	13.92
公元 618～907 年	唐	19.10	1.19	37.30
公元 907～960 年	五代			
公元 960～1279 年	宋			
公元 1279～1368 年	元			
公元 1368～1644 年	明			
公元 1644～1911 年	清			

古代斤、两之间多为 16 进制，即 1 斤＝16 两。

容量

年代	朝代	1 升/市升	1 升/毫升
公元前 1066～前 221 年	周	0.1937	193.7
公元前 221～前 206 年	秦	0.3425	342.5
公元前 206～23 年	西汉		
公元 25～220 年	东汉	0.1981	198.1
公元 220～265 年	魏	0.2023	202.3
公元 265～420 年	晋		
公元 420～589 年	南朝 南宋 南齐	0.2972	297.2
	梁	0.1981	198.1
	陈	0.1981	198.1
公元 386～581 年	北朝 北魏	0.3963	396.3
	北齐	0.3963	396.3
	北周	0.2105	210.5

续表

年代	朝代	1升/市升	1升/毫升
公元581～618年	隋 （开皇） （大业）	0.5944 0.1981	594.4 198.1
公元618～907年	唐	0.5944	594.4
公元907～960年	五代		
公元960～1279年	宋	0.6641	664.1
公元1279～1368年	元	0.9488	948.8
公元1368～1644年	明	1.0737	1073.7
公元1644～1911年	清	1.0355	1035.5

尺度

年代	朝代	1尺/市尺	1尺/厘米
公元前1066～前221年	周	0.5973	19.91
公元前221～前206年	秦	0.8295	27.65
公元前206～23年	西汉		
公元25～220年	东汉	0.6912	23.04
公元220～265年	魏、西晋	0.7236	24.12
公元265～420年	东晋	0.7335	24.45
公元420～589年	南朝：南宋 南齐 梁 陈	0.7353	24.51
公元386～581年	北朝：北魏 北齐 北周	0.8853 0.8991 0.7353	29.51 29.97 24.51
公元581～618年	隋 （开皇） （大业）	0.8853 0.7065	29.51 23.55
公元618～907年	唐	0.9330	31.10
公元907～960年	五代		
公元960～1279年	宋	0.9216	30.72
公元1279～1368年	元		
公元1368～1644年	明	0.9330	31.10
公元1644～1911年	清	0.9600	32.00

特殊计量

单位	涵义	折算
方寸匕	量器，古尺1平方寸。形如刀匕	容量约2.7毫升；重量约：金石药2克，草木药1克
钱匕	计量单位。即汉代五铢钱。抄取药物不落为度	为方寸匕的6/10～7/10
钱五匕	同上。但仅将药末盖住钱上的“五”字	为1钱匕的1/4

续表

单位	涵义	折算
刀圭	量器。形如刀头的圭角。端尖,中低	约一方寸匕的 1/10
字	计量单位。即古铜钱“开元通宝”之四个铸字。计量时以药末填没一字	
铢	重量单位	汉代为 100 粒黍米的重量,24 铢为 1 两;晋代为 10 粒黍米的重量,6 铢为 1 分,4 分为 1 两

下篇　各论

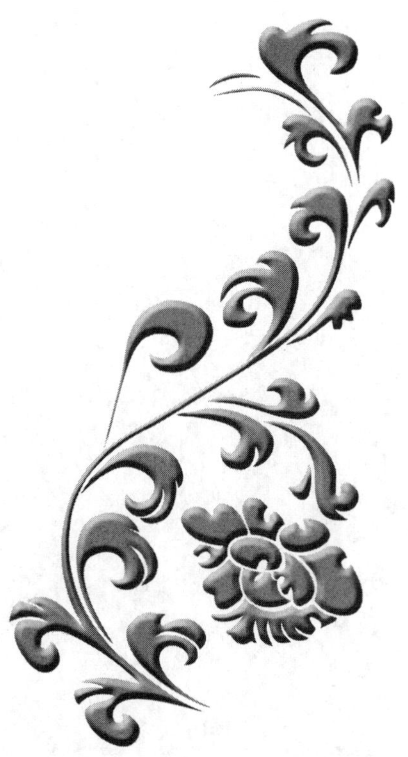

第一章

解 表 剂

凡用解表药为主组成，具有发汗、解肌、透疹等作用，主治表证的方剂，称为解表剂。属于“八法”中的汗法。

解表剂的应用，当上溯岐黄，下逮百世。早在《内经》中就已明确提出汗法的使用原则，如“因其轻而扬之”，“其有邪者，渍形以为汗，其在皮者，汗而发之”（《素问·阴阳应象大论》），以及“汗者不以奇”（《素问·至真要大论》），“发表不远热”（《素问·六元正纪大论》）等论述，从而成为解表方剂的立论依据。对解表剂作出巨大贡献的，当推东汉末年张仲景所著之《伤寒杂病论》，书中载有解表方剂近30首，如麻黄汤、桂枝汤、大青龙汤、小青龙汤、麻杏石甘汤、麻黄细辛附子汤等。所载方剂因组方精练，配伍严密，疗效卓著而沿用至今。其体现的解表宣肺、调和营卫、解表清里、解表化饮、辛凉疏表、助阳解表等法，既为历代医家奉为绳墨，也为现代历版《方剂学》教材视为规矩。足见，解表剂在汉代已有较高水平。魏、晋之后，医学界墨守成规虽已成风气，但仍有一些医家敢于设想，敢于研究，活用经方，而使不少行之有效的方剂层现迭出。如晋代葛洪在《肘后备急方》中，鉴于“伤寒有数种，人不能别”，故制“葱豉汤”“一药尽治”（《肘后备急方》卷2）。唐代孙思邈的《备急千金要方》以师仲景法，而不守仲景方为特点，其拟治风温的葳蕤汤，首开滋阴解表剂之先河，后世治疗阴虚外感的代表方——加减葳蕤汤即由此化裁而来。宋代《太平惠民和剂局方》中收录的败毒散、参苏饮，其补气之人参与解表之羌活、防风、苏叶等配伍的遣药思路，不仅成为后世益气解表剂之滥觞，也为羌防剂的问世奠定了基础。金、元以降，学术争鸣，流派纷呈，名家辈出，使解表方剂的运用进入了一个新的阶段，刘完素在运气学说的指导下，力倡“六气皆从火化”论，因而对表证，尤其是阳热郁遏于表之恶寒发热，反对用麻黄、桂枝等辛温解表之品，主张辛凉或甘寒以解表，故“自制双解、通圣辛凉之剂，不遵仲景法桂枝、麻黄发表之药”（《素问病机气宜保命集》卷上）。刘氏用药力主寒凉，治表善用辛凉的学术思路，对后世治疗温热病以很大的启示。温病医家吴瑭创制的著名方剂银翘散，追本溯源，实脱胎于河间凉膈散。易水学派的开山——张元素，不囿旧说，锐意创新。基于治风寒表证，“有汗不得服麻黄，无汗不得服桂枝”（《此事难知》卷上）之诸多禁忌，他另辟蹊径，创制了以辛温香燥为主的九味羌活汤，其解表祛湿的用药思路，在解表诸方中独树一帜；其“分经论治”的组方结构，对后世治疗表证、痹证、痛证皆产生了巨大影响。明·陶华，不革旧论，亦鼎新说，善于采精集粹，其遵仲景六经辨证之旨，取易老羌、芷解表之意而立之柴葛解肌汤，堪为后人活用经方的典范；其师仲景麻黄细辛附子汤助阳解表之法，效易老九味羌活汤羌、防、芎解表祛湿之意，拟定的再造散，亦被今人广为传用。清代温病学家吴瑭强调“温病忌汗”，指出“古来用伤寒法治温病”，是“大错也”（《温病条辨》卷1）。在治疗温病初起方面深受《内经》“风淫于内，治以辛凉，佐以苦甘；热淫于内，治以咸寒，佐以甘苦”的影响，以及刘完素辛凉解表的启发，主张“辛凉苦甘”（《温病条辨》卷1）法，创制了银翘散、桑菊饮等辛凉解表名方，为表证的治疗又开一大法门，因其填补了辛凉解表剂的空白而垂范后世。近 50 年来，随着中医教育、科技的发展以及解表方剂临床运用经验的积累，解表剂在理论上更为系统深入，在组方配伍上更臻完善。特别是通过对解表方剂的作用机制研究，表明解表方剂不仅具有发汗、解热、镇痛、抗炎、抗病原微生物、镇咳、平喘、祛痰等药理作用，而且在调节免疫功能，调整胃肠功能，抗变态反应等方面亦有积极意义，从而为进一步扩大解表方剂的应用范围，展示了广阔前景。

解表剂是为治疗表证而设。表证是六淫外邪侵袭人体肌表肺卫所致的病证。卫气能"温分肉，充皮肤，肥腠理，司开合"(《灵枢・本脏》)，其功能主要表现在防御外邪，排泄汗液，调节体温等方面。肺司呼吸，主宣发肃降，开窍于鼻，外合皮毛。因此，六淫病邪或从皮毛而入，或从口鼻而入，必然侵袭肺卫，使表卫调节功能失常，肺气宣发之机受阻，产生恶寒发热，头身疼痛，无汗或有汗，苔薄白，脉浮等症状而形成表证。因六淫病邪有风、寒、暑、湿、燥、火之不同，且麻疹、疮疡、水肿、痢疾等初起亦多兼见表证，故表证所涉及的范围亦较广。由于病性有寒热之异，体质有强弱之别。表证病性属寒者，当辛温解表；病性属热者，当辛凉解表，兼见气、血、阴、阳诸不足者，还须结合补益法，以扶正祛邪。因而解表方剂相应地分为辛温解表、辛凉解表、扶正解表三类。尚需说明，解表剂是针对六淫外邪袭表的病变而设，故本书中祛暑解表、疏散外风、祛风胜湿、轻宣外燥等章节的方剂，亦属解表剂范畴，学者不可拘泥上述分类。前后合参，方能窥其全貌。

辛温解表剂，适用于风寒表证。风寒表证，系风寒外袭，引起肺气宣肃失调，津液不敷布，营卫运行受阻所致。临床表现多见恶寒发热，头身疼痛，无汗或有汗，鼻塞流涕，苔薄白，脉浮紧或脉浮缓等。辛温解表方剂的组成，每以辛温解表药物为主，常用麻黄、桂枝、羌活、苏叶、防风、荆芥、葱白之类。在配伍方面，约有以下几类：①配活血通脉药，如桂枝、川芎之类。因寒邪收引凝敛，每致营阴郁滞而见头身疼痛，故辛温解表方剂常配活血通脉之品，以流通气血。②配宣降肺气药，如杏仁、桔梗、枳壳之类。肺主宣肃，外合皮毛而主表。风寒之邪从皮毛而入，内舍于肺，致肺的宣降失常，肺系不利而见咳喘，鼻塞等症，故辛温解表之剂，宜配少量宣降肺气药物为佐，以调理肺脏功能。③配燥湿化痰药，如半夏、苏子、陈皮之类。寒性凝滞，易致津液凝聚不布；肺为水之上源，主输布津液，通调水道，肺失宣降，津液输布障碍，易致津液停聚为患。津聚则为湿为痰，痰湿壅于肺，可见咯痰色白，胸闷等。故本类方剂亦多配伍燥湿化痰之品，既兼治痰，又助津液运行。此外，若兼里热者，配以清热之品，如大青龙汤之石膏、九味羌活汤之黄芩；兼气滞者，配以理气之品，如香苏散之香附、陈皮。辛温解表剂的代表方有麻黄汤、桂枝汤、九味羌活汤。

辛凉解表剂，适用于风热表证。风热表证，系温热病邪，自口鼻或皮毛而入，侵袭肺卫，导致表卫功能失调，肺气宣降失常，津液微受损伤而成。临床表现多见发热，微恶风寒，头痛，咽痛，咳嗽，口渴，舌尖红，苔薄黄，脉浮数等。辛凉解表剂的组成，每以辛凉解表药物为主，常用药物如薄荷、牛蒡子、桑叶、菊花之类。在配伍方面，约有以下几类：①配清热药，如金银花、连翘、竹叶之类。盖温邪袭人，具有发病急，传变快，易搏击气血，蕴结成毒，且多夹有秽浊之气等特点，故辛凉解表之剂在疏散风热的同时，当兼顾温邪致病的特点，配入清热解毒药以"截断"传变入里之势。②宣降肺气药，如桔梗、杏仁之类。"温邪上受，首先犯肺"(《温热论》)。温邪侵袭人体，最易累及肺脏，致肺气失宣，肺系不利，而见咳嗽、咽痛等，故本类方剂每配宣降肺气的桔梗、杏仁之属，以恢复肺气的正常宣降。③配甘寒生津药，如芦根、天花粉之类，既能生津，又兼清热。温邪致病，易伤津液。温病卫、气、营、血四个阶段，均有津液受损，只是病位浅深不同，伤津程度有异。温病初起，邪热不甚，伤津亦轻，故辛凉解表剂稍佐生津止渴药以顾及津伤即可。辛凉解表剂的代表方有银翘散、桑菊饮。此外，外邪未尽，里热已盛，亦可选用辛温解表药与辛寒清热药配伍，体现辛凉解表之法，如麻杏石甘汤即是。麻疹属于急性热病，初起每见肺卫证候，因而归属本节讨论。麻为阳毒，初起以外出为顺，内陷为逆。故此类方剂宜用轻清透疹之升麻、葛根、西河柳、牛蒡子等与清热解毒之知母、石膏、竹叶等相合组成，方如升麻葛根汤、竹叶柳蒡汤。

扶正解表剂，适用于表证而兼正气虚弱之证。正虚指气、血、阴、阳不足。气虚或阳虚外感风寒，其除有身热恶寒、头痛无汗等表证外，还有倦怠嗜卧，面色苍白，甚至出现恶寒甚剧，肢冷，脉沉微等阳气衰弱的证候。此证乃自身阳气虚弱与外邪相加两种矛盾存在。若单纯发汗解表，不仅使已虚之阳气再随汗泄而更虚，且因正虚不能抗邪外出而致邪恋不解。恰当的治法是扶正祛邪，双管齐下，使正旺邪除。故本类方剂每由辛温解表的麻黄、羌活、防风、苏叶等与益气助阳的人参、黄芪、附子、细辛等构成益气解表、助阳解表方剂，一面扶助正气，一面发汗祛邪，两者相辅相成，不致顾此失彼。代表方剂如败毒散、参苏饮、麻黄细辛附子汤、再造散。素体阴血不足而感受外邪，其证易于趋向热化，除具头痛身热，微恶风寒，无汗或有汗等一般表证外，多有舌苔薄而干，或舌光赤，脉细数的特点。治疗不能专事发表，因阴血亏虚，汗源不充，感受外邪，不能作汗达邪，若强行发汗，更耗阴血，甚至造成汗多亡阴的不良后果。故必须滋阴养血以充汗源，发汗透邪以解表证。因此，此类方剂常由辛而微温或辛凉的解表药，如葱白、豆豉、薄荷、葛根等，与滋阴养血药，如玉竹、生地黄、麦冬等组成滋阴解表、养血解表的方剂，如加减葳蕤汤、葱白七味饮即属此类。

应用解表剂当注意以下几点：①使用解表剂，应注意当否？首先，是当不当用？解表剂是为表证而设，若属表证当用而不用者，会使病邪深入；如不当用而误用者，则徒虚其表，不仅无益，反致误事。其次，是否对证？风寒表证，当用辛温解表而误用寒凉，会使病邪冰伏，缠绵难愈；风热表证，当用辛凉而误投辛温，犹如抱薪救火，有以热助热之弊；正虚而外感，当扶正兼顾，若一味表散，必将更伤气血阴阳。程国彭在《医学心悟》卷首曰："汗得其法，何病不除！汗法一差，夭枉随之矣。吁！汗岂易言哉！"②解表剂多用辛散轻扬药物，不宜久煎，以免药性耗散，作用减弱。③凡服解表剂后，宜避风寒，或增衣被，或辅之以粥，以助汗出。取汗程度以遍身微汗为佳，若汗出不彻则病邪不解，汗出太过则耗气伤津。汗出病瘥，即停服，不必尽剂。正如《儒门事亲》卷2云："凡发汗欲周身漐漐然，不欲如水淋漓，欲令手足俱周，遍汗出一二时为佳。若汗暴出，邪气多不出，则当重发汗，则使人亡阳。凡发汗中病则止，不必尽剂；要在剂当，不欲过也。"④解表之方宜于饭后温服，服后禁食生冷油腻，以免影响药物的吸收和药效的发挥。⑤南方地带或夏季气候炎热，人体腠理疏松，易于发汗，选药不宜太峻，用量不宜过重；北方区域或冬季气候寒冷，人体腠理致密，不易出汗，用药不嫌其峻，用量亦宜稍重。⑥若表邪未尽，而又见里证者，一般原则应先解表，后治里；表里并重者，则当表里双解。若外邪已入于里，或麻疹已透，或疮疡已溃，或虚证水肿，均不宜使用。

第一节 辛温解表

麻 黄 汤

（《伤寒论》）

【异名】 麻黄解肌汤（《深师方》，录自《外台秘要》卷1）。

【组成】麻黄去节三两(9g) 桂枝二两(6g) 杏仁去皮尖七十个(6g) 甘草炙一两(3g)

【用法】上四味，以水九升，先煮麻黄减二升，去上沫，内诸药，煮取二升半，去滓，温服八合，覆取微似汗，不须啜粥，余如桂枝法将息。

【功用】发汗解表，宣肺平喘。

【主治】风寒束表，肺气失宣证。恶寒发热，头疼身痛，无汗而喘，舌苔薄白，脉浮紧。

【病机分析】风寒之邪侵袭肌表，营卫首当其冲。寒邪收引凝滞，伤于卫，则致卫阳被遏，使其“温分肉”功能失调，肌表不能得到正常的温煦，故恶寒；卫气向外抗邪，正邪相争，则发热；正邪交争于头部，经气不利，则头疼；寒邪束表，腠理闭塞，使卫气“司开合”功能失调，汗液不能外泄则无汗。伤于营，则致营阴郁滞不畅，经脉不通，不通则痛，故身痛。肺主气属卫，外合皮毛，亦主表。寒邪外束于表，影响肺气的宣肃下行，则上逆为喘。余如舌苔薄白，脉浮紧，皆是风寒袭表的反映。故本证属邪实而正不虚的风寒表实证。

【配伍意义】本方证由风寒束表，肺气失宣所致。根据《素问·阴阳应象大论》“其在皮者，汗而发之”的治疗原则，法当发汗解表，宣肺平喘。方中麻黄味苦辛性温，归肺与膀胱经，“乃肺经专药”(《本草纲目》卷15)，“善行肌表卫分，为发汗之主药”(《成方便读》卷1)，本方用之，开腠发汗，驱在表之风寒，以除致病之因；宣肺平喘，泄闭郁之肺气，以复肺气之宣发，为君药。由于本方证属卫郁营滞，单用麻黄发汗，只能解卫气之闭郁，所以又用透营达卫的桂枝为臣药，解肌发表，“引营分之邪，达之肌表”(《医方集解·发表之剂》)，助麻黄解表逐邪，使发汗之功益著；温通血脉，畅行营阴，使疼痛之证得解，此如汪琥所言：“今麻黄汤内用桂枝者，以寒伤营，桂枝亦营中药，能通血脉而发散寒邪，兼佐麻黄而泄营卫之邪实”(《伤寒论辨证广注》卷1)。杏仁苦而微温，“主咳逆上气”(《神农本草经》卷3)，“功专降气，气降则痰消嗽止”(《本草便读》卷3)，用之降利肺气，与麻黄相伍，一宣一降，以恢复肺气之宣降，加强宣肺平喘之功，为佐药。炙甘草既能助麻、杏以止咳平喘，又能益气和中，调和药性，故为使药而兼佐药之用。四药配伍，寒邪得散，营卫得通，肺气得宣，则诸症可愈。

本方配伍特点在于：麻、桂相配，一发卫气之郁以开腠理，一透营分之郁以行血滞，相须为用，以增强发汗解表之功。

【临床运用】

1. 证治要点 本方是治疗外感风寒表实证的代表方剂。临床以恶寒发热，无汗而喘，脉浮紧为证治要点。

2. 加减法 若喘急胸闷，咳嗽痰多，表证不甚者，去桂枝，加苏子、半夏以化痰止咳平喘；若鼻塞流涕重者，加苍耳子、辛夷以宣通鼻窍；若夹湿邪而兼见骨节酸痛，加苍术、苡仁以祛风除湿；兼里热之烦躁、口干，加石膏、黄芩以清泻郁热；风寒袭表之皮肤瘙痒，加防风、荆芥、蝉蜕以祛风止痒。

3. 本方现代常用于感冒、发热、咳喘、水肿、痹证、鼻炎、风疹等辨证属风寒表实证者。

【使用注意】本方为辛温发汗之峻剂，故《伤寒论》对“疮家”、“淋家”、“衄家”、“亡血家”，以及外感表虚自汗、血虚而脉兼“尺中迟”、误下而见“身重心悸”等，虽有表寒证，亦皆禁用。麻黄汤药味虽少，但发汗力强，用之得当效果颇为迅捷。使用时应注意中病即止，不可过服，否则，汗出过多必伤人正气。柯琴指出：“此乃纯阳之剂，过于发散，如单刀直入之将，投之恰当，一战成功。不当则不戢而召祸。故用之发表，可一而不可再。如汗后不解，便当以桂枝汤代之；若汗出不透，邪气留连于皮毛骨肉之间，又有麻桂各半与桂枝二麻黄一之妙用”(《伤寒来苏集·伤寒附翼》卷上)。可谓阅历有得之言。

【源流发展】麻黄汤乃发汗解表之主方，吴谦等谓"为仲景开表逐邪发汗第一峻药也"(《医宗金鉴·订正伤寒论注》卷2)。风寒束表的病机特点是腠理闭塞，营阴郁滞，肺失宣降，本方用麻黄配桂枝及杏仁，以开腠畅营宣肺，为后世奠定了发表散寒的用药思路及组方结构。历代医家以该方为基础，加减化裁，拓展了主治范围。其类方主要可分以下五方面：①配伍清热之黄芩、知母等，构成解表清里之剂，用于外感风寒兼里热者。如《类证活人书》卷20之麻黄黄芩汤，即本方去杏仁，加黄芩、赤芍；《医学衷中参西录》上册之麻黄加知母汤，以本方加知母。②配伍祛风除湿之防风、羌活、白术等，组成发汗祛湿之剂，用于外感风寒夹湿者。如《三因极一病证方论》卷3之麻黄左经汤，即本方去杏仁，加防风、防己、羌活、白术、茯苓、干葛、细辛、生姜、大枣；《症因脉治》卷3之麻桂术甘汤，以本方去杏仁，加白术。③配伍宣降肺气，止咳化痰之苏子、半夏、桑白皮等，组成解表宣肺，祛痰止咳方剂，用于外感风寒并见喘咳有痰者。如《博济方》卷2之华盖散，即本方去桂枝，加苏子、桑白皮、茯苓、陈皮；《张氏医通》卷13之麻黄定喘汤，以本方去桂枝，加厚朴、款冬花、桑皮、苏子、半夏、黄芩、银杏。④配伍活血化瘀之桃仁、红花等，组成解表活血通络方剂，用于外伤而感风寒者。如《伤科补要》卷3之麻桂温经汤，即本方去杏仁，加红花、桃仁、细辛、白芷、赤芍、生姜、葱白。⑤配伍益气养血之人参、黄芪、当归、地黄等，构成扶正解表方剂，用于正虚而外感风寒者。如《脾胃论》卷下之麻黄人参芍药汤，即本方去杏仁，加人参、黄芪、麦冬、当归、白芍、五味子；《云岐子保命集》卷下之麻黄加生地黄汤，以本方合四物汤(当归、熟地黄、白芍、川芎)，加生姜、大枣。

【疑难阐释】

1. 关于麻黄的炮制法　古方用麻黄的目的在于发汗平喘，由于节有阻结之形，前人根据取类比象之义，故多去节，以取其发汗之力较强。如《医学衷中参西录》中册云："麻黄带节发汗之力稍弱，去节则发汗之力较强。"近代用麻黄多不去节，去节与否，有无意义？现代中药药理研究证实，节与节间有很大差异，节间生物碱总含量是节的3.2倍，另外麻黄部位的毒性研究证明，节的毒性最大，故炮制时去节，除去生物碱含量低的部分，可提高药材质量和临床疗效，减轻毒副作用[1]。

现代用本方，因畏其麻黄发汗之峻，常用麻黄绒，中药的现代研究发现，麻黄绒的制取不管采用哪种方法(如手工捣绒、研碎过筛、抢水洗粉碎过筛等)均不同程度地损失部分有效成分，主要损失其髓部的麻黄碱和伪麻黄碱，即止咳、平喘、祛痰、利尿作用降低，而皮部的挥发油成分并未受到多大损失，相对而言在同等剂量情况下有所提高，即发汗作用并没有降低。因此，为了减少原药材及有效成分的损失，建议麻黄绒及炙麻黄绒不必保留。遇到体虚患者时，将麻黄用量酌减或改用炙麻黄。麻黄经炮制后挥发油含量显著降低，而含有平喘、镇咳、祛痰的化学成分含量增高，由此表明麻黄蜜炙后发汗作用降低，而平喘作用增强，故临床应用中，体质虚弱者或咳喘甚者，选用炙麻黄较为适宜[1]。

2. 关于本方的临床应用　宋以后，尤其是明、清温病学派的兴起，认为外感多风热而少伤寒，且因顾忌麻黄发汗之峻烈，故而应用较少。但临床研究表明，只要抓住主症(恶寒、无汗、体痛、喘)，鉴别疑似证型(风湿在表、表寒里热、体虚外感)以及用法得当，不仅能收到较好的治疗效果，而且不会出现伤津耗气等副作用[2]。外感病大都恶寒发热并见，且外感高热而就诊者，发热重恶寒轻者亦不少见，如何把握麻黄汤的证治要点而用呢？屈氏之"外感发热用麻黄汤的要点"，确属心得，特录之以供参考。①"无汗"虽是应用麻黄汤的主要指征，但在临床中发现凡应用辛凉之剂或西药解热镇痛剂而热不退或复升者，多属得辛则汗而寒未解之“汗出不彻”证，应用麻黄汤后，风除寒祛则热解。②“恶寒”是应用麻黄汤的指征，因外感高热而就诊的患者虽多系发热重恶寒轻，但其病史有始恶寒重或恶寒时间较长者则多是风寒为患，亦可应用麻黄汤。③凡高热未有不伤阴者，自然会产生口干口渴，但伤寒伤阴较轻，虽有口干，甚而口渴，但不多饮，仍可用麻黄汤，使表解里自和。④高热者脉必数，但伤寒脉率之增快较温病高热为轻，出现所谓小数，因而须脉证合参，不能见数脉就应用辛凉之法。⑤从实验室检查看，凡伤寒高热而无合并症者，血象多属正常或偏低，这可作为应用麻黄汤的参考[3]。

3. 关于甘草的配伍意义　方中配伍甘草的意义，历代医家观点有异，归纳起来不外两方面：一是协同作用：如许宏云：“甘草能安中”（《金镜内台方议》卷2）；吴昆云：“入甘草者，亦辛甘发散之谓”（《医方考》卷1）；吴谦云：“甘草之甘平，佐桂枝和内而拒外”（《医宗金鉴·删补名医方论》卷6）。二是制约作用：如王子接说：“甘草内守麻黄之出汗，不使其劫阴脱营”（《绛雪园古方选注》卷上）；章楠说：“甘草和脾胃，以缓麻、桂迅发之性”（《医门棒喝·伤寒论本旨》卷9）；张秉成、张锡纯等亦有相同的看法。我们认为，药物配伍的重要目的之一是“扬长避短”。甘草在本方中的作用应是多方面的，其止咳平喘之功与麻、杏相合，可加强二药平喘之力；益气和中之功，能助正达邪，是安内攘外之意，因此，甘草之用具有相须相使之意。

【方论选录】

1. 许宏：“阴盛阳虚，汗之则愈，下之则死。今此头痛发热，身疼腰痛，骨节疼痛，恶寒无汗而喘者，此阴盛也。若脉浮紧者，为寒邪外盛，故与麻黄汤汗之则愈也，此正伤寒发汗之症也。头疼体痛，骨节酸痛者，乃寒气不得散，循太阳之经，自足行于背膂而升于头者也。发热者，寒重生热也。恶寒无汗者，则阴寒伤营，营实而卫虚，故无汗而喘也。麻黄味苦辛，专主发汗，故用之为君；桂枝味辛热，以辛热之气佐之散寒邪，用之为臣；杏仁能散气解表，用之为佐；甘草能安中，用之为使。经曰：寒淫于内，治以甘热，佐以辛苦，是也。先圣配此四味之剂，以治伤寒者，乃专主伤寒脉浮紧、恶寒无汗者之所至也；若脉微弱自汗者，不可服此也。”（《金镜内台方议》卷2）

2. 吴昆：“太阳伤寒，头痛发热，身疼腰痛，骨节不利，恶寒无汗而喘，脉来尺寸俱紧者，麻黄汤主之。足太阳经，起目内眦，循头背腰腘，故所过疼痛不利；寒邪外束，人身之阳不得宣越，故令发热；寒邪在表，不复任寒，故令恶寒；寒主闭藏，故令无汗；人身之阳，既不得宣越于外，则必壅塞于内，故令作喘；寒气刚劲，故令脉紧。麻黄之形，中空而虚，麻黄之味，辛温而薄；空则能通腠理，辛则能散寒邪，故令为君。佐以桂枝，取其解肌；佐以杏仁，取其利气；入甘草者，亦辛甘发散之谓。抑太阳无汗，麻黄之用固矣，若不斟酌人品之虚实，时令之寒暄，则又有汗多亡阳之戒。汗多者宜扑粉，亡阳者宜附子汤。”（《医方考》卷1）

3. 柯琴：“此为开表逐邪发汗之峻剂也。古人用药法象之义。麻黄中空外直，宛如毛窍骨节，故能祛骨节之风寒，从毛窍而出，为卫分发散风寒之品。桂枝之条纵横，宛如经脉系络，能入心化液，通经络而出汗，为营分散解风寒之品。杏仁为心果，温能助心散寒，苦能清肺下气，为上焦逐邪定喘之品。甘草甘平，外拒风寒，内和气血，为中宫安内攘外之品。此汤入胃，行气于玄府，输精于皮毛，斯毛脉合精而溱溱汗出，在表之邪，其尽去而不留，痛止喘平，寒热顿解，不烦啜粥而藉汗于谷也。”（《伤寒来苏集·伤寒附翼》卷上）

4. 王子接：“麻黄汤，破营方也。试观立方大义，麻黄轻清入肺，杏仁重浊入心。仲景治太阳初病，必从心营肺卫之意也。分言其功能，麻黄开窍发汗，桂枝和阳解肌，杏仁下气定喘，甘草安内攘外，四者各擅其长，有非诸药之所能及。兼论其相制治之法，桂枝外监麻黄之发表，不使其大汗亡阳；甘草内守麻黄之出汗，不使其劫阴脱营。”（《绛雪园古方选注》卷上）

5. 钱璜：“盖麻黄为肺之专药，杏仁所以助麻黄而利肺气，开皮毛而定喘者也，皆为发泄魄汗之要药。其所以亦用桂枝，既欲泄脉中营内之寒邪，有不先开脉外一层之卫气乎？此皆仲景制方之妙，深得《内经》客者除之，结者散之、开之、发之之意也。”（《伤寒溯源集》卷1）

6. 舒诏：“麻黄汤中用桂枝以外导于卫，此阴阳互根之妙也。后人不达，谬谓麻黄性猛，必使桂枝以监之。此说一倡，误人多矣，将恃有桂枝，则麻黄可肆用而无忌乎。盖营行脉中，卫行脉外，营邪出表，必假道于卫，用麻黄发出营分之邪，用桂枝接应卫外，正所以助麻黄而成发表之功，何为监耶？果而桂枝能监其风，伤卫者，单用桂枝，岂不监住其邪乎？何以独擅发表驱风之力，且有逼汗亡阳之事也。且观大青龙汤得桂枝，则升腾变化，不可驾驭矣。越婢汤免桂枝，其柔缓之性，则逾越女婢之外。可见桂枝实有助麻黄之能，而非所以监麻黄者也。”（《新增伤寒集注》卷1）

7. 汪昂：“此足太阳药也。麻黄中空，辛温气薄，肺家专药，而走太阳，能开腠散寒（皮腠，肺之所主，寒从此入，仍从此出）；桂枝辛温，能引营分之邪，达之肌表（桂入营血，能解肌，营卫和，始能作汗）；杏仁苦甘，散寒而降气，甘草甘平，发散而和中，经曰：寒淫于内，治以甘热，佐以苦辛是已。”（《医方集解·发表之剂》）

8. 吴谦等：“凡风寒在表，脉浮紧数无汗者，皆表实也，宜麻黄汤主之。名曰麻黄汤者，君以麻黄也。麻黄性温，味辛而苦，其用在迅升；桂枝性温，味辛而甘，其能在固表。证属有余，故主以麻黄必胜之算也，监以桂枝制节之妙也。杏仁之苦温，佐麻黄逐邪而降逆；甘草之甘平，佐桂枝和内而拒外。”（《医宗金鉴·删补名医方论》卷6）

9. 张秉成：“治寒伤太阳之表，过卫入营，血脉凝敛，无汗恶寒，发热身疼，头项强痛，脉浮而紧等证。麻黄辛温，中空外达，善行肌表卫分，为发汗之主药。桂枝辛温发散，色赤入营，协同麻黄入营分，解散寒邪，随麻黄而出卫，汗之即已。然寒主凝敛，表既壅遏，则里气不舒，故太阳伤寒表不解者，每见喘促上气等证。肺主一身之气，下行为顺，上行为逆，杏仁入肺，苦温能降，辛温能散，用之为佐，以助麻黄之不逮。又恐麻、桂之性猛，以致汗多亡阳，故必监以甘草之甘缓，济其直往无前之势，庶可邪解而正不伤，乃为立方之善耳。”（《成方便读》卷1）

10. 张锡纯：“麻黄发汗力甚猛烈，先煮之去其浮沫，因其沫中含有发表之猛力，去之所以缓麻黄发表之性也。麻黄不但善于发汗，且善利小便，外感之在太阳者，间有由经入府而留连不去者（凡太阳病多日不解者，皆是由经入府），以麻黄发其汗，则外感之在经者可解；以麻黄利其小便，则外感之由经入府者，亦可分消也。且麻黄又兼入手太阳，能泻肺定喘，俾外感之由皮毛窜入肺者（肺主皮毛），亦清肃无遗。是以发太阳之汗者不但麻黄，而仲景定此方时独取麻黄也。桂枝味辛性温，亦具有发表之力，而其所发表者，惟在肌肉之间，故善托肌肉中之寒外出，且《神农本草经》谓其主上气咳逆吐吸（吸气甫入即吐出），是桂枝不但能佐麻黄发表，兼能佐麻黄入肺定喘也。杏仁味苦性温，《神农本草经》亦谓其主咳逆上气，是亦能佐麻黄定喘可知，而其苦降之性又善通小便，能佐麻黄以除太阳病之留连于府者，故又加之为佐使也。至于甘草之甘缓，能缓麻黄发汗之猛烈，兼能解杏仁之小毒，即以填补（甘草属土能填补）出汗后之汗腺空虚也。药止四味，面面俱到，且又互相协助，此诚非圣手莫办也。”（《医学衷中参西录》下册）

11. 陈潮祖：“方中麻黄有宣降肺气、发汗、利水三大功效。通过此药宣发肺气，祛散寒邪，使毛窍开通，阳气得以达表，汗液得以外泄，则恶寒、发热、头痛、身疼诸证愈矣！通过降气作用，使三焦气机升降出入正常，卫气运行有序，则上逆之气顺降而喘可平矣！通过宣肺行水作用，使三焦水道通调，水液既可从汗孔外出，也可自上下行，津液运行无阻，则鼻塞流涕，喘、逆身痛等证可从瘳矣！此药能够消除致病原因，恢复肺脏功能，宣通气与津液，面面俱到，故是本方主药。”(《中医治法与方剂》)

【评议】关于本方证治，诸家皆从太阳伤寒立论，对其病因病机认识，说理透彻者，当推张秉成。对于麻黄与桂枝的配伍关系，许氏、柯氏与汪氏之论切中病机，最为精辟；钱氏“既欲泄脉中营内之寒邪，有不先开脉外一层之卫气乎?”之论，一语中的，阐明了麻、桂相配，麻黄为君之理；而王氏“桂枝外监麻黄之发表，不使其大汗亡阳”之说，既与仲景立方本意有悖，又与临床研究相违，实难苟同，正如舒氏所驳：“桂枝实有助麻黄之能，而非所以监麻黄者也。”关于麻黄在方中的配伍意义，历代医家多从发汗、平喘阐释。而张锡纯认为：“发太阳之汗者不但麻黄，而仲景定此方时独取麻黄”，是因“麻黄不但善于发汗，且善利小便”，可谓独树一帜。陈氏之言，既承袭张锡纯，又有发展、深化。临床应用本方发现，多数患者服药后，汗出病愈；亦有药后汗出不明显而衄血病愈者，此即仲景之“衄乃解”；尚有尿量增多而康复者。可见本方麻黄之祛散风寒，是多作用协同结果，张、陈二氏之言，并非臆造。

【验案举例】

1. 太阳伤寒《湖南中医医案选辑》：陈某，年六旬，小贸营生，日在风霜雨雪中行走，冬月感寒……病人蒙头而卧，自云头痛甚不能转侧，足筋抽痛，不能覆地，稍移动，则痛欲死，发热无汗，脉紧有力，乃太阳伤寒证也。即以麻黄汤取汗，果微汗出而头足痛减，稍能进粥食。以其元气素亏，继进桂枝新加汤四剂，痛减，食更增，调理月余，始能外贸。

2. 寒闭失音《赵守真治验回忆录》：汪之常养鸭为业。残冬寒风凛冽，雨雪交加，整天放鸭奔走道途，不胜其劳。某晚归时，感觉不适，饮冷茶一大盅。午夜恶寒发热，咳嗽声嘶，既而语言失音。曾服姜汤冲杉木炭数盅，声哑如故。据其父代述失音原委，因知寒袭肺金，闭塞空窍，故咳嗽声哑。按脉浮紧，舌上无苔，身疼无汗，乃太阳表实证。其声喑是由形寒饮冷伤肺，是金实不鸣之故。治宜开毛窍宣肺气，疏与麻黄汤。麻黄 9g，桂枝、杏仁各 6g，甘草 3g。服后，温覆取汗，易衣二次，翌日外邪解，声音略扬，咳仍有痰，胸微胀，又于前方去桂枝，减麻黄为 4.5g，加贝母、桔梗各 6g，白蔻仁 3g，细辛 1.5g，以温肺化痰。续进 2 剂，遂不咳，声音复常。

按语：麻黄汤乃发汗解表，宣肺平喘之剂，主治风寒束表，肺气失宣之证。案 1 从其职业、时令、脉证观察，纯属太阳伤寒，用麻黄汤是恰当的。但考虑其年六旬，元气已亏，故服药后只取微汗解病，如大汗恐有亡阳之变。至于善后方用桂枝新加汤，是解表兼顾正气之法。案 2 通过问诊和切脉，知其得病原委，又表现出典型的太阳表实证，故投麻黄汤。二诊去桂枝，减麻黄量，又加桔、贝、蔻、辛等，乃辛开中佐润肺化痰利咽之品以善其后。

3. 急性黄疸《国医论坛》(1986，2：24)：张某，男，62 岁。时值隆冬兴修水利而汗出当风，复淋雨，适夜恶寒而栗，身痛，时作干咳，小便点滴，一夜之间全身皮肤黄染如橘，舌苔黄而薄腻，脉浮紧而弦。诊为伤寒表实之急性黄疸，因风寒湿邪束表，肺失宣降，水道不通，湿郁化热，交蒸于肌肤所致。方用麻黄汤直通玄府以发汗，加茵陈利尿退黄，使邪从汗尿而解。麻黄 12g，桂枝 12g，杏仁 12g，炙甘草 6g，茵陈 10g。服 2 剂表解，尿畅，黄疸消失。

4. 水肿《国医论坛》(1986，2：24)：刘某，男，9 岁。1984 年冬因脸面突然水肿，某医院诊为“急性肾炎”，经西药治疗半月，病情反复。近二日诸症加重，脸部水肿，喘咳无痰，心烦不宁，小便不利，阵阵恶寒，舌淡胖苔白腻，脉浮紧。辨为风水泛滥之水肿，系风寒束表，肺失宣降，水道不通，水泛肌肤所致。药用麻黄 6g，桂枝 6g，杏仁 6g，炙甘草 3g，茅根 10g，蝉衣 5g。2 剂后小便通利，诸症减轻；续服 3 剂，诸症若失。后用四君子汤加生黄芪调理周余收功。追访 1 年未见复作。

按语：上所举黄疸、水肿二案，虽病名不同，成因各异，但都存在风寒束表，肺失宣降，通调失职的共同病机。而麻黄汤的主要作用就在于开皮毛以发汗解表，宣降肺气以通调水道，方证合拍，故收异病同治的效果。

【临床报道】

1. 感冒　麻黄汤加白芍、连翘，治疗夏季风寒型感冒 106 例。夹有暑湿者加苍术；若发热 39℃以上或体质较差者，可予补液支持疗法。结果：治愈 76 例，好转 21 例，未愈 9 例，总有效率为 91.5%[4]。张氏用本方治疗流行性感冒 120 例，无肺炎并发症者单用麻黄汤原方，有肺炎者加鱼腥草、大青叶、板蓝根、金银花、连翘。结果：102 例无并发症者 1～2 剂痊愈，18 例有并发症者 5～7 剂痊愈[5]。

2. 支气管炎　中西医结合治疗小儿支气管炎 108 例，对照组 99 例给予抗感染及对症西药治疗，治疗组在对照组治疗的基础上采用麻黄汤加味（麻黄、甘草各 2.5g，杏仁、桂枝、白芍、干姜、半夏、苏子、桔梗、茯苓各 3g）。结果：治疗组显效 68 例，有效 27 例，无效 13 例，总有效率为 88%，对照组显效 33 例，有效 31 例，无效 35 例，总有效率为 64%；治疗组明显优于对照组（$P<0.01$）[6]。

3. 缓慢型心律失常　以麻黄汤为基本方并随症加减，治疗缓慢型心律失常 50 例。结果：总有效率为 86%。说明麻黄汤对缓慢型心律失常有较好的治疗作用[7]。

4. 小儿遗尿症　以麻黄、杏仁各 6g，桂枝 5g，甘草 3g 为基本方，气虚者加黄芪 15g，肾阳虚者加益智仁、桑螵蛸各 9g，6 岁以下小儿酌减麻黄用量。隔日 1 剂，水煎服；对照组用甲氯芬酯，均 10 天为 1 个疗程。结果：治疗组痊愈 43 例，占 76.8%；有效 8 例，占 14.3%；无效 5 例，占 8.9%，总有效率为 91.1%。对照组痊愈 19 例，占 39.6%；有效 18 例，占 37.5%；无效 11 例，占 22.9%，总有效率为 77.1%。两组比较，治疗组优于对照组，痊愈率有非常显著性差异[8]。

5. 周围神经病　以麻黄、桂枝、橘络、甘草各 6g，研粉冲服，日服 2 次，连服 3 周，治疗本病 38 例。入选患者中皆有不同程度的疼痛、麻木及反射减弱或消失。结果：治疗组总有效率为 68.75%，而以内服维生素、地巴唑为对照组的 38 例，有效率为 23.68%[9]。

6. 衄血　用本方加赤芍、桑白皮各 10g，生姜 3 片，大枣 3 枚，治疗眼衄 2 例，服药 6 剂而获痊愈。另用本方加麦冬、白茅根、生姜、薄荷、大枣等治疗鼻衄 5 例，服药 2～9 剂，分别获愈[10]。

7. 急性乳腺炎　以本方加蒲公英、金银花治疗哺乳期急性乳腺炎 71 例，均伴有白细胞升高，其中 58 例患者体温在 38℃以上，用麻黄汤煎服，伴乳汁不通者加漏芦，每日 1 剂，一般在 2 日内痊愈，总有效率为 98%[11]。

【实验研究】

1. 发汗解热作用　有研究表明[12]，麻黄汤能使小鼠泪腺、唾液腺等分泌显著增强；静注给药 30 分钟可使升高的体温下降 63.8%，至 120 分钟时下降达 130.4%，并能迅速地使正常小鼠皮肤温度下降，提示本方有发汗解热作用。采用汗液着色和对汗腺上皮组织形态学观察方法发现，给予麻黄的大鼠足跖汗腺上皮细胞内水泡数目有所增加，麻黄加桂枝时则可使汗腺上皮细胞水泡明显扩大，数目也显著增加；观察汗液分泌，也可见二药合用时有显著的促进作用，表明麻黄配桂枝能明显促进发汗作用，为二者的“相须”关系提供了实验依据[13,14]。刘氏等研究表明：麻黄汤及其所含效应成分麻黄碱、伪麻黄碱及桂皮醛对小鼠腋窝部皮肤汗腺导管内径均有扩张作用，且呈量-效关系。认为麻黄碱、伪麻黄碱、桂皮醛是麻黄汤发汗作用的物质基础，但麻黄汤的发汗作用不是单体效应成分作用的简单相加[15]。

2. 镇咳、祛痰和平喘作用　在小鼠肺支气管灌流实验中发现，麻黄汤可使灌流时间缩短 20.4%，并能对抗乙酰胆碱所致此时间的延长，表明本方能显著扩张支气管，并能对抗乙酰胆碱所致支气管收缩。此外，麻黄汤还能显著延长氨雾刺激所致小鼠咳嗽的潜伏期，减少咳嗽次数；显著促进小鼠支气管对酚红的排泌，显著抑制蟾蜍口腔黏膜纤毛的运动，提示本方尚有显著的祛痰和镇咳作用[12]。

3. 抗哮喘作用　对正常豚鼠用组胺-乙酰胆碱混合液整体引喘，测定引喘潜伏期；使用 PCLAB 生物信号采集系统，观察各组药物对乙酰胆碱致离体气管螺旋条收缩的解痉百分率。结果麻黄加桂枝组合与盐水对照组和麻黄加甘草组相比有显著性意义（$P<0.05$）；单方麻黄、麻黄加桂枝、麻黄加杏仁、全方组的引喘潜伏期，与麻黄加甘草组相比有显著性意义（$P<0.05$）；单方麻黄和麻黄、杏仁和甘草组合，与盐水对照组相比有显著性意义（$P<0.05$）。提示臣佐使药对方中君药的药理作用有一定的影响[16]。黄建田通过观察麻黄汤组和麻黄汤减桂枝组对哮喘小鼠肺组织病理变化及 7-干扰素（IFN-7）和白细胞介素-4（IL-4）在肺组织的表达情况，认为麻黄汤、麻黄汤减桂枝均能增加哮喘小鼠肺组织 IFN-7，降低其 IL-4 的表达，这可能是其治疗哮喘的作用机制之一。麻黄汤减少哮喘小鼠支气管及其周围组织炎症细胞浸润的作用比麻黄汤减桂枝明显，提示麻黄汤中桂枝有抗炎作用[17]。

4. 抗病毒作用　用呼吸道合胞体病毒（RST）培养过程中噬菌体噬斑数作为指标，观察麻黄汤对 RST 增殖的抑制作用。结果发现，在 RST 的噬菌体噬斑形体过程中，500μg/ml 的麻黄汤，能使 RST 的噬菌体噬斑数减少 50%，提示本方有抗小儿感冒病毒——呼吸道合胞体病毒的作用[18]。

5. 调整免疫功能　动物接受寒冷应激以后，出现免疫功能低下，具体表现为：白细胞总数及淋巴细胞数目下降；胸腺萎缩；单核细胞吞噬功能降低；T 细胞转化率、白细胞吞噬功能及红细胞免疫功能均有所下降。麻黄汤对寒冷应激所致免疫功能降低，有明显的对抗作用。此外，麻黄汤还能明显提高正常动物抗内毒素抗体水平[19,20]。

6. 抗过敏作用　用卵清蛋白为过敏原，AI(OH)为免疫佐剂对 C57BL6 系统小鼠进行腹腔内注射和滴鼻致敏，致敏前后分别给药，观察卵清蛋白和组胺滴鼻后小鼠的鼻症状及组胺阈值。发现治疗给药组和预防给药组能减轻小鼠的挠鼻次数，提高组胺阈值，表明本方有抗组胺的作用，这可能是其减轻鼻症状的机理之一[21]。

【附方】

1. 麻黄加术汤（《金匮要略》）　麻黄去节三两（9g）　桂枝去皮二两（6g）　甘草炙一两（3g）　杏仁去皮尖七十个（6g）　白术四两（12g）　上五味，以水九升，先煮麻黄，减二升，去上沫，煮取二升半，去滓，温服八合，覆取微似汗。功用：发汗解表，散寒祛湿。主治：风寒湿痹，身体烦疼，无汗等证。

本方系麻黄汤加白术而成，适用于寒湿在表之证。方以麻黄为君，发汗解表，宣肺利尿；桂枝助君药散寒解表，兼以温通血脉；肺主一身之气，故以杏仁合麻黄宣利肺气，气化则湿亦随之而化；配用白术健脾燥湿，麻黄得白术发汗而不致太过，白术得麻黄则能尽去表里之湿，相辅相制，深得配伍之妙；甘草调和药性。

2. 麻黄杏仁薏苡甘草汤(《金匮要略》) 麻黄去节，汤泡半两(6g) 杏仁去皮尖，炒十个(6g) 薏苡仁半两(12g) 甘草炙一两(3g) 上剉麻豆大，每服四钱匕(12g)，水盏半，煮八分，去滓，温服，有微汗，避风。功用：发汗解表，祛风利湿。主治：风湿一身尽疼，发热，日晡所剧者。

本方系麻黄汤加减而成，适用于汗出当风，或久居潮湿之地所致之风湿在表之证。方用麻黄发汗解表，使湿从表而去；合杏仁宣降肺气，通调水道，使水湿得以下输；合苡仁渗湿利尿，使湿从前阴而去；甘草调和药性。

3. 三拗汤(《太平惠民和剂局方》卷2) 甘草不炙 麻黄不去根节 杏仁不去皮尖各等分(各30g) 上为粗末，每服五钱(15g)，水一盏半，姜五片，同煎至一盏，去滓，通口服。以衣被盖覆睡，取微汗为度。功用：宣肺解表。主治：感冒风邪，鼻塞声重，语音不出，咳嗽胸闷。

本方系麻黄汤减桂枝而成。方中麻黄发汗解表，宣肺平喘；杏仁降利肺气，与麻黄配合，一宣一降，以复肺的宣降功能；甘草调和药性。

上述三方虽然主治证候各异，但均由外感风寒所致，故皆以麻黄汤为基础加减化裁。其中麻黄加术汤与麻杏苡甘汤俱为治疗外感风寒夹湿的方剂，但前方证之表寒及身疼较后方证重，故用麻、桂与白术相配；后方证不仅表寒比较轻，且日晡发热增剧，有化热之倾向，故不用桂枝、白术；改用渗湿之苡仁，以轻清宣化，解表祛湿。三拗汤宣散肺中风寒，主治风寒袭肺的咳喘轻证。

参考文献

[1] 阴健．郭力弓．中药现代研究与临床应用[M]．北京：学苑出版社，1993：618-619.

[2] 牛元起．谈谈如何学习麻黄汤[J]．中医杂志，1983，24(11)：854.

[3] 屈德民．辛温解表法在外感高热中的应用体会[J]．吉林中医药，1986，(1)：14.

[4] 黄伟．加味麻黄汤治疗夏季风寒型感冒106例[J]．中国中医药信息杂志，2000，7(7)：57.

[5] 张树峰．麻黄汤治疗流行性感冒120例报告[J]．中医药信息，1995，(4)：42.

[6] 刘文选．麻黄汤加味治疗支气管炎108例[J]．陕西中医，2008，29(4)：89.

[7] 姬光东，牛振华．麻黄汤治疗缓慢型心律失常50例[J]．中医药报，2002，30(1)：13.

[8] 林祥启，孙开芹．麻黄汤治疗小儿遗尿症56例[J]．实用中医药杂志，2000，16(1)：24.

[9] 周法根．麻黄汤加减治疗周围神经病临床观察[J]．浙江中医学院学报，1996，20(1)：24.

[10] 张恺彬．运用经方麻黄汤治疗衄血[J]．黑龙江中医药，1985，(3)：17.

[11] 常建林．麻黄汤加味治疗急性乳腺炎[J]．中原医刊，1990，27(4)：9.

[12] 田安民，蔡遂英，张玉芝，等．麻黄汤与桂枝汤药理作用的比较[J]．中医杂志，1984，25(8)：63.

[13] 沈映君，李祖伦，宋英，等．麻黄汤、桂枝汤、银翘散对大鼠跖部汗液分泌的影响[J]．四川生理科学杂志，1991，(1)：66.

[14] 沈映君，王一涛，陈蓉，等．麻黄桂枝协同发汗作用的实验研究[J]．成都中医学院学报，1986，9(1)：31.

[15] 刘国清，罗家波，莫志贤，等．麻黄汤及其效应成分对小鼠的发汗作用[J]．中药药理与临床，2006，22(2)：3.

[16] 朱秋双，张明远，任春清，等．麻黄汤不同配伍抗哮喘作用的实验研究[J]．中国现代实用医学杂志，2006，5(2)：1.

[17] 黄建田，田伟，陈东波，等．麻黄汤加减桂枝对哮喘小鼠影响的比较研究[J]．中国中西医结合急救杂志，2004，11(3)：148.

[18] 冈部信彦．麻黄汤对呼吸道合胞体病毒的影响[J]. 和汉医学会杂志，1986，(3)：364.

[19] 王家葵，沈映君．麻黄汤对寒冷应激小鼠免疫功能的影响[J]. 四川生理科学杂志，1991，(1)：66-67.

[20] 沈映君．十首解表古方对抗内毒素抗体产生的影响[J]. 中药药理与临床，1992，8(增刊)：11.

[21] 阮元，冈本美孝，松崎全成．麻黄汤抗过敏作用的实验研究[J]. 中药新药与临床药理，2002，13(3)：152.

大青龙汤

（《伤寒论》）

【异名】甘草汤(《圣济总录》卷13)。

【组成】麻黄去节六两(12g)　桂枝二两(6g)　甘草炙二两(6g)　杏仁去皮尖四十粒(6g)　石膏如鸡子大，碎(18g)　生姜三两(9g)　大枣擘十二枚(3g)

【用法】上七味，以水九升，先煮麻黄，减二升，去上沫，内诸药，煮取三升，去滓。温服一升。取微似汗。汗出多者，温粉扑之。一服汗者，停后服。若复服，汗多亡阳，遂虚，恶风烦躁，不得眠也。

【功用】发汗解表，兼清里热。

【主治】

1. 外感风寒，里有郁热证。恶寒发热，头身疼痛，无汗，烦躁，口渴，脉浮紧。
2. 溢饮。身体疼重，或四肢浮肿，恶寒身热，无汗，烦躁，脉浮紧。

【病机分析】恶寒发热，头身疼痛，无汗，脉浮紧，乃风寒束表，卫阳被遏，营阴郁滞，毛窍闭塞引起，属风寒表实证无疑。然表实之证，何见烦躁、口渴？表寒证与烦躁、口渴并见，当系阳盛之体，外受风寒，寒邪较甚，表邪闭郁较重，致使阳气内郁而为热，热邪伤津则口渴，热无宣泄之路，扰于胸中则烦，烦甚则躁。正如张秉成所言："阳盛之人，外为风寒骤加，则阳气内郁而不伸，故见烦躁不宁之象"(《成方便读》卷1)。因此，风寒束表，里有郁热是本方证的病机。

《金匮要略》用本方治疗外感风寒，水饮内郁化热之溢饮。溢饮乃"饮水流行，归于四肢，当汗出而不汗出，身体疼重"之病证。肺为水之上源，水液运行，有赖肺气宣降，才能敷布于表，下输膀胱。风寒外袭，肺失宣降，水津不能外布于表，下行膀胱，则聚而为饮，水饮外溢于四肢则身体疼重或浮肿；饮邪郁而化热则烦躁；恶寒发热无汗等症，皆为风寒束表所致。

【配伍意义】外感风寒，里有郁热之证，治当发汗解表为主，兼清郁热。本方由麻黄汤倍用麻黄、甘草，减轻杏仁用量，再加石膏、姜、枣组成。本方药物配伍，令人易生疑窦，证为表实而兼里热，用麻黄汤加石膏解表清里即可，何以倍用麻黄？此其一也；若倍麻黄意在增强发汗之功，何以倍甘草，且加入大枣？此其二也。本方证与麻黄汤证虽同为风寒束表，但本方证表闭较甚，为风寒表实重证。此方用麻黄、桂枝、生姜辛温发汗，倍用麻黄，则发汗之力尤峻，开腠之功甚著，三药合用，开表启闭以散风寒，兼能使内郁之热随汗而泄。恐峻汗伤津，故倍用甘草，并与大枣、生姜相配，补脾胃，益阴血，以资汗源。加石膏清解里热，并透达郁热。减杏仁之量，是因无喘逆见症，用之与麻黄相合，宣降肺气。肺气宣畅，腠理疏通，有利于表邪外出。七药同用，则能一汗而收解表清里之效。

方中石膏极为重要，与麻、桂配合亦很周密。石膏辛甘而寒，"其辛散凉润之性，既能助麻、桂达表，又善化胸中蕴蓄之热为汗，随麻、桂透表而出也"(《医学衷中参西录》中册)。麻、桂得石膏，发表而无助热之弊，石膏得麻、桂，清热而无冰伏之虑，且借其发表作用外达肌表，相济以透散郁热。

本方治溢饮，主要取其发汗解表，宣肺行水之功。方中麻黄、桂枝、生姜辛温发汗，逐表邪与饮邪从汗孔外出；其中麻黄之利尿消肿，桂枝之化气行水，生姜之温胃散水，皆有助于水饮的分消。麻黄、杏仁宣降肺气，启上闸以通调水道，使水饮下行。石膏清泄郁热；姜、枣、草益气和中以助脾胃运化水湿。全方虽无治饮之药，但确有治饮之功。妙在通腠理开鬼门，以发越水气（指溢饮），宣肺气调水道，以利湿化饮，不治饮而饮自愈。

本方配伍特点有二：一是寒温并用，表里同治，侧重于"寒者热之"、"汗而发之"；二是发中寓补，则汗出有源，汗不伤正。

【类方比较】本方为麻黄汤加味而成。麻黄汤为发汗解表，主治外感风寒表实证的代表方。本方在其基础上重用麻黄，并加石膏、生姜、大枣，故发汗之力强于麻黄汤，且兼内清郁热之功，适宜于风寒表实重证兼里有郁热之证。

【临床运用】

1. 证治要点　本方为治疗外感风寒兼里有郁热的代表方剂。临床以恶寒发热，无汗，烦躁，脉浮紧为证治要点。

2. 加减法　表寒不甚，可酌减麻黄之用量；里热重而身热甚，烦躁，口渴明显者，可增加石膏之用量；若兼喘咳，咯痰清稀，增加杏仁用量，并配入半夏、苏子、桑白皮等化痰止咳平喘药；若兼浮肿、小便不利，加桑白皮、葶苈子、茯苓、猪苓等泻肺行水，淡渗利湿药。

3. 现代用本方治疗感冒、流行性感冒、支气管炎、支气管哮喘、过敏性鼻炎、急性风湿性关节炎、急性肾炎等病属外寒里热或外寒里热夹饮者。

【使用注意】本方发汗之力居解表方之冠，故一服得汗者，应停后服，以防过剂；少阴阳虚、中风表虚证，以及有汗而烦，均应禁用。风寒在表而里饮重者，亦不宜使用。

【源流发展】本方乃麻黄汤加石膏、生姜、大枣组成，使辛温发汗之方，一变而为解表清里之剂。大青龙汤以麻黄配石膏之辛温与寒凉相配的用药思路，对后世治疗表寒里热证和解表清里法的运用有较大影响。仲景之大青龙汤为表寒而兼里热而设，历代医家具体应用时，每据寒热轻重、兼证之不同，随证变化。孙思邈在《备急千金要方》中记载了唐以前医家们的变化经验。如本书卷9之解肌升麻汤，系由本方去桂枝、生姜、大枣，加升麻、芍药、贝齿组成，主治"时气三、四日不解"，此属外寒不重，内热较盛，故去桂枝，加入升麻，助其透散之力；参入芍药、贝齿，加强清热存阴的效果。又如该书同卷之葛根龙胆汤，以本方去杏仁、大枣，加葛根、龙胆、大青叶、升麻、葳蕤、芍药、黄芩，主治"伤寒三、四日不差，身体烦热"，此为表寒较重，内热亦炽，故以麻、桂、姜发汗，增入大量寒凉之品协石膏清热。二方看似自立新方，实是大青龙汤之变化，是师仲景法而未守仲景方也。元代吴恕创制之"麻黄知母石膏汤"（《伤寒图歌活人指掌》卷4），即本方去姜、枣，加知母而成，主治太阳伤寒，无汗而兼烦渴之证。清代张锡纯治"伤寒无汗"兼"余热未清"者，于麻黄汤中"佐以知母"所组成的麻黄加知母汤（《医学衷中参西录》上册），是循本方之思路而制。张元素拟定之九味羌活汤，若追本溯源，亦是师法本方而创。综观历代医家的化裁变化，大致加入了寒凉药以清内外之热，在表有升麻、葛根之辛凉；在里则有黄芩、知母之苦寒，后世所谓表里双解之剂，实则均取法于此。

【疑难阐释】

1. 关于"温粉"　温粉，《伤寒论》中未注明系何方、何药组成，后世所载也不尽相同。《伤寒论讲义》（统编教材5版）录有三种：①葛洪《肘后备急方》姚大夫辟温病粉身方为："芎䓖、白芷、藁本三物等份，下筛内粉中，以涂粉于身，大良。”②孙思邈《备急千金要方》的温粉方为：“煅牡蛎、生黄芪各三钱，粳米粉一两，共研细末，和匀，以稀疏绢包，缓缓扑于肌肤。”③《孝慈备览》扑身止汗法：麸皮糯米粉二合，牡蛎、龙骨各二两，共为极细末，以疏绢包裹，周身扑之，其汗自止。徐大椿在《伤寒论类方》中论及二首，曰：“此外治之法，论中无温粉方，《明理论》载白术、藁本、川芎、白芷各等份，入米粉和匀扑之。无藁本亦得。后人用牡蛎、麻黄根、铅粉、龙骨亦可。”查《中医方剂大辞典》历代医书中明确提出温粉方者，仅见《类证活人书》卷 13，方由白术、藁本、川芎、白芷组成，四药各等份，为细末，每日一两，以米粉三两和匀，外扑周身，治伤寒，汗多不止。

综上所述，组成温粉方的药物可分为止汗药与非止汗药两类。组方结构迥然有别的温粉方，验之于临床，效果如何？笔者收录的临床验案，因其用法得当，未见一例因汗出过多而需扑粉救治的，故其止汗效果，有待研究。

2. 关于重用麻黄的意义　本方由麻黄汤倍麻黄加石膏、姜、枣组成，麻黄用至六两，柯琴认为是方中石膏性沉降而大寒，用后恐内热顿除而表邪不解，变为寒中而协热下利，故必倍麻黄以发表。本方倍用麻黄为增强发汗之功而用，还是为制约石膏寒凉之性而设？我们认为持前论者较为允当，其理有三：①表证轻重有异。仲景以麻黄配石膏的方剂有：大青龙汤、越婢汤、麻杏石甘汤、小青龙加石膏汤、桂枝二越婢一汤等方。前二首方剂麻黄皆用为六两，其余三方，麻黄的用量依次为四两、三两、十八铢，由此可见，麻黄、石膏并用之方剂，并非一概重用麻黄。麻黄用量之多寡，主要依据表证之轻重。大青龙汤是治伤寒表实重证，故麻黄用量较重；桂枝二越婢一汤等方，表证较轻，故麻黄用量亦轻。②药物配伍有别：大青龙汤与越婢汤，麻黄皆用为六两，二方发汗之力是否均等？否也。麻黄用量虽同，但药物配伍不同，前方重用麻黄并配桂枝，而石膏用量仅鸡子大（中医学院试用教材 1 版《伤寒论讲义》云：“鸡子大折今一两五钱”），故发汗之力较峻；后方未用桂枝，且石膏用为半斤，故发汗之力较弱。正如丹波元简曰：“此合麻黄、桂枝、越婢三方为一方，而无芍药，何以发汗如是之烈？盖麻黄汤麻黄用三两，而此用六两。越婢汤石膏用半斤，此用鸡子大一块，……则发汗之重剂矣，虽少加石膏，终不足以相制也”（《伤寒论辑义》卷 2）。③煎服方法注目：仲景用药，不但配伍严密，且煎服有法。上述诸方用法，仲景皆有明确规定，然谆谆告诫勿使过剂者，只本方一首。从书中叙述的“一服汗者，停后服”之药后观察方法及“汗出多者，温粉扑之”之处理方法，到“若复服，汗多亡阳，遂虚，恶风烦躁，不得眠也”之过汗而变证丛生的辨识方法，充分表明本方是发汗重剂。既为发汗重剂，其倍用麻黄之意就不言而喻。

3. 关于本方方名　龙，《说文·十一》曰：“龙，鳞虫之长，能幽能明，能细能巨，能短能长，春分而登天，秋分而潜渊。”为此，人们视龙为神物。名青龙者，则源于古代人们对星辰的崇拜。据考证，早在战国时期，我国有“二十八宿”和“四象”的说法。“二十八宿”是古人把黄道、天赤道附近的星空，划分为二十八个星空区，以测定岁时季节。二十八宿分布于东南西北四方，每方各有七宿。东方七个星宿，用想象的线条联系起来，就如一条龙。因为这七个星宿位于东方，按阴阳五行给五方配五色之说，东方色青，故称为青龙，又为东方之本神。“四象”是指东南西北星空的恒星现象，古人用想象的线条把一定数目的恒星联系起来，就成了四种禽兽的形象，即东方苍龙、北方玄武、西方白虎、南方朱雀，就成为“四象”。这里的苍龙即指青龙[1]。

本方以“青龙”命名，与其功效有关。大青龙汤功能发汗解表，清热除烦，因于麻黄用至六两，且有姜、桂相助，故发汗之功甚著，此作用犹如龙兴云雨，故取名青龙汤。《周易·文言》曰："云从龙"。又曰："时乘六龙，以御天也，云行雨施，天下平也。"这就是说，云是跟随着龙的，龙兴云就会生，有了云就可以致雨。云行雨施，就能利济万物，天下太平。人若外受风寒而无汗，又兼烦躁，亦可"兴云致雨"，施以汗解。张秉成曾形象地描述大小青龙汤的作用，谓："以龙为水族，大则可以兴云致雨，飞腾于宇宙之间；小则亦能治水驱邪，潜隐于波涛之内耳"(《成方便读》卷 1)。可见，名"青龙"者，是喻其发汗之功，曰"大"，其发汗之功强；曰"小"，则其发汗之功较弱。

【方论选录】

1. 柯琴："太阳中风，脉浮紧，头痛发热，恶寒身疼，不汗出而烦躁，此麻黄证之剧者，故加味以治之也。诸证全是麻黄，有喘与烦躁之别。喘者是寒郁其气，升降不得自如，故多用杏仁之苦以降气。烦躁是热伤其气，无津不能作汗，故特加石膏之甘以生津，然其性沉而大寒，恐内热顿除而表寒不解，变为寒中而挟热下利，是引贼破家矣。故必倍麻黄以发表，又倍甘草以和中，更用姜、枣以调营卫，一汗而表里双解，风热两除。"(《伤寒来苏集·伤寒附翼》卷上)

2. 吴谦等："名大青龙者，取龙兴云雨之义也。治风不外乎桂枝，治寒不外乎麻黄，合桂枝、麻黄二汤以成剂，故为兼风寒中伤者之主剂也。二证俱无汗，故减芍药，不欲其收也；二证俱烦躁，故加石膏，以解其热也。设无烦躁，则又当从事于麻黄桂枝各半汤矣。仲景于表剂中加大寒辛甘之品，则知麻黄证之发热，热全在表；大青龙证之烦躁，热兼肌里矣。初病太阳即用石膏者，以其辛能解肌热，寒能清胃火，甘能生津液，是预保阳明存津液之先着也。粗工疑而畏之，当用不用，必致热结阳明，斑黄狂冒，纷然变出矣。观此，则可知石膏乃中风、伤寒之要药，故得麻、桂而有青龙之名，得知、草而有白虎之号也。服后取微汗，汗出多者，温粉扑之。一服得汗，停其后服。盖戒人即当汗之证，亦不可过汗也。"(《医宗金鉴·订正伤寒论注》卷 3)

3. 张秉成："夫邪之来也，正气不与之两立，必发热以拒之。而人禀阴阳之气，各有偏胜不同。阳盛之人，外为风寒骤加，则阳气内郁而不伸，故见躁烦不宁之象。然阳气抑郁，何由得汗？虽用麻黄、桂枝，表亦终不能解，一若亢龙有悔，欲雨何来？必以石膏之甘寒，清其内烦，解其郁热，使其阳气暴伸，表里通畅，然后云行雨施，一汗而解也。先哲每谓石膏可以解肌，殊不知甘寒质重之物，止有清里之能，不过热除表解之意，皆由前人凿分桂枝汤治风伤卫，麻黄汤治寒伤营，大青龙汤治风寒两伤营卫，均为解表之方，遂致后人误会者多耳。此方即麻黄汤之变剂，因其内有郁热，故加石膏；欲其和营卫，致津液，故用姜、枣。学者神而明之，自可得其理矣。"(《成方便读》卷 1)

4. 张锡纯："此大青龙汤所主之证，原系胸中先有蕴热，又为风寒锢其外表，致其胸中之蕴热有蓄极外越之势。而其锢闭之风寒，而犹恐芍药苦降酸敛之性，似于发汗不宜，而代以石膏，且多用之以厚其力，其辛散凉润之性，既能助麻、桂达表，又善化胸中蕴蓄之热为汗，随麻、桂透表而出也，为有云腾致雨之象，是以名为大青龙也。至于脉微弱，汗出恶风者，原系胸中大气虚损，不能固摄卫气，即使有热，亦是虚阳外浮，若误投以大青龙汤，人必至虚者益虚，其人之元阳因气分虚极而欲脱，遂至肝风萌动而筋惕肉瞤也。"(《医学衷中参西录》中册)

【评议】本方主治病机，柯氏以麻黄证兼热论之，诸家所述亦不出此意。对本方证的形成，张秉成从"阳盛之人，外为风寒骤加"论述，张锡纯以"原系胸中先有蕴热，又为风寒锢其外表"概之，言简意赅，言之成理。关于组方配伍，尤其是麻、桂与石膏的合用，张锡纯所述最为精辟。倍用麻黄，柯氏从石膏"性沉而大寒，恐内热顿除而表寒不解，变为寒中而协热下利，故必倍麻黄以发表”论之，似欠妥帖。

【验案举例】

1. 伤寒 《医学衷中参西录》上册：曾治一人冬日得伤寒证，胸中异常烦躁。医者不识大青龙证，竟投以麻黄汤，服后分毫无汗，胸中烦躁益甚，自觉屋隘莫能容。诊其脉洪滑而浮，治以大青龙汤，加天花粉八钱。服后五分钟，周身汗出如洗，病若失。

2. 春温 《方氏医案辨异》：某男，恶寒发热，拥被而卧，脊背尽疼，鼻干，苔边白腻中燥，口渴引饮，无汗气急，痰粘稠，脉滑紧，医谓春温内发……予大青龙汤：麻黄钱半，桂枝八分，杏仁三钱，炙甘草一钱，生石膏一两，生姜二片，红枣三钱，薄荷一钱，1 剂大汗而愈。

3. 哮喘 《江苏中医》(1964，11：13)：某男，52 岁。素患哮喘，入冬天寒，发作尤盛，三日来形寒发热，无汗，咳喘更剧，痰咯清稀不爽，喉间有水鸡声，面目浮肿，四肢沉重，脉浮滑而数，舌红，苔薄白，诊为外寒里热挟饮，逆射于肺，旁流四末，治以《金匮》大青龙汤法。净麻黄一钱，川桂枝一钱半，生石膏一两，大杏仁三钱，生甘草一钱，水姜衣五分，桑白皮二钱，干蟾皮二钱，竹沥、半夏各二钱，杜苏子三钱，大红枣五枚。连服 3 剂，获汗，喘咳均减，浮肿亦退，仍痰多喉间漉漉，原方加甜葶苈一钱，再服 3 剂，诸证渐平，因痰转稠黄，苔薄黄，舌质仍红，脉滑，此表寒已解，痰热恋肺未净，原方去桂枝、水姜衣，再服 3 剂后，痊愈出院。

4. 无汗症 《北京中医学院学报》(1991，4：25)：某女，35 岁，农民。缘于 18 年前患麻疹合并肺炎，治愈后，遗留周身无汗，沉重拘紧，两目肿如卧蚕，即使夏暑野外劳动，肌肤仍不汗出，甚或战栗。近 1 年来日益加重，且时时欲伸臂后仰，右上肢拘急而痛，虽经多方诊治，仍无起色。诊见：汗毛倒伏，汗孔不显。舌淡暗，苔白腻微黄，脉滑。纵观患者脉症，病虽十几载，但疹后复感外邪，表气郁闭，汗不得泄是其基本病机。拟用大青龙汤加味。麻黄 12g，桂枝 9g，杏仁 9g，生石膏 24g，炙甘草 6g，生姜 6g，大枣 6 枚，白芍 9g，苍术 9g。日 1 剂，以水 900ml，煮取 300ml，分 3 次温服。服药 2 剂，病无变化。后 2 剂合煎，分 3 次服。药后胸背及上肢汗出如珠，上半身肢体顿觉轻快，汗孔显露，因下肢出汗较少，故上方略施化裁，又服药 6 剂，下肢亦漐漐汗出，诸症悉除。

按语：案 1 之伤寒伴烦躁，乃风寒束表，里有蕴热所致，属风寒表实重证，投辛温发汗之麻黄汤，因其病重药轻，故服后分毫无汗；纯用辛温之品，必以热助热而烦躁益甚。治当重发其汗兼以寒凉清热，故用大青龙汤加天花粉取效。案 2 虽系春温，但证以恶寒发热、无汗，兼见口渴为特点，故以大青龙汤加薄荷，1 剂大汗而愈。案 3、案 4 均为外寒里热，兼水饮内停之证。前者属饮邪迫肺，以大青龙汤加桑白皮、苏子、半夏等，解表清热，宣肺化饮，止咳平喘，9 剂证平；后者为饮溢肌肤，是《金匮》之“饮水流行，归于四肢，当汗出而不汗出，身体疼重”，治用大青龙汤之训，服本方 10 剂，则近 20 年之痼疾痊愈。由上可见，大青龙汤虽为峻汗之剂，只要凭脉辨证，善于抓住“不汗出”这一关键，捕捉表寒里热这一病机特点，无论是外感痛、杂病，还是新病、久病，皆可收汗出病愈之效。

【临床报道】

1. 高热 大青龙汤在外感病中应用最多，特别对高热而不汗出者有较好效果。宋氏用本方治疗暑热无汗 300 例，水煎，分 3 次服，每日 1 剂，一般服 2～3 剂，重者服 4～5 剂。结果：治愈 273 例，好转 21 例，无效 6 例，治愈率为 91%[2]。有人用本方加荷叶治疗小儿伤暑高热 30 例，治愈 24 例，4 例有效，2 例无效[3]。喻志华用大青龙汤治疗外感高热证 108 例，其中，症状表现为发热恶寒，周身疼痛，无汗烦躁，脉浮紧或浮数者 78 例，症状表现为发热恶寒，身重，无汗烦躁，脉浮缓者 30 例；对照组 108 例据病因选用康泰克、利巴韦林、氨苄青霉素、先锋霉素及输液治疗。结果:治疗组平均服药2～3剂,全部治愈,病程1～3天;对照组亦全部治愈,但病程6～20天[4]。徐氏以大青龙汤加减治疗小儿夏季外感高热50例,病程多在2～6天,体温均在39℃以上,最高达41.7℃。结果:显效:纯用中药治疗24小时内热退无回者,占39例;有效:服药48小时内热渐下降至退净,或加用小儿复方阿司匹林、柴胡针剂后24小时内热退净者,占7例;无效:服药48小时高热持续不退者,占4例。50例中无1例出现汗后津液受损,里热燔灼的过汗现象,仅1例8个月患儿服药1剂后热退,但见烦躁未除,原方中加蝉蜕、双钩藤后症状解除[5]。王氏等用本方治疗小儿高热88例,年龄最大14岁,最小10个月,其中上感40例,支气管肺炎16例,风疹10例,腮腺炎7例,乙脑和肠伤寒各4例,传染性单核细胞增多症3例,病毒性脑炎和川畸病各2例。水煎分4次服,每隔4小时服1次,药前应先服少量热开水或热面汤。结果显效43例,有效30例,无效15例,有效率为83%。笔者认为临床如见热重而寒较轻者,石膏用量宜增,而麻黄、桂枝用量酌减;对热轻寒重者,麻黄、桂枝用量略重,石膏用量酌减[6]。

2. 支气管炎 用本方治疗风寒束表、肺气不宣、热邪伏肺之喘息性支气管炎发作期患者46例。结果:显效18例,好转23例,无效5例,有效率为89.1%[7]。王氏用本方治疗肺中素有痰湿内伏,而又新感风寒引发之慢性支气管炎合并肺部感染34例,对照组18例给予鱼腥草注射液静脉点滴。结果:治疗组临床控制20例,好转9例,无效5例,有效率为85.29%;对照组临床控制9例,好转5例,无效4例,两组疗效比较有统计学意义($P<005$)[8]。

3. 急性肾炎 以本方加蝉蜕、地龙、白茅根、益母草、车前草治疗急性肾炎43例,颜面浮肿甚,加苏叶、生姜皮;双下肢肿甚,加猪苓、茯苓、泽泻、大腹皮;血尿甚者,加白茅根、茜草、仙鹤草、蒲黄;咽喉疼痛,加金银花、连翘、牛蒡子;蛋白尿显著,重用黄芪,加鹿衔草、柿叶、玉米须;皮肤有化脓感染,加赤芍、赤小豆、土茯苓、蒲公英;纳差,加焦三仙、鸡内金;水肿消退后,逐渐减麻黄、桂枝、石膏用量,合用玉屏风散。日1剂,水煎分5次温服,2周为1个疗程。临床治愈37例,有效4例,无效2例[9]。

4. 过敏性鼻炎 应用加味大青龙汤治疗过敏性鼻炎32例,病程最短的10天,最长达18年。病程长、体虚者,加黄芪、百合;鼻塞,加细辛、路路通;头痛,加白芷、川芎。5剂为1个疗程。结果:痊愈19例,显效7例,好转5例,无效1例[10]。

5. 瘾疹 以本方(麻黄4g,桂枝6g,生石膏20g,甘草6g,杏仁6g,生姜3片,大枣5枚)为主,风热型,加蝉蜕6g,防风6g,大青叶10g;风寒型,加麻黄至6g,石膏减半;冲任不调型,加当归、白芍、丹参各10g;气血两虚型,加何首乌、生黄芪、白术各10g,治疗瘾疹62例。结果:痊愈45例,好转12例,无效5例[11]。

6. 痤疮 以中药内服与西药外用结合,治疗青年痤疮90例。治疗组给予大青龙汤,1天1剂,水煎分两次服。服2剂后,汗出较多,改用桂枝茯苓丸水煎服,1天1剂,连服4周。同时局部外用红霉素过氧苯甲酰凝胶,每日早晚各1次。对照组只涂红霉素过氧苯甲酰凝胶,方法同上。结果:联合治疗组痊愈4例,显效39例,有效7例,无效4例,总有效率为87.8%;对照组78例,痊愈33例,显效26例,有效12例,无效7例,总有效率为75.6%[12]。

【实验研究】

1. 解热作用 给家兔耳静脉注射霍乱菌苗1.8ml/kg,造成发热模型,然后口服本方14ml/kg(相当于生药45.9g),半小时后重复给药一次,测定给药后家兔肛温的变化情况。实验证明:本方对家兔实验性发热有较好的解热作用,但起效较为缓慢,在给药1.5小时才产生作用。给药组 2 小时后体温平均下降(0.96±0.34)℃，对照组为(0.40±0.42)℃，给药组与对照组相比有非常显著性差异[13]。

2. 抑菌作用　本方对溶血性链球菌、金黄色葡萄球菌、肺炎球菌等多种细菌有抑制作用，但作用强度较弱。对葡萄球菌和大肠杆菌有一定的体外抑菌作用[14]。

参考文献

[1] 赵存义．中医古方方名考[M]．北京：中国中医药出版社，1994：725.

[2] 宋远忠．大青龙汤治疗暑热无汗 300 例[J]．天津中医，1998，15(6)：45.

[3] 徐尔山．大青龙汤治疗小儿伤暑高热[J]．四川中医，1991，9(8)：24.

[4] 喻志华．大青龙汤治疗外感高热证 108 例[J]．光明中医，2007，22(11)：80.

[5] 徐斌．大青龙汤治疗小儿夏季外感高热 50 例[J]．福建中医，1992，23(4)：23.

[6] 王秀珍．顾为琰．大青龙汤治疗小儿高热 88 例[J]．陕西中医，2000，21(8)：346.

[7] 黄禾生．大青龙汤控制哮喘发作 46 例疗效观察[J]．云南中医中药杂志，1995，16(3)：29.

[8] 王端权．大青龙汤治疗 34 例慢性支气管炎合并肺部感染[J]．河南中医，2000，20(5)：37.

[9] 胡文宽．大青龙汤加味治疗急性肾炎 43 例疗效观察[J]．国医论坛，1992，6(1)：16.

[10] 陈晓林．加味大青龙汤治疗过敏性鼻炎[J]．四川中医，1991，9(10)1：6.

[11] 曹恩溥．大青龙汤治疗隐疹 62 例[J]．中医临床与保健，1989，1(2)：21.

[12] 武进赞．中药内服配合必麦森外用治疗痤疮 90 例[J]．陕西中医，2002，23(12)：1065.

[13] 郭伟琪．大青龙汤退热作用的实验和临床观察[J]．中国医药学报，1987，2(6)：17-19.

[14] 刘国声．中药方剂的抗菌作用[J]．中医杂志，1955，(10)：36.

华 盖 散

(《博济方》卷 2)

【异名】华盖汤(《圣济总录》卷 48)。

【组成】紫苏子炒　麻黄去根节　杏仁去皮尖　陈皮去白　桑白皮　赤茯苓去皮各一两(30g)　甘草半两(15g)

【用法】上为末。每服二钱(6g)，水一盏，煎至六分，食后温服(现代用法：作汤剂煎服，按原书用量比例酌情增减)。

【功用】宣肺解表，祛痰止咳。

【主治】素体痰多，肺感风寒证。咳嗽上气，呀呷有声，吐痰色白，胸膈痞满，鼻塞声重，恶寒发热，苔白润，脉浮紧。

【病机分析】素有痰湿之体，又遇风寒相加，风寒袭肺，痰湿壅肺，以致肺失宣降，气机不畅，痰阻气道，与气相搏，故见咳嗽上气，呀呷有声，吐痰色白；痰阻气滞，故胸膈痞满；肺开窍于鼻而鼻属肺系，肺气失宣，肺系不利，故见鼻塞声重。恶寒发热，脉浮紧，为风寒袭表之征；苔白润为痰湿为患之象。综上表明，本方证的病机为风寒袭肺，痰壅气逆。

【配伍意义】寒侵痰壅而肺失宣降，法当宣肺降逆，解表祛痰。方中麻黄为"肺经本药"(《医学启源》卷下)，"盖哮喘为顽痰闭塞，非麻黄不足以开其窍"(《幼幼集成》卷 3)，"凡风寒郁肺而见咳逆上气，痰嗽气喘皆可加用"(《医方十种汇编·药性摘录》)，故本方用之解表散寒，宣肺平喘，为君药。苏子"主降，味辛气香，主散。降而且散，故专利郁痰。咳逆则气升，喘急则肺胀，以此下气定喘"(《药品化义》卷 8)；杏仁"辛苦甘温，入肺而疏肺降气，解邪化痰，为咳逆胸满之专药"(《徐大椿医书全集·药性切用》卷 4)，二药降利肺气，祛痰止咳，为臣药。君臣相配，一以宣肺为主，一以降肺为主，合用则宣降相因，意在恢复肺脏的宣发肃降功能。陈皮辛苦而温，燥湿化痰，理气行滞，其调理气机之功，既可治疗气滞之胸膈痞满，亦有助于消除痰湿之患，即"气顺则痰消"之义。桑白皮味甘性寒，一般多用于肺热咳喘，而本方用之，主要取其泻肺利水平喘之功，一则加强君臣药物宣降肺气，止咳平喘之力；二则为痰湿寻求出路。茯苓健脾渗湿，杜绝生痰之源。三药不专治痰，确有使湿去痰消之功，共为佐药。炙甘草调和于宣降寒温之间，为使药。诸药配伍，共成解表宣肺，祛痰止咳之功。

本方配伍特点为：解表药与祛痰药并用，以除风寒痰湿之致病原因；宣肺药与降气药同施，以复肺的宣发肃降功能。

【类方比较】本方是在麻黄汤的基础上加减化裁而成。两方皆用麻、杏、草三药而有解表、宣肺、平喘之功，主治外感风寒，肺失宣降之咳喘。然麻黄汤配有桂枝，则发汗解表之力著，宜于表闭较甚之风寒表实证。华盖散配有苏子、桑白皮、陈皮、茯苓祛痰除湿、降气平喘药，则化痰止咳平喘之功较强，宜于表寒不重，痰湿壅肺，肺气失宣之证。

【临床运用】

1. 证治要点 本方为治风寒袭肺，内兼痰湿之常用方剂。临床应用时以咳喘，喉间痰鸣，恶寒发热，苔白润，脉浮紧为使用要点。

2. 加减法 表寒较重者，可加生姜、苏叶、防风等以解表散寒；鼻塞流涕明显者，可加苍耳子、辛夷以宣表通窍；胸膈痞闷甚者，宜加枳壳、桔梗、厚朴以行气宽胸消痞；咳痰甚，选加前胡、半夏、白芥子等以化痰止咳。

3. 本方现代常用于上呼吸道感染、急慢性支气管炎、支气管哮喘等，证属肺感寒邪，内夹痰湿者。

【使用注意】本方虽有甘寒之桑白皮，但全方药性偏温，故痰热咳喘者忌用。

【源流发展】本方系《伤寒论》之麻黄汤去桂枝，加苏子、桑白皮、陈皮、茯苓衍化而来。原治"肺感寒气，有痰咳嗽，久疗不瘥"。《太平惠民和剂局方》又将本方用于"肺感寒邪，咳嗽上气，胸膈烦满，项背拘急，声重鼻塞，头昏目眩，痰气不利，呀呷有声。"可见，本方对新咳、久咳皆可应用。后世运用，或宗《博济方》治久咳，加益气收敛之品，防止肺气耗散，如《普济方》卷368之华盖散，即本方去陈皮，加知母、人参、乌梅、五味子、葱白、葶苈子组成。或从《太平惠民和剂局方》治新咳，增入散寒宣肺化痰之品，加强解表止咳平喘之功，如《医学启源》卷4之华盖散，以本方去甘草，加枳壳、生姜、半夏组成；《医学集成》卷2之华盖散，以本方加前胡、生姜组成。

【疑难阐释】关于本方出处 本方过去和现在的许多文献及各版《方剂学》教材均谓出自《太平惠民和剂局方》。经考证，宋·王衮《博济方》成书于1047年，较之《太平惠民和剂局方》(1078年)早31年，故本方方源宜改作《博济方》。

【方论选录】

1. 徐大椿："风寒伤肺，遏热于经，失其分布之常，故呼吸不利，喘促不止焉。麻黄开发肺气以散风寒，杏仁疏降肺气以散痰逆，苏子散痰解郁，桑皮清肺肃金，橘红利气除痰，茯苓渗湿清肺，甘草缓中气以和胃，姜、枣益心脾以散寒也。使风邪外解，则遏热顿化，而肺络清和，奚有呼吸不利，喘促不止之患哉？此发散之剂，为邪遏喘促之专方。"(《医略六书·杂病证治》卷22)

2. 李畴人："麻黄为肺家专药，佐以紫苏子则表散风寒而兼泻肺顺气。杏仁、橘皮化痰润肺，桑白皮清肺，赤茯苓利水，甘草和中。其因感风寒而致哮喘者，自可气平痰降矣。"(《医

方概要》)

【评议】医家皆认为本方有解表散寒，降气化痰功效，是“邪遏喘促之专方”。关于方中桑白皮配伍意义，徐、李二人均从“清肺”论之，且徐氏尚认为本方证是“风寒伤肺，遏热于经”所致，似欠妥帖。该药性虽寒凉，然与大队辛温药相配，则寒凉之性减，功以泻肺平喘为主。

【临床报道】

1. 小儿哮喘　以本方加味治疗小儿哮喘 56 例。基本方：炙麻黄、桑白皮、陈皮、川贝母各 5g，杏仁、苏子、桔梗、前胡各 6g，茯苓 8g，甘草 3g。水煎，日 1 剂，每剂煎 2 次，分 4 次服，1 岁以下者药量减半，2 岁以上者，药量加重 1/3。加减法：风寒表实无汗而喘者用生麻黄；伴发热者加石膏、柴胡；痰热者加黄芩、鱼腥草；胸闷痰多者加法半夏、葶苈子；食纳差，大便稀者加山楂肉、鸡内金；脾肺两虚者加太子参、山药。结果：治愈 42 例，占 75%；显效 12 例，占 21.4%；无效 2 例，占 3.6%。总有效率为 96.4%[1]。

2. 慢性阻塞性肺病　李氏等将本病分为治疗组与对照组，2 组均采用抗生素、化痰药和支气管扩张剂常规治疗，治疗组加用华盖散与桃红四物汤加减（丹参、炙桑白皮、牛蒡子、葶苈子、赤芍、桃仁、川芎、胆南星、炙麻黄），痰热阻肺型加苇茎、冬瓜仁；痰浊阻肺型加苏子、莱菔子；肺肾阴虚型加五味子、女贞子；肺脾气虚型加茯苓、怀山药；对照组加用氨茶碱、鲜竹沥及对症治疗。结果：治疗组 42 例，总有效率为 90.48%；对照组 39 例，总有效率为 66.67%，2 组相比总有效率差异显著（$P<0.05$），两组对咳嗽、咯痰、喘息、啰音均有明显改善（$P<0.05$），其中治疗组对咳嗽、咯痰、喘息及胃纳改善优于对照组，两组比较有显著差异性（$P<0.01$）[2]。

参考文献

[1] 叶艾凤．加味华盖散治疗小儿哮喘症 56 例[J]. 湖南中医杂志，1998，14(6)：30.

[2] 李红哲，宋杰．华盖散与桃红四物汤加减配合西药治疗慢性阻塞性肺疾病 42 例[J]. 陕西中医，2008，29(8)：940-941.

桂　枝　汤

（《伤寒论》）

【异名】阳旦汤（《金匮要略》）。

【组成】桂枝去皮三两(9g)　芍药三两(9g)　甘草炙二两(6g)　生姜切三两(9g)　大枣擘十二枚(3g)

【用法】上五味，㕮咀三味，以水七升，微火煮取三升，适寒温，服一升。服已须臾，啜热稀粥一升余，以助药力。温覆令一时许，遍身漐漐微似有汗者益佳，不可令如水流漓，病必不除。若一服汗出病瘥，停后服，不必尽剂；若不汗，更服如前法；又不汗，后服小促其间，半日许，令三服尽。若病重者，一日一夜服，周时观之，服一剂尽，病证犹在者，更作服；若汗不出，乃服至二、三剂。禁生冷、粘滑、肉、面、五辛、酒酪、臭恶等物。

【功用】解肌发表，调和营卫。

【主治】外感风寒，营卫不和证。头痛发热，汗出恶风，鼻鸣干呕，苔白不渴，脉浮缓或浮弱者。

【病机分析】营为阴，卫为阳，一在脉中，一在脉外。营阴之所以能循行脉中而不溢出脉外，有赖卫气的固摄；卫阳之所以能运行脉外不致漫无所依，又借营血为依附，故《素问·阴阳应象大论》说："阴在内，阳之守也；阳在外，阴之使也。"无论外感、内伤，凡影响营卫的协调和谐关系，均可形成营卫不和证。本方证之营卫不和乃外感风寒所致。外感风寒，卫阳奋起抗邪于外，故发热；风邪客于肌表，经脉不利，故头痛；风性疏泄，每致腠理开泄，加之卫阳与邪抗争于外，失于卫外为固之能，令营阴不能内守而外泄，故见汗出；正如周扬俊所说："风既伤卫，则卫气疏泄，不能内护其营，而汗因以自出矣"（《伤寒论三注》卷 1）。汗出肌疏，不胜风袭，故见恶风；更因汗出使营阴不足，故脉呈缓弱之象。本方证之脉缓是与麻黄汤证之脉紧相对而言，不能理解为二十八脉中的缓脉。此病理变化，即为营卫不和，《伤寒论》称之为"营弱卫强"。所谓"卫强"，是指风邪侵袭，卫阳抗邪，有邪气实之意；所谓"营弱"，是指营阴外泄，阴液受损，有正气虚之意。"卫强"则头痛发热，"营弱"则汗出恶风，脉缓。肺主气，外合皮毛，开窍于鼻。风寒袭表，肺气不宣，气道不利，故见鼻塞或流清涕，而致呼吸时见鼻鸣。肺、胃经脉相通，手太阴肺经环行于胃口，肺气肃降，有助于胃气下行，今肺气不利，影响胃气失和，胃气上逆，故见干呕。因本方证有汗出，相对于麻黄汤证之表实无汗，故又称为外感风寒表虚证。

【配伍意义】风寒在表，应辛温发散以解表，但本方证既有外邪客表之邪实一面，又有营阴受损，营卫失和一面，故治当解肌发表，调和营卫，即祛邪调正兼顾为治。由于本方证营卫不和的病机重在风寒袭表，"卫气不共营气谐和故尔"（《伤寒论》），故方以辛温的桂枝为君药，助卫阳，通经络，发汗解表，祛在表之风寒。芍药酸收，益阴敛营，既敛固外泄之营阴，又补充受损之津液，且监制桂枝之发散，使汗勿伤津，正如喻昌所言："其最妙之处，在用芍药益阴以和阳。太阳经之营卫，得芍药之酸收则不为甘温之发散所逼，而安其位也"（《尚论后篇》卷 1），用为臣药。桂、芍等量合用，一治卫强，一治营弱，散中有收，汗中寓补，使表邪得解，营卫调和。生姜辛温，能"止呕，出汗，散风，祛寒"（《本草经疏》卷 8），用之助桂枝辛散表邪，兼和胃止呕；大枣甘温能"助阴补血"（《药品化义》卷 3），"强健脾胃"（《医学衷中参西录》中册），用之协白芍养血益营，兼益气补中。姜、枣相配，"专行脾之津液而和营卫"（《伤寒明理论》卷 4），是为补脾和胃，调和营卫之常用组合，正如《本经疏证》卷 4 说："《伤寒论》、《金匮要略》两书，用枣者五十八方，其不与姜同用者，十一方而已，大率姜与枣联，为和营卫之主剂，姜以主卫，枣以主营"，二药共为佐药。炙甘草调和药性，合桂枝辛甘化阳以实卫，合芍药酸甘化阴以和营，功兼佐使之用。综观本方，药虽五味，结构严谨，发中有补，散中有收，邪正兼顾，阴阳并调，故而柯琴在《伤寒来苏集 · 伤寒附翼》卷上赞桂枝汤"为仲景群方之魁，乃滋阴和阳，调和营卫，解肌发汗之总方也。"

本方配伍特点有二：一为发散药与酸收药配伍，使之散中有收，汗不伤正。二为助阳药与益阴药同用，以阴阳兼顾，营卫并调。

【类方比较】麻黄汤和桂枝汤同属辛温解表方剂，均可治外感风寒表证，但麻黄汤中麻、桂并用，佐以杏仁，发汗散寒力强，又能宣肺平喘，为辛温发汗之重剂，适用于外感风寒，恶寒发热而无汗喘咳之表实证。桂枝汤中桂、芍并用，佐以姜、枣，发汗解表之力弱，但有调和营卫之功，为辛温解表之和剂，适用于外感风寒，发热有汗而恶风之表虚证。

【临床运用】

1. 证治要点　本方为解肌发表，调和营卫的代表方。以恶风，发热，汗出，脉浮缓为证治要点。

本方的治疗范围，从《伤寒论》与《金匮要略》以及后世医家的运用情况来看，不仅用于外感风寒表虚证，而且还运用于病后、产后、体弱等因营卫不和所致的病证。这是因为桂枝汤本身具有调和营卫、阴阳的作用，而许多疾病在其病变过程中，多可出现营卫、阴阳失调的病理状态，正如徐彬所说："桂枝汤，表证得之，为解肌和营卫；内证得之，为化气调阴阳"（《金匮要略论注》卷 20）。

2. 加减法 用于感冒，若恶风寒较甚者，宜加防风、荆芥、淡豆豉疏散风寒；体质素虚者，可加黄芪益气补虚，助正祛邪；兼见咳喘者，宜加杏仁、苏子、桔梗宣肺止咳平喘。用于风寒湿痹，宜加姜黄、细辛、威灵仙祛风除湿，通络止痛；项背拘急强痛，加葛根、防风、桑枝散寒通络舒筋。用于妊娠呕吐，可重用生姜，再酌加苏梗、白术、砂仁等和胃安胎之品。多形红斑、荨麻疹、冻疮等皮肤病，每逢秋冬或受冻即发，或虽夏季经用凉水亦发，无热象者，可选加当归、荆芥、防风、蝉蜕、丹参等祛风活血药物。

3. 本方现代常用于感冒、流行性感冒、原因不明的低热、产后及病后的发热、出汗异常（盗汗、自汗、黄汗）、风湿性关节炎、颈椎病、心律失常、妊娠呕吐、遗精、过敏性鼻炎、多形红斑、冻疮、荨麻疹等辨证属于营卫不和的多种疾病。

【使用注意】

1. 本方为外感风寒表虚证而设，凡外感风寒表实证者禁用。

2. 其证虽有汗出，若伴见发热口渴、咽痛脉数或胸闷、苔黄腻、脉滑数，证属温病初起，或湿温为患者，禁用本方。

3. 汗出恶风若与倦怠乏力、气短懒言等症并见，属肺卫气虚、表卫不固证，亦不宜使用。

4. 服药期间禁食生冷黏腻、酒肉、臭恶等。

【源流发展】桂枝汤为《伤寒论》第一方。在《伤寒论》、《金匮要略》两书中，以桂枝汤加减，属桂枝汤类方的方剂约 20 首，其加减化裁规律有以下几方面：①配伍辛温解表之麻黄，以增强发汗之力，方如桂枝麻黄各半汤、桂枝二麻黄一汤、桂枝二越婢一汤。②配伍止咳平喘之杏仁等，以降气定喘，用于本方证兼见咳喘者，方如桂枝加厚朴杏子汤。③配伍生津舒筋之葛根、瓜蒌等，用于本方证兼见项背、身体强急者，方如桂枝加葛根汤、瓜蒌桂枝汤。④配伍祛风除湿、温经散寒之防风、白术、附子等，治疗风寒湿客于肌肉经络之痹证，方如桂枝芍药知母汤、桂枝附子汤。⑤配伍泻下之大黄，用于太阳病误下伤中，积滞内阻之腹满痛，方如桂枝加大黄汤。⑥配伍安神之龙骨、牡蛎等，以镇惊安神，用于心阳受损，心神不宁之惊狂，方如桂枝去芍药加蜀漆牡蛎救逆汤。⑦配伍固涩之龙骨、牡蛎，以潜镇摄精，用治阴阳两虚，精关不固之遗精，方如桂枝加龙骨牡蛎汤。⑧增加芍药用量，以柔肝缓急止痛，用治太阳病误下伤中，肝木乘脾之腹满时痛，方如桂枝加芍药汤。⑨增加桂枝用量，或减去芍药，或配伍温里之附子，以温助（温通）阳气，用于阳气不足或阴阳俱虚而偏阳气亏损者，方如桂枝加桂汤、桂枝去芍药汤、桂枝加附子汤、桂枝去芍药加附子汤。⑩配伍补气之人参、黄芪，以益气扶正，用于营卫不和兼气虚者，方如桂枝加芍药生姜各一两人参三两新加汤、黄芪桂枝五物汤、桂枝加黄芪汤。足见，张仲景对桂枝汤的应用已积累了相当丰富的经验，演变出不少有效方剂，清·柯琴谓之"仲景群方之魁"，实不过誉。

历代医家对桂枝汤推崇备至，在原桂枝汤类方的基础上，又加减变化出许多方剂。综观后世衍化方剂，大多变化而不离其宗，不出仲景加减化裁之右，其补仲景之未逮而尽化裁之妙者，有以下六方面：①配伍石膏、黄芩、知母等清热之品，用于太阳中风而兼里热之证，方如《三因极一病证方论》卷 6 之桂枝黄芩汤，以本方加黄芩；《伤寒图歌活人指掌》卷 4 之桂枝加知母石膏升麻汤，以本方加知母、石膏、升麻。②配伍厚朴、枳壳、陈皮等理气之品，用于外感风寒兼气滞之证，方如《仁斋直指方论》卷 6 之桂枝四七汤，以本方加半夏、厚朴、枳实、茯苓、人参、苏叶;《重订通俗伤寒论》之桂枝橘皮汤,以本方加陈皮。③配伍茯苓、泽泻等淡渗利湿之品,用于风寒夹暑湿之腹泻,方如《儒门事亲》卷12之桂枝汤,以本方加茯苓。④配伍桃仁、红花等活血之品,或赤芍易白芍,一则用于妇人伤寒或痛经,方如《类证活人书》卷19之桂枝红花汤,以本方加红花;《鸡蜂普济方》卷17之桂枝桃仁汤,以本方加赤芍、桃仁、熟地黄;二则用于痈疽、冻疮等皮肤病,方如《四圣心源》卷9之桂枝丹皮紫苏汤,即本方去大枣,加丹皮、苏叶;《中医皮肤病学简编》之桂枝加当归汤,即本方以赤芍易白芍,加当归。⑤配伍黄土等止血之品,用于脾阳不足,脾不统血之出血,方如《四圣悬枢》卷3之桂枝芍药黄土汤,即本方去姜、枣,加灶中黄土、阿胶、白术、附子。⑥配伍地黄、阿胶等滋阴补血之品,用于阴阳两虚,偏心肝阴血不足之"肝燥舌卷",方如《四圣心源》卷3之桂枝地黄汤,即本方去姜、枣,加生地黄、阿胶、当归。上述桂枝汤之演变,我辈学人当潜心揣摩,悟透其加减变化至精至微之理。

【疑难阐释】

1. 关于麻黄汤证与桂枝汤证之无汗与有汗的认识　麻黄汤证、桂枝汤证皆属外感风寒所致,为何前者为无汗,后者为有汗?成无己言:"盖桂枝汤,本专主太阳中风,其于腠理致密,荣卫邪实,津液禁固,寒邪所胜者,则桂枝汤不能发散。必也皮肤疏凑,又自汗,风邪干于卫气者,乃可投之也"(《伤寒明理论》卷4)。张秉成亦言:"麻黄汤治寒多风少,寒气之重者也;桂枝汤治风多寒小,寒气之轻者也"(《成方便读》卷1)。可见,汗之有无,除了与外感邪气的轻重及性质有一定关系外,还与人体之体质因素有关。若腠理致密之人,感受风寒之邪较重,或以寒邪为主,寒邪收引凝敛而致卫阳被遏,毛窍闭塞,故呈发热恶寒,无汗脉浮紧之表实证;如腠理素疏之体,感受风寒之邪较轻,或以风邪为主,因腠理疏松,卫气不胜风性疏泄而浮越于外,不能固护营阴而致营阴外泄,则见发热汗出、恶风、脉浮缓之表虚证。

2. 关于桂枝汤证既有汗出,但组方仍用发汗法的认识　本证属外感风寒表虚,已有汗出,为何仍用汗法?其理有三:第一,桂枝汤证之汗出,是风寒袭表,卫阳不固,营阴失守所致,治疗的关键是祛邪外出,故用桂枝、生姜解肌发汗,使风寒之邪随汗而解,卫气恢复固表之职,营阴方能内守于里。正如杨时泰云:"夫四时之风,因于四时之气,冬月寒风,卫为所并,不能为营气之固而为之和,故汗出。惟桂枝辛甘,能散肌表寒风,又通血脉。故合于白芍,由卫之固以达营,使其相合而肌解汗止也"(《本草述钩元》卷22)。方广亦谓:"卫有风寒,故病自汗,以桂枝发其邪,卫和则表密汗自止"(《丹溪心法附余》卷首)。第二,桂枝汤并非单纯之发汗剂,方用桂枝解肌发汗的同时,配白芍益阴和营而敛汗,使营阴敛藏内守而汗止,发汗与敛汗,对立统一,意在恢复机体营卫的平衡协调。第三,桂枝汤非峻汗之剂。外邪相加,治当发汗以祛邪,已有汗出,则不应大发其汗,以免伤津耗液。故本方不仿麻黄汤之麻、桂相须为用,而以桂枝配酸收之白芍,散中有敛,则汗而不峻,散不伤正。总之,桂枝汤虽曰"发汗",实寓解肌发表与调和营卫双重用意,俾外邪去而肌表固,营卫和则汗自止。诚如陈嘉谟曰:"盖桂善通血脉,《本经》言桂止烦出汗者,非桂能开腠理而发出汗也,以之调其营卫,则卫气自和,邪无容也,遂自汗出而解矣。仲景言汗多用桂枝者,亦非桂枝能闭腠理而止住汗也。以之调和营卫则邪从汗出,邪去而汗自止矣"(《本草蒙筌》卷4)。为了区别两种汗出的不同性质,近贤曹颖甫称外感风寒表证之汗出为"病汗",谓服桂枝汤后之汗出为"药汗",并鉴别指出:"病汗常带凉意,药汗则带热意,病汗虽久,不足以去病,药汗瞬时,而功乃大著,此其分也"(《经方实验录》卷上)。实属临证有得之谈。

3. 关于桂枝、白芍的用量　桂枝汤主治风寒外袭,卫阳不能外固,营阴不能内守之营卫不和证，方中桂、芍等量合用作为调和营卫的基本药组，意在散收并用，邪正兼顾，以复体表之营卫协调和谐关系。若改变二药的剂量关系，则因药物作用发挥方向不同而改变全方的功效与主治。如桂枝用量增至五两之桂枝加桂汤，因桂枝重用以助阳气、平冲逆为擅长，是方功能温助心阳，平冲降逆，主治发汗太过，心阳受损，下焦寒水之气乘虚上冲之奔豚病。如倍用白芍之桂枝加芍药汤，由于白芍重用以柔肝缓急止痛为见长，是方功能解表和中，缓急止痛，主治太阳病误下伤中，肝木乘脾之腹满时痛。由此可见，剂量的变化对方剂功效、主治有较大影响，临床应用桂枝汤，切不可忽视"量效关系"。一般而论，调和营卫，以桂、芍等量为宜；调补阳气者，可重用桂枝；调补阴血或缓急止痛为主者，当重用白芍。

4. 关于"内证得之，为化气调阴阳"的认识　外感风寒，营卫不和而见发热汗出，恶风，脉浮缓等症，投桂枝汤每有效验，此即徐彬之"表证得之，为解肌和营卫"。那么"内证得之，为化气调阴阳"是其何意？对此可从三方面理解：第一，桂枝汤本身能治无外邪相加之营卫不和证。《伤寒论》第53条言："病常自汗出者，此为荣气和、荣气和者，外不谐，以卫气不共荣气谐和故尔，以荣行脉中，卫行脉外，复发其汗，荣卫和则愈，宜桂枝汤"。第54条言："病人脏无他病，时发热自汗出而不愈者，此卫气不和也，先其时发汗则愈，宜桂枝汤。"此二条论及之自汗出皆与外邪无关，乃自身营卫失调所致。前者是因营气本来无病，而是卫气失于卫外为固，使营不能内守引起；后者是营气不足，卫气时而乘虚凑之，从而形成了阳加于阴的病理。由于皆属体表营卫失调导致的病变，故用调和营卫的桂枝汤治疗，使其微汗出而愈。此证用桂枝汤并非直接取其发汗之功，而是通过桂、芍的相合，姜、枣的相得，甘草的调中，以滋阴和阳，调和营卫。通过微微汗出而使体表营卫协调和谐。正如徐大椿所说："自汗与发汗迥别，自汗乃营卫相离，发汗使营卫相合，自汗伤正，发汗驱邪。复发者，因其自汗而复发之，则营卫和而自汗反止矣"（《伤寒论类方》）。第二，桂枝汤本身具有调和营卫、气血、阴阳的作用，而许多疾病在其病变过程中，多可出现营卫、气血、阴阳失调的病理状态，因此，在辨证论治的前提下，抓住各种疾病相同的病机特点，则可扩大治疗范围，用于多种内伤杂病。第三，通过适当加减化裁，可调理五脏气血阴阳，将桂枝汤滋阴和阳之法扩大到其他脏腑中应用。如桂枝汤倍芍药加饴糖之小建中汤，乃调和肝脾气血阴阳之方，主治中焦虚寒，肝血不足，肝木乘脾之腹中急痛证；桂枝汤去生姜，加当归、木通、细辛而成的当归四逆汤，则为调厥阴肝经气血阴阳之剂，主治肝血不足，阳气亦亏，经脉受寒之四逆、疼痛等证；桂枝汤去白芍，加人参、生地黄、麦冬、麻仁、阿胶而组成的炙甘草汤，为调心之气血阴阳之方，主治心血不足，阳气虚弱之心动悸、脉结代。小建中汤、当归四逆汤于桂枝汤中加入益气温阳之品，故调阴阳而以助阳散寒为主；炙甘草汤于桂枝汤去芍药，配入大量滋阴养血之品，则调阴阳而以益阴补血为主。

5. 关于用法　张仲景对桂枝汤的使用，方后作了详细说明，归纳起来，主要有如下几点：①本方宜用微火煎煮。因桂枝芳香，气味俱薄，若用猛火煎煮，易于失去疗效，故宜微火煎煮。其方法是一次煎成，分三次服用。②药后应啜热稀粥。用桂枝汤重在取汗，服时应寒温适度，服药后片刻还应啜热稀粥1碗，一则借水谷之精气，温养中焦，培益汗源，易于酿汗；二则借谷气内充，鼓舞胃气，以助卫阳驱邪从汗而解。③温覆取微汗为度。温覆可以保暖，为取汗创造良好条件；同时，取汗宜"遍身漐漐微似有汗者益佳，不可令如水流漓"。漐漐：为汗出极微，遍身潮润；似：即续也。总之，要取微汗，使全身周遍和持续，方能既不伤正气，又可使邪从汗解。否则，汗出如水流漓，易伤正气，病反不除，还易发生他变。④服药不可太过不及。服用桂枝汤的目的，在于使病邪从汗而解，故原方一剂煎后分为三次，若服一次便得汗者，应停后二、三次，反之，若服一次后未得汗者，可服二次、三次。同时，服第三次时，还可缩短时间，提前服药，大约在半天之内，将全方三次药服完。如果病重服后仍未得汗者，只要病情未变，甚至可以服至二三剂。服药之要，务在中病即止，既不可太过，又不可不及。⑤注意服药禁忌。服本方应禁生冷、黏滑、肉面、五辛、酒酪、臭恶等。因生冷伤中，黏滑、肉面滞胃，五辛过散，酒酪腻膈助湿，臭恶不利于桂枝的芳香辛散，故均属禁忌之列。上述五点，不仅是服用桂枝汤的注意事项，亦是服解表剂应该注意的通则。

6. 关于桂枝汤的归类　桂枝汤分类归属问题，历来有争议。因原方证条文多次提到有“发汗”作用，加之服用本方后确有汗出现象，故多数医家将本方归属于“解表剂”中。但也有一些医家将本方归属和解剂中，如王子接将桂枝汤列为“和方之祖”，他谓本方为“一表一里，一阴一阳，故谓之和”（《绛雪园古方选注》卷上）。目前亦有医者赞同此说，如上海中医学院编著的《中医方剂临床手册》中云：“桂枝汤解肌发汗，调和营卫，多用于发热恶风，自汗出，脉浮弱的‘表虚’证和病后或产后的营卫失调，后者并非外感疾病，但应用桂枝汤的机会却较多，我们把桂枝汤列入和剂，理由也在这里。”两种观点貌似迥异，然仔细推敲，持“汗剂”之说者，多从解肌发表以祛外邪立论，而持“和剂”之说者，又从调和营卫，调和阴阳阐发，二者从不同角度反映和总结了桂枝汤的作用特点，若全面综合分析，并不矛盾，与现在公认的解肌发表，调和营卫的功用相一致。我们依据仲景原书归于太阳篇，以治表为主，以及目前方剂学分类对“和法”的概念内涵与外延作了必要的限定，故将桂枝汤置于解表剂中。

【方论选录】

1. 许叔微：“仲景桂枝汤加减法，凡十有九证，但云芍药，《圣惠方》皆用赤芍药，孙尚方皆用白芍药。《圣惠方》乃太宗朝命王怀德等编集。孙兆为累朝医师，不应如此背戾。然赤白补泻，极有利害。常见仲景桂枝第四十七证云：病发热汗出，此为荣弱卫强，故使汗出，欲救邪风，宜桂枝汤。盖风伤卫而邪乘之，则卫强荣虽不受邪，终非适平也，故卫强则营弱。仲景以桂枝先发其邪，以芍药助其弱，故知用白芍药也。荣既弱而不受病，乃以赤芍药泻之，决非仲景意。至于小建中汤为尺迟血弱而设也，举此皆用白芍药，而仲景亦止称芍药，可以类推。”（《伤寒九十论》）

2. 吴昆：“风之伤人也，头先受之，故令头痛；风在表则表实，故令发热；风为阳，气亦为阳，同类相从，则伤卫外之气，卫伤则无以固卫津液，故令汗出；其恶风者，卫气不能卫也；其脉缓者，卫气不能鼓也。上件皆太阳证，故曰太阳中风。桂枝味辛甘，辛则能解肌，甘则能实表，经曰：辛甘发散为阳，故用之以治风；然恐其走泄阴气，故用芍药之酸以收之；佐以甘草、生姜、大枣，此发表而兼和里之意。”（《医方考》卷1）

3. 柯琴：“此为仲景群方之魁，乃滋阴和阳，调和营卫，解肌发汗之总方也。……桂枝赤色，通心温经，能扶阳散寒，甘能益气生血，辛能解散外邪，内辅君主，发心液而为汗，故麻黄、葛根、青龙辈，凡发汗御寒者咸用之，惟桂枝汤不可用麻黄，麻黄汤不可无桂枝也。本方皆辛甘发散，惟芍药之微苦微寒，能益阴敛血，内和营气，先辈之无汗不得用桂枝汤者，以芍药能止汗也。芍药之功，本在止烦，烦止汗亦止，故反烦、更烦，与心悸而烦者咸赖之。若倍加芍药，即建中之剂，非复发汗之剂矣。是方也，用桂枝发汗，即用芍药止汗。生姜之辛，佐桂以解肌，大枣之甘，佐芍以和里，桂、芍之相须，姜、枣之相得，阴阳表里，并行而不悖，是刚柔相济以为和也。甘草甘平，有安内攘外之功，用以调和气血者，即以调和表里，且以调和诸药矣。”（《伤寒来苏集·伤寒附翼》卷上）

4. 张璐：“麻黄外发而祛寒，遍彻皮毛，故专于发汗；桂枝上行而散表，透达营卫，故能解肌。……仲景治中风，解表皆用桂枝汤。又云无汗不得用桂枝，其意云何？夫太阳中风，阳浮而阴弱，阳浮者热自发，阴弱者汗自出，卫实营虚，故发热汗出，桂枝汤为专药。又太阳病发热汗出者，此为营弱卫强，阴虚阳必凑之，皆用桂枝发汗。此调其营，则卫气自和，风邪无所容，遂从汗解，非桂枝能发汗也。汗多用桂枝汤者，以之与芍药调和营卫，则邪去而汗自止，非桂枝能止汗也。世俗以伤寒无汗不得用桂枝者，非也。桂枝辛甘发散为阳，寒伤营血，亦不可少之药，麻黄汤、葛根汤未尝缺此。但不可用桂枝汤，以中有芍药酸寒，收敛表腠为禁耳。"(《本经逢原》卷 3)

5. 杨时泰："世医不悟桂枝实表之义，几以此味能补卫而密腠理，若然，何以不用参、芪耶？夫四时之风，因于四时之气，冬月寒风，卫为所并，不能为营气之固而为之和，故汗出。惟桂枝辛甘，能散肌表寒风，又通血脉。故合于白芍，由卫之固以达营，使其相合而肌解汗止也。芍药酸收，即出地之风木，风木为阴中之阳，引阴出地。真阳藏于地，桂能导引真阳而通血脉，故合于芍以和营卫。"(《本草述钩元》卷 22)

6. 王子接："桂枝汤，和方之祖，故列于首。《太阳篇》云，桂枝本为解肌，明非发汗也。桂枝、甘草辛甘化阳，助太阳融会肌气；芍药、甘草酸甘化阴，启少阴奠安营血；姜通神明，佐桂枝行阳；枣泄营气，佐芍药行阴。一表一里，一阴一阳，故谓之和。加热粥，内壮卫阳助药力，行卫解腠理郁热，故曰解肌。邪未入营，而用白芍者，和阳解肌，恐动营发汗，病反不除。观此足以贯通全部方法，变化生心，非仲圣其孰能之?"(《绛雪园古方选注》卷上)

7. 吴谦等："名曰桂枝者，君以桂枝也。桂枝辛温，辛能发散，温通卫阳；芍药酸寒，酸能收敛，寒走阴营。桂枝君芍药，是于发汗中寓敛汗之旨；芍药臣桂枝，是于和营中有调卫之功。生姜之辛，佐桂枝以解表；大枣之甘，佐芍药以和中。甘草甘平，有安内攘外之能，用以调和中气，即以调和表里，且以调和诸药。……而精义在服后须臾啜稀粥以助药力。盖谷气内充，不但易为酿汗，更使已入之邪不能少留，将来之邪不得复入也。又妙在温覆令一时许，漐漐微似有汗，是授人以微汗之法也。不可令如水流漓，病必不除，是禁人以不可过汗之意也。"(《医宗金鉴·订正伤寒论注》卷 1)

8. 李培生："桂枝汤中，桂、甘、姜、枣，为辛甘发散之品，配以芍药苦酸微寒，于宣卫通阳中而和营阴，故发汗中又能止汗，深得阴阳相配刚柔互济之妙。……桂枝、生姜两种辛温药同用，更能发挥通阳解肌的作用。芍药、大枣两种濡润药同用，则增强和营养液的效果。若桂、芍之相须，姜、枣之相得，则是使用两种性质不同之药，相反相成，而起着调和营卫的作用。可见经方配合组合之妙。姜、枣并用，因能调和营卫，故桂枝、葛根、青龙、越婢、大柴胡、小柴胡、泻心等方皆用之。甘草用炙，用意重在和中。"(《柯氏伤寒附翼笺正》卷上)

【评议】关于本方证治及配伍，诸家皆遵仲景太阳中风，营卫不和立论，各陈己见，见仁见智。其中吴氏、杨氏、李氏所论皆较深刻，符合原书用药本意；柯氏以"滋阴和阳、调和营卫、解肌发汗"概括本方功用，直入真髓，令后人称道。当代方剂学教材论述桂枝汤的功用，皆宗此说。关于桂枝与白芍的配伍意义，吴氏以"桂枝君芍药，是于发汗中寓敛汗之旨；芍药臣桂枝，是于和营中有调卫之功"论之，是言简意明，切中肯綮。张氏从病因病机、药物配伍两方面阐述了桂枝汤既非单纯之发汗剂，亦非单纯之止汗剂，乃"调和营卫"之说，其立论精辟，说理透彻，可资参考。吴氏认为本方之"精义在服后须臾，啜稀粥以助药力"，使"谷气内充"，"不但易为酿汗，更使已入之邪不能少留，将来之邪不得复入也"，可谓深悉仲景用药之法。至于方中芍药，由于古代无赤白之分，但从后世实践经验看，赤者泻，白者补，本方证既然属于"营弱卫强"，当以白芍为是，故许氏之论较为恰当。

【验案举例】

1. 太阳中风 《伤寒九十论》:里间张太医家一妇,病伤寒,发热,恶风,自汗,脉浮而弱。予曰:当服桂枝汤,彼云家有自合者。予令三啜之,而病不除,予询其药中用肉桂耳。予曰:肉桂与桂枝不同。予自治以桂枝汤,一啜而解。

按语:桂枝汤乃解肌发表,调和营卫之剂,主治风寒袭表,营卫不和之证。该案既具桂枝汤典型症状,用本方何以不效?通过详询,始知方中主药桂枝,是代以肉桂,以致三啜而病不除,后改用桂枝,即一啜而解。这个案例充分说明药物的作用各有特性,临床应用时应仔细考虑。

2. 伤寒不大便 《续名医类案》卷1:一人伤寒六日,谵语狂笑,头痛有汗,大便不通,小便自利。众议承气汤下之。脉之,洪浮而大,因思仲景云:伤寒不大便六七日,头痛有热,小便清,知不在里,仍在表也。方今仲冬,宜与桂枝汤。众皆咋舌掩口,以谵语狂笑为阳盛,桂枝入口必毙矣。李曰:汗多神昏,故发谵妄,虽不大便,腹无所苦,和其营卫,必自愈耳。遂违众用之,及夜而笑语皆止,明日大便自通。故夫病变多端,不可胶执,向使狐疑而用下药,其可活乎?

按语:伤寒六日,大便不通,表里俱病,究竟宜汗宜下,辨证是关键。《伤寒论》第56条说:"伤寒,不大便六七日,头痛,有热者,与承气汤。其人小便清者,知不在里仍在表也,当须发汗,宜桂枝汤。"患者脉浮而大,虽不大便,但腹无胀满之苦,伴见头痛发热,自汗,小便自利,知表证仍在,应以桂枝汤调和营卫,解肌发汗,故药后及夜而谵语狂笑皆止,次日大便自通,承气证之假象,一剂而兼愈。

3. 伤寒下利 《经方实验录》卷上:谢先生,三伏之天,盛暑迫人,平人汗流浃背,频频呼热,今先生重棉叠衾,尚觉凛然形寒,不吐而下利,日十数度行,腹痛而后重,小便短赤,独其脉不沉而浮。大论曰:太阴病,脉浮者,可发汗,宜桂枝汤。本证似之。川桂枝一钱半,大白芍一钱半,炙甘草一钱半,生姜二片,红枣四枚,六神曲三钱,谷麦芽炒各三钱,赤茯苓三钱。(原按:谢君先是应友人宴,享西餐,冰淋汽水,畅饮鼓腹。及归,夜即病下利。三日不解,反增剧)

按语:本案系畅饮鼓腹,夜归受寒,遂呈风寒束表,内兼食滞之证,与《伤寒论》"太阴病,脉浮者,可发汗,宜桂枝汤"相似,故用桂枝汤解表散寒,加神曲、谷麦芽以消食和胃,顾及食滞;茯苓利水渗湿,利小便以实大便也。

4. 自汗 《伤寒论译释》:一商人自汗证,达半年之久,延医服止涩收敛药如龙、牡之类,约数十帖之多,毫无寸进,请中医王子政治疗,询知病者无发热恶风症状,汗出不温,精神觉得疲倦,脉象弱而不振,温剂收涩药已遍服无效。乃予桂枝汤,服五帖而愈。

按语:所述病情与《伤寒论》第53条相符,用本方调和营卫,营卫和则汗止而愈。

5. 半身无汗 《新中医》(1992,12:21):某男,24岁,电工。主诉身体左侧无汗1个月,时值夏令,1个月来尽管天气较热,在烈日下经常登爬电杆,从事电线架设与维修工作,左侧头部、躯干和上、下肢均无汗,但对侧汗出如往昔。舌淡红,苔薄白,脉缓。证属营卫失调,桂枝汤主之,处方:白芍15g,桂枝、生姜、炙甘草各6g,大枣6枚。日1剂,水煎2次,早晚温服。4剂后患部已获微汗,因受凉而鼻流清涕,于上方加辛夷花10g,葱白3寸,续服4剂,病痊愈。随访1年半未发。

按语:患侧无汗,健侧有汗,此乃营卫失调,阴阳气血不相顺接,不得畅流布达周身,酿成此排汗异常之症。桂枝汤本为治疗太阳病中风表虚有汗之证,而本案偏侧无汗用之亦效,说明该方对营卫失调所致之汗腺功能失常，具有一定双向调节作用。

6. 产后发热 《中医方剂选讲》：某女，28 岁。产后 2 个月内，反复发作 3 次外感，第二次感冒时合并支气管炎，体质甚弱，不禁风寒，前医曾以小柴胡汤治之，每有见效，但头重，恶风，自汗等症状不解。就诊时，病者眼睑微肿，精神不振，发热，声重，穿衣不少。自诉肢体沉重，乏力，不渴，每有自汗。脉浮而细数，舌质淡润。处方：桂枝 9g，生姜 12g，白芷 9g，当归 9g，羌活 9g，防风 12g，白芍 12g，大枣 12g，甘草 6g。服药后，大有好转，继续服药 1 剂，诸症消失。

按语：产后反复感冒，虽经小柴胡汤治疗，病有好转，但恶风、发热、汗出等症仍存，表明病邪留连于表，体表营卫失调，故以桂枝汤解肌祛邪，调和营卫，白芷、羌活、防风散寒除湿，是为风寒夹湿而用；当归养血活血，是为产后多虚多瘀而设。

7. 小便后畏寒 《新中医》(1994，5：55)：某女，41 岁，农民。患者 1 年前因患"肺炎"，经住院治愈。出院数日后即见小便后畏寒，嗣后次次皆然，但未介意。近 2 月来逐渐加重，方就医诊治。曾服益气补中之四君子汤、补中益气汤等 10 余剂，收效甚微。诊见：小便后畏寒，全身战栗，必加衣方舒，甚则需盖被睡数分钟畏寒始解，三伏天亦然。伴见自汗神疲，小便清长。舌淡，苔薄白，脉浮细。血、尿常规检查，均无异常。证属气虚失煦，营卫不和。治宜益气助阳，调和营卫，方拟桂枝汤加味。处方：桂枝、白芍各 15g，黄芪 30g，熟附片 6g，甘草 3g，大枣 12g，生姜 3 片。水煎服。5 剂以竟全功，随访未见复发。

按语：小便后畏寒，始见于《金匮要略》，乃因阳气一时虚馁所致。盖汗与小便，异物同源，其与汗出恶寒，理无二致。故用桂枝汤调和营卫，重加黄芪益气，少佐附子温阳，取少火生气之意，俾阳气得复，温煦有力，则畏寒得解。

8. 春季卡他性结膜炎 《陕西中医》(1993，4：178)：某女，35 岁，干部。双眼奇痒 3 年。每年春夏之交加重或复发。检查：双眼远视力 1.0。上睑结膜呈暗灰色，乳头肥大，形似小石子砌成的路面，球结膜充血，角膜透明。兼见恶风汗出，舌质淡红，苔白滑，脉浮缓。诊断：春季卡他性结膜炎(双)。治宜疏风止痒，调和营卫。方用桂枝汤加防风、乌梢蛇。处方：桂枝 9g，白芍 12g，生姜 3 片，炙甘草 3g，大枣 5 枚，防风 6g，乌梢蛇 9g。每日 1 剂，水煎，先熏后服。服 21 剂后，眼痒消失，诸症悉除。追踪观察未见复发。

按语：该案以目痒为主要特征，多因风邪侵袭所致。本例患者目痒 3 年，每于春夏之交加重或复发，且与恶风汗出，脉浮缓并见。乃因风邪侵袭，腠理失固，营卫不和证，采用桂枝汤加防风、乌梢蛇，内服结合外用，药液直达病所，疏风止痒，营卫调和则病愈。

【临床报道】

一、内科

(一) 外感疾病

桂枝汤对于普通感冒、流行性感冒、上呼吸道感染等而有风寒表虚见证者，疗效颇佳，应用亦广。对外感缠绵重症、产后、老年外感，能明显缩短病程。叶氏以桂枝汤加黄芪为主方，水煎服，治疗流行性感冒 95 例，其中发热者占 62%，恶寒者占 52%，流涕者占 63%，头痛者占 52%。结果服药 2 剂症状消失者 20 例，3 剂而愈者 43 例，4 剂而愈者 27 例，5 剂而愈者 5 例[1]。刘氏以桂枝汤加黄芪、柴胡、陈皮为主，日 1 剂，每剂煎 3 次，每次加水 1500ml，武火煎沸后文火再煎 30 分钟，取汁 300～500ml 分两次间隔 2 小时服完，每次服完后再饮热水约 200ml。治疗夏季气虚风寒型感冒 78 例，其中伴见上呼吸道感染症状(鼻塞、流涕、喷嚏、咳嗽)者 63 例，伴见消化道症状(恶心、呕吐)者 21 例。结果痊愈 49 例，好转 9 例，无效 20 例。

总有效率74.3%[2]。

（二）发热

桂枝汤对各种原因引起的发热，包括不明原因的发热，凡属营卫不和证者，常奏良效。李氏用桂枝汤原方煎服，治愈4例长期低热并见头昏乏力，精神委靡，形体消瘦，脉细弱的患者[3]。姚氏以本方为主治疗24例内伤发热，其中功能性发热18人，不明原因发热6人，既往有传染病史3人。发热兼见形寒肢冷，舌淡胖白腻，脉细弱等阳虚证者加附子，生姜易为煨姜；兼见气短乏力，食少头晕，舌淡苔白，脉细弱等气虚证者重用白芍，并加饴糖、黄芪；兼见五心烦热，骨蒸盗汗，舌红少苔，脉细数等阴虚证者倍用白芍，加地骨皮、鳖甲。2周为1个疗程。结果：痊愈16例，有效2例，好转4例，无效2例，总有效率为91.67%[4]。

（三）汗症

王氏对44例盗汗进行了分析，其中偏表阳虚的19例，症以汗出较多，并见肢冷、背冷为特点，拟调和营卫，益气固表止汗法，用本方合玉屏风散去生姜，加五味子、生牡蛎、浮小麦为主治疗，全部患者均获痊愈[5]。另有本方合玉屏风散加减治疗自汗176例。结果治愈161例，好转10例，未愈5例，总有效率97.2%[6]。

（四）咳嗽

以桂枝汤加杏仁、川贝母、荆芥、贯众、茜草、枳壳、沙参、玄参、桔梗、蝉蜕、僵蚕、防风治疗喉源性咳嗽60例，病为扁桃体炎、咽炎、喉头水肿治后遗留咳嗽加射干、丹参；病程日久，久咳不愈，加诃子、五味子或罂粟壳。3天为1个疗程。结果：1个疗程临床治愈30例，2个疗程临床治愈15例，3个疗程临床治愈5例，显效7例，无效3例，总有效率为95%[7]。广西北海市中医院用桂枝汤合玉屏风散加减治疗过敏性咳嗽50例。结果：显效38例，好转8例，无效4例，总有效率92%[8]。

（五）神经系统疾病

1. 头痛　本方加葛根治疗功能性头痛54例。方法：将患者随机分成两组，中药组30例以葛根30g、桂枝12g、白芍12g、生姜3片、甘草9g、大枣10枚为主，随症加减；西药组24例平时服谷维素片，疼痛加剧时加服对乙酰氨基酚片。两组均14天为1个疗程，连用2个疗程。结果：中药组显效18例，占60%；有效9例，占30%；无效3例，占10%；总有效率达90%。西药组显效3例，占12.5%；有效12例，占50%；无效9例，占37.5%。总有效率为62.5%[9]。

2. 坐骨神经痛　用中西医结合方法治疗150例坐骨神经痛。其方法为骶管内给药2%利多卡因、地塞米松、山莨菪碱、维生素B_1、维生素B_{12}等，每周治疗1次，同时服用本方加附子、葛根、白术、天花粉，日1剂，早晚分服，10天为1个疗程，一般治疗1～2个疗程。结果：痊愈130例，占86.7%；好转17例，占11.3%；无效3例，占2%。总有效率达98%[10]。徐氏以本方治疗原发性坐骨神经痛27例，寒重加附子；寒湿偏重加细辛、附子、薏苡仁、苍术；肌筋挛缩加天花粉、天冬、玉竹、当归；麻木不仁加葛根、丝瓜络、木瓜；痛甚加制乳香、制没药、羌活、独活、威灵仙。15天为1个疗程。结果治愈21例，有效5例，无效1例，总有效率为96.29%[11]。

3. 颈椎病　将312例椎动脉型颈椎病随机分为两组，治疗组186例内服本方，日1剂，日2次，药后进稀饭1碗，卧床覆被，待以微汗后起床退汗，避风，汗退后方可外出；对照组126例服用尼莫地平。两组均用药5天。结果：治疗组治愈108例，显效61例，好转17例，愈显率为90.86%，总有效率达100%。对照组治愈62例，显效34例，好转16例，无效14

例，愈显率 76.19%，总有效率 88.89%[12]。

4. 肋间神经痛 用本方加减治疗肋间神经痛，观察病例 107 例，其中治疗组 56 例，对照组 51 例。治疗组以桂枝、白芷、田三七、没药、乳香各 10g，白芍、延胡索各 20g，甘草、细辛(后下)各 6g。马钱子粉、樟脑各 3g(均另包备用)为主，日 1 剂，水煎取汁约 250ml，其中 150ml 内服，另 100ml 乘热加入马钱子粉、樟脑粉，拌匀后将药汁浸入小纱巾上，热敷痛处。早晚各 1 次；对照组口服维生素 B、泼尼松、颅痛定。两组均 10 天为 1 个疗程。结果：治疗组治愈 26 例，占 46%；显效 18 例，占 32%；有效 10 例，占 18%；无效 2 例，占 4%；总有效率 96%。对照组治愈 20 例，占 39%；显效 14 例，占 27%；有效 8 例，占 16%；无效 9 例，占 18%；总有效率 82%[13]。

5. 带状疱疹后遗神经痛 以桂枝汤为基础方治疗本病 50 例，疼痛发于头部加细辛、白芷；上肢者加桑枝、姜黄、鸡血藤；胸背部者加柴胡、延胡索；腰背部者加川续断、台乌药；下肢者加牛膝、川续断、台乌药；兼瘀血者加当归、赤芍、丹皮；兼气滞者加香附、川芎、王不留行；兼气虚者加党参、北黄芪。忌食辛辣、油腻，戒烟酒。10 天为 1 个疗程。结果：治愈 23 例，有效 21 例，无效 6 例，总有效率为 88%[14]。

(六) 关节疾病

1. 痹证 以桂枝汤为主方治疗本病 56 例，皆获满意效果。其随证加减之法：若湿邪偏胜，加茯苓、白术、威灵仙、木瓜、牛膝；热邪偏胜，加黄柏、苍术、牛膝、威灵仙、防已；寒邪偏胜加肉桂、独活、牛膝、桑寄生、苍术[15]。

2. 类风湿关节炎 青海省中医院以桂枝汤为基础方化裁治疗本病 42 例。主要加减：关节痛甚加制川乌、制草乌、羌活、独活、秦艽、制没药；僵硬者加白芷、白芥子、乳香、天花粉；热痹者加生石膏、知母、忍冬藤、黄柏。30 天为 1 个疗程，连用 3 个疗程。结果：显效 9 例，有效 29 例，无效 4 例，总有效率为 90.48%[16]。上海中医药大学附属曙光医院亦以本方加味治疗本病 31 例，结果：显效 10 例，进步 9 例，有效 7 例，无效 5 例，总有效率为 83.9%[17]。

(七) 心脑血管疾病

1. 病态窦房结综合征 用桂枝、五味子、炙甘草各 12g，白芍、大枣各 15g，黄芪、丹参、麦冬各 30g，枳实 10g，每日 1 剂，日 4 次，服药期间，停服西药，忌酒、油脂食品。共治 13 例，其中有心肌炎及心肌病者 10 例，过服异搏停及地西泮而引发此病者 1 例。结果：有效(自觉症状明显好转或消失，心率 60 次/分以上，阿托品试验心率 80 次/分以上)11 例，占 84.6%，无效(心率及自觉症状无变化，阿托品试验无效)2 例，占 15.4%[18]。

2. 窦性心动过缓 以本方加人参为主方，心绞痛加丹参、红花、瓜蒌壳；心功能不全出现水肿加远志、枳壳、五加皮、通草；呼吸困难加杏仁、桃仁、葶苈子；失眠加柏子仁、生牡蛎(捣细)，治疗本病 40 例。经 3 个疗程的治疗，治愈 23 例，好转 10 例，无效 7 例，总有效率为 82.5%[19]。

3. 心律失常 以桂枝汤合生脉散加苦参、当归、玄参、生地黄为主，胸痹心痛者，加瓜蒌、薤白、郁金；阴虚阳亢而症见失眠、烦躁、潮热者，重用白芍、玄参，加龙骨、牡蛎；心动过速者，加柏子仁、石菖蒲；阳虚心动过缓者，加附子、细辛。治疗本病 60 例，其中冠心病 30 例，高血压性心脏病 12 例，甲亢性心脏病 3 例，病毒性心肌炎 5 例，风湿性心脏病 5 例，更年期综合征 2 例，心脏神经官能症 2 例，原因不明 1 例。结果：痊愈 16 例，显效 29 例，有效 10 例，无效 5 例，总有效率为 91.67%[20]。

4. 肢体偏瘫 肢体偏瘫为脑血管疾病中常见证候。若属卫阳失固，营卫俱虚，邪风乘虚侵入经络或脏腑，导致营卫不和，气血瘀滞者，用桂枝汤加减。如武氏报道以桂枝汤加红花、防风治疗偏瘫24例，结果治愈15例，显效6例，好转3例。其随证加减之法：若汗出多，营阴伤重者白芍增至30～40g；瘀血较重者减白芍加赤芍；汗出肢冷，脉微阳虚较重者加附子；气息低微，脉浮虚者加黄芪；下肢着地酸软无力者加全蝎[21]。

5. 多发性动脉炎　用本方为主，气虚加党参、黄精；阴虚加麦冬、沙参；血瘀加丹参、鸡血藤、川芎、红花，并配合西药维生素E每次20mg，1日服3次，除个别病例在住院期间服用维生素B_1、维生素C、腺苷钴胺，治疗多发性动脉炎21例。经3个月治疗，显效11例，占52.4%；好转7例，占33.3%；无效及中断治疗者3例，占14.3%，总有效率为85.7%[22]。

（八）血液系统疾病

1. 白细胞减少症　以桂枝汤加虎杖、绞股蓝、制黄精为治疗组，以口服鲨肝醇片为对照组，分别观察35例。两组均以15天为1个疗程，治疗30天后复查血象。结果：治疗组治愈25例，占71.43%；好转9例，占25.71%；无效1例，占2.86%，总有效率为97.14%。对照组治愈8例，占22.86%；好转18例，占51.43%；无效9例，占25.71%，总有效率为74.29%。两组之治愈率、总有效率有显著性差异($P<0.01$)[23]。

2. 过敏性紫癜　本方加丹参为基本方，治疗本病35例。服至紫癜完全消退，自觉症状消失，再继续给予3～5剂，以资巩固。结果：痊愈（紫癜完全消退，自觉症状消失，尿红细胞转阴）33例，好转（紫癜、腹痛等症状显著缓解，但镜下血尿无明显改善，病情仍有反复）2例[24]。

（九）消化系统疾病

1. 便秘　桂枝汤加生白术、黄芪、当归，治疗老年性便秘41例。结果：痊愈26例，占63.42%；有效9例，占21.95%；无效6例，占14.63%。服药最短者2剂，最长30剂，总有效率为85.37%[25]。山东省诸城市人民医院以桂枝汤加黄芪为主，治疗虚性便秘46例。结果：13例疗效优（用药3天后，大便已畅，软便，连续观察3天均每日解1次），26例疗效良（用药5天后，大便始畅，软便，每日1次），6例有效（用药5天后大便能解，但稍努挣），1例无效（用药7天后症状无改善）[26]。

2. 肠易激综合征　本方为主，若腹痛甚者加木香、槟榔；腹泻甚者加葛根、黄连：兼阴虚肠燥者加生地黄、玄参、麦冬：阳虚便秘者加肉苁蓉、胡桃肉、锁阳。治疗本病35例，痊愈28例，有效5例，无效2例，总有效率为94.3%[27]。

二、妇科

1. 崩漏　以桂枝龙骨牡蛎汤加味作观察组，治疗崩漏取得良好效果。其方法是桂枝10g，白芍12g，生姜3片，大枣7枚，煅龙骨30g，煅牡蛎30g，川续断15g，丝瓜络10g，金樱子15g，杜仲15g。于月经来潮前1周服药6～12剂，连服3个月经周期。对照组20例均用西药妇康片或妇宁片治疗。结果：治疗组80例，痊愈60例，占75%；显效10例，占12.5%；好转8例，占10%；无效2例，占2.5%，总有效率为97.5%。对照组20例，痊愈12例，占60%；显效2例，占10%；好转1例，占5%；无效5例，占25%，总有效率为75%[28]。

2. 妊娠恶阻　广东汕头大学医学院第一附属医院以本方为主，恶寒者重用桂枝、生姜；气虚者加西洋参，治疗妊娠恶阻55例。结果：临床治愈50例，占90.5%；有效5例，占9.5%[29]。亦有加半夏、茯苓、伏龙肝治疗本病近百例而获痊愈的治验[30]。

3. 产后身痛　本方加党参为主方，兼肢体酸痛麻木，头晕乏力，心悸气短者加黄芪、当归；痛如锥刺，肢体肿胀，屈伸不利加细辛、怀牛膝、杜仲；汗出畏风寒，肢体冷痛合玉屏风散；

手足拘挛者加木瓜、钩藤、当归；肢体麻木者加黄芪、地龙；腰膝酸痛者加怀牛膝、木瓜，共治50例。结果：全部病例临床症状均消失，肢体疼痛一般在服药后1～3天减轻，服药量最少者3剂，最多者15剂，平均8剂[31]。范氏以本方加当归、黄芪、鸡血藤、羊肉组成的芪归桂枝汤治疗本病130例。结果：痊愈73例，显效45例，好转10例，无效2例，总有效率98.46%[32]。

4. 更年期综合征 本方为主，情绪不稳、急躁易怒者加生龙骨、生牡蛎、朱砂；失眠多梦者加炒酸枣仁、柏子仁、合欢皮；神疲乏力、心慌者加茯苓、黄芪；头痛头晕者加葛根、决明子。7天为1个疗程，治疗更年期综合征40例。结果：治愈24例，好转12例，无效4例[33]。陈氏亦以本方随症加减，30剂为1个疗程，治疗更年期综合征35例，结果痊愈21例，好转9例，无效5例，总有效率为85.7%[34]。

5. 经行头痛 本方加川芎、细辛为主，巅顶胀痛加藁本、柴胡；眉棱骨痛加白芷、菊花；恶心、呕吐加法半夏、陈皮；睡眠不佳加茯神、酸枣仁。日1剂，水煎，分2次于每日11点和20点服药，药后避风寒。经前1周开始服药，经净后停药，连续服药3个月经周期。共治36例，结果治愈30例，好转5例，未愈1例[35]。

6. 痛经 用桂枝汤加当归治疗妇人痛经36例，其中，年龄最小者13岁，最大者45岁，痛经病史最短者半年；最长者达30年。单纯痛经者20例，痛经伴其他症状者16例。结果痛经痊愈者35例，全部在第一次复诊后恢复正常。1例患者治疗后疼痛缓解而未痊愈，后经妇科检查确诊为子宫内膜异位症[36]。

三、儿科

1. 心脏疾病 董廷瑶老中医以桂枝龙牡汤治疗10例小儿心脏疾患，皆获良效。其加减法：凡遇汗多淋漓加浮小麦、糯稻根、麻黄根、橹豆衣；睡梦惊扰加龙齿、远志、茯神木、朱麦冬；胸闷不适加郁金、香附；纳少加陈皮、佛手；阴血虚者加生地黄、当归、阿胶、枸杞子；心气弱者加党参、黄芪、五味子；唇舌青晦而脉见结代者加丹参、赤芍、红花、川芎；面色不华、舌淡胖者加附子[37]。

2. 肺炎 以桂枝加龙牡汤为基本方，若患儿神倦汗出倍用龙骨、牡蛎，加浮小麦、黄芪：兼咳嗽不爽加贝母、橘红、杏仁、紫菀：肺虚喘促者加五味子、麦冬：痰多食少，加苏子、白前、半夏、陈皮。治疗本病13例。结果：痊愈8例，好转4例，无效1例[38]。

3. 多动症 以本方治2～13岁小儿多动症30例，7天为1个疗程，2～3个疗程后，所有症状消失的痊愈患儿8例，多动基本控制、睡眠明显好转的显效患儿17例，改善3例，无效2例[39]。

4. 遗尿 以本方加山茱萸、生黄芪、炒山药、乌药、桑螵蛸、益智仁、白果、石菖蒲，治疗本病35例。结果：痊愈18例，显效8例，有效5例，无效4例。总有效率88.57%[40]。

5. 厌食症 以桂枝汤合玉屏风散加枳壳、佛手、焦山楂、神曲为基础方，随症加减，疗程14天，治疗小儿厌食症109例。结果痊愈43例，显效43例，有效19例，无效4例，总有效率为96.33%。[41]

四、外科

阑尾炎 桂枝0.9g，白芍1.8g，生姜0.6g，大枣1.2g，生甘草0.6g，广木香0.9g，广陈皮1.2g，加水100ml，煎沸5分钟后顿服，日1剂，治疗64例急、慢性阑尾炎。结果：62例显效，1例有效，1例无效。平均服药6天。本方对单纯性急性阑尾炎疗效尤佳，但治疗机制尚待探究，并认为药物和剂量不可随意改动，否则效果不佳[42]。

五、男科

1. 遗精 本方加龙骨、牡蛎为主，水煎服，若遗精日久，时常滑泄者加菟丝子、芡实、枸杞子；夜眠不佳，以梦遗为主者加酸枣仁、茯神、远志、夜交藤；兼口渴心烦，小便短数者重用白芍、甘草，加麦冬、黄柏、知母，治疗 50 例。结果：35 例痊愈，12 例显效，3 例无效[43]。另有以本方加黄芪、煅龙骨、煅牡蛎治疗 50 例，有效率为 86%。[44]

2. 不育症 以桂枝汤加生龙骨、生牡蛎为基础方，气虚者合四君子汤，加黄芪、山药等；血虚者合四物汤，加何首乌、枸杞、黄精等；阴虚者合左归饮，加柏子仁、楮实子等；阳虚者合右归饮，加菟丝子、肉苁蓉、巴戟天等；湿阻精窍者加滑石、车前子等；瘀阻精窍者加炒穿山甲、王不留行等，共治 25 例，取得满意效果[45]。

3. 睾丸疼痛 以本方加川楝子、贯众、生黄芪为基础方。共治 20 例，其中急性睾丸炎 11 例，慢性附睾炎 1 例，精索静脉曲张 2 例，睾丸鞘膜积液 1 例，外伤 3 例，受寒者 2 例。结果：全部病例疼痛均消失，治疗时间最短 6 天，最长 32 天[46]。

六、五官科

1. 过敏性鼻炎 本方为主，便秘者加大黄、黄芩；流清涕较多、口唇干燥者加芦根、葛根、天花粉：鼻塞声重明显者加桔梗、生地黄、苍耳子：有化热趋势、涕变黄稠者加生石膏、蒲公英、紫花地丁、黄芩，治疗发作期过敏性鼻炎 52 例，其中 22 例服 1 剂症状消失，30 例服 2 剂症状消除[47]。陈氏以本方加黄芪、苍耳子、辛夷、蝉蜕、葶苈子为主，水煎服，日 1 剂，治疗本病 50 例。结果：治愈 30 例，有效 18 例，无效 2 例，总有效率为 96%[48]。

2. 慢性鼻窦炎 用桂枝汤加黄芪、辛夷、苍耳子为基本方，鼻干、浊涕或黄涕者加黄芩、沙参；自汗恶风者加白术、防风；咳嗽痰多胸闷者加桔梗、枳壳、法半夏、杏仁；眉棱骨痛者加白芷、川芎，共治 11 例。结果：痊愈 5 例，有效 6 例[49]。

七、皮肤科

1. 冻疮 本方加赤芍、黄酒（后入）为基本方，寒重局部痒痛者加麻黄、细辛；气虚神疲乏力者加生黄芪；阳虚畏寒者加附子、细辛，并重用桂枝；血瘀严重，局部紫黯者加丹参、红花；溃烂者兼用麻油调马勃粉外敷。5 剂为 1 个疗程，每剂煎 3 汁，1、2 汁内服，第 3 汁浸洗患处。共治冻疮 43 例。经 1～3 个疗程治疗，痊愈 42 例，另 1 例因创面较大，溃烂严重而 5 个疗程获愈[50]。

2. 多形红斑 本方以赤芍易白芍加川乌、当归、川芎、羌活、防己，每日 1 剂，分 2 次煎服，5 剂为 1 个疗程，治疗寒冷性多形红斑 70 例。其中有 64 例皮损发生在指趾端屈侧而及掌跖部，6 例发于手部、面部及耳部；4 例伴有膝、臀部皮损，2 例伴有髋部皮损。皮损多为鲜红或黯红色，绿豆至黄豆大小的斑丘疹及水疱，并具有典型的虹膜状浸润性的红斑；多数散在分布，边缘清楚，无溃烂坏死，局部略有瘙痒，四肢末端皮肤温度较正常人为低。每逢寒冷季节发病，气温回升后，可自行缓解。结果：痊愈（皮损全部消退，痒或痛消失）15 例，显效（皮损大部消退，自觉症状明显减轻）22 例，好转（皮损及痒感部分减轻）25 例，无效（经 2 个以上疗程治疗，皮损无改善）8 例，总有效率为 88.5%[51]。江苏姜堰市中医院亦以赤芍易白芍加当归、红花、羌活、防己、制川乌、干姜、吴茱萸内服，局部外涂复方炉甘石洗剂，治疗轻型多形红斑 60 例，结果痊愈 40 例，好转 16 例，无效 4 例，总有效率 93.4%。对照组 40 例服用特非那定、维生素 C、阿昔洛韦，局部处理同上。结果痊愈 12 例，好转 20 例，无效 8 例，总有效率为 80%[52]。

3. 皮肤瘙痒症 用本方加防风、鸡血藤、当归，水浸 1 日后，第一遍煎取 250ml，早晚分

2次服，第2遍煎取2500ml，于晚上服药后，趁热擦洗患处15～25分钟。治疗老年性皮肤瘙痒症31例。结果：痊愈19例，好转9例，无效3例，总有效率为93.2%[53]。

4. 荨麻疹　以本方为主，怯寒肢冷者加制附片；恶风明显者合玉屏风散；瘙痒甚者加白鲜皮、土茯苓，日1剂，分2次温服，药渣煎水外洗手面等暴露部位，治疗寒冷性荨麻疹80例。结果：痊愈56例，好转22例，无效2例，有效率为97.5%[54]。另有本方随证加减，风热型加当归、丹皮、大黄、白茅根；风寒型加麻黄、杏仁；胃肠湿热型若大便秘结加大黄、芒硝；气血两虚型加当归，治疗本病52例。结果：治愈40例，好转10例，无效2例，总有效率96.2%[55]。

5. 银屑病　以桂枝、赤芍、白芍、生姜、乌梢蛇各10g，土茯苓、生地黄、鸡血藤各15g，甘草6g，大枣3枚，水煎服，治疗本病78例。结果：痊愈52例，有效18例，无效8例，总有效率89.8%[56]。

【实验研究】

近20年来，对桂枝汤药理作用、组方配伍、服法等方面进行了一系列的实验研究，研究结果表明，本方除具有抗菌、抗病毒、抗炎、抗过敏、降血糖以及镇痛、镇咳、平喘、祛痰等作用外[57～59]，对体温、汗腺分泌、胃肠功能、免疫功能等亦有较好的调节作用，且多呈双向性。

一、药理研究

1. 对体温的调节作用　桂枝汤煎剂5～10g/kg灌胃，能降低正常大鼠肛温，能降低酵母所致大鼠发热；5g/kg腹腔注射可降低正常小鼠皮肤温度，静脉注射可降三联菌苗所致的家兔发热，有量效、时效关系。另一方面，以相同剂量的桂枝汤煎剂，灌胃对安痛定所致的大鼠体温降低有升温作用[58,59]。用10g/kg桂枝汤煎剂灌胃，观察其对发热和体温低下大鼠的体温调节过程，以研究本方调节体温的作用机制。实验发现：在发热机体，桂枝汤可阻断发热激活物和白介素1、干扰素、肿瘤坏死因子等内生致热原的作用，降低前列腺素E_2和环核苷酸cAMP等中枢发热神经介质在下丘脑中的含量及其作用，促进体温调节中枢发热神经递质5-羟色胺的降解灭活，抑制乙酰胆碱的作用，激活致冷神经调质蛙皮素受体的活性，从而发挥其解热作用。在低体温机体，桂枝汤可提高前列腺素E_2和cAMP等中枢发热介质在下丘脑中的含量，阻断发热神经递质5-羟色胺的降解灭活，提高其在体温调节中枢中的含量，拮抗致冷神经递质去甲肾上腺素作用，抑制致冷神经调质蛙皮素同其受体结合，拮抗蛙皮素、神经降压素的的降温作用，激活传出神经-肾上腺素能受体，从而发挥其升温作用[60]，表明本方对体温呈双向性调节。

2. 对汗腺分泌的调节作用　以3.5～10g/kg桂枝汤煎剂灌胃，能增加正常大鼠足跖部的汗腺分泌。以相同的剂量给大鼠灌胃，既能抑制因安痛定所致的汗腺分泌亢进，也能拮抗阿托品引起的汗腺分泌减少[58]，表明本方对汗腺的调节亦呈双向性。

3. 对胃肠功能的调节作用　桂枝汤灌服能抑制大鼠醋酸性胃黏膜溃疡的形成，使病理动物胃黏膜、肝组织中的琥珀酸脱氢酶、ATP酶、碳酸酐酶活性恢复接近正常，能对抗吲哚美辛所引起的胃H^+、K-ATP酶活性的抑制。以8.75～30g/kg桂枝汤煎剂给小鼠灌胃，既能抑制因注射新斯的明引起的肠蠕动亢进，也能拮抗肾上腺素引起的肠蠕动抑制，表明其具有双向调节作用[61,62]。最新研究结果显示桂枝汤既能有效地抑制和消除幽门螺杆菌和幽门弯曲菌，对慢性胃炎和溃疡病的防治有重要意义，尚能促进胃肠黏膜局部血液循环，改善胃肠黏膜缺血、缺氧症状，对胃黏膜萎缩腺体的恢复、肠上皮化生和不典型增生或异型增生的消失和消退有较好作用[57]。

4. 对血压的调节作用　采用无损伤大鼠尾脉搏测压法，结果显示桂枝汤既能明显降低自发性高血压大鼠的血压，又能升高复方降压片致低血压大鼠的血压。提示本方对血压具有明显双向调节作用[63]。

5. 对免疫功能的调节作用　随着功能状态、给药过程和不同免疫指标有所不同。桂枝汤煎剂灌胃对免疫功能已呈抑制的病毒感染小鼠，可提高其巨噬细胞吞噬功能、血清凝集素、溶血素效价和外周血中T细胞百分率，使之恢复到正常；对免疫功能已增强的左旋咪唑处理小鼠，则可降低血清凝集素、溶血素效价和外周血中T细胞百分率，使之接近和恢复到正常水平[49]。给正常小鼠桂枝汤，于给药初期能抑制小鼠体液抗体凝集素的产生，7天后则呈现促进。口饲、肌内注射或静脉注射，均能抑制小鼠玫瑰花环形成细胞的产生，抑制绵羊红细胞、牛血清白蛋白、二硝基氯苯引起的迟发性超敏反应，抑制淋巴细胞对ConA和LPA引起的增殖反应[64]。

6. 对心肌和腹肌血流量的影响　采用150%桂枝汤灌胃后测定家兔心肌和腹肌组织血流量，结果显示本方能明显增加家兔心肌组织的血流量，而减少家兔腹壁皮下组织的血流量。采用氢气清除法测定家兔服用桂枝汤前后心肌血流量的变化，显示桂枝汤灌胃后能增加家兔在体正常心肌的血流量[57]。

二、组方配伍研究

在小鼠上，以抑制流感病毒性肺炎、角叉菜胶性足肿胀、炭末廓清功能为指标所作的正交设计实验说明：全方抑制病毒性肺炎、增强RES功能的作用显著强于组成药味的各种组合，全方减去任何一个药味都会影响疗效。方中各组成药味在全方所起的作用不同，桂枝在抗炎作用上是主要的，芍药在抑制病毒性肺炎、大枣在提高RES功能上是主要的。方中各组成药味有的有协同，有的有拮抗，如桂枝伍芍药，抗炎作用增强；桂枝伍生姜，抗炎和RES功能增强；芍药伍甘草，增强了抗病毒性肺炎、抗炎和提高吞噬活性等功能；芍药伍大枣，抑制肺病变的作用增强，而对RES活性的提高有拮抗；甘草伍大枣，抗炎和提高RES的功能增强[58]。

三、服法研究

对大、小鼠的时间药理学研究表明，桂枝汤对活动期动物的解热作用强于静止期动物，桂枝汤对人宜白昼服[65]，提高环境温度并辅以药后灌服小米粥、汤，能增强桂枝汤的抑制病毒性肺病变和单核巨噬细胞吞噬功能，说明“啜粥温覆以助药力”的科学性[58]。以小鼠巨噬功能为指标，1日2剂的作用强于1日1剂，连日服作用强于非连日服[66]。以抗炎、解热作用为指标，将1日总剂量1次服的作用也明显增强[67]。

【附方】

1. 桂枝加桂汤（《伤寒论》）　桂枝去皮五两（15g）　芍药三两（9g）　生姜切三两（9g）　甘草炙二两（6g）　大枣擘十二枚（3枚）　上五味，以水七升，煮取三升，去滓，温服一升。功用：温通心阳，平冲降逆。主治：太阳病误用温针或因发汗太过而发奔豚，气从少腹上冲心胸，起卧不安，有发作性者。

本方为桂枝汤加重桂枝用量而成。重用桂枝意在平冲降逆，正如方后自注云：“所以加桂者，以泄奔豚气也。”桂枝佐甘草、生姜，使辛甘合化，温助心阳；芍药配甘草、大枣，酸甘化阴。合用则能温心阳，益阴血，降冲逆。

2. 桂枝加葛根汤（《伤寒论》）　桂枝去皮二两（6g）　芍药二两（6g）　生姜切三两（9g）　甘草炙二两（6g）　大枣擘十二枚（3枚）　葛根四两（12g）　上六味，以水一斗，先煮葛根，减二升，内诸药，煮取三斗去滓。温服一升。覆取微似汗，不须啜粥，余如桂枝法将息及禁忌。功用：解肌发表，升津舒经。主治：风寒客于太阳经输，营卫不和之恶风，汗出，项背强几几。

本方系桂枝汤加葛根而成(宋本《伤寒论》桂枝加葛根汤方中，有麻黄三两。方后注"臣亿等谨按仲景本论，太阳中风自汗用桂枝，伤寒无汗用麻黄，今证云汗出恶风，而方中有麻黄，恐非本意也。第三卷有葛根证云，无汗恶风，正与此方同，是合麻黄也。此云桂枝加葛根汤，恐是桂枝中但加葛根耳。"此说为是，当无麻黄)。方用桂枝汤解肌发表，调和营卫，以治汗出恶风之表虚，加葛根解肌发表，升津舒经。

3. 桂枝加芍药汤(《伤寒论》)　桂枝去皮三两(9g)　芍药六两(18g)　甘草炙二两(6g)　大枣擘十二枚(3枚)　生姜切三两(9g)　上五味，以水七升，煮取三升，去滓，温分三服。功用：温脾和中，缓急止痛。主治：太阳病误下伤中，土虚木乘之腹满，时腹自痛。

本方系桂枝汤倍芍药而成。方中桂枝合生姜温脾通阳，生姜、大枣合甘草，补脾和中，倍芍药与甘草相伍，柔肝缓急止痛。

4. 桂枝加大黄汤(《伤寒论》)　桂枝去皮三两(9g)　芍药六两(12g)　生姜切三两(9g)　大黄二两(6g)　大枣擘十二枚(3枚)　甘草炙二两(6g)　上六味，以水七升，煮取三升，去滓。温服一升，日三服。功用：益脾和中，缓急止痛，佐以泻实。主治：太阳病误下伤中，脾虚积滞之腹满痛较甚且不缓解，拒按，或伴便秘或便滞不爽。

本方为桂枝加芍药汤再加大黄而成。方用桂枝加芍药汤益脾和中，缓急止痛，用小量大黄泻其腐秽之积滞。

5. 桂枝加厚朴杏子汤(《伤寒论》)　桂枝去皮三两(9g)　芍药三两(9g)　生姜切三两(9g)　甘草炙二两(6g)　大枣擘十二枚(3枚)　厚朴炙，去皮二两(6g)　杏仁五十枚(6g)　上七味，以水七升，微火煮取三升，去滓。温服一升，覆取微似汗。功用：解肌发表，降气平喘。主治：宿有喘病，又感风寒而见桂枝汤证者；或风寒表证误用下剂后，表证未解而微喘者。

方即桂枝汤加厚朴、杏仁。方用桂枝汤解肌发表，调和营卫；厚朴、杏仁降气平喘，化痰止咳。

上述五方皆为桂枝汤类方，其证之病机以营卫不和或气血阴阳失调为共性，故用桂枝汤调营卫，调气血，调阴阳。其中桂枝加桂汤主治太阳病发汗太过，耗损心阳，心阳不能下蛰于肾，肾之寒水之气上犯凌心所致的奔豚病，故加桂二两以加强温通心阳，平冲降逆的作用。桂枝加芍药汤和桂枝加大黄汤虽同治太阳病误下伤中，邪陷太阴之腹满痛，但随其人体质差异而各有特点，脾胃素弱者，误下后多见腹满，时腹自痛，乃土虚木乘，故用桂枝汤通阳益脾，倍芍药以柔肝缓急止痛；若胃肠素实之体，因腐秽壅滞肠中，误下后每呈脾虚夹滞之虚中夹实证，其证以腹满痛较甚且不缓解，拒按，或伴便秘为特点，故用桂枝加芍药汤益脾止痛的同时，加少量大黄泻下积滞。此三方因药量或药味之改变，已由治表之方变为治里之剂，学习时当悉心体会。桂枝加葛根汤主治外感风寒，太阳经气不舒，津液不能敷布，经脉失去濡养，所以项脊强几几，但有汗出恶风，是表虚，故用桂枝汤加葛根以解肌发表，升津舒经。桂枝加厚朴杏子汤主治风寒表虚证兼见肺气上逆之微喘，故加厚朴、杏仁降气平喘。

参考文献

[1] 叶治范．桂枝汤加黄芪治疗流行性感冒的疗效观察[J]．江西中医药，1960，(1)：21.

[2] 刘理琴．桂枝加黄芪汤治疗夏季气虚感冒78例[J]．国医论坛，1998，13(1)：15.

[3] 李治方．桂枝汤治愈长期低热4例[J].四川中医,1986,4(5):33.

[4] 姚鹤年,郑德斌,周雪林,等．桂枝汤加味治疗内伤发热24例[J].辽宁中医杂志,1989,13(1):19.

[5] 王育群．44例盗汗症的临床疗效分析[J].上海中医杂志,1964,(11):9.

[6] 王洪白．桂枝汤合玉屏风散加减治疗自汗176例[J].实用中医药杂志,2007,23(2):8.

[7] 韩爱鱼．加味桂枝汤治疗喉源性咳嗽60例[J].新中医,2007,39(9):67.

[8] 陆青．桂枝汤合玉屏风散加减治疗过敏性咳嗽50例[J].广西中医药,2007,30(3):53.

[9] 张启明．桂枝汤加葛根治疗功能性头痛临床观察[J].上海预防医学杂志,2001,13(6):299.

[10] 刘培亮,张文忠,张兆平,等．中西医结合治疗坐骨神经痛150例[J].现代中西医结合杂志,2002,11(22):2241.

[11] 腾晶．刍议桂枝汤治疗坐骨神经痛[J].江西中医药,2004,35(6):48-49.

[12] 张向阳．桂枝汤治疗椎动脉型颈椎病186例观察[J].实用中医药杂志,2004,20(9):491.

[13] 黎俏梅,孟辉,孙立．桂枝汤加减内服外敷治疗肋间神经痛56例[J].浙江中医杂志,2004,39(5):210.

[14] 邓少贤．桂枝汤加味治疗带状疱疹后遗神经痛50例[J].中原医刊,2004,31(22):22.

[15] 袁学方．桂枝汤加味治疗痹证56例[J].辽宁中医学院学报,2004,6(4):317-318.

[16] 李琴．桂枝汤加味治疗类风湿性关节炎42例[J].山东中医杂志,2004,23(3):152-153.

[17] 胥晓芳．桂枝汤加味治疗早期类风湿性关节炎31例[J].福建中医药,2007,38(3):9-10.

[18] 吴远明．桂枝新加汤治疗窦性心动过缓40例[J].江苏中医,1988,19(10):24.

[19] 彭尚默．桂枝汤加味治疗病态窦房结综合征[J].四川中医,1992,10(10):28.

[20] 梁广和．桂枝汤合方辨证治疗心律失常60例[J].四川中医,2003,21(6):37-38.

[21] 武长安．桂枝汤加味治疗偏瘫24例临床观察[J].河南中医,1986,(2):35.

[22] 刘丑远．桂枝汤加维生素E治疗多发性动脉炎21例[J].中西医结合杂志,1988,8(4):248.

[23] 颜永潮．桂枝汤加味治疗白细胞减少症35例[J].山东中医杂志,1996,15(5):207.

[24] 金超．桂枝汤加味治疗过敏性紫癜35例疗效观察[J].浙江中医杂志,1994,29(3):33.

[25] 张亚丽．桂枝汤治疗老年性便秘41例[J].陕西中医,1995,16(6):271.

[26] 王金彭．崔向阳．桂枝汤加味治疗虚性便秘46例[J].浙江中医杂志,2001,36(07):289.

[27] 徐怀平,杨树成．桂枝汤治疗肠易激综合征35例的体会[J].中国中医药杂志,2005,3(6):812-813.

[28] 段宗英．桂枝龙骨牡蛎汤加味治疗崩漏80例临床分析[J].北京中医,1998,17(4):27.

[29] 吴雪华．桂枝汤加味治疗妊娠恶阻55例[J].吉林中医药,2003,23(6):32.

[30] 邵继棠．桂枝汤治疗妊娠恶阻[J].四川中医,1986,4(11):34.

[31] 胡同斌．桂枝汤治疗产后身痛50例[J].国医论坛,1989,4(4):19.

[32] 范济平．芪归桂枝汤治疗产后身痛130例[J].陕西中医,1995,16(6):247.

[33] 崔振波,杨太银．桂枝汤加味治疗更年期烘热症40例[J].安徽中医临床杂志,2003,15(6):478.

[34] 陈聪．桂枝汤治疗妇女更年期综合征35例[J].中华临床新医学,2004,4(8):725.

[35] 朱峪英,陈卫东．桂枝汤加味治疗经行头痛36例[J].广西中医药,2001,24(1):35.

[36] 吴东腾．桂枝汤加味治疗痛经[J].光明中医,2008,23(10):1507.

[37] 宋知行．董廷瑶老中医运用桂枝龙牡汤治疗小儿心脏疾病的经验[J].浙江中医杂志,1983,18(1):4.

[38] 王萍芬．运用桂枝加龙骨牡蛎汤治疗13例小儿肺炎临床报告[J].中医杂志,1964,(10):12.

[39] 赵启然,彭红星．桂枝汤治疗小儿多动症30例[J].湖北中医杂志,1994,16(3):33.

[40] 刘进虎．加味桂枝汤治疗小儿遗尿症35例[J].实用中医药杂志,2004,36(11):60.

[41] 尹蔚萍,夏杰．调和营卫法治疗小儿厌食症109例[J].云南中医中药杂志,2008,29(8):18.

[42] 郑从勤．加味桂枝汤治疗阑尾炎64例疗效观察[J].浙江中医杂志,1987,22(2):58.

[43] 何克哲．桂枝加龙骨牡蛎汤治疗遗精50例[J]. 浙江中医杂志,1990,25(1):5.

[44] 宋秀霞．桂枝汤加味治疗遗精50例[J]. 河南中医,2008,28(4):21.

[45] 吴有超,李民键．桂枝加龙骨牡蛎汤治疗不育症25例[J]. 吉林中医药,1995,(3):25-26.

[46] 周海平．桂枝汤加味治疗睾丸疼痛20例[J]. 浙江中医杂志,1985,20(3):109.

[47] 周海平．桂枝汤治疗发作期过敏性鼻炎[J]. 中医药学报,2000,28(6):50.

[48] 陈升敏．桂枝汤加味治疗过敏性鼻炎50例[J]. 中国中医药现代远程教育,2008,6(4):343.

[49] 舒鸿飞．桂枝汤加味治疗慢性鼻窦炎[J]. 云南中医,1985,6(3):62.

[50] 黄景,叶德超．桂枝汤加减治疗冻疮43例[J]. 四川中医,1985,3(1):20.

[51] 蒋诚．加味桂枝汤治疗寒冷性多形红斑[J]. 中医杂志,1984,25(12):42.

[52] 吴宏斌．桂枝汤加味治疗轻型红斑60例[J]. 实用中医药杂志,2007,23(11):699.

[53] 马贵杰．桂枝汤加味治疗老年性皮肤瘙痒症31例[J]. 山东中医杂志,1988,7(6):23.

[54] 周留敏．桂枝汤治疗寒冷性荨麻疹80例[J]. 河南中医,2005,25(11):64.

[55] 王欣英,张小华．桂枝汤治疗荨麻疹52例[J]. 国医论坛,2000,15(2):13.

[56] 陈恩军．桂枝汤加味治疗银屑病78例[J]. 陕西中医,2005,26(5):446.

[57] 张保国,梁晓夏,刘庆芳．桂枝汤现代药效学研究[J]. 中国中药杂志,2007,32(7):557-561.

[58] 富杭育,贺玉琢,周爱香,等．桂枝汤的药理研究[J]. 中医杂志,1990,31(12):41-43.

[59] 田安民,张玉芝．桂枝汤药理作用的初步研究[J]. 中成药研究,1983,(3):25-27.

[60] 富杭育,周爱香,查显元,等．桂枝汤对体温双向调节作用的机理探讨[J]. 中药药理与临床,1994,10(3):1-3;1994,10(4):1-2;1995,11(2):1-3.

[61] 张清苓．桂枝汤调补脾胃的试验研究[J]. 北京中医药大学学报,1994,17(03);24-26.

[62] 李生广,林治焕,张清苓,等．桂枝汤对胃 H^+,K^+-ATP 酶活力的影响及对消炎痛引 H^+ K^+-ATP 酶抑制作用的保护[J]. 生物化学杂志,1994,10(6):670-671.

[63] 窦红霞,丁一芳,刘爱华,等．桂枝汤的现代研究进展[J]. 中医药信息,2005,22(3):52-53.

[64] 吕秀风,谢蜀生,朱洪荫,等．桂枝汤免疫抑制作用的实验研究[J]. 中西医结合杂志,1989,9(5):283-285.

[65] 宋建国．中药方剂桂枝汤的时间药理学[J]. 中国中药杂志,1994,19(3):178-179.

[66] 魏德煜,刘旭光．试从巨噬细胞变化探讨张仲景对桂枝汤的用法[J]. 福建中医药,1983,3(1):61.

[67] 富杭育,周爱香．根据桂枝汤的效应消除半衰期制订给药方案的探讨[J]. 中药药理与临床,1993,9(2):1-2.

九味羌活汤

（张元素方，录自《此事难知》卷上）

【异名】大羌活汤（《经验秘方》，录自《医方类聚》卷62）、羌活冲和汤（《伤寒全生集》卷2）、冲和汤（《古今医统大全》卷14）、神解散（《寿世保元》卷2）、羌活散（《嵩崖尊生全书》卷15）。

【组成】羌活一两半(9g)　防风一两半(9g)　苍术一两半(9g)　细辛五分(3g)　川芎一两(6g)　白芷一两(6g)　生地黄一两(6g)　黄芩一两(6g)　甘草一两(6g)

【用法】上九味，㕮咀，水煎服，若急汗，热服，以羹粥投之；若缓汗，温服，而不用汤投之。

【功用】发汗祛湿，兼清里热。

【主治】外感风寒湿邪，内有蕴热证。恶寒发热，肌表无汗，头痛项强，肢体酸楚疼痛，口苦微渴，舌苔白或微黄，脉浮或浮紧。

【病机分析】本方证由外感风寒湿邪，兼内有蕴热所致。风寒湿邪侵犯肌表，卫阳被遏，正邪相争，故恶寒发热。寒为阴邪，其性收引，湿邪重浊而黏滞，太阳主一身之表，其经络行于头顶，过项挟脊，寒湿客于肌表、肌肉，腠理闭塞，经络阻滞，气血运行不畅，故肌表无汗，头痛项强，肢体酸楚疼痛。里有蕴热，故口苦微渴。苔白或微黄、脉浮，是表证兼里热之佐证。本证多系阳盛之体，感受风寒湿邪，湿郁化热，从而形成外有表证，里有蕴热之表里同病而以表证为主的证候特点。

【配伍意义】本方体现解表祛湿之法。方中羌活辛苦性温，入太阳经，散表寒，祛风湿，利关节，止痹痛，为治风寒湿邪在表之要药。《本经逢原》卷1曰："羌活治太阳风湿相搏，一身尽痛、项痛、肢节痛……乃却乱反正之主帅。"《本草汇言》卷2亦云："羌活功能条达肢体，通畅血脉，攻彻邪气，发散风寒风湿。"故以为君药。防风辛甘性温，为风药中之润剂，"祛风燥湿"(《本草经疏》卷7)，长于"散风邪治一身痛"(《景岳全书·本草正》卷48)；苍术辛苦而温，"味辛主散，性温而燥，燥可去湿，专入脾胃，主治风寒湿痹"(《药品化义》卷12)；两药相合，协助羌活祛风散寒，除湿止痛，是为臣药。细辛"风药也，风能除湿，温能散寒，……故疗如上诸风寒湿疾也"(《本草经疏》卷6)；白芷"辛温香燥，行经发表，散风泄湿"(《玉楸药解》卷1)，本方借二药辛温芳香之性，祛风散寒止痛；川芎辛温，为"血中气药也"(《本草纲目》卷14)，既可活血，又能行气，与君、臣药合用使寒散湿除，气血通畅，则头痛肢酸等症可愈，此即"治风先治血，血行风自灭"之意，符合《素问·至真要大论》"疏其血气，令其条达"之旨；生地黄、黄芩清泄里热，并防诸辛温燥烈之品伤津，以上五药俱为佐药。甘草调和诸药为使。九味配伍，既能统治风寒湿邪，又能兼顾协调表里，共成发汗祛湿，兼清里热之剂。

本方配伍特点有二：一是升散药和清热药的结合运用。正如《顾松园医镜》所说："以升散诸药而臣以寒凉，则升者不峻；以寒凉之药而君以升散，则寒者不滞。"二是体现了分经论治的基本结构。原书服法中强调，"视其经络前后左右之不同，从其多少大小轻重不一，增损用之"，明示本方药备六经，通治四时，运用当灵活权变，不可执一，对后世颇有启迪。

【临床运用】

1. 证治要点　本方为主治四时感冒风寒湿邪，表实无汗而兼有里热证的常用方剂。以恶寒发热，头痛无汗，肢体酸楚疼痛，口苦微渴为证治要点。

2. 加减法　若湿邪较轻，肢体酸楚不甚者，可去苍术、细辛以减温燥之性；如肢体关节痛剧者，加独活、威灵仙、姜黄等，以加强宣痹止痛之力；湿重胸满者，可去滋腻之生地黄，加枳壳行气化湿宽胸；无口苦微渴者，生地黄、黄芩又当酌情裁减；里热甚而烦渴者，可配加石膏、知母清热除烦止渴。

3. 本方现代常用于感冒、急性肌炎、风湿性关节炎、偏头痛、腰肌劳损、荨麻疹等辨证属于外感风寒湿邪，兼有里热证候者。

【使用注意】

1. 临床应用本方，尚须据病情轻重，辅以羹粥。若寒邪较甚，表证较重，宜热服本方，药后应啜粥以助药力，以便酿汗祛邪；若寒邪不甚，表证较轻，则不必啜粥，温服本方即可微发其汗。

2. 本方虽有生地黄、黄芩之寒，但总属辛温燥烈之剂，故风热表证及阴虚内热者不宜使用。

【源流发展】张元素临床以善于总结，勇于创新而著称。风、寒、湿邪相合而袭人肌表，出现恶寒发热无汗、头身重痛、关节疼痛等症，张氏鉴于宋以前治表证，长于发汗，短于祛湿的局限性，以及"有汗不得服麻黄，无汗不得服桂枝"(《此事难知》卷上)之戒忌，故立解表祛湿法，遣羌、防、苍、芷等辛温香燥之品组成方剂，“以代桂枝、麻黄、青龙、各半等汤”（《伤寒六书》卷3），“使不犯三阳禁忌”（《此事难知》卷上）。本方的制订打破了麻、桂剂一统解表方的局面，开创了解表方的另一模式——羌、防剂。至此，解表方有了“经方”与“时方”之别。

追溯九味羌活汤之源，可能是受仲景大青龙汤治表寒里热证及《太平惠民和剂局方》卷2的败毒散、神术散治表证的启发，由神术散加减衍化而来。神术散由苍术、藁本、白芷、细辛、羌活、川芎、炙甘草组成，主治四时温疫，头痛项强，发热憎寒，身体疼痛等症。九味羌活汤于神术散中去藁本，加防风、生地黄、黄芩，则变单纯解表祛湿之方，为表里兼顾之剂。

本方的创制，对表证、痹证及湿热证的治疗皆有较大影响。用辛温香燥之品祛风散寒除湿，辅以活血宣痹止痛，并结合“分经论治”，治疗风寒夹湿之表证的用药思路，多被后人所效法，如《罗氏会约医镜》卷6之祛风立效散（羌活、防风、白芷、细辛、川芎、桂枝、生姜、苏叶、陈皮、半夏、茯苓、蔓荆子、甘草），《杂病源流犀烛》卷12之防风冲和汤（防风、羌活、白芷、细辛、川芎、生地黄、黄芩、白术、生姜、葱白、甘草）等，皆选羌、防、辛、芷配川芎以散寒除湿止痛。用于痹证的治疗，也为历代医家所遵循。李杲在《内外伤辨惑论》卷中记载的治疗风湿痹证的著名方剂——羌活胜湿汤，则是受本方启发而拟定。此外，方中温燥化湿的苍术，合以苦寒清热的黄芩，为湿从热化证的治疗别开径路。温病学家吴瑭于四苓合芩芍汤中苍术与黄芩的同用；王士雄之连朴饮内黄连与厚朴共方，亦可能受此启迪。

本方原为汤剂，现代亦有将其改为丸剂者，名为“九味羌活丸”（《中华人民共和国药典·一部》）。

【疑难阐释】

1. 关于本方方源　近年《方剂学》教材及一些方书，皆以九味羌活汤载于王好古的《此事难知》，故从王好古引张元素方。据彭怀仁教授考证，本方应出自《洁古家珍》，其理由主要有二：一是认为易老即金代著名医家张元素，是王好古之师，著有《洁古家珍》等书。在《济生拔粹·洁古家珍》中载有九味羌活汤之名，方名下注“见《此事难知》”。二是从张介宾《景岳全书·古方八阵》卷56载本方，注出“易老”；汪昂《医方集解·发表之剂》和《王旭高医书六种·退思集类方歌注》等所载本方，均注出“张元素”。我们认为《洁古家珍》虽载此方，但因有方名而无内容，故方源应以录自《此事难知》为妥。

2. 关于黄芩、生地黄的选用　本方证之特点，是既有外感风寒湿邪之表证，又有内热之里证，故于解表之羌、防、芎、苍、辛、芷等药中，配伍清热之黄芩、生地黄。本方与大青龙汤同属表寒里热证，何不用石膏以清泄里热？大青龙汤证为风寒束表，毛窍闭塞，阳气内郁不能宣达，郁而化热，形成表寒里热之证，症以烦躁为特点，故用辛寒之石膏，一则清热以除烦，二则辛散以透邪；本方证系风寒湿兼有蕴热，症以口苦而渴为特点，故用苦寒之黄芩清热兼以燥湿，甘寒的生地黄清热生津止渴。此外，张元素之方，用药偏于温燥，用生地黄尚有以柔润之体制约温燥之性，以免损津耗液之虞。赵羽皇认为“汗之发也，其出自阳，其源自阴，……阴气弱，则津液枯涸而汗不能滋”（录自《古今名医方论》卷2）。津液的存亡，关系到表证能否获愈，若津液受损，阳气不能借药力而作汗，则不利于表邪的随汗而解。故赵氏指出“冲和汤”（即本方）之生地黄，人谓其补益之法，我知其托里之法”（录自《古今名医方论》卷2）。陈念祖亦从之曰“佐以生地者，汗化于液，补阴即托邪之法也”（《时方歌括》卷上）。此说可资参考。

3. 关于分经论治　本方用药体现了“分经论治”的特点。宋金元之前，表证皆从仲景太阳论治。然外感风寒湿邪，太阳虽首当其冲，但六经皆可累及。方中诸药，既兼治内外，又分属六经，“羌活治太阳肢节痛，君主之药也，……苍术别有雄壮上行之气，能除湿，下安太阴，使邪气不纳，传之足太阴脾；细辛治足少阴肾苦头痛；川芎治厥阴头痛在脑；香白芷治阳明头痛在额；生地黄治少阴心热在内；黄芩治太阴肺热在胸”（《此事难知》卷上）。于此，原书强调“以上九味，虽为一方，然亦不可执”。具体运用时，“当视经络前后左右之不同，从其多少、大小、轻重之不一，增损用之”，方能“其效如神”。可见，易老制订的九味羌活汤，实开“分经论治”之先河。现代应用，若头痛以后头痛牵连项部为特点，重用羌活；以前额部为甚，重用白芷；头顶痛或两侧头痛明显，重用川芎；头痛牵引牙痛者，每重用细辛。

【方论选录】

1. 陶华：“以代桂枝、麻黄、青龙、各半等汤，此太阳经之神药也。治春、夏、秋非时感冒暴寒，头痛发热恶寒，脊强无汗，脉浮紧。此足太阳膀胱经受邪，是表证宜发散，不与冬时正伤寒同治法。此汤非独治三时暴寒，春可治温，夏可治热，秋可治湿，治杂证亦有神也。秘之不与庸俗知此奇妙耳。”（《伤寒六书》卷3）

2. 吴昆：“触冒四时不正之气，而成时气病，憎寒壮热，头疼身痛口渴，人人相似者，此方主之。谓春时应暖而反大寒，夏时应热而反大凉，秋时应凉而反大热，冬时应寒而反大温，此非其时而有其气，是以一岁之中，长幼之病多相似也。药之为性，辛者得天地之金气，于人则为义，故能匡正而黜邪。羌、防、苍、细、芎、芷，皆辛物也，分经而主治。邪在太阳者，治以羌活；邪在阳明者，治以白芷；邪在少阳者，治以黄芩；邪在太阴者，治以苍术；邪在少阴者，治以细辛；邪在厥阴者，治以川芎；而防风者，又诸药之卒徒也。用生地所以去血中之热；用甘草者，又所以和诸药而除气中之热也。易老自序云：此方冬可以治寒，夏可以治热，春可以治温，秋可以治湿，是诸路之应兵也。用之治四时瘟疠，诚为稳当，但于阴虚、气弱之人，在所禁尔。”（《医方考》卷1）

3. 汪昂：“此足太阳例药，以代桂枝、麻黄、青龙、各半等汤也。药之辛者属金，于人为义，故能匡正黜邪，羌、防、苍、细、芎、芷，皆辛药也。羌活入足太阳，为拨乱反正之主药（除关节痛、痛甚无汗者倍之）。苍术入足太阴，辟恶而去湿（能除湿下气，及安太阴，使邪气不致传足太阴脾）。白芷入足阳明，治头痛在额。芎䓖入足厥阴，治头痛在脑。细辛入足少阴，治本经头痛。皆能驱风散寒，行气活血，而又加黄芩入手太阴，以泄气中之热，生地入手太阴，以泄血中之热（黄芩苦寒，生地寒滞，二味苟用于发热之后，则当。若未发热，犹当议减也）。防风为风药卒徒，随所引而无不至，治一身尽痛为使（无汗宜倍用）。甘草甘平，用以协和诸药也。药备六经，治通四时，用者当随证加减，不可执一。”（《医方集解·发表之剂》）

4. 王泰林：“诸药气味辛温，恐其僭亢，故用黄芩苦寒以监制之，甘草以调和之。……生地、川芎引诸药入血祛邪，即借以调营。徐灵胎嫌生地寒滞，易以当归，甚是，宜遵之。”（《王旭高医书六种·退思集类方歌注》）

5. 费伯雄：“此方用以代麻、桂等汤，实为稳妥。但地黄滋腻太过，不如仍用桂枝汤中之芍药，敛阴而不滋腻也。至其辛散燥烈，阴虚气弱者忌用，则固自言之矣。”（《医方论》卷1）

6. 谢观：“此为四时发散之通剂。方中羌活治太阳肢节痛，防风治一身尽痛，苍术除湿气而下安太阴，甘草缓里急、和诸药，川芎能治厥阴头脑痛，生地治少阴心热在内，黄芩治太阴肺热在胸，白芷治阳明头痛在额，细辛治少阴肾经头痛。再以姜、葱为引，使通体汗出，则三阳血分之邪直达，无所滞留。且血虚挟热者，有生地以固其本，亦可无亡阴之患。”（《中国医学大辞典》）

7. 蔡陆仙：“盖寒风束闭肌表，非羌、防之辛窜解表，不足为功；沉寒附着之湿邪，非辛、苍、芷，不足以搜提燥化，使之从汗宣解；而内壅阻之营分伏热，尤非黄芩、生地并进，无以解其勃郁之蒸，如大青龙麻、桂之合石膏，固同一义也。然营分虽壅热，究风寒之邪阻为多，与温热病之热壅，本各异途，故清热中必佐川芎入血祛寒，姜、葱以助其发散，此立方之大意也。

方中羌、防、苍术、细辛、川芎、白芷、姜、葱，性味皆辛温，皆主走窜升散，或行于上，或行于下，或入气分，或入血分，均能祛解风寒袭表之邪；虽杂以生地、黄芩甘寒苦寒，然皆佐药，而治其兼证者也，故不能混淆其辛温正法焉。此方时医亦喜用之，但辛而近于燥烈，凡风寒不兼多湿，及轻微之表症，亦不可尽其量剂，以免燥伤津液，是又不可不加注意者也。”（《中国医药汇海·方剂部》）

【评议】吴氏、汪氏、谢氏均从分经论治方面阐述了本方配伍意义，并指出“分经而主治”，“药备六经，治通四时，用者当随证加减，不可执一”，可谓深谙易老用药特点。方中地黄，费氏云“不如桂枝汤中之芍药，敛阴而不滋腻”，王氏则云“易以当归”。费、王之论，实属临床有得之谈，但应用时当视病证而定，里热明显，口渴甚者，当用生地黄清热养阴生津，热不明显者，可改为白芍或当归益阴养血，以制约诸药之辛燥。谢氏认为“血虚挟热者，有生地以固其本，亦可无亡阴之患”，此说尚需推敲。若从该方主治分析，属里热非阴虚，且本方为辛温解表之剂，方中药物多偏温燥，不宜于阴血不足而兼内热者。所以应从蔡氏“虽杂以生地、黄芩甘寒苦寒，然皆佐药，而治其兼症者也，故不能混淆其辛温正法焉”，以及费氏本方“辛散燥烈，阴虚气弱者忌用”之说。至于陶氏、费氏皆从易老之“春可治温，夏可治热，秋可治湿”之说，则似有可议之处。湖北中医学院方剂教研室驳之：“盖本方虽配用有寒凉之品，但温散之药居多，而温热阳邪为患，治当辛凉透散，温燥之剂在禁忌之列，误用则为逆，贻害无穷。后世医家亦有谓此方为四时发散之通剂者，但必须严格辨证，倘一见外感之疾，不辨寒热而滥投之，鲜有不偾于事者”（《古今名方发微》上册），此说言之成理。

【验案举例】

1. 伤寒误遏　《全国名医验案类编》卷2：俞金宝，年30余，政界，住汕头。因旅行遇雨，感冒发热，中医误用白虎汤，以致表邪内陷，寒热如疟。西医误以金鸡纳止疟，而病遂剧。症见啬啬恶寒，淅淅恶风，翕翕发热，鼻干口渴，头痛骨节痛，咳喘烦燥，小便热赤，左寸浮紧，右尺洪实。脉症合参，乃太阳两伤风寒，邪从热化，内犯肺经也。用张氏冲和汤加减。处方一：羌活二钱，防风钱半，苍术一钱，黄芩钱半，白芷钱半，川芎一钱，木通钱半，赤苓六钱。处方二：葶苈三钱，牵牛二钱，桑白皮四钱，桔梗一钱，紫菀三钱，苏子钱半，宋公夏二钱，赤苓六钱，天津红四枚。翌日汗出痛止，咳仍未除，服后治肺方3剂而愈。

按语：九味羌活汤，本治风寒湿郁而兼内热之正方。今因表邪正盛，反被凉遏误截，致邪内陷而化热，选此方加减，用得惬当，故1剂而汗出痛止。后方用钱氏葶苈丸、泻白散法加味，亦属善于把握病势之范例。

2. 肌纤维织炎　《江西中医药》(1984,4:28)：某女，44岁，教师。诉昨晚半夜因事外出，恰遇大风，今晨即感右侧背部及肩胛区疼痛，右上肢上举、转侧及起坐活动受限，西医诊断为背肌纤维织炎，转中医治疗。见患者左肩抬高，右肩垂下，表情痛楚。检查：右侧冈下肌群、背阔肌群有明显压痛，局部僵硬感，脉弦细，苔薄白腻。为风寒湿邪凝滞经络，气血阻滞；治以祛风散寒除湿，活血通络止痛法。药用：羌活6g，防风10g，川芎6g，当归10g，白芷6g，苍术6g，细辛3g，天仙藤12g，五灵脂10g。5月6日复诊，服头煎半小时后，即觉右背部、肩胛区轻松感，病轻减半。5剂则两肩部恢复常态，只觉背及肩胛区轻度不舒适，守上方继服2剂而愈。

按语：本病由风寒湿邪凝滞经络，气血运行不畅所致。故选九味羌活汤去苦寒凝滞的黄芩、生地黄，加当归、五灵脂活血止痛；天仙藤苦温利气活血，祛风化湿，并助太阳风药羌活祛风散寒、除湿通痹而止痛。

3. 荨麻疹 《上海中医药杂志》(1982,4:21)：某女，24岁，营业员。恶寒发热4天，体温38℃。周身发疹块，瘙痒，时隐时现，遇风加剧。便溏2～3次/日，纳差神疲，舌苔薄白，脉浮紧，有既往反复发作史。中医辨证属风湿郁于肌肤。西医诊为急性荨麻疹，曾用扑尔敏、葡萄糖酸钙等无效。来我院门诊就医。处方：羌活10g，防风6g，炒苍术6g，白芷6g，北细辛1.5g，川芎6g，生地黄10g，炒黄芩6g，甘草6g，生姜2片，葱白头3枚。3剂，水煎服，每日1剂。嘱忌食荤腥生冷。二诊：寒热虽解，疹减未净，瘙痒不安，腹痛已止，大便正常，纳食稍增。上方减生姜、葱白头、北细辛，加地肤子、浮萍草、净蝉衣，2剂。三诊：疹悉退尽，诸症已解，续服原方2剂，以清余邪。痊愈后，随访至今未复发。

按语：本例系风寒湿邪郁于肌腠，侵淫血脉所致，故以九味羌活汤加葱、姜疏风止痒，散寒祛湿，凉血活血。二诊时，针对寒热虽解，疹痒不安，故去散寒解表之葱、姜、细辛；加疏风除湿止痒之地肤子、浮萍、蝉蜕以兼顾。

4. 落枕 《江西中医药》(1884,4:29)：某男，30岁，工人，1980年5月13日初诊。头项部转动不便，左颈项肩部牵拉样痛已半月，经针推治疗效果不明显。近日疼痛加甚，且影响左手臂活动，外观呈斜颈，左颈项肩部按压痛明显。证属风寒湿邪阻滞经络，治宜祛风胜湿通络，用本方去生地、黄芩加天仙藤、陈皮、葛根。5月16日复诊，服药3剂，左颈项肩部疼痛减轻，守方加当归以活血止痛，又三剂病愈。

按语：患者由于颈部肌肉过度疲劳，加上睡眠时头部姿势不当，致颈部肌肉受风寒湿邪侵袭，使气血凝滞，筋脉失养而产生落枕。选九味羌活汤加减，重用葛根以解肌祛邪，升津舒筋，解颈项肩部拘急。

【临床报道】

1. 感冒 以本方为主，如苔浊欲呕，胃脘不适，去生地黄、黄芩，加生姜、半夏；苔黄，唇红，咽干，去苍术，加牛蒡子、薄荷；肩背痛，加秦艽；四肢酸楚，加桑寄生、忍冬藤；咳嗽痰稠，加杏仁、桔梗、牛蒡子、前胡；脘闷不适，加陈皮、砂仁；小便短赤，加滑石、车前子、泽泻。共治120例。结果：有效112例，占93.33%，无效8例，占6.67%。出现不良反应9例，主要表现为唇干、口干、咽干、烦躁，此与本方药偏温燥有关[1]。

2. 上呼吸道感染 分别用九味羌活胶囊与九味羌活浓缩丸治疗上呼吸道感染各24例，两组均治疗3天后进行疗效评定。观察治疗期间，不得使用其他治疗上呼吸道感染的药物、各类抗生素和解热镇痛药，以免影响药物疗效评价。用药1天后体温未下降而改用其他治疗方法的患者，做无效病例处理。结果：治疗组治愈6例，显效9例，有效8例，无效1例，总有效率为95.83%；对照组治愈5例，显效7例，有效9例，无效3例，总有效率为87.50%[2]。

3. 药物性头痛 以本方为主，痰浊者加胆南星，热重者加赤芍，血瘀者加丹参，6天为1个疗程，治疗因服用抗结核药物引起的药物性头痛39例。结果痊愈32例，显效4例，无效3例，总有效率为92.31%[3]。

4. 痹证 随机将73例痹证患者分为治疗组46例，对照组27例。治疗组以本方加味治疗，对照组应用西药非甾体抗炎药为主治疗。结果：治疗组总有效率为95.7%，胃肠道反应发生率为6.5%，半年内复发率为40.9%；对照组总有效率为77.8%，胃肠道反应发生率为 59.3%，半年内复发为 76.2%。治疗组不仅疗效明显优于对照组（$P<0.05$），而且胃肠道反应发生率、半年内复发率均明显低于对照组（$P<0.01$）[4]。

5. 腰背痛　用九味羌活丸每次 6～9g，葱姜汤送服，每日 2 次，配合拔罐疗法，每次 10～15 分钟，3 日 1 次，6 次为 1 个疗程，治疗因风、寒、湿三邪而致的腰背痛。结果 73 例均获显著疗效[5]。

6. 颈椎病　用本方加减治疗颈椎病 27 例，14 例自觉症状及体征完全消失，12 例好转，1 例无效，总有效率为 96.3%。基础方：羌活、苍术、桂枝、细辛、葛根、白芷、威灵仙、川芎、生地黄、桃仁、红花、甘草。若颈椎增生严重者，重用威灵仙；颈部僵硬者，加大葛根、桂枝用量[6]。

7. 外感牙痛　用九味羌活汤治疗牙痛 27 例，所治患者皆伴有恶寒发热、无汗头痛、肢体酸痛等症状。结果痊愈 25 例，无效 2 例，总有效率 92.15%[7]。

8. 中耳炎　以九味羌活汤去黄芩、生地黄，加陈皮、厚朴、大腹皮为主，治疗分泌性中耳炎早期 16 例，5 剂为 1 个疗程。其病证特点为耳内胀闷闭塞感，自听过强，听力减退，伴恶风汗出，口黏不渴，舌苔黏腻，脉滑而数。检查见耳膜呈橘黄色，有积液线如发丝血。治疗 3 个疗程后，治愈 15 例，好转 1 例[8]。

9. 鼻窦炎　用本方合三花汤加减治疗鼻窦炎 109 例，其中双侧上颌窦炎 36 例，单侧上颌窦炎 66 例，上颌窦炎伴过敏性鼻炎 5 例，上颌窦伴慢性鼻炎 2 例。结果：服药最少 3 剂，最多 26 剂；痊愈 84 例，好转 22 例，无效 3 例，总有效率为 97%[9]。

10. 三叉神经痛　以九味羌活汤为主辨证治疗三叉神经痛 30 例，若风寒型去生地黄、黄芩，加全蝎、僵蚕；实火型加栀子、石膏；气血虚弱型加黄芪、当归；瘀血阻络型加丹参、桃仁；痛甚加土茯苓，川芎增量。经治疗，26 例痊愈，4 例好转[10]。

11. 带状疱疹后遗神经痛　以九味羌活汤加减治疗带状疱疹后遗神经痛 36 例。以九味羌活汤为基础方，根据临床辨证分型，肝经部者加柴胡、丹皮、龙胆；脾虚湿蕴者加白术、茯苓、黄芩；气滞血瘀者加丹参、黄芪；如遇疼痛甚者加延胡。每日 1 剂，每剂煎服 3 次，每次约 150ml，7 天为 1 个疗程。结果：痊愈 25 例，好转 4 例，无效 7 例，总有效率为 80%[11]。

12. 急性荨麻疹　以本方为主方，治疗本病 152 例。基本方：羌活 19g，防风 6g，炒苍术 6g，北细辛 1.5g，川芎 6g，白芷 6g，生地黄 10g，炒黄芩 6g，甘草 6g，生姜 2 片，葱白 3 枚。儿童用量酌减。无寒热者，去生姜、葱白头；风热者，去北细辛；因药物反应重用甘草，加绿豆；寄生虫引起者，加槟榔、乌梅肉；反复发作者，加蝉蜕、浮萍、地肤子。结果 119 例服药 3 剂痊愈；15 例服药 5 剂痊愈；10 例服药 7 剂痊愈；6 例反复发作者，服药 10 剂症状好转，间有发作，然再服此方仍有效；2 例无效。笔者认为本方对风寒型、风湿型之荨麻疹皆有效[12]。

13. 疖肿　用九味羌活汤内服，外敷大黄软膏，治疗复发型、多发型及继发型疖肿 90 例。内治基本方：羌活、独活、防风、白芷、苍术、黄芩、栀子各 10g，生地黄、蒲公英、鱼腥草各 15g，甘草 3g。病发于头面部者，酌加菊花、蝉蜕；发于臀部者，酌加黄柏、牛膝；泛发于全身或以多发为主者，重用清热解毒药并酌加黄连、败酱草、紫花地丁；消渴病患者酌加玉竹、沙参、麦冬。结果治愈 61 例，好转 24 例，无效 5 例，总有效率为 94.4%[13]。

14. 白癜风　对 21 例泛发性白癜风患者采用内服本方，外用加减九味羌活酊（将羌活 10g、防风 10g、白芷 10g、川芎 10g、细辛 5g、红花 5g 加入 75%酒精 200ml 中，浸泡 1 周过滤备用），日 2～3 次，外涂白斑区。1 个月为 1 个疗程。治疗期间禁食辛辣食物及富含维生素 C 的水果，避免在日光下曝晒。经 3 个疗程的治疗，显效 12 例，有效 7 例，无效 2 例，总有效率为90.5%[14]。

【实验研究】

1. 镇痛作用　小鼠醋酸扭体法实验证明，该方水提物和醇提物20g/kg能明显抑制小鼠扭体反应，减少扭体次数；其醇提物25g/kg对热板法所致小鼠疼痛反应有明显抑制作用，提高小鼠痛阈值[15]。另有报道，该方水提物10.5g/kg剂量能明显减少醋酸引起的小鼠扭体反应次数及提高热板法中小鼠痛阈值[16]。表明本品镇痛作用良好。

2. 抗炎作用　小鼠巴豆油耳肿胀法和大鼠蛋清足肿胀法实验证明，九味羌活汤醇提液30g/kg对动物急性炎症水肿模型有明显抑制作用[15]。

3. 抑菌作用　九味羌活汤水煎剂对金黄色葡萄球菌、表皮葡萄球菌、大肠杆菌、绿脓杆菌、普通变形杆菌、福氏志贺菌、微球菌、黏质沙雷菌进行体外抑菌实验。结果显示该水煎剂的最小抑菌浓度分别为0.008g/ml、0.016g/ml、0.25g/ml、0.25g/ml、0.031g/ml、0.063g/ml 、0.016g/ml、0.25g/ml，表明九味羌活汤对多种细菌有抑制作用[17]。

4. 解热作用　九味羌活汤水煎液8.1g/kg和21.6g/kg灌服给药，对用疫苗或啤酒酵母引起的发热模型动物(家兔、大鼠)，可使其发热体温下降，且作用迅速。另有实验发现对多种致热原(啤酒酵母、过期菌苗、内毒素、内生性致热原)引起的大鼠、家兔发热，九味羌活汤有一定的解热效果[18]。杨奎等采用中药血清药理学研究方法，显示九味羌活丸对伤寒副伤寒内毒素诱导兔单核细胞内DNA合成有明显抑制，量效关系呈递减；对伤寒、副伤寒内毒素诱导兔单核细胞蛋白质合成小剂量作用不明显，中剂量抑制，大剂量则促进蛋白质合成；对Ca^{2+}内流的影响呈量效递增性抑制作用，大剂量则翻转为促进内流作用。表明九味羌活制剂可减少内生致热原的产生，从而发挥解热功能[19]。

5. 镇静作用　小鼠自主活动测定实验，发现九味羌活汤10.5g/kg能减少小鼠自发活动次数，表现出一定的镇静作用[16]。

6. 调节免疫作用　抗内毒素抗体产生实验表明，九味羌活汤能明显促进抗体产生，加速机体对内毒素的清除[16]。

【附方】

1. 大羌活汤(《此事难知》卷上)　羌活　独活　防风　细辛　防己　黄芩　黄连　苍术　炙甘草　白术各三钱(各9g)　知母　川芎　生地各一两(各30g)　上㕮咀，每服半两(15g)，水二盏，煎至一盏半，去渣，得清药一大盏，热饮之；不解，再服三、四盏解之亦可，病愈则止。若有余证，并依随经法治之。功用：发散风寒，祛湿清热。主治：外感风寒湿邪兼有里热证。头痛身重，发热恶寒，口干烦满而渴，舌苔白腻，脉浮数。

大羌活汤系李杲所制，见于《此事难知》，主治表里两感，外寒里热之证。方中用羌活解太阳风寒，独活散少阴风寒，并为君药。防风、川芎、苍术、细辛助二活散风寒，祛湿邪，止头痛，为臣药。黄芩、黄连、知母、生地黄清热；防己利水祛湿，兼能引里热下行；白术健脾燥湿，均为佐药。两感之证，古称难治，故东垣制本方治体实而受邪较浅者。综观全方，比九味羌活汤少白芷，多黄连、知母、防己、白术，其清热祛湿之功较强，宜于外感风寒湿邪而里热较重者。

2. 羌活胜湿汤(《内外伤辨惑论》卷中)　羌活　独活各一钱(各6g)　藁本　防风　甘草炙　川芎各五分(各3g)　蔓荆子三分(2g)　上㕮咀，都作一服。水二盏，煎至一盏，空心食前去滓大温服。如经中有寒湿，身重腰沉沉然，加酒洗汉防己五分，轻者附子五分，重者川乌五分。功用：祛风胜湿。主治：外伤于湿，郁于太阳，肩背痛，脊痛项强，或一身尽痛，或身重不能转侧，脉浮；邪在少阳、厥阴，卧而多惊。

方中羌活善祛上部风湿，独活善除下部风湿，二者相合，长于发散周身之风寒湿邪，舒利关节而止痹痛，共为君药。防风、藁本祛风散寒，胜湿止痛，助君药祛风湿止痛之功，同为臣药。川芎活血通络，祛风止痛；蔓荆子祛头面风湿而止痛，用为佐药；甘草调和诸药，为使药。

本方与九味羌活汤相比，俱用羌活、川芎、防风、甘草，均有祛风湿，止头痛的功效。但九味羌活汤多苍术、细辛、白芷及生地黄、黄芩，其解表之力较本方略强，且兼清内热，主治以恶寒发热为主，兼口苦微渴；本方多独活、藁本、蔓荆子，祛风湿之力略优，而解表之力较弱，主治以头身重痛为主，恶寒发热之表证不著。

参考文献

[1] 康丽华．九味羌活汤的临床运用体会[J]. 福建中医杂志，1964，(5)：13.

[2] 左明晏，杨毅．九味羌活软胶囊治疗上呼吸道感染的临床观察[J]. 湖北中医杂志，2008，30(4)：42.

[3] 李锐，王芸，刘大宾．九味羌活汤治疗抗结核药物性头痛 39 例[J]. 新中医，2002，34(11)：54.

[4] 杨百京．九味羌活汤加味治疗痹证 46 例[J]. 四川中医，2004，22(1)：49.

[5] 张天政．九味羌活丸加推罐治疗寒湿型腰背痛 73 例[J]. 中医研究，2003，16(5)：51.

[6] 李海成．九味羌活汤加减治疗颈椎病 27 例[J]. 新疆中医药，2002，20(2)：62.

[7] 徐仁．九味羌活汤治疗外感牙痛 27 例[J]. 四川中医，2003，21(5)：71.

[8] 江宁．从肺论治分泌性中耳炎早期 60 例[J]. 山东中医杂志，2005，24(3)：155.

[9] 郭秀兰，聂海潮．中药治疗副鼻窦炎 109 例观察[J]. 实用中医药杂志，1997，(6)：18.

[10] 邵士玺，刘东义．九味羌活汤加减治疗三叉神经痛 30 例[J]. 实用中医药杂志，1997，(4)：12.

[11] 尹旺旭，尹旺胜，文明昌．九味羌活汤加味治疗带状疱疹后遗神经痛 36 例的临床观察[J]. 贵阳中医学院学报，2001，23(1)：33.

[12] 闵捷，卢寅熹．加减九味羌活汤治疗急性荨麻疹[J]. 上海中医药杂志，1982，16(4)：21.

[13] 沈国伟，许丽羚．内外合治法治疗疖肿 90 例[J]. 实用中医药杂志，2003，19(9)：463.

[14] 顾仲明．九味羌活汤治疗白癜风 21 例[J]. 上海中医药杂志，2005，39(5)：25.

[15] 蒋孟良．九味羌活汤镇痛抗炎作用的研究[J]. 中成药，1992，11(2)：25-26.

[16] 沈映君，王一涛，王家葵．解表方药研究的思路与实践[J]. 中医杂志，1992，33(5)：52-54.

[17] 高灵玲，郭群，苏玮．6 种传统方剂单味中药颗粒体外抑菌作用比较[J]. 中成药，1998，20(6)：22-23.

[18] 许俊杰，孟庆棣．古典清热方对家兔体温的影响[J]. 中药通报，1986，(1)：54-55.

[19] 杨奎，沈映君，王一涛，等．含香薷、羌活胜湿汤和九味羌活丸血清对内生致热原产生的影响[J]. 中药药理与临床，1995，11(4)：1-3.

葱豉汤

（《肘后备急方》卷 2）

【异名】葱白豉汤（《类证活人书》卷 19）。

【组成】葱白连须一虎口（5 条）　淡豆豉一升（30g）

【用法】上以水三升，煮取一升，顿服取汗。不汗复更作，加葛根二两，升麻三两，五升水煎取二升，分再服。必得汗；若不汗，更加麻黄二两，又用葱汤研米二合，水一升，煮之，少时下盐豉，后纳葱白四物，令火煎，取三升，分服取汗。

【功用】解表散寒。

【主治】外感表寒轻证。微恶风寒，或微热，头痛，无汗，鼻塞流涕，喷嚏，舌苔薄白，脉浮。

【病机分析】本方证属外感风寒表证之轻者。风寒束表，毛窍闭塞，卫阳被遏，因感邪较轻，故其症见微恶风寒，或微发热，头痛无汗；肺合皮毛，开窍于鼻，风寒袭表，每致肺气不宣，肺系不利，故鼻塞流涕、喷嚏；苔薄白，脉浮为风寒表证之征象。

【配伍意义】外感风寒，宜辛温解表。表寒轻证，只需轻疏肌表，微发其汗，病邪自可外达，不必用辛温重剂，徒伤其表。故方用辛温之葱白发汗解表，"散风寒表邪"(《丹溪手镜》卷中)，以"治伤寒头痛身疼"(《罗氏会约医镜》卷17)，为君药。淡豆豉辛而微温，"发汗解肌"(《罗氏会约医镜》卷17)，宣散表邪。二药合用，解表散寒，为轻宣发散之剂，对感冒及时疫初起，邪浅证轻者，颇为合拍。

本方之配伍特点：药性平和，辛而不烈，温而不燥，构成辛温解表之轻剂。

【临床运用】

1. 证治要点　本方药性平和，温而不燥，是治疗外感风寒表证之轻者的常用方剂。临床以微恶寒，鼻塞，喷嚏为证治要点。

2. 加减法　表证初起，服本方不汗者，乃病重药轻，宜加葛根、升麻辛散透表，助其发汗；服后仍不汗者，再加麻黄开腠发汗，逐邪外出；若患者恶寒无汗，头痛较甚，加荆芥、防风、羌活，以解表达邪；兼胸闷泛恶，舌苔白腻者，加紫苏、苍术、藿香，以芳化湿浊；咳嗽明显，咯痰不爽，声音嘶哑者，配牛蒡子、桔梗、浙贝母，以宣肺化痰，止咳利咽；发热、咽痛、口苦，舌质偏红或苔黄等里热证候明显者，可加栀子、黄芩、金银花、连翘，以清热解毒。

3. 现代多用本方治疗感冒，属于外感风寒而证候较轻者。

【源流发展】本方为晋代医家葛洪创制，见于所著《肘后备急方》一书。葛氏用药，力求简要易得，如在自序中说："周流华夏九州之中，收拾奇异，据拾遗逸，选而集之，使种类殊分，缓急易简。"又说"余今采其要约，以为肘后救卒三卷，率多易得之药，其不获已须买之者，亦皆贱价……"葱豉汤之组成最能体现其组方遣药简便廉效的特点。本方为外感风寒表证而设，温而不燥，汗而不峻。不仅与麻黄汤有殊途同归之妙，而且可避免用麻黄汤之多所顾忌，是对《伤寒论》风寒表证治疗的补充与发展，颇受历代医家的推崇。《外台秘要》卷3中用于治疗血虚或失血后，外受风寒之葱白七味饮，乃本方加葛根、生姜、麦冬、生地黄组成；《类证活人书》卷18中用于治疗伤寒，头项腰背痛，恶寒脉紧无汗者之活人葱豉汤，是本方加麻黄、葛根组成；《卫生家宝》所载治疗"一切伤寒，不论阴阳轻重，老少男女孕妇，皆可服用"的神白散，也是本方加白芷、生姜、大枣、甘草而成。本方因其药性平和，在温病学尚未兴起之前，对热证的治疗有较大的影响。火热论的倡导者——刘完素，认为表证应以汗解，但"怫热郁结于表，绝非辛热药所宜，用之则表虽解而热不去，惟有用辛凉或甘寒以解表，则表解热除，斯为正治。故曰："以甘草、滑石、葱、豉寒药发散甚妙"(《素问玄机原病式》卷2)。其治表证而兼内热之双解散(《伤寒直格》卷下)，药用防风、川芎、当归、芍药、薄荷叶、大黄、麻黄、连翘、芒硝、石膏、桔梗、滑石、白术、山栀子、荆芥、甘草、黄芩、葱白、豉、生姜，亦含有本方。清代名医俞根初尤善化裁本方，既用本方治伤寒，如本方加薄荷、粳米之葱豉荷米煎(《重订通俗伤寒论》卷2)，治小儿伤寒二、三日；本方合香苏散之香苏葱豉汤(《重订通俗伤寒论》卷2)，治妊娠伤寒；本方合白虎汤加细辛之葱豉白虎汤(《重订通俗伤寒论》卷11)，治伤寒愈后，伏热未尽，复感新邪，邪郁于内之头痛，发热，恶寒，舌燥口渴等证；又用本方治温病，如本方加山栀、桔梗、薄荷、连翘、甘草之葱豉桔梗汤(《重订通俗伤寒论》卷2)，治风温、风热初起；本方合葳蕤汤加减而成之加减葳蕤汤，用于治疗阴虚之体感冒风温。温病学家虽不主张辛温发汗，但对本方则情有独钟。叶桂说："在内之温邪欲发，在外之风邪又加，葱豉汤最为捷径"（录自《温热经纬》卷5）。《时病论》卷1中春温第一方——辛温解表法（葱白、豆豉、防风、桔梗、杏仁、广皮），即从本方扩充而成。《痢疟纂要》卷9之葱豉益元散，治暑热兼夹外邪之痢，以本方煎汤调服益元散。可见，本方虽药简而平淡，然平淡中有神奇，"勿以其清淡而忽之"（《医方论》卷1）。

【方论选录】

1. 张璐："本方药味虽轻，功效最著。凡虚人风热，伏气发温，及产后感冒，靡不随手获效。与产后、痢后用伏龙肝汤丸不殊，即可探决死生，且免招尤取谤，真危证解围之良剂也。"（《张氏医通》卷13）

2. 汪昂："此足太阳药也。葱通阳而发汗，豉升散而发汗。邪初在表，宜先服此以解散之。免用麻黄汤者之多所顾忌，用代麻黄者之多所纷更也。"（《医方集解·发表之剂》）

3. 王士雄："叶氏春温篇，于新邪引动伏邪，亦主是方。盖此方为温热初病开手必用之剂。鞠通不察，舍近而图远，遂为喻氏臆说所惑，以桂枝汤为初感之治，仍不能跳出伤寒圈子矣。"（《温热经纬》卷5）

4. 费伯雄："解表通阳最为妥善，勿以其清淡而忽之。"《医方论》卷1）

【评议】诸医家均认为本方为轻宣疏表之良方。张氏、王氏论述本方能治"伏气发温"，"产后感冒"，"温热初病"，乃善用古方之实例。葱豉汤辛平解表，无论外感风寒，温病初起，凡症轻邪微在表者，均通治之，故张氏、王氏、费氏皆极赞此方之妙。但需指出，本方毕竟药味单薄，若表证较重者，应随证加药，否则有隔靴搔痒之嫌，病重药轻，无济于事。汪氏之"邪初在表，宜先服此以解之。免用麻黄汤者之多所顾忌，用代麻黄者之多所纷更也"，可谓是经验之谈。

【验案举例】冬温疫痧　《全国名医验案类编》卷13：孙姓子，年7岁，住本镇。因腊月间疫痧盛行，适感冬温而触发。初起发热恶寒，咳嗽体倦，饮食减少，尚未见有痧点。脉缓不数，舌边尖红，起刺，苔薄白滑。此冬令寒邪外来，温邪内伏之变。初用葱豉汤加味清轻疏解。处方：鲜葱白三段，淡豆豉钱半，苏薄荷八分，桂枝八分，杏仁钱半，甘草四分。服后，颈项及胸背部等处发现痧点，犹隐约在皮肤间，尚未大现于外也，仍用原方再进1剂。第三日，痧大现，胸背颈项手臂等处均密布而色红艳，夜间热甚，口渴，遂改用桑叶、金银花各二钱，光杏仁二钱，益母草二钱，天花粉二钱，川贝母钱半，生甘草四分，青连翘三钱，清热解毒，活血透痧。

按语：痧疹皮下隐伏不透，一般多遣升麻葛根汤之类解肌透疹。然本例痧疹发于腊月，且见恶寒发热等风寒表证，显系风寒外束，痧毒内伏之证，故用微温辛散之葱豉汤加杏仁、桔梗等，轻疏肌表，宣畅肺气，使风寒解而痧毒尽达于肌表。倘依据"麻为阳毒"而恣意寒凉，冰伏毒热，必致疹出不透，变证丛生。本案说明，"病有千变，法亦有千变，若死于教条，则难应变"（《蒲辅周医疗经验》）。至于服本方后，痧疹大现，疹色红艳，夜间热甚，口渴，改用清热解毒，活血透疹法治之，是痧疹出疹期治疗之正法。

【附方】

1. 葱豉汤（《类证活人书》卷18）　葱白十五茎（3枚）　豆豉二合（6g）　麻黄四分（3g）　葛根八分（6g）　水煎服，取汗。功用：通阳散寒，发汗解表。主治：伤寒一二日，头项腰背痛，恶寒脉紧无汗者。

本方系葱豉汤加味而成。外感风寒，病证较重，且头项腰背痛，故加麻黄、葛根，使发汗解表之力增强，葛根尚能舒筋通络，兼治头项强痛。

2. 葱豉桔梗汤(《重订通俗伤寒论》卷 2) 鲜葱白三枚至五枚 苦桔梗一钱至钱半(3～4.5g) 焦山栀二钱至三钱(6～9g) 淡豆豉三钱至五钱(9～15g) 苏薄荷一钱至钱半(3～4.5g) 青连翘一钱半至二钱(4.5～6g) 生甘草六分至八分(2～2.5g) 鲜淡竹叶三十片(3g) 水煎服。功用：疏风清热，清肺泄热。主治：风温初起，头痛身热，微恶风寒，咳嗽，咽痛，口渴，舌尖红，苔薄白，脉浮数。

方中葱白辛温通阳，合豆豉则发汗解表；薄荷、连翘疏散风热；桔梗宣肺止咳利咽；山栀、竹叶清心肺之热，并导热从小便而去；生甘草合桔梗以清利咽喉。如此配伍，使风温之邪，既得辛散从外而解，又得清泄从下而去，自然诸症悉除。

上述两方均由葱豉汤加味而成。活人葱豉汤增入麻黄、葛根，则解表发汗之力加强，宜于外感风寒较重之证。葱豉桔梗汤配入薄荷、桔梗、连翘、山栀、竹叶等疏散清热之品，则将辛平之剂易为辛凉之方，故适宜于治疗风温初起之表热证。

香 苏 散

(《太平惠民合剂局方》卷 2)

【组成】香附子 紫苏叶各三两(90g) 炙甘草一两(30g) 陈皮二两(60g)

【用法】上为粗末。每服三钱(9g)，水一盏，煎七分，去滓，热服，不拘时候，日三服。若作细末，只服三钱(9g)，入盐点服(现代用法：作汤剂煎服，用量按原方比例酌情增减)。

【功用】疏散风寒，理气和中。

【主治】外感风寒，内有气滞证。形寒身热，头痛无汗，胸脘痞闷，不思饮食，舌苔薄白，脉浮。

【病机分析】恶寒发热，头痛无汗，与一般表证无异；胸脘痞闷，不思饮食，则为气郁湿滞现象。津气升降出入都以少阳三焦为其通道，卫气能在三焦正常运行，有赖于肺气宣发肃降，肝气疏泄条达，脾胃升降转输。平素气郁不舒，一经外感，立即影响肺气不宣，脾气不运，肝气失疏，气碍其津，津气交阻，成为外感风寒，内有气滞机制。胸脘痞闷虽为津气阻滞共有征象，此证舌苔薄白而不腻，显然偏于气郁。故舌苔薄白是为胸闷脘痞是否偏于湿重的辨证依据。

【配伍意义】本方证为风寒外束，内有气郁。风寒在外，不用发散之品则表证不解；内有气郁，不用理气之药则气滞不除。所以，本方以疏散风寒与理气药物组合而成。方中苏叶辛温，归肺、脾二经，“芳香气烈，外开皮毛，泄肺气而通腠理；上则通鼻塞，清头目，为风寒外感灵药；中则开胸膈，醒脾胃，宣化痰饮，解郁结而利气滞”(《本草正义》)，本方用之，发表散寒，理气宽中，一药而兼两用，切中病机，为君药。香附辛苦甘平，为行气开郁之要药，正如《本草分经》所云：“香附，通行十二经，入脉气分，调一切气，……解六郁利三焦”，为臣药。君臣相合，苏叶得香附之助，则调畅气机之功益著；香附借苏叶之升散，则能上行外达以祛邪，此即李时珍所谓：香附生用“则上行胸膈，外达皮肤，……得紫苏、葱白则能解散邪气”(《本草纲目》卷 14)。胸脘痞闷，虽缘于气郁，亦与湿有关，故佐用理气燥湿之陈皮，一则协君臣行气滞以畅气机，二则化湿浊以行津液。甘草健脾和中，与香附、陈皮相配，使行气而不致耗气；并调和药性，是佐药兼使药之用。如此配伍，使表邪解则寒热除，气机畅则痞闷消。

本方配伍特点有二：一是解表药和理气药同用；二是行气结合化湿，用药兼顾肺脾肝三脏。

【临床运用】

1. 证治要点　本方为治疗表证而兼气滞的代表方剂。临床以恶寒发热，头痛无汗，胸脘痞闷，舌苔薄白，脉浮为证治要点。

本方因苏叶、香附、陈皮均能理气解郁调中，所以亦可用于肝胃气滞之脘腹疼痛，若加苏梗以理气宽中，则更为合拍。此外，苏叶尚有安胎作用，故妊娠感冒，用之亦较适宜。

2. 加减法　风寒表证较重，加葱白、生姜、荆芥等以加强发汗解表的作用；气郁较甚，胸胁胀痛，脘腹胀满者，加柴胡、厚朴、大腹皮等以加强行气解郁之力；湿浊较重，胸闷，不思饮食，舌苔白腻者，加藿香、厚朴、半夏等以化湿运脾；兼见咳嗽有痰者，加苏子、桔梗、半夏等以降气化痰止咳。

3. 本方现代多用于胃肠型感冒，辨证属感受风寒兼气机郁滞者。

【源流发展】本方见于宋·《太平惠民和剂局方》，为该书中著名方剂之一。宋以前，风寒表证，袭用仲景之麻、桂剂。麻、桂类方，发汗力较强，对寒冷季节感寒较甚，表寒较重之证，用之多汗出而愈。然风寒之邪，四时皆有，倘若病轻邪浅，投以麻、桂，则易过汗伤正，故制香苏散以代麻、桂二方，治疗表寒轻证。因本方药性平和，温而不峻，程国彭谓其"药稳而效，亦医门之良法也"(《医学心悟》卷 2)。原方治四时瘟疫伤寒，后世有所发展，加减衍化成多种方剂用于四时感冒，如《世医得效方》卷 1 之香苏散，以本方加苍术、生姜、葱白而成，其解表化湿之力增强，故用于外感风寒，气阻湿滞之证。《活幼心书》卷下之七宝散，以本方加生姜、白芷、川芎、桔梗，此方解表行气，兼能宣畅肺气，故临床用于"时气伤风、伤寒及头昏体热，咳嗽"之证。《幼科金针》卷上之香苏散，取本方苏叶、陈皮行气之中兼有和胃降逆的作用，故于本方加味生姜、桂枝、防风、羌活、柴胡，用治小儿外受风寒，内伤湿滞之呕吐证。《女科指掌》卷 3 之香苏散，依据方中苏叶为安胎之圣药，则于本方加味砂仁、生姜，专治妇人"妊娠伤寒"。现代名医蒲辅周的治疗感冒常用方——加味香苏饮乃本方加防风、葛根、羌活、荆芥、僵蚕、桔梗、枳壳、豆豉、葱白而成。另外，历代医家应用本方，并不局限于感冒，通过适当化裁，尚治内伤杂病。如元代《卫生宝鉴》卷 14 之香苏散，本方去香附、甘草，加生姜、木通、防己，治"水气虚肿，小便赤涩"。清代《医方简义》卷 4 之香苏饮，承袭罗天益，以本方加防风、杏仁，主治"肿病初起，两目下如卧蚕状，身重微喘"。是方治外寒气滞之水肿，着眼于发汗以祛湿，调气以行津，不利水而肿自消，堪为因证变通的典范。此外，《证治要诀类方》卷 3 之香苏散，以本方加槟榔、木瓜、生姜、葱白，治"将产脚赤肿"；《胎产心法》卷上之香苏散，以本方加藿香、砂仁，治"妊娠霍乱"，皆为活用古方之实例。可见本方对后世医家启迪之深，影响之大，足资临床使用时借鉴。

【方论选录】

1. 吴昆："南方风气柔弱，伤于风寒，俗称感冒。感冒者，受邪肤浅之名也。《内经》曰：卑下之地，春气常存。故东南卑下之区，感风之证居多。所以令人头痛、发热，而无六经之证可求者。所感人也，由鼻而入，实于上部，不在六经，故令头痛发热而已。是方也，紫苏、香附、陈皮之辛芬，所以疏邪而正气；甘草之甘平，所以和中而辅正尔。"(《医方考》卷 1)

2. 汪昂："此手太阴药也。紫苏疏表气而散外寒，香附行里气而消内壅，橘红能兼行表里以佐之(橘红利气，兼能发表散寒，盖气行则寒散，而食亦消矣)，甘草和中，亦能解表为使也。"(《医方集解·表里之剂》)

3. 徐大椿："夹气受邪，清阳抑遏，故发热头痛，胸满胁痛焉。脉弦浮，是气郁风淫之象。紫苏全用，顺气而能散气分之邪，兼行血分；香附生用，发汗而能行血中之气，善于解郁；陈皮

利气，甘草缓中。……此散邪解郁之剂，即缓中止痛之方也。”(《医略六书·杂病证治》卷 18)

4. 汪绂：“紫苏辛温补肝，祛风发汗，亦表散风寒主药；香附辛温，行肝气于脾胃，以去郁宣滞，此用以治内也；陈皮辛行肝气，苦理脾胃，去白则轻而能表，此以兼行内外；甘草以缓肝和中；加葱、姜煎，以祛风表汗为主。此表里兼治，而用药有条理，亦良方也，此补肝而平胃也。”(《医林纂要探源》卷 5)

5. 费伯雄：“外疏风而内行气，正以轻松流利为佳，不必动辄峻剂也。”(《医方论》卷 1)

6. 陈潮祖：“气机的升降出入与肺的宣降，肝的疏泄，脾胃的升降有关，方中苏叶宣畅肺气，陈皮健运脾气，香附疏达肝气，合用兼顾上中下三焦。此方药仅四味而能反映表里同治，津气并调，三焦兼顾的配方法度，谓其结构谨严，用药精当，亦非过誉。”(《中医治法与方剂》)

【评议】关于本方功用及用药特点，诸家从解表行气立论，各陈己见，唯费氏所论最为精当。汪绂论述本方配伍意义时所谓“紫苏辛温补肝”，与徐氏顺气而能散气分之邪，兼行血分，显然矛盾，历代本草书籍多认为苏叶归肺、脾、胃经而能解表宣肺，理气和胃，虽有载该药“入厥阴肝经”(《本草经解》)，但亦强调其“和血”(《本草纲目》卷 14)之功，故汪氏之说似欠妥当。陈氏以“表里同治，津气并调，三焦兼顾”，概括本方配伍特点，可谓深刻确当，引人注目。

【验案举例】

1. 咳喘 《吉林中医药》(1990，1:31)：某女，58 岁。患咳喘 3 年，每遇外邪或劳累、生气则发，久治而未能根除。本次先由婆媳不和，又适逢外感，虽服多种止咳定喘药无效。诊见：咯白黏痰，咳甚则喘，夜难平卧，恶寒、自汗，神疲纳少，腰背酸楚，苔薄白，脉细数。证属风寒袭肺，表虚兼肝郁之咳喘。方用香苏散加味，处方：苏叶、苏子、桂枝、炙紫菀各 15g，杏仁、香附、陈皮、前胡各 10g，甘草 5g，水煎服，日服 2 次。二诊：服药 5 剂，疾去大半，守前方减前胡加淮小麦 30g，水煎服，14 剂后痊愈，追访未再复发。

2. 痛经 《吉林中医药》(1990，1:31)：某女，17 岁，学生。上次月经未净即被同学强拉下水游泳。本次经前 3 天自觉小腹坠胀，痛引胁胀不适，头胀痛，烦躁，无食欲，舌苔薄白，脉浮弦。证属冲任为风寒所袭，平素又肝气郁滞，疏泄无权，风寒气滞凝于胞宫而成痛经。治宜疏散风寒，理气通经，方用香苏散加味。处方：香附 20g，紫苏叶、陈皮、延胡索各 15g，甘草 10g，水煎服，每日 1 剂，分 3 次服。二诊：2 剂后痛止但经仍未行，守前方减延胡索、苏叶，加当归、川芎各 15g，月季花 10g，水煎服。三诊：3 剂后下黑紫血块。前方加益母草 20g，2 剂后痊愈。

按语：案 1 咳喘系由外受风寒，情志不舒引起，故用本方解表行气，加杏仁、苏子、紫菀止咳平喘。案 2 之痛经为经期游泳，寒滞胞宫，气郁血瘀，治当散寒疏肝，活血调经，故用本方加温经活血止痛之品而取效。

【临床报道】

1. 感冒 以香苏散为基本方，风寒甚者加防风、羌活各 10g；风寒夹内热者加蒲公英、板蓝根各 20g；风热者加金银花 15g，芦根 30g，牛蒡子、桔梗、连翘各 10g，板蓝根 20g；夹湿者加藿香、佩兰(后下)各 10g；夹燥者加浙贝母、沙参各 15g，芦根 30g，梨皮 10g；夹暑者加青蒿 10g，滑石 24g；伴咳嗽者加杏仁 10g。治疗感冒患者 168 例。辨证分为风寒 147 例和风热 21 例，其中夹燥 12 例，夹湿 92 例，夹暑 8 例，风寒夹内热 101 例。结果 1～3 剂治愈者 116 例，6 剂治愈者 38 例，9 剂治愈者 12 例，无效 2 例，总有效率为 98.8%[1]。

2. 胃、十二指肠溃疡 以本方(香附 10g,苏梗 6g,陈皮 6g,炙甘草 5g)加柴胡 5g,白芍 10g,八月札 10g,黄连 6g,丹参 18g,治疗胃、十二指肠溃疡 30 例。其中,胃、十二指肠溃疡各 15 例。结果:显效(临床症状全部消失,胃镜或 X 线钡餐造影恢复正常或溃疡缩小 50% 以上,半年不复发)6 例;有效 21 例;无效 3 例,总有效率为 90%[2]。

3. 胆汁反流性胃炎 将本病 70 例随机分为 2 组。治疗组 36 例,给予香苏散加味(香附、法半夏、紫苏叶、陈皮、甘草、党参、黄连)治疗;对照组 34 例,给予多潘立酮、复方氢氧化铝片治疗。2 组均以 4 周为 1 个疗程。结果:治疗组改善上腹痛、呕吐症状方面优于对照组($P<0.05$)。胃镜及病理活检总有效率治疗组为 91.7%,对照组为 82.4%。2 组比较,差异均有显著性意义($P<0.05$)[3]。

4. 胃脘痛 以本方加味治疗胃脘痛 102 例,其中胃溃疡 12 例,十二指肠溃疡 20 例,各种慢性胃炎 70 例。临床表现以上腹胃脘近心窝处发生疼痛为主要症状,常伴有脘腹胀满,嘈杂泛酸,嗳气呃逆,恶心呕吐,纳呆,大便不调等。基本方:香附、苏梗、陈皮、枳壳、厚朴、延胡索、川楝子、蒲公英、甘草。每日 1 剂,分 2 次温服。30 天为 1 个疗程,一般 2 个疗程。服药期间注意节制饮食,忌辛辣、生冷、肥甘滋腻、浓茶、烟酒及不易消化食物。结果:临床治愈 40 例,占 39.2%;显效 45 例,占 44.1%;有效 10 例,占 9.8%;无效 7 例,占 6.9%,有效率为 93.1%[4]。王氏亦以香苏散随症加减治疗胃脘痛 162 例,全部患者均以胃脘部疼痛为主诉,或伴有胸闷少食、嗳腐吞酸,遇恼怒复发或加重,舌苔白,脉弦。中医辨证属气滞;西医诊断属胃炎 75 例,胃溃疡 36 例,十二指肠球部溃疡伴胃炎 28 例,胆囊炎 9 例,胃恶性病变 2 例,其他 12 例。结果:临床痊愈 86 例,占 53.1%;显效 48 例,占 29.6%;好转 22 例,占 13.6%;无效 6 例,占 3.7%[5]。

5. 糖尿病胃轻瘫 杨氏将本病 189 例,随机分为治疗组和对照组。治疗组 98 例,对照组 91 例。治疗组用加味香苏散(紫苏梗、陈皮、制香附、党参、麦冬、白芍、炒白术、茯苓、黄芩、丹参、炒麦芽、柴胡、枳壳、甘草)对照组用多潘立酮、胰激肽释放酶。结果:治疗组治愈 61 例,好转 24 例,无效 13 例,总有效率为 96.7%;对照组治愈 28 例,好转 30 例,无效 33 例,总有效率为 63.7%[6]。

【附方】

1. 加味香苏散(《医学心悟》卷 2) 紫苏叶一钱五分(5g) 陈皮 香附各一钱二分(各 4g) 炙甘草七分(2.5g) 荆芥 秦艽 防风 蔓荆子各一钱(各 3g) 川芎五分(1.5g) 生姜三片 水煎温服,微覆似汗。功用:发汗解表,理气解郁。主治:外感风寒,兼有气滞,头痛项强,鼻塞流涕,身体疼痛,发热恶寒或恶风,无汗,胸脘痞闷,苔薄白,脉浮。

本方系香苏散加味而成,方以苏叶、荆芥为君药,开腠理而散风寒。防风、秦艽祛风散寒而止身痛;蔓荆子祛风邪而止头痛,并为臣药。香附行气解郁;川芎调气活血;陈皮理气燥湿,生姜散寒,并为佐药。甘草和中,是为使药。诸药合用,共奏理气解表之功。

2. 香苏葱豉汤(《重订通俗伤寒论》卷 2) 制香附一钱半至二钱(4.5~6g) 新会皮一钱半至二钱(4.5~6g) 鲜葱白二至三枚(3 枚) 紫苏一钱半至三钱(4.5~9g) 炙甘草六分至八分(2~2.5g) 淡香豉三钱至四钱(9~12g) 功用:发汗解表,调气安胎。主治:妊娠伤寒。恶寒发热,无汗,头身痛,胸脘痞闷,苔薄白,脉浮。

本方由香苏散合葱豉汤而成。妊妇感受风寒,不可峻剂取汗,以免损津耗血,亦需安胎以护胎元,故方用药轻力薄之苏叶,合香豉、葱白发散风寒;合香附、陈皮行气解郁,苏叶又具理气解郁安胎之功;甘草健脾和中,调和药性。

上述二方皆为香苏散加味而成，主治表寒而兼气滞之证，其中加味香苏散增入防风、秦艽、川芎、蔓荆子等药，则发汗解表，宣痹止痛之功加强，宜于表寒证较重，头身疼痛明显者。香苏葱豉汤乃合香苏散与葱豉汤为一方，其发汗解表之力较香苏散为强，且苏叶又有安胎之效，故对妇女妊娠感冒风寒者，较为惬当。

参考文献

[1] 麦镇荣，黄各宁．香苏散加味治疗四时感冒 168 例[J].实用中医药杂志，2001，17(7)：18.

[2] 王启琴．香苏汤治疗胃、十二指肠溃疡[J].南京中医学院学报，1993，9(1)：40.

[3] 阮兜喜．香苏散加味治疗胆汁反流性胃炎 36 例疗效观察[J].新中医，2005，37(1)：38-39.

[4] 白家温，杜雪方．香苏散加味治疗胃脘痛 102 例[J].河南中医学院学报，2007，22(2)：48.

[5] 王德敏．香苏散治疗胃脘痛 162 例[J].中国中医药信息杂志，2003，10(6)：62.

[6] 杨顺标．香苏散加减治疗糖尿病胃轻瘫 98 例[J].江西中医药，2005，36(3)：51.

小青龙汤

（《伤寒论》）

【组成】麻黄去节三两(9g) 芍药三两(9g) 细辛三两(6g) 干姜三两(6g) 甘草炙三两(6g) 桂枝去皮三两(9g) 半夏洗半升(9g) 五味子半升(6g)

【用法】上八味，以水一斗，先煮麻黄，减二升，去沫，内诸药，煮取三升，去滓，温服一升。

【功用】解表散寒，温肺化饮。

【主治】外寒内饮证。恶寒，发热，头身疼痛，无汗，喘咳，痰涎清稀而量多，胸痞，或干呕，或痰饮喘咳，不得平卧，或身体疼重，头面四肢浮肿，舌苔白滑，脉浮。

【病机分析】寒热无汗，喘咳痰稀，是本方主症，外感风寒，内停水饮是此证病机，其余脉症，是辨证依据。《素问・咳论》谓："皮毛者，肺之合也。皮毛先受邪气，邪气以从其合也。其寒饮食入胃，从肺脉上至于肺，则肺寒，肺寒则外内合邪，因而客之，则为肺咳。"小青龙汤证与咳论所述恰好相符，其病机涉及外感内伤两个方面。肺主肃降，通调水道，外合皮毛。风寒束表，皮毛闭塞，卫阳被遏，营阴郁滞，故见恶寒发热，无汗，身体疼痛。素有水饮之人，一旦感受外邪，每致表寒引动内饮，《难经・四十九难》说："形寒饮冷则伤肺。"水寒相搏，内外相引，饮动不居，水寒射肺，肺失宣降，故咳喘痰多而稀；肺失肃降，通调失常，津液敷布障碍，则又可加重饮停。水停心下，阻滞气机，故胸痞；水留胃中，胃气上逆，故干呕；水饮溢于肌肤，故浮肿身重。舌苔白滑，脉浮，是为外寒内饮之佐证。

【配伍意义】本方证属外寒内饮证。若不疏表而徒治其饮，则表邪难解；不化饮而专散表邪，则水饮不除，故治宜解表散寒与温肺化饮配合，使外邪得解，内饮得化，一举而表里双解。方中麻黄有发汗解表，宣肺平喘，利尿行水三大功效；桂枝也有解肌发表，温通血脉，化气行水三大作用，麻、桂相伍，发汗散寒以解表邪为主，其利尿行水之功可顾及水饮之患；宣肺通脉之效又兼治喘咳身痛等症，二药之用，针对病因、病机、主症，故为方中君药。"饮伏于内，而不用姜、夏，寒与饮搏，宁有能散之者乎"(《伤寒贯珠集》卷 1)，故臣用干姜、细辛、半夏温肺化饮，燥湿祛痰，治已成之水饮。细辛尚助麻、桂解表祛邪，半夏兼能和胃降逆。然而素有痰饮，纯用辛温发散，恐耗伤肺气，故佐用五味子敛肺止咳，芍药和营养血，二药与辛散之品相配，一散一收，既可增强止咳平喘之功，又可制约诸药辛散太过之性，且可防止温燥药物伤津。正如尤怡曰："芍药、五味，不特收逆气而安肺气，抑以制麻、桂、姜、辛之势，使不相惊而相就，以成内外协济之功耳"（《伤寒贯珠集》卷1）。炙甘草兼为佐使之药，既可益气和中，又能调和辛散酸收之间。药虽八味，配伍严谨，开中有合，宣中有降，使风寒解，营卫和，水饮去，宣降有权，则诸症自平。

本方配伍特点有二：一以麻黄、桂枝解散在表之风寒，配白芍酸寒敛阴，制麻、桂而使散中有收；二以干姜、细辛、半夏温化在肺之痰饮，配五味子敛肺止咳，令开中有合，使之散不伤正，收不留邪。

【临床运用】

1. 证治要点　本方是治疗外感风寒，水饮内停的常用方剂。以恶寒发热，无汗，喘咳，痰多而稀，舌苔白滑，脉浮为证治要点。

2. 加减法　原书加减法云："若渴，去半夏，加栝蒌根三两；若微利，去麻黄，加荛花，如一鸡子，熬令赤色；若噎者，去麻黄，加附子一枚，炮；若小便不利、少腹满者，去麻黄，加茯苓四两；若喘，去麻黄，加杏仁半升，去皮尖。"渴者，乃上焦失于津液濡润，去半夏之燥，加天花粉以生津润燥；微利者，乃水饮下趋肠道，去麻黄之发散，加荛花以"利水道"；咽喉有噎塞感者，乃少阴阳气不足，水寒之气上逆较甚，去麻黄以免发汗再伤阳气，加炮附子以温助肾阳，使水寒之气得化；小便不利，少腹满者，乃水饮停聚下焦，去宣上之麻黄，加渗湿利水的茯苓（注：原书去麻黄，实际应用中亦可不去，若虑其发汗伤津，可减轻用量，或用炙麻黄）；若喘甚者，加杏仁以降肺气，平喘逆（注：原书为去麻黄，麻黄有宣肺平喘之功，以不去为宜，若表证不明显，亦可去之）。另外，若外寒证轻者，可去桂枝，麻黄改用炙麻黄；兼有热象而出现烦躁者，加生石膏、黄芩，以清郁热；兼喉中痰鸣，加杏仁、射干、款冬花以化痰降气平喘；若鼻塞清涕多者，加辛夷、苍耳子宣通鼻窍；兼水肿者，加茯苓、猪苓以利水消肿。

3. 本方现代多用于急慢性支气管炎、支气管哮喘、肺炎、百日咳、肺心病、过敏性鼻炎、卡他性眼炎、卡他性中耳炎等属于外寒内饮证者。

【使用注意】本方辛散温化之力较强，应以确属水寒相搏于肺者，方宜使用，且视患者体质强弱酌定剂量。阴虚干咳无痰或痰热者，不宜使用。

【源流发展】本方始见于《伤寒论》及《金匮要略》。《伤寒论》用于"伤寒不解，心下有水气"者，《金匮要略》治疗"溢饮"、"咳逆倚息不得卧"、"吐涎沫"等病证。由于本方对外寒里饮或寒饮客肺之喘咳，疗效确切，故历代医家常用不衰。是方所采用的麻、桂配伍姜、辛、夏、味的组方思路，对后世解表化饮法及温肺化饮法的运用具有巨大影响。历代治疗外寒内饮或寒饮射肺证候的方剂，多由本方加减衍化而成。其衍化方大致有三类：①强调祛痰以化饮而配入苏子、紫菀、款冬花、杏仁等药物，方如《备急千金要方》卷17之补肺汤，即本方去白芍，加苏子、桑白皮、紫菀、杏仁、射干、款冬花、人参组成，主治咳逆上气，咳嗽喘息不能平卧者；《圣济总录》卷19之五味子汤，以本方去白芍、半夏，加苏子、紫菀、黄芩、人参组成，主治肺痹，上气发咳。②注重理气以行津而参入陈皮、木香等药物，方如《太平圣惠方》卷46之五味子散，以本方去半夏、白芍，加陈皮、紫菀，用治气嗽，胸满短气，不欲饮食；该书同卷之干姜散，以本方去麻黄、半夏、白芍，加木香、款冬花、炮附子、白术、大枣，亦用治咳嗽呼吸短气，心胸不利。③突出温补以培本而加入人参、附子等药物，方如《太平惠民和剂局方》卷4之杏子汤，以本方去麻黄，加人参、茯苓，用治内伤、外感咳嗽，虚劳咯血，痰饮停积；《普济本事方》卷2之五味子丸，以本方去麻黄、半夏、白芍、甘草，加人参、炮附子、杏仁、槟榔、青皮，用治肺气虚寒，痰饮咳喘；上述《备急千金要方》之补肺汤、《太平圣惠方》之干姜散，亦体现此配伍法度。

【疑难阐释】

1. 关于五味子、芍药的配伍　大凡外感之证，多忌酸收之品，而兼痰嗽者尤忌之，“以其酸敛之力甚大，能将外感之邪锢闭肺中永成劳嗽”(《医学衷中参西录》中册)。本方何以配用酸收之五味子、白芍？小青龙汤证为素有内饮，复感风寒，外寒引动内饮所致。外感风寒，毛窍闭塞，本应辛温发散，但素有寒饮之人，脾肺本虚，若以峻剂发汗，则有耗散肺气，劫阴损津之弊，应当发散与酸收并用，气阴兼顾，方为两全。方中以麻、桂相须为用，发汗祛邪；姜、辛、夏温肺化饮，配五味子敛肺止咳，芍药益阴和营，二药与前五药相配，则辛散发汗而不耗气伤津；酸敛而不留邪，相反相成，相得益彰。况且，五味子、白芍的配伍，不仅是佐制之用，更有佐助之能，本方止咳平喘功效的发挥，与二药的配入有关。五味子止咳平喘之功，古代本草书籍已有定论；现代中药药理研究证实，白芍能缓解支气管痉挛而具平喘之效。据小青龙汤拆方实验表明，本方的平喘作用，并非主要靠麻黄和半夏，白芍等可能起更重要的作用[1]。可见，二药的配伍能增强本方平喘之力。

2. 关于本方治疗水饮证　《伤寒论》用本方治“伤寒表不解，心下有水气”，因其能发汗解表，温肺化饮，学者多无疑虑，然《金匮要略》所用三条：①痰饮篇：“病溢饮者，当发其汗，大青龙汤主之，小青龙汤亦主之。”②“咳逆倚息不得卧，小青龙汤主之。”③妇人杂病篇：“妇人吐涎沫，医反下之，心下即痞，当先治其吐涎沫，小青龙汤主之。”却无一条言及表证，可见仲景用本方既治外寒内饮证，又治单纯水饮内停证。本方并未专用利水药物，何以能治水饮内停？盖治病之要在于治本，若能以治本为主，兼治其标，即可获得较好疗效。水液在体内的代谢，与肺、脾、肾三脏关系密切。肺气宣降，脾胃输运，肾阳气化，水道通调，则津液敷布全身而无停饮之患。若肺失清肃，脾失健运，肾失气化，每致津液不布而内蓄成饮。此方用麻黄宣畅肺气，干姜温运脾阳，桂枝温肾化气，旨在恢复三脏功能而令水津四布，始无水饮再停之忧。麻黄发汗利尿作用能使已停水饮从毛窍外出，三焦下行，为治标之法，此即仲景所谓“腰以上肿者，当发汗”；“夫短气有微饮者，当从小便去之”。诸药合用，标本兼顾，则水饮悉除。

3. 关于原书若微利加荛花，若喘去麻黄　对此，令后人费解，宋本《伤寒论》甚至谓“荛花不治利，麻黄主喘，今此语反之，疑非仲景意”。如何认识仲景之加减？就荛花而言，不知为何物？《医宗金鉴·订正伤寒论注》卷3认为“荛花，即芫花类也。用之攻水，其力甚峻，五分可令人下行数十次，岂有治停饮之微利，而用鸡子大之荛花者乎？”故疑此为“传写之误”，主张“改加茯苓四两”，以健脾利水。此说颇有理致，可供参考。就“喘，去麻黄”而言，湖北中医学院方剂教研室认为：“麻黄具发汗解表，宣肺平喘之功，用于本证，甚为合拍，若去之，依谁奏功？无怪乎有人明确指出：‘既减去麻黄，将恃何者以治外感之喘乎？’”[2]此说尚属允当。外寒内饮之喘咳取麻黄发汗、平喘、利尿之功，一箭三雕，于证始惬。若证偏水饮者，又另当别论。若表邪已去，正气未伤者，亦可取麻黄的三大功效而用，虑其发散太过者，可去桂枝，或麻黄改用炙麻黄，或减轻其用量。若体质素弱，或久咳不愈，或已有肺气虚损之征，以去麻黄为宜，以免辛散之性再伤肺气。后世治寒饮壅肺，久咳不愈兼肺气虚损者，于本方去麻黄，即是此意。例如《太平惠民和剂局方》卷4之温肺汤，方由本方去麻、桂，加陈皮、杏仁组成，主治“肺虚，久咳寒饮，发则喘咳”。

【方论选录】

1. 成无已：“伤寒表不解，则麻黄汤可以发；中风表不解，则桂枝汤可以散。惟其表且不解，而又加之心下有水气，则非麻黄汤所能发，桂枝汤所能散，乃须小青龙汤，始可祛除表里之邪气尔。麻黄味甘辛温，为发散之主，表不解应发散之，则以麻黄为君。桂味辛热，甘草味甘平，甘辛为阳，佐麻黄表散之，用二者所以为臣。芍药味酸微寒，五味子味酸温，二者所以为佐者，寒饮伤肺，咳逆而喘，则肺气逆，《内经》曰：肺欲收，急食酸以收之，故用芍药、五味子为佐，以收逆气。干姜味辛热，细辛味辛热，半夏味辛微温，三者所以为使，心下有水，津液不行，则肾气燥。《内经》曰：肾苦燥，急食辛以润之。是以干姜、细辛、半夏为使，以散寒水。逆气收，寒水散，津液通行，汗出而解矣。"(《伤寒明理论》卷 4)

2. 柯琴："伤寒表不解，心下有水气，干呕发热而渴，或利，或噎，或小便不利，少腹满，或喘者，用此发汗利水。夫阳之汗，以天地之雨名之。水气入心则为汗，一汗而外邪顿解矣。此因心气不足，汗出不彻，故寒热不解而心下有水气，其咳是水气射肺之征。干呕，知水气未入于胃也。心下乃胞络相火所居之地，水火相射，其病不可拟摹，如水气下而不上，则或渴或利；上而不下，则或噎或喘；留于肠胃，则小便不利而少腹满耳。惟发热干呕而渴，是本方之当证。此于桂枝汤去大枣之泥，加麻黄以开玄府，细辛逐水气，半夏除呕，五味、干姜以除咳也。以干姜易生姜者，生姜之味气不如干姜之猛烈，其大温足以逐心下之水，苦辛可以解五味之酸。且发表既有麻黄、细辛这直锐，更不藉生姜之横散矣。……两青龙俱两解表里法，大青龙治里热，小青龙治里寒，故发表之药同，而治里之药殊也。此与五苓，同为治表不解，而心下有水气，在五苓治水蓄而不行，故大利其水而微发其汗，是为水郁折之也。本方治水之动而不居，故备举辛温以散水，并用酸苦以安肺，培其化源也，兼治腹胀最捷。"(《伤寒来苏集·伤寒附翼》卷上)

3. 王子接："小青龙汤治太阳表里俱寒，方义迥异于大青龙之治里热也。盖水寒上逆，即涉少阴肾虚，不得已而发表，岂可不相绾照，独泄卫气，立铲孤阳之根乎？故于麻、桂二汤内不但留芍药之收，拘其散表之猛，再复干姜、五味摄太阳之气，监制其逆；细辛、半夏辛滑香幽，导纲药深入少阴，温散水寒从阴出阳。推测全方，是不欲发汗之意，推原神妙，亦在乎阳剂而以敛阴为用。偶方小制，故称之曰小青龙。"(《绛雪园古方选注》卷上)

4. 章楠："肾为寒水之脏，而元阳实根于中。是故阳旺则水亏，阳虚则水盛，而水邪之本在肾也，其标又在脾、肺二脏，何也？《经》言：饮入于胃，游溢精气，上输于脾，脾气散精，上归于肺，通调水道，下输膀胱，水津四布，五经并行。是胃中水液，由少阳相火蒸腾而游溢，上输于脾，如脾弱不能输布，则蓄于中而为胀满。若脾输归肺，而肺不能通调下输，则壅于三焦而小便不利，则为身肿矣。若其水邪始发，脾、肺气窒，必有或喘或呕或咳等症。加外感风寒，则有发热、恶寒、头痛等症。故仲景主治之法，以干姜、甘草、半夏温通脾胃之阳，以行水化气；麻、桂、细辛通太阳、少阴之阳，以解风寒；风寒夹水，阴邪甚胜，故须重用辛温阳药，然阴无阳不生，阳无阴不化，故佐芍药和阴，使表里之气输化；更加五味收肃肺气，俾得通调水道，则表里之邪皆去矣。"(《医门棒喝·伤寒论本旨》卷 9)

5. 周扬俊："小青龙汤原为涤饮收阴，散结分邪之妙用也。惟于麻黄桂枝方中，倍加半夏、五味，以涤饮收阴，加干姜、细辛以散结分邪，合而用之，令药力适在痰邪绾结之处。攻击片时，则无形之寒从肌肤出，有形之痰从水道出，顷刻分解无余。……素常有饮之人，一感外邪，伤皮毛，蔽肺气，停于心下，而上下之气不利焉。喘满咳呕，相因而见。于是以五味子收金，干姜散阴，半夏去饮。而尤妙在用细辛，为少阴经表药，且能走水。人之水气，大抵发源于肾，故少腹满，小便不利，因而作喘，安知少阴不为遗害，乃以细辛搜豁伏邪，走而不留，而后已上主散之药皆灵动也。"(《伤寒论三注》卷 3)

6. 张秉成："前方(指大青龙汤)因内有郁热而表不解，此方因内有水气而表不解。然水气不除，肺气壅遏，营卫不通，虽发表何由得汗？故用麻黄、桂枝解其表，必以细辛、干姜、半夏等辛燥之品，散其胸中之水，使之随汗而出。《金匮》所谓腰以上者，当发汗，即《内经》之开鬼门也。水饮内蓄，肺必逆而上行，而见喘促上气等证。肺苦气上逆，急食酸以收之，以甘缓之，故以白芍、五味子、甘草三味，一以防肺气之耗散，一则缓麻、桂、姜、辛之刚猛也。名小青龙者，以龙为水族，大则可以兴云致雨，飞腾于宇宙之间；小则亦能治水驱邪，潜隐于波涛之内耳。"（《成方便读》卷1）

7. 张锡纯："仲景之方，用五味即用干姜。诚以外感之证皆忌五味，而兼痰嗽者尤忌之，以其酸敛之力甚大，能将外感之邪锢闭肺中，永成劳嗽，惟济之以干姜至辛之味，则无碍。诚以五行之理，辛能制酸，《内经》有明文也。徐氏《本草百种注》中论之甚详。而愚近时临证品验，则另有心得。盖五味之皮虽酸，其仁则含有辛味，以仁之辛济皮之酸，自不至过酸生弊，是以愚治劳嗽，恒将五味捣碎入煎，少佐以射干、牛蒡诸药即能奏效，不必定佐以干姜也。"（《医学衷中参西录》中册）

8. 何秀山："风寒外搏，痰饮内伏，发为咳嗽气喘者，必须从小青龙加减施治。盖君以麻、桂辛温泄卫，即佐以芍、草酸甘护营。妙在干姜与五味拌捣为臣，一温肺阳而化饮，一收肺气以定喘。又以半夏之辛滑降痰，细辛之辛润行水，则痰饮悉化为水气，自然津津汗出而解。若不开表而徒行水，何以解风寒之搏束？若一味开表，而不用辛以行水，又何以去其水气？此方开中有合，升中有降，真如神龙之变化不测。设非风寒而为风温，麻、桂亦不可擅用，学者宜细心辨证，对证酌用也。"（《重订通俗伤寒论》）

【评议】诸家皆认为本方治证乃"伤寒表不解，心下有水气"，故用散寒邪、逐水气之法，以麻、桂发表，姜、辛、夏行水，配伍五味子、白芍敛肺气为治。外寒引动内饮，何以辛散与化饮并举？周氏、张氏（秉成）的论述，符合治证病因、病机，言简意明，使人一目了然。关于白芍、五味子的配伍意义，张氏认为"一以防肺气耗散，一则缓麻、桂、姜、辛之刚猛也"，其论深刻确当，多为后人所采纳。本方的配伍特点，何氏以"开中有合，升中有降"概之，颇有见地，近代分析小青龙汤的组方特点，多宗此说。柯氏将五苓散与本方比较，二方虽"同治表不解，而心下有水气"，彼方"治水之蓄而不行，故大利其水而微发其汗"，此方"治水之动而不居，故备举辛温以散水，并用酸苦以安肺"，以细绎仲景发表利水法的特点，可资后学揣摩。章氏从肺、脾、肾三脏阐述本方治水饮的机制，立论精粹，说理透彻。至于张锡纯"治劳嗽，恒将五味捣碎入煎，少佐以射干、牛蒡诸药即能奏效，不必定佐于干姜也"，属临证有得，可供参考。

【验案举例】

1. 表寒夹内饮　《伤寒论汇要分析·俞长荣医案》：某男，45岁。咳嗽喘息不得卧，痰白质粘韧难咯。头眩痛，时恶寒，午后微发热，体倦肢楚，历时半月。前医予麻杏石甘汤加味2剂未效。舌苔微黄，脉象弦滑。此系风寒客肺，痰阻气机。治宜散寒肃肺，祛痰定喘，当予小青龙汤，但痰粘韧，舌苔黄，恐病久有郁热，拟加石膏一味，服1剂。服药后，喘逆少减，痰转稀白，量多易咯。仍头眩痛，时时恶寒，午后发热已除，舌有灰色薄苔，脉细而缓。……郁热已清而恶寒未罢，痰稀，舌灰，脉细，乃系阳气未复，当于前方中去石膏，加附子，服1剂，诸证告愈。

2. 风寒喘嗽误补肺胀　《程杏轩医案》续录：鲍宗海。感受风寒，喘嗽多日，梁老医谓其证属内亏，药与地、归、参、术，是夜喘嗽益甚，次日复往加减，医谓前药尚轻，更增黄芪、五味，服后胸高气筑，莫能卧下，呻呀不休，闭闷欲绝。予曰：前药加酸敛，邪锢益坚，立方用麻、桂、辛、夏、草、生姜、杏仁、葶苈子，并语之曰：此乃风寒客肺，气阻痰凝，因而喘嗽，医不开解，反投敛补，以致闭者愈闭，壅者愈壅，酿成肺胀危证。《金匮要略·痰饮咳嗽病脉证病治》云："咳逆倚息不得卧，小青龙汤主之。"予于方中除五味、白芍之酸收，加杏仁、葶苈之苦泻者，益本《素问·脏气法时论》："肺苦气上逆，急食苦以泻之。"药煎服后，少顷嗽出稠痰二盂，胸膈顿宽，再服又吐痰涎盏许，喘定能卧。次剂麻、桂等味分两减轻，参入桔梗、橘红、茯苓、苏子，更为调和肺胃而愈。

按语：案1初起属水寒射肺引起咳喘，用小青龙汤为对证。但从痰黏，苔微黄，脉弦滑等，考虑其兼有郁热而加石膏，迨服药后，痰转稀白，量多易咯，舌灰，脉细，显示郁热已清，但正气未复，故去石膏，加附子以收功，只此一加一减，足见其审证精详，处方灵活，真善于运用经方之佳案也。案2风寒喘嗽误补遂成肺胀，于小青龙去味、芍，加杏、葶，2剂则喘宁能卧，真善法古人而不泥古人者也。风寒咳嗽，亦一大症也，不可渺视为轻浅者。古人有伤风误补便成痨之说。此案如认证不清，救治不得法，其后果是不堪设想的。案中引《内经》、《金匮》的理论来说明病情及加药意义，足见学有渊源。

3. 眩晕　《河南中医》(1991,2:12)：某女，60岁，农民。素有内耳眩晕症，每犯则感天旋地转，卧床不敢翻动，且伴恶心呕吐、耳鸣心悸等症，几次治疗，非苓桂术甘汤不能取效。此次再次复发，由其女前来求药，即顺手处以苓桂术甘汤加减。不料翌日眩晕如昨，不敢稍动，动则呕哕不止，且恶寒、头痛、身困、咳嗽，体温37.8℃。舌苔薄白，脉浮数。此非往日之眩晕，证属外感风寒引发旧疾使然。当先治外感，再除旧疾。以小青龙汤加减，处方：麻黄、桂枝、白芍、细辛、五味子各9g，法半夏20g，生姜9g，陈皮9g，炙甘草9g，茯苓15g。药2剂后，汗出热退，体轻神爽，眩晕亦渐止。复用苓桂术甘汤加味善后。

按语：本例眩晕，系外感引发所致。风寒束肺，肺气不宣，水饮内阻，致使清阳不升，浊阴不降而眩晕复作。故用小青龙汤宣肺散寒，解表邪，蠲浊饮。一旦外邪清除，气机畅达，升降正常，则眩晕也随之而止。初诊误在不明夹有外感，仅凭经验而用药，焉能获效？作为医者必须详询明察，灵活多变，来不得半点的草率。

4. 泄泻　《河南中医》(1991,2:12)：某男，3岁。其母代诉：患儿腹泻1周，1周前受凉咳嗽、发热，在当地治疗后，咳嗽未愈，又增腹泻，复经住院输液3日，仍无好转。诊见：日泻10余次，状如清水，无臭秽，小便清而量少，仍有咳嗽，流涕。舌质淡，苔薄白。证属寒邪犯肺，久客不去，下迫大肠所致。治当温肺散寒，遂拟小青龙汤加味。处方：麻黄、干姜、五味子各5g，桂枝、法半夏各6g，白芍8g，细辛3g，炙甘草5g，茯苓9g，车前子6g。二诊：2剂后，微微汗出，风寒去小便利，泄泻止。

按语：《伤寒论》曰："伤寒表不解，心下有水气，干呕发热而咳，或渴，或利……小青龙汤主之。"盖肺为水之上源，感受风寒，宣降失常，不能通调水道，以致水液不走膀胱而下注大肠，则为泄泻。治疗用小青龙汤重在温肺散寒，风寒解除，肺气宣畅，则大肠传导功能即恢复正常，不治泻而泻自止。

5. 老年自汗　《新中医》(1993,9:46)：某女，62岁。自汗5年，不分春夏秋冬，稍动则汗出湿衣，曾服益气固表药、温补肾阳剂无效。诊见：汗出清冷，背心部常有恶寒感，头晕乏力。舌淡，苔白滑，脉沉弦。证属饮邪阻肺，开合失司。治宜温肺化饮，拟小青龙汤加减。处方：麻黄、细辛各3g，白芍15g，干姜、五味子、甘草各5g，法半夏、浮小麦各10g，水煎服。服前8剂则汗止，后以玉屏风散善后，随访数月未复发。

按语：自汗多属肌表卫阳不足，但本例久服益气固表、温补肾阳方罔效，非表虚也。乃因饮邪内阻于肺，宣发失职，汗孔开阖失常所致。予小青龙汤去桂枝温肺化饮治其本；加浮小麦收敛止汗治其标，更与麻黄相配，一开一阖，腠理开阖复常而自汗得止。

6. 闭经　《新中医》(1987,12:1)：某女，30岁。卧床2日，恶寒发热无汗。询病史1年来常咳吐痰涎，咳引胸痛，且闭经1年。病者前额肌肤灼热而躯体覆以棉被，脉紧而滑。当务之急，乃解表散寒、温肺化饮是为大法，投以小青龙汤。处方：麻黄、桂枝、法半夏、干姜、白芍、五味子各10g，细辛4.5g，甘草5g，1剂，即煎服。二诊：次日随访至病家，迎见病妇在厅堂打扫，与卧床就诊时判若两人。其述服药后汗出热退喘平，思食，服稀粥已2次，当晚并见月经来潮，经量中等。

按语：闭经一病，虚者多为气血肝肾不足，实者则气滞血瘀痰阻。《金匮要略·妇人杂病篇》曰："妇人之病，因虚积冷结气，为经水断绝。"《妇科大全》亦有"躯脂痞塞，痰涎壅滞而经不行者"的描述。本例闭经，有痰饮史及脉症，说明病初必感外寒，寒湿不化，聚而成痰为饮；痰湿阻塞冲任，胞络闭塞而致月事不行。小青龙汤本为表里双解之剂，同时有温化痰饮、辛开通闭之功，故在饮去表解之时，1年闭经，随之而愈。

【临床报道】

1. 呼吸道感染　吴氏等将168例小儿呼吸道感染随机分为两组。观察组92例中急性上呼吸道感染16例，支气管炎24例，肺炎40例，支气管哮喘12例。对照组76例中急性上呼吸道感染14例，支气管炎18例，肺炎34例，支气管哮喘10例。两组均使用抗生素治疗，支气管哮喘者加用平喘药物。观察组加用小青龙汤(液剂)，用法：<3岁，每次3～5ml；4～6岁，每次7.5ml；7～12岁，每次10ml，口服，每日3次。对照组则加用小儿止咳糖浆、异丙嗪糖浆。结果：观察组显效56例，有效30例，无效6例，总有效率为93.48%。对照组显效20例，有效36例，无效20例，总有效率为73.68%。其止咳和止喘天数，前者分别为(3.85±1.40)天及(3.26±1.52)天，而后者分别为(6.12±3.18)天和(6.54±3.72)天。表明观察组治疗效果明显优于对照组[3]。

2. 支气管哮喘　以小青龙汤为主，辨证加减治疗小儿哮喘388例。主要加减：3岁以下婴幼儿加白术、茯苓等；3～6岁加防风、辛夷、紫苏子、莱菔子、枳实、大黄等；6岁以上本方加辛夷、苍耳子、石膏、黄芩、桑白皮、地龙、紫石英、紫苏子、葶苈子等。药味剂量按小儿体重酌情加减。3天为1个疗程，未愈者可进行第2个疗程。治疗3个疗程无效者，终止治疗。结果：3岁以下痊愈105例(84.68%)，好转16例(12.90%)，未愈3例(2.42%)，总有效率为97.58%；3～6岁痊愈125例(80.13%)，好转26例(16.67%)，未愈5例(3.20%)，总有效率为96.80%；6岁以上痊愈71例(65.74%)，好转31例(28.70%)，未愈6例(5.56%)，总有效率为94.44%[4]。黄氏等将79例小儿咳嗽变异性哮喘(CVA)随机分为2组，对照组41例予辅舒酮气雾剂及万托林气雾剂吸入，并据病情选用酮替芬片或开瑞坦片、缓释茶碱片；治疗组38例在对照组治疗的基础上，加服小青龙汤加减方。观察2组患者临床疗效和第一秒用力呼气量(FEV_1)、最大呼气流速(PEF)的变化。结果：总有效率治疗组为94.7%，对照组为73.2%，2组比较差异有显著性意义($P<0.05$)。治疗后治疗组肺功能FEV_1、PEF均较治疗前显著提高($P<0.01$)；2组治疗后比较差异有显著性意义($P<0.05$)[5]。杨氏以本方为基本方，10剂为1个疗程，治疗支气管哮喘急性发作68例。结果：临床治愈率和总有效率分别为67.6%和86.7%[6]。陶氏以小青龙汤治疗哮喘39例，结果临床痊愈12例，临床控制20例，有效6例，无效1例[7]。旦氏以本方加葶苈子、白芥子、黄芩、蒲公英为主方，肺气虚易感冒者加玉屏风散；感染明显者加抗生素，治疗本病49例。结果：显效30例，占61%；有效16例，占33%；无效3例，占6%。总有效率为94%[8]。

3. 支气管炎 以中西医结合治疗慢性支气管炎急性期患者100例，随机分为2组，每组各50例，均用西药头孢噻肟钠静滴，持续低流量吸氧，镇咳、祛痰等对症支持治疗。治疗组于入院当日即予小青龙汤加减，14天为1个疗程。结果：治疗组临床控制25例，显效12例，有效10例，无效3例，总有效率为94.0%；对照组临床控制15例，显效11例，有效10例，无效14例，总有效率为72.0%[9]。修晓霞等亦用中西医结合治疗本病84例，对照组按西医常规治疗，治疗组在对照组基础上内服小青龙汤加减方。结果：治疗组42例，治愈23例，好转14例，未愈5例，总有效率为8.09%；对照组42例，治愈14例，好转15例，无效13例，总有效率为69.04%。2组疗效比较有显著性差异($P<0.05$)[10]。以本方合二陈汤化裁(麻黄、桂枝、白芍、炙甘草、干姜、细辛、法半夏、陈皮、茯苓)，治疗12例经中西药治疗，并长期使用多种抗生素，病情反复，咳嗽、咯痰、喘息未能控制之慢性支气管炎。结果：临床控制7例，显效3例，好转1例，无效1例，总有效率为91.6%[11]。朱氏以本方加川贝母、桔梗、紫菀、百部为主方，剂量随年龄递增，日1剂，治疗小儿毛细支气管炎65例。结果：治愈57例，好转6例，无效2例，总有效率为96%[12]。马氏应用小青龙汤，同时注射青霉素和口服泼尼松，治疗毛细支气管炎410例。结果：3天内吼喘、肺部喘鸣音消失者381例，占93%；4～6天内消失者27例，占6.5%；7～10天内消失者2例，占0.5%。与对照组(西药组)比较，差异非常显著[13]。此外，屈氏应用小青龙汤热敷背俞区治疗小儿咳喘30例，其中包括肺炎后吸收不良，急、慢性支气管炎等病。经3次敷药治愈12例，5次敷药治愈3例，5例慢性支气管炎敷药5次后咳嗽明显减轻，临床疗效满意[14]。李氏采用热敷法，并配合耳穴加压，治疗小儿咳喘98例，获良好效果。其治疗方法：麻黄、桂枝、干姜、芍药、杏仁、半夏、五味子、甘草各6g，细辛3g，加水1000ml左右，将麻黄等药煎煮15分钟，滤出药液存留备用。将药渣趁热用薄布包成长方形，敷于患儿肺俞至脾俞穴区，以能覆盖肺俞、脾俞穴为度。再用绷带稍加固定。药渣温度下降时，可用热水袋等器具加温。每天治疗1次，每次7小时左右。再次治疗时，将药渣取出，加适量原药液加热即可敷用。1剂药可反复使用4次。耳穴加压取穴部位是支气管、肺、肾上腺、前列腺，喘重加平喘穴，痰多加脾穴。热敷背俞区加耳穴贴压每天1次，5次为1个疗程。结果：临床治愈70例，显著好转15例，好转9例，无效4例，总有效率为95.9%[15]。

4. 肺炎 用本方加减的平喘合剂为主治疗小儿肺炎喘型389例，结果治愈318例，占81.7%，好转69例，占17.7%，死亡2例，占0.5%，其合剂为小青龙汤原方去白芍、干姜、甘草，加射干、生石膏[16]。另以本方为基本方，日1剂，分煎2次，混合后分4～6次口服，喘重者隔30分钟服1次，喘减轻后，服药间隔可适当延长，两肺哮鸣音消失，转为大中湿鸣或痰鸣时，换服二陈汤以善其后。无继发感染不用抗生素，心衰者使用西地兰及吸氧。治疗小儿喘息型肺炎11例。结果均获痊愈[17]。赵氏治疗迁延性肺炎22例，其中18例肺脾阳虚型以本方加款冬花、茯苓等治疗，结果痊愈出院。平均6.1天平喘，7.8天肺部啰音完全吸收，平均住院10天[18]。张氏应用小青龙汤为主治疗小儿支气管肺炎100例，与对照组40例均用抗感染，对症止喘、退热等常规治疗，治疗组用小青龙汤。结果两组均治愈。治疗组时间最短5天，最长8天，平均6.2天。对照组最短7天，最长16天，平均9天。治疗组治愈时间明显少于对照组[19]。

5. 百日咳 本方加沙参、乌梅、天花粉、茯苓，水煎，加糖200g，煎后温服，3剂为1个疗程，治疗百日咳102例。服药2个疗程。结果：98例症状完全消失，3例改用鸡苦胆治疗而愈，治愈率达97%以上[20]。有以本方为基础方，久咳偏虚者，加兰花草、野棉花根，治疗顿咳患儿 100 例。结果 3 天痊愈者 84 例,6 天痊愈者 16 例[21]。

6. 肺心病 将 103 例肺心病哮喘患者随机分为 2 组,2 组病例均采用吸氧、解痉平喘、强心利尿、抗菌等治疗。治疗组在上述治疗基础上加服大剂量小青龙汤(炙麻黄 20g,白芍 20g,桂枝 20g,干姜 20g,细辛 20g,法半夏 20g,五味子 20g,生石膏 120g,甘草 20g)。结果:治疗组 48 例近期控制 9 例,显效 23 例,好转 10 例,无效 3 例,死亡 3 例;对照组 55 例近期控制 5 例,显效 18 例,好转 20 例,无效 5 例,死亡 7 例[22]。黄氏等将 120 例肺心病急性发作期(寒饮伏肺型)患者随机分为治疗组 80 例和对照组 40 例,对照组以吸氧、抗炎、解痉平喘等西药治疗,治疗组在对照组治疗的基础上加用加味小青龙汤(本方加桃仁、红花、川芎、地龙)治疗。结果:治疗组显效率为 81.25%,总有效率为 92.5%;对照组显效率为 50%,总有效率为 80%[23]。

7. 胸膜炎 以本方治疗 35 例结核性渗出性胸膜炎,一般服药 7～11 天后复查,服药期间仍予抗痨治疗,忌食寒凉、辛辣之物。结果服药 7 剂后,经 X 线透视胸水全部消失者 10 例,消失 75%者 14 例,消失 50%者 5 例,消失 25%者 6 例。胸痛胸闷气促均有不同程度减轻,25 例体温正常,10 例仍有低热。再经服药 4 剂后,胸水全部消失者共 30 例,有 5 例胸水消失 75%[24]。

8. 过敏性鼻炎 为探讨中西医结合治疗变应性鼻炎的疗效,采用治疗组服用加味小青龙汤,肌注卡介菌多糖核酸,对照组给予抗组胺药常规治疗,如特非那丁、息斯敏等。结果:治疗组 80 例,显效 29 例,有效 46 例,总有效率为 93.7%;对照组 52 例,显效 10 例,有效 27 例,总有效率为 71.1%,治疗组疗效明显优于对照组($P<0.01$)。提示该法对本病具有提高机体免疫力及抗过敏的作用[25]。乔志芬等以本方加苍耳子、辛夷、徐长卿、乌梅为基本方,眼痒、流泪、畏光者,酌加荆芥、防风、桑叶;鼻流黏液脓样分泌物者,去桂枝、干姜、麻黄,酌加金银花、蒲公英、黄芩;哮喘者,酌加杏仁、苏子。恢复期,用小青龙汤加玉屏风散巩固疗效。7 天为 1 个疗程,连服 2 个疗程,治疗本病 42 例。结果:治愈 24 例,好转 14 例,无效 4 例,总有效率为 90.5%[26]。用小青龙汤浸膏剂治疗过敏性鼻炎 16 例,急性上呼吸道感染 2 例,急性鼻窦炎和急性鼻炎各 1 例。结果 20 例中显效 1 例,有效 12 例,微效 5 例,无效 2 例,有效率为 90%。从疗效看,一般是止涕较快,消除喷嚏和咳嗽稍慢,而鼻塞则不易治疗。故症状严重时,有必要并用抗组胺等药[27]。亦有用本方及氯苯那敏分别治疗本病的报道。本方所治 20 例中,显效者占 55%,有效者占 10%,稍有效者占 30%;而经氯苯那敏治疗之 12 例,显效为 8%,有效为 25%,稍有效为 42%[28]。

9. 卡他性眼炎 以本方颗粒,成人 5g/d,小儿 2.5g/d,早晚分服,配以 2%色甘酸钠点眼,通过照相判断疗效,共治 29 例。结果:石垣状乳头增殖完全或几乎完全消退而获显效者 10 例,占 34.5%,有效 16 例,占 55.2%,无效 3 例,占 10.3%[29]。

10. 卡他性中耳炎 本方水煎服。发热,加石膏 15g,白芍改为赤芍;耳痛,加延胡索 10g,川芎 7g;病程较长,酌加搜风及活血化瘀药,如地龙、僵蚕、全蝎各 10g,制乳、没各 7g,马鞭草 10g;积液多,加白芥子 10g。共治 14 例,全部病例均获痊愈。服药最少 5 剂,最多 16 剂[30]。

【实验研究】

1. 平喘作用 小青龙汤对动物离体气管平滑肌及因吸入致痉剂所致的哮喘有保护作用。实验表明,对离体豚鼠气管平滑肌,全方及其大部分组成药,都可不同程度地拮抗组胺、乙酰胆碱和氯化钡等引起的气管收缩,显示程度不等的气管平滑肌松弛作用。煎剂与醇提取液的作用性质相同，但作用程度不同，全方醇提取液对气管的松弛作用较全方煎剂强，对三种致痉剂引起的气管痉挛性收缩，均有抑制作用。而全方煎剂不能拮抗氯化钡的致痉作用。全方醇提取液的抗组胺作用及抗乙酰胆碱作用，均较盐酸麻黄碱为强，且麻黄碱也不拮抗氯化钡痉挛。由于组胺所致气管平滑肌收缩与过敏所致者相同，乙酰胆碱所致者则系拟胆碱效果，氯化钡则系直接作用于平滑肌，故提示本方对多种原因所致哮喘均有效。初步认为本方解痉作用机制与组胺和胆碱能受体无关。其平喘作用主要是直接松弛气管平滑肌所致[1][31]。

2. 抗过敏作用　用抗卵蛋白(EA)IgE 血清所致豚鼠被动皮肤过敏反应(PCA)研究本方对Ⅰ型变态反应的影响。在注射抗原 EA 前 1.5 小时灌服本方提取物 5～100mg/kg，可使 PCA 滴度呈量-效关系下降。如果达到 50mg/kg 以上剂量时减少至 1/16，而此时豚鼠 PCA 直径为 6.2mm，局部伊文斯兰 EB 染料透出量为 3.5ng，对照组分别为 13.5mm 及 15.4ng。本方还能抑制卵蛋白(EA)致敏的离体豚鼠肠管的舒尔茨(Schultz)和戴尔(Dale)反应。先加本方提取物，后加抗原 EA，可抑制肠管收缩，而先加抗原，后加本方，则不能抑制收缩，提示本方的作用可能在于抑制过敏介质的释放。实验还表明，本方能强烈地对抗化合物 48/80 所致肥大细胞的脱颗粒，正常豚鼠腹腔肥大细胞在用 48/80 刺激时脱颗粒率为 76%，而本方则为 16%，且抑制作用呈量-效关系[32]。本方对豚鼠游离的被卵白蛋白致敏的肺组织的抗过敏作用机制的结果表明，在 Krebs 溶液中加入本方，能松弛致敏和未致敏动物肺组织切片的自发性张力。本方前处理对卵白蛋白引起的收缩呈剂量依赖性抑制作用。对于正常肺组织，使组胺 LTD4 的收缩曲线分别右移 2.7 和 4.0 倍，并减低对 PAF 的最大收缩反应。因此本方对特异性抗原及化学介质如组胺、LTD4 和 PAF 引起的收缩反应都有抑制作用，似直接作用于靶细胞而不是拮抗受体部位，但也可能减少了细胞释放化学介质[33]。

3. 扩张外周血管及体温调节作用　本方及其拆方进行兔耳血管及大鼠足跖温度实验，发现全方及分别由桂枝、五味子、细辛和桂枝、五味子、细辛、半夏、麻黄组成的方剂，可扩张离体兔耳血管，使灌流量明显增加；由白芍、干姜、麻黄、半夏、甘草组成的方剂，流量无明显变化；而由半夏、麻黄组成的方剂则使流出量降低。除桂枝、五味子、细辛组方对大鼠足跖温度明显降温外，其余各方可使其先升后降[34]。

4. 改善肾上腺皮质功能及肺功能作用　临床上哮喘患儿按 0.05g/kg 顿服本方，服药前及服药后 30 分钟、60 分钟及 120 分钟采血测体内皮质醇及 ACTH 浓度。结果发现服药后血浆皮质醇浓度分别较服药前增加 36%、30%及 25%；ACTH 增加 18%、18%及 23%；对照组服药前后无变化。揭示肾上腺皮质功能可能参与本方疗效。并见顿服本方后肺功能改善，对于运动诱发之哮喘也有明显抑制效果[32]。

5. 对血液流变学的影响　对 109 例慢性肺心病急性发作期瘀证患者中 16 例属肺肾气虚外感偏寒型用本方治疗。治疗前、后均测定血沉(ESR)、血沉方程 K 值、血细胞压积(H_t)、全血比黏度(η_b)、血浆纤维蛋白原浓度(Fib)、红细胞电泳率(EPM)、全血还原黏度($\eta_{b\text{-}1}/H_t$)及血浆比黏度(η_p)，并将 η_b、Fib、EPM 三项测值代入瘀证判别函数式，求得相应的 f 值，以分析本方的化瘀机制。结果发现，本方化瘀机制主要与第三因子改善有关，即 η_p、Fib 下降，EPM 上升，从而降低血流阻力，有利于血液循环[35]。

6. 对红细胞糖酵解的影响　对 10 首解表古方进行小鼠红细胞糖酵解实验，发现麻黄汤、小青龙汤、香薷饮有促进糖酵解的作用；其中含麻黄的小青龙汤、麻黄汤、麻杏甘石汤较之单味麻黄对糖酵解有更强的促进作用，说明合理的方剂配伍，能充分发挥药物的协同作用[36]。

7. 对气道结构重塑的影响 用卵清蛋白吸入造模，发现本方高、低剂量组血清 NO 及支气管、肺泡灌洗液（BALF）中 ET-1 的含量均明显降低；病理组织学观察显示，小青龙汤高剂量与氨茶碱可明显改善支气管黏膜的水肿、脱落，小青龙汤低剂量组亦有相似作用，但作用稍弱，小青龙高、低剂量组可明显抑制基层细胞增生及平滑肌的增厚，此作用优于氨茶碱组。表明小青龙汤可以干预气道重塑机制[37]。惠氏等通过对哮喘大鼠灌服小青龙汤，观察哮喘大鼠气道平滑肌、黏膜、基底膜厚度的变化以及用本方药能否有效抑制气管平滑肌细胞分泌 ET-1，以探讨其对气道结构重建的作用机制。结果显示：与模型组比较，平滑肌、黏膜、基底膜厚度显著下降，ET-1 水平低，提示本方可通过抑制 ET-1 的分泌，从而阻断平滑肌、黏膜、基底膜的增厚，延缓不可逆性气道重建的进程，对哮喘大鼠气道结构重建有很好的治疗作用[38]。

【附方】

1. 射干麻黄汤（《金匮要略》） 射干三两（9g） 麻黄四两（9g） 生姜四两（6g） 细辛三两（6g） 紫菀三两（6g） 款冬花三两（6g） 大枣七枚（3 枚） 半夏半升（9g） 五味子半升（3g） 上九味，以水一斗二升，先煮麻黄两沸，去上沫，内诸药，煮取三升，分温三服。功用：宣肺祛痰，下气止咳。主治：咳而上气，喉中有水鸡声音。

本方系小青龙汤去桂、芍、草，干姜易生姜，加射干、款冬花、紫菀、大枣而成。方中麻黄、细辛散寒解表；款冬花、紫菀利肺止咳，射干消痰利咽；半夏、生姜开痰散结；合四法于一方，分解其邪，更加大枣安中和药。

2. 小青龙加石膏汤（《金匮要略》） 即小青龙汤加石膏二两（9g）功用：解表蠲饮，兼清热除烦。主治：肺胀。心下有水气，咳而上气，烦躁而喘，脉浮者。

小青龙加石膏汤证，由外邪与内饮相搏，兼有郁热所致，故用小青龙汤解表化饮，加小量石膏清热而除烦躁。

射干麻黄汤与小青龙汤同属解表化饮方剂，但前方主治风寒表证较轻，证属痰饮郁结，肺气上逆者，故于小青龙汤基础上减桂、芍、草，加入消痰利肺、止咳平喘之射干、款冬花、紫菀等药。可见小青龙汤治表为主，解表散寒之力大；射干麻黄汤则治里为主，下气平喘之功强。小青龙加石膏汤，因配入清热除烦的石膏，故宜于外寒里饮而兼郁热之喘咳。

参考文献

[1] 王均默．小青龙汤及其主要组成药的平喘作用[J]. 药学通讯，1982，17(5)：54-55.

[2] 湖北中医学院方剂教研室．古今名方发微[M]. 武汉：湖北科学技术出版社，1986：34-35.

[3] 吴鸣，石桂枝．小青龙汤治疗小儿呼吸道感染的疗效观察[J]. 浙江中西医结合杂志，1998，8(2)：105.

[4] 孙艳淑，王红利，王晓瑞．小青龙汤加减治疗小儿哮喘 388 例临床体会[J]. 中医儿科杂志，2007，3(6)：17-18.

[5] 黄又新，王健，彭俊杰，等．小青龙汤加减治疗小儿咳嗽变异性哮喘 38 例疗效观察[J]. 新中医，2008，40(10)：49-50.

[6] 杨道银，阎逆修．小青龙汤加味治疗支气管哮喘急性发作 68 例分析[J]. 中国误诊学杂志，2008，8(24)：5958.

[7] 陶凯，于文生．小青龙汤夏用治疗哮喘 39 例[J]. 山东中医学院学报，1992，16(1)：43.

[8] 旦开蓉．小青龙汤治疗寒性哮喘49例临床观察[J]．新疆中医药，1998，16(1)：24.

[9] 姚红艳．小青龙汤加减治疗慢性支气管炎急性期50例[J]．中国中医药信息杂志，2008，15(7)：67.

[10] 修晓霞，李骞．中西医结合治疗慢性支气管炎42例临床经验[J]．中国医疗前沿，2008，3(13)：81.

[11] 肖光荣．小青龙汤化裁治疗慢性支气管炎疗效观察[J]．现代医药卫生，2008，24(19)：2950-2951.

[12] 朱尔骙，李正，刘培华．加味小青龙汤治疗小儿毛细支气管炎65例[J]．陕西中医，1997，18(4)：31.

[13] 马贵珍，杨亚琴，葛秋生．中西医结合治疗毛细支气管炎410例疗效观察[J]．中西医结合杂志，1986，6(5)：302.

[14] 屈德仓，于战友，李清峰．小青龙汤热敷背俞区治疗小儿咳喘[J]．新中医，1992，24(7)：17.

[15] 李晔．中药热敷背俞加耳穴贴压治疗小儿哮喘98例[J]．上海中医药杂志，1998，32(3)：21.

[16] 阎田玉，吕启圣，龚明敏，等．"小儿肺炎喘型"389例的疗效观察和临床治疗探讨[J]．中医杂志，1982，23(11)：29.

[17] 李学清．小青龙汤治疗小儿喘息型肺炎11例[J]．中西医结合杂志，1985，5(50)：276.

[18] 赵淑芬．中医治疗迁延性肺炎22例临床报告[J]．中医药学报，1982，(1)：35.

[19] 张玉珍，王丹妹．小青龙汤为主治疗小儿支气管肺炎102例[J]．辽宁中医杂志，1993，20(1)：33.

[20] 李维义．小青龙汤加味治疗百日咳102例疗效观察[J]．山东医刊，1962，(9)：21.

[21] 李凌．加味小青龙汤治疗顿咳100例疗效观察[J]．江西中医药，1990，21(1)：39.

[22] 任广毅，郭增友，扬堆林．大剂量小青龙汤治疗肺心病疗效观察[J]．现代中西医结合杂志，2002，11(3)：225.

[23] 黄开珍，冼寒梅，王朝晖，等．加味小青龙汤治疗肺心病急性发作期80例观察[J]．亚太传统医药，2007，3(9)：52-53.

[24] 梁建春，刘成柱．小青龙汤加味治疗结核性渗出性胸膜炎35例[J]．广西中医药，1992，15(3)：13.

[25] 鄂永安．小青龙汤合卡介菌多糖核酸治疗变应性鼻炎80例[J]．陕西中医，2003，24(12)：1093-1094.

[26] 乔志芬，徐文泉，乔艳萍．小青龙汤加味治疗过敏性鼻炎42例[J]．浙江中医杂志，2008，43(5)：277.

[27] 泽木修二．慢性副鼻腔炎と鼻アレルギ-の方療法[J]．漢方医学，1985，9(5)：128.

[28] 今井真三．鼻アレルギ-等にする小青エギス散の效果[J]．漢方研究，1979，(5)：11.

[29] 溪忠人．医療用漢方制剂療法(3)小青童湯関連方劑を中心とレて[J]．現代療医，1985，17(6)：1121.

[30] 刘传法．小青龙汤治疗卡他性中耳炎[J]．国医论坛，1988，3(2)：28.

[31] 王筠默，顾月芳，张海桂．小青龙汤平喘作用的研究[J]．中成药研究，1982，4(3)：22.

[32] 竹内良夫．小青童湯の抗アレルギ-作用-との1-[J]．漢方医学，1982，6(8)：12.

[33] 曾根秀子．小青龙汤抗过敏机制的研究[J]．国外医学．中医中药分册，1988，10(5)：54.

[34] 王筠默，胡月娟，徐军，等．小青龙汤及其拆方对家兔耳血管及大鼠足跖温度的影响[J]．中成药研究，1985，7(8)：41-42.

[35] 陈治英，崔淑荣，庄生一，等．应用主成分分析评价肺心病急性发作期化瘀的治疗作用[J]．中西医结合杂志，1988，8(8)：457-458.

[36] 郑军，沈映君，王家葵．10首解表古方对小鼠红细胞糖酵解的影响[J]．成都中医学院学报，1993，16(1)：34-36.

[37] 王琳,刘方洲,高寒. 小青龙汤对哮喘大鼠ET和NO的作用研究[J]. 中药药理与临床,2002,18(5):7-9.

[38] 惠萍,薛汉荣,范发才,等. 小青龙汤与表面激素吸入对哮喘大鼠气道结构重建作用的实验研究[J]. 新中医,2006,38(12):84-86.

第二节 辛凉解表

银翘散

(《温病条辨》卷1)

【异名】银翘解毒散(《全国中药成药处方集》西安方)。

【组成】连翘一两(30g) 银花一两(30g) 苦桔梗六钱(18g) 薄荷六钱(18g) 竹叶四钱(12g) 生甘草五钱(15g) 荆芥穗四钱(12g) 淡豆豉五钱(15g) 牛蒡子六钱(18g)

【用法】共杵为散,每服六钱(18g),鲜芦根汤煎,香气大出,即取服,勿过煮。肺药取轻清,过煮则味厚入中焦也。病重者,约二时一服,日三服,夜一服;轻者,三时一服,日二服,夜一服;病不解者,作再服(现代用法:作汤剂煎服,按原书用量比例酌情增减)。

【功用】辛凉透表,清热解毒。

【主治】温病初起表热证。发热,微恶风寒,无汗或有汗不畅,头痛口渴,咳嗽咽痛,舌尖红,苔薄白或薄黄,脉浮数。

【病机分析】"温邪上受,首先犯肺"(《温热论》)。肺合皮毛与卫气相通,肺为表中之里,卫为表中之表,本方证病位在肺卫。邪在卫分,卫气被郁,开合失司,故发热,微恶风寒,无汗或有汗不畅。风温表证之发热恶寒,与风寒表证有何区别?温为阳邪,邪热与卫阳相争,二阳相加,遂呈"阳胜"之病理变化,故以发热重,恶寒轻,或恶风寒症状持续时间短暂为特点。汗之有无,与邪在表或始入里有关。温病初起,邪客肌表,卫气被郁,开合失司,毛窍闭塞,故为无汗;若风热入里,热邪渐甚,热性升散,迫津外泄,则可见有汗。然六淫之邪从皮毛或口鼻而入,每致卫阳郁遏而开合失司,所以纵使有汗亦多不畅。肺位最高而开窍于鼻,邪自口鼻而入,上犯于肺,肺气失宣,则见咳嗽。咽为肺之门户,喉为肺系,风热搏击气血,蕴结成毒,热毒侵袭肺系,肺系不利,则见咽喉红肿疼痛。温热之邪易伤津液,故一般温病过程中多有口渴见症,但是由于邪热伤阴的程度不同,故口渴的微甚亦有区别,温邪在卫分的口渴症状是较轻的。舌尖红、苔薄白或微黄,脉浮数,俱为温病初起之佐证。综上,此证因有寒热咳嗽而知病在肺卫;因其热重寒轻而知病性属热;因有口渴而知津液轻度受损。审证求因,此系温病初起,邪在肺卫,而偏卫表。

【配伍意义】本方证既有风热在表的卫分证,又有热毒袭肺的肺热证,治法上不仅要疏散卫分之风热,又需清解在肺之热毒。因温病具有发病急,传变快,易搏击气血,蕴结成毒,且多夹有秽浊之气等特点,立法须防患于未然,"截断"病势的发展,亦当清热解毒。故拟辛凉透表,清热解毒治法。方中金银花味甘性寒,能"散热解表"(《本草纲目》卷18),"清络中风火实热,解温疫秽恶浊邪"(《重庆堂随笔》卷下);连翘味苦性微寒,"能透肌解表,清热逐风,为治风热要药"(《医学衷中参西录》中册),二药气味芳香,既有轻宣透表,疏散风热的作用,又有清热解表,辟秽化浊功用,在透散卫分表邪的同时,兼顾了温热病邪易蕴而成毒及多夹秽浊之气的特点,故重用为君药。薄荷辛凉,"散风热,清利头目"(《医略六书·药性切用》卷1);牛蒡子辛苦而寒,"入肺而疏风散热,泻热清咽"(《医略六书·药性切用》卷1),二药疏散风热，清利头目，且可解毒利咽。荆芥、豆豉辛而微温，解表散邪，此两者虽属辛温，但辛而不烈，温而不燥，与大队辛凉药配合，可增辛散透表之力。四药同用，助君药发散表邪，透邪外出，俱为臣药。热已伤津，当生津以扶正。芦根"性凉能清肺热，……味甘多液，更善滋养肺阴"(《医学衷中参西录》中册)；竹叶"止渴，除上焦烦热"(《本草分经》)，二药同用，清热生津，既可增强清热之功，又可补充受损之津。肺气失宣，肺系不利，故配桔梗开宣肺气而止咳利咽。上述三药均为佐药。甘草既可调和药性，护胃安中，又合桔梗利咽止咳，是属佐使之用。诸药配伍，共奏疏散风热，清热解毒之功。本方辛凉与辛苦甘寒同用，正合《素问·至真要大论》"风淫于内，治以辛凉，佐以苦甘"的治法。本方所用药物均系清轻之品，加之用法强调"香气大出，即取服，勿过煮"，体现了吴氏"治上焦如羽，非轻莫举"的用药原则。

本方配伍特点有二：一是辛凉之中配伍少量辛温之品，既有利于透邪，又不悖辛凉之旨。二是疏散风邪与清热解毒相配，具有外散风热，内清热毒之功，构成疏清兼顾，以疏为主之剂。

【临床运用】

1. 证治要点　《温病条辨》称本方为"辛凉平剂"，适用于风温初起之风热表证。以发热，微恶寒，咽痛，口渴，脉浮数为证治要点。

2. 加减法　胸膈闷者，乃夹湿邪秽浊之气，加藿香、郁金芳香化湿，辟秽祛浊，使邪外出，而防其入里侵袭膻中。渴甚者，为伤津较甚，加天花粉生津止渴。项肿咽痛者，热毒较甚，加马勃、玄参清热解毒，利咽消肿。衄者，热伤血络，去荆芥穗、淡豆豉之辛温，加白茅根、侧柏炭、栀子炭凉血止血。咳者，肺气不利也，加杏仁苦降肃肺以加强止咳之功。二三日病不解，热渐入里，但此时邪仍在肺，故仍用本方，但应加入生地黄、麦冬清入里之热，兼养阴生津，防邪热耗伤津液。若仍不解，则为邪重热甚，或见小便短者，为热已伤津，故又当加入知母、黄芩、栀子，合麦冬、生地黄以清热生津。用于麻疹初起，透发不出而见本方证者，宜加葛根、蝉蜕以助麻疹透发；疮疡初起而见外感风热证者，可酌加紫花地丁、野菊花以解毒消痈。

3. 现代本方广泛用于急性发热性疾病的初起阶段，如感冒、流行性感冒、急性扁桃体炎、上呼吸道感染、肺炎、麻疹、流行性脑膜炎、乙型脑炎、腮腺炎等辨证属卫分风热证者。皮肤病如湿疹、风疹、荨麻疹、疮痈疖肿，亦多用之。

【使用注意】临床使用时应注意煎服方法，因方中多为芳香轻宣之品，不宜久煎；对于外感风寒及湿热病初起则当禁用。

【源流发展】本方为清代名医吴瑭拟定。温病学未形成之前，在很长一段历史时期，对外感病的治疗，基本上是以《伤寒论》的理法方药为依据。温病初起，邪在肌表，治宜疏散。但因温为阳邪，易伤阴液，若纯用辛温方药发汗，"未始不伤阴也"(《温病条辨》卷1)。故吴氏指出："温病最善伤阴，用药又复伤阴，岂非为贼立帜乎？此古来用伤寒法治温病之大错也"(《温病条辨》卷1)。金、元时期，寒凉派之鼻祖——刘完素，在热性病治疗上突破了法不离伤寒，方必遵仲景的框框，主张用寒凉药物治疗温病，开创了温病学的先河。明代吴又可之《温疫论》创制之"达原饮"、"三消饮"等许多治温疫的方剂，对温病的治疗有较大影响。然列于《温疫论》之首的达原饮，因配用辛温之槟榔、草果、厚朴及苦燥之知母、黄芩等，皆为中、下焦药物，故吴氏认为"岂有上焦温病，首用中、下焦苦温雄烈劫夺之品，先劫少阴津液之理"(《温病条辨》卷1)。有鉴于此，吴瑭遵《素问·至真要大论》"风淫于内，治以辛凉，佐以苦甘"，"热淫于内，治以咸寒，佐以甘苦"之训；从叶桂"盖伤寒之邪留恋在表，然后化热入里，温邪则热变最速。未传心包，邪尚在肺，肺主气，其合皮毛，故云在表，在表初用辛凉轻剂。挟风则加入薄荷、牛蒡之属；挟湿加芦根、滑石之流。或透风于热外，或渗湿于热下，不与热相搏，热必孤也”之旨(《温热论》)；宗喻嘉言芳香逐秽之说，以李杲的清心凉膈散(黄芩、连翘、薄荷、桔梗、竹叶、甘草、栀子)去苦寒入里的黄芩、栀子，加辛散清热之金银花、荆芥穗、牛蒡子、淡豆豉、芦根组成本方。正如吴瑭曰：“用东垣清心凉膈散，辛凉苦甘，病初起，且去入里之黄芩，勿犯中焦，加银花辛凉，芥穗芳香，散热解毒，牛蒡子辛平润肺，解热散结，除风利咽，皆手太阴药也”(《温病条辨》卷1)。于此可见，吴氏制方匠心之苦。本方为辛凉平剂，为治温病的首方，吴氏谓之：“此方之妙，予护其虚，纯然清肃上焦，不犯中、下，无开门揖盗之弊，有轻以去实之能，用之得法，自然奏效”(《温病条辨》卷1)，不为过言也。

现代临床应用，在此方基础上向三个方向发展：①加强清热之力，使其治疗外感风热之发热头痛等的效果更佳，如《中国常用中成药大全》的羚翘感冒丸，即本方去芦根，加羚羊角，主治感冒和流感，症见发热，发冷，四肢酸懒，头痛咳嗽，咽喉肿痛等。②加强解毒利咽之效，成为治疗咽喉肿痛的常用方剂，如《古今名方》的清咽解毒汤，即本方去薄荷、荆芥、淡豆豉、竹叶、芦根，加玄参、僵蚕、黄芩、山栀、山豆根而成，用于治疗风热乳蛾，喉痹。《中医耳鼻喉科学》的疏风清热汤，也由本方去薄荷、豆豉、竹叶、芦根，加防风、桑白皮、赤芍、黄芩、天花粉、玄参、浙贝母组成，用于治疗咽喉肿痛属风热者。③配入透疹之品，用治风热所致的麻疹初起，疹出不畅或风疹等病，如《实用儿科学》的辛凉解毒汤，则是本方去荆芥、豆豉、芦根、甘草，加桑叶、杏仁、蝉蜕组成，主治麻疹透发不出。

本方改为丸剂，名“银翘解毒丸”(《北京市中药成方选集》)；改为片剂，名“银翘解毒片”(《中国药典》一部)；改为膏剂，名“银翘解毒膏”(《全国中药成药处方集》天津方)。近年又有“银翘解毒水”、“银翘冲剂”、“银翘散袋泡剂”等，可根据病情而选用。

【疑难阐释】

1. 关于方中君药　本方的君药，目前尚有争议，教材及多数专著，均认为金银花、连翘为君药，有的医家则认为应以薄荷、荆芥等解表药为主。秦伯未《谦斋医学讲稿》曰：“一般用银翘散，多把银花、连翘写在前面。在温病上采用银翘散，当然可将银、翘领先，但银、翘是否是君药，值得考虑，如果银、翘是君，那么臣药又是什么呢？银翘散的主病是风温，风温是一个外感病，外邪初期都应解表，所以银翘散的根据是‘风淫于内，治以辛凉，佐以苦甘’，称为辛凉解表法。这样，它的组成就应该以豆豉、荆芥、薄荷的疏风解表为君；因系温邪，用银、翘、竹叶为臣；又因邪在于肺，再用牛蒡、桔梗开宣上焦；最后加生甘草清热解毒，以鲜芦根清热止渴煎汤。处方时依此排列，似乎比较惬当。”对此，笔者以为银、翘为君更为合理，其理有三：第一，本方为外感温热病邪而设。温邪为患，具有发病急，传变速，易热蕴成毒，且多夹秽浊之气等特点。针对这一特点，立法治疗既要外解卫表之邪，又当内清热毒以杜绝入里传变之患。银翘散证虽为邪在卫表，但邪热较重，且已有热蕴成毒内传之趋势(咽痛)，故治疗亦当疏表与清热解毒并行。方中金银花、连翘性味辛寒，其性轻清，功能透邪解表，清热解毒，芳香辟秽，此既符合本方证的病机特点，又兼顾了温病的基本特点。第二，金银花、连翘既能疏散风热，又可清热解毒，属多功效药物，而多功效药物作用的发挥，与药物配伍、煎服方法密切相关。本方因其与薄荷、牛蒡子、荆芥、淡豆豉等解表药物相配，加上别具一格的煎服方法，使其作用的发挥以疏散为主，兼以清热，且使治上焦而不犯中、下焦，若与清热之品相配，或“过煮则味厚而入中焦矣”，其作用则以清热解毒为主。第三，从临床成功的病例来看，多是重用银、翘而获效。综上，基于温病及本方证的特点，药物配伍及煎服特点，临床应用概况，本方应以银、翘为君。

2. 关于荆芥、豆豉的配伍 风热在表,按《内经》之旨,当“治以辛凉,佐以苦甘”,何以用辛温的荆芥、豆豉?银翘散所治之风热表证,以邪郁卫表,邪热较重为特点,其症既有表气闭郁之微恶风寒、无汗,又有热邪为患的发热甚,口渴、咽痛,故在金银花、连翘、薄荷、牛蒡子辛凉清解的同时,加入辛温解表的荆芥、豆豉,有利于透邪外出,增强解表逐邪的力量,这是其一。其二,温病初起,邪郁肌表,治当辛凉疏散,用药以辛凉之品为主,而本方配有金银花、连翘、竹叶、芦根,四药其性皆寒,且银、翘用量独重,初起用药过凉,恐寒凉太过,冰伏气血,不利祛邪,配伍辛温之荆芥、豆豉,可防止寒凉药物冰伏气血,使本方凉而不遏。荆芥、豆豉虽为辛温之品,但因其用量较轻,温而不燥,不至于改变全方辛凉之性,使本方既轻清疏透,又性质平和,成为辛凉平剂。二药的使用,可据汗之有无而斟酌,若无汗,兼见恶风寒,说明邪郁卫表较重,宜用之,且可适当增量,以加强发汗解表祛邪之力;无汗与发热并见,即使未见恶寒,亦可用之,以透邪外出,使病邪随汗而解;若发热与有汗或汗出较多并见,是邪渐入里,热性升散所致,故二药宜适当减量,甚至不用。尚需说明,方中豆豉因制法不同而有辛凉与辛温之异。淡豆豉发酵时主要用桑叶、鲜青蒿为辅料,亦有用苏叶、麻黄为辅料。前者味辛而性凉,后者味辛而性微温。吴氏于本方后有“衄者,去荆芥、豆豉”之明文,在银翘散加细生地丹皮大青叶倍元参汤的方论中又明确指出:“去豆豉,畏其温也。”故本方的豆豉应作辛温为是。

3. 关于本方有无玄参的问题 本方有无玄参,颇多争议。银翘散在《温病条辨》原方中没有元参(即玄参),但在该书上焦篇第16、38、40条中有本方“倍元参”和“去元参”的论述,由于原书前后矛盾,致使后人或谓原书中无玄参是吴氏的“漏笔”,或谓书中“倍元参”、“去元参”是吴氏的“误笔”。认为是漏笔者,以张氏为代表,其理有五:①《温病条辨》上焦篇第16条有银翘散倍玄参的叙述,方中又言玄参加至一两。②上焦篇第38、40条叙述风热夹温的证治,言去玄参,是因其柔润碍湿。③同篇第39条症见舌赤口渴,邪在血分,反无增减玄参之文,而此时正是玄参适用时期。④吴氏在方论中自谓遵《内经》“风淫于内,治以辛凉,佐以苦甘;热淫于内,治以咸寒,佐以甘苦”之训,而方中诸药唯玄参咸而微寒,故方中有玄参与经旨是吻合的。⑤吴氏对精、气、津液甚为注重,玄参壮水制火,增津养液,银翘散方论中“予护其虚”实有所指[1]。认为是误笔者,以湖北中医学院方剂教研室为代表,其理是“吴鞠通说:此方之妙,在于‘纯然清肃上焦,不犯中、下’。所以选用轻清上浮之品组方,体现了他‘治上焦如羽,非轻不举’的学术思想。而玄参咸寒滋腻,乃下焦肝肾之药,温病初起,邪在肺卫者用之,似有留邪之弊。有人认为温邪容易耗阴,用玄参乃为养阴增液而设,此说亦欠恰当。方中已有甘凉轻清,质润多液的芦根,清热生津而不恋邪,配伍已极精当,再加玄参,未免蛇足”[2]。以上两说,似以后者为妥。治温病初起,总宜辛凉宣散,清轻透达,以达到“轻以去实”的目的。津液耗损虽是温病的重要病机之一,然津伤有轻重之分,用药自然有所区别。初起津伤较轻,且以肺胃为主,治当选用甘寒气薄之品以滋肺胃之津,如芦根、竹叶、天花粉、知母之类;后期伤津耗液较甚,且以肝肾为主,治宜选用甘寒厚味或咸寒之品以补肝肾之阴,如地黄、玄参、鸡子黄、阿胶之属。玄参以味厚而走下焦见长,本方用之,与吴氏治“上焦如羽”的用药原则相悖;另外,从临床验案及报道来看,凡温病初起,若病证无咽痛甚,口渴甚等表现,应用本方多未用玄参而获效,故本方以无玄参为妥。

4. 关于清心凉膈散的出处 吴氏在《温病条辨》卷1谓本方系用东垣清心凉膈散加减而成。但遍查李杲之书,未见清心凉膈散一方。在《景岳全书·古方八阵》卷63载有“东垣凉膈散,解痘疹囊热良方”。方由黄芩、连翘、薄荷、桔梗、竹叶、栀子、甘草组成。《景岳全书》

所录之凉膈散从何而来？为此我们考证了易水学派、河间学派有关医家的代表著作。在《东垣十书·此事难知》卷上有“易老法，凉膈散减大黄、芒硝，加桔梗，同为舟楫之剂，浮而上之，治胸膈中与六经热。”但查易老张元素之著作，却未见凉膈散之方。而《济生拔粹·此事难知》卷9之凉膈散“治上焦热甚，阳明、少阳气中之血药也。”方由山栀、连翘、黄芩、薄荷、大黄、芒硝组成，方后云：“去六经中热，减大黄、芒硝，加桔梗、甘草。右为粗末，每服一两，水二盏，同竹叶七片煎至一盏，去滓，入蜜少许，食后服。”再考《济生拔粹》所载之凉膈散，实脱胎于刘完素之凉膈散（连翘、山栀、大黄、薄荷叶、黄芩、甘草、芒硝），其治“伤寒表不解，半入于里，下证未全，下后燥热怫结于内，烦心，懊侬，不得眠……，烦渴头昏，唇焦咽燥，喉闭目赤，口舌生疮，咳唾稠粘，谵语狂妄”（《黄帝素问宣明论方》卷6）。可见后人盛心如在《实用方剂学》谓“本方根据河间凉膈散而加减复方之制也”，非臆断之论。综上，银翘散之制，当为河间学派与易水学派共同结合之产物，是学派间学术相互渗透、纵横交织的结果。而王好古收录的凉膈散最接近吴氏所创银翘散之意，一是病机相似，提出治“上焦热甚”；二是方剂组成及方后加减的药物与吴氏之方相似。本书为尊重吴氏制方之原旨，亦鉴于《景岳全书》标明“东垣凉膈散”，故在源流发展中论及的清心凉膈药物，宗《景岳全书》所载方。

【方论选录】

1. 吴瑭：“按温病忌汗，汗之不惟不解，反生他患。盖病在手经，徒伤足太阳无益；病自口鼻吸受而生，徒发其表，亦无益也。且汗为心液，心阳受伤，必有神明内乱，谵语癫狂，内闭外脱之变。再，误汗虽曰伤阳，汗乃五液之一，未始不伤阴也。《伤寒论》曰：尺脉微者为里虚，禁汗，其义可见。其曰伤阳者，特举其伤之重者而言之耳。温病最善伤阴，用药又复伤阴，岂非为贼立帜乎？此古来用伤寒法治温病之大错也。……本方谨遵《内经》‘风淫于内，治以辛凉，佐以苦甘；热淫于内，治以咸寒，佐以甘苦’之训；又宗喻嘉言芳香逐秽之说，用东垣清心凉膈散，辛凉苦甘。病初起，且去入里之黄芩，勿犯中焦；加银花辛凉，芥穗芳香，散热解毒；牛蒡子辛平润肺，解热散结，除风利咽，皆手太阴药也。合而论之，经谓：冬不藏精，春必病温；又谓：藏于精者，春不病温；又谓：病温，虚甚死。可见病温者，精气先虚。此方之妙，预护其虚，纯然清肃上焦，不犯中下，无开门揖盗之弊，有轻以去实之能，用之得法，自然奏效。此叶氏立法，所以迥出诸家也。”（《温病条辨》卷1）

2. 张秉成：“治风温、温热，一切四时温邪，病从外来，初起身热而渴，不恶寒，邪全在表者。此方吴氏《温病条辨》中之首方，所治之温病，与瘟疫之瘟不同，而又与伏邪之温病有别。此但言四时之温邪，病于表而客于肺者，故以辛凉之剂，轻解上焦。银花、连翘、薄荷、荆芥皆辛凉之品，轻扬解散，清利上焦者也；豆豉宣胸化腐，牛蒡利膈清咽，竹叶、芦根清肺胃之热而下达，桔梗、甘草解胸膈之结而上行。此淮阴吴氏特开客气温邪之一端，实前人所未发耳。”（《成方便读》卷1）

3. 李畴人：“治温邪初起。以牛蒡宣利肺气而滑利窍；豆豉发越少阴陈伏之邪，为君。以银花、连翘甘凉轻清，宣泄上焦心肺之邪为臣。荆芥散血中之风；薄荷辛凉，宣肺胃之热而泄风；竹叶清心肺；甘、桔解毒开肺，载诸药上浮；芦根清胃热，合辛凉轻剂而治肺胃上焦风温，但热无寒。咳嗽不爽，加杏仁、象贝；口燥，加花粉；热重加山栀、黄芩；脉洪口渴，石膏亦可加。吴氏以银翘散为主，治津气内虚之人。”（《医方概要》）

4. 盛心如：“银花、连翘为治温病之主药。薄荷、荆芥以散风；竹叶、甘草以清热（此四味为佐）。用桔梗为使，轻扬以开其上；加苇根为引，甘淡以泄于下。而以牛蒡、淡豉为臣，通玄府以逐邪，俾为汗解。此亦辛凉苦甘之旨，诚为外感风温，初起在表、无汗之主方。本方根据

河间凉膈散而加减复方之制也。”(《实用方剂学》)

5. 蔡陆仙:“银翘散为近世治温热病辛凉解表之通方。方中有薄荷、牛蒡、竹叶、豆豉之辛凉宣散,又君以银花、连翘之清解心热,俾心热清则肺得清肃,而又金风送爽,飒飒生凉,肺气宣散,皮毛之壅热自开矣。况有桔梗、芦根以直接宣清肺热,更何患口渴之不清,身热之不解耶?”(《中国医药汇海·方剂部》)

【评议】张氏赞本方治风温,乃“淮阴吴氏特开客气温邪之一端,实前人所未发耳”;盛氏称其“诚为外感风温,初起在表,无汗之主方”;陆氏亦曰“为近世治温热病辛凉解表之通方”,并不过誉。李氏以为“咳嗽不爽,加杏仁、象贝,……脉洪口渴,石膏亦可加”,乃得要领之论,也与吴氏立方原意相合。其余诸家所言,均有精辟之处,当合而参之。

【验案举例】

1. 风温火逆 《全国名医验案类编》卷1:荣锡九,年48岁。是年三月,春行夏令,温度太高,继以因公赴县,往来受热,故致此病。四月一日回家,沉睡昏迷,不省人事。延族兄诊视,以锡九素病吐血,身体极弱,误认为阴寒,进以补中汤。身灼如火,是由火逆。病势一变,幸次日发衄,衄后稍苏。脉浮数擘指,浮为风,数为热。身灼热焦痛干燥,此风温症也。拟用银翘散加减。风温身灼,焦燥如火熏,非汗不解,焦燥阴伤,汗之反逆,只得养阴,听其自解。蜜银花三钱,青连翘三钱,大力子三钱,苦桔梗二钱,薄荷三钱,淡竹叶三钱,生白芍三钱,生甘草八分。此方稳服一星期,胸腋头面稍得汗解,得汗处肌肉便活,以外焦灼如前。将前方去大力,加真川柴胡三钱,以为输转。又一星期,腰以上得汗,以下无汗。再一星期,汗至足胫。两足无汗,焦痛不敢履地,直服到四星期,全身皆得汗解。安好无恙矣。

按语:受热而不省人事,治宜凉药以除热。医者不问脉症若何,仅凭素患吐血,身体虚弱,而进补中汤,此热证而投温药,如抱薪救火,必致热蕴成火,火热上冲,迫血妄行则发吐血。血即外溢,热有出路,故病势稍减而人事苏醒。本案身灼热与脉浮数并见,乃风温初起,热在肌表,不得外散之故,拟用银翘散去辛温之荆芥、豆豉,加白芍及柴胡(二诊加之)以外疏风热,内清火热。因此证误治,致使病情缠绵难愈,竟服本方至第四周,方全身得汗而病瘥。

2. 感冒 《中医方剂选讲》:某女,14岁。来诊时诉下午开始微觉恶寒,头痛,全身不适,晚饭不能进食,继则发热,头痛加剧,周身骨痛,无汗,鼻塞。望其舌,舌尖红,苔薄白,诊其脉,脉象浮数。辨证:属外感风热表证,治宜疏风清热解表。用银翘散加减:银花9g,连翘9g,竹叶6g,荆芥6g,淡豆豉9g,芦根30g,薄荷9g,牛蒡子9g,甘草4.5g,神曲6g。于晚上8时服药,约10时,全身汗出,汗后向家人要饭吃,令服稀粥,次日症状消失,精神如常,可以上学。

3. 流行性腮腺炎 《中医方剂选讲》:某男,7岁。右侧耳下肿大2日,又历1日波及左侧。发热,微恶寒,口渴头痛。检查:两侧耳下缘明显肿大,肿胀处按之疼痛,感觉过敏,有弹性,表面灼热,体温38.5℃,舌红苔薄,脉数(有与腮腺炎患者接触史)。诊断:流行性腮腺炎。以银翘散减荆芥、豆豉,加马勃、僵蚕、板蓝根、大青叶,用紫金锭醋磨外涂,3日告愈。

按语:银翘散功能辛凉透表,清热解毒,主治温病初起,邪在肺卫之证。案2是温病初起邪偏卫表的典型案例,因邪郁卫阳,毛窍闭塞,故方中之荆芥、豆豉皆用,且豆豉用量增加,使其发表祛邪之力增强,因而药后2小时,患儿汗出而病证减轻,足见“用之得法,自然奏效”。案3之流行性腮腺炎,与中医的“痄腮”相似,属温病范畴。温病初起,邪犯卫表,邪热较重,故去辛温之荆芥、豆豉,加清热解毒利咽之马勃、板蓝根等。以上二案皆为温病初起,前案因邪偏卫表,而用荆、豉,且增量;后案因热较甚而弃荆、豉,并加清热之品,表明运用古方,只要善于灵活变通，疗效自然确实可靠。

4. 麻毒内闭(疹后肺炎) 《蒲辅周医疗经验》：某女，1岁。1961年6月27日会诊。麻疹10天，高热不退，无汗，面红，气粗咳不爽，腹满足冷，大便稀、日3次，小便短黄。舌红中心苔黄，脉浮数有力。病由疹出未透感风，导致麻毒内闭，治宜宣透。处方：银花连叶二钱，连翘一钱半，桔梗一钱，荆芥一钱，炒牛蒡子一钱半，豆豉三钱，鲜芦根四钱，竹叶一钱半，僵蚕一钱半，粉葛根一钱，升麻八分，葱白(后下)二寸，注意避风。二诊：服药后，每天下午高热，四肢冷，腹满。用酒精擦澡后麻疹显出，今天有战栗(先寒战后发热)，似作战汗而未出，喉间有痰，气憋，胸腹部及下肢皆有麻疹。脉沉数，舌红无苔。据此，麻毒内陷，虽已渐出，但气液两伤，治宜益气养阴，清热解毒。处方：玉竹三钱，麦冬一钱，粉葛根一钱，升麻五分，连皮茯苓二钱，扁豆皮二钱，银花藤二钱，荷叶二钱。

按语：麻疹合并肺炎常见。若不及时治疗或处理失当，往往导致不良后果。本例由于麻疹出而未透，感受风邪，致麻毒内陷，故用银翘散加葛根、升麻，解肌透疹，清热解毒；僵蚕、葱白，宣肺祛风。药后疹形即显，邪毒透发外出。但气液两伤，投以玉竹、麦冬等益气养阴之品，正气渐复而愈。

5. 单纯性疱疹 《黑龙江中医杂志》(1990，3：28)：某男，16岁。5日前患感冒。3日在下颏部出现花生米大小一红斑，继而红斑上出现密集的丘疹、水疱，有少许渗出液和黄痂。舌质红，苔薄黄，脉细数。证属风热袭肺，余热未清，外透于皮。治宜清透法。处方：金银花、连翘、荆芥、生地、赤小豆、炒牛蒡子各12g，桔梗、大青叶、红花各6g，焦山栀子3g，水煎服。1日1剂。二诊：4日后红斑已退，丘疱疹结痂脱落，留轻度色素沉着。在原方基础上加沙参15g，石斛12g，3剂后，以清解护阴，效果显著。

按语：感冒后见红斑、血疹、水疱，乃余热未尽，郁于肌腠，浸淫血脉，治宜疏表清里，凉血除湿。方用银翘散清热解毒，轻宣疏散，透邪于外；加生地黄、大青叶、山栀、红花清热凉血消斑；栀子合赤小豆清利湿热。诸药合药，热清湿除，则疱疹痊愈。

6. 烂喉痧 《浙江中医学院学报》(1983，2：28)：某男，3岁。今日午后发热，肛温38.8℃，恶寒无汗，鼻衄，咽红肿痛，小便短黄。舌尖红，苔根腻，脉浮数。此为风热外袭，肺卫被束，热灼咽喉。治拟辛凉透表，解毒利咽。处方：金银花6g，连翘6g，淡豆豉4.5g，淡竹叶6g，鲜芦根15g，薄荷(后下)3g，牛蒡子4.5g，川贝母6g，制天虫4.5g，蝉蜕4.5g，射干6g，山豆根4.5g，万氏牛黄清心丸1颗化服。二诊：1剂后热退，鼻衄止，下午耳后、颈、胸、背及四肢皮肤先后出现红色细小疹子，摸之粗糙，高出皮肤，瘙痒不安，咽红肿痛。舌质鲜红，苔根稍腻，前方去豆豉加生甘草治之。三诊：3剂后，皮肤疹子已隐，并有少量落屑，咽稍红，苔腻已化，原方继服3剂。

按语：此案系猩红热之轻证，每由热毒外袭，肺胃受邪所致。初起多见肺卫症状，轻者咽痛难忍，重则糜烂渗血，热毒由肺胃外窜肌肤，故遍体皆布疹子。甚则成片如锦纹。治宜解表透邪为主，处方以银翘散辛凉透表，去辛温之荆芥，加射干、山豆根、川贝母、万氏牛黄清心丸以清热凉血、解毒利咽，加僵蚕、蝉蜕以疏风清热透邪。

【临床报道】

一、内科

1. 流感 用银翘散治疗流行性感冒50例，服药后体温迅速下降，自觉症状明显减轻，一般在服药后2～4天痊愈[3]。用银翘解毒丸预防流行性感冒962例，每服1～2丸，用药1.5个月，预防组发病25例，发病率为2.6%；对照组518例中，发病91例，发病率为 17.55%[4]。

2. 呼吸道感染 以银翘散为基础方，流浊涕、咳嗽痰黄，减荆芥穗、豆豉、牛蒡子，加浙贝母、鱼腥草、杏仁；发热明显加黄芩、板蓝根；咽痛明显加玄参、生地黄，治疗小儿上呼吸道感染 36 例。结果 36 例患儿均获痊愈[5]。张淑琴等用银翘散煎剂保留灌肠治疗小儿急性呼吸道感染并发热 178 例。患者随机分为 2 组，2 组均按常规抗病毒或抗生素治疗，治疗组 96 例在此基础上给予银翘散去豆豉，加板蓝根、生石膏保留灌肠，每天 1 次，连用 3 天；对照组 82 例在此基础上给予布洛芬混悬液等退热，有惊厥者给予地西泮或鲁米那镇静治疗。结果：治疗组显效 80 例，有效 12 例，无效 4 例，总有效率为 95.83%；对照组显效 34 例，有效 18 例，无效 30 例，总有效率为 63.41%[6]。两组比较，差异有非常显著性意义（$P<0.01$）。

3. 脑炎 用本方加牛蒡子、贯众、大青叶、板蓝根为基本方，高热者加水牛角、牡丹皮、赤芍、黄连、生地黄；轻度意识障碍加远志、石菖蒲；伴有抽搐加钩藤、僵蚕、生牡蛎；昏迷者鼻饲安宫牛黄丸，并配合西药激素、甘露醇、维生素，并发感染加用抗生素。治疗散发性脑炎 71 例，结果治愈、好转 63 例，总有效率为 88.73%[7]。

4. 高热 用本方加减为基础方治疗 84 例高热。基础方：生石膏 30～90g，金银花、连翘、板蓝根各 30g，鲜芦根 20g，牛蒡子、荆芥、薄荷、桔梗各 18g。病重者每日 2 剂，轻者每日 1 剂。皮肤发斑，舌质红绛加牡丹皮、赤芍、生地黄；身热不扬，汗出热不解，舌质红、苔黄腻加生薏苡仁、黄芩；高热不退加柴胡、青蒿；头痛加川芎。经治服药 1～2 天退热者 72 例，3 天退热者 10 例，4 天退热者 2 例[8]。

5. 病毒性心肌炎 以本方合生脉散加减治疗本病 37 例。基本方为：太子参 15g，麦冬 10g，五味子 8g，金银花 20g，连翘 20g，荆芥 6g，薄荷 5g，牛蒡子 10g，桔梗 10g，芦根 10g，竹叶 6g，黄芩 10g，炙甘草 10g。结果：痊愈 32 例（86.5%），好转 4 例（10.8%），无效 1 例（2.7%），总有效率为 97.3%[9]。

二、儿科

1. 肺炎 本方去竹叶、豆豉，加桑白皮、杏仁、黄芩、知母煎服，治疗小儿肺炎 25 例。结果服药 3～5 天痊愈，其中 2 天退热者 17 例，4 天内退热者 8 例；湿啰音于 3 天内消失者 9 例，5 天内消失者 16 例。X 线胸透者 12 例，病灶均于 5 天内消失。对于屡用抗生素治疗效果不好的病例，用本方随证加减，亦有一定疗效[10]。

2. 麻疹 以本方煎服，治疗 14 例麻疹并发肺炎，结果 11 例热退获效[11]。另以本方为主，随证加减，治疗 55 例麻疹，平均退热时间为（7.0±0.24）天，而用一般药物治疗的 101 例为（8.41±0.22）天。银翘散不仅退热快，且能使透疹过程顺利，其他症状的缓解也较快[12]。

3. 腮腺炎 采用银翘散和普济消毒饮加外贴治疗急性腮腺炎 156 例。方法：以甘草、黄连、马勃各 3g，竹叶、薄荷各 5g，荆芥、桔梗、升麻、柴胡、橘红各 6g，牛蒡子、豆豉、芦根、板蓝根、玄参、黄芩各 10g，白僵蚕、金银花、连翘各 15g 为基本方，随证加减，日 1 剂，分 4 次服。根据患者病情加外贴药膏（三黄粉：黄连、黄芩、黄柏各 30g，青黛粉 15g，用凡士林调膏），24 小时换 1 次，外贴 3～7 次为 1 个疗程[13]。

三、皮肤科

1. 荨麻疹、银屑病 用变通银翘散（金银花、连翘、牛蒡子、大青叶各 10～12g，荆芥、防风、蝉蜕、甘草各 6g，生地黄、黄芩各 10g）及银翘大青汤（金银花、连翘各 12g，大青叶、牛蒡子各 10g，荆芥、薄荷、绿豆衣、生地黄各 12g，牡丹皮、甘草各 6g）煎服，治疗急性荨麻疹 16 例，急性点状银屑病 25 例。辨证为卫分证者用变通银翘散，若邪已入气分而卫分之邪未尽解者用银翘大青汤。结果全部病例皆获痊愈[14]。

2. 风疹 以银翘散为基本方，伴高热加石膏、知母；疹色红加牡丹皮、赤芍；疹色淡加滑石、通草；淋巴肿大加夏枯草、昆布；胸闷易烦加焦山栀；鼻衄加白茅根、黄芩，水煎服，治疗暴发性剧烈风疹400例。服药2剂后症状消失。结果除5例改用他法治疗外，395例均获治愈，总有效率为98.75%[15]。禹永明将141例风疹患者随机分为治疗组78例和对照组63例，治疗组用穿琥宁注射液，同时给予银翘散，每日1剂，日服3～6次。对照组用三氮唑核苷注射液，同时给予口服盐酸吗啉胍、维生素C、氯苯那敏。2组病例中有高热者均给予对症处理。结果：两组疗效比较，总有效率无显著性差异($P>0.05$)；但治疗组治愈率高于对照组($P<0.05$)；开始退热和完全退热时间均显著短于对照组($P<0.01$)；开始退疹和完全退疹时间亦均显著短于对照组($P<0.01$)[16]。

3. 麻疹样病毒疹 本方去竹叶、桔梗、芦根，加黄芩、板蓝根、桑叶、菊花、蝉蜕为基础方，每日1剂，煎服，日2次。并嘱多饮开水及食清淡食物。共治78例。结果所有患者均治愈，皮疹多在服药后2～7天全部消退，症情好转，无复发，疹退后均无色素沉着[17]。

4. 水痘 用本方加减，发热较高，热毒重者加大青叶、黄芩、山栀；咳嗽加紫菀、贝母、南沙参；便秘加大黄、玄参；腹泻加黄连、葛根；尿短黄加车前子、白茅根；瘙痒较剧加蝉蜕、白鲜皮，治疗水痘120例，均获痊愈[18]。龙贤林以银翘散合三仁汤加减治疗风热夹湿、肺卫不宣或气营两燔、湿毒蕴结之水痘78例，均在3～6天获愈[19]。

四、五官科

1. 扁桃体炎 以金银花15g，牛蒡子、连翘、桔梗、黄芩、玄参、山豆根、射干、荆芥、防风各10g，薄荷4g为基本方，水煎服，日1剂，分3次服。如为小儿，则每剂药服2天，且少量频服。治疗本病36例。结果：治愈24例，有效12例[20]。李春红以本方加减，治疗40例急性扁桃体炎，亦获痊愈。基础方：连翘20g，金银花15g，山豆根15g，板蓝根15g，牛蒡子10g，黄芩10g，薄荷6g，桔梗10g，仙鹤草15g，白茅根30g，生甘草10g[21]。

2. 咽峡疱疹 用银翘片治咽峡疱疹43例，平均1.6天热退，3.6天疱疹及溃疡完全消失。对照组17例用西药治疗，疗程比银翘片组长[22]。

3. 疱疹性口炎 用加味银翘散(本方加木通、板蓝根)治疗小儿疱疹性口炎112例，西药组75例给予吗啉胍片、复合维生素B，发热酌用复方阿司匹林片。两组口腔溃疡处均喷涂黏膜溃疡粉，每日2～4次。结果中药组痊愈30例，显效68例，有效8例，无效6例，总有效率为94.6%；西药组痊愈7例，显效21例，有效23例，无效24例，总有效率为68.0%[23]。

4. 咽喉炎 以银翘散加射干、僵蚕、乌梅、鱼腥草，治疗急慢性咽喉炎136例，其中急性咽喉炎90例，慢性咽喉炎46例。临床表现均有咽痛、干咳少痰等症状及咽红、咽后壁滤泡增生等体征。结果治愈120例，好转16例[24]。

5. 放疗致口咽部毒性反应 以本方加减防治鼻咽癌放疗致口咽部毒性反应29例。治疗方法采用分段治疗，鼻咽癌双耳前野+鼻前野钴60照射肿瘤7000～8000cGy/(35～40)天，颈淋巴结区6000～7000cGy/(30～35)天，放疗期间予朵贝液漱口，一天5～6次，于放疗第3周开始口服本方，药用：金银花、连翘、黄芩各15g，蒲公英30g，白花蛇舌草15g，薄荷(后下)10g，柴胡12g，菊花、蔓荆子、麦冬、玄参各15g，党参20g，车前草15g，甘草10g。结果：轻度反应(显效)：无或有轻度咽痛，可进食干饭，轻度充血9例；中度反应(有效)：中度咽痛，进半流食，充血，但无白膜形成或糜烂15例；重度反应(无效)：重度咽痛，进流食，充血，有白膜形成5例。总有效率为82.9%。其中2例因咽痛明显，不能进食，而暂停放疗。口服中药后未发现有副作用[25]。

6. 角膜炎　将78例单纯疱疹病毒性角膜炎随机分为2组，观察组以中医为主，辅用西药阿昔洛韦滴眼液滴眼，方法是初期患眼刺激症状重，祛风清热为主。方用银翘散加减（金银花、连翘、荆芥、防风、薄荷、菊花、白芍、大青叶、柴胡各9g，甘草3g），7天为1个疗程。症状好转，角膜染色基本转阴性后，则以退翳明目为主，祛风清热为辅，在上方中去防风、连翘，加密蒙花、决明子、秦皮、蝉蜕。对照组仅用阿昔洛韦滴眼液滴眼，均治疗4周。结果：实验组39例，治愈17例，好转19例，无效3例，总有效率为92%；对照组39例，治愈10例，好转14例，无效15例，总有效率为64%。两组总有效率比较有非常显著性差异（$P<0.01$）。认为中西医结合治疗单纯疱疹病毒性角膜炎可明显提高临床疗效[26]。

【实验研究】

1. 发汗作用　银翘散口服能促进大鼠足跖部汗液分泌，其最小有效浓度为0.267g/kg，生物相应体存量的效应消除半衰期为3.90小时，作用周期为23.71小时，达峰时间为2.21小时[27]。

2. 解热作用　银翘散煎剂对二联菌苗、五联疫苗所致家兔发热模型，按人用量15倍、30倍、40倍剂量一次灌服，解热作用显著，与复方阿司匹林组（0.2mg/kg）比较无显著性差异。银翘散拆方后的解热作用远不及全方[28,29]。银翘散煎剂、片剂、袋泡剂对啤酒酵母、2,4-二硝基苯酚所致大鼠发热模型，按成人用量40倍或20g/kg灌服，皆有明显的解热作用[30]。电生理研究表明，银翘散解热作用机制并不全同于解热镇痛药，本方可解除致热原对热敏神经元的抑制，使之恢复正常，同时抑制冷敏神经元发放冲动，降低机体产热水平，从而达到解表散热的效果。银翘散能直接作用于正常大鼠PO/AH热敏神经元，使其放电频率升高，从而使正常动物体温下降，揭示本方为一中枢性解热药[31]。

3. 抗病原微生物作用　银翘散全方及其单味药在体外，对多种细菌及病毒均有抑制作用。用分离、波谱等方法对银翘散抗流感病毒作用的物质基础进行了研究。从银翘散抗流感病毒有效部位群中分离得到6种黄酮类成分，为醉鱼草苷、金合欢素、橙皮苷、异甘草素、异甘草苷和金丝桃苷[32~35]。

4. 抗炎作用　银翘散对动物实验性炎症有明显抑制作用，对大鼠蛋清性足肿胀抑制作用较好，对组胺所致小鼠皮肤毛细血管通透性亢进的抑制作用亦佳，但对二甲苯和5-HT所致小鼠毛细血管扩张和通透性增高均无明显影响。其对炎症介质5-HT和前列腺素的对抗作用不明显或较弱[30]。以抑制二甲苯所致小鼠皮肤毛细血管通透性增高为指标，测得银翘散口服给药最低抗炎剂量为1.5g/kg，药效半衰期为4.53小时，作用持续时间为16.23小时，达峰时间为2.31小时[36]。

5. 抗过敏作用　银翘散袋泡剂10g/kg灌服，对天花粉所致大鼠、小鼠被动皮肤过敏反应有明显的抑制作用。不仅能明显减轻天花粉引起小鼠迟发型超敏反应的强度，还能降低过敏性休克动物的死亡数。其煎剂、片剂、袋泡剂均能抑制二硝基氯苯引起小鼠耳部皮肤迟发型超敏反应[32]。

6. 对胃肠功能的影响　银翘散煎剂对动物肠蠕动亢进有明显抑制作用，其灌胃给药的最低有效剂量为0.213g/kg，药效半衰期为4.25小时，作用持续时间为27.18小时，达峰时间为1.54小时[37]。

【附方】银翘汤（《温病条辨》卷2）　银花五钱（15g）　连翘三钱（9g）　竹叶二钱（6g）　生甘草一钱（3g）　麦冬四钱（12g）　细生地四钱（12g）　水煎服。功用：透表清热。主治：

阳明温病，下后无汗脉浮者。

银翘汤为透表清热之轻剂。因下之后，积秽去，腑气通，余邪还表，但阴液已伤，未得外透，证见无汗脉浮，故依银翘散意，“仍以银花、连翘解表而轻宣表气”。配伍竹叶清心利尿，生甘草清热解毒，增入麦冬、生地黄滋阴清热，使还表之邪，得汗而解。若下后虽无汗，但脉浮而洪，或不浮而数者，此方不可用。

参考文献

[1] 张仲信，包源英．银翘散有无元参问题的商讨[J]. 浙江中医杂志，1965，(2)：12.

[2] 湖北中医学院方剂教研室．古今名方发微[M]. 湖北：湖北科学技术出版社，1986：57.

[3] 传染病教研组．银翘汤治疗流行性感冒[J]. 长春医学院学报，1959，(1)：119.

[4] 韩大卫．试用中药预防流行性感冒观察报告[J]. 中医杂志，1957，(12)：653.

[5] 欧阳清萍．银翘散加减治疗小儿上呼吸道感染 36 例[J]. 临床急诊杂志，2003，4(2)：33.

[6] 张淑琴，沈红霞，陈凯玲．银翘散煎剂保留灌肠治疗小儿急性呼吸道感染并发热 96 例[J]. 新中医，2008，40(10)：94.

[7] 汤克仁，吴伟利，孙宝珍．中西医结合治疗散发性脑炎[J]. 山东中医杂志，1986，5(3)：35.

[8] 张震，齐风云．银翘散加减治疗高热 84 例[J]. 陕西中医，2002，23(10)：921.

[9] 孙德欣．生脉散合银翘散治疗病毒性心肌炎 37 例[J]. 国医论坛，1998，13(2)：26.

[10] 胡居息．银翘散加减治疗小儿肺炎 25 例[J]. 湖北中医杂志，1982，9(1)：55.

[11] 徐蔚霖．中医中药抢救麻疹严重病例的介绍[J]. 上海中医药杂志，1960，(2)：34.

[12] 北京部队总医院．中药治疗小儿麻疹的几点体会[J]. 中医争鸣，1958，(3)：9-10.

[13] 齐晓罐．银翘散和普济消毒饮加减加外贴治疗急性腮腺炎 156 例[J]. 陕西中医，2007，28(1)：65.

[14] 徐宣厚．以卫气营血辨证治疗皮肤病的具体运用[J]. 辽宁中医杂志，1982，6(7)：29.

[15] 汪德云．银翘散加味治疗暴发性剧烈风疹 400 例介绍[J]. 中医杂志，1987，28(4)：33.

[16] 禹永明．穿琥宁合银翘散治疗风疹 78 例临床观察[J]. 江苏中医药，2005，26(5)：24.

[17] 曹元宇，魏跃钢．银翘散加减治疗青少年麻疹样病毒疹 78 例[J]. 南京中医药大学学报，1995，11(3)：51.

[18] 杨龙生．银翘散加减治疗水痘 120 例临床观察[J]. 江西中医药，2004，35(6)：35.

[19] 龙贤林．银翘散合三仁汤治疗水痘 78 例[J]. 四川中医，2007，25(10)：90.

[20] 林红．银翘散加减治疗扁桃腺炎[J]. 湖北中医杂志，1998，20(2)：41.

[21] 李春红．加味银翘散治疗急性扁桃体炎 40 例体会[J]. 中国社区医师，2007，(9)：37.

[22] 吴锦明．银翘解毒片治疗咽峡疱疹疗效观察[J]. 中华儿科杂志，1963，(5)：125.

[23] 高津富，林和平．加味银翘散治疗小儿疱疹性口炎 112 例[J]. 中国中西医结合杂志，1994，14(10)：620.

[24] 温利辉，黄清苑．银翘散治疗急慢性咽喉炎 136 例[J]. 新中医，2002，34(1)：40.

[25] 刘红杯，罗美华．银翘散防治鼻咽癌放疗致口咽部毒性反应 29 例[J]. 辽宁中医杂志，1998，25(9)：412.

[26] 刘书勤，李克卉．中西医结合治疗单纯疱疹病毒性角膜炎 39 例[J]. 四川中医，2005，23(9)：98.

[27] 富杭育，周爱香，贺玉琢，等．以发汗的药效法再探麻黄汤、桂枝汤、银翘散、桑菊饮的药代动力学[J]. 中药药理与临床，1992，8(5)：1-3.

[28] 许俊杰．古典清热方对家兔体温的影响[J]. 中药通报，1986，(1)：51.

[29] 沈映君，杜力军．银翘散解热作用研究[J]. 中药药理与临床，1987，(增刊)：14-15.

[30] 邓文龙，王文烈，刘家玉，等．银翘散的药理作用研究[J]. 中医杂志，1986，27(3)：59-60.

[31] 沈映君,王一涛,王家葵,等.解表方药研究的思路与实践[J].中医杂志,1992,33(5):51-52.

[32] 张静楷.银翘散及其制剂[J].中成药研究,1981,3(9):22.

[33] 谢斌,杨子峰.银翘散对多种呼吸道病毒作用体外实验研究[J].中国热带医学,2006,6(1):16.

[34] 杨子峰,黄碧松.银翘散抗甲1型流感病毒作用的实验研究[J].中国热带医学,2005,5(7):1423.

[35] 石钺,石任兵.银翘散抗流感病毒有效部位群中黄酮类成分研究[J].中国中医药杂志,2001,26(5):320.

[36] 贺玉琢,富杭育,周爱香,等.以抗炎的药效法再探麻黄汤、桂枝汤、银翘散、桑菊饮的药物动力学[J].中药药理与临床,1993,9(1):1-3.

[37] 富杭育,周爱香,贺玉琢,等.以抑制肠蠕动亢进作用再探麻黄汤、桂枝汤、银翘散、桑菊饮的药代动力学[J].中成药,1993,15(1):35-36.

桑 菊 饮

(《温病条辨》卷1)

【组成】桑叶二钱五分(7.5g) 菊花一钱(3g) 杏仁二钱(6g) 连翘一钱五分(5g) 薄荷八分(2.5g) 桔梗二钱(6g) 生甘草八分(2.5g) 苇根二钱(6g)

【用法】水二杯,煮取一杯,日二服。

【功用】疏风清热,宣肺止咳。

【主治】风温初起,表热轻证。但咳,身热不甚,口微渴,脉浮数。

【病机分析】肺位最高,且为娇脏,不耐寒热,温热病邪从口鼻而入,肺必先受,邪居肺络,肺失清肃,故以咳嗽为主症。受邪轻浅而身不甚热。温邪最易伤津,但因邪热轻微,故口渴亦微。

既言本方证以咳嗽为主,何以知其由风热所致?因为兼见发热和口渴二症,虽然二症轻微,但无恶寒,故知其为风热咳嗽而非风寒之咳嗽。本方证肌表症状并不明显,故知其病变中心在肺。正如吴氏所言:"咳,热伤肺络也;身不甚热,病不重也;渴而微,热不甚也。"综上所述,本方证之病机当为温病初起,肺失宣肃的表热轻证。

【配伍意义】风热病邪在肺卫,主症为咳嗽,治疗当内清肺热,宣肺止咳;卫气通于肺,治疗又当外散风热,故立疏风清热,宣肺止咳为法。方中桑叶味甘苦性凉,疏散上焦风热,且善走肺络,能清宣肺热而止咳嗽,《重庆堂随笔》卷下曰:"风温暑热服之,肺气清肃,即能汗解";菊花味辛甘性寒,疏散风热,清利头目而肃肺,《本草经疏》卷6云其"去风之要药",《药品化义》卷6谓其"清香气散,主清肺火",二药轻清灵动,直走上焦,善疏肺中风热以消除病因,故共为君药。薄荷辛凉,"辛能发散,凉能清利,专于消风散热"(《本草纲目》卷14),用之助君药疏散上焦风热,加强解表之力,为臣药。杏仁肃降肺气,桔梗开宣肺气,二药一宣一降,以复肺的宣降功能而止咳;连翘透邪解毒;芦根清热生津而止渴,共为佐药。甘草调和诸药为使,且与桔梗相合而利咽喉。诸药相伍,使上焦风热得以疏散,肺气得以宣畅,则表证解,咳嗽止。

本方从"辛凉微苦"立法,其配伍特点是:以轻清宣散之品,疏散风热以清头目;以苦平宣降之品,理气肃肺以止咳嗽。

【类方比较】银翘散与桑菊饮都是治疗温病初起的辛凉解表方剂,组成中都有连翘、桔梗、甘草、薄荷、芦根五药,但银翘散有金银花配伍荆芥、豆豉、牛蒡子、竹叶,解表清热之力强,为"辛凉平剂",宜于温病初起,邪郁卫表,热毒袭肺之发热,微恶寒,咽痛,口渴等证。桑菊饮有桑叶、菊花配伍杏仁，肃肺止咳之力大，而解表与清热作用，均较银翘散为弱，故为“辛凉轻剂”，宜于温病初起，风热犯肺之咳嗽，发热不甚，微渴等证。

【临床运用】

1. 证治要点　本方为“辛凉轻剂”，是主治风热咳嗽轻证的常用方剂，以咳嗽，发热不甚，微渴，脉浮数为证治要点。

2. 加减法　若二三日后，气粗似喘，是气分热势渐盛，加石膏、知母以清解气分之热；若舌绛、暮热，是邪初入营之象，加水牛角、玄参以清营凉血，仍用原方清宣肺卫，透热转气；若热入血分，舌质深绛，躁扰或神昏谵语，恐耗血动血，直须凉血散血，宜去薄荷、苇根，加生地黄、牡丹皮、麦冬、玉竹凉血和血养阴；若肺热甚，可加黄芩清肺热；若口渴甚者，加天花粉生津止渴。兼咽喉红肿疼痛，加玄参、板蓝根清热利咽；若咳痰黄稠，咯吐不爽，加瓜蒌、黄芩、桑白皮、贝母以清热化痰；咳嗽咯血者，可加白茅根、茜草根、丹皮以凉血止血。用治目赤肿痛，宜加刺蒺藜、蝉蜕、木贼、决明子以祛风清热明目。

3. 现代常用本方治疗感冒、急性支气管炎、上呼吸道感染、肺炎、急性结膜炎、角膜炎等辨证属风热犯肺或肝经风热者。

【使用注意】本方为“辛凉轻剂”，若肺热甚者，应加味后运用，否则病重药轻，药不胜病；风寒咳嗽禁用。由于本方药物均系轻清之品，故不宜久煎。

【源流发展】本方出自吴瑭的《温病条辨》上焦篇。吴氏考虑到“风温咳嗽，虽系小病，常见误用辛温重剂，消烁肺液，致久咳成劳者不一而足”。又鉴于当时“佥用杏苏散通治四时咳嗽，不知杏苏散辛温，只宜风寒，不宜风温，且有不分表里之弊”，于是结合“肺为清虚之脏，微苦则降，辛凉则平”(《温病条辨》卷1)之特点，创立“辛凉微苦”之桑菊饮“以避辛温也”。

吴氏此方之制，实受叶桂治风温医案的启发。叶氏《临证指南医案》卷5载有：“秦某，体质血虚，风温上受，滋清不应，气分燥也，议清其上。石膏、生甘草、薄荷、桑叶、杏仁、连翘。”叶氏医案偏清气分之热，吴氏在叶案辛寒清降的基础上，虑其“肺为清虚之脏”，将大寒之石膏易为清润之菊花，再加桔梗、芦根，乃创制了这首治疗风热犯于肺络之剂。

吴氏用本方既治“太阴风温，但咳，身不甚热，微渴者”，又治秋燥之证，如《温病条辨》卷1所载：“感燥而咳者，桑菊饮主之。”温自上受，燥自上感，均为肺金受病，本方辛凉宣透，可疏风清热，生津润肺，故用之亦甚贴切。现代依据方中桑叶、菊花有清肝明目之功，而用本方加夏枯草、决明子、刺蒺藜等治疗肝经风热所致的目赤肿痛，是对本方应用的发展。

近年有桑菊散、桑菊感冒片、桑菊感冒丸、桑菊感冒合剂、桑菊感冒冲剂、桑菊感冒糖浆等制剂，临床可根据病情选用。

【疑难阐释】关于本方以桑菊命名的意义　本方为辛凉解表之轻剂，吴氏为何强调桑叶、菊花的作用并以二药命名？盖本方虽属辛凉解表法，但病变主要是风热在肺络，故其药物应为搜逐肺中风热药为主。二药归肺经，轻清凉散，功以清疏肺中风热为见长，尤其是“桑叶芳香有细毛，横纹最多”，而“走肺络”，故用为君药，此其一。其二，疏风清热药甚多，选此者，以其归肝肺二经有关。肝主升，肺主降，肝之升发令肺失肃降不至太过，肺之清肃使肝之升发不至过亢，二脏升降相因，相制为用。今风热犯肺，肺失清肃，可使肝失所制而亢奋化热，肝经有热，木火刑金，则可加重肺之病变，故治疗当肝、肺同治。二药归肝、肺经，既能疏散肺中风热，又能清解肝经热邪，肝、肺两清，相制复常，病证可愈，此乃清肝以宁肺之义。其三，温热之邪每易伤津，而“肺为清虚之脏”，故肺药宜润不宜燥，桑、菊均为甘润之品，尤其是菊花，吴氏认为“能补金、水二脏”，李时珍亦强调：“菊花，昔人谓其能除风热，益肝补阴。盖不知其尤多能益金、水二脏也，补水所以制火，益金所以平木，木平则风熄，火降则热除，用治诸风头目，其旨深微"(《本草纲目》卷15)，遣此二药，清疏之中尚有扶正之意。

【方论选录】

1. 吴瑭："此辛甘化风、辛凉微苦之方也。盖肺为清虚之脏，微苦则降，辛凉则平，立此方所以避辛温也。今世佥用杏苏散通治四时咳嗽，不知杏苏散辛温，只宜风寒，不宜风温，且有不分表里之弊。此方独取桑叶、菊花者，桑得箕星之精，箕好风，风气通于肝，故桑叶善平肝风；春乃肝令而主风，木旺金衰之候，故抑其有余。桑叶芳香有细毛，横纹最多，故亦走肺络而宣肺气，菊花晚成，芳香味甘，能补金、水二脏，故用之以补其不足。风温咳嗽，虽系小病，常见误用辛温重剂，消烁肺液，致久嗽成劳者，不一而足。圣人不忽于细，必谨于微，医者于此等处，尤当加意也。"(《温病条辨》卷1)

2. 李畴人："此方比银翘散更轻。桑叶、菊花泄风宣肺热，杏仁泄肺降气，连翘清热润燥，薄荷泄风利肺，甘、桔解毒利咽喉，能开肺泄肺，芦根清肺胃之热，合辛凉轻解之法，以泄化上焦肺胃之风温。"(《医方概要》)

3. 蔡陆仙："桑菊饮亦辛凉解表之通用方也。虽较银翘散之力轻微，然有桑叶、菊花之微辛轻散，又益以薄荷之辛以透上解表，凉以宽畅胸膈；得连翘以清心，桔、杏以宣肺，苇茎、甘草并成其清热宣透、畅行肺气之功能。则凡病之属于风温、风热，症之见有身微热、咳嗽、汗不畅、口微渴者，投之亦有宣肺清热、凉膈透表之功。不过不能冀其如时雨之降，得大汗而解也。此可与银翘散斟酌用之。"(《中国医药汇海·方剂部》)

【评议】桑菊饮主治温病初起，表热轻证，有疏风清热，宣肺止咳之功，李氏与蔡氏的方论于此均有所发挥。蔡氏认为解表之力较银翘散轻微，"不能冀其如时雨之降，得大汗而解"，临床应据病证轻重，"与银翘散斟酌用之"，允为确当。

【验案举例】

1. 咳嗽 《吴鞠通医案》卷4：乙酉五月二十四日，刘，十七岁。三月间春温呛咳见血；现在六脉弦细。五更丑寅卯时单声咳嗽甚，谓之木扣金鸣，风本生于木也。议辛甘化风，甘凉柔木。连翘三钱，细生地三钱，薄荷一钱，苦桔梗三钱，桑叶三钱，天冬一钱，茶菊花三钱，甘草二钱，麦冬三钱，鲜芦根三钱。二十八日复诊：咳嗽减，食加，脉犹洪数，左大于右。效不更方，再服四、五帖。六月初二，三诊：木扣金鸣，与柔肝清肺已效，左脉洪数已减于前。方去气分辛药，加甘润。

按语：呛咳见血，五更咳甚，脉弦细，是肝经风热，木火刑金，兼肝阴不足之证，故以桑菊饮疏散风热，清肝宁肺，加生地黄、麦冬、天冬以滋阴柔肝。药证合拍，故能投剂辄效。

2. 感冒 《蒲辅周医疗经验》：某男，74岁，1960年3月28日初诊。昨晚发热，体温37.9℃，小便黄，脉浮数，舌赤无苔。属风热感冒，治宜辛凉。处方：桑叶二钱，菊花二钱，牛蒡子二钱，连翘二钱，桔梗一钱半，芦根五钱，僵蚕二钱，竹叶二钱，生甘草一钱，香豆豉三钱，薄荷(后下)八分，葱白(后下)三寸。水煎2次，共取200ml，分早晚2次分服，连服2剂。3月30日复诊：服药后热退，体温36.4℃，咳嗽减轻，但痰黏滞不利。舌正无苔，脉缓和。感冒基本已愈，治宜调和肺胃，兼化痰湿，用蒌贝二陈汤加减。

3. 腺病毒肺炎 《蒲辅周医疗经验》：某女，8个月，1961年4月10日会诊。腺病毒肺炎，高热7天，现体温39.8℃，咳喘，周身发有皮疹，惊惕，口腔溃烂，唇干裂，腹胀满，大便稀，日行五次，脉浮有力，舌红少津无苔。属风热闭肺，治宜宣肺祛风，辛凉透表法。处方：桑叶一钱，菊花一钱，杏仁一钱，薄荷(后下)七分，桔梗七分，芦根三钱，甘草八分，连翘一钱，僵蚕一钱半，蝉衣(全)七个，葛根一钱，黄芩七分，葱白(后下)二寸。水煎2次，共取120ml分多次温服。4月11日复诊：热势稍减，体温39℃，舌红苔微黄少津，面红，腹微满，四肢不凉，余同前。原方去葛根，加淡豆豉三钱，再服1剂。4月12日三诊：身热已退，咳嗽痰减，皮疹渐退，思睡，不爱睁眼，大便稀好转，次数亦减少，腹已不胀满。脉浮数，舌红苔薄白，舌唇仍溃烂。原方去葱、豉，加炙枇杷叶一钱，前胡七分，煎服法同前，连服2剂而渐愈。

按语：肺为娇脏，清虚而处高位，选方多宜清轻，不宜重浊，这就是“治上焦如羽，非轻不举”的道理。案2属风热感冒，因证偏卫表，故用桑菊饮合葱豉汤辛凉透表，宣肺化痰，二剂而感冒基本已愈。案3虽已高热7天，但脉浮，是风热闭肺之征，治当辛凉透表，宣肺祛风，兼以清热，用桑菊饮加僵蚕、蝉蜕、葛根、黄芩，药后热势减轻，仍以原方加减，病瘥。

【临床报道】

一、内、儿科

1. 上呼吸道感染　用本方合银翘散化裁制成银桑感冒液，日2次，治疗本病48例。结果有效46例，无效2例[1]。商良波等对206例妊娠合并急性上呼吸道感染患者，均予桑菊饮加麦冬、生地黄、南沙参、制玉竹为主，随症加减。结果205例新生儿均正常分娩，母婴均健；1例为先天性心脏病患儿，婴儿畸形率为4.85‰。提示采取有效的中药治疗，不仅能迅速缓解症状，无副作用，而且婴儿畸形率明显下降[2]。石氏以本方加麻黄、干姜治疗小儿春季上呼吸道感染而引起的咳嗽80例，每日1剂，分4次服用。结果服2剂痊愈者64例，服3～5剂以上痊愈者11例，无效5例，总有效率为94%[3]。

2. 流行性感冒　用本方煎服，治疗50例流感(部分病例系西药治疗无效者)，患者均有发热恶寒，头痛，鼻塞流涕，咳嗽，食欲不振等症。服药后86.5%的患者在2天内退热，一般症状减轻，但咳嗽、鼻塞则消失较慢[4]。

3. 支气管炎　将90例风热犯肺型急性支气管炎患者随机分为治疗组60例，对照组30例。治疗组用加减桑菊饮，对照组用急支糖浆，7天后对比疗效。结果：总有效率，治疗组为91.7%，对照组为86.7%，组间差异无统计学意义，但主要症状咳嗽、咳痰及鼻流黄涕、咽干、口渴等症状改善治疗前后比较均有统计学意义($P<0.01$)[5]。

4. 肺炎　洪氏等用桑菊饮去连翘、薄荷、杏仁，加紫苏子、法半夏、橘红、茯苓、浙贝母，治疗新生儿及小婴儿肺炎69例，治疗期间除个别体质差者给予吸氧、强心、吸痰、输血外均停用抗生素和其他西药。日1剂，6天为1个疗程。结果1个疗程治愈者38例，2个疗程治愈者25例，无效或自动出院者6例，总治愈率为91.3%[6]。

5. 咳嗽　桑菊饮加减方对于多种类型的咳嗽具有良好的治疗效果，其中喉源性咳嗽运用较多。余氏等用桑菊饮合止嗽散化裁成桑菊止嗽方，治疗喉源性咳嗽78例，并与西药治疗组68例对照比较。2组均以7天为1个疗程。经2个疗程治疗，治疗组总有效率为87.10%，对照组总有效率为61.76%($P<0.01$)[7]。周氏以本方为基本方，兼便秘者加杏仁至15g，兼呕吐、烦躁者加竹茹10g，生姜2片，兼轻度腹痛腰酸加黄芩、白术各15g。治疗妊娠期咳嗽56例。结果：治愈44例，占78.57%；好转12例，占21.43%[8]。

6. 急性肾炎　以本方去杏仁、薄荷、桔梗，加桑白皮、白茅根、地肤子、丹参、益母草、茯苓，若发热加知母、生石膏；尿蛋白(++)以上加蝉蜕、白花蛇舌草；血尿加石韦、生地黄；肿甚加猪苓；血压高加夏枯草、钩藤；明显感染可配合抗生素，治疗小儿急性肾炎50例。结果治愈46例，好转4例[9]。

二、五官科

1. 结膜炎 用桑菊饮去杏仁、薄荷、桔梗,加荆芥、蝉蜕、防风、栀子、生地黄、当归、牡丹皮、大青叶、板蓝根。治疗流行性结膜炎 12 例。结果临床治愈 10 例,无效 2 例,总有效率为 83.0%[10]。

2. 角膜炎 以本方加生黄芪、党参、当归,配合西药阿昔洛韦或利巴韦林眼药水局部滴用治疗单纯疱疹性角膜炎 30 例。结果治愈 20 例,有效 10 例。平均治愈天数 10 天,治愈后坚持服用桑菊饮,复发率仅 6.7%[11]。

3. 慢性鼻炎 以桑菊饮加桑白皮、荆芥、苏叶、川芎、牡丹皮、天花粉、贝母、辛夷、金银花为主,治疗儿童慢性鼻炎 85 例,其中变应性鼻炎 19 例,慢性单纯性鼻炎 31 例,慢性肥厚性鼻炎 11 例,慢性鼻窦炎 24 例。结果:显效 49 例,占 57.6%;有效 31 例,占 36.5%;无效 5 例,占 5.9%(5 例均为肥厚性鼻炎,其中伴鼻窦炎者 3 例),总有效率为 94.1%[12]。

4. 鼻衄 用本方去连翘,加侧柏叶、仙鹤草、荆芥炭、鲜茅根、牡丹皮、黄芩。治疗证属外邪侵肺,燥热伤及鼻窍而致小儿鼻衄 48 例。结果服药最短 2 天,一般 7 天出血即止[13]。沈氏亦用本方去连翘、桔梗,加侧柏叶、仙鹤草、荆芥炭、鲜茅根,治愈 60 例证属肝胃之火炎上,上结鼻窍之小儿鼻衄[14]。

5. 化脓性扁桃体炎 用桑菊饮加金银花、蒲公英、黄芩、荆芥、牛蒡子、浙贝母,若高热加水牛角,咳嗽甚加竹茹,咽痛剧加土牛膝,便秘加大黄,每日 1 剂,重则 2 剂,治疗本病 35 例。结果治愈 26 例,好转 8 例,无效 1 例,总有效率为 97.14%[15]。

【实验研究】

1. 解热作用 本方按成人量 15.40 倍剂量灌胃,能使五联菌苗和啤酒酵母所致发热模型动物(家兔、大鼠)的体温下降,作用显著,效果与复方阿司匹林 0.2mg/kg 相似[16]。另有实验以解热为指标,在大鼠中测定了口饲桑菊饮的药动学参数,认为其基本上是一室模型特征,$t_{1/2}$在 1.1~2.2 小时,作用期在 6~12 小时,口服后的药峰时间在 2 小时以内,与麻黄汤、银翘散、桂枝汤相似,具有吸收快,起效快,排泄迅速,作用维持时间短,符合解表剂的应用特征[17]。

2. 发汗作用 桑菊饮 5g/kg 灌胃给予大鼠,能使正常大鼠汗腺分泌增加,发汗作用的峰值一般在给药后 1.5~2.0 小时[18]。

3. 抗炎作用 桑菊饮对实验性急性炎症模型有较强的抑制作用。此外,该方能明显增加大鼠肾上腺中胆固醇的含量,升高血浆中醛固酮和皮质醇水平,又能降低肾上腺中维生素 C 含量,兴奋下丘脑-垂体-肾上腺皮质轴,揭示其抗炎作用的产生是通过多种途径整合而实现[19]。

4. 抗菌作用 通过试管稀释法测定桑菊饮对乙型溶血性链球菌、肺炎链球菌、金黄色葡萄球菌、绿脓假单胞菌、大肠埃希菌的抑菌环直径,发现本方最低抑菌浓度分别为 250.00mg/ml、125.00mg/ml、62.50mg/ml、125.00mg/ml、62.50mg/ml;最低杀菌浓度分别为 250.00mg/ml、250.00mg/ml、62.50mg/ml、125.00mg/ml、250.00mg/ml。表明本方对多种细菌有不同程度的抑制作用[20]。

5. 免疫作用 实验显示桑菊饮加减能明显提高吞噬指数,表明其通过增加非特异性吞噬能力达到消除病原微生物的作用,从而增加机体免疫功能[21]。

6. 抑制肠蠕动亢进作用 桑菊饮能显著抑制新斯的明诱发的小鼠肠道运动亢进,最低起效剂量为 0.103g/kg,相当于临床等效剂量的效应,消除半衰期为 4.20 小时,效应维持时间为 27.70 小时，效应达峰时间为 1.13 小时[22]。

参考文献

[1] 张勇，郑绍忠，刘标生，等．银桑感冒液的制备及临床疗效观察[J]. 海峡药学，1996，8(2)：67.

[2] 商良波，夏晨．桑菊饮加减治疗妊娠合并上呼吸道感染 206 例[J]. 实用中医内科杂志，2008，22(8)：58-59.

[3] 石定华．桑菊饮加味治疗小儿咳嗽 80 例[J]. 实用中医药杂志，1999，15(7)：16.

[4] 叶伍高．流行感冒 50 例中药治疗的疗效观察[J]. 广东中医，1959，4(2)：56.

[5] 杨利．加减桑菊饮治疗急性支气管炎 60 例临床观察[J]. 中医药导报，2006，12(12)：36-37.

[6] 洪旭平，项代凤．桑菊饮加减治疗新生儿及婴儿肺炎 69 例[J]. 江西中医药，2004，35(7)：32.

[7] 余传星，严桂珍．桑菊止嗽方治疗喉源性咳嗽 78 例[J]. 新中医，2006，38(1)：79-80.

[8] 周玲．桑菊饮治疗妊娠期咳嗽 56 例[J]. 实用中医药杂志，2003，19(7)：253.

[9] 牛雪华．桑菊饮加减治疗小儿急性肾炎 50 例[J]. 湖北中医杂志，1999，21(S)：34-35.

[10] 徐仁．桑菊饮加减治疗流行性结膜炎[J]. 中华现代中西医杂志，2004，2(6)：549.

[11] 崔莉．中西医结合治疗单纯疱疹性角膜炎 30 例[J]. 山西中医，2000，16(4)：33.

[12] 吴冬华，吴林鹏．桑菊饮加味治疗儿童慢性鼻炎 85 例[J]. 河北中医，2007，29(7)：609.

[13] 尚红，魏霞．加味桑菊饮治疗小儿鼻衄 48 例[J]. 国医论坛，1999，14(4)：35.

[14] 沈金城．桑菊饮加减治疗小儿鼻衄 60 例[J]. 新中医，1999，31(1)：47.

[15] 杨丽芬．桑菊饮加减治疗化脓性扁桃体炎 35 例[J]. 内蒙古中医药，2002，(6)：11.

[16] 许俊杰．古典清热方对家兔体温的影响[J]. 中国中药杂志，1986，(1)：51.

[17] 富杭育，周爱香，贺玉琢，等．以解热的药效法初探麻黄汤、桂枝汤、银翘散、桑菊饮的药物动力学[J]. 中药药理与临床，1992，8(10)：1-3.

[18] 富杭育，周爱香，贺玉琢，等．以发汗的药效法再探麻黄汤、桂枝汤、银翘散、桑菊饮的药代动力学[J]. 中药药理与临床，1992，8(5)：1-3.

[19] 杨奎，曾南，沈映君，等．桑菊饮抗炎作用的研究[J]. 中药药理与临床，1994，10(3)：4-5.

[20] 卢芳国，朱应武，田道法，等．12 个中药复方体外抗菌作用的研究[J]. 湖南中医学院学报，2004，24(4)：9-11.

[21] 钱瑞生．中草药免疫促进剂[J]. 中医杂志，1980，21(3)：235-236.

[22] 富杭育，周爱香，贺玉琢，等．以抑制肠蠕动亢进作用再探麻黄汤、桂枝汤、银翘散、桑菊饮的药代动力学[J]. 中成药，1993，15(1)：35-36.

麻黄杏仁甘草石膏汤

（《伤寒论》）

【异名】麻黄杏仁汤（《普济方》卷 39）、麻黄杏子草膏汤（《赤水玄珠》卷 29）、麻杏甘石汤（《张氏医通》卷 16）、四物甘草汤（《千金方衍义》卷 9）、麻杏石甘汤（《医宗金鉴》卷 59）。

【组成】麻黄四两去节(9g)　杏仁五十个去皮尖(9g)　甘草二两炙(6g)　石膏半斤碎，绵裹(18g)

【用法】以水七升，煮麻黄去上沫，内诸药，煮取二升，去滓，温服一升。

【功用】辛凉疏表，清肺平喘。

【主治】外感风邪，肺热咳喘证。身热不解，咳逆气急，甚则鼻煽，口渴，有汗或无汗，舌苔薄白或黄，脉浮而数者。

【病机分析】本方证是外感风邪入里化热，壅遏于肺，肺失宣降所致。风热袭表，表邪不解而入里，或风寒之邪郁而化热入里，邪热充斥内外，故身热不解，苔黄，脉浮数；热壅于肺，肺失宣降，故咳逆气急，甚则鼻煽；热邪伤津，故口渴；热性升散，迫津外泄，故见有汗。因热邪是由风邪入里化热所致，当表邪未尽时，可因卫气被郁，毛窍闭塞而无汗；苔薄白，脉浮亦是表证未尽之征。

【配伍意义】本方证之病变特点是热邪壅肺，肺失宣降，治当以清泄肺热，宣降肺气为主。又因邪自外来，且表证未尽，治又当辛散透邪于外，为邪求出路；另一方面，肺主皮毛，肺热通过透散能够外出。故拟辛凉疏表，清热平喘为法。方中麻黄辛甘而温，宣肺平喘，解表散邪，其辛散作用既兼治表邪未尽，又利于肺中热邪外达，正如《本草正义》曰："麻黄轻清上浮，专疏肺郁，宣泄气机，是为治外感第一要药，虽曰解表，实为开肺，虽曰散寒，实为泄邪，风寒固得之而外散，即温热亦无不赖之以宣通。"石膏辛甘大寒，清泄肺胃之热以生津，辛散解肌以透邪，《长沙药解》卷3谓其"清金而止燥渴，泄热而除烦躁"，《经证证药录》卷5谓其"寒重，能清燥土之热，辛凉能散风淫之疾"。二药一辛温，一辛寒；一以宣肺为主，一以清肺为主，且俱能透邪于外，合用则相反之中寓有相辅之意，既消除致病之因，又调理肺的宣发之能，故共用为君。石膏倍于麻黄，使本方不失为辛凉之剂。麻黄得石膏，则宣肺平喘而不助热，石膏得麻黄，清解肺热而不凉遏，又是相制为用。杏仁味苦，善降利肺气而平喘咳。麻黄开宣肺气以平喘止咳；石膏质重下降，在清热的同时，也有助肺气下行的作用。故杏仁与麻黄相配，一宣一降，则宣降相因；与石膏相伍，一清一降，则清肃协同，是为臣药。炙甘草既能益气和中，又与石膏相合而生津止渴，与麻黄相合而止咳平喘，更能调和于寒温宣降之间，为佐使药。四药配伍，共成辛凉疏表，清肺平喘之功。本方配伍严谨，用量亦经斟酌，学时应用心体会。

本方配伍特点是：解表与清肺并用，以清为主；宣肺与降气结合，以宣为主。

【类方比较】麻杏石甘汤与麻黄汤所治皆有喘咳，俱用麻黄、杏仁、甘草，解表散邪，宣降肺气，止咳平喘。但前方主治喘咳，是由表邪入里化热，壅遏于肺之热喘，证候特点为发热，喘咳，无汗或有汗，苔薄白或黄，脉浮数，属表里同病，而以肺热为主，故治以辛凉疏表，清肺平喘，方用麻黄配石膏，清热宣肺为主，兼以解表祛邪，使肺热清，表邪去，肺气宣而喘咳自止。后方主治之喘咳系风寒束表，肺气失宣所致，证候特点为恶寒发热，无汗而喘，苔薄白，脉浮紧，其属风寒表实之证，故治当辛温发汗，宣肺平喘，方用麻黄配桂枝，相须为用，发汗解表为主，兼以宣肺平喘，使风寒解，肺气宣而喘咳自平。二方仅一药之差，然功用及主治证病机却大相径庭，仲景精于遣药，于此可窥一斑。

【临床运用】

1. 证治要点　本方为治疗外感风邪，入里化热，以致肺热喘咳的常用方剂。因石膏倍麻黄，其功用重在清宣肺热，不在发汗，所以临床运用，以发热，喘咳，苔薄黄，脉数为证治要点，不必悉具表证。

《伤寒论》原用本方治疗太阳病，发汗未愈，风寒入里化热，"汗出而喘"者。后世用于风寒化热，或风热犯肺，以及内热外寒，但见热邪壅肺，而见身热喘咳，口渴脉数，无论有汗、无汗，皆可以本方加减而获效。

麻疹已透或未透，出现身热烦渴，咳嗽气粗而喘，属疹毒内陷，肺热炽盛者，亦可加味用之。

2. 加减法　如肺热甚，壮热汗出者，宜加重石膏用量，并酌加桑白皮、黄芩、知母清泄肺热；表邪偏重，无汗而恶寒，石膏用量宜减轻，酌加薄荷、苏叶、桑叶等以助解表宣肺之力；痰多气急，可加葶苈子、枇杷叶降气化痰；痰黄稠、胸痛者，宜加瓜蒌、贝母、黄芩、桔梗清热化痰，宽胸利膈。用于麻疹，若属麻疹内陷，症见高热，咳嗽，呼吸急促，鼻煽，烦躁，舌质红，苔黄，脉数者，可酌加连翘、金银花、黄芩、赤芍等清热解毒；麻疹尚未出透，或出而隐没时，加薄荷、荆芥、牛蒡子疏表透疹；疹色暗红，加牡丹皮、紫草凉血活血。

3. 本方现代常用于治疗感冒、上呼吸道感染、急性支气管炎、支气管肺炎、大叶性肺炎、支气管哮喘、麻疹合并肺炎、百日咳、夏季热及皮肤科、肛肠科、五官科的一些疾病，辨证属表证未尽，热邪壅肺者。

【使用注意】风寒咳喘，痰热壅盛者，本方均非所宜。

【源流发展】本方首见于《伤寒论》。原书治"汗出而喘"，"无大热者"。历代医家在临床实践中发现，本方证之于临床，既有汗出而喘者，又有无汗而喘者。于此，应用中主张不论有汗或无汗，皆可投之。如《医宗金鉴·删补名医方论》卷6云："治温热内发，表里俱热，头痛身疼，不恶寒反恶热，无汗而喘，大烦大渴，脉阴阳俱浮者，用此发汗而清火"；清代医家翁藻、朱丹山等，取本方清宣透散之功，用治麻疹"初出不透，无汗喘急"(《医钞类编》)。当代医家依据肺合皮毛，开窍于鼻，喉为肺系及肺与大肠相表里等理论，将本方用于皮肤病、鼻病、咽喉疾患及痔疮等，拓展了本方应用范围，皆属善用古方之范例。

麻杏石甘汤主治"汗出而喘"，以清、疏、宣、降四法并用，对后世解表清热宣肺法的应用及方剂的衍化、创新有一定影响。其方剂加减变化有以下特点：①配伍清热之黄芩、桑白皮等，以加强清泄肺热之功，方如《圣济总录》卷48之麻黄汤，以本方加桑白皮、半夏、茯苓、紫菀，主治"肺实热，喘逆胸满，仰息气喘"；《治疹全书》之麻黄石膏汤，以本方加黄芩、前胡、枳壳，主治"凡疹见标，腮红隐隐不起，旋出旋没，发热烦渴，喘急神昏"。②配伍疏表透邪之荆芥、防风、牛蒡子等，以增强解表之效，方如《麻症集成》卷4之麻黄汤，以本方加荆芥、防风、大力子、前胡、干葛、川芎、连翘，主治"热邪在表，头痛，骨节痛"；《临证医案医方》之麻石加味汤，以本方加牛蒡子、化橘红、川贝母，功能"清热解表，化痰平喘"，主治"小儿细菌性肺炎"。③加入祛痰止咳平喘药，如瓜蒌、川贝母、前胡、半夏、紫菀等。本方常用于喘咳之疾，喘咳多夹痰，而本方祛痰之力略逊，故后人用本方治咳喘，不论病证偏表偏里，每加祛痰止咳平喘之品以增效，上述诸方皆有此意，他如《麻症集成》卷4之麻杏甘石汤，即本方加瓜蒌、大力子、前胡、川贝母、竹叶组成，主治"麻症发热胀痛，咳嗽连声"。

近年有麻杏止咳糖丸、麻杏止咳糖浆、麻杏甘石合剂、麻杏石甘注射液、止嗽定喘丸、止嗽定喘片等，临床可据病情而选用。

【疑难阐释】

1. 关于本方归类　本方的归属，大致有三种情况：①归属解表剂。依据本方列于《伤寒论》太阳篇及麻黄在方中具有解表作用，多数方书将之归于解表剂。如《医方集解》将本方作为麻黄汤的附方归入发表之剂；《绛雪园古方选注》归入汗剂。历版《方剂学》统编教材亦归入解表剂。②归入清肺降逆剂。依据方中石膏用量大于麻黄，其功用以清宣肺热为长，主治肺热喘咳，故将其列入清肺降逆剂，代表著作是成都中医学院中药方剂教研室主编的《中医治法与方剂》。③归入化痰止咳平喘剂。根据方中麻、杏相配，宣降肺气，具有较好的止咳平喘功用，用治肺热喘咳证，尤有效验，因将之归于止咳平喘剂。如上海中医学院中医基础理论教研组主编的《中医方剂临床手册》；周凤梧主编的《实用方剂学》。本书宗仲景及多数方书的归类，并参照目前《方剂学》教材体例，将本方归入解表剂。

2. 关于本方的主治与功用　《伤寒论》原书用本方治汗下后，"汗出而喘"，"无大热者"。

由于仲景叙症过简，致使后人在把握本方证的病机及证候方面，看法有异。一种是表邪已解，邪热壅肺，其证候以发热，喘咳，汗出，口渴，苔黄，脉数为特点。持此观点的医家有程郊倩、尤在泾等，如《伤寒贯珠集》卷1曰："发汗后，汗出而喘，无大热者，其邪不在肌腠，而入肺中。缘邪气外闭之时，肺中已自蕴热，发汗之后，其邪不从汗出之表者，必从内而并于肺耳。"统编教材《伤寒论讲义》5版亦从此说，谓"本方证则是表邪已解，热壅迫肺，肺失清肃而作喘。"另一种是表证未解，热邪壅肺，其证候以发热，喘咳，口渴，有汗或无汗，苔薄白或黄，脉浮数为特点。持此种观点的医家有方有执、程扶生等，如方氏曰："盖伤寒当发汗，不当用桂枝。桂枝固卫，寒不得泄而气转上逆，所以喘益甚也……，以伤寒之表犹在"(《伤寒论条辨》卷2)。现代《方剂学》历版教材及不少方剂著作，如《实用方剂学》、《中医方剂临床手册》、《中医方剂通释》等，皆从此论。两种观点的不同处是表证解与未解？本方有无解表之功？我们认为麻杏石甘汤有无解表功用？能否治疗表证？关键取决于麻黄与石膏的用量比例。一般而言，石膏的用量若为麻黄的1倍或1倍以下，即麻黄与石膏的用量比例为1∶2或3∶5或3∶4等，则本方略有发汗解表之功。仲景虽未在《伤寒论》中明确提出，但从后世医家的临床运用可资参考。如《景岳全书·古方八阵》卷54之五虎汤，以麻黄七分，石膏一钱半，杏仁一钱，细茶八分，甘草四分组成，主治"风寒所感，痰热喘急"。而《经方实验录》以麻黄三钱，杏仁五钱，石膏四钱，青黛四分，甘草三钱，浮萍三钱，主治感寒化热证(详见验案举例)。近代名医吴佩衡以麻黄12g，石膏24g，杏仁10g，甘草10g，治"暑病属表寒里热"证(详见验案举例)，皆收汗出病愈之效。于此可见，依据仲景组方所确定的用量比例，本方功用当以清热宣肺为主，兼以解表，可治肺热而兼表证未尽者。倘若石膏的用量超过麻黄一倍以上，甚至数倍于麻黄，即二者的用量比为1∶3或1∶5等，则本方功用清泄肺热，止咳平喘，主治热邪壅肺而表证已解之证。本方验案举例之案4、案5等均属此类。现代应用本方，石膏用量每三倍于麻黄，一些方剂著作将之归入清热剂，或用治肺热喘咳证，乃师古而不泥古，深谙方剂组成变化之要义真谛。关于麻黄与石膏之用量比例，上述只是概要提示，临床使用时，还应根据病情酌定，不必拘泥。

3. 关于方中麻黄的配伍意义　本方配伍麻黄的意义，有不同看法：一是谓其解表，如程扶生谓"麻黄散邪"(录自《古今名医方论》卷3)；方有执谓"以伤寒之表犹在，故用麻黄以发之"(《伤寒论条辨》卷2)。二是曰其宣肺平喘，如王泰林："用麻黄是开达肺气，不是发汗之谓"(《王旭高医书六种·退思集类方歌注》)；《方剂学讲义》(统编教材2版)："麻黄辛温，宣肺平喘"；《方剂学》(统编教材5版)："取其宣肺而泄邪热，是'火郁发之'之义"；《中医治法与方剂》曰："麻黄开泄肺气以疏其壅滞。"三是云其宣肺解表，如《方剂学》(统编教材6版)云："方中麻黄辛甘温，宣肺解表平喘。"我们认为麻黄在方中的作用，当结合分类、主治病证及麻黄与石膏的用量比例等内容进行分析。将麻杏石甘汤列入解表剂，主治表证未尽，热邪壅肺证，且方剂组成遵循仲景组方所确定的用量比例，即石膏用量为麻黄1倍，则麻黄在方中的作用既取其宣肺平喘之功，又用其解表散邪之效。若将本方归入清热剂、止咳平喘剂，主治肺热咳喘证，且组成中石膏用量为麻黄的1倍以上，麻黄在方中因受大剂石膏寒凉的制约，则其作用为宣畅肺气以止咳平喘。

4. 关于本方君药　本方以何药为君？历版《方剂学》教材及其他方剂著作亦有分歧。从将本方列入解表剂的教材及著作来看，有三种观点：①麻黄、石膏共为君药，持此说者有统编教材4版和6版，广州中医学院主编的《方剂学》亦有相同看法。②麻黄为君，持此说者以统编教材5版为代表。③石膏为君，持此论者以《医方发挥》为代表。我们认为本方证的形成，系风寒之邪郁而化热，或风热袭表，表邪不解而入里，致热邪壅肺，肺失宣降，病机为表证未解，热邪壅肺，治宜清泄肺热，宣降肺气为主，兼以解表散邪。麻黄宣肺而兼解表，石膏清热而兼生津，二药同用，既针对肺热壅盛，肺失宣肃，又兼顾了表邪未尽，故二者共为君药，似较贴切。若以麻黄为君，其辛温发散之性与本方证之邪热壅肺的病机相悖，似不妥当；若以石膏为君，其大寒之性，清透里热之功，则与解表剂以解表药为主组成方剂的概念相违，也不切当。此与前方银翘散中的金银花、连翘作为君药的意义不尽一样。银、翘虽也为清热之品，但因其芬芳清香，尚有轻宣疏散之效，加之辅以“煮散”的剂型及“勿过煮，香气大出，即取服”的用法，故二药在方中的作用则为清热解毒，疏散风热，既兼顾了温病初起的病变特点，又不背解表剂的涵义。

5. 关于本方与麻黄汤相比较剂量的变化　本方是麻黄汤去桂枝加石膏而成，但在《伤寒论》原方用量上与麻黄汤出入较大。本方麻黄的用量比麻黄汤增一两，杏仁则比麻黄汤少二十个，炙甘草比麻黄汤多一两，石膏的用量是麻黄的一倍。其理何在？麻黄汤为风寒束表，肺失宣降而设，其主要矛盾是表闭，故以麻、桂相须为用，发汗解表之力倍增；麻、桂轻扬升散，故用杏仁七十枚肃降肺气，合麻黄则宣降相因。本方证属表证未解，热邪壅肺，其主要矛盾是热壅于肺，肺气失宣，故取石膏倍麻黄以清泄肺热，宣肺平喘，兼解表证。表证不重，故去桂枝。因麻黄开宣肺气的作用是通过其辛散温通之性而实现的，故方中无辛温的桂枝相助，又有石膏寒凉之凝，麻黄宣肺平喘之功势必受到影响，故相应加大麻黄的剂量，使其宣肺之功得以充分发挥。减杏仁的用量，是因石膏质重而降，与杏仁相配，则清肃之力加强，故酌减。加大甘草的剂量，一则顾护脾胃，使石膏寒凉不致败胃；二则与石膏相伍，甘寒生津，兼顾热邪伤津之口渴；三则与麻、杏相配，止咳平喘。

6. 关于本方证的有汗或无汗　《伤寒论》用本方治疗“汗出而喘”，现代无论有汗、无汗，都可用之加减，何故也？“汗出而喘”，乃热壅于肺，肺热内盛，热邪迫津外泄而汗出。方中石膏清热，热清则汗止喘平，故有汗喘咳可用。“无汗而喘”，是邪郁卫气，肌表闭塞，毛窍不开，故汗不出；热壅于肺，肺失宣降则喘咳，方中麻黄宣散，既可宣肺以平喘，又可发表以祛邪，石膏清泄肺热，表解热清则无汗而喘可愈，故无汗亦可使用。临证应用，无汗表闭者，常与微恶寒，身疼痛之并见，治时石膏用量宜轻，麻黄、石膏之用量比例可调为 3∶5，或加发散之品以助解表；有汗热重者，石膏用量宜重，二药之用量比例为 1∶4 或 1∶5，并加清肺之品以增效。尚需说明，“无汗而喘”，临床亦可见于热闭于肺，皮毛闭塞者，本方治之，每有佳效。方用石膏清泄肺热，麻黄宣肺平喘的同时，尚借麻黄宣通毛窍之功以透热外出，此即“火郁发之”之义。此无汗属热闭于肺者，每并见高热，烦躁，舌红苔黄，脉数，治疗也应重用石膏，麻黄与石膏之用量比例宜 1∶3，可酌加金银花、连翘、竹叶等清热疏散之品。总之，临证用本方，不必拘于“汗出而喘”，只要细审有汗或无汗之因，或调整麻黄与石膏的用量比例，或随证加入相应药物，药证相符，自然应手而效。

【方论选录】

1. 方有执：“更行犹言再用也。不可再用桂枝汤则是已经用过，所以禁止也。盖伤寒当发汗，不当用桂枝。桂枝固卫，寒不得泄而气转上逆，所以喘益甚也。无大热者，郁伏而不显见也。以伤寒之表犹在，故用麻黄以发之。杏仁下气定喘，甘草退热和中，本麻黄正治之佐使也。石膏有彻热之功，尤能助下喘之用，故易桂枝以石膏，为麻黄汤之变制，而太阳伤寒误汗转喘之主治。”（《伤寒论条辨》卷 2）。

2. 柯琴：“石膏为清火之重剂，青龙、白虎皆赖以建功。然用之不当，适足以召祸。故青龙以恶寒、脉紧，用姜、桂以扶卫外之阳；白虎以汗后烦渴，用粳米以存胃脘之阳也。此但热无寒，佐以姜、桂，则脉流急疾，斑黄狂乱作矣；加以粳米，则食入于阴，长气于阳，谵语、腹胀、蒸蒸发热矣。亢则害，承乃制，重在存阴者，不必虑其亡阳也。故于麻黄汤去桂枝之辛热，取麻黄之开，杏仁之降，甘草之和，倍石膏之大寒，除内蓄之实热，斯涔涔汗出，而内外之烦热悉除矣。"（录自《古今名医方论》卷3）

3. 程扶生："此治寒深入肺，发为喘热也。汗既出矣，而喘是寒邪未尽，若身无大热，则是热壅于肺。故以麻黄散邪，石膏除热，杏仁利肺，于青龙汤内减麻黄，去姜、桂，稳为发散除热清肺之剂也。石膏去热清肺，故肺热亦可用。"（录自《古今名医方论》卷3）

4. 尤怡："麻黄、杏仁之辛而入肺者，利肺气，散邪气；甘草之甘平，石膏之甘辛而寒者，益肺气，除热气，而桂枝不可更行矣。盖肺中之邪，非麻黄、杏仁不能发；而寒郁之热，非石膏不能除；甘草不特救肺气之困，抑以缓石膏之悍也。"（《伤寒贯珠集》卷1）

5. 王子接："喘家作桂枝汤，加厚朴、杏子，治寒喘也。今以麻黄、石膏加杏子，治热喘也。麻黄开毛窍，杏仁下里气，而以甘草载石膏辛寒之性从肺发泄，俾阳邪出者出，降者降，分头解散。喘虽忌汗，然此重在急清肺热以存阴，热清喘定，汗即不辍，而阳亦不亡矣。观二喘一寒一热，治法仍有营卫分途之义。"（《绛雪园古方选注》卷上）

6. 章楠："此方治汗出而喘无大热者，汗出则表气已通，故身无大热。因其里邪化热，闭塞肺窍而喘，恐麻黄发表迅速，故先煮减二升，以缓其性，使与诸药和合而内开肺窍；则甘草载住石膏清热，佐杏仁利气，俾气降窍通，热去喘定，而汗自止矣。如小青龙汤证由内水外寒而喘，杂证由肾虚而喘，老年有痰火而喘，更有多种不同，皆当详辨其因，不可误用也。"（《医门棒喝·伤寒论本旨》卷9）

7. 王泰林："麻黄汤治寒喘也；此去桂枝而重用石膏，治热喘也。按《伤寒论》原文本作'汗出而喘，无大热者'，柯韵伯《伤寒来苏集》改作'无汗而喘，大热者'，颇属理正辞明。盖汗出何可更用麻黄，无大热何可更用石膏，其说良是。然以余阅历，喘病肺气内闭者，往往反自汗出；外无大热，非无热也，热在里也，必有烦渴、舌红见症。用麻黄是开达肺气，不是发汗之谓，重用石膏，急清肺热以存阴，热清喘定，汗即不出而阳亦不亡矣。且病喘者，虽服麻黄而不作汗，古有明训，则麻黄乃治喘之要药，寒则佐桂枝以温之，热则加石膏以清之，正不必执有汗、无汗也。"（《王旭高医六种·退思集类方歌注》）

8. 张锡纯："方中之义，用麻黄协杏仁以定喘，伍以石膏以退热，热退其汗自止也。复加甘草者，取其甘缓之性，能调和麻黄、石膏，使其凉热之力溶和无间以相助成功，是以奏效甚捷也。此方原治温病之汗出无大热者，若其证非汗出且热稍重者，用此方时，原宜因证为之变通。是以愚用此方时，石膏之分量恒为麻黄之十倍，或麻黄一钱，石膏一两；或麻黄钱半，石膏两半。遇有不出汗者，恐麻黄少用不致汗，服药后可服西药阿司匹林少许以助其汗。若遇热重者，石膏又可多用。"（《医学衷中参西录》上册）

9. 吴仪洛："或问发汗后，不可更行桂枝汤，桂枝既不可行，麻黄可行耶？无大热，石膏可行耶？喻嘉言曰：治伤寒先分营卫，麻、桂二汤，断无混用之理。此证太阳之邪，虽从汗解，然肺中热邪未尽，所以热虽少止，喘仍不止，故用麻黄发肺郁，杏仁下肺气，甘草缓肺急，石膏清肺热，即以治足太阳之药通治手太阴也。倘误行桂枝，宁不壅遏肺气，而吐痈脓乎？"（《成方切用》卷3）

【评议】对于本方证之病因病机、药物配伍的认识，诸家大致相仿，间有偏颇。多数医家从邪热壅肺论治，故以麻黄之宣，杏仁之降，石膏之清，甘草之和，以清泄肺热，宣降肺气。惟方氏、程氏从“寒邪未尽”、“热壅于肺”论治，故以麻黄“发之”以“散邪”，石膏彻热，杏仁利肺。两种观点看似有异，若结合调整麻黄与石膏的用量比例分析，则并不矛盾，二药之比调为1∶3或1∶5时，本方以清肺热为主，主治邪热壅肺证；调为3∶5时，则本方为“发散除热清肺之剂也”，可治“伤寒之表犹在”而“热壅于肺”者。对本方的应用，王泰林指出：“麻黄乃治喘之要药，寒则佐桂枝以温之，热则加石膏以清之，正不必执有汗、无汗也”，诚可谓善于学习《伤寒论》者，师古而不泥古也。吴氏认为本方证之所以不可更行桂枝汤，因“太阳之邪，虽从汗解”，“然肺中热邪未尽”，此时若投辛温之桂枝汤，如抱薪救火，必致肺热蕴而成毒，血肉腐败而吐痈脓。此说对临床审证用药颇有指导意义，学者当识之，临证切不可因“无大热”而妄施辛温之品。张氏据里热之轻重，汗之有无，“因证为之变通”，调整石膏与麻黄的用量比例，乃点睛之笔。至于具体应用中，“或麻黄一钱，石膏一两；或麻黄钱半，石膏两半”，使其“石膏之分量恒为麻黄之十倍”，实属经验之谈。吾辈学人临证应用，当根据病情酌定，切不可不问脉症若何，认定效仿，孟浪投之。

【验案举例】

1. 表寒里热 《经方实验录》卷上：钟，少妇，身怀六甲，住圣母院路。初诊：伤寒七日，发热无汗，微恶寒，一身尽疼，咯痰不畅，肺气闭塞使然也。痰色黄，中已化热，宜麻黄杏仁甘草石膏汤加浮萍。麻黄三钱，杏仁五钱，石膏四钱，青黛四分，生甘草三钱，浮萍三钱。二诊：昨进麻杏甘石汤加浮萍，汗泄而热稍除，惟咳嗽咯痰不畅，引胸腹而俱痛，脉仍浮紧，仍宜前法以泄之。麻黄三钱五分，甘草二钱，石膏六钱，薄荷一钱，杏仁四钱，苦桔梗五钱，薏仁一两，川朴二钱，苏叶五钱。服第二方后，又出微汗，身热全除，但胸背腹部尚有微痛，游移不居。又越一日，病乃全瘥，起床如常人。

2. 春温病表寒里热证 《吴佩衡医案》：某男，年二十岁。于1924年2月患春温病三日，脉来浮数，发热微恶寒，头疼体痛，面垢，唇赤而焦，舌苔白而燥，尖绛，渴喜冷饮，小便短赤。此系春温病邪热内壅，外有表邪闭束，遂成表寒里热之证，以麻黄杏仁甘草石膏汤主之。麻黄12g，生石膏30g(碎，布包)，杏仁10g，甘草6g。服1剂后，汗出淋漓，脉静身凉，霍然而愈。

3. 暑病 《吴佩衡医案》：某男，年三十岁，四川会理县人。1928年5月16日出外郊游，值酷暑炎热，畏热贪凉，返家时临风脱衣，当晚觉闷热而思饮，全身倦怠违和，次日则有微寒而发热，头昏痛，肢体酸困疼痛。因平素体质较健，向少生病，对此小病不以为然。不日则热势突增，发为壮热烦渴饮冷之证，小便短赤，食思不进，经西法针药施治未效，延余诊视。斯时病已三日，脉来浮弦而数，面赤唇红而焦，舌红苔燥，肌肤皆热，但不见有汗，气息喘促，呻吟不已。良由暑邪伤阴，邪热内壅，复被风寒闭束，腠理不通而成表寒里热之证。法当表里两解，拟仲景麻黄杏仁甘草石膏汤辛凉解表主之。生麻黄12g，生石膏24g(碎，布包)，杏仁10g，甘草10g。服药1剂，即汗出如洗，热势顿除，脉静身凉，头疼体痛已愈。然表邪虽解，里热未清，仍渴喜冷饮，再剂以人参白虎汤合生脉散培养真阴，清解余热。

按语：上述三案皆属表寒里热证，而用本方收汗出病瘥之效，表明麻杏石甘汤确有解表清里之功。三案用本方成功之关键，一是辨证准确，即微恶寒，无汗头身痛与发热，咳喘，痰色黄，面赤，口渴，舌红等症并见，属风寒束表，邪热内盛无疑；二是用量精当，三案通过调整麻黄与石膏用量比例，或3∶4或1∶2.5或1∶2，使麻黄不因大剂寒凉石膏所制约，而失于发汗解表。案3以本方治暑病属表寒里热证，颇具匠心。昔人谓暑忌麻、桂，其实亦不尽然。此证里热被表寒所束，非麻黄何能解表？妙在此方即转用白虎、生脉，养阴清热，故而收效甚速。

4. 咳喘 《伤寒汇要分析·俞长荣医案》:邱果,高热不退,咳嗽频剧,呼吸喘促,胸膈疼痛,痰中夹有浅褐色血液,间有谵妄如见鬼状,患者体温40℃,脉象洪大。此证高热喘促,是热邪迫肺;痰中夹血,血色带褐,胸膈疼痛,均系内热壅盛,肺气闭塞之故。治宜麻、杏宣肺气,疏肺邪,石膏清里热,甘草和中缓急。方用:石膏75g,麻黄、杏仁各9g,甘草6g,水煎,分三次服,每隔一小时服1次。服完1剂后,症状减约十之七八。后分别用蒌贝温胆汤,生脉散合泻白散两剂,恢复健康。

5. 麻闭急证 《程杏轩医案》初集:肖翁三郎心成,幼时出麻,冒风隐闭,喘促烦躁,鼻煽目合,肌肤枯涩,不啼不食,投药莫应,势已濒危。谓曰:此麻闭急证,药非精锐,莫能挽救,方拟麻杏石甘汤与之,一服肤润麻渐发出,再服麻出如痱,神爽躁安,目开喘定,继用泻白散清肺解毒,复用养阴退热之剂而愈。

按语:案4痰中夹血,如不详询致病原因,泛投一般清热凉血止血套药,很难见效,因痰血系由热邪内壅,肺气闭阻所引起,必须以宣肺清肺,降逆和中之剂始能取效。至于善后两方,一以清化痰热,一以滋养肺阴,肃清余热,治法井然。案5为麻闭急证,本案后程氏自注谓:"予治麻闭危候,每用此方获效,盖麻出于肺,闭则火毒内攻,多致喘闷而殆。此方麻黄发肺邪,杏仁下肺气,甘草缓肺急,石膏清肺热,药得功专,所以效速。"诚属阅历有得之谈。

6. 脱肛 《黑龙江中医药》(1993,5:28):某女,24岁。患者因分娩后继发脱肛已1年多,且合并有内痔,经常肛脱痔垂,肛门肿痛。诊见:口渴,低热,胸闷不舒,舌质红,苔薄白,脉浮滑而数。用麻杏石甘汤加味治之。处方:麻黄6g,杏仁10g,石膏30g(先煎),甘草10g,升麻、黄芩、黄柏各10g,水煎后,一半药液内服,一半药液乘热熏洗,坐浴15分钟,1日2次。服用上方3剂,红肿消退,肛门未见脱出。1年后随访,未再复发。

按语:麻杏石甘汤主治肺卫疾患。"肺与大肠相表里",两者功能相互为用,相互影响。肺主宣发肃降,推动大肠的传导功能。当肺宣肃失常,会产生便秘或脱肛等症。所以,采用"下病取上"、"肛疾治肺"的方法,清宣肺卫郁热,宣通肺气。加入黄芩、黄柏,取其清肺热,泄肠热之功。配入升麻,则取其升发清阳之用,以助肛肠升提。

7. 癃闭 《新中医》(1990,7:20):某男,52岁。前列腺肥大3年。2日前食羊肉后复感外邪,发热咳喘,昨夜突然小便不通。诊见:小便灼痛,点滴难下,小腹拘急难忍,咳喘胸闷,痰黄不爽,舌苔黄,脉滑数。此乃肺热壅遏,水道闭阻。以麻杏石甘汤加味宣肺泄热利水。处方:麻黄8g,生石膏(先煎)、滑石各30g,杏仁、葶苈子各12g,桑白皮、车前子、瓜蒌仁、夏枯草各15g,甘草3g。1剂后病势缓解,续进4剂,诸症告愈。

按语:癃闭病位在膀胱,病机则与三焦气化息息相关。肺为水之上源,肺气宣降正常,则能"通调水道,下输膀胱"。反之则为癃闭。本例热壅于肺,喘咳为本,上病及下,癃闭为标,源堵流塞也。治病必求其本,故下病上取,用麻杏石甘汤"提壶揭盖",治上达下,使肺热得泄,肃降复常,则小便自利。配葶苈子、桑白皮、瓜蒌仁助其宣肃肺气以行水,加滑石、车前草、夏枯草清热利尿、疏通水道以治标(夏枯草据《现代实用中药》增订本记载,有利尿作用)。

【临床报道】

一、内、儿科

1. 感冒与流行性感冒 以本方加金银花、连翘、板蓝根、鱼腥草、藿香、羌活、大青叶、青蒿、柴胡、薄荷为基本方,治疗流行性感冒195例,年龄8~70岁,病程在48小时以内,水煎2次,和匀分2次服用,每天1剂,服药后每12小时测体温1次,服用中药期间停用抗病毒、激素及解热镇痛类西药。对照组 62 例，予以感冒清胶囊。结果：治疗组有效率为 93.84%，对照组有效率为 79.03%，两组疗效对比有显著性差异（$P<0.01$）；24 小时体温疗效比较，治疗组有效率为 92.82%，明显高于对照组的 82.26%（$P<0.05$）[1]。冯氏以本方合小柴胡汤为基本方，加减治疗流感 120 例，偏感风寒者加桂枝、生姜；偏风热者加金银花、连翘。水煎温服，服后啜少许热粥，盖被平卧、避风。1 剂不愈可于 6 小时后加服 1 剂。结果：痊愈 102 例，显效 10 例，好转 8 例，有效率达 100%。认为麻杏石甘汤合小柴胡汤具有解热、抗病毒作用，故对流感有较好疗效[2]。吕奎礼以麻杏石甘汤加山药、知母、生姜、大枣为基本方治疗风寒型流感 57 例，取得良好疗效。其加减及用法特点为，头痛加白芷，颈项强痛加葛根，全身酸痛加羌活，咽喉痛加玄参、桔梗、射干，痰饮咳嗽加五味子，食欲不振加麦芽、神曲。水煎 2 遍，于睡前分 2 次温服，服第 1 次药后喝热米汤 500ml，半小时后服第 2 次药，盖棉被休息、取汗，注意保暖、避风，防止受凉[3]。

2. 上呼吸道感染　以本方合银翘散加减，治疗急性上呼吸道感染 163 例，其中急性扁桃体炎 39 例，急性咽炎 54 例，急性喉炎 32 例，单纯性鼻炎 27 例，两病合并出现者 11 例；病程最短 1 天，最长 2 个月。基本方是麻黄 10g，杏仁 12g，生石膏 30g，金银花 30g，连翘 20g，薄荷 10g，荆芥 10g，淡竹叶 10g，桔梗 10g，大青叶 20g，生甘草 6g，生姜 3 片为引，每日 1 剂，水煎服。结果：痊愈 156 例，有效 7 例，平均疗程 2.4 天[4]。

3. 支气管炎　用本方治疗小儿急性支气管炎 50 例，治愈 26 例，好转 5 例，无效 19 例，有效率为 62%；而以本方合小陷胸汤加味（麻黄、杏仁、石膏、甘草、半夏、黄连、瓜蒌、鲜茅根、胆南星、木蝴蝶）为主方治疗 50 例，痊愈 37 例，好转 7 例，无效 6 例，有效率为 88%[5]。李氏以麻杏石甘汤加川贝母、桔梗、枇杷叶、大黄（后下）组成宣肺通腑汤，痰黏稠加海浮石、生蛤壳；咽痒加苏叶；咽干加麦冬；纳呆加焦三仙。共治小儿支气管炎 35 例，结果治愈 33 例，好转 2 例。其中服药 3 剂以下治愈者占 80%。笔者认为肺与大肠相表里，临床观察本病多伴便秘，故肺失宣降，腑气不通是本病病机关键，若只宣肺止咳而不通腑泻热，难以奏效。方中大黄以便干为依据，大便正常也可用，多数患儿药后大便可日行 3～4 次，停药后可恢复正常[6]。有人以本方加味治疗宁夏地区秋冬季急性支气管炎（表寒里热证）69 例。结果痊愈 52 例，有效 15 例，无效 2 例，总有效率 97.10%。基本方：炙麻黄、杏仁、生石膏、法半夏、黄芩、鱼腥草、全瓜蒌、白芍、甘草等[7]。

4. 肺炎

（1）小儿肺炎：用麻杏石甘汤加味治疗小儿肺炎喘嗽 43 例。基本方与加减：麻黄 0.8～2g，杏仁 4～6g，石膏 9～12g，甘草 2～3g。高热、舌质红、苔薄白者加金银花、连翘、牡丹皮；舌红苔黄、壮热咳喘、小便短赤、大便秘结、脉滑数、痰热壅盛者加浙贝母、葶苈子；咳甚者加款冬花；喘甚者加桑白皮、苏子；痰多者加半夏、鱼腥草、射干、紫菀、僵蚕。结果治愈 31 例，好转 11 例，无效 1 例，总有效率为 97.7%[8]。另报道用本方灌肠治疗本病 56 例。基本方：麻黄、甘草各 6g，生石膏 24g，杏仁、桑白皮各 10g，陈皮、半夏各 12g，熟大黄 8g，黄芩 9g。咳甚加马兜铃 10g，枇杷叶 10g；喘剧加地龙 12g，代赭石 15g，全瓜蒌 12g。上药煎至 200ml，冷至 35℃许，即可用小儿灌肠器将药液 100ml 徐徐注入肠腔，适当抬高臀部，尽量使药液多保留些时间，每日 2 次，3 天为 1 个疗程。结果：治愈 48 例（85.7%），好转 7 例（12.5%），无效 1 例（1.8%），有效率为 98.2%[9]。

（2）嗜酸性粒细胞增多性肺炎：以本方加射干、白前、茯苓、马勃、川芎、牡丹皮，治疗本病 26 例。各例末梢血嗜酸性粒细胞增多在 10%以上，其中 12 例属于肺嗜酸性粒细胞浸润单纯性，14 例属迁延性。结果：痊愈 6 例（症状、体征消失，末梢血嗜酸性粒细胞在 7％以下，肺部经 X 线检查正常）；有效 17 例（症状、体征消失，末梢血嗜酸性粒细胞在 8％以上，肺部检查基本正常）；无效 3 例，总有效率为 88.5％，平均服药 6.8 剂[10]。

（3）大叶性肺炎：以麻黄 7.5g，杏仁 15g，生石膏 100g，黄芩、金银花各 25g，前胡、葶苈各 15g，板蓝根 20g 组方。外敷中药：大黄末 5 份，芒硝 1 份，大蒜 4 份，共捣以醋或水调敷。部分病例加中药静脉点滴（金银花、连翘、葛根、板蓝根、赤芍各等份，制成 100％静滴液），每次 50～100ml，观察治疗 60 例。结果：平均 3.8 天体温恢复正常，9 天咳痰消失，8 天胸痛消失，白细胞总数恢复正常平均时间为 5.7 天，X 线阴影消失平均为 10.5 天[11]。周氏用本方加味煎剂内服，治疗 15 例大叶性肺炎，严重者 1 天 2 剂，3～4 小时服 1 次，分 4 次服完，直至体温恢复正常，症状显著好转。结果：13 例痊愈，2 例显著好转后自动出院[12]。

（4）病毒性肺炎：本方加艾叶、黄芩、板蓝根、鱼腥草等治疗本病 120 例。双肺湿啰音重者，酌加葶苈子、射干、法半夏；干咳加桔梗、南沙参；无发热，咳甚、痰白清稀者减石膏，酌加紫菀、百部、矮地茶、枇杷叶。结果：治愈 108 例，好转 8 例，无效 4 例，总有效率为 96.6％[13]。

（5）支原体肺炎：运用中西医结合治疗本病 100 例，其方法为：对照组 80 例患儿给予阿奇霉素静脉点滴对症处理，治疗组 100 例在对照组治疗的基础上加服麻杏石甘汤加味（麻黄仁 8g，杏仁 8g，石膏（后下）15g，甘草 2～5g，百部 3～20g）。结果治疗组治愈 43 例，好转 55 例，未愈 2 例，总有效率为 98％；对照组分别为 20 例、32 例、25 例，总有效率为 68.75％[14]。

（6）麻疹肺炎：本方为主，共治 34 例，各例均有典型麻疹皮疹形态，疹退后留下色素沉着、糠状脱屑，疹出齐后伴有发热、咳嗽、喘憋、鼻煽及肺部中小水泡音等肺炎症状。29 例持续高热（40.7℃）3～5 天。其中 21 例单用麻杏甘石汤加柴胡、金银花、连翘、黄芩，水煎服。3 岁以下每日 1 剂，3 岁以上每日 1.5～2 剂，每日 4 次。3 例加服补中益气丸；7 例加服银翘解毒片；3 例加服紫草、川红花、芫荽。34 例全部治愈，体温恢复正常，白细胞恢复正常，胸部 X 线透视正常，平均疗程 8 天[15]。

（7）支气管肺炎：以麻杏石甘汤加味（麻黄、杏仁、石膏、甘草、金银花、连翘、黄芩、败酱草等）治疗本病 48 例，主要症状为咳嗽、咯痰、发热、口渴、汗出；X 线检查肺纹理紊乱；血常规检查白细胞计数增高。结果：痊愈 40 例，有效 6 例，无效 2 例，总有效率为 95.8％[16]。

5. 支气管哮喘　以本方加乌梅、五味子、射干、金银花、黄芩等组成的哮喘灵为主方，水煎服，日 1 剂，治疗外源性支气管哮喘 55 例。结果：临床治愈 30 例（54.54％），显效 9 例（16.36％），有效 13 例（23.63％），无效 3 例（5.45％），总有效率为 94.53％[17]。王氏等用本方加味治疗本病 96 例。基本方：麻黄 10g，杏仁 15g，生甘草 6g，生石膏 30g，穿山龙 15g，川贝母 10g。水煎服，日 1 剂，15～20 天为 1 个疗程。结果：显效 50 例，有效 41 例，无效 5 例，总有效率为 97.8％[18]。

6. 百日咳　用本方加天南星、川贝母、天冬、百部、橘红、白茅根、桑白皮、前胡、半夏、蒌仁、葶苈子、黄芩制成合剂，每剂 200ml，治疗百日咳 77 例。每岁每次 10ml，按年龄递增，每岁加 10ml，超过 5 周岁，每次 50～60ml，每日 2 次，或 3 次分服。结果：56 例痊愈，13 例显效，8 例有效[19]。

二、外科

1. 红斑性肢痛病　以麻黄 9～20g，石膏 15～20g，杏仁 9g，甘草 9～30g，蝉蜕 30～60g，地龙 15～30g 为主方，肢端红肿热痛重，症状持续不缓解加水牛角 12～30g，知母 15g，牡丹皮 12g，日 1 剂，煎 2 次，分 2 次内服，第 3 煎浸泡双足，液温在 20～28℃，每日 2 次，每次 30 分钟。禁烟、酒，忌辛辣食物。共治原发性红斑性肢痛 42 例，其中病程最长者 5 年，最短者 1 周，平均 2 年 4 个月，病因由高温所致者 17 例，冷冻致病者 13 例，感染所致者 5 例，不明原因者 7 例，全部病例均发生于双下肢肢端，其症状特点是发病急，两足烧灼，针刺样剧痛，呈阵发性发作，皮温高，色红，双足浸入冷水则症状大减，舌暗红，苔白燥或黄，脉弦数或滑数。结果：临床治愈 34 例，好转 8 例，治愈率达 80.95%。疗程最短服药 15 天，最长 45 天，平均疗程 19 天。认为该病之病理基础为邪热郁闭肌腠，痹阻经络，故用“火郁发之”之法，投以辛散宣透，给邪以出路，使邪从肌表而退[20]。

2. 痔疮　以本方为主方，痔疮发炎（含肛旁脓肿初期），加黄芩、黄柏、鱼腥草、蒲公英、野菊花，伴疼痛者加白芍；伴水肿加萆薢、薏苡仁；便血者加地榆炭、黑槐花、仙鹤草；血栓及静脉曲张外痔，酌加丹参、桃仁、赤芍、泽兰、鱼腥草、大黄。如外痔发炎肿痛，内痔脱出嵌顿，或肛旁脓肿初期，取上方水煎后，1/2 乘热熏洗坐浴 15～20 分钟，日 1 次。7 天为 1 个疗程。共治 120 例。结果：临床治愈 91 例，有效 27 例，无效 2 例[21]。王氏以本方加丹参、枳壳、泽泻、升麻为基本方，连服 3 剂为 1 个疗程，痔核感染加蒲公英、紫花地丁、黄连；大便干硬加玄参、麦冬。局部用高锰酸钾溶液坐浴，痔疮止痛膏或普鲁卡因软膏。治疗嵌顿性内痔 30 例。结果：28 例在 1～2 天内疼痛减轻，25 例水肿在 3～4 天内消退，大部分 3～6 天能自行回纳[22]。

三、皮肤科

1. 荨麻疹　本方加味治疗本病 48 例。基本方：炙麻黄 4～6g，生石膏 15～30g，浮萍、乌梢蛇各 10～15g，杏仁、乌梅、甘草各 10g。5 剂为 1 个疗程。伴发热、风团鲜红者加金银花、连翘、白茅根；风团色白者加荆芥、防风；瘙痒剧烈加白鲜皮、苦参。结果：痊愈 34 例，好转 11 例，无效 3 例，总有效率为 93.7%[23]。

2. 痤疮　用银翘麻杏石甘汤加味治疗面部痤疮 30 例，结果治愈 25 例，好转 4 例，无效 1 例，有效率达 96%。其方法是以金银花、连翘、麻黄、杏仁、石膏、蒲公英、牡丹皮为基本方，一般型加桑白皮、地骨皮，结节型加牡蛎、山楂、车前子；皮肤瘙痒加蝉蜕；痤疮色鲜红加生地黄，色紫暗加赤芍、丹参。服药期间，停外用药。作者认为痤疮多生长在面部的颧部和前额部，颧部属肺，肺主皮毛，前额属胃，该病是由肺胃热甚（一般型），湿热郁结（结节型）肌肤所致，故用本方加味以宣肺清热解毒，消食散结消疹[24]。

四、五官科

1. 鼻窦炎　以本方加味治疗急性鼻窦炎 112 例。方为麻黄 6g，杏仁 10g，生石膏 30g，甘草 10g，苍耳子 15g，赤芍 10g，桔梗 10g，白芷 10g。每日 1 剂，水煎取汁 400ml，分 2 次口服。并配合 1%麻黄碱滴鼻剂滴鼻，每日 3～4 次。结果：治愈 90 例，有效 19 例，无效 3 例。总有效率为 97.4%[25]。另用麻杏石甘汤加味治疗化脓性上额窦炎 138 例。临床辨证属肺胆郁热者 88 例，脾经风热者 25 例，脾胃湿热者 17 例，脾肺气虚者 8 例。治疗方法：以生炙麻黄各 5g，杏仁 10g，石膏（先煎）30g，甘草 5g，黄芩 15g，桔梗 5g，鱼腥草（后下）15g，冬瓜仁 20g，山栀子 10g，川芎 10g，生黄芪 20g，路路通 9g，炒苍耳子 9g，白芷 9g 为基本方，随证加减，每日 1 剂，水煎早晚分服，15 天为 1 个疗程。结果：治愈 89 例（64.5%），好转 38 例（27.5%），无效 11 例（8.0%），总有效率为 92%[26]。

2. 鼻渊　以麻杏石甘汤为主，鼻塞不通者加苍耳子、辛夷、薄荷；头痛较甚又恶寒发热者，加白芷、细辛；治疗鼻渊 17 例。结果临床治愈 14 例，有效 3 例，疗程最短 3 剂，最长 6

剂[27]。卓菁以本方为基本方(生麻黄、杏仁各10g,生石膏30～120g,甘草3g),随证加减,治疗鼻渊120例。其中急、慢性鼻窦炎52例,过敏性鼻炎40例,急、慢性鼻炎28例。结果:显效62例,有效56例,无效2例,总有效率为98.3%[28]。

3. 酒渣鼻　本方加大黄、生地黄、白花蛇舌草、半枝莲治疗酒渣鼻39例,每日1剂,水煎3次,前两煎混合,早晚分服,第3煎浸洗鼻部5分钟。2周为1个疗程,酌情使用1～3个疗程。结果:35例显效,即鼻部红赤,皮肤增厚,丘疱疹等症状基本消失;4例无效[29]。

4. 喉炎　用本方去甘草,加荆芥、射干、天冬,水煎,日1剂,煎2次共取250ml,分服(要求在晚8点以前服完),治疗小儿痉挛性喉炎10例,其主症为咳嗽声紧促如犬,多在前半夜骤然发作。结果服药2～4剂后均获痊愈[30]。

5. 咽炎　本方加板蓝根、连翘、蒲公英治疗急性咽炎50例,结果有效47例,有效率为94%[31]。

6. 口疳　本方加青黛3g,知母10g,3～5天为1个疗程,如病在舌部加生地黄、淡竹叶;在口唇、龈、颊、上腭加人中黄、玄参;如溃烂融合成片加黄柏、苦参;若红肿痛重加金银花、蒲公英;便秘加大黄、芒硝。共治52例。结果:显效40例,有效8例,无效4例[32]。

【实验研究】

一、药效研究

1. 镇咳平喘作用　麻杏石甘汤提取物水溶液灌胃对用猪毛刺激雄性豚鼠的气管内壁或电刺激狗气管引起的咳嗽,均有明显的镇咳作用[33]。麻杏石甘汤温浸液对豚鼠支气管肌呈抗组胺作用,其效应与色苷酸钠相似,显示了麻杏石甘汤具有平喘镇咳作用[34]。

2. 解热作用　本方水煎液15g/kg灌胃,对伤寒、副伤寒疫苗所致家兔体温升高有明显降温作用,平均体温下降1.27℃[35]。本方水煎液15.2g/kg灌胃,对伤寒疫苗所致家兔体温升高的降温作用较单味石膏、模拟麻杏甘石汤组强[36]。

3. 增强机体免疫功能作用　麻杏石甘汤水煎醇沉制剂1g灌胃,每日1次,连续7天,能显著提高小鼠血清溶菌酶含量,同时明显提高小鼠腹腔巨噬细胞的吞噬率,而对巨噬细胞吞噬指数的提高不明显,上述剂量连续灌胃11天,对小鼠血清抗体形成影响不明显。本煎剂还可促进淋巴细胞转化。表明本方对非特异性和特异性免疫功能均有增强[37]。本方制成的口服液1g每日灌胃,连续8天,能明显提高小鼠巨噬细胞吞噬的指数,同剂量连续灌胃12天,显著提高皮肤迟发反应。本方制成的口服液治疗小儿急性下呼吸道感染,并测定了患儿外周血OKT_3^+细胞、OKT_4^+细胞、OKT_8^+细胞、OKT_4^+/OKT_8^+细胞比值及血清IgG、IgA、IgM等7项免疫指标。与西药治疗组相比,治疗前7项免疫指标基本相同,治疗后中药组OKT_3^+细胞、OKT_4^+细胞和IgG均高于西药组。无论治疗前后,患儿OKT_3^+细胞、OKT_4^+细胞、OKT_4^+/OKT_8^+细胞比值均低于健康儿,OKT_8^+细胞均高于健康儿,而西药组治疗后IgG及IgA均低于健康儿[38]。

4. 抗变态反应作用　麻杏石甘汤提取物能明显抑制大鼠腹腔肥大细胞脱颗粒及致敏大鼠肠管释放组胺,同时也能保护大鼠免受抗原攻击($P<0.01$),成人一日量的麻杏石甘汤温浸液能使豚鼠的支气管平滑肌及肠管平滑肌呈抗组胺作用。哮喘患者用麻杏石甘汤能降低免疫球蛋白IgE,从而表明麻杏石甘汤有抗Ⅰ型变态反应作用[34]。

5. 抗细菌作用　麻杏石甘汤(麻黄、石膏各2份,杏仁、甘草各1份)煎剂对金黄色葡萄球菌、绿脓杆菌有较明显的抗菌作用,其中抗金黄色葡萄球菌最小浓度为1∶240,抗绿脓杆菌最小浓度为1∶60。麻杏石甘汤中主药麻黄煎剂体外对金黄色葡萄球菌、绿脓杆菌、甲型、乙型链球菌等多种细菌有抗菌作用[39]。

6. 抗病毒作用 麻杏石甘汤(麻黄、石膏各2份,杏仁、甘草各1份)煎剂对陕西61-1株甲型流感病毒有明显的拮抗作用,抗病毒最小浓度为1∶800,方中麻黄、甘草单味煎剂也显示了抗病毒作用。麻杏石甘汤体外实验证明,对鸡胚陕西61-1株流感病毒有抑制作用[40]。

二、模型研究

张氏在温病学理论指导下,采用肺炎双球菌作造模因素,以气管内接种法,初步建立了家兔麻杏石甘汤证动物模型,填补了麻杏石甘汤研究中“药”与“证”结合的空白。实验结果,模型动物出现发热、气喘、鼻煽、舌红及湿啰音,基本符合邪热壅肺证的辨证要点。模型动物的白细胞、中性粒细胞、血清钾、全血黏度、血浆黏度明显升高,可作为该证辨证的参考指标。证实了麻杏石甘汤对邪热壅肺证的治疗效应,其解热抗炎、解痉平喘、降低血清钾、降低血液黏度的效应,可能分别与其宣肺清热、宣肺平喘、宣肺护津、宣肺化瘀作用相当[41]。

【附方】越婢汤(《金匮要略》) 麻黄六两(18g) 石膏半斤(24g) 生姜三两(9g) 甘草二两(6g) 大枣十五枚(5枚) 上五味,以水六升,先煮麻黄,去上沫,内诸药,煮取三升,分温三服。功用:发汗利水。主治:风水恶风,一身悉肿,脉浮不渴,续自汗出,无大热者。

本方证由水邪夹热所致,治宜发汗利水,兼清热邪。方中重用麻黄既取其发汗、利水之功,使肌表之水湿随汗而去,内停之水湿从下而出;又取其开宣肺气之能,使肺的宣降功能正常,水道通调,有利于水湿消除。生姜宣散水湿;石膏清解郁热,甘草、大枣补益中气,以培土胜湿。

越婢汤与麻杏甘石汤所治之证皆有汗,俱用麻黄配石膏以清泄肺热。越婢汤以一身悉肿为主,是水在肌表之征,故加大麻黄用量,并配生姜以发泄肌表之水湿,用枣、草益气健脾,意在培土制水。麻杏石甘汤以咳喘为主,是肺失宣降之征,故用麻黄配杏仁、甘草宣降肺气,止咳平喘。

参考文献

[1] 陈和. 加味麻杏石甘汤治疗流行性感冒195例疗效观察[J]. 国际医药卫生导报,2006,12(11):80-82.

[2] 冯志成. 麻杏石甘汤合小柴胡汤加减治疗流感120例[J]. 海南医学院学报,2006,12(3):225.

[3] 吕奎礼. 麻杏石甘汤加减治疗流感57例临床分析[J]. 蛇志,2005,17(2):115-116.

[4] 王平,张红,张云栋,等. 麻银合方治疗急性上呼吸道感染[J]. 山东中医杂志,1998,17(6):262.

[5] 庞华威. 麻杏石甘汤合小陷胸汤加减治疗小儿急性支气管炎50例[J]. 上海中医杂志,1986,20(1):26-27.

[6] 李连生. 宣肺通腑汤治疗小儿支气管炎35例[J]. 天津中医,1988,(3):27.

[7] 王利,胡园. 麻杏石甘汤加味治疗急性支气管炎69例[J]. 时珍国医国药,2008,19(5):1223.

[8] 傅淑清. 用麻杏石甘汤加味治疗小儿肺炎喘嗽43例[J]. 江西中医药,2007,38(12):5.

[9] 沈桂英. 麻杏石甘汤灌肠治疗小儿肺炎56例[J]. 甘肃中医,1992,5(4):16.

[10] 文麒. 加味麻杏石甘汤治疗嗜酸细胞增多性肺炎26例临床观察[J]. 中西医结合杂志,1985,5(9):540.

[11] 徐振兴,庄宝珠,张敦义. 麻杏石甘汤加味治疗大叶肺炎60例[J]. 吉林中医药,1984,(6):12.

[12] 周铃华. 治疗15例大叶性肺炎疗效观察[J]. 中医杂志,1959,(2):31.

[13] 杨永福. 加味麻杏石甘汤治疗婴幼儿病毒性肺炎120例[J]. 贵阳中医学院学报,2005,27(4):10.

[14] 曾军文．中西医结合治疗小儿支原体肺炎100例[J]．江医中医药，2007，38(7)：63.

[15] 胡虎俊，李海元．加味麻杏石甘汤为主治疗小儿麻疹肺炎34例[J]．实用中西医结合杂志，1992，5(2)：80-81.

[16] 周景．麻杏石甘汤加味治疗支气管肺炎48例[J]．陕西中医，2007，28(8)：940-941.

[17] 纪秀兰．哮喘灵治疗外源性支气管哮喘55例临床观察[J]．天津中医，1991，(5)：23.

[18] 王洪飞，马强，王会兵，等．加味麻杏石甘汤治疗支气管哮喘96例[J]．世界今日医学杂志，2001，2(5)：457-458.

[19] 刘英琦．麻杏合剂治疗百日咳77例之临床观察[J]．中医杂志，1958，(12)：813.

[20] 牛志世．麻杏石甘汤加味治疗红斑性肢痛病42例[J]．北京中医学院学报，1993，16(5)：51.

[21] 王传华．麻杏石甘汤加味治疗痔疮120例[J]．湖北中医杂志，1990，12(5)：26.

[22] 王诒德．中西医结合治疗嵌顿性内痔30例[J]．中西医结合杂志，1985，5(12)：750.

[23] 周静．麻杏石甘汤加味治疗急性荨麻疹48例[J]．陕西中医，1994，15(12)：541.

[24] 陈华容．银翘麻杏石甘汤加味治疗面部痤疮30例分析[J]．中华现代皮肤科学杂志，2004，1(2)：163-164.

[25] 马玉起．麻杏石甘汤加味治疗急性鼻窦炎112例[J]．国医论坛，1994，9(6)：14.

[26] 蔡平．麻杏石甘汤加味治疗化脓性上额窦炎138例[J]．北京中医，2007，26(4)：228.

[27] 张同文．麻杏甘石汤治疗鼻渊17例[J]．国医论坛，1989，4(3)：20.

[28] 卓菁．麻杏石甘汤加味治疗鼻渊120例[J]．辽宁中医杂志，2001，28(9)：549.

[29] 邹世元．麻杏石甘汤加味治疗酒齄鼻39例[J]．浙江中医杂志，1993，(7)：323.

[30] 李江．麻杏石甘汤加减治疗小儿痉挛性喉炎10例[J]．浙江中医杂志，1988，23(11)：491.

[31] 季年春，幸良诠．麻杏石甘汤的临床新用[J]．江西中医药，1989，20(4)：36.

[32] 汤于嘉，薛桢奇．麻杏石甘汤加味治疗口疮52例临床观察[J]．甘肃中医，1993，6(1)：26.

[33] 细谷英吉．关于汉方方剂的构成的药理学研究[J]．国外医学·中医中药分册，1984，6(1)：52.

[34] 李健春，吕乃群，随文作，等．麻杏石甘汤对第Ⅰ型变态反应影响的实验研究[J]．辽宁中医杂志，1983，7(8)：43-45.

[35] 杨群智，田瑞泉，章京，等．石膏及麻杏石甘汤之退热作用研究[J]．中成药研究，1984，(6)：21-22.

[36] 吴炳辅，陈求浩，王小燕，等．石膏、麻杏石甘汤、模拟麻杏石甘汤之退热作用研究[J]．中成药，1992，14(5)：26-27.

[37] 向希雄，吴贺算．麻杏石甘汤免疫药理实验研究[J]．湖北中医杂志，1993，15(3)：48-49.

[38] 乐芹，倪珠英．麻杏石甘汤加味对急性下呼吸道感染患儿免疫功能的影响[J]．中西医结合杂志，1990，10(10)：600-602.

[39] 刘国生．中药方剂的抗菌作用[J]．中医杂志，1955，(10)：36.

[40] 马振亚，居民建．麻杏石甘汤对甲型流感病毒等病原微生物的影响[J]．陕西中医学院学报，1988，11(4)：40-42.

[41] 张剑勇．温病邪热壅肺证的动物实验研究[J]．甘肃中医学院学报，1990，7(1)：47.

柴葛解肌汤（葛根汤）

（《伤寒六书》卷3）

【异名】葛根解肌汤（《古今医鉴》卷3）、柴胡解肌汤（《万病回春》卷2）。

【组成】柴胡(6g)　干葛(9g)　甘草(3g)　黄芩(6g)　羌活(3g)　白芷(3g)　芍药(6g)　桔梗(3g)

【用法】水二盅，姜三片，枣二枚，槌法加石膏一钱(5g)，煎之热服。

【功用】解肌清热。

【主治】外感风寒，郁而化热证。恶寒渐轻，身热增盛，无汗头痛，目疼鼻干，心烦不眠，咽干耳聋，眼眶痛，舌苔薄黄，脉浮微洪者。

【病机分析】本方所治证候乃表寒证未解，而化热入里。外感风寒，本应恶寒较甚，而此恶寒渐轻，身热增盛者，为寒郁肌腠化热所致。因表寒未解，故恶寒尚存，并见头痛、无汗等症。阳明经脉起于鼻两侧，上行至鼻根部，经眼眶下行；少阳经脉行于耳后，进入耳中，出于耳前，并行至面颊部，到达眶下部。入里之热初犯阳明、少阳，故目疼鼻干，眼眶痛，嗌干耳聋。热扰心神，则见心烦不眠；脉浮而微洪是外有表邪，里有热邪之佐证。此证乃太阳经风寒未解，郁而化热，热邪已渐次传入阳明、少阳，故属三阳合病。

【配伍意义】本方证乃表寒证未解，化热入里，治宜辛凉解肌，兼清里热。从上述分析可知，本方证虽属三阳合病，因其以恶寒渐轻，身热增盛，并见鼻干，眼眶痛等为特点，表明太阳表证及邪郁少阳证在本方证中不居主要地位，而以热郁阳明为主。故方以葛根、柴胡为君。葛根入阳明经，为"解散阳明温病热邪之要药也"(《本草经疏》卷 8)。因其味辛性凉，辛能外散肌热，凉能内清热邪，太阳之邪入里化热，郁于阳明肌腠者，每多用之。《经证证药录》卷 3 亦云："太阳之气主肌肤，阳明之气主肌肉，太阳经邪留而不去，传舍于输，则由皮肤而肌肉，非葛根清凉发散，不能泄阳明热气"。柴胡味辛性寒，有较强的透表退热之功，故《明医指掌》卷 1 谓之"解肌要药"；且其疏畅气机之功，也有助于邪气外出。《本草正义》卷 2 说："柴胡味苦，而专主邪热，故《名医别录》称其微寒。然春初即生，香气馥郁，而体质轻清，气味俱薄，故禀受春升发之性，与其他之苦寒泄降者，性情功用，大是不同。……邪气已渐入于里，不在肌表，非仅散表诸药所能透达，则以柴胡之气味轻清芳香疏泄者，引而举之以祛邪，仍自表分而解，故柴胡亦为解表之药，而与麻、桂、荆、防等专主肌表者有别。"此外，柴胡为"少阳经表药"(《本草经疏》卷 6)，尚能疏透少阳半表之邪。二药合用，透散阳明肌腠之郁热以解肌清热，并兼顾波及少阳之热邪。羌活、白芷助君药解肌发表。羌活为太阳经药，解表散寒，祛风止痛，是为太阳之恶寒、无汗、头痛等表证而设；白芷善走阳明，常用治眉棱骨痛、额骨痛，又善通鼻窍，《本草求真》卷 3 谓之"气温力厚，通窍行表，为足阳明经祛风散湿主药。故能治阳明一切头面诸疾，如头目昏痛，眉棱骨痛，暨牙龈骨痛，面黑瘢疵者是也"，此为阳明而用。既言白芷善走阳明，何不用之为君药？盖白芷辛温，而本方证乃热郁阳明，若用以为君，与病机相悖，不如辛凉之葛根惬当。黄芩、石膏清泄里热。本方证属入里之热初犯阳明、少阳，邪热渐盛，必内传入里。故方以葛根配石膏，一解阳明之表的邪热，一清阳明之里的邪热；柴胡配黄芩，一透少阳之表的邪气，一清少阳之里的热邪，如此配合，既兼治入里之热邪，又杜绝入里之传变。上述四药俱为臣药。桔梗宣利肺气以助疏泄外邪；白芍敛阴和营防止疏散太过而伤阴；生姜、大枣调和营卫，均为佐药。甘草能调药性而为使药。诸药相配，共成辛凉解肌，兼清里热之剂。

本方的配伍特点是：温清并用，侧重于辛凉清热；表里同治，侧重于疏泄透散。它和一般辛凉解表以治风热表证之方，当有区别之处。

【临床运用】

1. 证治要点　本方是治疗表寒证未解，入里化热的常用方剂。以发热重，恶寒轻，头痛，眼眶痛，鼻干，脉浮微洪为证治要点。

2. 加减法　若无汗而恶寒甚者，可去黄芩，加麻黄，以增强发散表寒之力，值夏秋可以苏叶代之；热邪伤津而见口渴者，宜加天花粉、知母以清热生津；恶寒不明显而里热较甚，发热重，烦躁，舌质偏红，宜加金银花、连翘，并重用石膏以加强清热之功。

3. 现代常用本方治疗感冒、流行性感冒、牙龈炎、急性结膜炎等，属外感风寒，邪郁化热证候者。

【使用注意】若太阳表证未入里者，不宜用本方，恐其引邪入里；若里热而见腑实证（大便秘结不通）者，亦不宜用。

【源流发展】本方为明代陶华所制。原治"目疼，鼻干，不眠，头痛，眼眶痛，脉来微洪"，是为阳明经病而设。陶氏的学术思想受朱肱《类证活人书》的影响较大，所提出的阳明经病见症，缘于朱氏之说。《类证活人书》卷1载有："问：伤寒二、三日，身热，目疼鼻干，不得卧，尺寸俱长。答曰：此是阳明胃经受病也。仲景云：'阳明病欲解时，从申至戌上。'伤寒二、三日阳明经受病，可发其汗，非正阳明也。正阳明者，身热汗出不恶寒，反恶热，故可下也。今言一二日传阳明经，身热，目疼鼻干，不得卧，其脉俱长者，是太阳阳明，可表而已。若无汗尚恶寒，宜升麻汤；有汗微恶寒者，表未解也，宜桂枝汤；无汗脉浮，其人喘者，与麻黄汤。"朱肱将可下之阳明经病称为正阳明，而将身热，目疼鼻干，不得卧等症，称为太阳阳明，其治法可表，且以升麻汤、桂枝汤、麻黄汤分别治之。于此可见，陶氏之阳明经病，实为太阳阳明合病。太阳之邪初传阳明，一方面有太阳表寒未尽之病机存在，另一方面又有化热之邪始入阳明，热势不盛，热郁肌腠，累及经脉的病机，故症见目疼，鼻干，眼眶痛，身热等。此邪传阳明，既别于热结里实的阳明腑证（陶氏谓之正阳明腑证），又别于太阳寒邪已尽，热邪全入阳明，里热较甚之阳明经证（白虎汤证）。确切地说，陶氏之阳明经病，是二阳合病，邪偏阳明之表；仲景之阳明经证是阳明主病，邪偏阳明之里。故有医家将前者称之为阳明经之表证，后者称之为阳明经之里证。治疗既当辛温以外散太阳之风寒，尤应辛凉以清透阳明之热邪，故陶氏制柴葛解肌汤既是补朱氏之未备，更是对仲景六经辨证的完善与发展。

探究本源，陶氏立本方治阳明经病，乃宗仲景葛根汤之意。葛根汤主治恶寒，发热，无汗，头身疼痛，下利之太阳阳明合病，其证的形成由风寒袭于太阳，表邪内陷阳明，大肠传导失常所致，方以桂枝汤合麻黄辛温解表，治太阳风寒；葛根解肌，并能升阳止泻，而治阳明下利。是方治太阳为主，兼疗阳明。陶氏循仲景治二阳合病的用药思路，结合阳明经病的特点，着重解肌清热，创制了治阳明为主，兼疗太阳的柴葛解肌汤。

清代医家吴谦等认为本方有治少阳的柴胡，宜治"三阳合病，头痛发热，心烦不眠，嗌干耳聋，恶寒无汗，三阳证同见者"（《医宗金鉴·删补名医方论》卷3），是对本方应用范围的发展。后人依据柴葛解肌汤温清并用，表里同治的组方特点，每针对病证之偏表偏里而损益。较有影响的如程国彭治疗表寒已解，里热较甚的"春温夏热之热病"的柴葛解肌汤，即本方去羌活、白芷、桔梗、石膏，加牡丹皮、知母、生地黄、贝母组成（《医学心悟》卷2）。陈毓仁用治"颐毒表散未尽，身热不解，红肿坚硬作痛"的柴胡葛根汤，即本方去温燥之羌、芷，酸收之芍药，加疏散解毒消痈之连翘、升麻、牛蒡子、天花粉组成（《外科正宗》卷4）。又如沈金鳌治疗表寒较轻，里热亦不甚，兼肺系不利，痰湿阻滞之"春温感冒，头痛身热，鼻塞流涕，恶风恶寒，声重声哑……，气喘，咳嗽咽干，自汗，脉浮"之柴胡升麻汤，系本方去羌活、白芷、桔梗，加荆芥、升麻、前胡、桑白皮构成（《杂病源流犀烛》卷12）。

【疑难阐释】

1. 关于本方主治　《伤寒六书》卷3载本方，"治阳明胃经受邪，目疼，鼻干，不得眠，头疼，眼眶痛，脉来微洪，宜解肌，属阳明经病。"阳明经病为何证也？历代医家据仲景六经辨证，将阳明病分为经证与腑证两类。邪传入里，邪热虽炽而肠无燥屎积滞者，为阳明经证，其证以身热汗出，口渴引饮，苔黄，脉洪大为特点，即所谓大热、大汗、大渴、脉洪大的“四大”证。邪传入里，热邪炽盛，与肠中积滞（燥屎）互结者，为阳明腑实证，其证以便秘，腹部胀满疼痛，发热，苔黄燥起刺，脉沉实为特点。陶氏在《伤寒六书》卷4阳明经见证法中曰：“先起目疼，恶寒，身热者，阳明经本病已；后潮热，自汗，谵语，发渴，大便实者，正阳明胃腑标病。”显然，陶华提出的阳明经病，既非阳明腑实证，因不具有“四大”证的表现，也不属阳明经证，故尔有医家据“目痛，鼻干，不眠，微恶寒，是阳明胃经受病”（《伤寒六书》卷4），及“脉微洪而长，阳明脉也。外证则目痛，鼻干，不得眠，用葛根以解肌”（《伤寒六书》卷2）等论述，将其称为“阳明经表证”，并认为太阳表证与阳明表证的区别在于“太阳表病初起则恶寒甚，且发热而仍畏寒；阳明表证初起则微恶寒，及至壮热则寒不复恶矣。又太阳则头项痛，阳明则头额眉棱骨痛，此为辨也”（《王高旭医书六种·退思集类方歌注》）。陶氏将阳明经病分为两种，一是微恶寒，身热，目痛，鼻干，不得眠，头痛，眼眶痛，脉微洪者，用柴葛解肌汤；一是渴而汗不解者，用如神白虎汤。可见陶氏虽无阳明病分表里之说，确有分表里之意。为此，有人提出“阳明病有经证和腑证的不同，经证又有表里之分。柴葛解肌汤是治阳明表证的方剂”[1]。综上，陶华用本方所治之阳明经病，乃阳明表证也。其治证源于《素问·热论》之“二日阳明受之，阳明主肌肉，其脉挟鼻，络于目，故身热，目痛而鼻干，不得卧也”。太阳之邪入里化热，郁于阳明，故身热，恶寒渐轻，目疼，鼻干，眼眶痛；阳明之邪由太阳传经而来，其症尚见头痛，恶寒之太阳表邪未尽之征；阳明亦有表里，邪入阳明之表，也可内传于里，其症又见发热较盛，脉洪之阳明里热的表现。据此，阳明表证的病变特点是：既有阳明经之表证，又有阳明经之里证，还有太阳经之表证，但以邪郁阳明之表为主。治宜疗阳明之表为主，兼治太阳之表寒及阳明之里热。方中主要药物的遣用正好针对这一病证及治法特点。方以阳明经之表药葛根，合柴胡辛凉解肌以透阳明郁热；合白芷辛温解表以散阳明表邪，此为阳明表证而设。羌活善走太阳而解表散寒，是为太阳经表寒而用。石膏、黄芩清泄里热，是为阳明之里证而配。合而用之，则太阳之表，阳明之表，阳明之里皆可顾及。

后世运用本方时，依据方中柴胡为少阳经之表药，黄芩可清少阳胆腑之热，故以药测证，提出本方宜治三阳合病，如张秉成曰：“治三阳合病，风邪外客，表不解而时有热者。故以柴胡解少阳之表，葛根、白芷解阳明之表，羌活解太阳之表”（《成方便读》卷1）。吴谦、王泰林等亦有相同看法。柴葛解肌汤治三阳合病，药证相符，确属恰当，验之于临床，多有捷效，故本方主治宗后世之说而从三阳合病论之。

2. 关于方中的羌活、白芷　陶氏宗仲景葛根汤之意而创制本方，方中解表散寒之品为何不用麻黄、桂枝，而遣用羌活、白芷？陶华虽为伤寒派弟子，但因其生于明代，金元时期各流派名家的学术观点，必然会渗入其学术思想之中，故对仲景学说已不坚持“从一而终”的态度，而是从“读仲景书，用仲景法，然未尝守仲景之方，乃为得仲景之心也”（《格致余论》）的灵活务实态度。陶氏治伤寒，既承袭仲景，又崇尚易老。在其所著《伤寒六书》卷1曰：“盖冬时为正伤寒……必宜用辛温散之。其非冬时亦有恶寒头疼之证，皆宜辛凉之剂通表里，和之则愈矣。……辛凉者何？羌活冲和汤是也。兼能代大青龙汤为至稳。”在本书卷2又指出，“为正伤寒，乃有恶寒头疼、发热之证，故用麻黄、桂枝，发散表中寒邪，自然热退身凉”。而“春夏秋之时，虽有恶寒、身热、头痛，亦微，即为感冒，虽曰伤寒，所发之时既异，治之不可混也，……皆辛凉之剂以解之。……辛凉者，羌活冲和汤是也”。由此可知，本方遣用羌活、白芷辛温解表，其意有三：一是太阳之邪，初传阳明，虽有太阳表邪未尽，但与正伤寒不同，不能混淆其辛温正法，故解表散寒宜羌活、白芷，而不当用麻黄、桂枝。二是本方证以太阳寒邪开始化热入里，郁于阳明之表为主，其寒已化热，病偏阳明，若以麻、桂治之，则因其发汗力强而致汗出津伤，此即"若将冬时正伤寒之药通治之，定杀人矣"(《伤寒六书》卷3)之义。若用羌活、白芷微发其汗，则邪随汗出，使邪去而津不伤。三是遵易老"羌活治太阳肢节痛，……香白芷治阳明头痛在额"(录自《此事难知》卷上)之"分经论治"说。本方证的证候特点是既有太阳风寒未尽之恶寒、头痛，又有邪郁阳明经脉之目疼、眼眶痛、鼻干等，故用"羌活解太阳不尽之邪"(《医宗金鉴・删补名医方论》卷3)，白芷"芳香通窍发表，逐阳明经风寒邪热，止头痛……目痛、眉棱骨痛，除鼻渊"(《罗氏会约医镜》卷16)。二药疏散风寒之邪，并善走太阳、阳明而治头痛、目痛、额痛、鼻干等，较之以发散为主的麻、桂，更切中病机。综上，本方用药思路乃师法仲景，而羌、芷的选用，实效法易老，可谓"师其意，变而通之……如是则法不终穷矣"(《先醒斋医学广笔记》卷1)。

3. 关于柴胡的遣用　本方遣用柴胡，历代医家争议较大。有认为陶华的方剂配伍不够严谨，如汪昂在《医方集解・发表之剂》说："此邪未入少阳，而节庵加用之。"王泰林亦曰："若谓太阳、阳明合病，则柴胡尚不宜用，而节庵用之，何也"(《王高旭医书六种・退思集类方歌注》)？费伯雄则更明确地说："此证无胁痛、耳聋之象，与少阳无涉，乃首用柴胡，开门揖盗，一忌也"(《医方论》卷1)。也有认为若治三阳合病则用药配伍周全，如王泰林又谓："此汤以羌、葛、柴胡并用，而石膏、黄芩等为佐，乃统治三阳经表证，寒将化热之法"(《王高旭医书六种・退思集类方歌注》)。吴谦也曰："若用之以治三阳合病，表里邪轻者，无不效也"(《医宗金鉴・删补名医方论》卷3)。我们认为无论是二阳合病还是三阳合病，柴胡的选用是恰当的，其理有三：第一，二阳合病，用以透邪清热。柴胡虽入肝、胆、三焦经，为少阳、厥阴之专药，然因其体质轻清，气味俱薄，用量稍重，亦是一味较好的发散药物，正如《药品化义》卷11曰："柴胡，性轻清，主升散，味微苦，主疏肝，若多用二、三钱，能祛散肌表。"故二阳合病用之，可借其发散之性透邪于外，借其寒凉之性清热于内。第二，二阳合病，用以防微杜渐。太阳、阳明合病，乃伤寒之邪入里化热，已由太阳始传阳明。邪传阳明之途径不外二条，一由太阳直接内传，一经少阳而转传，故柴胡、葛根的配伍，正是针对邪传途径不同而用。由太阳始传阳明者，葛根清透也。葛根为阳明经主药，长于透阳明在表之邪外达(古人谓之解肌退热)。经少阳转传阳明者，柴胡截断也。柴胡"为少阳经表药"(《本草经疏》卷6)，以透少阳半表之邪见长，用之可使转传之邪不得侵入阳明。二药配合，无论邪从何入，皆能顾及。第三，三阳合病，用以兼治少阳。太阳、少阳、阳明合病时，则柴胡专为清透少阳之邪热而用，羌活走太阳，柴胡走少阳，葛根走阳明，分而治之，各司其职。

【方论选录】

1. 汪昂："此足太阳、阳明药也。寒邪在经，羌活散太阳之邪(用此以代麻黄)，芷、葛散阳明之邪，柴胡散少阳之邪(此邪未入少阳，而节庵加用之)；寒将为热，故以黄芩、石膏、桔梗清之(三药并泄肺热)，以芍药、甘草和之也(芍药酸寒敛阴，散中有收)。"(《医方集解・发表之剂》)

2. 吴谦等："陶华制此以代葛根汤。不知葛根汤只是太阳、阳明药，而此方君柴胡，则是治少阳也；用之于太阳、阳明合病，不合也。若用之以治三阳合病，表里邪轻者，无不效也。仲景于三阳合病，用白虎汤主之者，因热甚也。曰汗之则谵语遗尿，下之则额汗厥逆，正示人惟宜以和解立法，不可轻于汗、下也。此方得之葛根、白芷，解阳明正病之邪。羌活解太阳不尽之邪，柴胡解少阳初入之邪。佐膏、芩治诸经热，而专意在清阳明。佐芍药敛诸散药而不令过汗，桔梗载诸药上行三阳，甘草和诸药通调表里。施于病在三阳，以意增减，未有不愈者

也。”（《医宗金鉴·删补名医方论》卷 3）

3. 费伯雄：“此证无胁痛、耳聋之象，与少阳无涉，乃首用柴胡，开门揖盗，一忌也；大青龙汤用石膏，全为烦躁而设，辄用石膏以伤胃气，二忌也。此方断不可用。（《医方论》卷 1）

4. 张秉成：“治三阳合病，风邪外客，表不解而里有热者。故以柴胡解少阳之表，葛根、白芷解阳明之表，羌活解太阳之表，如是则表邪无容足之地矣。然表邪盛者，内必郁而为热，热则必伤阴，故以石膏、黄芩清其热，芍药、甘草护其阴，桔梗能升能降，可导可宣，使内外不留余蕴耳。用姜、枣者，亦不过藉其和营卫，致津液，通表里，而邪去正安也。”（《成方便读》卷 1）

【评议】 对本方主治之证，汪氏遵陶氏原书之意而认为属二阳合病，吴氏、张氏因柴胡的应用而认为当属三阳合病。从本方组方结构来看，二者皆适宜。吴氏以本方“君柴胡”，“用之于太阳、阳明合病，不合也”，似嫌片面，柴胡的选用，前已论证，此不赘述。从临床治疗发热类的病证来看，即使无少阳证，柴胡仍可重用，且疗效颇佳。故本方主治证候不可仅凭柴胡一味而定论。费氏对本方配伍进行猛烈抨击后，得出“此方断不可用”的结论，过于偏激，实不可取。

【验案举例】

1. 阳明伏暑 《徐渡鱼医案》：阳明伏暑，经府交病，表热里泄，脉弦细数，五日，予柴葛解肌汤。

按语：表热里泄者，乃太阳、阳明合病，即表邪未解，邪已化热，内陷阳明，传导失司所致。治宜外解肌表之邪，内清肠胃之热。方用柴葛解肌汤，既取其解肌透邪，祛暑清热之功，更用葛根升发清阳而治下利，白芷燥湿运脾而“止泻痢”（《景岳全书·本草正》卷 49）。如此则表解里和，身热下利自然痊愈。

2. 支气管哮喘 《湖南中医杂志》(1989，2：93)：某男，16 岁，学生。患者自幼患哮喘，每因气候变化而发。2 日前，因气候骤冷受寒，当晚哮喘大作，气急痰鸣，张口抬肩，嘴唇发绀，不能平卧。偶咳出少量白色粘稠痰，发热口干，头痛身痛，服某医所处定喘汤加减 2 剂，病情未减。诸症同前。双肺满布哮鸣音。舌质暗红，苔薄黄，脉浮滑数。诊为“支气管哮喘”。证属寒邪外束，郁而化热，肺热内蕴。治以解肌清热，方用柴葛解肌汤。处方：柴胡 10g，葛根 12g，黄芩 10g，羌活 6g，白芷 6g，白芍 12g，桔梗 6g，生石膏 18g(先煎)，甘草 6g。二诊：服药 2 剂，发热、头痛等表证得除，咳出大量黄稠痰，哮喘随之大减。后以化痰止咳、纳气平喘法调治半月而安。

按语：柴葛解肌汤是治疗感冒常用方。支气管哮喘发作期以寒包热多见，以此方治之，其疗效优于定喘汤。此方用柴胡、葛根解肌清热；羌活、白芷解表散寒；黄芩、石膏清泄肺热；桔梗理肺气，既止咳化痰，又助疏泄外邪；白芍敛阴和营，兼能定喘(现代药理研究表明，白芍因能缓解支气管平滑肌痉挛而有平喘之效)。甘草化痰止咳兼调药性。诸药配合，能散表寒，清肺热，止咳喘。药证合拍，则投药辄效。

3. 三叉神经痛 《四川中医》(1992，12：21)：某女，22 岁。5 年前罹患三叉神经痛，时轻时重，迁延不愈。诊见：左半侧头及面颊疼痛难忍，有烧灼感，头痛部位时左时右，牵及牙齿、目眶、太阳穴，常因饮食、说话、洗脸而致面有痉挛，痛止后头部昏沉。近来发作频剧，伴目眩，鼻干，耳鸣，口苦而渴，烦躁易怒。舌质干，苔正常，脉弦紧数。证属风毒入侵阳明经筋，郁热波及太少两阳。方用柴葛解肌汤加减，处方：柴胡、葛根、黄芩、白芍各 15g，石膏 30g，羌活、白芷、桔梗各 12g，甘草、大枣各 10g，蜈蚣 2 条，地龙 20g，全蝎 6g。水煎服。二诊：3 剂后，痛热大减，面部尚有轻微热感，脉弦迟。上方去石膏加黄芪 30g，再服 5 剂。三诊：疼痛消失,唯面肌时觉酸胀。原方间日 1 剂,又用半月停药。随访 1 年,未复发。

按语:三叉神经痛属中医“偏头风”。传统认为多由风邪袭于少阳所致,但面颊为阳明经分布区域,实与阳明有关。本例为感伤风毒,留滞于阳明经络,久郁化热,涉及太、少两经。方投柴葛解肌汤辛凉清泄,解肌舒挛;加全蝎、蜈蚣、地龙等虫类药搜风通络,解毒逐痹,使多年顽疾得愈。

【临床报道】

1. 发热 将 84 例病毒感染性发热随机分为治疗组和对照组各 42 例。治疗组以本方加减为主,对照组用利巴韦林、抗病毒口服液。结果:治疗组 2 天内退热至正常者 22 例,5 天内退热至正常者 19 例,8 天内体温未降至正常者 1 例,治愈率为 97.6%;对照组 2 天内退热至正常者 11 例,5 天内退热至正常者 21 例,8 天内体温未降至正常者 10 例,治愈率为 76.2%[2]。张氏用本方加减治疗小儿急性上呼吸道感染发热 100 例,结果:治愈 67 例,显效 28 例,有效 5 例,总有效率为 100%[3]。张燕等以本方去白芷、白芍,加前胡、浙贝母、鱼腥草、杏仁、大青叶、芦根、葶苈子为主,日 1 剂,水煎取汁 300ml,分 2~3 次服,治疗年龄 8 个月到 9 岁的小儿肺炎高热 60 例;对照组 40 例给予氢化可的松,2 组均对症给予抗生素静滴。结果:治疗组显效 51 例,有效 9 例,显效率为 85%;对照组显效 25 例,有效 15 例,显效率为 62.50%,2 组显效率比较差异有显著性($P<0.01$)[4]。有以柴葛解肌汤加减治疗癌性发热获满意疗效的报道。治疗组 70 例,方以柴胡、葛根、黄芩、石膏、白芍、虎杖、郁金、姜黄、甘草为主,热毒炽盛者加黄连、白花蛇舌草、半枝莲;气阴两伤者加太子参、麦冬。对照组 68 例用消炎痛栓。2 组均以 7 天为 1 个疗程。结果:治疗组显效 26 例,有效 24 例,无效 20 例,总有效率为 71.43%;对照组 68 例,显效 6 例,有效 20 例,无效 42 例,总有效率为 38.24%。治疗组疗效优于对照组($P<0.01$)[5]。

2. 感冒 以本方合麻杏石甘汤水煎温服,若发热 38.5℃以上者,肌内注射阿尼利定;体虚者静脉滴注葡萄糖、维生素 C、能量合剂等,治疗流感 102 例。结果痊愈 92 例,有效 9 例,无效 1 例,总有效率为 99%[6]。

3. 流行性腮腺炎 以本方去石膏、芍药、白芷、羌活,加天花粉、牛蒡子、连翘、升麻为基本方,治疗本病 84 例。除 3 例高热者肌内注射复方氨基比林 1 次,2 例呕吐严重者给输液 1 次外,其余病例均未服用其他药物。结果均获治愈,平均治疗时间 2.69 天[7]。

4. 咽峡炎 以柴葛解肌汤加减(柴胡、葛根、白芷、黄芩、金银花、贯众、僵蚕、青黛、芦根、薄荷),热甚加生石膏;咽峡部疱疹甚且伴浅表溃疡者加皂角刺、山慈菇;发热无汗加藿香,治疗小儿疱疹性咽峡炎 28 例。结果显效 10 例,有效 16 例,无效 2 例,总有效率为 92.86%[8]。

5. 头痛 以柴葛解肌汤去石膏、桔梗,加川芎、鸡血藤、威灵仙,并随证加减,治疗颈源性头痛 100 例。日 1 剂,水煎早晚分服;煎煮 2 次后,将药渣用布包热敷(以不烫伤皮肤为度)颈枕部,每日 1 次,每次约 30 分钟。2 周为 1 个疗程。结果:痊愈 68 例,好转 29 例,无效 3 例,总有效率为 97%[9]。

6. 落枕 陈茂顺以柴葛解肌汤加减,水煎服,日 1 剂,日 2 次,治疗本病 35 例。结果:服 1~2 剂后,症状、体征消失者 12 例,约占 29%;服 3~4 剂,症状、体征明显改善者 23 例,约占 71%[10]。

7. 前列腺痛 以本方治疗前列腺痛 106 例;对照组 60 例服用前列康,2 组均连用 7 天为 1 个疗程,服药期间,2 组患者均不用止痛药及其他治疗方法。结果柴葛解肌汤组对前列腺痛的缓解作用明显优于前列康组，统计学有显著差异($P<0.01$)，治疗前后尿流率柴葛解肌汤亦优于对照组[11]。

8. 银屑病 用柴葛解肌汤加减配小牛胸腺肽治疗银屑病 7 例。结果：痊愈 3 例(皮损全部消退或残留不明显的小块皮损)，显效 2 例(皮损消退 70%以上)，好转 1 例(皮损消退 30%～70%)，无效 1 例(皮损消退 30%以下或未控制反而加重)，总有效率为 85.7%[12]。

【实验研究】

1. 解热作用 柴葛解肌汤口饲家兔，对内毒素引起的发热有显著的退热作用，对内生性致热原(白细胞致热原)诱发的发热也有显著解热作用。伴随柴葛解肌汤的解热，脑脊液中的 cAMP 含量下降。环核苷酸是一种中枢发热介质，推测其解热机制与中枢组织中环核苷酸含量变化有关[13]。

2. 镇静作用 以柴葛解肌汤 13.3g/kg 口饲小鼠，90 分钟后小鼠自主活动数明显减少，维持 2 小时以上[14]。

3. 镇痛作用 以小鼠热板法实验表明，小鼠口饲 13.5g/kg 柴葛解肌汤后 60 分钟，痛阈值提高 48.4%；90 分钟后，提高 74.2%。但在小鼠扭体实验中，口饲等剂量柴葛解肌汤后半小时，镇痛率仅 28.6%[14]。

4. 诱导体液抗体的产生 以内毒素作抗原注射小鼠，于第 2 次给予抗原后口饲柴葛解肌汤 5 天，能显著促进动物血液中抗内毒素抗体效价的增高[15]。

【附方】柴葛解肌汤(《医学心悟》卷 2) 柴胡一钱二分(6g) 葛根一钱五分(6g) 黄芩一钱五分(6g) 知母一钱(5g) 生地二钱(9g) 丹皮一钱五分(6g) 贝母一钱(6g) 水煎服。心烦加淡竹叶十片；谵语加石膏三钱。功用：解肌清热。主治：外感风热，里热亦盛证。不恶寒而口渴，舌苔黄，脉浮散。

此方比陶氏柴葛解肌汤少羌、芷、桔，是因不恶寒，无需多用升散发表之品，且羌、芷皆辛温香燥，见症已有口渴，故减去。再者，虽去石膏，但配入知、贝、丹、地，不仅清热，还能滋阴。若见谵语，则其力不逮，故又加入石膏。可知程氏方重在清里，陶氏方重在解肌，是两方同中之异。

参 考 文 献

[1] 李继泽．试谈柴葛解肌汤与阳明表证[J]. 辽宁中医杂志，1980，7(8)：31.

[2] 吴少英．柴葛解肌汤治疗病毒感染性发热 42 例[J]. 实用中医药杂志，2001，17(5)：21.

[3] 张玉英．柴葛解肌汤加减治疗小儿急性上感发热疗效观察[J]. 甘肃中医学院学报，2008，25(3)：39-40.

[4] 张燕，于兆荣．柴葛解肌汤治疗小儿肺炎高热 60 例[J]. 中国中医急症，2003，12(2)：179-180.

[5] 李培训，陈军，孙一予，等．柴葛解肌汤加减治疗癌性发热 70 例[J]. 中国中医急症，2006，15(3)：313.

[6] 冯颖娥，何晓凤．柴葛解肌汤合麻杏石甘汤治疗时行感冒 102 例[J]. 陕西中医，2003，24(3)：234-235.

[7] 吴全锦．柴胡葛根汤治疗流行性腮腺炎 84 例[J]. 福建中医药，1998，29(1)：1.

[8] 陈可静．柴葛解肌汤加减治疗小儿疱疹性咽峡炎 28 例[J]. 中国中医急症，2003，12(1)：87.

[9] 彭玉生．柴葛解肌汤加减治疗颈源性头痛 100 例[J]. 光明中医，2007，22(6)：83-84.

[10] 陈茂顺，王小金．柴葛解肌汤加减治疗落枕临床体会[J]. 中华临床医药，2004，5(1)：52.

[11] 罗艳玲，解洪涛，宋继刚．柴葛解肌汤治疗前列腺痛的临床研究[J]. 陕西中医学院学报，2003，

26(6):18-19.

[12] 蒋立辉,朱彩玲. 柴葛解肌汤加减配小牛胸腺肽治疗“银屑病”的体会[J]. Chinese Journal of Clinical Practical Medicin,2007,8(7):70-71.

[13] 蔡群,李弘,邓志坚,等. 柴葛解肌汤对家兔白细胞致热原性发热效应及脑脊液 cAMP 含量的影响[J]. 中国病理生理杂志,1990,6(6):429-430.

[14] 沈映君,王一涛,王家葵,等. 解表方药研究的思路与实践[J]. 中医杂志,1992,33(5):51.

[15] 沈映君. 十首解表古方对抗内毒素抗体产生的影响[J]. 中药药理与临床,1990,7(增刊):15.

升麻葛根汤

(《太平惠民和剂局方》卷2)

【异名】升麻散(《小儿斑疹备急方论》)、升麻汤(《类证活人书》卷16)、四味升麻葛根汤(《小儿痘疹方论》)、平血饮(《澹寮方》,录自《观聚方要补》卷8)、解肌汤(《普济方》卷369)、葛根升麻汤(《玉机微义》卷50)、葛根汤(《万氏家传片玉痘疹》卷6)、升麻饮(《赤水玄珠全集》卷7)、干葛汤(《症因脉治》卷3)、四味升麻汤(《疡医大全》卷33)。

【组成】升麻十两(300g)　芍药十两(300g)　炙甘草十两(300g)　葛根十五两(450g)

【用法】上为粗末。每服三钱(9g),用水一盏半,煎取一中盏,去滓,稍热服,不拘时,一日二三次。以病气去,身清凉为度(现代用法:作汤剂,水煎服,按原书用量酌情增减)。

【功用】解肌透疹。

【主治】麻疹初起。疹发不出,身热头痛,咳嗽,目赤流泪,口渴,舌红,脉数。

【病机分析】麻疹的发病原因,历来认识并不一致。主要观点有“胎毒蕴于肺脾,因受感冒而引动外发者”;“肺胃蕴热于内,发为痧”;“天行时毒,儿受感染,发为本病”(《近代中医珍本集·儿科分册》)。确切地说,麻疹之疾,应是小儿肺胃蕴热,又感麻毒时疫之邪而发病。若麻疹初起,又遇外邪袭表,将疹毒外达之机抑遏,不易透发,以致疹发不出,或疹出不畅。麻毒系由口鼻而入,每损及于肺,六淫病邪亦从口鼻或皮毛而入,累及于肺。肺主皮毛,开窍于鼻,职司呼吸。麻毒、外邪犯肺,邪正相争,清肃失节,故初起可见肺卫症状:如身热头痛,咳嗽等;风邪疹毒上攻头面,故目赤流泪;热灼津伤,则口渴,舌红苔干。综上,本方证的病机为邪郁肌表,肺胃热毒。

【配伍意义】疹毒的发泄,由肌腠而达于肌表,自内而向外。因此,麻疹的治疗规律是首贵透发,终贵存阴。本方证乃麻疹初起,疹发不出,急须开其肌腠,疏其皮毛,助疹毒外透,邪有出路,自然热退病除,故拟辛凉解肌,透疹解毒为法。方中升麻、葛根皆为解表透疹之要药。升麻入肺、胃经,味辛甘性寒,善于解肌、透疹、解毒,《增广和剂局方药性总论》谓之“主解百毒,……辟温疫瘴气邪气”,《现代实用中药》谓之“解热,解毒,解麻疹、痘疮及诸疮疡之毒”;葛根入胃经,味辛甘性凉,善于解肌透疹,生津除热,《医学启源》卷下云其“发散小儿疮疹难出”,《景岳全书·本草正》卷48云:其“解温热时行疫疾,凡热而兼渴者,此为最良。……尤散郁火疗头痛,治温疟往来,疮疹未透”。二药配伍,既针对主病主证,又兼顾热邪伤津,故作君药。芍药当用赤芍,味苦性寒而入血分,清热凉血之中兼能活血,用之以解血络热毒,为臣药。使以炙甘草调和药性。四药配伍,共成解肌透疹之方。

【临床运用】

1. 证治要点　本方为麻疹未发,或发而不透的基础方。以疹发不出或出而不畅,舌红,脉数为证治要点。

2. 加减法 麻疹其邪属热，初起治宜透邪外出为主，清热解毒为辅，本方清疏之力皆不强，临证时可选加薄荷、荆芥、蝉蜕、牛蒡子、金银花等，以增强透疹清热之功。若因风寒袭表不能透发，兼见恶寒、无汗、鼻塞、流清涕、苔薄白等症，宜加防风、荆芥、柽柳以发表透疹；麻疹未透，色深红者，宜加紫草、牡丹皮、大青叶以凉血解毒。

3. 本方除用治麻疹外，亦治带状疱疹、单纯性疱疹、水痘、腹泻、急性细菌性痢疾、鼻窦炎等病，证属邪郁肌表，肺胃有热者。

【使用注意】

1. 麻疹初起，疹毒自内达表，宜于凉散，若疹已出透，则当禁用。

2. 疹毒内陷而见气急而粗，甚或喘息抬肩，鼻翼煽动者，不宜用本方。

【源流发展】本方首载于《太平惠民和剂局方》，原治“大人、小儿时气温疫，头痛发热，肢体烦疼，及疮疹已发及未发”。历代医家在长期临床实践中，进一步拓展了本方的主治范围。如柯氏依据升麻、葛根既能升发脾阳，又可散邪透疹，用以“主治阳明表热下利，兼治痘疹初发”（录自《古今名医方论》卷 2）；取升、葛善走阳明，并有清热解毒之效，《疡科心得集》卷上用治牙痛、托腮等疾，《异授眼科》则治“目上下皮肿而硬”；而《外科集腋》利用解毒透疹之力，治疗烂喉丹痧初起，身发斑疹隐隐。

近代医家根据本方辛凉解肌，透疹解毒功效，将原书主治“疮疹已发及未发”，更确切地定为麻疹透发不出，并视其为治疗麻疹初起的基础方，大凡治疗麻疹初起的方剂，多宗升麻葛根汤之意或由此化裁而来。其处方增损要点约有五方面：①配伍发表疏散之牛蒡子、荆芥、蝉蜕等，以助疹毒外出，如《痘疹全集》卷 14 之升麻葛根汤，以本方加牛蒡子、山楂、笋尖；《痧喉证治汇言》之升麻葛根汤，以本方加荆芥、牛蒡子、桔梗、蝉蜕、樱桃核、浮萍。②配伍清热解毒之连翘、金银花、菊花等，以加强清肺胃热毒之力，方如《麻症集成》卷 4 之升麻葛根汤，以本方加牛蒡子、连翘、木通。③配伍宣降肺气之桔梗、枳壳、杏仁、前胡等，既兼治麻疹初起伴发热咳嗽等症，又通过宣利肺气使腠理疏通，疹毒易于外透，方如《治疹全书》卷上之升麻葛根汤，于本方去芍药、甘草，加枳壳、桔梗、前胡、苏叶、杏仁、防风。④配伍养阴生津之麦冬、沙参等，以顾及热毒伤津之患，方如《种痘新书》卷 11 之升麻葛根汤，即本方加麦冬组成。此外，尚有不少方剂集疏散、清解、宣肺诸药于本方之中，这种全方位的用药思路，使本方透疹解毒，调理肺系之力颇著，对于麻疹初起，疹发不出而发热、咳嗽甚者，尤为适宜，方如《麻科活人全书》卷 2 之宣毒发表汤（升麻、葛根、薄荷叶、防风、荆芥、连翘、牛蒡子、木通、枳壳、淡竹叶、桔梗、甘草、灯心草）及《麻疹全书》卷 4 之宣毒发表汤（升麻、葛根、甘草、焦栀子、连翘、金银花、薄荷、牛蒡子、防风、苏叶、桔梗、杏仁、前胡）。

【疑难阐释】

1. 关于本方方源 各版教材均谓本方辑录于《阎氏小儿方论》，据王氏考证当源于董氏《小儿斑疹备急方论》[1]。考《阎氏小儿方论》成书于 1119 年，《小儿斑疹备急方论》成书于 1093 年，而《太平惠民和剂局方》成书于 1078 年，分别比前书早 41 年及 14 年，故本方方源宜改作《太平惠民和剂局方》。

2. 关于方中芍药的选择 方中芍药，原书未标明是赤芍或白芍，因宋时芍药尚未分赤白。多数医家注解本方时，虽言芍药，但多按白芍之义分析，如汪昂、王泰林、费伯雄等，亦有言芍药而按赤芍之义分析者，如吴昆等。本方之芍药究竟用赤芍为宜，还是白芍为妥？李飞等认为宜用赤芍，“因赤芍性味苦寒入血，清热凉血而又活血，可清解血络热毒，有利于透疹解毒。而白芍的酸收，不利于麻疹的透发”（《中医历代方论选》）。湖北中医学院方剂教研室亦有相同看法，提出“若用治麻疹透发不畅者，则当用赤芍”（《古今名方发微》）。我们倾向于上述观点，治麻疹及其他发疹性疾病，以赤芍为宜；治痢疾既可赤、白合用，也可单用白芍或赤芍，用白芍取其缓急止痛之功，用赤芍取其凉血活血之效。

【方论选录】

1. 吴昆：“足阳明之脉，抵目挟鼻，故目痛鼻干。其不能眠者，阳明之经属胃，胃受邪则不能安卧，此其受邪之初，犹未及乎狂也。无汗、恶寒、发热者，表有寒邪也。药之为性，辛者可使达表，轻者可使去实。升麻、葛根辛轻者也，故用之达表而去实。寒邪之伤人也，气血为之壅滞，佐以芍药，用和血也；佐以甘草，用调气也。”（《医方考》卷6）

2. 柯琴：“此为阳明初病，解表和里之剂，可用以散表热，亦可用以治里虚，一方而两擅其长也。……升麻、葛根提胃脘之阳，散肌肉之浮热；芍药、甘草泻肝胆之火，以解胃腑之实热，有汗则发，无汗则止，功同桂枝，而已远于姜、桂，且不须啜稀粥以助阳也。胃实为阳明之里症，仲景制承气三方。然阳明初病，往往有移热于脾而下利者。《内经》所谓暴注下迫，皆属于热也。下利正是胃实之兆，故太阳、阳明合病，必自下利，仲景制葛根汤以表散之，是从阴引阳法。此方即仿其义，去姜、桂之辛热，以升麻代麻黄，便是阳明表剂，而非太阳表剂矣。葛根秉性甘凉，可以散表实，协升麻以上升，则使清阳达上而浊阴降下可知，芍药收敛脾精，甘草缓急和里，则下利自止可知，治里仍用表药者，以表实下利，而非里实故也。”（录自《古今名医方论》卷2）

3. 汪琥：“方中用升麻、葛根、甘草，乃辛甘发散风寒之义。但其中白芍药一味，惟发热有汗者宜用之，如畏寒无汗者，不宜用也。愚意须以赤芍药代之为稳。”（《伤寒论辨证广注》卷6）

4. 汪昂：“此足阳明药也。阳明多气多血，寒邪伤人，则血气为之壅滞，辛能达表，轻可去实，故以升、葛辛轻之品，发散阳明表邪，阳邪盛则阴气虚，故用芍药敛阴和血，又用甘草调其卫气也。升麻、甘草升阳解毒，故又治时疫。斑疹已出者勿服，恐重虚其表也；伤寒未入阳明者勿服，恐反引表邪入阳明也。”（《医方集解·发表之剂》）

5. 汪绂：“此阳明经药也。麻疹发于阳明，故以此方为要药。升麻、葛根以达阳气于外；芍药、甘草以和脾胃于中。加芫荽、生姜以微汗之，使玄府润泽，则热毒不郁也。”（《医林纂要探源》）

6. 费伯雄：“此方用升麻、葛根，以升散阳明。又恐升散太过，致人喘满，故用芍药、甘草酸收甘缓以佐之。究竟互相牵制，不如独用葛根为君，加牛蒡子、连翘、桔梗、薄荷等。斑疹、时疫，则加马勃、青黛等，未为不可也。”（《医方论》卷1）

7. 邵步青：“斑由胃热，胃主肌肉，用升麻、葛根入阳明而逐邪热，佐以芍药、甘草，和其营也，俾无伏匿之邪也。其治发斑宜于将发，若已发而用之，重虚其表，反增斑烂矣。”（《四时病机》）

【评议】因《阎氏小儿方论》载本方治疗“伤寒、温疫、风热，壮热头痛，肢体头痛，疮疹已发未发”，致使后世医家对本方证之病因病机及立法用药的认识，尚不统一。吴氏、汪琥认为痘疹系“风寒”所致，通过去其邪实，和其营卫，风寒必解，痘疹则出。而汪绂、邵氏则认为“麻疹发于阳明”，“由胃热”所致，故“用升麻、葛根入阳明而逐邪热”。升麻葛根汤所治之麻疹，究竟属风热还是风寒？从全方药性来看，本方为辛凉透疹之剂，故病性当属热证，乃风热郁于肌表而疹发不畅或发而不畅；然药性虽凉，因其能疏散透发，即吴氏之“用升麻、葛根以疏表”,汪氏之“升麻、葛根、甘草,辛甘发散风寒”,故风寒袭表而疹发不出者亦可用之。现代名医蒲辅周常以本方加苏叶、防风、牛蒡子、川芎,治疗麻疹不透属风寒闭塞者(《蒲辅周医疗经验》)。可见,本方是治麻疹的基础方,无论风寒、风热,皆可运用,但由于整方药性偏凉,属风寒者应加辛温发散之品而用之。柯氏认为本方乃仿仲景葛根汤方义加减而成,故阳明病初起,移热于脾而见下利者,可用本方治疗,是谓临证有得之谈。现代临床运用,亦证实其治利之效验。若用于腹泻,宜酌加化湿、渗湿之品;用治痢疾,宜酌配调气活血之品。至于柯氏以太阳表剂与阳明表剂区分葛根汤与升麻葛根汤,则含义不确。汪琥论中白芍药“须以赤芍药代之”,是其经验,可资参考。

【验案举例】

1. 伤风　《续名医类案》卷4:张三锡治一人伤风自汗,发热不止,自以为虚,服补中益气汤热转剧,诊之脉弦而长实有力,用升麻葛根汤倍白芍,加桂枝少许,一剂汗止热退。

按语:自汗、发热,当系外感风热,非气虚所致,服补中益气汤热转剧为自误。升麻葛根汤辛凉解表,于证始惬。倍微寒之白芍养血敛阴,入少许桂枝以加强解表透邪之力。

2. 阳明热毒　《慎柔五书》:丁会成,年四十余。春季右腿正面忽急痛。诊之,右三部洪数五、六至,口渴。升麻葛根汤二剂而愈。

按语:此热郁阳明之证。阳明主肌肉,热郁阳明肌腠,壅遏气血,不通则痛。治宜解肌清热。方用葛根解肌清热,兼以生津;升麻解肌透邪,清热解毒;芍药养阴和血,畅行血脉;甘草调和药性。四药配合,热毒清,血行畅,津液生,故2剂而腿痛、口渴皆愈。

3. 湿疹　《甘肃中医》(1992,4:15):某男,23岁,工人,1986年7月25日初诊。患者于1月前两股内侧及阴囊部瘙痒,并有散在性米粒样丘疹,经治无效,近2日加重就诊。自述两股内侧,阴囊及两侧腹股沟剧痒,并可见密集的丘疹,有抓痕及少许糜烂渗液,边界不清。证属湿热之邪与血分风热互客肌肤,治宜清热化湿,凉血疏风。方用加味升麻葛根汤:升麻10g,葛根10g,白芍10g,甘草6g,荆芥15g,防风10g,蝉蜕12g,赤芍10g,玄参15g,紫草10g,生地35g,地肤子15g。10剂,日1剂,煎服。20日后复诊,诸症消失。随访1年未发。

按语:湿疹主要因风湿热邪郁于肌肤,浸淫血脉而致。本方升麻入肺胃经,解肌透表,且配地肤子清热利湿,配葛根、荆芥、防风、蝉蜕疏风解肌,使邪从表出;赤芍、玄参、紫草、生地黄凉血养血,并于疏风药相配清泻血分风热;白芍和营,甘草解毒。全方合用,共奏清热化湿,凉血疏风之功。

4. 急性细菌性痢疾　《四川中医》(1987,7:19):某男,41岁,1985年7月15日诊。两天来全身发冷,腹痛,腹泻,开始稀水样变,后转为脓血样变夹杂黏液,每天10余次,量少,伴有肛门坠胀,食后胀闷,口渴不欲饮,尿少。检查:体温37.6℃,舌红,苔白腻罩黄,脉濡数,下腹压痛以左侧为甚,肠鸣音亢进。化验检查:血象:白细胞12000/mm^3,中性76%,淋巴24%。粪便镜检:黏液++,红细胞++,脓细胞+++。中医属湿热痢(湿重于热型)。方用葛根12g,升麻、赤芍各9g,甘草5g,银花20g,黄连9g,广藿香15g,苍术、木香各9g,焦楂30g。忌食生冷油腻。服1剂后,大便次数明显减少,体温恢复正常,脉证好转。原方又进3剂,诸恙悉除。血象化验正常,粪便镜检2次阴性。

按语:急性菌痢属于中医学“肠澼”、“下利”、“时疫痢”等范畴。其病因病机为外感湿热疫毒之气,内伤饮食不洁之物,损伤脾胃和肠腑而致。本方取葛根、升麻既能解肌热,又能鼓舞脾胃清阳之气上行而止下利;赤芍凉血活血,木香行气化滞,行血则便脓自愈,调气则后重自除。黄连、金银花清热解毒燥湿;藿香、苍术芳香化湿;山楂消食止泻;甘草和中缓急。诸药合用，使表邪解，湿热去，气血调，故痢止而愈。

【临床报道】

1. 麻疹　麻疹初起，疹点将透未透或透而不畅，发热，腹泻，口渴，均可以本方为主，随症加味治之[2]。日本有人以升麻葛根汤及西药对麻疹有效性进行了比较研究。以升麻葛根汤颗粒剂(1.5g/10kg)及西药各治疗麻疹患儿 18 例。结果，两组发热平均持续时间为 4.1 天，其中西药组 5.49 天，汉方药组 4.11 天。另外，西药组出现肺炎 1 例，发热持续 12 天以上而入院者 1 例；汉方药组无 1 例出现肺炎，全部病例在门诊治疗。由此认为汉方药组治愈迅速，且无恶化的倾向[3]。

2. 疱疹　本方加紫草，煎服，治带状疱疹、单纯性疱疹 20 余例，轻者 1 剂、重者 3 剂，均获良效。作者认为带状疱疹、单纯性疱疹和水痘同属病毒感染，临床症见疱疹瘙痒疼痛，时有渗液，并伴发冷发热，日夜不能安眠。升麻葛根汤具有解痘疹之毒的作用，再加清热凉血透疹的紫草，故疗效满意[4]。

3. 湿疹　以本方加荆芥、防风、蝉蜕、赤芍、玄参、紫草、生地黄、地肤子构成的加味升麻葛根汤治疗 163 例湿疹。日 1 剂，水煎 2 次兑匀，分 2 次口服。结果：痊愈共 138 例，占 84.7%；有效 16 例，占 9.8%；无效 9 例，占 5.5%，总有效率为 94.5%[5]。

4. 肺炎　以本主加杏仁、前胡、桔梗、桑白皮、苏子为主方，热盛加石膏、板蓝根；痰多加紫菀、海浮石；食少纳呆，加莱菔子、谷芽、山楂，日 1 剂，水煎 3 次服。治疗小儿病毒性肺炎 82 例，治愈 42 例，显效 26 例，无效 14 例，平均治疗时间为 9.6 天。而对照组(西药常规)62 例中，治愈 21 例，显效 23 例，无效 18 例，总有效率为 73.2%，平均治疗时间为 13.2 天。经统计学处理，两组治愈率及平均治疗时间均有显著性差异[6]。

5. 腹泻　以本方加味茯苓、车前子、乌梅、防风、苍术、藿香为基本方，风寒加紫苏叶；风热加钩藤；湿热加黄连；高热加羚羊角粉；脾虚以白术易苍术；泻甚加石榴皮。治疗婴幼儿秋季腹泻 39 例，显效 16 例(41%)，有效 20 例(51.3%)，无效 3 例(7.7%)，总有效率为 92.3%。而对照组(西医常规)25 例中显效 5 例(20%)，有效 8 例(32%)，无效 12 例(48%)，总有效率为 52%[7]。

6. 细菌性痢疾　以本方为基本方，随证加减，热重者加黄连 9g，金银花 20g，湿重者加藿香 15g，苍术 9g，腹痛剧者，加木香 10g。治疗 50 例。结果：3 天以内治愈者 19 例，4～6 天治愈者 27 例，1 周以内好转者 3 例，无效者 1 例[8]。

7. 鼻窦炎　以本方加黄芩、鱼腥草、蒲公英、桔梗、白芷、苍耳子为基本方，随症加减，治疗急性鼻窦炎 48 例。结果：痊愈 40 例，好转 2 例，无效 6 例[9]。

参考文献

[1] 王丹莉．升麻葛根汤的来源及临床应用[J]. 浙江中医学院学报，1986，(5)：10.

[2] 迟福．麻疹临床经验介绍[J]. 哈尔滨中医，1959，(1)：12.

[3] 阿部胜利．升麻葛根汤与西药对麻疹有效性的比较研究[J]. 东洋医学杂志(日本)，1994，44(5)：194.

[4] 姜立业．升麻葛根汤加紫草治疗带状疱疹[J]. 新中医，1977，(增刊)：35.

[5] 高维军．加味升麻葛根汤治疗湿疹 163 例[J]. 甘肃中医，1992，5(4)：15.

[6] 朱昌永，李相国．加味升麻葛根汤治疗小儿病毒性肺炎 82 例[J]. 吉林中医药，1989，(3)：17-18.

[7] 江英能．加减升麻葛根汤治疗婴幼儿秋季腹泻 39 例[J]. 新中医，1998，30(6)：14-15.

[8] 杨景山．加味升麻葛根汤治疗急性细菌性痢疾 50 例[J]. 四川中医，1987，5(7)：19-20.

[9] 谭敬书．升麻葛根汤治疗急性鼻窦炎48例[J].湖北中医杂志,1986,8(6):31.

竹叶柳蒡汤

（《先醒斋医学广笔记》卷3）

【异名】 竹叶石膏汤(《绛雪园古方选注》卷下)。

【组成】 西河柳五钱(15g) 荆芥穗一钱(3g) 干葛一钱五分(4.5g) 蝉蜕一钱(3g) 薄荷一钱(3g) 鼠黏子一钱五分(4.5g) 知母蜜炙一钱(3g) 玄参二钱(6g) 甘草一钱(3g) 麦冬去心三钱(9g) 淡竹叶三十片(3g)(甚者加石膏五钱 冬米一撮)

【用法】 水煎服。

【功用】 透疹解表,清热生津。

【主治】 痧疹初起,透发不出。喘嗽,鼻塞流涕,恶寒轻,发热重,烦闷躁乱,咽喉肿痛,唇干口渴,苔薄黄而干,脉浮数。

【病机分析】 麻疹是儿科最常见的发疹性传染病。系由肺胃蕴热,又感受麻毒时邪所发。正如《麻疹拾遗》所说:"麻疹之发,多系天行疠气传染。"《麻疹会通》亦云:"麻非胎毒,皆属时行,气候煊热,传染而成。"麻疹以外出为顺,内陷为逆。初起调护失慎,感受外邪,肌表闭郁,致使麻疹透发不出。邪犯卫表,卫阳被遏,故见恶寒发热,因"麻为阳毒"则恶寒轻,发热重。肌表复闭,热不得泄,内壅于肺,肺系不利,肺失宣肃,故见鼻塞流涕,咽喉肿痛,喘嗽。里热较盛,是以烦闷躁乱;热邪伤津,则见唇干口渴。苔薄黄而干,脉浮数是邪毒袭表,津液已伤之佐证。

【配伍意义】 麻疹初起,透发不出,急宜轻清宣达,助其透发,兼见里热已盛,津液已亏,又宜清热生津,两相兼顾。方中西河柳辛平,"近世治痧疹热毒不能出,用为发散之神药"(《本草经疏》卷11)。因其"独入阳明","功专发麻疹"(《本经逢原》卷3),故为麻疹透发不出的要药。葛根、牛蒡子、蝉蜕、荆芥、薄荷轻清疏散,开肺达表,不仅协助西河柳透疹,又可宣肺,使肺气开宣,则喘嗽等症可平。竹叶、知母、玄参、麦冬清泄肺胃,生津止渴,其中竹叶尚能清心利尿,导热下行,具有清上导下之功。四药合用,使热去则烦闷躁乱之症除,阴充则唇干口渴之症愈。甘草解毒,调和诸药。如此配伍,发散而无助热伤津之忧,清里而无凉伏气血之虞,相辅相成,相得益彰,是透疹之良方也。

缪希雍认为:"痧疹乃肺胃热邪所致","痧疹不宜依证施治,惟当治本。本者,手太阴、足阳明二经之邪热也"(《先醒斋医学广笔记》卷3)。对里热炽盛者,加石膏、冬米(即粳米),是合白虎汤之义,其清肺胃之功更优。亦即缪氏治疹求本之意也。

本方配伍特点,为发散之中兼以清泄肺胃,清疏之中寓以生津,是治疗麻疹透发不出属于热毒内蕴兼津液已伤的常用方剂。

【类方比较】 升麻葛根汤、竹叶柳蒡汤都有透疹清热之功而用治麻疹初起,透发不出。但前方专于解肌透疹,其透散清热之力皆不强,是治麻疹初起未发的基础方;后方不仅透疹、清泄之力大,且兼生津止渴之功,是治麻疹透发不出,热毒内蕴,兼津伤的常用方。

【临床运用】

1. 证治要点 本方为治疗热邪较甚兼津伤之麻疹透发不出的常用方剂。临床以麻疹透发不出,并见喘嗽,发热,烦躁,苔薄黄而干,脉数为使用要点。

2. 加减法 喘咳甚者,加枇杷叶、前胡、白前以宣肃肺气,止咳平喘;咽喉红肿疼痛者,加板蓝根、大青叶以清热解毒利咽;疹色暗红者,加牡丹皮、赤芍以凉血活血;热甚者,加石膏、连翘以清热解毒；若麻疹未透，里热不甚者，当以透疹为主，宜减去知母、玄参、麦冬等清滋之品，以免寒凉伤中之弊。

3. 现代常用本方治疗麻疹透发不出，以及疱疹、水痘等辨证属热盛津伤证者。

【使用注意】

1. 本方清热之功较强，若热势不盛，以用银翘散加蝉蜕、大青叶为宜。

2. 因方中知母、玄参、麦冬等甘寒滋腻之品，过早用之恐有邪毒内遏之弊，故麻疹热不甚，阴津未伤者，不宜使用此方。

【源流发展】本方是缪希雍治痧疹初起常用之方。其以透散清热立法，是为缪氏组方原意，即“痧疹者，手太阳肺、足阳明胃，二经之火热发而为病也”(《先醒斋医学广笔记》卷3)。竹叶柳蒡汤组方结构，充分体现了缪氏治麻疹以“辛寒甘寒苦寒以升发之”的学术思想，成为后世治疗麻疹初起，透发不出，热毒内蕴，津液已伤证的代表方剂。后世医家池田瑞仙师法本方而创“竹叶石膏汤”(《痘科辨要》卷9)，方以西河柳、薄荷解表透疹，竹叶、石膏、知母清泻肺胃之热，玄参、麦冬清热生津，粳米护胃和中，用治麻疹火郁毒深，邪热壅于胃，乘于肺者。现代中医儿科专著《中医儿科学》，用治麻疹见形期，疹出稀疏，色较鲜红，属热毒炽盛的清解透表汤，亦循竹叶柳蒡汤之思路，以本方去滋腻之麦冬、玄参、知母，疏散之荆芥、薄荷、竹叶，加清热解毒凉血之升麻、桑叶、菊花、金银花、连翘、紫草组成。

上溯缪氏竹叶柳蒡汤之源，则又当属仲景之竹叶石膏汤。考缪氏原著，书中强调“多喘，喘者热邪壅于肺故也，慎勿用定喘药，惟应大剂竹叶石膏汤，加西河柳两许，玄参、薄荷各二钱”(《先醒斋医学广笔记》卷3)后，提出用本方治疗“痧疹发不出，喘嗽烦闷躁乱”之证。可见，缪氏用本方治疗痧疹寓有仲景“竹叶石膏汤”之义。王子接揣其意，冠名“竹叶石膏汤”而载于《绛雪园古方选注》。现代中医方剂学教材《中医方剂学讲义》，依据方中主要药物系西河柳、竹叶、牛蒡子而加今名，遂沿用成习。

【方论选录】

1. 王子接：“痧疹热邪壅于肺，逆传于心胞络，喘咳烦闷，躁乱狂越者，非西河柳不能解。仲淳……另出心裁，立一汤方，表里施治，盖以寒邪犯心、肺二经，营卫并伤，非独主于里也。大凡灼热固表无汗，而见诸证者，则有竹叶、石膏之辛凉，解肌发汗；热毒蕴里而见诸证者，则有西河柳之咸温润燥，开结和营，以解天行时热。至于十味佐使之药，不外乎润肺解肌，清营透毒，毋容议也。”(《绛雪园古方选注》卷下)

2. 李畴人：“以石膏、知母、玄参、麦冬清肺胃，泻火之中即寓救阴之义；竹叶、西河柳、牛蒡、荆芥、薄荷泄肺风而解肺热；蝉衣、葛根清阳明肌表；草、米清肺和胃。乃从竹叶石膏汤变化而来。治小儿风痧，风温咳嗽不爽等症，较防风解毒有功。”(《医方概要》)

【评议】痧疹之病因，缪氏以“肺胃郁热”概之。对于组方配伍，李氏宗其原意而述之。王氏则从“客邪犯心肺二经，营卫并伤，非独主于里也”分析，是有得之见。关于本方衍化的源流，李氏认为从竹叶石膏汤变化而来，是论之有据。

【验案举例】痧疹《先醒斋医学广笔记》卷3：贺知忍少子，病痧疹，家人不知，尚以肉饭与之。仲淳适至惊曰：此痧疹之极重者，何易视之，遂以西河柳两许，玄参三钱，知母五钱，贝母三钱，麦门冬两许，石膏两半，竹叶七十片。二剂而痧尽现，遍体皆赤，连进四剂，薄暮矣。知忍曰：儿今无恙乎？仲淳曰：痧虽尽出，烦躁不止，尚不可保。再予石膏三两，知母一两，麦门冬三两，黄芩、黄柏、黄连各五钱，西河柳一两，竹叶二百片，浓煎饮之，烦躁遂定而瘥。

按语：疹发不出，又伴见烦躁，表明热毒已炽，故谓“痧疹之极重”也。此案于竹叶柳蒡汤去荆芥、干葛等疏散之品，加入石膏等清热之属，是寓“竹叶石膏汤”之义，即清疏并用，重在清热。案中麻疹后期，热毒未尽，以原方去贝母，加芩、连、柏而善后，尚需思忖，不可刻意效仿。麻为阳毒。麻疹后期，既有热毒未尽之邪实一面，又有阴液受损之正虚一面，芩、连、柏虽可清热解毒，但究竟为苦寒之品，易于化燥伤阴，不如辛寒甘寒之金银花、连翘、天花粉等惬意，故用之宜慎。

【临床报道】

1. 肾小球肾炎 用竹叶柳蒡汤加减(淡竹叶 20g，西河柳、金银花、白茅根、大青叶、紫草、蒲公英、玄参各 30g，牛蒡子、薄荷、丹参、芦根各 15g，蝉蜕 10g)，治疗急性肾小球肾炎 38 例，其中明显血尿者 28 例，水肿少尿者 8 例，血压升高者 5 例，肾功能轻度受损者 4 例。结果 38 例均痊愈，平均疗程 12 天，半年后随访无复发[1]。

2. 痤疮 以本方为基础，肺热重者加桑皮 30g，金银花、连翘各 15g；肝郁血热者加柴胡、牡丹皮、当归、赤芍、山栀、郁金各 12g；脾胃湿热者加生苡仁 30g，苍术、黄柏、黄芩各 12g；热毒甚者加蒲公英、紫花地丁、败酱草各 30g；大便秘结者加酒军 3～5g，治疗痤疮 158 例。结果痊愈 126 例(皮损全部消失，2 年内不复发)，有效 25 例(大部分皮损消退，有时因饮酒服刺激性食物，或经期在面部个别地方又有新起)，无效 7 例。总有效率为 95.5%[2]。

参考文献

[1] 车良崽，陈丽霞．竹叶柳蒡汤加减治疗急性肾小球肾炎 38 例[J]．实用中医药杂志，2001，17(12)：14.

[2] 杨德明．竹叶柳蒡汤治疗痤疮 158 例[J]．浙江中医杂志，1994，17(6)：20.

第三节 扶正解表

败毒散

(《太平惠民和剂局方》卷 2)

【异名】败毒散(《类证活人书》卷 17)、羌活汤(《圣济总录》卷 21)、十时汤(《圣济总录》卷 144)、人参前胡散(《鸡峰普济方》卷 5)。

【组成】柴胡去苗 前胡去苗，洗 川芎 枳壳去瓤，麸炒 羌活去苗 独活去苗 茯苓去皮 桔梗 人参去芦 甘草各三十两(各 900g)

【用法】上为粗末。每服二钱(6g)，水一盏，加生姜、薄荷少许，同煎七分，去滓，不拘时服，寒多则热服，热多则温服(现代用法：作汤剂煎服，用量酌减)。

【功用】散寒祛湿，益气解表。

【主治】气虚，外感风寒湿表证。憎寒壮热，头项强痛，肢体酸痛，无汗，鼻塞声重，咳嗽有痰，胸膈痞满，舌淡苔白，脉浮而按之无力。

【病机分析】本方所治证候系正气素虚，又感风寒湿邪所致的气虚外感表证。风寒湿邪客于肌表，卫阳被遏，正邪交争，故见憎寒壮热、无汗；寒湿郁滞肌肉经络，气血运行不畅，故头项强痛，肢体酸痛；肺合皮毛，表为寒闭，肺气郁而不宣，津液凝聚不布，故咳嗽有痰，鼻塞声重；湿滞气阻，故胸膈痞闷。舌苔白腻，脉浮按之无力，正是虚人外感风寒兼湿之征。

【配伍意义】外感风寒湿邪表证，法当解表散寒祛湿，气虚者又应益气扶正。方中羌活辛苦而温，“发汗散表，透关利节，非时感冒之仙药也”(《本经逢原》卷 1)，“治风寒湿邪，头痛项强，遍身百节骨疼”（《罗氏会约医镜》卷16）。独活辛苦而微温，“为祛风通络之主药，……能宣通百脉，调和经络，通筋骨而利机关，凡寒湿邪之痹于肌肉，着于关节者，非利用此气雄味烈之性，不能直达于经脉骨节之间，故为风痹痿软诸大证必不可少之药”（《本草正义》卷2）。二药俱为风湿痹痛之要药，本方用之发散风寒，除湿止痛，羌活常用于上部风寒湿之证，而独活则专主下部之风寒湿邪，合而用之，上下结合，通治一身风寒湿之证，并为君药。川芎行气活血，并能祛风；柴胡疏散解肌，并能行气，二药既可助君药解表逐邪，又可畅行气血而加强宣痹止痛之力，共为臣药。桔梗开宣肺气而止咳，枳壳理气宽胸而利膈，二药一升一降，既复肺之宣降，又治胸膈痞闷。前胡善于降气化痰，与枳、桔同用则宣肺化痰作用更著。肺为贮痰之器，脾为生痰之源，用枳、桔、前胡调理肺系功能，使肺气能够正常宣降，津液能够正常敷布的同时，配茯苓渗湿健脾以杜绝生痰之源；四药配合，使气机通畅，痰湿得去，则胸闷咳痰等症可愈，皆为佐药。生姜、薄荷为引，以襄助解表之力。上述药物能够消除致病原因，通调气血津液，都是祛邪药物。此证虽属外感邪实，但因患者素体虚弱，若只祛邪而不扶正，不仅无力鼓邪外出，即使表邪暂解，亦恐正气不足而邪气复入，此其一也；其二正气虚弱之人感受外邪，若单纯以解表药汗之，药虽外行，而中气不足，轻则汗半出不出，外邪仍不能解；重则外邪反乘元气之虚而入里，以致发热无休，病情缠绵难愈。此如《寓意草》所说：“人受外感之邪，必先汗以驱之。惟元气大旺者，外邪始乘药势而去。若元气素弱之人，药虽外行，气从中馁，轻者半出不出，留连为困，重者随元气缩入，发热无休……”。故佐少量的人参补气以匡其正，一则扶助正气以驱邪外出，并寓防邪入里之义；二则散中有补，不致耗伤真元。甘草用为佐使，取其甘温益气，合人参扶正以祛邪，并能调和药性。综观全方，用二活、芎、柴、枳、桔、前等与参、苓、草相配，构成邪正兼顾，祛邪为主的配伍形式。扶正药得祛邪药则补不滞邪，无闭门留寇之弊；祛邪药得扶正药则功力更大，解表不伤正，无内顾之忧，相辅相成，相得益彰。对虚人外感者，确为惬当之剂。

本方配伍特点是：解表药配伍补气药合用，扶正以祛邪，邪正兼顾。

喻嘉言以此治疗外邪陷里而成之痢疾。其证为外邪从表陷里，用此方疏散表邪，表气疏通，里滞亦除，其痢自止。此种治法，称为“逆流挽舟”法。

【临床运用】

1. 证治要点　本方是一首益气解表的常用方。以憎寒壮热，肢体酸痛，无汗，脉浮按之无力为证治要点。

2. 加减法　若正气未虚，而表寒较甚者，去人参，加荆芥、防风以祛风散寒；气虚明显者，可重用人参，或加黄芪以益气补虚；湿滞肌表经络，肢体酸楚疼痛甚者，可酌加威灵仙、桑枝、秦艽、防己等祛风除湿，通络止痛之品；咳嗽重者，加杏仁、白前以止咳化痰。痢疾之腹痛，便脓血，里急后重甚者，可加白芍、木香以行气和血止痛。若用于风毒瘾疹，可加蝉蜕、苦参疏风除湿止痒；用于疮疡初起，去人参，加金银花、连翘以清热解毒，消肿散结。

3. 现代常用于感冒、流行性感冒、风湿性关节炎、腹泻、病疾、皮肤瘙痒症及疮疡初起等属外感风寒湿邪兼气虚者。

【使用注意】本方多用辛温香燥之品，外感风热及阴虚外感者，均忌用。若时疫、湿温、湿热蕴结肠中而成之痢疾，切不可用。

【源流发展】本方首载于《太平惠民和剂局方》，原书主治“伤寒时气，头项强痛，壮热恶寒，身体烦疼，及寒壅咳嗽，鼻塞声重，风痰头痛，呕哕寒热”。因其方剂组成以羌活、独活、川芎等与人参配伍，体现了益气解表，疏风祛湿之法，对后世影响很大。首先，习用其邪正兼顾的配伍特点，以治疗体虚外感之证，如《三因极一病证方论》卷3之加味败毒散，以本方加苍术、大黄以泻热燥湿，治疗正虚外感风寒，兼湿热下注之"脚踝上焮热赤肿，寒热如疟，自汗恶风，或无汗恶寒"证；《异授眼科》之人参败毒散，于本方去独活、生姜、柴胡、甘草，加黄连、黄芩、栀子、生地黄、当归、陈皮等清热燥湿，凉血活血之品，治疗体虚脾弱，酒色过度，致两目暴发赤肿，沙涩难开。其次，去人参，再加疏散之品，专事祛邪，治疗外感风寒湿邪而正气不虚者，如《症因脉治》卷1之羌活败毒散，即本方去参、苓、桔、枳，加荆芥、防风、苍术、白芷而成，治疗寒湿腰痛，痛引项背尻背；《摄生众妙方》卷8之荆防败毒散，用本方去人参，加荆芥、防风，治疗疮疡初起，属风寒所致者。连翘败毒散（录自《医方集解》），则以本方去人参，加金银花、连翘，治疗疮疡初起，属热毒为患者，将辛温解表之剂，一变而为辛凉疏散之方，是师古而不泥古的成功范例。再次，方中遣祛风散寒除湿之羌活、独活与活血之川芎等配伍，对后人治疗风寒夹湿之表证、痹证有较大启迪。金元时期著名方剂——九味羌活汤，揆度其组成、主治，当是师承于本方。

【疑难阐释】

1. 关于方名　对于"毒"字的认识。不少人多从"热盛成毒"、"火盛成毒"理解，故在《方剂学》答卷中，每有败毒散的功用解为"清热解毒"之误笔。《简明中医辞典》对"毒"的解释有三：①病因。如毒气，即疫疠之气。②病证。多指焮热肿胀或水湿浸淫之证，如热毒、湿毒等。③指药物的毒性。那么，败毒散之"毒"，当从何论？从原书用本方治"伤寒时气"、"寒壅咳嗽"、"风痰头痛"来看，其"毒"当指病因。即邪气、邪毒也。此"邪毒"既包括外来风寒之邪，亦包含内生痰湿之邪。本方通过二活的发汗解表，芎、柴的调畅气血，可使外受风寒得解；通过枳、桔的宣降肺气，前、苓的化痰渗湿，可使内生之痰湿得消。故本方之"败毒"，乃发散邪毒，祛除邪毒之义。人参在方中扶正祛邪，起很重要的作用，故本方又名人参败毒散。正如陈素中所说："培其正气，败其邪毒，故曰败毒"（《伤寒辨证》）。

2. 关于本方君药　本方以何药为君，素有争议。大多数医家及现行《方剂学》教材均认为应以二活解散风寒湿邪为君，也有人认为应以人参为君药，补正祛邪，如吴瑭在《温病条辨》卷2说："此证乃内伤水谷之酿湿，外受时令风湿，中气本自不足之人；又气为湿伤，内外俱急。立方之法，以人参为君，坐镇中州，为督战之帅……"对此，我们趋向于前者，其理有三：第一，从原书来看，本方是为"伤寒时气"而设，此"时疫之发"（《张氏医通》卷16），病证较重，故原书叙为"头项强痛，壮热恶寒，身体烦疼"。因感受时疫之邪，邪毒较盛，恐正气不支，邪气内陷，故用少量人参"实其中气，使疫毒不能深入也"（《伤寒辨证》），正如张璐所言："盖时疫之发，或值岁气并临，或当水土疏豁，种种不侔，然必人伤中土，土主百骸，无分经络，毒气流行，随虚辄陷，最难叵测，亟乘邪气未陷时，尽力峻攻，庶克有济。其立方之妙，全在人参一味，力致开阖，始则鼓舞羌、独、柴、前各走其经，而与热毒分解之门；继而调御津精血气各守其乡，以断邪气复入之路"（《张氏医通》卷16）。可见，原书用人参意在扶正祛邪，若为君药，则与立方本意相违。第二，从后世应用来看，依据本方益气解表的功效特点，将其应用范围扩大，凡是各种原因所致的正气亏虚，如病后、产后、年老、体弱等，复感风寒湿邪者，都可酌情运用。体虚外感，属邪实而正虚之证，其中邪实较急，是主要矛盾，故历版《方剂学》教材描述败毒散证时，皆强调以风寒湿邪袭表的症状为主，而正虚的表现并不明显，仅以脉浮无力为佐证。遵循《内经》"急则治标，缓则治本"的原则，立法遣药当解表祛邪为主，益气扶正为辅，若以人参为君，亦与病证及治法不符。第三，从败毒散的类方来看，如荆防败毒散（《摄生众妙方》）、羌活败毒散（《症因脉治》）、连翘败毒散（《医方集解》），皆系败毒散去人参加减变化而来。足见，后世应用并发展本方，亦有基于其发散邪毒的作用，故尔二活作为君药更符合方剂组成变化的要求。

3. 关于“逆流挽舟”　喻嘉言常用本方治外邪陷里而成痢疾者，后人称之为“逆流挽舟”法。痢疾之成，多因湿热疫毒，壅滞肠道，其病势向内向下，治宜因势利导，当清热化湿解毒，兼以调气和血导滞，此乃治痢之常法，而“逆流挽舟”法是治痢的变法。本法所治痢疾，由表邪内陷于里，肠道壅滞，气血失调而成。此时病势虽向内向下，但导致肠道壅滞的根本原因是表邪内陷，不宜顺其病势而用常法，而宜采取逆其病势的解表法治之。故“逆”者，逆其病势、逆其常法也。应用解表药物，使内陷之外邪从表而解，宛如逆流之中挽舟上行，故称“逆流挽舟”法。从病势来看，实属“逆挽”，但从病因、病机分析，则属“顺推”，二者反映了本质与现象的关系。那么，本方治痢的机制何在？肺在外合皮毛而主表，在内合大肠而相表里。盖外感致痢，乃因风寒外束，卫气闭郁，肺失宣降，肠道壅滞，气血不调而成，其证既见下痢赤白，里急后重，又可见恶寒发热，身痛鼻塞等。消除病因，调气和血是治疗痢疾的重要原则，本方兼而有之。方中二活、生姜、薄荷辛温发散，开泄皮毛，外解在表之风寒，领内陷之邪气外出；桔梗、枳壳、前胡宣降肺气，内疏肺气之闭郁；柴胡、枳壳行气导滞，川芎活血止痛，此即“行血则便脓自愈，调气则后重自除”之理。外感而成痢，亦与素体脾虚胃弱有关。脾胃素弱，脾不运湿，湿滞中焦，气机不畅，若遇外邪相加，肺气闭郁，表邪内陷，易使肠道壅滞而成痢。故方中人参、茯苓、甘草健脾渗湿，扶正祛邪，流通津液；其人参之“坐镇中州”，更是功不可没，此即“昌所为逆挽之法，推重此方，盖借人参之大力，而后能逆挽之耳”（《医门法律》卷5）之意。如此配伍，解表散寒以除致病之因，调气和血以疏肠道之滞，益气健脾以匡其正，照顾了外邪致痢的各个方面，痢疾而兼风寒表证者，多应手辄效。败毒散治痢，颇受温病学家的青睐，吴瑭说：“痢之初起，憎寒壮热者，非此不可也”（《温病条辨》卷2）；雷少逸亦曰：“若有寒热外感之见证者，便推人参败毒散为第一，历尝试之，屡治屡验”（《时病论》卷3）。喻氏治痢用表药，实本《伤寒论》之葛根汤。是方治太阳阳阴合病之下利，系由外感风寒，“表卫闭郁，津气不能正常输于皮毛，即从三焦内归肠胃，以致清阳下陷，浊阴下流，呈为下利。……是用葛根升举清阳，使下陷的清阳得以上升；麻黄、桂枝、生姜发散风寒，宣通毛窍，使内陷之津气仍然出表，白芍、甘草、大枣调理脾胃，缓解肠道蠕动”（《中医治法与病机》）。可见，葛根汤治下利，“不仅是表里同治的先驱，也是逆流挽舟法的先河”（《中医治法与病机》）。

【方论选录】

1. 喻昌：“伤寒病有宜用人参入药者，其辨不可不明。盖人受外感之邪，必先发汗以驱之。其发汗时，惟元气大旺者，外邪始乘药势而出；若元气素弱之人，药虽外行，气从中馁，轻者半出不出，留连为困，重者随元气缩入，发热无休，去生远矣。所以虚弱之体，必用人参三、五、七分，入表药中，少助元气，以为驱邪之主，使邪气得药，一涌而去，全非补养虚弱之意也。”（《寓意草》）

2. 赵羽皇：“东南地土卑湿，凡患感冒，辄以‘伤寒’二字混称。不知伤者，正气伤于中；寒者，寒气客于外，未有外感而内不伤者也。仲景医门之圣，立法高出千古，其言冬时严寒，万类深藏，君子固密，不伤于寒；触冒之者，乃名伤寒，以失于固密而然。可见人之伤寒，悉由元气不固，肌腠之不密也。昔人常言伤寒为汗病，则汗法其首重矣。然汗之发也，其出自阳，其源自阴，故阳气虚则营卫不和而汗不能作；阴气弱则津枯涸而汗不能滋。但攻其外，不固其内，可乎？表汗无如败毒散、羌活汤。其药如二活、二胡、芎、苍、辛、芷，群队辛温，非不发散，若无人参、生地之大力者君乎其中，则形气素虚者，必至亡阳；血虚挟热者，必至亡阴，而成瘤疾矣。是败毒散之人参与冲和汤之生地，人谓其补益之法，我知其托里之法。盖补中兼发，邪气不至于流连；发中带补，真元不至于耗散。施于东南地卑气暖之乡，最为相宜，此古人制方之义也。”（录自《古今名医方论》卷 2）

3. 陈素中：“羌活、独活、柴胡、前胡、川芎，皆清轻开发之剂也，故用之以解壮热。用枳壳、桔梗者，取其清膈而利气也；用人参、茯苓、甘草者，实其中气，使疫毒不能深入也。培其正气，败其邪气，故曰败毒。此汤乃解利太阳、少阳、阳明三经之药，全在详证加减，以尽其妙。”（《伤寒辨证》）

4. 张璐：“盖时疫之发，或值岁气并临，或当水土疏豁，种种不侔，然必入伤中土，土主百骸，无分经络，毒气流行，随虚辄陷，最难叵测，亟乘邪气未陷时，尽力峻攻，庶克有济。其立方之妙，全在人参一味，力致开阖，始则鼓舞羌、独、柴、前各走其经，而与热毒分解之门；继而调御津精血气各守其乡，以断邪气复入之路，与桂枝汤中芍药护营之意不殊。如桂枝人参汤、小柴胡汤、参苏饮，未常不用人参以协济表药成功也。但其所主，惟天行大头，乃为合辙。……而先哲尝借以治寒疫汗后余热，往往获效者，以非时之邪，混厕经中，屡行疏表不应，邪伏幽隐不出，非藉人参之大力不能载之外泄也。逮至疫痢昏热口噤，亦宜此方加陈仓米引领入胃，则毒随药化，得非人参辅佐之力欤？独怪近世医流，偏谓人参助长邪气，除去不用，专行群队攻发，鼓激壮火飞腾，不至竭绝真阴不已。兹录同学质问，因祖述以政。”（《张氏医通》卷 16）

5. 汪昂：“此足太阳、少阳、手太阴药也。羌活入太阳而理游风；独活入少阴而理伏风，兼能去湿除痛；柴胡散热升清，协川芎和血平肝，以治头痛目昏；前胡、枳壳降气行痰，协桔梗、茯苓以泄肺热而除湿消肿；甘草和里而发表；人参辅正以匡邪。疏导经络，表散邪滞，故曰败毒。”（《医方集解·发表之剂》）

6. 吴瑭：“暑湿风寒杂感，寒热迭作，表证正盛，里证复急，腹不和而滞下者，活人败毒散主之。此证乃内伤水谷之酿湿，外受时令之风湿，中气本自不足之人，又气为湿伤，内外俱急。立方之法，以人参为君，坐镇中州，为督战之帅；以二活、二胡合芎䓖从半表半里之际，领邪出外，喻氏所谓逆流挽舟者此也；以枳壳宣中焦之气，茯苓渗中焦之湿；以桔梗开肺与大肠之痹，甘草合和诸药。乃陷者举之之法，不治痢而治致痢之源。痢之初起，憎寒壮热者，非此不可也。若云统治伤寒、温疫、瘴气则不可。凡病各有所因，岂一方之所得而统之也哉？此方在风湿门中，用处甚多，若湿不兼风而兼热者，即不合拍，奚况温热门乎？世医用此方治温病，已非一日！吾只见其害，未见其利也。”（《温病条辨》卷 2）

7. 费伯雄：“此不过寻常固本治标法耳。用之于虚人感冒则可，若表里俱实，则不增剧为幸，尚望病之轻减乎？伤寒用人参，仲景本有成法，并非以人参助元气，为驱邪之主也。岚瘴则湿毒为多，亦非感冒可比。至疠疫之气，中人更烈，阳毒则有发热、烦躁、斑疹等症，阴毒则有面青、腹痛、下利等症。若有此方治阳毒，既无清火解邪之功；以之治阴毒，又无回阳急救之力，均未见其可。予于喻西昌先生最为服膺，岂敢轻议，但谓表药中有用人参之法则可，若谓表药中用人参更为得力，则不敢阿私所好也。”（《医方论》卷 1）

8. 张秉成：“凡时邪疫疠，皆天地异气所钟，必乘人之虚者而袭之。故方中必先以人参为补正却邪地步，然后羌活走表，以散游邪；独活行里，以宣伏邪；柴胡、桔梗散热升清；枳壳、前胡消痰降气；川芎芳香，以行血中之气；茯苓淡渗，以利气中之湿；甘草协和各药，使之不争；生姜辟秽祛邪，令其无滞。于是各建其长，以收全功，皆赖人参之大力，驾驭其间耳。至于治痢用此者，此喻氏逆流挽舟之法，以邪从表而陷里，仍使里而出表也。”（《成方便读》

卷 1)

【评议】诸医家皆认为本方证治乃正气不足,外感风寒湿邪而成,故治当益气解表。对方中人参的配用,尚有争议,多数医家,如张秉成认为“以人参为补正却邪”,全方药物作用的发挥“皆赖人参之大力,驾驭其间耳”,张璐曰:“全方之妙,全在人参一味……”而费氏则认为:“谓表药中有用人参之法则可,若谓表药中用人参更为得力,则不敢阿私所好也”,各有其理。关于解表药与益气药的配伍问题,喻氏、赵氏之论,说理深刻,颇有见地。然临床应用,须严格辨证,审之确属气虚外感者,方可配伍益气扶正之品,倘正气不虚,当以疏散之剂以攻表,邪去正自安,若此时用人参,必致表邪留恋难解,犯“实实”之戒,费氏“若表里俱实,则不增剧为幸,尚望病之轻减乎”之论,切合实际。后世有医家用本方治“温疫”,似有可议之处,吴氏、费氏已驳其非。本方皆一派温燥之品,以之治疗温疫,是以热治热,不啻抱薪救火。本方治痢之理,徐氏之论简明扼要,切合病因、病机。

【验案举例】

1. 伤风 《名医类案》卷 1:一人饮酒患伤风,头疼身疼,如火热,骨痛无比,不吃饭,人参败毒散加干葛。

按语:饮酒多伤脾胃。饮酒而患伤风,且头疼身疼,发热,骨痛等表证与不思饮食并见,属外感风寒,兼脾失健运证,故用人参败毒散解表散寒,兼以健脾助运。加干葛,一取其解表之功,二用其“消酒毒”(《食疗本草》卷上)之能。

2. 疟痢两作 《时病论》卷 3:云岫钱某,忽因冒雨,当夜遂发寒热,头身并疼。吾衢土俗,怕有龌龊所染,即以揪刮当先,第三朝始延医治。医见寒热交作,遂以小柴胡汤加消食之品,不但未效,更增面浮痛痢,合家惊骇,来邀丰医。脉形浮缓兼弦,舌苔白泽,此风湿由表入里,疟痢两兼之候也。当用嘉言先生逆流挽舟之法,加木香、荷叶治之。服 2 剂,寒热顿除,痛痢并减矣。

3. 带下 《江苏中医杂志》(1985,11:31):某女,36 岁,上环 2 月多来,白带量多如注,兼见头晕腰酸,肢体困重乏力,舌淡,苔薄白,脉细滑。证属脾气虚弱,湿浊下注,治宜益气、化湿、止带。以败毒散去桔梗、前胡、甘草,加荆芥、樗根皮、白果,2 剂带下得止,继服补中益气汤 3 剂而瘥。

按语:雷氏之疟痢两作,乃外邪从表陷里所致,用败毒散以“逆流挽舟”,颇为相宜。带下之成,乃脾虚湿盛,湿浊下注。用本方治带下,既有二活、生姜、薄荷之祛风胜湿,茯苓之淡渗利湿,又有柴胡、枳壳之行气,使“气化则湿亦化”,更有参、苓、草之培土胜湿,加樗根皮、白果以收涩止带,合而用之,标本兼顾,故而投剂立验。

4. 疮疖 《岳美中医案集》:某男,39 岁,干部。患皮肤病,遍体生疮疖,终年此愈彼起,并患顽癣。于 1970 年春季就诊。视其疮疖,项部为多,顽癣则腰、腹部及大腿部丛生,粘连成片如掌大,时出黄水,奇痒难熬,久治不愈。曾用过内服、外擦的多种方药,迄无效果。诊其脉虽稍数而中露虚象,舌边有齿痕,因予人参败毒散作汤用,党参 9g,茯苓 9g,甘草 6g,枳壳 6g,桔梗 4.5g,柴胡 6g,前胡 6g,羌活 9g,独活 6g,川芎 6g,薄荷 1.5g,生姜 6g,嘱服数剂,半月后复诊,察顽癣有收敛现象,嘱再服半月后,察大腿部顽癣痂皮脱落,露出鲜红嫩肉,腰腹部者脓汁亦减少。因令他长期服用,3 个月后,只腰部之癣疾未愈,而频年惯发之疮疖从未发生。1972 年冬季追询,腰部顽癣仍存在,而疮疖则终未再发。

【临床报道】

1. 发热 本方为主,恶寒重者,加荆芥、防风;发热重,恶寒轻者,加金银花、连翘;口渴烦躁，内热者，加石膏；抽搐，加蝉蜕、钩藤；恶心呕吐者，加半夏、陈皮。治疗小儿外感发热136例，3天内热退治愈125例，3天后热未退更方治愈9例，2例无效，总有效率为91.9%[1]。

2. 上呼吸道感染　以加减荆防败毒散治疗上呼吸道感染104例。基本方：荆芥15g，防风15g，前胡10g，桔梗10g，枳壳10g，蝉蜕10g，僵蚕15g，法半夏15g，陈皮10g，茯苓15g，竹茹10g，甘草3g。风热型加黄芩、桑叶、连翘、青黛；风寒型加柴胡、细辛、羌活。7天为1个疗程，可连用2个疗程。对照组104例用乙酰对氨基酚、罗红霉素片及利巴韦林片。结果：治疗组治愈64例(61.5%)，好转36例(43.5%)，无效4例(3.84%)，总有效率为91.2%；对照组治愈32例(30.8%)，好转56例(53.9%)，无效16例(15.3%)，总有效率为84.7%。治疗组疗效明显优于对照组($P<0.05$)[2]。

3. 咳嗽　以本方加减治疗小儿外感咳嗽52例。基本方：人参、桔梗、枳壳、川芎、甘草、茯苓、羌活、独活、前胡、柴胡、防风、荆芥。腹胀者，倍茯苓，加怀山药、扁豆；潮热多睡，呕吐，乳食不消者，倍茯苓，加白术、山药、藿香；伤风多泪、胁痛目肿者，倍柴胡，加白芍、青皮；口苦面赤，汗流而喷涕者，倍独活，加连翘；若面黄唇肿，少食恶心，加神曲、山楂、麦芽；对于久咳不愈，加入止咳药如紫菀、款冬花、百部、杏仁等。结果治愈42例，好转7例，无效3例，治愈率为87%，好转率为92%[3]。

4. 支气管哮喘　将100例支气管哮喘患儿随机分成2组，治疗组50例服用人参败毒散煎剂，缓解期口服小量金水宝胶囊；对照组50例用抗生素及激素，缓解期口服酮替芬。2组病例经7～10天治疗后，临床主要症状及体征均有不同程度缓解。治疗组痊愈42例，显效4例，有效2例，无效2例，痊愈率为84%；对照组痊愈33例，显效5例，有效2例，无效10例，痊愈率为66%。治疗组优于对照组($P<0.05$)[4]。

5. 腹泻　败毒散内服治疗婴幼儿腹泻132例，表邪较重，加荆芥、防风；咳嗽痰多加陈皮、半夏；呕吐加竹茹、半夏；伤食加焦麦芽；脾虚久泻加白术、扁豆；湿重加苍术、薏苡仁；脾胃虚寒以炮姜易生姜。风寒型以汤剂为主，脾虚型以散剂为主。结果：服1剂痊愈者14例，服2～3剂痊愈者79例，服4剂痊愈者24例，服2剂无效而改用他法或服药中又用抗生素者15例，总有效率为89%[5]。

6. 急性病毒性肝炎　以本方为主，随症加减，4个月为1个疗程。共治152例，全部病例初起均有流感症状，体温38℃以上者87例，乙肝表面抗原阳性者117例。结果：临床治愈139例，占91.4%，无效(包括中途更医)13例，占8.6%；乙肝表面抗原阳转阴34例，占检出的29%。笔者认为该方对急性病毒性肝炎不仅能消除症状、体征及恢复肝功能，而且对乙肝表面抗原转阴也有一定疗效，值得进一步探讨[6]。

7. 落枕　本方加减，水煎温服，药渣用毛巾包好趁热敷患处，治疗本病62例。结果治愈(颈项疼痛、酸胀消失，压痛点消失，颈部活动功能恢复正常)49例，好转(颈项部疼痛减轻，颈部活动改善)9例，未愈(症状无改善)4例，总有效率为94%[7]。

8. 带状疱疹后遗神经痛　该病是一种慢性疼痛综合征，时间长短、轻重因人而异，年轻人疼痛较轻，中老年人疼痛较重，而且持续较长，虽然带状疱疹能较快消退，但局部疼痛难以消除，因而在治疗上往往效果欠佳。马连成等用本方治疗8例，临床症状基本消失5例，好转2例，无改善1例[8]。

【实验研究】

1. 抗炎作用　人参败毒散能抑制蛋清所致大鼠足肿胀；抑制二甲苯所致小鼠耳廓肿

胀;能提高大鼠肾上腺中胆固醇含量,对维生素C含量也有升高趋势;能使大鼠血浆中醛固酮和皮质醇含量下降;能抑制腹腔毛细血管通透性[9]。

2. 解热作用　将人参败毒散的各味药共同煎煮提取(合煎)给酵母致热大鼠灌胃,服药后3小时能明显解热。但将组成方剂的各味药分别煎煮(分煎),然后混合,以相同剂量给予动物,未见解热作用[10]。

3. 镇痛作用　醋酸扭体法实验结果表明,人参败毒散无论是合煎或分煎,均具有明显的镇痛作用,但以合煎的作用为强[10]。

4. 护肝作用　对硫代乙酰胺中毒大鼠,能明显降低血清的乳酸脱氢酶、谷草转氨酶、谷丙转氨酶,合煎的作用强于单煎[10]。

【附方】

1. 荆防败毒散(《摄生众妙方》卷8)　羌活　柴胡　前胡　独活　枳壳　茯苓　荆芥　防风　桔梗　川芎各一钱五分(各5g)　甘草五分(3g)　水煎服。功用:发汗解表,消疮止痛。主治:疮肿初起。红肿疼痛,恶寒发热,无汗不渴,舌苔薄白,脉浮数。

本方系败毒散去人参、生姜、薄荷,加荆芥、防风而成。此疮痈之成,乃风寒束表,寒滞经络,气血津液运行不畅,故局部红肿疼痛并见表寒证。方以荆、防、二活发汗解表,开泄皮毛,使风寒之邪随汗而解;柴胡、枳壳、桔梗调畅气机,川芎行血和营;前胡、茯苓化痰渗湿,三组合用,意在解表祛邪与疏通气血津液,甘草调和药性。现代多用本方治外感风寒湿所致之表证。

2. 仓廪散(《普济方》卷213)　人参　茯苓　甘草　前胡　川芎　羌活　独活　桔梗　枳壳　柴胡　陈仓米各等分(各9g),加生姜、薄荷煎,热服。功用:益气解表,祛湿和胃。主治:噤口痢,下痢,呕逆不食,食入则吐,恶寒发热,无汗,肢体酸痛,苔白腻,脉浮濡。

本方系败毒散加陈仓米组成。此噤口痢之成乃脾胃素弱,外受寒湿,表邪乘虚入里,脾胃纳运升降失常,肠道气血壅滞,故下痢不能进食,食入则吐与表寒证并见。治当解表祛湿,和胃健脾。方中二活、生姜、薄荷、柴胡、前胡解表散寒除湿,既治表寒证,又引内陷之表邪外出;枳壳、桔梗、柴胡、川芎行气活血,调畅肠道气血;人参、茯苓、甘草、陈仓米益气健脾以助脾胃运化功能;生姜、陈仓米兼能和胃降逆。诸药配伍,外感表邪得解,脾胃纳运升降复常,则痢止呕平。

荆防败毒散于败毒散中去参、姜、薄,再加荆、防,故解表发散之力增强而无益气扶正之效,宜于外感风寒湿邪而正气不虚之表证及疮疡、瘾疹属风寒湿邪所致者。仓廪散于败毒散中加陈仓米,则具健脾和胃之功,适用于脾胃素弱而外感风寒湿邪之噤口痢。

参考文献

[1] 常新华. 人参败毒散加减治疗小儿外感发热136例[J]. 陕西中医,1994,15(8):347.
[2] 段灵芳. 加减荆防败毒散治疗上呼吸道感染104例[J]. 大理学院学报,2007,(6):186.
[3] 明寿. 人参败毒散治疗小儿外感咳嗽52例报告[J]. 云南中医中药杂志,2002,23(1):46.
[4] 白海涛. 人参败毒散治疗小儿支气管哮喘50例疗效观察[J]. 天津药学,2008,20(4):54-55.
[5] 席兴旺. 人参败毒散治疗婴幼儿腹泻132例[J]. 浙江中医杂志,1989,24(1):15.
[6] 黄晓玲. 人参败毒散治疗急性病毒性肝炎152例[J]. 国医论坛,1992,7(5):27.
[7] 李家健. 败毒散加减治疗落枕62例[J]. 广西中医药,2008,31(1):37.
[8] 马连成,王艾青. 败毒散治疗带状疱疹后遗神经痛[J]. 河南中医学院学报,2008,23(1):62.
[9] 曾南. 人参败毒散的抗炎作用及其机理研究[J]. 中药药理与临床,1992,8(8)(增刊):12.

[10] 富杭育．南朝鲜中药方剂实验研究概况[J]．国外医学·中医中药分册，1986，8(4)：11.

参 苏 饮

(《太平惠民和剂局方》卷2淳祐新添方)

【组成】人参　紫苏叶　葛根　半夏汤洗，姜汁炒　前胡　茯苓各三分(各6g)　木香　枳壳麸炒　桔梗　炙甘草各半两(各4g)

【用法】㕮咀，每服四钱(12g)，水一盏半，姜七片，枣一个，煎六分，去滓，微热服，不拘时(现代用法：作汤剂煎服，用量按原方比例酌情增减)。

【功用】益气解表，理气化痰。

【主治】虚人外感风寒，内有痰湿证。恶寒发热，无汗，头痛，鼻塞，咳嗽痰白，胸脘满闷，倦怠无力，气短懒言，舌苔白，脉弱。

【病机分析】本方证由素体脾肺气虚，内有痰湿，复感风寒而成。风寒客于肌表，表阳被遏，正邪相争，故见恶寒发热，无汗头痛；外邪束表，肺气闭郁，肺系不利，则鼻塞；脾肺本虚，内有痰湿，又遇外邪相加，致使肺气不宣，脾虚不运，津液不布而加重痰湿之患，痰壅于肺，故咳嗽痰白；湿阻气滞，故胸脘满闷。表证应当脉浮，今脉反弱，且见倦怠无力，气短懒言，是气虚外感之征。

【配伍意义】表证当发汗解表，表证而见正气虚者，则当益气以助解表。此证若只解表而不虑其虚，不仅正气不能支持，且亦无力鼓邪外出。唯有祛邪扶正，双管齐下，才是两全之策，故本方以益气解表，理气化痰为法。方中苏叶辛温，归肺脾经，功擅发散表邪，又能宣肺止咳，行气宽中，为治表寒而兼咳嗽、胸闷之常用药，故本方用为君药。葛根解肌发汗，"疗伤寒中风头痛"(《名医别录》)，与苏叶相配，则发散风寒，解肌透邪之功增强；人参益气健脾，既兼顾气虚，又扶正托邪，苏叶、葛根得人参之鼎力相助，则无发散伤正之虞，大有启门驱贼之势，二药共为臣药。肺中积浊而生痰嗽，气郁不舒而生满闷，故用半夏、前胡、桔梗止咳化痰，宣降肺气；木香、枳壳理气宽胸，醒脾畅中。如此化痰与理气兼顾，既寓治痰先治气之意，又使升降复常，有助于表邪之宣散，肺气之开合。茯苓健脾渗湿，合人参一则益气扶正；二则健脾助运，气充自能鼓邪外出，脾健自能运湿，湿运痰从何生？上述药物俱为佐药。甘草合参、苓补气安中，兼和诸药，为佐使。煎服时，少加生姜、大枣，协苏、葛可解表，合参、苓、草能益脾。诸药配伍，共成益气解表，理气化痰之功。

本方的配伍特点有二：一为发散风寒之药配伍益气健脾之品，散补并行，则散不伤正，补不留邪；二是化痰药与理气药同用，气津并调，使气行痰消，津行气畅。

【类方比较】本方与败毒散主治略同，皆治虚人外感风寒，都以人参、甘草益气健脾，前胡、桔梗、枳壳、茯苓化痰止咳，理气渗湿。其所异者，彼方所治为风寒湿表证，并以表证为主，气虚程度不重，故用羌活、独活、川芎、柴胡祛邪为主；此方证为风寒表证，并且气虚程度较重，故益气与解表并行，而且痰湿和气滞亦甚，因此又增半夏、木香等化痰行气之品。主治重点不同，应用时需要留意。

【临床运用】

1. 证治要点　本方为治气虚外感风寒，内有痰湿而设。临床运用时应以恶寒发热，无汗头痛，咳痰色白，胸脘满闷，倦怠乏力，苔白，脉弱为证治要点。

2. 加减法　若恶寒发热，无汗等表寒证重者，宜将荆芥、防风易葛根；头痛甚者，可加川芎、白芷、藁本以增强解表止痛；气滞轻者，可去木香以减其行气之力。

3. 现代常用本方治疗感冒、上呼吸道感染等属气虚外感风寒夹有痰湿者。

【源流发展】本方见于宋·《太平惠民和剂局方》淳祐新添方，主治"感冒发热头痛，或因痰饮凝结，兼以为热，中脘痞闷，呕逆恶心"。本方以解表药和益气药为主，配伍化痰渗湿理气之品的组方思路，对后世影响很大。《三因极一病证方论》卷13的参苏饮，于本方去葛根，加陈皮则燥湿化痰，理气和中之功益著，治疗痰饮停积胸中之中脘痞闷，呕吐痰涎，哕逆及痰湿留注肌肉关节之半身不遂，口眼喎斜等证。明代《摄生众妙方》卷6参苏饮，以本方去葛根、木香、枳壳、茯苓、大枣，增入三拗汤（麻黄、杏仁、甘草）、桑白皮、乌梅、荆芥、防风，则宣肺化痰，止咳平喘之功尤著，用治"诸般咳嗽"；《医便》卷2参苏饮，于本方去木香、大枣，加羌活、苍术、葱白，则解表散邪之力加强，用于"重伤风"；《万氏家传片玉痘疹》卷3参苏饮，本方去木香、枳壳、大枣，加香附、柴胡、山楂肉，治"小儿痘疹发热，恶寒咳嗽者"。迨至清代，本方的应用有较大突破。一是汪绂在《医林纂要探源》收载本方时以之治"中气虚弱而感冒者"，此后医家多从汪氏之论而用治虚人感冒，并沿用至今。二是龚信《古今医鉴》卷14之参苏饮，去本方之人参、茯苓、大枣、木香，将邪正兼顾之剂，一变而为祛邪为主之方，主治"伤风、伤寒，发热咳嗽，痰证喘急"。吴本立师承《古今医鉴》之意，于其方中配入活血止痛之川芎，名芎苏饮（川芎、苏叶、枳壳、前胡、葛根、木香、桔梗、甘草、陈皮、半夏），用治"产后头痛"，属"着寒着风者"（《女科切要》卷7）。

【疑难阐释】关于败毒散、参苏饮中人参的认识　败毒散中的人参是佐药，在方中的作用以扶正祛邪为主；参苏饮中的人参是臣药，在方中的作用既益气以补其虚，又扶正以祛其邪。二方皆首载于《太平惠民和剂局方》，为何对人参的论述却有不同？对此当结合原书主治及命名来认识。败毒散原书载之治"伤寒时气，头项强痛，壮热恶寒，身体烦疼，及寒壅咳嗽，鼻塞声重，风痰头痛，呕哕寒热"。感受"伤寒时气"，乃"时疫之发"（《张氏医通》卷16），邪气较盛，恐正气不支，"疫毒"深入，故佐人参"辅正以匡邪"（《医方集解·发表之剂》）。是方祛邪为主，则以"败毒"命名。参苏饮原书载之治表证及痰饮证。而素有痰饮之人，脾肺本虚。脾主运化水湿，脾虚不能运化水湿，湿聚为痰为饮，则成痰饮之证。故臣用人参益气健脾，既兼顾脾肺之虚，又扶助正气以托邪。该方邪正兼顾，则以"参苏"命名。

【方论选录】

1. 叶仲坚："此少阳中风而寒湿内着之证也。仲景于表剂不用人参，惟少阳寒热往来，虽有口苦、咽干、目眩之相火，亦用人参以固中气。此咳嗽声重，痰涎稠黏，涕唾交流，五液无主，寒湿稽留于胸胁，中气不固可知矣，故以人参为君；然非风寒之外邪来侮，则寒热不发，而痰涎不遽生，故辅以紫苏、干葛；凡正气虚者，邪气必盛，故胸胁满闷，辅以陈皮、枳壳，少佐木香以降之；痰涎壅盛于心下，非辛燥不除，故用茯苓、半夏，少佐桔梗以开之；病高者宜下，故不取柴胡之升，而任前胡之降；欲解表者，必调和营卫，欲清内者，必顾及中宫，此姜、枣、甘草之所必须也。名之曰饮，见少与缓服之义。本方去人参、前胡，加川芎、柴胡，即芎苏散，则治头痛、发热、恶寒、无汗之表剂矣。"（录自《古今名医方论·补遗》）

2. 汪昂："此手、足太阴药也。风寒宜解表，故用苏、葛、前胡；劳伤宜补中，故用参、苓、甘草。橘、半除痰止呕，枳、桔利膈宽肠，木香行气破滞。使内外俱和，则邪散矣。"（《医方集解·发表之剂》）

3. 汪绂："此为中气本虚者设，发表而兼补中也。然治以辛凉，佐以苦甘，以甘缓之，以辛散之，治风淫之法，亦此方备矣。苏叶辛温，而干葛、前胡则皆辛凉，参、橘、枳、桔皆苦，参、葛、甘、枣皆甘。《元戎》云：前胡、葛根自能解肌，枳、橘辈自能宽中快膈，毋以性凉为疑。凡

中气虚弱而感冒者，此为良方。”(《医林纂要探源》卷 5)

4. 蔡陆仙：“参苏饮虽以人参、苏叶并列为君药，要之用参盖为虚人而设，实则紫苏乃其主药也。苏叶辛温，性能驱寒表散，凡风寒之袭肌表者，能使之从汗而解散也。再用半夏、陈皮之辛燥，以去内滞之湿痰，干葛之解肌，木香之行气，桔梗、前胡之宣肺，茯苓之利水，俾痰水降利，而气滞自行，辛温之性，得遂其外达，则一鼓可作汗而解矣。此方之配制所以得妙，殆为近人所用为解表中和平圣方欤。”(《中国医药汇海·方剂部》)

【评议】“此为中气本虚者设，发表而兼补中也。……凡中气虚弱而感冒者，此为良方。”汪氏此论高度概括了参苏饮的功用和主治证候，可谓言简意赅。本方治风寒感冒，而“干葛、前胡则皆辛凉”，汪氏引《医垒元戎》之说：“前胡、葛根自能解肌，……毋以性凉为疑”，此说是也。二药虽是凉药，但其味辛，仍有解表发汗之功。本方之表寒证不重，无须麻黄、桂枝、羌活等辛温之品以峻汗，而以苏叶合二药疏散透邪以微汗。关于本方以何药为君？叶氏认为是人参，蔡氏认为实以苏叶。根据本方主治外感风寒，内有痰湿之证来看，应以苏叶为君较妥。方名“参苏”，意在概括本方解表药与补气药的配伍特点，提示虚人外感在解表的同时，不可忽略扶助正气，此同人参败毒散之义，非以人参为君。叶氏谓本方证是“少阳中风而寒湿内着之证也”。从原书主治“感冒发热头痛，或因痰饮凝结，兼以为热，中脘痞闷，呕逆恶心”等病证及药物组成(本方内含二陈汤木香易陈皮、四君子汤去白术)来看，本方所治病证的部位应在太阳与太阴，与小柴胡汤主治寒热往来等少阳证及柴胡、黄芩共用的用药思路迥别，故叶氏从仲景之少阳证来论述本方的证治与配伍，似有牵强之嫌。

【验案举例】

1. 伤寒 《临证医案笔记》卷 1：相国戴莲士。发热，头痛，干呕，烦躁。众皆以冬月伤寒，当用麻黄汤发汗。余曰：脉浮大而滑，此外感风邪，内停痰饮，且脉浮而不紧，邪尚轻浅，非伤寒邪甚而深也，宜进参苏饮去枣，加杏仁、葱白；以解表和中，则邪散而痰消矣。次日客邪悉退，脉静身凉，惟心部虚涩，乃思虑劳心，故虚烦不寐，易服归脾汤。数帖而愈。

按语：本案通过问诊和切诊，得其病属外感风寒，内停痰饮证。用参苏饮者，揆其意，患者当属体质较弱，心脾不足之躯。服本方后，邪散痰消，唯见心部虚涩，虚烦不眠，即是明证。本方去枣，嫌其滋腻碍湿，加葱白、杏仁解表宣肺，既利于散邪，又益于化痰，尤精当。后方以归脾汤调治，是顾及正气之法。

2. 冠心病 《陕西中医》(1991，7：315)：某男，68 岁。因劳累而始感心悸、气短、左胸痞闷不舒，偶吐白黏痰少许，然稍息尚可自解。近日来，心悸、心痛时作，动则短气，胸闷胀满，痰多，纳差，舌质黯，苔白腻，脉细略滑。心电图提示：冠状动脉供血不足。诊为心悸、心痛。证属气虚痰滞，血瘀络阻。治以益气豁痰，化瘀通络。处方：高丽参(另煎兑服)、葛根、川芎、玉竹、紫苏梗、陈皮、法半夏、桔梗、菖蒲、枳实、瓜蒌、丹参、炙甘草。二诊：3 剂服后上症大减，后随症略行增损，共服 25 剂，诸症消失，心电图正常。

按语：本例为气虚气滞，痰瘀互结所致之心悸、心痛。过劳则气耗，气虚易成气滞，气滞则痰聚，气虚气滞又易致血瘀。故其治不可偏执一法，而应益气、行气、化痰、祛瘀并用。以参苏饮去前胡、木香、姜、枣，苏叶易苏梗，枳壳易枳实，益气化滞；加瓜蒌、菖蒲宽胸化痰，丹参、川芎祛瘀活血；玉竹辅高丽参，使气充津生。方证合拍，故收良效。

【临床报道】

1. 感冒 用参苏饮为主，随证加减，日 1 剂，少量多次服用，治疗小儿虚证感冒 30 例，疗效满意[1]。周超杰等用本方合小柴胡汤治疗艾滋病患者感冒 46 例，该病的临床表现为发热、咳嗽、头痛、身困乏力等。中医辨证分型为4型:风寒型5例,风热型8例,气郁血瘀型16例,气阴两虚型17例。结果:显效32例,有效8例,无效6例,总有效率为86.96%[2]。

2. 呼吸道感染 以本方加味,治疗小儿反复呼吸道感染36例,结果:痊愈10例,好转24例,无效2例,总有效率为94.4%[3]。屈沂以本方为主,头痛者加白芷、川芎各9g;恶寒者加羌活、防风各9g;鼻塞者加辛夷、苍耳子各6g。治疗本病38例。结果:显效21例,好转15例,无效2例,有效率为94.5%[4]。

3. 支气管炎 将100例慢性支气管炎患者随机分为对照组50例,治疗组50例,对照组予抗感染、保持呼吸道通畅等常规治疗,严重者可持续低流量吸氧;治疗组在对照组的基础上加服参苏饮煎剂。结果:治疗组总有效率为98%,临床治愈41例(82%),好转8例(16%),无效1例(2%);对照组总有效率为86%,临床治愈30例(60%),好转13例(26%),无效7例(14%)[5]。有人以口服参苏饮每日1剂,辅用莪术油葡萄糖注射液静脉滴注,治疗小儿毛细支气管炎33例;对照组33例予利巴韦林、青霉素钠静脉滴注。2组均进行支持疗法和对症处理,喘憋者静滴氨茶碱。结果:治疗组痊愈29例,好转3例,无效1例;对照组痊愈19例,好转10例,无效4例[6]。

4. 咳嗽 以本方加百部、黄芩、川芎为主,咳嗽痰多者加白茯苓;咳吐黄白痰者加黄芩、鱼腥草;大便稀者加炒白术;纳少者加焦山楂、鸡内金;汗多者加五味子;又复外感者加板蓝根。日1剂,早晚分2次服;婴幼儿可不拘次数,少量频服,治疗小儿气虚咳嗽126例。结果:治愈102例,好转19例,无效5例,总有效率为96.03%[7]。

5. 冠心病 以本方加减治疗冠心病35例。基本方:党参、苏叶、苏梗、川芎、瓜蒌仁、薤白、炒枳壳、茯苓各12g,葛根15g,丹参30g,广木香9g,姜半夏10g,炙甘草5g。结果:15例显效(症状消失,心电图恢复正常);18例有效(症状改善,心电图改善);2例无效(症状、心电图均无好转),总有效率为94.5%[8]。

【实验研究】

1. 解热作用 以伤寒菌苗致热,观察各组动物在给药后不同时间内的体温与发热体温的平均温差。结果表明,参苏颗粒剂与丸剂均于4小时后开始持续降温[9]。

2. 镇痛作用 热板法观察本方的镇痛效果,结果表明参苏颗粒剂能明显延长痛反应时间。扭体法显示本方能明显抑制小白鼠的扭体次数,抑制率为57.8%,提示其有较强的镇痛作用[9]。

3. 镇咳作用 以浓氨水喷雾法观察小白鼠的咳嗽潜伏期及2分钟内的咳嗽次数。结果表明,参苏颗粒剂与丸剂均能延长小鼠咳嗽潜伏期及减少2分钟内的咳嗽次数[9]。

4. 祛痰作用 以气管段酚红法观察本方颗粒剂与丸剂的祛痰效果,结果对照组酚红浓度($\mu g/ml$, $\bar{x}\pm sd$)为0.83±0.68,而参苏颗粒剂与丸剂密度分别为1.67±0.75($P<0.05$)及1.88±1.09($P<0.05$),提示本方有祛痰作用[9]。

5. 对免疫功能的影响 通过观察小白鼠胸腺指数及脾指数发现,本方颗粒剂与丸剂均有升高脾指数及碳廓清指数的作用,提示其具有提高非特异性免疫功能的作用[9]。

6. 抗病毒作用 将鸡胚分别接种A1/京防86－1、A3/贵防86－37二型流感病毒。置35～36℃温箱,24小时后向尿囊腔内注射参苏颗粒剂、丸剂0.2ml,对照组不注射。再置温箱中培育48小时后移至4℃冰箱过夜,次日解剖收取尿囊液作血凝试验。结果表明,本方颗粒剂与丸剂均能降低血凝滴度,提示具有抗病毒的作用[9]。

参 考 文 献

[1] 张廷霞,霍清. 参苏饮治疗小儿虚证感冒[J]. 首都医药,2001,8(1):54.

[2] 周超杰,梁芳林,贾成峰. 参苏饮合小柴胡汤治疗艾滋病患者感冒46例[J]. 新中医,2005,(6):70.

[3] 陈红. 参苏饮加味治疗小儿反复呼吸道感染36例[J]. 中国实验方剂学杂志,1998,4(6):57.

[4] 屈沂. 参苏饮加减治疗反复上呼吸道感染38例[J]. 河南中医,2007,27(2):68.

[5] 左都明,汪家媛. 中西医结合治疗50例慢性支气管炎的疗效分析[J]. 四川省卫生管理干部学院学报,2000,19(3):4-5.

[6] 申俊岭. 参苏饮合莪术油治疗婴幼儿毛细支气管炎33例临床观察[J]. 河南中医,2004,24(4):44.

[7] 郝永敏. 加减参苏饮治疗小儿气虚咳嗽126例[J]. 江苏中医药,2004,25(6):38.

[8] 章惠民. 加减参苏饮治疗冠心病35例[J]. 浙江中医杂志,1995,(5):195.

[9] 魏云,唐映红,刘礼意,等. 参苏颗粒的药理作用研究[J]. 中药药理与临床,1992,8(3):7.

再 造 散

(《伤寒六书》卷3)

【异名】再造饮(《赤水玄珠全集》卷18)。

【组成】黄芪(6g) 人参(3g) 桂枝(3g) 甘草(1.5g) 熟附子(3g) 细辛(2g) 羌活(3g) 防风(3g) 川芎(3g) 煨生姜(3g)

【用法】水二盅,枣二枚,煎至一盅,槌法再加炒白芍一撮,煎三服,温服。

【功用】助阳益气,解表散寒。

【主治】阳气虚弱,外感风寒表证。恶寒发热,热轻寒重,无汗肢冷,倦怠嗜卧,面色苍白,语声低微,舌淡苔白,脉沉无力或浮大无力。

【病机分析】恶寒发热,无汗是外感风寒,邪在肌表无疑。热轻寒重与肢冷嗜卧,神疲懒言,面色苍白并见,则是素体阳气虚弱,又受风寒之征。卫阳根于肾阳,素体肾阳虚衰,卫阳亦必不足,四肢不得阳气温煦,故肢冷嗜卧;气血津精赖阳气以化生,五脏六腑赖阳气为动力,阳气已衰,以致脏腑怯弱,气血不足,故见神疲懒言,面色苍白。阳气虚馁,故脉沉细无力。因此,素体阳气亏虚,外感风寒之邪,邪正抗争于肌表为本方证的基本病机。

【配伍意义】原书主治真阳虚而感外寒,服解表发汗之剂而汗不出者。盖"阳加于阴谓之汗",汗以阳气为动力,以阴津为材料,若阳气虚馁,无力作汗,即使用麻黄汤等峻汗之剂,亦难汗出表解;若强发其汗,可能导致阳随汗脱。治当助阳益气与解表散寒兼顾。本方系桂枝汤合麻黄细辛附子汤去麻黄,再加羌活、防风、川芎、人参、黄芪而成。本方证阳气虚损,以致"无阳",麻黄虽是发汗解表要药,但其发越阳气之力峻猛,用于本证,唯恐阳随汗泄导致亡阳,故舍去麻黄,而用桂枝、羌活、防风、川芎疏风散寒,以解表逐邪。其中桂枝兼能温通血脉,川芎又能行气活血,气血畅行,亦有助于解表散寒。《素问·生气通天论》曰:"阴者,藏精而起亟也;阳者,卫外而为固也。"阳虚气弱之人,其元气不固,腠理不密可知,一旦受邪,邪气必将长驱直入,伤人者深。故方用细辛合桂、羌、防等以解外之风寒,又入少阴肾经鼓动肾中真阳之气祛邪外出。阳气虚于内,不固其内,正不敌邪,终究无济。故用熟附子温肾壮阳,更用黄芪、人参大补元气,既助药势以鼓邪外出,又可预防阳随汗脱。加白芍,则合桂枝寓有调和营卫之义;并制约附、桂、羌、辛诸药之辛热温燥,虑其微寒之性而有碍解表,故炒制其性。

煨生姜温胃，大枣滋脾，合用以升腾脾胃生发之气，调营卫以资汗源。甘草甘缓，有安中调药之用。诸药合用，扶正而不留邪，发汗而不伤正，相辅相成，恰到好处。

本方配伍特点有二：一是解表药与益气助阳药同用，则汗中有补，标本兼顾；二是发散药与收敛药配伍，则散中有敛，散不伤正。

关于方名“再造”二字，赵氏认为“系取《新唐书·郭子仪传》中‘国家再造，卿之力也’之句。‘再造’即重行创造之谓，有重新给予生命之意，多表示对重大恩惠的感激[1]”。再造散用于阳气虚弱，外感风寒表证，因其发汗而不伤正，补益而不恋邪，使垂危之躯获得生机，如承再造之恩，故方名“再造”。

【类方比较】麻黄细辛附子汤与再造散皆有助阳解表功用，用治阳虚外感风寒表证。但前方以辛温发汗之麻黄与温阳散寒之附子、细辛相配，为专于助阳发汗之剂，宜于素体阳虚，复感寒邪，症见恶寒发热，寒重热轻，头痛无汗，四肢不温，舌淡，苔薄白，脉沉细者。后方不仅用辛温解表之桂枝、羌活、防风及温阳散寒之细辛、附子，更配大补元气之人参、黄芪；敛阴和营之白芍，故助阳解表之中，兼有益气健脾，调和营卫之功，宜于阳虚气弱，外感风寒，症见恶寒重，发热轻，无汗肢冷，面色苍白，语声低微，舌淡苔白，脉沉无力者。

【临床运用】

1. 证治要点　本方是益气助阳解表的常用方剂。临床以恶寒重，发热轻，无汗肢冷，舌淡苔白，脉沉无力或浮大无力为证治要点。

2. 加减法　表寒证不甚者，以荆芥、葱白、淡豆豉易羌活、防风以减轻发汗解表之力；周身肌肉关节酸痛者，加独活、威灵仙、桑寄生等以祛风除湿止痛；兼鼻塞流涕，咳嗽有痰者，加前胡、桔梗、枳壳、苏叶、白前等宣肺化痰止咳。

3. 本方现代用于治疗老年人感冒、风湿性关节炎等，证属阳气虚弱，外感风寒者。

【使用注意】本方性较温燥，对血虚感寒，或温病初起者，不可使用。

【源流发展】本方是陶华宗仲景麻黄细辛附子汤主治“少阴病，始得之，反发热，脉沉者”之组方思路而创立。“少阴病，始得之……”，邪入不深，正气虽虚而不甚，方可以麻黄合附子、细辛以助阳发汗，使表里之邪得解。若阳虚气弱之人外感风寒，尤其是已服解表发汗之剂而汗不出者，乃“阳虚不能作汗”之证，若仍拘于麻黄细辛附子汤，可因补内不足，散外有余而成阳随汗脱之变。为此，陶氏将麻黄细辛附子汤去麻黄，与调和营卫之桂枝汤配合，再加参、芪、羌、防、芎等构成本方，如此则散中寓敛，汗中有补，标本兼顾，可谓精细入微，匠心独具，补充和发展了仲景助阳解表之法。陶氏此方为后人龚廷贤《鲁府禁方》所师承，该书卷6之再造汤，即本方去防风，易散为汤。现代所用再造膏（《全国中药成药处方集》天津方），以本方去附子、桂枝、生姜、大枣，加杜仲、怀牛膝、茯苓组成，变助阳发汗之方为补气固精、养血散寒之剂，用治“男子遗精，妇女血寒，赤白带下，腰酸脚疼，身体瘦弱”之证，为今人化裁运用本方之范例。

【方论选录】

1. 张璐：“节庵此汤治尺中迟弱，阳虚不能作汗之证，名曰再造，固为高出前辈，但稍嫌风药冗杂，然无害于温补助阳之大旨也。”（《伤寒绪论》卷下）

2. 汪昂：“此足太阳药也，《经》曰：阳之汗以天地之雨名之。太阳病汗之无汗，是邪盛而真阳虚也。故以参、芪、甘草、姜、桂、附子大补其阳，而以羌、防、芎、细发其表邪。加芍药者，于阳中敛阴，散中有收也。昂按：汗即血也，血和而后能汗，故加芍药，亦以调营。节庵曰：人第知参、芪能止汗，而不知其能发汗，以在表药队中，则助表药而能解散也。”（《医方集解·发

表之剂》)

3. 费伯雄:“此方但可施于常时之不能作汗者。若在冬月,而脉见浮紧,便是太阳之寒伤营,此方断不可用。”(《医方论》卷1)

4. 李畴人:“此方治伤寒病阳虚不能作汗,须在表药中加参、芪之补气,附、桂之助阳,芍药之和阴,气血得补益之力,营卫充足,然后表药得力,一汗而解。”(《医方概要》)

【评议】再造散主治阳气虚弱,外感风寒表证,有益气助阳,辛温解表之功。汪氏、李氏的方论于此均有所发挥。张氏“稍嫌风药冗杂”,是临床有得之谈。临证应用时,若表寒不重,或无肢体酸痛等症可酌情减去羌活、川芎等药。费氏认为“脉见浮紧,便是太阳之寒伤营,此方断不可用”,确属真知灼见。本方证阳虚无力作汗,易与风寒表实证相混,唯风寒表实证脉浮紧有力,而本方证脉沉无力,或浮大无力,故脉象为辨证的重要依据之一。

【验案举例】鼻鼽 《山西中医》(1994,2:13):某男,24岁,1976年9月16日诊。患者于1972年夏季,恃年轻体壮,常劳作出汗后用温、冷水沐浴,每沐浴后出现鼻塞、喷嚏等类似感冒证候,未在意。自1974年以来逢秋、冬、春季,虽谨慎摄生,也难避免上述证候的发生,甚则如解衣睡眠、冷水漱口等情况下亦可喷嚏顿作,鼻痒流清涕,流泪,喉痒干咳,头昏头痛,耳鸣,倦怠乏力,如此已2年。1976年8月27日因远行劳累,汗出当风,鼻鼽发作,证候表现亦如上述,服扑尔敏等10余日未效。求医于余。诊得:面白少华,精神欠佳。苔薄白,舌质淡,脉缓弱。脉症合参,此乃肺气虚损,卫外不固之证。宜益气助阳,解表散寒,再造散加减:党参、黄芪各15g,附片、桂枝、甘草各5g,细辛3g,羌活、防风、川芎、白芍、山萸肉、破故纸、五味子各10g,连续服药30剂获愈,随访至今,未见复发。

【临床报道】

1. 缓慢性心律失常 以本方化裁治疗老年冠心病缓慢性心律失常36例。基本方:黄芪30g,人参10g,桂枝9g,制附子9g,细辛6g,羌活9g,防风9g,川芎12g,赤芍12g,炙甘草6g。气虚甚者,炙甘草加至30g,加黄精30g;瘀血重者,加丹参30g,桃仁12g,红花12g;胸闷痰多者,加瓜蒌30g,半夏12g。10天为1个疗程,连用4个疗程。本组病例辨证以阳虚为主,患者均有不同程度心慌胸闷,倦怠乏力,头晕目眩,气短乏力,脉沉迟或细弱等表现。结果:显效18例,有效15例,无效3例,总有效率为91.67%[2]。

2. 鼻鼽 以本方为主方,气虚多汗加山萸肉、五味子、麻黄根;肾虚便溏加补骨脂、益智仁;脾虚气滞加砂仁、焦山楂、神曲、苏梗;咳嗽加杏仁、前胡,治疗鼻鼽30例。20剂为1个疗程。结果:治愈(治疗后不再发作,鼻腔功能恢复)16例;好转(症状缓解,发作减少)14例。凡治愈病例,须服药1~2个疗程[3]。

3. 鼻炎 以本方治疗过敏性鼻炎70例。基本方:生黄芪30g,人参5g,桂枝10g,甘草3g,熟附子6g,细辛3g,羌活10g,防风10g,川芎10g,煨生姜3g。伴有感染,鼻黏膜充血者,加黄芩;伴过敏性哮喘者,加地龙、全蝎、苏子、蜜麻绒;嗅觉障碍者,加白芷、辛夷、佩兰叶。30天为1个疗程。结果:显效32例,占45.71%;有效36例,占51.43%;无效2例,占2.86%,总有效率为97.14%。治疗前后对60例鼻分泌物嗜酸性粒细胞涂片检查有20%呈阳性,治疗后均转为阴性[4]。

4. 荨麻疹 应用本方无选择地治疗100例寒冷性荨麻疹患者,其中男性56例,女性44例,年龄大多在12~50岁。病程最长者10年,最短者1周,都曾不同程度地接受过中、西药物治疗。其治疗方法是开始以汤剂控制发作,待症状消失后,再制成散剂,每天服2次,每次10g,连服1个月,以资巩固。通过治疗观察,最短者服1剂即中止发作,最长者服13剂始部分控制，服散剂半个月后才完全中止发作。当年治愈 84 例，次年追访复发 13 例[5]。

参考文献

[1] 赵存义．中医古方方名考[M]．北京：中国中医药出版社，1994：190.

[2] 金镖．再造散化裁治疗老年冠心病缓慢性心律失常 36 例[J]．广西中医药，1999，(4)：5.

[3] 陈乃巩．再造散治疗鼻鼽 30 例临床小结[J]．山西中医，1994，10(2)：13.

[4] 周绍庄．再造散治疗过敏性鼻炎 70 例[J]．湖南中医杂志，1999，15(3)：61.

[5] 潘焕鹤．再造散治疗寒冷性荨麻疹 100 例疗效观察[J]．中医杂志，1985，26(7)：62.

麻黄细辛附子汤

(《伤寒论》)

【异名】麻黄附子细辛汤(《注解伤寒论》卷 6)、附子细辛汤(《三因极一病证方论》卷 4)。

【组成】麻黄去节二两(6g)　附子炮，去皮一枚破八片(9g)　细辛二两(3g)

【用法】上三味，以水一斗，先煮麻黄减二升，去上沫，内诸药，煮取三升，去滓，温服一升，日三服。

【功用】助阳解表。

【主治】素体阳虚，外感风寒表证。发热，恶寒甚剧，虽厚衣重被，其寒不解，神疲欲寐，脉沉微。

【病机分析】本方是为素体阳虚，复感风寒表证而设。素体阳虚，本为虚寒阴证，应不发热，今反发热，并见恶寒甚剧，虽厚衣重被，其寒不解，说明是外受风寒，正气与邪气相争所致；但表证脉浮，而今反沉微，兼见神疲欲寐，是知在里属虚。

【配伍意义】外感表证，治应汗解，但因阳虚不能鼓邪外出，且虑已虚之阳随汗而泄，恐有亡阳之变，必须助阳与解表结合运用，方能祛邪而不伤正，扶正而不碍邪。方以麻黄发汗解表散寒，为君药。附子辛热，"温肾经散寒"(《医说》卷 6)，"补助阳气不足"(《医学启源》卷下)，用之温肾助阳，为臣药。附子在里振奋阳气，鼓邪外出；麻黄开泄皮毛，散邪于表，二药配合，相辅相成。麻黄为发汗之峻品，凡阳虚之人用之则更损气耗阳，附子与之同用则无伤阳之弊，不仅能助阳鼓邪外出，且可"追复散失之元阳"(《苍生司命·药性》)而固护阳气，故无过汗亡阳之虞。正如柯琴所说："麻黄开腠理……，无附子以固元气，则少阴之津液越出，太阳之微阳外亡，去生远矣。惟附子与麻黄并用，内外咸调，则风寒散而阳自归，精得藏而阴不扰"(《伤寒来苏集·伤寒附翼》卷下)。细辛归肺、肾二经，芳香气浓，性善走窜，通彻表里，既能祛风散寒，助麻黄解表，又可鼓动肾中真阳之气，协附子温里，为佐药。三药并用，发中有补，补中有发，使外感风寒之邪得以表散，在里之阳气得以维护，则阳虚外感可愈，为治表里俱寒的典型方剂。

本方配伍特点是：辛温解表药与温里助阳药配合，从而成为助阳解表方剂。

【临床运用】

1. 证治要点　本方为助阳解表之剂。使用时以恶寒甚，发热轻，神疲欲寐，脉沉为证治要点。

2. 加减法　若证为阳气虚弱而见面色苍白，语声低微，肢冷等，宜加人参、黄芪合附子以助阳益气；兼咳喘吐痰者，宜加半夏、杏仁、苏子、白芥子以化痰止咳平喘；兼湿滞经络之肢体酸痛，加苍术、独活祛湿通络止痛。

3. 本方现代主要用于感冒、流行性感冒、支气管炎、急性肾炎初期，也用于血管神经性水肿、肾炎水肿、风湿性关节炎、神经痛、腰痛、过敏性鼻炎、暴盲、暴喑、喉痹、皮肤瘙痒等辨证属阳虚外感者。

【使用注意】若少阴阳虚而见下利清谷，四肢厥逆，脉微欲绝等症，则应遵仲景“先温其里，乃攻其表”的原则，否则误发其汗，必致亡阳危候，不可不慎。

【源流发展】本方始见于《伤寒论》，原书用治太阳风寒，少阴阳虚之恶寒发热，肢冷嗜卧，脉沉无力之证。后世以本方治疗太、少两感证的基础上，在临床实践中又有所发展，如《内科摘要》卷下用之治疗肾脏发咳及寒邪犯齿的齿痛；《张氏医通》卷16除用之治水肿喘咳外，该书卷4尚治暴哑不能出、咽痛异常等病证。历代医家应用麻黄细辛附子汤，不仅注重拓展其主治范围，且善于加减化裁而创制新方。其处方增减要点，多依据虚与实的孰多孰少，归纳起来，大致有三方面：①偏阳气虚弱者，加入益气扶正之人参、黄芪等，如《备急千金要方》卷8之大枣汤，以本方去细辛，加大枣、黄芪、甘草、生姜；《医宗必读》卷6之附子麻黄汤，以本方合理中丸去细辛。②偏邪气较盛者，则针对证之偏表或兼夹配伍相应药物。如寒邪较甚，寒凝血滞而头身、肢体疼痛较剧者，增入祛风散寒，活血止痛之品，《医略六书·杂病证治》卷20之仓公当归汤，即本方加当归、独活、防风；《杏苑生春》卷5之附子细辛汤，即本方加川芎。夹痰湿者，每配半夏、茯苓等化痰渗湿之品，《重订通俗伤寒论》之麻附细辛汤，以本方加半夏、茯苓组成。兼气滞者，配伍香附、陈皮等理气行滞之药，《三因极一病证方论》卷9之麻黄桂枝汤，即本方以炮姜易附子，加桂心、白芍、甘草、香附、半夏构成。③寒邪客表与阳气不足均较重者，配入解表散寒之防风、独活、生姜及益气助阳之人参、白术、干姜等，以邪正兼顾，方如《备急千金要方》卷9之赤散，以本方加味人参、白术、干姜、沙参、茯苓、防风、川椒、黄芩、代赭石、桔梗、吴茱萸；《太平圣惠方》卷10之附子散，以本方去细辛，加人参、白术、茯苓、前胡、桂心、半夏、独活、当归、石膏、炮姜、生姜。《伤寒六书》卷3之再造散，亦属此类。现代应用本方已不局限于两感证，凡阳虚寒凝之痛证、痹证、水肿、瘰疬、眼病、耳疾及心动过缓、病态窦房结综合征等，投之皆可获效。

【疑难阐释】

1. 关于本方的证治要点　仲景制本方以治太少两感证，历代医家亦多宗之。由于仲景论述简要，准确把握其证治要点，似有难度。王氏总结运用经验，将本方的主要脉证归纳为六类：①腰背酸楚，冷痛；②畏寒怕冷，四肢不温；③恶寒发热，寒多热少；④患处局部有冷感；⑤舌淡胖嫩，多有齿痕，苔白或水滑；⑥脉沉，或沉迟而弱。并认为六条脉症不必悉具，但见其中二、三症即可构成运用本方的基本条件[1]。可供参考。应当指出，本方证之发热，多以低热伴见无汗，恶寒蜷卧，精神委靡为特点；本方所治之疼痛，每以痛无定处，夜晚尤甚，喜暖喜按，气候变化及遇冷加剧，面色青黄为特点。

2. 关于细辛用量的探讨　自《重修政和经史证类备用本草》卷6最早引用南宋陈承《本草别说》“细辛单用末，不可过半钱匕，多则气闷而死”之论，后世多承袭此说，谓“辛不过钱”。《中华人民共和国药典》从1953年的第1版至2010年版，都载细辛用量内服是1～3g，外用适量。观仲景用细辛常在二、三两之间，近代用细辛12～15g者，亦不鲜见。对于细辛的用量过钱与否，中医界历来颇多争议。据现代药理研究表明，细辛全草与细辛根因服法不同，其作用强弱、毒副反应有较大差异。若以挥发油作为有效成分考虑，实验结果表明，用细辛或根末吞服，与用全草作汤剂煎服相比，在相同剂量情况下，根挥发油含量几乎是全草煎煮10分钟后的3倍，如为达到相同的疗效，则汤剂的用量至少应增加到散剂的3倍。若以挥发油中有毒成分黄樟醚作为基点，实验结果表明，在同样剂量情况下，根中黄樟醚含量分别是全草煎10分钟、20分钟、30分钟的4倍、12倍和50倍，即汤剂用量即使是散剂的4倍、12倍，也不致引起不良反应。汤剂中细辛用至15g，只要经煎煮20分钟，其毒性也不会超过根末散剂的3g[2]。可见陈氏之细辛单用末不可过钱之说颇有理。故临床上细辛根末散剂的用量不可过钱，而汤剂用量可酌情增加。此即“用末不可大剂量，大量必须入汤药”。本方细辛用量以3～10g为宜，剂量的酌定应据外寒与阳虚的程度。因细辛走窜，发散力较强，故外寒甚，量可偏大。反之，量宜偏小。

3. 关于细辛入汤的方法　细辛入汤方法一般都是随他药同煎，未见有其他特殊要求。然而，细辛挥发油与其他植物挥发油一样，具有极易随水蒸气挥发的特点，故在入汤煎煮时，细辛挥发油必将损失殆尽。因此，有人主张细辛入汤宜后下，认为细辛入汤后下，可使其受煎时间缩短一半以上，从而大大降低细辛挥发油的损失。而细辛为草本类药物，木质化程度低，后下也不会影响其他非挥发性成分的浸出[3]。所以细辛入汤后下，可使各种成分的作用得到充分发挥，从而有利于提高疗效。

【方论选录】

1. 钱潢：“以麻黄发太阳之汗，以解其在表之寒邪；以附子温少阴之里，以补其命门之真阳；又以细辛之气温味辛专走少阴者，以助其辛温发散。三者合用，补散兼施，虽发微汗，无损于阳气矣，故为温经散寒之神剂也。”(《伤寒溯源集》卷9)

2. 费伯雄：“此症机窍，全在反发热，脉沉五字。盖太阳之邪，初传少阴，故脉症如此。方中用细辛、附子温肾，以捍卫本经，格外来之邪而使深入；用麻黄以散太阳之邪，使之仍从原路而出。只此三味，而治法之妙如此，非仲景其孰能之?”(《医方论》卷1)

3. 张秉成：“治少阴阳虚，寒邪外至，始得之，身发热而脉沉者。夫太阳与少阴为表里，少阴之阳虚，则里不固，里不固则表益虚，故寒邪由太阳之经，不传于腑，竟入于脏。然虽入脏，而邪仍未离乎经，故仍发热；若全入于脏，则但恶寒而不发热矣。但虽发热，不得为太阳之表证，以太阳之表，必有头项强痛，脉浮等证；此不但不头项强痛，脉亦不浮而反沉，则便知太阳之邪离经入脏之枢纽。急乘此时用附子以助少阴之阳，细辛以散少阴之邪，麻黄以达太阳之表，邪自表而及里者，仍由里而还表，此亦表里相通之一理耳。”(《成方便读》卷1)

4. 张锡纯：“此外感之寒凉，由太阳直透少阴，乃太阳与少阴合病也。为少阴与太阳合病，是以少阴已为寒凉所伤，而外表纵有发热之时，然此非外表之壮热，乃恶寒中之发热耳。是以其脉不浮而沉，盖少阴之脉微细，微细原近于沉也。故用附子以解里寒，用麻黄以解外寒，而复佐以辛温香窜之细辛，既能助附子以解里寒，更能助麻黄以解外寒，俾其自太阳透入之寒，仍由太阳作汗而解，此麻黄附子细辛汤之妙用也。”(《医学衷中参西录》上册)

5. 陈潮祖：“发汗、利水是治疗水肿两大法门，本方则兼而有之。少阴阳虚，气化失常而肿者，宜用真武汤、五苓散之类温阳化气，行水消肿；肺失宣降，水道失调而肿者，宜用越婢汤、越婢加术汤等宣肺行水，开源导流。若卫阳郁而不宣，肾阳衰而不振，既属太阳、少阴同病，也属肺肾同病的水肿，则宜使用本方。方中麻黄宣降肺气，可散在外的阴邪；附子壮其肾阳，可化内停的水气。俾肺气开宣，卫阳不郁，肾阳得温，气化正常，则三焦通畅而水肿易消。复配细辛辛通表里，沟通上下，体现宣上温下，肺肾同治之法。水肿较甚，单用利水法难于获效，即可投以此方。与真武汤、五苓散合用尤佳。由于水肿表实，服用此方以后很少出汗，多见小便通畅。若见大便稀水亦绝非药误，而是肺的宣降功能和肾的气化功能开始恢复，即《素问・经脉别论》所谓‘水精四布，五经并行’之象，是好转的征兆。

或问:此方伤寒注家及方书均从阳虚外感,表里同治作解,今从宣上温下解释,是否能够指导临床?此方诚属表里同治之法,但经历代医家实践,治疗五官七窍与咽喉心肺诸疾,尤见效验。仅从表里同治释方便与此类证候风马牛不相及矣!只有从宣上温下,肺肾同治解释,才能广泛应用此方。提出宣上温下之法,并非标新立异,学者识之。”(《中医治法与方剂》)

【评议】 对本方证之病机、治法、配伍的认识,众医家大致相仿,认为本方治证乃太阳之邪,内传少阴,遂成太阳、少阴合病,故治当温阳散寒。其中张秉成对本方证病因、病机的论述较为透彻,认为“太阳与少阴为表里,少阴之阳虚,则里不固,里不固则表益虚,故寒邪由太阳之经,不传于腑,竟入于脏”。可见,本方证之形成,乃素体阳虚,外受风寒。对于三药的配伍意义,费氏之论,形象生动;张锡纯之说,言简意赅;而陈氏论述本方治水肿之机制,并将其与真武、五苓、越婢诸方比类,发人深思,其从“宣上温下”阐发本方的配伍意义,尤令人耳目一新。关于方中君药,历代医家都未刻意强调,从方论来看,多数趋于附子温里助阳为主。我们依据本方证的特点及解表剂的概念,认为以麻黄为君药似较妥当。

【验案举例】

1. 少阴伤寒 《全国名医验案类编》卷 2:蒋尚宾妻,年 62 岁,严冬之时,肾阳衰弱,不能御寒,致寒深骨髓,头痛腰疼,身发热,恶寒甚剧,虽厚衣重被,其寒不减,舌苔黑润,脉沉细而紧,用麻黄附子细辛汤以温阳散寒。处方:生麻黄一钱,淡附片一钱,北细辛七分。一剂汗出至足,诸证即愈。

2. 两感伤寒 《古今医案按》卷 2:喻嘉言治金鉴,春月病温,误治二旬,酿成极重死症,壮热不退,谵语无伦,皮肤枯燥,胸膛板结,舌卷唇焦,身蜷足冷,二便略通,半渴不渴,面上一团黑滞,从前汗下和温之法,历试不效。喻曰:此证与两感伤寒无异,《内经》原谓六日死,因春温证不传经,故虽邪气留连不退,犹可多延几日,待元气竭绝乃死,观其阴证阳证两下混在一区,治阳则碍阴,治阴则碍阳,与两感病情符合,仲景原无治法,惟论序有发表攻里,本自不同之说,即师其意,以麻黄附子细辛汤两解在表阴阳之邪,果然皮间透汗而热全清,再以附子泻心汤两解在里阴阳之邪,果然胸前柔和,人事明了,诸证俱退,次日即索粥,以后竟不需药,只此二剂,而起一生于九死,快哉。

按语:案 1 为少阴伤寒,始得病即脉沉、发热,略一蹉跎,势必至吐利厥逆,故乘其外有发热,一用麻黄治其外,一用附子治其里,然必佐以细辛,使寒在骨髓者,直从外解。本案辨证要点在于舌和脉上,寒邪在表,舌必白润,脉必浮紧,此寒邪在里,故舌黑润,脉沉细而紧,为少阴邪从寒化兼表证也。案 2 为少阴两感证。患者壮热谵语,有似阳明里热,但二便略通,口不甚渴,则非阳明经腑证。而身蜷足冷,脉沉细而紧,为少阴两感,壮热系无汗之故,故用麻附细辛汤,皮间透汗而热退。胸膛板结,乃寒热互结心下,故用附子泻心汤,寒热解而胸痞愈,此先表后里之治法也。

3. 急性肾炎 《山东中医杂志》(1986,3:48):某女,40 岁。患者 3 个月前因劳累出现腰部隐痛乏力,眼睑浮肿,继则漫及全身,小便不利。某医院诊为急性肾炎,服中药数十剂,多次化验小便:尿蛋白+～++,白细胞 0～+,红细胞+～++,水肿减轻。近两天感冒症状加重,头痛恶寒,无汗,神疲乏力肢冷,腰膝酸痛,两下肢凹陷性水肿。小便不利,舌淡苔白,脉沉细。尿蛋白++,红细胞+,白细胞+。辨证为肾阳虚衰,风寒外袭。治以温阳利水,解表散寒。处方:麻黄 9g,附子 20g,细辛 6g,茯苓 20g,白术 15g,生姜 12g,服 3 剂,表证已解,水肿消减。上方麻黄易 6g,加黄芪 60g,车前子 15g,服 24 剂,尿蛋白转阴,后以肾气丸巩固之。

按语:本例水肿由肾阳虚衰,风寒外袭所引起,故用本方合真武汤去白芍解表散寒,温阳利水。方中麻黄、生姜开腠理,宣肺气,利小便,既可使寒邪、水湿从表而去,又可助水湿从下而走;附子暖命门,壮元阳,阳气复则能鼓邪外出,气化复,则使水津输布;细辛散寒温阳,两擅其功,附子得之而命门火壮,麻黄得之而毛窍顿开;白术健脾燥湿,兼助脾胃运化;茯苓渗湿利水,力导水湿下行。六药配伍,发汗与利水同施,扶正与祛邪兼顾,肺、脾、肾三脏并调,堪称全面,因而服药3剂,则表解肿减。二诊时,加黄芪、车前子,意在加强健脾利水之功。至善后方采用肾气丸,是扶正固本之法。

4. 哮喘 《国医论坛》(1995,2:10):某男,46岁,农民,1991年2月6日诊。患者哮喘4年余,久治未见寸效,秋冬加重,近期因受寒而加剧。症见咳逆喘息不能平卧,且伴有抽搐,口吐痰涎,色白量多,胸膈满闷,形弱怯寒,神疲乏力,胃不思纳,舌淡,苔白厚腻,脉沉细而滑。证属脾肾阳虚,寒邪袭肺,湿痰停滞,阻塞肺道。治宜温阳蠲饮。急投麻黄附子细辛汤加味:麻黄9g,炮附子12g,细辛6g,干姜10g,炒苏子9g。水煎少量频服。上方服至7剂,痰少抽止。继用上方加干姜量为15g,服药13剂诸症悉除。

按语:患者脾肾阳虚,温化失职,痰饮内停,复感寒邪,外寒里饮壅滞于肺而发咳喘;痰阻经络,经隧不利,筋肉失养,则抽搐。治当散寒邪,温肾阳,化痰浊,故投麻黄附子细辛汤加干姜、苏子温化痰湿。俾寒邪除,阳气复,痰湿消,则喘咳、抽搐自止。方中细辛不仅有助阳散寒之功,且有下通肾气,温化水饮之效,故用于寒痰咳喘每收药到病除之功。

5. 暴盲 《临证解惑》:某男,52岁,中医师。1957年冬以两眼视力骤降数日就诊。患者自述:数日前以冷水洗脚后,当夜遗精,次日目盲不能睹物。自思病发于遗精之后,且男子"七八肝气衰",似精亏血少之证,乃口授驻景丸合一贯煎治之,转增脘闷。又思肝开窍于目,平时常有情志不舒之遭遇,或为肝气郁结所致,改投丹栀逍遥散加青皮、郁金、香附治之,致脘闷增剧,温温欲吐。始向陈达夫求助。观其面色苍黯,舌淡,苔灰滑;触其双手冰凉,六脉皆弱;测其视力,仅能数指。诊断:暴盲。辨证:阳虚寒凝。治法:温阳散寒。方药:麻黄细辛附子汤加味。麻黄15g,细辛5g,干姜10g,茯苓20g,制附片30g(另包,先熬1小时)。上方连服4剂,汗出尿畅,胃和目明而愈。

按语:本方所治暴盲,特指寒邪袭虚,闭滞少阴肾气和目系经腧之证。肾藏五脏六腑之精,五脏六腑之精皆上注于目而为之睛,目能明察秋毫,全赖肾精充足,肾气通畅。阳虚寒凝,可致肾精闭阻,发为暴盲。此种暴盲,升散清利皆在严禁之列,犯之则或阳气散亡于上,或精气脱竭于下,唯温阳散寒通窍才是正法,麻黄细辛附子汤则是体现本法的最具代表性的医方。本案患者年近"七八",元阴元阳偏衰,复于严冬以冷水浸洗双脚,致寒邪从涌泉直透少阴,伤伐肾阳,闭阻肾气。肾为元气之根,又聚藏五脏六腑之精,肾气闭则元气不得通行,五脏六腑之精不能上聚于目而为之睛,故视力严重障碍,两眼昏暗无所见。患者遗精在伤冷之后,是肾阳损伤,封藏不固,失本脏之职守。与寒凝窍闭,失经隧之通畅这一中心病机并不矛盾。故治疗之要在温通,断不可与精亏血少,清窍失养相混而妄投滋腻填塞,更增其闭,若属老年性精亏血少,必有一逐步发展的渐进过程,断不致如此迅急。因该患者伤冷之前并无大失血,数亡精病史,且年事并不甚迈。

6. 咽痛 《江西中医药》(1988,6:27):某男,39岁,农民。主诉咽部疼痛1年余,曾在他院就诊,均以"慢性咽炎"之诊断用青、链霉素等西药,出示曾服中药处方乃清热泻火、养阴利咽之剂。细询之,伴以畏寒,时时头痛、牙痛及身痛,其痛呈游走性,身痒,轻咳,口干渴少饮,喜饮烫开水，乏力嗜睡，两便正常，舌苔薄白多津，脉缓。证属阳虚外感，寒袭少阴。法当温经散寒、扶阳解表。方遣麻黄附子细辛汤：麻黄 5g，熟附子 10g，细辛 3g。3 剂。服上方牙痛消失，畏寒及头身痛减，咽痛由持续性转为偶发性。彼时证兼脘胀、左胁痛牵及同侧背部，上方加香附、苏梗、杏仁各 10g。3 剂。牙痛未犯，头痛消失，咽痛及嗜睡均除，精神明显好转，脘胀减，痒止。续予上方增损 12 剂，康复如初，后未见复发。

按语：喉为肺系，足三阴经皆过喉中。此乃素体阳虚，寒邪侵犯太、少二经，遂成肺气闭郁，宣降失常，气化不利，气血津液壅滞咽喉，故咽痛。方用麻黄散在表之风寒，宣郁闭之肺气；附子温肾阳以助气化，振心阳以畅血行；细辛专通少阴经脉，协助麻、附开通上下，使肺气得宣，血运畅达，津行无碍，咽喉无所阻滞，则咽痛得愈。本案倘若不详为辨析，仍死于“炎症”句下，苦寒频进，何由取效！

【临床报道】

一、内科

1. 感冒　本方加干姜、甘草、桂枝，治疗两感证 31 例，其证以恶寒畏风，形寒肢冷，汗出如雨，汗后发冷，或有寒颤，或有高热，或有低热，头目眩晕，面色苍白，或肢冷，精神恍惚，精液自流，阴囊紧缩，舌质淡红，舌苔白腻，脉浮大或沉迟细小为特征。结果：30 例痊愈，1 例未经治而死亡[4]。李氏以麻黄细辛附子汤加百合、淫羊藿、桂枝治疗肾阳虚感冒 100 例，结果痊愈 60 例，显效 26 例，无效 14 例，总有效率为 86%，治愈时间最短 3 周，最长半年[5]。

2. 咳喘　以本方为主，痰涎壅盛加白芥子、小牙皂，治疗小儿寒痰喘嗽 70 例，7 天为 1 个疗程。结果：痊愈 51 例，显效 13 例，好转 2 例，无效 4 例，总有效率为 97.2%[6]。农志新将 97 例慢性咳嗽患者随机分成 2 组，治疗组 50 例以麻黄附子细辛汤为主，咳嗽痰多色白者加半夏、茯苓；痰黄者加黄芩、天竺黄；痰少咽痒者加杏仁、桔梗、香附、川芎；便秘者加玄参、麦冬；高血压有头痛或头晕、脉弦者加茯苓、泽泻、天麻、钩藤等。对照组 47 例给予青霉素静脉滴注，同时口服川贝枇杷糖浆。结果：治疗组治愈 41 例，有效 7 例，无效 2 例；对照组治愈 20 例，有效 18 例，无效 9 例[7]。

3. 病态窦房结综合征　以本方和生脉散为主，偏气虚加黄芪；阴虚加生地黄；兼血瘀加丹参，治疗 24 例病态窦房结综合征。结果：治愈 9 例，有效 12 例，无效 3 例，总有效率为 87.50%[8]。朱氏以本方合生脉散，再加桂枝为基础方，缺血者加川芎、阿胶、红花、丹参；心肌炎者加金银花、蒲公英、栀子，连续治疗 30 天为 1 个疗程，共治 42 例。结果：明显好转 27 例，好转 12 例，无效 3 例[9]。毛氏以本方合保元汤治疗本病 30 例，结果：显效 16 例，有效 11 例，无效 3 例，总有效率为 90%[10]。

4. 心动过缓　以本方加淫羊藿、丹参为基本方，伴气虚证者加人参 10g；伴气阴两虚者加麦冬、沙参；有瘀血证者，加琥珀、川芎。2 周为 1 个疗程。共治疗 100 例，其中冠心病 28 例，风心病 16 例，心肌炎 38 例，其余病例原因不清。结果显效 72 例，有效 21 例，无效 7 例，总有效率达 93%[11]。

5. 房室传导阻滞　将 60 例Ⅲ度房室传导阻滞者随机分为 2 组，治疗组 30 例以麻黄附子细辛汤为主，随证加减，同时常规运用异丙肾上腺素静滴，使心率维持在 60～70 次/分。对照组 30 例用异丙肾上腺素治疗 3 天，心率稳定后改为阿托品口服维持，2 组均 2 周为 1 个疗程。结果治疗组显效 16 例，有效 12 例，无效 2 例，总有效率为 93.3%；对照组显效 6 例，有效 13 例，无效 11 例，总有效率为 63.3%[12]。殷氏以制附片、细辛、麻黄、淫羊藿、黄芪、桂枝、当归、大枣、生姜为基本方，治疗本病 100 例，其中Ⅰ～Ⅱ度房室传导阻滞 89 例，Ⅲ

度房室传导阻滞 11 例。结果治愈 32 例，好转 56 例，无效 12 例，有效率为 88%[13]。

6. 肺心病　以本方随证加减治疗肺心病急性发作 85 例，对照组 28 例用西药治疗。2 组患者在急重期都及时给予吸氧，头孢曲松抗感染，呋塞米利尿，川芎嗪扩张血管，氨茶碱解痉平喘及维持水、电解质平衡。结果治疗组显效 44 例，好转 35 例，无效 6 例，有效率为 92.94%；对照组显效 10 例，好转 12 例，无效 6 例，有效率为 78.55%[14]。董福轮等以麻黄附子细辛汤随证加减，治疗肺心病心功能不全 55 例，结果临床治愈 31 例，好转 20 例，无效 4 例，总有效率为 91%[15]。

7. 头痛　采用麻黄附子细辛汤合八珍汤加味治疗血管舒缩性头痛 34 例，头痛日久者加全蝎、地龙；发作时出现恶心呕吐者加竹茹、旋覆花；发作后出现烦躁，注意力不集中者加远志、石菖蒲；妇女月经紊乱加泽兰、川续断。结果：19 例痊愈，8 例有效，7 例无效[16]。曹克强等将 130 例高血压头痛随机分为 2 组，观察组以麻黄附子细辛汤加川芎、葛根；对照组用复方降压片。结果：对临床症状的影响，观察组 65 例，显效 45 例，有效 16 例，无效 4 例，有效率为 93.84%；对照组 65 例，显效 36 例，有效 23 例，无效 6 例，有效率为 90.76%。对血压的影响，观察组显效 45 例，有效 13 例，无效 7 例，有效率为 89.23%；对照组显效 36 例，有效 11 例，无效 18 例，有效率为 72.31%[17]。

8. 面神经麻痹　用本方加薏苡仁、白术、黄芪、当归、生赭石、甘草为基本方，风胜者加防风、僵蚕；湿胜者加苍术、防己；寒胜者去当归、黄芪，加桂枝、羌活；病久者可选用全蝎、牡蛎、白芍、石决明、木贼、地龙、乌梢蛇等，共治 132 例。结果：治愈 118 例，好转 11 例，无效 3 例，总有效率为 98%[18]。

二、外科

肾绞痛　用本方武火急煎，不可久煎，去上沫后，温顿服，若不效，半小时后再煎服，治疗 12 例肾结石疼痛。结果：12 例均在进药半小时后痛减，1 小时内疼痛消失。本方对痛势急重者效佳[19]。

三、骨科

1. 脱疽　本方重用附子至 60g，并先煎 30 分钟，诸药共煎至 100ml，分早晚 2 次服，治疗 21 例脱疽，其中病程长者 3 年，短者 3 月，均为下肢患病。结果：15 例痊愈，4 例好转，2 例无效[20]。

2. 腰腿痛　以本方加地龙、黄芪、桂枝、党参、川芎、当归、茯苓、白术、巴戟天、补骨脂、陈皮、制半夏、杜仲、桑寄生、羌独活、桃仁、甘草、红花、雷公藤、砂仁、生姜为基本方，10 剂为 1 个疗程，治疗慢性腰腿痛 30 例，其中腰腿冷痛感 10 例，酸痛 8 例，胀痛 3 例，刺痛 1 例，腰腿沉重感 8 例。结果总有效率达 90%[21]。

3. 坐骨神经痛　以麻黄附子细辛汤加桑寄生、杜仲、牛膝、生地黄、秦艽、云茯苓、桂心、防风、川芎、甘草、当归、独活为主，寒邪偏重者加制乌头；气虚者加人参；血虚者加鸡血藤；血瘀者加丹参、桃仁、红花，治疗本病 80 例。结果经 1～2 个疗程治疗，均获显效[22]。

四、五官科

1. 慢性咽炎　以本方合二陈汤治疗慢性咽炎 102 例，每日 1 剂，平均服药 21.5 剂。痊愈 51 例，显效 40 例，无效 11 例，总有效率为 89.0%[23]。亦有以本方加射干、薄荷、乌梅、生甘草、桔梗为基础方，兼咽痒易咳者加蛇床子、蝉蜕；兼声音嘶哑者加玉蝴蝶、挂金灯；兼痰多咳嗽者加橘红、贝母，治疗本病 46 例。结果治愈 31 例，好转 13 例，无效 2 例，总有效率为 95.6%[24]。

2. 急喑 以麻黄附子细辛汤加白僵蚕、前胡、桔梗、生甘草、射干、玄参，治疗本病 36 例。结果痊愈 27 例，有效 6 例，无效 3 例，总有效率为 91.66%[25]。

3. 鼻炎 用麻黄附子细辛汤加蝉蜕、荆芥、乌梅为主，随证加减，治疗过敏性鼻炎 100 例。结果 78 例临床控制，15 例显效，5 例有效，2 例无效，总有效率为 98%[26]。亦有以麻黄附子细辛汤加辛夷、苍耳子治疗慢性鼻炎 100 例，临床表现为交替性鼻塞，鼻痒，喷嚏，流清涕，平时易感冒，遇寒症状加重，舌淡苔薄白，脉缓弱等。结果治愈 67 例，好转 23 例，无效 10 例，总有效率为 90%[27]。

4. 牙痛 以本方治疗牙痛 116 例，未使用抗生素，其中 16 例化脓性牙周炎，除内服中药外，行局部清洗处理。结果痊愈 40 例（34.48%），显效 64 例（55.17%），无效 12 例（10.35%），愈显率为 89.65%[28]。另用本方治疗遇冷酸刺激疼痛加重或吸入冷空气疼痛加重之牙痛，共治 58 例，其中过敏性牙痛 18 例，老年性牙髓炎 32 例，化脓性牙周炎 8 例。结果痊愈 20 例（34.53%），显效 32 例（55.17%），无效 6 例（10.34%），止痛有效率为 98.66%，止痛显效时间 10～36 小时[29]。

【实验研究】

1. 抗炎作用 将麻黄附子细辛汤 100μg/ml 加于腹腔巨噬细胞的悬浮液中，呈现浓度依赖性抑制钙离子载体（CaI）A_{23187}（1μg/ml）或血小板活化因子（PAF）1ng/ml 刺激所致的腹腔巨噬细胞内钙离子（Ca^{2+}）浓度的上升，与非添加组相比差异显著。显示其对细胞膜可能具有某种稳定性作用[30]。

2. 抗过敏作用 ①对组胺释放的作用：以水、乙醇或丙酮和甲醇混合（1∶1）溶媒提取的麻黄附子细辛汤 0.4mg/ml，均能显著抑制特异抗原（海鞘）或非特异抗原刺激嗜碱性粒细胞释放组胺，其抑制率依剂量改变而改变。②对脂氧化酶活性的作用：以上三种溶媒提取的麻黄附子细辛汤冲服分别使[1-^{14}C]花生四烯酸和 5-过氧羟基-6,8,11,14-二十四烯醇酸[5-HETE]的产生明显减少，抑制溶液中白血病细胞液中脂氧化酶的活性[31]。

3. 抗氧化作用 以上三种溶媒提取的麻黄附子细辛汤冲服剂分别使嗜中性粒细胞系统、黄花色精氧化酶系统产生的活性氧明显降低；因该方不抑制吞噬细胞的代谢，提示该方具有清除身体局部产生的活性氧的作用[31]。

4. 镇痛作用 用热板法观察本方醇沉液和水煎液的镇痛效果，结果表明二者均有明显的镇痛作用，且无显著性差异（$P>0.05$）；扭体法亦显示二者镇痛效应相似[32]。

5. 免疫作用 体外、体内实验皆表明本方有促进 IgM 抗体生成的作用，其方中炮附子的作用最显著，二味药配伍中麻黄与细辛的作用最显著[33]。日本学者研究发现本方能提高老龄小鼠低下的抗体产生能力。认为对于老年人的呼吸系统疾病，在考虑肺泡内巨噬细胞系统功能低下时，给予麻黄附子细辛汤应不失为有效的治疗途径[34]。此外，该学者尚观察到对高龄小鼠于疫苗接种前后给予麻黄附子细辛汤均有提高疫苗接种的抗体产生的佐剂样效应[35]。

【附方】麻黄附子甘草汤（《伤寒论》） 麻黄去节二两（6g） 甘草炙二两（6g） 附子炮，一枚，去皮，破八片（9g） 上三味，以水七升，先煮麻黄一两沸，去上沫，内诸药，煮取三升，去滓。温服一升，日三服。功用：助阳解表。主治：少阴病。恶寒身疼，无汗，微发热，脉沉微者，或水病身面浮肿，气短，小便不利，脉沉而小。

本方证亦为阳虚而感受外寒，治当助阳解表，方以麻黄发汗解表，附子温里助阳，甘草益气，并调和诸药。与麻黄附子细辛汤比较，虽同为阳虚外感表寒证，但彼方证病重势急，外寒与里寒均较重，故以麻、附配细辛，助阳发汗，使表里之邪速解；此方证病轻势缓，故用麻、附配甘草，助阳益气而微发汗，使表里之邪缓解。此正是病有轻重，治有缓急之义。本方所治之水肿，乃肺气失宣，肾失气化引起，故用麻黄宣肺、发汗、利水，宣肺可复肺气宣降之常，发汗使水从毛窍外泄，利尿使水从前阴而走；附子温肾阳以助气化；甘草调和药性。三药配合，既能调理肺肾功能，又可排出体内积水，对水肿兼肾阳不足者，投之每有效验。

参 考 文 献

[1] 王意以．麻黄附子细辛汤的临床应用体会[J]．陕西中医函授，1983，(6)：33.

[2] 王智华，洪筱坤．从细辛根末与全草煎剂所含挥发油及黄樟醚的测定分析论细辛用量与剂型的关系[J]．上海中医药杂志，1987，21(9)：2.

[3] 阴健，郭力弓．中药现代研究与临床应用[M]．北京：学苑出版社，1993：467.

[4] 庞存生，张启明．麻黄附子细辛汤治疗两感证 32 例[J]．甘肃中医学院学报，1988，(4)：48.

[5] 李洪功．麻黄细辛附子汤加味治疗肾阳虚感冒 100 例疗效观察[J]．社区中医药，2005，21(6)：40.

[6] 薛玉山．麻黄附子细辛汤治疗小儿寒痰喘咳 70 例[J]．实用中西医结合杂志，1992，5(6)：337.

[7] 农志新．麻黄附子细辛汤加减治疗慢性咳嗽 50 例[J]．福建中医药，2007，38(3)：24.

[8] 赵东升，王明惠，邱进瑞．麻黄附子细辛汤合生脉散治疗病态窦房综合征 24 例疗效观察[J]．国医论坛，1990，5(4)：33.

[9] 朱社教，傅凤侠，贾孟辉．麻黄附子细辛汤加味治疗病窦综合征 42 例[J]．陕西中医，1996，17(3)：99.

[10] 毛建平．麻黄附子细辛汤合保元汤治疗病窦综合征 30 例[J]．广西中医药，1996，19(4)：10.

[11] 黄武，王桂环．麻黄附子细辛汤加味治疗心动过缓 100 例的临床观察[J]．中国中医基础医学杂志，2002，8(4)：61.

[12] 夏宝泉，刘岳．麻黄附子细辛汤加味治疗Ⅲ度房室传导阻滞 30 例[J]．国医论坛，2002，17(2)：8.

[13] 殷晓莉，金兴玉．麻黄附子细辛汤加味治疗房室传导阻滞 100 例分析[J]．中医药学刊，2005，23(5)：735.

[14] 石喜亮．麻黄附子细辛汤治疗肺心病急性发作期 85 例[J]．陕西中医，2006，27(4)：387.

[15] 董福轮，季蓓．麻黄附子细辛汤治疗肺心病心功能不全 55 例疗效观察[J]．甘肃中医，1994，(7)6：18.

[16] 韩秀慈．麻黄附子细辛汤合八珍汤加味治疗血管舒缩性头痛 34 例[J]．浙江中医杂志，2007，42(4)：218.

[17] 曹克强，陈英，杨晓颖．麻黄附子细辛汤加味治疗高血压头痛 65 例[J]．河南中医，2004，24(10)：12.

[18] 余立中．麻黄附子细辛汤加味治疗面瘫 132 例[J]．四川中医，1985，13(11)：38.

[19] 洪智林．麻黄附子细辛汤治疗肾绞痛 12 例[J]．浙江中医杂志，1988，23(6)：247.

[20] 张振东．麻黄附子细辛汤治疗脱疽 21 例[J]．浙江中医杂志，1988，23(6)：254.

[21] 申越魁．加味麻黄附子细辛汤治疗慢性腰腿痛综合征 30 例[J]．陕西中医，2005，26(8)：765.

[22] 马慧敏，顾艳春．麻黄附子细辛汤加味治疗坐骨神经痛 80 例[J]．陕西中医，2002，22(8)：728-729.

[23] 王继仙．麻辛附二陈汤加味治疗慢性咽炎 102 例[J]．云南中医杂志，1990，11(3)：20.

[24] 武春丽，杨丽英．陈卫川主任医师治疗慢性咽炎[J]．实用中医内科杂志，2004，18(6)：494.

[25] 高志林．麻黄附子细辛汤加味治疗急喑 36 例小结[J]．甘肃中医，2000，(2)：40.

[26] 伊春有．麻黄附子细辛汤加味治疗过敏性鼻炎 100 例[J]．吉林中医药，2003，23(4)：29.

[27] 张扣启，李海英，孙青．麻黄附子细辛汤加味治疗慢性鼻炎 100 例疗效观察[J]．山西中医，2001，

17(6):23.

[28] 郭渝南,陈红,郭致远．麻黄附子细辛汤治疗牙痛116例[J].中国中医急症,2002,11(4):315.

[29] 郭渝南,吴萍,郝富强．麻黄附子细辛汤治疗牙痛58例[J].泸州医学院学报,1998,21(5):445.

[30] 沟口靖弘．麻黄附子细辛汤对腹腔渗出巨噬细胞内钙离子的影响[J].国外医学·中医中药分册,1992,14(2):15.

[31] 丹羽韧负．麻黄附子细辛汤冲服剂的抗过敏及抗氧化作用机制[J].国外医学·中医中药分册,1989,11(3):15.

[32] 段小毛．麻黄细辛附子汤镇痛药理研究[J].光明中医,2006,21(5):26.

[33] 东奈津美．麻黄附子细辛汤组成生药对小鼠初级免疫应答的作用[J].和汉医药学杂志,2001,18(2):89-94.

[34] 高木康博．麻黄附子细辛汤对老龄小鼠巨噬细胞系功能的影响[J].国外医学·中医中药分册,2002,24(2):102.

[35] 高木康博．麻黄附子细辛汤对高龄期接种流感疫苗的佐剂样效应[J].国外医学·中医中药分册,2000,22(6):345.

加减葳蕤汤

（《重订通俗伤寒论》）

【组成】生葳蕤二钱至三钱(9g)　生葱白二枚至三枚(6g)　桔梗一钱至钱半(5g)　东白薇五分至一钱(3g)　淡豆豉三钱至四钱(12g)　苏薄荷一钱至钱半(5g)　炙甘草五分(1.5g)　红枣二枚

【用法】水煎,分温再服。

【功用】滋阴解表。

【主治】阴虚外感风热表证。头痛身热,微恶风寒,无汗或有汗不多,咳嗽,心烦,口渴,舌红,脉数。

【病机分析】外感风热之邪,侵袭肌表,故见头痛身热,微恶风寒,无汗或有汗不畅,咳嗽,口渴等症。阴虚之体,感受外邪,易于热化,且阴虚者,亦多生内热,故除上述邪袭肺卫的见症外,尚有咽干,心烦,舌赤,脉数之症。阴虚液损,热灼津液,故其口渴也比单纯温病初起者较甚。

【配伍意义】表邪未解之时,一般不宜过早使用滋阴之品,以免滋腻留邪有碍解表。但对阴虚之人复感外邪之证,因其人汗源不充,不可专事解表,若单图发汗,表邪不仅不为汗解,反有涸竭阴液之虞。两全之法,唯有滋阴与解表同用,是为本方配伍宗旨。此如《温病条辨》卷4所说:“汗之为物,以阳气为运用,以阴精为材料。……其有阳气有余,阴津不足,又为温热升发之气所烁,而自汗出,或不出者,必用辛凉以止其自出之汗,用甘凉甘润培养其阴津为材料,以为正汗之地。”方中葳蕤(即玉竹)味甘性寒,入肺胃经,为滋阴润燥主药,用以润肺养胃,清热生津。大凡养阴之品多兼阴柔滋腻,本方为避免过于阴柔之品有碍表邪,避开地黄等阴柔之品而不用,选用玉竹滋而不腻,对阴虚而有表热证者颇合。诚如《本草便读》曰:“葳蕤,气平质润之品,培养脾肺之阴,是其所长,而搜风散热诸治,似非质润味甘之物可取效也。如风热风温之属虚者,可用之。……以风温风热之证,最易伤阴。而养阴之药,又易碍邪,唯玉竹甘平滋润,虽补而不碍邪,故古人立方有取乎此也。”薄荷辛凉,“为温病宜汗解者之要药”(《医学衷中参西录》中册),用之以疏散风热,二药共为君药。葱白、淡豆豉解表散邪,助薄荷以解表邪,为臣药。白薇味苦性寒,其性降泄,善于清热而不伤阴,于阴虚有热者甚宜，若用苦寒的芩、连等清热泻火之品，则恐其化燥伤阴，且对解表不利；桔梗宣肺止咳；大枣甘润养血，协玉竹以滋阴液，均为佐药。使以甘草调和药性。诸药配伍，共奏滋阴解表之功。

本方的配伍特点是解表药与养阴药相配，使汗不伤阴，滋不碍邪。

【临床运用】

1. 证治要点　本方专为素体阴虚，感受风热之证而设，临床应用以身热微寒，咽干口燥，舌红，苔薄白，脉数为证治要点。

2. 加减法　若表证较重，酌加防风、葛根以祛风解表；咳嗽咽干，咯痰不爽，加牛蒡子、瓜蒌皮以利咽化痰；心烦口渴较甚，加竹叶、天花粉以清热生津除烦。

3. 现代常用本方治疗老年人及产后感冒、急性扁桃体炎、咽炎等属阴虚外感者。

【使用注意】本方是滋阴解表之剂，外感初起，兼见阴虚者宜用，若无阴虚证候则不宜使用，否则表邪留连难去。

【源流发展】本方由《备急千金要方》卷9之葳蕤汤加减化裁而来，故以其方剂的源流发展命名。《千金》葳蕤汤是在麻杏石甘汤的基础上，加独活、川芎、青木香、葳蕤、白薇组成，是发表清里，气血并治之剂。然方中辛温之药颇多，于温热病证，毕竟不甚恰当，故张璐说："多有热伤津液，无大热而渴者，不妨裁去麻、杏，易入葱、豉以通阳郁；栝蒌以滋津液；喘息气上，芎、独亦勿轻试。虚不胜寒，石膏难以概施，或以竹叶清心，茯苓守中，则补救备至，于以补《千金》之未逮"（《千金方衍义》卷9）。俞根初受张氏之论的启发，保留《千金》之葳蕤、白薇、甘草，另配入葱、豉、薄、桔、枣，以发表清里易为解表滋阴之剂，既补《千金》葳蕤汤之未备，又开创阴虚外感风热证之一大法门，是对《千金》葳蕤汤制方运用的丰富与发展。

【方论选录】

1. 何秀山："方以生玉竹滋阴润燥为君，臣以葱、豉、薄、桔疏风散热，佐以白薇苦咸降泄，使以甘草、红枣甘润增液，以助玉竹之滋阴润燥，为阴虚之体感冒风温，以及冬温咳嗽，咽干、痰结之良剂。"（《重订通俗伤寒论》）

2. 朱良春等："本方是俞根初氏根据《千金》葳蕤汤加减而制订的一张'滋阴发汗'的经验方，对于阴虚体质，阴液亏乏，伏热内遏，风寒外束的'阴虚感冒'，最是对症良药。方中葳蕤（即玉竹），质润柔滑，功能养阴生津，为补虚清热之品；葱、豉、桔、薄，功能开发肌腠，宣散外邪。同时佐用白薇清泄伏热，草、枣甘润，增强玉竹养阴之力。这样便面面俱到，达到所谓'养阴而不留邪，发汗并不伤阴'了。"（《汤头歌诀详解》）

3. 尚坦之："本方为治阴虚之体，复感外邪之主方。阴虚之体，汗源不充，故用甘平之葳蕤滋阴生津，以充汗源为主；葱白、豆豉疏散风热以解表邪为辅。阴虚感受外邪，易于热化，故用白薇、薄荷以助葱、豉而退虚热为兼制。炙甘草、大枣辅葳蕤益气和营，以扶正却邪；桔梗宣通肺气，共为引和药。"（《中医方剂学》）

【评议】本方主治，何氏以"阴虚之体感冒风温"概之，诸家所述亦不出此意。关于组方配伍，各家均从滋阴生津以充汗源，疏散风热以解表邪而论，皆言之成理。朱氏以"养阴而不留邪，发汗并不伤阴"总结本方的配伍特点，令后人称道，现代方书概括本方的组方特点，多从此说。

【临床报道】小儿咳嗽　本方为主，咳嗽加矮地茶15g，百部15g，前胡10g；咽痒不适或喉痒则咳加蝉蜕10g，僵蚕12g；咽喉疼痛加射干8g，马勃10g；咳嗽以早晚为甚的加桑白皮

10g，黄芩 8g；大便干燥加胖大海 8g，杏仁 6g。共治 168 例。结果：治愈 88 例，占 52.3%；显效 49 例，占 29.1%；有效 20 例，占 11.9%；无效 11 例，占 9.34%。服药一般在 2～10 剂。总有效率为 97%[1]。

【附方】葱白七味饮（《外台秘要》卷 3）　葱白连根切一升（9g）　葛根切三合（9g）　新豉一合（6g）　生姜切二合（6g）　生麦门冬去心六合（9g）　劳水八升，以勺扬之一千遍。上药用劳水煎之三分减二，去渣，分温三服。相去行八九里，如觉欲汗，渐渐覆之。忌芜荑。功用：养血解表。主治：病后阴血亏虚，调摄不慎，感受外邪。或失血（吐血、便血、咳血、衄血）之后，感冒风寒，头痛身热，微寒无汗。

血虚外感，治当养血解表。方以葱白发表，生地黄滋阴养血，共为君药；配葛根、豆豉、生姜助葱白以解表邪，为臣药；佐用麦冬助生地黄养血益阴，以滋其汗源，诸药合用，邪正兼顾，可使表邪得解而正不伤，成为养血解表的著名方剂。

葱白七味饮与加减葳蕤汤均系滋阴养血药与解表药相配的滋养解表方剂。葱白七味饮系补血药与辛温解表药并用，故为治血虚外受风寒之代表方，临床应用以头痛身热，恶寒无汗兼见血虚或失血病史为主要依据。而加减葳蕤汤是补阴药与辛凉解表药合用，为治阴虚外感风热之代表方，临床应用以身热，微恶寒，有汗或汗出不多，口渴，心烦，咽干，舌红，脉数为用方指征。

参考文献

[1] 郑书全．加减葳蕤汤治疗小儿咳嗽 168 例[J]．四川中医，2008，26(6)：91.

（贾　波）

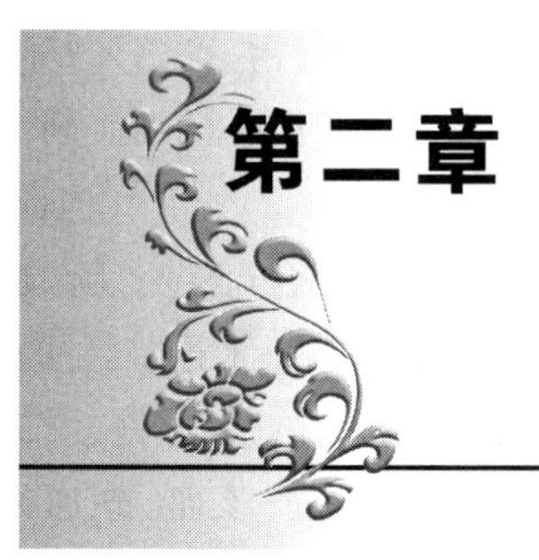

第二章 泻下剂

凡用泻下药为主组成，具有通便、泻热、逐水、攻积等作用，主治里实证的方剂，称为泻下剂。体现了“八法”中的下法。

泻下方剂的应用，历史悠久。早在《内经》中就已明确提出了下法的使用原则，如“因其重而减之，……其下者引而竭之，中满者，泻之于内，……其实者，散而泻之”（《素问·阴阳应象大论》）；以及“其满三日者，可泄而已”（《素问·热论》）；“下者不以偶”（《素问·至真要大论》）等论述，从而成为泻下方剂的立论依据。秦、汉时期成书的中药学典籍《神农本草经》所收的药物中，就有大黄、火麻仁、郁李仁、甘遂、大戟、芫花、商陆、巴豆等泻下药，这些药物沿用至今，为泻下剂的产生和发展奠定了药物学基础。东汉末年医圣张仲景著《伤寒杂病论》，书中所载泻下方剂30余首，如三承气汤、麻子仁丸、十枣汤等，其制方遣药，对历代泻下方剂的组方配伍及应用，影响深远。唐代《备急千金要方》对下法的理论及应用，又有所发挥，书中云：“凡脏腑有积聚，无问少长，需泻则泻。”进一步充实了泻下方剂的基础理论。书中所载大黄泻热汤、栀子汤、温脾汤诸方，实由《伤寒杂病论》三承气汤、大黄附子汤化裁而成，扩大了应用范围，促进了泻下剂的发展。宋代医方名著《太平圣惠方》承袭仲景理论，根据临床实际需要，从仲景方损益发展而成新的泻下方剂调气丸，其制方遣药更为精当，用治脾胃燥热，大便不通，疗效显著。从而反映了宋代医家重视实践及学古能化的精神，在泻下剂的组方配伍方面，达到了新的水平。宋、金时代刘完素善于运用下法，在《伤寒论》的基础上，不泥旧论，独创新说，明确指出，里证用下法，可根据下述三种情况灵活运用：一是表证已解，而里热郁结，汗出而热不退者，都可用下法。可下之证在临床上的表现，以目睛不了了、腹满实痛、烦躁谵妄、脉来沉实为主要症状，此即邪热郁结在里之证，必须以大承气汤或三一承气汤下其里热。二是热毒极深，其病变已影响到血分，以致遍身清冷疼痛、咽干或痛、腹满实痛、闷乱喘息、脉来沉细，此时必须以大承气汤和黄连解毒汤配合使用。三是强调在大下之后，热势尚盛；或下后湿热犹甚而下利不止者，可用黄连解毒汤清其余热，必要时可配伍养阴药物；若下后热虽未尽，而热不盛者，则宜用小剂黄连解毒汤或凉膈散调之。由此可知，刘完素对下法的运用，是有所发明的。他所创制的三一承气汤、双解散、凉膈散等，大大丰富了泻下方剂的内容，补前人之所未及。张从正私淑完素之学，倡“病由邪生，攻邪病已”，创攻邪学派。他对“下法”的理论和应用至精至熟。他认为：伤寒大汗之后，重复劳发，热气不尽者，可下；杂病腹中满痛不止者，此为内实，可下；伤寒发热大汗之后，脉沉实，寒热往来，时时有涎嗽者，可下；目黄酒疸食劳，可下；落马坠井，打仆损伤，肿发焮痛，日夜号泣不止者，可下；杖疮发作，肿痛焮及上下，语言错乱，时时呕吐者，可下。总之，张氏应用泻下法，并不局限于脾胃的积滞，总以辨证或为热实，或为水实，或为痰实，或为湿积，或为血瘀等不同，而分别施用。如泻下胃肠实热积滞，用大小承气汤、三一承气汤、大柴胡汤等，逐瘀用桃仁承气汤、抵当汤、三和汤等，逐水用导水丸、禹功散、十枣汤、神祐丸等。在具体使用上，还提出了“急则用汤，缓则用丸，或以汤送丸，量病之微甚，中病即止，不必尽剂，过而生愆”。此外，张氏又以大承气汤加姜、枣煎服，名曰调中汤，下宿食而兼调中，专治中满痞气，大便不通等症。从而扩充了张仲景在《伤寒论》中应用下法的范围，对泻下剂的发展，作出了贡献。明末，具有创新精神的温病学家吴有性，在温病治疗中擅长使用下法，他认为在温疫病的传变过程中，疫邪传胃为最常见，凡是疫病多见胃家实，盖疫邪传胃时常八九。既传入胃，必以下解为妥。如邪伏膜原而向表里分传时，既有三阳经证，又有里证，则在达原饮三阳加法的基础上再加大黄，名三消饮；如邪留于胃，里气结滞，表气因而不通，治疗则重在下法，所谓“下后里气一通，表气亦顺，郁于肌肉之邪，方能尽发于肌表，或斑或汗，然后脱然而愈”（《温疫论·辨明伤寒时疫》）。若出现“烦躁发热，通舌变黑生刺，鼻如烟煤，此邪毒最重，复瘀到胃，急投大承气汤”（《温疫论·急证急攻》）。吴氏运用下法，临床经验丰富，并提出“勿拘于下不嫌迟”以及不必“拘泥于结粪症”的告诫。组成泻下剂，特别重视大黄的功用，认为“三承气功效俱在大黄”（《温疫论·注意逐邪勿拘结粪》），“大黄本非破气药，以其润而最降，故能逐邪拔毒”（《温疫论·妄投破气药论》）。在大黄运用剂量上，要求应用大量，《因证数攻》篇中一病案，大黄每次剂量最大达一两五钱，半月共用十二两。吴氏这些应用泻下法的论述，颇有见地，为后世医家研究和应用泻下剂提供了宝贵的经验。清代著名温病学家吴瑭，在温病“勿拘于下不嫌迟”的基础上，进行深入研究，创造出急下存阴，增水行舟等治疗温病之大法，进一步扩大了泻下剂在温病中的应用。如吴瑭在《温病条辨·中焦篇》指出：“在温疫为内发伏邪，肢厥体厥，乃阳郁热极，气道壅闭之危候，自宜大承气汤急下存阴。”同时吴氏善于变化承气汤，治疗各种温病。如“阳明温病，下之不通，其证有五：应下失下，正虚不能运药，不运药者死，新加黄龙汤主之；喘促不宁，痰涎壅滞，右寸实大，肺气不能降者，宣白承气汤主之；右尺牢坚，小便赤痛，时烦渴甚，导赤承气汤主之；邪闭心包，神昏舌短，内窍不通，饮不解渴者，牛黄承气汤主之；津液不足，无水舟停者，间服增液，再不下者，增液承气汤主之”。新中国成立以来，随着中医药学术水平日新月异的发展，对泻下剂的临床及实验研究，均有较大的进展。特别是通过对泻下方剂的作用机制研究，证实泻下方剂能促进肠管蠕动和推进运动，降低毛细血管通透性，调整肠胃吸收分泌功能。配伍清热解毒之品能抑制细菌生长，改善免疫功能，降解毒素，预防或缓解毒血症。配伍活血化瘀药能改善局部血液微循环，改变血液流变状态，减轻炎症反应。从而展示了泻下方剂的临床及实验研究，发展到一个新的阶段。

泻下剂是为治疗里实病证而设，所谓里实证是指里证和实证兼有的一类病证，又称“内实”证。《景岳全书·传忠录》卷上云：“里证者，病之在内在脏也。”《医学心悟》卷首云：“假如病中无汗，腹胀不减，痛而拒按，病新得，人禀厚，脉实有力，此实也。”故里实证一是指外邪入里化热，结于肠胃，出现壮热、烦渴、腹痛、便秘等腑实证候；一是泛指人体内部气血郁结，停痰，食积，虫积等证。里实证的形成，主要是人体正气盛，感受邪气亦盛，邪实正盛，正邪交争而致。因里证所在的部位不同，故有脏、腑实证之别，因致病邪气不同，又有寒热、气滞、血瘀、水饮、痰积、食积、虫积之异。故里实证涉及的范围比较广泛，除肠胃实积，腑气不通者外，诸如里热实证、瘀血、水饮内停、结石、虫积等亦属里实证范畴。本章只讨论治疗实邪郁结在里，腑气不通而致的腹胀腹痛，大便秘结，以及水饮停聚于里所致的胸腹水肿等里实证的方剂，余证治剂另见有关章节。便秘腹痛、水肿等里实证的成因较多，有里热积滞内结阳明，湿热郁蒸，气血凝聚肠腑，热结不散所致，亦有寒实内结，阳虚冷积阻于肠间，以及肠胃燥热，脾津不足；水饮壅盛，气机受阻所为。故临床表现有热结、寒结、燥结和水结的区别。同时人体素质又有强弱的差异，因此，立法用方亦随之不同。热结在里，当用寒下；冷积内结，当用温下；肠燥便秘，当用润下；水饮内聚，当用逐水；里实而正气虚弱者，当攻补兼施以邪正兼顾。故本章方剂根据其作用不同，相应的分为寒下、温下、润下、攻补兼施及逐水五类。

寒下剂，适用于里热积滞实证，亦即热实之证。其病机为里热与燥屎、水饮、气滞、瘀血、宿食等搏结，肠胃传化功能失常，气机阻滞所致。临床表现多见大便秘结，腹部或胀或满或痛，甚或潮热，舌苔黄厚，脉象沉实等。寒下方剂的组成，每以寒性泻下药物为主，常用大黄、芒硝之类。由于寒能胜热，下能消积，所以寒下之剂兼有泻热和攻积之效。柯琴指出："里证皆因郁热，下药不用苦寒，则瘀热不除，而邪无出路，所以攻剂必用大黄，攻里不远寒也"（《伤寒来苏集·伤寒附翼》卷下）。在配伍方面，约有以下几类：①配行气药，如枳实、厚朴、木香、槟榔之类。因为燥屎等里实内结，往往影响气机的升降通顺，而气机阻滞，又可使燥屎之证进一步加重，故柯琴云："夫诸病皆因于气，秽物之不去，由于气之不顺，故攻积之剂必用行气之药以主之"（《伤寒来苏集·伤寒附翼》卷下）。强调泻下方剂配伍行气药的重要性。如大承气汤、小承气汤中配枳实、厚朴等。②配清热药，如败酱草、黄芩、栀子、金银花、连翘之类。一般来说，苦寒泻下药物通过釜底抽薪，具有较好的清热效果，但里实而热，里热弥漫，病变部位比较广泛者，应配伍清热药清下并用，以加强清热之效。例如薏苡附子败酱散之败酱草，阑尾清化汤、阑尾清解汤之金银花、蒲公英。③配逐水药，如甘遂、大戟、芫花、牵牛子之类。对于邪热与水饮互结于胸腹，病情属于热证、实证者，宜配伍攻逐水饮之品，使水热之邪从下而泄，得快利则愈。正如尤怡所云："邪气内结，既热且实，脉复沉紧，有似大承气证，然结在心下，而不在腹中，虽按之不鞕而痛，亦是水实互结，与阳明之燥粪不同，故宜甘遂之破饮，而不宜枳、朴之散气"（《伤寒贯珠集》卷1）。如大陷胸汤之甘遂。④配活血化瘀药，如牡丹皮、赤芍、桃仁之类。肠胃实热积滞，易于影响气血流通，导致瘀血内阻，治疗除泻下积热外，应配伍活血化瘀药物以祛除瘀血，但宜选用凉血活血药为佳。如大黄牡丹汤之牡丹皮、桃仁。⑤配温阳散寒药，如附子、干姜之类。里热实证，日久不消，损及阳气，阳虚生寒证，故需配伍温阳散寒药。如薏苡附子败酱散之附子。⑥配和中养胃药，如甘草、大枣、白蜜之类。由于里实证而用泻下剂的病位主要在于中焦脾胃，而泻下方剂尤其是寒下之剂，易于损伤胃气，因此寒下方剂有时应配伍和中养胃之品以防伤中。如柯琴论述调胃承气汤配伍甘草时说："同甘草以生胃家之津液，推陈之中，便寓致新之义"（《伤寒来苏集·伤寒附翼》卷下）。寒下剂的代表方有大承气汤、大陷胸汤、大黄牡丹汤、薏苡附子败酱散等。

温下剂，适用于里寒积滞实证，亦即里实证之属于寒性者。其病机为寒邪与积滞互结于胃肠引起，临床表现以腹痛、便秘为主。温下方剂的组成，常用泻下药物如大黄、巴豆之类为主，其配伍方法有以下几类：①配温里祛寒药，如附子、细辛、干姜之类。由于寒实之证为寒邪与积滞互结所致，在实积非下不去，寒邪非温不化的情况下，必须泻下药与温里祛寒药配伍应用方为恰当。如大黄附子汤之附子、细辛，三物备急丸之干姜，温脾汤之附子、干姜等。②配补气助阳药，如人参、党参、附子之类。若寒积由于脾阳不足，阳（气）虚寒凝以致腹痛便秘者，或泻痢日久，脾阳受损者，此时单纯温补脾阳，则积滞不去，但予通导，又更伤中阳，因此必须导下寒积与温补脾阳并用，以泻下药配伍补气助阳药组方。如大黄附子汤之附子，温脾汤之人参、甘草、附子，三物备急丸之干姜。温下剂的代表方有大黄附子汤、温脾汤、三物备急丸等。

润下剂，适用于肠燥津亏，大便秘结证。其病机为邪热伤津或素体火盛，胃肠干燥，热结阴亏，或肾虚气弱，关门不利，或病后虚损，精津不足，以致肠道传化无力，大便燥结。临床表现可见大便干结，口臭唇疮，面赤身热，小便短赤，舌苔黄燥，脉滑实，或大便秘结，小便清长，面色青白，腰膝酸软，手足不温，舌淡苔白，脉迟。前者实属肠胃燥热之“热秘”，常用润下药，如麻子仁、杏仁、郁李仁之类，配伍寒性泻下药如大黄、芒硝之品，一方面清热，一方面增强泻下作用；配伍滋阴养血药如白芍、当归等，不但润肠，又能滋补，使其正气强盛，增强传导之功，如麻子仁丸之麻子仁、杏仁配伍大黄、芍药，五仁丸之杏仁、郁李仁配伍柏子仁、松子仁等。后者为肾气虚弱之“虚秘”，常用温肾益精，养血润肠药，如肉苁蓉、牛膝、当归之类为主，配伍升清降浊之品，如升麻、泽泻、枳壳之类组方。这是因为肾虚，气化失职，水液代谢失常，以致浊阴不降，大便不通。故配伍泽泻、枳壳入肾泄浊，降气宽肠，使浊降腑通而大便得下，以增其润下之功；然浊阴不降，又因于清阳不升，故配以升麻升清以降浊。如济川煎之升麻、枳壳配泽泻。此外，“热秘”尚有肝火偏旺，胃肠燥结，津液亏乏而致者，应以苦寒阴柔之芦荟配伍清火除烦、重坠下达之朱砂组方，以润燥结，泻火通便。如更衣丸之芦荟、朱砂。润下剂的代表方有五仁丸、更衣丸、济川煎、麻子仁丸等。

攻补兼施剂，是泻下与补益结合并用的方剂，适用于里实积滞而正气内虚之证。里实积滞多为阳明腑实或“热结旁流”，正气内虚多为气血不足，或阴液亏损。分析其病机，为体质气血虚者，而得阳明腑实之证，或因病误治致气血虚弱，而燥屎犹未去者，或是阳明温病，热结阴亏，以致燥屎不行，下之不通，即所谓“无水舟停”者。阳明腑实，气血虚弱者，临床可见便秘腹满，或自利清水，色纯清，神倦少气，脉虚等症；阳明温病，热结阴亏者，临床可见燥屎不行，下之不通，潮热烦渴，舌红苔少，脉细而数等症。攻补兼施剂的组成，宜泻下药与补益药同用，但泻下为主结合补益。常用药物如大黄、芒硝与人参、当归、生地黄、麦冬等。在配伍方面，有以下两类：①配补养气血药，如人参、党参、甘草、当归之类。对于里实之证而又气血两虚者，如攻其邪则正气不支，扶其正则实邪愈壅，同时正虚之体，如纯用泻下剂攻逐，因正气更虚而燥屎终不能下，反而耗气伤血，或虽能攻逐实邪，却造成正虚邪脱的危候。因此宜苦寒泻下药配伍补养气血药组方，方为两全，如黄龙汤之人参、甘草、当归。②配滋阴增液药，如生地黄、玄参、麦冬之类。阳明温病，热邪伤阴，热结阴亏，下之不通者，即所谓“无水舟停”之证，如单用苦寒攻下，则非但燥结不去，相反津愈伤损；单纯养阴，则温邪不除，实结难下。对于此类病证，“若欲通之，必先充之”，应用“增水行舟”之法，须滋阴与泻下双管齐下，使阴液得复，热结得下，胃肠通降，邪去正复，病乃痊愈。如增液承气汤之生地黄、玄参、麦冬。攻补兼施剂的代表方有黄龙汤、增液承气汤等。

逐水剂，适用于水饮壅盛于里的实证。其病机为水饮积聚于胸胁或胸腹、肢体所致。临床表现常见胸胁痛，二便不利，脉见沉实等症。逐水剂的组成，常用大队的攻逐水饮之品，如大戟、芫花、甘遂、牵牛子、商陆等为主，以峻下逐水。其配伍方法主要有以下几类：①配行气药，如青皮、陈皮、木香、槟榔、大腹皮之类。因水饮内停，易阻气机，水停气阻，相因为患，故配以行气之品，使气机宣畅，气行则水行，有助于加强逐水之效。同时木香、陈皮之类还能健脾和胃，以防逐水诸药影响脾胃运化。如舟车丸之青皮、陈皮、木香、槟榔等，禹功散之小茴香，疏凿饮子之大腹皮、槟榔。②配益气养胃药，如大枣之类。逐水药峻猛有毒，易伤正气，若专事攻逐水饮，往往邪去而正伤，故配伍益气养胃药，培土以制水，且以缓和诸药峻烈之性，减少药后反应，使邪去而正不伤。如十枣汤之大枣。③配泻下药或渗湿利水药，如大黄、泽泻、木通、赤小豆等。因水湿饮邪内停，郁久化热，水热内壅于脘腹经隧，致使胃肠气机受阻，湿热浊水之邪不得下行，而见腹胀而坚，二便俱闭，故配伍苦寒泻下之品，直达下焦，荡涤积液积滞，配伍渗湿利水之品，以利水祛湿消肿。如舟车丸之大黄、黑牵牛，己椒苈黄丸之大黄、防己，疏凿饮子之赤小豆、泽泻、木通等。逐水剂的代表方有十枣汤、舟车丸、禹功散、己椒苈黄丸、疏凿饮子等。

应用泻下剂须注意以下几点:①使用泻下剂既不宜早,亦不宜迟,总以及时为要。邪将陷里,尚未完全成实者,不可遽下,遽下则邪正相扰,或变为热迫,或变虚寒;邪已全实者,使用泻下剂,间不容缓。然使用后,一般通便二三次,即停服。如继续使用,往往损伤胃气,发生诸变。②若表证未解,里实已成,切不可单纯使用泻下剂,应视表里的轻重,或先表后里,或表里双解。《景岳全书》卷50云:"攻方之制,攻其实也。……凡病在阳,不可攻阴,……病在阴者,勿攻其阳;病在里者,勿攻其表。"《医学心悟》卷首亦云:"下者,攻也,攻其邪也,病在表则汗之;在半表半里,则和之;病在里,则下之而已,……然又有不当下而下者,何也?如伤寒表证未罢,病在阳也,下之则成结胸。"因此,对于表证未解,里实已成之证,不可单纯应用泻下剂,否则易致表邪内陷,内外合邪,病难速愈。③若里实较重,病势较急者,应峻攻急下,故《伤寒论》有诸多急下之证。《医学心悟》卷首指出:"此皆当下之例,若失时不下,则津液枯竭,身如槁木,势难挽回矣。"反之,病势较缓者,宜轻下、缓下。④泻下方剂中除部分润下剂较为缓和外,其余均属峻烈之剂,故孕妇、产后、月经期及年老体弱、病后伤津或亡血者,虽有大便秘结,亦不可转事攻下。必要时可酌情采用先攻后补,或攻补兼施,虚实兼顾。⑤由于泻下剂易伤正气,故应得效即止,慎勿过剂。同时,服药期间,应注意调节饮食,忌食油腻及不易消化的食物,以防重伤胃气。

第一节 寒 下

大承气汤

(《伤寒论》)

【组成】大黄四两酒洗(12g) 厚朴八两去皮,炙(24g) 枳实五枚炙(12g) 芒硝三合(9g)

【用法】上四味,以水一斗,先煮二物,取五升,去滓,内大黄,更煮取二升,去滓,内芒硝,更上微火一二沸,分温再服。得下,余勿服(现代用法:水煎,大黄后下,芒硝溶服)。

【功用】峻下热结。

【主治】

1. 阳明腑实证。大便秘结,频转矢气,脘腹痞满,腹痛拒按,按之则硬,甚或潮热谵语,手足濈然汗出,舌苔黄燥起刺,或焦黑燥裂,脉象沉实。

2. 热结旁流证。下利清水,色纯青,脐腹疼痛,按之坚硬有块,口舌干燥,脉象滑数。

3. 里热实证之热厥、痉病或发狂。

【病机分析】阳明主里,统属胃肠,胃肠的主要功能是受纳与消化水谷,吸收精华,排泄糟粕。正如《素问·六节藏象论》所云:"脾、胃、大肠、小肠、三焦、膀胱者,仓廪之本,营之居也,名曰器,能化糟粕,转味而入出者也。"《素问·五脏别论》亦云:"夫胃、大肠、小肠、三焦、膀胱,此五者天气之所生也,其气象天。故泻而不藏,此受五脏浊气,名曰传化之府,此不能久留,输泻者也";又云:"六腑者,传化物而不藏,故实而不能满也。"故有"六腑以通为用"之论。一旦外邪内传阳明之腑,入里化热,与肠中宿食相结,则糟粕秘结,壅而为实,而成阳明腑实之证。邪热与宿食互结,浊气填塞,糟粕结聚,腑气不通,故大便秘结,频转矢气,脘腹拒按,按之则硬;阳明邪热,充斥内外,且阳明旺于申、酉之时,故发热如潮汛之有信,而为潮热;腑热熏蒸,上扰神明,故神昏谵语;《素问·太阴阳明论》云:"四肢皆禀气于胃",今阳明胃热炽盛，迫津外泄，故手足濈然汗出；阳明燥实内结，里热消烁津液，故见舌苔黄燥起刺，或焦黑燥裂，脉沉实。至于热结旁流一证，系因腑热炽盛，燥屎内结不出，迫肠中津液从旁而下所致，故虽自利清水，但色青而秽臭，并见脐腹疼痛，按之坚硬有块之症，结者自结，下者自下；热结旁流，最易伤津，津伤燥热更甚，故见口燥咽干；因"旁流"是现象，"热结"是本质，故脉象滑而数。若实热积滞闭阻于内，阳气受遏，不能达于四肢，则见热厥。此时"厥"是现象，"热"是本质。若阳明腑实，热盛津伤，筋脉失养，又可发为痉病。阳明里热炽盛，上扰神明，蒙闭清窍，而致发狂，《难经·二十难》所谓："重阳者狂也。"上述诸证，症状虽异，然病机则同，以邪热积滞，阻于肠腑为其特点。

【配伍意义】本方治证虽多，但均由邪热积滞，阻于肠腑而致。根据《素问·阴阳应象大论》："其下者，引而竭之；中满者，泻之于内；……其实者，散而泻之"的治疗原则，治当峻下热结，以救阴液，亦即"釜底抽薪，急下存阴"之法。方中大黄苦寒，归脾、胃、大肠诸经，"破癥瘕积聚，留饮宿食，荡涤肠胃，推陈致新，通利水谷，调中化食，安合五脏"（《神农本草经》卷4）。本方用之，取其泻热通便，荡涤肠胃，活血化瘀，以治胃肠宿食燥屎，腹部胀满，大便秘结等里热积滞证，用为君药。芒硝咸苦而寒，主入胃、大肠经，为泻热通便，润燥软坚之佳品，协大黄则峻下热结之力尤增，以为臣药。《名医别录》卷1曾谓芒硝"主五脏积聚，久热胃闭……利大小便"。《医学启源》卷下载芒硝"治热淫于内，去肠内宿垢，破坚积热块"。可见软坚润燥，缓解肠中热结而用芒硝，由来已久。硝、黄合用，既可苦寒泻下，又能软坚润燥，泻热推荡之力颇猛。积滞内阻，致使腑气不通，内结之实热积滞，更难下泻，故本方以厚朴、枳实行气散结，消痞除满，为佐药。厚朴苦辛而温，归脾、胃、大肠经，《名医别录》卷2言其："去留热心烦满，厚肠胃。"枳实苦寒，归脾、胃经，《名医别录》卷2载其"破结实，消胀满"，故枳、朴相须为用，行气散结，消痞除满，泄其糟粕填塞之壅，并助硝、黄推荡积滞，加速热结排泄。诚如方有执所云："枳实，泄满也；厚朴，导滞也；芒硝，软坚也；大黄，荡热也，陈之推新之所以致也"（《伤寒论条辨》卷4）。煎药时大黄后下，意在增其泻下之功。四药合用，使塞者通，闭者畅，阳明腑实之证可愈。

本方的配伍特点在于：寒性泻下药大黄、芒硝与大量的行气消积药枳、朴相配，使胃、肠气机畅通，以增强泻下通便之力。

由于本方具有峻下热结，承顺胃气下行，使塞者通，闭者畅之效，故方以"承气"名之。本方的"大"，是与小承气汤相对而言。正如柯琴所云："夫诸病皆因于气，秽物之不去，由于气之不顺，故攻积之剂必用行气之药以主之。亢则害，承乃制，此承气之所由；又病去而元气不伤，此承气之义也"（《伤寒来苏集·伤寒附翼》卷下）。吴瑭亦云："承气者，承胃气也。……曰大承气者，合四药而观之，可谓无坚不破，无微不入，故曰大也"（《温病条辨》卷2）。

【临床运用】

1. 证治要点　本方主治证候，前人归纳为"痞、满、燥、实"四字。"痞"，即自觉胸脘有闷塞重压感；"满"，是脘腹胀满，按之有抵抗；"燥"，是指肠中燥粪，干结不下；"实"，即腹痛拒按，大便不通或下利清水而腹痛不减。但临床应用，不可拘泥于四字全俱，应以大便秘结，腹胀满硬痛拒按，苔黄，脉实为证治要点。正如《温病条辨》卷2所言："承气非可轻尝之品，……舌苔老黄，甚则黑有芒刺，脉体沉实，的确系燥结痞满，方可用之。"

2. 加减法　腑实兼见口唇干燥，舌苔焦黄而干，脉细数者，为腑实兼阴津不足之证，可加玄参、麦冬、生地黄等，以滋阴生津润燥；若腑实兼见至夜发热，舌质紫，脉沉涩等瘀血证，宜加桃仁、赤芍、当归等，以活血化瘀，促进气血流通，消除积滞瘀血。

3. 本方现代常用于急性单纯型肠梗阻、粘连性肠梗阻、蛔虫性肠梗阻、急性胆囊炎、急性胰腺炎、急性阑尾炎等见便秘、苔黄、脉实者，以及某些热性病过程中出现高热、神昏谵语、惊厥、发狂等而见阳明腑实证者。

【使用注意】本方为泻下峻剂，如气虚阴亏，六脉沉微，或胃肠无热结者，均不宜应用。

【源流发展】本方始见于汉代张仲景之《伤寒论》及《金匮要略》，用于治疗阳明腑实证，少阴病津伤里实及阳明刚痉等病证。历代医家多沿用治疗各种热性病过程中，所出现大便秘结，腹部胀满等阳明腑实证，并对其适应范围归纳为“痞、满、燥、实”四字。本方为泻下剂的代表方，古今泻下剂中有不少是从此方衍化而成。晋代《肘后备急方》卷2承气丸，系由大承气汤去厚朴加杏仁而成。该方虽去厚朴，但仍不失其泻下与行气同用的配伍特点，治疗伤寒、时气、温病，十余日不大便者。唐代《备急千金要方》卷9中的承气汤，实由大承气汤去厚朴加甘草组成，亦即调胃承气汤加枳实。方中加甘草，专取其通调之力，以缓硝、黄之急，枳实与厚朴相比，虽有辛温、辛苦之不同，而泄满之功则一。宋代《圣济总录》卷97之承气泻胃厚朴汤，由大承气汤去芒硝，枳实改为枳壳加甘草组成。变大承气汤为小承气汤(方中枳实改为枳壳)加甘草，用于治疗胃实腹胀，水谷不清，溺黄体热，鼻塞衄血，口㖞唇紧，关格不通，大便苦难。元代《脉因症治》卷上之三黄丸，由大承气汤去厚朴、枳实，加清热养阴、泻火解毒之生地黄、黄连、黄芩、栀子组成，主治衄血不止，大便秘结者。明代《摄生众妙方》卷4之承气汤，由大承气汤加豆豉而成，用量相等。方中以大承气汤苦寒泻下，豆豉透表发汗，合之，具有发汗泻下之功，但以泻下为主，主治脏毒。《伤寒六书》卷3之黄龙汤，即大承气汤加人参、当归、甘草、生姜、大枣以攻补兼施，使邪去而正不伤，主要用于阳明腑实证而气血虚弱者，进一步扩大了大承气汤的应用范围。清代医家，秉承汉、唐、金、元、明等前人的经验，变通大承气汤用于临床，创制了不少新方。如《石室秘录》卷2之大承气汤，系由《伤寒论》之大承气汤去行气之枳实，加柴胡、黄芩、甘草组成。此方之妙，全在用大黄、芒硝二味。盖大黄性凉而散，又走而不守；芒硝性更紧于大黄；辅之黄芩，则相济有功；尤妙在用柴胡，以疏肝经之邪气；又佐以厚朴之祛荡。若邪甚者，或再加枳实，尤易成功，此下法之又一法也。《伤寒瘟疫条辨》卷5之解毒承气汤，由大承气汤合黄连解毒汤加僵蚕、蝉蜕组成，故有通腑泻热，辟秽解毒之功，主治温病三焦大热，痞满燥实，谵语狂乱不识人，热结旁流，循衣摸床，舌卷囊缩，及瓜瓤，疙瘩温，上为痈脓，下血如豚肝，厥逆，脉沉浮者。《温病条辨》卷2之增液承气汤(滋阴攻下)、宣白承气汤(宣肺攻下)、导赤承气汤(清利湿热攻下)，以及补阴扶正攻下的新加黄龙汤等，都是著名医家吴瑭灵活应用三承气汤的范例。另外，《重订通俗伤寒论》之白虎承气汤，系由白虎汤合调胃承气汤加陈仓米而成。一清胃经之燥热，一泻胃腑之实火，具有清下胃腑结热之功。此为治疗胃火炽盛，津燥便秘之良方。近年来我国各地以大承气汤为基础方剂，加减化裁组成许多新的泻下方剂，治疗急腹症、流行性乙型脑炎、感染性休克等都取得了良好的效果。如《中西医结合治疗急腹症》之复方大承气汤，是以大承气汤(枳壳易枳实)为主，通里攻下，配伍莱菔子、赤芍、桃仁活血化瘀，行气消滞，既可助其荡涤积滞，又可防止梗阻导致局部血瘀引起的组织坏死，用于治疗急性肠梗阻，属于阳明腑实而气胀较明显者。

【疑难阐释】

1. 关于本方的君药　对此，历代医家有不同见解。一是以枳实为君，如《伤寒明理论》卷4认为：“枳实苦寒，溃坚破结，则以苦寒为之主，是以枳实为君”；一是以厚朴为君，如《伤寒来苏集·伤寒附翼》卷下认为：“夫诸病皆因于气，秽物之不去，由于气之不顺，故攻积之剂必用行气之药以主之。……厚朴倍大黄，是气药为君。”以上两种认识，是根据糟粕秘结，壅而为实，皆因气之不顺之故。然钱潢、邹澍、张秉成诸医家皆云大黄为君药，如《伤寒溯源集》卷6载：“热邪归胃，邪气依附于宿食粕滓而郁蒸煎迫，致胃中之津液枯竭，故发潮热而大便硬也，……故必咸寒苦泄之药，逐使下出，……其制以苦寒下泄之大黄为君。”《本经疏证》卷11载：“三承气汤中，有用枳、朴者，有不用枳、朴者；有用芒硝者，有不用芒硝者；有用甘草者，有不用甘草者；惟大黄则无不用，是承气之名，故当属之大黄。……此时惟大黄能直捣其巢，倾其窟穴，气之结于血者散，则枳、朴遂能效其通气之职，此大黄所以为承气也。”《成方便读》卷1载：“以大黄之走下焦血分，荡涤邪热者为君。”现代《方剂学》统编教材2版，未分君、臣、佐、使，统编教材4版、5版及中医类规划教材均以大黄为君药。作者认为，方中君药必须是针对主病主证而设，大承气汤为治疗阳明腑实证的峻下方剂，从本方所治证因分析，痞、满、燥、实，皆因阳明病热邪入里，胃肠热结，伤津劫液，燥屎阻塞肠道，以致气机不行，大便秘结，或下利而腹满不减等。显而易见，肠中气机不行，是由于肠胃热结而来。故方以大黄为君，泻热攻积，祛瘀通便；芒硝为臣，泻热通便，软坚润燥，合大黄以荡涤胃肠之热结；枳实、厚朴为佐，行气导滞，消痞除满，可使硝、黄奏功更速。如以枳、朴为君，在病机上则以气滞为主，而胃肠之热结，是由气滞而致，未免倒果为因；在症状上以痞、满为主，实与燥为兼见证，亦系主次混淆。据上分析，以大黄为方中君药，切合方义。厚朴用量虽大，但性味苦温，目的在于行气除满，以增强泻下通便之力，故不宜为君药。

2. 关于本方的煎法　现代应用大承气汤，许多医者不向患者讲明该方正确的煎服法，致使患者将方中诸药同煮，这是不对的。《伤寒论》要求煎服大承气汤的正确方法是：以水一斗，先煮二物，取五升，去滓；内大黄，更煮取二升，去滓，内芒硝，更上微火一两沸，分温再服。即先煮枳、朴，后下大黄，芒硝溶服。这是因为硝、黄煎煮时间过久，会减缓泻下作用。正如《伤寒来苏集·伤寒附翼》卷下所说：“生者气锐而先行，熟者气钝而和缓。”现代药理研究亦表明，大黄的泻下成分蒽醌苷，无论在复方或单味药，其后下法的煎出量均高于先煎法（《哈尔滨中医》1964，6：27），从而说明本方先煎枳、朴，后下大黄，再下芒硝溶服是正确的。

【方论选录】

1. 成无己：“承，顺也。伤寒邪气入胃者，谓之入腑，腑之为言聚也。胃为水谷之海，荣卫之源，水谷会聚于胃，变化而为荣卫。邪气入于胃也，胃中气郁滞，糟粕秘结，壅而为实，是正气不得舒顺也。《本草》曰：通可去滞，泄可去邪。塞而不利，闭而不通，以汤荡涤，使塞者利而闭者通，正气得以舒顺，是以承气名之。王冰曰：宜下必以苦，宜补必以酸，言酸收而苦泄也。枳实苦寒，溃坚破结，则以苦寒为之主，是以枳实为君。厚朴味苦温，《内经》曰：燥淫于内，治以苦温，泄满除燥，则以苦温为辅，是以厚朴为臣。芒硝咸寒，《内经》曰：热淫于内，治内咸寒，人伤于寒，则为病热，热气聚于胃，则胃之实，咸寒之物，以除消热实，故芒硝为佐。大黄味苦寒，《内经》曰：燥淫所胜，以苦下之。热气内胜，则津液消而肠胃燥，苦寒之物，以荡涤燥热，故以大黄为使，是以大黄有将军之号也。承气汤，下药也，用之尤宜审焉。审之大满大实，坚有燥屎，乃可投之也。如非大满，则犹生寒热，而病不除。况无满实者，而结胸痞气之属，由是而生矣。是以《脉经》有曰：伤寒有承气之戒，古人亦特谨之。”（《伤寒明理论》卷4）

2. 吴昆：“伤寒阳邪入里，痞、满、燥、实、坚俱者，急以此方主之。调胃承气汤不用枳、朴者，以其不作痞满，用之恐伤上焦虚无氤氲之元气也；小承气汤不用芒硝者，以其实而未坚，用之恐伤下焦血分之真阴，谓不伐其根也；此则上、中、下三焦皆病，痞、满、燥、实、坚皆全，故

主此方以治之。厚朴苦温以去痞，枳实苦寒以泄满，芒硝咸寒以润燥软坚，大黄苦寒以泄实去热。”（《医方考》卷1）

3. 柯琴：“夫诸病皆因于气，秽物之不去，由于气之不顺，故攻积之剂必用行气之药以主之。亢则害，承乃制，此承气之所由；又病去而元气不伤，此承气之义也。夫方分大小，有二义焉，厚朴倍大黄，是气药为君，名大承气；大黄倍厚朴，是气药为臣，名小承气。味多性猛，制大其服，欲令泄下也，因名曰大；味少性缓，制小其服，欲微和胃气也，故名曰小。二方煎法不同，更有妙义。大承气用水一斗，先煮枳、朴，煮取五升内大黄，煮取三升内硝者，以药之为性，生者气锐而先行，熟者气钝而和缓，仲景欲使芒硝先化燥屎，大黄继通地道，而后枳、朴除其痞满，缓于制剂者，正以急于攻下也。若小承气则三物同煎，不分次第，而服只四合，此求地道之通，故不用芒硝之峻，且远于大黄之锐矣，故称为微和之剂。”（《伤寒来苏集·伤寒附翼》卷下）

4. 钱潢：“热邪归胃，邪气依附于宿食粕滓而郁蒸煎迫，致胃中之津液枯竭，故发潮热而大便硬也，若不以大承气汤下之，必致热邪败胃，谵语狂乱，循衣摸床等变而至不救。故必咸寒苦泄之药，逐使下出，则热邪随宿垢而泄，犹釜底抽薪，薪去则火亦随薪而出矣。然非必宿垢满实而泄之也，胃中之热邪盛者，亦在所必用。古人所谓用之以逐热邪，非下糟粕也。其制以苦寒下泄之大黄为君，咸寒软坚下走之芒硝为臣，又以辛温下气之厚朴为佐，破气泄满之枳实为使，而后可以攻坚泻热也。若脉弱气馁，热邪不甚者，未可轻用也。”（《伤寒溯源集》卷6）

5. 吴谦等：“诸积热结于里而成满、痞、燥、实者，均以大承气汤下之也。满者，腹胁满急䐜胀，故用厚朴以消气壅；痞者，心下痞塞硬坚，故用枳实以破气结；燥者，肠中燥实干结，故用芒硝润燥软坚；实者，腹痛大便不通，故用大黄攻积泻热。然必审四证之轻重，四药之多少，适其宜，始可与也。若邪重剂轻，则邪气不服；邪轻剂重，则正气转伤，不可不慎也。”（《医宗金鉴·订正仲景全书》卷2）

6. 邹澍：“柯韵伯云，厚朴倍大黄为大承气，大黄倍厚朴为小承气，是承气者在枳、朴，应不在大黄矣。曰：此说亦颇有理，但调胃承气汤不用枳、朴，亦名承气，则不可通耳。三承气汤中，有用枳、朴者，有不用枳、朴者；有用芒硝者，有不用芒硝者；有用甘草者，有不用甘草者；惟大黄则无不用，是承气之名，固当属之大黄。况厚朴三物汤，即小承气汤，厚朴分数且倍于大黄，而命名反不加承气字，犹不可见承气不在枳、朴乎？夫气者血之帅，故血随气行，亦随气滞，气滞血不随之滞者，是气之不足，非气之有余；惟气滞并波及于血，于是气以血为窟宅，血以气为御侮，遂连衡宿食，蒸逼津液，悉化为火，此时惟大黄能直捣其巢，倾其窟穴，气之结于血者散，则枳、朴遂能效其通气之职，此大黄所以为承气也。”（《本经疏证》卷11）

7. 张秉成：“夫六淫之入里也，无形之邪，必依有形之物，以为固结。故胃者土也，万物所归，是以热邪一入于胃，无所复转，即挟胃中之滓秽，互相团结，而成可下之证。然此方须上、中、下三焦痞满燥实全见者，方可用之。以大黄走下焦血分，荡涤邪热者为君，又恐其直下之性，除其下而遗其上，故必以酒洗之，但大黄虽能攻积推陈，不能软坚润燥，所有胃中坚结之燥屎，仍不能除，故必以芒硝咸寒润下之品，软坚润燥，乃克有成。枳实、厚朴苦降，破上、中二焦之气，以承顺之，为硝、黄之先导，而后痞满燥结全消耳。此之谓大承气汤也。”（《成方便读》卷1）

【评议】关于本方的君药，诸家方论中各陈己见。成无己认为枳实，柯琴谓厚朴，邹澍、张秉成则云大黄。惟邹、张二氏所论，其义较长。邹氏云：“是承气之名，固当属之大黄”，张氏云:“以大黄之走下焦血分,荡涤邪热者为君”,二氏所论,被后世医家所推崇,并沿用至今。对于枳、朴与大黄的配伍关系,钱氏指出大黄苦寒下泄,厚朴辛温下气,枳实破气泄满,故云:“其制以苦寒下泄之大黄为君,……又以辛温下气之厚朴为佐,破气泄满之枳实为使”。此论简明,切合治证病因、病机。现代分析大承气汤的组方原则,多宗此说。

【验案举例】

1. 阳明热实证　《经方实验录》:江阴街吴姓妇人,病起已六七日,壮热,头汗出,脉大,便闭七日未行,满头剧通,不言语,眼胀,瞳神不能瞬,人过其前,亦不能辨,证颇危重。余曰:目中不了了,睛不和,燥热上冲,此阳明三急下之第一证也。不速治,病不可为矣。于是遂书大承气汤方与之:大黄四钱,枳实三钱,川朴一钱,芒硝三钱。并嘱其家人速煎服之,竟一剂而愈。

2. 热厥　《续名医类案》卷1:李士材治一伤寒,八九日以来,口不能言,目不能视,体不能动,四肢俱冷,咸谓阴证,诊之六脉皆无,以手按腹,两手护之,眉皱作楚,按其趺阳,大而有之,乃知腹有燥屎也。欲与大承气汤,病家惶惧不敢进。李曰:君郡能辨是证者,惟施笠泽耳,延诊之,若合符节。遂下之,得燥屎六七枚,口能言,体能动矣。故按手不及足者,何以救垂厥之证耶?

3. 大叶性肺炎　《河南中医》(2008,1:68):男,31岁,高热咳嗽,胸痛,口唇疱疹,大便3日未解,T40℃,右肺呼吸音减弱,语音增强,有细小湿性啰音。舌红,苔薄黄、干燥,脉沉实数。WBC 73.5×10^9/L,N 0.90,L 0.10。胸片示右下肺大片状密度均匀增高的阴影。西医诊断为大叶性肺炎。常规抗炎治疗基础上,予以大承气汤加鱼腥草20g,金银花15g,杏仁10g,黄芩10g,瓜蒌10g,水煎服。药后大便通,高热退,上方去大黄、芒硝,加北沙参15g,连服9天愈。

按语:肺与大肠相表里,肺气的肃降有助于大肠传导功能的正常发挥,大肠的传导功能正常则有助于肺的肃降。若大肠实,腑气不通,易致肺病。故以大承气汤加减治疗,疗效确切。

4. 胆绞痛　《新中医》(2003,2:66):某女,35岁,胆结石半年,时感右胁下隐痛,现右上腹阵发性剧痛2天,疼痛放射至右肩背,恶心呕吐,纳差,口干口苦,大便3天未解,小便短黄。体温37.6℃,莫菲征阳性,舌尖红,苔黄燥,脉弦数。西医诊断:慢性胆囊炎并多发性结石,胆绞痛。中医诊断:胁痛,阳明腑实。急投大承气汤加味(大承气汤加白芍、郁金、鸡内金、柴胡、黄芩、败酱草、金钱草)。首服胁痛不减反吐,再服有肠鸣矢气,便下燥屎,胁痛逐渐缓解。次日守方继服1剂,排稀便3次,能进食,右胁下无阵痛发作。后以柴平汤善后调理。

按语:胆为“中精之腑”,以通降下行为顺,六腑以通为用,不通则痛。肝胆气滞,疏泄失职,湿热瘀蕴结于中焦,而致腑气不通。治当以通里泄热为要。方中鸡内金、金钱草运脾排石;黄芩、败酱草、柴胡清热解毒;木香、郁金行气利胆;白芍缓急止痛。诸药并用,标本兼顾,收效良好。

5. 季节性黄疸　《上海中医药杂志》(2003,3:56):某男,38岁。2年来,每遇夏季无明显诱因出现巩膜发黄,后及全身,伴恶心、纳差、便秘,持续3个月左右黄疸自行缓解。入院时总胆红素43mmol/L,尿胆原阳性,脉弦,舌红体胖,苔黄厚腻。辨属阳明湿热郁蒸发黄,用大承气汤加茵陈,2剂后大便通,诸证悉减。守法治疗两周痊愈,随访至今未复发。

按语:此为阳明腑实,实热积滞,痞、满、燥、热俱备,腑气不通。治宜峻下热结,行气导滞,破结除满,宜大承气汤。

6. 喉痹 《中国中医急症》(2003,3:238):某男,17 岁。3 天前因受凉后出现发热,流涕,咽喉干燥不适,口服银柴冲剂、感冒清等药后上症逐渐减轻,但咽喉部疼痛剧烈,声音嘶哑,口干苦,大便干燥,小便黄,舌苔薄黄,脉滑数。查悬雍垂肿胀,咽后壁红肿、有淋巴滤泡;T 38.5℃,WBC 7.4×10^9/L,N 0.60,L 0.40。中医诊为风热传里,肺胃热甚,积聚门户所致之风热喉痹。治当通腑泻火,清热利喉。予大承气汤加味:大黄(后下),芒硝(冲服)各10g,厚朴、枳实、连翘、桔梗各 12g,玄参 30g,牛蒡子 20g,甘草 3g。水煎服,服药后 2 小时解出先干后稀大便若干,咽喉疼痛明显缓解,发热、口干等症亦随之缓解。继予养阴利咽之玄参、麦冬、桔梗、青果、诃子、牛蒡子、蝉蜕等,2 天后病愈。

按语:本例为邪热传里、结聚肺胃门户所致。用大承气汤泻火解毒,玄参、麦冬、射干、牛蒡子等养阴清热利咽,而使热势上下分消,其药简力宏,则喉痹痊愈。

【临床报道】

1. 脾(肝)曲综合征 以加味大承气汤[大黄(后下)15g,芒硝(冲服)10g,枳壳 10g,厚朴 10g,木香 10g,青皮 10g,郁金 10g,白芍 15g,陈皮 6g]随证加减,治疗脾(肝)曲综合征 13 例。结果全部治愈,腹胀腹痛消失,嗳气呕吐停止,大便通畅,饮食正常,腹部透视无肠腔充气。服 1 剂治愈者 5 例,服 2 剂治愈者 6 例,服 3 剂治愈者 2 例[1]。

2. 肠麻痹 用大承气汤(生大黄、芒硝、厚朴、枳实各 15g)煎取 500ml 保留灌肠治疗胸腰椎骨折后肠麻痹 256 例。灌肠后若当日未解出大便,不必立即再次灌肠,次日仍未大便者重复使用 1 剂。结果:显效(灌肠 1 剂后排气排便,腹部胀痛消失,食欲增加,精神状态随之明显好转)203 例(79.3%);有效(灌肠 1 剂后仅有肛门排气,未排便,腹部胀痛未彻底消除,灌肠 2 剂后排气排便,腹部胀痛消失,食欲增加,精神状态明显好转)53 例(20.7%)。灌肠后排气排便最早 0.5 小时,最晚 36 小时,平均 5 小时[2]。

3. 卒中伴急性胃黏膜病变 大承气汤加味(大黄、芒硝、枳实、赤芍、丹参各 10g,厚朴 6g 等 8 味)保留灌肠(250ml,日一剂),治疗卒中伴急性胃黏膜病变患者 33 例。对照组 30 例,给予一般的对症治疗。其他治疗措施如抗感染、病因治疗、脏器功能支持、维持内环境稳定、营养支持等两组相同。两组均观察 5 天。结果:两组胃肠功能衰竭、肺部感染发生情况及病死率比较,治疗组分别为 2 例(7.50%)、7 例(15.00%)、1 例(5.00%);对照组分别为 7 例(23.68%)、14 例(34.21%)、3 例(10.52%),三率均以治疗组为低($P<0.05$);治疗组治疗后 12 小时、24 小时、120 小时血清白介素-6 与治疗前以及同期对照组相比亦明显下降($P<0.01$)[3]。

4. 急性胰腺炎 观察大承气汤在治疗急性胰腺炎中的临床疗效。对照组 28 例,予西医常规治疗:胃肠减压,抑制胰腺外分泌,抗炎补液治疗等。治疗组 24 例,在上述基础上给予大承气汤加味(生大黄、枳实、厚朴、玄明粉、柴胡、黄芩、半夏、白芍各 10g),生大黄后入煎 2 分钟,玄明粉冲服,每日 2 剂,分 4 次经胃管注入,控制大便每日 3～5 次,通便效果不理想者,可加用大黄 9g 煎汤或杜秘克 2 包保留灌肠,每日 2 次。结果:治疗组治愈 11 例,显效 12 例,1 例恢复后遗留糖尿病,须经皮下注射胰岛素治疗,无死亡,总愈显率为 95.83%;对照组治愈 9 例,显效 14 例,2 例出现假胰腺囊肿,6 个月后行手术内引流,3 例无效死亡,总愈显率为 82.14%。两组比较差异亦有显著性($P<0.01$)[4]。

5. 功能性消化不良 报道以加味大承气汤(生大黄 30g,厚朴 30g,枳实 20g,芒硝 30g,鸡内金 60g,炒延胡索 30g,炒白术 60g,研粉装胶囊)治疗功能性消化不良 96 例。对照组 32 例,以多潘立酮治疗。结果:治疗组治愈 71 例,有效 23 例,无效 2 例,有效率为 97.92%;对照组治愈 13 例,有效 15 例,无效 4 例,有效率为 87.50%[5]。

6. 糖尿病性胃轻瘫 报道以大承气汤加减(大承气汤加莱菔子、桃仁、黄芪、白术、赤芍)治疗糖尿病性胃轻瘫 42 例,对照组 40 例以多潘立酮治疗。结果:治疗组降低症状积分明显优于对照组,治疗组餐后 2 小时血糖亦明显低于对照组,醋氨酚胃排空值显著高于对照组,胃排空指数明显低于对照组[6]。

7. 促进痔术后愈合 报道以大承气汤加味(生大黄、芒硝、枳实、厚朴各 15g,马齿苋 30g,乳香、没药各 10g)煎汤坐浴促进痔术后愈合 983 例。结果:本组患者均治愈出院,平均住院 10.8 天,治疗过程中轻度疼痛者 903 例;中度疼痛者 69 例;重度疼痛者 11 例。轻度水肿者 821 例;中度水肿 113 例;重度水肿者 49 例[7]。

8. 顽固性便秘 以大承气汤加减保留灌肠治疗顽固性便秘 76 例。若热盛伤津者加生地黄 20g,玄参 15g;血虚者加火麻仁 10g,当归 15g;气虚者加黄芪 30g,党参 20g,升麻 10g;阴寒盛者加肉苁蓉 20g,巴戟天 20g。结果:显效 60 例(大便通调便质转润,1~2 天内排便 1 次,随访半年内无复发);好转 15 例(大便 1~2 天 1 次,便质干结或便质转软,但有时仍有排便不畅);无效 1 例(大便仍秘结,症状未见明显好转),总有效率为 98.67%[8]。

9. 急性有机磷农药中毒 口服急性有机磷农药中毒常规治疗后,以大承气汤促进导泻 20 例。对照组 30 例,胃管注入 20%甘露醇 500ml。结果:治疗组轻度中毒 7 例均有效,中度中毒 5 例均有效,重度中毒 8 例中有效 6 例、无效 2 例;对照组轻度中毒 10 例均有效,中度中毒 9 例中有效 8 例、无效 1 例,重度中毒 11 例中有效 2 例、无效 9 例。结果显示大承气汤对于重度中毒患者导泻结果优于对照组[9]。

10. 肝性脑病 报道以常规治疗加大承气汤(生大黄、枳实各 24g,厚朴 30g,芒硝 18g)保留灌肠配合西药(基础治疗加支链氨基酸 250ml 及门冬氨酸-鸟氨酸针 10.0g 静脉滴注)治疗肝性脑病 40 例。对照组仅以西药治疗。结果:治疗后 120 小时和 168 小时血氨比较两组差异有统计学意义($P<0.05$),治疗组总有效率为 92.5%,对照组总有效率为 70.0%[10]。

11. 中风急性期脑水肿 报道以大承气汤加减适当加用胆南星、天竺黄、石菖蒲治疗中风急性期脑水肿 35 例。对照组 35 例,以西药常规治疗。结果:治疗组 35 例,显效 25 例,有效 8 例,无效 2 例,总有效率为 94.29%;对照组 35 例,显效 10 例,有效 15 例,无效 10 例,总有效率为 71.43%。两组比较,治疗组疗效明显优于对照组[11]。

12. 精神分裂症(狂躁) 报道以大承气汤加减(大黄 60g,芒硝 10g,枳实 15g,厚朴 15g,桃仁 15g,远志 15g,菖蒲 15g,胆南星 15g)治疗狂躁患者 49 例。结果:痊愈 38 例,显效 6 例,无效 5 例,总有效率为 89.8%[12]。

13. 急性湿疹 以大承气汤加味治疗急性湿疹 34 例。处方大黄 9g,芒硝 9g,枳实 9g,厚朴 9g,蝉蜕 9g,赤芍 9g,金银花 15g,桃仁 9g,麻黄 5g。瘙痒甚者加白鲜皮 20g,苦参 10g。连服 3 日后改为隔日 1 剂,10 天为 1 个疗程,间隔 5 天,再行第 2 个疗程。期间禁食辛辣、鸡、鸭、牛、羊肉等食物,避免热水烫洗和肥皂等刺激物洗涤。结果:1 个疗程治愈 19 例,2 个疗程治愈 13 例,好转 2 例[13]。

【实验研究】

1. 抗氧化 采用直肠不全结扎造成大鼠急性肺损伤模型,大承气汤可增加支气管肺泡灌洗液中 MDA、白蛋白的含量,与模型组相比肺系数(肺湿重/体质量×100%)降低[14]。

2. 调节免疫 大承气汤可迅速恢复严重创伤、感染患者的人白细胞抗原(HLA-DR)并降低多脏器功能障碍综合征(MODS)的发生率(对照组发生率为 66.67%,治疗组发生率为

29.17%)[15]。大承气汤治疗的 MODS 患者血浆内毒素水平显著降低，并下调促炎介质 TNF-α、IL-1β、IL-6 和抗炎介质 IL-4、IL-10 的产生，上调 HLA-DR 表达。同时，大承气汤治疗组患者病死率显著低于对照组[16]。大承气汤可降低脂多糖诱导的肠巨噬细胞分泌 TNF 增加，效果与地塞米松无明显差异[17]。

3. 调节肠蠕动　大承气汤颗粒剂对正常豚鼠离体回肠的作用是双向的：小剂量时随剂量加大而加强，大剂量时随剂量加大而减弱。大承气汤颗粒剂在浓度 $1\times10^{-4}\sim2.5\times10^{-3}$ 范围时，其作用是随剂量加大而逐渐加强，当浓度大于 2.5×10^{-3} 时其作用是随剂量加大而逐渐减弱；浓度在 $1\times10^{-5}\sim1\times10^{-3}$ 时，可使乙酰胆碱作用增强，浓度在 $1\times10^{-3}\sim1\times10^{-2}$ 时可使乙酰胆碱作用逐渐减弱[18]。

4. 影响消化功能　大承气汤经胃给药，30 分钟后胃动素分泌和胃电活动均受到明显抑制；给药后 90 分钟胃动素水平仍低于给药前，但呈上升趋势，而胃电活动已恢复至给药前水平且呈逐渐加强趋势；210 分钟胃动素水平超过给药前，胃电活动则明显增强。总体上，对家兔胃动素分泌和胃电活动为先抑制后促进的作用[19]。采用直肠不全结扎法建立出口梗阻性便秘动物模型，经大承气汤治疗后结肠黏膜炎症反应明显减轻，血浆胃动素含量较正常组显著升高，但血浆血管活性肠肽的含量低于模型组和正常组[20]。大承气汤能够通过修复多器官功能不全综合征（MODS）大鼠小肠深部肌间 Cajal 间质细胞形态学的损伤，改善 MODS 大鼠胃肠运动障碍[21]。大承气汤、大黄均能促进细胞膜去极化，加快慢波电位发放，并能增加峰电位的发放频率，提示二者均可直接增强肠管平滑肌细胞的电兴奋性，促进肠道收缩[22]。大承气汤、大黄均能阻止肠管对葡萄糖和钠的吸收，继而肠容积增大，刺激肠壁蠕动增强，产生攻下作用[23]。

5. 调整肠道菌群　腹腔注射无菌酵母多糖 A 制备大鼠多器官功能不全综合征模型，模型的外周血和门静脉血内毒素水平以及肠腔内游离内毒素含量均明显升高；肠球菌、肠杆菌数量明显增加，而双歧杆菌和乳酸杆菌数量出现显著下降，类杆菌数量亦出现明显下降；厌氧菌总数明显下降而需氧菌总数明显增加，同时厌氧菌总数/需氧菌总数的比值和 B/E 比值呈相应下降，发生倒置；肠道细菌向肠系膜淋巴结的易位（阳性率是 83.33%）。大承气汤具有减轻以上改变的作用[24]。

6. 调节凝血功能　脓毒症患者常伴有严重凝血功能障碍。报道以大承气汤治疗脓毒症 22 例，治疗组治疗第 7 天的凝血酶原时间、凝血酶时间、活化部分凝血活酶时间较对照组明显缩短；纤维蛋白原和血小板计数显著延长，具有保护凝血功能作用。这可为大承气汤防治脓毒症进展为多脏器功能障碍综合征提供理论依据[25]。采用尾静脉注射油酸的方式复制急性呼吸窘迫综合征大鼠模型，大承气汤可显著改善模型组的凝血功能。包括增加平均血小板体积，降低血小板计数，增加活化部分凝血酶时间、凝血酶时间及凝血酶原时间，达到治疗大鼠急性呼吸窘迫综合征作用[26]。

7. 改善肺水肿　对于耳缘静脉注入油酸建立的家兔实验性肺水肿的动物模型，大承气汤具有改善肺水肿、促进肺泡上皮增生特别是Ⅱ型上皮增生、保护多脏器功能，促进损伤修复的作用[27]。

8. 脑保护作用　大承气汤可降低脑出血急性期家猫脑组织中 NO 水平，增强 Na^{+}-K^{+}-ATP 酶的活性，对家猫脑组织有保护作用[28]。对于Ⅳ型胶原酶局部注射所致的脑血肿大鼠模型，血肿周围神经元活化凋亡蛋白酶 3 表达明显上调，大承气汤能减少活化凋亡蛋白酶 3 的表达，阻止神经元的凋亡；同时也具有一定的促进血肿吸收的作用[29]。大鼠脑出血后血肿周围神经元线粒体内细胞色素C的释放明显上调；大承气汤能阻止细胞色素C释入胞浆，从而阻断凋亡信号进一步传导，保护脑出血后神经元[30]。

9. 保肝作用 大承气汤可逆转肝细胞DNA合成受抑；减少库普弗细胞分泌TNF，对肝细胞具有双重保护作用[31]。

10. 抗炎 大承气汤可使小鼠炎症模型的血清锌浓度、SOD活性明显上升，但中药汤剂测定含锌量少，可能是通过高层次的调整作用发挥疗效[32]。

【附方】

1. 小承气汤(《伤寒论》) 大黄四两(12g)酒洗 厚朴二两(6g)去皮，炙 枳实三枚大者(9g)炙 以水四升，煮取一升二合，去滓，分温二服。初服当更衣，不尔者，尽饮之。若更衣者，勿服之。功用：轻下热结。主治：阳明腑实轻证。大便秘结，潮热谵语，脘腹痞满，舌苔老黄，脉滑而疾。以及痢疾初起，腹中胀痛，里急后重。

本方即大承气汤去芒硝，减枳、朴之量而成，为治阳明腑实证之轻剂，因肠胃积滞与热邪相搏，津伤肠燥，腑气不通，故脘腹痞满，大便秘结；浊气上攻，心神被扰，而发谵语。故徐大椿云："谵语由便秘，便秘由胃燥，胃燥由汗出，汗出由津液少，层层相因，病情显著"(《伤寒论类方》卷2)。潮热系由里热炽盛所致。腑实证虽具，而证势轻缓。故用大黄泻下实热；虽腑实而肠中燥结不甚，故不用润燥软坚之芒硝。因痞满程度较轻，故枳实、厚朴之用量亦较大承气汤为少。三药合用，共奏泻热通便，消胀除满之功，为轻下热结之剂。

2. 调胃承气汤(《伤寒论》) 大黄四两(12g)去皮，清酒洗 甘草二两(6g)炙 芒硝半升(9g) 以水三升，煮取一升，去滓，内芒硝，更上微火一二沸，温顿服之，以调胃气。功用：缓下热结。主治：阳明腑实证。大便秘结，蒸蒸发热，濈然汗出，口渴心烦，腹痛胀满，舌苔正黄，脉滑数。

本方即大承气汤去枳、朴加甘草而成，为治阳明腑实证的缓下剂。热蒸于里，气蒸于外，故蒸蒸发热，濈然汗出；胃家实热上扰，故口渴心烦；燥热内结，气滞不畅，则腹痛胀满，大便秘结。因其病机主要为燥热内结，而胀满之证亦是由内结所致，故仅用大黄、芒硝以泻热结，而不用消除痞满之枳实、厚朴，使内结消，则胀满除；配以甘草者，是缓中调胃，使泻下而不伤正气也。合之，共奏泻下燥实，调和胃气之功。是为缓下热结之剂。需要指出的是：本方既有硝、黄，且原方芒硝用量大于大承气汤，何以不称峻下剂而曰缓下剂？因为硝、黄配伍枳实、厚朴，其攻下之力始强，本方虽用大黄、芒硝，但无枳实、厚朴的行气破滞，因而泻下之力较弱，且配伍甘草，更能缓和硝、黄泻下之性，使其留在胃肠缓缓发挥泻热润燥的作用。王子接云："以甘草缓大黄、芒硝，留中泄热，故曰调胃"(《绛雪园古方选注》卷上)。

3. 三化汤(《素问病机气宜保命集》卷中) 大黄 厚朴 枳实 羌活各等份 上锉，如麻豆大。每服三两(9g)，水三升，煎至一升半，终日服之，不拘时候，以微利为度。功用：通便祛风。主治：中风入腑，邪气内实，热势极盛，二便不通，及阳明发狂谵语。

本方是由小承气汤加羌活而成。析其方义，正如《医方考》卷1所云："大黄、厚朴、枳实，小承气汤也。上焦满，治以厚朴；中焦满，破以枳实；下焦实，夺以大黄；用羌活者，不忘乎风也。服后二便微利，则三焦之气无所阻塞，而复其传化之职矣，故曰三化。"《增补内经拾遗方论》卷1亦云："三者，风、滞、痰也。化，变化以清散之也。方用羌活以化风，厚朴、大黄以化滞，枳实以化痰，故曰三化。"据此，现代多用本方治疗真中风外感六经形证未解，内有燥屎，大便不通，脘腹痞满之证。

4. 宣白承气汤(《温病条辨》卷2) 生石膏五钱(15g) 生大黄三钱(9g) 杏仁粉二钱

(6g)　栝蒌皮一钱五分(5g)　水五杯，煮取二杯，先服一杯，不知再服。功用：泻下热结，宣肺化痰。主治：阳明温病，热结肠腑，痰热壅肺。潮热便秘，喘急胸闷，痰涎壅盛，舌苔黄厚而腻，脉沉滑数，右寸实大。

肺在五行属金，在五色与白相应，故“宣白”即宣肺之意。本方石膏辛甘大寒，清热泻火。杏仁肃降肺气，以平喘促，更有润肠之功。瓜蒌皮清热化痰，宽胸散结。三药相配，宣降肺气，以平肺气之逆。大黄苦寒泻下，攻下热结。四药合用，宣肺通肠，互相为用，泻肺实有助于通大肠，攻热结有助于降肺气。综观全方，实属脏腑合治之剂。

5. 导赤承气汤(《温病条辨》卷2)　赤芍三钱(9g)　细生地五钱(15g)　生大黄三钱(9g)　黄连二钱(6g)　黄柏二钱(6g)　芒硝一钱(3g)　水五杯，煮取二杯，先服一杯，不下再服。功用：攻下热结，清泄膀胱。主治：阳明温病，下之不通，身热烦渴，腹满便秘，小便短赤，涩滞热痛，舌苔黄燥，脉沉数，左尺弦劲。

本方用大黄、芒硝攻下大肠热结，以通阳明。黄连苦寒，清上、中焦之热。黄柏苦寒，清下焦之热。二药配伍，则三焦之热可清，膀胱之热可祛。生地黄甘寒，清热凉血，兼以滋阴。赤芍清热凉血，活血止痛，兼能利水。黄连、黄柏、生地黄、赤芍四药合用，共治膀胱水热互结。黄连、黄柏清其热，热去则津液不耗，生地黄滋阴增液，液充则不黏不滞。三药同施，使邪热退而津液充，更配赤芍清热利水，则膀胱水热互结自解。全方六药共用，既能通泄大便，又能通利小便，两解大肠与膀胱之邪。

6. 复方大承气汤(《中西医结合治疗急腹症》)　炒莱菔子30g　桃仁9g　赤芍15g　厚朴15g　枳实9g　生大黄(后下)9g　芒硝(冲服)9～15g　水煎200ml，口服或胃管注入，每日1～2剂。功用：通里攻下，行气活血。主治：单纯性肠梗阻，证属阳明腑实而气胀明显者。

本方由大承气汤加炒莱菔子、桃仁、赤芍而成。方中大承气汤峻下热结，配伍莱菔子行气开郁，配伍桃仁、赤芍活血祛瘀，合之具有通里攻下，行气活血之功。一般用于早期单纯型肠梗阻，对腹部胀气严重者，尤为适宜，并可预防术后腹腔粘连。

大承气汤、小承气汤、调胃承气汤合称三承气汤，是寒下法中的代表方剂。三方均以大黄泻热通便，主治阳明腑实之证。但由于各方组成的药味和分量不同，故作用同中有异。概而言之，大承气汤先煎枳、朴，并重用以行气除满，增其攻逐之力，后下硝、黄，且大黄生用，故泻下热结之力较峻，主治痞、满、燥、实俱备之阳明热结重证；小承气汤，药少芒硝一味，且厚朴用量较大承气汤轻四分之三，枳实亦少二枚，且三味同煎，故泻下之力较轻，主治痞、满、实而不燥之阳明热结轻证。调胃承气汤用大黄、芒硝而不用枳、朴，后纳芒硝，配伍甘草，且大黄与甘草同煎，是取其和中调胃，下不伤正，故方名“调胃承气汤”。从其作用来讲，比大、小承气汤为缓和，故泻下热结之力较缓，主治燥实而无痞满之阳明热结证。此外，对肠胃燥热引起的发斑、口齿喉痛，及消中、疮疡之证，亦可治疗。值得指出的是：本方的服法尤有妙意，对于胃热偏盛，燥实不甚者，“少与调胃承气汤”，意取缓下泻热，调胃和中；对于胃中燥实偏重，腑气不通者，则一剂顿服，旨在清泄燥热，承顺胃气。可见，同一方剂的服法不同，功用、主治亦有所区别。以上三承气汤，药仅五味，但每首方剂的组成、剂量及煎服法各有不同，因而它们的功用也就有大小缓急之分，在应用时，须仔细辨析。

仲景的三承气汤为后世运用攻下法树立了典范。《素问病机气宜保命集》卷中之三化汤，是由小承气汤加羌活而成，为通便祛风之剂，故可用于真中风外感六经形证未解，内有燥实大便不通，脘腹痞满之证。《温病条辨》之宣白承气汤、导赤承气汤等，都是在仲景三承气汤的基础上发展而来。宣白承气汤,宣肺药与攻下药同用,功在宣肺通肠,实属脏腑合治之剂。导赤承气汤泻热通便药与利水清热药同用,功在通大便利小便,为两解大肠与膀胱之剂。前者用于阳明里实,痰涎壅肺证;后者用于阳明里实,膀胱热盛证。复方大承气汤是当代名方,《中西医结合治疗急腹症》所载者,系由大承气汤加莱菔子、桃仁、赤芍组成。本方的配伍特点,是以通里攻下药与行气活血药配伍,以成通里攻下,行气活血之剂,故适用于单纯型肠梗阻,证属阳明腑实而气胀较重者,并可预防术后腹腔粘连。

7. 厚朴三物汤(《金匮要略》) 厚朴八两(24g) 大黄四两(12g) 枳实五枚(15g) 上药以水一斗二升,先煮二味,取五升,纳大黄,煮取三升,温服一升。以利为度。功用:行气通便。主治:气滞便秘证。脘腹满痛,大便秘结。

本方又名"厚朴汤"(《千金翼方》卷 18)、"三物汤"(《血证论》卷 8),与小承气汤的药物组成虽然相同,但由于重用厚朴、枳实,故而功效以行气为主。本方在原书中有关主治证候的记载仅有"痛而闭"三字,后世医家论曰:"闭者,气已滞也,塞也。《经》曰:通因通用,此之谓也。于是以小承气通之。乃易其名为三物汤者,盖小承气君大黄以一倍,三物汤君厚朴以一倍者,知承气之行,行在中下也;三物之行,因其闭在中上也。绎此,可启悟于无穷矣"(《金匮玉函经二注》卷 10)。"痛而闭,六腑之气不行矣。厚朴三物汤与小承气同,但承气意在荡实,故君大黄;三物意在行气,故君厚朴"(《金匮要略心典》卷中)。上述论述对于理解厚朴三物汤的配伍及其适应证候,有较大的参考意义。

参考文献

[1] 周建群. 通里攻下法治疗脾(肝)曲综合征[J]. 中国中西医结合杂志,1992,12(3):183.

[2] 邓小彬,廖仁飞,彭熠. 大承气汤治疗胸腰椎骨折后肠麻痹 256 例[J]. 实用中医药杂志,2009,25(8):529.

[3] 史冬梅,张锐,杜秀民. 加味大承气汤灌肠保护脑卒中患者肠黏膜研究[J]. 中华全科医学,2009,7(12):1294-1295.

[4] 程雪彬. 大承气汤治疗重症急性胰腺炎临床观察[J]. 中国中医急症,2009,18(5):715-716.

[5] 王中生,穆绪超. 加味大承气汤治疗功能性消化不良 96 例[J]. 河南中医,2003,23(8):8-9.

[6] 黄春玲. 大承气汤加味治疗糖尿病性胃轻瘫[J]. 山东中医杂志,2005,24(6):340-341.

[7] 凌星. 983 例痔术后患者运用大承气汤加味熏洗疗效观察[J]. 甘肃中医,2002,15(6):44-45.

[8] 魏伟. 大承气汤保留灌肠治疗顽固性便秘 76 例[J]. 实用中医内科杂志,2008,22(3):53.

[9] 王仕汉. 大承气汤对口服急性有机磷农药中毒的导泻作用[J]. 中国中医急症,2003,(5):448.

[10] 邹碧泉. 大承气汤保留灌肠治疗肝性脑病 40 例临床观察[J]. 浙江中医杂志,2008,43(5):268-269.

[11] 李俊红. 大承气汤加减治疗中风急性期脑水肿 35 例[J]. 中国中医急症,2006,15(7):770.

[12] 梁宝利. 大承气汤加味在狂症中的应用[J]. 中国民康医学杂志,2003,15(7):429.

[13] 彭万军,赵福玉. 大承气汤化裁治疗急性湿疹 34 例[J]. 山东中医杂志,1996,15(6):261.

[14] 杨胜兰,王鹏,大承气汤对肠源性肺损伤大鼠肺组织抗氧化保护作用的研究[J]. 湖北中医学院学报,2003,5(3):21-22.

[15] 邢迎红,崔克亮,曹书华,等. 大承气汤对危重症患者单核细胞表面人白细胞抗原 DR 表达的影响[J]. 中国急救医学,2002,22(4):226-227.

[16] 曹书华,王今达. 大承气汤在多器官功能障碍综合征治疗过程中的免疫调节作用[J]. 中华创伤杂志,2004,20(12):720-723.

[17] 陈海龙,王辉,李文利. 大鼠肠巨噬细胞 TNF-α 表达及复方大承气汤的影响[J]. 世界华人消化

杂志,2003,11(4):442-445.

[18] 刘印忠,马德禄,靳珠华,等. 大承气汤颗粒剂对正常豚鼠离体回肠运动的影响[J]. 天津药学,2002,14(1):28-29.

[19] 冯敬坤,岳华,李爱英,等. 大承气汤对家兔胃动素分泌和胃电活动影响的实验研究[J]. 河北中医药学报,2002,17(2):1-3.

[20] 吴先哲. 大承气汤对出口梗阻性便秘大鼠相关胃肠激素的影响[J]. 湖北中医学院学报,2008,10(2):6-8.

[21] 李毅,齐清会,张栋梁,等. 大承气汤对MODS大鼠小肠深部肌间Cajal间质细胞损伤的作用[J]. 中国中西医结合外科杂志,2008,14(3):230-234.

[22] 杨文修,金正根,许文胜,等. 大承气汤和大黄对豚鼠结肠带平滑肌细胞电活动的影响[J]. 中国中西医结合杂志,1993,13(1):33.

[23] 崔志清,郭世铎,伍孝先. 大承气汤及大黄对不完全梗阻后小鼠离体小肠葡萄糖-钠转运电位的影响[J]. 中国中西医结合杂志,1995年基础理论研究特集,1995:144-145.

[24] 陈海龙,吴咸中,关凤林,等,大承气汤对MODS时肠道细菌微生态学影响的实验研究[J]. 中国微生态学杂志,2007,19(2):132-134.

[25] 吴建浓,朱美飞,雷澍,等. 大承气汤对脓毒症患者凝血功能的影响[J]. 浙江中医药大学学报,2008,32(3):368-369.

[26] 谷建钟,叶菁,张媛,等. 大承气汤对急性呼吸窘迫综合征大鼠血小板及凝血系统的作用[J]. 浙江中医学院学报,2006,30(1):78-79.

[27] 李玉梅,朱晓梅,章忱,等. 大承气汤改善家兔实验性肺水肿及多脏器损害的病理学研究[J]. 药学实践杂志,2002,20(4):215-220.

[28] 王俊卿. 大承气汤对脑出血急性期家猫脑保护作用的研究[J]. 中国中医急症,2002,11(4):289.

[29] 侯俊良,梁清华,包太成,等. 大鼠脑出血后血肿周围组织活化凋亡蛋白酶3表达与大承气汤的干预[J]. 中国临床康复,2005,9(21):145.

[30] 侯俊良,梁清华,包太成,等. 大承气汤对脑出血大鼠神经元线粒体内细胞色素C释放的影响[J]. 实用预防医学,2006,13(3):495-498.

[31] 陈海龙. 内毒素致肝损害中库普弗细胞的作用及大承气汤的调节[J]. 世界华人消化杂志,2003,11(12):1919-1922.

[32] 孙爱贞,高述祥,郭瑞新,等. 寒下方大承气汤抗炎过程中微量元素作用机理的探讨[J]. 上海中医药杂志,1994,7(1):48-50.

（韩　涛　刘持年）

大陷胸汤

（《伤寒论》）

【异名】陷胸汤(《儒门事亲》卷12)。

【组成】大黄去皮六两(10g)　芒硝一升(10g)　甘遂一钱匕(1g)

【用法】上三味,以水六升,先煮大黄,取二升,去滓,纳芒硝,煮一二沸,纳甘遂末,温服一升。得快利,止后服(现代用法:水煎,溶芒硝,冲甘遂末服)。

【功用】泻热逐水。

【主治】结胸证。从心下至少腹硬满而痛不可近,大便秘结,日晡潮热,或短气烦躁,舌上燥而渴,脉沉紧按之有力。

【病机分析】本方所治之结胸证,为太阳病误下,邪热内陷,与痰水互结所致。所谓"病发于阳，热入因作结胸”，即是指此。水热互结，壅塞不通，则病从心下至少腹硬满痛而不可触近；误下重伤阴液，热炽气壅不能布津，故上则舌燥而渴，下则肠燥便秘；以其阳明经气旺于申酉之时，正邪交争，故日晡潮热或短气烦躁。正如柯琴所言：“夫胸中者，太阳之都会，宗气之所主，故名气海。太阳为诸阳主气，气为水母，气清则水精四布，气热则水浊而壅瘀矣。……水结于胸，上焦不通，则津液不下，无以润肠胃，故五六日不大便，因而舌干口渴，日晡潮热”（《伤寒来苏集·伤寒附翼》卷上）。至于脉沉紧，按之有力，亦为证急邪盛，水热结实之象。

【配伍意义】本方治证为水热结实之结胸证，根据《素问·至真要大论》“热者寒之”，《金匮要略》“诸有水者可下之”的原则，治宜急泻其热，破结逐水。方中甘遂苦寒，功善泻水逐饮，泄热散结，且生药研末，随汤冲服，其力更峻。《伤寒寻源》下集谓本方“关键全在甘遂一味，使下陷阳明之邪，上格之水邪，从膈间分解，而硝、黄始得成其下夺之功”，故为方中君药。大黄先煮，熟则行迟，其意不在速下，而在于荡涤胸腹邪热；芒硝咸苦泻热，软坚润燥，与大黄同用，共为臣药，以助君药泻热逐水。本方药虽三味，但力峻而效宏，使水热互结之邪，迅从大便而下，故为泻下逐水之峻剂。

【类方比较】大陷胸汤与大承气汤同属寒下峻剂，均用大黄、芒硝以泻热攻下。但二方主治证之病因、病位不同，组方配伍及用量、用法皆有差异。大承气汤以大黄为君，配以泻热软坚润燥之芒硝与行气导滞之枳实、厚朴，故以峻下热结为主，为治疗胃肠实热积滞而致大便燥结，腹痛拒按的主要方剂；大陷胸汤则以甘遂为君，伍以泄热攻下之大黄、芒硝，其功泻热逐水为主，是治疗水热互结之结胸证，从心下至少腹硬满而痛的主要方剂。正如尤怡所云：“大陷胸与大承气，其用有心下与胃中之分。以愚观之，仲景所云心下者，正胃之谓；所云胃中者，正大小肠之谓也。胃为都会，水谷并居，清浊未分，邪气入之，夹痰杂食，相结不解，则成结胸；大小肠者，精华已去，糟粕独居，邪气入之，但与秽物结成燥粪而已。大承气专主肠中燥粪，大陷胸并主心下水食。燥粪在肠，必藉推逐之力，故须枳、朴；水饮在胃，必兼破饮之长，故用甘遂。且大承气先煮枳、朴而后纳大黄；大陷胸先煎大黄而纳诸药。夫治上者制宜缓，治下者制以急，而大黄生则行速，熟则行迟，盖即一物，而其用又有不同如此”（《伤寒贯珠集》卷2）。尤氏的这种切合实际的比较分析，对临床运用，颇多启发。

【临床运用】

1. 证治要点　本方为泻热逐水之峻剂，适用于邪热与水饮互结于胸膈胃脘的结胸证。临床以心下至少腹硬满而痛，便秘，发热，脉沉紧有力为证治要点。

2. 本方亦可用于膈间留饮证属正盛邪实者。

3. 本方现代常用于胸腔积液、急性胆囊炎、胆石症、急性胰腺炎、急性肠梗阻、急性阑尾炎、流行性出血热等属热邪与水饮互结而正气不虚者。

【使用注意】

1. 本方力峻效宏，为寒下峻剂，宜中病即止，故原书用法指出：“得快利，止后服”，以免过剂伤正。《黄帝素问宣明论方》卷6又云：“未快利，再服。势恶不能利，以意加服。”由此可见，本方所治证情急且重，既要防止攻伐过度，损伤正气，又要及时峻下祛邪，以免留邪为患，总以快利为度，能否继续攻下，应视药后利下的程度而定。

2. 泻后注意调理脾胃，其原则是补中缓急，健脾益气，方法包括进食糜粥以养胃气，或进服理中丸、六君子汤等调养脾胃之剂。另外，还应注意饮食，对油腻及不易消化的食物，不宜早进，以防重伤胃气。

3. 若平素体弱，或病后不任攻伐者，以及孕妇，禁用本方。

【源流发展】本方始见于《伤寒论·辨太阳病脉证并治》下篇，为"结胸热实"而设。方以甘遂、大黄、芒硝相配，而成泻热逐水之峻剂。同书于方中加入杏仁、葶苈子、白蜜为丸，名大陷胸丸，用于结胸证部位偏上，项亦强，如柔痉者，从而由峻逐之方，变为缓攻之剂，使药力缓行，此为仲景应用本方之变通。后世医家应用本方多有发挥，创制诸多衍化方，如《备急千金要方》卷11陷胸汤，即大陷胸汤去芒硝，加瓜蒌实、黄连而成，用于食积仓廪蕴热，胸中心下结积，饮食不消者；又如《伤寒类证活人书》卷13之大陷胸汤，方名虽同，组成有异，药用甘遂、桂枝、人参、大枣、瓜蒌实，用于治疗痰饮搏结于胸膈，正气不足之结胸证。对于大陷胸汤主治病证，历代医家亦有发展，如《柯氏方论》载其治水肿痢疾初起；《类聚方广义》载其"治脚气冲心"，及"真心痛，心下硬满，苦闷欲死者"。从而使本方的应用范围不断扩大。现代临床更广为其用，将大陷胸汤改为散剂，用于治疗急腹症，《新急腹症学》用其治疗各类急腹症发展到严重阶段而出现的肠麻痹、肠梗阻、胆系感染和胆石症、急性出血、坏死型胰腺炎合并麻痹性肠梗阻等；《急腹症方药新解》用于治疗单纯型肠梗阻肠腔积液较多者，及幽门梗阻、急性胃扩张、急性胰腺炎等体壮里实者，均收到良好效果。

【疑难阐释】

1. 关于方中君药　前人对本方中以何药为君，见解不一。有以甘遂为君者，如成无己认为"甘遂味苦寒，苦性泄，寒胜热，……陷胸破结，非直达者不能透，是以甘遂为君"(《伤寒明理论》卷4)。汪琥亦认为："甘遂乃通水之要药，陷胸汤以之为君"(《伤寒论辨证广注》)。有以大黄为君者，如许宏认为"心下结者，邪气上结也，此为大结胸之症。若非大下泄之，其病不去也。故用大黄为君，而荡涤邪结，苦以散之"(《金镜内台方议》卷5)。从本方证的成因而言，是由表证误下，水饮与邪热互结于胸腹之间，水遏热伏所致。治当逐水为主，泻热为辅。李时珍《本草纲目》甘遂"发明"中引"元素曰：(甘遂)直达水气所结之处，乃泄水之圣药，故仲景大陷胸汤用之。"吕搽村诠释该方云："本方虽用硝、黄，而关键全在甘遂末一味，使下陷阳明之邪，上格之水邪，从膈间分解，而硝、黄始得成其下夺之功。若不用甘遂，便属承气法，不成陷胸汤矣"(《伤寒寻源》下集)。综上所述，甘遂应为方中君药。配以大黄荡涤邪热，芒硝泻热软坚。三味合用，既能逐水，又能泻热，水去热除，则胸腹之结自散(引自《中医历代方论选》)。

2. 关于本方的剂型　大实大积之证，须用泻下逐水之剂以攻之，仲景选用汤剂以发挥其猛峻攻逐之能。而方中之甘遂并未入煎，而是研末入汤液中温服，此用法比较合理。现代研究发现，甘遂的有效成分不溶于水，若入汤剂水煎则难以收效。目前应用大陷胸汤的剂型有三种：汤剂、散剂和胶囊剂。汤剂作用较猛，适宜于体质壮实者；散剂用量准确，且服用方便；胶囊剂则避免了药物对上消化道的刺激作用，尤宜于伴有恶心呕吐者。

【方论选录】

1. 成无己："结胸由邪在胸中，处身之高分，邪结于是，宜若可汗。然所谓结者，若系结之结，不能分解者也。诸阳受气于胸中，邪气与阳气相结，不能分解，气不通，壅于心下，为硬为痛，是邪正因结于胸中，非虚烦膈实之所同，是须攻下之物可理。低者举之，高者陷之，以平为正。结胸为高邪，陷下以平之，故治结胸，曰陷胸汤。甘遂味苦寒，苦性泄，寒胜热，……陷胸破结，非直达者不能透，是以甘遂为君。芒硝味咸寒，《内经》曰：咸味下泄为阴；又曰：咸以软之。气坚者，以咸软之；热胜者，以寒消之，是以芒硝为臣。大黄味苦寒，将军也，荡涤邪寇，除去不平，将军之功也，陷胸涤热，是以大黄为使。利药之中，此为驶剂，伤寒错恶，结胸为甚，非此汤则不能通利之。剂大而数少，取其迅疾，分解结邪，此奇方之制也。《黄帝针经》曰：结虽大，犹可解也。在伤寒之结，又不能久，非陷胸汤，孰可解之矣？"（《伤寒明理论》卷4）

2. 许宏："病发于阳，而反下之，热入因作结胸；病发于阴，而反下之，因作痞。所以成结胸者，以下之太早故也。且脉沉者，为病在里，紧为里实；心下结者，邪气上结也，此为大结胸之症。若非大下泄之，其病不去也。故用大黄为君，而荡涤邪结，苦以散之；芒硝为臣，以软其硬，盐以软之；甘遂为佐为使，以通其水，而下其邪之峻烈者也。"（《金镜内台方议》卷5）

3. 吴昆："伤寒下之早，以心下至少腹硬满而痛不可近者，大结胸也，此方主之。三阳经表证未解，而用承气汤以攻里者，此下之早也。下之早则里虚，里虚则表邪乘之而入，三焦皆实，故心下至少腹硬满而痛不可近也。此其为证危急，寻常药饵不能平矣，故用大黄以荡实，硝石以软坚，甘遂以直达。噫！人称三物之峻矣，抑孰称其有起死之功乎？用人之勇去其怒，惟善将将者能之。"（《医方考》卷1）

4. 柯琴："结胸有热实，亦有寒实。太阳病误下，成热实结胸，外无大热，内有大热也。太阴病误下，成寒实结胸，胸下结硬，外内无热症也。沉为在里，紧则为寒，此正水结胸胁之脉。心下满痛，按之石硬，此正水结胸胁之症，然其脉其症不异于寒实结胸，故必审其为病发于阳，误下热入所致，乃可用大陷胸汤。是谓治病必求于本耳。"（《伤寒来苏集·伤寒附翼》卷上）

5. 张秉成："治太阳表邪不解而反下之，热陷于里，其人素有水饮停胸，以致水热互结心下，满而硬痛，手不可近，不大便，舌上燥而渴，成结胸胃实之证。以甘遂之行水直达所结之处，而破其澼囊；大黄荡涤邪热；芒硝咸润软坚。三者皆峻下之品，非表邪尽除，内有水热互结者，不可用之。"（《成方便读》卷1）

【评议】对于本方证的病机与治法，诸家所见皆同，即水饮与邪热结实于胸腹之间，水壅热伏所致，治当泻水逐热。而对方中以何药为君，认识不一，已在疑难阐释中述及，不再赘述。柯氏强调"必审其为病发于阳，误下热入所致，乃可用大陷胸汤"；张氏强调"三者皆峻下之品，非表邪尽除，内有水热互结，不可用之"，均颇具要义，可资临床参考。

【验案举例】

1. 结胸证　《经方实验录》：陈姓孩，年14，一日忽得病，脉洪大，大热，口干，自汗，右足不得伸屈。病属阳明，然虽渴，终日不欲饮水，胸部如塞，按之似痛，不胀不硬，又类悬饮内痛。大便五日未通，上湿下燥，于此可见。且太阳之湿内入胸膈，与阳明内热同病。不攻其湿痰，燥热焉除？于是遂书大陷胸汤与之。制甘遂一钱五分，大黄三钱，芒硝二钱。服后大便畅通，燥屎与痰涎先后俱下，其余诸恙，均各霍然，乃复书一清热之方以肃余邪。

按语：本汤证属阳明，其由太阳传来者居多，不必定由误下所致。曹颖甫曰：太阳之传阳明也，上湿而下燥。燥热上熏，上膈津液悉化黏痰。承气汤能陈下燥，不能去上膈之痰，故有按之不硬之结胸，唯大陷胸汤为能彻上下而除之。故必用甘遂，方能祛膈间之浊痰；必用硝、黄，方能除上炎之阳热。若单用硝、黄，不用甘遂，则湿浊上踞，下热得其掩护，将不肯去。否则，徒以白虎清之，则釜底之薪火未除，热无由减。

2. 胆囊炎、胆石症　《浙江中医学院学报》(1985，5：22)：张某，男，44岁，工人。1977年12月17日初诊。主诉：心窝部疼痛反复发作已7年余。此次因感受风寒，初起发热恶寒，继之但热不寒，呕吐恶心，2日未进食，4日未大便。体检：精神不振，目黄，肢不温，舌赤苔黄脉沉紧，右上腹部拒按。体温38.6℃，血压96/64mmHg，白细胞15 000/mm^3，中性粒细胞78%，淋巴细胞22%。治则：清热泻下。处方：大陷胸汤加味：玄明粉10g，川军10g，甘遂

6g，枳实10g，厚朴10g，茵陈20g。服药后6小时大便溏下3次，解出花生米大结石4粒，次日症状改善，后以逍遥散加郁金、茵陈收功。

按语：本例之胆石症乃湿热互结成石，以致隧道阻塞不通。故以甘遂为君，消肿散结，泻利湿热，《医方集解》谓其可治"湿热相生，隧道阻塞"。大黄、芒硝清热通下，以推荡结石，再佐以枳、朴、茵陈理气宽肠，以使结石排出。

3. 胸腔积液 《邢锡波医案》：某男，52岁，工人。患者体质素健，因发热恶寒，头痛身倦，曾服疏表发汗剂，但汗不出，寒热不解。5日后胸部硬满疼痛，不任重按，食少自汗，两脉沉滑。胸部透视：提示胸腔积液。证属邪热与水互结在胸，治宜大陷胸汤加味。处方：大黄、芒硝、郁金各9g，瓜蒌仁24g，甘遂末（冲服）1.5g。晨起空腹服药，服后水泻7次，胸满大减，呼吸亦畅，食欲好转，间投疏胸和胃方药2剂（因前方药性峻烈，连服恐伤中气）。仍与原方循环服用3次，胸中硬满消失，痛亦减轻，呼吸自如。后以疏胸通络清热之剂调理痊愈。胸部透视胸水全部消失。

按语：外邪因误治陷于胸中，与水相结而为结胸。故用药以排水荡积为主，水祛则胸中硬满疼痛亦消失。

4. 胃黏膜脱垂 《中国民间疗法》（2004，1：54）：某男，32岁，3日前干活时，突发上腹部疼痛，时有恶心。曾予青霉素静滴无效，上腹痛进行性加重，呕吐。刻诊：脘腹胀满，不欲饮食，食入即吐，大便多日未行。查体：体温38.5℃，心肺正常，肝脾未及，上腹部压痛，无反跳痛，墨菲氏征（－），麦氏点压痛（－），上腹部胃区有振水音。舌质红，苔黄腻，脉沉弦。EKG及肝胆胰脾肾B超检查均未见异常。钡餐透视因恶心呕吐及胃内大量潴留液无法进行。诸症合参，证属水热互结于胃脘。即禁饮食，胃管引流等，并予大陷胸汤加味：大黄10g，芒硝15g，姜半夏10g，枳实15g，甘遂（研末冲服）3g。速煎1剂，鼻饲。1小时后连续大便4次，呈水样，腹痛、腹胀明显减轻。3小时后拔除胃管作钡餐透视，显示胃黏膜脱垂并幽门完全梗阻。次日继1剂，甘遂改为2g，早晚2次口服。服后大便2次，腹胀、腹痛更减，未再呕吐，嘱可进少量流质饮食。后连服10剂，痊愈。

【临床报道】

1. 急性重症胰腺炎 对比研究大陷胸汤治疗急性重症胰腺炎的作用。单纯西药治疗组30例，绝对禁食，留置胃管并胃肠减压；给予生长抑素抑制胰腺分泌，奥美拉唑抑制胃酸分泌，抗生素防治感染；补充能量和维持水、电解质平衡；积极处理并发症，如胰性脑病，呼吸衰竭，心肝肾功能损害或消化道出血，高血糖、高血脂等给予相应处理，并建立重症监护。大陷胸汤治疗组30例，在前治疗基础上加用大陷胸汤，用免煎颗粒剂大黄3包（相当于原生药9g），芒硝1包（相当于原生药10g），并把草药制甘遂1g研末，与上两味药混匀，用生理盐水配成150ml混悬液，1日3次由胃管内注入后夹闭胃管30～60分钟。观察1周。结果：大陷胸汤组患者胃肠功能恢复时间和血、尿淀粉酶，白细胞恢复时间，以及平均住院日较对照组减少（$P<0.05$），APACHEⅡ评分，胰腺和胰周感染的发生率，早期及最终病死率方面，均明显低于对照组（$P<0.05$）[1]。

2. 结核性渗出性胸膜炎 用本方治疗6例。方用大黄、芒硝各9g，甘遂3g，水煎服。结果4例少量胸水患者服1～3剂后，胸水消失，另2例服6～9剂，胸水亦退，其他症状均消失。药后除出现腹泻外，无其他副作用。2年内随访无复发[2]。

【实验研究】

1. 利尿作用 对本方的水煎剂进行了利尿实验。结果表明，本方具有类似呋塞米的利尿作用，此作用可能与其抵制肾小管对 Na^+、K^+ 重吸收有关，因而其治疗急性肾功能衰竭和肺水肿的临床效果，可能与其利尿和泻下作用使血容量减少有关[3]。

2. 对中毒性急性肾功能衰竭的作用　本方对二氯化汞所致家兔急性肾衰有明显保护效果，能促进尿闭动物排尿，减少尿毒症胸水、腹水，抑制血中尿素氮的明显升高，加速毒物排泄。肾脏病理切片中再生细胞的发现，提示本方有减轻肾实质损害的作用，可能还与其对肾脏具有某种保护作用，如促进再生，或加强肾组织的防卫功能等有关[3]。

3. 调节免疫　大陷胸汤能明显增加小白鼠腹腔巨噬细胞吞噬率和吞噬指数，提示大陷胸汤有提高机体非特异性免疫功能作用；但对 T 淋巴细胞无明显影响，即无提高机体特异性免疫功能之细胞免疫功能作用[4]。采用胆管注射去氧胆酸钠诱导大鼠急性胰腺炎。大陷胸汤可改善模型的血淀粉酶、TNF-α 和 IL-6 水平的显著升高及炎细胞浸润[5]。

【附方】大陷胸丸（《伤寒论》）　大黄半斤（250g）　葶苈子半升（175g）熬　芒硝半升（175g）　杏仁半升（175g）去皮尖，熬黑　上四味，捣筛二味，内杏仁、芒硝合研如脂，和散，取如弹丸一枚，别捣甘遂末一钱匕，白蜜二合，水二升，煮取一升，温顿服之，一宿乃下。如不下，更服，取下为效（现代用法：上药为末，再入甘遂 30g，白蜜 250g，为丸、每服 5～10g，温开水送服）。功用：泻热逐水。主治：结胸证。胸中硬满而痛，项强如柔痉状者。

本方即大陷胸汤加葶苈子、杏仁、白蜜而成。虽与大陷胸汤同属泻热逐水之剂，皆治水热互结之结胸实证。但大陷胸汤证主治从心下至少腹硬满而痛不可近，大便秘结，以急泻其实为用。而大陷胸丸“变汤为丸，加葶苈子、杏仁以泻肺气，是专为上焦喘满而设”（《医方论》），其病证之水饮与热邪业已累肺，从而影响项背筋脉，致见项强或喘满等症。变汤为丸煮服，是“以荡涤之体，为缓和之用”；“乃峻药缓用之法”（《伤寒贯珠集》卷 2）。本方除治结胸证外，王海藏还以之治阳热喘；柯琴以之治水肿、痢疾初起者，均有捷效。但此方毕竟是利水攻积之剂，临床应用以脉证俱实者为宜。

参考文献

[1] 于亮，张增峰，段绍斌，等．大陷胸汤治疗急性重症胰腺炎临床研究[J]．新疆中医药，2009，27(6)：1-3.

[2] 刘景琪．用大陷胸汤治疗结核性胸膜炎[J]．上海中医药杂志，1983，(1)：26.

[3] 管喜文，龚传美，兰克信．大陷胸汤抗急性肾功能衰竭的实验研究[J]．中药药理与临床，1989，(2)：5.

[4] 王孝先，张红，赵生俊．大陷胸汤免疫作用观察[J]．新疆中医药，2002，20(4)：8-9.

[5] 肖成，李燕，赵志民．大陷胸汤对大鼠急性胰腺炎时 TNF-α 和 IL-6 改变的影响[J]．辽宁中医杂志，2008，35(7)：1102-1103.

（韩　涛　刘持年　王均宁）

大黄牡丹汤

（《金匮要略》）

【异名】瓜子汤（《肘后备急方》，录自《备急千金要方》卷 23）、大黄汤（《外科集腋》卷 4）、大黄牡丹皮汤（《杂病证治新义》）。

【组成】大黄四两（12g）　牡丹一两（3g）　桃仁五十个（9g）　瓜子半升（30g）　芒硝三合（9g）

【用法】以水六升，煮取一升，去滓，纳芒硝，再煎沸，顿服之。有脓当下，如无脓，当下血

（现代用法：水煎，芒硝溶服）。

【功用】泻热破瘀，散结消肿。

【主治】肠痈初起，湿热瘀滞证。右少腹疼痛拒按，甚则局部肿痞，小便自调，或善屈右足，牵引则痛剧，或时时发热，自汗恶寒，舌苔薄腻而黄，脉迟紧。

【病机分析】肠痈是肠内产生痈肿而出现少腹部疼痛的一类疾患。《灵枢·上膈》认为本病与“喜怒不适，食饮不节，寒温不时”有关。《冯氏锦囊秘录》卷19认为：“肠痈是膏粱积热所致”。《外科正宗》卷2谓：“肠痈者……饥饱劳伤，……或生冷并进，以致气血乖违，湿动痰生，多致肠胃痞塞，运化不通，气血凝滞而成”；又云肠痈亦可由“暴急奔走，以致肠胃传导不能舒利，败血浊气壅遏而成”。《外科医镜》还认为“登高蹲下，跳跃挫跌，致瘀血阻肠中，而成肠痈”。说明急暴奔走，跌仆损伤与肠痈的形成有一定的关系。本方所治，为肠痈初起之证，由湿热郁蒸，气血凝聚，热结不散，熏蒸肠腑，热盛肉腐而成。右少腹为阑门所在，为肠痈的好发部位，今湿热瘀滞，内结于此，热盛肉腐，脓液内蓄，肠络不通，不通则痛，故右少腹疼痛拒按，甚则局部肿痞，累及右足屈而不伸，牵引则痛剧。病在肠腑，与膀胱气化无关，故小便仍能自调。至于时时发热，自汗恶寒，是热在肠腑，气血瘀积，正邪相争，营卫失调使然。舌苔薄腻而黄，为肠腑湿热蕴结之征。脉沉紧者，亦为实热之征象。上述诸症，总以湿热内结，气血凝聚，热结不散，热盛肉腐为其病机特点。

【配伍意义】本方为肠痈初起，而见湿热内结，气血凝聚，热结不散之证。因其病位在下，病证为肠中有形实积，根据《素问·阴阳应象大论》：“其下者，引而竭之”，“其实者，散而泻之”的治疗原则，以泻热破瘀，散结消肿而立法。方中大黄苦寒，归脾胃、大肠经，泻热逐瘀，荡涤肠中湿热瘀结之毒，《神农本草经》卷4谓其“主下瘀血，……荡涤肠胃，推陈致新”；牡丹皮苦辛微寒，入心、肝、肺经，凉血清热，活血祛瘀，《神农本草经》卷3谓其“主寒热……除癥坚瘀血留舍肠胃，安五脏，疗痈疮”，二药合用，泻瘀热之结，共为君药。芒硝咸苦大寒，主入胃、大肠经，软坚散结，泻热导滞，《神农本草经》卷2言其“除寒热邪气，逐六腑积聚，结固留癖”，协助大黄荡涤实热，推陈致新。桃仁苦平，归心、肝、肺、大肠经，性善破血，《神农本草经》卷3言其“主瘀血，血闭癥瘕，邪气”，助君药活血破瘀，泻热散结，俱为臣药。瓜瓣，多用冬瓜子，本品甘寒，清肠利湿，排脓散结，为治内痈要药，《本草纲目》卷28载其“治肠痈”，为佐药。诸药合用，共奏泻热破瘀，散结消肿之功，使湿热瘀结荡涤消除，热结通而痈自散，血行畅而痛自消。

本方的配伍特点：寒性泻下药大黄、芒硝与凉血活血药牡丹皮、桃仁相配，泻热破瘀，临床尤宜于湿热内结，气血凝聚之肠痈初起证。

【类方比较】本方与大承气汤、大陷胸汤三方，均用大黄、芒硝苦寒泻下，同属寒下方剂，均有泻下热结之功，用于治疗里热积滞实证。其中大承气汤，以大黄、芒硝配伍厚朴、枳实，泻下与行气同用，功专峻下热结，适用于阳明腑实，大便秘结，腹胀满硬痛拒按，苔黄，脉实者。大陷胸汤以寒性泻下药大黄、芒硝与逐水药甘遂配伍，其意在于荡涤邪热水结，功能泻热逐水，适用于邪热与痰水互结之结胸证。大黄牡丹汤以寒性泻下药大黄、芒硝与凉血活血药丹皮、桃仁相配，擅于泻热破瘀，适用于湿热内结，气血凝聚所致的肠痈初起，脓未成者。

【临床运用】

1. 证治要点　本方为治肠痈初起的常用方剂。临床以右少腹疼痛拒按，善屈右足，舌苔黄腻为证治要点。

2. 加减法　若热毒较重者，可加金银花、连翘、蒲公英、败酱草、白花蛇舌草等，以加强清热解毒之力；血瘀较重者，加赤芍、丹参、乳香、没药等以增活血化瘀之功；若高热腹痛较剧者，可加黄连以清热解毒；如大便似痢不爽，舌质红，脉细数，为阴伤之象，宜去芒硝，减缓泻下之力，并加玄参、麦冬、生地黄以养阴清热。

3. 本方现代多用于急性阑尾炎、急性胆道感染、胆道蛔虫、急性胰腺炎等多种急腹症及妇科急性盆腔炎、附件炎，以及输精管结扎术后感染等辨证属湿热瘀滞者。

【使用注意】本方对于重型急性化脓性或坏疽性阑尾炎、阑尾炎合并腹膜炎(或有中毒性休克，或腹腔脓液多者)、婴儿急性阑尾炎、妊娠阑尾炎合并弥散性腹膜炎、阑尾寄生虫病等以及老人、孕妇、体质过于虚弱者，均应禁用或慎用。

【源流发展】本方始见于汉代张仲景《金匮要略》。书中载："肠痈者，少腹肿痞，按之即痛如淋，小便自调，时时发热，自汗出，复恶寒。其脉迟紧者，脓未成，可下之，当有血；脉洪数者，脓已成，不可下也。大黄牡丹汤主之。"据此，历代医家都以本方为治疗肠痈的代表方剂，并各有发挥。如《刘涓子鬼遗方》卷3之大黄汤(大黄、牡丹皮、芥子、硝石、桃仁)，主治肠痈，小腹肿痞坚，按之则痛，或在膀胱左右，其色或赤，或白色，坚大如掌，热，小便欲调，时汗出、时复恶寒，其脉迟坚，未成脓者。《太平圣惠方》卷61之牡丹散，系在大黄牡丹汤的基础上，加败酱草清热解毒，赤芍凉血散瘀，木香行气化滞，主治肠痈未成脓，腹中血瘀气滞，痛不可忍。《普济方》卷285之牡丹汤，即大黄牡丹汤以冬瓜仁易瓜蒌仁，取其润燥开结，荡热涤痰，以利大肠。主治肠痈，小腹肿痞，按之即痛如淋，小便自调，大便干，时时发热，自汗出，恶寒，其脉沉紧者。《外科大成》卷4之丹皮汤，药物组成与《普济方》牡丹汤相同，然主治有所发挥，不仅用治肠痈，而且用于治疗胃痛。近年来天津南开医院在大黄牡丹汤的基础上，通过反复的临床实践，创制了阑尾清化汤、阑尾化瘀汤、阑尾清解汤三个不同的方剂，分别应用于阑尾炎的不同期(型)。阑尾清化汤，重用清热解毒之品，用于急性阑尾炎蕴热期，气血瘀滞之证；阑尾化瘀汤，重用行气药，用于急性阑尾炎瘀滞期，气血瘀滞，热象不显著之证；阑尾清解汤，以通里攻下为主，清热解毒、行气活血为辅，故用于急性阑尾炎毒热期，毒热炽盛，肠腑实热，气血瘀滞证。以上三方，由于针对性强，所以取效更为迅速而确切。

【疑难阐释】

1. 关于方中的瓜子　对此，历代医家认识不一，徐彬认为："冬瓜子下气散热，善理阳明，而复正气"(《金匮要略论注》卷18)；程林则认为："瓜子当是甜瓜子，味甘寒，《神农经》不载主治，亦肠中血分药也，故《别录》主溃脓血，为脾胃肠中内痈要药，想亦本诸此方"(《金匮要略直解》)。冬瓜子性味甘寒，功能清肺化痰排脓，主治肺痈、肠痈；甜瓜子性味甘寒，功效消瘀散结，清肺润肠。主治腹内结聚，肠痈，咳嗽口渴。两药性味相同，功效相近，均能散瘀消肿，治疗肠痈。故在临床应用本方时，痰湿盛者，用冬瓜子，瘀结成痈者，用甜瓜子，但习用冬瓜子。

2. 本方所治肠痈成脓与否　《金匮要略》指出："肠痈者，少腹肿痞，按之即痛如淋，小便自调，时时发热，自汗出，复恶寒，其脉迟紧者，脓未成，可下之，当有血。脉洪数者，脓已成，不可下也。大黄牡丹汤主之。"而在大黄牡丹汤用法后又云："有脓当下，如无脓，当下血。"对此，后世医家认识不一，周扬俊认为："肠痈而少腹不可按，……治之者，须以脓成、未成为异，欲知之法，舍脉无由，脉迟紧，知未熟，为血瘀于内，勿使成脓，下之须早，非桃仁承气汤乎？脉若洪数者，则已成矣，岂复有瘀可下？此大黄丹皮以涤热排脓，势所必用也"(《金匮玉函经二注》卷18)。吴谦等认为："肠痈者，……其脉迟紧，则阴盛血未化，其脓未成，可下之，大便当有血也。若其脉洪数，则阳盛血已腐，其脓已成，不可下也。下之以大黄牡丹汤，消瘀泻热也”（《医宗金鉴·金匮要略注》卷22）。王子接认为：“服之当下血，下未化脓之血也。若脓已成，形肉已坏，又当先用排脓散及汤。故原文云：脓已成，不可下也”（《绛雪园古方选注》卷下）。近贤陆渊雷认为：“盲肠阑尾之炎，当其发炎而脓未成之际，服本方则炎性渗出物随下，其状亦似脓。方后所云：有脓当下者，盖指此。非谓脓成之证亦可用本方也”（《金匮要略今释》卷6）。据上所论，说明本方在应用时当辨有脓无脓。脓未成者应泻去热毒瘀滞，促其消散。但须及早服用，趁其尚未成脓而先下之，则疗效较好。至于脓已成，《金匮要略》虽有“不可下也”之说，但方后又云：“有脓当下”，结合当今临床实际，本方对肠痈的治疗，不论脓未成或脓已成未溃，均可使用，但应以实证、热证为主，且应视证候表现灵活运用。

【方论选录】

1. 徐彬：“大黄牡丹皮汤乃下方也。牡丹、桃仁泻其血络，大黄、芒硝下其结热，冬瓜子下气散热，善理阳明，而复正气。然此方中虽为下药，实内消药也，故稍有脓则从下去，无脓即下出血之已被毒者，而肿消也。”（《金匮要略论注》卷18）

2. 张璐：“内痈辨证不早，每多误治之失。尝考《金匮》大黄牡丹汤，与《千金》无异者，取大黄下瘀血、血闭，牡丹治瘀血留舍。芒硝治五脏积热，涤去蓄结，推陈致新之功较大黄尤锐；桃仁治疝瘕邪气，下瘀血血闭之功与大黄不异。甜瓜瓣，《别录》治腹内结聚成溃脓血，专于开痰利气，为内痈脉迟紧，脓未成之专药。”（《千金方衍义》卷23）

3. 尤怡：“前之痈在小肠，而此之痈在大肠也。大肠居小肠之下，逼处膀胱，致小腹肿痞，按之即痛如淋，而实非膀胱为害，故仍小便自调也。小肠为心之舍，而气通于血脉，大肠为肺之合，而气通于皮毛，故彼脉数，身无热，而此时时发热，自汗出复恶寒也。脉迟紧者，邪暴遏而营未变。云可下者，谓虽下之而亦不能消之也。大黄牡丹汤，肠痈已成未成，皆得主之，故曰：有脓当下，无脓当下血。”（《金匮要略心典》卷下）

4. 王子接：“夫肺与大肠为表里。大肠痈者，肺气下结于大肠之头，其道远于上，其位近于下，治在下者，因而夺之也。故重用大黄、芒硝开大肠之结，桃仁、丹皮下将败之血。至于清肺润肠，不过瓜子一味而已。服之当下血，下未化脓之血也。若脓已成，形肉已坏，又当先用排脓散及汤，故原文云：脓已成，不可下也。”（《绛雪园古方选注》卷下）

5. 张秉成：“夫肠痈之病，皆由湿热瘀聚郁结而成，病既在内，与外痈之治又自不同。然肠中既结聚不散，为肿为毒，非用下法，不能解散。故以大黄之苦寒行血，芒硝之咸寒软坚，荡涤一切湿热瘀结之毒，推之而下。桃仁入肝破血，瓜子润肺行痰，丹皮清散血分之郁热，以除不尽之余氛耳。”（《成方便读》卷4）

6. 曹家达：“肠痈一证，由于血凝气滞，阴络内阻，营气干涩，不能外润肤表，则肌肤为之甲错。甲错者，血枯之象也。在里之气血不通，乃成内痈。此证始以水寒而血凝，继以血凝而腐烂，若冻瘃然，日久化热，即成溃疡矣。血阻于内，气膨于外，故腹皮之急如鼓。但有气而无水，故按之濡。时发热、自汗出复恶寒者，肺与大肠为表里，皮毛为肺所主，肠内病痈，邪热外薄皮毛，故时发热；热盛而皮毛开故自汗；汗后毛孔不闭，风乘其虚，故复恶寒。脉迟而紧，则里热未盛，毒血尚凝聚未散，不难一下而尽，所谓曲突徙薪也。以其大肠壅阻也，用大黄、芒硝以通之；以其身甲错，知其内有干血也，用桃仁、丹皮以攻之；以发热自汗复恶寒，知大肠移热于肺，肺主之皮毛，张于表热而不收也，用泻肺除热之冬瓜仁以清之。此大黄牡丹汤之义也。”（《金匮发微》）

【评议】诸医家都以本方为治疗肠痈的代表方剂，然用于肠痈初起，或是肠痈已成，认识有异，以上所论，有的言明，有的尚未述及。结合治疗肠痈的临床实际，尤怡所论为是，但亦有不足之处。因为肠痈多由湿热郁蒸，气血凝聚，热结不散而成。若论治法，肠痈初起，当泻热破瘀，促其消散。本方具此功效，但须及早服用，乘其尚未成痈而先下之，则疗效显著。若肠痈已成，治当通里攻下，清热解毒，佐以活血化瘀。本方泻热破瘀，消肿散结，故可用之。唯其解毒之力不足，须在方中加金银花、蒲公英、连翘、紫花地丁等清热解毒，消痈散结之品，方获佳效。

【验案举例】

1. 肠痈　《经方实验录》：陆左。初诊：痛在脐右斜下一寸，西医所谓盲肠炎也，脉大而实，当下之，用仲景法。生军五钱，芒硝三钱，桃仁五钱，冬瓜仁一两，丹皮一两。二诊：痛已略缓，右足拘急，不得曲伸，伸则牵腹中痛，宜芍药甘草汤。赤白芍各五钱，生甘草三钱，炙乳没各三钱。三诊：右脚已伸，腹中剧痛如故，仍宜大黄牡丹汤以下之。生川军一两，芒硝七钱冲，桃仁五钱，冬瓜仁一两，丹皮一两。

2. 慢性肠炎　《刘渡舟临证验案精选》：某男，24 岁。患者常年大便溏泄，每日 3～4 行，少腹疼痛，一痛即泄，而有不尽之感，虽泻而其腹痛不减，大便带有白色黏液。西医诊为慢性肠炎。患者面色晦滞，胁肋胀满，口虽干而不欲饮，舌质暗红，苔白腻，脉弦小涩。此证为肠有滞热，热灼津液下注为利，又兼有肝气郁滞，疏泄不利，气郁化火等证情，而非一般腹泻之可比，当用泻热破结，“通因通用”，散结理气之法治之，用大黄牡丹汤合四逆散加减：大黄 3g，丹皮 12g，冬瓜仁 30g，桃仁 14g，双花 15g，柴胡 12g，枳壳 10g，木香 10g，水煎服。5 服都尽，少腹疼痛大减，大便次数每日减为 2 次，仍有黏液和下利不爽之感，此乃余邪不尽之症，又服 5 剂，少腹不痛，大便通畅，每日 1 次，黏液不见。后以调理脾胃善后，数剂而愈。

3. 产褥感染　《黑龙江中医药》(2006，1：30)：某女，27 岁，5 日前分娩一男婴，近日小腹灼热疼痛、拒按，恶露初则量多，继则量少，色紫黯，气秽臭，伴发热，渴欲饮，大便干结，小便短赤，苔黄燥，脉弦数。此乃热与血结，瘀阻胞脉之里实证。治宜泻瘀热，活血止痛。处方：大黄(后下)6g，芒硝(冲服)6g，丹皮 12g，桃仁 10g，冬瓜仁 15g，金银花 15g，黄连 10g，日 1 剂。二剂后，排干硬粪便，腹痛缓解，继三剂，诸症消而愈。

按语：产褥感染相当于中医的“产后腹痛”，多因素体阳盛或产后宫胞空虚，邪毒入侵，入里化热，损伤冲任经脉，热与血结，胞脉不通则痛。故应以通腑泻热为首务。

4. 急性胰腺炎　《黑龙江中医药》(2006，1：30)：某男，36 岁，进食油腻半小时后，突然右胁下剧烈疼痛，并向背部放射，伴发热恶心，呕吐二次，实验室检查：白细胞计数、血清淀粉酶均升高，西医诊断为急性胰腺炎，经胆囊造影未见明显结石阴影。诊见：痛苦病容，腹痛拒按，舌质红、苔黄，脉弦滑，证属肝郁气滞，实热结于脾胃，治宜清热解郁通腑，方选大黄牡丹汤化裁：大黄(后下)10g，桃仁 10g，芒硝(冲)10g，蒲公英 15g，枳实 10g，半夏 10g，急煎服。药后腹痛解，呕吐止，大便泻下 2 次，继服 3 剂，诸症痊愈。

按语：该病多由于暴饮暴食，过食肥甘厚味，嗜食辛辣之品而致，湿热蕴结，气机郁滞，故用大黄牡丹汤通里泻下，荡涤实热积滞，使湿热去，腑气通，通则不痛，则其病自愈。

5. 粘连性肠梗阻　《辽宁中医杂志》(2006，5：618)：某女，34 岁。2 天前饭后食冻柿子后，腹胀，腹痛，恶心，呕吐胃内容物 2 次，1 天未排气、排便，发热(T：37.8℃)，舌质红，苔黄腻，脉弦滑，查体：全腹有散在压痛，拒按，无腹皮挛急。肠鸣音亢进，可闻及气过水声。腹部立位 X 光片：左上腹及右下腹部见多个大小不等气液平面，血常规：WBC：$10.5\times10^{9}/L$；GR：75％，曾于 1 年前行阑尾切除术。嘱其腹部热敷，投以大黄牡丹汤加减，药用：生大黄

(后下)15g,芒硝(冲服)5g,桃仁 10g,牡丹皮 15g,冬瓜仁 10g,枳壳 15g,炒莱菔子 20g,厚朴、甘草各 10g。服药 1 剂,并以温盐水 500ml 灌肠,排大便较多,腹胀,腹痛缓解,继 2 剂腹胀消失,进食增加,排稀便,日 2 次,原方去芒硝,加玄参 20g,麦冬 15g,白芍 20g,服 6 剂,诸症消而愈。随访半年未复发。

按语:本案由手术后引发肠粘连,气机不利,传化失司,气滞血瘀,阻塞不通所致。肠腑以通降下行为顺,故以通腑攻下为治疗大法。

6. 乳汁不行 《现代中西医结合杂志》(2006,22:3098):患者,25 岁,产后半月,乳汁泌少,曾服涌泉下乳散无效。症见:焦躁失眠,心中懊憹,两乳饱满,触之硬而发热,胸满痞闷,口黏而苦,纳谷不香,尤厌油腻,便干尿黄,舌紫红,苔黄厚腻,脉滑数。此为湿热瘀三邪阻滞乳络。治以清热利湿,祛瘀通络。方用大黄牡丹汤加通草 15g,穿山甲 12g,方中取芒硝 9g 外用,与蒲公英 30g 捣敷两乳。快速收效,1 周内痊愈。

【临床报道】

1. 单纯性阑尾炎 采用大黄牡丹汤加减配合西药抗炎治疗单纯性阑尾炎 368 例。基本方药物组成:大黄 9g,牡丹皮 9g,桃仁 12g,冬瓜子 30g,芒硝 9g,苦参 30g,黄柏 9g,红藤 18g,败酱草 30g。结果:治愈 273 例,占 74.2%;显效 88 例,占 23.9%;无效 7 例,占 1.9%;总有效率 98.1%[1]。

2. 阑尾切除术后肠排空障碍 大黄牡丹汤合剂(大黄、芒硝、牡丹皮各 12g,桃仁 9g,冬瓜仁、虎杖、三叶鬼针草、白花蛇舌草各 15g,制成 100ml)治疗阑尾切除术后肠排空障碍。对照组:50%硫酸镁溶液 30ml,口服,日 2 次,新斯的明 1mg,肌注,日 2 次,并行胃肠减压。结果:治疗组自服药后腹胀腹痛消失最短者 1 小时,最长者 48 小时,＜12 小时者 21 例,12～24 小时者 13 例,＞24 小时者 1 例,平均 10.6 小时。对照组:自对症处理起至腹胀满痛消失,最短者 4 小时,最长者 50 小时,12 小时内消失者 6 例,12～24 小时内消失者 21 例,＞24 小时者 3 例,平均 18.2 小时。两组对照差异显著[2]。

3. 慢性盆腔炎 大黄牡丹汤[大黄(后下)10g,丹皮 10g,桃仁 10g,冬瓜仁 15g,猫爪草 20g,猫人参 20g,山慈菇 20g,马齿苋 20g]加减灌肠治疗慢性盆腔炎。浓煎 200ml,低位灌肠,保留 2 小时,每日 1 次,7 天为 1 个疗程。对照组予左氧氟沙星联合甲硝唑静点,1 次/天,7 天为 1 个疗程。结果:治疗组痊愈 18 例,显效 8 例,好转 5 例,无效 2 例,总有效率为 94%;对照组痊愈 14 例,显效 7 例,好转 7 例,无效 3 例,总有效率为 90%。2 组疗效无显著性差异[3]。

【实验研究】

对实验性结肠炎的影响 研究发现大黄牡丹汤对三硝基苯磺酸(TNBS)诱导的结肠炎小鼠的一般状况及病理活动度指数(DAI)评分有改善作用,并能缓解结肠局部的炎症,降低血清中 IL-1β 和 TNF-α 的水平[4]。

【附方】

1. 阑尾化瘀汤(《新急腹症学》) 川楝子 金银花各 15g 延胡索 牡丹皮 桃仁 大黄后下 木香各 9g 水煎服。功用:行气活血,清热解毒。主治:瘀滞型阑尾炎初期,发热,腹痛,右下腹局限性压痛,反跳痛;或阑尾炎症消散后,热象不显著,而见脘腹胀闷,嗳气纳呆。

本方即大黄牡丹汤去芒硝、瓜子,加川楝子、延胡索、木香、金银花组成。方中川楝子配伍延胡索、木香行气止痛;桃仁、牡丹皮活血化瘀,五味合用,行气活血。重用疮疡圣药之金银花清热解毒，大黄通里攻下，逐瘀解毒，配伍凉血散瘀之牡丹皮共泻瘀热，与活血润肠之桃仁配伍，以通瘀滞。诸药合用，共奏行气活血，清热解毒之功。用于瘀滞型阑尾炎初期，或阑尾炎症消散后。《中西医结合治疗常见急腹症》所载的阑尾化瘀汤较本方少延胡索一味，可资临床参考。

2. 阑尾清化汤(《新急腹症学》) 银花 蒲公英 牡丹皮 大黄 川楝子 赤芍 桃仁 生甘草 水煎服。功用：清热解毒，行气活血。主治：急性阑尾炎蕴热期，或脓肿早期，或轻型腹膜炎，见低热，或午后发热，口干渴，腹痛，便秘，尿黄。

本方亦是从大黄牡丹汤衍化而来，方中金银花、蒲公英清热解毒，配伍川楝子、赤芍、牡丹皮、桃仁行气活血；大黄逐瘀解毒，通里攻下，甘草解毒和药，合之，共奏清热解毒，行气活血之功。用于急性阑尾炎蕴热期，或脓肿早期，或轻型腹膜炎。

3. 阑尾清解汤(《新急腹症学》) 金银花 60g 大黄 25g 蒲公英 冬瓜仁各 30g 牡丹皮 15g 川楝子 生甘草各 10g 木香 6g 水煎服。功用：清热解毒，攻下散结，行气活血。主治：急性阑尾炎热毒期，发热恶寒，面红目赤，唇干口燥，口渴欲饮，恶心呕吐，腹痛拒按，腹肌紧张，有反跳痛，大便秘结，舌质红，苔黄燥或黄腻，脉洪大滑数。

本方由大黄牡丹汤去芒硝、桃仁，加金银花、蒲公英、木香、生甘草而成。方中重用金银花、蒲公英清热解毒，治热毒疮痈；冬瓜仁导大肠垢浊，排脓消痈；大黄苦寒攻下，泻火逐瘀，牡丹皮、赤芍、桃仁凉血散血，助大黄以泻瘀热；木香行气止痛，气行则血行，与牡丹皮、赤芍、桃仁配伍，行气活血以祛瘀。诸药合用，共奏清热解毒，攻下散结，行气活血之功。用于急性阑尾炎热毒期。

阑尾化瘀汤、阑尾清化汤、阑尾清解汤三方，是在古方大黄牡丹汤的基础上，根据中医理论，参照现代研究成果而创立的治疗急性阑尾炎的新方。阑尾化瘀汤以行气活血药为主，辅以清热解毒、通里攻下之品组方，长于行气活血，清热解毒，用于瘀滞型阑尾炎初期，或阑尾炎症消散后；阑尾清化汤以清热解毒为主，辅以行气活血，通里攻下之品组方，长于清热解毒，行气活血，用于急性阑尾炎蕴热期，或脓肿早期，或轻型腹膜炎；阑尾清解汤以清热解毒，攻下散结为主，辅以行气活血组方，功专清热解毒，攻下散结，行气活血，用于急性阑尾炎热毒期。

参 考 文 献

[1] 曹宇明．中西医结合治疗单纯性阑尾炎 368 例[J]. 实用中西医结合临床，2004，4(5)：54.

[2] 陈文珍，林美仙．大黄牡丹汤合剂治疗阑尾术后肠排空障碍 35 例[J]. 药物流行病学杂志，2002，(6)：292.

[3] 严宇仙，王谦信，沈宏雯，等．大黄牡丹汤灌肠治疗慢性盆腔炎疗效观察[J]. 现代中西医结合杂志，2008，17(1)：56.

[4] 周成梅，王青，周联，等．大黄牡丹汤对实验性结肠炎小鼠模型的治疗作用[J]. 中药新药与临床药理，2007，18(4)：263-265.

薏苡附子败酱散

(《金匮要略》)

【异名】附子汤(《圣济总录》卷 129)、败酱散(《校注妇人良方》卷 24)、薏苡附子散(《证治准绳·疡医》卷 2)、薏苡败酱汤(《张氏医通》卷 14)。

【组成】薏苡仁十分(30g) 附子二分(6g) 败酱五分(15g)

【用法】上三味，杵为末，取方寸匕，以水二升，煎减半，顿服。小便当下(现代用法：水煎服)。

【功用】排脓消痈，温阳散结。

【主治】肠痈，脓已成证。身无热，肌肤甲错，腹皮急，按之濡，如肿状，脉数。

【病机分析】本方主治的肠痈，多由寒湿瘀血互结，或湿热郁蒸，日久成脓，结聚不消，损及阳气所致。肠痈成脓，营血受累，肌肤失于濡养，故身见甲错，即皮肤粗糙如鳞甲交错之状；痈脓结于肠间，腑气不通，但肠内无燥屎，故见腹皮急，按之濡，如肿状；脓成日久不溃，耗气伤阴，气损及阳，故身无热；肠间脓毒蕴结，邪正相搏，故脉数。上述诸症表明，肠痈成脓，日久不消，损及阳气是其病理特点。

【配伍意义】本方为肠痈脓成，日久不消，损及阳气之证而设。盖痈脓不消，热毒难以清解；阳气受损，痈脓不得消散。此时，纯用清热则阳气更伤，单用温阳则热毒愈甚，故治宜排脓消肿，温阳散结，两者兼顾。方中重用薏苡仁味甘淡而性微寒，归脾、胃、肺经，清热利湿排脓，为“治肺痈、肠痈”之要药，故为本方君药。败酱草味辛苦而性微寒，归胃、大肠、肝经，排脓破血，《神农本草经》卷3谓其“主暴热火疮”，《名医别录》卷2谓其：“除痈肿”，是为臣药。君臣相配，排脓解毒，消痈之功极佳。尤妙在少佐辛甘大热之附子，辛热散结，振奋阳气，《神农本草经》卷4谓其“主温中、金疮，破癥坚积聚”，既能助薏苡仁温散寒湿，又制约薏苡仁、败酱草苦寒之性伤阳，并借其辛散开郁之性，以利于气机的通调与痈疮的消散。魏念庭云：“附子微用，意在直走肠中，屈曲之处可达”(《金匮要略方论本义》卷中)。故附子又兼使药之用。三药组方，共奏排脓消痈，温阳散结之功。为肠痈脓成证治的有效方剂。

本方在配伍上，其一，针对湿热郁蒸，日久成脓之病机，重用薏苡仁配伍败酱草，即祛湿与清热合用；其二，兼顾痈脓结聚不消，损及阳气的病理特点，少佐附子辛温散结，振奋阳气，既助薏苡仁温散寒湿，又制约薏苡仁、败酱草苦寒伤阳，并借以行郁滞之气。故本方具有祛湿、清热、温散同用的配伍特点。

【类方比较】本方与大黄牡丹汤均为《金匮要略》治疗肠痈的有效名方，但二者的区别在于本方以祛湿清热，排脓消痈之薏苡仁、败酱草与辛温大热之附子配伍组方，旨在祛湿、清热、温散同用，功专消痈排脓，温阳散结。用于寒湿瘀血互结，或湿热郁蒸，日久成脓，结聚不消，损及阳气所致肠痈，症见其身甲错，腹皮急，按之濡，如肿状，腹无积聚，身无热，脉数者。现代用于急性阑尾炎脓肿已成，或慢性阑尾炎急性发作，腹部柔软，痛不明显，并见面色苍白，里热不甚，湿盛于热，体虚脉弱者。大黄牡丹汤以寒性泻下药大黄、芒硝与凉血活血药牡丹皮、桃仁，以及除湿清热，排脓散结药瓜子(冬瓜仁)配伍组方，旨在攻下泻热与破瘀散结同用，是以泻热破瘀为主，用于肠痈初起，湿热瘀滞于肠，症见右侧腹痛拒按，右足屈而不伸，舌苔薄腻而黄，脉迟紧者。现代用于急性阑尾炎初期未化脓，腹痛阵作，按之加剧，腹皮微急，脘腹胀满，嗳气纳呆，恶心欲吐，大便正常或秘结，稍有发热及恶寒，舌质暗红，舌苔薄腻而黄，脉弦紧，证属湿热瘀滞，结于肠腑者。

【临床运用】

1. 证治要点　本方为治疗肠痈脓已成的有效方剂。临床以腹皮急，按之濡，身无热，舌苔薄腻，脉数为证治要点。近年来有人将本方的应用归纳为以下几个方面：①慢性肠痈，病程较长。②痈脓未见溃破，亦未见消散，右少腹痞肿，按之濡软，触之疼痛不显。③身热不甚，或伴色白肢冷，身无热，舌淡苔白，口渴不显或不渴，脉虚小数等。可资临床参考。

2. 加减法 若腹中有肿块，为气血郁滞较甚，加桃仁、牡丹皮、当归等，以化瘀消肿，加枳壳、橘核等以行气散结；若见神疲体倦，食少，舌淡，脉弱者，为脾气虚弱，加党参、黄芪、白术、茯苓等以健脾益气补虚；外有发热者，加金银花、蒲公英、连翘等以清热解毒；腹痛甚者，加白芍、延胡索以缓急止痛；右少腹时有灼痛者，为湿热瘀滞过甚，加黄连、黄芩、赤芍、当归、牡丹皮之类，并重用败酱草，以增强清热解毒祛湿，凉血化瘀止痛之效。

3. 本方现代常用于治疗慢性阑尾炎、阑尾周围脓肿等脓已成，或局限性腹膜炎已形成脓疡者，化脓性附件炎、痔漏等，亦可用于化脓性的腹股沟淋巴结炎、肠结核、结核性腹膜炎、局限性硬皮症、蛇皮症（肌肤甲错）等。

【使用注意】肠痈症见高热、脉紧、痛甚便秘者忌服。

【源流发展】本方源于《金匮要略·疮疡肠痈浸淫病脉证并治》，与书中大黄牡丹汤同为治疗肠痈的代表方剂，一主寒湿，一主湿热，应用至今。历代医家治疗肠痈多宗此方而有所发挥。如《备急千金要方》卷23之肠痈汤，为本方合大黄牡丹汤加减而成，功专活血解毒，清热利湿，用于肠痈初起，尚未成脓，属湿热瘀滞未结而不可下者。《外科发挥》卷4之薏苡仁汤，系本方去附子、败酱草，加瓜蒌仁、牡丹皮、桃仁等润肠散结，活血止痛之品而成，功能利湿润肠，活血止痛；《外科正宗》卷3之薏苡仁汤，又在此基础上加白芍，尤以活血定痛见长。两方均用于肠痈初起，尚未成脓，正气未伤，湿滞血瘀而见腹中疼痛，或胀满不食，小便涩滞者。现代应用本方，更有发展，临床以本方加冬瓜仁、忍冬藤、连翘等治慢性盆腔炎白带过多者。

【疑难阐释】关于方后注“小便当下”的理解 对此，少数医家认为恐有错简。魏念庭指出：“服后以小便下为度者，小便者也，气化也，气通则痈脓结者可开，滞者可行，而大便必泄污秽脓血，肠痈可已矣”（《金匮要略方论本义》卷中）。说明痈脓内结，壅滞气机，小便不得气化；若药后小便得下，标志着气机通畅，气化正常，痈脓随之消散。临床使用本方发现，不仅可使患者小便通利，而且时有汗出，或汗出与小便利同时并见。所以，“小便得下”四字不属错简，魏氏之论，言之可信。

【方论选录】

1. 徐彬：“肠痈之病毒在肠，肠属阳明，阳明主肌肉，故其身甲错。腹为肠之腑，故腹皮急，热毒之气上鼓也；气非有形，故按之濡。然皮之急虽如肿状，而实无积聚也。病不在表，故身无热，热虽无而脉数。痈为血病，脉主血也，故曰此为肠痈。薏苡寒能除热，兼下气胜湿，利肠胃，破毒肿，故以为君；败酱善排脓破血，利结热毒气，故以为臣；附子导热行结，故为反佐。”（《金匮要略论注》卷18）

2. 魏念庭：“内热生痈，痈在肠间必矣，主之以薏苡附子败酱散。薏苡下气，则能泄脓；附子微用，意在直走肠中，屈曲之处可达；加以败酱之酸寒以清积热。服后以小便下为度者，小便者，气化也，气通则脓结者可开，滞者可行，而大便必泄污秽脓血，肠痈可已矣。顿服者，取其快捷之力也。”（《金匮要略方论本义》卷中）

3. 尤怡：“甲错，肌肤干起，如鳞甲之交错，由荣泄于中，故血燥于外也。腹皮急，按之濡，气虽外鼓而病不在皮间也。积聚为肿胀之根，脉数为身热之候。今腹如肿状而中无积聚，身不发热而脉反见数，非肠内有痈，荣郁成热而何？薏苡破脓肿，利肠胃为君；败酱一名苦菜，治暴热火疮，排脓破血为臣；附子则假其辛热，以行瘀滞之气尔。”（《金匮要略心典》卷下）

4. 王子接：“小肠痈，仲景详言腹无积聚，昭然是气结而成，奈诸家以方中附子为据，纷纷注释是小肠寒冷凝结成痈，抑何荒谬若此，余因悬内照之鉴以明之。盖心气抑郁不舒，则气结于小肠之头，阻传道之去路，而为痈肿，即《内经》所谓脏不容邪，则还之于腑也。故仲景重用薏苡开通心气，荣养心镜，佐以败酱化脓为水，使以附子一开手太阳小肠之结，一化足太阳膀胱之气，务令所化之毒，仍从水道而出。精微之奥，岂庸浅者所能推测耶?"（《绛雪园古方选注》卷下）

【评议】历代医家对本方配伍意义的认识，见仁见智。对于方中薏苡仁为君，败酱草为臣，认识比较一致，而对附子在本方中的用药意义认识有异。一是"反佐"用药，如徐彬所言："附子导热行结，故为反佐"。二是作使药之用，如王子接曾谓："使以附子一开手太阳小肠之结，一化足太阳膀胱之气，务令所化之毒，从水道而出。"以上所论，颇有见地。然本方所治之肠痈，乃肠痈迁延日久，脓成难消，损及阳气使然。故治宜泄热解毒，排脓消肿，辛热助阳以培不足。因此，附子为方中佐使药，更符合临床实际。

【验案举例】

1. 阑尾脓肿　《四川中医》(1987，1:41)：某男，60 岁。1978 年 10 月 30 日诊。患右下腹痛已 2 年多，某医院诊为"阑尾脓肿"。8 天前右下腹突然疼痛加剧，伴发热，恶心欲吐，脉沉弦有力，舌苔黄。检查：右下腹有反跳痛，有包块。证属寒热壅结，血气郁滞。治宜温清散结，化瘀通下。处方：薏苡仁 30g，败酱草、冬瓜仁各 15g，附子、大黄、甘草各 6g，防风、当归、赤芍、桃仁、丹皮各 12g。水煎服。并忌食油腻生冷之物。服药 3 剂，痛减大半，泻下黑漆样黏稠便。继服 6 剂，腹痛除，诸症消失，至今 6 年未再复发。

按语：本案患者，凭证参脉，诊为寒热壅结，血气郁滞证，故用薏苡附子败酱散消肿排脓，温阳散结；大黄牡丹汤泻热破瘀，散结消肿，并加入活血止痛之品而获效。笔者体会，凡慢性阑尾炎或慢性阑尾脓肿，宜薏苡附子败酱散与大黄牡丹汤合用，疗效较佳。

2. 克隆病　《山东中医杂志》(2006，7:494)：男，21 岁。主诉：右下腹胀痛，伴腹泻 3 天。6 年前诊为克隆病，并行结肠手术。术后恢复良好，可正常工作。3 天前因劳累，出现睡眠不佳，食欲减退，突感右下腹疼痛胀满，餐前后加重。大便稀溏，色深如酱，夹有黏液，日行 2～3 次，排便时伴下坠感。有反复，服泼尼松，改善不明显，遂来诊。刻下：右下腹局部有术痕，无红肿高起，按之濡软，重按痛甚。面色萎黄，形体消瘦，易疲劳、汗出，唇口干燥，舌质暗、边尖红，苔薄黄，脉沉细无力。证属寒湿蕴结、气血壅滞，治以散寒除湿、理气和血。方用薏苡附子败酱散加减：薏苡仁 30g，熟附子 10g，败酱草 15g，党参 10g，炒白术 10g，茯苓 15g，赤芍、白芍各 15g，炙甘草 10g，牡丹皮 10g，当归 10g，川芎 10g，黄芪 10g。7 剂后右下腹胀痛减轻，仅晚餐后痛约 10 分钟，大便质软成形，日 1 次。饮食、睡眠改善。上方去黄芪，加肉桂、桃仁，制成水丸口服，每次 5g，日 3 次。嘱逐渐减激素量。连服水丸月余，诸症基本消失。本方加减常服，随访 1 年，未复发。

按语：此病虽行手术，但慢性炎症未除，病久正气不足、寒湿蕴结，病机与慢性肠痈基本相同，故方用薏苡附子败酱散加减。

3. 慢性阑尾炎　《江苏中医药》(2008，5:50)：某男，65 岁。慢性阑尾炎，最近复发，右下腹包块隆起，有触痛，腹胀，便溏不爽，口干苦黏，舌苔黄腻，脉小滑数。证属肠腑湿热瘀结。治予清肠化湿，活血消瘀。处方：制大黄 5g，丹皮 10g，桃仁 10g，败酱草 20g，生薏苡仁 12g，制附片 3g，厚朴 6g，红藤 30g，土鳖虫 5g，制乳香 5g，没药 5g，大白芍 12g，炒延胡索 10g，失笑散(包煎)10g。5 剂，常法煎服，每日 1 剂。二诊：右下腹肿块显见减软，腹痛减轻，大便偏干，口干苦黏，舌苔黄腻，脉小弦滑。守方继进，原方改制大黄 8g，14 剂。三诊：右下腹包块缩减，肿痛好转，大便日行2次，质溏不爽，口干苦黏，欲饮水，舌苔黄、中后部腻，脉小弦滑。继从肠腑湿热瘀结治疗。处方：制大黄8g，丹皮10g，桃仁10g，败酱草15g，生薏苡仁12g，红藤20g，土鳖虫5g，制乳香5g，没药5g，失笑散（包煎）10g，蒲公英15g，厚朴5g。5剂。四诊：右下腹痛减，肿块已不明显，但仍有不适及灼热感，口干苦黏，舌苔黄腻，舌尖红、边有齿印。原法再进。处方：制大黄5g，丹皮10g，厚朴6g，红藤30g，败酱草20g，制附片3g，薏苡仁15g，土鳖虫5g，制乳香5g，没药5g，赤芍10g，白芍10g，炒延胡索10g，失笑散（包煎）10g，7剂。

按语：慢性阑尾炎的治疗与急性阑尾炎有一定差异，应取大黄牡丹汤与薏苡附子败酱散二者之长，合而用之。临证时须注意以下三个方面：第一，注意通腑药物的运用。第二，注意活血散瘀药物的运用。第三，注意温通药物的运用。大多《金匮要略》注家认为本方治疗肠痈脓已成者，实际不论已成脓或未成脓，皆可用之，唯用量要小，且以病史较久及患者素体阳虚、面色萎黄、神疲畏寒、舌淡苔白等为施治要点。

4. 下腹部巨大淋巴结增生 《北京中医杂志》（1988，2：48）：某男，16岁。3个月前进某医院进行阑尾切除术，术后半月下腹出现肿块，增长迅速，仅20余日即蔓延至左下腹部。1个月前进行剖腹探查术，见其下腹腔、盆腔肿物自后腹膜至前腹壁均有浸润，呈冰冻状态，肿块坚硬不光滑，无活动性和波动感；腹主动脉旁及肠系膜淋巴结肿大，大小不一。腹膜后淋巴结及腹壁浸润块组织取活检，病理报告为：淋巴结反应性增生，肌组织淋巴细胞浸润。患者形体瘦削，面色㿠白，肿物几乎占据整个下腹部，上至脐，下至耻骨，旁近左右髂骨，边缘清楚，坚硬压痛，无活动感；十余日前脐中溃破，时时溢出少量淡黄色脓液；无发热，食少，便溏日4～5次，小便频数量少，盗汗；舌偏红，苔薄白，脉细无力。证属瘀血内结，蕴而成脓，脾胃虚弱，气血两亏。治宜滋化源，补后天，消瘀散结，排脓托毒。拟异功散和薏苡附子败酱散加味。处方：生薏苡仁30g，附子6g，败酱草15g，黄芪30g，党参15g，白术10g，茯苓10g，炙甘草6g，陈皮6g。煎服30余剂，食增，便不溏，精神转佳，肿块变软，略有缩小，脐中脓液仍有少量溢出。煎服50剂后，肿块明显缩小、变软，脐中溢脓同前，身体逐渐恢复，面色红润，能食，小便频数转少。后一直以上方为主，加皂刺30g，渐减去异功散，共进药百余剂，除切口周围按之略硬外，肿块全部消失，脐中脓孔愈合。追访至今，健康如常人。

按语：上述临床验案表明，本方的用途甚广，远远超越了《金匮要略》原书主治肠痈成脓病证的范围，故凡属内痈已成，结聚不消，损及阳气者，均可以此方为基础加减治疗，扩大其治疗范围。通过上述病案，即可视其临床运用之一斑。

【临床报道】

1. 慢性阑尾炎 应用本方：薏苡仁60g，附子12g，败酱草30g。水煎服，将药渣敷右天枢穴附近。腹痛甚加川楝子、延胡索、没药各10g；发热恶寒，恶心欲吐，大便秘结加半夏10g，生大黄6g，金银花30g；右下腹压痛、反跳痛加红藤30g，白芍20g，甘草10g；腹胀纳呆加桃仁10g，夏枯草15g；孕妇加桑寄生、黄芩各10g，川续断15g；白细胞或中性粒细胞增高者加蒲公英40g，连翘10g。治疗慢性阑尾炎93例，结果：症状、体征消失为痊愈，共78例；症状消失，但右下腹仍有深压痛，或可触及条索状肿块为好转，共11例；中途改为手术治疗者为无效，共4例。总有效率为95.6%[1]。

2. 慢性胆囊炎 应用本方加味：薏苡仁60g，炮附子（先煎）30g，败酱草30g，郁金15g，赤芍30g，枳实15g，益母草30g。每日1剂，水煎2次混兑分服，每次服400ml。脉数便干者加大黄（后下）15g；上腹痛甚者加白芍30g，延胡索15g；有结石者加金钱草或海金沙30g；轻度发热者加金银花30g。治疗慢性胆囊炎并积液患者48例,男22例,女26例,均为40岁以上患者。疗效标准:自觉症状及腹部体征消失,胆囊体积缩至正常,B超示胆囊积液消失者为痊愈;以右上腹仍有轻度深部触痛,胆囊体积缩小一半以上,胆囊积液明显减少者为显效;以治疗15天自觉症状、体征、B超复查结果无明显变化或有其他合并症出现者为无效。结果:治愈25例,显效14例,无效9例;总有效率为81%[2]。

3. 慢性盆腔炎 用薏苡附子败酱散加味治疗慢性盆腔炎50例。处方:生薏苡仁40g,附片(先煎)30g,败酱草35g,白芍25g,绿豆、白术各18g,川芎、茯苓、泽泻、台乌药、延胡索、香附各15g,柴胡、炙甘草各10g。2天1剂,每日服3次,7天为1个疗程,治疗3个疗程。结果:痊愈(治疗后下腹疼痛及腰骶胀痛等症消失,妇科检查及理化检查正常,停药1个月内未复发)30例;有效(治疗后下腹疼痛及腰骶胀痛等症减轻,妇科检查及理化检查有所改善)19例;无效(治疗后下腹疼痛及腰骶胀痛等症无减轻或有加重,妇科检查及理化检查较治疗前无改善或有加重)1例。总有效率为98%[3]。

4. 慢性盆腔疼痛综合征 薏苡附子败酱散加味[薏苡仁20g,炙附子(先煎)6g,败酱草20g,蒲公英10g,车前子(包煎)10g]治疗湿热下注型慢性盆腔疼痛综合征60例。结果:显效24例,有效30例,无效6例,总有效率为90%[4]。

5. 顽固性带下病 采用薏苡附子败酱散加味(薏苡仁30g,附子10g,败酱草10g,金樱子15g,白术15g)治疗顽固性带下病20例。腰痛甚者,加杜仲、狗脊;小腹坠胀者,加升麻、香附;阴部瘙痒者,加苦参、蛇床子。结果:治愈18例,好转2例[5]。

6. 慢性前列腺炎 薏苡附子败酱散合桂枝茯苓丸(黄芪30g,生薏苡仁30g,败酱草30g,红藤20g,桂枝5g,茯苓15g,牡丹皮15g,赤芍15g,桃仁10g)治疗湿热瘀阻型慢性前列腺炎120例。少腹、会阴部胀痛不适者加延胡索15g,荔枝核15g;会阴、肛门部下坠者加柴胡6g,升麻5g;尿痛者加王不留行30g,琥珀(冲服)3g。对照组采用翁沥通胶囊。结果:治疗组可较快缓解患者的症状,减轻疼痛,降低症状积分,与对照组比较疗效有显著性差异[6]。

7. 尿道综合征 薏苡附子败酱散合当归贝母苦参丸加味(附子、川贝母、苦参、香附、甘草各10～15g,薏苡仁15～30g,败酱草20～30g,当归15～20g,桂枝10～20g)治疗25例尿道综合征患者。结果:显效12例;有效11例;无效2例[7]。

8. 婴幼儿湿疹 采用薏苡附子败酱散外洗加丁酸氢化可的松外用治疗婴幼儿湿疹102例。89%于一周内皮损消失,渐变为正常皮肤,其余一周后痊愈,无色素沉着及瘢痕。效果满意[8]。

参考文献

[1] 炊积科. 薏苡附子败酱散治疗慢性阑尾炎93例[J]. 陕西中医,1990,11(8):365.

[2] 陈永敏. 薏苡附子败酱散加味治疗慢性胆囊炎并积液48例[J]. 国医论坛,1993,5:34.

[3] 杨芳. 薏苡附子败酱散治疗慢性盆腔炎50例疗效观察[J]. 云南中医中药杂志,2009,30(9):41.

[4] 李广涛,颜微. 薏苡附子败酱散加味治疗慢性盆腔疼痛综合征60例[J]. 实用中医内科杂志,2007,21(10):64.

[5] 刘运波,宋修芳. 薏苡附子败酱散加味治疗顽固性带下病[J]. 中国实用乡村医生杂志,2005,12(10):38.

[6] 王祖龙. 薏苡附子败酱散合桂枝茯苓丸治疗湿热瘀阻型慢性前列腺炎120例[J]. 四川中医,2007,25(10):48-49.

[7] 杨桂芳. 经方薏苡附子败酱散合当归贝母苦参丸加味治疗尿道综合征25例[J]. 中医药信息,

2002,19(3):39-40.

[8] 宣兆三. 薏苡附子败酱散加西药治疗婴幼儿湿疹102例[J]. 中国现代医生,2008,46(4):101.

第二节　温　　下

大黄附子汤

(《金匮要略》)

【异名】大黄附子细辛汤(《漫游杂记》,录自《金匮要略今释》卷3)。

【组成】大黄三两(9g)　附子三枚(12g)炮　细辛二两(6g)

【用法】以水五升,煮取二升,分温三服。若强人煮取二升半,分温三服。服后如人行四五里,进一服(现代用法:水煎服)。

【功用】温里散寒,通便止痛。

【主治】寒积里实证。腹痛便秘,胁下偏痛,发热,手足厥冷,舌苔白腻,脉弦紧。

【病机分析】本方所治之证,乃因寒邪与积滞互结于肠道所致。寒为阴邪,其性收引,寒入于内,阳气不通,气血被阻,故见腹痛或胁下偏痛。正如《素问·举痛论》所云:“寒气客于肠胃之间,膜原之下,血不得散,小络急引,故痛。”寒实阻于肠间,传化失职,以致大便不通;积滞留阻,气机被郁,故发热;阳气内郁,不能布达四肢,故手足厥冷;舌苔白腻,脉弦紧,均为寒实之征。

【配伍意义】本方主治证的病机为寒实内结。根据《素问·至真要大论》“寒者热之”、“治寒以热”、“结者散之”、“留者攻之”的原则,治宜温通寒凝而开闭结,通下大便以祛积滞,温里散寒以止痛。方中重用附子辛温大热,入心、脾、肾经,温里散寒,止腹胁冷痛,《名医别录》卷3载其治“心腹冷痛”,《本草从新》卷4谓其:“大热纯阳,……治一切沉寒痼冷之证。”因其寒实内结,故用温药以祛其寒,同时需泻下之品以通其结,大黄性味苦寒,入脾胃、大肠经,功能泻下通便,荡涤里实积滞,与附子相配,寒温同用,以奏温下之功,共为君药。细辛性味辛温,主入肺、肾二经,兼入肝、脾诸经,“利九窍”(《神农本草经》卷2),“温中下气……安五脏”(《名医别录》卷1),方中用之,辛温宣通,散寒止痛,助附子以温散脏腑之积冷,用以为佐。方中大黄,性味虽属苦寒,但得附子、细辛之辛热,则苦寒之性被制,而泻下之功犹存。三药合用,具有寒温同用,相反相成之配伍特点,而成温通寒积之剂。

仲景治寒邪深伏阴分时,常以附子与细辛相配,如麻黄细辛附子汤,治少阴病,始得之,反发热,脉沉者,方以附子、细辛与麻黄同用,功在助阳解表;本方主治寒积里实之证,以附子、细辛与大黄相配,重点在于温下寒积。二方仅一药之更,即变解表为温下。仲景用药制方微妙之处,于此可见一斑。另外,麻黄细辛附子汤中附子只用一枚,此方附子则用三枚,所以然者,麻、附、细辛是三味温药,只相助而不相制,故附子一枚即可。此方大黄苦寒且系三两,若只用附子一枚,岂不为大黄牵制,阻碍其逐寒兴阳之功。两方仅在一味药和用量上的出入,而主治各异,于此可知,古人的用药制方,法度严谨,而有泛应曲当。

【临床运用】

1. 证治要点　本方为温下法的代表方剂。临床以腹痛,便秘,手足厥冷,苔白腻,脉弦紧为证治要点。

2. 加减法　若腹痛甚者,加肉桂以温里止痛;腹部胀满,舌苔垢腻,积滞较重者,加厚朴、木香行气导滞;体质虚弱者,加党参、当归等以益气养血补虚。

3. 现代常用于肋间神经痛、坐骨神经痛、肾结石、胆结石、慢性阑尾炎、胰腺炎、急性单纯型肠梗阻、粘连性肠梗阻、腹股沟疝等属寒积里实证者。

【使用注意】本方功专温下，若实热内结，正盛邪实，殊非所宜。此外，服用本方后，若大便通利，则可转危为安；若药后大便不通，反见呕吐，肢冷，脉细，为病势恶化之象，应予注意。

【源流发展】本方始见于《金匮要略·腹满寒疝宿食病脉证治》，为后世温下剂的祖方。原书用于治疗"胁下偏痛，发热，其脉紧弦"等症。《张氏医通》卷9治色疸，身黄，额上微汗，小便利，大便黑，少腹连腰下痛等。《金匮要略今释》引《类聚方广义》治寒疝，胸腹绞痛延及心胸腰部，阴囊焮肿，腹中时有水声，恶寒甚者。现代常用此方加减治疗肠梗阻、慢性阑尾炎以及尿毒症等。后世医家在本方的基础上加减变化而成许多方剂，比较著名的如《备急千金要方》的三首温脾汤，以及《普济本事方》之温脾汤。以上四方均以本方为基础增减而成，然方名相同而主治有异。或用于治疗积久寒热，赤白痢疾；或用于治疗久下赤白，连年不止，及霍乱脾胃冷食不消；或用于治疗寒实中阻，脾阳受损，腰痛，脐下绞结，绕脐不止；或用于治疗痼冷在肠胃间，连年腹痛，泄泻，休作无时。清代《温病条辨》卷3所载大黄附子汤，大黄与附子等量，用大黄之苦，和附子、细辛之辛，而成苦辛温下之法，能降能通，主治邪居厥阴，表里俱急之寒疝，脉弦紧，胁下偏痛，发热者。现代用于治疗尿毒症的许多新方，均系在本方的基础上衍化而成，如《上海中医药杂志》(1987，3：19)所载降氮汤，方用大黄20g，炙附子15g，黄芩、生牡蛎各50g。水煎，睡前滴肛内150ml，重者2～3次/日。该方泻下、排毒、祛浊，主治尿毒症；《陕西中医》(1988，6：247)灌肠消毒汤，方用大黄(后下)10～20g，附子5～10g，黄芪12～20g，牡蛎15～30g。水煎保留灌肠，日1次。功能泄下祛秽，排浊解毒。亦可用治尿毒症，尿素氮明显增高者。

【疑难阐释】

1. 关于本方治疗胁下偏痛的认识　此方原治胁下偏痛，《医宗金鉴》卷25认为："胁下偏痛之偏字，当是满字，当改之。"必是传写之误。腹满而痛，脾实邪也，胁下满痛，肝实邪也。发热，若脉数大，胃热实邪也，今脉弦紧，脾寒实也，当以温药下之，故以大黄附子汤下其寒实。是方中佐细辛以散肝邪，此下肝脾寒实之法是也。作者认为胁下"满痛"、"偏痛"，临床均有所见，甚至并见。析其病机，是由寒实结于阳明，腹部胀满累及于胁下所致。胁下乃少阳胆腑所居之处，阳明属胃，胆胃相连，胆病可以传胃；胃病亦可以传胆。寒实结于阳明胃肠，腑气不通则腹部胀满，势必上逆壅遏于胆，以致少阳经气不通而胁下偏痛。由于胁下偏痛是寒实内结，腑气不通所致，故用大黄附子汤温下胃肠寒结，腑气一通，胃气下降，胆随胃降，胆气自然通利，则胁下痛自解。故主治中的胁下偏痛，当为胁腹满痛。

2. 对于发热的认识　原书证治中的发热，《脉经》卷6引此文即无"发热"二字，故许多医家认为发热一症，并非必见之症，在辨治中不足为凭。然结合临床表现，寒实内结，腹痛便秘证，有时可见发热的症状，这是由于寒实内结，阳气被郁所致。然发热不一定是全身性的，可以在某一局部出现，故为"胁下偏痛发热"。其治疗与外感发热、阳明实热完全不同，应加以鉴别。

【方论选录】

1. 徐彬："偏痛为实邪，况脉紧弦，虽发热，其内则寒。正如《内经》所谓感于寒者，皆为热病也。但内寒多，故以温药下之。附子、细辛与大黄合用，并行而不悖，此即《伤寒论》大黄附子泻心汤之法也。"(《金匮要略论注》卷10)

2. 周扬俊："此寒邪之在中、下二焦也。胁下属厥阴之部分，于此偏痛，必有所积，积而至于发热，其为实可知也。乃视其脉，不滑数而紧弦，洵为阴脉，果是阴邪结于阴位矣。且紧属痛，固因寒而痛，弦为实，亦因寒而实，故非下则实不去，非温则寒不开。然肝肾同一治也，厥阴之实，系少阴之寒而实，苟不大用附子之热，可独用大黄之寒乎？入细辛者，通少阴之经气也，以寒实于内而逼阳于外也，或里有寒表有热，俱未可定也。仲景于附子泻心汤中既用三黄，复用附子，以畏寒汗出，阳气之虚在于外也。此大黄附子汤，阴气之结深于内也，然则痞证用三黄，固正治之法，偏痛用大黄，岂非从治之法乎？合观之，知有至理存焉矣。"（《金匮玉函经二注》卷 10）

3. 尤怡："胁下偏痛而脉紧弦，阴寒成聚，偏着一处，虽有发热，亦是阳气被郁所致。是以非温不能已其寒，非下不能去其结，故曰宜以温药下之。程氏曰：大黄苦寒，走而不守，得附子、细辛之大热，则寒性散而走泄之性存是也。"（《金匮要略心典》卷中）

4. 张璐等："大黄附子汤用细辛佐附子，以攻胁下寒结，即兼大黄之寒以异之。寒热合用，温攻并施，此圣法昭然，不可思议者也。"（录自《医宗金鉴》卷 30）

5. 吴瑭："此邪居厥阴，表里俱急，故用温下法以两解之也。脉弦为肝郁，紧，里寒也；胁下偏痛，肝胆经络为寒湿所搏，郁于血分而为痛也；发热者，胆因肝而郁也。故用附子温里通阳；细辛暖水脏而散寒湿之邪；肝胆无出路，故用大黄，借胃腑以为出路也。大黄之苦，合附子、细辛之辛，苦于辛合，能降能通，通则不痛也。"（《温病条辨》卷 3）

6. 王泰林："胁下偏痛，脉弦紧，为阴寒成聚；大便难，发热恶寒，为阳气被郁。故以附子破阴寒，细辛散浮热，大黄通便难，共成温下之功。夫附子泻心汤用芩、连佐大黄，以祛膈上之热痞，即兼附子之温以散之；大黄附子汤用细辛佐附子，以攻胁下之寒结，即兼大黄之寒导而下之。许学士温脾汤治寒积腹痛泄泻，即效仲景温药下之之法也。"（《王旭高医书六种·退思集类方歌注》）

【评议】对于本方治证病机的认识，吴谦等强调："胁下满痛，肝实邪也。……今脉紧弦，脾寒实邪也"；吴瑭作了新的发挥，认为："此邪居厥阴，表里俱急，……脉弦为肝郁，紧，里寒也，胁下偏痛，肝胆经络为寒湿所搏，郁于血分而为痛也，发热者，胆因肝而郁也"；周氏则认为："此寒邪之在中、下二焦也。胁下属厥阴之部分，于此偏痛，必有所积，积而至于发热，其为实可知矣"。诸家所论不尽一致，但离不开因寒而实，阳气被郁这一病机。故对其治法的认识总以"温下"为原则。如徐氏提出："但内寒多，故以温药下之"；周氏认为："亦因寒而实，故非下则实不去，非温则寒不开"；尤怡指出："是以非温不能已其寒，非下不能去其结，故以温药下之"。

【验案举例】

1. 腹痛 《治验回忆录》：钟大满，腹痛有年，理中、四逆辈皆已服之，间或可止。但痛发不常，或一月数发，或两月一发，每痛多为饮食寒冷所诱发。自常以胡椒末用姜汤冲服，痛得暂解。一日，彼晤余戚家，谈其痼疾之异，乞为诊之，脉沉而弦紧，舌白润无苔，按其腹有微痛，痛时牵及腰胁，大便间日一次，少而不畅，小便如常。吾曰："君病属阴寒积聚，非温不能已其寒，非下不能荡其积，是以温下并行，而前服理中辈无功者，仅祛寒而不逐积耳。依吾法两剂可愈。"彼曰："吾因知先生善治己疾，倘得愈，感且不忘。"即书大黄附子汤：大黄 12g，乌附 9g，细辛 4.5g，并曰："此为金匮成方，屡用有效，不可为外言所惑也。"后半年相晤，据云，果二剂而瘥。

2. 急性肠梗阻 《浙江中医杂志》(1983，4：171)：某男，58 岁。自去年胃切除后，消化功能较弱。3 日前，因午饭后饮冷过多，自觉胃脘不适，逐渐出现腹部胀满，傍晚出现呕吐，大便3日未解。经检查诊为“急性肠梗阻”。诊见面色苍白，手足厥冷，舌淡胖，苔腻，脉沉紧弦。证属寒实内结，腑实不通。处方：生大黄12g，炮附子、干姜、姜半夏各10g，水煎服。服后大便得通，痛呕遂止。

按语：肠梗阻按中医辨证有属实热阻滞，也有属寒实内结者。本例辨证属寒食内结，腑实不通，其辨证要点在于面色苍白，手足逆冷，苔腻，脉沉弦紧。因其饮冷所致，且有呕吐，故取大黄附子汤去细辛，加入干姜、半夏，以温中降逆，乃获效验。

3. 胁痛　《浙江中医学院学报》(1988，1:29)：某女，50岁。患右胁下痛近10年，疼痛剧烈，反复发作，屡治不效，因脉证属于寒实，故予大黄附子汤合金钱草30g，连服数剂，疼痛消失。

按语：本方因原书指征有胁下偏痛、发热等字样，故临床应用时常受一定限制。其实不论是痛在胁下，或在腹部，也不论是偏痛还是不痛，发热或不发热，只要脉象沉弦或沉紧，按之有力，大便秘结，确系寒实证者，便可放手使用本方。方中大黄、附子一般用量即可，但细辛则必须少则6g，多则9g，不能拘守“细辛不过钱”之说。这是因为其病机是寒结，寒不去则结不开，结不开则大黄无用武之地，附子走而不守，回阳散寒，细辛通阳散寒，且有“辛以润之”之功。二药合用，使寒散结开，大黄才能通畅肠道，推陈致新。

4. 肾结石绞痛　《辽宁中医杂志》(2004，5:355)某男，50岁，患肾结石5年，中西医治疗2年，无效，近年来常发腰腹绞痛，肾区叩痛，绞痛时四肢冰冷，大汗淋漓。2日前因食生冷，突发肾绞痛，急住医院，经输液、解痉镇痛等治疗2天无效，建议手术，患者决意不做，转中医科治疗，又服通腑排石通淋中药，配合阿托品、安痛定、度冷丁等解痉止痛，亦不缓解，自述右侧腰肾绞痛时向右腹股沟放射，按压稍缓。诊见舌淡红，苔白薄，脉弦紧。刻下：神疲、纳呆，大便3日未解，腰腹均绞痛，因诉食生冷发作，故考虑脾胃虚寒，冷积寒闭，引发宿疾，盖寒闭非温无由通解，阴结非阳不能融释，故先投仲景“大黄附子汤”，次投东垣“补中益气汤”加减，处方①：制附子15g，北细辛、生大黄各5g，水煎1次(20分钟)，上午服完。处方②：炙黄芪20g，炒白术12g，陈皮6g，升麻、柴胡、炙甘草各5g，党参、当归各15g，鹿角霜30g，炒小茴香、炒川楝子各10g，水煎2次下午服。药未服完，绞痛全除，次日嘱续服补中益气汤加味1剂善后。继又乘胜追击，以助运排石法，方用参苓白术散加减化裁，服60剂排出肾结石3枚告愈。

5. 痢疾　《经方应用》：某男，48岁。素体阳虚，夏秋间因饮食不节，积滞内停，下痢色白，腹痛肛坠，滞下不畅，窘迫异常，腹胀满拒按，畏寒，舌苔白浊腻，脉弦紧。辨证为寒湿滞下。遵《内经》“通因通用”法，以温下为治。用大黄附子汤加味：大黄(酒炒)、熟附子各9g，干姜6g，细辛1.5g，川朴6g，枳实9g。2剂，下利较畅，腹痛肛坠减轻，初见泻下白冻颇多，继则大便渐正常。遂以原方加减，并减其制，连服3剂，遂告痊愈。

按语：痢疾古称“滞下”，其病机有寒热虚实之不同，伤气伤血之各异。本案素体阳虚，积滞内停，伤于气分，致成寒实滞下，故症见下痢色白不畅，里急后重，腹胀满拒按，舌苔白浊腻，脉弦紧等一派寒实征象。寒实滞下，非下不能去其积，非温不能去其寒。因而采用温下积滞法，符合《金匮要略》对寒实内结“以温药下之”之训。考吴氏《温病条辨》对滞下治法曾云：“白积，加附子、干姜、细辛温经祛寒，厚朴、枳实消胀泄满。”本案由于方证合拍，故能奏效甚捷。

6. 梅尼埃病　《浙江中医杂志》(1985，8:352)：某女，40岁。素患梅尼埃病，时常发作。一周前，因感冒过劳，眩晕又作，视物旋转，卧床不起，头身动则加剧，呕吐痰涎，脐下2寸处胀痛，泻下清稀，纳呆，口干而欲饮，舌淡，苔白厚黏腻，脉滑缓。以痰饮作眩而论，拟《金匮》泽泻汤合二陈汤加味，治之未效。再诊舌象，参以脐下痛证，悟此为阳虚寒实，积聚于里而胀痛，三焦痞塞，清阳不升，浊阴不降而眩晕。改投大黄附子汤加味：附子 8g，大黄 10g，细辛、人参各 6g，2 剂，药后轻泻 1 次，眩晕和胀痛已减大半；再 2 剂，诸症悉除。

按语：梅尼埃病，属中医眩晕范畴，临床极为多见，辨证时须注意标本虚实。本虚以气血虚弱及肝肾不足为主，标实以风、痰、湿、火为多。本案病机为阳虚寒实，积聚于里，而致清阳不升，浊阴不降。故以大黄附子汤温阳散寒，加人参益气，方中寓有参附汤以益气助阳；人参大黄汤以益气降浊，全方具有温阳散寒，益气降浊之功。本方虽简而药力集中，药味虽少而法度齐备，用之对证，疗效满意。

7. 急性胆囊炎 《云南中医中药杂志》(2004，5：15)：某女，57 岁，餐后出现胃脘及右上腹疼痛 2 小时，呈持续性胀痛，间歇性绞痛。疼痛放射至肩背部，伴恶心呕吐，冷汗淋漓，热敷无效。有胆囊结石史 2 年。查体：T 37.8℃，P 114 次/分，R 25 次/分，BP105/65mmHg，急性痛苦病容，巩膜及皮肤黄染，颈软无抵抗。右上腹压痛，轻度反跳痛，莫菲征阳性，可触及肿大胆囊。实验室检查：血细胞分析 WBC 18.6×10^9/L，N 88%；L 12%，血生化检查 ALT 224U/L，TBIL 108μmol/L，DBIL 58μmol/L，G-GT 307U/L，AST 212U/L，血尿淀粉酶均正常。B 超示：胆囊多发性结石并急性胆囊炎。以氨苄青霉素 6g 静点，中药以大黄附子汤加味：大黄 12g，附子 9g，细辛 6g，金钱草 15g，鸡内金 15g，郁金 15g，枳实 9g，延胡索 15g，厚朴 9g，甘草 9g 等急煎 1 剂，分次频服。服药后大便 2 次，腹痛减轻，加苏梗 12g，竹茹 9g，又 2 剂，呕吐止，疼痛大减。前方加茵陈 18g，泽泻 15g，再服半月痊愈，至今未复发。

【临床报道】

1. 慢性肾功能衰竭 常规治疗基础上，用大黄附子汤(处方：生大黄 50g，熟附子 15g，牡蛎 30g，崩大碗 30g，枳实 30g)灌肠治疗 20 例。对照组仅常规治疗，即低盐低磷优质低蛋白饮食，休息，治疗原发病，维持水、电解质及酸碱平衡，有感染时适当使用抗生素，口服卡托普利、潘生丁。结果：治疗组治疗后较治疗前 BUN、BCr 水平均有明显降低，差异有显著性意义($P<0.01$)，对照组治疗前后无明显改变($P>0.05$)，治疗组治疗后各项指标与对照组比较，差异有显著性($P<0.01$)，治疗组食欲较对照组明显改善[1]。以本方加减，方用大黄 20g，黄芩 50g，生牡蛎 50g，炙附子 15g。水煎，每日睡前灌肠 150ml，14～28 天为 1 个疗程。如病情较重，可 1 日灌注 2～3 次，药液宜保持适当温度，冬季在 50～60℃，有助于药液被肠道吸收。治疗前血肌酐均值 513.604μmol/L，治疗后为 382.772μmol/L，$P<0.01$。治疗前尿素氮均值为 29.024mmol/L，治疗后为 16.4mmol/L，$P<0.01$。内生肌酐清除率均值 47.00，治疗后 52.800，$P<0.01$。治疗 19 例，显效 6 例(症状消失，血肌酐、尿素氮下降至接近正常，肾功能明显改善)，好转 7 例(一般情况好转，尿素氮、肌酐下降，肾功能有轻度改善)，无效 3 例，死亡 3 例[2]。

2. 慢性结肠炎 以本方为主，用大黄 9～25g，附片(开水先煨 2 小时)25～50g，细辛 3～6g。便秘，重用大黄加枳实；腹痛里急后重，加白芍、延胡索、木香；腹泻者，大黄改后下为久煎，并加炒白术、五倍子；食欲不振，加神曲、山楂；偏湿热者，重用大黄，加黄连、白头翁；偏寒者，重用附片，加干姜、小茴香；便血，加炒地榆、藕节。治疗慢性结肠炎 27 例，本组病例服药量最少 4 剂，最多 19 剂，平均服药 9 剂。服本方前均经中西药治疗，部分患者应用其他疗法。结果：治愈 17 例，好转 8 例，无效 2 例，总有效率为 92.5%[3]。

3. 急性胆囊炎 以本方为主,用生大黄10g,制附子15g,细辛2g。寒战者,附子、细辛量加倍;黄疸者,加茵陈;气滞者,加枳实、郁金;呕吐者,加制半夏、陈皮、吴茱萸、黄连;胀甚者,加六神曲、鸡内金之类,另可随症加入川楝子、延胡索、金钱草、蒲公英、虎杖之品,然柴胡为必用之品,可入少阳枢机以作和缓疏泄引经之用。结果:治疗急性胆囊炎25例,治愈16例,占64%;好转7例,占23%;无效2例,占8%。总有效率达92%。疗程最短3天,最长7天,平均治疗天数为4.6天。血象恢复最快3天,最慢6天。B超复查胆囊,恢复正常的16例,占64%;欠佳的7例,占28%;无变化的2例,占8%[4]。

4. 肠梗阻 大黄附子汤加减(大黄10g,附子6g,细辛3g,莱菔子12g,大腹皮16g)治疗肠梗阻21例。配合针刺足三里,必要时可转手术治疗。共21例,全部治愈,其中半年后复发3例,再经复诊治疗全部治愈,随访1年以上未再复发,无1例死亡[5]。

【实验研究】

1. 抗缺氧作用 本方有较好的抗缺氧作用,可明显延长多种原因所致缺氧动物的存活时间,如抗常压下致小鼠缺氧;抗氰化钾致小鼠缺氧;抗亚硝酸钠中毒致小鼠缺氧;抗结扎颈总动脉致小鼠缺氧;抗异丙肾上腺素致小鼠缺氧。以上实验结果显示,本方的抗缺氧作用可能是通过降低肾上腺素能系统的功能,减少动物整体耗氧量,增加心肌组织细胞的缺氧能力,提高脑组织对缺血的耐受力,降低脑组织的耗氧量等多方面的作用来实现的,从而使缺氧小鼠的平均存活时间显著长于对照组[6]。

2. 温阳通便作用 取生大黄、附子、细辛,按3∶3∶1配伍。煎液浓缩至1ml含总生药0.7g。进行排便实验,体温实验,对寒积便秘型小鼠肠道推进实验,对正常小鼠肠道推进实验。结果表明:该方能显著促进寒积便秘型小鼠的排便,增加其排便量。经拆方分析,附子和细辛能对抗寒积便秘型小鼠体表温度的下降及改善肠道运动;单用大黄对模型无泻下作用,与附子、细辛合用作用明显增强。说明三药配伍,对寒积便秘型小鼠有温阳散寒通便作用[7]。

3. 对重症急性胰腺炎细胞因子的影响 采用胆胰管内逆行注入去氧胆酸钠(1ml/mg)方法建立大鼠对重症急性胰腺炎模型。模型组血清淀粉酶与TNF-α、IL-1β及IL-18水平变化呈正相关,血清淀粉酶、TNF-α、IL-1β及IL-18明显高于假手术对照组;中药组血清淀粉酶、TNF-α、IL-1β及IL-18水平与模型组相比均明显降低[8]。

参考文献

[1] 陈伟平,刘笑云,韦继政.大黄附子汤灌肠治疗慢性肾功能衰竭20例总结[J].湖南中医杂志,2005,21(4):13-14.

[2] 方淑媛.降氮汤灌注治疗19例氮质血症尿毒症[J].上海中医药杂志,1988,(11):33.

[3] 尹德军.大黄附子汤治疗慢性结肠炎27例[J].云南中医杂志,1993,14(2):10.

[4] 徐国樯.大黄附子汤辨治急性胆囊炎的体会:附25例临床小结[J].天津中医,1994,11(5):17.

[5] 李进龙,魏广平,王娟.大黄附子汤治疗肠梗阻21例[J].陕西中医,2002,23(12):1084.

[6] 李在邠,李松风,田秋芬,等.大黄附子汤抗缺氧作用的实验研究[J].辽宁中医杂志,1988,(11):33.

[7] 金若敏,李仪奎,朱申成,等.大黄附子汤温阳通便作用的研究[J].中药药理与临床,1992,8(6):3.

[8] 路小光,战丽彬,曲明阳.大黄附子汤对重症急性胰腺炎大鼠细胞因子的影响[J].中国中西医结合急救杂志,2004,11(6):352-354.

温 脾 汤

（《备急千金要方》卷 15）

【组成】大黄四两(12g)　附子大者一枚(9g)　干姜二两(6g)　人参二两(6g)　甘草二两(6g)

【用法】上五味，㕮咀，以水八升，煮取二升半，分三服。临熟下大黄（现代用法：水煎服，大黄后下）。

【功用】泻下冷积，温补脾阳。

【主治】阳虚冷积证。大便秘结，或久痢赤白，腹痛，手足不温，苔白，脉沉弦。

【病机分析】本方治证，为脾阳不足，寒从内生，加之饮食生冷，以致冷积阻留，损伤脾阳，运化失常所致。脾阳不足，阳虚失运，寒积阻留肠间，故腹痛，大便秘结；冷积久留不化，脾气虚陷，则为久痢赤白；脾主四肢，脾阳不足，不能布达四肢，故手足不温；苔白为寒象，脉沉弦者，沉主里，弦主寒主痛也。因此，脾阳不足，冷积内停是其基本病机。

【配伍意义】本方为脾阳不足，冷积内停之证而设。此时治疗，如单用温补，则积滞不去；若予以攻下，又恐更伤中阳。故必须泻下冷积与温补脾阳并用。方中大黄苦寒沉降，入脾、胃、大肠经，荡涤泻下而除积滞，《神农本草经》卷 4 谓其"荡涤肠胃，通利水谷"；附子辛温大热，入心、肾、脾经，壮脾阳以散寒凝，共为君药。干姜辛热，入脾、胃经，助脾胃阳气，祛脾胃寒邪，《神农本草经》卷 3 谓其"主温中……肠澼下痢"，为臣药。脾阳虚弱，脾气亦惫，故用人参甘温，入脾、肺经，补益脾气；甘草甘平，入心、肺、脾、胃经，健脾益气，与人参配伍，助其补脾益气；与干姜、附子配伍，助其温补脾阳，即助阳须先益气之理，故人参、甘草同为佐药。甘草尚能调药和中，故又用以为使药。诸药相合，共成温脾攻下之剂，使积滞行，寒邪去，脾阳复，诸症可愈。

【类方比较】本方与大黄附子汤均能温阳散寒，泻下冷积，治疗冷积里实所致的腹痛便秘。二方均以泻下药大黄配伍温阳去寒药附子作为方中的主要组成部分，同属泻下剂，但大黄附子汤配伍细辛以辛温宣散，助附子温散寒凝以止痛，主治中气未虚，寒实积滞较甚之腹痛便秘，寒实凝滞于肝经所致的胁下偏痛；而本方配伍辛热之干姜，助附子温补脾阳，且用人参、甘草补脾益气，主治冷积阻滞，兼有脾阳(气)虚弱，虚中夹实之便秘或久痢赤白。这是两方的主要区别。

【临床运用】

1. 证治要点　本方为脾阳不足，冷积内停的便秘及久痢赤白而设，临床运用以腹痛，手足不温，苔白，脉沉弦为证治要点。

2. 加减法　如腹痛较甚，可加肉桂、厚朴、木香以增强温阳行气止痛之功；兼见呕吐，可加半夏、砂仁以和胃降逆；如久痢不止，寒中夹热，尚可加入黄连、黄芩、金银花炭等以增强泄邪去浊之功能；如积滞较轻，可减少大黄用量。

3. 本方现代常用于治疗慢性结肠炎、慢性菌痢、幽门梗阻、慢性肾炎后期尿毒症而见消瘦，面色萎黄，精神委靡，腰酸，泛恶等证属阳虚冷积内停者。

【使用注意】本方属温下之剂，若为里实热结，津伤便秘者，当用寒下之剂而非此方所宜。

【源流发展】本方首见于《备急千金要方》卷 15，追溯其源，实从《金匮要略》大黄附子汤衍化而来，即以原方去细辛加干姜、人参、甘草而成。从药物组成分析，亦可认为本方由四逆汤加人参、大黄衍化而成，实属祛邪与扶正兼顾的方剂，为治阳虚冷积便秘或久痢赤白的常用方。同书以本方为基础，增损药味，扩展的方剂尚有卷13“心腹痛门”之温脾汤，较本方多当归、芒硝，用于治疗腹痛，脐下绞结，绕脐不止；卷15“冷痢门”之温脾汤，比本方多桂心而无甘草，用于治疗积久冷热，赤白痢者。《普济本事方》卷4记载的温脾汤，与本方比较，减人参而增桂心、厚朴，其中大黄用量为四钱(12g)，只有本方的十分之一，温中暖肠之力增强，故用于治疗痼冷在肠胃间，连年腹痛腹泻，休作无时，服诸热药不效者。至于《普济方》卷211引《肘后备急方》之温脾汤，与本方相比，则去甘草，大黄改用三两，人参、干姜、附子各二两组成，温下之中以温为主，用治脾胃中冷结实，头痛壮热，但苦下痢，或冷滞赤白如鱼脑者。以上四方，充分体现了临床运用的发展。

【疑难阐释】关于方中的君药　本方为何以附子、大黄为君？是因病属脾阳不足，冷积阻留。此时治疗，固需温补，还需温运。即叶桂所谓“脾为柔脏，惟刚药可以宣扬驱浊”之理(《临证指南医案》卷3)。附子大辛大热，气雄力猛，既可温补脾阳，又能温散寒凝，宣通冷积，与干姜相比，走而不守，选用为君，扶正亦能祛邪，有一举两得之妙；大黄苦寒泻下，用于热结便秘自然适宜，脾阳虚寒，冷积内停而用以为君者，是因大黄为荡涤肠胃，泻下积滞之要药，而且与辛热之附子、干姜同用，则寒性去，而泻下作用仍存，即“去性存用”之义。需要指出的是，在临床运用本方时，应注意寒凉药与辛热药之间的药量比例关系，只有辛热药的用量大于寒凉药的用量，才能达到温下的目的。

【方论选录】

1. 张璐：“温脾汤为冷痢门中首方，而热痢例中用以小变，而治久痢连年不止。非人参、甘草不能任大黄荡涤之威，非干姜、附子不能滋人参雄健之力，乃长沙公附子泻心汤，《金匮》大黄附子汤之变法，咸取附子开结破滞，以助大黄推陈致新之功。其附子泻心汤更以芩、连佐大黄、附子散内陷之表邪，大黄附子汤更以细辛佐大黄、附子散经络之引急，此以干姜、人参、甘草佐大黄、附子散肠胃之积热也。”(《千金方衍义》卷15)

2. 徐大椿：“湿热下痢，痢久生寒，而阳气虚衰，热结不化，故腹痛痢下不止焉。炮附子补火崇土以扶阳，炮姜炭温胃逐冷以化积，人参扶元气，鼓舞胃气，大黄荡热结，涤陈除积，炙草缓中以和脾胃也。水煎温服，使寒消热化，则肠胃清利，而腹痛无不止，下痢无不瘳矣。减少大黄，重用姜、附，加以桂心，即可治冷痢不止。同是治痢，并不易方，一加一减，则攻补悬殊，寒热天壤矣。洵为补泻并施之剂，乃虚中夹实之专方。”(《医略六书·杂病证治》卷25)

【评议】张、徐二氏的方论，颇具临床意义。张氏认为本方治久痢连年不止，乃仲景附子泻心汤、大黄附子汤之变法，以干姜、人参、甘草佐大黄、附子散肠胃之积热；徐氏则认为虚热下痢，痢久生寒，阳气虚寒，热结不化，提出用炮附子、炮姜炭温胃逐冷以化积，用大黄荡热结，涤尘除积，使寒消热化，胃肠清利；减少大黄，重用姜、附，加以桂心，即可治冷痢不止。同是治痢，并不易方，一加一减，则攻补悬殊，寒热天壤之别。

【验案举例】

1. 胃肠神经官能症　《江苏中医》(1984，3：43)：某女，49岁。1965年4月15日初诊。泻痢3年多，近2个月加重。每半月发作1次，持续5～6天，日7～8次，泻下为白色黏胶样物。伴头晕、畏寒，虽时值初夏季节，仍着棉衣，精神疲惫，甚为苦恼。大便化验：黏液(++++)，余未见异常。诊断为胃肠神经官能症，消化不良。症见脉沉实而滑，舌质淡嫩，苔厚腻而不燥，面色灰暗，语言低微，肌体消瘦，腹胀痛拒按，胸腹满闷不饥，干噫食臭，口干不欲饮。证属虚中夹实，脾土虚寒，又夹积滞。投温脾汤20剂痊愈。

按语：本案叙症虽简，但从腹痛拒按，形瘦不饥，面灰，舌淡，脉沉实分析，由脾土虚寒，又夹积滞所致。故取法温脾汤，温补攻下而获效。

2. 肠痈(急性阑尾炎) 《浙江中医杂志》(1986，9：425)：某男，58岁。初起恶寒发热，继则上腹隐痛，次日下午右上腹急痛难忍，右腿不能屈伸，诊为"急性阑尾炎"收入住院。家人不愿手术。症见寒热往来，汗出肢冷，扪之右少腹隆起，疼痛灼热，苔白，脉沉紧。证属瘀热阻滞阑门。治宜凉血逐瘀，排脓消肿，投温脾汤加味。2剂腹痛大减，再2剂腹痛缓解，少腹肿块亦消。

按语：《金匮要略》云："肠痈者，少腹肿痞，按之即痛如淋，小便自调，脓未成，可下之。……大黄牡丹汤主之。"本例脉沉紧，苔淡白，寒多热少，汗出肢厥，说明寒邪在里，冷积瘀阻阑门，脓未成，用本方温补攻下，扶正祛邪，重用大黄荡涤肠中瘀积邪毒，极贴病情。若非辨证精确，一闻肠痈即清热解毒之品频投，于此证情，则犹抱薪救火也。

3. 肠粘连 《四川中医》(1987，1：42)：某女，48岁。1982年10月5日诊。2年前因"急性阑尾炎"行阑尾切除术，术后经常脘腹绞痛，消化道摄片，诊为肠梗阻。经注射糜蛋白酶、胎盘组织液，均不效，中药予活血理气止痛，收效亦微。现症：腹胀痛阵作，伴恶心呕吐，大便秘结，面色㿠白，食少神萎，形寒，四肢厥冷，腹部稍膨胀，苔薄舌淡，边有瘀点瘀斑。此脾阳内匮，运化失调，寒瘀互结，邪客肠腑。拟温阳益气，扶正祛邪，通腑攻下，方投温脾汤加味，服方10剂而愈。

按语：该案因术后伤气，气损及阳，脾阳内匮，运化失调，寒瘀互结，邪客肠腑所致。故以温脾汤为主，温阳益气，扶正祛邪，通腑攻下，俾肠腑寒瘀之邪，有温下之机，乃得速愈。

4. 腿痛 《实用中医药杂志》(2004，12：703)：某男，44岁。腿痛27年。数日前身热汗出任电扇吹风入睡，醒后自觉周身木僵，着地痛重，屡治不效。见其身躯臃肿，由人搀扶，蹒跚而至。面㿠白，动作迟缓，言语低钝，音声不扬，表情呆滞。言右腿掣痛，重如铅铸。察其患肢色淡不温，无汗无肿，筋肉关节正常，病理反射阴性，舌淡胖紫，苔滑腻，脉沉弦。诊为痛痹。证属寒中阴经、血瘀络阻。治宜温经散寒、化瘀除湿通脉。方拟温脾汤加味。附子18g，白术、大黄(后入)各12g，桂枝10g，人参9g，甘草3g，干姜15g，3剂。服药后清冷稀便接踵而至、量多，痛重俱减，但乏力。原方减大黄为6g，加白芍12g，牛膝、杜仲各15g，骨碎补30g，续服6剂，诸症悉除。

按语：痰湿壅盛之体，睡中为凉风袭之，筋脉收引涩滞，营卫失于环流周身，气滞血瘀痰阻，百病由生。附子、干姜大辛大热，通行十二经，散寒止痛；白术、桂枝燥湿化气行水，人参、甘草益气补中，大黄荡涤胃肠积滞、活血行瘀、引邪外出。病愈过半，原方减大黄，加白芍活血敛阴，牛膝、杜仲、骨碎补补肝肾，壮筋骨以善其后。

【临床报道】

1. 肠易激综合征 温脾汤合良附丸加减(香附、制附片、高良姜、柴胡、干姜、红参各10g，枳实、白术各30g，炙甘草6g，熟大黄3g)治疗肠易激综合征30例。兼夹湿热者加贯众、败酱草、黄芩；兼气虚者加黄芪；兼阴伤者去制附片加山药、麦冬。14天为1个疗程。治疗期间停用一切西药。结果：治愈(症状消失且2年内未复发)9例，显效(主要症状消失，大便正常，但在2年内有复发)8例，有效(腹泻或便秘较前好转，但大便仍然为每日2次以上或3～4日1次)9例，无效(主要症状无明显改善)4例。总有效率为86.6%[1]。

2. 消化性溃疡 加味温脾汤(熟大黄、甘草各5g，附子、莪术各10g，高良姜、白术各15g，党参20g)治疗消化性溃疡45例。痛甚者加沉香，呕吐者加代赭石，兼见郁热者去高良姜,加郁金、蒲公英,出血较多者党参易人参,加黄芪。结果:痊愈(临床症状完全消失或基本消失,胃镜检查溃疡愈合)39 例;好转(临床症状完全消失或基本消失,胃镜检查溃疡由活动期变为愈合期或溃疡面积缩小 1/2 以上)4 例;无效(胃镜检查溃疡面改变不明显)2 例。治疗最长 62 天,最短 28 天。治疗前大便潜血(+++)的 23 例用药一周后潜血全部相继转阴[2]。

3. 肠梗阻　在常规补液、抗炎、维持水、电解质平衡的基础上应用加味温脾汤(炮附子、干姜、枳壳各 5～12g,人参 8～20g,黄芪 15～50g,当归、桃仁、芒硝各 10～15g,大黄 10～30g,甘草、升麻、没药各 6～10g)治疗腹部手术后粘连性肠梗阻 61 例。术后近期发病或术前患急性、化脓性疾病者加败酱草、金银花、白花蛇舌草;腹痛腹胀重者加厚朴、延胡索;口臭唇燥,苔黄燥者减干姜,加玄参、金银花、黄芩;舌暗红或瘀斑,脉涩者加红花、丹参、乳香;年老久病体虚者增加黄芪、人参用量。胃肠减压者胃管分次注入。结果:治愈(治疗 7 天内梗阻症状、体征完全消失)46 例(75.4%);无效(治疗 7 天症状无改善或逐渐加重,转手术治疗)15 例(24.6%)[3]。

4. 慢性结肠炎　温脾汤(生大黄 9g,党参 15g,炮姜 6g,制附片 10g,甘草 6g)治疗慢性结肠炎 41 例。腹部胀满者加厚朴 12g;脘胀者加砂仁 4.5g,木香 9g;脘痛者加炒延胡索 12g;便带黏液量多者加荆芥炭 15g,年老体弱者药量酌减。30 天为 1 个疗程。治疗结果:治愈(腹泻、腹痛基本消失,停药治疗半年以上未复发)28 例(63%);有效(腹泻、腹痛基本消失,停止治疗半年以内有复发)12 例(29%);无效(治疗后症状无明显改善)1 例(2%);总有效率为 97%[4]。

5. 慢性肾功能不全　温脾汤加减治疗慢性肾功能不全 29 例。基本方:人参 5～10g,干姜 6g,附片(先煎)10g,生大黄(后入)5～10g,木瓜 10g,黑大豆 30g,川芎 10g,泽兰叶 20～30g。1 个月为 1 个疗程,连用 3 个疗程。结果:显效(肌酐下降>50μmol/L,尿素氮下降>5mmol/L)11 例,有效(肌酐下降 10～50μmol/L,尿素氮下降 1～5mmol/L)16 例,无效(肌酐下降<10μmol/L,尿素氮下降<1mmol/L)2 例,总有效率为 93.1%[5]。

【实验研究】

1. 抗自由基/抗氧化　采用腺嘌呤诱导肾衰模型。①与正常组 C-PROXYL 旋转清除率常数(k)相比,模型组 k 值降低,而温脾汤组 k 值显著增加。因此,模型组 C-PROXYL 的半衰期增加,再予以温脾汤后,可观察到明显的翻转效应。②肾内 GSH-GSSG 循环:模型组 GSH 和 GSSG 水平明显增加,GSH/GSSG 值由 5.94 升至 6.81。与之相比,温脾汤组能有效抑制 GSH 氧化,氧化物 GSSG 的水平降低。与模型组相比,GSH/GSSG 值升高了 12%。③相关酶活性测定:模型组大鼠体内的 SOD 和过氧化氢酶均显著减少,而 GSH-Px 活性增加。与之相比,温脾汤组 SOD 显著降低,而增加的 GSH-Px 活性减弱,过氧化氢酶活性的变化不明显。④肾及血浆中的 TBA 反应物:与正常组相比,模型组 TBA 反应物在血浆中显著增加,温脾汤组大鼠肾和血浆中的 TBA 反应物显著减少。上述结果表明,温脾汤能够清除自由基,具有抗氧化作用[6]。亦有研究发现:①动物实验:缺血-再灌注以及给予 LPS 组大鼠血中产生 $ONOO^-$,BUN、Cr 水平也显著增加。温脾汤提取物组这些参数明显降低。②培养细胞实验:加入 SIN-1 后培养基中 $ONOO^-$ 虽然增加,但添加温脾汤提取物对此有抑制作用,DNA 片段化的程度以及组织损害减轻。说明温脾汤具有清除 $ONOO^-$、保护肾脏的作用[7]。

2. 调节脂代谢　温脾汤用于 5/6 肾切除所致慢性肾衰(CRF)脂代谢紊乱的大鼠实验

结果表明，模型组与正常组比较，总胆固醇（TC）、甘油三酯（TG）和低密度脂蛋白胆固醇（LDLC）明显升高，而高密度脂蛋白胆固醇（HDLC）降低。温脾汤治疗组与模型组各指标有显著性差异（$P<0.01$），TC、TG 和 LDLC 明显降低，而 HDLC 明显升高，且其效果好于盐酸贝那普利组，说明温脾汤对 5/6 肾切除所致慢性肾衰大鼠的脂代谢紊乱有明显的改善作用[8]。

3. 保护肾脏　温脾汤能够显著降低 5/6 肾切除大鼠的血清肌酐（$P<0.05$）、尿素氮（$P<0.01$）水平及 24 小时尿蛋白（$P<0.01$），降低肾重体重比，抑制残余肾脏的代偿性肥大，减轻肾小球硬化及肾间质纤维化程度[9]。

参 考 文 献

[1] 胡卓铭．温脾汤合良附丸加减治疗肠易激综合征 30 例[J]. 吉林中医，2004，24(8)：24.

[2] 喻峰．加味温脾汤治疗消化性溃疡 45 例[J]. 中医杂志，1985，26(8)：52.

[3] 杨东山．加味温脾汤为主治疗腹部手术后粘连性肠梗阻 61 例小结[J]. 甘肃中医，2005，18(1)：21-22.

[4] 居来提，王玲．温脾汤治疗慢性结肠炎 41 例[J]. 实用中医内科杂志，2003，17(2)：101-102.

[5] 赵馥．温脾汤治疗慢性肾功能不全[J]. 浙江中西医结合杂志，2007，17(9)：531-533.

[6] 田琳，摘译，聂淑琴，校．温脾汤对腺嘌呤诱导肾衰大鼠体内自由基增多的抑制作用[J]. 国外医学·中医中药分册，2003，25(1)：35-36.

[7] 柳东泳．温脾汤清除过氧化亚硝酸阴离子的作用[J]. 国外医学·中医中药分册，2003，25(4)：246.

[8] 贺红莉，张喆，牛建昭．温脾汤治疗大鼠慢性肾衰脂代谢变化的实验研究[J]. 中医药学刊，2004，22(7)：1237-1238.

[9] 李彧，牛建昭，贺红莉，等．温脾汤对 5/6 肾切除大鼠残余肾脏影响的实验研究[J]. 北京中医药大学学报，2003，26(2)：26-28.

三物备急丸

（《金匮要略》）

【异名】 备急丸（《千金翼方》卷 20）、抵圣备急丸（《千金月令》，录自《医方类聚》卷 107）、巴豆三味丸（许仁则方，录自《外台秘要》卷 6）、备急三物丸（《圣济总录》卷 180）、返魂丹（《鸡峰普济方》卷 9）、独行丸（易老方，录自《景岳全书》卷 55）、备急大黄丸（《内外伤辨惑论》卷 11）、备急丹（《卫生宝鉴》卷 4）、大黄备急丸（《医学入门》卷 7）、三仙串（《串雅补》卷 2）、三圣丹（《仙拈集》卷 1）。

【组成】 大黄一两（30g）　干姜一两（30g）　巴豆去皮心，熬，外研如脂一两（30g）

【用法】 上药各须精新，先捣大黄、干姜为末，研巴豆纳中，合治一千杵，炼蜜和丸。密器中贮之，莫令泄。若中恶客忤，心腹满，卒痛如锥刺，气急口噤，停尸卒死者，以暖水、苦酒服大豆许三四丸，或不下，捧头起，灌令下咽，须臾当差；如未差，更与三丸，当腹中鸣，即吐下便差；若口噤，亦须折齿灌之（现代用法：为丸剂，成人每服 0.6～1.5g，用米汤或温开水送下；若口噤不开者，用鼻饲法给药）。

【功用】 攻逐寒积。

【主治】 寒积急证。卒然心腹胀痛，痛如锥刺，气急口噤，大便不通，甚或暴厥，苔白，脉沉而紧。

【病机分析】本方证由饮食不节，冷食积滞，阻结肠胃，或暴饮暴食之后，又复感受寒邪，以致气机闭阻不行所致。冷食积滞阻于胃肠，气机闭阻，以致上焦不行，下脘不通，卒然心腹胀痛，甚则痛如锥刺，大便不通。寒为阴邪，其性收引，寒入于内，寒积内阻，气机不行，阴阳之气不相顺接，故气急口噤，甚或暴厥。苔白，脉沉紧，为寒积里实之证。

【配伍意义】本方是为寒凝气滞，里实寒积，发病暴急之证而设。根据《素问·至真要大论》"寒者热之"，《素问·阴阳应象大论》"其实者，散而泻之"的治疗原则，以攻逐寒积而立法。因证属寒积，发病暴急，故此时非用大辛大热之品，不能开结散寒，非用急攻峻下之品，不能去其积滞。方中巴豆辛热峻下，入胃、大肠经，"开窍宣滞，去脏腑沉寒"（《本草从新》卷8），为君药。干姜辛热温中，入脾、胃经，"温经逐寒"（《本草从新》卷11），助巴豆以攻逐肠胃寒积，为臣药。大黄苦寒，入脾、胃、大肠经，本方用之，攻下积滞，且能监制巴豆辛热之毒，为佐药。三药合用，力猛效捷，为急下寒积之峻剂。故原方方后云："当腹中鸣，即吐下便差。"本方三药峻厉，以备暴急寒实之证而用，故方名三物备急丸。

【临床运用】

1. 证治要点　本方专为里实寒积，暴急发病而设。临床以卒然心腹胀痛，大便不通，暴厥而无热证者为证治要点。

2. 本方现代常用于食物中毒、急性单纯型肠梗阻等，辨证属里实寒积，体质壮实而病势危急者。

【使用注意】

1. 方中巴豆的毒性较剧烈，对胃肠的刺激性较强，须根据病情的轻重，适当掌握用量，严密观察，慎重使用。

2. 孕妇、年老体弱者，以及温暑热邪所致的暴急腹痛之证，均当忌用。

3. 服本方后泻下不止者，可食冷粥以止之。

【源流发展】本方始载于《金匮要略》杂疗方中，书中载其"用为散，蜜和丸亦佳"，故剂型为丸者，即三物备急丸；用为散者，名为三物备急散。原治"心腹诸卒暴百病，若中恶，客忤，心腹胀满，卒痛如锥刺，气急口噤，停尸卒死者"。历代应用又有发展，如《医方类聚》卷107引《千金月令》用治"干霍乱，心腹百病，疰痛"。《外台秘要》卷6引《许仁则方》用治"干霍乱，心腹胀满，搅刺疼痛，手足厥冷，甚者流汗如水，大小便不通，求吐不出，求利不下，须臾不救，便有性命之虑，卒死及感忤口噤不开者"。《圣济总录》卷180用治"喉痹水浆不下；小儿木舌，肿胀满口中"。此外，《肘后备急方》卷8之三物备急散，与《外台秘要》卷10引《宫泰方》之三物备急散，实为《金匮要略》三物备急散，而主治略有变化。前者治"心腹诸疾，卒暴百病"；后者主"卒死客忤，卒上气，呼吸不得下"，是三物备急丸临床应用的发展。现代应用更有所发挥，对食物中毒、急性单纯型肠梗阻等属于寒积实证，体质壮实而病势较急者，有一定疗效。关于本方的加减衍化，《备急千金要方》卷17之雷氏千金丸，系在《金匮要略》三物备急丸的基础上加硝石、桂心而成。消石苦寒性温，可破坚消积，泻下利尿，《神农本草经》卷2载其"主胃中胀闭，涤蓄结饮食"，与巴豆、大黄并用，则其泻下之力更猛；桂心配伍干姜，温中祛寒之力益佳。析其组方之妙，实不稍逊。原书记载："主行诸气，宿食不消，中恶，心腹痛如刺及疟。"《普济方》卷365之三物备急丸，组成药物去大黄而加木香，用于小儿心脾经为邪所客，重舌肿胀，语声不出，水饮不下；喉痹，水浆不下。现代，天津中西医结合急腹症研究所创制新方巴黄丸，系由本方去干姜而成，药理实验表明巴黄丸具有增强肠蠕动引起泻下作用，治疗急性阑尾炎等急腹症有良好的疗效。

【疑难阐释】关于方中大黄与巴豆的配伍意义 对此，古今医家所见不一。王子接认为：二者“性味相畏，若同用之，泻人反缓”（《绛雪园古方选注》卷中）。近贤冉雪峰谓：“本方取干姜以益其温，大黄以益其泻”（《八法效方举隅》）。从巴豆之作用而言，本为斩关夺门之品，攻下之力极猛，即使不配大黄，独用其效亦峻，故本方应用大黄，旨在制约巴豆之泻。《本草经集注》就明言巴豆“畏大黄”。李时珍指出：巴豆“与大黄同用，泻人反缓，为其性相畏也”（《本草纲目》卷35）。实验研究表明：三物备急丸具有明显的加强肠管收缩的作用，其组成成分巴豆能兴奋肠管，大黄和干姜则呈降低肠管紧张性的效应，这些药物的作用又常以浓度不同而异（新医药学杂志，1975，11：41）。此外，汪昂认为本方证属食停肠胃，冷热不调，故用“大黄苦寒以下热结，巴霜辛热以下寒结”（《医方集解·攻里之剂》）。从本方所用之药分析，辛热之品居多，属于温下之剂，而其所治之证，应以属寒属实之积为宜。若寒热夹杂而寒邪偏重者，本方亦可用之；如属热实之证，不宜妄投。

【方论选录】

1. 吴昆：“饮食自倍，冷热不调，腹中急痛欲死者，急以此方主之。脾胃以饮食而养，亦以饮食而伤，故饮食自倍，填塞至阴，上焦不行，下脘不通，则令人腹痛欲死。《经》曰：升降息，则气立孤危，是也。以平药与之，性缓无益于治，故用大黄、巴豆夺门之将军以主之；佐以辛利之干姜，则其性益速而效益捷矣。”（《医方考》卷4）

2. 柯琴：“大便不通，当分阳结、阴结。阳结有承气、更衣之剂，阴结又制备急之方。《金匮》用此治中恶，当知寒邪卒中者宜之，若用于温暑热邪，速其死矣。是方允为阴结者立，干姜散中焦寒邪，巴豆逐肠胃冷积，大黄通地道，又能解巴豆毒，是有制之师也，乃仿仲景白散而加峻者与！白散治寒结在胸，故用桔梗佐巴豆，为吐、下两解法；此寒结肠胃，故用大黄佐姜、巴，以直攻其寒。世徒知有温补法，而不知有温下之治，所以但讲虚寒，不议及寒实也。”（录自《古今名医方论》卷4）

3. 汪昂：“此手、足阳明药也。大黄苦寒以下热结，巴霜辛热以下寒结，加干姜辛散以宣通之。三药峻厉，非急莫施，故曰备急。”（《医方集解·攻里之剂》）

4. 张璐：“备急丸治寒结之峻药。凡伤寒热传胃腑，舌胎黄黑刺裂，唇口赤燥者，误用必死，以巴豆大热伤阴故也。”（《张氏医通》卷16）

5. 王子接：“备，先具以待用也；急，及也，谓临事之迫也。《金匮》以备急丸救中恶客忤神昏口噤者，折齿灌之立苏，若临时制药则无及矣。巴豆辛热大毒，生用性急，开通水谷道路之闭塞，荡涤五脏六腑之阴霾，与大黄性味相畏，若同用之，泻人反缓。妙在生大黄与生干姜同捣，监制其直下之性，则功专内通于心，外启胃之神明，协助心神归舍，却有拨乱反正之功。”（《绛雪园古方选注》卷中）

【评议】诸家对本方方义的分析，认识不一，所论有异，但对本方体现“温下”治法，为治寒实结积之峻药，认识则一。强调卒起暴急寒实之证，方可用之，病情不急，一般不用。并强调凡伤寒热传胃腑所致的暴急腹痛，症见舌苔黄黑刺裂，唇口舌燥者，不可误用本方，误用必死。张氏所论极是。另外，本方与白散临床应用有别，柯氏谓：白散治寒结在胸，故用桔梗佐巴豆，为吐、下两解法；本方治寒结肠胃，故用大黄佐姜、巴，直攻其寒，为温下之治。此论颇为中肯。

【验案举例】

1. 水肿 《金匮今释》引《建殊录》：某禅者病浮肿，二便不通，仅存呼吸，即出备急丸服之，下利数十行，肿消减，未及十日，痊愈。

2. 卒中 《金匮今释》引《建殊录》：病人一日卒倒，呼吸迫促，角弓反张，不能转侧，急为备急丸饮之。下利如倾，即复故。

3. 术后肠粘连 《浙江中医学院学报》(1986,2:19)：某男，30岁。患者3年前因工伤脾脏破裂，行脾切除术。术后时常腹痛，食欲减退。1个月前因腹痛急剧，住院治疗月余，腹痛不减，而自动出院，出院诊断为术后肠粘连。症见腹痛如锥刺，腹胀欲破，大便难行，畏寒纳呆，舌淡而胖，边有齿痕，苔白厚腻，脉来细弦。辨证为冷积气滞瘀阻腹痛。治疗先温下，后调补。用三物备急丸。晚服0.25g，嘱腹泻3次以上，即服冷粥1碗止泻。药后半小时，患者颇难忍受，泻3次后，即按医嘱服冷粥1碗，约20分钟，腹泻止，腹痛腹胀全除。后再用旋覆代赭汤加减治愈。后随访，大便通利，腹痛腹胀未再出现。

按语：术后肠粘连，此冷积气滞瘀阻于肠系也，故宜温下。以三物备急丸直攻其寒积气结瘀滞，使此证化险为夷。

【临床报道】

1. 肠梗阻 以本方，用大黄250g，干姜160g，巴豆(去皮，研末，除油)90g。各为细末，使药量大致呈3∶2∶1，制成丸剂，每丸重1g。用法：14岁以内者服1丸，15岁以上者1～2丸，1次/4小时。治疗肠梗阻39例，其中男36人，女3人；年龄最小1.5岁，最大75岁。发病时间最长48小时，最短11小时。结果：痊愈(大便通畅或矢气频频，腹胀痛消失，梗阻解除)35例，有效(少有矢气，但大便仍不通，肠鸣腹痛，腹胀尚未减轻)3例，无效1例；总有效率为97.4%，治愈率为89.7%[1]。本方治疗肠梗阻21例，用大黄、干姜、巴豆(去皮、心)炼蜜为丸，每粒含巴豆0.1g。首服4粒，6～8小时后再服3粒。结果18例痊愈(服药1次通便者7例，2次者8例，3次者3例)，3例无效[2]。

2. 慢性腹泻 以本方为主，应用制巴豆霜0.5g，大黄炭12g，干姜6g，制附子15g，硫磺粉、甘草各3g。每日1剂，连煎2次，取汁相加，分3次温服。治疗肠炎200例。临床表现：全部病例皆有溏泄，肠鸣腹胀，遇寒冷则发，得温暖则轻，泻稀水便及带白色黏液者67例，腹泻与便秘交替者6例，带血便27例，80%腹部有轻压痛，脉沉迟兼滑细弦，舌质淡紫，苔白根腻。大便化验：白细胞(++)178例，未消化食物(+～++)14例，阿米巴滋养体2例。细菌培养41例中，福氏痢疾杆菌生长9例，阴性32例。钡剂灌肠99例中，痉挛性结肠炎2例，肠结核1例。纤维结肠镜检查121例中，浅表性溃疡10例，点状出血12例，肠腔充血、水肿伴黏液分泌99例。肠黏膜活检10例，皆为肠黏膜炎性浸润。治疗结果：195例痊愈，获愈时间最短2天，最长16天，大多在4～7天[3]。

【实验研究】

1. 对家兔离体十二指肠的作用 在三物备急丸药液浓度为40μg/ml时，可明显提高肠管紧张性，表现为使肠管在紧张性升高的状态下发生收缩，但收缩幅度有所变小。当药液浓度加大到400μg/ml时，则表现为肠管紧张性先升高而后降低，收缩幅度也变小。拆方研究结果表明，巴豆对肠管所产生的效应与全方一致；大黄小剂量时作用不一致，大剂量时则产生抑止效应，使肠管抑制性下降，收缩幅度也多变小；干姜的作用效果与大黄基本相同。以上实验证明，本方对肠管的兴奋作用，主要来自巴豆[4]。

2. 对脾肾虚寒型便秘排便时间的影响 用10%的活性炭2℃的水溶液给小鼠灌服，1ml/(支·天)，连续3天，造成脾肾虚寒型动物模型，按6g/kg给予三物备急丸水溶液(药液冷至2℃)，观察对排便的影响。结果：给药组排便时间明显缩短，为(131.0±72.36)分，对照组为(220.8±40.57)分，排便颗粒数给药组有所减少，但无统计学差异[5]。

参 考 文 献

[1] 符开智，陈集才．三物备急丸治疗肠梗阻 39 例体会[J]. 云南中医中药杂志，1982，3(2)：27.

[2] 霍锡坚．备急丸治疗肠梗阻 21 例[J]. 浙江中医杂志，1993，28(11)：484.

[3] 卢书山．三物备急丸加味治疗沉寒凝滞型慢性腹泻 200 例[J]. 浙江中医杂志，1992，27(11)：489.

[4] 遵义医学院急腹症研究组．中医对家兔离体小肠运动的影响——“三物备急丸”对肠管作用的初步观察[J]. 新医药学杂志，1975，(11)：521.

[5] 鄢顺琴．动物(小鼠)便秘模型的复制及其中药的治疗效果[J]. 中药通报，1988，13(8)：43.

半 硫 丸

（《太平惠民和剂局方》卷 6）

【异名】半桃丸(《三因极一病证方论》卷 12)、硫半丸(《良朋汇集》卷 2)。

【组成】半夏汤浸七次，焙干，为细末　硫黄明净好者，研令极细，用柳木槌子杀过各等分

【用法】以生姜自然汁同煮，入干蒸饼末捣和匀，臼内杵数百下，丸如梧桐子大。每服十五丸至二十丸，空心温酒或生姜汤送下；妇人醋汤下。

【功用】温肾祛寒，通阳泄浊。

【主治】老年虚冷便秘，或阳虚寒湿久泄。小便清长，面色青白，手足不温，腹中冷痛，或腰脊冷重，舌淡苔白，脉沉迟。

【病机分析】本方证治，便秘、腹泻证候相反，病因、病机则一，皆由肾阳虚寒所致。肾阳不足，阴寒内生，结于胃肠，浊阴凝聚，阳气不运，使肠道传送无力，排便困难以致便秘。肾为胃关，开窍于二阴，二便之开闭皆为肾所主，今肾阳虚寒，关闭不密，而为泄泻；肾阳不足，水不化气，故小便清长。面色青白，舌淡苔白，脉沉迟等，均为阳虚内寒之象。

【配伍意义】本方是为肾阳虚寒，浊阴凝聚而致便秘或泄泻之证而设。故以温肾祛寒，通阳泄浊立法。方中硫黄酸温，有毒，入肾、大肠经，补火壮阳，以推动阳气。《本草从新》卷 13 载其“补命门真火不足，……治老人虚秘”，为君药。半夏辛温有毒，入脾、肾经，苦温燥湿，降逆泄浊，消痞散结，《本草纲目》卷 17 云其“辛温能散亦能润，故行湿而通大便”，为臣药。两味同用，使脾气得升，胃气得降，升降有权，则便秘或泄泻均愈。用法中以生姜自然汁同煮，温中散寒降逆，解半夏之毒，亦助硫黄祛寒通阳，为佐药。全方药简力专，共奏温肾祛寒，通阳泄浊之功。此方配伍之妙，在于未用泻下之品，而收泄浊通便之效，别开便秘证治又一法门，成为既能治疗阳虚冷秘，又能治疗寒湿泄泻的代表方剂。

【临床运用】

1. 证治要点　本方临床运用时，无论是老年虚冷便秘，还是寒湿久泻，应以面色青白，手足不温，舌淡苔白，脉沉迟为证治要点。

2. 本方现代常用于老年人虚冷便秘，慢性腹泻，神经性衰弱以致阳痿，阴寒内生，浊阴凝聚之证者。

【使用注意】老年气虚，或产后血虚，以及燥热便秘等，本方不宜。

【源流发展】本方始见于宋《太平惠民和剂局方》卷 6，具有“除积冷，暖元脏，温脾胃，进饮食”之功。用治“心腹一切痃癖冷气，及年高风秘冷秘，或泄泻”。清《温病条辨》卷 3 谓本方治“湿凝气阻，三焦俱闭，二便不通”，这是本方临床应用之发展。现代《中国中医秘方大全》之巴硫散，系由本方易半夏为制巴豆霜，功能温阳逐寒，消积助运。主治沉寒凝滞型慢性

腹泻，实系半硫丸之衍化方。

【疑难阐释】关于本方既治便秘，又治腹泻的机制　对此医家认识有异。其一认为，一方主治证候相反两病，关键在于病机一致，即二者皆由肾阳虚寒，浊阴凝聚所致。其二认为，本方治疗便秘，病机为阳气虚寒，运化无力；所治腹泻，病机为寒湿内聚所为，半夏、硫黄均属温热性燥之品，故可治之。其得效之机，正如吴瑭所说："若久久便溏，服半硫丸亦能成条，皆其补肾燥湿之功也"（《温病条辨》卷3）。但从临床实际看，本方治证病机当属肾阳虚寒，浊阴凝聚为患，半硫丸温补肾阳，祛寒泄浊，故可用于老年虚冷便秘，或阳虚寒湿久泻。

【方论选录】

1. 徐大椿："年高气弱，命门衰微，不能熏蒸脾胃传送糟粕，故大便不通，谓之冷秘。硫磺壮命火，能通闭结，半夏醒脾气，能流伏湿，姜以收之，酒以行之，使火壮湿流，则寒回春谷，而脾胃健运，大便自通。此补火通闭之剂，为阳虚冷闭之专方。"（《医略六书·杂病证治》卷7）

2. 吴瑭："湿阻无形之气，气既伤而且阻，非温补真阳不可。硫磺热而不燥，能疏利大肠，半夏能入阴。燥胜湿，辛下气，温开郁，三焦通而二便利矣。"（《温病条辨》卷3）

3. 张秉成："此为命火衰微，胃浊不降而致，故以半夏和胃而通阴阳，硫磺益火消阴，润肠通便，然后胃与大肠皆得复其常，所谓六腑皆以通为用也。"（《成方便读》卷2）

4. 蔡陆仙："治老人大便虚秘，冷秘。盖老年之人，阳气衰弱，往往大便闭结，上实下虚，不可用硝、黄之攻下，宜用硫磺之温以下之。本方之适应证，除便秘外，有兼痰证者最多，因其有半夏之故也。此方之通便，为攻下剂中之另一法也。巴豆与硫磺，均属温性泻下剂，巴豆性急，硫磺性温；巴豆治实闭，硫磺治虚秘，此其分别也。"（《中国医药汇海·方剂部》）

5. 朱良春："硫磺大热，温补命门真火，去冷积；半夏、姜汁温中散寒，和胃健脾。脾肾虚寒性的便秘或泄泻、腹痛，得本方温运散寒，每可获效。"（《汤头歌诀详解》）

【评议】本方主治便秘，徐氏责之命门衰微，不能熏蒸脾胃，传送糟粕所为，其余各家基此阐发，使方证与配伍用药之理愈明，皆当一读。近贤朱良春强调本方治疗脾肾虚寒性便秘或泄泻，具有重要的临床价值。

【验案举例】虚风便秘《临证指南医案》卷4：吴，二气自虚，长夏大气发泄，肝风鸱张，见症类中，投剂以来诸恙皆减，所嫌旬日犹未更衣，仍是老人风秘。半硫丸一钱，开水送下，三服。

按语：《太平惠民和剂局方》卷6载半硫丸治"年高风秘冷秘，或泄泻"，本例诊为老人风秘，故用半硫丸，乃获效验。

【实验研究】

1. 调节内分泌　半硫丸可升高大鼠血清 FT_3、FT_4 水平，降低血清 TSH 水平，改善甲状腺功能；同时，明显升高雄性大鼠 FSH、LH、T 水平，升高雌性大鼠 FSH、LH、E_2、P 水平，并且其作用呈剂量依从性，半硫丸大剂量组优于小剂量组[1]。用他巴唑混悬液灌胃诱导甲减肾阳虚动物模型。半硫丸可以提高甲减肾阳虚大鼠血清 SIL-2R 水平，增强机体免疫力[2]。

2. 抗氧化　甲减大鼠脑组织 SOD、GSH-Px 活性明显下降，MDA 和 NO 活性明显上升。半硫丸可使甲减大鼠脑组织 SOD、GSH-Px 活性明显上升，MDA 和 NO 活性明显下降[3]。

3. 影响脑神经元　甲减大鼠海马 Giα 蛋白的表达较正常组显著升高，半硫丸可显著下调甲减大鼠海马 Giα 蛋白的表达。通过解除对生长锥的过度抑制，利于神经突起和突触的改建和塑形，进而促进甲减脑神经元功能的恢复[4]。甲减大鼠海马组织 T_3NRα1mRNA 和 T_3NRβ1mRNA 的表达水平明显下降，与正常组比较有显著性差异。甲状腺素片和半硫丸均可明显增强甲减大鼠海马组织 T_3NRα1mRNA 和 T_3NRβ1mRNA 的表达，与模型组比较均具有显著性差异，治疗组之间无明显差异。两种药物均可通过上调甲减大鼠海马 T_3 核受体 mRNA 表达水平，增加 T_3 核受体数目，改善甲减造成的脑神经损伤[5]。

参考文献

[1] 方邦江，周爽，黄建华，等．半硫丸对甲减大鼠生殖机能改善作用的实验研究[J]. 湖北中医杂志，2005，27(1)：10-12.

[2] 李文静，陈如泉．半硫丸对甲状腺机能减退肾阳虚大鼠血清 SIL-2R 水平影响的实验研究[J]. 辽宁中医学院学报，2002，4(1)：59-61.

[3] 方邦江，高炬，黄建华．半硫丸对甲减大鼠脑组织抗氧化能力的实验研究[J]. 湖北中医杂志，2005，27(6)：3-4.

[4] 方邦江，周爽，黄建华．甲状腺功能减退大鼠海马 Gs、Gi 蛋白 α 亚基蛋白表达及半硫丸对其的调节作用[J]. 四川中医，2005，23(7)：15.

[5] 方邦江，季学清，李炯，等．半硫丸对"甲减"模型大鼠海马 T3 核受体 mRNA 表达的影响[J]. 上海中医药杂志，2005，39(2)：46-48.

第三节　润　　下

五仁丸(滋肠五仁丸)

(《杨氏家藏方》卷 4)

【组成】桃仁　杏仁麸炒，去皮、尖各一两(各 30g)　柏子仁半两(15g)　松子仁一钱二分半(3g)　郁李仁麸炒一钱(3g)　陈皮另研末四两(120g)

【用法】将五仁别研为膏，入陈皮末同研匀，炼蜜为丸，如梧桐子大。每服三十丸至五十丸，食前米饮下(现代用法：五仁研为膏，陈皮为末，炼蜜为丸。每服 9g，每日 1～2 次，温开水送服)。

【功用】润肠通便。

【主治】津枯肠燥，大便艰难，以及年老或产后血虚便秘。舌燥少津，脉细涩。

【病机分析】《素问·灵兰秘典论》说："大肠者，传导之官，变化出焉。"素体阴虚，或病中治疗过用汗、利、燥热之剂，损伤阴津，或年老阴气自半，津液日亏，或产后失血，血虚津少，均可导致津枯肠燥，大肠传导无力，大便艰难。

【配伍意义】本方所治，为津枯肠燥便秘证。此时不宜用峻药攻逐，恐重伤津液；并且即使暂通，亦每复秘，甚至变生他证。故只宜润肠通便。方用杏仁味苦而性微温，功能滋肠燥，降肺气，而利大肠传导之职，《本草从新》卷 10 谓之"润燥……通大肠气秘"；桃仁味苦性平，功能润燥滑肠，《本草从新》卷 10 载其"润燥……通大肠血秘"，二药共用为君。柏子仁性味甘平，质润多脂，润肠通便，《本草纲目》卷 34 载其"润肾燥……治老人虚秘"；郁李仁味辛、苦而性平，质润性降，润滑肠道，功效类似麻仁而较强，《本草从新》卷 9 谓其"润燥，治大肠气滞"；松子仁润五脏，《本草从新》卷 10 谓其"润燥……治大肠虚秘"，三味共为臣药。佐以陈皮理气行滞，使气行则大肠得以运化，《本草纲目》卷30谓其治“大肠闭塞”。使以炼蜜和丸，调和诸药，更能助其润下之功。五仁合用，取其润肠通便而不伤津液，用于津枯肠燥便秘，奏功甚捷。

【临床运用】

1. 证治要点 本方为润肠通便之剂，以大便艰难，舌燥少津，脉细涩为证治要点。

2. 若津亏较甚者，可加瓜蒌仁、麻子仁、生地黄、玄参、麦冬等，以滋润通便；用于产后血虚便秘，可加当归、何首乌等，以养血润肠；老年体虚便秘者，可加肉苁蓉、黑芝麻，以补虚润肠；兼腹胀者，可加枳壳、莱菔子以理气宽肠。

3. 本方现代常用于痔疮便秘、习惯性便秘等属于津枯肠燥者。

【使用注意】方中桃仁能祛瘀通经，郁李仁通便作用较强，对孕妇便秘，当慎用。

【源流发展】本方首见于宋·《杨氏家藏方》卷4，名“滋肠五仁丸”，主治“老人及气血不足之人，大肠闭滞，传导艰难”。元·《世医得效方》卷6始称“五仁丸”。此后诸多医家在本方基础上，增损药味，衍化出许多新方。如《杂病源流犀烛》卷10以本方去陈皮改作汤剂，名“五仁汤”，治证类同，不过汤剂效捷，丸剂效缓，各有所宜。《医级》卷7之五仁丸由本方去桃仁、杏仁、陈皮，加瓜子仁、麻仁组成，主治肠胃热结，燥闭不便。《增订喉科家训》卷4之五仁丸由本方去桃仁、陈皮、松子仁，加火麻仁、瓜蒌仁组成，主治痧后燥结。《重订通俗伤寒论》将本方丸剂变为汤剂，并调整药量，更名为五仁橘皮汤，方用甜杏仁三钱，松子仁三钱，郁李净仁四钱，原桃仁二钱，柏子仁二钱，广橘皮钱半组成，方后云：“若用急下，加元明粉二钱，提净白蜜一两，煎汤代水可也；挟滞，加枳实导滞丸三钱；挟痰，加礞石滚痰丸三钱；挟饮，加控涎丹一钱；挟瘀，加抵当丸三钱；挟火，加当归龙荟丸三钱；挟虫，加椒梅丸钱半，或吞服，或包煎。”功用、主治与五仁丸相同，然临床随症加减大有发挥，是本方应用之发展。现代《全国中药成药处方集》五仁润肠丸（天津方），用生地黄、广陈皮各120g，桃仁（去皮）、火麻仁各30g，郁李仁9g，柏子仁15g，苁蓉（酒蒸）30g，熟军、当归各30g，松子仁9g，炼蜜为丸，每服1丸（9g），开水送下。功用润肠通便，主治大肠燥热，便秘腹胀，食少，消化不良。析其组方配伍，亦是从五仁丸衍化而来。

【方论选录】

1. 冉先德：“年过花甲，其阴必虚，产后最易血虚，以及津枯肠燥所致大便艰难，都系无水舟停，若用峻药攻逐，重伤津液，每易发生变证，只宜润肠通便。本方纯用仁类作丸，五仁皆富油脂，可润肠燥，通大便，有增水行舟之意。再加陈皮理气，炼蜜为丸，增其润下缓急之功。”（《历代名医良方注释》）

2. 连建伟：“本方用桃仁、杏仁、柏子仁、松子仁、郁李仁润肠通便而不伤津液，佐以陈皮下气行滞，炼蜜和丸，更能助其润下之功。”（《历代名方精编》）

【验案举例】

1. 气血两虚便秘 《云南中医杂志》（1990，5：27）：某女，37岁。1978年10月17日初诊。12年前，产后（第3胎）不久，即涉水劳动，后又患痢疾，迁延日久不愈。以后大便时干时稀。多年来按慢性结肠炎治疗，曾经钡餐、结肠镜及钡剂灌肠检查，消化道、结肠、直肠未发现病变。妇科检查：子宫后位，右侧附件增厚粘连，宫颈Ⅱ度糜烂。现证：大便艰难、干硬，常便秘6～7日，临厕努挣1～2小时后，方能解出，但解而不净。挣后全身出汗，头晕目眩。平时肛门急胀重坠难忍，频频临厕而解不出。为此，坐卧不安，食欲不振，心悸失眠，时腹胀痛，形体消瘦，面色萎黄，憔悴，犹如50余岁之老妇。时头昏气短，耳鸣，恶寒，尿频，夜尿多。

苔薄白，舌体瘦而尖略红，脉沉细。证属久病体虚，气血虚弱，肠津干枯。拟方：炙黄芪30g，白术15g，陈皮10g，潞党参20g，柏子仁15g，杏仁9g，桃仁9g，火麻仁15g，当归30g，熟地30g，炙首乌15g，肉苁蓉15g，砂仁10g，炙草6g。1剂后，大便已解且润，日1行。坠胀感大减，全身症状及精神面貌明显好转。连服10余剂而愈。

按语：本案因产后气血不足，又复感外邪而泻痢不止，令其更虚，久之气血虚弱过度，而致便秘久治不愈。故以五仁润肠通便，八珍加减补益气血润燥，肉苁蓉在于补肾益精，润肠通便，加砂仁以理气。本案患者有肛门急胀重坠感，曾怀疑因子宫后位，压迫乙状结肠所致。经妇科检查，子宫后位但不至于成后倒压迫乙状结肠造成急胀感，而且大便不应干涩艰难。所以，本案显然是由于气血虚弱，津枯肠燥引起。

2. 热病后阴虚便秘 《云南中医杂志》(1990，5：27)：某男，8岁。1977年11月3日因高热3日不退，以"高热待查"入院治疗。入院时体温39.7℃，咽部中度充血，心肺正常，缺乏体征，神志清楚。当时因白细胞总数稍高，西医采用抗生素治疗3日，体温不退，反而继续升高，一度达到40.7℃。患儿肌肤灼手，面色潮红，舌红绛无苔，口干思饮不多，脉细数。中医认为系温病热入营分，服清营汤后热退。唯大便5日未行，腹部硬痛，食少神倦，口舌咽干燥，舌红少苔，脉沉弱。此乃热病阴伤便秘。服增液汤1剂(生地黄15g，玄参9g，麦冬15g)不效。改用五仁橘皮汤合增液汤：甜杏仁9g，桃仁5g，郁李仁6g，柏子仁9g，火麻仁12g，橘皮6g，生地黄12g，玄参6g，麦冬9g。1剂后，得大便1次，量少微干黑，津液有所回复，口已不甚干，再服2剂，大便通畅。

按语：本例虽服增液汤，大便不下，但无阳明邪热见证，故无须硝、黄攻下，以免伤正。直须增水行舟，润肠通便。

3. 温燥后肺燥肠闭便秘 《云南中医杂志》(1990，5：28)：某男，35岁。1971年9月21日就诊。初因外感发热头痛，咳嗽少痰，气逆胸痛，咽喉干痛，口渴思饮，口唇干裂，舌红苔白而干，脉浮细数而诊为温燥。经疏表润燥剂治之，热退身凉。现咳嗽痰黏难咯，大便燥结，5日未行，腹满似胀，口干咽燥，小便短涩，脉细数沉滞。用五仁橘皮汤合沙参麦冬汤2剂后，大便通畅，余症悉减。

按语：此例属温燥后期，肺燥肠闭证，用五仁橘皮汤已属对证，但因患者燥伤肺津较甚而干咳口渴，故与沙参麦冬汤合用。

【临床报道】

1. 幽门梗阻 以本方合旋覆代赭汤，治疗幽门梗阻13例。药用桃仁45g，杏仁30g，柏子仁45g，郁李仁10g，松子仁30g，当归30g，火麻仁60g，旋覆花15g，代赭石30g，党参15g，半夏15g，甘草6g，生姜3片，大枣5枚。结果：痊愈9例，好转2例，无效2例[1]。

2. 便秘型肠易激综合征 五仁丸加减(桃仁10g，杏仁20g，郁李仁12g，松子仁15g，陈皮10g)治疗便秘型肠易激综合征42例。热重加黄连6g，蒲公英20g；胀痛拒按、舌暗红或有瘀斑、脉涩，加丹参12g，乳香、没药各9g；嗳气、情志不畅时诱发，苔薄白或黄燥，加柴胡6g，白芍9g，香附12g。结果：治愈16例，好转20例，未愈6例，总有效率为85.7%[2]。

【实验研究】增加小肠推进率 《杨氏家藏方》所载五仁丸与《世医得效方》中五仁丸各药物的剂量稍有改变。《杨氏家藏方》：柏子仁15g，陈皮120g，桃仁30g，杏仁30g，松子仁3g，郁李仁3g，蜂蜜适量。《世医得效方》：柏子仁9g，陈皮20g，桃仁15g，杏仁15g，松子仁5g，郁李仁5g，蜂蜜适量。研究发现，两方对小白鼠小肠推进率皆优于空白对照组和溴吡斯的明组；《杨氏家藏方》五仁丸较《世医得效方》的五仁丸具有更好的通便作用[3]。

【附方】润肠丸(《脾胃论》卷下)　大黄去皮　当归梢　羌活各五钱(各15g)　桃仁汤浸去皮、尖一两(30g)　麻子仁去皮,取仁一两二钱五分(37.5g)　上除麻仁另研如泥外,余为细末,炼蜜为丸,如梧桐子大。每服五十丸,空心用白汤送下。功用:润肠通便,活血祛风。主治:饮食劳倦,风结血结,大便秘涩,或干燥闭塞不通,全不思食。

润肠丸与五仁丸均是润肠通便之剂,但润肠丸以当归、桃仁、麻子仁等养血润肠通便药为主,配伍大黄、羌活等泻下活血祛风药组方,主治风热入于大肠与血燥而结所致的风结、血结之证;五仁丸应用富含油脂的果仁,以润燥滑肠为主,配伍少量行气导滞的陈皮组方,善治津亏肠燥之便秘证。

参考文献

[1] 金贵年. 润下降逆法治疗幽门梗阻的临床观察[J]. 中医杂志,1986,27(6):31.

[2] 甘礼明,凌小浩. 五仁丸加味治疗便秘型肠易激综合征42例[J]. 中国中医药科技,2004,11(6):326.

[3] 秦臻,李艳慧. 古今五仁丸汤剂通便效果的对比实验研究[J]. 遵义医学院学报,2007,30(4):476-477.

更　衣　丸

(《先醒斋医学广笔记》卷1)

【异名】朱砂芦荟丸(《证治汇补》卷1)。

【组成】朱砂研如飞面五钱(15g)、真芦荟研细七钱(21g)

【用法】滴好酒少许和丸。每服一钱二分(5g),好酒吞,朝服暮通,暮服朝通,须天晴时修合为妙(现代用法:滴白酒适量将研细之朱砂、芦荟调和为丸,每服3～6g,用黄酒或米汤送下)。

【功用】泻火通便。

【主治】肠胃燥热,大便不通。心烦易怒,睡眠不安,舌红苔黄,脉弦数。

【病机分析】大肠为传导之官,若肝火偏旺,肠胃燥热,耗伤津液,肠道干涩,则大便干结不通;肝火扰心,心肝火旺,则心烦易怒,睡眠不安,舌红苔黄,脉弦数。

【配伍意义】本方主治肠胃燥热便秘证,兼见心神不安者,故以泻火通便立法。方中重用芦荟苦寒,归肝、心、胃、大肠经,清热凉肝,泻火通便,为君药;朱砂性寒,归心经,泻心经邪热,重坠下达,为臣药。因芦荟气味秽恶,用好酒少许以辟秽和胃。合用以奏泻火通便之效。

方名"更衣"者,是言其通便之功效,以古人入厕必更衣,故名。

【临床运用】

1. 证治要点　本方为泻火通便之剂,以大便不通,心烦易怒,舌红,脉弦数为证治要点。

2. 本方现代常用于习惯性便秘,高血压便秘等属肝火偏旺,肠胃燥热者。

【使用注意】脾胃虚弱,胃呆纳少,以及孕妇便秘,均不宜用。

【源流发展】本方出自《先醒斋医学广笔记》卷1,名见《古今名医方论》卷4。原书记载"治大便不通,张选卿屡验"。柯琴云:"两阳合明而胃家实,仲景制三承气下之;水火不交而津液亡,前贤又制更衣丸以润之。古人入厕必更衣,故为此丸立名。用药之义,以重坠下达而奏功"(录自《古今名医方论》卷4)。《成方便读》卷1记载之更衣丸,方用芦荟二两,麦冬一两,捣烂为丸,朱砂一两为衣。治燥火有余,津枯便闭之证。析其组成,由本方加麦冬而成。现代将芦荟、朱砂制成胶囊剂，名为“更衣胶囊”，功能润肠泄热通便，用于病后津液不足或肝火内炽引起的便秘腹胀，既保持了本方的疗效，又便于服用，是对本方的发展。

【方论选录】

1. 柯琴：“胃为后天之本，不及固病，太过亦病。然太过复有阳盛、阴虚之别焉。两阳合明而胃家实，仲景制三承气下之；水火不交而津液亡，前贤又制更衣丸以润之。古人入厕必更衣，故为此丸立名。用药之义，以重坠下达而奏功。朱砂色赤属火，体重象金，味甘归土，性寒类水，为丹祖汞母，能输坎以镇离，生水以济火，是肾家之心药也；配以芦荟，黑色通肾，苦味入心，滋润之质可转濡胃燥，大寒之性能下开胃关，此阴中之阴，洵为肾家主剂矣。合以为丸，有水火既济之理，水土合和之义，两者相须，得效甚宏，奏效甚捷，真匪夷所思者。”（录自《古今名医方论》卷 4）

2. 张秉成：“治燥火有余，津枯便秘之证。芦荟，木之脂也，味苦性寒，阳明、厥阴药也，专能泄热降火，润燥通肠，而以麦冬之寒滑多脂者助之，其便有不通者乎？用朱砂为衣者，镇其浮游之火，而复其离内之阴耳。”（《成方便读》卷 1）

【评议】本方治疗便秘证，其病机为肝火偏旺，肠胃燥热所致。然柯氏归纳为“水火不交而津液亡”，故用朱砂、芦荟水火既济，以奏捷效；张氏所论，为本方加麦冬组成，增加养阴清热，润肠通便之力，使其泻火通便之功更强。

【验案举例】

便秘　《历代名方精编》：1970 年 5 月，农民沈金发，男性，40 余岁，因面赤口苦，心烦不安，求治于余。按其脉来弦数有力，望其舌边尖红，苔黄，此属心肝两经实火。询其大便已 3 日未行。遂投更衣丸，嘱其每服 4.5g，日服 2 次。连服 4 日，大便通畅而诸恙悉愈。

济　川　煎

（《景岳全书》卷 51）

【组成】当归三至五钱(9～15g)　牛膝二钱(6g)　肉苁蓉酒洗去咸二至三钱(6～9g)　泽泻一钱半(4.5g)　升麻五分至七分或一钱(1.5～3g)　枳壳一钱(3g)

【用法】水一盅半，煎七八分，食前服。

【功用】温肾益精，润肠通便。

【主治】肾阳虚衰，精津不足。大便秘结，小便清长，腰膝酸软，舌淡苔白，脉沉迟

【病机分析】本方证治，其病机在于肾阳虚衰，精津不足，开合失司。肾主五液，司二便。今肾阳虚衰，阳气不运，津液不通，不能布津于大肠，精津不足，肠道失其濡润，均可导致大便秘结不下；肾阳虚衰，温化失职，膀胱气化不利，故小便清长；同时，小便清长又可导致肠津不足，大便秘结，正如《诸病源候论》卷 14 所云：“肾脏受邪，虚而不能制小便，则小便利，津液枯燥，肠胃干涩，故大便难。”腰为肾府，肾主骨髓，肾阳虚衰，精津不足，骨髓不充，故见腰膝酸软；舌淡苔白，脉沉迟均为阳虚之征象。

【配伍意义】本方为肾阳虚衰，精津不足，大便秘结，小便清长，腰膝酸软者而设。根据《素问·三部九候论》“虚者补之”的治疗原则，治宜温肾益精，润肠通便。其配伍意义，是以肉苁蓉为君药，本品性味甘、咸而温，入肾、大肠经，《本草从新》卷 1 谓其“补命门相火，滋润五脏，……峻补精血，滑大便。”方中用之，温肾益精，暖腰润肠。当归性味甘、辛而温，入肝、心、脾经，《本草纲目》卷 1 言其“润肠胃”，故用当归养血润肠。牛膝性味苦、酸、平，《本草从新》卷 3 载其“能引诸药下行……益肝肾”，二药配伍，为臣药。枳壳宽肠下气而助通便。李

时珍在《本草纲目》卷36中云："利肠胃，……大便秘塞，里急后重，又以枳壳为通用。"升麻功擅轻宣升阳，《本草纲目》卷13云："升麻引阳明清气上升"，清阳得升，浊阴自降，与枳壳相配，使清升浊降，便秘自通；复用泽泻甘淡润降，分泄肾浊，使浊降腑通而便秘得解，以上共为佐药。诸药合用，共成温润通便之剂。需要指出的是：配伍意义启迪最深者，是以肉苁蓉、当归、牛膝温肾益精，养血润肠为主，在温润治本的前提下，考虑到肾虚气化失职，水液代谢失常，以致浊阴不降，故以泽泻入肾泄浊，枳壳降气宽肠，使浊降腑通而大便得下，以增其润下之功；又浊阴不降，因于清阳不升，故少佐升麻升清以降浊，有重要的配伍意义。全方以温肾益精，养血润肠为主，与升清降浊相合，具有欲降先升，寓通于补之配伍特点。正如《景岳全书》卷51所云："凡病涉虚损而大便秘结不通，则硝、黄攻击等剂必不可用。若势有不得不通者，宜此主之，此用通于补之剂也。"

方名"济川"者，乃资助河川以行舟车之义，本方温润之中而寓有通便之功，服之可使肾复精充，五液并行，开合有序，肠得濡润而大便自调，故方名"济川"。

【临床运用】

1. 证治要点　本方加减治疗肾阳不足，精津亏虚之便秘证。临床运用以大便秘结，小便清长，腰膝酸软为证治要点。

2. 加减法　《景岳全书》方后加减法指出："如气虚者，但加人参无碍；如有火加黄芩；若肾虚加熟地"；"虚甚者，枳壳不必用"，皆可供临床参考。

3. 本方现代常用于治疗老年便秘、习惯性便秘，以及妇人产后肾气虚弱，大便秘结等属肾虚津亏肠燥者。

【源流发展】本方为明代张景岳方，是温肾益精，润肠通便的著名方剂。《辨证录》卷4之济心丹，推其来源，系从《景岳全书》济川煎发展而来，组成有别，主治亦有发展。方中重用熟地黄二两大补阴水，并加玄参、麦冬、生枣仁、牡丹皮、地骨皮、柏子仁，以滋阴增液，除烦宁心；加菟丝子、巴戟天以阳中求阴，而成滋阴通便，除烦宁心之剂。适用于肾水大亏，大便不通，虚烦不眠，但感热气自脐下直冲于心，便觉昏乱欲绝者。大大丰富了肾虚津亏便秘的治法。目前常用济心丹加肉苁蓉治疗老年高血压、脑动脉硬化伴自主神经功能紊乱而见习惯性便秘者，多有良效。

【疑难阐释】关于方中应用泽泻的意义　本方为治肾阳虚衰，精津不足便秘证的代表方，古今医家均无疑义，唯对应用泽泻历来认识不一。一是泻浊论，如何秀山云："妙在升麻升清气以输脾，泽泻降浊气以输膀胱，佐蓉、膝以成润利之功"（《重订通俗伤寒论》）。现代《方剂学》专著及教材对本方应用泽泻的意义多从此说。如李飞认为："本方在温润治本的前提下，考虑到肾虚气化失职，水液代谢失常，以致浊阴不降，故以泽泻入肾泄浊"（《中医历代方论选》）；周凤梧亦认为："泽泻甘淡，气味甚厚，性善下降，以泻肾浊"（《实用方剂学》）；《方剂学》统编教材2版论述"泽泻气味颇厚，性降而润，配合牛膝，俱能引药下行"，与升麻、枳壳相合"有升清降浊之效"；《方剂学》统编教材5版述及泽泻"渗小便而泻肾浊"。二是入肾补虚论，此说源于古代本草对泽泻功用的认识，《神农本草经》卷2载："养五脏，益气力"，故规划教材《方剂学》则认为方中应用泽泻"甘淡泄浊，又入肾补虚"，作者认为，泽泻补虚之论，并非直接补益，而是以通为补。李时珍对此早有明训，他说："泽泻，气平，味甘而淡，淡能渗湿，气味俱薄，所以利水而泄下。脾胃有湿热，则头重而目昏耳鸣，泽泻渗去其湿，则热亦随去，而土气得令，清气上行，天气明爽，故泽泻有养五脏、益气力、治头眩、聪明耳之功。若久服则降令太过，清气不升，真阴潜耗，安得不目昏耶？仲景地黄丸，用茯苓、泽泻者，乃取其泻膀胱之邪气，非引接也，古人用补药，必兼泻邪，邪去则补药得力，一阖一阖，此乃玄妙，后世不知此理，专一于补，所以久服必至偏胜之害也”；又云：“神农书列泽泻于上品，复云久服轻身，面生光，陶、苏皆以为信然，愚窃疑之。泽泻行水泻肾，久服且不可，又安有此神功耶？其谬可知”（《本草纲目》卷 19）。

【方论选录】

1. 张介宾：“济川煎，凡病涉虚损而大便闭结不通，则硝、黄攻击等剂必不可用，若势有不得不通者，宜此主之。此用通于补之剂也。”（《景岳全书》卷 51）

2. 王泰林：“济川煎、玉女煎二方，一寓通于补，一寓补于清，皆景岳超出之方也。通灵治变，足可为法。”（《王旭高医书六种·退思集类方歌注》）

3. 何秀山：“夫济川煎注重肝肾，以肾主二便，故君以苁蓉、牛膝，滋肾阴以通便也。肝主疏泄，故臣以当归、枳壳，一则辛润肝阴，一则苦泄肝气。妙在升麻升清气以输脾，泽泻降浊气以输膀胱，佐蓉、膝以成润利之功。”（《重订通俗伤寒论》）

【评议】关于本方的性质，诸医家的认识不尽相同，如张氏认为“此用通于补之剂也”；王氏认为“济川煎、玉女煎二方，一寓通于补，一寓补于清，通灵治变，足可为法”；何氏则认为“夫济川煎注重肝肾，以肾主二便，故君以肉苁蓉、牛膝，滋肾阴以通便也”。因此各家所论本方之性质，说法不同，其义则一，即“用通于补之剂也”。

【验案举例】

1. 偏头痛　《新中医》（2002，10：67）：某男，57 岁。左侧偏头痛反复发作 3 月余。脑电图查无异常，西医诊断为血管神经性头痛，服用颅痛定等可暂时缓解。诊见：精神委靡，面色㿠白，大便秘结，小便清长，腰膝痿软，舌淡、苔白滑，脉沉细。中医诊断：头痛。证属肾虚精少，腑气不通。治宜温肾益精，润肠通便，方用济川煎加减。处方：当归、肉苁蓉、熟地黄各 15g，怀牛膝、泽泻各 9g，升麻、枳壳各 6g。3 剂后大便通畅，偏头痛明显缓解，他症均有好转，续 6 剂而愈。

2. 耳鸣　《新中医》（2002，10：67）：某女，58 岁，有高血压病史，耳鸣反复发作半年，经五官科检查未发现异常。诊见：耳鸣时轻时重，兼见眩晕，腰膝痿软，大便秘结，3～5 天 1 次，小便清长，手足怕冷，舌淡，脉沉细。证属肾精亏虚，腑气不通。治宜温肾益精，润肠通便，方用济川煎加减。处方：当归、肉苁蓉、熟地黄、山药各 15g，怀牛膝、泽泻、山茱萸各 9g，杜仲、升麻各 6g。3 剂，每天 1 剂。药后大便通畅，眩晕、腰膝痿软较前好转，唯耳鸣不减。续服 6 剂后耳鸣渐少，大便趋于正常，1～2 天 1 次。守方连服 2 月，诸症消失而愈。随访 1 年未复发。

按语：上两则病例主症不同，但均有肾虚便结之征，遵景岳：“凡病涉虚损而大便秘结不通……宜此主之，此用通于补之剂也”，以济川煎加减治之，均取得较好疗效。例 1 偏头痛，患者虽神情委靡，头晕腰痠，但虚证不甚，以济川煎原方加熟地黄功专温肾益精，润肠通便；例 2 耳鸣兼见肾精亏虚，3～5 天大便 1 次，故加山药、山茱萸、杜仲温肾益精，润肠通便。

3. 癃闭（前列腺肥大所致）　《实用中医内科杂志》（2004，3：217）：某男，78 岁，反复尿频、排尿困难 3 年，伴腰酸背痛、头昏，小腹胀痛，经 B 超检查诊断为前列腺肥大。近 2 日小便点滴不出，伴腰骶及小腹胀痛，经西医诊治，导尿及服西药后症状未见明显减轻。刻诊见患者痛苦面容，面色㿠白，舌暗苔白，脉沉细。诊为癃闭，证属肾阳虚，真阳不足，气化不及州都兼瘀血内阻。治宜温阳益气，消瘀利水。药用肉苁蓉 15g，当归 12g，牛膝 15g，泽泻 12g，升麻 6g，枳壳 6g，山甲珠 15g，桃仁 15g，木通 10g，车前子 20g，滑石 20g。2 剂尽已能自行排尿。

4. 产后尿潴留　《实用中医内科杂志》(2004,3:217):某产妇,29岁。产妇于10月13日足月会阴阻滞麻醉下侧剪顺娩出一男婴。10月14日起无法自排小便,曾予膀胱区理疗,新斯的明肌注,停留尿管定期开放,仍不能自排小便。17日来诊:自觉腰酸乏力、背寒、舌淡红、苔薄白、脉细弦。证属肾阳虚,中气不足,治以温肾阳,补气通下。药用肉苁蓉15g,牛膝15g,当归15g,升麻6g,枳壳10g,泽泻12g,桔梗15g,黄芪20g,白术10g,车前子15g,陈皮10g,通草15g。服药1剂可自行排尿,进2剂排尿如常人。

按语:小便通畅,赖于三焦气化的正常,而三焦气化主要依靠肺、脾、肾三脏来维持,肾者主水,与膀胱相表里,膀胱职司气化,依赖命门真火的蒸腾,命门火旺,则膀胱水通,反之膀胱之水闭矣。以上两则病案均由肾阳虚气化不利所致,一为肾阳虚,气化不及州都兼瘀血内阻,一为肾阳虚,中气不足,故均以温脾汤加减取效。

【临床报道】

1. 肾阳虚型便秘　济川煎加减(肉苁蓉15g,当归10g,怀牛膝10g,枳壳6g,升麻3g,肉桂3g)治疗肾阳虚型便秘40例,对照组口服酚酞片、甲氧氯普胺。结果:治疗组治愈26例,有效10例,无效4例,有效率为90%;对照组治愈16例,有效16例,无效8例,有效率为80%[1]。

2. 老年慢性功能性便秘　采用加味济川煎(肉苁蓉10～20g,当归10～20g,牛膝10～15g,升麻3～6g,枳壳6～10g,黄芪20～30g,白术30～60g,生地黄10～30g,玄参10～15g,麦冬10～15g)配合莫沙必利治疗老年慢性功能性便秘86例。结果:治愈62例,有效21例,无效3例,总有效率为96.5%[2]。

3. 产后便秘　济川煎加减(肉苁蓉15g,生地黄15g,怀牛膝10g,杏仁10g,紫菀10g,当归10g,白芍10g,何首乌10g,木瓜10g,怀山药15g,枳壳6g,炙升麻3g)治疗产后便秘50例。血虚甚者加阿胶、黑芝麻,气虚甚者加太子参、炙黄芪;燥热甚者加麦冬、玉竹;肾阳虚者加补骨脂、桃仁。结果:治愈20例,显效17例,有效10例,无效3例,总有效率为94%[3]。

4. 肿瘤便秘　在化疗同时以济川煎加味(肉苁蓉15g,当归20g,牛膝15g,枳壳5g,升麻3g,大黄5g)治疗肿瘤患者便秘26例。对照组24例只行化疗。结果:治疗组显效20例,有效4例,无效2例,有效率为92.3%;对照组显效12例,有效3例。无效9例,有效率为62.5%[4]。

5. 2型糖尿病便秘　济川煎加减(当归20g,牛膝15g,肉苁蓉、升麻、火麻仁各10g,泽泻、枳壳、党参、天花粉、生地黄、知母各12g)治疗2型糖尿病便秘120例。结果:治愈53例,好转57例,无效10例,总有效率为91.6%[5]。

参考文献

[1] 范钦平. 济川煎加减治疗肾阳虚型便秘40例[J]. 北京中医药,2008,27(6):450-451.

[2] 孙韶华,郑素英. 中西医结合治疗老年慢性功能性便秘86例临床观察[J]. 时珍国医国药,2005,16(11):1064.

[3] 吴如雷. 加味济川煎治疗产后便秘50例[J]. 吉林中医药,2005,5(11):40.

[4] 高宏,殷东风,张宁苏. 济川煎加味治疗肿瘤病人便秘的临床观察[J]. 辽宁中医杂志,2007,34(5):612.

[5] 姬云海. 济川煎加减治疗老年性2型糖尿病便秘120例[J]. 四川中医,2002,20(10):50.

麻 子 仁 丸

(《伤寒论》)

【异名】麻仁丸(《外台秘要》卷 18)、脾约麻仁丸(《太平惠民和剂局方》卷 6)、脾约丸(《仁斋直指方论》卷 4)、麻仁脾约丸(《治痘全书》卷 14)、麻仁滋脾丸(《全国中药成药处方集》)。

【组成】麻子仁二升(500g) 芍药半斤(250g) 枳实炙半斤(250g) 大黄去皮一斤(500g) 厚朴炙,去皮一尺(250g) 杏仁去皮尖,熬,别作脂一升(250g)

【用法】上六味,蜜和丸,如梧桐子大。饮服十丸,日三服,渐加,以知为度(现代用法:共为细末,炼蜜为丸。每服 9g,一日 1～2 次,温开水送服。亦可作汤剂,用量按原方比例酌减)。

【功用】润肠泄热,行气通便。

【主治】脾约证。肠胃燥热,津液不足,大便干结,小便频数。

【病机分析】本方主治脾约便秘证。《素问·经脉别论》云:"饮入于胃,游溢精气,上输于脾,脾气散精,上归于肺,通调水道,下输膀胱,水精四布,五经并行。"《伤寒论》说:"趺阳脉浮而涩,浮则胃气强,涩则小便数。浮涩相搏,大便则硬,其脾为约,麻子仁丸主之。"于此可知,脾主为胃行其津液,今趺阳脉浮而涩,表明胃有燥热,脾受约束,不能为胃行其津液,燥热津伤,肠失濡润,故大便硬。因为这种大便硬是脾受胃热制约,津液不得输布而成,故称脾约。

【配伍意义】本方所治为肠胃燥热之大便秘结,小便频数。根据《素问·至真要大论》"燥者濡之";《素问·阴阳应象大论》"其实者,散而泻之"的治疗原则,宜润肠药与泻下药配伍组方。方中重用麻子仁为君药,本品性味甘平,质润多脂,入脾、胃、大肠经,润肠通便,《汤液本草》卷 3 谓其"入足太阴、手阳明,……故仲景以麻仁润足太阴之燥及通肠也。"大黄苦寒沉降,入脾、胃、大肠经,泻热通便;肺与大肠相表里,宣降肺气有助于通畅肠腑,故配杏仁以降气润肠,《本草从新》卷 10 言其"润燥……通大肠气秘";芍药苦酸微寒,入肝、脾经,养阴和里,以上三味共为臣药。枳实苦辛微寒,入脾、胃、大肠经,行气破结;厚朴苦辛而温,入脾、胃、肺、大肠经,行气除满,枳、朴同用,破结除满,以加强降泄通便之功,用以为佐。蜂蜜为使,性味甘平,入脾、肺、大肠经,润肠通便,调和诸药。《神农本草经》卷 2 言其:"除众病,和百药。"诸药合用,共奏润肠泄热,行气通便之效。

本方即小承气汤合麻子仁、杏仁、芍药而成。方用小承气汤消痞除满,泄热通便,以荡涤胃肠燥热积滞,更以质润多脂之麻子仁、杏仁,滋阴润肠之芍药,益阴润肠之蜂蜜,使腑气得通,津液四布,便秘自除。综观全方,润肠药与泻下药同用,具有润而不腻,泻而不峻,下不伤正的配伍特点。原方用法中要求只服 10 丸,依次渐加,表明本方意在缓下,是一首润肠通便的缓下剂。

【类方比较】本方与五仁丸、更衣丸三方,同属润肠缓下之剂,用于治疗津亏便秘证。然麻子仁丸为润下剂中的常用代表方,由麻仁、杏仁、芍药等润肠通便药,配伍大黄、枳实、厚朴(小承气汤)组方,以泻下通便,行气导滞,增其润肠泄热,泻下通便之功,主治肠胃燥热,津液不足之便秘;五仁丸集多脂之果仁组方,以润肠燥,通大便而不伤津液,配伍陈皮理气,炼蜜为丸,助其滋润滑利大肠之功,对于津枯肠燥,或老年、产后血虚所致的便秘,不宜用大黄、枳、朴等药者,颇为适合;更衣丸用苦寒之芦荟清热凉肝,泻火通便,配伍性寒重坠下达之朱砂组方,二者相须为用,泻火通便,用于肝火偏旺,肠胃燥结所致的便秘,不宜用仁类润药者。

【临床运用】

1. 证治要点　本方为润肠缓下之剂，主治肠胃燥热，脾约便秘证。以大便秘结，小便频数为证治要点。此外，有人提出本方证治应有腹微满，苔微黄少津，脉涩。可供参考。

2. 加减法　大便干结而坚硬者，可加芒硝以软坚散结，泻热通便；如口干舌燥，津液耗伤者，可加生地黄、玄参、石斛之类以增液通便；如兼痔疮便血，宜加槐花、地榆以清肠止血。

3. 本方现代常用于病后肠燥便秘，习惯性便秘，以及痔疮便秘，蛔虫性肠梗阻，肛门疾患，手术后大便燥结等辨证属于肠胃燥热，津液不足者。

【使用注意】本方虽为缓下剂，但其药物组成中有大黄、枳实、厚朴等攻下之品，故对孕妇及便秘纯由血少津亏、脾虚气弱所致者，不宜使用。

【源流发展】本方始见于《伤寒论》，从其药物分析是由小承气汤加麻子仁、杏仁、芍药而成，实属承气汤类方。唐·《备急千金要方》卷15有大五柔丸，药用大黄、芍药、枳实、苁蓉、葶苈、甘草、黄芩、牛膝各二两，桃仁一百枚，杏仁四十枚。原书载其"主脏气不调，大便难。通荣卫，利九窍，消谷，益气力"。大五柔丸与麻子仁丸相比，配伍相近似。唯大五柔丸加用肉苁蓉之温润，以助通下，葶苈子泻肺通便，实为组合之妙。宋·《太平圣惠方》卷58之麻仁丸即麻子仁丸枳实易枳壳，芍药为赤芍，去杏仁、厚朴加郁李仁、槟榔、芒硝而成。此方润肠泄热，行气通便之功增强，故临床用于大便难，五脏气壅，三焦不和，热结秘涩。《产育宝庆集》卷上之麻仁丸，方用麻仁、枳壳、大黄、人参各半两。此方由润下药配伍行气导滞药与补气药而成，攻补兼施，以攻为主，用于产后血水俱下，肠胃虚竭，津液不足，大便秘涩，腹中闷胀者。金·《洁古家珍》中的方药，富于独创，自成一法。书中麻仁丸只取麻予仁、枳壳、川芎三味。此方由润下药配伍行气导滞药、活血祛风药而成，用于风秘，大便不通。清·《医略六书》卷25所载麻仁丸，在麻子仁丸基础上加润肠活血之桃仁，养血荣肠胃之当归，润肠散结之郁李仁而成，故用治气滞血燥而致大便不通，小腹胀满者。现代《中国基本中成药》之麻仁润肠丸，亦是由仲景麻子仁丸去枳、朴，加陈皮、木香而成，虽行气导滞之力减弱，但润肠泄热之力犹存，对于虚人便秘及老人肠燥便秘，习惯性便秘，痔疮便秘，属肠胃燥热者，更为贴切。

【疑难阐释】关于本方主治脾约　对脾约的认识，历代医家见解不一，自成无己提出"胃强脾弱"是脾约的病机后，多宗其说。虽有解作"脾阴虚"，"燥热伤阴"者，但均属"脾弱"之范畴。到目前为止，"胃强脾弱"之说仍被多数医家所采用。然从麻子仁丸的组方看，该方用麻子仁、杏仁、白芍、白蜜益阴润燥滑肠，大黄配枳、朴而成缓下之剂。所治之证，肠中必有燥结，但不如承气之证急迫，故以此方缓攻。若把脾约解为"脾弱"，大黄、枳、朴岂可用之？从本方的服法上看，"饮服十丸，日三服，渐加，以知为度"，即以燥屎下为度，可见用麻子仁丸的目的是下肠胃燥结，通腑泄热，并无补脾之意。以药测证，"脾弱"之解是难与其相符的。关于麻子仁丸的应用，由于受"脾弱"之说的影响，目前临床上不少医家对年老体弱，津亏血枯，或脾虚气弱所致的便秘当作"脾约"证，用麻子仁丸治之，这就违背了仲景麻子仁丸的组方与应用原则。由上可知，麻子仁丸并非治疗脾虚便秘之剂，而是用于治疗肠胃燥热之便秘。所以，凡肠胃燥热，津液不足，大便秘结，又非承气汤所宜者，均可用麻子仁丸治之。若年老体弱，津亏血枯，或脾虚气弱所致的便秘，均非所宜。正如恽铁樵所说："麻仁丸之用，自较承气为善，然必用之阳证。若阴证误施，为害亦烈"(《伤寒论辑义按》)。

【方论选录】

1. 成无己："约者，结约之约，又约束之约也。《内经》曰：饮入于胃，游溢精气，上输于脾，脾气散精，上归于肺，通调水道，下输膀胱，水精四布，五经并行。是脾主为胃行其津液者也。今胃强脾弱，约束津液，不得四布，但输膀胱，致小便数而大便硬，故曰其脾为约。麻仁味甘平，杏仁味甘温，《内经》曰：脾欲缓，急食甘以缓之。麻仁、杏仁，润物也，《本草》曰：润可去枯。脾胃干燥，必以甘润之物为之主，是以麻仁为君，杏仁为臣。枳实味苦寒，厚朴味苦温，润燥者必以甘，甘以润之；破结者必以苦，苦以泄之，枳实、厚朴为佐，以散脾之结约。芍药味酸微寒，大黄味苦寒，酸苦涌泄为阴，芍药、大黄为使，以下脾之结燥。肠润结化，津液还入胃中，则大便利，小便少而愈矣。"（《伤寒明理论》卷4）

2. 许宏："趺阳脉者，乃脾胃之脉也，脉不当浮，今反浮者，若非胃气虚，则胃气强也。浮而涩者，为胃气燥，大便则难，其脾为约。约者，束也，此必汗出多，走亡津液，胃气燥涩，大便不得通也。趺阳脉浮者，虽大便难，尤不可以用大承气汤等下泄之者，仲景故配以麻仁丸方以润导之也。故用麻仁为君，杏仁为臣，二者能润燥也；以枳实、厚朴能调中散气为佐；以芍药之酸能敛津液，大黄之苦能泄能下，二者为使，以通导而引润下也。"（《金镜内台方议》卷12）

3. 吴昆："伤寒差后，胃强脾弱，约束津液不得四布，但输膀胱，致小便数而大便难者，主此方以通肠润燥。枳实、大黄、厚朴，承气物也；麻仁、杏仁，润肠物也；芍药之酸，敛津液也。然必胃强者能用之，若非胃强，则承气之物在所禁矣。"（《医方考》卷1）

4. 喻昌："脾弱即当补矣，何为麻仁丸中反用大黄、枳实、厚朴乎？子辈曰聆师说，而腹笥从前相仍之陋，甚非所望也，仲景说胃强，原未说脾弱，况其所谓胃强者，正是因脾之强而强。盖约者，省约也。脾气过强，将三五日胃中所受之谷，省约为一二弹丸而出，全是土过燥，致令肠胃之津液日渐干枯，所以大便为难也。设脾气弱，即当便泄矣，岂有反难之理乎？"（《尚论篇》卷2）

5. 徐彬："趺阳，脾胃脉也，脾中素有燥热，外邪入之益甚，甚则增气，故脉浮；浮者阳气强也，涩则阴气无余，故小便数、大便坚。而以麻仁润之，芍药养阴，大黄下热，枳实逐有形，厚朴散结气，杏仁利大肠，加之以蜜，则气凉血亦凉，而燥热如失矣。然用丸不作汤，取缓以开结，不欲骤伤其元气也。要知人至脾约，皆因元气不充所致耳。但不用参、芪，恐气得补而增热也。"（《金匮要略论注》卷11）

6. 王子接："下法不曰承气，而曰麻仁者，明指脾约为脾土过燥，胃液日亡，故以麻、杏润脾燥，白芍安脾阴，而后以枳、朴、大黄承气法胜之，则下不亡阴。法中用丸渐加者，脾燥宜用缓法，以遂脾欲，非必胃实当急下也。"（《绛雪园古方选注》卷上）

7. 陈念祖："物之多脂者，可以润燥，故以麻仁为君，杏仁为臣；破结者必以苦，故以大黄之苦寒，芍药之苦平为佐；行滞者必顺气，故以枳实顺气而除痞，厚朴顺气以泄满为佐。以蜜为丸者，取其缓行而不骤也。"（《时方歌括》卷下）

【评议】对于脾约证的病机，成氏归纳为"胃强脾弱"，吴氏等从之，喻昌对此提出异议，认为："仲景说胃强，原未说脾弱，况其所谓胃强者，正是因脾之强而强。盖约者省约也，脾气过强，将三五日胃中所受之谷，省约为一二弹丸而出，全是土过燥，致令肠胃之津液，日渐干枯，所以大便为难也。设脾气弱，即当便泄矣，岂有反难之理乎？"所说甚是。

【验案举例】

1. 脾约证　《经方实验录》：徐左能食，夜卧则汗出，不寐，脉大，大便难。此为脾约，火麻仁丸一两，作三服，开水送下。

按语：本案为脾约证。病者能食，脉大为胃中有热；热伤其津，阴津亏损，不能润肠，则大便硬而难行。邪热扰阴，则夜卧多汗而不寐。本案与《伤寒论》脾约证病机一致，故治以润肠通便的麻子仁丸，药证相符而获卓效。

2. 老年性便秘　《经方应用》：某女，70岁。大便秘结，五六日一行，腹部微痛作胀，便涩，粪色黑而且硬，甚为所苦。经西医检查，诊断为老年性便秘，未发现其他器质性病变。用内服、外治诸法效果欠佳，改用中药治疗。患者年老津液素虚，饮食尚可，诊见舌苔微黄，脉象和匀有力。仿脾约麻仁丸意为治。麻仁12g，白芍6g，川朴3g，枳壳9g，当归9g，制军4.5g，杏仁6g，肉苁蓉12g，郁李仁9g。连服3剂大便畅行，腹部痛胀消除。后以上方减制军继用数剂，巩固疗效。

按语：此案虽属年老津液素虚，但腹部胀满微痛，便涩，肠中已有燥结，故用麻子仁丸加当归、肉苁蓉、郁李仁，以枳壳易枳实，并改丸为汤，取滋润缓下之法获效。

3. 慢性前列腺炎　《山东中医杂志》(1985，6：44)：某男，65岁。小便点滴不畅，日20余次1月余，诊断为慢性前列腺炎。用乙蔗酚、呋喃坦啶等治疗无效。余按癃淋初以清热通淋、活血化瘀法治之，后又用补中益气汤、济生肾气丸治疗1月余，均未获效。仍尿频，小便点滴不畅，日20余次，伴见神识恍惚，口干口苦，心烦少寐，腹满，大便干结4日未行，舌红，苔黄，脉滑大。投仲景麻仁丸加味：火麻仁30g，枳实、厚朴、大黄各10g，杏仁12g，白芍15g，丹参30g，节菖蒲6g，炒远志6g，水煎服，日1剂。服药4剂后，小便次数减少，尿量增加，每日10次左右，大便已解。又服4剂，小便每日仅7～8次，诸证基本消失，病趋痊愈。

按语：本案小便频数而大便干结，起初着眼于小便，用清热通淋、活血化瘀法及补中益气汤、济生肾气丸治疗，均未获效，后从脾约论治，以麻子仁丸加丹参、石菖蒲、炒远志投之。药证合拍，方获效焉。

4. 噎膈　《浙江中医杂志》(1985，4：174)：某男，48岁。1980年8月31日住院治疗。久患便秘，近年由于精神刺激加之胸部外伤，遂感食管哽噎不顺，吞咽困难，先后作钡餐透视、食管拉网检查，排除占位性病变，住院后先后服行气化痰、疏肝宽胸之剂无效。症见形体消瘦，面色晦黯，精神抑郁，唇燥咽干，吞咽困难，胸脘痞闷，饥不欲食，大便秘结，小便黄赤，舌质红，苔黄燥，脉弦数。患者述每次排便后始感症状减轻。据仲景“知何部不利，利之则愈”的精神，及中医“二便通利，噎膈自除”的经验，投润燥通便之剂以试之。方用白芍、蜂蜜(冲服)各30g，火麻仁20g，厚朴、枳实各15g，杏仁12g，大黄(后下)10g，旋覆花3g。先后服12剂，大便通利，咽部哽噎消失，余证均除，临床治愈出院。

按语：此方所治之噎膈，乃浊阴不降，津液不能输布，大便艰涩所致。病机与“脾约”证一致，临床以吞咽困难，唇燥咽干，大便干，小便频数或黄赤，舌红苔黄燥，脉弦数为应用要点，并酌加旋覆花、代赭石以降逆，故用于非占位性病变所致的噎膈多能取效。

5. 胃炎　《新中医》(2009，1：90)：某女，65岁。胃脘部隐痛6年余，伴神疲乏力，纳差，腹胀，大便干，舌红、苔少，脉滑。胃镜检查示慢性浅表性胃炎。曾多次住院中西结合治疗，效果不佳。属胃肠燥结，胃气失和，腑气不畅。治以润肠通腑理气法。处方：麻子仁15g，大黄(后下)6g，苦杏仁、白芍、枳壳、厚朴各10g。服药4剂后，疼痛基本止，大便通畅，食欲好转。守方再服4剂，疼痛消失，面色和悦。

按语：胃脘痛证，临床治疗多以理气止痛为主，然理气太过，则易伤胃阴，致津伤肠枯。本例患者虽有胃脘隐痛，但腹胀、大便干之胃肠燥结，胃气失和，腑气不畅显见。方中以麻子仁、苦杏仁润肠肃肺，肺与大肠相表里，肺气降有利于通便；白芍滋养脾阴；佐以大黄理气通便；枳壳、厚朴理气止痛。津液恢复，润滑自如，气机通畅，则胃痛自止。

6. 老年性精神病　《浙江中医杂志》(1985，4：174)：某男，66岁。1974年10月25日诊治。久有心烦失眠之症，常见头晕目眩。近1年来大便干结，小便频数，时见神志失常，骂詈不休。经某医院诊为老年性精神病，予以清热泻火安神之剂，病情稍有好转，旋即如故。今大便干结已5日，口苦心烦，急躁易怒，胸胁痞闷，舌红少津，边有瘀斑，苔薄黄，脉弦细。此津液不足，大肠干燥，肝胆失于调达，肺失宣降，瘀热上犯，上蒙清窍所致。治宜泻火逐瘀，润燥滑肠。方用大黄（后下）9g，杏仁、白芍、火麻仁、枳实、厚朴各15g，蜂蜜60g冲服。服3剂，泻下坚硬黑晦如煤之便，烦躁减轻，神识清楚，继服2剂，又泻3次，诸症好转，用上方改汤为丸，调治而愈。

按语：本方治证，乃肠胃燥热，阴津不足所致。根据"异病同治"的精神，本方移治老年性精神病，是取大黄泻火逐瘀，重用麻子仁、白芍、蜂蜜润燥滑肠，病在脏而治腑，故获显效。

【临床报道】

1. 肛肠疾病术后 用麻子仁丸治疗500例肛门手术后患者，服药后大便变软，成条状易于排出者为有效，以服药后大便仍干燥或2～3天排便1次者为无效。为防止术后第一次排便时由于大便干燥引起的疼痛及出血，常规服每日2次，每次6g。如无大便干燥史1日可服1次。如药后不见显效时，可增加至3～4次。手术10天以后用量减少或停用，一般服用15～20天。结果：有效479例（98.5%），无效者21例。在无效病例中属习惯性便秘者16例[1]。

2. 肛肠术后并发症 在手术患者496例中，术前一天服用麻子仁汤者327例，余下169例未服作为参考组。327例中，肛裂132例，痔疮107例，肛瘘48例，肛旁脓肿40例。年龄最大70岁，最小14岁，平均年龄33岁。除96例患者术前有便秘，提前3～5天服用本方外，其余均在术前1天开始服用。处方：麻子仁12g，大黄（后下）6g，枳实12g，厚朴12g，白芍20g，蜂蜜20ml，白茅根30g。用法：术前1天水煎服，每日1剂，早晚各1次。服用丸药者，每次6g，一日2次，温开水冲服。服用汤或丸剂均5天为1个疗程（服本药期间，其他药物停用。结肠炎患者，症见腹泻、大便次数增多、腹痛、下坠者忌服）。服用本方后，痔、裂、瘘及肛旁脓肿等并发症均有明显疗效，且缩短了愈合期，对于肛裂的预防和治疗作用尤为明显，有效率高达98.5%[2]。

3. 习惯性便秘 麻子仁丸加减（火麻仁15g，白芍20g，枳实、苦杏仁、大黄、厚朴各10g，甘草3g）治疗习惯性便秘32例。结果：治愈19例，有效11例，无效2例[3]。

4. 便秘 以厚朴产地及服药量之异，按《伤寒论》名方麻仁丸组成三种不同组分浓缩丸，经临床66例便秘患者的疗效观察，证实三种麻仁丸均有润肠通便功能，其中以中国厚朴组方者较佳；和厚朴组方者次之；和厚朴组方服半量者又次之[4]。

【实验研究】

1. 调节血糖血脂 麻子仁丸对链脲霉素诱导的糖尿病大鼠有一定的降糖、降脂作用，提示本方可以调节糖尿病的糖、脂代谢紊乱，控制糖尿病高脂血症。麻子仁丸可以改善STZ大鼠的肾功能，尤其是可以降低血清肌酐、血清尿素氮水平，提示本方对糖尿病肾病有一定的治疗作用[5]。

2. 对麻仁丸与果导片的药理作用比较研究 小白鼠致泻实验结果表明，给药4小时后粪便粒数、重量与对照组及自身前后比较具有非常显著的意义（$P<0.01$）；小鼠小肠、大肠推进实验炭末移动的长度、推进率与对照组、自身前后比较均有非常显著的意义（$P<0.01$）；豚鼠离体回肠平滑肌活动实验结果表明，不论是在生理状况下或是低温状况下，二者均能增加豚鼠回肠收缩的频率、最大振幅和平均振幅。对平滑肌的收缩力有增强作用。对家兔在体肠实验结果表明，麻仁丸能增加兔在体肠最大振幅和平均振幅，与对照组、自身前后比较亦同样具有显著性意义（$P<0.05$）[6]。

3. 制剂改革　将麻仁丸改为片剂，并从片剂的制备、制剂中主要有效成分1,8-二羟基蒽醌的含量测定及丸、片的泻下作用比较等方面进行实验。结果表明：麻仁片中大黄蒽醌含量比麻仁丸中高。说明麻仁片的制法是可行的，能使处方中的有效成分充分发挥作用。小鼠泻下实验表明，低剂量时，1小时内麻仁片与麻仁丸二组与对照组均有显著性差异，提示二组均有泻下作用；高剂量时，1小时内二组均有显著性差异，2小时排便粒数麻仁丸组虽有增加但与对照组比无明显差异，而麻仁片组仍有显著性差异，提示麻仁片比麻仁丸效果似乎要持久些。总之将麻仁丸改为片剂既保持了原有疗效，又减少了服用量。由麻仁丸服用6g/次，改为服用2片(0.6g/次)加1粒滴丸(0.08g/次)，其服用量少了约10倍。通过剂型改革使该方更方便有效地发挥药理作用[7]。

此外，由麻仁丸改制成的麻仁软胶囊，动物实验结果表明：二者均可明显增强动物离体、在体肠平滑肌活动，使肠平滑肌收缩振幅增高，收缩强度增大，收缩频率加快，从而使小肠、大肠推进速度加快。两剂型不论对正常动物或燥结型便秘模型动物均可产生一定程度的致泻作用，可软化大便，增加排便次数和粪便重量。实验同时表明麻仁软胶囊与麻仁水蜜丸均非强烈致泻药，其致泻作用相对缓和。在作用强度上，软胶囊与蜜丸两种剂型之间无明显差异。在同等剂量下，二者所产生的生物效应基本一致，但部分指标显示，麻仁胶囊有强于蜜丸的趋势。鉴于软胶囊在体内崩解时限短，生物利用度会提高，临床生物效应有可能较明显地强于蜜丸剂型[8]。

4. 通便作用　通过记录小鼠第1次排黑便时间、小鼠小肠墨汁推进率、大鼠大肠炭末推进率及小鼠肠道水分含量等指标，观察辰时、酉时不同时间服用麻子仁丸对津伤肠燥便秘模型的药效作用。发现麻子仁丸酉时服药优于辰时服药[9]。

参考文献

[1] 王承业．麻子仁丸在肛门疾病手术后的应用[J]. 中医杂志，1965，(10)：40.

[2] 王胜文．麻子仁丸防治肛肠疾病术后并发症327例[J]. 国医论坛，1994，9(11)：21.

[3] 宋素青．麻子仁丸加减治疗习惯性便秘32例[J]. 新中医，2003，35(7)：56.

[4] 李仲文．三种不同组分麻仁丸润肠通便效应的临床研究[J]. 湖南中医学院学报，1993，13(4)：16.

[5] 李昊霖，张万光，王迪．麻子仁丸对糖尿病大鼠影响的实验研究[J]. 吉林中医药，2007，27(7)：59-60.

[6] 彭芝配，蒋孟良，郭建生，等．麻仁丸与果导片润肠通便药理作用的实验研究[J]. 湖南中医学院学报，1992，12(3)：44.

[7] 冯汉鸽，张亚志，胡迪，等．麻仁片与麻仁丸的实验研究[J]. 时珍国医国药，1992，3(4)：158.

[8] 郭建生，蒋孟良，彭芝配，等．麻仁软胶囊通便作用的实验研究[J]. 中国中药杂志，1993，18(4)：236.

[9] 张友堂，马春玲，张荣义．择时服用麻子仁丸药效学实验研究[J]. 江苏中医药，2007，39(1)：59-60.

第四节　攻补兼施

黄　龙　汤

(《伤寒六书》卷3)

【组成】大黄(12g)　芒硝(9g)　枳实(9g)　厚朴(12g)　甘草(3g)　人参(6g)　当归

(9g)(原书未著用量)

【用法】水二盅,姜三片,枣子二枚,煎之后,再入桔梗煎一撮,热沸为度(现代用法:上药加桔梗3g,生姜3片,大枣2枚,水煎,芒硝溶服)。

【功用】泻热通便,补气养血。

【主治】里热腑实而又气血不足证。自利清水,色纯青,或大便秘结,脘腹胀满,硬痛拒按,身热口渴,神倦少气,谵语甚或循衣撮空,神昏肢厥,舌苔焦黄或焦黑,脉虚。

【病机分析】本方原治热结旁流,后世用治温疫病应下失下,邪实而又气血两虚,或素体气血亏损,患里热腑实之证。《素问·五脏别论》云:"六腑者,传化物而不藏",以通为用。伤寒之邪化热传里,或温热病邪,邪热传里,里热炽盛,化燥伤津,邪热与肠中糟粕互结,气机不利,腑气不通,故见大便秘结,脘腹胀满,硬痛拒按;里热炽盛,故身热;热盛伤津,故口渴;舌苔焦黄或焦黑,乃里热腑实之征。下利清水,色纯青,乃胃肠欲排出燥屎的一种假象,所以必臭秽难闻,伴腹部胀满,硬痛拒按等象,即所谓"热结旁流"之证。素体气血两虚,又患里热腑实之证,或因里热腑实,当下失下,气血两伤,故见神倦少气,脉虚;余如神昏谵语,肢厥,循衣撮空等,为热结于里,上扰神明,正气欲脱之危重证候。

【配伍意义】综观本方治证,其病机乃里热腑实而兼气血两虚,证属邪实正虚。此时,不攻则不能去其实,不补则无以救其虚。故治宜泻热通便,补气养血,攻补兼施。方用大黄、芒硝、枳实、厚朴(即大承气汤)泻热通便,荡涤胃肠实热积滞以攻邪;人参、当归补气养血,扶正以利祛邪,使之下不伤正,为方中的主要部分。肺与大肠相表里,胃肠热结,阻滞不通,则肺气亦不得顺利宣降,欲通胃肠则开上焦肺气,故用法中加桔梗开宣肺气,宣通肠腑,有助于里实下行。且大承气汤性降下泻,桔梗性宣上行,两相配伍,一升一降,使气机升降复常,寓"欲降先升"之妙;生姜、大枣和胃调中,扶其胃气;甘草调和诸药,均为辅助部分。合而成方,共成泻热通便,补气养血,扶正攻下之剂,洵为邪正合治之良方。由于邪不去则正难安,扶正是为了更好地发挥攻邪的作用,故虽为扶正攻下之剂,而侧重点仍在于攻。

方名"黄龙"者,是喻本方之功效,取龙能兴云致雨以润燥土之意而命名。

【临床运用】

1. 证治要点　本方为里热腑实而又气血不足之证而设,临床运用以大便秘结,或自利清水,脘腹胀满,神倦少气,舌苔焦黄,脉虚为证治要点。

2. 加减法　原书注云:"老年气血虚者,去芒硝。"示人以顾护正气,减缓泻下之力。

3. 现代常用于伤寒、副伤寒、流行性脑脊髓膜炎、乙型脑炎、老年性肠梗阻等病,见有里热腑实,而又气血不足者。

【源流发展】本方为明·陶华《伤寒六书》方,推其来源,系由《伤寒论》大承气汤衍化而来,以大承气汤加人参、当归、甘草、生姜、大枣、桔梗等组成。此方原治"心下硬痛,下利纯清水,谵语,发渴,身热",即热结旁流证,为急下存阴之计,后世医家用治温疫应下失下,正虚邪实之证,对本方的临床应用有了发展。对于阴液耗伤甚者,吴瑭另创新加黄龙汤,即在本方中去枳、朴之苦温,以防燥津之弊,加麦冬、玄参、生地黄、海参等滋阴生津之品,增液通便,意在急救将竭之阴。用治阳明温病,热结失下,气阴大伤,正虚不能运药以致下之不通,大便秘结,腹中胀满而硬,神疲少气,口干咽燥,唇裂舌焦,苔焦黄或焦黑燥裂等热结较轻而阴亏较重者。

【方论选录】

1. 汪琥:"即前三一承气汤中,加人参、当归也,以病人气血虚,故加此二味药,方后再加

桔梗者，以其能引大黄等药，上至胸中至高之分而成功，此洁古法也。”（《伤寒论辨证广注》卷 6）

2. 张璐：“汤取黄龙命名，专攻中央燥土，土既燥竭，虽三承气萃集一方，不得参、归鼓舞胃气，乌能兴云致雨？或者以为因虚用参，殊不知参在群行剂中，则迅扫之威愈猛，安望其有补益之力欤？”（《张氏医通》卷 16）

3. 杨璇：“此补泻兼施之方也。……虚人热结于里，攻之不行，乃肠胃枯涸之故，故陶氏加参、归、地于大承气汤中，以助气血，建背城之功，与小柴胡汤、桂枝新加汤用人参佐表药，辅正匡邪之义同。”（《伤寒温疫条辨》卷 4）

4. 王泰林：“体质气血虚人，而得阳明胃实之症，或因病误治致虚，而燥屎犹未去者，不下则邪气壅实而死，下之又恐正气益虚而即脱。此方攻补兼施，庶几不犯虚虚之祸。曰黄龙者，大黄得人参为佐，则能神其功用，如龙得云助，升腾上下，莫能测其变化也。”（《王旭高医书六种·退思集类方歌注》）

5. 何秀山：“此方为失下证，循衣撮空，神昏肢厥，虚极热盛，不下必死者立法。故用大承气汤急下以存阴，又用参、归、草、枣气血双补以扶正，此为气血两亏，邪正合治之良方。”（《重订通俗伤寒论》）

【评议】关于本方的方源，汪氏认为即三一承气汤加人参、当归，考三一承气汤为刘完素方，出自《黄帝素问宣明论方》卷 6，实系大、小、调胃三承气汤的复方，但用量较轻，用治“伤寒、杂病，内外所伤，日数远近，烦渴谵妄，心下按之硬痛，小便赤涩，大便结滞”等证。此外，张氏对本方配伍人参的意义，强调扶正以祛邪，而不着眼于补益；王氏对虚实夹杂之证，应用攻补兼施之法的论述，均很有见地。

【验案举例】

1. 燥结肠胃 《时病论》：古黔吴某，晚餐之后，贪凉而睡，睡来头痛畏寒，壮热无汗，气口脉紧，舌苔边白中黄。丰曰：此阴暑兼食之证也。即以藿香正气散去白术加香薷治之，服一煎未有进退。又更一医，遂驳阴暑之谬，暑本属阳，何谓为阴？见病人身热如火，遂用白虎汤加芦根、连翘等药。初服一帖，似得小效，继服一帖，即谵语神昏，频欲作呕，舌苔灰黑。医谓邪入心包，照前方再加犀角、黄连、紫雪等品，服下全无应验，仍求丰诊。其脉右盛于左，形力并强，此邪尚在气分，犹为逆传心包，视其舌苔，灰黑而厚，依然身热昏谵呕逆等证。窃思其邪必被寒凉之药所阻，非温宣透法，不克望其转机。当用杏仁、薤白、豆卷、藿香、神曲、蔻仁、香薷、枳壳，加益元散合为一剂，服头煎热势益剧，次煎通身有汗，则壮热渐退尽矣。来邀复诊，神未清明，谵语仍有，舌苔未退，更觉焦干，右脉仍强，愈按愈实。丰曰：汗出热退，理当脉静津回，神气清爽，今不然者，定有燥结留于肠胃。思表邪退尽，攻下无妨，用黄龙汤以芒硝改元明粉，以人参换西洋参，服下半日许，遂得更衣，诸恙忽退，继用苏土养阴之法，日渐全可。

2. 粘连性肠梗阻 《江西中医药》(1985，1：13)：某男，42 岁，农民。患者于 1970 年曾行“胃全切除术”，今因进食红薯叶后腹痛腹胀，肛门停止排气排便 2 天，于 1983 年 9 月 18 日入院。X 线腹部透视，诊为粘连性肠梗阻，经用大承气汤治疗后病情依然，次日患者精神委靡，面色不华，眼窝下陷，卧床呻吟不已，舌淡微胖，苔黄白相兼而厚腻，脉象细弦，重按无力。改投黄龙汤：大黄(后下)10g，芒硝(另冲)10g，厚朴 15g，枳实 15g，党参 25g，当归 10g，桔梗 10g，甘草 5g，白芍 15g，头二煎混合取汁 500ml。服后诸症顿消，守方稍加出入，调治 2 天出院。

按语：本案经用大承气汤后，病情依然，且患者出现精神委靡，面色不华，眼窝下陷，舌淡胖，脉细弦无力等气血耗伤之虚候，在此虚实并存的情况下，改投攻补兼施之黄龙汤，符合《素问·三部九候论》"实则泻之，虚则补之"之旨，加白芍者，增其补血敛阴，缓急止痛之力。

【临床报道】

1. 骨折后便秘 黄龙汤加减（大黄6g，芒硝、甘草各8g，厚朴、桔梗各10g，枳实12g，人参15g，当归20g）治疗骨折后便秘83例。纳差加白术15g；小便黄加茯苓10g；脊柱骨折加续断15g；骨盆骨折加血余炭6g；髋部骨折加牛膝10g。结果：全部病例服药1～4剂后，腹部胀痛、大便不通等症状均有不同程度的改善，且能减轻骨折疼痛[1]。

2. 胃癌手术后早期 通过对21例胃癌根治术后患者氮平衡指标、体重及部分内脏蛋白质参数的观察，发现黄龙汤肠道营养支持组负氮平衡及体重显著较对照组下降为低（$P<0.01$），黄龙汤组手术前后内脏蛋白质变化也较对照组小。表明手术后早期使用黄龙汤进行肠道营养支持，能有效地减轻负氮平衡，促进蛋白质合成，有利于伤口愈合，且费用低廉[2]。

3. 粘连性肠梗阻 用黄龙汤（大黄后下、枳实、厚朴各15g，芒硝冲服12g，党参、当归各20g，生姜6g，大枣5枚）配合超激光照射治疗仪治疗粘连性肠梗阻36例。口干者加麦冬、玄参、生地黄，腹痛明显者加延胡索、木香。结果：治疗组总有效率为97.2%，对照组总有效率为81.3%，治疗组优于对照组（$P<0.05$）。两组患者第一次排便时间（小时，均数±标准差）治疗组为18.58±10.21，对照组为36.40±17.96，治疗组优于对照组（$P<0.01$）[3]。

【附方】新加黄龙汤（《温病条辨》卷2） 细生地五钱（15g） 生甘草二钱（6g） 人参一钱五分（4.5g）另煎 生大黄三钱（9g） 芒硝一钱（3g） 玄参五钱（15g） 麦冬连心五钱（15g） 当归一钱五分（4.5g） 海参两条（2条） 姜汁六匙（6匙） 水八杯，煮取三杯。先用一杯，冲参汁五分，姜汁二匙，顿服之，如腹中有响声，或转矢气者，为欲便也，候一二时不便，再如前法服一杯；候二十四刻不便，再服第三杯。如服一杯，既得便，止后服，酌服益胃汤（沙参、麦冬、细生地、玉竹、冰糖）一剂。余参或可加入。功用：泄热通便，滋阴益气。主治：热结里实，气阴不足证。大便秘结，腹中胀满而硬，神疲少气，口干咽燥，唇裂舌焦，苔焦黄或焦黑燥裂。

本方与黄龙汤均为攻补兼施之剂，治热结里实而正气内虚者。黄龙汤用大承气汤攻下热结，配伍人参、甘草、当归等益气养血之品，攻下之力较峻，主治热结较甚而气血不足者；本方则以调胃承气汤缓下热结，配伍玄参、麦冬、生地黄、海参滋阴增液，人参、当归益气养血，攻下之力较缓，而滋阴增液之力较强，主治热结里实，而正气不足，尤以阴液亏损较甚者。正如吴瑭所言："此处方（指新加黄龙汤）以无可处之地，勉尽人力，不肯稍有遗憾之法也。旧方（指黄龙汤）用大承气加参、草、当归，须知正气久耗，而大便不下者，阴阳俱惫，尤重阴液消亡，不得再用枳、朴伤气而耗液。故改用调胃承气，取甘草之缓急，合人参补正；微点姜汁，宣通胃气，代枳、朴之用，合人参最宜胃气；加麦、地、玄参保津液之难保，而又去血结之积聚。姜汁为宣气分之用，当归为宣血中气分之用。再加海参者，海参咸能化坚，甘能补正。按海参之液，数倍于其身，其能补液可知，且蠕动之物，能走络中血分，病久者必入络，故以之为使也"（《温病条辨》卷2）。

参 考 文 献

[1] 付朝霞. 黄龙汤治疗老年便秘83例[J]. 河北中医，2003，25(5)：365.

[2] 季全生，刘南征，王水. 黄龙汤在胃癌根治术后早期肠道营养支持中的价值[J]. 南京中医药大学

学报，1994，10(6)：15-16.

[3] 樊天慧，黄艳．黄龙汤配合超激光照射治疗粘连性肠梗阻36例[J].陕西中医，2005，26(12)：1333-1334.

增液承气汤

（《温病条辨》卷2）

【组成】玄参一两(30g)　麦冬连心八钱(24g)　细生地八钱(24g)　大黄三钱(9g)　芒硝一钱五分(4.5g)

【用法】水八杯，煮取三杯，先服一杯，不知，再服（现代用法：水煎，芒硝溶服）。

【功用】滋阴增液，泻热通便。

【主治】阳明温病，热结阴亏证。燥屎不行，下之不通，脘腹胀满，口干唇燥，舌苔薄黄或焦黄而干，脉细数。

【病机分析】本方证治，系由阳明温病，热结胃肠，津液受灼，或素体阴液亏损，又患温病，更伤津液所致。热结阴亏，肠腑失润，传导失常，以致燥屎不行，脘腹胀满；燥屎内停，邪热愈盛，阴津渐竭，大肠无阴津之濡润，故肠中燥屎虽下之而不通，此即吴瑭所言"津液不足，无水舟停"之意。口干唇燥，舌苔薄黄或焦黄而干，脉细数等，乃热伤津亏之征。

【配伍意义】本方所治，为热结阴亏之证。故以滋阴增液，泄热通便而立法。方中重用玄参苦甘咸寒，入肺、胃、肾经，清热养阴，《神农本草经》卷3谓其"主腹中寒热积聚"；麦冬甘微苦微寒，人肺、心、胃经，养阴生津，《本草纲目》卷16谓其"主心腹结气，伤中伤饱，……消谷调中"；生地黄甘寒，入心、肝、肾经，滋阴生津润燥，《名医别录》卷1谓其"主男子五劳七伤……利大小肠，去胃中宿食，补五脏，内伤不足"，三药相配，补而不腻，有滋阴润燥，增液通便之功。大黄、芒硝软坚润燥，泄热通便。诸药合用，甘寒濡润，以滋阴清热，咸苦润降，以软坚降泄，使阴液得复，燥屎得下，热结可除，是为"增水行舟"，攻补兼施之剂。正如吴瑭所说："妙在寓泻于补，以补药之体，作泻药之用，既可攻实，又可防虚"（《温病条辨》卷2）。

本方的配伍特点在于滋阴药与泻下药同用。该方系增液汤（玄参、生地黄、麦冬）合调胃承气汤去甘草组成，故名"增液承气汤"。

【临床运用】

1. 证治要点　本方专为温热病热结阴亏的便秘而设，临床运用时应以大便秘结，口干唇燥，舌苔黄，脉细数为证治要点。

2. 本方现代常用于治疗急性传染病高热便秘，津液耗伤较重，以及痔疮日久，大便干燥不通，证属热结阴亏者。

【使用注意】本方较寒下之剂药力缓和，但也不能孟浪使用。吴瑭指出："阳明温病，无上焦证，数日不大便，当下之，若其人阴素虚，不可行承气者，增液汤主之。服增液汤已，周十二时观之，若大便不下者，合调胃承气汤微和之。"又说："阳明温病，下之不通，……津液不足，无水舟停者，间服增液，再不下者，增液承气汤主之"（《温病条辨》卷2）。可见热结阴亏，燥屎不行之证，应用下剂亦当审慎，以免燥屎未下，而阴液更伤，致停药后便结更甚。

【源流发展】本方始见于清·吴瑭《温病条辨》卷2，从组成来看，似从《备急千金要方》卷9之生地黄汤衍化而来。该方用生地黄三斤，大黄四两，大枣二枚，甘草一两，芒硝二合。上五味，合捣，令相得，蒸五斗米下熟，绞取汁，分再服。方中重用生地黄滋阴撤热；再以大黄、芒硝荡涤热结；少佐甘草、大枣甘润益气；酌用米汤护胃气，共成滋阴通便之剂。故该方实为后世“增水行舟”法之先导。原书载其“治伤寒有热，虚羸少气，心下满，胃中有宿食，大便不利。”后世用于伤寒、温病热邪久恋，阴液耗伤，虚弱羸瘦，神疲乏力，口干舌燥，渴欲引饮，腹满腹痛，大便不通，苔黄厚，脉沉实者。吴瑭在此基础上，创制增液承气汤，以生地黄、玄参、麦冬滋阴增液与大黄、芒硝通便泻热相合，标本兼顾，攻补兼施，使阴液得复，津液得下，洵为“增水行舟”之法的代表方剂。《镐京直指》增液承气汤，系由本方加味而来，较本方增知母、连翘、鼠粘子、鲜石斛、人中黄、枳实，适用于温邪乘胃，咳嗽便闭，唇焦鼻干，舌黑黄燥，谵语口渴。

【方论选录】

1. 裴正学：“温邪伤阴，则潮热烦渴，舌绛苔少，脉细而数，阴虚便结。单纯攻下，则津愈伤损，便愈燥结；单纯滋阴，则温邪不除，实结难下。须当滋阴与攻下双管齐下，方能标本兼顾，收效卓著。阴伤者邪热之所致，方中大黄清热泻火以治其本为主；生地、玄参、麦冬滋阴降火为辅；芒硝软坚通便，玄参软坚解毒，均为兼治。”(《新编中医方剂学》)

2. 冉先德：“温病热结阴亏，燥屎不行者，下法宜慎。此津液不足，无水舟停，间服增液汤(生地黄、玄参、麦冬)，即有增水行舟之效，再不下者，然后再与增液承气汤缓缓服之，增液通便，邪正兼顾。方中生地、玄参、麦冬甘寒、咸寒，滋阴增液；配伍大黄、芒硝苦寒、咸寒，泄热通便，合为滋阴增液，泄热通便之剂。”(《历代名医良方注释》)

3. 赵绍琴等：“增液承气汤即增液汤加大黄、芒硝组成。方中玄参咸微寒，滋阴降火，麦冬、生地甘寒，滋阴润燥。三药相配，补而不腻，有滋阴润燥，增液濡肠之功。大黄、芒硝泄热软坚，攻下燥结。以增液汤滋阴之品，配伍硝、黄攻下之药，是为攻补兼施之剂。”(《温病纵横》)

【评议】关于本方的配伍，裴氏认为以“大黄清热泻火以治其本为主；生地、玄参、麦冬滋阴降火为辅”；而冉、赵二氏认为以玄参、麦冬、生地滋阴增液，配伍大黄、芒硝通便泄热，邪正兼顾，攻补兼施。冉、赵二氏所论，其理较长。

【验案举例】

1. 便秘(肠系膜淋巴结核，不完全性肠梗阻) 《张伯臾医案》：某女，16岁。一诊：1974年2月23日。四个月来低热颧红，形肉消瘦，经常腹痛腹胀，恶心呕吐，大便秘结。旬日来大便未解，得食进饮则吐，脘腹阵痛，右下腹触及鸡蛋大小之块物，有压痛，口渴，脉细数，舌红裂纹少津。阴液耗伤，肠液枯燥传导失司而便秘，胃喜润恶燥，以降为顺，下不通则上逆为吐，治当滋阴润肠，下通则吐止。处方：生地12g，玄参9g，麦冬9g，生川军(后下)4.5g，元明粉(分冲)6g，枳实9g，郁金9g。3剂，水煎服。二诊：1974年2月25日。昨日大便1次，干结量少，腹痛呕吐均减，低热已退，脉细数，舌红乏液。胃肠阴液未复，仍守前法出入。处方：生地12g，玄参9g，麦冬9g，生川军(后下)6g，元明粉(分冲)6g，枳实9g，郁金9g，炒赤白芍各12g，生甘草4.5g。2剂，水煎服。三诊：1974年2月27日。今晨大便一次，量多溏臭，脘腹痛均减，呕吐亦止，已思纳食，唯口渴颧红，脉细，舌红未润。再应增液通腑，而轻其剂。处方：前方生川军改4.5g。3剂，水煎服。

按语：《素问·灵兰秘典论》曰：“大肠者，传导之官，变化出焉。”胃肠受病，或由燥热内结，或因气滞不行，或气虚传导无力，或血虚肠道干涩，或阴寒凝结等。本例西医诊断为肠系膜淋巴结结核，不完全性肠梗阻。据其低热形瘦，舌红裂纹少津，脉细数等症，知病延日久，耗伤阴液，不能输布下润肠道所致。治疗当然不可一味峻下热结，否则必更伤其液，故方以滋阴润肠，增水行舟，既获通腑之效，又无伤阴之虞，即所谓邪正兼顾也。

2. 黏膜干燥症　《新中医》(1987,5:46)：某女，44 岁，1985 年 10 月 30 日初诊。患者近月余口干渴，唇燥裂，鼻腔干痛，口腔黏膜干燥红嫩，触之发麻疼痛，致使近日因剧痛难以进食，大便干结，二三日一行，痛苦难言，舌质红绛，无苔乏津，脉沉数有力。此为燥热伤胃阴、损津液而黏膜干燥，上窍失润则痛，肠腑燥结则秘。治以增液承气汤加味，增津液，养胃阴，滋润孔窍，增水行舟。处方：生地、玄参各 30g，麦冬 25g，大黄 8g，芒硝 5g，石斛、玉竹、沙参各 15g，甘草 6g。2 剂，水煎服。11 月 5 日二诊：药后大便通畅，唇干裂，口腔黏膜红嫩麻痛皆减，鼻尚干，口略渴，药已收效，上方去沙参加天花粉 15g，再进 2 剂，诸症悉除。

按语：此例患者鼻黏膜干燥，大便燥结，此乃燥热伤阴耗液，黏膜失润，阳明燥结，若只事通便必更伤阴液，故以增液承气汤增水行舟润下，佐以石斛、玉竹、沙参、甘草养胃阴，润诸窍。服药四剂，津液得助，大便得通，黏膜滋润，麻痛自已。

3. 癃闭　《江苏中医》(1988,6:30)：某男，28 岁。发热 5 天，初起恶寒，壮热，头痛目赤，腋下有散在出血点。经治疗后体温已降，但小便涓滴量少，热涩色赤，倦怠乏力，口燥咽干，心烦不安，大便四日未行，下腹胀满不适，舌红赤，苔黄燥，脉细数。证属实热壅结于下，腑实而膀胱气化不行，津液已伤。治宜增液通便导下，以利小便。方取增液承气汤加味：生地 15g，麦冬、玄参、知母各 12g，大黄(后下)10g，芒硝(化服)12g，白茅根 30g。服药后解大便 4 次，先为硬结粪块，后为酱黑色溏粪，小便亦明显增多，继以凉营养阴解毒之剂调治而愈。

4. 牙痛　《四川中医》(1990,2:31)：1986 年治一女性中年患者，两侧牙痛历时 1 年余，进食困难，牙周红肿，痛甚流涎，伴头晕，咽干，小便黄赤，大便干结难下，舌质红少苔，脉洪数。中医辨证为肾水不足兼以阳明胃火上炎之牙痛。治疗采取滋阴增液，泄热通便之法。增液承气汤加减：生地 30g，玄参 15g，麦冬 10g，石膏 30g，银花 15g，牛膝 10g，知母、白芷、丹皮各 9g，大黄、芒硝各 6g。服 3 剂疼痛即止，未见复发。

5. 瘾疹　《四川中医》(1990,2:31)：某女，患瘾疹 4 年，每夜发作，大便燥结 2～3 日 1 次，舌干红苔薄黄。中医认为此由津液燥竭，水不足以行舟而致胃肠蕴热熏蒸肌腠所致。治以润燥通腑，养阴增液，佐以凉血为法。增液承气汤加减：生地 20g，火麻仁、瓜蒌仁、地肤子各 12g，玄参、麦冬各 10g，当归、赤芍、丹皮、蒺藜各 9g，大黄、芒硝各 6g。前后共服 30 余剂，瘾疹基本消除。

按语：增液承气汤是治疗因津液枯竭，水不足以行舟而腑中燥结不下一类病证的方剂。其主要临床表现是燥屎不行，下之不通。其基本病机是“热结阴亏”，故凡符合该病机的病证，如癃闭、牙痛、皮肤瘾疹等，皆可以此方加减应用，即所谓“异病同治”之义。

6. 脑震荡(瘀血性剧烈头痛)　《河南中医药学刊》(2002,3:26)某男，33 岁，10 天前左颞部受伤昏迷 0.5 小时余，急到当地医院诊治。症见：神志恍惚，呕吐，头痛，左颞部青紫肿胀，无裂伤，左耳及口鼻流血。CT 未见颅骨骨折及颅内出血，发现左耳鼓膜穿孔。诊断：①脑震荡；②左耳鼓膜穿孔。经止血，脱水降颅压等对症治疗，出血停止，但左颞部持续性疼痛，痛如针刺，阵发性加剧，痛时伴血压升高，周身汗出，同时见情感淡漠，左耳听力减退，经查脑电图，未见异常；卡马西平、心痛定、西比灵等，效果不佳。今日来诊见症状同前，伴便秘、口干、舌质暗红，舌苔黄腻略燥，脉弦数。此症系外伤后瘀血性头痛，兼有气郁化热之表现。遂给增液承气汤加味：生大黄(后下)15g，生地黄 20g，麦冬 20g，玄参 15g，芒硝(冲服)10g，三棱 10g，莪术 10g。服 2 剂，大便畅下，头痛减轻，发作次数减少；后以上方加当归 15g，龙胆草 10g，去芒硝，继服 10 剂，头痛消失，精神恢复正常。

【临床报道】

1. 流行性出血热急性肾功能不全　本方加减，药用大黄 30g，枳实 10g，芒硝 20g，生地黄 30g，麦冬 30g，白茅根 30g，桃仁 10g，猪苓 12g。治疗流行性出血热肾功能不全 202 例，并另随机设西药对照组 77 例。结果：治疗组显效率为 88.6%，总有效率为 96%；对照组显效率为 42.9%，总有效率为 78%，两组比较有显著性差异($P<0.01$)[1]。另以增液承气汤加味：生地黄、玄参、麦冬、水牛角各 30g，赤芍、牡丹皮各 15g，大黄(开水泡)30g，芒硝(冲服)30g，先服芒硝，后分次服上药。治疗流行性出血热少尿期危重型患者 75 例。不能口服者可鼻饲或保留灌肠，药后 3 小时不泻，重服硝、黄 1 剂，腹胀肠麻痹加枳实、厚朴各 12g，直至泻下水样便和有小便出为止。渴甚加天花粉 15g，呕吐加竹茹 12g，呃逆加柿蒂 9g，逆传心包、神昏谵语者加安宫牛黄丸。结果：治愈 73 例，死亡 2 例[2]。

2. 急性胰腺炎　西医治疗组给予 654-2 解痉、止痛，氨苄青霉素或庆大霉素抗感染，组胺 H_2 受体阻断药西咪替丁，调节水、电解质平衡。中西医结合治疗组除以上治疗外，另给予中药增液承气汤加减，伴呕吐者加姜半夏、姜竹茹，腹胀痛者加广木香、延胡索，高热者加柴胡、黄芩。结果：中西药结合治疗组显效 9 例，有效 22 例，较差 3 例，总有效率为 91.2%：西医治疗组显效 7 例，有效 14 例，较差 13 例，总有效率为 61.8%[3]。

3. 骨折术后便秘　报道以加味增液承气汤(玄参 15g，麦冬 15g，生地黄 12g，知母 12g，大黄 10g，枳壳 10g，黄芪 18g，当归 12g)治疗老年髋部骨折后便秘 75 例。结果：显效 40 例，有效 28 例，无效 7 例，总有效率为 90.7%[4]。

4. 肛肠病术后发热　增液承气汤加减(玄参 30g，麦冬、生地黄各 25g，大黄 9g，芒硝 4.5g)治疗肛肠病术后发热 43 例。腹胀者加枳实、厚朴，渴甚加天花粉、黄连，呕吐加竹茹。结果：治愈 33 例，显效 5 例，有效 3 例，无效 2 例，总有效率为 95.35%[5]。

5. 幽门梗阻　增液承气汤加味[枳实 15g，厚朴 12g，大黄(后下)10g，芒硝(冲服)15g，玄参 30g，麦冬 30g，生甘草 6g]治疗幽门梗阻 36 例。结果：治愈 28 例，好转 6 例，无效 2 例，总有效率为 94.4%[6]。

6. 肛裂　应用本方加减：玄参、生地黄、麦冬各 15g，生大黄(后下)7g，芒硝 5g。便血加炒地榆、炒槐花；痛甚加枳壳、延胡索。若药后大便次数增多、便溏，可将大黄改为先煎或减量。治疗肛裂 31 例，疗程最短 7 天，最长 5 年。肛门局部检查可见肛管皮肤全部裂开。结果：治愈(裂口愈合，临床症状消失)29 例；好转(裂口基本愈合，临床症状减轻)2 例。平均服药 7 剂[7]。

7. 产后尿闭　应用本方加减：玄参 30g，生地黄、麦冬各 20g，大黄、芒硝各 6g，车前子 30g，桔梗 10g。有感染发热者加黄柏 10g，蒲公英 50g。本组 34 例中，年龄最小 19 岁，最大 43 岁，19～30 岁 25 例，31～40 岁 8 例，43 岁 1 例；其中初产妇 27 例，二产妇 6 例，三产妇 1 例。结果：34 例全部治愈，其中 1 剂治愈 13 例，2 剂治愈 19 例，3 剂治愈 2 例[8]。

8. 寻常痤疮　应用本方加味：玄参 15g，麦冬 12g，生大黄 10g，生地黄 20g，芒硝 6g，白花蛇舌草 30g，生山楂 10g。加减法：皮损重而感染者，加黄连、生栀子、蒲公英、紫花地丁；有结节、囊肿者，加贝母、白芷、夏枯草；皮脂溢出过多者，加生薏苡仁、生白术、生枳壳；月经不调者，加桃仁、红花、丹参、益母草。每日 1 剂，水煎两次服用，同时取其药渣，另加入芒硝 44g，白花蛇舌草 120g，加水 1000ml，煎水熏洗患处，每日 4～5 次，每次 20 分钟，20 天为 1 个疗程。炙甘草锌胶囊 0.25g，灭滴灵 0.2g。结果：治疗组 110 例，痊愈 69 例，显效 21 例，有效 15 例，无效 5 例，总有效率为 95.5%；对照组 50 例，痊愈 17 例，显效 10 例，有效 7 例，总有效率为68%，两组经统计学处理有显著性差异[9]。

【实验研究】导泻作用　增液承气汤与大承气汤在抢救急性有机磷中毒患者导泻作用上无显著差异，但长期观察，增液承气汤更有利于减少体内脏器的损害，有利于胆碱酯酶及各脏器功能的恢复[10]。

【附方】承气养荣汤(《温疫论》卷上)　异名：养荣承气汤(《重订通俗伤寒论》)。知母9g　当归6g　生地黄12g　枳实9g　厚朴9g　白芍15g(原书未著用量)加生姜，水煎服。功用：泻热通便，滋阴润燥。主治：温病数下亡阴，唇燥口裂，咽干渴饮，身热不解，腹硬满而痛，大便不通者。

本方与增液承气汤均能滋阴润燥，通便泻热。但本方乃小承气汤合四物汤去川芎之辛燥，加苦寒咸润之知母而成。方以小承气汤泻其热结，以四物汤去川芎加知母以滋阴养血清热，为攻下热结兼以滋阴养血之剂，治火盛燥血，液枯便秘之良方；而增液承气汤则由增液汤合调胃承气汤去甘草而成，滋阴增液之力较前者为强。二方各有特点，应区别运用。

参考文献

[1] 周仲瑛，金妙文，符为民，等．泻下通瘀法治疗流行性出血热急性肾功能衰竭的临床研究[J]. 中医杂志，1991，32(2)：27.

[2] 方国民．中药治疗流行性出血热少尿期75例临床疗效分析[J]. 河北中医，1987，(2)：10.

[3] 何景贤．中西医结合治疗急性胰腺炎疗效观察[J]. 中国中西医结合急救杂志，2003，10(2)：113.

[4] 张朝驹．加味增液承气汤治疗老年髋部骨折后便秘75例[J]. 中国中医药科技，2004，11(2)：76.

[5] 梁靖华，张小侠，张洁，等．增液承气汤加减治疗肛肠病术后发热43例[J]. 陕西中医，2006，27(3)：303.

[6] 高丰彦，董秀丽．增液承气汤治疗幽门梗阻[J]. 山东中医杂志，2003，22(3)：177.

[7] 吴冰．增液承气汤治疗肛裂31例[J]. 安徽中医学院学报，1993，12(4)：28.

[8] 渐秀松．增液承气汤加味治疗产后尿闭34例[J]. 辽宁中医杂志，1992，(1)：30.

[9] 徐学武．增液承气汤加味治疗寻常痤疮110例[J]. 湖北中医杂志，1991，13(1)：18.

[10] 许缤，侯静茹．增液承气汤与大承气汤在抢救急性有机磷中毒中导泻作用比较[J]. 中国中医急症，2008，17(7)：920-922.

(刘持年　韩　涛)

第五节　逐　水

十 枣 汤

(《伤寒论》)

【异名】三星散(《傅氏活婴方》，录自《普济方》卷380)、大枣汤(《伤寒大白》卷3)。

【组成】芫花熬　甘遂　大戟各等分

【用法】上三味，等分，各别捣为散，以水一升半，先煮大枣肥者十枚，取八合，去滓，纳药末。强人服一钱匕，羸人服半钱，温服之，平旦服。若下后病不除者，明日更服，加半钱。得快下利后，糜粥自养(现代用法：上三味等分为末，或装入胶囊，每服0.5～1g，每日1次，以大枣10枚煎汤送服，清晨空腹服。得快下利后，糜粥自养)。

【功用】攻逐水饮。

【主治】

1. 悬饮 胁下有水气，以致咳唾胸胁引痛，心下痞硬，干呕短气，头痛目眩，甚或胸背掣痛不得息，舌苔白滑，脉弦滑。

2. 水肿 一身悉肿，尤以身半以下肿甚，腹胀喘满，二便秘涩，脉沉实。

【病机分析】《素问·经脉别论》云："饮入于胃，游溢精气，上输于脾，脾气散精，上归于肺，通调水道，下输膀胱，水精四布，五经并行。"此谓人体津液吸收、输布、排泄之常。《圣济总录》卷63曰："三焦者，水谷之道路，气之所终始也。三焦调适，气脉平匀，则能宣通水液，行入于经，化而为血，溉灌周身。三焦气涩，脉道闭塞，则水饮停滞，不得宣行，聚成痰饮。"故凡外感或内伤等因素，致肺、脾、肾三脏功能失调，三焦水道不利，津液内停，化为痰饮。悬饮，乃水饮停聚于胁下所致，即《金匮要略·痰饮咳嗽病脉证并治》所说"饮后水流在胁下，咳唾引痛，谓之悬饮"也。胸胁为气机升降之道路，水饮之邪停聚于胁下，脉络受阻，气机不利，故胸胁作痛；咳唾时牵引胸胁经脉，故咳唾胸胁引痛，甚则胸背掣痛不得息；肺居胸中，肺气喜宣发肃降，水饮上迫于肺，致肺气不利，宣降失常，故短气、咳嗽；饮为阴邪，随气流行，水饮犯胃，胃失和降，故干呕；头为诸阳之会，水饮阻滞，清阳不升，故头痛目眩。水饮之邪泛溢肌肤，则一身悉肿；水势下趋，故腰以下肿甚；饮停脘腹，气机阻滞，故腹胀喘满；饮阻水道，故小便短涩；饮阻肠道，传导失职，故大便秘结。舌苔白滑，为水饮之候；脉沉弦者，沉主里，弦主饮主痛也。综上所述，本方主治诸症，虽临床表现各异，但均因水饮壅盛于里，饮邪凝聚所致。

【配伍意义】本方治证系水饮壅盛于里，上下泛溢所致。当此之时，非一般化饮、渗湿之法所能胜任。倘不及时先导其水，以杀其势，将不免有泛溢伤正之虞，必攻之逐之，使水饮之邪有所宣泄。根据《素问·至真要大论》"留者攻之"的治疗原则，《金匮要略·水气病脉证并治》指出："病人腹大，小便不利，其脉沉绝者，有水，可下之"，故投峻剂攻逐之品，以泻水逐饮。攻逐水饮之品，首推甘遂、大戟、芫花。《神农本草经》卷3谓甘遂"主大腹疝瘕，腹满，面目浮肿，留饮……利水谷道"；《景岳全书·本草正》卷48谓之"专于行水，能直达水结之处，如水结胸者，非此不能除"。大戟"性峻烈，善逐水邪痰涎，泻湿热肿满"（《景岳全书·本草正》卷48），较之甘遂，攻泄之力更强；芫花"消胸中痰水，喜唾，水肿"（《名医别录》），"治水饮痰澼，胁下痛"（《本草纲目》卷17）。由此可知，方中甘遂苦寒有毒，善行经隧络脉之水湿；大戟苦寒有毒，善泻脏腑之水邪；芫花辛温有毒，善消胸胁伏饮痰澼。三药药性峻烈，通利二便，攻逐水饮，除积聚，消肿满之功虽同，但各有专攻，合而用之，相济相须，泻周身上下、内外之水饮，其功甚著。正如柯琴所说："甘遂、芫花、大戟，皆辛苦气寒而禀性最毒，并举而任之，气同味合，相须相济，决渎而大下，一举而水患可平矣"（《伤寒来苏集·伤寒附翼》卷上）。由于三药峻猛有毒，易伤正气，故方中配以大枣十枚煮汤送服，既可顾护脾胃，培土制水，又能甘缓解诸药峻烈之性及毒性，减少药后反应，使邪去而不伤正。合而用之，共成峻逐水饮之良方。

本方配伍大枣，寓意深刻，体现了"攻邪勿忘扶正"的组方配伍特点。

因本方攻逐之力甚猛，且方中甘遂等三味逐水药毒性较强，故仲景对其服药剂量的要求甚为严格，"强人服一钱匕，羸人服半钱"，如泻后水饮未尽去者，次日渐加再服，总以快利为度，不可过剂。如药后水饮尽去，则应以调补脾胃之品巩固疗效。《本草纲目》卷17亦指出："芫花、甘遂、大戟之性，逐水泄湿，能直达水饮窠囊隐僻之处，但可徐徐用之，取效甚捷。不可过剂，泄人真元也。"

原书方后注云："得快下利后，糜粥自养"，含意深长。甘遂等三药攻下逐水，且皆有毒性，峻下之后，必伤胃气，故用糜粥调养，一则以谷气充养胃气，再则使胃气得充，而饮不复作。又示人泻下之后，宜调摄饮食，不可骤进油腻等不易消化之食物，以免重伤胃气。

【临床运用】

1. 证治要点 本方为攻逐水饮之代表方剂。临床以咳唾胸胁引痛，或水肿腹胀，二便不利，舌苔白滑，脉沉弦为证治要点。

2. 本方亦是治疗支饮的常用方剂，《金匮要略·痰饮咳嗽病脉证并治》云："夫有支饮家，咳烦胸中痛者，不卒死……宜十枣汤。"水饮久治不愈，停聚于胸膈，影响肺气宣肃而心气不宁，则见咳嗽并发胸痛、心烦之支饮证。虽然病证迁延不愈，若正气尚盛者，仍可用本方攻之。

3. 本方现代常用于胸腔积液、心包积液、肺炎、肝硬化腹水、肾炎水肿、血吸虫病腹水，以及胃酸过多、神经官能性的巨饮症、颅内压增高症、精神分裂症、流行性出血热少尿期等属水饮壅实，正气不虚者。

【使用注意】

1. 水饮由外邪而致或外邪引动内饮而发者，须俟"表解者，乃可攻之"(《伤寒论》)。病证初起而有寒热表证者，可先用小青龙汤解表兼以化饮，表解后方可予本方攻下逐水。若见寒热往来或朝轻暮重之半表半里证者，则先予小柴胡汤或柴胡桂枝汤等方。上述各证，临床常先后互见，且易混淆，须审慎鉴别之。

2. 该方药物毒大性烈，体弱、慢性胃肠病患者及孕妇，应慎用或忌用。如患者体虚邪实，非攻不能却疾者，可用本方与健脾补益剂交替使用，或先攻后补，或先补后攻。

3. 本方必须在空腹时服用，每日 1 次，一般宜从小剂量(1.5g)开始，水饮未尽者，翌日再服，用量酌增至 3g。总以快利为度，得效即止，慎勿过剂。

4. 如泻后精神疲乏，瞑眩，恶心，厥冷，食欲减退者，则暂停攻逐；如药后水饮已尽，则需进糜粥调养胃气，或调以健脾和胃之剂。切忌骤进油腻、味厚等不易消化之食物，以免重伤胃气。

5. 服用本方后，泻下不止者，可服冷稀粥或冷开水以止之。

6. 本方不宜作汤剂水煎。甘遂、大戟、芫花宜研末或装入胶囊内，以大枣煎汤送服，因甘遂之有效成分不溶于水，若水煎服则影响疗效。

7. 甘遂、大戟、芫花醋制后，可减轻其毒副作用。

8. 本方禁忌与甘草同服。

【源流发展】本方源于张仲景之《伤寒杂病论》，是攻逐水饮之良方。《伤寒论》载是方："太阳中风，下利呕逆，表解者，乃可攻之。其人漐漐汗出，发作有时，头痛，心下痞硬满，引胁下痛，干呕短气，汗出不恶寒者，此表解里未和也，十枣汤主之。"《金匮要略》论水病，既有风水、皮水、正水、石水之分，亦有心水、肺水、肝水、脾水、肾水之别；其论痰饮病，则有悬饮、溢饮、支饮、痰饮之殊。其治法多宗《内经》"去宛陈莝……开鬼门，洁净府"之法，对实水、悬饮、支饮等重证，非寻常淡渗、化饮之品所能奏效者，每用逐水攻下之品斩关夺隘。如《金匮要略·水气病脉证并治》曰："饮后水流胁下，咳唾引痛，谓之悬饮"；"病悬饮者，十枣汤主之"；"咳家其脉弦，为有水，十枣汤主之"；"咳逆倚息，短气不得卧，谓之支饮"；"夫有支饮家，咳烦，胸中痛，不卒死，至一百日或一岁，宜十枣汤"。故凡水饮壅实，正气不虚者，仲景均以本方攻逐之。十枣汤对后世攻下逐水法的运用、发展及泻下逐水方剂的衍化、创新具有深远的影响。自仲景以降，大凡治疗水饮壅实病证的方剂，多宗十枣汤或由此化裁而成。如《外台秘要》卷 8 引《深师方》朱雀汤，即本方调整用量：甘遂、芫花各一分，大戟三分，大枣十二枚。大枣用量加重，意在增强其顾护胃气之功，治"久病癖饮停痰不消，在胸膈上液，时头眩痛，苦挛，眼睛、身体、手足、十指甲尽黄；亦疗胁下支满饮，辄引胁下痛。"《三因极一病证方论》卷 13 之控涎丹，以十枣汤去芫花、大枣，加白芥子，用量三药各等分，为末，糊丸如桐子大，食后临卧，淡姜汤下五七丸至十丸。方用白芥子者，取其辛散开泄，温通滑利，善祛皮里膜外、胸膈经络之痰涎，与甘遂、大戟配伍应用，则长于祛痰逐饮。改汤为丸，意在峻药缓投；生姜汤送下，温胃和中，使下不伤正。主治痰涎水饮停于胸膈，胁肋引痛，舌苔黏腻，脉弦滑；或水肿形气俱实者。但本方所治，仍重在痰涎停滞胸膈。《黄帝素问宣明论方》卷 8 以本方去大枣，加大黄、牵牛子、轻粉，为末，滴水为丸，名三花神祐丸。张璐评曰："此方守真本仲景十枣汤加牵牛、大黄、轻粉三味。较十枣倍峻，然作丸缓进，则威而不猛"（《张氏医通》卷 16）。其适用范围亦有所拓展，功能宣通气血，消酒进食，用于治疗"水湿停留，肿满腹胀，喘嗽淋泌；痰饮入络，肢体麻痹，走注疼痛；痰饮停胃，呕逆不止；风痰涎嗽，头目眩晕；疟疾不已，癥瘕积聚，坚满痞闷；酒积食积；妇人痰湿侵入胞宫，经行不畅，带下淋沥；伤寒湿热，腹满实痛"。《张氏医通》卷 16 称之为神祐丸，治阳水肿胀，大小便秘者。《丹溪心法》卷 3 将本方煮枣肉捣和药末为丸，冠名十枣丸，治水气，四肢浮肿，上气喘急，大小便不利者。改汤为丸，是"治之以峻，行之以缓"之法，在服用时亦更为方便。《古今医统大全》卷 43 引《三因方》小胃丹则以本方去大枣，加大黄、炒黄柏，研末，粥为丸，清热攻下之力增强，"上可去胸膈之痰，下可利肠胃之痰"，主治膈上热痰，风痰，湿痰，肩膊诸痛，食积痰实及哮喘。《袖珍方》卷 3 引《太平圣惠方》舟车丸，于十枣汤中去大枣之甘缓，加黑丑、大黄、槟榔、青皮、陈皮、轻粉等攻逐破滞之品，研末水糊为丸。逐水之中并能行气，其攻逐之力较十枣汤更峻，然诸药制为丸剂，则有峻药缓投，威而不猛之意。用治水热内壅，气机阻滞，水肿水胀而见大腹胀满，二便不利者。根据"肺与大肠相表里"、"上病治下"的理论，现代临床以本方制成散剂，名肺炎散，用时以大枣十枚煎汤送服，治疗小儿肺炎，有通腑泻热，祛痰止咳之良效。

【疑难阐释】

1. 关于方中之君药　古今文献及各版《方剂学》教材中对十枣汤的君药，大致有四种意见：①以芫花为君。如许宏《金镜内台方义》卷 5 谓："用芫花为君，破饮逐水。"②以大戟为主。如徐彬谓："大戟性苦辛寒，能泻脏腑之水湿，而为控涎之主"（《金匮要略论注》卷 12）。③以大枣为君。柯琴、左季云等皆持此说。如柯琴曰："然邪之所凑，其气已虚，而毒药攻邪，脾胃必弱，使无健脾调胃之品主宰其间，邪气尽而元气亦随之尽，故选枣之大肥者为君，预培脾土之虚，且制水势之横，又和诸药之毒。既不使邪气之盛而不制，又不使元气之虚而不支，此仲景立法之尽善也"（《伤寒来苏集・伤寒附翼》卷上）。④甘遂、大戟、芫花皆为之主，以相济相须，峻利水饮，佐以大枣缓其峻，制其毒。持此观点者甚众，如汪昂（《医方集解・攻里剂》）、钱潢（《伤寒溯源集》卷 3）、王子接（《绛雪园古方选注》卷上）等。据方剂组成原则之涵义，峻下逐水之剂，当以泻水逐饮药为君，柯氏、左氏以大枣为君者，则与泻下剂的立法依据和组方原则是相悖的。仲景之所以用"十枣"作方名，是因主药之偏而为监制之用，更注重祛邪勿忘扶正。甘遂、大戟、芫花均为峻下攻逐之品，但又各有所偏，对水饮壅盛于里，泛溢上下之实证、重证，唯能合而用之，毕其功于一方，始能一泻而水饮尽消，故方之君药，当以甘遂、芫花、大戟三药为妥。

2. 关于本方的剂型　本方虽名"十枣汤"，然甘遂、大戟、芫花并未与大枣用水同煎，而是研末为散，以枣汤送服。临床与药理实验已证实这种用法是最为合理而科学的。甘遂的有效成分不溶于水，水煮取汁则难以收效。动物实验表明，甘遂制剂的利尿和泻下作用，以其粉剂的混悬液作用较强[1]；若甘遂、大戟、芫花与大枣同煎服，则易引起腹痛、吐泻等副作用[2]。临床资料亦表明，三药以研末吞服效果最佳[3]。朱丹溪改汤为丸，较之十枣汤作用缓和，使用方便。目前使用十枣汤的剂型有三种：散剂（胶囊剂）、丸剂和汤剂。据观察，以散剂吞服者效果较好，胶囊剂则避免了药物对上消化道的刺激作用，丸剂次之，汤剂则较少使用。

3. 方名阐释　本方为峻下逐水之剂，却以甘缓补脾之大枣冠名，令人玩味。概而言之，其义有三：一者强调祛邪勿忘顾护正气。因甘遂、芫花、大戟攻逐猛峻且有毒，若专事攻邪，则易损伤正气，故以大枣培补脾胃，顾护胃气。诚如《医方论》卷1所说："仲景以十枣命名，全赖大枣之甘缓，以救脾胃，方成节制之师也。"重视制毒纠偏，此其二也。甘遂等三药峻烈有毒，故以大枣缓其峻，制其毒。《伤寒溯源集》卷3曰："盖因三者性未训良，气质峻悍，用之可泄真气，故以大枣之甘和滞缓，以柔其性气，裹其锋芒。"三者提示不宜伍用甘草。大戟、甘遂、芫花与甘草相反，同用则增加其毒性。实验表明：三药分别与甘草同用，随着甘草用量比例的加大，其毒性亦相应加大[4]。柯琴云："以毒药攻邪，必伤及脾胃，使无冲和甘缓之品为主宰，则邪气尽而大命亦随之矣。然此药最毒，参、术所不能君，甘草又与之相反，故选十枣之大而肥者以君之"（录自《医宗金鉴·删补名医方论》卷6）。

4. 关于"平旦温服"　平旦，即平明，指凌晨3～5点时分。此时服药，其意有四：①此时空腹，服药后有利于药物的迅速布散，从而提高药物在体内的有效浓度，使其功力增强。同时胃空时药液易通过，直流于肠，使胃免受或减少刺激，以防止或减轻呕吐等副作用。②悬饮是水饮停聚于肺之外，膈之上，胁之下所致之病证。此处为肝胆经络所循行之部位，故悬饮证多出现肝胆经络郁阻不畅的胁肋内痛症状。"平旦"前后适值厥阴、少阳二经经气旺盛之时（从《伤寒论》"少阳病，欲解时，从寅至辰上"，"厥阴病，欲解时，从丑至卯上"，可知二经经气自旺于平旦前后），此时服药，其有效成分随经脉之气达于病所，并借助正气以充分发挥其药效。③饮为阴邪，得阳始化。就人体整体之阳气而言，平旦始为阳气萌生之时，故于此时服用十枣汤，体内渐盛之阳气协同药物之功效，可使停聚之水饮一泻而下。④水饮之邪得温则行，遇寒则凝。枣汤温服，既可使部分水饮在体内吸收、转输，又不致因寒凉之品或药物冷服与已停之水饮结聚不散。近代有关"生物钟"的研究表明，药物的吸收、代谢和排泄速度，都与昼夜节律有关。因此，十枣汤"平旦温服"，有其一定的科学内涵，应作进一步研究[5]。

【方论选录】

1. 许宏："下利呕逆者，里受邪也。若其人漐漐汗出，发作有时者，又不恶寒，此表邪已解，但里未和；若心下痞硬满，引胁下痛，干呕短气者，非为结胸，乃伏饮所结于里也；若无表症，亦必烈駃之剂泄之乃已。故用芫花为君，破饮逐水；以甘遂、大戟为臣；佐之以大枣，以益脾而胜水，为使。《经》曰以辛散之者，芫花之辛，散其伏饮；苦以泄之者，以甘遂、大戟之苦，以泄其水；甘以缓之者，以大枣之甘，益脾而缓其中也。"（《金镜内台方义》卷5）

2. 吴昆："芫花之辛能散饮，戟、遂苦能泄水。又曰：甘遂能直达水饮所结之处。三药皆峻利，故以大枣以益土，此戎衣之后而发巨桥之意也。是方也，惟壮实者，能用之；虚羸之人，未可轻举也。"（《医方考》卷1）

3. 李时珍："十枣汤驱逐里邪，使水气自大小便而泄，乃《内经》所谓洁净府，去宛陈莝法也。……芫花、大戟、甘遂之性，逐水泄湿，能直达水饮窠囊隐僻之处，但可徐徐用之，取效甚捷，不可过剂，泄人真元也。陈言《三因方》以十枣汤药为末，用枣肉和丸，以治水气喘急浮肿之证，盖善变通者也。”（《本草纲目》卷17）

4. 徐彬：“脉沉为有水，故曰悬饮；弦则气结，故痛。主十枣汤者，甘遂性苦寒，能泻经隧水湿，而性更迅速直达；大戟性苦辛寒，能泻脏腑之水湿，而为控涎之主；芫花性苦温，能破水饮窠囊，故曰破癖须用芫花；合大枣用者，大戟得枣而不损脾也。盖悬饮原为骤得之证，故攻之不嫌峻而骤，若稍缓而为水气喘息浮肿。”（《金匮要略论注》卷12）

5. 柯琴：“仲景利水方，种种不同，此最峻者也。凡水气为患，或喘、或咳、或悸、或噎、或吐、或利、或无汗，病在一处而止；此则外走皮毛而汗出，上走咽喉而呕逆，下走肠胃而下利，水邪之泛溢于外者，浩浩莫御矣。且头痛、短气，心腹胁下皆痞满而硬痛，是水邪尚留结于中，三焦升降之气阻隔而难通矣。表邪已罢，非汗散之法所宜；里邪充斥，又非淡渗之品所能胜，非选利水之所至峻者，以直折之，中气不支，束手待毙耳。甘遂、芫花、大戟三味，皆辛苦气寒而禀性最毒，并举而用之，气味合，相济相须，故可交相去邪之巢穴，决其渎而大下之，一举而水患可平也。然水邪所凑，其元气已虚，而毒药攻邪，必脾胃反弱，使无健脾调胃之品为主宰，邪气尽而大命亦随之矣。故选十枣之大肥者以君之，一以培脾土之虚，一以制水气之横，一以解诸药之毒，得一物而三善备，既不使邪气之盛而不制，又不使元气之虚而不支，此仲景立法尽善也。昧者惑于甘能中满之说而不敢用，岂知承制之理乎？张子和窃此意而成浚川、禹功、神祐等方，以治水肿、痰饮之病，而不知君补剂以培本，但知用毒药以攻邪，所以善其后者鲜矣！”（录自《古今名医方论》卷3）

6. 汪昂：“芫花、大戟性辛苦以逐水饮；甘遂苦寒，能直达水气所结之处，以攻决为用；三药过峻，故用大枣之甘以缓之，益土所以胜水，使邪从二便而出也。”（《医方集解·攻里之剂》）

7. 钱潢：“夫芫花辛温而有小毒，能治水饮痰癖胁下痛；大戟苦寒而有小毒，能泻脏腑之水湿；甘遂苦寒有毒，而能行经隧之水湿。盖因三者性未驯良，气质峻悍，用之可泄真气，故以大枣之甘和滞缓，以柔其性气，裹其锋芒。”（《伤寒溯源集》卷3）

8. 杨栗山：“此汤与大陷胸汤相仿。伤寒种种下法，咸为胃实而设，今证在胸胁而不在胃，则荡涤肠胃之药无所取矣，故用芫花之辛以逐饮，甘遂、大戟之苦以泄水，并大枣之甘以运脾而助诸药，祛水饮于胸胁之间，乃下剂中之变法也。”（《伤寒温疫条辨》卷4）

【评议】关于本方治证的病机和治则，柯氏所论要言而不繁。李氏谓此“乃《内经》所谓洁净府、去宛陈莝法也”。对于方中的君药诸家莫不以峻利逐水之品为主，是恰对主病、主证而设。唯柯氏独以大枣为君，应理解其强调“攻邪勿忘扶正”，是其要也。若以培土扶正之品作为逐水剂的君药，则有悖于“主病之谓君”（《素问·至真要大论》）的组方原则，岂非本末倒置？对于甘遂、大戟、芫花与大枣的配伍关系，柯氏指出：此三味逐水药“并举而用之，气味合，相济相须，故可交相去邪之巢穴，决其渎而大下之，一举而水患可平”。钱氏认为“盖因三者气质峻悍，用之可泄真气，故以大枣之甘和滞缓，以柔其性气，裹其锋芒”等，皆为中肯之言。

【验案举例】

1. 悬饮 《嘉定县志》：唐杲，字德明，善医。太仓武指挥妻，起立如常，卧则气绝如死。杲言：是为悬饮。饮在喉间，坐之则坠，故无害；卧则壅塞阻窍，不得出入而欲死。投以十枣汤而平。

《经方实验录》：张任夫，水气凌心则悸，积于胁下则胁下痛，冒于上膈，则胸中胀，脉来双弦，证属饮家，兼之干呕短气，其为十枣汤证无疑。炙芫花五分，制甘遂五分，大戟五分。研细末，分作两服，先用黑枣十枚煎烂，去渣，入药末，略煎和服。

2. 胸腔积液 《中医杂志》(1959，3：45)某男。7天前患感冒，形寒发热(体温39℃)，流涕，稍咳，痰少，咽喉不适，声音嘶哑，呼吸时胸痛，服退热剂体温不退。体检：右胸前区第四肋以下语颤减弱或消失，叩诊呈浊音，听诊呼吸音减弱或消失。X线透视：右侧第三肋以下胸腔积液。诊为渗出性胸膜炎。治宜逐水祛饮。甘遂、大戟、芫花各等分，研末，第一天1.5g，以后每天增加0.3g，至3g为止。装胶囊，大枣10枚煎汤，每晨空腹送下。连服六天后，诸证消失，X线透视积液消除。

《经方应用》：某男。13岁，初见发热，咳引胁痛，继见胁间胀满，左侧略高起，呼吸气急短促，转侧疼痛加重，喜偏卧一侧，口干不欲饮，胸部X光透视提示：左侧渗出性胸膜炎，积液形成。舌苔薄浅黄，脉沉弦。由饮邪留于胁下而成"悬饮"，用十枣汤加味攻逐水饮。大戟3g，芫花3g，甘遂0.6g，葶苈子3g，白芥子9g，大枣10枚。上药服4剂，X光透视：积液明显吸收。后用四逆散加旋覆花、白芥子、郁金等调理而愈。

3. 心包积液 《湖南中医杂志》(1991，1：38)：某男，45岁。20天前因涉水后始畏寒、发热、头痛、乏力，曾因感冒服西药及中药数剂后，畏寒除，但仍每天下午低热，近3天干咳、胸痛、心悸、气促、倚息不得卧，午后低热，手足心热，纳小，口苦，头晕，全身乏力，二便正常。神清，精神疲乏，面色潮红，胸廓饱满对称，舌淡红，苔薄黄，脉细促，左侧乳头内缘有压痛，背部第4、5胸椎左旁开4cm处有压痛。X线胸透、摄片示"可见心影近似球形，左右心缘向两侧扩大，左侧肋膈角变钝，下肺野可见条索状阴影"。ECG提示：室性心动过速，心肌受损，S-T段抬高。血常规：Hb 10.8g%，WBC 10500/mm^3，中性70%，淋巴21%。血沉34mm/h。诊为急性非特异性心包炎并心包积液。证属水饮滞胸，气机不畅，瘀阻心肺所致。即投十枣汤合葶苈大枣泻肺汤化裁以泻下逐饮，理气宽胸，化瘀止痛。处方：大戟、甘遂各10g，共研细末装入胶囊，另用葶苈子、法半夏、桑白皮、杏仁各10g，大枣、茯苓各30g，黄芩、郁金各10g，瓜蒌壳15g，丹参30g，水煎分2次送服，日1剂。服2剂后，诸症减轻，能平卧入睡，仍汗出，活动后心悸加重，脉弦数时有歇止。再进6剂后，X线胸片复查示心影明显缩小至正常范围，心包积液已全部吸收。诸症均已改善，考虑胸中饮邪已除，故原方逐水药剂量减为：甘遂、大戟各6g，以免攻伐太过；加枳实10g以加强宽中理气之功。服4剂后，诸症悉除，后改拟四君子汤合炙甘草汤调理而愈。

按语：本例急性非特异性心包炎并心包积液，属中医的"悬饮"范畴。治以泻下逐饮、理气宽胸、化瘀止痛立法，用十枣汤合葶苈大枣泻肺汤化裁，以祛邪为主，使其心水消散，后以健脾益气、补血养心之品调理善后而收功。

4. 良性颅内压增高症 《陕西中医》(1991，1：29)：某女，42岁。1986年4月5日初诊，患者3个月前因经常头痛，恶心呕吐，经某医院检查：眼底有片状出血，视神经乳头水肿，脑室造影诊断为"颅内压增高症(良性)"。患者自诉头痛眩晕，以前额为重，视物不清，颊木唇麻，恶心呕吐，胃纳欠佳，嗜卧肢沉，小便短赤，大便正常。察其体形肥胖，BP 120/80mmHg，舌质淡，苔微黄，脉弦滑。证属风痰。治以逐痰利水，通络息风法。方用十枣汤加味：芫花、甘遂、大戟各6g，大枣10枚，钩藤10g，全蝎2g，水煎服，10剂。药后诸症好转，尿量增多，每晚3～5次。为攻邪不伤正，间服香砂六君子汤。共服十枣汤49剂，香砂六君子汤14剂，颅内压恢复正常，诸症痊愈。

5. 干呕 《新中医》(2002，7：69)：某男，29岁。干呕，频繁发作，间或呕吐少许清涎，以致坐卧不宁，不敢随意俯仰，时感胸中水溢心间，恶心欲呕，唯长吸短叹方觉气顺不呕，终日心情烦闷，闭口咬牙，强抑作呕。伴胸闷，形寒肢冷，渴不欲饮，小便清，大便调。曾屡治不效，服旋覆代赭汤、丁香柿蒂汤、半夏厚朴汤等，疗效甚微，发病已2月余，诸症依旧，患者烦躁不安。诊见：症如前诉，舌淡、苔薄白而滑润，脉弦滑。脉证合参，诊为干呕，证属水结于里之饮证，试用十枣汤。服2次，即感胃脘不舒，腹中鸣响疼痛，泻下稀水便5～6次，顿觉神清气爽，肢转温，呕逆渐止，后以香砂养胃丸调整而愈。

按语：张景岳曰："盖饮为水液之属，凡呕吐清水及胸腹膨满……是即所谓饮也。"本例当属饮蓄胸腹之伏饮证。一般温利之品，难以直达病所，涤尽其饮。宗《金匮要略》"有水可下之"之说，以十枣汤逐其饮，顺其气，则胸中饮气交遏之势乃平。

6. 癫狂　《陕西中医》(1991，1：30)：某女，20岁，1988年12月15日初诊。吵架后发病，狂乱无知，叫骂不休，不食不寐，赤身裸体，口吐涎沫，时或四肢抽搐，牙关紧闭。用冬眠疗法暂可缓解。素有头痛眩晕，心慌胆怯，食少等症。脑电图见多棘波及棘慢综合波。现面色苍白，腹胀满，漉漉有声，经常泻水，咳吐胁痛，舌质淡，苔白滑，脉沉弦。处方：大戟、甘遂、芫花各5g，共研细末，分5包，早晚各服1包，大枣10枚煎汤或稀粥送服。5次药后，腹痛剧烈，吐泻交作，但神志逐渐清醒，症状减轻，癫狂发作次数减少。后用本方配合疏肝理气、健脾养心之剂调治月余，癫狂发作得到控制，2年内未再发作。

按语：《金匮要略》云："吐涎沫而癫眩，此水也。"此病虽属癫狂，实为痰饮阻于中州，气机升降失常，清阳不得上升，浊阴不得下降，扰乱神明所致。故用十枣汤攻逐水饮，使浊降清升而收全功。

7. 肾炎水肿　《经方实验录》：南宗景先生曰：舍妹患腹胀病，初起之时，面目两足皆浮肿，继则腹大如鼓，漉漉有声，咳喜热饮，小溲不利，呼吸迫促，夜不成寐，愚本《内经》开鬼门、洁净府之旨，投以麻黄附子细辛汤和胃苓散加减，服后虽得微汗，但未见效。西医诊为肾炎，以他药等下利，便泻数次，腹胀依然。翌日，忽头痛如劈，呕吐痰水则痛稍缓。愚曰：此乃水毒上攻之头痛，即西医所谓自家中毒。非十枣汤不为功，乃拟用甘遂三分(此药需煨透，服后始未作呕，否则吐泻并作)，大戟、芫花炒各一钱半。因体质素不壮盛，改为枣膏和丸，欲其缓下，并令侍役先煮红米粥以备不时之需。药后4、5小时，腹中雷鸣，连泻粪水十余次，腹皮弛缓，头痛亦除，唯神昏似厥，呼之不应，进已冷之红米粥一杯，即泻止神清：次日腹中微有水气，因复投十枣汤一钱半，下其余水，亦祛疾勿尽之意。嗣以六君子汤补助脾元，调理旬日，即获痊愈。

8. 肝硬化腹水　《经方发挥》：某男，58岁。以肝硬化腹水收入院。用利尿药品(如速尿)方可排出小便，但量不多，如停用速尿1日，小便几乎点滴不通。患者腹如釜，只能坐立，不能平卧，日夜憋胀难忍，痛苦万状。诊其脉，弦大而数，为邪实之象，舌质紫红，两侧为绛蓝色，为瘀滞之象；舌苔厚腻。结合脉证，虽是正虚邪实，但未至阴阳过于虚衰阶段，尚可一攻。投以十枣汤2剂，每日1剂。服后有恶心、腹痛，并有少许呕吐反应，泻下水液多次，腹部自觉轻软。虽多次泻下，但精神尚好，间服培补脾肾之品2剂后，又给予十枣汤，服后泻下如前，但未呕吐，只有少许恶心，而腹胀顿消，松软平坦。于是继进以补脾肾为主，消导之品为辅，短时间未发生腹水，一般情况良好，出院调养。

【临床报道】

1. 渗出性胸膜炎　十枣汤对渗出性胸膜炎继发的胸腔积液能较快消除胸水，改善症状，且可避免西医之穿刺以及丢失大量蛋白等后果。以本方治疗渗出性胸膜炎51例，结果在 20 日内胸水完全消失者占 88.2%。用法：甘遂、大戟、芫花各 0.9g，研末，以大枣十枚煎汤送服。临床体会粉剂较丸剂、汤剂效果为好[6]。治疗结核性胸膜炎 28 例，其中胸腔积液平 2～3 间肋以下者 18 例，3～4 间肋以下者 6 例，4～5 间肋以下者 4 例。以本方（甘遂、大戟、芫花各等分，大枣 15 枚）治之，结果：胸水于 24 小时内吸收者 13 例，48 小时内吸收者 9 例，72 小时内吸收者 6 例。其用法是：以大枣煎汁 300ml，于晨空腹先服 150ml，5 分钟后再将甘遂等三药末 4g 用余汤送服[7]。陈氏亦用十枣汤治疗渗出性胸膜炎 6 例，胸透见积液大量者 1 例，中等量者 5 例；超声波检查显示最大液平面 7cm，最小为 2.5cm；有体温升高者 4 例，最高 39℃：伴结核性腹膜炎、腹水 1 例，妊娠 3 个月者 1 例。治法：用大戟、甘遂、芫花等量研末，晨起空腹以红枣 19 枚煎汤送服 3g，隔日 1 次，连续 3 次为 1 个疗程；1 个疗程后酌予温阳化饮或养阴清热利水之剂，间隔 5 天后再行第 2 个疗程。在治疗中均配以抗结核药物。经治疗后症状明显好转，胸水减少直至完全消失；胸水完全消失最短者 10 天，最长者 50 天[8]。提示十枣汤治疗渗出性胸膜炎确有效验，具有安全、方便、取效快捷等优点。

十枣汤辨证治疗胸腔积液 38 例。治疗组在常规西药治疗的同时给予十枣汤辨证治疗。辨证为虚实夹杂者用十枣汤加黄芪，辨证为实证者用十枣汤。对照组采用西医治疗。结果：十枣汤效果优于西药组[9]。

2. 原发性肺癌所致胸水　在使用化疗药物基础上加用十枣汤治疗原发性肺癌所致胸水 35 例。结果：A 组 CR 16 例，PR 15 例，总有效率达 88.6%；4 例无效患者均已出现多脏器转移且一般状态较差。B 组 CR 8 例，PR 6 例，对照组总有效率约 26.7%[10]。十枣汤外用治疗恶性胸水 34 例。方法是：十枣汤煎浓汁为溶剂，取生大黄、香白芷、山豆根、石打穿等芳香开窍、破坚消积药研成细粉，作基质。将基质与溶剂调和，加少许冰片调成膏状。每周用 60g 药粉，溶入 50ml 溶剂，外敷 2～4 小时，部位以背部肺俞及病变处为主。结果：治愈率为 20.5%，显效率为 44.1%，总有效率为 88.2%。临床治疗情况表明，十枣汤对改善患者临床症状效果十分明显，能控制恶性胸水的增长速度；外用药不经口服，不影响患者食欲，无创，无副作用，患者易于接受[11]。

3. 肝硬化腹水　临床上，各种类型肝硬化在失代偿期均有不同程度的腹水形成。我国在 20 世纪 50 年代后期至 60 年代初期，中医中药以逐水为主，攻补兼施；20 世纪 60 年代中期以后中西医结合治疗肝硬化腹水渐转为中药辨证论治加西药利尿。有报道将本方用于肝硬化腹水严重、顽固难消而体质尚好、无出血倾向者，取得较好疗效。制法：甘遂（面煨）、大戟、芫花（醋炒黄）各 3g，研细末，大枣 6 枚煮熟取肉与上药和匀，做成 6 丸（每丸含生药 1.5g）。服法：晨空腹取 2 丸，以大枣煎汤送服。药后约 2～3 小时后肠鸣腹泻，一般腹泻 2～4 次，泻后以米粥调养，并频服黄芪大枣粥（黄芪、大枣、薏米）[12]。由于腹水患者多有本虚标实，故在消除腹水的先后或同时，应当配合益气健脾利湿等药，多治法合用，以收标本兼治之效。有报道以十枣丸治疗肝硬化腹水 51 例，均能使腹水消退之，但易复发，而与补益气血方合用则疗效稳定[13]。本方系泻下性利尿剂，泻下和利尿在本方对体内积液的疗效上占有重要地位。临床观察肝硬化腹水患者服用十枣丸后 2～3 小时即腹泻，一般泻 2～4 次，排粪水约 2500～4000ml，并见尿量增加，还发现长期服用利尿药无效的患者改用十枣丸后，尿量亦多增加。且无低钾、电解质紊乱之副作用[12]。

4. 肾性水肿　对于急、慢性肾炎及肾病综合征等肾性水肿，本方亦有良好疗效，往往随泻下、利尿而迅速消肿。以十枣汤治疗水肿 40 例，阳水、阴水均获良效，其中对急性肾炎、慢性肾炎之水肿效果显著。但具体应用时，要分辨虚实。属虚证者，宜先补后攻，或寓攻于补，总宜随证应变而用之[13,14]。

5. 骨折后肿胀　十枣汤(芫花、甘遂、大戟按重量比 1∶2∶3 研细末枣肉和丸,每丸约 0.3g,清晨服 1～3 丸,每日 1～2 次)治疗四肢新鲜骨折肿胀 100 例。对照组 40 例,用大黄、木瓜、川芎、乳香、没药、芒硝等,研细末加相应量的 60 度高粱酒调糊敷贴患处,外敷牛皮纸保持湿润,每天 1 次,8 小时换药 1 次。结果:治疗组显效(用药后 3～4 天肿胀消退,疼痛减轻,皮肤有皱褶,无张力性水疱)63 例;良好(5～6 天肿胀消退,皮肤有皱褶,无张力性水疱)25 例;有效(7 天肿胀消退,皮肤有皱褶,无张力性水疱)12 例,显效率为 88%,总有效率为 100%。对照组显效 14 例,良好 10 例,有效者 12 例;无效(7 天以上肿胀不消,皮肤无皱褶)4 例,显效率为 60%,总有效率为 90%。两组显效率比较有显著性差别($x^2=37.17$, $P<0.01$)[15]。

【实验研究】

1. 泻下作用　芫花、甘遂、大戟均属刺激性泻下药,具有强烈的泻下作用。芫花能兴奋肠道,使蠕动增强,张力提高,引起强烈水泻和腹痛,并增加肝胆流量。甘遂的泻下作用以生者为强,但毒性亦较大。小鼠的实验表明,甘遂能增强肠内的推进和推净速度[16]。提取乙醇浸膏后的残渣或甘遂的煎剂则无泻下作用,因此泻下的有效成分存在于酒精浸膏,难溶于水,可能是一种树脂[1]。说明本方的剂型以散剂或丸剂为宜,作汤剂效果较差。

2. 利尿作用　十枣汤方中,芫花有显著的利尿作用,可使大鼠尿量及排钠率显著增加,加大剂量时排钾亦增加,无论灌服或静脉注射,也无论对正常动物或对盐水负荷的动物,其利尿作用均很显著。大戟对盐水负荷动物也有显著利尿作用,但甘遂利尿作用则不显著。提示同为逐水药,但各自的特点和机制是不同的,合为全方后可能起到相辅相成的效果[17]。为治疗胸腔积液、肝硬化腹肾炎水肿提供了部分实验药理学依据。

3. 反甘草的研究　《本草经集注》记载,甘遂、大戟、芫花与甘草不可配伍应用,属十八反之列。近年来进行一些实验研究,阐明了一些问题,但实质问题仍未清楚。有报道对甘遂反甘草的机制进行的研究发现,甘草酸与甘遂同在 50%乙醇中回流,甘草酸越多,由生成的复合物中解离出来的甾萜成分越多,认为两药共浸增加的原因,与复合物的易溶性以致产生甘草酸对甘遂甾萜的溶出作用有关[18]。由于大戟、芫花同甘遂一样都含有三萜、二萜、甾萜、皂苷成分,若与甘草酸相互作用,其毒性成分溶解度会增大[19]。

【附方】控涎丹(《三因极一病证方论》卷 13)　甘遂去心　紫大戟　白芥子各等分　上为末,煮糊丸如梧子大,晒干。食后临卧,淡姜汤或熟水下五七丸至十丸。如痰猛气实,加丸数不妨,其效如神(现代用法:共为细末,水泛为丸,如绿豆大。每服 1～3g,晨起以温开水送服)。功用:祛痰逐饮。主治:痰饮伏在胸膈上下,忽然胸背、颈项、股胯隐痛不可忍,筋骨牵引灼痛,走易不定,手足冷痹,或令头痛不可忍,或神志昏倦多睡,或饮食无味,痰唾稠黏,夜间喉中痰鸣,多流涎唾等。现常用于治疗颈淋巴结核、淋巴腺炎、胸腔积液、腹水、精神病、关节痛及慢性支气管炎、哮喘等。

控涎丹与十枣汤皆为攻逐水饮之剂,主治水饮内停,形气俱实之证。从组方分析,前方是由十枣汤去芫花、大枣,加白芥子而成,并制成丸剂。白芥子味辛性温,善治胸膈痰浊及皮里膜外之痰饮,与大戟、甘遂配伍应用,则长于祛痰逐饮。改为丸剂,则攻逐之力较缓,治疗痰涎水饮停留于胸膈,而见胸背、手足、头颈、腰胯隐痛等证,历代相延为治疗悬饮之主方。十枣汤则以逐水作用迅猛的甘遂、大戟、芫花与甘缓补中,培土制水的大枣相配,使峻下逐水而不伤正,其功专逐水饮,其力峻猛,用于悬饮咳唾胸痛及水肿腹胀,二便秘涩者。

参考文献

[1] 江苏新医学院．中药大辞典[M]. 上海:上海科学技术出版社,1986:574.

[2] 李文瑞．金匮要略汤证论治[M]. 北京:中国科学技术出版社,1993:393.

[3] 廖秋元．十枣汤应用 2 则[J]. 湖北中医杂志,1984,(4):84.

[4] 高晓山．中药十八反研究[M]. 北京:中医古籍出版社,1998:212.

[5] 李发枝．十枣汤服用时间之我见[J]. 湖北中医杂志,1984,(4)54.

[6] 张志雄．中药十枣汤治疗渗出性胸膜炎 51 例疗效较满意[J]. 解放军医学杂志,1965,(2):15.

[7] 王怒．十枣汤治疗 28 例结核性胸膜炎对胸水吸收的临床疗效观察[J]. 中医药学报,1984,(1):53.

[8] 陈友亮．十枣汤治疗渗出性胸膜炎 6 例[J]. 浙江中医杂志,1983,(12)532.

[9] 马俊．十枣汤辨证治疗胸腔积液 38 例[J]. 中国中医急症,2007,16(8):1002-1003.

[10] 史凤超,李晓艺,李俊爽,等．局部化疗配合十枣汤治疗原发肺癌性胸水 35 例[J]. 河北医药,2008,30(7):1063.

[11] 张亚生．十枣汤加减外敷治疗恶性胸水 34 例临床观察[J]. 中成药,1992,(11)23.

[12] 傅相邦,刘为民．十枣丸治疗肝硬化腹水的临床体会[J]. 山东中医杂志,1983,(6):11.

[13] 张莘农．应用十枣丸治疗水肿病的体会[J]. 新中医,1975,(1):40.

[14] 马有度．医方新解[M]. 上海:科学技术出版社,1980:39.

[15] 王泽,蒋忠清,朱延龄,等．十枣汤治疗四肢新鲜骨折肿胀疗效观察[J]. 四川中医,2009,27(1):90-91.

[16] 李乐天,毕庚年,张士善．下法治疗急腹症的初步实验研究[J]. 中医杂志,1980,(6):471.

[17] 邓文龙．中医方剂的药理与应用[M]. 重庆:重庆出版社,1990:223.

[18] 陈布琛．甘遂反甘草及其分子复合物[J]. 中成药,1984,(5):41.

[19] 阴健．中药现代研究与临床应用[M]. 北京．中医古籍出版社,1995:101.

舟 车 丸

(《太平圣惠方》,录自《袖珍方》卷 3)

【异名】神祐舟车丸(刘河间方,录自《医学纲目》卷 4)、净府丸(《医宗金鉴》卷 30)、神祐丸(《女科切要》卷 2)。

【组成】黑丑头末四两(120g) 甘遂面裹,煮 芫花醋炒 大戟醋炒各一两(各 30g) 大黄二两(60g) 青皮去白 陈皮去白 木香 槟榔各五钱(各 15g) 轻粉一钱(3g)

【用法】上为末,水为丸如梧桐子大。每服三五十丸,临卧温水送下,以利为度。初服五丸,日三服,以快利为度,服如前三花神祐丸(现代用法:研末,水泛为丸。每服 3～6g,每日 1 次,清晨空腹温开水送下,以利为度)。

【功用】行气破滞,逐水消肿。

【主治】水热内壅,气机阻滞,水肿水胀病。肿胀,口渴,气粗,腹坚,二便秘涩,脉沉数有力。

【病机分析】本方所治为水热内壅,气机阻滞,不得宣通而致。《丹溪心法》卷 3 曰:"心肺阳也,居上;肾肝阴也,居下;脾居中,亦阴也,属土。《经》曰:饮食入胃,游溢精气,上输于脾,脾气散精,上归于肺,通调水道,下输膀胱,水精四布,五经并行,是脾具坤静之德,而有乾健之运,故能使心肺之阳降,肾肝之阴升,而成天交地之泰,是为无病。今也七情内伤,六淫外侵,饮食不节,房劳致虚,脾土之阴受伤,运转之官失职,胃虽受谷,不能运化,故阳自升,阴自降，而成天地不交之否，清浊相混，隧道壅塞，郁而为热，热留为湿，湿热相生，遂成胀满。”《张氏医通》卷3亦谓：“饮食不节，不能调养，则清气下降，浊气填满胸腹，湿热相蒸，遂成此证。小便短涩，其病胶固，难以治疗。”故饮食不节，劳倦内伤，致脏腑功能失调，升降失职，清浊不分，水湿内停，泛溢肌肤则水胀水肿；三焦为决渎之官，水谷之道路，水停三焦，决渎不利，则小便短涩；水湿郁而化热，壅于脘腹经隧，肠胃气机受阻，腑气不通，则大便秘结。前后不利，水热湿浊无从走泄，内壅益甚，气机阻滞不通，故腹坚胀满，气粗；邪壅气滞，气不化水，津液不布，故口渴。水热壅滞，病势至重，形气俱实，故脉沉数有力。

【配伍意义】本方是以十枣汤去大枣，加大黄、牵牛子、青皮、陈皮、木香、槟榔而成，主治水热内壅，气机阻滞所致的水肿水胀，形气俱实之证，病位在脘腹。此时邪盛势急，遵《素问·阴阳应象大论》“其下者，引而竭之；中满者，泻之于内；……其实者，散而泻之”和《金匮要略》“诸有水者，可下之”之旨，急予攻逐峻剂，通利二便，推陈致新，方使热清水消。方中甘遂、大戟、芫花即十枣汤中峻下逐水之品，攻逐脘腹经隧之水为君药，正如柯琴所言：“甘遂、芫花、大戟三味，皆辛苦气寒而禀性最毒，并举而用之，气味合，相济相须，故可交相去邪之巢穴，决其渎而大下之，一举而水患可平也”（录自《古今名医方论》卷3）。大黄苦寒沉降，性猛善走，功可泻下“留饮宿食，荡涤肠胃，推陈致新，通利水谷，调中化食，安和五脏”（《神农本草经》卷3）；牵牛子苦寒，既能泻水，又能利尿，使水湿之邪从二便排出。两药相伍，荡涤肠胃，泻下水热湿浊为臣；君臣相配，相助为用，使水热湿浊从二便分消而去。水湿内停，最易阻遏气机，水停气阻，相因为患，故以青皮破气散结，陈皮理气燥湿，木香调气导滞，槟榔下气利水，合用以使气畅水行，共为佐药。更用轻粉一味尤具巧思，取其气味辛寒，走而不守，无微不达，无窍不入，无坚不摧，功可通利二便，逐水退肿，故《本草纲目》卷9谓其“治痰涎积滞，水肿臌胀。”入方中协诸逐水药使水热之邪尽从小便而去。然其性极毒，故只用小量，亦为佐药。综观全方，意在袪邪为主，使之一鼓荡平，邪去而正安。

本方配伍特点是于大队逐水药中配以行气导滞之品，而成行气逐水之剂。

方名“舟车”者，因本方治证病情至重，形气俱实，宜用急攻。服用本方，使水热壅实之邪，犹如顺流之舟，下坡之车，顺势而下，故以“舟车”名之。

【临床运用】

1. 本方为治水热内壅，形气俱实之水肿水胀的常用方剂，为逐水峻剂，临床以水肿水胀，二便秘涩，腹坚，脉沉数有力为证治要点。

2. 肝硬化腹水、胸腔积液等证属水热内壅，形气俱实者，可予本方加减用之。

【使用注意】

1. 本方攻逐之力甚猛，如肿胀虽盛而形气不实者，不可轻投。孕妇、产后忌服。

2. 服药后水肿胀满未尽，病者体质强壮尚可支持者，次日或隔日按原量或稍减量再服。病甚者，忌盐、酱百日。

3. 服药后水去而肿胀基本消退者，宜用调补脾肾之剂以巩固之。

【源流发展】本方是在仲景十枣汤的基础上加减而成。十枣汤中甘遂、大戟、芫花三味，均为攻逐水饮之峻药。本方更增牵牛子、大黄、轻粉等荡涤泻下之品，配以木香、青皮、陈皮、槟榔等行气导滞之品，故其逐水之力较十枣汤更峻，然制为丸剂，则有峻药缓投，威而不猛之意，故“贾同知称为神仙之奇药也”（《证治准绳·类方》卷2）。自宋以后，其临床治证累有扩充，如《袖珍方》卷3以其治水湿痰饮热毒内郁、气机壅滞所致的积聚；《证治准绳·类方》卷2则载其疗一切水湿为病，如中满腹胀，喘嗽淋闭，水气蛊胀，留饮癖积；气血壅滞不得宣通，风热燥郁，肢体麻痹，走注疼痛，久新疟痢等患，妇人经病带下，皆令按法治之，病去如扫。河间所制"三花神祐丸"即以此方减陈皮、青皮、木香、槟榔，破滞攻逐之力稍逊，用治水湿停留，肿满腹胀，喘嗽；痰饮入络，肢体麻痹，走注疼痛；痰饮停胃，呕逆不止；风痰涎嗽，头目眩晕；疟疾不已，癥瘕积聚，坚满痞闷；酒积食积；妇人痰湿侵入胞宫，经行不畅，带下淋沥；伤寒湿热，腹满实痛等证。《丹溪心法》卷3将本方去轻粉、槟榔，亦名舟车丸，但攻逐之力较彼方稍缓，主治水肿、水胀属实者。《杏苑生春》卷3在此基础上又减青皮，锉为散，水煎温服，治一切水湿肿满，腹大胀硬，虽亦名舟车丸，实为"舟车散"。以上诸方现代常用于肝硬化腹水或其他疾病引起的腹水见上述症状者。

【疑难阐释】

1. 关于本方方源　《医学纲目》、《证治准绳》、《景岳全书》、《医方集解》、《兰台轨范》及《方剂学》教材等均谓本方系刘河间所创，考《黄帝素问宣明论方》中只有"三花神祐丸"而无"舟车丸"，药用甘遂、大戟、芫花、大黄、牵牛子、轻粉，而无青皮、陈皮、木香、槟榔等行气破滞之品。《徐洄溪古方新解》、《中国医学大辞典》谓"舟车丸"乃河间"舟车神祐丸"的简称，药味与本方相同，但现存刘河间医著中亦无"舟车神祐丸"，唯《医学纲目》卷4载舟车神祐丸系河间方。《简明中医辞典》谓"舟车丸"是《丹溪心法》方，但《丹溪心法》卷2中舟车丸亦较本方少槟榔、轻粉两味。据目前现有文献资料，本方以《袖珍方》卷3引《太平圣惠方》为宜。

2. 关于方中配伍行气药问题　该方中之青皮、陈皮、木香、槟榔四味，张璐认为属"蛇足"（《张氏医通》卷16），无应用之必要。但气与水关系极为密切，气之与水，气可化水，水能阻气，气行则水行，气滞则水停，水聚则气愈壅，常互为因果。正如唐宗海所说："气与水本属一家，治气即是治水，治水即是治气"（《血证论》卷1）。故方中于大队攻逐水湿药中配以木香、青皮、陈皮、槟榔等行气破滞之品，使气行则水行，攻逐之品得行气破滞药之助，其力更峻；同时木香、陈皮还能运脾和胃，以防逐水诸药影响脾胃运化。配伍甚为得力。

【方论选录】

1. 王肯堂："河间依仲景十枣汤例制出此方，主疗一切水湿为病。戴人云十枣泄诸水之上药，所谓温药下者是已。如中满腹胀，喘嗽，淋闭，水气蛊肿，留饮癖积，气血壅滞，不得宣通；风湿燥郁，肢体麻痹，走注疼痛，久新疟痢等患，妇人经病带下，皆令按法治之，病去如扫。故贾同知称为神仙之奇药也。缘此方河间所定初服五丸，日三服，加至快利后，却常服，以病去为度。设病愈后，平人能常服保养，宣通气血，消运饮食。若病痞闷极甚者，便多服，反烦满不开，转加痛闷，宜初服二丸，每服加二丸，加至快利为度，以意消息。小儿丸如麻子大，随强弱增损，三四岁者三五丸，依前法加减。至戴人变为神芎丸，神秘不传，然每令病人夜卧先服百余粒，继以浚川等药投之，五更当下，种种病出。投下少末再服和膈药，须以利为度，有五日一下者，三日一下者，病轻者可一二度止，重者五六度方愈，是擒纵卷舒之妙。临证制宜，非言可谕。观其药虽峻急，认病的确，自非老手谙练有大负荷者，焉敢见诸行事？予每亲制用之，若合符节。然又随人强弱，当依河间渐次进服；强实之人，依戴人治法行之，神效。"（《证治准绳·类方》卷2）

2. 汪昂："此足太阳药也。牵牛、大黄、大戟、芫花、甘遂，皆行水之厉剂也，能通行十二经之水。然肿属于脾，胀属于肝，水之不行，由于脾之不运；脾之不运，由于木盛而来侮之，是以不能防水而洋溢也。青皮、木香疏肝泄肺而健脾，与陈皮均为导气燥湿之品，使气行则水行，脾运则肿消也。轻粉无窍不入，能祛积痰，故少加之。然非实证，不可轻投。"（《医方集解·祛湿之剂》）

3. 吴谦等："葶苈大枣汤、苏葶定喘丸、丹车神祐丸，三方皆治肿胀之剂。然葶苈大枣汤治水停胸中，肺满喘急不得卧，皮肤浮肿，中满不急者，故独用葶苈之苦，先泻肺中之水气，佐大枣，恐苦甚伤胃也。苏葶定喘丸，即前方加苏子以降气，气降则水降，气降则输水之上源，水降则开水之下流也。舟车神祐丸治水停诸里，上攻喘咳难卧，下蓄小便不利，外薄作肿，中停胀急者，故备举甘遂、大戟、芫花、牵牛、大黄，直攻水之巢穴，使从大小二便而出，佐青皮、陈皮、木香以行气，使气行则水行，肿胀两消。其尤峻厉之处，又在少加轻粉，使诸攻水行气之药迅烈莫当，无微不入，无穷不达。用之若当，功效神奇，百发百中。然非形实或邪盛者，不可轻投。苟徒利其有劫病之能，消而旋肿，用者慎之。"(《医宗金鉴·删补名医方论》卷5)

4. 徐大椿："水积热壅，三焦闭结，故腹胀溺塞，大便不通，与单腹胀不同。牵牛导水结，大黄通热闭，大戟去脏腑之水，甘遂去经络之水，芫花泻肠胃之水，青皮破结滞之气，槟榔导滞逆之气，陈皮调脾胃之气，木香醒中气，轻粉透经络。夹虫加芜荑以杀虫化积也。此消积下水峻剂，为病实气壮之专方。"(《徐灵胎医略六书·杂病证治》卷1)

5. 张秉成："此方用牵牛泻气分，大黄泻血分，协同大戟、甘遂、芫花三味大剂攻水者，水陆并行；再以青皮、陈皮、木香通理诸气，为之先导；而以轻粉之无窍不入者助之，故无坚不破，无水不行，宜乎有舟车之名。然非形气俱实者，不可轻投。"(《成方便读》卷3)

【评议】诸家对本方以泻下逐水与行气药配伍，使气行则水行，攻逐之品得行气破滞之助，其力更猛的组方特点，认识一致。王肯堂认为此方依仲景十枣汤例制出，尚属妥当，然谓其出自河间所制，则误矣。

【验案举例】

1. 虫积经闭　《浙江中医杂志》(1964,11:17)：某女，23岁，已婚。1962年5月23日入院。患者月经一向正常，1960年初，曾患浮肿，继则上腹胀，经闭，以为妊娠，但腹胀善饥，便溏尿少，喜食盐粒，时吐涎沫，四肢沉重，周身乏力。诊时闭经已2年，面虚胖少华，舌淡胖而大，苔白腻，脉弦滑，唇色白，内见丘疹，周身浮肿，下肢按之可容枣大之深陷，腹大而满，按之坚无压痛，脐周触及条状、索状结块，肝脾均肿大，无压痛；腹泻日二三次，多为未消化之软便。诊为虫积经闭。根据病情辨证属大实有羸状，用舟车丸1.5g峻剂攻逐以治标实。3小时后，排出蛔虫334条，腹消大半。隔日再服1.5g，又排出蛔虫269条，共服药3次，腹胀浮肿均消。月经于入院第18天来潮。继服健脾益气之品数剂以调养而获痊愈。

按语：闭经之证，或为气血阻滞，或为气血虚弱，或为肾虚不足，冲任失调而致。虫积而致者，比较少见。本例借用攻逐之剂舟车丸以泻下虫积，亦颇具巧思。

2. 扩张型心肌病　《中国中医急症》(2006,4:434)：某男，34岁。诉水肿、心慌、喘息不能平卧1个月。体检：BP 110/90mmHg；半卧位，面色浮肿、苍白，发绀；HR 110次/分、律齐，心界向两侧扩大，二尖瓣及三尖瓣区可闻及3～6级收缩期杂音；腹平软，无压痛，腹部叩诊少量移动性浊音；双下肢中度水肿；舌淡边有齿痕，苔白滑，脉沉细。胸片提示普大心，右侧胸腔少量积液；B超示右侧胸水肩胛角线第9～11肋间，最深约3cm；超声心动图示扩张型心肌病，左室扩大明显，二尖瓣中等返流信号，三尖瓣轻度返流信号。入院后即给予西地兰、呋塞米静推以强心利尿，病情好转后改用每日口服地高辛0.25mg、呋塞米片40mg，每日3次。随后心率控制在90次/分左右，尿量在1500ml左右，但水肿未减轻，遂停用呋塞米，以舟车丸加味：大黄60g，甘遂、大戟、芫花、青皮、陈皮、桂枝、红参、麦冬、制附片、槟榔各30g，牵牛子120g，木香15g，按此比例作成水丸，每次服6粒，每日3次。3天后HR 85次/分，尿量稍增，大便日1次；改服中药丸每次8粒，每日3次，小便量进一步增多，大便日2

次，减地高辛为每日 0.125mg。再 1 个月后水肿渐退，HR 80 次/分，停服地高辛。1 月后水肿基本消失，B 超提示未见胸腹水。HR 88 次/分，律齐，杂音基本同前。随访半年，水肿未见复发，病情稳定，嘱继续服用上方，巩固疗效。

按语：本例扩张型心肌病证属心气阳衰、水饮内停，故舟车丸和参附汤应用以补益心气，温养心阳，泻下逐水，标本同治，目前虽不能根治本病，但对控制病情起到积极作用，远期疗效尚待观察。

3. 高血压性心脏病 《中国中医急症》(2006，4：434)：某男，65 岁。诉心慌、头晕、水肿 2 个月。体检 BP 170/100mmHg，HR 75 次/分，律齐，心界略向左扩大，二尖瓣区可闻及 3～6 级收缩期杂音；面部及四肢凹陷性水肿，且下肢水肿及腰；舌淡边有齿痕，苔白厚，脉沉弦。血生化：ALB 28g/L，CREA 156μmol/L；尿常规：尿蛋白(＋＋)；B 超示双侧胸腹腔积水；心电图示窦性心律，心电轴左偏，左心室肥厚劳损；超声心动图示左心室扩大，二尖瓣关闭不全。入院后除降压外，并口服螺内酯 40mg，每日 3 次，呋塞米 40mg，每日 3 次。3 天后尿量稍增加，水肿无明显减轻，停用口服药，改为利尿合剂静滴，尿量每日在 2000ml 左右，治疗半月，全身水肿无进一步改善。患者因经济条件所限，未输入白蛋白，并要求自动出院在家调养，遂改用舟车丸加味口服：车前子、大黄各 60g，怀牛膝、甘遂、大戟、芫花、青皮、陈皮、桂枝、制附片、槟榔各 30g，牵牛子 120g，木香 15g。按此比例制成水丸，每次服 6 粒，每日 3 次。翌日尿量即增，3 天后改为每次 10 粒，每日 3 次。小便量进一步增多，每日达 2500～3000ml，水肿渐消，大便每日 2 次，稍溏。嘱继续服用舟车丸，1 个月后降为每次 8 粒，每日 3 次。巩固治疗至今，病情稳定，水肿未发。

按语：本患者为高血压性心脏病、高血压肾病、低蛋白血症，靶器官已发生慢性器质性损害。中医辨证为心肾阳衰、水饮内停，以舟车丸加味，温肾通阳、行气逐水。虽有正气亏虚，但邪盛于体内，邪不去则正难复，故以攻伐为主，终获显效。

【临床报道】肝硬化腹水 舟车丸胶囊合用软肝汤在西医综合治疗而避免用利尿药的基础上治疗肝硬化腹水 29 例。软肝汤基本方：茵陈 30g，栀子 8g，大黄 5g，枳实 15g，川厚朴 10g，香附 15g，郁金 15g，砂仁 10g，醋鳖甲 10g，鸡内金 10g，焦三仙各 30g，大腹皮 10g，猪苓 12g，茯苓 15g，泽泻 10g，甘草 3g，三七粉(冲服)3g，加减：服舟车丸泻后气虚者加黄芪 30g，当归 6g；泻利甚者去大黄。对照组常规治疗：保护肝脏、补充白蛋白、抗感染、限制水钠摄入量、纠正电解质紊乱、利尿等综合治疗。结果：治疗组显效 16 例，有效 12 例，无效 1 例，总有效率为 96.6%；对照组显效 7 例，有效 15 例，无效 8 例，总有效率为 73.3%。治疗组随访 28 例，复发 3 例，复发率为 10.9%；对照组随访 21 例，复发 9 例，复发率为 43%[1]。

参考文献

[1] 段红梅，马占学，张浩军．舟车丸加软肝汤治疗肝硬化腹水 29 例疗效观察[J]．光明中医，2006，21(5)：39-40.

禹功散

(《儒门事亲》卷 12)

【组成】黑牵牛头末四两(120g) 茴香一两(30g)炒 或加木香一两(30g)

【用法】上为细末。以生姜自然汁调一二钱(3～6g)，临卧服(现代用法：每服 3g，食后临卧，以生姜汁或温开水送服)。

【功用】逐水通便，行气消肿。

【主治】阳水。遍身浮肿，腹胀喘满，大便秘结，小便不利，脉沉有力；水疝。阴囊肿胀，坠重而痛，囊湿汗出，小便短少。

【病机分析】《丹溪治法心要》卷3说：水肿"小便涩少而赤，大腑（大便）多闭，此阳水也"，多因风邪外袭，雨湿浸淫，饮食不节等因素而成。本方所治，系由水湿之邪，泛溢肌肤，气机不利，水气聚结所为。水湿之邪浸渍肌肤，壅阻不行，故遍身浮肿；水气内聚脏腑，所以大便秘结，小便不利；壅遏经脉，则脉沉有力。若水气内聚，下注阴囊，故见阴囊肿胀；气不流畅，脉道不通，则坠重而痛；水湿外渗，则囊湿汗出；水湿停聚下焦，气化失常，故见小便短少而为水疝。

【配伍意义】本方所治阳水、水疝虽为二病，然病机则一，乃水气内聚为患。治宜逐水行气为法。方中黑牵牛苦寒，入肺、肾、大肠经，其性降泄，《本草从新》卷4言其"利大小便，逐水消肿"，为君药。佐以茴香辛温，入肝、肾、脾、胃经，行气止痛，与牵牛同用，可增其逐水之功而无寒凝碍水之弊。两药配伍，药简义长，制小力宏，共奏逐水通便，行气消肿之功。用法中加姜汁调服以行水而和胃。

"禹功"，原指大禹治水的功绩，后以"禹功"形容帝王功业的美称。本方逐水消肿，喻其功用如同大禹治水一样，功效卓著，故名"禹功散"。

【类方比较】禹功散与十枣汤两方，均能泻下逐水，但临床运用应加以区别。前方牵牛配伍茴香，逐水中兼能行气，具有逐水行气，通便消肿之功，适用于阳水，二便不利，脉沉有力，属实证者；后方大戟、芫花、甘遂与大枣同用，逐水中兼能培土扶正，适用于悬饮，咳唾胸胁引痛，或水肿，腹胀喘满，二便不利，脉沉弦者。

【临床运用】

1. 证治要点　本方为逐水行气消肿之剂。以遍身浮肿，或阴囊肿胀，二便不利，脉沉有力为证治要点。

2. 现代常用于肝硬化腹水，肾炎水肿，睾丸鞘膜积液等属水气内聚，见有水肿，二便不利，脉沉有力者。

【使用注意】孕妇及年老体弱者慎用。

【源流发展】本方原载于《儒门事亲》卷12，用于治疗妇人大产后，败血恶物所致脐腹腰痛，赤白带下或出白物如脂。后世对本方运用有所变革。《世医得效方》卷6用治卒暴昏愦，不知人事，牙关紧硬，药下不咽。而《丹溪心法》卷3用治阳水，若病可下而气实者。《古今医鉴》卷10言其治寒湿外袭，使内过劳，寒疝囊冷，结硬如石，阴茎不举，或控引睾丸而痛。其后，诸医家对本方治疗疝气、水肿，认识更加深入。如《张氏医通》卷13谓其治阳水便秘，脉实，初起元气未伤者。《医方集解·利湿之剂》认为本方治疗寒湿水疝的临床表现，除有阴囊肿胀外，大小便不利亦是重要的见症。在组成药物方面，《李氏医鉴》卷3加荔枝核，亦名禹功散，用于寒湿水疝，阴囊肿胀，大小便不利。现代文献报道，本方仍多用于水疝（睾丸鞘膜积液）。

【方论选录】

1. 汪昂："此足少阴、太阳药也。牵牛辛烈，能达右肾命门，走经隧，行水泄湿，兼通大肠风秘、气秘；茴香辛热温散，能暖丹田，祛小肠冷气，同入下焦以泻阴邪也。"（《医方集解·利湿之剂》）

2. 王子接："禹功者，脾湿肿胀肉坚，攻之如神禹决水。牵牛苦热，入脾泻湿，欲其下走

大肠，当从舶茴辛香引之，从戊入丙至壬，开通阳道，走泄湿邪，决之使下，一泻无余，而水土得平。”（《绛雪园古方选注》卷中）

3. 秦伯未：“禹功散——黑丑、小茴香。主要治法为泻水，结合温化，亦可加入木香理气。”（《谦斋医学讲稿》）

4. 冉雪峰：“查此方行水化气，药简而义周，制小而功宏。……本方既用牵牛，专泻下之水，又用茴香，专通在下之气，合而长为双壁，……此方较上神祐、大戟二方为平妥，急不伤峻，缓不伤怠，人谓不可轻用，我谓其正可常用耳。”（录自《历代名医良方注释》）

【评议】本方的功用，秦氏以“泻水”概之，其他医家所述亦不出此意。关于组方配伍，各家均从行水泄湿与辛热温散立论，皆言之成理，论之有据。冉氏指出：“人谓不可轻用，我谓其正可常用”之论，对临床正确运用本方颇有新意。

【附方】导水丸（《黄帝素问宣明论方》卷4）　黑牵牛四两（120g），另取头末　滑石四两（120g）　大黄二两（60g）　黄芩二两（60g）　上为细末，滴水为丸，如梧桐子大。每服五十丸（6g），或加至百丸（12g），临卧温水送下。功用：泻热逐水。主治：水肿。遍身浮肿，二便不利，口渴，溲赤，脉数。或湿热腰痛，痰湿流注身痛。

导水丸与禹功散，均以牵牛子为方中君药，主治水湿壅盛之水肿，见有二便不利者。导水丸配伍滑石、大黄，其通利二便之力较强，且有黄芩清热之功，主治水肿湿热之证；禹功散配伍少量茴香，意在逐水之力专，且能行气止痛，主治水肿实证属水气内聚者。

防己椒目葶苈大黄丸

（《金匮要略》）

【异名】己椒苈黄丸（《金匮要略》）、椒目丸（《备急千金要方》卷18）、防己丸（《圣济总录》卷79）、防己椒苈丸（《证治准绳·类方》卷2）。

【组成】防己　椒目　葶苈熬　大黄各一两（各30g）

【用法】上四味，末之，蜜丸如桐子大。先食饮服一丸（6g），日三服，稍增，口中有津液（现代用法：上药共研细末，炼蜜为丸，每丸重6g，每次1丸，食前温水送服，每日3次。酌情渐增）。

【功用】攻逐水饮，行气消胀。

【主治】肠间水气证。肠鸣，腹胀满，口舌干燥，二便不利，舌苔黄腻，脉弦滑或沉实微数。

【病机分析】《金匮要略》云：“腹满，口舌干燥，此肠间有水气，己椒苈黄丸主之。”肠间有水气，系指水饮留于肠道或腹腔。水饮留于肠道或腹腔，气机不利，故见腹胀满肠鸣；水在肠间，气机阻滞，郁而为热，蕴结在肠，致使腑气壅塞，故见大便秘涩，舌苔黄腻，脉弦滑或沉实微数；气不布津，津液不能上承，故见口舌干燥；膀胱气化不利，则见小便不利。

【配伍意义】本方证治为水饮滞留肠间，郁而化热，腑气壅塞不通所致。治当攻逐水饮，行气消胀。方用防己苦辛而寒，利水消肿，《神农本草经》卷2谓之“祛邪，利大小便”；椒目苦辛寒，能行水消胀，《新修本草》卷14言其“主水，腹胀满，利小便”，二药相合，导水饮下行，从小便而出。肺为水之上源，肺气通则水道行，葶苈子苦辛大寒，能泻肺气之闭塞，故可下气行水利尿，兼通大便，《神农本草经》卷3谓其“破坚逐邪，通利水道”；大黄苦寒沉降，力猛善走，长于攻逐肠胃积滞，故方中借其荡涤肠胃之功，以泻下水饮；二味相合，逐水通下，使饮邪从魄门而去。四药皆攻下之品，易伤胃气，故以蜜为丸，甘以缓之，使其泻下逐饮而无伤正之虞。诸药相伍，辛宣苦泄，前后分消，共奏攻逐水饮，行气消胀之功。俾水饮得下，升降复常，气能布津，则腹满减，口干舌燥之证亦除。

【临床运用】

1. 证治要点　本方为攻逐水饮，行气消胀之剂，临床以腹胀肠鸣，口舌干燥，舌苔黄腻，脉弦滑为证治要点。

2. 加减法　若口渴者，是饮热互结，腑气不通，津不上承之故，当加强破坚之力。方后注云："渴者，加芒硝半两。"系宗《内经》"热淫于内，治以咸寒"之义，取芒硝泻热润燥软坚之功。

3. 本方现代常用于治疗胸腔积液、支气管哮喘急性发作、肺心病水肿、腹水、幽门梗阻、风湿性心脏病、肠道功能紊乱等病证属水饮结聚，水走肠间者。

【使用注意】对脾胃虚弱，水饮内停者，应慎用，勿犯"虚虚"之戒。使用攻下逐水之法，可暂不可久，以免攻逐太过，损伤正气。

【源流发展】本方是仲景宗《内经》治水之法"洁净府"、"去宛陈莝"而创制的。《金匮要略·水气病脉证并治》云："夫水病人……其人消渴。病水腹大，小便不利，其脉沉绝者，有水，可下之。"本方用防己、椒目导水饮从小便而出，葶苈、大黄驱水饮从大便而出，使水饮之邪从二便分消，用治肠间水气之证，确有良效。而此方之应用，除水饮积于肠道外，亦每用于饮积腹腔之臌胀。现代临床常用治肝硬化腹水及其他原因引起的腹水、胸膜炎、心包积液、肺心病、哮喘等属水饮蓄结者。

【方论选录】

1. 徐彬："中脘以下曰腹，腹满自不得责上焦。口舌在上，上焦无病，何以干燥？则知腹满为大肠病，口舌干燥乃水气伤阴，大肠主津液，阴伤津液而不得上达，口舌乃干燥矣，故曰肠间有水气。药用防己，不言木，汉防己也。肠间为下焦，下焦血主之，汉防己泻血中湿热，而利大肠之气。椒目椒之核也，椒性善下，而核尤能利水。葶苈泄气闭而逐水，大黄泄血闭而下热，故主之。若口中有津液，是大肠之阴不为饮伤，故津液不亡，而胃家之津反为壅热所耗，故渴乃热在胃，为实邪，故加芒硝急下之以救胃耳。先服一小丸起，尤巧，所谓峻用也。"（《金匮要略论注》卷12）

2. 程林："此水气在小肠也，防己、椒目导饮于前，清者得从小便而出；大黄、葶苈推饮于后，浊者得从大便而下也。此前后分消，则胀满减而水饮行，脾气转而津液生矣。若渴，则甚于口舌干燥，加芒硝佐诸药以下腹满，而救脾土。"（《金匮要略直解》卷12）

3. 尤怡："水既聚于下，则无复润于上，是以肠间有水气而口舌反而干燥也。后虽有水饮之入，祇足以益下趋之势，口燥不除，而腹满益甚矣。防己疗水湿，利大小便；椒目治腹满，去十二种水气；葶苈、大黄泄以去其闭也。渴者，知胃热甚，故加芒硝。《经》云：热淫于内，治以咸寒也。"（《金匮要略心典》卷中）

4. 吴谦等："心下有痰饮，喉间有漉漉声，肠间有水气，肠中有沥沥声者，用苓桂术甘汤，即温药和之之法也。若更腹满，则水结实矣；口干舌燥，则水不化矣。故以防己、椒目、葶苈、大黄前后分攻水结，水结开豁，则腹满可除；水化津生，则口燥可滋。小服而频，示缓治之意。稍增者，稍稍增服之。口中有津液渴者，乃饮渴也。加芒硝者，以峻药力耳。"（《医宗金鉴·订正金匮要略注》卷21）

5. 谢观："此方以防己、椒目导饮于前，大黄、葶苈推饮于后，前后分消，则腹满减而水饮行，脾气转而津液生矣。"（《中国医学大辞典》）

【评议】本方为治水饮留于肠间或腹腔而设，对于其组方意义、证治机制，诸家认识基本一致，唯徐氏所论之病机、方义最为中肯。

【验案举例】

1. 痰饮水走肠间　《治验回忆录》：某男，25岁。春间患风寒咳嗽，寝至全身浮肿。医用开鬼门法，浮肿全消，但咳嗽仍紧，腹感满胀。又用六君子汤加姜、辛、味，温肺健脾，咳得减而腹更胀大，行动则促。易医亦认为虚，疏实脾饮，服后胀不减，胸亦觉痞满。经治十余日无效，迁延半年，腹大如鼓。吾夏月治其邻人某之病，因来附诊。按脉沉实，面目浮肿，口舌干燥，却不渴，腹大如瓮，有时鸣声胀满，延及膻中，小便黄短，大便燥结，数日一行，起居饮食尚好，殊无羸状。如果属虚，服前药当效，而反增剧者，其为实也明矣。审病起源风寒，太阳之表邪未尽，水气留滞，不能由肺外散，反而逐渐深入中焦，与太阴之湿合而为一，并走肠间，漉漉有声，而三焦决渎无权，不从膀胱气化而外溢，积蓄胃肠而成臌。当趁其体质未虚，乘时而攻去之。依《金匮》法，处方：防己葶苈椒目大黄丸（改汤），此以防己、椒目行水，葶苈泻肺，大黄清肠胃积热，可收快利之效。药后水泻数次，腹胀得减。再二剂，下利尤甚，腹又逐消，小便尚不长，用扶脾利水滋阴之法，改服茯苓导水配吞六味地黄丸，旬日而愈。

按语：本例为水饮蓄积肠胃而成臌。《金匮要略》云："腹满，口干舌燥，此肠间有水气，己椒苈黄丸主之。"故用《金匮》法以己椒苈黄丸改汤前后分消，利水逐饮而取效。然此方攻逐之力甚猛，宜中病即止。宗《内经》"衰其大半而止"之义，后用扶脾利水滋阴之法善后。

2. 肺源性心脏病　《中医杂志》(1964，6：13)：某女，55岁。1962年2月18日入院。喘咳史已3年，此次喘咳发作已月余，经体检、X线胸透及心电图检查，诊断为：①慢性支气管炎合并肺气肿，肺源性心脏病；②高血压病。初用西医治疗，效果不明显，3月23日转我科治疗。患者动则喘甚，不能平卧，悸眩纳呆，喉中痰鸣，口干而苦，喜得热饮，小便黄热，大便秘结，面脚微肿，胸脘痞痛拒按，舌苔厚白黄腻，脉象濡数结代。辨证分析，诊断为痰饮滞于上，肾气本虚于下。治宜化饮降逆为先，用己椒苈黄丸加味。处方：防己、葶苈子、大腹皮、枳实各9g，大黄、枇杷叶、姜半夏各6g，茯苓、桑皮、石决明各12g，椒目、柴胡、甘草各3g。服药后大便即通，尿亦增多。原方减大黄为3g，继服4剂，喘咳脘痛诸症大减，肿消食增，唯动则微喘，苔转薄腻，脉转细弦。继进原方（改大黄0.9g，葶苈子3g，枳实6g），并配服济生肾气丸以资调理，共住院31天，出院复查：除心肌受损未复外，其他检查均正常。3个月后随访未复发。

按语：本案例虽病已3载，动则喘甚，有肾气下虚之象，但目前表现以停痰伏饮之实证为急，故用己椒苈黄丸加味以开达通降。此肺与大肠相表里，六腑以通为用，即张子和所谓"贵流不贵滞"之意也。本方用降气平喘，化饮宽胸，通便止痛，利尿消肿之功，对该病上实下虚，而以实证居多者，确有近期的良好效果。所谓"急则治标"，"祛邪以安正"。一俟标证缓解之后，再予补虚培本之剂，如本例配服济生肾气丸以善其后。说明辨证应用攻补之法，是本例获效的关键。

《湖北中医杂志》(1984，2：18)：某男，50岁。患肺源性心脏病10余年，长年咳喘，心悸，入冬后病情加重，因三度心衰而住院。诊见面色青黑，周身浮肿，腹满而喘，心悸，不能平卧，四肢厥冷，二便不利，舌紫，苔薄黄，脉细促。脉率110次/分，BP 86/50mmHg。处以防己、炮附子各15g，椒目、葶苈子、大黄各5g，干姜、红参各10g，茯苓30g。浓煎频服。3剂后，便出脓样黏秽粪便，小便通利，下肢转温，心悸喘促减轻。服10剂后肿消，服24剂后，能作轻微体力劳动。追访1年，未见复发。

按语：本案例虚实兼见，证属阳气虚衰、水饮壅实，治当益气回阳，泻水逐饮，故方用已椒苈黄丸加茯苓通便化饮，参附汤加干姜大补元气、回阳救逆而获效。

3. 肺性脑病　《湖北中医杂志》(1984,2:18)：某男，44岁。有肺源性心脏病史10余年，近半年来咳逆喘促，时呈昏迷状态，西医诊断为“呼吸性酸中毒”，静脉注射葡萄糖、碳酸氢钠等，症状可暂时缓解。诊见面色青黑，呼吸喘促，喉中痰鸣，呈阵发性神志模糊，心悸，四肢厥冷，二便闭结，舌质紫，苔黄腻，脉细数，动而中止。此属痰热结聚，正虚阳衰，肺失宣降，清浊易位之证。治当逐饮降逆，扶正回阳。处方：防己、炙甘草各15g，葶苈子、椒目各4.5g，大黄(后入)9g，茯苓30g，党参21g，炮附子、干姜各12g。水煎服。服药后便下黑色脓液样粪，神志略清，四肢转温。继以上方加减，连续服用1周，神志清醒，咳喘减轻。后以温肾纳气之剂调治好转。

按语：痰饮为病，多由中焦虚寒、脾运失健所致。然饮邪郁久亦能化热，以致饮盛邪实，气虚阳衰，此时必先以苦寒之药前后分消，通利二便，然后再用温药和之，方易取效。

4. 慢性肾炎　《河南中医》(1994,6:372)：某男，45岁。患慢性肾炎2年，屡服中西药治疗，效果不明显。1988年7月9日来诊，症见：颜面及四肢明显浮肿，发热，腰痛，胸腹胀满，烦热咽痛，尿少色黄赤。检查：体温38.5℃，血压120/80mmHg，脉细数，舌质红苔黄。实验室检查：血常规：血红蛋白12.9g%，白细胞10.5×10^9/L，尿常规：蛋白(＋＋＋)，红细胞(＋＋＋)，白细胞(＋)，透明管型(＋)，尿蛋白定量3g/24h。生化检查：血清白蛋白3.5g%，尿素氮25mg%，肌酐2.6mg%，胆固醇240mg%。诊断为慢性肾炎普通型(湿热内蕴)，治宜益气清热，利水消肿。方用已椒苈黄丸合五苓散加减，处方：黄芪15g，防己15g，椒目8g，葶苈子12g，大黄10g，白术15g，茯苓12g，泽泻12g，桂枝10g，金银花20g，山药15g，旱莲草15g，甘草6g。煎服10剂后，热退肿消，血尿、蛋白尿明显减少。按上方加减服用共30剂，症状完全缓解，体征消失，血尿化验已恢复正常。后改服六味地黄丸巩固疗效。1年后随访，未再复发。

按语：已椒苈黄丸本为辛古寒凉、逐水涤饮之剂，方中加入甘温益气之品，用治慢性肾炎，可使之寒温相调，攻补相适，以达逐邪不伤正，扶正不留邪，攻补兼施之目的。

5. 幽门梗阻　《浙江中医杂志》(1985,4:152)：某男，40岁。上腹部反复疼痛5年余，几次钡餐检查，均提示胃小弯及十二指肠溃疡，慢性萎缩性胃炎。6日前因贪食而胃脘胀痛拒按，胃型显见，有振水声，嗳气吞酸，恶心，呕吐大量黏液和酸臭味宿食，大便7日未行，小便短少色黄，形体消瘦，口干舌苔黄燥，脉弦数。上消化道钡餐检查：胃呈轻度扩张，有大量滞留液，2小时后尚未进入小肠，提示幽门梗阻。良由饮食不节，损伤脾胃，腑浊不降，胃气上逆，呕吐失液，伤阴化热。治宜逐饮化积，降逆止呕，润燥通便。方取已椒苈黄丸加玄明粉、炒枳实、元参、旋覆花、代赭石、生甘草，服2剂，解下燥粪7～8枚，又1剂，肠鸣漉漉，频转矢气，解恶臭溏便甚多，呕吐腹胀若失。半月后钡餐复查，胃呈钩形，张力中等，内有少量滞留液，蠕动波能通过全胃，胃小弯侧见一突出腔外的龛影，深约0.3cm，轻度压痛。后继续辨证调理月余，至今脘痛未再复发。

按语：幽门梗阻属中医“反胃”的范畴。本案因饮食不节后脾胃损伤，痰饮食积阻滞中州而化热所致。从胃中有大量滞留液，有振水声，所吐物有较多黏液痰，可知为痰饮之征；胃脘饱满拒按，呕吐宿食酸臭，便秘尿赤，口干舌燥，为积滞化热之征。故拟化痰逐饮，降逆止呕，导滞通腑为法，选已椒苈黄丸而获效。但须注意，本方苦寒，纯属攻逐之剂，不宜久服，一旦饮消积去，即宜更方调理。

6. 小儿咳喘 《湖北中医杂志》(1991,5:15):某男,7岁。1989年11月2日入院,症见咳喘5天,发热,喉间痰声漉漉,痰咳不出,咳伴呕恶,入夜伴喘吼,喘甚张口抬肩,摇身撷肚,不能平卧,口干喜饮,大便干结,小便黄,曾用抗生素、激素治疗。宿有哮喘(支气管哮喘)病史。查体:体温39℃,呼吸浅促,58次/分,鼻煽,唇周发绀,三凹征(++),咽红,扁桃体Ⅰ~Ⅱ度肿大,充血明显,心率150次/分,双肺布满哮鸣音,双肺底闻及少许细湿啰音,腹微胀,舌质红,苔黄稍腻,脉滑数。实验室检查:血象:白细胞总数5.4×10^9/L,中性粒细胞0.48,淋巴细胞0.52。病毒检测:腺病毒1∶16阳性。中医诊断:哮喘(热性哮喘),西医诊断:支气管哮喘合并感染。方用己椒苈黄丸加味,防己、椒目、葶苈子、苏子、杏仁、瓜蒌仁各10g,生大黄(后下)、麻黄各6g,鱼腥草30g。日1服,浓煎取汁300ml,分4次服。服1剂,热退(体温37℃)咳喘稍减,能平卧,大便转稀糊状,日行一次,三凹征(+),鼻煽、唇绀消失。再进4剂,喘平,三凹征消失。继进2剂,咳止,双肺干湿啰音未闻及,痊愈出院。

按语:小儿咳喘,病机为外邪化热,热盛灼津,炼津成痰,痰阻气道,肺气郁闭。治宜清热宣肺化痰,止咳平喘为常法。痰为咳喘之病理产物,痰去则气道得通,肺气得宣,咳喘能平,故治痰实为治咳喘之关键。痰、饮、水异物同类,病理上可转化,水饮去则痰亦去。故选用己椒苈黄丸改汤剂加味治之,既能宣肺化痰平喘,又能前后分消水邪,收效甚佳。

7. 肝硬化腹水 《经方应用》:某女,35岁。患者于1965年3月产后食欲减退,乏力。2周前尿量减少,腹胀,下肢浮肿。7年前第四胎产后有类似发作。体检:腹围103cm,体重69kg。发育一般,巩膜黄染,皮肤黄染不明显,蜘蛛痣未见,心肺正常,腹膨隆,肝脾触及不满意,有移动性浊音及下肢凹陷性水肿(+)。超声波检查:脾(+),肝波:较密二级微小波,见腹水平段4格,右侧胸腔平段2格。诊断:臌胀(肝硬化腹水)。此为产后气血两亏,脾胃虚弱,水湿停留,以致腹胀如鼓,下肢浮肿,胃弱不佳。湿郁化热,熏蒸不解,故面目发黄,尿短而赤。迭进益气、清热利湿之剂,症情未减。此乃水邪鸱张,正不胜邪所致。今拟着重利水,助以益气。木防己9g,川椒目9g,甜葶苈(研)9g,生川军(后下)6g,桑白皮12g,赤、猪苓各9g,车前子30g,黄芪15g,陈皮6g,红花4.5g。服药2周后,尿量未明显增多,但腹胀减轻,胃纳亦有所增加,说明脾胃运化之机,已有逐渐恢复之趋向,但水邪未退,需要加重利水之剂,因此葶苈子改为30g,当日尿量增多,排尿量与饮水量几乎相等,而且以后每天尿量逐步增多,腹胀改善,腹围逐渐缩小,胃纳已明显好转。此方连服1个月,体检:腹围为87cm,体重61kg,腹部移动性浊音已不明显。复查超声波,已无腹水平段出现。肝功能复查尚未完全正常。共住院53天,出院时一般情况良好,出院后继续门诊2次。5个月后随访,身体健康状况良好。

按语:本案臌胀,邪胜正虚,虚实互见,故用本方合黄芪加利水之品,益气扶正,分消水邪。足见运用古方,亦当据具体病情,随证化裁。

8. 肠功能紊乱 《辽宁中医杂志》(1987,2:34):某女,41岁。因盛夏劳动后一次性吃冷饮较多,随后出现胃脘疼痛,继而腹部胀大,身体消瘦,不能坚持工作。先后2次以肠功能紊乱收住院治疗,服疏肝健脾方药数百剂,效果不显,延余诊治。诊见腹大如鼓,腹胀,口渴而不欲饮,每日进食200g左右,食后肠鸣,沥沥有声。大便每日2~3次,呈细条状,难以解出。半年经行1次,量少色淡。舌质淡,苔白滑,两脉弦缓。证属饮邪内结,中阳被遏,饮留肠间。用己椒苈黄汤以苦辛宣降,前后分消。处方:防己、椒目各10g,葶苈子9g,大黄6g。煎服3剂后,矢气频频,大便通畅而量多,腹胀稍减。守原方再进3剂,腹胀大减,未闻肠鸣,调理月余,病渐愈。

按语:此案为冷饮过量,寒客饮停,久致中焦气机不利,冷积不化。用此方前后分消,导滞下行,俾饮邪得除,邪去正安,其病自愈。

9. 闭经　《山东中医学院学报》(1980,1:54):某女,35岁。因患闭经,延医数人,有按瘀血论治者,有从血亏论治者,有从气血双亏论治者,医治年余,经未行而身体日衰。患者素体健壮,曾因怒气而逐渐食少,形瘦腹大,经闭,腹内漉漉有声,对坐即能听到。自言腹满甚,口干舌燥,舌淡苔薄白,双手脉均沉细而弦。脉证合参,证属痰饮阻经。给予己椒苈黄丸方:防己10g,川椒目15g,炒葶苈子10g,大黄(后入)10g。水煎服2剂。服药后当晚泻下痰液水1瓷脸盆余,泻后除感乏力外,反复有腹中舒适与饥饿感,脉弦象亦减。余曰:药已中病,隔日再服1剂。二诊:患者两次泻下后(第2次泻之痰水为前次的一半)身感舒适,饮食增加。宗"衰其大半而止"之旨,嘱停药后以饮食调养。月后随访,经血已通,康复如前。

按语:血之与津液,同源而异类。瘀阻经脉,可化生痰湿;水饮壅滞,亦能致血行瘀滞。本例闭经,即由痰饮不化,阻碍血行,经脉瘀阻所致。《金匮要略》云:"其人素盛今瘦,水走肠间,沥沥有声,谓之痰饮。""腹满,口干舌燥,此肠间有水气,己椒苈黄丸主之。"故用己椒苈黄丸前后分消,俾饮去血行,月经通调。

【临床报道】

1. 支气管哮喘急性发作　防己椒目葶苈大黄丸治疗支气管哮喘急性发作80例,其中轻度者19例,中度者29例,重度者32例;外源型哮喘18例,内源型哮喘36例,混合型哮喘26例,合并慢性气管炎24例;合并肺部感染20例。选择其中辨证属"痰热互结,肺气壅塞,宣降失常"的病例80例,随机分为观察组(50例)和对照组(30例),观察组服用加味己椒苈黄汤:汉防己12g,椒目12g,葶苈子24g,大黄6g,桑白皮24g,杏仁9g,鱼腥草30g,金银花30g,水煎服,日1剂。对照组服用定喘汤:白果、麻黄、款冬花、杏仁、桑白皮、半夏各9g,苏子、黄芩各6g,甘草3g,水煎服,日1剂。结果观察组和对照组的临床控制率、显效率、有效率及总有效率分别为26%(13例)、42%(21例)、28%(14例)、96%和16.7%(5例)、30%(9例)、43.3%(13例)、90%,$P<0.05$,有显著性差异。发现本方能迅速改善患者的症状、体征,降低增高的白细胞总数和嗜酸性粒细胞的绝对计数,改善肺部X线增重模糊征象,提高肺功能FEV_1、FEY_1/FEC、MMF_1、$Y_{50}H$、$Y_{25}H$等,与对照组比较有明显差异,说明本方有改善气道通气状态,提高机体抗感染的能力[1]。

2. 幽门梗阻　本方治疗不全性幽门梗阻22例,其中十二指肠溃疡17例(5例伴胃炎),幽门管溃疡2例,胃癌2例,复合性溃疡1例。梗阻阶段均选用己椒苈黄汤治疗,药用防己10g,椒目5g,葶苈子(包煎)15g,生大黄(后下)10g,浓煎成150ml,分次口服或胃管内注入,每日1剂,1周为1个疗程,辅以禁食或少量流质饮食,必要时补液(2/22),维持水、电解质平衡,梗阻严重者予胃肠减压(1/22)。结果全部病例均获治愈,梗阻解除2~7天(平均3.6天),腹痛呕吐消失,能进半流质饮食,通下大便(平均1.8天)[2]。另有报道用本方治疗幽门梗阻14例,患者中十二指肠溃疡7例(并发胃炎者2例),胃溃疡2例,复合性溃疡5例(并发胃炎者2例)。本组病例有12例曾用过西药阿托品、甲氧氯普胺等,有3例经过洗胃、禁食、补液等治疗,疗效均不理想。入院后,均用己椒苈黄丸加枳实、旋覆花、代赭石、甘草为基础方。大便燥结者加芒硝,阴虚加生地黄、玄参、麦冬,气虚加黄芪、白术,气滞选加乌药、槟榔、青皮、陈皮。呕吐严重者,可将药液一次煎成,少量多次分服。结果全部病例经服药2~7剂后,幽门梗阻均获解除,有10例于呕吐控制半个月后进行了钡餐造影复查,仅1例胃仍有轻度扩张,内有中等量滞留液,蠕动慢,钡剂排空延缓,其余9例胃形态和蠕动均正常。原发病中，十二指肠溃疡1例痊愈，2例好转，胃溃疡和慢性胃炎各1例好转，其余无变化。随访半年，仅1例复发，复发后仍用前方获效[3]。

3. 肝硬化腹水　用己椒苈黄丸配合滋补肝脾肾方药，制成臌胀Ⅰ号方、Ⅱ号方，先补后攻再补，治疗肝硬化腹水，收效满意。臌胀Ⅰ号方系己椒苈黄合五苓散加减，加蟋蟀以攻坚决壅，分利水湿。服药后腹水多在7～14天消退，1个疗程后腹水完全消退44例，Ⅲ型腹水完全消退5例(5/15)，提示本方除适用于一般腹水外，亦可用于难治性肝硬化腹水的治疗。服本方快利之后，又需以Ⅰ号方(由黄芪、白术、茯苓、山药、黄精、女贞子等组成)进一步巩固。对其中44例显效病例进行追访，1年后病情稳定(腹水未出现，肝功能稳定)者36例(占81.82%)[4]。另报道用己椒苈黄丸合黄体酮治疗肝硬化腹水27例，亦取得较好疗效。方法：中药用己椒苈黄丸加味：汉防己、葶苈子、白术各30g，川椒目8g，大黄6g，紫参、大腹皮、炙鳖甲(先煎)各20g，日1剂，至腹水消退。黄体酮40mg，肌内注射，1日1次，腹水消退后改为每周2次，继之1周1次，共3周。结果：少量腹水经治疗1周吸收，中量腹水平均治疗2.5周吸收，大量腹水平均治疗4周吸收。其中18例曾先单用西药，其中13例用白蛋白治疗无效，而后改用本方有效[5]。

4. 心力衰竭　用本方加味结合西药对症治疗，对30例右心衰竭患者进行了研究观察，其中心功能不全Ⅲ级者18例，Ⅱ级者10例，Ⅰ级者2例。临床表现：咳喘不能平卧，全身水肿，以腰以下及四肢为主，指按凹陷不起，兼胸闷，心烦，口干，纳呆，小便短少，大便干燥，舌质红，或紫绛，苔白腻或黄腻，或光剥无苔，脉滑数或弦数或细数。基本方：防己、椒目、土鳖虫各9g，葶苈子、车前子、泽泻各15g，大黄12g，丹参30g，莪术20g。水煎2次取汁，早晚分服，日1剂，10日为1个疗程。水肿不退者加西药呋塞米10mg，静脉推注。4例加用洋地黄类药物。结果：用药1天、3天、4天、5天浮肿开始消退分别为7例、12例、6例、3例；用药3天、4天、5天、6天、7天、8天、9天、10天、11天水肿退净分别为4例、4例、3例、5例、4例、3例、1例、2例、1例。显效(1周内水肿退尽，主症消失)16例，好转(7～10天内水肿退尽，主症基本消失)10例，无效(10天以上水肿仍未退尽，主症仍在)4例，总有效率为86.6%。实验室检查表明，治疗前后血钾、血钠无明显差异，血细胞比容和血二氧化碳分压下降，但无显著差异，$P>0.05$。提示本方有较好的利水作用，且对电解质影响较小[6]。

5. 小儿咳喘　本方对小儿痰热型咳喘疗效较好，所观察的61例全部为住院患者，其中中药治疗组31例，西药治疗对照组30例。治疗组31例中，支气管肺炎13例，哮喘性支气管炎12例，支气管哮喘4例，支气管炎2例。基本方：防己6～10g，川椒目6～10g，葶苈子6～10g，大黄3～6g。热甚者加鱼腥草、生石膏；喘甚者加麻黄、苏子；咳剧者加杏仁、瓜蒌仁；舌质暗，唇周青紫者加桃仁。日1服，浓煎汁分服，对照组用抗生素1～2种(青霉素、氨苄青霉素、红霉素)静脉点滴，口服退热、止咳祛痰等西药对症处理。结果两组治疗后均痊愈，但在止咳、平喘，干湿啰音消失时间上，皆优于对照组，统计学处理P值分别小于0.01、0.01、0.02、0.01，有显著意义[7]。

6. 胸腔积液　以己椒苈黄汤加味治疗该病15例，效果满意。基本方为：防己、椒目、葶苈子、大黄、全瓜蒌、桑白皮、苦桔梗各10g，甘草3g，水煎服，每日1剂。属结核性胸膜炎，配合抗结核西药。一般用药7～10剂，胸水基本吸收，临床症状及体征消失，胸片X线透视胸水完全吸收，无复发[8]。

参考文献

[1] 张万义．加味己椒苈黄汤治疗支气管哮喘急性发作50例[J]．山东中医学院学报，1995，13(5)：

235-237.

[2] 戴建良,汪朋梅.己椒苈黄汤治疗不全幽门梗阻22例[J].江苏中医药,1991,12(5):14.

[3] 张万能.己椒苈黄丸加味治疗消化性溃疡所致幽门梗阻14例[J].浙江中医杂志,1985,(4):152.

[4] 王学平.臌胀Ⅰ、Ⅱ号治疗肝硬化腹水65例临床观察[J].河南中医,1991,11(6):27.

[5] 李先德.己椒苈黄丸合黄体酮治疗肝硬化腹水27例[J].铁道医学,1993,(21):210.

[6] 徐志英.己椒苈黄汤加味治疗右心衰竭30例[J].浙江中医杂志,1993,28(4):156.

[7] 周玉萍,邹卉,高素军.己椒苈黄丸与西药治疗小儿咳喘的对比研究[J].湖北中医杂志,1991,13(5):15.

[8] 贺真.己椒苈黄汤加味治疗胸腔积液15例[J].江西中医药,1996,27(2):26.

疏凿饮子

（《济生方》卷5）

【异名】疏凿散(《杏苑生春》卷6)。

【组成】泽泻(12g) 赤小豆炒(15g) 商陆(6g) 羌活去芦(9g) 大腹皮(15g) 椒目(9g) 木通(12g) 秦艽去芦(9g) 槟榔(9g) 茯苓皮(30g)各等分

【用法】上㕮咀。每服四钱(12g),水盏半,生姜五片,煎至七分,去滓,温服,不拘时候。

【功用】泻下逐水,疏风发表。

【主治】水气。遍身水肿,喘呼气急,烦躁口渴,二便不利。

【病机分析】本方所治证候,乃水湿壅盛,泛溢上下、内外的阳水实证。水湿壅盛,泛溢肌肤,故全身浮肿;水迫于肺,肺气上逆,故呼吸气急;水壅于里,三焦气机闭阻,肺气不降,腑气不通,则二便不利;水壅气结,津液不布,故口渴。

【配伍意义】本方主治为水邪泛溢上下、表里,邪盛气实之证。根据《素问·汤液醪醴论》"平治于权衡,去宛陈莝,……开鬼门,洁净府";《金匮要略·水气病脉证并治》"诸有水者,腰以下肿,当利小便;腰以上肿,当发汗乃愈";"病水腹大,小便不利,其脉沉绝者,有水,可下之"等法,治宜上下、表里分消。方中商陆苦寒有毒,主泻水饮,疗"水肿,……疏五脏,散水气"(《名医别录》卷3),盖因"其性下行,专于行水"(《本草纲目》卷17),功同大戟、甘遂,可通利二便,为方中君药。茯苓皮、木通、泽泻、椒目、赤小豆渗利在里之水湿,为臣药。其中,茯苓皮专为利水祛湿要药;木通"利小便,……主水肿浮大"(《药性论》);椒目"主水,腹胀满,利小便"(《新修本草》卷14);赤小豆"其性下行,通乎小肠,能入阴分,治有形之病。故行津液,利小便,消胀除肿"(《本草纲目》卷24);"凡水肿、胀满、泄泻,皆湿气伤脾所致,小豆健脾燥湿,故主下水肿胀满,止泄,利小便也"(《神农本草经疏》卷25);泽泻,气寒味甘而淡,最善渗泄水道,专能通行小便。以上诸药合用,导在里之水湿从二便而出。配以羌活、秦艽、生姜疏泄发表,开泄腠理,使在表之水,从肌肤而泄;湿为阴邪,最易阻遏气机,故伍以大腹皮、槟榔行气利水,使气化则湿亦化,共为佐药。诸药合用,上下内外,分消其势,以消其水。

本方名"疏凿饮子"者,是取夏禹疏凿三峡,以利水势之意。晋·郭璞《江赋》说:"若巴东之峡,夏后疏凿。"本方证为水湿泛溢上下、表里,而见遍身水肿,故用疏表攻里,外散内消之法,亦夏禹疏凿江河之意,故名。

【临床运用】

1. 证治要点　本方攻逐水湿,具上下表里分消之功,用治水湿壅盛,表里俱病的阳水实证。以遍身水肿,气喘,口渴,二便不利,脉沉实为证治要点。

2. 本方常用于急性肾炎水肿、颅内压增高等属水湿壅盛,表里俱实者。

【使用注意】本方为攻逐之剂，用治水肿形气俱实而无明显寒热见证者，对阴水证及孕妇忌用。

【源流发展】本方主治水湿泛溢表里所致遍身水肿之证，融发表、泻下、利水三法于一方，犹如夏禹疏江凿河，俾壅盛之水湿从上下、内外分消，故有疏凿之名。在此方之前，古人治疗水肿，或宣肺利水，或健脾利水，或温阳利水，或攻下逐水等，各具特色。然对表里上下水湿壅盛者，则非以上一种治法所能顾及。疏凿饮子的创制，弥补其不足，是对水肿治法的丰富与发展，有很大的临床使用价值。

【方论选录】

1. 吴昆："是方也，羌活、秦艽，疏表之药也，水邪之在表者，得之由汗而泄；泽泻、木通、腹皮、苓皮，渗利之药也，水邪之在里者，得之由溺而泄；商陆、槟榔，攻水之药也，水邪之壅塞者，得之由后而泄；赤小豆、椒目，燥湿之品也，水气之蒸溽者，得之以熯而竭。随在而分其势，病其不衰去乎？"（《医方考》卷4）

2. 汪昂："此足太阳、手足太阴药也。外而一身尽肿，内而口渴便秘，是上下表里俱病也。羌活、秦艽解表疏风，使湿以风胜，邪由汗出，而升之于上；腹皮、苓皮、姜皮辛散淡渗，所以行水于皮肤；商陆、槟榔、椒目、赤豆去胀攻坚，所以行水于腹里；木通泻心肺之水，达于小肠；泽泻泻脾肾之水，通于膀胱。上下内外分消其势，亦犹神禹疏江凿河之意也。"（《医方集解·利湿之剂》）

3. 吴谦等："小青龙汤、真武汤、越婢汤、五苓散、疏凿饮子五方，皆治有水气兼表里证之药也。小青龙汤治表里寒实，中有水气；真武汤治里有虚寒，中兼水气。二证俱内不作胀，外不作肿，故一以麻、桂辈散寒以行水；一以姜、附辈温寒以制水也。越婢汤治表里实热，中有水气；五苓散治表里虚热，中有水气。故一以麻黄、石膏散肤之水，清肌之热，以消肿也；一以桂、苓、术、泽解肌表热，利所停水，以止吐也。疏凿饮子治表里俱实，不偏寒热而水湿过盛，遍身水肿，喘胀，便秘者，故以商陆为君，专行诸水，佐羌活、秦艽、腹皮、苓皮、姜皮行在表之水，从皮肤而散，佐槟榔、赤豆、椒目、泽泻、木通行在里之水，从二便而出。上下、内外分消其势，亦犹神禹疏凿江河之意也。"（《医宗金鉴·删补名医方论》卷5）

4. 朱良春等："本方是发表、泻下、利尿等药复合组成的方剂。它是根据《内经》'平治权衡，去宛陈莝'，'开鬼门，洁净府'的理论创制而成。方中用羌活、秦艽发汗解表，以开鬼门（汗孔），使水从汗而出；用腹皮、姜皮、苓皮辛散淡渗，消散皮肤之水；用商陆、槟榔破结攻积，以去宛陈莝，使水从大便排出；更用椒目、赤豆、木通、泽泻利水道以洁净府，使水从小便而出。其泻水之功，有如疏江凿河，分减泛滥之水势，所以叫做疏凿饮子。可见本方是为阳水实证而设。如属阴水虚证，那应该采取温肾化气、健运脾土以利水湿的方法，切不可误投本方，造成虚虚之过。"（《汤头歌诀详解》）

【评议】本方主治水湿泛溢表里所致遍身浮肿之证，诸家对此多有心得，有关方论说理中肯，立论精辟。对于本方寓发表、泻下、利水于一方，诸家认识基本一致，其中尤以朱氏所论最具代表性。此外，吴谦对治水五方组方配伍的分析，十分精当，对于认识该方的组方意义，很有帮助，为临床运用本方提供了依据。

【验案举例】

1. 上腔静脉综合征　《中国中医急症》（2003，6：576）：某男，53岁。自述头面、上肢浮肿2周，加重伴气紧3天。CT示右上中央型肺癌，侵犯纵隔及上腔静脉。症见头面、双上肢浮肿，微咳少痰，喘促气紧，卧则加重，双上肢及颈部脉络怒张，大便干结，小便少，舌质黯红苔白，脉滑。先予中药汤剂泻下逐饮、疏风解表以应其急，方选疏凿饮子加味：羌活、秦艽、泽泻、赤小豆、大腹皮、茯苓皮、川芎各15g，木通、椒目、槟榔各10g，商陆6g，丹参30g，每日1剂。2剂后二便皆利，浮肿、气紧减轻。病理检查提示小细胞肺癌。经化疗后压迫解除、症状消失而出院。

按语：上腔静脉综合征是因上腔静脉阻塞引起的一组症状，属急症范畴，需及时处理。阻塞多为恶性肿瘤所致，支气管肺癌引起者常见，次为淋巴瘤。《内经》云："上盛为风"、"下盛为湿"。故上部肿，必兼治风，盖无风则湿不能上于高巅清阳也。以羌活、秦艽疏风胜湿，使在表之水从肌肤而泄；以泽泻、商陆使水从二便而去。急则治标，因势利导，表里双解，荡其邪实，为进一步治疗创造了条件。

2. 肿瘤性心包积液　《中国中医急症》(2003，6：576)：某女，49岁，1个月前因心悸、气紧作纤维支气管镜示左肺低分化鳞癌，B超示心包中量积液，行心包穿刺，抽出血性液体100ml，并以NP方案化疗。1周后心悸、气紧复发，再行穿刺，抽液350ml后症状缓解，积液中查见鳞癌细胞。5天前再次复发，日趋加重，症见心累，气紧，左胸背隐痛，口干口淡，腹胀纳差，小便短少，大便5天未解，舌质淡红苔白腻，脉沉。B超示心包积液35mm，左侧胸腔少量积液。治以泻下逐饮、化气行水为主，方选疏凿饮子加减：泽泻、大腹皮、茯苓、白术、赤芍、葶苈子各15g，羌活、秦艽、木通、椒目、槟榔、桂枝各10g，商陆6g。每日1剂，并予生脉注射液60ml加入5%葡萄糖注射液静滴，每日1次。连服4剂后二便利，气紧、心悸、腹胀减轻，前方去羌活、木通、槟榔、商陆，加黄芪、丹参各20g，益母草15g。连服10剂后复查B超胸腔及心包未见积液，续予NP方案化疗。

按语：肿瘤性心包积液明显时可出现心包填塞，危及生命。目前治疗主要包括心包穿刺排液、心包腔内化疗，前者积液易反复，后者可能致缩窄性心包粘连。该患者水饮之邪盛，中阻气机，上凌于心，恐缓不济急，故以发汗、利水、泻下三法同用疏导水湿，俾气化则阳通。虑其邪实正虚，以生脉注射液扶其正气，绝水饮之源。标本兼顾，则顽疾自愈。

【临床报道】

1. 颅内压增高　颅内压增高是神经科的一种常见综合征。用疏凿饮子为主加减与常用降颅内压西药进行对照观察，本方疗效明显优于西药。中药组25例，男20例，女5例；西药组25例，男22例，女3例。年龄11～50岁，平均31岁。全部病例均有头痛、头晕、呕吐、视乳头水肿，腰椎穿刺(侧卧位)脑脊液压增高为200～600mm H_2O。治法：西药以渗透性脱水为主，主要用：①20%甘露醇250ml，快速静脉点滴(约15～20分钟滴完)。②山梨醇250ml，静脉点滴，同时均用氯化钾，防止丢失钾。中药组：主方：羌活、秦艽、商陆、槟榔、椒目、大腹皮、茯苓、木通、泽泻各9g，赤小豆15g，生姜皮6g，水煎，每日1剂，分2次服。加减：体温高者加金银花、蒲公英、连翘，去生姜皮；口苦口干，加北沙参、黄芩；体温不高者个别加玉米须、车前子。15天为1个疗程，10天后复查腰穿，查脑脊液压。结果：中药组25例中除2例三脑室肿瘤和1例颅内压蛛网膜炎(后颅凹囊型)无效外，余22例均显效，脑脊液压平均降至60～250mm H_2O。西药组不如中药组脑压下降显著，有非常显著性差异($P<0.001$)。认为本方治疗颅内压增高症之所以优于常用的西药甘露醇、山梨醇、呋塞米、高渗葡萄糖等单纯降脑脊液压药品，乃因此方不但有利尿、降脑脊液压之功，并且尚有抑菌、强心和解痉以及抗过敏和抗组胺的效用。推测本方加减具有促进脑脊液的循环、吸收，减少分泌并加速排尿的作用；同时，具有消除脉络丛炎症，改善脑循环功能，故对颅内压升高有显效。本方对占位性病变引起的脑脊液循环受阻所致的颅内压增

高，效果不佳[1]。

2. 肝硬化腹水 疏凿饮子加减治疗肝硬化腹水100例。气臌型：腹胀明显，按之不坚，胁下胀满或疼痛，食后作胀，嗳气不爽，腹胀随情志而变化，舌苔白腻，脉弦，加醋香附、莱菔子、槟榔；血臌型：腹大坚满，胁腹攻痛，面色萎黄甚则黯黑，蜘蛛痣，唇紫，舌质紫，舌边有瘀血，舌苔灰，脉涩，加益母草、郁金、赤芍、三七粉；水臌型：腹大如鼓，青筋暴露，按之坚满，下肢浮肿，按之凹陷，小便短少，舌质淡，边有齿痕，苔薄白，脉滑，加猪苓、葶苈子、黄芪。30天为1个疗程。腹水消退后，均以香砂六君子汤调理善后。结果：显效78例，有效11例，无效7例，恶化4例，有效率为89%。气臌型疗效最好，水臌型疗效次之，血臌型疗效较差[2]。

3. 肾病综合征 以疏凿饮子为基本方治疗原发性肾病综合征48例。风水泛滥者，加防己10g，葶苈子6g；湿毒浸淫者，加金银花、连翘各15g，紫花地丁10g；水湿浸渍者，加茯苓、白术各15g；湿热壅盛者，加桑白皮、滑石各10g，生甘草4g。对照组38例采用纯西医治疗。结果：治疗组治愈32例，显效9例，有效4例，无效3例，总有效率为93.8%；对照组治愈19例，显效5例，有效3例，无效11例，总有效率为71.1%[3]。

参考文献

[1] 吴志英．疏凿饮子加减降颅内压临床观察[J].甘肃中医学院学报，1992，9(1)：20.

[2] 杨梅，王朝霞行气利水活血法治疗肝硬变腹水100例疗效观察[J].河南中医，2005，25(5)：35-36.

[3] 杨大赋．疏凿饮子加减治疗原发性肾病综合征48例——附西药治疗38例对照[J].中医药学刊，2006，24(3)：525-526.

（韩 涛 刘持年 王均宁）

第三章

和　解　剂

凡具有和解少阳、调和肝脾、调和肠胃、截疟等作用，治疗伤寒邪在少阳、肝脾不和、肠胃不和等证以及疟疾的方剂，称为和解剂。属于"八法"中的和法。

《内经》中虽然没有关于和法与和解剂的明确记载，但"和"乃指调和的意思却多处可见。如《素问·上古天真论》说："上古之人，其知道者，法于阴阳，和于术数，食饮有节，起居有常，不妄作劳，故能形与神俱，而尽终其天年，度百岁乃去。"《素问·生气通天论》亦说："凡阴阳之要，阳密乃固，两者不和，若春无秋，若冬无夏，因而和之，是谓圣度。"和法及依和法而组成和解剂的基本含义从此得以确定。考历代本草专著均无专列"和解"类药物，这是和解剂较其他方剂的明显不同之处，故和解剂之组成并发挥作用是依赖于药物的配伍得以实现，而这种配伍方法和原则的确立则由汉代张仲景具体完成。仲景《伤寒论》创制了和解剂的代表方——小柴胡汤，从而为《内经》"调和"的思想有了可操作性的物质基础，为和解剂的组方遣药提供了范例。但《伤寒论》却并未明确指出其为和解剂之主方，反认为小承气汤、桂枝汤等有"和"的作用，如《伤寒论》第250条："太阳病，若吐若下若发汗后，微烦，小便数，大便因硬者，与小承气汤，和之愈。"《伤寒论》第387条："吐利止而身痛不休者，当消息和解其外，宜桂枝汤小和之。"可见张仲景原意似乎指不用大发汗、大攻下，只要用量轻、作用平和的方药就可以减轻病情，或者用具有调和营卫的方药改变机体的气血不调而致的各种病证的方法，即称之曰"和"。这多少给后世对和解剂的理解和应用带来了歧义，直至清·王子接还将桂枝汤列入和剂。现代和解剂概念的真正起源当肇端于金·成无己。其在《伤寒明理论》中说："伤寒邪在表者，必渍形以为汗，邪气在里者，必荡涤以为利，其于不外不内，半表半里，既非发汗之所宜，又非吐下之所对，是当和解则可矣。小柴胡汤为和解表里之剂也。"明确提出半表半里证应以小柴胡汤和解为主，后世因成氏为注解《伤寒论》的第一人，故均从其说，遂认定小柴胡汤为和解剂之定法，凡言和解剂者，总以小柴胡汤为主。明代张介宾对和解剂的认识有所发展，曰"和方之制，和其不和者也。凡病兼虚者，补而和之；兼滞者，行而和之；兼寒者，温而和之；兼热者，凉而和之。和之为义广矣，亦犹土兼四气，其于补泻温凉之用，无所不及，务在调平元气，不失中和之为贵也"(《景岳全书·新方八略》卷50)。使和解剂的应用范围更加扩大。清·程国彭对和法与和解剂的论述更为详尽和全面，谓"伤寒在表者可汗，在里者可下，其在半表半里者，唯有和之一法焉。张仲景用小柴胡汤加减是已。然有当和不和误人者，有不当和而和以误人者。有当和而和，而不知寒热之多寡，禀质之虚实，脏腑之燥湿，邪气之兼并以误人者。……由是推之，有清而和者，有温而和者，有消而和者，有补而和者，有燥而和者，有润而和者，有兼表而和者，有兼攻而和者。和之义则一，而和之法变化无穷焉"(《医学心悟·论和法》卷首)。既把"和法"作为医门八法固定下来，又将和解剂在运用中的注意事项及变化规律概括无余，对后世影响至巨。随着柴胡剂的运用，后世医家在以上基础上各有引申，但总以小柴胡汤为主，连及清、温、补、润，兼表，兼攻等，较之原意已多有扩展，丰富了和解剂的内容。近代以降，对和解剂与和法的认识进一步深入，如已故名医蒲辅周指出："和法：和而勿泛。和解之法，具有缓和疏解之意。使表里寒热虚实的复杂证候，脏腑阴阳气血的偏盛偏衰，归于平复。寒热并用，补泻合剂，表里双解，苦辛分消，调和气血，皆谓和解。"进一步指出："和法范围虽广，亦当和而有据，勿使之过泛，避免当攻邪而用和解之法，贻误病机"(《蒲辅周医疗经验》)。南京中医学院主编的《中医方剂学讲义》指出："和法的适应范围很广，凡伤寒邪在少阳，瘟疫邪伏募原，温热病邪留三焦，以及疟疾，肝脾不和，肝胃不和，气血不和等等，都可使用和法。"成都中医学院运用现代医学知识认识"和法"，认为"和解少阳临床上应用于感染性疾病，其功效可能是通过以下两方面来实现：一是兴奋强壮和解毒、增强人体抵抗疾病的能力；二是部分药物如柴胡、黄芩有抗菌作用。调和胆胃，调和肝脾，应用于治疗慢性肝炎，胸胁疼痛，月经不调，痛经等症。其作用原理可能是：对中枢神经系统有镇静作用，用以调整人脑皮层、自主神经功能，解除平滑肌痉挛，制止疼痛，有健胃作用。调和肠胃，用于治疗胃肠功能失调的病证，具有调整胃肠功能，解除平滑肌痉挛，消除腹胀、呕恶的作用"(《中医治法与方剂》)。自20世纪80年代以来，随着现代制剂、药化、药理、数学以及计算机技术等向中医方剂学的渗透，也促成和解剂的研究在多方面取得进展。如对和解具体方剂的有关药理研究已相当广泛，据不完全统计，国家规划教材《方剂学》所收和解剂诸方，其中大部分方剂均或多或少的有了各种实验研究数据资料和报道，其中被研究的一些古方其药理等实验研究达到了相当的深度。现代仪器分析手段的进步和中药化学的应用，还使和解剂的复方研究也逐步展开，预示着从物质基础方面来认识和解剂复方独特疗效的开始。另外，通过对和解剂诸方的方源、方证病机、功效治法、配伍方义、使用禁忌等方面大量的文献研究，和解剂理法方药的整理研究也进一步推进了研究的广度和深度。和解剂的临床运用不仅验证了其确凿的疗效，而且随着临床中西医病证的交叉渗透，辨证与辨病相结合的选方和组方用药思路，也拓宽了运用和解剂治疗现代疑难病证的范围。

和解剂的适应证虽很广泛，但就其主要而论，不外"少阳证"和"脏腑不和"(肝脾不和、肠胃不和等)两大类疾病。故和解剂相应地分为和解少阳、调和肝脾和调和肠胃三类。此外，疟疾一病，有往来寒热等症，同时又有"疟属少阳"之论，因此连类而及。

和解少阳剂，适用于伤寒邪在少阳证。《伤寒论》第263条指出："少阳之为病，口苦，咽干，目眩也。"其病因，主要是感受外邪。传变途径有二：一是由太阳转入而来。"本太阳病不解，转入少阳者，胁下硬满，干呕不能食，往来寒热，尚未吐下，脉沉紧者，与小柴胡汤"(《伤寒论》第266条)；一是外邪直接入侵少阳，结于胁下所致。"血弱气尽，腠理开，邪气因入，与正气相搏，结于胁下。正邪分争，往来寒热，休作有时，默默不欲饮食，脏腑相连，其痛必下，邪高痛下，故使呕也"(《伤寒论》第97条)。邪正相争，正不胜邪则恶寒，正胜于邪则发热。邪在少阳，属半表半里，正能胜邪则抗邪出表，正不胜邪则邪欲入里，正邪相争，互有进退，故见寒热往来。足少阳胆经属胆络肝，布于胁肋，行身之侧，上过目入巅。胆热上攻，则口苦咽干目眩。少阳经脉布于胁肋，少阳经气不疏，故见胸胁苦满。三焦为手少阳经，为气、水之通道，若足少阳胆经与手少阳三焦经气化功能受阻，胆热犯胃，胃失和降则为心烦喜呕；中焦受纳不健，则默默不欲饮食；下焦不利则二便失常。肝主疏泄，以柔和为贵，如寒热邪气壅滞于肝胆，肝胆之气不疏，失于柔和，经脉则变劲急有力，表现在"寸口"则为弦脉，故弦脉是少阳证的主脉。虽然"少阳证"临床表现症状较多，但根据《伤寒论》第101条所说"伤寒中风，有柴胡证，但见一证便是，不必悉俱"的精神，只要有上述典型症状之一二，即可按"少阳证"论治。和解少阳剂的组成，每以柴胡或青蒿与黄芩相配为主组方，兼有气虚者，佐以益气扶正之品，并防邪陷入里；兼有湿邪者，佐以通利湿浊之品，导邪下泄。如小柴胡汤、蒿芩清胆汤等。其配伍的共同特点有二，一是祛邪药和扶正药共施。祛邪药如解表的柴胡、生姜；清热的黄连、黄芩；化痰的半夏、陈皮；理气的厚朴、枳壳等。意在解除病邪，消除病因，减轻或停止病邪对机体的损害。扶正药如补气的人参、白术、甘草、大枣；补血的当归、白芍等。旨在恢复机体低下的功能，增强机体的抗病能力。“从现代医学观点来看，扶正的基本作用，可能在于改善或恢复患者机体的神经体液的调节，改善或加强机体的免疫功能，支持或加强机体抗病性生理反应，促进患病器官的功能、代谢和形态结构的改善或修复。祛邪的基本作用，在于抑制或消除发病原因，抑制或消除病源因子对机体的有害影响，减轻或消除各种损伤、障碍现象，加速毒物的排泄等”[1]。二是解表药和清里药同用。病位既在半表半里，治疗当用解表药祛除在半表之邪，使之发而外出；用清里药清除在半里之邪，使之清而去之。表里之邪同解，则半表半里之病证可愈。

调和肝脾剂，适用于肝脾不和的病证。正常情况下，肝主疏泄，脾主运化，相互协调，则气机通畅，运化自如。若因抑郁谋虑伤肝，或饮食劳倦伤脾，以致肝郁脾虚，则肝脾不和，发而为病。肝失疏泄，经气阻滞，故胸胁胀满疼痛；肝失条达，肝气郁结，气机不畅，故精神抑郁，以长呼气为快；气郁不舒，故情绪急躁易怒；脾失健运，故纳食减少，腹胀便溏；肝郁脾虚，气机不畅，故常肠鸣矢气或腹痛泄泻。常用疏肝理气药如柴胡、枳壳、陈皮等，与健脾药如白术、茯苓、甘草等配伍组方。代表方如四逆散、逍遥散、痛泻要方等。

调和肠胃剂，适用于邪在肠胃，以致升降失常，寒热互见，虚实夹杂的肠胃不和证。肠胃属腑，胃主受纳和腐熟水谷；小肠分别清浊；大肠传化糟粕。《素问・五脏别论》说：“六腑者，传化物而不藏，故实而不能满也。所以然者，水谷入口，则胃实而肠虚；食下，则肠实而胃虚。故曰实而不满，满而不实也。”肠胃调和，则饮食的消化吸收排泄才能正常进行。若饮食不洁或不节或寒热失调，以致肠胃失调，胃气上逆则恶心、呕吐、嗳气、呃逆；胃气不和则脘胀、纳呆、胃痛；肠道不和则肠鸣下利、腹痛欲呕等。常用辛温药与苦寒药如干姜、生姜、桂枝、半夏、黄连、黄芩等为主组成寒热并用的方剂。代表方如半夏泻心汤、甘草泻心汤、生姜泻心汤、黄连汤等。其配伍的显著特点是在组成上由寒、热两种性质相反的药物共同组合成方。肠胃不和，就是肠胃的寒热不和。因此，组方的主要原则，就是用寒、热相反的两种药物配合成方，以寒药治热，热药散寒，以药物性味之偏治疗肠胃的寒热不和，以期平之。

治疟剂，适用于瘟疫、疟疾，临床表现往来寒热，胸闷欲呕等类似少阳病的症状。治疟剂多以截疟药常山、青蒿等，与燥湿行气化痰类药如草果、陈皮、青皮、槟榔、厚朴同用，对于痰湿疟疾者，以除致病之因。若痰湿化热者，则加柴胡、黄芩、知母以清热祛邪。代表方如截疟七宝饮、清脾饮、柴胡达原饮。

综观前述，和解剂组方配伍较为独特，方中既无大寒大热之品，又无大泻大补之药，往往既祛邪又扶正，既透表又清里，既疏肝又治脾，无明显寒热之偏，性质平和，作用和缓，照顾全面，内涵丰富。此为本类方剂优势所在，也是其运用范围较广，适应证较为复杂的主要原因。

然而，和解剂毕竟以祛邪为主，纯虚不宜用，以防其伤正；更因又兼顾正气，故纯实者亦不可选，以免贻误病情。蒲辅周曾告诫：当“和而有据”，“和而勿泛”（《蒲辅周医疗经验》）。

参考文献

[1] 孟如．对扶正祛邪的初步探讨[J]．新医药学杂志，1978，(3)：10.

（连建伟　徐晓东　姜静娴）

第一节 和解少阳

小柴胡汤

（《伤寒论》）

【异名】柴胡汤（《金匮要略》）、黄龙汤（《备急千金要方》卷10）、三禁汤（《此事难知》卷上）、人参汤（《世医得效方》卷11）、和解散（《伤寒六书》卷1）。

【组成】柴胡半斤（24g） 黄芩三两（9g） 人参三两（9g） 甘草三两炙（9g） 半夏半升洗（9g） 生姜三两切（9g） 大枣十二枚擘（4枚）

【用法】上七味，以水一斗二升，煮取六升，去渣，再煎，取三升，温服一升，日三服。

【功用】和解少阳。

【主治】

1. 伤寒少阳证 往来寒热，胸胁苦满，默默不欲饮食，心烦喜呕，口苦，咽干，目眩，舌苔薄白，脉弦。

2. 热入血室证 妇人中风，经水适断，寒热发作有时。

3. 疟疾、黄疸等病而见少阳证者。

【病机分析】本方系和解少阳之代表方。足少阳胆经循胸布胁，位于太阳、阳明表里之间。伤寒邪犯少阳，病在半表半里，邪正相争，正胜欲拒邪出于表，邪胜欲入里并于阴，故往来寒热，这也是本方证的发热特点。《灵枢·经脉》云："足少阳之脉，起于目锐眦，……其支者，……下胸中，贯膈，络肝，属胆，循胁里。"邪在少阳，经气不利，郁而化热，胆火上炎，而致胸胁苦满，心烦，口苦，咽干，目眩。胆热犯胃，胃失和降，气逆于上，故默默不欲饮食而喜呕。邪未入里，故舌苔薄白；脉弦，为少阳病之主脉。妇人中风，初起应有发热恶寒等症，数日后续得寒热发作有时，则与太阳中风寒热发作不定时不同。以其得病之初，月经已来，血海空虚，发病之后，邪热乘虚而入，热与血结，故月经不当断而断，此为热入血室。寒热发作有时，亦为邪在少阳之征也。至于疟疾病，症见往来寒热；黄疸病，发病部位主要在肝胆，症见胸胁胀满，食欲不振，心烦呕恶，均属少阳病证。

【配伍意义】伤寒，邪在表者，当从汗解；邪在里者，则当攻下；今邪既不在表，又不在里，而在表里之间，则非汗下之所宜，故用和解一法。方中重用柴胡，其性味苦辛微寒，入肝胆经，具有轻清升散、宣透疏解的特点，既能透达少阳之邪从外而散，又能疏泄气机之郁滞。《神农本草经》卷2谓其主治"寒热邪气"；《本草纲目》卷13谓其治"妇人热入血室，经水不调"；《本草正义》卷2则指出"外邪之在半表半里者，引而出之，使还于表而外邪自散"；《本草经疏》卷6称之为"少阳解表药"，故为君药。黄芩苦寒，长于解肌热，《本草正》卷上认为善"退往来寒热"在此以之清泄少阳之热，为臣药。柴胡之升散，得黄芩之降泄，两者配伍，共使邪热外透内清，从而达到和解少阳之目的。正如《本草纲目》卷13所载："黄芩，得柴胡退寒热。"胆气犯胃，胃失和降，故佐以半夏、生姜和胃降逆止呕。其中半夏辛温有毒，降逆之功颇著。《神农本草经》卷3谓其"主伤寒寒热……胸胀"；《名医别录》卷3记载该药主治"坚痞，时气呕逆"。生姜辛微温，既解半夏之毒，又助半夏和胃止呕，《名医别录》卷2指出该药功能"止呕吐"，《本草从新》卷11载其"畅胃口而开痰下食"，确有良效。邪从太阳转入少阳，缘于正气本虚，故又佐以人参、大枣益气健脾，一者取其扶正以祛邪，一者取其益气以御邪内传，俾正气旺盛，则邪无内传之机。炙甘草助参、枣扶正，且能调和诸药，为使药。本方配伍特点是：以祛邪为主，兼顾正气；以和解少阳为主，兼和胃气。使邪气得解，枢机得利，胆胃调和，则诸症自除。正如柯琴《伤寒来苏集·伤寒附翼》卷下所说：此为"少阳枢机之剂，和解表里之总方也"，故列于和解剂之首。

【临床运用】

1. 证治要点　本方主治少阳病证，以往来寒热，胸胁苦满，默默不欲饮食，心烦喜呕，口苦，咽干，目眩，舌苔薄白，脉弦为证治要点。临床上只要抓住前四者中的一二主症，便可用本方治疗，不必待其证候悉具。正如《伤寒论》所说："伤寒中风，有柴胡证，但见一症便是，不必悉具。"

2. 加减法　原书云："若胸中烦而不呕，去半夏、人参，加栝蒌实一枚；若渴者，去半夏，加人参合前成四两半，栝蒌根四两；若腹中痛者，去黄芩，加芍药三两；若胁下痞硬，去大枣，加牡蛎四两；若心下悸，小便不利者，去黄芩，加茯苓四两；若不渴，外有微热者，去人参，加桂三两，温覆取微汗愈；若咳者，去人参、大枣、生姜，加五味子半升，干姜三两。"因胸中烦而不呕是上焦有痰热，胃气不上逆，故去降逆之半夏、益气之人参，加瓜蒌实以宽胸理气，化痰清热；渴为津气不足，故去辛燥耗津之半夏，加养阴生津之人参、瓜蒌根；腹中痛是木旺土虚，故去苦寒之黄芩使不伤脾胃，加芍药柔肝益脾，缓急止痛；胁下痞硬，故去甘壅之大枣，加牡蛎软坚散结；心下悸小便不利是水气凌心，水道不利，去黄芩之苦寒，因有碍于通阳利水，加茯苓宁心安神而利小便；不渴，外有微热，是外感风寒表邪未解，故去补气之人参，加桂以解表散寒；咳是水寒之气凌肺，故去人参、姜、枣之补脾和胃，而加干姜温散水气，五味子止咳。

3. 现代常用本方治疗感冒、流行性感冒、腮腺炎、疟疾、支气管炎、急性胸膜炎、慢性肝炎、肝硬化、肝癌、急慢性胆囊炎、胆结石、反流性食管炎、慢性胃炎、消化性溃疡、厌食症、功能性消化不良、急性胰腺炎、糖尿病、慢性疲劳综合征、桥本甲状腺炎、抑郁症、急性肾盂肾炎、膀胱炎、尿道炎、中耳炎、鼻窦炎、产褥热、妊娠呕吐、急性乳腺炎、乳腺增生病、睾丸炎、荨麻疹等辨证属少阳证者。

【使用注意】阴虚血少者忌用本方。因方中柴胡升散，芩、夏性燥，易伤阴血。

【源流发展】小柴胡汤系仲景所创名方之一，善治少阳病。由于该方选药精当，配伍严谨，疗效确凿，因此深得后世医家赞誉及推广。关于其适应证与治疗范围，仲景在《伤寒论》与《金匮要略》中的记载即达 20 条，归纳起来有以下几点：①发热：表现为往来寒热，发作有时；或身热恶风，日晡发热等，其中以"往来寒热"为主要特征。②少阳经气不利：见有胸胁苦满，胸胁胀痛，或胁下痞硬，胁下硬满，目眩，咽干等症，以胸胁苦满、目眩为主要症状。③胆气犯胃：表现有口苦，默默不欲饮食，心烦喜呕，或胸中烦而不呕，或胸胁满而呕，或呕而发热，或诸黄，腹痛而呕等。以不欲饮食，心烦喜呕为主要症状。④热入血室：妇人中风，续得寒热，发作有时，经水适断；或产妇郁冒，大便坚，呕不能食等。⑤脉象：脉沉紧，或脉浮，或脉微弱。⑥或然症：或咳，或渴或不渴，或心下悸，小便不利等。足见小柴胡汤所治之广。不仅如此，后世医家进而拓宽其应用范围。唐·《备急千金要方》卷 3 记载本方主治："妇人在蓐得风，盖四肢苦烦热，皆自发露所为，头痛。"宋·《太平惠民和剂局方》卷 2 的叙述尤为全面："伤寒、温热病，身热恶风，颈项强急，胁满胁痛，呕哕烦渴，寒热往来，身面皆黄，小便不利，大便秘硬，或过经未解，或潮热不除；及瘥后劳复，发热疼痛；妇人伤风，头痛烦热；经血适断，寒热如疟，发作有时；及产后伤风，头痛烦热。"《医方类聚》卷 78 引《简易方》以本方治疗"发热，耳暴聋，颊肿胁痛，胻不可以运"。而元·《世医得效方》卷 2 将其扩大用于疟疾等。至明，有些医家以本方治疗外科诸疾。例如，《外科理例》卷 3、《证治准绳·疡医》卷 6、《景岳全书·

外科钤古方》卷 64 分别曰："瘰疬、乳痈、便毒、下疳，以及肝经分一切疮疡"；"一切扑伤等证，因肝胆经火盛作痛，出血"；"肝胆经风热，瘰疬结核或肿痛色赤。"

在组成方面，根据病情变化，《伤寒论》中关于小柴胡汤的加减方即有数首。例如柴胡加芒硝汤，即本方加芒硝，以治本方证而兼有里实潮热者；大柴胡汤，即本方去人参、甘草，加枳实、大黄、芍药而成，以治少阳阳明并病者；柴胡桂枝汤，即本方合桂枝汤，治伤寒发热微恶寒，肢节烦痛，微呕，心下支结，外证未解者；柴胡桂枝干姜汤，即本方去人参、半夏、生姜、大枣，加桂枝、干姜、瓜蒌根、牡蛎，治伤寒胸胁满，微结，小便不利，渴而不呕，但头汗出，往来寒热，心烦者；柴胡加龙骨牡蛎汤，即小柴胡汤去甘草，加龙骨、牡蛎、铅丹、桂枝、茯苓、大黄，治伤寒胸满烦惊，小便不利，谵语，一身尽重，不可转侧者。而后世医家在本方基础上加减衍化而成的方剂尤多，适应证愈加广泛。据《中医方剂大辞典》所载，名为小柴胡汤、小柴胡加减方、加减小柴胡汤、加减柴胡汤等源于本方的，以及小柴胡汤与他方相合的共有百余首，其中常用效方亦达 38 首。诸如《口齿类要》小柴胡汤，系本方去黄芩加黄连，且用量独重，偏于清泻胃火，用于肝胆经风热侮脾土，唇口肿痛，或往来寒热，或日晡发热，或潮热身热，或怒而发热胁痛，甚至转侧不便，两胁痞满，或泻利咳嗽，或吐酸苦水。《保婴撮要》卷 13 加味小柴胡汤，为本方加栀子、牡丹皮，增强清热泻火、凉血散瘀之功，主治肝胆风热，发为疮疡，耳前后肿，或结核焮痛，发热恶寒，或寒热往来，或潮热晡热，口苦耳聋，或胸胁作痛，或月经不调。《幼科金针》卷上加味小柴胡汤，系本方去人参，加青蒿、牡丹皮清透热邪，专治小儿潮热。而《袖珍小儿方论》卷 2 柴胡加大黄汤，即本方加大黄以泻火通便，对于小儿惊风、痰热，可收釜底抽薪之效。《伤寒广要》卷 8 柴胡加山栀子汤，系本方加栀子、茵陈蒿以清热利湿退黄，适用于发黄，口苦胸满，心烦发热，或往来寒热，日晡小有潮热，或耳鸣胁痛。《扶寿精方》柴胡栀子豉汤，即本方去大枣合栀子豉汤，以清心除烦，善治伤寒热退身凉，因过食复发热，烦躁口干，胸胁满闷，夜卧不宁。上述小柴胡汤加减方主要治疗证属热重偏实者。以下数方在本方基础上加滋阴养血清热之品，所治多属虚热者。其中《云岐子脉诀》卷 3 加减小柴胡汤，系本方减大枣加知母、地骨皮、白芍、茯苓，善治心中恍惚，多惊悸，血虚烦热。而《鲁府禁方》卷 1 柴胡百合汤与《万病回春》卷 3 加味柴胡汤，两方均加知母、百合。前方去半夏，又增芍药、鳖甲、茯苓；后方再加竹茹、粳米、食盐，分别用于伤寒愈后，昏沉发热，渴而谵语，失神及百合病、劳复、食复；百合病，百无是处，又非寒又非热，欲食不食，欲行不行，欲坐不坐，服药即吐，小便赤。又《扶寿精方》柴胡六君子汤，系本方去大枣加枳壳，合六君子汤，加强益气健脾作用，对于伤寒热解，平复后，或劳碌过食，复作大热。小柴胡汤加相应药物可用于多种出血证。其中《普济方》卷 134 引《经验良方》加减柴胡汤，即本方加生熟地黄以养血凉血，用于伤寒鼻衄。《叶氏女科》卷 2 加味柴胡汤系本方加炒山栀、生地黄，对于妊娠肝经怒火而致吐血衄血者，有泻火凉血之功。若小柴胡汤加和胃止呕之品，则可用于呕吐明显者。例如《丹溪心法附余》卷 9 小柴胡汤加竹茹汤与《医学探骊集》卷 3 加减小柴胡汤，皆去大枣加竹茹、陈皮，后方又去半夏加伏龙肝。分别治疗呕而发热；伤寒二三日，胃府为寒热所困，饮食入口，少顷即吐者。某些小柴胡汤加减方，还可应用于以胸胁满痛为主者。其中《医略六书》卷 23 加减柴胡汤，即本方减益气之人参，加行气消痞之枳壳，软坚散结的牡蛎，专治伤寒少阳证，胁痛痞硬，脉弦数者。《重订通俗伤寒论》卷 2 柴胡枳桔汤与柴胡陷胸汤，皆为本方去益气之人参、大枣、甘草加桔梗。不同的是前方又增枳壳、陈皮、雨前茶，以行气消痞；后方含小陷胸汤（黄连、瓜蒌、半夏）再加枳实，以清热化痰，破气消痞。共治少阳结胸，症见少阳证具，胸膈痞满，按之痛者。临证时先用柴胡枳桔汤，未效，再选柴胡陷胸汤。后世医家将小柴胡汤加减化裁，在妇科病的运用方面亦很广泛。《云岐子保命集》卷下小柴胡加葛根汤，为本方加葛根以解表升清，适用于妇人伤寒，太阳经传阳明，表证仍在而自利。《女科指掌》卷1加味柴胡汤与《产孕集》小柴胡加桃仁五灵脂汤，两方均加活血祛瘀之品，前者加红花、牡丹皮，后者加桃仁、五灵脂。分别用于经水将行着寒，适来适断，触经感冒；伤寒时疾，热入血室。《重订通俗伤寒论》卷2柴胡四物汤，即本方去人参、生姜、大枣合四物汤补血活血，主治妊妇邪陷于足厥阴之肝络，寒热如疟，胸胁窜痛，至夜尤甚者。《女科切要》卷7小柴胡汤，系本方减温燥之半夏、生姜，加天花粉清热生津，专治产后阴虚发热。《鸡峰普济方》卷5柴胡地黄汤，为本方加地黄，以养阴清热，适宜于产后恶露方下，忽然一断，热入血室，寒热往来，妄言谵语，如见鬼神。再者，小柴胡汤加相应药物扩充治疗多种疟疾。诸如《时方歌诀》卷上小柴胡加常山汤，即小柴胡加截疟之常山，专治疟疾。《痎疟论疏》柴胡加细辛汤，为本方加少阴专药细辛，用于少阴痎疟。《增补内经拾遗方论》卷3引《官邸便方》柴平汤，即本方合平胃散，以燥湿行气，善治由夏暑所致痎疟。其后《医方考》、《医宗金鉴》分别将柴平汤用于湿疟。而《医方集解》则以之治疗春嗽。《医学入门》卷4柴陈汤，为本方合二陈汤，以燥湿化痰，主治痰气胸胁不利及痰疟。《慈航集》卷下小柴胡加香薷汤，系本方去姜、枣加香薷、藿香、青蒿，以清暑透热，用于暑疟初病，先伏热于内，寒暑伏于外，但热不寒，里实不泻，必无汗，烦渴而呕，肌肉消烁。《明医指掌》卷4柴胡白虎汤，即本方加石膏、知母清热泻火生津，对于暑疟自汗烦渴或伤暑发疟，但热不寒较为适宜。《万氏女科》卷2柴胡知母汤，为本方减温燥之半夏，加知母、当归、白芍以养血润燥，健脾益气，专治孕妇病疟。《医学衷中参西录》上册加味小柴胡汤，为本方加常山、鳖甲、草果、酒曲，以截疟养阴，善治久疟不愈，脉弦而无力。小柴胡汤通过加减尚可治疗其他多种疾患，其中《伤寒大白》卷2小柴胡汤，为本方去益气和胃之人参、大枣、生姜，加平肝疏肝止眩的天麻、川芎、陈皮，主治少阳眩晕症，寒热，呕而口苦，头眩，脉弦数。《成方切用》卷5柴胡桔梗汤，系本方加宣肺止咳化痰的桔梗，专治春嗽。《此事难知》小柴胡加防风汤，即本方加祛风止痉的防风，用于少阳风痉，汗下后不解，乍静乍躁，目直视，口噤，往来寒热，脉弦者。至于《丹溪心法附余》卷1柴苓汤，系本方去大枣合五苓汤，以利水渗湿，其运用范围经后世医家不断扩充较为广泛。例如：伤寒、温热病、伤暑、疟疾、痢疾等，邪在半表半里，症见发热，或寒热往来，或泄泻，小便不利者，以及小儿麻疹、痘疮、疝气见有上述症状者。除上述外，《吴鞠通医案》柴胡二桂枝一汤，为本方去人参加桂枝、白芍、橘皮、藿香、青蒿，以和解温里，化湿理气，主治中焦虚寒泄泻，六脉俱弦。此为小柴胡汤加减用于寒证的方例。

为了方便患者，当代对小柴胡汤的剂型改制成口服液和冲剂，从另一方面反映了本方的发展。并通过临床和实验观察，张氏认为上述剂型保持了原方固有的功效，疗效可靠（中国中药杂志，1989，5：311）。尤其对感冒高热不退者，其有效率达90%以上。戴氏报道两种制剂均具有抗炎、保肝及增强免疫作用，且基本一致（中草药，1993，3：14）。日本学者小罔文志亦将小柴胡汤改制成冲剂，试治肝炎，获效满意（国外医学·中医中药分册，1989，1：46）。

【疑难阐释】

1. 对于“但见一症便是，不必悉具”的认识 《伤寒论》第101条曾指出：“伤寒中风，有柴胡证，但见一症便是，不必悉具。”“柴胡证”应理解为小柴胡汤的适应证，其在《伤寒论》、《金匮要略》的记载中即多达20条，内涵较为丰富。仲景在《伤寒论》第96条中作了集中的叙述，包括四大主症“往来寒热，胸胁苦满，默默不欲饮食，心烦喜呕”；与七个或然症：“或胸中烦而不呕，或渴，或腹中痛，或胁下痞硬，或心下悸、小便不利，或不渴、身有微热，或咳”。

另有第263条少阳病提纲:“口苦,咽干,目眩”,后世亦视之为本方的主症,特别是目眩。那么,临床运用小柴胡汤时究竟如何掌握?仲景所言“但见一症便是”,就是重要的依据。而这“一症”则是指主症而言,因为或然症是不一定出现的病状,仅供参考,所以不能把主症与或然症一视同仁,临证时若见某一或然症即用小柴胡汤,显然依据不足。前贤在这方面不乏论述,其中尤怡《伤寒贯珠集》卷5云:“少阳之病,但见有寒热往来,胸胁苦满之证,便当以小柴胡汤和解表里为主,所谓伤寒中风,有柴胡证,但见一症便是,不必悉具也。”《医宗金鉴·订正伤寒论注》卷5引郑重光云:“有柴胡证,但见一证便是,不必悉具者,言往来寒热是柴胡证,此外兼见胸胁满硬,心烦喜呕,及诸证中凡有一证者,即是半表半里,故曰‘呕而发热者,小柴胡汤主之’。因柴胡为枢机之剂,风寒不全在表未全入里者,皆可用。故证不必悉具,而方有加减法也。”日本汤本求真《皇汉医学丛书》卷2引刘栋云:“凡柴胡汤证中之往来寒热一症,胸胁苦满一症,默默不欲饮食一症,心烦喜呕一症之四症中,但见一症,即当服柴胡汤,其他各症,不必悉具也。”刘氏的看法符合大多数医家的观点。其实仲景在某些方面已作了说明,如第379条、第149条分别曰:“呕而发热者,小柴胡汤主之”;“伤寒五、六日,呕而发热者,柴胡汤证具”,均提出“呕而发热”。第37条“设胸满胁痛者,与小柴胡汤”;第229条“阳明病,发潮热,大便溏,小便自可,胸胁满不去者,与小柴胡汤”;第230条“阳明病,胁下硬满,不大便而呕,舌上白苔者,可与小柴胡汤”。三条依次指出“胸满胁痛”,“胸胁满不去者”,“胁下硬满”的胸胁症状。第294条“伤寒差以后,更发热,小柴胡汤主之”,是指“发热”。从上述几条可见,所言之证皆在小柴胡汤主症之列,但均“不必悉具”。需要说明的是,对于“但见一症便是”的理解应灵活些,不能简单地用数量概念只看成一个症状,因为“一”是与“悉具”相对而言的,既可以是一个,也可以是两个。例如前述“呕而发热”,“发潮热……胸胁满”都为两症。至于成无已所谓“柴胡证是邪气在表里之间也,或胸中烦而不呕,或渴,或腹中痛,或胁下痞硬,或心下悸、小便不利,或不渴、身有微热,或咳,但见一症,便宜与柴胡汤治之,不必待其证候全具也”(《注解伤寒论》卷3),显然不足为凭。

2. 对于“热入血室”的认识 所谓“血室”,历代医家有几种解释。成无已认为是“冲脉”,谓“人身之血室者,即冲脉是也”(《伤寒明理论》卷3)。理由是“冲为血海”,血海与血室通;柯琴的观点为“肝”,曰“血室者,肝也。肝是藏血之脏,故称血室”(《伤寒来苏集·伤寒论注》卷3);张介宾认为是“子宫”,言:“子宫者,医家以冲任之脉盛于此,则月事以时下,故名血室”(《类经附翼》卷3)。近人多遵此说,因经血从子宫而出之故,且从临床实际看,还是“子宫”为妥。而“热入血室”一证,系妇人感受风寒后,邪气化热内陷血室所致。《伤寒论》中有四条条文加以描述,且在《金匮要略》中又重复出现。其中《伤寒论》第143条与第144条基本概括了其临床表现:“妇人中风,发热恶寒,经水适来,得之七、八日,热除而脉迟身凉,胸胁下满如结胸状,谵语者,为热入血室也。当刺期门,随其实而取之”;“妇人中风,七、八日续得寒热,发作有时,经水适断者,此为热入血室,其血必结,故使如疟状,发作有时,小柴胡汤主之。”由于小柴胡汤能使陷入血室的热邪外透内清,针对妇女经期体质虚弱的具体情况,又有扶正之功,所以被仲景列为治疗热入血室证的主方。恰如《刘奉五妇科经验》所说:“给邪找出路,使之能以透达外出是当务之急。足厥阴肝经绕阴器,在血室的外围,从厥阴肝经入手,可透达血室的邪热。又因肝胆互为表里,所以治厥阴必须治少阳,从少阳以解厥阴之邪热。一方面清透内陷之邪,清解内陷之热,清透兼施;另一方面,也要照顾到正气,使之能够鼓邪外出。”后世医家常加桃仁、红花、生地黄、牡丹皮等活血凉血之品,以增其疗效。

3. 关于服用本方后是否会发汗的问题 少阳证经服小柴胡汤后,一般不经汗出而病解，但亦有服药后得汗而解者。本方并非发汗之剂，乃因“与小柴胡汤，上焦得通，津液得下，胃气内和，身濈然汗出而解”（《伤寒论》）。若少阳证误用攻下之剂损伤正气，或患者素体正气不足，柴胡证不罢者，复与本方，可以见到先恶寒，后发热，然后汗出的“战汗”现象，所谓“必蒸蒸而振，却发热汗出而解”（《伤寒论》），也属正常现象。

4. 对用法中“去滓，再煎”的认识　小柴胡汤的配伍特点为和里解表，祛邪扶正，主治少阳半表半里证，去滓再煎的目的，其药性调和，作用和缓而持久。且去滓再煎可浓缩药液，以便减少药量，则能减轻药液对胃的刺激，对于呕吐患者来说，去滓再煎法尤为适宜。

5. 关于本方药物用量　小柴胡汤原方柴胡用半斤为君药，黄芩用三两为臣药，二者相比，黄芩之用量不及柴胡之半。运用本方时，一般应按小柴胡汤原方柴、芩用量的比例，并据具体证情适当增减。特别是治疗往来寒热时，一定要重用柴胡，方能退其寒热。若无寒热往来之症，仅有“胸胁苦满”或“口苦咽干”，则柴胡剂量自可适当减少。但黄芩剂量总不宜超过柴胡。又原方半夏剂量为半升，因患者“喜呕”，半夏能降逆止呕，故重用之。《金匮要略》云：“呕而发热者，小柴胡汤主之。”亦正因为症见“呕而发热”，故必须重用半夏与柴胡。

【方论选录】

1. 成无己：“伤寒邪气在表者，必渍形以为汗；邪气在里者，必荡涤以为利；其于不外不内，半表半里，既非发汗之所宜，又非吐下之所对，是当和解则可矣。小柴胡汤为和解表里之剂也。柴胡味苦平微寒，黄芩味苦寒。《内经》曰：热淫于内，以苦发之。邪在半表半里，则半成热矣，热气内传，攻之不可，则迎而夺之，必先散热，是以苦寒为主，故以柴胡为君，黄芩为臣，以成彻热发表之剂。人参味甘温，甘草味甘平。邪气传里，则里气不治，甘以缓之，是以甘物为之助，故用人参、甘草为佐，以扶正气而复之也。半夏味辛微温，邪初入里，则里气逆，辛以散之，是以辛物为之助，故以半夏为佐，以顺逆气而散邪也。里气平正，则邪气不得深入，是以三味佐柴胡以和里。生姜味辛温，大枣味甘温。《内经》曰：辛甘发散为阳。表邪未已，迤逦内传，既未作实，宜当两解，其在外者，必以辛甘之物发散，故生姜、大枣为使，辅柴胡以和表。七物相合，两解之剂当矣。”（《伤寒明理论》卷4）。

2. 吴昆：“邪在表则恶寒，邪在里则发热，邪在半表半里，则恶寒且热，故令寒热往来。少阳之脉行于两胁，故令胁痛；其经属于胆，胆汁上溢，故口苦。胆者，肝之府，在五行为木，有垂枝之象，故脉弦。柴胡性辛温，辛者金之味，故用之以平木，温者春之气，故就之以入少阳；黄芩质枯而味苦，枯则能浮，苦则能降，君以柴胡，以入少阳矣；然邪之伤人，常乘其虚，用人参、甘草者，欲中气不虚，邪不得传入里耳！是以中气不虚之人，虽有柴胡证俱，而人参在可去也；邪初入里，里气逆而烦呕，故用半夏之辛以除呕逆；邪半在表，则荣卫争，故用姜、枣之辛甘以和荣卫。”（《医方考》卷1）

3. 程应旄：“方中柴胡以疏木，使半表之邪得从外宣；黄芩清火，使半里之邪得从内彻；半夏能开结痰，豁浊气以还清；人参能补久虚，滋肺金以融木；甘草和之，而更加姜、枣助少阳生发之气，使邪无内向也。”（录自《古今名医方论》卷3）

4. 柯琴：“此为少阳枢机之剂，和解表里之总方也。少阳之气游行三焦，而司一身腠理之开合。血弱气虚，腠理开发，邪气因入与正气相搏，邪正分争，故往来寒热。与伤寒头痛发热而脉弦细、中风两无关者，皆是虚火游行于半表，故取柴胡之轻清微苦微寒者以解表邪，即以人参之微甘微温者，预补其正气，使里气和而外邪勿得入也。其口苦咽干、目眩目赤、头汗心烦、舌苔等症，皆虚火游行于半里，故用黄芩之苦寒以清之，即用甘、枣之甘以缓之，亦以提防三阴之受邪也。太阳伤寒则呕逆，中风则干呕，此欲呕者，邪正相搏于半里，故欲呕而不逆。胁居一身之半，为少阳之枢，邪结于胁，则枢机不利，所以胸胁苦满，默默不欲食也。引用姜、半之辛散，一以佐柴、芩而逐邪，一以行甘、枣之泥滞。可以止呕者，即可以泻满矣”（《伤寒来苏集·伤寒附翼》卷下）。

5. 汪昂：“此足少阳药也。胆为清净之腑，无出无入，其经在半表半里，不可汗吐下，法宜和解。邪入本经，乃由表而将至里，当彻热发表，迎而夺之，勿令传太阴。柴胡味苦微寒，少阳主药，以升阳达表为君。黄芩苦寒，以养阴退热为臣。半夏辛温，能健脾和胃以散逆气而止呕，人参、甘草以补正气而和中，使邪不得复传入里为佐。邪在半表半里，则营卫争，故用姜、枣之辛甘以和营卫，为使也。”（《医方集解·和解之剂》）

6. 徐大椿：“此汤除大枣共二十八两，较今秤亦五两三钱零，虽分三服已为重剂。盖少阳介于两阳之间，须兼顾三经，故药不宜轻。去渣再煎者，此方乃和解之剂，再煎则药性和合，能使经气相融，不复往来出入。古圣不但用药之妙，其煎法俱有精义。”（《伤寒论类方》）

7. 尤怡：“胸中烦而不呕者，邪聚于膈而不上逆也，热聚则不得以甘补，不逆则不必以辛散，故去人参、半夏而加栝蒌实之寒，以除热而荡实也。渴者，木火内烦而津虚气燥也，故去半夏之温燥，而加人参之甘润、栝蒌根之凉苦，以彻热而生津也。腹中痛者，木邪伤土也，黄芩苦寒，不利脾阳，芍药酸寒，能于土中泻木，祛邪气止腹痛也。胁下痞硬者，邪聚少阳之募，大枣甘能增满，牡蛎咸能软坚，好古云：‘牡蛎以柴胡引之，能去胁下痞也。’心下悸、小便不利者，水饮蓄而不行也。水饮得冷则停，得淡则利，故去黄芩，加茯苓。不渴，外有微热者，里和而表不解也。咳者，肺寒而气逆也，经曰：‘肺苦气上逆，急食酸以收之’。又曰：‘形寒饮冷则伤肺’，故加五味之酸以收逆气，干姜之温以却肺寒，参、枣甘壅，不利于逆；生姜之辛，亦恶其散耳。”（《伤寒贯珠集》卷5）

8. 秦伯未：“和解，是和其里而解其表。和其里不使邪再内犯，解其表仍使邪从外出，含有安内攘外的意义，目的还在祛邪。所以小柴胡汤用柴胡、黄芩清热透邪，又用人参、甘草和中，佐以半夏、姜、枣止呕而和营卫。这方法不仅用于外感发热，内伤杂证出现不规则的寒热往来，也能用来加减。”（《谦斋医学讲稿》）

9. 王琦：“长期以来，小柴胡汤被当作治疗少阳病的主方，而忽视甚至否认它对治疗太阳、阳明、厥阴等病的作用，这与原著的精神相背离。”“小柴胡汤在《伤寒论》共17条，从分布情况看：①太阳病篇共11条（37、96、97、99、100、101、103、104、144、148、149），包括了小柴胡汤主证、主脉，乃至加减、禁忌等，且在太阳病中反复应用次数最多。②阳明病篇3条（229、230、231），分别指出小柴胡汤治疗阳明病的潮热、便溏、胸胁满、不大便而呕及阳明中风黄疸等证。③少阳病篇1条（266），点出‘本太阳病，不解，转入少阳’，即在太阳病未愈的情况下转入少阳而见小柴胡汤证者。若属少阳无柴胡汤证当不可用。④厥阴病篇1条（379），指出呕而发热用小柴胡汤。⑤辨阴阳易差后劳复病1条（394），治‘伤寒差后，更发热’。从分布情况表明，无论病属太阳、阳明、少阳、厥阴，只要具有柴胡汤的适应证即可用小柴胡汤，而不是少阳病专用方。”“从方剂的作用分析，并非专治少阳经，而是清解表里（104条指出‘先宜服小柴胡汤以解外’），疏利肝胆，调和脾胃，调达上下（230条指出‘上焦得通，津液得下，胃气因和，身濈然汗出而解’）。方中既有柴胡疏解，又有黄芩清热，半夏、生姜降逆止呕，人参、大枣、甘草、生姜调中，共成解表和里、扶正祛邪之方。”（《伤寒论讲解》）

【评议】以上方论对小柴胡汤主治证、配伍意义的剖析论证，虽角度不同，但各有取义，以助后人全面理解。成无己在《伤寒明理论》中率先针对本方证发病部位“不外不内，半表半里”，提出“当和解之”，最早将小柴胡汤列为“和解表里之剂”。这一观点颇具影响，后世医家大多遵此。柯琴对本方的评价甚为精辟："此为少阳枢机之剂，和解表里之总方也。"今人秦伯未解释"和解"一词，可谓通晓透彻："是和其里而解其表，和其里不使邪再内犯，解其表仍使邪从外出，含有安内攘外的意义，目的还在祛邪。"关于小柴胡汤的方义，成氏言其"柴胡为君，黄芩为臣，以成彻热发表之剂"，而佐使药的规定虽与目前《方剂学》教材及本书的看法略有出入，但对其在方中配伍意义的认识基本一致。至于吴昆论本方时称"柴胡性辛温，辛者金之味，故用之以平木；温者春之气，故就之以入少阳"，说理虽通，但与《神农本草经》和《名医别录》所述柴胡之性味（味苦平微寒）不符。柴胡升阳，为历代医家所公认，独吴氏称其"平木"，视柴胡似为重镇之品，此与柴胡升阳之功正相反，故吴氏的柴胡"辛温"与"平木"之说似不可从。又汪昂认为黄芩养阴清热，其"养阴"看法依据不足，与以往"清热燥湿，泻火解毒"等功用的描述不一致，亦是不可取的。徐大椿着重探讨了小柴胡汤的用量、用法，指出本方"为重剂"，"其煎法具有精义"，可谓切中肯綮。《伤寒论》中小柴胡汤加减有 7 条之多，有是证即用是药。仲景出证候而不言其理，尤怡的分析丝丝入扣，清楚明了。除上述外，需要强调的是：近人王琦对小柴胡汤系治疗少阳病的主方的观点提出质疑，认为无论病属太阳、阳明、少阳、厥阴，只要具有小柴胡汤的适应证即可用之，而不是少阳病专用方。文中结合条文、方剂作用加以研讨，见解独到，给人以启迪。

【验案举例】

1. 热入血室　《三湘医粹·医话》：有刘谊者，其妻患感证旬日。午后寒热如疟，昼日神清，夜则谵语，迭延数医，方药杂投，未获寸效，举家惶然。继延刘谷人诊之。刘公闻其状，即言此证必由经水适来而得，问之果然。遂作热入血室治，用小柴胡汤原方，服 3 剂，其证霍然。

2. 产后郁冒　《桐山济生录》：某女，28 岁。产后已 13 天，系足月顺产。产后几日洗浴后，但觉头晕，头部汗出甚多，呕逆欲吐，纳食则不能下，急延医诊治，用生化汤、生脉散、浮小麦、麻黄根、煅牡蛎等罔效。诊见面色无华，头昏，头汗甚多，齐颈而止，呕逆欲吐，纳呆，大便 5 日未行，腹微胀，小便短少，口干微饮，心烦不安，寐差，乳汁减少，恶露未净，卧床忌起，初则汗出淋漓，头昏冒及呕逆加剧，腹不疼痛，舌质淡红，苔白微燥，脉象微弱。此属产后郁冒之证。由外闭内郁，下虚上冒而致。治以小柴胡汤加益母草。1 剂汗出微微，脉象更弱，知产后气血亏虚，遂以原方再加大党参至 30g。再 1 剂头汗全消，头晕亦撤，不呕能食，二便通，恶露净。

3. 颈部结核　《金匮方百家医案评议》：某女，64 岁，退休工人。1987 年 8 月 10 日诊。患者右侧颈部结核已半月，如 2 分钱币大，左关脉弦，舌苔黄腻。此属少阳气郁，痰火凝聚。治宜小柴胡汤加减，清少阳，化痰火，散郁结。投小柴胡汤去参、草、姜、枣之温补，加天花粉、牛蒡子、大贝母、牡蛎、赤芍、丹皮、连翘、夏枯草、小青皮。连服 14 剂，颈部结核全消。

4. 发热　《方剂心得十讲》：某女，成年。2 月前因感冒发热服药，热退后即上班，二三天后下午仍发热，且症状愈多，经诊治无效。就诊时主诉胸胁胀满，胃脘堵闷，食欲不振，口苦耳鸣，下午低热，有时恶心，二便正常，月经正常，苔薄白，脉右滑弦，左弦。西医诊为低热待查。作者认为属少阳证，治以和解少阳法，用小柴胡汤加减：柴胡 12g，黄芩 10g，半夏 10g，生姜 3 片，炙甘草 3g，枳壳 10g，枳实 10g，栝蒌 30g，川连 5g，桔梗 6g，水煎服。进 5 剂病去大半。再以上方去枳实，加陈皮 10g，生麦芽 10g，香稻芽 10g，又进 4 剂而痊愈。

某男，中年。主诉反复高热近 2 年。每次复发先发冷，继发热，并咳吐血痰，体温高达 39℃以上，持续 3～4 天或 1 周，用抗生素治疗 2～3 天，即可退热。但过 7～10 天仍发作如前。经多次心肺多种检查未见异常，亦未治愈。本次就诊，已是发作后的第六七天，自觉又要发作，腹部无积聚，舌诊均无异常，脉弦。诊为少阳郁热证，采用和解少阳、清热凉血法。选小柴胡汤加减：柴胡 22g，黄芩 12g，半夏 9g，党参 12g，地骨皮 12g，青蒿 12g，白薇 12g，生地 12g，白及 9g，水煎服，初诊投 3 剂。二诊时情况良好，但距上次发作 10 余天一直未发作，脉弦已退。仍投上方，减柴胡为 12g，再服 3 剂，病已告愈，未再发作，已正常上班，精神健旺。

按语：案 1 热入血室，乃言外感之热邪，乘行经之虚入于血室也。血室内属于肝，肝胆互为表里，故热入血室，出现寒热如疟的少阳证。热扰血分，血属阴，夜暮亦属阴，故昼日神清，夜则谵语。小柴胡汤能使热邪之陷于血室者，升发而出之。热邪一解，血结自能行通，其病自愈。亦说明了由外感而经水适断者，只要治疗外感，月经亦自恢复正常。案 2 产后郁冒，符合《金匮要略》新产“亡血复汗，寒多，故令郁冒”的记载，虽兼受外邪，而其本则为里虚，故脉象微弱。此时用小柴胡汤解散客邪，调和阴阳，以外邪不可不散，里虚不可不顾也。又因产后恶露未净，加益母草行血祛瘀。复诊重用党参至 30g，以其汗出微微，脉象更弱，党参能益气生血，补充津液，故重用之。案 3 结核生于颈部，颈部乃少阳经脉循行之地，再据左关脉弦，舌苔黄腻，乃少阳气郁痰凝为患。以其属实属热，故用小柴胡汤去参、草、姜、枣，加入清热凉血、化痰散结之品。药虽平淡，方却中病，故服后颈部结核全消。说明分清脏腑经络，乃辨证论治的重要环节。案 4 两例发热，虽有高、低之别，但均用小柴胡汤收效。不同的是前者系感冒未愈，传入少阳，又添气滞，选本方减补益之品，加理气散结药物，先后服药 9 剂而告愈；后者患病虽久，但据其每次复发时多先冷后热表现，认为是小柴胡证特点，属少阳郁热。亦取本方重用柴胡，增清透养阴之品，药仅 6 剂，则邪去正安。

【临床报道】

一、内科

1. 咳嗽　用小柴胡汤加减治疗感冒后咳嗽不愈 46 例，其中寒痰夹饮型 5 例、痰热型 15 例、燥热型 16 例、阴虚型 10 例。寒痰夹饮者加干姜，细辛，五味子；痰热者加全瓜蒌、浙贝母、胆南星、桃仁、杏仁；燥热者加川贝母、生石膏、南北沙参、天麦冬；阴虚者加麦冬、五味子、生地黄、白芍、枸杞子；若咳而上气或痰多者，加苏子、莱菔子、葶苈子。服药一周。结果：治愈(一周内咳嗽消失，短期内未复发者)35 例，有效(服药后咳嗽减轻)7 例，无效(咳嗽未减而改用他药治疗者)4 例，总有效率为 91.3%[1]。另以小柴胡汤加减(柴胡、黄芩、半夏、细辛、五味子、生姜或干姜、杏仁、枳壳、甘草)治疗郁火咳嗽 50 例，治愈 44 例，占 88%；好转 6 例，占 12%。总有效率为 100%[2]。

2. 胆汁反流性胃炎　用小柴胡汤原方治疗 86 例，并设对照组 69 例口服硫糖铝片，4～6 周为 1 个疗程，1 个疗程后胃镜复查，评定疗效。结果：治疗组治愈(临床症状消失，胃镜复查胃黏膜像正常，胆汁反流消失)53 例，有效(临床症状好转，胃镜复查胃黏膜像基本正常或有所好转，胆汁反流减少)26 例，无效(临床症状有所好转或无好转，胃镜复查胃黏膜像和胆汁反流无改善或加重)7 例，总有效率为 91.86%；对照组治愈 18 例，有效 28 例，无效 23 例，总有效率为 66.67%[3]。另以小柴胡汤加减治疗原发性胆汁反流性胃炎 155 例，并设对照组 92 例予多潘立酮片。治疗组以小柴胡汤加黄芪等为基本方。兼痰湿内阻者，加陈皮、茯苓；兼肝胃气滞者，加枳壳、木香；兼饮食停滞者，加神曲、麦芽；兼胃阴不足者，加麦门冬、石斛。疗程 4 周，结果：治疗组治愈率为 31.9%，显效率为 37.8%，有效率为 23.1%，总有效率为 92.8%。对照组治愈率为 13.1%，显效率为 20.2%，有效率为 33.2%，总有效率为

66.5%。两组比较差异显著($P<0.05$)[4]。

3. 慢性胃炎　用小柴胡汤治疗慢性胃炎 70 例。胃热反酸，去党参，加黄连、吴茱萸；肝胃不和，加用郁金、香附；腹胀甚，加佛手、玫瑰花等。1 个月为 1 个疗程。疗程视病情而定，轻度服药 1～1.5 个疗程，中、重度服药 2～3 个疗程。结果：慢性浅表性胃炎 9 例治愈，3 例显效，2 例有效，1 例无效；慢性浅表萎缩性胃炎 16 例治愈，8 例显效，7 例有效，4 例无效；慢性萎缩性胃炎 6 例治愈，6 例显效，8 例有效，5 例无效；合计总有效率为 97.1%[5]。另用小柴胡汤为主治疗慢性萎缩性胃炎 86 例，脾胃热盛型可加用枳实、栀子；脾胃虚寒型去黄芩，生姜改用干姜，加白术、茯苓、白芍；肝胃不和型加用郁金、香附；睡眠不好加酸枣仁。14 天为 1 个疗程，治疗 2～3 个疗程后评定疗效。结果：治愈（治疗后症状基本消失，3 个月内无复发，饮食正常）42 例，占 48.84%；好转（症状缓解，偶有轻微症状出现，3 个月内基本稳定）33 例，占 38.37%；无效（症状无明显改善，或略有好转，但 3 个月内仍有发作）11 例，占 12.79%。其中脾胃热盛型总有效率为 95.00%，脾胃虚寒型总有效率为 81.25%，肝胃不和型总有效率为 88.24%[6]。

4. 厌食症　以小柴胡汤为基本方，兼肝郁气滞甚者加郁金、制香附；夹湿阻者加藿香梗、川厚朴；兼食滞者加鸡内金、谷麦芽；兼脾虚不运者加白术、怀山药、茯苓，治疗厌食症 80 例。经 10 天治疗后，好转（食欲比治前增加 1 倍或与原来食量接近）58 例，有效（食欲较前改善）15 例，无效（食欲无改善或加重）7 例，总有效率为 91%[7]。

5. 慢性乙型肝炎肝纤维化　用小柴胡汤浓缩煎剂治疗 40 例，另设对照组 36 例口服大黄䗪虫丸，疗程均为 3 个月。结果：治疗组 HBsAg 阴转率 0(0 例)，HBeAg 阴转率 52%(21 例)，抗-HBe 阴转率 42%(17 例)，HBV-DNA 阴转率 40%(16 例)。对照组 HBsAg 阴转率 0(0 例)，HBeAg 阴转率 25%(9 例)，抗-HBe 阴转率 17%(6 例)，HBV-DNA 阴转率 14%(5 例)，治疗组优于对照组。治疗组肝功能和血清肝纤维化指标均有明显改善($P<0.01$ 或 $P<0.05$)，对乙肝病毒的清除作用也优于对照组[8]。另用阿德福韦酯联合小柴胡片治疗乙肝肝纤维化 60 例，对照组仅服阿德福韦酯。疗程为 12 个月。结果：联合治疗组 HBV-DNA 阴转率明显高于对照组，而 HBeAg 的阴转率 2 组无明显差别；联合治疗组肝功能和肝纤维化的各项指标的改善程度均明显优于对照组($P<0.01$)。可见小柴胡汤有显著的抗肝纤维化作用[9]。

6. 慢性胆囊炎　采用金郁小柴胡汤（柴胡、厚朴、半夏、甘草、郁金、党参、牡丹皮、白芍、薏苡仁、金钱草等）治疗本病 45 例，并设对照组 30 例口服消炎利胆片，2 组均以 2 周为 1 个疗程，3 个疗程后统计疗效。结果：治疗组临床治愈 21 例，有效 18 例，无效 6 例，总有效率为 86.7%；对照组临床治愈 7 例，有效 16 例，无效 7 例，总有效率为 76.6%。两组差别有显著性意义[10]。

7. 发热　用小柴胡汤治疗晚期肝癌发热 25 例。对照组 25 例采用肌注小柴胡注射液。1 个疗程 5 天。结果：治疗组显效（用药后 5 天内体温降至正常，观察 3 天无回升）9 例，有效（体温降低，但未恢复正常，停药后能稳定）13 例，无效（体温未能控制，或用药时降低，停药后又回升到用药前）3 例，总有效率为 88%。对照组显效 2 例，有效 15 例，无效 8 例，总有效率为 68%[11]。用小柴胡汤治疗肿瘤晚期非感染性发热 25 例，其中肝癌 9 例，肺癌 13 例，胰腺癌 2 例，胃癌 1 例。吲哚美辛对照组 25 例，其中肝癌 12 例，肺癌 10 例，结肠癌 1 例，精原细胞癌 1 例，睾丸胚胎癌 1 例。治疗组以小柴胡汤为主方，肺癌加地骨皮，肝癌加牡丹皮、焦栀子，有效率为 88%，平均退热时间为 3.5 天。在热退的同时，患者原有的和化疗后出现的消化道症状及精神状况均有显著改善。而吲哚美辛对照组有效率为72%，平均起效时间为3.7天[12]。另用小柴胡汤加减（柴胡、黄芩、连翘、法半夏、鱼腥草、板蓝根、葛根、车前子、生石膏、甘草）治疗外感高热62例，体温39～39.5℃者生石膏予30g，39.6～39.9℃者生石膏予45g，40℃以上生石膏予60g；细菌感染性高热者加败酱草、蒲公英；病毒感染性高热者加蚤休、金银花；伴咳嗽加苇茎汤；伴泌尿系感染者加导赤散。结果：62例中经1天治愈39例（62.9%），经2天治愈12例（19.35%），好转11例（17.75%），全部有效[13]。

8. 糖尿病　用小柴胡汤加减（柴胡、黄芩、玄参、生或炒白术、枳实、知母、生或炒山楂、生或炙首乌、五味子、鸡内金、苍术、败酱草、蒲公英、甘草等）合二甲双胍治疗2型糖尿病60例。口干舌燥偏盛者加生地黄、马齿苋；烦渴多饮者加生石膏、茯苓；多食易饥偏盛者加胡黄连、栀子、竹茹；肾虚尿频者加黄精；倦怠乏力较甚者加太子参、黄芪；糖尿病舌底脉络紫暗迂曲者加生水蛭。并设对照组（预混型诺和灵30R人胰岛素）60例，两组病例均在适当饮食控制和运动的基础上进行观察治疗，疗程均为60天。结果：治疗组显效36例，有效24例，总有效率为100.0%；对照组60例，显效22例，有效30例，无效8例，总有效率为86.7%。治疗组总有效率优于对照组（$P<0.01$）[14]。

9. 慢性疲劳综合征　用小柴胡汤为基本方治疗128例，头晕目眩明显者加黄芪、天麻、枸杞子、菊花；心悸不宁、失眠多梦者合甘麦大枣汤加朱砂、灯心草、龙骨、炒枣仁；腰背酸痛、下肢麻木者加龟甲、杜仲、牛膝、木瓜；伴肝气郁结、胸闷喜叹息者，加郁金、香附、玫瑰花；低热反复、烘热汗出者加青蒿、炙鳖甲、黑大豆、五味子；舌苔厚腻、纳谷不香者，加佩兰、薏苡仁、谷麦芽、鸡内金；舌红口干者，加天麦冬、石斛、制玉竹；心烦易怒，肝火上炎者加牡丹皮、黑山栀。其中，自觉症状消失，情绪稳定者60例，占62.5%；自觉症状明显好转，偶有反复，继续服药可以缓解者29例，占22.5%；自觉症状无明显改善者19例，占15%。总有效率为85%。服药时间最短7天，最长2个月[15]。另用小柴胡汤加味治疗37例，并设西医对照组35例予维生素C、复合维生素B，两组均以3周为1个疗程。结果：两组总有效率分别为83.78%、31.42%，两组间显效率、有效率比较均有极显著性差异（$P<0.01$）。治疗组疗效明显优于对照组[16]。

10. 桥本甲状腺炎　用小柴胡汤为主治疗50例，上呼吸道感染加蒲公英、连翘、赤芍；紧张、劳累诱发加黄芪、白术；生气着急诱发加木香、厚朴、枳壳。观察2疗程6个月。治愈16例，占32%；显效17例，占34%；好转8例，占16%；无效9例，占18%；总有效率为84%[17]。

11. 恙虫病　用小柴胡汤加味（柴胡、黄芩、半夏、党参、黄连、连翘、夏枯草、大黄、羌活、独活、草豆蔻、青蒿、大枣、生姜）治疗60例。结果：痊愈（服药3～9剂，临床症状消失，体温降至正常）51例，有效（服药3～9剂，体温降至正常，症状明显好转）9例[18]。

12. 血证　用小柴胡汤加减治疗115例，其中脑出血8例，眼出血22例，耳出血2例，皮下瘀斑3例，鼻出血34例，口舌出血9例，皮肤出血2例，小便出血10例，大便出血18例，阴道出血6例，胃出血1例。中医诊断为外感导致出血者73例，火盛导致出血者24例，气虚导致出血者12例，血虚导致出血者6例。由外感风寒传入半表半里者，加荆芥、防风；外感风热传入半表半里者，加桑叶、枇杷叶；肝火上逆者，加龙胆；肝逆犯胃，气郁化火者，加生石膏、焦山栀；肝肾阴亏，肝火上亢者，加生地黄、牡丹皮；邪热犯及营血者，加紫草、生地黄；脉沉紧者，加附子；胃溃疡者，加海螵蛸；脉弦细无力者，加当归；气血两虚者，倍用党参、红枣；胃肠湿浊者，加藿香；痔疮者，加木棉花。服药最少2剂，最多50剂。结果：76例显效

（临床症状基本缓解，出血消失）；34 例有效（临床症状好转，出血基本消失）；5 例无效（临床症状无变化，出血未止）。总有效率为 95.7%[19]。

13. 中风后抑郁症　用小柴胡汤治疗 58 例，并设对照组 40 例口服百忧解。治疗 60 天。全部病例均以汉密顿抑郁量表 17 项版本作为评分标准。结果：治疗组 31 例显效，22 例有效，5 例无效，总有效率为 91.38%；对照组 17 例显效，11 例有效，12 例无效，总有效率为 70.00%。与对照组比较，$P<0.05$[20]。

二、妇科

1. 妊娠呕吐　用小柴胡汤原方治疗妊娠剧吐 10 例，服 1 剂后即减轻，3 剂后即停止，所有病例均获痊愈[21]。

2. 乳腺增生　用小柴胡汤加味（柴胡、党参、昆布、海藻、连翘、浙贝母、陈皮、当归、川楝子、黄芩、半夏、夏枯草、蒲公英、全瓜蒌、牡蛎）治疗 376 例；并设对照组 202 例予乳癖消片。所有病例均符合乳腺囊性增生的诊断标准，并经红外线或彩超证实。两组均治疗 28～70 天。结果：治疗组乳房疼痛消失或减轻时间 7～60 天，平均 24.8 天；肿块缩小或消失时间 14～90 天，平均 48.2 天。两组总有效率比较，治疗组优于对照组（85.1%、70.8%，$P<0.01$）[22]。另用小柴胡汤加减（柴胡、黄芩、半夏、党参、生牡蛎、浙贝母、路路通、三棱、莪术、夏枯草、皂刺、生姜）治疗 50 例。结果：乳核及疼痛消失者 34 例，乳核数目及大小减少 1/2 以上，疼痛明显减轻 10 例，症状、体征无明显变化者 6 例[23]。

3. 产后发热　对 38 例经西药对症治疗无效的产后发热患者，采用小柴胡汤加减（柴胡、黄芩、党参、半夏、当归、桃仁、川芎、益母草、生甘草）治疗，体温均恢复正常，其中体温 3 天内恢复正常 15 例，5 天内恢复正常 17 例，1 周内恢复正常 6 例[24]。

4. 经行发热　用小柴胡汤为主方治疗 18 例，若气血亏虚者加黄芪、当归头、白术、茯苓、白芍；血热者加生地黄、地骨皮、黄柏、牡丹皮、白芍、玄参、栀子；肝肾阴虚者加熟地黄、山茱肉、杜仲、牡丹皮、玄参、麦冬、天冬。治疗 3 个月后，治愈（连续 3 个月无经行发热）12 例，好转（有低热但全身症状减轻）4 例，无效（症状无明显改变）2 例[25]。

三、儿科

腮腺炎　用加味小柴胡汤（柴胡、黄芩、板蓝根、大青叶、玄参、甘草、生姜、射干、陈皮、大枣）治疗小儿腮腺炎 140 例，其中一侧腮腺肿大者 93 例，双侧腮腺肿大者 47 例，就诊时均有发热，体温最高者 39.6℃，最低者 38.2℃，伴有头痛者 22 例，合并睾丸肿痛者 10 例。加减：睾丸肿痛者加黄连、金银花、炒川楝子；头痛者加菊花、决明子、大黄；高热、烦躁、口渴者加生石膏。结果：140 例全部治愈（临床症状、体征消失，实验室检查恢复正常）。疗程最短者 3 天，最长者 7 天，平均 5 天[26]。

四、五官科

鼻窦炎　用小柴胡汤加减治疗 102 例，所有病例皆经鼻窦 X 线摄片示有炎症。若两侧头痛甚者加川芎；额部痛剧者加白芷、葛根；鼻塞甚者加苍耳子、鹅不食草；流黄色浊涕者加金银花、蒲公英。10 天为 1 个疗程。结果：临床治愈 90 例，好转 11 例，无效 1 例。有效率为 99.02%[27]。

五、皮肤科

慢性荨麻疹　应用加味小柴胡汤（柴胡、制半夏、黄芩、生姜、大枣、党参、荆芥、防风、白鲜皮、蝉蜕、土茯苓、白术、当归、甘草）治疗慢性顽固性荨麻疹 36 例。遇冷空气、冷水突然加重者加桂枝、地肤子；血虚生风者加制首乌、白芍、牡丹皮，去生姜。结果：治愈（临床症状消失，停服药后随访1年以上未见复发者）28例，占78%；显效（服药期间及停药后偶有发作，但临床症状明显好转，随访半年以上未加重者）7例，占19%；无效（服药期间仍有发疹，停药后症状加重）1例，占3%。总有效率为97%。36例中，服药最少者10剂，最多者30剂[28]。

【实验研究】

1. 解热、抗炎作用　小柴胡汤可显著降低腐败甘草浸膏和2,4-二硝基酚所致家兔体温升高[29]，明显降低内毒素致发热模型动物各时间段体温的升高水平（$P<0.05$）[30]。本方口服液可对抗角叉菜胶诱发大鼠踝关节肿胀和醋酸引起小鼠的毛细血管通透性增加[29]。小柴胡汤的抗炎机制是作用于巨噬细胞，在直接抑制花生四烯酸游离的同时，诱导脂类皮质素，从而抑制磷酸酯酶 A_2 的活性，抑制前列腺素、白细胞三烯的产生而发挥抗炎作用[31]。

2. 抗菌、抗病毒作用　用100mg/kg小柴胡汤给小鼠（ICR），6小时和4日后分别在腹腔或静脉以绿脓杆菌和李司忒细胞感染。结果表明，小柴胡汤具有显著的抗菌作用[32,33]。小柴胡汤可明显降低肺炎链球菌感染模型动物死亡的发生率（由93.3%降至26.7%）[30]。不同剂量的小柴胡汤对鸭乙肝病毒（DHBV）的复制均有一定的抑制作用，而以20倍剂量组的抑制作用最佳；方中不同的药物对DBHV均有一定的抑制作用，而全方作用较半方及单味柴胡为优，显示了复方的优势[34]。

3. 对免疫功能的影响　①对免疫淋巴细胞的作用。小柴胡汤对促细胞分裂素活性、多克隆B细胞均有诱导作用。能促进B细胞成熟，并促进机体产生抗体[35]。以T细胞集落为指标，发现小柴胡汤对T细胞集落形成功能有增强作用，经拆方研究表明，这种作用不是以柴胡为主体，而是有人参、生姜和半夏的一部分[36]。注射环磷酰胺建立免疫抑制小鼠模型，同时给予小柴胡汤。结果，给予小柴胡汤的正常小鼠T淋巴细胞增殖能力提高，TH1和TH2型细胞因子产生也有所增加，但与正常组比较没有显著差异。与免疫抑制小鼠相比较，给予小柴胡汤的免疫抑制小鼠的T淋巴细胞增殖能力及TH1和TH2型细胞因子的产生均明显增加[37]。②对巨噬细胞功能的影响。小鼠腹腔注射小柴胡汤提取物，12小时后腹腔多核细胞增加，4日后淋巴细胞和巨噬细胞增加[35]。小柴胡汤作用的主要靶细胞是巨噬细胞，并使其产生淋巴细胞活性因子（IL-1）和促进巨噬细胞清除碳粒的作用[38]。③其他。在直接作用于巨噬细胞发挥免疫作用的同时，本方还间接作用于枯否细胞，使雌二醇受体量增加而发挥免疫激活作用[39]。以伯氏疟原虫感染小鼠为实验模型研究小柴胡汤的免疫学作用。结果表明：小柴胡汤可显著提高疟疾小鼠的体液免疫、非特异性免疫、红细胞免疫的能力。对ConA诱导的淋巴母细胞转化有显著的免疫抑制作用[40]。

4. 对肝胆系统的作用　①对实验性肝损伤的保护作用。小柴胡汤有效成分柴胡皂苷能抑制D-半乳糖胺、四氯化碳及异氰酸α-茶酯所致的实验性肝损害，该方的抗肝炎作用，与柴胡皂苷作用于细胞实质和免疫活性细胞，通过非特异性地保护细胞膜，从而抑制肝炎的发病及发展有关[41]。小柴胡汤对二氯化二甲联吡啶（PQ）肝损害，可抑制GOT的逸出和肝切片中LPO的增高，并和浓度有关，也可抑制组织学的变化，说明小柴胡汤对PQ肝损害有抑制作用，对PQ引起的肝微粒体的脂质过氧化反应所引起的 O^{2-} 有消除作用，小柴胡汤的 O^{2-} 消除作用是抑制PQ肝损害的机制之一[42]。在喂养添加0.1%乙硫氨酸的缺乏胆碱饲料制作大鼠肝损害的同时投予小柴胡汤，可抑制肝损害进展和增加肝组织血流量[43]。小柴胡冲剂对乙酰氨基酚诱导小鼠肝损伤具有保护作用，可通过升高肝内高谷胱甘肽（GSH）水平显著地降低对乙酰氨基酚肝脏毒性，且具一定的剂量依赖关系[44]。②对肝细胞再生能力的影响。对切除部分肝脏小鼠给予小柴胡汤，结果实验组小鼠肝重量及肝蛋白的RNA和

DNA 含量较对照组显著上升，认为小柴胡汤能刺激肝细胞的再生[45]。通过测定胸腺激酶（TK）与 DNA 及肝损伤时血浆中的各种酶，表明小柴胡汤在促进肝再生的同时，有抑制肝损伤的作用，且有延长细胞周期 G1 期的作用[46]。

5. 对胃肠道的影响 大鼠口服本方可抑制胃酸分泌，并可抑制用水浸刺激引起的大鼠胃溃疡[47]。能松弛豚鼠离体回肠平滑肌，有明显的抗乙酰胆碱、抗钡、抗组胺作用[48]。亦有报道表明，本方对动物离体肠管蠕动有增强作用，且此作用不被阿托品所对抗[49]。用牛黄胆酸钠和碱性上部小肠液造成大鼠胃黏膜急性炎症和弹簧机械性使大鼠幽门括约肌持续扩张造成慢性反流性胃炎模型，观察小柴胡汤对上述实验性胃黏膜损伤的作用，结果表明，本方对上述胃黏膜损伤有明显的抑制作用[50]。

6. 抗纤维化作用 给雄性大鼠胰管内注射含三硝基苯磺酸（TNBS）的乙醇 PBS 以诱发慢性胰腺炎，每日喂食小柴胡汤，持续 8 周，其余各组不作处理。结果，TNBS 诱导 4 周后，治疗组胰腺纤维化程度和腺体破坏程度均显著低于非治疗组（$P<0.001$），治疗时间越长，作用越明显；同时胰腺组织内超氧化物歧化酶（SOD）、谷胱甘肽过氧化物酶（GSH-Px）活性显著高于非治疗组，丙二醛（MDA）含量显著低于非治疗组，α-平滑肌肌动蛋白（SMA）、结蛋白（desmin）、胶原（Col）Ⅰ、ColⅢ、转化生长因子（TGF）-β_1 和纤维连接蛋白（FN）的表达亦较非治疗组有不同程度的减少。实验表明，早期应用小柴胡汤不能完全抑制胰腺纤维化的发生，但可在一定程度上抑制纤维化的进展，4 周后疗效显著。该方治疗 TNBS 诱导的大鼠慢性胰腺炎的机制可能为抗氧化、抑制胰腺星状细胞（PSCs）增生、活化和减少 TGF-β_1 的分泌[51]。小柴胡汤能减轻实验性肝纤维化模型大鼠肝纤维化程度，下调其Ⅰ、Ⅲ型胶原表达[52]。该方减轻大鼠肝纤维化程度的机制与下调金属蛋白酶抑制因子 TIMP-1 mRNA 的表达有关[53]。

7. 调节内分泌功能 小柴胡汤对垂体-肾上腺皮质系统呈现双向调节作用，表现在：①在类固醇减量过程中并用本方，可缓解因连续投予类固醇引起的 ACTH 分泌抑制；②对应激时 ACTH 分泌亢进有抑制倾向；③对 Dex4ug 所致 ACTH 弱抑制状态有使之恢复的倾向。但对肾上腺切除后 ACTH 分泌强亢进状态和投予 Dex40ug 所致的 ACTH 分泌强抑制状态未见影响。由此认为本方对内分泌异常在一定范围内有恢复作用[54]。本方既具有糖皮质激素样作用，又能使糖皮质激素引起的糖皮质激素受体的降调作用明显减弱[55]。

8. 对子宫内膜异位症的干预作用 采用大鼠子宫内膜异位症模型，通过透射电镜技术免疫组化方法，观察小柴胡汤对异位内膜细胞形态结构和 Fas 及 Caspase-3 蛋白表达的影响。结果：连续给药 4 周后，异位内膜体积明显减小；透射电镜下可见腺上皮细胞出现凋亡特征，表现为细胞体积变小、核固缩、胞浆和核染色质凝集、密度增高、细胞间凋亡小体，间质细胞中也有一些坏死细胞。异位内膜 Fas 蛋白、Caspase-3 蛋白的表达水平明显高于在位内膜。提示小柴胡汤对内异症大鼠异位内膜生长有明显抑制作用，其作用机制可能是通过调整宿主局部环境中的免疫状态和功能，上调 Fas 蛋白的表达，诱导异位内膜细胞的凋亡[56,57]。

9. 抗衰老作用 小柴胡汤煎剂灌胃能明显提高 D-半乳糖致亚急性衰老模型大鼠血清与海马组织中超氧化物歧化酶（SOD）活性，降低丙二醛（MDA）和心肌脂褐素（LPF）的含量。提示小柴胡汤可通过抗自由基氧化、减轻自由基损伤而发挥抗衰老作用[58]。

10. 抗肿瘤作用 对柴胡皂苷-D 的抗癌作用研究证明，其对腹水系艾氏腹水癌（EAC）细胞的作用，以腹腔内投法或口服法均呈强作用。对 EAC 以外的同种、同系癌呈强的延长生命效果[59]。用MH_{134}腹水肝癌细胞、Ehrlich 腹水癌细胞和肉瘤细胞注入实验动物腹腔，同时于腹腔内注入小柴胡汤提取液，结果上述各种癌细胞的小柴胡汤给药组动物均延长了寿命[60]。对移植的 Lewis 肺癌的小鼠有的延长生存率。在小鼠足底皮下移植 Lewis 肺癌细胞，小柴胡汤给药组有轻度抗转移作用。小柴胡汤和抗癌药 5-FU 和环磷酰胺联用，能显著增强其抗转移作用[61]。小柴胡汤中甘草的有效成分之一甘草酸对癌细胞有较强的抑制作用。从人参中提取出的人参皂苷可使大鼠 Morris 肝细胞瘤转变为正常细胞。柴胡皂苷和黄芪苷也有抗肿瘤作用[62]。在小柴胡汤试管内对 11 种不同分化程度的人肝、胆道系统癌细胞株的观察，呈浓度依赖性抑制效果，特别是对胆囊、胆道系统癌细胞株作用明显。其作用机制是抑制细胞周期 G0、G1 期[63]。小柴胡汤能剂量依赖性的诱导外周血单核细胞产生肿瘤坏死因子[64]。对荷瘤鼠S_{180}有明显抑制作用，可诱导S_{180}细胞凋亡及坏死[65]。

11. 对中枢神经系统的影响　本方对由 N-苯酰胺脒诱发癫痫模型的发作波有抑制作用，并能抑制外伤性癫痫发作波，用类似人类癫痫发作的 EL-小鼠模型也证明本方有抑制癫痫发作的作用[66,67]。对大白鼠脑内注射铁盐引起的癫痫波有抑制作用[68]。本方合桂枝加芍药汤对戊四氮引起的癫痫发作波有明显的抑制作用，并可使发作波出现的时间延长或出现后迅速恢复正常。这些研究结果认为，本方使大脑半球的多巴胺含量增加和脑内过氧化物减少，可能与其抗癫痫作用有关[69]。用高效液相色谱电化学检测方法，测定小柴胡汤对大鼠不同脑区单胺类神经递质及代谢产物含量的影响，结果提示小柴胡汤对大鼠脑中 5-羟色胺能神经元及多巴胺能神经元可能有激活作用，由此而影响机体的内分泌功能[70]。

12. 对血液系统的影响　用叶酸拮抗剂氨甲蝶呤(MTX)喂饲大鼠，观察本方对血流动力学的影响。结果表明：单用 MTX 组血液黏度切变率比对照组显著增加，与本方合用其切变率比 MTX 组显著下降，其机制是小柴胡汤使血细胞容积变化率升高，使血清过氧化脂质水平下降。关于小柴胡汤的用量，实验显示 1.5%浓度的作用比 3%的强[71]。小柴胡汤对小鼠体内多胶原诱发血小板聚集具有抑制活性。服用小柴胡汤 1 小时和 5 小时，出现抑制率分别为 53%和 68%两个抑制峰值。此外，还在体内外实验中能抑制前列腺素的生物合成，使血浆水平从 263pg/ml 降至 165pg/ml。证明小柴胡汤对血小板的聚集有关甾体样和解甾体样双重抑制作用，并预期将应用于治疗某些动脉硬化症和血栓形成病[72]。小柴胡汤能提高原发性血小板减少性紫癜模型小鼠体重增长率，提高血小板计数，促进骨髓巨核细胞成熟[73]。

13. 对循环系统的影响　用本方 0.03～0.18g/kg 可使冠状动脉血液量增加，2.0～4.0g/kg 可使肾血流量增加；但对血压、心率、心电图、左心室压力及心输出量均无明显影响[74]。但也有实验证明本方有明显的降压作用[75]。也有学者认为本方对血压有双向调节作用[76]。对豚鼠离体心房的心搏数有明显的抑制作用[77]。

14. 对放射性损害的防护作用　将本方 1.2g 溶于 1L 水中，从小鼠 3 周龄起任其自由饮用，对照组饮水。6 周龄时用同等剂量 X 线照射，给药组存活率为 40%，对照组仅 10%。本方还可加速恢复由 X 射线照射所致的白细胞血小板急剧减少；明显地促进造血干细胞自我复制能力的恢复[78]。

15. 其他　离体实验所见，本方可使离体大鼠子宫自发运动收缩增强，对离体豚鼠输精管无明显作用[79]。另外报道，本方还有促消化、镇吐、祛痰、镇咳、镇静等各种作用[80]。

16. 毒性　实验表明，本方毒性很低。慢性毒性实验证明，大鼠每天灌胃本方浸膏粉 40mg/kg、160mg/kg、640mg/kg，连续半年。动物一般情况、体重、进食与饮水量、末梢血象均和对照组相似，主要脏器的肉眼和组织学检查未见异常。脏器指数：肝脏增加，前列腺及卵巢减少，雄鼠胸腺小剂量时增加，而中大剂量时减少，垂体也增加，雌鼠则胸腺增加，垂体减少。血液生化学检查发现，40mg/kg 剂量中，雄鼠 HBD 值与中性脂肪值比对照组显著升高；160mg/kg 和 640mg/kg 剂量组中，雄鼠的碱性磷酸酶值明显减少。其他无变化[81]。亦有报道，将雄性大鼠口服给予本方 5g/kg(相当于生药)，连续给药 4 周。结果 4 周后给药组体重明显增加，与对照组比差异显著；肾上腺重量也明显增加；肝、脾、胸腺重量无明显变化。镜下所见，给药组肝细胞质呈略粗大的颗粒状特征；脾脏未见差异；胸腺皮层淋巴细胞减少，皮髓质界限稍不明显，髓质扩张，但未见脂质浸润等变化；肾上腺束状带的上层透明细胞增加，下层及网状带致密细胞的细胞质内脂质小滴显著增加[82]。用本方加入饮水中给小鼠连续喂饲 6 代，完全无畸形发生[83]。以小鼠为对象，用小柴胡汤一次给药或连续给药 10 天，剂量为 15g/kg、30g/kg、60g/kg，对小鼠多染性细胞未诱发微核，说明小柴胡汤对染色体没有损伤，无诱变性[84]。

【附方】柴胡枳桔汤(《重订通俗伤寒论》) 川柴胡一钱至一钱半(3～4.5g) 枳壳钱半(4.5g) 姜半夏钱半(4.5g) 鲜生姜一钱(3g) 青子芩一钱至钱半(3～4.5g) 桔梗一钱(3g) 新会皮钱半(4.5g) 雨前茶一钱(3g) 功用：和解透表，畅利胸膈。主治：少阳经证偏于半表者。往来寒热，两头角痛，耳聋目眩，胸胁满痛，舌苔白滑，脉右弦滑，左弦而浮大。

本方即小柴胡汤去人参、甘草、大枣，加枳壳、桔梗、雨前茶、陈皮组成。小柴胡汤原方就有若干加减法，后世据以加减化裁者更多，今选柴胡枳桔汤为例，意在说明参、草、大枣等益气匡正之品，并非和解少阳必用之药。原书谓本证系“邪郁腠理，逆于上焦，少阳经病偏于半表证也，法当和解兼表，柴胡枳桔汤主之”。证既偏于表，治当促邪外透为宜，故加枳、桔、陈皮畅胸膈之气，开发上焦。去枣留姜，亦是用其辛散之功，助柴胡透邪。雨前茶(绿茶)清热降火、利水去痰，助黄芩清泄邪热。如此配合，使少阳经证偏于半表者，得外透而解，升降复而三焦畅，自然诸证悉除。故本方乃“和解表里法轻剂”，是俞根初经验方。

参考文献

[1] 倪良玉．小柴胡汤加减治疗感冒后咳嗽不愈 46 例[J]. 山西中医，2004，20(5)：15-16.

[2] 林崇真．小柴胡汤加减治疗郁火咳嗽 50 例[J]. 河北中医，2004，26(4)：274-275.

[3] 谢振东．小柴胡汤治疗胆汁反流性胃炎的临床分析[J]. 光明中医，2008，23(4)：520.

[4] 唐伟．小柴胡汤加减治疗返流性胃炎 155 例[J]. 实用中医内科杂志，2004，18(3)：243.

[5] 王宏峰，张金颖．小柴胡汤治疗慢性胃炎 70 例[J]. 新疆中医药，2007，25(5)：33-34.

[6] 李鸿燕．小柴胡汤为主治疗慢性萎缩性胃炎 86 例临床观察[J]. 吉林中医药，2006，26(1)：20.

[7] 许海峰．小柴胡汤加减治疗厌食症 80 例[J]. 现代中西医结合杂志，2004，13(23)：3170.

[8] 江山，尤世刚，占国清，等．小柴胡汤治疗慢性乙型肝炎肝纤维化 40 例[J]. 实用医学杂志，2007，23(19)：3105.

[9] 陈小桃，文顺喜，黄坚灵，等．阿德福韦酯联合小柴胡汤治疗乙肝肝纤维化的研究[J]. 基层医学论坛，2008，12(9 月上旬刊)：787-788.

[10] 唐远山，冯琳，段海楠，等．金郁小柴胡汤治疗慢性胆囊炎 45 例[J]. 陕西中医，2008，29(4)：462-463.

[11] 吴薏婷．小柴胡汤治疗晚期肝癌发热 25 例疗效观察[J]. 新中医，2008，40(10)：22-23.

[12] 杨小飞．小柴胡汤治疗肿瘤晚期非感染性发热[J]. 吉林中医药，2004，24(9)：19.

[13] 李广文．小柴胡汤加减治疗外感高热 62 例[J]. 中国中医急症，2004，13(11)：757.

[14] 刘力争,陈强,张中新,等. 小柴胡汤合二甲双胍治疗2型糖尿病的临床研究[J]. 卫生职业教育,2008,26(10):140-142.

[15] 朱卫平. 小柴胡汤加味治疗慢性疲劳综合征128例[J]. 实用中医内科杂志,2005,19(2):154-155.

[16] 韦立莲. 小柴胡汤加味治疗慢性疲劳综合征临床观察[J]. 中医药学刊,2005,23(7):1315-1317.

[17] 聂有智,王春勇. 小柴胡汤加味治疗桥本甲状腺炎50例[J]. 山东中医院大学学报,2005,29(6):451-452.

[18] 张兴海. 小柴胡汤加味治疗恙虫病60例[J]. 河南中医,2004,24(12):13.

[19] 马汉洲,周庚生. 小柴胡汤治疗出血证115例[J]. 浙江中医杂志,2006,41(5):273-274.

[20] 黄春玲,靳素萍. 小柴胡汤治疗中风后抑郁症的临床观察[J]. 湖北中医杂志,2005,27(6):37.

[21] 戴明洪. 小柴胡汤治疗妊娠剧吐10例[J]. 现代中西医结合杂志,2007,16(13):1757.

[22] 刘志香. 加味小柴胡汤治疗乳腺增生病[J]. Chinese Journal of Rehabilitation,2007,22(2):130.

[23] 李莉. 小柴胡汤加减治疗乳腺增生病50例[J]. 黑龙江中医药,2004,19(7):34.

[24] 钱黎. 小柴胡汤治疗产后发热体会[J]. 现代中西医结合杂志,2005,14(16):2177.

[25] 林艺杰. 小柴胡汤加减治疗经行发热18例[J]. 实用中医药杂志,2005,21(6):356-357.

[26] 王连波. 加味小柴胡汤治疗小儿腮腺炎140例[J]. 湖北中医杂志,2004,26(11):42-43.

[27] 吴清苓. 小柴胡汤加减治疗副鼻窦炎[J]. 河南中医,2004,24(11):13.

[28] 张宗寿. 加味小柴胡汤治疗慢性顽固性荨麻疹36例[J]. 四川中医,2007,25(11):90-91.

[29] 龙子江,白玫,余世春. 小柴胡汤口服液解热抗炎作用的研究[J]. 基层中药杂志,1995,9(4):34-36.

[30] 钱妍,吴整军. 小柴胡汤抗感染与解热作用的实验研究[J]. 中华医院感染学杂志,2008,18(4):576-578.

[31] 沟口靖纮. 小柴胡汤对花生四烯酸代谢的影响[J]. 国外医学·中医中药分册,1988,10(5):52.

[32] 熊泽义雄,等. 日药会志,1986,106:254.

[33] 仇伟欣译. 传统中药小柴胡汤对小鼠单核细胞增多性李司忒菌感染的保护作用[J]. 国外医学·中医中药分册,1989,11(4):31.

[34] 刘中景,熊曼琪,张洪来. 小柴胡汤抗鸭乙肝病毒的实验研究[J]. 中国中西医结合杂志,2000,20(11):853.

[35] 川喜多卓也译. 日药会志,1986,106:253.

[36] 川衫和夫. 小柴胡汤添加单核细胞培养上清对T细胞集落形成功能影响的研究[J]. 国外医学·中医中药分册,1991,13(4):46.

[37] 唐小云,王志龙,李福娟. 小柴胡汤对免疫抑制小鼠的免疫调节作用[J]. 牡丹江医学院学报,2008,29(3):4-6.

[38] 岩间裕子. 汉方处方的分析——血清药理的引进(Ⅰ)[J]. 日药会志,1986,106:220.

[39] 沟口靖纮. 小柴胡汤对枯否细胞细胞质中雌二醇受体量的影响[J]. 国外医学·中医中药分册,1994,14(1):12.

[40] 王金华,叶祖光,薛宝云,等. 小柴胡汤及其与青蒿素配伍的免疫学作用研究[J]. 中国实验方剂学杂志,1995,1(1):28-33.

[41] 小田岛肃夫. 小柴胡汤及柴胡皂甙对肝炎的抑制作用[J]. 国外医学·中医中药分册,1985,7(6):35.

[42] 中村东一郎. 小柴胡汤对二氯化二甲联吡啶引起的肝损害的效果[J]. 国外医学·中医中药分册,1991,13(5):40.

[43] 粟原毅. 小柴胡汤抑制慢性肝损害进展的效果:特别是用于摄取加乙硫氨酸的缺乏胆碱食物大鼠模型[J]. 国外医学·中医中药分册,1994,16(2):19.

[44] 吴希美,周汉良,卞如濂．小柴胡冲剂对乙酰氨基酚肝损伤的保护作用及机理研究[J]. 中药药理与临床,1997,13(6):8-10.

[45] 藤原研司．小柴胡汤的肝保护作用和肝细胞再生的促进作用[J]. 国外医学·中医中药分册,1988,10(5):53.

[46] 米山良树．小柴胡汤对实验性再生肝的影响[J]. 国外医学·中医中药分册,1993,15(1):33.

[47] Sakae Amagayaetal. Planta Madica,1986,(5):345.

[48] 田凤鸣,高国青．小柴胡汤药理实验及临床应用近况[J]. 中医药信息,1988,(4):16-20.

[49] 加藤正秀．药学杂志,1983,102(4):371.

[50] 顾海欧,侯家玉,赵凤志,等．小柴胡汤对大鼠实验性碱性返流性胃炎的作用[J]. 中国中西医结合杂志,1993,13(7):420-422.

[51] 朱颖,孙蕴伟,乔敏敏,等．小柴胡汤对大鼠胰腺纤维化的治疗作用[J]. 胃肠病学,2006,11(1):25-29.

[52] 张琪,田字彬．小柴胡汤对实验性肝纤维化模型大鼠肝组织中Ⅰ、Ⅲ型胶原表达干预研究[J]. 山东中医药大学学报,2005,29(4):316-318.

[53] 帅峰,鲁临,田字彬,等．实验性肝纤维化大鼠 MMPs 和 TIMPsmRNA 表达及中药小柴胡汤的作用[J]. 临床消化病杂志,2008,20(1):44-46.

[54] 北井浩一郎．小柴胡汤对丘脑下部-垂体-肾上腺皮质激素系统的影响[J]. 国外医学·中医中药分册,1993,15(2):32.

[55] 杨柳松,王浩丹,李曙光．小柴胡汤对大鼠肝脏胞液糖皮质激素受体的调节作用[J]. 中国病理生理杂志,1996,12(5):522-524.

[56] 郑辉,潘丽,左连东．小柴胡汤对内异症模型鼠子宫内膜形态学变化的影响[J]. 四川中医,2006,24(3):72-73.

[57] 郑辉,左连东．小柴胡汤诱导内异症异位内膜细胞凋亡的研究[J]. 时珍国医国药,2007,18(2):396-397.

[58] 黄晓,谷松．小柴胡汤对 D-半乳糖致亚急性衰老模型大鼠血清和海马组织中 SOD 活性 MDA 及心肌 LPF 含量影响的实验研究[J]. 中华中医药学刊,2007,25(3)542-543.

[59] 小菅卓夫．柴胡皂苷-D 的抗肿瘤作用研究[J]. 国外医学·中医中药分册,1988,10(1):45.

[60] 傅元谋译．免疫异常与汉方——以小柴胡汤和八味地黄丸为主[J]. 国外医学·中医中药分册,1988,10(1):4.

[61] 伊藤均．小柴胡汤合并 5-氟尿嘧啶及环磷酰胺对 Leswis 肺癌的影响[J]. 国外医学·中医中药分册,1987,9(6):24.

[62] 山本佑夫．肝癌的中药预防效果[J]. 国外医学·中医中药分册,1992,14(2):37.

[63] 冈博子．小柴胡汤预防肝癌的尝试[J]. 国外医学·中医中药分册,1993,13(1):32.

[64] 山铺昌由．小柴胡汤对肿瘤坏死因子诱导作用的研究[J]. 国外医学·中医中药分册,1995,17(5):7.

[65] 杨惠玲,汪雪兰,吴义方,等．小柴胡汤对荷瘤鼠 S_{180} 细胞生长和结构影响的研究[J]. 中国病理生理杂志,1998,14(3):278-282.

[66] 小田岛肃夫．汉方医学,1983,7(10):15.

[67] 平松绿．医学のあゆみ,1985,135(4):411.

[68] 平松绿．脑研究会志,1985,(7):154.

[69] 森昭胤．汉方医学,1983,7(5):12.

[70] 吴春福,胡茁,刘雯,等．小柴胡汤对大鼠脑中单胺类神经递质含量的影响[J]. 中药药理与临床,1992,8(1):5-7.

[71] 溪忠人．小柴胡汤对大鼠血流动力学影响的研究[J]. 国外医学·中医中药分册,1988,10

(4):46.

[72] SakaeAmagaya. 小柴胡汤和大柴胡汤对胶原诱发血小板聚集和前列腺素生物合成的抑制作用[J]. 国外医学·中医中药分册,1987,9(1):21.

[73] 王醒. 小柴胡汤对原发性血小板减少性紫癜小鼠的干预作用[J]. 河南中医学院学报,2008,23(2):22-27.

[74] SakaeAmagayaetal. PlantaMadica,1986,(5):345.

[75] 竹田茂文. 应用药理,1987,33(1):67.

[76] 黄正良. 小柴胡汤的药理研究[J]. 中成药研究,1984,(4):30-31.

[77] 长尾顺一. 日本药理学杂志,1976,72(3):16.

[78] 李向中. 关于柴胡药理研究的探讨[J]. 中药通报,1983,8(2):39-42.

[79] 长尾顺一. 日本药理学杂志,1976,782(3):16.

[80] 长谷川有. 和汉医药学会志,1987,(4):446.

[81] 马有度. 医方新解[M]. 上海:上海科技出版社,1980:42.

[82] 阿部博子. 药学杂志,1980,100(6):602.

[83] 伊藤忠信. 小柴胡汤对大鼠的慢性毒性试验[J]. 应用药理,1982,23(2):279.

[84] 陶沁,焦捷军,金爱华,等. 小柴胡汤对小鼠骨髓细胞微核率的影响[J]. 中成药,1993,15(9):41.

蒿芩清胆汤

(《重订通俗伤寒论》)

【组成】青蒿脑钱半至二钱(4.5～6g) 淡竹茹三钱(9g) 仙半夏钱半(4.5g) 赤茯苓三钱(9g) 青子芩钱半至三钱(4.5～9g) 生枳壳钱半(4.5g) 陈广皮钱半(4.5g) 碧玉散(包)三钱(9g)

【用法】水煎服。

【功用】清胆利湿,和胃化痰。

【主治】少阳湿热痰浊证。寒热如疟,寒轻热重,口苦胸闷,吐酸苦水或呕黄涎而黏,甚则干呕呃逆,胸胁胀痛,舌红苔白腻,脉数而右滑左弦。

【病机分析】湿热邪郁少阳胆经,正邪分争,少阳气机不畅,胆中相火乃炽,则寒热如疟,寒轻热重,胸胁胀痛。胆热犯胃,灼津为痰,湿热痰浊中阻,胃失和降,故见干呕呃逆。病在少阳,湿热痰浊为患,故舌红苔白腻,或间见杂色,脉数而右滑左弦。

【配伍意义】方中青蒿脑(即青蒿新发之嫩芽)苦寒芳香,既清透少阳邪热,又辟秽化湿,正如《重庆堂随笔》卷下云:"青蒿,专解湿热,而气芳香,故为湿温疫病要药。又清肝、胆血分伏热";黄芩苦寒,清泄胆腑湿热,并为君药,既透邪外出,又内清湿热。竹茹清胆胃之热,化痰止呕;半夏燥湿化痰,和胃降逆,两药配伍,加强化痰止呕之功;碧玉散(滑石、青黛、甘草)、赤茯苓清热利湿,导湿热下泄,俱为臣药。枳壳下气宽中,消痰除痞;陈皮理气化痰,宽畅胸膈,为佐药。诸药合用,使湿去热清气机通利,少阳枢机得运,脾胃气机得和,自然寒热解,呕吐平,诸症悉除。正如何秀山云:"此为和解胆经之良方也,凡胸痞作呕,寒热如疟者,投无不效"(《重订通俗伤寒论》)。

【类方比较】本方与小柴胡汤均有和解少阳作用,用于邪在少阳,往来寒热,胸胁不适者。但两方在主治、病机、配伍上均有差异。本方主治少阳里热偏盛,湿热痰浊中阻之证,临床除有往来寒热、胸胁胀痛外,更见热重寒轻,口苦胸闷,吐酸苦水或呕吐黄涎黏液,甚或干呕,舌红苔白腻。小柴胡汤主治伤寒邪入少阳,胆胃不和,胃气虚者。症见往来寒热,胸胁苦满，不欲饮食，心烦喜呕，苔薄白，脉弦等。从配伍上看，本方取青蒿配黄芩为君，青蒿性味苦寒而气味芳香，既能清透少阳邪热，领少阳之邪外出，又擅长化湿辟秽，与清少阳胆热之黄芩配伍，更切合病情。更用竹茹、半夏、陈皮、枳壳行气化痰，降逆止呕；用碧玉散、赤茯苓清利湿热，使邪有去路。全方共奏清胆利湿，和胃化痰之功，属祛邪方剂，并无补益作用。小柴胡汤用柴胡配黄芩为主，柴胡性味苦平微寒，其性属木而喜升发，功擅清透少阳邪气，兼能疏畅少阳气机之郁滞，配以黄芩，清泄少阳半表半里之胆热，两者合用以透其表而清其里，和解半表半里之邪。佐以半夏、生姜和胃降逆。更用人参、大枣、甘草扶正益气，希冀助正托邪，祛邪外出。综观小柴胡汤之配伍，邪正兼顾，药性平和，作用全面。

【临床运用】

1. 证治要点　本方适用于胆热犯胃，湿热痰浊中阻所致的证候，属热重于湿者。以寒热如疟，寒轻热重，胸胁胀闷，吐酸苦水，舌红苔腻，脉弦滑为证治要点。

2. 加减法　若呕多，可加黄连、苏叶清热止呕；湿重，可加藿香、薏苡仁、白蔻仁、厚朴以化湿浊；小便不利，可加车前子、泽泻、通草以清利湿热。

3. 现代本方常用于治疗肠伤寒、上呼吸道感染、急性胆囊炎、急性黄疸型肝炎、胆汁反流性胃炎、功能性消化不良、慢性胰腺炎、急慢性胃炎、肾盂肾炎、疟疾、盆腔炎、钩端螺旋体病等辨证属于少阳湿热痰浊证者。

【使用注意】本方药性寒凉，素体阳虚者慎用。

【源流发展】本方来源于《重订通俗伤寒论》，作者是清代浙江绍兴名医俞根初。俞根初以擅治伤寒而蜚声医坛，是著名的伤寒学家。但其学术思想又受温病学派的影响，故在清代伤寒学派中，独树一帜，特别是在应用伤寒论方药上，融古汇今，知常达变，博采众长，参以己意，蒿芩清胆汤即是其中之一。蒿芩清胆汤与《伤寒论》小柴胡汤同治邪在少阳之证。但针对本方系少阳热重，湿热痰浊中阻所致，故在组成上仅保留了小柴胡汤中的黄芩、半夏、甘草，以青蒿伍黄芩共清解少阳胆热为主，复用温胆汤(以枳壳易枳实，赤苓易茯苓)清热化痰，和胃降逆。碧玉散清利湿热，导邪下行。说明蒿芩清胆汤实为小柴胡汤、温胆汤、碧玉散相合化裁而成。

【疑难阐述】本方君药为何选青蒿而不用柴胡？这要从两药性能谈起，柴、蒿虽均苦、辛而寒，为少阳肝、胆经之要药。但同中有异，其中柴胡性微寒，善于疏散少阳半表半里之邪热，并无化湿作用；而青蒿寒凉之性胜于柴胡，清透之力较柴胡尤甚，且又芳香化湿，对于少阳湿热痰浊证更为合拍。

【方论选录】

1. 何秀山："足少阳胆与手少阳三焦合为一经，其气化一寄于胆中以化水谷，一发于三焦以行腠理。若受湿遏热郁，则三焦之气机不畅，胆中之相火乃炽，故以蒿、芩、竹茹为君，以清泄胆火。胆火炽，必犯胃而液郁为痰，故臣以枳壳、二陈和胃化痰。然必下焦之气机通畅，斯胆中之相火清和，故又佐以碧玉，引相火下泄；使以赤苓，俾湿热下出，均从膀胱而去。此为和解胆经之良方，凡胸痞作呕，寒热如疟者，投无不效。"(《重订通俗伤寒论》)

2. 何廉臣："青蒿脑清芬透络，从少阳胆经领邪外出。虽较疏达腠理之柴胡力缓，而辟秽宣络之功，比柴胡为尤胜。故近世喜用青蒿而畏柴胡也。"(《重订通俗伤寒论》)

3. 朱良春，等："方中青蒿性味苦寒，专去肝、胆伏热，领邪外出，配合黄芩、竹茹，尤善清泄胆热，解除热重寒轻之症；半夏、陈皮、枳壳不但能化痰浊、消痞闷，配合黄芩、竹茹，更能止呕逆、除心烦；赤苓、碧玉利小便、清湿热，协同青蒿、黄芩可治黄疸。本方配伍周到，是和解

胆经，清利湿热，从而解除寒热如疟和湿热发黄的一张良方。"(《汤头歌诀详解》)

4. 冉先德："方中青蒿、黄芩为君，清少阳胆热；陈皮、半夏、枳壳、竹茹为臣，降逆化痰；赤茯苓为佐，清利湿热；碧玉散为使，导热下行。诸药合用，少阳胆热一清，脾胃痰湿得化，则诸症自愈。"(《历代名医良方注释》)

【评议】对本方配伍意义的论述，诸家虽略有出入，但基本一致。何秀山认为本方证病发于手足少阳经，病位累及三焦、胆、胃，见解精辟。何廉臣从青蒿、柴胡的功用出发，结合本方证病机，阐述两者取舍的理由，比较透彻。朱氏等将本方扩大应用于湿热发黄证，是其临证经验的总结。湿热黄疸，其病机多属湿热病邪熏蒸肝胆，胆汁外溢，而见发热，身目发黄，溲黄等症。两证虽不同，但病因则一，属异病同治。

【验案举例】

1. 湿温发热　《天津中医》(1995，5：20)：某男，35岁，工人。初诊日期：1994年9月16日。起病半月余，始恶寒，后继发热，体温波动在38～39.2℃，经某院诊断为"上呼吸道感染"。来我院就诊时患者仍高热(T 39℃)，少汗而热不退，精神疲惫，头沉且重，肢倦乏力，口渴不欲饮，脘闷纳呆，呕酸苦水，小便黄赤，大便黏滞不爽，舌质红，苔黄腻。辨证：患者发病于夏秋初交之际，乃湿热郁遏气分，阻滞中焦，弥漫上下之证，证属湿温发热。治以清热利湿，化浊降逆之法。方以蒿芩清胆汤加味。青蒿30g，黄芩12g，枳壳10g，竹茹15g，半夏10g，赤茯苓15g，陈皮10g，连翘20g，荷梗10g，黄连9g，吴茱萸3g，碧玉散10g，连服3剂。二诊：服药1剂后热退，3剂后体温正常。现自觉身倦乏力，四肢酸楚，纳少不思饮食，苔已渐化，脉滑有力。观其脉证，湿热之邪未能尽除，以原方去黄连、吴茱萸，加化湿消导之白蔻12g，六曲10g，服用4剂后，诸证悉除而愈。嘱其注意饮食调理。

按语：蒿芩清胆汤原治少阳湿热痰浊证。作者化裁本方，用治夏秋之际，暑湿交蒸，阻滞中焦，弥漫上下之湿温证，获得佳效，从而拓宽了该方的应用范围，变化了用方思路。

2. 疟疾　《江西中医药》(1983，6：30)：某女，26岁，已婚，工人。1979年5月18日上午8时入院，住院号9057。患者5月15日开始发病，每于怕冷寒战10分钟后继之高热，持续2～3小时，微汗出，热稍退，继而又反复发作，一日发作数次。17日在省某医院验血找到疟原虫，停经45天，不能使用奎宁，转我院中药治疗。询其口干渴喜热饮，全身酸痛困重，胸闷呕恶，大便稀薄，小便清长。查体温38℃，舌体胖，质暗红，苔黄厚腻，脉寸关弦数，两尺滑。血液化验：白细胞12800/mm^3，中性78%，淋巴22%，查到疟原虫。尿常规：白细胞+++，脓细胞++，妊娠免疫试验阳性。西医诊断：疟疾、尿路感染、妊娠。中医辨证：湿热弥漫三焦，热重于湿。治则：清宣郁热，兼以利湿。处方：青蒿、条芩各15g，生石膏30g，竹茹、法半夏、陈皮、枳壳、草果各9g，碧玉散10g。当天寒热仍作，晚上8时体温达40℃，至12时降至38.2℃。次日寒热未作，体温37.1～37.7℃。入院第三天起体温一直正常。上方服4剂后改用竹叶石膏汤、益胃汤益气和胃，兼清热生津。患者因原下肢肌肉萎缩，继续住院治疗至7月2日出院。住院期间未再发热，化验多次均未查到疟原虫。

按语：疟疾病位不离少阳，然而如王士雄所说："风寒之疟可以升散，暑湿之疟必须清解。"江南患疟多因湿热，见于夏秋，故每以蒿芩清胆汤加草果清胆利湿截疟，热甚者加石膏。

3. 胆囊炎　《浙江中医学院学报》(1987，1：34)：某男，46岁，工人，1978年5月9日诊。反复发作右上腹部疼痛，伴畏寒发热，已3年余。此次发作已2天，右上腹部剧烈疼痛，畏寒发热，恶心呕吐，查体温38.9℃。巩膜黄染，腹软，肝肋下2cm，质软，伴有压痛，脾未扪及，右上腹部胆囊区有明显压痛，墨菲征阳性。化验：白细胞14600/mm^3，中性86%。肝功：黄疸指数 36 单位，谷丙转氨酶 160 单位，碱性磷酸酶 16.6 单位。超声波：胆囊见 3.5cm 液平。内科诊断：胆囊炎。曾服氯霉素、胆酸钠等，见效不显，转中医治疗。诊见面目俱黄，色鲜明，右上腹部疼痛，拒按，形寒，身热，口苦，纳差，便结，尿黄，脉弦滑而数，舌红苔黄腻根浊。证属肝胆气滞，湿热壅遏。治拟清热利胆，化湿和胃。青蒿、黄芩、茯苓各 12g，郁金、枳实、法夏、竹茹、金铃子、鸡内金（研细）、玄胡各 10g，陈皮 6g，茵陈、碧玉散（包煎）各 20g。4 剂。腹痛已减，体温下降至 38℃，面目黄染如前，腹胀便结未减，脉弦滑，苔薄黄腻。复查血象：白细胞 1160/mm^3，中性 76%。病有转机，再服原方 4 剂，加元明粉（冲服）12g。药后，泻下秽臭大便，量多，腹胀痛已除，巩膜、皮肤黄染明显消退，但下午仍有低热，体温在 37.5℃左右，胃脘不适，欲呕，两脉弦滑不数，舌苔薄腻。拟原方减碧玉散、元明粉，加半夏为 12g，再服 4 剂。病情继续缓解，改青蒿 10g，黄芩 10g，原方续服 7 剂。并嘱肝功能检查。5 月 24 日肝功报告：黄疸指数 6 单位，谷丙转氨酶、碱性磷酸酶均在正常范围。随访半年未复发。

按语：本案所治胆囊炎，证属湿热蕴蒸肝胆，气郁化火，胃失通降。如照搬原方，不甚合拍。作者取蒿芩清胆汤清胆利湿和胃之功，配伍郁金、延胡索、川楝子、茵陈等疏肝利胆之品，更加元明粉通腑泄浊，获满意疗效。说明用方贵在随机应变。

4. 病毒性感冒　《四川中医》(1988，11：20)：某男，18 岁。1976 年 8 月 3 日诊。患者于 6 天前偶感风寒，发热恶寒，体温 38.7℃，头痛、身痛、纳差，恶心呕吐，某医院诊为病毒性感冒。给予病毒灵、板蓝根注射液等，治疗无效。诊见：发热恶寒，体温 39.1℃，头胀痛，胸胁满闷，纳差干呕，口干苦但饮水不多，尿黄少，大便干，舌尖边红，苔薄黄而腻，脉弦数。辨为邪郁少阳。治当和解少阳，兼清里热。选用蒿芩清胆汤加味。青蒿 12g，黄芩、枳壳、清半夏各 10g，竹茹 15g，茯苓 9g，陈皮、青黛（包煎）、甘草各 6g，滑石 20g，板蓝根 30g。服药 2 剂后，热退身安。复诊改用竹叶石膏汤，2 剂告愈。

按语：作者以本方加板蓝根主治病毒性感冒，辨证属湿热郁遏少阳，热邪偏盛。以蒿芩清胆汤清胆利湿，更加板蓝根清热解毒，取得满意疗效。据现代研究，蒿芩清胆汤抗菌消炎、抗病毒感染的作用较强，用于治疗因细菌、病毒引起的高热，具有退热快、作用持久等特点。

【临床报道】

一、内科

1. 发热　以黄芩、半夏、陈皮、枳实、竹茹、青蒿、茯苓、青黛、滑石、甘草为基本方，治疗病毒性发热 54 例，其中外感病毒引发者 36 例，湿热病毒弥漫三焦发热久不退者 18 例。若为寒热重者，加柴胡；胸脘满胀甚者，加苍术、川厚朴；若咽红肿痛者，加桔梗。疗程最短 1 天，最长 20 余天。结果：临床治愈 28 例；显效 24 例；无效 2 例。总有效率为 96.3%[1]。用蒿芩清胆汤为主方治疗高热 22 例，全部患者均以恶寒发热、继而高热、寒轻热重为主要症状，发热多以下午为甚，伴有口苦，心烦胸闷，呕逆酸水或黄色黏液，不欲饮食，大便干，小便黄赤短少，舌质红，苔白腻或黄腻，脉弦数兼滑。若热甚加栀子、地骨皮；湿甚加白蔻仁；恢复期加白人参。经治疗 3～5 天，痊愈 21 例；好转 1 例[2]。以蒿芩清胆汤治疗外感发热 100 例，其中体温 39～40.2℃ 74 例，38.5～38.9℃ 26 例。诊断标准：急性发热，体温高于 38.5℃，午后、夜间尤甚，汗出复热或高热无汗，或伴恶寒，咽痛，口干口苦，咳嗽，小溲短赤，舌红苔薄腻或黄或白，脉数，小儿指纹青紫。血常规可正常或异常。其中，上呼吸道感染 88 例，急性支气管炎 8 例，其他原因发热 4 例。结果：痊愈（服药 1 剂，24 小时内体温恢复正常，伴随症状缓解）37 例，显效（服药 1 剂，24 小时内体温下降 1～2℃，服药 2 剂，48 小时内体温恢复正常，伴随症状缓解）58 例，无效（用药 1 剂后，24 小时内体温下降小于 1℃，或仍保持在 38.5℃以上，症状未缓解）5 例，总有效率为 95%[3]。以蒿芩清胆汤为基本方治疗夏季高热 56 例，主要症状：发热、微恶寒或寒热往来，有汗或无汗，脘腹胀满，纳呆泛恶，舌苔白腻或黄腻，脉浮数或滑数。若热邪重者加金银花、连翘；湿浊偏重者加白蔻仁、厚朴、霍香、佩兰；阳明热盛见身大热、多汗烦渴、脉洪大者合白虎汤；热盛津伤者加北沙参、麦冬、石斛。56 例中体温 39～39.5℃ 47 例，40℃以上 9 例。结果：痊愈 43 例，占 76.8%；有效 11 例，占 19.6%；无效 2 例，占 3.5%[4]。

2. 胆汁反流性胃炎　本方治疗胆汁反流性胃炎 400 例。设对照组 50 例，服用多潘立酮。治疗前均经纤维胃镜检查确诊，其中伴有食管炎 26 例，浅表性胃炎 210 例，萎缩性胃炎 37 例，胃糜烂 37 例，残胃炎 14 例，胃黏膜脱垂 13 例，胆囊切除 12 例。伴食管炎加白及、生地榆、石见穿；胃糜烂加仙鹤草、参三七；吐酸、嘈杂合左金丸或乌贝散；胆囊炎、胆石症加金钱草、片姜黄、郁金等。结果：治疗组治愈 216 例，有效 147 例，无效 37 例，总有效率为 90.8%。对照组治愈 16 例，有效 17 例，无效 17 例，总有效率为 66.0%。两组比较有显著差异（$P<0.05$）[5]。用蒿芩清胆汤为主方治疗胆汁反流性胃炎 40 例，若泛酸、嘈杂加乌贝散或左金丸；上腹痛甚加延胡索、川楝子；呕恶呃逆明显加旋覆花、代赭石；心烦便干加栀子、大黄。并设多潘立酮对照组 30 例。两组均以 1 个月为 1 个疗程。结果：治疗组治愈 17 例，有效 20 例，无效 3 例，总有效率为 92.5%。对照组治愈 10 例，有效 12 例，无效 8 例，总有效率为 73.3%。两组比较有显著差异（$P<0.05$）[6]。用加减蒿芩清胆汤（茵陈、青蒿、黄芩、黄连、枳壳、陈皮、半夏、姜竹茹、熟大黄、白及粉、甘草）治疗原发性反流性胃炎 35 例。治疗 1 个月后经胃镜复查 27 例，有 25 例完全治愈，仅 2 例胃窦部仍有轻度炎性改变。8 例未作胃镜检查者，因临床症状基本消失，饮食正常，无任何不良反应，而拒绝胃镜复查。复查率达 77.14%，复查者有效率达 92.59%，总有效率达 94.28%[7]。

3. 浅表性胃炎　用蒿芩清胆汤为基本方治疗浅表性胃炎 121 例，所有病例均经纤维胃镜检查确诊。若口黏较甚者加藿香、佩兰；纳谷减少者加炒麦芽、鸡内金；胃脘部火灼难忍者加蒲公英、浙贝母。服药最多 35 天，最少 13 天。结果：临床治愈（胃脘痛及其他症状消失，胃镜检查正常者）88 例，占 72.7%；好转（胃脘痛缓解，发作次数减少，其他症状减轻，胃镜检查有好转者）26 例，占 54.5%；无效（症状无改善，胃镜检查无变化者）7 例，占 5.8%。总有效率为 94.2%[8]。

4. 功能性消化不良　蒿芩清胆汤治疗功能性消化不良 35 例，痰湿困脾型去青蒿、黄芩、碧玉散，加苍术、厚朴、石菖蒲；痰热壅胃型加土茯苓、蒲公英；痰气滞胃型加柴胡、香附、郁金、炒栀子。结果：20 例治愈，占 57.1%；10 例好转，占 28.6%；5 例无效，占 14.3%。总有效率为 85.7%[9]。

5. 阑尾炎　用蒿芩清胆汤为主方治疗急性阑尾炎 42 例，若寒热往来明显加柴胡；大便秘结或不爽加大黄；痞满胀痛者加厚朴、郁金；腹痛较剧者加延胡索、白芍。疗程最短 12 小时，最长 6 天。临床治愈 27 例，显效 12 例，无效 3 例，总有效率为 92.8%[9]。

6. 胆囊炎　用加减蒿芩清胆汤治疗胆囊炎 275 例，其中合并胆结石者 67 例，合并胆道蛔虫者 96 例；若痛甚者加乳香；白细胞过高者加金银花、连翘；若发热有黄疸者加茵陈、黄柏；合并蛔虫者先以乌梅丸安蛔，若有结石者加用金钱草、海金沙、茵陈，或加服硝石矾石散；热盛津伤及大便秘结者加用大黄、芒硝。痊愈 235 例，占 85.4%；基本痊愈 34 例，占 12.4%；无效 6 例，占 2.2%；总有效率为 97.8%。最长服药时间 30 天，最短服药时间为 6 天，平均治愈天数为 15.8 天[10]。用加味蒿芩清胆汤（青蒿、黄芩、枳壳、竹茹、半夏、陈皮、茯苓、滑石、生甘草、青黛、柴胡、大黄、龙胆、车前子、茵陈)治疗胆囊炎 28 例,结果:显效 24 例,好转 3 例,无效 1 例。27 例治疗后均获得近期疗效,有效率占 95.8%。服药剂数一般在 10～26 剂。随访就近的病例 13 例,一年均未见复发[11]。

7. 更年期综合征 采用蒿芩清胆汤为基本方治疗本病 30 例,皆以阵发性潮热为主症。其中伴有月经紊乱者 28 例,月经先期 18 例,月经错后 8 例,经期先后不定 4 例,伴有子宫肌瘤 3 例,伴有血压轻度增高者 6 例,伴有冠心病 3 例,伴有失眠 16 例。治疗上伴眩晕加天麻、钩藤,重者加龙骨、牡蛎;伴失眠心悸加菖蒲、远志、枣仁、朱麦冬;伴月经量多加仙鹤草、阿胶;伴面目虚浮加白芍、槟榔;伴大便干结难解加生白术、生地黄。结果:痊愈(治疗 1 个月内头面烘热症状消失,潮红未作)20 例,有效(治疗 1 个月内症状好转,但未消失)6 例,无效 4 例,总有效率为 86.67%[12]。

8. 系统性红斑狼疮 选取系统性红斑狼疮(SLE)患者 120 例,分为 2 组,治疗组用蒿芩清胆汤和泼尼松,对照组用泼尼松和环磷酰胺,疗程 3 个月。观察治疗前后 SLE 活动指数(SLEDAI)及各项免疫指标、血尿常规、肝肾功能及其他不良反应发生情况。结果:总有效率治疗组为 81.67%(49/60 例),对照组为 76.67%(46/60 例),两组比较差异无显著性意义($P>0.05$)。两组对改善 SLEDAI、血沉(ESR)、C3、24 小时尿蛋白定量、抗 dsDNA 抗体等均取得满意效果,治疗组未发现明显不良反应。说明蒿芩清胆汤治疗 SLE 活动期疗效显著,安全性好[13]。

二、儿科

发热 采用蒿芩清胆汤加减(青蒿、陈广皮、黄芩、淡竹茹、生枳壳、仙半夏、赤茯苓、青黛、甘草、大青叶)治疗小儿上感 196 例,病例选择均是夏秋季体温在 38.5℃以上的急性上呼吸道感染患儿。其中病程半天～1 天 134 例,2 天 42 例,3 天 14 例,3 天以上 6 例。全部患儿均有咽部充血,扁桃体Ⅰ度～Ⅲ度肿大,化脓性扁桃体炎 7 例,并发支气管炎 41 例。血常规检查:WBC 在$(8.6～18.9)\times10^9/L$。结果:1 天内退热 141 例,2 天内退热 39 例,3 天及以上退热 12 例,4 例住院西药治疗[14]。

【实验研究】

1. 抗病毒、抗菌、抗内毒素作用 采用鸡胚培养法测定蒿芩清胆汤对 3 种流感病毒的抑制作用。当蒿芩清胆汤在浓度为 2g/ml 时对鸡胚无毒副作用;药物浓度在 1∶8 时,对不同的流感病毒均有较强的抑制作用;药物浓度在 1∶32 时,可抑制甲 3 型流感病毒的繁殖;药物浓度在 1∶16 时,对甲、乙型流感病毒仍有一定的抑制作用。结果提示蒿芩清胆汤对甲、乙型流感病毒均有抑制作用[15]。采用平皿法,观察含药培养基的菌落生长情况。结果,蒿芩清胆汤对金黄色葡萄球菌、大肠埃希菌、绿脓假单胞菌均有抑制作用,其中对绿脓假单胞菌的作用最强。蒿芩清胆汤对大肠杆菌内毒素所致的感染性小鼠有明显的抗内毒素作用,可保护动物存活约半数以上。提示蒿芩清胆汤对某些外感热病的治疗作用,可能与抗菌、抗内毒素有关[16]。

2. 解热、抗炎作用 蒿芩清胆汤能显著抑制大鼠啤酒酵母与 2,4-二硝基苯酚所致的体温升高,并能抑制降低小鼠二甲苯性耳肿胀。表明蒿芩清胆汤具有较好的解热与抗炎作用[17]。

3. 对温病湿热证的影响 用饮食因素、气候环境因素与生物因子因素对大鼠进行湿热造模,然后予蒿芩清胆汤水煎液 8.9g/kg 体重灌胃,每日 2 次,连续 6 日。结果:蒿芩清胆汤能显著降低湿热证大鼠的体温,增加其饮食饮水量,对血液流变学有显著改善作用[18]。

4. 对胃肠的影响 蒿芩清胆汤水煎剂灌胃,每天 1 次,连续 3 天,对吲哚美辛所致实验性大鼠胃黏膜损伤有拮抗作用,能显著抑制溃疡产生;对番泻叶所致小鼠腹泻有止泻作用[19]。采用幽门结扎法观察大鼠胃酸分泌,酚红法观察胃排空情况。给药方法同上。结果表明,蒿芩清胆汤具有促进大鼠胃运动功能的作用,能明显抑制总酸度、总酸排出量,显著促进胃排空[20]。

参考文献

[1] 隋登明,房继英．蒿芩清胆汤治疗病毒发热 54 例[J].实用中医内科杂志,1999,13(2):25.

[2] 马永才．蒿芩清胆汤治疗高热 22 例分析[J].实用中医内科杂志,2005,19(4):363.

[3] 刘小青．蒿芩清胆汤治疗外感发热 100 例[J].中国中医急症,1999,8(4):131.

[4] 孙建军．蒿芩清胆汤治疗夏季高热 56 例[J].河南中医药学刊,1997,12(4):35-36.

[5] 章进．蒿芩清胆汤治疗胆汁反流性胃炎 400 例[J].江苏中医药,2006,27(3):65.

[6] 陈桂芳．蒿芩清胆汤治疗胆汁反流性胃炎 40 例[J].天津中医药,2006,23(6):476.

[7] 林康,徐兆山．加减蒿芩清胆汤治疗原发性反流性胃炎 35 例[J].吉林中医药,1998,(2):33.

[8] 程东秦,杨修策．蒿芩清胆汤治疗浅表性胃炎 121 例[J].国医论坛,1996,11(3):37.

[9] 王桂枝,谷万里,张梅红．蒿芩清胆汤治疗急性阑尾炎 42 例[J].陕西中医,1995,16(11):484.

[10] 田止学,赵金环．加减蒿芩清胆汤治疗胆囊炎的疗效观察[J].河南中医药学刊,1994,(5):61-62.

[11] 马建民．加味蒿芩清胆汤治疗胆囊炎 28 例临床观察[J].黑龙江中医药,2006,(2):22-23.

[12] 王健康．蒿芩清胆汤治疗妇女更年期头面烘热症 30 例[J].光明中医,2001,16(2):36-37.

[13] 刘维,王慧,杨晓砚,等．蒿芩清胆汤治疗系统性红斑狼疮活动期临床观察[J].中国中西医结合杂志,2006,26(5):448-450.

[14] 王继建．蒿芩清胆汤化裁治疗小儿上感 196 例[J].现代中西医结合杂志,2000,9(8):713.

[15] 莫日根,韩雪梅,新燕,等．蒿芩清胆汤抗流感病毒的实验研究[J].中医研究,2005,18(5):16-18.

[16] 李鹏．蒿芩清胆汤的抗菌、抗内毒素作用研究[J].中医研究,2004,17(3):15-16.

[17] 卢志刚,韩雪梅．蒿芩清胆汤解热抗炎作用的实验研究[J].中医药学刊,2005,23(3):454-455.

[18] 莫日根,韩雪梅,史圣华．蒿芩清胆汤对温病湿热证动物模型影响的实验研究[J].中医研究,2006,19(6):12-15.

[19] 钱占红,任存霞,莫日根,等．蒿芩清胆汤的胃肠作用研究[J].中药药理与临床,2006,22(6):6-7.

[20] 钱占红,任存霞,莫日根,等．蒿芩清胆汤对大鼠胃液分泌及胃排空的影响[J].中药药理与临床,2006,22(5):3-4.

柴胡加龙骨牡蛎汤

(《伤寒论》)

【异名】柴胡龙骨牡蛎汤(《伤寒总病论》卷 3)。

【组成】柴胡四两(12g) 龙骨 生姜切 人参 桂枝去皮 茯苓各一两半(各 4.5g) 半夏二合半洗(10g) 黄芩一两(3g) 铅丹一两半(1g) 大黄二两(6g) 牡蛎一两半熬(4.5g) 大枣六枚擘

【用法】上十二味,以水八升,煮取四升,内大黄,切如棋子,更煮一两沸,去渣。温服一升(现代用法:先煮前十一味,再入大黄微煮,分四次服)。

【功用】和解少阳,通阳泄热,重镇安神。

【主治】伤寒下后，邪陷正伤证。胸满烦惊，小便不利，谵语，一身尽重，不可转侧。

【病机分析】本方证系伤寒八、九日，推知当有胸胁胀满，纳呆呕恶，或口苦，咽干，目眩等少阳证，当以小柴胡汤和解之，医者却误用下法，以致邪热内陷，又伤及正气。胸满未解，为邪仍在少阳，热扰心神，则见烦惊谵语；下后膀胱气化失司，则见小便不利；而一身尽重，不可转侧，是为下后气虚，气机不畅所致。病属虚实夹杂之证。

【配伍意义】本方实为小柴胡汤原量减半、去甘草，加龙骨、牡蛎、铅丹、大黄、桂枝、茯苓组成，由于病邪仍在少阳，故取小柴胡汤之意以内解外清，扶正祛邪。其中柴胡、黄芩配伍，和解少阳之邪；半夏、生姜相合，以和胃降逆；人参与大枣益气扶正。另加龙骨、牡蛎、铅丹以镇惊安神，该三药均有重镇安神之功。《名医别录》卷1、《药性论》卷3分别曰：龙骨"养精神，定魂魄，安五脏"；"逐邪气，安心神"。《神农本草经》卷1记载牡蛎："主惊恚怒气"；而《神农本草经》卷3则云铅丹治"惊痫癫疾"，三味配伍，相得益彰。大黄气味重浊，泻热通腑，《本草纲目·草部》卷17谓其善治"实热燥结，潮热谵语"，使热清神自安。桂枝、茯苓通阳化气而利小便，《本经疏证》卷4分析桂枝"其用之道有六：曰和营，曰通阳，曰利水，曰下气……"；《神农本草经》卷1、《本草衍义》卷13分别言茯苓"利小便"；"此物利水之功多"。再者，大黄、茯苓还能使邪气从二便分消。诸药合用，既能和少阳，泻邪热，又可扶正气，镇正神，利小便，实有表里并治，虚实兼顾之妙。

【临床运用】

1. 证治要点　本方主治伤寒邪陷少阳，枢机不利，表里俱病，虚实夹杂。临床以胸满、烦惊、身重为证治要点。

2. 加减法　胸胁刺痛，便秘色黑，舌紫暗者，为气郁血滞，加桃仁、红花、赤芍、川芎、香附、青皮；心烦易怒，面红目赤，为肝经火旺，去人参、桂枝、生姜、大枣，加龙胆、栀子、车前子、泽泻、木通、生地黄；癫狂逆乱，语无伦次，眩晕，喉中痰鸣，便秘，舌苔厚腻，为痰浊蒙蔽清窍，去桂枝、人参、生姜，加礞石、沉香、铁落、石菖蒲；急躁易怒，面色嫩红，日暮潮热，虚烦不得眠，舌绛尖赤，去桂枝、大黄，加黄连、阿胶、鸡子黄、芍药、百合、生地黄。

3. 现代以本方辨证用于精神分裂症、癫痫、失眠、抑郁症、焦虑症、神经官能症、心律失常、甲状腺功能亢进、围绝经期综合征、肌肉痉挛、糖尿病、高血压、耳源性眩晕、阳痿、脱发等。

【使用注意】本方中含有铅丹，其成分为四氧化三铅，久用易致蓄积中毒，造成血红蛋白合成障碍，故应慎用，且不宜久服。

【源流发展】柴胡加龙骨牡蛎汤载于《伤寒论·辨太阳病脉证并治》第107条，系从小柴胡汤加减而来。在主治证方面，后世有所扩大。《杂病广要》卷20将本方用于"癫痫"。今人王琦在《伤寒论讲解》中总结为"已被国内外广泛用于治疗癫痫、高血压、甲亢、眩晕、圆形脱发、不寐、梅尼埃病等。"关于本方的组成，《太平圣惠方》卷9赤茯苓汤，即柴胡加龙骨牡蛎汤去有毒之铅丹，加橘皮、甘草，以增理气和胃补益之功，其主治证则与本方相同。

【疑难阐释】关于方中铅丹、牡蛎　铅丹有毒，其主要成分为 Pb_3O_4，《本草发挥》载本品"味辛，微寒，有毒"，处方时须布包入煎。临床曾有服用本品而致铅中毒的报道，因此不能长期服用。至于铅丹的用量，据《中药学》教材（第6版）规定：入丸散服，每次0.3～0.6g。故剂量宜小。铅虽能在体内蓄积而引起中毒，造成血红蛋白合成障碍，但若用之量小，又配伍大黄通下，促使铅毒排泄，可不致中毒，同时注意用药不可超过1周。近年用此方者，多以磁石、生铁落、代赭石或朱砂代之。本方所用牡蛎亦用生者，但近有报道服用生牡蛎引起中毒者，可能系动物留壳去肉不净，或壳上带有病原体及神经毒素所致（安徽中医学院学报，

1988,2:22)。因此,宜清洗干净后再入药。

【方论选录】

1. 成无己:"伤寒八、九日,邪气已成热,而复传阳经之时,下之虚其里而热不除。胸满而烦者,阳热客于胸中也;惊者,心恶热而神不守也;小便不利者,里虚津液不行也;谵语者,胃热也;一身尽重不可转侧者,阳气内行于里,不营于表也。与柴胡汤以除胸满而烦,加龙骨、牡蛎、铅丹,收敛神气而镇惊;加茯苓以行津液、利小便;加大黄以逐胃热、止谵语;加桂枝以行阳气而解身重。错杂之邪,斯悉愈也。"(《注解伤寒论》卷3)

2. 柯琴:"伤寒八、九日不解,阳盛阴虚,下之应不为过,而变症蜂起者,是未讲于调胃承气之法,而下之不得其术也。胸满而烦,小便不利,三阳皆有是症。而惊是木邪犯心;谵语是热邪入胃;一身尽重,是病在阳明而无气以动也;不可转侧,是关少阳而枢机不利也。此为少阳、阳明并病,故取小柴胡之半,以转少阳之枢;辅大黄之勇,以开阳明之阖;满者忌甘,故去甘草;小便不利,故加茯苓;惊者须重以镇怯,铅秉乾金之体,受癸水之气,能清上焦无形之烦满,中焦有形之热结,炼而成丹,不特入心而安神,且以入肝而滋血矣;龙骨重能镇惊而平木;蛎体坚不可破,其性守而不移,不特静可以镇惊,而寒可以除烦热,且咸能润下,佐茯苓以利水,又能软坚,佐大黄以清胃也;半夏引阳入阴,能治目不瞑,亦安神之品,故少用为佐;人参能通血脉,桂枝能行营气,一身尽重不可转侧者,在所必须,故虽胸满谵语而不去也。此于柴胡方加味而取龙蛎名之者,亦以血气之属,同类相求耳。"(《伤寒来苏集·伤寒附翼》卷下)

3. 王子接:"足经方治手经病者,参、苓、龙、牡、铅丹入足经而可转行于手经者也。手少阴烦惊,从足太、少阳而来,故仍从柴、桂立方。邪来错杂不一,药亦错杂不一以治之。柴胡引阳药升阳,大黄领阴药就阴;人参、炙草助阳明之神明,即所以益心虚也;茯苓、半夏、生姜启少阳三焦之枢机,即所以通心机也;龙骨、牡蛎入阴摄神,镇东方甲木之魂,即所以镇心惊也;龙、牡顽钝之质,佐桂枝即灵;邪入烦惊,痰气固结于阴分,用铅丹即坠。至于心经浮越之邪,借少阳枢转出于太阳,即从兹收安内攘外之功矣。"(《绛雪园古方选注》卷上)

4. 吴仪洛:"此汤治少阳经邪犯本之证,故于本方(指小柴胡汤)中除去甘草减大枣上行阳分之味,而加大黄行阴以下夺其邪,兼茯苓以分利小便,龙骨、牡蛎、铅丹以镇肝胆之怯,桂枝以通血脉之滞也。与救逆汤同义,彼以龙骨、牡蛎镇太阳经火逆之神乱,此以龙骨、牡蛎、铅丹镇少阳经误下之烦惊,亦不易之定法也。"(《伤寒分经》卷8)

5. 章楠:"大黄仅煎一、二沸,止取其气,随姜、桂、人参行阳之药以泄浮越之邪热,不取其味以走腑也。"(《医门棒喝·伤寒论本旨》卷2)

【评议】上述医家对本方证病因、病机的剖析,较为切合实际的,当推成无己的观点:"伤寒八、九日,邪气已成热,而复传阳经之时,下之虚其里而热不除"。而柯琴所言:"伤寒八、九日不解,阳盛阴虚,下之应不为过,而变症蜂起者,是未讲于调胃承气之法,而下之不得其术也。"似乎欠妥。有关本方配伍意义的论述,王子接谓:人参、炙草"益心虚";茯苓、半夏、生姜"通心机";龙骨、牡蛎"镇心惊";吴仪洛认为"龙骨、牡蛎、铅丹以镇肝胆之怯"。两者虽然分别强调治心与治肝胆的不同,但镇惊却是一致的。章楠谓"大黄仅煎一、二沸",目的在于"泄浮越之邪热",于医者临床用药具有重要意义。总之,该方证的病机与组方配伍,王子接的"邪来错杂不一,药亦错杂不一以治之",即是很好的概括。值得注意的是,柯琴所说:"人参能通血脉",则依据不足。

【验案举例】

1. 惊悸怔忡　《安徽中医临床杂志》(1996,6:284):某男,36岁。平素少寐多梦,善惊,半年前因工作过于繁忙，症状加重，心中大动，自觉双下肢发软无力，双手强直，继而不能自行站立行走，但卧床时下肢可抬举，曾在多家医院诊断为“癔病”，多方治疗均无效，由亲属抬来就诊。症见神疲无力，面色无华，双手强直，屈伸不利，自诉头痛失眠，心中惕惕然躁动不宁，舌质淡红，脉象细弱。此属少阳受邪，气血不足，脏腑经脉失养之证。处方：柴胡 9g，桂枝、党参、茯神、白术、阿胶、酸枣仁各 12g，龙骨、牡蛎各 15g，生姜 3 片，红枣 4 枚。服药 5 剂后，心慌、头痛、失眠等症大有好转，在别人扶持下已能行走，续服 30 剂后，诸症悉除，行走自如，恢复工作。

按语：患者平素心虚胆怯，又逢工作劳累，耗伤正气，气血不足，脏腑失养，经脉拘急。作者治以柴胡加龙骨牡蛎汤加减：去攻邪之半夏、黄芩、大黄及有毒的铅丹；加白术、阿胶、酸枣仁。如此，变本方以温养安神为主，辅以疏肝利胆，与证情合拍，疗效满意。

2. 癫痫 《新中医》(1974，1：24)：某女孩，因难产损伤发为癫痫，每天发病 10 次左右，每次发作长达半小时，最短约 10 分钟。投本方去有毒的铅丹，加芍药调和肝胆，服至四五诊，改用甘麦大枣合百合地黄汤加味以巩固疗效。患者癫痫发作次数渐减，至后来未再发病。

按语：本案无伤寒病史，系难产所致，因该病发作有惊有搐，故选用柴胡加龙骨牡蛎汤和之、镇之，甚为合拍。

3. 癫狂 《浙江中医杂志》(1964，7：19)：某女，35 岁。素善愁易怒，郁郁寡欢。1960 年冬季起自觉微恶风寒，浑身不适，随即失眠魇梦，继即精神失常，四五日后狂躁大作，打人骂人，撕衣裸体。至 1961 年 3 月后渐复常态，入冬原病发作，经四月余，前症又渐消失。1962 年 11 月中旬又复发。当时适余下乡乃邀诊。患者已三日不眠，服西药安眠药无效，言语举止异于常人，面赤，畏风，便秘，溲赤，脉弦细，舌苔薄。处方：龙骨、茯苓各 9g，牡蛎、夏枯草各 12g，黄芩、炒山栀各 6g，柴胡 3g，半夏、龙胆草、当归龙荟丸各 4.5g，桂枝、甘草各 2.4g，珍珠母 30g，铅丹 1.5g。药后即能入睡，连服 3 天，语言不乱，诸证已趋正常。后以柴胡加龙骨牡蛎汤去姜、枣、大黄、广丹，加生地、生铁落、龙胆草、夏枯草。服五六剂，月余来院门诊，一切如常人。唯易烦躁。续给甘麦大枣汤加五味子、枣仁、龙齿、珍珠母等常服。至今一年未见发作。

按语：柴胡加龙骨牡蛎汤原治伤寒误下，表邪化热趁虚内陷，以胸满烦惊、谵语等为主的少阳证。作者引申本方用于肝郁化火之癫狂证。证虽不同，然病机类似。作者去原方甘壅之品：人参、大枣、生姜，配以龙胆、炒山栀、夏枯草，苦寒直折肝火；珍珠母平肝安神；当归龙荟丸通便泻热，釜底抽薪。如此泄热平肝，镇惊安神，与证情相符，故取佳效。复诊药味虽稍有出入，但仍宗原旨。心主神明，久病必虚，故最后以甘麦大枣汤合养心安神之品调理善后。

4. 围绝经期综合征 《伤寒论方运用法》：某女，44 岁。初诊：1966 年 10 月 25 日。半年来月经紊乱，两月一行。几天来双目怒视，言语多时，絮絮不绝，时或默不理人，厌食，失眠，睡中惊惕多恶梦，有时惊叫，恶闻闹声，厌光，厌外人，喜孤居斗室，大便硬，二至三天一次，与爱人不时争吵。诉胸胁满闷，口苦，舌苔薄黄浊腻，脉沉弦。属更年期综合征。方用：北柴胡 24g，黄芩 10g，法半夏 9g，党参 10g，生姜 9g，红枣 12g，朱茯苓 9g，生大黄 6g(后下)，生龙牡各 30g(先煎)。服 3 剂。二诊：10 月 29 日。药后睡中不惊惕，双目不怒视，胸满较舒，各证好转，舌脉同前。续上方 10 剂，各症续减。以后共服上方 50 余剂，各证基本消失。唯感冒及触怒时病即轻度发作，每月服上方 5 剂。约 2 年，病即不再发作。

按语：围绝经期综合征为妇女绝经前后常见的一种病证，多为肝肾不足，脏腑阴阳平衡失调所致。本案患者为肝郁化火，累及胆腑，兼见肝肾不足。方中柴胡合黄芩为君，和解少阳，清肝利胆；臣以生龙牡平肝潜阳，镇惊安神；生大黄通腑泻热，清降上炎之火；佐以半夏、生姜和胃化痰，散结除满；党参、茯苓、大枣健脾和中，固守中州。原方去桂枝、铅丹，减桂枝，嫌其性温助热，于证无补，去铅丹恐过用有毒。

【临床报道】

一、精神神经系统疾病

1. 精神分裂症　选择有口苦咽干、怕风烘热、胸胁苦满、神思疲乏、默默无言、不思饮食、脉弦等，辨证为少阳证及少阳病兼有气滞血瘀证的67例患者作为治疗对象，其中偏执型37例，紧张型1例，青春型1例，未定型28例。分为三组：A组15例少阳证，采用本方（去铅丹加丹参）治疗，有睡眠障碍加服地西泮或利眠宁，不给其他西药；B组31例少阳证，以上方为主，合并氯丙嗪或泰尔登（日服量小于200mg）；C组21例为少阳兼气滞血瘀证，投以柴胡加龙骨牡蛎汤衍化方（原方去铅丹、桂枝、党参、茯苓，加当归、赤芍、桃仁、红花），西药同B组。30剂为1个疗程，获效者可继服2个疗程。近期疗效：67例中，痊愈1例，显效35例，进步15例，总有效率为76.1%；A、B、C三组的有效率分别为80%、83.9%、62%。以偏执型、未定型疗效较好[1]。以本方（去铅丹加丹参）治疗45例，其中偏执型23例，单纯型9例，青春型7例，紧张型4例，未定型2例。30剂为1个疗程，35例配合口服小剂量抗精神病药物氯丙嗪治疗。结果：显著进步31例（68.88%），进步8例（17.77%），无效6例（13.33%），总有效率为86.67%。其中合并抗精神病药物者有效率为68.89%，未合并抗精神病药物者有效率为80%。平均见效剂数为15剂。观察表明，本方对具有失眠、多疑、恐惧不安、被害妄想等证候者效果较为显著[2]。

2. 围绝经期精神病　以柴胡加龙骨牡蛎汤加减（柴胡、生龙骨、生牡蛎、黄芩、半夏、大枣、远志、白术、酸枣仁、大黄）治疗50例，并设对照组30例给予常规西药治疗（多塞平、阿米替林、地西泮等）。结果：治愈（减分≥75%）46例，显著进步（减分50%～75%）4例，治愈率为92.0%；对照组临床治愈26例，显著进步2例，中断治疗2例，治愈率为86.7%。两组临床疗效比较无显著性差异[3]。

3. 癫痫　以柴胡加龙骨牡蛎汤治疗癫痫65例，痰扰心神者，加菖蒲、远志；抽搐甚者，加全蝎、僵蚕；气血亏虚者，加黄芪、当归；若虚烦不眠者，去铅丹加枣仁、柏子仁。5剂为1个疗程，一般需要5～10个疗程。因方中铅丹有毒，服5剂后去铅丹，改用朱砂或枣仁等。结果：近期治愈（与治疗前发作间歇时间比较，延长1年不发作）26例，占40%；好转（发作时症状较以前减轻，间歇期明显延长）34例，占52.30%；无效（症状无改善或加重）5例，占7.70%，总有效率为92.30%[4]。

4. 抑郁状态　用本方治疗12例抑郁状态患者，其中内因性10例，神经症性1例，疑为反应性1例，病程均在5个月以上。除1例外，均持续服药2周以上。结果：显效（症状基本消失或接近病前状态）3例，有效（症状明显改善）4例，稍有效（症状稍有改善）2例，无效3例。症状改善出现较快，多在服药后3～5天。由于本方对抑郁状态显示了良好疗效，以至有“抑郁状态为柴胡加龙骨牡蛎汤之证”的说法[5]。为研究柴胡加龙骨牡蛎汤与加味逍遥散对精神、躯体化不定愁诉的临床特点，选9例患者（女性，平均年龄54.1岁）服用柴胡加龙骨牡蛎汤，基本疾病有高血压、室上性期前收缩、糖尿病、失眠、异位性皮炎等，2～4周症状改善；9例（男性2例，女性7例，平均年龄50.3岁）服用加味逍遥散，基本疾病有高血压、失眠、不定愁诉、围绝经期综合征，2～4周症状改善。利用CMI量表和自主神经失调问卷评定临床特征。结果：两组按CMI精神性愁诉评定，符合神经症者两组分别为5例、3例；准神经症 4 例、6 例。精神性愁诉症状数平均 17.8±5.2 个、16.7±6.7 个。问卷躯体愁诉症状数平均 18.1±6.0 个、19.9±6.1 个。精神性愁诉症状两组分别为抑郁 44.4%、7.4%，紧张 44.4%、18.5%，敏感 40.7%、55.6%，焦虑 32.1%、37%，易怒 22.2%、44.4%，有不适应家庭或社会感 31.5%、32.4%。按问卷中躯体症状与各系统的归类划分，两组分别为呼吸、循环系统 55.6%、42.9%，运动系统 51.1%、71.1%，消化系统 34.7%、23.6%，神经血管系统 35.2%、46.3%，头痛眩晕 40.7%、48.1%，疲劳 48.1%、61.1%。结果表明，柴胡加龙骨牡蛎汤有效症状最多见的是抑郁、紧张，而加味逍遥散适用于敏感、易怒[6]。

5. 中风后抑郁症　以柴胡加龙骨牡蛎汤（柴胡、桂枝、半夏、黄芩、龙骨、牡蛎、党参、远志、茯苓、大黄、石菖蒲、郁金、白芍、枳实、香附、甘草）治疗中风后抑郁症 38 例，设对照组 27 例口服阿米替林。两组均以 2 周为 1 个疗程，2 个疗程后观察疗效。结果：治疗组痊愈 6 例（占 15.79%），显效 20 例（占 52.63%），有效 10 例（占 26.32%），无效 2 例（占 5.26%），总有效率为 94.79%；对照组痊愈 3 例（11.11%），显效 3 例（11.11%），有效 13 例（48.15%），无效 8 例（29.63%），总有效率为 70.37%[7]。另以柴胡加龙骨牡蛎汤治疗中风后抑郁症 24 例，气虚血瘀者加黄芪、桃仁、当归；脾虚痰湿者加半夏、胆南星；阴虚火旺者加生地黄、知母、牡丹皮、珍珠母；气郁化火者加牡丹皮、龙胆；气滞痰郁者加瓜蒌皮、厚朴。对照组 24 例采用百忧解治疗。30 天为 1 个疗程，共 2 个疗程。结果：治疗组 24 例，显效 16 例，有效 4 例，无效 4 例，总有效率为 83.3%；对照组 24 例，显效 15 例，有效 4 例，无效 5 例，总有效率为 79.1%。治疗组脱落 1 例（失访），计为无效；对照组脱落 1 例（失访），计为无效。治疗组与对照组比较，总有效率无显著性差异[8]。

6. 焦虑症　采用本方加减治疗 72 例，患者主要表现为焦虑和烦恼、运动不安、自主神经功能亢进症状、过分警惕。其中轻度焦虑 8 例，中度焦虑 48 例，重度焦虑 16 例。基本方为柴胡加龙骨牡蛎汤去人参、生姜、铅丹，加甘草、酸枣仁、淮小麦、珍珠母。30 剂为 1 个疗程。服完 3 个疗程者 63 例，2 个疗程者 9 例。8 例服完 3 个疗程病情不稳定，仍用本方加减隔日服共 15 剂。症状基本稳定后改服逍遥丸 3 个月以资巩固。对地西泮类依赖及失眠较严重者仍给予原剂量减半治疗。结果，49 例痊愈（68.06%），显著进步 13 例（18.05%），有效 7 例（9.72%），无效 3 例（4.17%），总有效率为 95.83%。观察一年，复发率为 11.59%[9]。用本方随证加减结合小剂量抗焦虑药及心理疗法治疗 30 例，30 天为 1 个疗程，痊愈 20 例，显效 7 例，有效 3 例[10]。

7. 失眠　以柴胡加龙骨牡蛎汤（柴胡、生龙骨、生牡蛎、黄芩、半夏、茯苓、党参、酸枣仁、合欢皮、夜交藤、茯神、桂枝、珍珠母、甘草）治疗失眠症 40 例，心烦易怒者加夏枯草、代赭石；大便结者加大黄；阵发烘热者加焦山栀、牡丹皮；舌苔白腻者加苍术、白术、石菖蒲、炙远志；神疲乏力者加黄芪、白术。结果：治愈（每晚入睡 5 小时以上，伴随症状消失，疗效稳定 1 个月以上）25 例，好转（每晚入睡 3～5 小时，伴随症状明显减轻或消失，疗效稳定 1 个月以上）12 例，未愈（每晚入睡不足 3 小时，伴随症状无明显改变）3 例，总有效率为 92.5%[11]。以柴胡加龙骨牡蛎汤化裁（柴胡、黄芩、制半夏、茯苓、生龙骨、生牡蛎、小麦、酸枣仁、合欢皮、夜交藤、甘草）治疗失眠 42 例。结果：痊愈（睡眠正常，伴随症状消失，舌脉恢复正常）20 例，占 47.6%；显效（睡眠质量改善，睡眠时间 5 小时以上，伴随症状消失或明显改善）12 例，占 28.6%；好转（睡眠质量好转睡眠时间增加 1 小时以上，伴随症状减轻）8 例，占 19.0%；无效（睡眠质量无改善、睡眠时间增加不足 1 小时）2 例，占 4.8%；总有效率为 95.2%[12]。

8. 多发性抽动症　以柴胡加龙骨牡蛎汤治疗儿童多发性抽动症 32 例，情绪易激动、多怒、烦躁加牡丹皮、炒栀子;舌苔厚腻加远志、菖蒲、淡竹如、陈皮;发育不良加熟地黄、山萸肉、枸杞;阴虚汗出较多、手脚心热加石斛、麦冬、浮小麦。30 天为 1 个疗程,连服 2 个疗程。结果:痊愈 19 例(57.6%),显效 7 例,有效 4 例,无效 2 例,总有效率为 91%[13]。

二、内分泌系统疾病

甲状腺功能亢进 本方加减(柴胡、黄芪、半夏、龙骨、牡蛎、生石膏、生铁落、葛根、钩藤、僵蚕、朱砂、甘草、大黄)治疗 100 例。结果:显效:50 例,服药 30~60 剂,此类患者多为单纯性甲亢、弥散性甲状腺肿伴甲亢、甲状腺瘤伴甲亢手术后复发者;有效 41 例,服药 60~80 剂,此类患者多为甲状腺瘤伴甲亢者;无效 9 例[14]。

三、妇科疾病

围绝经期综合征 以柴胡加龙骨牡蛎汤加减(柴胡、生龙骨、生牡蛎、黄芩、党参、茯苓、炙甘草、半夏)治疗妇女围绝经期综合征 38 例,并随症加减。治疗结果:痊愈 16 例(潮热汗出、情志异常等症状消失),好转 20 例(治疗后诸症减轻),无效 2 例(症状无明显改善),总有效率为 94.7%[15]。以柴胡加龙骨牡蛎汤加减(柴胡、黄芩、半夏、人参、桂枝、茯苓、龙骨、牡蛎、百合、合欢皮、甘草)治疗围绝经期综合征 385 例,若气滞者加香附、川芎;肝肾阴虚者加女贞子、旱莲草、生地黄;肾阳虚者加淫羊藿;脾虚者加白术、茯苓。治疗结果:痊愈 312 例,占 81%;好转 42 例,占 10.9%;无效 31 例,占 8%,有效率为 92%[16]。以柴胡加龙骨牡蛎汤治疗围绝经期综合征 100 例。结果:显效(服药 1 个月内症状全部消失)58 例占 58%;有效(服药 1 个月症状减轻或部分消失)33 例占 33%;无效(服药 1 个月症状无缓解)9 例占 9%[17]。以柴胡加龙骨牡蛎汤加生地黄、百合、淮小麦、丹参,治疗围绝经期综合征 100 例,并设对照组 50 例给予西药治疗(尼尔雌醇片、安宫黄体酮片)。结果:显效 24 例,占 24%;有效 55 例,占 55%;无效 21 例,占 21%,总有效率为 79%;对照组显效 8 例,有效 16 例,无效 26 例,总有效率为 24%[18]。另将围绝经期综合征患者分为四组,分别采用①雌激素疗法(混合型雌激素制剂双睾雌醇合剂),5 例;②汉方疗法(柴胡加龙骨牡蛎汤),17 例;③钙制剂治疗(对照组),5 例;④精神治疗(无治疗组),14 例。疗程 6 个月。分别于服药前后测定雌二醇(E_2),骨盐量和骨皮质指数,比较治疗前后其平均值的变化。结果:①雌激素治疗组:E_2 明显增加,骨量无明显增加。②汉方治疗组:E_2 明显增加,骨量大致平衡。③对照组:钙制剂治疗组:E_2 没有变化,骨量明显增加;无治疗组:E_2 无变化,骨量有减少倾向。以上结果表明,柴胡加龙骨牡蛎汤对预防骨质疏松有效,并用钙制剂能有效地预防绝经期骨质疏松[19]。对以神经精神症状如烦躁、焦虑、头晕、失眠、抑郁等为主诉的围绝经期综合征患者 12 例,不辨证给予柴胡加龙骨牡蛎汤 2 周。服药 2 周后自觉症状减轻者,继续服用该方。2 个月内症状完全消失者为显效;症状明显减轻,患者对疗效满意,继续服药者为有效;症状稍减轻,需要更换方剂者为无效;因出现副作用而停药者作为副作用评价。除外甲状腺疾病及应用激素疗法者。结果:显效 8 例,无效 2 例,有副作用者 2 例。柴胡加龙骨牡蛎汤对处于低 E_2、高卵泡刺激素(FSH)和促黄体素(LH)状态,以神经精神症状为主诉的围绝经期综合征患者有效,即内分泌学指标可作为选用柴胡加龙骨牡蛎汤的参考依据[20]。

【实验研究】

1. 抗抑郁作用

(1) 对抑郁动物模型的影响:采用小鼠强迫游泳、悬尾、利血平拮抗、高剂量阿朴吗啡拮抗、5-羟色氨酸(5-HTP)诱导甩头等经典的抑郁动物模型,观察柴胡加龙骨牡蛎汤的影响。结果表明,柴胡加龙骨牡蛎汤能显著减少小鼠强迫游泳和悬尾的不动时间,证实柴胡加龙骨牡蛎汤具有抗抑郁作用；柴胡加龙骨牡蛎汤能拮抗利血平和高剂量阿朴吗啡引起小鼠体温下降，增加5-HTP诱导的甩头次数，提示该方的作用机制可能与增强去甲肾上腺素和5-HT神经系统功能有关[21]。采用大鼠未知的慢性应激和孤养结合的抑郁症模型，给予柴胡加龙骨牡蛎汤(1g/kg)，结果表明，本方可以提高大鼠的自发活动、水平活动次数和垂直活动次数，改善大鼠的抑郁表现。本方1g/kg和3g/kg灌胃，均能明显缩短小鼠强迫游泳的不动时间，而小剂量(1g/kg)作用更为明显[22]。埋球试验(MBT)表明，本方具有剂量依赖性抗MBT作用，如与西药并用，既可改善抑郁症状，又可抑制抗抑郁药的副作用[23]。

(2) 对抑郁模型大鼠不同脑区单胺类神经递质含量的影响：采用高效液相偶联电化学的方法，观察柴胡加龙骨牡蛎汤对未知的慢性应激和孤养结合所致抑郁模型大鼠不同脑区的单胺类神经递质及其主要代谢产物含量的影响。结果表明，柴胡加龙骨牡蛎汤可使抑郁大鼠下丘脑、纹状体、边缘区和大脑皮层去甲肾上腺素(NA)、多巴胺(DA)、3,4-二羟基苯乙酸(DOPAC)、5-羟吲哚乙酸(5-HIAA)含量普遍增加，纹状体和边缘区5-羟色胺(5-HT)水平显著升高。提示柴胡加龙骨牡蛎汤的抗抑郁作用可能与增加脑内单胺类神经递质含量有关[24]。

(3) 对慢性应激大鼠下丘脑-垂体-肾上腺轴的影响：采用不同应激因子交替持续应激21天复制大鼠慢性应激抑郁模型，经口分别给予柴胡加龙骨牡蛎汤浸膏干粉200mg/kg、500mg/kg，观察该方对大鼠糖水消耗、开野实验行为学指标变化及血浆促肾上腺皮质激素(ACTH)、皮质酮(CORT)水平的影响。结果：经过21天慢性应激，大鼠出现糖水消耗量减少、开野实验水平得分及垂直得分均明显减少、中央格停留时间显著延长等抑郁状态，同时血浆ACTH、CORT浓度较空白对照组显著升高；经口给予柴胡加龙骨牡蛎汤后可显著改善慢性应激抑郁模型大鼠的上述行为学和神经内分泌变化。说明柴胡加龙骨牡蛎汤可抑制慢性应激引起的HPA轴功能亢进，改善大鼠的抑郁状态[25]。

(4) 组方配伍研究：将大鼠分为9组：正常组，模型组，阳性药对照组，柴胡加龙骨牡蛎汤高、低剂量组，小柴胡汤高，低剂量组，龙牡桂苓军高、低剂量组。采用不可预见性慢性的应激抑郁模型，观察小柴胡汤、柴胡加龙骨牡蛎汤以及龙骨、牡蛎、桂枝、茯苓、大黄(龙牡桂苓军)对大鼠自发活动、糖水消耗、海马体积、肾上腺指数的影响。结果：经过21天慢性应激，大鼠出现开野实验水平得分及垂直得分均明显减少、糖水消耗量降低等抑郁状态，同时肾上腺指数较正常组显著升高，海马体积显著减小；经口给予柴胡加龙骨牡蛎汤及龙牡桂苓军部分可显著改善慢性应激抑郁模型大鼠上述行为学和肾上腺、海马体积的变化。提示小柴胡汤经过加减成为柴胡加龙骨牡蛎汤后，功效发生了明显的改变，柴胡加龙骨牡蛎汤的龙牡桂苓军部分可能是该方抗抑郁的主要组成药物[26]。

2. 对实验性动脉硬化的影响　对4月龄小鼠，以添加5%胆固醇的食物饲养，同时给予本药提取物0.4g/(kg·d)，连续服用12个月，测定各项观察指标。结果给药组动物肝总胆固醇含量、甘油三酯及磷脂含量均比对照组明显减少；心脏甘油三酯和磷脂含量也比对照组显著减少；主动脉总胆固醇、甘油三酯及磷脂有减少之趋势，但差异不显著；主动脉Mg值，P值均明显降低，Ca值亦有降低的趋势，羟脯氨酸含量比对照组明显降低；Ca在动脉与心脏组织的结合，有降低倾向。以上表明，本药对小鼠实验性动脉硬化，可使其心、肝、主动脉脂质含量明显降低，主动脉的Ca、P、Mg值及Ca结合量降低，胶原含量减少，有较好的防止动脉硬化的作用[27,28]。

以柴胡加龙骨牡蛎汤治疗具有中间证的非胰岛素依赖型糖尿病(HIDDM)，治疗4周、12周后血清总胆固醇(TC)明显低于治疗前；低密度脂蛋白(LDL-C)在治疗4周、8周、12

周后明显低于治疗前;在治疗 8 周、12 周后动脉粥样硬化形成指标 TC-HDL-C/HDL-C 明显下降。而甘油三酯、高密度脂蛋白(HDL-C)水平均无变化。临床实验结果表明,柴胡加龙骨牡蛎汤对中间证的 HIDDM 患者可起到改善非正常脂蛋白降低动脉粥样硬化形成的作用[29]。

3. 对儿茶酚胺(CA)心血管损伤的保护作用　造型方法,给家兔静脉滴注 4mg/100ml 的去甲肾上腺素和肾上腺素 1∶3 混合盐液,以 8.4μg/(kg·min)速度,第 1～4 天点滴 30 分钟,第 5～6 日 45 分钟,第 7 日 60 分钟,造型即成。防治组在造型前 3 天开始灌胃给药,剂量为 12.6g/(只·日),连续 10 天。然后测定各项指标。结果:造型组 12 只动物半数出现腹泻,7 只出现双肺湿啰音,2 只因肺水肿死于第 5、6 日,剩下 10 只动物心电图检查全部异常,T 波倒置,ST 段移位,心律紊乱。防治组 10 只动物仅 1 只出现腹泻,3 只出现肺湿啰音,无 1 只死亡。心电图检查半数出现异常。病理检查可见造型组所有动物都有不同程度的肺瘀血,肺出血,肺泡间质和肺泡水肿,心脏扩大,心肌肥厚,心内膜下及心肌出血,心肌纤维变性和局灶坏死等损伤。防治组心肺组织损伤较造型组明显为轻,其中 3 只动物病理检查完全正常,肺水肿程度显著低于造型组,肺组织湿重/干重比值较造型组减小 11.1%,$P<0.01$。心功能测定结果表明,本方对 CA 造成的心功能不全有显著对抗作用。与造型组相比,中心静脉压下降 63.9%,舒张末压下降 46.9%,总外周阻力下降 23.6%,心肌收缩力增加 36.9%,心脏指数增加 37.8%,均有显著差异。以上表明本方可有效地保护机体抵抗 CA 的心血管损伤作用,这可能是本方治疗高血压等心血管疾病的重要机制之一[30]。

4. 对健康人血小板凝集功能的影响　本方对血小板没有直接的凝集作用,但能增强肾上腺素对血小板的凝集作用。这一作用不受时间、温度、加药顺序及加药时间的影响。对二磷酸腺苷、胶原蛋白所致的凝集无增强作用。本方这种增强凝集的作用,可被育亨宾阻断,而不被哌唑嗪和乙基马来酰胺阻断。因此,认为本方对 α_2-肾上腺素能受体具有激动作用[31]。

5. 镇静作用　经旋转笼法观察小鼠自发运动量。结果表明,小鼠灌服本方 200mg/kg 后,对甲苯丙胺引起的动物自发运动量加大,而服药后 2～3 个小时有明显抑制作用。这种抑制作用与多巴胺和去甲肾上腺素无关[32]。

6. 其他　本方对 48/80 复合物引起的小鼠腹膜肥大细胞脱颗粒与组胺释放作用无明显抑制作用。这可能与本方中龙骨、牡蛎所含的钙盐有关[33]。

参 考 文 献

[1] 葛萍,李斌,王瑞英,等.柴胡加龙骨牡蛎汤治疗精神分裂症 67 例临床观察[J].中西医结合杂志,1986,6(12):753.

[2] 王明祥.柴胡加龙骨牡蛎汤治疗精神分裂症 45 例临床分析[J].实用中西医结合杂志,1998,11(2):170.

[3] 徐奕佳,卢瑜卿.柴胡加龙骨牡蛎汤治疗更年期精神病 50 例临床观察[J].中医药临床杂志,2005,17(1):32-33.

[4] 闫炳远.柴胡加龙骨牡蛎汤治疗癫痫 65 例[J].四川中医,2004,20(4):48.

[5] 金子善彦.柴胡加龙骨牡蛎汤治疗抑郁状态[J].日本医学介绍,1981,(11):31.

[6] 喜多敏明.柴胡加龙骨牡蛎汤和加味逍遥散治疗不定愁诉的临床特征[J].日本东洋医学杂志,1998,49(3):441-448.

[7] 黄宁.柴胡加龙骨牡蛎汤治疗中风后抑郁症 38 例[J].实用中医内科杂志,2007,21(9):62-63.

[8] 塔光,王健.柴胡加龙骨牡蛎汤治疗中风后抑郁 24 例[J].吉林中医药,2008,28(3):179-180.

[9] 孙松涛．柴胡加龙骨牡蛎汤加减治疗广泛性焦虑症 72 例[J]. 中医杂志，2000，41(2)：95.

[10] 郑志峰．柴胡加龙骨牡蛎汤治疗惊恐障碍 30 例[J]. 浙江中西医结合杂志，2001，11(2)：92.

[11] 李铁成，刘茂祥．柴胡加龙骨牡蛎汤治疗失眠症 40 例[J]. 长春中医药大学学报，2008，24(3)：282.

[12] 王芳．柴胡加龙骨牡蛎汤化裁治疗失眠 42 例[J]. 实用中医药杂志，2007，23(2)：88-89.

[13] 王晓燕，吕富荣．柴胡加龙骨牡蛎汤治疗儿童多发性抽动症 32 例[J]. 陕西中医，2007，28(7)：773-774.

[14] 喻继先．柴胡龙牡汤加减治疗甲状腺机能亢进 100 例[J]. 湖南中医学院学报，1986，6(2)：29.

[15] 蒯彤，岳沛芬．柴胡加龙骨牡蛎汤加减治疗更年期综合征 38 例[J]. 北京中医，2006，25(6)：342-343.

[16] 彭光超．柴胡加龙骨牡蛎汤加减治疗更年期综合征 385 例[J]. 河南中医，2006，26(9)：13-14.

[17] 刘莉莉，高晔，边运彬．柴胡加龙骨牡蛎汤治疗更年期综合征 100 例[J]. 河北中医药学报，2001，16(4)：27.

[18] 谢泳泳．柴胡加龙骨牡蛎汤治疗更年期综合征临床研究[J]. 中国中医药信息杂志，2003，10(10)：59-60.

[19] 原田清行．汉方疗法对更年期综合征的效果：血中雌激素与骨量[J]. 日本东洋医学杂志，1995，45(3)：521-527.

[20] 田中哲二．柴胡加龙骨牡蛎汤对更年期神经精神症状的作用[J]. 汉方医学，2003，27(2)：19-22.

[21] 孟海彬，瞿融，马世平．柴胡加龙骨牡蛎汤抗抑郁作用研究[J]. 中药药理与临床，2003，19(1)：3-5.

[22] 张有志，聂惠民，张德昌，等．柴胡加龙骨牡蛎汤等经方治疗抑郁症的动物行为学研究[J]. 中国中医基础杂志，2001.7(7)：30-32.

[23] 佐佐木健郎．柴胡加龙骨牡蛎汤对埋球试验的影响[J]. 国外医学·中医中药分册，2001，23(4)：224.

[24] 瞿融，孟海彬，褚蔚，等．柴胡加龙骨牡蛎汤对抑郁模型大鼠脑内单胺递质的影响[J]. 中药药理与临床，2003，19(6)：1-3.

[25] 康大力，瞿融，朱维莉，等．柴胡加龙骨牡蛎汤对抑郁动物下丘脑-垂体-肾上腺轴的影响[J]. 中国临床药理学与治疗学，2005，10(11)：1231-1235.

[26] 任鹏姣，马世平，瞿融，等．柴胡加龙骨牡蛎汤组方配伍研究(Ⅲ)——对慢性应激大鼠的抗抑郁作用[J]. 药学与临床研究，2008，16(2)：86-89.

[27] 原中琉璃子．六味丸、八味地黄丸、柴胡加龙骨牡蛎汤对动脉硬化的影响[J]. 和汉医药学会志，1985，(3)：562.

[28] 原中琉璃子．八味地黄丸、柴胡加龙骨牡蛎汤、大柴胡汤、黄连解毒汤对动脉硬化的影响[J]. 日本东洋医学会学术总会讲演要旨集，1986：14.

[29] Onuma. T. 柴胡加龙骨牡蛎汤与大柴胡汤对糖尿病人非正常血浆脂蛋白和糖代谢的作用[J]. 国外医药·植物药分册，1996，(4)：176.

[30] 唐朝枢，张恩潭．柴胡加龙牡汤对儿茶酚胺心血管损伤的保护作用[J]. 中医杂志，1985，(1)：60.

[31] 中西幸三．现代东洋医学，1987，(4)：111.

[32] 伊藤忠信．柴胡龙骨牡蛎汤、抑肝散、加味逍遥散、加味归脾汤对小鼠自发运动量的效果[J]. 汉方医学，1984，8(12)：26.

[33] 伊藤忠信．小柴胡汤、大柴胡汤及柴胡加龙骨牡蛎汤对 48/80 复合物引之小鼠腹膜肥大细胞脱颗粒及组胺释放的作用[J]. 和汉医药学会志，1987，4(2)：77.

（连建伟 林 坚 姜静娴）

第二节 调和肝脾

四逆散

(《伤寒论》)

【组成】甘草炙 枳实破,水渍,炙干 柴胡 芍药各十分(各6g)

【用法】上四味,捣筛,白饮和,服方寸匕,日三服(现代用法:水煎服)。

【功用】透邪解郁,疏肝理气。

【主治】

1. 阳郁厥逆证 手足不温,或身微热,或咳,或悸,或小便不利,或腹痛,或泄利下重,脉弦。

2. 肝脾不和证 胁肋胀闷,脘腹疼痛,脉弦等。

【病机分析】本方所治"四逆",缘于外邪传经入里,气机为之郁遏,不得疏泄,导致阳气内郁,不能达于四末,而见手足不温。此种"四逆",与阳衰阴盛的四肢厥逆有本质区别。正如李中梓云:"此证虽云四逆,必不甚冷,或指头微温,或脉不沉微,乃阴中涵阳之证,唯气不宣通,是为逆冷"(录自《医宗金鉴·订正仲景全书》卷7)。张锡驹亦谓:"凡少阴四逆,俱属阳气虚寒,然亦有阳气内郁,不得外达而四逆者,又宜四逆散主之"(《伤寒论直解》卷5)。又肝为刚脏,主藏血,性喜条达而恶抑郁,本证四逆,亦可由肝气郁结,阳郁于里,不能通达于四肢所致。另外,肝病最易传脾,脾主四肢,脾土壅滞不运,亦可导致阳气不能敷布而为厥逆。本方所治除了"四逆"这一主症外,其余均属于或然症。由于气机郁滞,升降失调,病邪逆乱于内,故可见诸种不定之症。气滞阳郁化热,则身微热;心胸阳气失于宣通,则或咳或悸;水道失于通调,则小便不利;气郁不畅,木横乘土,则腹痛;胃肠气机不利,则泄利下重。以上或然症,以腹痛、泄利下重,较为常见。而肝气郁结,疏泄失常,以致脾气壅滞,而成肝脾不和之证,故见胁肋胀闷,脘腹疼痛,或泄利下重。脉弦主肝郁,亦主疼痛。因此,阳郁气滞,是本方证发病的关键。

【配伍意义】本方证由阳郁气滞所致,故治宜宣畅气机,透达郁阳,疏肝理脾之法。方中柴胡入肝胆经,其性轻清升散,既疏肝解郁,又透邪升阳。《本草经解》卷2记载:"柴胡清轻,升达胆气,胆气条达,则十一藏从之宣化,故心腹胃肠中,凡有结气,皆能散之",致使肝气条达,阳郁得伸,恰对病因病机,故为君药。白芍功能敛阴养血,《本草备要》言其"补血","敛肝阴",以养肝体,助肝用。肝体阴而用阳,肝体得养,则肝用易复;另能防柴胡"劫肝阴";再者,柴胡又是缓急止痛之佳品,与甘草配伍则疗效益增,是为臣药。佐以枳实,该药苦降辛行寒清,具有下气破结泄热之功。《神农本草经》卷2谓其"除寒结热","利五脏";《名医别录》卷2认为其"破结实,消胀满",既助柴胡调畅气机,又合白芍调理气血。甘草为使,一调和诸药;二益脾和中,以扶土抑木;三缓急以助白芍止痛。综观全方,柴胡配芍药一散一收,一疏一养;伍枳实一升一降;柴胡、芍药与枳实、甘草,亦肝亦脾,亦气亦血,四药合用,散而不过,疏而无伤,肝脾同治,气血兼顾,这也是本方的配伍特点。致使邪祛郁解,阳伸肢温,诸症自愈。由于本方主治"四逆",原书剂型为散剂,故名"四逆散"。

【类方比较】本方与小柴胡汤同为和解之剂,均以柴胡为君,但小柴胡汤中柴胡配黄芩,外解内清,作用较强;四逆散则柴胡与枳实相合,重在调畅气机、疏肝理脾。另外,小柴胡汤用人参、甘草、大枣益气扶正,半夏、生姜降逆止呕;四逆散用芍药、甘草养血健脾,缓急止痛。

所以，小柴胡汤为和解少阳的代表方，四逆散则为调和肝脾的常用方。

【临床运用】

1. 证治要点　本方原治阳郁厥逆证，由于临床表现非虚非寒，故被后世视之为治疗热厥或气厥的代表方。亦用作疏肝理脾之通剂，常用于肝胆气郁而致的四逆，或肝脾不和所致的脘腹疼痛。以手足不温，或胁肋疼痛，脉弦为证治要点。

2. 加减法　若咳者，加五味子、干姜以温肺散寒止咳；悸者，加桂枝以温心阳；小便不利者，加茯苓以利小便；腹中痛者，加炮附子以散里寒；泄利下重者，加薤白以通阳散结；气郁甚者，加香附、郁金以理气解郁；有热者，加栀子、川楝子以清内热。

3. 本方现代常用治慢性肝炎、胆囊炎、胆石症、胆道蛔虫症、肋间神经痛、胃溃疡、反流性食管炎、慢性胃炎、胃肠神经官能症、功能性消化不良、慢性肠炎、肠易激综合征、附件炎、输卵管阻塞、乳腺增生、急性乳腺炎等属肝胆气郁，肝脾(或胆胃)不和者。

【使用注意】阴虚气郁而致的脘腹、胁肋疼痛，忌用本方。

【源流发展】四逆散源于《伤寒论》。由于组方选药寓意深奥，故久用不衰，一直被列为调和肝脾的基本方。后人无论在其应用范围还是组成方面，均有补充与发挥。有关本方的主治证，原书记载："少阴病，四逆，其人或咳，或悸，或小便不利，或腹中痛，或泄利下重。"《玉机微义》卷32谓："寒邪变热传里，小便不利，腹中痛或泄利。"《明医指掌》卷6进而指出："阳邪传里腹痛，阳厥轻者。"《景岳全书·古方八阵》卷56认为："阳气亢极，血脉不通，四肢厥逆，在臂胫之下者。"《证治汇补》卷6曰："热郁腹痛。"《类聚方广义》说："痢疾累日，下利不止，胸胁苦满，心下痞塞，腹中结实而痛，里急后重。"可见前贤在《伤寒论》基础上对其临床表现某一方面的描述更加具体。现今四逆散的应用范围日益扩大，经验报道甚多，《伤寒论讲解》归纳为四方面："肝胆系统疾病"，"消化系统疾病"，"妇科疾病"，"精神系统疾病"；并说"近年来我们对阳痿患者运用四逆散加蜈蚣为主方，从肝论治，取得较好疗效。"至于四逆散的衍化方，例如《太平圣惠方》卷13柴胡汤，即本方白芍易赤芍，加半夏、黄芩、桔梗，主治伤寒十余日，热气结于胸中，往来寒热不定。《太平惠民和剂局方》卷9逍遥散，即本方去枳实，加当归、茯苓、白术、薄荷、煨姜，适用于肝郁血虚，脾失健运者，症见两胁疼痛，头痛目眩，口燥咽干，神疲食少，或寒热往来，月经不调，乳房作胀，舌淡红，脉弦虚者。《证治准绳·类方》卷4引《统指》柴胡疏肝散，即本方去枳实，加枳壳、香附、川芎，主治因怒气郁而胁痛，往来寒热，痛而胀闷，不得俯仰，喜太息，脉弦等。《张氏医通》卷14柴胡疏肝散，在前方基础上加炒山栀、煨姜，用于怒火伤肝，血菀于上之胁痛而呕吐者。《重订通俗伤寒论》加味四逆散，即本方加干姜、桂枝、茯苓、薤白、附片，适用于伤寒邪传少阴，火为水漫，阳气内郁，不得外达，水气上冲下注，致四肢厥逆，干咳心悸，便泄溺涩，腹痛下重，舌苔白而质绛，脉左沉弦而滑，右弦急等症较复杂者。近年山西医学院的甘柴合剂，保留了本方甘草、柴胡两味，功能疏肝清热，和中解毒，对于急性传染性肝炎谷丙转氨酶升高者有较好疗效。

【疑难阐释】

1. 关于本方所治之"四逆"　所谓四逆，即四肢厥冷的简称，与"厥"、"厥逆"含义相近。方有执解释曰："四肢，温和为顺，故以厥冷为逆"(《伤寒论条辨》卷5)；成无己谓："四逆者，四肢逆而不温也"(《注解伤寒论》卷6)。该证有寒热之不同。本方所治既非阳衰阴盛之寒厥，亦非"热深厥亦深之热厥"。前者症见四肢厥冷，恶寒蜷卧，神衰欲寐，腹痛吐利，苔白脉微等，治宜温法，当选四逆汤类；后者虽亦四肢厥冷，但症见胸腹灼热，烦躁口渴，便秘尿赤等，治宜清法、下法，方用白虎、承气类。而本方则适用于肝郁气滞，阳气不得外达所致。后世虽亦称之热厥，但据其病因、病机，故又有阳厥、气厥之称。严格地讲，后两种提法似更确切。一般四肢厥冷的程度较轻，多见四肢不温，或伴有身微热，脉弦等，治宜和法，当选本方。正如《医宗金鉴·订正仲景全书》卷7所言："今但四逆而无诸寒热证，既无可温之寒，又无可下之热，惟宜舒畅其阳，故用四逆散主之"。

2. 如何认识本方主治证中的"少阴病"　《伤寒论》第318条谓本方主治"少阴病，四逆"等。其中关于"少阴病"三字，历代医家颇有歧义，前贤有的仍作少阴病解，只是说法不一。成无己曰："至少阴则邪热渐深，故四肢不温也"(《注解伤寒论》卷6)；徐大椿曰："此乃少阴传经之热邪"(《伤寒论类方》卷3)。成、徐二氏可谓"少阴热化证"的代表。今人李心机认为是少阴寒热从化不全证(《伤寒论疑难解读》)。其根据是"固非热证，亦非深寒"(《伤寒论后条辨》卷11)。总之，上述观点均把本方看成少阴病的一个证型。另外，也有某些医家把本方的少阴病列为其他经的。例如主张属"厥阴"的。如程门雪指出："本方虽能治四逆，而非少阴病之四逆也"，"少阴病三字必误"，应该"归之厥阴门"(《书种室歌诀二种》)，持错简之说；1979年全国高等医药院校试用教材《伤寒论选读》亦列之于厥阴病篇。而陆渊雷认为"少阳"，谓"其病盖少阳之类证，决非少阴"(《伤寒论今释》)。下述为将其归于数经的例证。其中汪琥曰："此条少阴病乃伤寒邪在少阳，传入少阴之证。"又谓四逆散方"虽云少阴，实阳明、少阳药也"(《伤寒论辨证广注》卷上)；沈明宗云："此少阴邪气夹木乘胃"(《伤寒六经辨证治法》卷6)；张玉刚说："此证虽属少阴，而实脾胃不和，故而清阳之气不能通于四末"(《伤寒缵论》卷上)。汪、张二位分别认定前者系少阳、厥阴、阳明相关同病；后者在病机上则涉及脾胃。吴谦明确指出"此则少阳、厥阴"(《医宗金鉴·订正仲景全书》卷7)。虽然众说纷纭，但至今尚无定论。值得一提的是，今人姜建国为了将本方的少阴病与少阴寒化证相鉴别，提出"当属少阴类似证"的见解，而不去探究到底应归哪一经，这在讲授和理解方面可收删繁就简之效。综上所述，以上探讨固然很有必要，但从方剂学角度研究，只要方证对应便可选之。1964年中医学院试用教材《伤寒论讲义》(2版)认为："少阴四逆，皆由阳虚不能敷布四末之证。而本证所重在阳郁于里，不能达于四肢，其或咳或悸或小便不利，是气机不宣；或腹中痛或泄利下重，是气血郁滞，故用四逆散宣散气血之郁滞。本方为宣达郁滞之剂，方中用柴胡宣阳解郁，使阳气外达。"该看法比较切合临床实用，所以方剂学教材大多遵此，本书也持这一观点。

3. 关于本方药量　本方为散，每服方寸匕。在《伤寒论》方中其用量之轻少，是极为突出的。仲景治四逆之证，多用汤剂，而且用量较大，如四逆汤用附子一枚，干姜一两半；通脉四逆汤用附子大者一枚，干姜三两；白虎汤中石膏用至一斤；三承气汤大黄都用四两，等等，其主要作用无非是用汤方重剂温里回阳或清下里热结实。而本方量少为散，原非清热，目的在于疏解升阳。程知评价曰："此证当用和解，不当用寒下，故经中用剂之轻少者，无如此方，则其轻缓、解散之义可见矣"(录自《医宗金鉴·订正伤寒论注》卷7)。

4. 关于本方所用枳实　后世枳实、枳壳多区别应用，其主治功用略有不同。然本方中枳实却非今之枳实，而是枳壳。明确这一点，有助于加深对本方原意的理解和灵活运用。沈括在《梦溪笔谈》中指出："六朝以前医方，唯有枳实，无枳壳，故《本草》(指《神农本草经》，下同)亦只有枳实。后人用枳之小嫩者为枳实，大者为枳壳，主疗各有所宜，遂别出枳壳一条，以附枳实之后。然两条主疗，亦相出入。古人言枳实者，便是枳壳，《本草》中枳实主疗，便是枳壳主疗。后人既别出枳壳条，便合于枳实条内摘出枳壳主疗，别出一条；旧条内只合留枳实主疗。后人以《神农本经》不敢摘破，不免两条相犯，互有出入。予按《神农本经》枳实条内称：'主大风在皮肤中如麻豆苦痒，除寒热结，止痢，长肌肉，利五脏，益气轻身，安胃气，止溏泄，明目'，尽是枳壳之功，皆当摘入枳壳条。后来别见主疗，如通利关节，劳气，咳嗽，背膊闷倦，散瘤结、胸胁痰滞，逐水，消胀满、大肠风，止痛之类，皆附益之，只为枳壳条。旧枳实条内称：'除胸胁痰癖，逐停水，破结实，消胀满、心下急、痞痛、逆气'，皆是枳实之功，宜存于本条，别有主疗亦附益之可也。如此，二条始分，各见所主，不至甚相乱。"此说有待进一步证实。

【方论选录】

1. 成无己："四逆散以散传阴之热也。《内经》曰：热淫于内，佐以甘苦，以酸收之，以苦发之。枳实、甘草之甘苦，以泄里热；芍药之酸，以收阴气；柴胡之苦，以发表热。"（《注解伤寒论》卷6）

2. 许宏："四逆者，乃手足不温也；四厥者，乃寒冷之甚也。四厥为阴寒之邪，四逆为传经之邪，自阳热已退，邪气不散，将若传阴而未入也。此只属阳，故与凉剂以治之。用甘草为君，以和其中，而行其四末；以枳实为臣，而行结滞；以芍药为佐，而行荣气；以柴胡为使，而通散表里之邪也。"（《金镜内台方议》卷11）

3. 吴昆："少阴病四逆者，此方主之。此阳邪传至少阴，里有结热，则阳气不能交接于四末，故四逆而不温。用枳实所以破结气而除里热；用柴胡所以升发真阳而回四逆；甘草和其不调之气，芍药收其失位之阴。是证也，虽曰阳邪在里，甚不可下，盖伤寒以阳为主，四逆有阴进之象，若复用苦寒之药下之，则阳益亏矣，是在所忌。论曰：诸四逆者，不可下之，盖谓此也。"（《医方考》卷1）

4. 柯琴："少阴病四逆，泄利下重，其人或咳，或悸，或小便不利，或腹中痛者，此方主之。少阴为水火同处之脏，水火不和则阴阳不相顺接。四肢为阴阳之会，故厥冷四逆有寒热之分。胃阳不敷于四肢为寒厥，阳邪内扰于阴分为热厥。然四肢不温，故厥者必利，先审泻利之寒热，而四逆之寒热判矣。下利清谷为寒，当用姜、附壮元阳之本；泄泻下重为热，故用白芍、枳实酸苦涌泄之品以清之。不用芩、连者，以病于阴而热在下焦也。更用柴胡之苦平者以升散之，令阴火得以四达；佐甘草之甘凉以缓其下重。合而为散，散其实热也。用白饮和服，中气和而四肢之阴阳自接，三焦之热自平矣。此症以泄利下重，知少阴之阳邪内扰于阴，四逆即非寒症矣。四逆皆少阴枢机无主，升降不利所致，只宜治下重，不须兼治诸症也。仲景因有四逆症，欲以别于四逆汤，故以四逆散名之。"（《伤寒来苏集·伤寒附翼》卷下）

5. 方有执："人之四肢，温和为顺，故以不温和为逆。但不温和而未至于厥冷，则热犹未深入也，故用柴胡以解之，枳实以泻之，芍药以收之，甘草以和之也。"（《伤寒论条辨》卷5）

6. 张锡驹："凡少阴四逆，俱属阳气虚寒，然亦有阳气内郁，不得外达而四逆者，又宜四逆散主之。枳实形圆臭香，胃家之宣品也，所以宣通胃络；芍药疏泄经络之血脉；甘草调中；柴胡启发阳气而外达，阳气通，而四肢温矣。"（《伤寒论直解》卷5）

7. 尤怡："夫邪在外者，可引而散之；在内者，可下而去之；其在外内之间者，则和解而分消之。分消者，半从外半从内之谓也。故用柴胡之辛扬之，使从外出；枳实之苦抑之，使其内消。而其所以能内能外者，则枢机之用为多。故必以芍药之酸益其阴，甘草之甘养其阳。曰四逆者，因其所治之病而命之名耳。而其制方之大意，亦与小柴胡相似。四逆之柴胡、枳实，犹小柴胡之柴胡、黄芩也；四逆之芍药、甘草，犹小柴胡之人参、甘草也。且枳实兼擅涤饮之长，甘、芍亦备营卫两和之任。特以为病有阴阳之异，故用药亦分气血之殊。而其辅正逐邪、和解表里，则两方如一方也。"（《伤寒贯珠集》卷7）

8. 章楠："《素问》云：伤寒五日，少阴受之。言邪由阳经入阴者，邪入日深，则阳郁日甚，不能循环四肢，则阴阳经脉不相交接而厥逆矣。四肢禀气于脾胃者也，故以柴胡升少阳之清，枳实降阳明之浊，芍药、甘草调和肝脾。升降既顺，阳气即伸，邪亦透发，自当再清其邪。此方乃先治其厥也，是故方后有加减法。”(《医门棒喝·伤寒论本旨》卷9)

9. 王泰林：“小柴胡汤，少阳枢机之剂也；四逆散，少阴枢机之剂也。少阴为三阴之枢，犹少阳为三阳之枢也。此四逆散与小柴胡汤制方之义略同，特以枢有阴阳之异，故用药亦分气血之殊，而其补正逐邪，和解表里，则两方为一方也。盖彼用黄芩泻肺热，恐金胜木也；此用枳实泄脾实，恐土胜水也。彼用人参补脾气，恐少阳之邪传入于太阳也；此用芍药益肝阴，恐少阴之邪传入于厥阴也。而枢机为病，必以和解，故柴胡、甘草在所不易矣。”(《王旭高医书六种·退思集类方歌注》)

10. 唐宗海：“四肢厥冷，谓之四逆。仲景四逆汤，皆用温药，乃以热治寒之正法。至四逆散，则纯用清疏平和之品，亦能治四肢厥冷，何也？盖虚寒固有四逆，亦有热遏于内不得四达而亦四逆者。实热内伏，热深厥亦深，非芩、连、大黄不克；虚热内伏，非玉烛散、玉女煎不退；若是腠理不和，遏其阳气，则但用四逆散。枳壳、甘草解中土之郁，而白芍以调其内，柴胡以达于外。斯气畅而四肢通，自不冷厥矣。此汤与小柴胡转输外达相似，又疏平肝气，和降胃气之通剂，借用处尤多。”(《血证论》卷8)

11. 张秉成：“夫少阴病而见四肢厥冷，似乎直中阴寒之证，然直中阴寒者，决无许多或然之证。因寒属阴而热属阳，阳主动而阴主静也。此条即于或然证内，故可必其为传经之邪。少阳为阳枢，少阴为阴枢，两者为阴阳之枢纽，是以小柴胡条内，所载或然之证与此相同。然则此条之邪，定自少阳传来可想矣。故仍以柴胡自阴而达阳，邪自表而里者，仍自里而出表，使无形之邪从兹解散。然邪既自表而里，未免有形之痰食留恋，其邪结不开，邪终不能尽彻，故以枳实破结除痰，与柴胡一表一里，各得其宜，而以芍药、甘草护阴和中，相需相济，自然邪散厥回耳。”(《成方便读》卷2)

12. 秦伯未：“本方主治传经热邪、阳气内郁的四肢厥逆证，故取四逆为名。由于柴胡与枳实同用，能升清降浊；白芍与枳实同用，能流畅气滞；白芍与甘草同用，又能缓急止痛。总的功能，疏肝理脾，调气去滞，故亦常用于肝病。后来柴胡疏肝散等均从此化出。我认为一般肝病，与其用小柴胡汤，不如用四逆散；既能针对疏肝，又无壅滞的流弊。”(《谦斋医学讲稿》)

【评议】由于四逆散的问世源远流长，后世有关方论颇丰，以上所选各有寓义。对本方证之病机，成无己、许宏等绝大多数注家认为由传经热邪内结，阳气遏郁，不得外达所致。张锡驹所言“阳气内郁”，可谓点睛之笔，对理解本方证的病机提供了重要参考与依据。在组方配伍的剖析方面，各家角度不同，可相互参考，有助于全面理解，但较为贴切的当推章楠与秦伯未。关于君臣佐使，许宏认为“以甘草为君”，“柴胡为使”，与现在公认的“柴胡为君”、“甘草为使”相悖，难以苟同。至于对四逆散的评价，唐宗海认为：“纯用清疏平和之品”，颇为中肯。关于这一点，秦伯未的认识尤为深刻：“我认为一般肝病，与其用小柴胡汤，不如用四逆散，既能针对疏肝，又无壅滞的流弊。”此外，尤怡、王泰林将本方与小柴胡汤从组成上进行分析比较，尽管两方所选药物与其功用不尽相同，然而“其补正逐邪，和解表里，则两方如一方也”。阐述了两方同为和解之剂的道理。

【验案举例】

1. 泄利下重　《范文甫专集》：腹痛下利，里急后重，利下赤白，湿热痢疾也。清浊淆乱，升降失常故尔。柴胡6g，白芍6g，甘草6g，枳壳6g，薤白30g。二诊：利下见差。四逆散加薤白 30g。

按语：范氏常用本方以治泄利下重，颇见疗效。并曰："此方系伤寒少阴方，……方后有泄利下重加薤白等记载。本方四味已具升降通调之妙用，再加薤白通阳，俾中焦气机宣通，阳气外达，则泄利下重自愈。《伤寒来苏集》云：'今以泄利下重四字，移至四逆下，则本方乃有纲目。'此言实得经旨。"

2. 胁痛 《中国现代名中医医案精华》：某男，63 岁。初诊：1985 年 11 月 19 日。主诉：近半年来，胸胁肩背作痛，走窜不定，时作时休；胃脘胀满，嗳气颇多，自觉有气上冲。1985 年 7 月份曾在解放军某医院作上消化道造影，未见异常；经 B 型超声波检查，发现"慢性胆囊炎"、"胆结石"。曾经耳针治疗，但症状如故。诊查：舌苔黄，脉沉小。辨证：证属肝气横逆，木土不和。治法：舒肝理气，行气消胀。处方：柴胡 10g，枳壳 10g，郁金 10g，白芍 12g，甘草 10g，青陈皮各 8g，香橼皮 8g，厚朴 10g，炒山栀 10g，旋覆花 10g，生赭石 10g，法夏 10g，全瓜蒌 15g，荷梗 3g，片姜黄 10g。二诊：12 月 3 日。上方服药 12 剂，诸症近平。舌黄已退，脉仍同前。续进上方药，巩固疗效。

按语：此例胃脘胀满、嗳气诸症，虽病位在胃，而走窜不定，气逆上冲乃为风木之象，正所谓肝为起病之源，胃为受邪之地，故治疗当以疏肝为主。盖肝主疏泄，性喜条达而恶抑郁，虽有横逆，乃本于郁滞，故方以四逆散、青陈皮、香橼皮、片姜黄疏其气血，令其条达，再以旋覆花、生赭石平其冲逆，则郁滞得舒，气循常道，不复横逆。更用瓜蒌、山栀解其郁热，厚朴、荷梗升降气机，故诸症得平矣。

3. 肝胃不和 《蒲辅周医疗经验》：某女，54 岁，1965 年 9 月 28 日初诊。消化不好，自觉上下气不通，大便干燥如球状，有时隔日一次，矢气少，口干，小便正常。脉沉细涩，舌红无苔少津。属肝胃不和，气郁所致。治宜疏肝和胃，宣散郁结。用四逆散加味。处方：柴胡 3g，白芍 6g，炒枳实 3g，炙甘草 1.5g，青陈皮各 3g，三棱 4.5g，莪术 4.5g，大腹皮 4.5g，木香 2.4g，白通草 3g，郁李仁 4.5g，决明子 4.5g。7 剂。10 月 5 日二诊：药后腹胀显著减轻，上下气已通，有矢气，大便已不干燥。脉沉弦细，舌正红无苔。津液渐复，前方去决明子，加鸡内金 4.5g。3 剂。10 月 8 日三诊：腹胀再减，大便又偏干燥。舌正红无苔，脉缓和。前方去甘草，加决明子 4.5g。3 剂。10 月 11 日四诊：腹胀已微，食后稍胀，食纳转佳，自觉腹内有水气，大便时自觉无力推动。脉沉弦细，舌正无苔。病势好转，宜于理气药中兼顾中气，攻补并进，宜小剂缓图。处方：竹柴胡 15g，白芍 30g，炒枳实 15g，炙甘草 4.5g，青陈皮各 15g，三棱 22.5g，莪术 22.5g，槟榔 15g，木香 12g，郁李仁 22.5g，肉苁蓉 30g，白术 15g，太子参 15g，焦楂 15g，鸡内金（炮）30g，路路通 15g，炒麦芽 30g，茯苓 30g。上药共研粗末，和匀，分成 30 小包，每日纱布包煎一包，用水 300ml，慢火煎取 100ml，分早晚二次温服，以资巩固。

按语：本例属肝气郁滞，脾胃功能失调。治宜疏肝和胃，用四逆散加味。肝气郁结，肠胃积滞，配用三棱、莪术甚效。

4. 脘胁胀痛 《施今墨临床经验集》：某男，38 岁。病历号：522305。胸脘胁肋胀满已十余日，甚则掣及后背，食欲不振，嗳气，泛酸，有时欲呕，大便较干，易发烦躁，夜寐欠安，周身倦怠乏力。舌苔薄黄，脉沉涩微弦。辨证立法：综观脉证，乃因血虚不能养肝，肝气横逆，胃失和降，气机郁滞所致。拟用疏肝和胃治之。处方：柴胡 5g，杭白芍 10g，炒枳壳 6g，炙草 3g，薤白 10g，酒川芎 5g，醋香附 10g，广皮炭 6g，丹参 25g，瓜蒌 20g，砂仁 5g，檀香 3g，半夏曲 6g，沉香曲 6g，旋覆花（代赭石 12g 同布包）6g。

按语：《素问·玉机真脏论》云：春脉不及则令人胸痛引背，下则两胁胀满。肝胃不和一症多由七情郁结于中，以致清阳不升，浊阴不降，发而为病。方用四逆散及柴胡疏肝散以疏肝理气，丹参饮以活血调气，瓜蒌薤白半夏汤通阳而和胃，加旋覆花、代赭石、沉香曲降逆以止呕。半个月后患者因感冒来诊，谓前治胁痛药服后3剂，诸症顿除，至今未再复发。

5. 胆石症　《中国现代名中医医案精华》：某男，43岁。初诊：1985年8月2日。主诉：有胆囊炎、胆石症病史。近日脘胁疼痛，纳食腹胀，进油腻后更明显，倦怠乏力。诊查：巩膜黄染，苔根黄腻，脉细弦。B超检查，见胆囊内有强光回声团，直径为3cm。辨证：证属肝胆气滞，湿热蕴积成石。治法：拟疏肝利胆化湿为先。处方：柴胡10g，炒赤白芍各10g，炒枳壳10g，炙草5g，郁金10g，广金钱草20g，茵陈15g，对坐草15g，炙鸡金6g，马鞭草15g，焦山栀10g，制军6g。二诊：药进7剂后，胁痛仍明显，目黄退而未尽，苔根淡黄。前方去马鞭草、焦山栀，加广木香6g，制香附10g，续服7剂。三诊：胁痛已减，目黄已退。脉细弦，苔根淡黄。上方去赤芍、香附，加党参、黄芩，7剂。四诊：肝胆湿热渐清，气机日调，目黄胁痛均未发，大便通畅，胃纳欠佳。脉细弦，苔根淡黄。拟疏肝利胆排石。处方：柴胡10g，杭白芍10g，炒枳壳10g，炙草6g，郁金10g，广金钱草20g，炙鸡金6g，焦山楂10g，炒川楝子10g，制香附10g，青陈皮各6g，制军6g。五诊：连服14剂。肩背及右胁微胀，纳便均正常。上方续服7剂。六诊：1985年9月22日复查B超：胆内结石已排出，脘胁胀滞已无，倦怠乏力。拟四逆散加太子参、郁金、鸡金调理再进。

按语：患者因湿热日久，胆失疏泄，气滞湿热胶结而成胆石症。以四逆散疏肝理气化滞，茵陈化湿清热退黄，并用金钱草、对坐草、郁金、鸡内金以化结石。根据患者在服药过程中曾淘洗大便数次，均有绿豆大小砂石排出，由此推测药物起到荡涤结石的作用，使结石化为碎粒而逐步排出。

6. 阳痿　《伤寒论讲解》：某男，24岁。1984年10月5日诊。少年时曾犯手淫，今年新婚3月，出现阳痿，阴囊湿冷，有时滑精，面容消瘦，颇为自卑，苔薄白，脉细弦。思想无穷，宗筋弛纵，兼有滑精，乃肝肾同病。治宜疏肝畅郁，补肾封髓，佐以通络。四逆散、三才封髓丹合用之。处方：柴胡12g，枳实12g，甘草6g，天冬10g，熟地15g，太子参15g，蜈蚣2条，砂仁3g，黄柏6g。药进7剂后，阴囊湿冷已减，阳事能兴。但时间短暂，不敢妄动，原方加车前子、王不留行各10g，后愈。

按语：阳痿一证，多从肾论治，且以补为主。案6系青年新婚，证属肝肾同病，法当疏肝补肾，方证对应，故而获效。

【临床报道】

一、内科

1. 咳嗽变异型哮喘　用四逆散加味（柴胡、白芍、五味子、枳壳、桔梗、瓜蒌皮、炙枇杷叶、炙甘草）治疗咳嗽变异型哮喘60例。诊断依据：①无明显诱因持续干咳少痰2个月以上。②运动、吸入冷空气或异常之味以及上呼吸道感染可诱发或加剧。③常在夜间或晨起发作影响睡眠。④一般临床无感染征象或经长期用抗生素及止咳化痰药无明显疗效。⑤用支气管扩张剂或皮质类固醇药物治疗可使咳嗽发作缓解。加减：兼风寒表证加炙麻黄、杏仁、荆芥；风燥伤肺加沙参、天花粉、浙贝丹；痰热较甚加黄芩、桑白皮；肝火盛加服黛蛤散；久病短气，动则尤甚加补骨脂、胡桃仁等。10天为1个疗程。结果：显效31例，好转27例，无效2例，总有效率为97%[1]。

2. 反流性食管炎　采用加味四逆散（柴胡、白芍、枳实、牡丹皮、黄连、半夏、党参、炙甘草）治疗反流性食管炎40例，若嘈杂、反酸明显加乌贼骨、煅瓦楞子制酸；若痛甚加川楝子、延胡索行气止痛；若嗳气加旋覆花、代赭石；若口苦舌苔黄腻者加黄芩、栀子。对照组40例采用雷尼替丁和多潘立酮合用治疗。结果：治疗组临床治愈13例，显效16例，有效6例，无效5例，总有效率为87.5%；对照组临床治愈10例，显效12例，有效10例，无效8例，总有效率为80%。总有效率两组比较无显著性差异。治疗组随访32例，其中复发6例，复发率为18.75%；对照组随访30例，其中复发12例，复发率为40%。两组复发率有显著性差异[2]。

3. 胃食管反流病　加味四逆散（柴胡、白芍、枳壳、清甘草、蒲公英、半夏、海螵蛸、制香附）为基本方，治疗胃食管反流病26例。反酸、嗳气加旋覆花、郁金；烧心胸痛加浙贝母、煅瓦楞子；口苦、呕吐苦水加左金丸；上腹饱胀加佛手、陈皮。结果：26例中临床治愈18例(69.2%)，好转7例(26.9%)，无效1例(3.9%)，总有效率为96.2%[3]。

4. 慢性胃炎　四逆散加味治疗慢性胃炎56例，其中浅表性胃炎42例，萎缩性胃炎14例。普利胃炎胶囊对照组48例，其中浅表性胃炎34例，萎缩性胃炎14例。腹痛腹胀加炒川楝子、青皮、延胡索、蒲公英；神疲乏力加黄芪、焦冬术；食欲不振加大腹皮、鸡内金；嗳气、呕吐加黄连、苏梗、姜半夏；泛酸加乌贼骨、瓦楞子。结果：治疗组痊愈24例，显效9例，有效18例，无效5例，总有效率为91%；对照组痊愈12例，显效12例，有效14例，无效10例，总有效率为79%，两组疗效比较有显著性差异($P<0.05$)[4]。以加味四逆散（柴胡、枳实壳、白芍、白术、郁金、虎杖、丹参、黄芪、人参、香橼皮、陈皮、法半夏、砂仁）治疗慢性萎缩性胃炎30例，同时设对照组30例口服叶酸片、奥美拉唑肠溶片、阿莫西林、甲硝唑等。结果：治疗组临床治愈5例，显效12例，有效11例，无效2例，总有效率为93.33%。对照组治愈2例，显效8例，有效13例，无效7例，总有效率为76.67%[5]。以加味四逆散（柴胡、薄荷、黄连、枳实、三七粉、白及粉、蒲公英、白芍、炙甘草、山楂、红藤、陈皮）治疗慢性萎缩性胃炎34例，对照组31例口服猴菇菌、胃复春、维生素C、维酶素。全部病例经纤维胃镜及病理活检后确认为慢性萎缩性胃炎，治疗前后各做一次胃镜检查进行对照。结果：治疗组治愈3例，好转27例，无效4例，总有效率为88.2%；对照组好转19例，无效12例，总有效率为61.3%[6]。

5. 胆汁反流性胃炎　四逆散加味（柴胡、黄芩、白芍、枳实、甘草、甘松、连翘、丹参、半夏、白芷、儿茶、延胡索）治疗胆汁反流性胃炎80例，设多潘立酮、法莫替丁、谷维素等对照组40例。结果：治疗组治愈率为65%，对照组治愈率为30%，治疗组总有效率为95%，对照组总有效率为75%，两组差异极其显著($P<0.01$)[7]。以四逆散加味（柴胡、枳实、白芍、大黄、川厚朴、郁金、蒲公英、甘草）治疗胆汁反流性胃炎65例，如痛甚者加延胡索、川楝子；胃酸者加吴茱萸、川黄连、乌贼骨；便秘者加虎杖；恶心欲呕者加半夏、佩兰；纳差者加莱菔子。设熊去氧胆酸40例对照组。结果：治疗组治愈46例，显效14例，无效5例，总有效率为92.3%；对照组治愈17例，有效14例，无效9例，总有效率为77.5%。两组疗效比较有显著差异($P<0.05$)[8]。

6. 功能性消化不良　以四逆散加味（柴胡、炒白芍、炙甘草、枳实、当归、木香、陈皮、佛手、姜半夏、厚朴、白术、竹茹）治疗功能性消化不良40例。若以恶心、呕吐为主加藿香、姜半夏；若腹泻、舌苔白腻者加苍术、草豆蔻；伤食嗳腐、苔白厚加莱菔子、鸡内金、炒麦芽、连翘；持续腹痛加延胡索、川楝子；胃脘部寒凉怕冷、四肢不温加高良姜、干姜；若胃脘灼热疼痛、泛酸加乌贼骨、瓦楞子或加黄连、吴茱萸。设对照组26例以西沙必利治疗。结果：治疗组显效16例，有效23例，无效1例，总有效率为98%；对照组显效5例，有效15例，无效6例，总有效率为77.3%。治疗组显效率和总有效率均优于对照组($P<0.05$)[9]。以四逆散加味（柴

胡、白芍、枳实、法半夏、甘草）治疗功能性消化不良180例，设莫沙必利对照组120例。若伴有肝郁较甚、游走性腹痛者，选加郁金、川芎、佛手、延胡索、青黛；郁热甚、胃脘部疼痛为主，大便带黏液、大便不爽者，选加黄连、黄芩、蒲公英、栀子、夏枯草；腹胀、饱胀，餐后尤甚、嗳气较甚者，选加厚朴、大腹皮、砂仁、广木香，枳实改用枳壳；恶心、呃逆者，选加竹茹、柿蒂、丁香、沉香、苏梗。疗效指数=[（治疗前症状总分数－治疗后症状总分数）÷治疗前症状总分数]×100%。显著：疗效指数>75%；有效：疗效指数35%～75%；无效：疗效指数<35%。结果：治疗组总有效率为92.8%，对照组为76.7%，两组差异非常显著（$P<0.01$）[10]。将64例功能性消化不良肝郁脾虚证患者分为治疗组（32例）和对照组（32例）。治疗组服用加味四逆散（柴胡、白芍、枳壳、党参、白术、佛手、茯苓、甘草），对照组服用多潘立酮片，疗程均为4周。结果：治疗组临床治愈17例，显效7例，有效5例，无效3例，总有效率为91.7%；对照组临床治愈12例，显效5例，有效7例，无效8例，总有效率为66.7%。治疗组临床总有效率、治疗前后症状总积分比较及单项症状比较均优于对照组[11]。

7. 慢性结肠炎　四逆散加味（柴胡、白芍、枳壳、甘草、陈皮、当归、白头翁、白及）治疗慢性结肠炎26例。结果：治愈8例（30.77%），显效10例（38.46%），有效6例（23.07%），无效2例（7.69%）。总有效率为92.30%[12]。

8. 肠易激综合征　用加味四逆散（柴胡、枳实、白芍、香附、半夏、厚朴、甘草）治疗肠易激综合征52例，并设硝苯吡啶、谷维素对照组52例。结果：对照组显效21例（40.38%），有效17例（32.69%），无效14例（26.92%），总有效率为73.08%；治疗组显效35例（67.31%），有效15例（28.85%），无效2例（3.85%），总有效率为96.15%，两组患者治疗后疗效比较有显著性差异（$P<0.05$）[13]。用加味四逆散（白头翁、白芍、郁金、连翘、柴胡、佛手、枳壳、甘草）治疗肠易激综合征32例，设匹维溴铵对照组24例。结果：治疗组治愈10例，显效11例，有效7例，无效4例，总有效率为87.5%；对照组治愈6例，显效10例，有效4例，无效4例，总有效率为83.3%[14]。用四逆散加味（柴胡、枳壳、白芍、延胡索、川楝子、瓜蒌仁、杏仁、莱菔子、甘草）治疗便秘型肠易激综合征50例，并设西沙必利片对照组30例。结果：治疗组临床痊愈20例，有效22例，无效8例，总有效率为84.0%；对照组临床痊愈8例，有效13例，无效9例，总有效率为70.0%。组间比较$P<0.05$。治疗组临床痊愈、有效的42例中，疗程结束后6个月内复发6例，复发率为14.2%；对照组临床痊愈、有效的21例中复发10例，复发率为47.6%。治疗组复发率明显低于对照组（$P<0.05$）[15]。

9. 便秘　用加味四逆散（柴胡、枳壳、生白芍、炙甘草、生白术、升麻、杏仁、桃仁、当归、炙紫菀）治疗慢性功能性便秘94例，设麻仁丸对照组90例。结果：治疗组临床痊愈40例，显效30例，有效20例，无效4例，总有效率为96%；对照组临床痊愈20例，显效20例，有效25例，无效25例，总有效率为72%。两组疗效比较，差异有显著性意义（$P<0.05$）[16]。

10. 胆囊炎　以四逆散加味治疗慢性胆囊炎38例。基本方为柴胡、白芍、枳实、延胡索、川楝子、炙甘草。伴结石加金钱草、海金沙、郁金、炒鸡内金；口苦甚加栀子、牡丹皮、黄芩；大便秘结加生大黄。结果：临床治愈28例，有效6例，无效4例，有效率为89.3%[17]。

11. 乙型肝炎病毒携带者　四逆散化裁（柴胡、枳实、白芍、丹参、党参、白花蛇舌草、甘草）治疗乙型肝炎病毒携带者128例，若肝郁气滞加香附、郁金、川楝子；脾虚纳差加陈皮、白术、炒谷芽、炒麦芽、炒山楂、黄芪；血瘀加香附、郁金、川芎、红花、桃仁、鸡血藤、延胡索；湿热加龙胆、木通、黄连、土茯苓、黄芩、黄柏；无症状型加贯众、败酱草、鸡血藤、土茯苓、赤茯苓、金银花。结果：HBsAg转阴61例，转阴率为47.65%，HBeAg转阴72例，转阴率为

56.2%，抗-HBc转阴38例，转阴率为29.7%，出现抗-HBs阳性79例，抗-HBe阳性87例，产生抗原抗体分别为61.71%和67.96%[18]。

12. 脂肪肝　四逆散加减（柴胡、白芍、枳实、葛根、石决明、制大黄、生山楂、鸡内金、郁金、泽泻、何首乌、丹参、川芎、莱菔子、石菖蒲、荷叶、甘草）治疗脂肪肝60例，同时设对照组60例仅采取科学合理的饮食（高蛋白、低糖、适量脂肪、充足维生素）、戒酒、体育锻炼。结果：治疗组临床治愈18例，显效17例，有效18例，有效率为88.3%。对照组治愈6例，显效13例，有效18例，有效率为61.7%。两组总有效率比较有显著性差异（$P<0.05$）[19]。另以解酲四逆散（白芍、柴胡、枳实、丹参、姜黄、郁金、茯苓、白术、白蔻仁、神曲、甘草）治疗酒精性肝病42例。结果：临床显效32例，有效8例，无效2例，总有效率为95%[20]。

13. 慢性胰腺炎　以茵虎四逆散加味（茵陈、虎杖、柴胡、赤白芍、枳实、甘草、大黄、厚朴、郁金、丹参、鸡内金）治疗慢性胰腺炎18例，所有病例均有胰腺炎病史，B超、CT检查胰腺增大或缩小、内部回声增强或胰管变形等征象。结果：显效13例，好转3例[21]。以四逆散加减（柴胡、黄芩、白芍、枳实、木香、郁金、甘草）治疗慢性胰腺炎100例，上腹痛剧者加延胡索、香附；发热者加金银花、蒲公英、鱼腥草；发黄者加茵陈、山栀子。结果：痊愈75例，有效15例，无效10例，总有效率为93%[22]。

14. 躯体化障碍　应用加味四逆散（柴胡、炒白芍、枳实、竹茹、炙甘草、陈皮、桂枝、广郁金、石菖蒲、半夏、白术、生铁落、灯心草、钩藤）治疗躯体化障碍32例，设阿米替林对照组31例，63例诊断均符合《中国精神障碍分类与诊断标准》（第3版）（CCMD-3）的躯体化障碍诊断标准，采用症状自评量表（SCL-90）评价疗效。第8周末疗效比较，治疗组显效7例（21.88%），好转13例（40.63%），有效9例（28.13%），无效3例（9.38%），总有效率为90.63%；对照组显效5例（16.13%），好转9例（29.03%），有效13例（41.94%），无效4例（12.90%），总有效率为87.10%。两组总有效率差异无统计学意义（$P>0.05$）[23]。

15. 卒中后抑郁症　将103例患者，随机分为2组。治疗组采用加味四逆散（柴胡、白芍、枳壳、枸杞子、山栀、干地黄、石决明）为主进行治疗。对照组采用盐酸氟西汀进行治疗。结果：治疗组52例，显效36例（69.23%），有效6例（11.54%），无效10例（19.23%），总有效率为80.77%。对照组51例，显效27例（52.94%），有效8例（15.69%），无效16例（31.37%），总有效率为68.63%[24]。

16. 失眠　用加味四逆散（柴胡、枳实、白芍、党参、丹参、五味子、生地黄、柏子仁、酸枣仁、竹茹、甘草）治疗顽固性失眠51例。设对照组51例给予地西泮、谷维素治疗。结果：治疗组总有效率为94.11%，对照组总有效率为72.55%。两组疗效比较差异有显著性，治疗组优于对照组[25]。

17. 室性早搏　用四逆散加味（柴胡、白芍、枳实、炙甘草、丹参、当归、酸枣仁、五味子）治疗冠心病所致的室性早搏32例，伴有心血瘀阻者加桃仁、红花；痰浊阻滞者加半夏、陈皮、茯苓；心气不足者加党参、黄芪；心阴不足者加天冬、麦冬、生地黄。设对照组30例服用盐酸普罗帕酮片。结果：治疗组18例痊愈（56.3%），12例好转（37.5%），2例无效（6.3%），总有效率为93.8%；对照组10例痊愈（33.3%），9例好转（30.0%），11例无效（36.7%），总有效率为63.3%[26]。

18. 亚健康状态　以桂枝四逆散（柴胡、枳实、桂枝、白芍、甘草、大枣、生姜）治疗213例亚健康状态中老年人，另设对照组213例用谷维素。10天为1个疗程。采用睡眠和疲劳量表及90项症状清单进行疗效观察和评定。结果表明，桂枝四逆散对中老年人的亚健康状态有较好的改善作用,可提高亚健康人群睡眠质量,改善其疲劳状态和临床症状,与对照组相比有明显差异[27]。

二、外科

1. 胆囊切除术后综合征 以加味四逆散(柴胡、炒枳实、赤芍、白芍、郁金、木香、川楝子、制延胡索、丹参、法半夏、茯苓、陈皮、炒莱菔子、炙甘草)治疗胆囊切除术后综合征 34 例,2 个星期后评定疗效。结果:临床治愈(症状消失,B 超、X 线等检查正常)21 例,占 61.8%;好转(症状明显改善,B 超、X 线等检查有好转或无变化)10 例,占 29.4%;无效(症状部分改善,短时复发,其他检查无变化)3 例,占 8.8%;总有效率为 91.1%[28]。

2. 胆结石术后肝功能异常 以四逆散加味为基础方治疗胆结石术后肝功能异常 30 例,气滞型加当归、木香、生地、半夏、党参、茵陈、陈皮、佛手;血瘀型加丹参、鸡血藤、牡丹皮、赤芍、制大黄、栀子、田基黄、蒲公英、茵陈。结果:显效 25 例,有效 3 例,无效 2 例,总有效率为 93.3%。其中气滞型 21 例,显效 17 例,有效 3 例,无效 1 例;血瘀型 9 例中,显效 5 例,有效 3 例,无效 1 例[29]。

3. 乳腺增生症 以四逆散加味(柴胡、青皮、香附、赤芍、王不留行、丹参、牡蛎、淫羊藿、甘草)治疗乳腺增生症 100 例。若经前乳房疼痛明显,肿块增大,随情志变化加重或减轻者加郁金、川楝子;肿块呈条索状,或结节状,质韧或较硬,疼痛明显者加三棱、莪术、鳖甲;肿块较大、质中有囊性感,乳头溢液者加海藻、山楂、浙贝母。治疗 2 个疗程 6 个月后评定疗效,结果:治愈(乳房肿块及疼痛消失,或肿块明显缩小,质软无疼痛)38 例,显效(乳痛减轻,肿块缩小 1/3 以上)54 例,无效(乳房肿块及疼痛无变化)8 例,总有效率为 92%。疗程最短 2 周,最长 6 月[30]。以加味四逆散(麦芽、山楂、柴胡、枳壳、白芍、甘草、香附、川楝子、丹参、延胡索、浙贝母、橘核、赤芍、王不留行、郁金、陈皮、茯苓)为基本方治疗乳腺增生症 110 例,若经前乳房疼痛明显,肿块增大,随情绪变化加重,郁金、川楝子加量;肿块呈条索状或结节状,质韧或较硬,疼痛明显者加重麦芽、山楂、香附、王不留行量;肿块较大,质中有囊性感、乳头溢乳者加重浙贝母、橘核、陈皮、茯苓量;伴痛经、闭经者加蒲黄、五灵脂、益母草、当归;伴心烦者加牡丹皮、生栀子;伴失眠多梦者加远志、酸枣仁;伴脘闷、纳呆者加木香、砂仁、神曲;伴气血虚加黄芪、太子参。结果:治愈 61 例,有效 6 例,总有效率达 100%。疗程最短 2 个周期,最长 6 个月[31]。

4. 慢性乳腺炎 四逆散加味(柴胡、赤芍、枳实、甘草、鹿角霜、穿山甲、桂枝、皂刺)治疗慢性乳腺炎 23 例,结果疼痛、肿块全部消失。治疗时间最长 12 天,最短 5 天[32]。

三、妇科

1. 不孕症 四逆散加味(柴胡、白芍、枳实、紫石英、益母草、郁金、香附、栀子、穿山甲、泽兰叶、甘草、路路通、当归)治疗不孕症 76 例。结果 62 例受孕,14 例无效,总有效率为 84%[33]。

2. 高催乳素血症 以四逆散加减(柴胡、枳实、白芍、甘草、紫河车、吴茱萸)为基本方治疗高催乳素血症 100 例,并设溴隐亭和维生素 B_6 对照组 60 例,若溢乳较多者加山楂、麦芽、牛膝、五味子、红花;子宫偏小者加高丽参、鹿茸,并于方中加入淫羊藿、牛膝、石楠叶、鹿角霜、鸡血藤、阳起石;体型偏胖者加山楂、白术、茯苓、制半夏、黄精。结果:治疗组治愈 80 例,有效 15 例,无效 5 例,半年后复发 2 例,总有效率为 95%;对照组治愈 30 例,有效 6 例,无效 24 例,半年后复发 15 例,总有效率为 60%[34]。

3. 慢性盆腔炎 四逆散加味(柴胡、赤芍、白芍、枳壳、香附、当归、桃仁、莪术、川芎、红藤、败酱草)治疗慢性盆腔炎 86 例,痊愈 44 例,有效 31 例,无效 11 例,总有效率为 87.2%[35]。

四、儿科

小儿热厥　四逆散加味(柴胡、枳壳、白芍、炙甘草、连翘、竹叶、薄荷、滑石)治疗小儿热厥,以热退身凉,四肢转温,口不渴,小便清利为治愈。结果:110 例均服药 1~2 剂而愈,服药后,半小时体温开始下降,微出汗,直至正常。70 例周期发作者,服药后随访 3~5 年无复发[36]。

五、男科

1. 阳痿　以四逆散加味(柴胡、仙茅、白芍、枳实、山药、淫羊藿)为基本方治疗阳痿 81 例,如早泄、遗精、盗汗者加煅龙骨、煅牡蛎、芡实、山茱萸;腰膝酸软、疼痛加韭子、补骨脂、菟丝子、杜仲;尿频、尿道灼热加败酱草、蒲公英、益母草、蛇床子;会阴、睾丸隐痛、下坠加当归、丹参、橘核、延胡索、川楝子;临房胆怯加石菖蒲、远志、茯神。结果:痊愈(阴茎能勃起,且舒适完成性交)35 例,好转(阴茎勃起能完成性交,但不舒适)33 例,无效(阴茎不能勃起)13 例。总有效率为 83.5%[37]。以四逆散加减(柴胡、赤白芍、枳壳、当归、生地黄、桃仁、红花、蜈蚣、甘草)治疗阳痿 56 例,如命门火衰,阳气虚甚加淫羊藿、巴戟天、肉苁蓉;少腹、睾丸胀痛加荔枝核、橘核、乌药。结果:痊愈 36 例,占 64.3%,有效 12 例,占 21.4%,无效 6 例,占 10.7%,中途中断治疗 2 例,占 3.6%。总有效率为 85.7%[38]。另以四逆散加减治疗糖尿病阳痿 56 例,痊愈 36 例,有效 12 例,无效 6 例,中断治疗 2 例,总有效率为 85.7%[39]。

2. 勃起功能障碍　用四逆散加味(柴胡、白芍、枳实、甘草、王不留行、蜈蚣、当归)配合心理疗法治疗心理性勃起功能障碍 40 例。结果:痊愈(能进行正常性生活,ⅡEF-5 评分>21 分)31 例,占 77.5%;有效(能进行性生活,但持续时间较正常稍短,ⅡEF-5 评分较治疗前增加 5 分以上)2 例,占 5%;无效(服药后症状无改善,ⅡEF-5 评分无明显增加)7 例,占 17.5%;总有效率为 82.5%[40]。

【实验研究】

1. 对胃肠道的影响　四逆散可显著抑制正常小鼠小肠的推进作用,显著对抗新斯的明所致小鼠小肠的运动亢进[41]。对兔离体肠管亦有抑制作用[42]。本方水煎醇沉剂可对抗乙酰胆碱、氯化钡所致的肠痉挛[43]。本方尚可抗大鼠实验性胃溃疡[44]。用模具加水浴方法制备肝气郁结证候动物模型,观察四逆散对肝郁证模型大鼠胃肠组织细胞形态及胃肠激素的影响。结果:四逆散能使模型大鼠活动及体重均增加,学习记忆能力增强,使大鼠胃肠的病理改变得以很好的恢复,能提高血清中胃泌素、血浆中胃动素和血管活性肠肽的含量,降低血浆中生长抑素的含量。认为四逆散能通过保护胃肠黏膜、调节胃肠激素,使肝胆疏泄及脾胃升降恢复正常,气机调畅[45]。

2. 对睡眠时相的影响　采用电刺激诱导大鼠失眠,利用脑电图描记的方法,观察给予四逆散水煎液后失眠大鼠睡眠时相的变化。结果显示,四逆散水煎液可显著延长失眠大鼠的总睡眠时间,在睡眠时相上主要表现为延长慢波睡眠Ⅱ期和快动眼睡眠,对慢波睡眠Ⅰ期没有显著的影响,并使觉醒时间显著减少[46]。

3. 对离体子宫的影响　四逆散对未孕家兔的离体子宫呈抑制作用,使子宫节律性收缩减少,子宫平滑肌弛缓,并对抗肾上腺素对子宫的兴奋作用;对家兔在体子宫,经耳静脉给药后,呈兴奋作用,使子宫收缩力及张力均增强,收缩频率加快[43]。

4. 对正常血压的影响 静脉注射四逆散水煎醇沉液，能使兔、狗的正常血压明显升高。其升压作用的特点是：①升压曲线与去甲肾上腺素相似；②升压同时，对呼吸的抑制不明显，而去甲肾上腺素升压同时对呼吸明显抑制；③升压持续时间较去甲肾上腺素长；升压作用无快速耐受性，同时心电图监测也未出现心律失常。其升压作用可能与兴奋肾上腺素能 α、β-受体，加强心脏功能有关[47]。

5. 抗休克作用 四逆散水煎醇沉液静脉注射，对家兔或狗的内毒素休克、心源性休克、失血性休克及胰岛素休克均有明显保护效果，抗休克机制与该液能兴奋肾上腺素能 α、β-受体、增强心脏功能、提高耐缺氧能力及血氧分压、抑制血小板聚集及抗心律失常等有关。运用方剂分解法，以升压和 LD_{50} 为指标，测得以枳实、柴胡、白芍配伍的制剂升压效果最强，毒性最低[47]。

6. 对心功能的影响 四逆散可增加麻醉猫心脏的泵血功能，主要是通过增加心室舒张时心肌纤维收缩成分延长的最大速度及增加后负荷来实现的[48]。离体兔心试验观察到，1∶2 醇沉剂 0.4g 灌注后，对心缩力、心率和冠脉流量均无明显影响。当剂量增加到 4.6g 时，心脏呈抑制作用，心收缩力减弱，心率减慢，甚至心搏暂停。在体狗心实验观察到，四逆散能增加心肌收缩振幅，加快心搏。用于治疗戊巴比妥钠引起的急性心肌损害，四逆散醇沉剂 0.5g 的强心作用优于 0.2mg 西地兰[43]。

7. 提高耐缺氧能力及血氧分压 四逆散煎剂可提高小鼠常压耐缺氧能力和对异丙肾上腺素所致缺氧的耐受力，延长其结扎双侧颈总动脉后的生存时间，并能提高动物和人的血氧分压[47]。

8. 抑制血小板聚集和抗体外血栓形成 四逆散能抑制 ADP 诱导的血小板聚集，且随剂量增加抑制率增强，对正常小白鼠、家兔血小板计数和对家兔血流变学参数均无显著影响。对体外血栓形成有明显抑制作用[47]。

9. 其他 本方静脉注射 2.5g/kg 能救活利多卡因中毒小鼠，降低其死亡率，并明显推迟死亡发生的时间；腹腔给药 5g/kg，可显著预防利多卡因的毒性，并增加大鼠对其耐受量；预防利多卡因毒性的半数有效量为 6.1±0.69g/kg，随着四逆散的剂量增加预防作用增强，呈显著的量效关系[49]。对小鼠腹腔巨噬细胞的吞噬功能有较明显的促进作用，增强其免疫力。对中枢神经有镇静作用，并可降低正常小鼠的体温[43]。

10. 毒性 ①急性毒性：本方煎剂小鼠口服 LD_{50} 为 413g/kg，水醇沉液小鼠腹腔给药 LD_{50} 为 122.8g/kg，尾静脉给药 LD_{50} 为 22.4g/kg[47]。另外，在 30 分钟内经静脉连续给药，不同累加剂量的药物对大鼠、家兔心电图均有影响；大鼠 1.5g/kg、家兔 4.5g/kg 可使 P-R 间期延长，同时使大鼠发生传导阻滞，T 波高耸；3.5g/kg、7.0g/kg 时，明显减慢大鼠、家兔的心率，并使家兔的 S-T 段下移；但对家兔心乳头肌的收缩性无明显影响。证明该药对心脏有一定的毒性[50]。②亚急性毒性：15g/kg 煎剂大鼠灌胃，每天 1 次，连续 20 天。体重、肝功能、肾功能均无明显变化。20g/kg 水醇沉液给小鼠腹腔注射，每天 1 次，连续 20 天。结果可见体重减轻，血小板减少。在小鼠和兔亚急性毒性的病理形态学检查中，可见到 20g/kg 剂量对心、肝、肾等主要脏器均有一定程度的损害。如充血水肿，实质细胞变性，重者点状坏死，小血管内有微血栓形成。而微血栓以纤维蛋白和血小板为主要成分，单味枳实所致的损害较复方更为严重。以该方中枳实为主，将其分解组合成七种不同的配方，制成水醇沉液。结果以枳实、柴胡、白芍方和枳实、柴胡、甘草方升压效果最强，而前者和原方腹腔给药的 LD_{50} 为最大，即毒性最低。并且上述各配伍制剂的 LD_{50} 均比单味枳实的 LD_{50} 大。

说明本方各种不同配伍均降低了单味枳实的毒性[47]。

【附方】

1. 枳实芍药散(《金匮要略》) 枳实烧令黑,勿太过 芍药各等分 上二味,杵为散。每服方寸匕,日三服,以麦粥下之。功用:行气和血,缓急止痛。主治:产后腹痛,烦满不得卧者。并主痈脓。

枳实芍药散所治产后腹痛,烦满不得卧,是气滞血凝,郁而生热所致。气血郁滞成实,法当行气和血,然产后正虚,破泄不可过猛,故用枳实烧令黑,使破气不致太过,再合芍药以补血养阴,缓急止痛。则气滞散而血亦行,郁既解而热亦消,腹痛烦满自除。其又主痈脓者,亦是取其行气破滞,和血止痛之功。更以麦粥送服,取其益气和胃安中,兼能凉血,既护产后之虚,又助枳、芍消散痈肿。

2. 芍药甘草汤(《伤寒论》) 芍药 甘草炙各四两(各12g) 以水三升,煎取一升,去滓,分二次温服。功用:养血益阴,缓急止痛。主治:阴血不足,血行不畅,腿脚挛急或腹中疼痛。本方选芍药,既养血益阴,又缓急止痛,一举两得。针对病因和主症,故为君药。臣以炙甘草补中益气,以资气血生化之源,另能缓急止痛,以助芍药缓挛急,止腹痛。再者,两味配伍,又是酸甘化阴的重要药对,补阴血之力相得益彰。

四逆散、枳实芍药散、芍药甘草汤三方组成中皆有芍药一味,均有缓急止痛之功,以治腹痛。但各有特点,其中四逆散组成为后两方之和,另加柴胡,重在疏肝理脾,所治腹痛多伴有后重泄利,又为治阳郁不伸之四肢厥逆的代表方;枳实芍药散散中有收,行中寓缓,善治产后腹痛,或痈脓者;而芍药甘草汤则为酸甘化阴之剂,缓急止痛力强,对于多种痉挛性疼痛疗效颇佳。

参考文献

[1] 王美林. 四逆散加味治疗咳嗽变异型哮喘[J]. 光明中医,2005,20(3):59-60.

[2] 王亚平,樊振. 加味四逆散治疗反流性食管炎40例临床观察[J]. 四川中医,2008,26(8):66-67.

[3] 汪朝艳. 加味四逆散治疗胃食管反流病26例[J]. 浙江中西医结合杂志,2006,16(1):55.

[4] 陈永强. 四逆散加味治疗慢性胃炎临床观察[J]. 现代中西医结合杂志,2007,16(25):3696-3697.

[5] 张寰,童昌珍,祁勇. 加味四逆散治疗慢性萎缩性胃炎的临床观察[J]. 湖北中医学院学报,2007,9(4):45-46.

[6] 王世能. 加味四逆散治疗慢性萎缩性胃炎34例[J]. 云南中医中药杂志,2007,28(4):26.

[7] 王荣生,张金钊. 四逆散加味治疗胆汁返流性胃炎[J]. 医药论坛杂志,2008,29(15):91-92.

[8] 户稼庆. 四逆散加味治疗胆汁反流性胃炎65例[J]. 浙江中医杂志,2008,43(3):180.

[9] 郑秀英,赵金风,温玉平. 四逆散加味治疗功能性消化不良疗效观察[J]. 时珍国医国药,2007,18(8):1928-1929.

[10] 王晓梅,王春丁. 四逆散加味治疗功能性消化不良180例[J]. 现代消化及介入诊疗,2007,12(4):251-252.

[11] 周俊亮,刘友章,潘奔前. 加味四逆散治疗功能性消化不良肝郁脾虚证的临床观察[J]. 辽宁中医杂志,2008,35(6):880-881.

[12] 黄增强,赵爱华. 四逆散加味治疗慢性结肠炎26例[J]. 光明中医,2008,23(11):1749.

[13] 黄耀先. 加味四逆散治疗肠易激综合征疗效观察[J]. 山西中医学院学报,2007,8(4):18-19.

[14] 赖光强. 加味四逆散治疗肠易激综合征32例[J]. 新中医,2008,40(5):80-81.

[15] 龚俊华. 四逆散加味治疗便秘型肠易激综合征50例[J]. 浙江中西医结合杂志,2007,17(7):426-427.

[16] 钱弘泉．加味四逆散治疗慢性功能性便秘 94 例[J]. 浙江中西医结合杂志，2007，17(8)：494-495.

[17] 罗腾月．四逆散加味治疗慢性胆囊炎 38 例[J]. 河南中医，2007，27(10)：12.

[18] 魏广社，郝秀梅．四逆散化裁治疗乙型肝炎病毒携带者 128 例[J]. 河南中医，2008，28(7)：24.

[19] 董桂芬．四逆散加减治疗脂肪肝 60 例观察[J]. 实用中医药杂志，2008，24(4)：211.

[20] 芦志雁，李丽．解醒四逆散治疗酒精性肝病的疗效观察[J]. 中国药物与临床，2008，8(2)：155-156.

[21] 董雪飞，胡晓平．茵虎四逆散加味治疗慢性胰腺炎 18 例[J]. 实用中西医结合临床，2007，7(5)：94.

[22] 王军，李强．四逆散加减治疗慢性胰腺炎 100 例分析[J]. 实用中医内科杂志，2008，22(4)：38.

[23] 李校，徐海虹，杨勇．加味四逆散治疗躯体化障碍的临床观察[J]. 中国中医药科技，2008，15(2)：146-147.

[24] 钟旭敏，林莹莹，林冰．加味四逆散治疗卒中后抑郁症的临床研究[J]. 中华中医药学刊，2008，26(8)：1817-1819.

[25] 王东柏，王健．加味四逆散治疗顽固性失眠 51 例[J]. 蛇志，2008，20(1)：31-32.

[26] 张小红．四逆散加味治疗冠心病所致室性早搏 32 例[J]. 河南中医，2007，27(8)：14.

[27] 王晓红，张沁园，张珑．桂枝四逆散治疗亚健康状态 426 例临床观察[J]. 中国老年学杂志，2007，27(2)：160-161.

[28] 朱安龙．加味四逆散治疗胆囊切除术后综合征 34 例[J]. 实用中医药杂志，2008，24(10)：630-631.

[29] 周丽平．四逆散加味治疗胆结石术后肝功能异常 30 例[J]. 浙江中医杂志，2008，43(9)：501.

[30] 何玲．四逆散加味治疗乳腺增生症 100 例[J]. 新中医，2007，39(7)：63-64.

[31] 玉兆芬．加味四逆散治疗乳腺增生症 110 例[J]. 江西中医药，2008，39(303)：41.

[32] 李云霞，梁东升．四逆散加味治疗慢性乳腺炎 23 例[J]. 河南中医，2007，27(5)：78.

[33] 段爱英，王碧侠．四逆散加味治疗不孕症 76 例[J]. 陕西中医，2006，27(6)：66.

[34] 申光辉．四逆散加减治疗高催乳素血症 160 例疗效观察[J]. 中国民族民间医药杂志，2007，(2)：83-84.

[35] 司秋荣，宋彤云．四逆散加味治疗慢性盆腔炎 86 例[J]. 中国社区医师，2006，22(4)：44.

[36] 秦祖元，唐胜，唐艳．四逆散加味治疗小儿热厥的体会[J]. 四川中医，2008，26(1)：96.

[37] 郭汉林，靳建旭．四逆散加味治疗阳痿 81 例[J]. 新中医，2007，39(8)：78-79.

[38] 王世勋．四逆散加减治疗阳痿 56 例[J]. 中国中医药科技，2007，14(1)：20.

[39] 郭英，张国亭．四逆散加减治疗糖尿病阳痿 56 例[J]. 中医杂志，2007，48(6)：492.

[40] 张立华，孙胜．四逆散加味治疗心理性勃起功能障碍 40 例[J]. 中国性科学，2006，15(1)：34.

[41] 王惠洁，杨蓉，林棋．四逆散对小鼠小肠推进功能的影响[J]. 山西中医学院学报，2007，8(1)：17-18.

[42] 郑有顺，扬汉云．四逆散对家兔离体肠管活动的影响．中药药理与临床，1985，(创刊号)：28.

[43] 谢碧桃，王永安，袁伟，等．四逆散的药理作用研究[J]. 泸州医学院学报，1980，(2)：9-13.

[44] 高金亮，张洪慈．四逆散治疗胃溃疡的临床报告 附：抗胃溃疡作用的初步动物实验[J]. 天津中医，1987，(5)：18-20.

[45] 邓秀青，彭延娟，彭成，等．四逆散对肝郁证模型大鼠胃肠组织细胞形态及胃肠激素的影响[J]. 中国实验方剂学杂志，2007，13(6)：33-36.

[46] 刘珊珊，李廷利，朱维莉．四逆散对失眠大鼠睡眠时相的影响[J]. 中国医药导报，2008，5(15)：19，36.

[47] 龚传美，管喜文，兰克信．四逆散的抗休克作用研究[J]. 中药药理与临床，1989，5(2)：1-4.

[48] 龚传美,管喜文,王义雄,等. 四逆散对麻醉猫心功能的影响[J]. 中药药理与临床,1985,(创刊号):18-19.

[49] 赵光东,龚传美,刘英玉,等. 四逆散对利多卡因毒性的影响[J]. 中药药理与临床,1989,5(4):5-7.

[50] 李在邠,李选华,孙庆余,等. 静脉连续注射四逆散水醇沉液对实验动物心脏的毒性观察[J]. 辽宁中医杂志,1986,10(7):40-41.

逍 遥 散

(《太平惠民和剂局方》卷9)

【异名】逍遥汤(《圣济总录》卷163)。

【组成】甘草微炙赤半两(15g) 当归去苗,锉,微炒 茯苓去皮,白者 白芍药 白术 柴胡去苗各一两(各30g)。

【用法】上为粗末,每服二钱(6g),水一大盏,烧生姜一块切破,薄荷少许,同煎至七分,去渣热服,不拘时候(现代用法:共为散,每服6~9g,加煨姜、薄荷少许共煎汤温服,日3次。亦可作汤剂,水煎服,用量按原方比例酌情增减。亦有丸剂,每服6~9g,日服2次)。

【功用】疏肝解郁,养血健脾。

【主治】肝郁血虚脾弱证。两胁作痛,头痛目眩,口燥咽干,神疲食少、或往来寒热,或月经不调,乳房胀痛,舌质淡红,脉弦而虚者。

【病机分析】肝主疏泄,性喜条达舒畅而恶抑郁,其用阳;又为藏血之脏,其体阴。此即所谓"肝体阴而用阳"。若情志不畅,则肝气郁滞,肝阳易亢,常伤阴血,以致血虚。肝失疏泄,木郁克土,脾失健运,血之化源不足,则血虚益甚。而血虚不能养肝,则肝郁愈重。由此可见,本方证之肝郁血虚脾弱之间相互影响,互为因果。足厥阴肝经"布胁肋,循喉咙之后,上入颃颡,连目系,上出额,与督脉会于巅"。血虚失养,则口燥咽干,月经不调;脾弱失运,则神疲食少,至于舌淡、脉弦而虚,皆为肝郁血虚之象。

【配伍意义】本方主治肝郁血虚脾弱之证,但重在肝气郁滞,故治宜疏肝解郁为主,配合养血健脾之法。方中首选柴胡为君,目的在于疏肝解郁,使肝气条达,以复肝用。本品疏肝之功,历来被前贤所推崇,《滇南本草》卷1、《药品化义》分别记载其"行肝经逆结之气,止左胁肝气疼痛";"柴胡性轻清,主升散,味微苦,主疏肝"。臣以当归、白芍,两药皆入肝经,均能补血,合用相得益彰,共治血虚。既养肝体助肝用,又防柴胡劫肝阴。另外,白芍又能养阴缓急以柔肝,当归还能活血以助柴胡疏肝郁。木郁则土衰,肝病易于传脾,诚如仲景所言:"见肝之病,知肝传脾,当先实脾"(《金匮要略》)。故以白术、茯苓、甘草健脾益气,非但扶土以抑木,且使营血生化有源,以增归、芍养血之功,共为佐药。用法中加薄荷少许,疏散透达肝经之郁滞;烧生姜降逆和中,且能辛散达郁,亦为佐药。柴胡为肝经引经药,甘草调和药性,又兼使药之用。合而成方,深合《素问·脏气法时论》"肝苦急,急食甘以缓之";"脾欲缓,急食甘以缓之","肝欲散,急食辛以散之"之旨。可使肝郁得疏,血虚得养,脾弱得复。本方的配伍特点是,疏中寓养,气血兼顾,肝脾同调。关于本方方名,《绛雪园古方选注》卷下曾谓:"《庄子·逍遥游》注云:'如阳动冰消,虽耗不竭其本,舟行水摇,虽动不伤其内'。譬之于医,消散其气郁,摇动其血郁,皆无伤乎正气也。"该方服后可使肝气条达,郁结消解,气血调和,神情怡悦,故名之。

【类方比较】本方与四逆散同治肝脾失调,然本方养血疏肝,健脾和营,主治肝郁血虚,脾不健运，而致两胁作痛，寒热往来，头痛目眩，口燥咽干，以及月经不调，乳房胀痛等虚实夹杂证；四逆散有透邪解郁，疏肝理脾之功，主治阳气内郁，而致四肢厥逆，或脘腹疼痛，或泄利下重等证偏实者。从组方用药分析，本方是由四逆散去枳实，加白术、茯苓、当归、薄荷、生姜等组成，因肝郁血虚脾弱，若仍用枳实下气，恐有耗气之弊，故去之：又因目眩头痛，或月经不调，脉弦虚等血虚症状，故加当归补血活血、调经止痛之品，助芍药柔肝补血；加薄荷、烧生姜助柴胡条达肝气；加苓、术配烧生姜、甘草，使和中补土之功益增。如此，则养血健脾之力较四逆散为强，而疏肝理脾功能则四逆散优于本方。

【临床运用】

1. 证治要点　本方为调肝养血的代表方，又是妇科调经的常用方。临床应用时应以两胁作痛，神疲食少，月经不调，脉弦而虚为证治要点。

2. 加减法　肝郁气滞较甚，加香附、陈皮以疏肝解郁；血虚甚者，加熟地黄以养血；肝郁化火者，加牡丹皮、栀子以清热凉血。

3. 本方现代常用于慢性肝炎、肝硬化、胆石症、胃及十二指肠溃疡、慢性胃炎、肠易激综合征、胃肠神经官能症、心脏神经官能症、抑郁症、经前期紧张症、乳腺小叶增生、围绝经期综合征、盆腔炎等属肝郁血虚脾弱者。

【使用注意】肝郁多因情志不遂所致，治疗时须嘱患者心情达观，方能获效。否则，药“逍遥”而人不逍遥，终无济也。

【源流发展】逍遥散始见于《太平惠民和剂局方》。该方一经问世，即成为调和肝脾的经世名方，颇受古今医家的推崇。关于本方的主治，原书记载如下：“血虚劳倦，五心烦热，肢体疼痛，头目昏重，心忪颊赤，口燥咽干，发热盗汗，减食嗜卧；血热相搏，月水不调，脐腹胀痛，寒热如疟；及室女血弱阴虚，荣卫不和，痰嗽潮热，肌体羸瘦，渐成骨蒸。”以后众多医书对其适应证从多方面加以补充。《圣济总录》卷150：产后亡阴血虚，心烦自汗，精神昏冒，头痛。《世医得效方》卷14：产后血虚发热，感冒潮热。《口齿类要》卷1：血虚有热，口舌生疮。《女科撮要》卷上：或因劳疫所伤，或食煎炒，血得热而流于脬中，小便带血。《保婴撮要》卷3：乳母肝脾有热，致小儿痘疮欲靥不靥，欲落不落。《杏苑生春》卷5：女子月经来少色淡，或闭不行。《医宗必读》卷6：血虚小便不禁。《医家心法》：肝胆二经郁火，以致胁痛、头眩，或胃脘当心而痛，或肩背痛，或时眼赤痛，连及太阳；六经伤寒阳证；或妇人郁怒伤肝，致血妄行，赤白淫、砂淋、崩浊。《医林纂要探源》卷10：心肝郁而致肝痛，左胁痛，手不可按，左胁见紫色而舌青。《兰台轨范》卷1：肝家血虚火旺，头痛目眩，口苦，倦怠烦渴，抑郁不乐，两胁作痛，小便重坠。《罗氏会约医镜》卷7：伤寒火郁于中，干咳连声而痰不来，或全无痰。

逍遥散在组成方面，后世在此基础上加减化裁的方剂，据《中医方剂大辞典》统计有80余首，扩展用于各科疾患。其中影响较大的当推《内科摘要》卷1的加味逍遥散，又称八味逍遥散、丹栀逍遥散，即该方加牡丹皮、栀子，以清热凉血，适用于肝脾血虚，内有郁热，潮热晡热，自汗盗汗，腹胁作痛，头昏目暗，怔忡不宁，颊赤口干；妇人月经不调，发热咳嗽；或阴中作痛，或阴门肿胀；小儿口舌生疮，遍身瘙痒，或虚热生疮。另有10首方剂在上方基础上加药，以治多种病证。《慈幼心传》卷下之加味逍遥散，又加漏芦以清热毒，水煎子母并服，善治乳母郁火或厚味积热传儿，小儿大便不通。《治痘全书》卷13之加味逍遥散，则增大枣以补气健脾，为专治痘疮气血虚，稍稍有火，气血不匀调者。《济阳纲目》卷45之加味逍遥散，另加钩藤，以清肝息风，用于肝火亡血，手足瘈疭，及血虚有热，遍身瘙痒者。《辨证录》卷3之加味逍遥散，增陈皮、枳壳、天花粉，加强理气清热作用，对于妇人因怒发热，肝气横逆，火盛血亏，经来之时，两耳出脓，两太阳穴作痛，乳房胀闷，寒热往来，小便不利，脐下满筑较为适宜。《胎产秘书》卷上之加味逍遥散，增灯心草以利尿清心，主治妊娠小便中带血。《女科指掌》卷1之加味逍遥散，增香附以加强疏肝之力，用于因郁怒伤肝所致白浊白淫，往来寒热，胁痛心烦，面带青，口苦，脉弦，小便数。《医略六书》卷18、26载二首加味逍遥散，前者增钩藤、忍冬藤以清热平肝，后者加蛤壳、白雷丸以清热杀虫，分别用于女子血虚火旺，经闭潮热，男子阴虚木旺，脉弦虚数者及阴痒，脉弦虚数。《杂病源流犀烛》卷1之逍遥散，则加麦冬、牛膝以养阴生津，专治干咳。《韦文贵眼科临床经验选》之逍遥散，又增白菊、枸杞、石菖蒲以养肝明目，用于目疾。七情内伤所致肝郁气滞型，或温热病后，玄府郁闭而致双眼失明，如球后视神经炎、视神经萎缩、皮质盲（近似中医青盲），或突然失明，如急性球后视神经炎、视网膜中央动脉阻塞（一天内）、视网膜中央静脉阻塞、视网膜静脉周围炎所致玻璃体出血（近似中医暴盲）。再者，《重订通俗伤寒论》之清肝达郁汤，系丹栀逍遥散减健脾益气的白术、茯苓，加广橘白、滁菊花、鲜青菊叶以清疏肝郁，对于肝郁不伸，胸满胁痛，腹满而痛，甚则欲泄不得泄，即泄亦不畅较为适宜。此外，逍遥散的衍化方尚有20余首较为常用。诸如：《圣济总录》卷150之逍遥饮，将本方白芍易赤芍，以凉血散瘀，用于妇人血风血气，烦躁口干，咳嗽，四肢无力，多卧少起，肌骨蒸热，百节疼痛，心热，恍惚忧惧，头目昏重，夜多虚汗等。《医宗已任篇》卷1之黑逍遥散为本方加熟地黄，增养血益阴之功，主治肝胆两经郁火，以致胁痛头眩，或胃脘当心而痛，或肩胛绊痛，或时眼赤痛，连太阳，无论六经伤寒，但见阳症；妇人郁怒伤肝，致血妄行，赤白淫闭，沙淋崩浊诸症。《种痘新书》卷10之逍遥散，即本方加生地黄，以滋阴清热，对于女子一向经闭，血海已涸，适逢出痘，毒气郁于冲任之间，二阳并发，热甚者有较好疗效。《外科正宗》卷2之逍遥散，系本方加香附、牡丹皮、黄芩（有热加），加强疏肝之力，又能清热散瘀，适宜于妇人血虚，五心烦热，肢体疼痛，头目昏重，心忡颊赤，口燥咽干，发热盗汗，食少嗜卧；血热相搏，月水不调，脐腹作痛，寒热如疟；及室女血弱，荣卫不调，痰嗽潮热，肌体羸瘦，渐成骨蒸。《医方一盘珠》卷5之加味逍遥散，即本方加香附、牡丹皮、黄芩、夏枯草、天葵子，以清疏肝气，祛瘀散结，专治女子月经不调，而成瘰疬者。《仙拈集》卷3之加味逍遥散，为本方加麦冬、砂仁、大枣以养阴健脾，用于妇女月水不调，发热体倦，头痛口干，脐疼痛者。《杂病源流犀烛》卷27之加味逍遥散，系本方加桂皮、山栀以清热通脉，主治乳岩初起。《妇科玉尺》卷2之加味逍遥散，为本方加山栀、生地黄、白茅根以清热凉血利尿，用于初次产妇，产门肿胀，或焮痛不闭。《治疹全书》卷下之加味逍遥散，为本方加连翘、牡丹皮、生地黄以清热凉血养阴，专治妇人先经后疹等。《傅青主女科》卷上之加味逍遥散，即本方去当归、白术，加茵陈、栀子、陈皮，养血健脾功弱，清热利湿退黄力增，对于妇人青带，甚者如绿豆汁，黏稠不断，其气味腥臭者效果较好。《外科医镜》之逍遥八物汤，系本方加海螵蛸、山药、肉桂（随宜加用）以健脾益气，收湿敛疮，专治妇人阴蚀。《幼科直言》中逍遥散衍化方就有10首，在儿科病证中发挥作用，现选数首组成接近的加以介绍。书中卷2之加味逍遥散，系本方加牡丹皮、石斛、陈皮以理气活血，养阴清热，适宜于痘之前后，不可补，不可凉，非虚之症。卷4之加味逍遥散共有5首，其一为本方加陈皮、全蝎、僵蚕以息风止痉，专治小儿一种似慢惊非慢惊之症；其二即本方加陈皮、白扁豆、神曲、麦芽以健脾消食，主治小儿脾疳；其三即本方加白扁豆、砂仁、木香、黄芩以健脾理气，清热燥湿，主治小儿痢疾体虚，不便行导滞者；其四即本方加陈皮、芡实、牡丹皮、白蓬须以健脾益肾，主治小儿淋证不痛，或久淋不愈者；其五，为本方加陈皮、黄芩、僵蚕以清热燥湿，祛风止痛，用于白虎历节风。《证因方论集要》卷4之加减逍遥散，即本方去白术，加荷叶、木耳、贝母、香附、石菖蒲，既增强疏肝之功，又化痰开窍，主治厥阴肝经风热，变为聤豆抵耳者。此为用于五官科的例证。现今，为了方便患者，《全国中药成药处方集》(抚顺方)将本方改制为逍遥丸，白芍易赤芍，又加牡丹皮、山栀、香附，疏肝作用加强，另能清热凉血活血，主治证似逍遥散，但肝郁较重，兼有血热者。

【疑难阐释】

1. 关于本方证的病机和用药的讨论　本方为调和肝脾之名方，又为妇科调经的常用方。其主治证病机乃肝郁、血虚、脾虚三者互见而又互为因果。因肝藏血，喜条达而主疏泄，若木郁不达，郁久化火，必耗阴血。反之，血虚不能养肝，肝气亦不得柔和调畅。可见肝郁可以导致血虚，血虚亦可导致肝郁。脾为生化之源，主升清而司运化。肝郁影响及脾，而致脾虚失运，此为木郁乘土；脾虚化源不足，血不养肝，又可导致肝血虚衰，肝木失其柔和条达之性而致肝郁，此为土虚木郁。故治疗本病，不仅要疏肝解郁，健脾助运，更需养血柔肝。若但知疏肝理气，大量使用苦辛温燥之品，必致更耗阴血。肝愈燥急，郁终不解。总之，本方证偏于正虚，决非邪实，正如秦伯未《谦斋医学讲稿》所说：此乃"肝脾两虚，木不疏土，肝既不能疏泄条畅，脾又不能健运生化，因而形成郁象。……不可简单地把它当作疏肝主方。"秦氏之说，符合《局方》逍遥散本意，也与临床实际相吻合。再观本方用药，也主要包含了疏肝、健脾、养血三个方面。说明本方为肝郁血虚，脾失健运而设，并非单纯的疏肝解郁之剂。

2. 关于柴胡、薄荷的剂量　本方集疏、养、柔三法于一方，具调肝治郁之妙，却无辛散耗血之弊，其缘由盖如《医贯》卷2所说："方中唯柴胡、薄荷二味最妙，……木之所喜"，一语道破个中玄机，诚名家之言也。但方中柴胡、薄荷两药的剂量宜小不宜大，因柴胡重用发散表邪，轻用则疏肝解郁；薄荷重用解表发汗，轻用则清肝达郁。故应用逍遥散时，方中柴胡、薄荷剂量一般较轻，常用量宜掌握在4.5～6g。柴胡配薄荷具升散透达郁热之能，若误投芩、连、柏之类，则无异抱薪救火，化燥劫阴。

【方论选录】

1. 赵羽皇："肝苦急，急食甘以缓之。盖肝性急善怒，其气上行则顺，下行则郁，郁则火动，而诸病生矣。故发于上则头眩、耳鸣，而或为目赤；发于中则胸满、胁痛，而或作吞酸；发于下则少腹疼疝，而或溲溺不利；发于外则寒热往来，似疟非疟。凡此诸证，何莫非肝郁之象乎？而肝木之所以郁，其说有二：一为土虚不能升木也，一为血少不能养肝也。盖肝为木气，全赖土以滋培，水以灌溉。若中气虚，则九地不升，而木因之郁；阴血少，则木无水润，而肝遂以枯。方用白术、茯苓者，助土德以升木也；当归、芍药者，益荣血以养肝也。丹皮解热于中，草、栀清火于下。独柴胡一味，一以厥阴报使，一以升发诸阳。经云：木郁则达之。柴胡其要矣。"(录自《古今名医方论》卷1)

2. 汪昂："此足少阳、厥阴药也。肝虚则血病，当归、芍药养血而敛阴；木盛则土衰，甘草、白术和中而补土；柴胡升阳散热，合芍药以平肝，而使木得条达；茯苓清热利湿，助甘、术以益土，而令心气安宁；生姜暖胃祛痰，调中解郁；薄荷搜肝泻肺，理血消风。疏逆和中，诸证自已，所以有逍遥之名。"(《医方集解·和解之剂》)

3. 王子接："逍遥，《说文》与'消摇'通。《庄子·逍遥游》注云：如阳动冰消，虽耗不竭其本，舟行水摇，虽动不伤其内。譬之于医，消散其气郁，摇动其血郁，皆无伤乎正气也。盖郁为情志之病，丹溪虽论六郁，然思、忧、怒致郁者多。思则气结于心，伤于脾；忧则神志不遂，精气消索，心脾日以耗损；含怒未发，肝气内郁，乘胜于脾。治以柴胡，肝欲散也，佐以甘草，肝苦急也，当归以辛补之，白芍以酸泻之。治以白术、茯苓，脾苦湿也，佐以甘草，脾欲缓，用苦泻之，甘补之也。治以白芍，心苦缓，以酸收之，佐以甘草，心欲耎，以甘泻之也。加薄荷、

生姜入煎即滤，统取辛香散郁也。薛立斋加山栀清气分郁火，丹皮泻血分郁热，其理甚通，宜遵之。”(《绛雪园古方选注》卷下)

4. 费伯雄：“逍遥散于调营扶土之中，用条达肝木、宣通胆气之法，最为解郁之善剂。五脏唯肝为最刚，而又于令为春，于行为木，具生发长养之机。一有怫郁，则其性怒张，不可复制，且火旺则克金，木旺则克土，波及他脏，理固宜然。此于调养中寓疏通条达之法，使之得遂其性而诸病自安。加丹参、香附两味以调经更妙，盖妇人多郁故也。”(《医方论》卷 2)

5. 张秉成：“治血虚肝燥，木郁不达，以致化火化风，往来寒热，劳嗽骨蒸，以及月经不调等证。夫肝属木，乃生气所寓，为藏血之地。其性刚介而喜条达，必须水以涵木，土以培之，然后得遂其生长之意。若七情内伤，或六淫外束，犯之则木郁而病变多矣。此方以当归、白芍之养血以涵其肝；苓、术、甘草之补土以培其本；柴胡、薄荷、煨生姜，俱系辛散气升之物，以顺肝之性而使之不郁。如是则六淫七情之邪皆治，而前证岂有不愈者哉！”(《成方便读》卷 2)

6. 蔡陆仙：“此方名为疏肝，仍所以疏达少阳之郁火也。并治胸满吞酸，小腹痛疝，溲赤不利，往来寒热等症。夫木郁土中则气血并滞，故归、芍以行营；白术、茯苓以运湿利水。柴胡本阴亏火旺之忌药，但本方所治，乃因郁生火之症，故反须用以升散郁火，郁开则火斯散，所谓火郁发之是也。甘草之和，生姜之辛，皆所以缓其急，开其气，俾肝木得遂其条达本能。尤妙在薄荷一味，宣和胸膈，透表祛达，以成安内攘外之功，是真妙制焉。”(《中国医药汇海·方剂部》)

7. 秦伯未：“由于逍遥散肝脾同治，一般均从木旺克土来解释。我的看法，木旺克土是肝强脾弱，逍遥散的主治是肝脾两虚，木不疏土，肝既不能疏泄条畅，脾又不能健运生化，因而形成郁象。所以养肝舒气，补脾和中，从根本上做到‘木郁达之’。如果肝旺而用归、芍、柴胡，势必助长气火；脾受克制，再用术、草、茯苓，也会更使壅滞。必须明辨虚实，才能理解本证的寒热往来不同于少阳证；头痛胁胀不同于肝气横逆，饮食呆减也不同于胃家实满，从而不可简单地把它当作疏肝主方。”(《谦斋医学讲稿》)

【评议】诸家对逍遥散的方义，大多从疏肝、养血、健脾三方面而论，与今人看法基本一致。赵羽皇分析该方主治证的病因、病机为：“而肝木之所以郁。其说有二：一为土虚不能升木也，一为血少不能养肝也。”角度与本方虽不同，但其理则一。费伯雄评价逍遥散：“此于调养中寓疏通条达之法。”秦伯未亦认为：“养肝舒气，补脾和中，从根本上做到‘木郁达之’”，“不可简单地把它当作疏肝主方”，比较客观，符合原方用药本意。而蔡陆仙谓本方疏肝，即所以疏达少阳之郁火，未免失之偏颇。至于汪昂解释逍遥散中某些药物的功效，如“茯苓清热”，“生姜祛痰”，“薄荷理血”，均缺乏依据。

【验案举例】

1. 呕吐 《南雅堂医案》卷 3：呕吐时作时止，每吐必尽倾而出，症系肝郁，治法宜开郁平肝，庶木气条达，则其患自平。仿逍遥散法：柴胡一钱，白芍药三钱，白术三钱，当归身二钱，白茯苓三钱，陈皮八分，甘草五分，生姜两片。

2. 月经不调 《南雅堂医案》卷 8：经水不调，咳嗽，潮热往来，骨蒸劳热，口干，大小便不爽，血虚干燥使然，拟用逍遥散。

3. 血风疮 《外科发挥》卷 8：一妇人患此作痒，五心烦热，以逍遥散数剂而止。

4. 牙痛 《校注妇人良方》卷 24：一妇人发热齿痛，日晡益甚，月水不调，此脾经血虚，用逍遥散加升麻寻愈。后因怒复痛，仍以前药加川芎而痊。

按语：以上4例，系前贤所治，叙述虽简，但寓意了然。案1为肝气犯胃，气逆作呕，以本方加陈皮理气健脾，既助柴胡疏肝，又增生姜和中，致使肝气调达，胃气自降，症遂缓解。案2之月经不调，乃血虚有热引发，原属逍遥散主治范围。案3、案4系本方的引申应用，皆为妇人所患。而妇女疾病多与肝郁有关，特别是案4，伴有月经不调，愈后又因怒再发，故均以逍遥散化裁获效。

5. 郁证 《历代名方精编》：某女，60岁，农民。1977年6月25日初诊：上月因丧侄而悲恸成病，右胁及中脘胀满，纳谷少思，左关脉弦，余部皆缓，舌苔糙腻。此属郁证，治宜逍遥散法。方用：柴胡4.5g，炒当归9g，炒白芍9g，炒白术9g，茯苓12g，甘草3g，丹皮6g，黑山栀9g，香附9g，郁金9g，青陈皮各6g，生大麦芽30g。4剂。6月30日复诊：脘胁胀满明显好转，纳食增多，脉缓，苔薄白，再用前法善后调理。前方去丹皮、黑山栀，加佛手4.5g。再服5剂而安。

按语：高年丧侄悲恸，肝木不能条达，肝体失于柔和，致肝气郁滞，又肝病传脾，而成肝脾不和之证，故见右胁及中脘胀满，纳谷少思；左关脉弦，余部皆缓，舌苔糙腻，亦肝脾不和之征。治当疏肝解郁，养血健脾。方用逍遥散化裁，加牡丹皮、山栀子以杜其化热之潜；加香附、郁金、青陈皮、生大麦芽以增疏肝理气化滞之效。方证的对，自能调理而安。

6. 黑变病 《中国现代名中医医案精华》：某女，36岁。初诊：1979年10月13日。主诉：两年前颜面变黑，逐渐加重，颜面、口唇、齿龈现均呈黑色，肢体疲倦，食欲不振，两胁及两侧太阳穴时痛，某医院内科诊断为阿狄森病，治疗无效而转中医就诊。诊查：近查尿17-羟3.5mg/24h。面部颜色发黑而干燥，口唇、齿龈均呈黑色，尤以额部及眼周围为甚，耳廓亦现黑色，形体消瘦，神情疲惫，舌苔白薄，舌有诸多黑斑。语言清利，气息不足。腹部柔软，无压痛，肝脾未扪及。脉沉缓无力。辨证：黑变病。证属肝郁脾虚，水反侮土。治法：疏肝健脾，实土制水，消退色素。以逍遥散合保元汤加味。处方：当归10g，白芍10g，茯苓10g，白术9g，甘草9g，柴胡9g，黄芪10g，党参10g，白芷10g，川芎12g，白僵蚕9g，白鲜皮10g。水煎服。每日1剂。上方药进3剂，头痛止，出现手足心热。原方加胡黄连9g。又进药3剂，两胁痛及手足心热消失，但出现胃中嘈杂，午后疲倦甚，头痛，脉沉细。10月20日以原方去僵蚕、胡黄连、白芍，加苍术10g、升麻6g(补中益气汤)。连服药15剂。11月3日复诊时，肢体疲倦明显好转，头疼消失，颜面、口唇、齿龈色黑均明显变浅，舌上黑斑消退，脉象由沉细转缓而有力，但又觉项部发紧，查尿17-羟4.9mg/24h。效不更方，上方加葛根15g。进3剂后，项部发紧感消失，却又腹胀，原方加大腹皮9g。又进9剂，腹胀消失，颜面、口唇、齿龈黑色基本消退，继进原方药16剂。1979年12月11日复诊时，精神疲倦消失，食欲胃纳转佳，形体丰腴，脉沉缓转有力，颜面、口唇、齿龈色黑完全消退，面色转红润。至此痊愈，原方药再进6剂，以巩固疗效。随访5年，未复发。

按语：本例是黑变病，西医诊为艾迪生病，是由肾上腺皮质功能低下所致的皮肤色素沉着。从中医辨证看，先是肝郁脾虚为主，后以脾胃气虚为主。以逍遥散、补中益气汤等方药加味治之而收功。肝郁脾虚之辨证要点为两胁时痛，精神疲倦，食欲不振，形体消瘦，气息不足，脉沉缓无力。水反侮土，面色变黑，是运用五行学说的理论进行分析辨证的。从治疗效果看，确实收到了补土制水，以褪色素之功效。逍遥散、补中益气汤两方均加入白芷、川芎、白鲜皮三味，意在散风活血除湿，以助实土制水之功，从而促进颜面黑色素沉着之消退。

7. 乳癖(乳房小叶增生症) 《医话医论荟要》：南京一女性患者，年40余。两乳房中均有杏核大小之结块累累然，每值月经来潮之前，则乳房胀痛难忍，来京诊治，各医院意见一致，诊断为“乳房小叶增生”，且有恶变之虞，动员手术治疗。患者畏惧，求治于予。观其脉证，知属肝脾不和，痰气郁结所致。因拟逍遥散加丹皮、夏枯草，配合小金丹施治，服药30余剂，小金丹300粒，乳中结核大部消失，惟感经前乳房微有胀痛，故仍以前方嘱其经前服用3～5剂，平时继续服用小金丹，至今5年，未见恶变。

8. 痢疾并发尿闭　《中国现代名中医医案精华》：某女，30岁。初诊：1962年8月6日。主诉：自述因痢疾住某医院，经治疗病渐减轻，粘液血便次数减少；但小便点滴不通，渐至闭塞，每靠导尿排出。患者精神抑郁，常悲伤啼哭。遂请肖老会诊，服中药治疗。诊查：见症同前。表情痛苦，两颧微红，脉弦数，苔黄边白而腻。辨证：此湿热蕴积，肝郁气滞，郁则下陷，积热膀胱，约束下焦，热甚结涩，故令小便闭塞。证为痢疾并发尿闭。治法：疏肝燥脾滋肾，利湿清热。方用丹栀逍遥散合滋肾丸复方主之。处方：柴胡6g，当归9g，白芍9g，白术9g，茯苓12g，丹皮6g，栀子9g，黄柏9g，知母9g，上桂6g，滑石9g，甘草3g，升麻6g，车前子12g。二诊：服上药2剂，拔除导尿管，能自行排尿，大便次数减为每日2次，未见黏液。守上方，去上桂、滑石继服。三诊：服修改方药二剂，大便正常，小便频数。此湿热未尽，下元肾虚。易方缩泉丸、导赤散，通涩并用治之。四诊：连服易方药2剂，诸症消失，痊愈出院。

按语：本案湿热痢疾，痢下伤阴，而致阳亢热盛，兼肝郁下陷，移热膀胱，水热结聚，气化不行，致成尿闭。故用丹栀逍遥散、滋肾通关丸疏肝理气，清热滋肾，通利膀胱则小便能自排矣。

【临床报道】

一、内科

1. 慢性咽炎　逍遥散加味（柴胡、当归、白芍、白术、茯苓、生甘草、薄荷、煨生姜、佛手、玄参、浙贝母、桔梗、郁金）治疗慢性咽炎92例，并随证加减：外感视其寒热而加苏叶、荆芥、金银花、连翘等；咽干甚者加麦冬、知母；滤泡伴咽部充血甚者加白花蛇舌草、丹参；咽痒偏热者加僵蚕，偏寒者加露蜂房。结果：临床痊愈43例，好转47例，无效2例，总有效率为97.8%[1]。以逍遥散加味（柴胡、当归、炒白芍、炒白术、茯苓、牡丹皮、浙贝母、桔梗、玄参、甘草、薄荷、煅龙骨、煅牡蛎）治疗慢性咽炎40例。结果：26例痊愈，10例好转，4例无效[2]。

2. 咳嗽　逍遥散加味治疗肝咳32例。伴有火旺加牡丹皮、焦山栀；咳逆上气加旋覆花、枳壳；痰液黏稠难咯加浙贝母、瓜蒌；咽喉中有异物感、胸膈满闷加苏子、厚朴、姜半夏；胸痛加郁金、香附；胃纳减少加木香、砂仁；咽痒加牛蒡子、前胡；咽痛加玄参、射干；咽燥口干、咳嗽日久不减加沙参、麦门冬、天花粉、诃子；咯血甚者加仙鹤草、藕节。结果：治愈15例，好转14例，无效3例，总有效率为90.62%[3]。

3. 慢性阻塞性肺病　采用常规治疗联合逍遥散加减（当归、白芍、柴胡、茯苓、白术、薄荷、黄芩、瓜蒌、前胡、射干、枇杷叶）治疗本病稳定期肝气郁结证32例，另设对照组28例给予常规治疗（氨茶碱、复方甘草合剂等）。结果：治疗组临床控制5例，显效12例，有效12例，无效3例，总有效率为90.60%；对照组临床控制1例，显效4例，有效11例，无效12例，总有效率为57.14%[4]。

4. 心脏神经官能症　加味逍遥散（当归、柴胡、白芍、白术、炙甘草、香附、石菖蒲、郁金、木香、丹参、百合）治疗79例。伴有心虚胆怯者加茯神、龙骨、炒枣仁、琥珀粉、远志；心肝火旺者去白术、茯苓加栀子、黄连、莲子心、柏子仁；肝气郁结加佛手、桔梗、枳壳；气血两虚者去茯苓、木香、丹参加黄芪、炒枣仁、鹿衔草。对照组39例给予氟西汀。结果：治疗组显效30例，有效41例，无效8例，总有效率为89.9%。对照组显效8例，有效20例，无效11例，总有效率为71.8%，治疗组显效率和总有效率均明显优于对照组($P<0.01$)[5]。另用逍遥散加减(柴胡、白芍、炒白术、郁金、朱远志、琥珀末)治疗60例；对照组30例予以谷维素、地西泮、倍他乐克。若兼有肝火盛加山栀子、牡丹皮；胸部胀痛较甚者加香附、佛手；口苦、嘈杂吞酸、嗳气者加竹茹、浙贝母、乌贼骨。90例患者均经过心电图、动态心电图、心脏超声、胸片以及颈部血管超声，排除冠心病、高血压性心脏病、肺栓塞、颈椎病(交感神经型)、病态窦房结综合征、预激综合征以及非器质性心律失常，辨证为肝气郁结。结果：治疗组治愈45例，好转11例，无效4例，总有效率为93.3%；对照组治愈11例，好转10例，无效9例，总有效率为70.0%。两组疗效差异明显[6]。

5. 脂肪肝 逍遥散加减(柴胡、枳实、白术、茯苓、生山楂、当归、生蒲黄、草决明、泽兰、地龙、海藻)治疗非酒精性脂肪肝58例，对照组55例口服护肝片。结果：治疗组治愈21例，有效32例，无效5例，总有效率为91.38%；对照组治愈15例，有效23例，无效17例，总有效率为69.09%。两组差异有显著意义[7]。

6. 胆结石 逍遥散加味(柴胡、白术、云茯苓、当归、白芍、薄荷、片姜黄、鸡内金、金钱草、王不留行、穿山甲、甘草)治疗肝内胆管结石60例，若伴有右胁胀痛加川楝子、延胡索、香附；右胁刺痛加丹参、赤芍、桃仁；黄疸加茵陈、栀子、车前子。设对照组60例服用金茵利胆胶囊。结果：治疗组痊愈16例，占26.7%，好转41例，占68.3%，无效3例，占5%，总有效率为95%；对照组痊愈6例，占10%，好转14例，占23.3%，无效40例，占66.7%，总有效率为33.3%[8]。

7. 肝炎 逍遥散加减(柴胡、茯苓、炒白术、白芍、陈皮、丹参、赤芍、香附、枳壳)治疗慢性乙型肝炎80例。若脾虚甚者加炙黄芪、党参；阴虚甚者加枸杞、玄参、牛膝；气滞甚者加木香、延胡索；血瘀者加桃仁、泽兰或水蛭；胁痛甚者加川楝子。结果：临床治愈(主要症状如右胁肋部疼痛不适、脘腹胀满、倦怠乏力消失，面色晦黯改善明显，肝脾大稳定，肝功能恢复正常，HBsAg滴度下降，但HBsAg阳性持续存在，以上各项保持一年以上)21例，占26.25%；好转(主要症状部分消失或缓解，肝功能各项指标接近正常值，HBsAg滴度下降不明显)43例，占53.75%；无效(主要症状与治疗前相同或加重)16例，占20%[9]。逍遥散加减(柴胡、陈皮、白术、三七、牡丹皮、茯苓、当归、黄芪、牛膝、党参、甘草)治疗自身免疫性肝炎，设对照组服用复方甘草酸苷片，两组各60例。结果：治疗组肝功能平均分值下降，与用药前比较均有显著差异($P<0.05$)，其中丙氨酸氨基转移酶较对照组明显下降，对照组未显示明显变化；治疗组症状、体征改善明显，较对照组有显著性差异[10]。

8. 肠易激综合征 用逍遥散加味(柴胡、当归、白芍、白术、茯苓、甘草、何首乌、党参、桃仁)治疗便秘型肠易激综合征27例，并设立对照组26例口服麻仁丸治疗。结果：治疗组痊愈21例，显效4例，有效2例，总有效率为100%，对照组痊愈10例，显效8例，有效5例，无效3例，总有效率为88.5%，两组差异显著[11]。逍遥散治疗肠易激综合征50例，便溏加炒山药、莲子、藕根；大便艰涩不爽加枳实、白芍、代赭石；大便干结加桃仁、瓜蒌仁；肠鸣腹泻加陈皮、防风、生龙骨、牡蛎。结果：治愈(症状和体征消失，3个月以上无复发，季节性发作者1年以上无复发)36例，显效(症状、体征明显改善，发作次数明显减少)10例，好转(症状大部分消失，体征有部分改善，发作次数减少)4例，总有效率为100%[12]。另以逍遥散加味(白术、白芍、当归、柴胡、茯苓、香附、陈皮、防风、党参、补骨脂)治疗肠易激综合征64例，并与莫沙必利分散片、四磨汤口服液、思连康片、元胡止痛软胶囊治疗的44例对照比较。若气虚加黄芪；气滞加枳壳、木香；阴虚加沙参、麦冬、生地黄；阳虚加肉苁蓉、升麻；便秘加草决明、虎杖。结果:治疗组临床治愈 41 例,显效 19 例,无效 4 例,总有效率为 93.8%;对照组治愈 16 例,显效 20 例,无效 8 例,总有效率为 81.8%[13]。

9. 便秘 逍遥散加减(柴胡、白术、白芍、当归、茯苓、枳壳、桔梗、杏仁、玄参、麦冬、柏子仁、甘草、生地黄、熟地黄)治疗 51 例。中青年女性患者加重当归、白芍用量,并加桃仁、台乌药;老年便秘患者加党参、黄芪、制首乌、黄精、肉苁蓉、黑芝麻。结果:服药 3~15 剂后,显效(排便通畅,每日一行,排出软便,停药 2 个月后无复发)32 例,有效(每日排软便 1 次,排便畅快无不适感,但停药 2~6 个月后有复发,需再次服药)19 例[14]。加味逍遥散(当归、白芍、茯苓、白术、柴胡、甘草、熟地黄、肉苁蓉、枳壳、郁金、淫羊藿、陈皮)治疗女性更年期便秘 94 例,对照组 62 例服用便秘通口服液。结果:治疗组治愈 63 例(67.02%),好转 27 例(28.72%),无效 4 例(4.26%),总有效率为 95.74%;对照组治愈 23 例(37.10%),好转 28 例(45.16%),无效 11 例(17.74%),总有效率为 82.26%[15]。

10. 慢性胃炎 逍遥散加味(白芍、丹参、茯苓、炒白术、薏苡仁、白花蛇舌草、枳壳、莪术、当归、柴胡、穿山甲、炙甘草)治疗慢性萎缩性胃炎 68 例,其中伴肠上皮化生 23 例,异型增生 18 例,幽门螺杆菌阳性 45 例。兼气虚者加党参、黄芪,去枳壳;阴虚者加沙参、麦门冬、玉竹、乌梅,去茯苓、白术、薏苡仁、白花蛇舌草;阳虚者加炮姜、制附子;肝火重加黄芩、栀子;湿热重加黄连、车前子;嗳气加旋覆花、代赭石;恶心呕吐加半夏、竹茹;泛酸加海螵蛸、煅瓦楞子;食后腹胀加鸡内金、焦三仙;便秘加大黄或当归加量;便溏加白扁豆、芡实。结果:痊愈 25 例(36.76%),显效 21 例(30.88%),有效 15 例(22.06%),无效 7 例(10.29%),总有效率为 89.71%。其中,伴肠上皮化生者 23 例,有效 18 例,有效率为 78.26%;伴异型增生者 18 例,有效 13 例,有效率为 72.22%;伴幽门螺杆菌阳性者 45 例,转阴 39 例,转阴率为 86.67%[16]。逍遥散加减(柴胡、枳壳、白芍、丹参、茯苓、炒白术、薏苡仁、连翘、当归、生山楂、炙甘草、生姜、薄荷)治疗慢性萎缩性胃炎 112 例,结果:临床痊愈 37 例(33.04%),显效 41 例(36.60%),有效 23 例(20.54%),无效 11 例(9.82%),总有效率为 89.08%。其中,伴肠上皮化生者 45 例,有效 36 例,有效率为 80.00%;伴异型增生者 60 例,有效 43 例,有效率为 71.67%;肠化生和异型增生合并存在 7 例,有效 3 例,有效率为 42.85%;伴幽门螺杆菌阳性者 95 例,转阴 78 例,转阴率为 82.11%[17]。逍遥散加减方(川芎、三七、蒲公英、薄荷、炙甘草、枳壳、柴胡、白芍、生姜、白术、茯苓、当归、黄芪)治疗慢性萎缩性胃炎 30 例,对照组 30 例服用维酶素片。结果:治疗组 30 例,显效 18 例,有效 10 例,无效 2 例,总有效率为 93.33%。对照组 30 例,显效 16 例,有效 10 例,无效 4 例,总有效率为 86.67%。两组总有效率无显著性差异[18]。

11. 胆汁反流性胃炎 自拟加味逍遥散(柴胡、白术、白芍、当归、茯苓、炙甘草、厚朴、佛手、石斛)治疗胆汁反流性胃炎 68 例,若泛酸烧心重者加黄芩、黄连;舌质紫暗者加丹参;大便干燥者加大黄或麻仁;打嗝、嗳气者加代赭石、制半夏。设对照组 60 例服用莫沙必利。结果:治疗组治愈(胃镜检查胆汁反流消失,胃黏膜光滑,症状、体征消失,随访 1 年无复发)66 例,好转(胆汁反流减少 1 级,黏膜炎症减轻,临床症状、体征基本消失,随访 2 个月以上有 1~3 次复发)2 例,治愈率为 97%;对照组治愈 43 例,好转 15 例,无效(胃镜复查胆汁反流改善不明显,胃液仍呈黄色,黏膜病变变化不大,临床症状无缓解,易反复发作)2 例,治愈率为 73%。两组治愈率有显著性差异($P<0.05$)[19]。

12. 功能性消化不良 逍遥散为基本方治疗功能性消化不良 82 例,显效(1 周内自觉症状消失)65 例,占 79.3%;有效(2 周内自觉症状好转)14 例,占 17.0%;无效(2 周内症状无改善者)3例,占3.7%,总有效率为96%[20]。另以逍遥散加减(柴胡、白芍、郁金、白术、茯苓、枳壳、山楂、神曲、麦芽、当归、炙甘草)治疗功能性消化不良53例,对照组51例给予多潘立酮口服治疗。结果:治疗组临床治愈15例,显效20例,有效13例,无效5例,总有效率为90.57%;对照组临床治愈9例,显效13例,有效15例,无效14例,总有效率为72.55%。治疗组优于对照组($P<0.01$)[21]。

13. 失眠 逍遥散加味(醋柴胡、当归、远志、白芍药、茯苓、白术、夜交藤、合欢皮、柏子仁、酸枣仁、薄荷、炙甘草)治疗更年期不寐28例,对照组28例按西医给予地西泮、谷维素和维生素E治疗。结果:治疗组痊愈20例,显效4例,有效2例,无效2例;对照组14例痊愈,5例显效,4例有效,5例无效[22]。

14. 眩晕 逍遥散加减(当归、白芍、柴胡、云茯苓、羌活、藁本、葛根、香附、青皮、木香、郁金、丹参、川芎、菊花、杞果、生地黄、秦艽、白芷、合欢皮、夜交藤、远志)治疗椎一基底动脉供血不足所致眩晕76例,临床痊愈32例,占42.1%;显效24例,占31.6%;好转10例,占13.2%;无效10例,占13.2%。总有效率为86.8%[23]。

15. 头痛 加味逍遥散(柴胡、牛膝、川芎、香附、当归、白芍、葛根、桃仁、地龙、生地黄、红花)治疗紧张性头痛36例,并随症加减(头晕目眩者加天麻、钩藤;头痛甚者加全蝎、白芷;口干目赤者加牡丹皮,栀子;心烦失眠者加酸枣仁、柏子仁)。治疗结果:治愈(头痛及伴随症状消失,3个月内无复发)21例,好转(头痛及伴随症状减轻,发作时间缩短或周期延长)12例,无效(头痛等症状无改善)3例,总有效率为90.83%[24]。

16. 抑郁症 将肝郁气滞痰阻型抑郁症54例,分为两组,治疗组32例服用逍遥散(柴胡、白术、茯苓、陈皮、薄荷、合欢皮、白芍、天麻、甘草、郁金、牡丹皮、栀子、大枣),对照组22例,服用越鞠丸。以汉密尔顿(HAMD)量表观察并判断临床疗效。结果:治疗组HAMD量表总分由(24.72±7.1)分降至(8.1±5.3)分;32例病情由中、重度转为轻度或治愈,总有效率为83%;对照组为70.0%,两组患者临床总疗效比较,差异具有统计学意义($P<0.05$)。提示逍遥散对肝郁气滞痰阻型抑郁症具有较好的治疗作用,其临床疗效优于越鞠丸[25]。逍遥散加味(柴胡、白芍药、茯神、白术、当归、薄荷、牡丹皮、郁金、浮小麦、夜交藤、太子参)治疗冠心病合并抑郁症40例,设对照组39例服用百忧解,两组同时服用硝酸酯类药物、他汀类药物、抗血小板聚集剂、钙离子拮抗剂、β受体阻滞剂等。结果:治疗组40例,痊愈6例,显效16例,有效13例,无效5例,有效率为87.5%;对照组39例,痊愈3例,显效12例,有效15例,无效9例,有效率为76.9%。两组疗效比较有显著性差异($P<0.05$)。两组治疗前后HAMD抑郁量表评分比较:HAMD抑郁量表减分数分别为(12.5±2.3)分和(5.8±3.6)分,有显著性差异($P<0.01$)。治疗组在治疗过程中无1例出现副作用;对照组出现的主要副作用有:口干10例、便秘8例、视力模糊7例、震颤3例、厌食1例、心动加速1例[26]。

17. 纤维肌痛综合征 加味逍遥散(牡丹皮、炒栀子、柴胡、香附、当归、白芍、茯苓、白术、薄荷、大枣、生甘草、生姜)治疗纤维肌痛综合征33例。对照组17例予阿米替林及芬必得胶囊。两组均以4周为1个疗程。结果:治疗组临床控制9例(27.3%),显效11例(33.3%),有效10例(30.3%),无效3例(9.1%),总有效率为90.9%;对照组临床控制3例(17.6%),显效4例(23.5%),有效4例(23.5%),无效6例(35.4%),总有效率为64.7%。两组疗效差异有显著性意义($P<0.05$)[27]。另以加味丹栀逍遥散(牡丹皮、栀子、柴胡、当归、白芍、白术、茯苓、香附、川芎、薄荷、生姜、甘草)治疗纤维肌痛综合征27例,治疗结果:治愈16例(占59.3%,疼痛消失,随访半年无复发者),显效6例(占22.2%,疼痛基本

消失,随访半年无加重者),有效 3 例(占 11.1%,疼痛有改善但未达到显效者),无效 2 例(占 7.4%,疼痛无改善者)[28]。

18. 亚健康状态 逍遥散加减治疗亚健康状态 50 例。汗多加浮小麦、龙骨、牡蛎;眩晕耳鸣加石决明、珍珠母、钩藤;失眠加栀子、淡豆豉、夜交藤;心悸,气短加黄芪、刺五加;胁痛加延胡索、川楝子;妇女月经不调加牡丹皮、栀子。结果:治愈(临床症状基本消失,情绪恢复正常,舌苔、脉象恢复正常)20 例,显效(临床症状明显减轻,舌苔、脉象明显好转)24 例,有效(临床症状有所改善)4 例,无效(临床症状无改善或加重)2 例,总有效率为 96%[29]。

二、外科

乳腺增生 将 117 例患者分为治疗组 62 例,对照组 55 例。治疗组以逍遥散加减(柴胡、茯苓、芍药、白术、当归、甘草、郁金、青皮、薄荷、血竭、贝母)为基本方,伴随心烦易怒、情绪不畅者加服香附、丹参;乳房胀痛较甚者加川楝子、延胡索;肿块明显或病程久则酌情加三棱、莪术;伴经期不调则加狗脊、淫羊藿、益母草、女贞子、龟甲。对照组给予乳癖消片。结果:治疗组临床治愈 27 例,显效 24 例,有效 6 例,无效 5 例,总有效率为 91.9%;对照组临床治愈 17 例,显效 17 例,有效 11 例,无效 10 例,总有效率为 81.8%[30]。逍遥散加减(柴胡、白芍、当归、茯苓、白术、王不留行、昆布、郁金、川楝子、台乌药、瓜蒌壳、甘草)治疗乳腺增生 98 例。结果:临床治愈 67 例,显效 19 例,有效 9 例,无效 3 例,总有效率为 96.9%[31]。另以加味逍遥散(柴胡、炒白术、当归、川楝子、青皮、茯苓、牡丹皮、穿山甲、赤芍、三棱、橘核、荔枝核、生甘草)治疗乳腺增生 112 例。结果:痊愈 54 例,占 48.2%;显效 20 例,占 17.9%;有效 28 例,占 25%;无效 10 例,占 8.9%。总有效率为 91.1%[32]。

三、妇科

1. 卵巢囊肿 逍遥散加味(柴胡、白芍、当归、茯苓、延胡索、川楝、三棱、莪术、穿山甲、炙鳖甲等)治疗卵巢囊肿 36 例,对照组 10 例服桂枝茯苓丸。46 例患者经妇科检查,B 超检查,确诊为良性卵巢囊肿。偏肾虚者加杜仲、川续断、菟丝子;偏气血虚者加党参、黄芪。20 天为 1 个疗程。结果:治疗组痊愈 28 例,有效 6 例,无效 2 例,总有效率为 94.44%。对照组痊愈 3 例,有效 3 例,无效 4 例,总有效率为 60%。两组有显著性差异($P<0.05$)[33]。

2. 经前期紧张综合征 逍遥散加减(炒柴胡、当归、白芍、炒白术、茯苓、甘草、青皮、陈皮、钩藤、香附等)治疗肝郁气滞型经前期紧张综合征 50 例,对照组 40 例口服谷维素、维生素 B_6。两组均于经前 14 天开始治疗,至下次月经来潮为 1 个疗程,治疗 3～6 个疗程。疗效标准:治愈:临床症状消失,BBT(基础体温)或内分泌基本正常,治疗结束后观察 3 个月经周期无复发;显效:主要症状明显好转,BBT 或内分泌测定接近正常,治疗结束后观察 3 个月经周期未加重;有效:主要症状得到控制,程度有所减轻,治疗结束后部分症状有反复,但较治疗前有所减轻;无效:各种症状无好转或加重,观察指标无改善。结果:治疗组治愈 25 例,显效 17 例,有效 5 例,无效 3 例,总有效率为 94.0%;对照组 2 例治愈,6 例显效,17 例有效,15 例无效,总有效率为 62.5%。治疗组疗效优于对照组($P<0.01$)。治疗组泌乳素、血雌二醇、孕酮治疗前后比较有显著性差异($P<0.01$),与对照组治疗后比较也有显著性差异($P<0.01$)。治疗组能明显提高患者 BBT 积分值($P<0.01$),与对照组比较有显著性差异($P<0.05$)[34]。

3. 人工流产术后月经不调 逍遥散原方治疗人工流产术后月经不调 120 例,结果:临床治愈 24 例,显效 48 例,有效 40 例,无效 8 例。说明逍遥散能明显改善月经不调的主要症状[35]。

4. 痛经 以逍遥散为基本方治疗原发性痛经 60 例，并随症加减：小腹两侧刺痛，经血色暗红有块者去当归，加牡丹皮、栀子、莪术；胁痛乳房胀痛者加郁金、香附；经血淋漓不畅加桃仁、川芎；腰酸痛者加熟地黄、菟丝子。结果：治疗 60 例，痊愈 28 例(46.67%)，显效 22 例(36.67%)，有效 7 例(11.67%)，无效 3 例(5%)，总有效率为 95%。其中服药 1 个疗程获效者 21 例，服药 2 个疗程获效者 28 例，服药 3 个疗程获效者 8 例[36]。逍遥散加减(柴胡、当归、白芍、白术、甘草、茯苓、郁金、香附、丹参)治疗痛经 45 例，若伴有肝郁兼肾虚者加覆盆子、菟丝子、车前子、枸杞子、五味子；肝郁兼血瘀者加桃仁、川芎、川牛膝、益母草；肝郁兼痰湿者加陈皮、苍术、制半夏、天南星。经过 2～5 个月经周期的调治，显效(疼痛消失，连续 3 个月经周期未见复发)12 例，占 26.67%；有效(疼痛减轻或疼痛消失，但不能维持 3 个月以上)29 例，占 64.44%；无效(疼痛未见改善)4 例，占 8.89%。有效率为 91.11%[37]。

5. 经前乳房胀痛 加味逍遥散(柴胡、白芍、佛手、白术、茯苓、延胡索、川楝子、陈皮、香附、当归、炙甘草)治疗经前乳房胀痛 69 例，若疼痛甚者加没药；嗳气频频、胸胁胀满加百合、郁金；如伴乳房肿块加瓜蒌、海藻、夏枯草；若腰酸腿软加菟丝子、杜仲、续断。服药最少 30 天，最多 60 天。结果：治愈 41 例，好转 24 例，无效 4 例，总有效率为 94.2%[38]。另以逍遥散加味(当归、白芍、香附、郁金、茯苓、白术、甘草、柴胡、枳壳、川芎)治疗经行乳胀 37 例。若腹痛者加五灵脂、延胡索；乳房胀硬、结节成块者加路路通、橘叶、王不留行；胸胁痛者加川楝子。结果：显效 23 例，有效 12 例，无效 2 例，总有效率为 94.6%[39]。

6. 经行头痛 逍遥散加减(柴胡、当归、白芍、白术、茯苓、生地黄、炙甘草、薄荷、牡丹皮、栀子、生姜)治疗经行头痛 60 例，若头痛较剧者加石决明、山羊角粉、珍珠母；口干口苦者加麦门冬、石斛；便秘者加全瓜蒌、柏子仁；有顽固性便秘者加生大黄、枳实；抑郁不欢者加佛手、合欢皮、夜交藤；瘀血较重加丹参、益母草。自经行前 1 周开始服药，服至行经。3 个疗程后，痊愈(经行头痛消失)56 例，好转(经行头痛次数、时间减少或疼痛减轻)3 例，无效 1 例，总有效率为 98%[40]。

7. 经期特发性水肿 逍遥散加减(柴胡、当归、白芍、苍术、白术、茯苓、苏子、苏梗、泽兰、益母草)治疗经期特发性水肿 45 例。结果：临床痊愈(水肿及伴随症状消失，体重明显减轻)32 例，好转(水肿及伴随症状明显改善，体重相应减轻)10 例，无效(水肿及伴随症状改善不明显，体重无明显变化)3 例，总有效率为 93.3%[41]。

8. 不孕症 以逍遥散加减(当归、白芍、柴胡、茯苓、白术、枳壳、陈皮、薄荷、生姜)为主治疗原发性不孕症 118 例。肝郁气滞而烦躁、经前乳胀者加青皮、王不留行、绿萼梅、皂角刺；肾阳不足而腰酸足弱、性欲冷淡、经少色淡、小便清长者加川椒、淫羊藿、补骨脂；阴血亏虚而月经先期、五心烦热、经少者加女贞子、墨旱莲、地骨皮；身体肥胖、痰湿内阻、带下量多者加制半夏、苍术；血瘀而有经行腹痛、月经后期、色暗有血块者加没药、乳香、延胡索。结果：痊愈 73 例，占 62%，有效 29 例，占 25%，无效 16 例，占 13%。总有效率为 87%[42]。

9. 高泌乳素血症 加味逍遥散(当归、白芍、柴胡、茯苓、炒白术、丹参、泽兰、牛膝、炙甘草、生麦片、生地黄、香附、石菖蒲)治疗高泌乳素血症 30 例。结果：痊愈 22 例，有效 5 例，无效 3 例，总有效率为 90%，除孕酮(P)和黄体生成素(LH)外，血清雌二醇(E_2)、泌乳素(PRL)、促卵泡素(FSH)等指标治疗前后比较，差异有显著意义($P<0.05$)[43]。

四、男科

逆行射精 以逍遥散加减(柴胡、当归、白芍、白术、茯苓、甘草、龙骨、牡蛎、怀牛膝、代赭石、黄芪、夏枯草、蝉蜕)治疗逆行射精 98 例。结果：治愈(性交能正常射精，性交后第 1 次小便不混浊，女方已怀孕)85 例，好转(临床症状缓解，性交可见少量精液射出或比以前射出后的精液增加)11 例，无效(临床症状未见明显好转)2 例。其中治疗 1 个月治愈者 38 例，2 个月治愈者 32 例，其余为 2 个月以上[44]。

五、五官科

耳鸣　逍遥散加减(当归、白芍、柴胡、白术、茯苓、半夏、石菖蒲、牛膝、薄荷、生姜、甘草)治疗主观性耳鸣 86 例。治疗 2 个疗程后，痊愈(耳鸣消失，且伴随症状消失，随访 1 个月无复发)8 例，显效(耳鸣程度降低 2 个级别以上，包括 2 个级别)22 例，有效(耳鸣程度降低 1 个级别)24 例，无效(耳鸣程度无改变)32 例。愈显率为 34.88%，总有效率为 62.79%[45]。

六、皮肤科

1. 斑秃　运用逍遥散加减(柴胡、当归、白术、茯苓、黑芝麻、制首乌、补骨脂、甘草)治疗斑秃 36 例，伴有心脾气虚，加人参、黄芪、龙眼肉、陈皮、半夏；肝郁血瘀，加香附、陈皮、枳壳、川芎、红花、延胡索、郁金、川楝子；气血两虚，加桂枝、淫羊藿、巴戟天、山药、郁金、川楝子、木香；肝肾不足，加龟甲、鳖甲、麦冬、枣仁、枸杞子、银柴胡、玄参。结果：痊愈 25 例，显效 6 例，有效 5 例[46]。另以逍遥散为基本方治疗斑秃 48 例。肺脾气虚加黄芪、龙眼肉；肝郁血虚加丹参、川楝子；肝肾亏虚加菟丝子、桑椹子、黄精。并用药渣外熏洗头部，治疗 3 个月。结果：临床治愈 29 例，显效 12 例，有效 4 例，无效 3 例，总有效率为 93.8%[47]。

2. 汗疱疹　逍遥散加减(柴胡、当归、白芍、土茯苓、牡蛎、荆芥、防风、白鲜皮、地肤子、乌梅、生甘草、明矾)治疗汗疱疹 60 例，设对照组口服谷维素或者普鲁本辛，两组皆同时取中药明矾浸泡。结果：治疗组 32 例痊愈，13 例显效，9 例有效，6 例无效，总有效率为 90.0%；对照组 9 例痊愈，23 例显效，有效 17 例，无效 11 例，总有效率为 81.6%。疗程结束后 2 年随访痊愈病例，治疗组 32 例中 8 例复发，复发率为 25.0%；对照组 9 例中 6 例复发，复发率为 66.7%[48]。

3. 黄褐斑　加味逍遥散(牡丹皮、炒山栀、柴胡、当归、桑白皮、白术、茯苓、薄荷、丹参、益母草、蝉蜕、甘草)治疗面部黄褐斑 32 例，治疗 2 个月判定疗效。结果：痊愈(黄褐斑全部消退)8 例，占 25%，最快 2 周见效，6 周完全消退；显效(消退 75%以上)15 例，占 46.9%；有效(消退 40%以上)8 例，占 25%；无效(无明显改变)1 例，占 3.1%。总有效率为 96.9%[49]。

【实验研究】

1. 镇静、镇痛作用　小鼠灌服逍遥口服液，能协同阈剂量戊巴比妥钠的镇静催眠作用，提高入睡率，明显延长睡眠时间；能明显对抗戊四氮的致惊厥作用；大剂量可明显抑制小鼠自发活动，提示逍遥口服液有明显的中枢抑制作用[50]。逍遥散片剂可明显减少冰醋酸所致小鼠扭体反应的扭体次数，提高小鼠热板法痛阈值，有明显的镇痛作用[51]。

2. 抗抑郁作用　采用自主活动、小鼠悬尾实验及强迫游泳等方法观察逍遥散和丹栀逍遥散抗抑郁作用。结果，两方均能明显缩短悬尾及强迫游泳实验中小鼠的不动时间，而对其自主活动无显著影响，表明两方均有较好的抗抑郁作用，且无中枢兴奋性作用[52]。运用大鼠“颈部带枷单笼喂养法”复制肝郁证模型，造模 4 周后，大鼠大脑、间脑、脑干中 5-羟色胺、多巴胺和去甲肾上腺素与正常对照组比较显著升高，而逍遥散治疗组与正常对照组比较无显著差异[53]。另以慢性束缚法造成大鼠肝郁模型，造模 1 周后大鼠脑内去甲肾上腺素与多巴胺的含量均降低，逍遥散治疗后可使去甲肾上腺素与多巴胺的含量均显著增高。逍遥散可影响中枢 5-羟色胺、去甲肾上腺素的含量及多巴胺系统，提示逍遥散可能通过调节中枢单胺类神经递质改善临床症状[54]。

3. 保肝作用　逍遥口服液能明显降低四氯化碳致肝损伤大鼠血清中谷丙转氨酶(ALT)活力，减轻肝细胞变性、坏死，抑制炎细胞浸润，减轻肝糖原破坏程度[50]。逍遥片对D-半乳糖胺致急性肝损伤小鼠、四氯化碳致急性肝损伤大鼠和小鼠均有明显的保护作用，能降低肝损伤动物血清中ALT、谷草转氨酶(AST)活性。逍遥片还可降低正常小鼠和肝损伤模型小鼠肝组织匀浆中丙二醛(MDA)的含量，显著升高模型小鼠肝组织匀浆中的谷胱甘肽S-转移酶(GST)活性。提示提高机体抗氧化力，减轻脂质过氧化反应，是逍遥片保肝的作用机制之一[51]。观察逍遥散组成各药对急性肝损伤的作用，结果显示，方中茯苓、当归的保肝作用最为显著[55]。

4. 对胃肠道的作用　给正常和利血平致脾虚小鼠灌服逍遥片后，采用小肠炭末推进法观察药物对小肠运动的影响。结果显示，逍遥片能明显促进正常小鼠的小肠运动；对抗利血平致脾虚小鼠小肠功能的亢进，明显改善其体重减轻、便溏、萎缩、体温下降等脾虚症状，表明该药能调节胃肠功能紊乱[56]。将逍遥丸配制成15%的溶液，兔耳静脉注射，观察对小肠活动的影响。结果表明，逍遥丸的作用与平滑肌所处状态有关。对处于正常状态下的肠平滑肌呈现兴奋作用；对处于肠麻痹的肠平滑肌则可使其逆转，恢复小肠的正常蠕动；而肠平滑肌痉挛时，逍遥丸又有缓解痉挛的作用[57]。

5. 对肠易激综合征大鼠血清皮质醇变化的影响　采用慢性束缚加夹尾刺激作为心理应激原诱导大鼠肠易激综合征(IBS)模型，观察逍遥散对IBS大鼠内脏高敏感性及血清皮质醇水平的影响。结果：与正常组比较，IBS模型大鼠肠运动功能增强，内脏敏感性明显增高，血清皮质醇含量明显增高，而逍遥散能增高大鼠腹部收缩反射最小容量阈值，降低皮质醇含量，且有一定的量效关系。表明逍遥散可降低IBS大鼠内脏高敏感性，其机制可能在于通过下丘脑-垂体-肾上腺皮质系统轴(HPA轴)调节皮质醇的分泌与释放[58]。

6. 对生殖系统的影响　逍遥口服液可使未成熟雌性小鼠的子宫重量增加，但较乙烯雌酚弱；有一定的诱发动情作用，可促进未成熟雌性间情期小鼠动情和阴道上皮细胞角化；大剂量组可使大鼠精囊质量减轻，但比乙烯雌酚作用弱。说明本方有温和的雌激素样作用[50]。给子宫肌瘤大鼠模型服用逍遥丸，结果显示，逍遥丸可降低模型大鼠的血清雌二醇、孕酮浓度及子宫匀浆中NOS活力。提示逍遥丸有拮抗雌孕激素和子宫NOS的作用，这是逍遥丸治疗子宫肌瘤的作用机制之一[59]。

7. 抗癌及减轻抗癌药副作用　逍遥散提取液可诱导人乳腺癌(MCF-7)细胞发生凋亡，其诱导细胞凋亡的机制可能部分是通过Caspase-3途径[60]。抗癌剂顺铂的主要副作用为肾毒性。大鼠给予顺铂后，BUN值升高至正常值的4.4倍，而同时口服加味逍遥散1000mg/kg，可明显防止顺铂所致的BUN上升。同时还以100mg/kg、300mg/kg、1000mg/kg给药，进行作用依赖性的探讨，结果表明，加味逍遥散是用量依赖性地防止顺铂所致BUN及肌酸酐的升高[61]。但本方对顺铂皮下1次给药所致的小鼠死亡率无显著抑制作用[62]。

【附方】

1. 加味逍遥散(《内科摘要》卷下)　当归　芍药　茯苓　白术炒　柴胡各一钱(各3g)　牡丹皮　山栀炒　甘草炙各五分(各1.5g)　水煎服。功用：疏肝解郁，养血健脾，清热凉血。主治：肝脾血虚，内有郁热。潮热晡热，自汗盗汗，腹胁作痛，头昏目暗，怔忡不宁，颊赤口干；妇人月经不调，发热咳嗽；或阴中作痛，或阴门肿胀；小儿口舌生疮，胸乳膨胀；外证遍身瘙痒，或虚热生疮。

该方系逍遥散加牡丹皮、栀子组成，后世又称之为丹栀逍遥散。丹、栀两味皆能清热凉血，其中栀子尚可泻火除烦，牡丹皮亦能活血散瘀。主治虽似逍遥散证，但对兼有郁火者尤为适宜。

2. 黑逍遥散（《医宗己任篇》卷1） 逍遥散加熟地黄 水煎，去滓，微微温服。功用：疏肝健脾，养血调经。主治：肝胆两经郁火，以致胁痛头眩，或胃脘当心而痛，或肩胛痛，或时眼赤痛，连太阳，无论六经伤寒，但见阳证；妇人郁怒，致血妄行，赤白淫闭，沙淋崩浊等症。

本方为逍遥散加熟地黄，以加强补血作用。用于逍遥散证而血虚较甚者。若血虚有热者，则熟地黄应易为生地黄。

参考文献

[1] 张于华．逍遥散加味治疗慢性咽炎92例[J]．云南中医中药杂志，2007，28(2)：24.

[2] 胡镜清．逍遥散加味治疗慢性咽炎40例[J]．浙江中医杂志，2008，43(9)：536.

[3] 陈宁荻．逍遥散加味治疗肝咳32例[J]．中国民间疗法，2007，15(1)：32.

[4] 敖素华，彭素岚，王俊峰．逍遥散加减治疗慢性阻塞性肺疾病稳定期肝气郁结证临床观察[J]．辽宁中医杂志，2007，34(2)：166-167.

[5] 魏绪华．加味逍遥散治疗心脏神经官能症79例临床观察[J]．四川中医，2008，26(5)：58-59.

[6] 孙耀先，闫平正，姚培太．逍遥散加减治疗心脏神经症[J]．实用医技杂志，2008，15(27)：3712-3713.

[7] 罗文．逍遥散加减治疗非酒精性脂肪肝58例[J]．蛇志，2008，20(3)：193-194.

[8] 吴标，贾奎．逍遥散加味治疗肝内胆管结石60例[J]．光明中医，2007，22(2)：66-67.

[9] 李建树．逍遥散加减治疗慢性乙型肝炎80例[J]．辽宁中医药大学学报，2008，10(11)：97.

[10] 介世杰，张珍先．逍遥散加减治疗自身免疫性肝炎临床观察[J]．光明中医，2008，23(5)：640-641.

[11] 张蜀，吴至久，廖伯年．逍遥散加味治疗便秘型肠易激综合征27例[J]．实用中医内科杂志，2008，22(3)：31.

[12] 贾小玲．逍遥散加减治疗肠易激综合征50例[J]．中国民间疗法，2007，15(4)：27.

[13] 王东柏，王健．逍遥散加味治疗肠道易激综合征[J]．河南中医，2008，28(1)：79.

[14] 王翔云．逍遥散加减治疗便秘51例[J]．实用中医药杂志，2008，24(7)：430.

[15] 李建松．加味逍遥散治疗女性更年期便秘的临床观察[J]．中国民间疗法，2008，4：30.

[16] 杜秋梅．逍遥散加味治疗慢性萎缩性胃炎68例[J]．中国民间疗法，2007，15(1)：31.

[17] 聂琳，左大鹏．逍遥散加减治疗慢性萎缩性胃炎112例[J]．中国社区医师，2008，24(17)：41.

[18] 陈强，孙付军，张军．逍遥散加减方治疗慢性萎缩性胃炎30例[J]．陕西中医，2008，29(5)：554-556.

[19] 王海霞．自拟加味逍遥散治疗胆汁返流性胃炎68例[J]．内蒙古中医药，2008，4：62.

[20] 李迎春．逍遥散治疗功能性消化不良82例[J]．基层医学论坛，2008，12(2)：156.

[21] 杜红飞．逍遥散加减治疗功能性消化不良53例[J]．山西中医，2008，24(6)：15-16.

[22] 马纯清．逍遥散加味治疗更年期不寐疗效观察[J]．中国误诊学杂志，2008，8(31)：7588-7589.

[23] 雷杰，张琪，袁辉戌．逍遥散加减治疗眩晕疗效观察[J]．中国实用医药，2007，2(2)：121-122.

[24] 姚建新．加味逍遥散治疗紧张性头痛36例[J]．陕西中医，2007，28(8)：1058.

[25] 延慧敏，蔡雅楠．逍遥散治疗抑郁症54例临床观察[J]．中国中医药现代远程教育，2008，6(9)：1039-1040.

[26] 万雪原．逍遥散治疗冠心病合并抑郁症40例[J]．河南中医，2007，27(7)：67-68.

[27] 杨广同，冯兴华．加味逍遥散治疗纤维肌痛综合征临床研究[J]．辽宁中医杂志，2007，34(8)：

1090-1091.

[28] 陈东亮．加味丹栀逍遥散治疗纤维肌痛综合征 27 例[J]．江苏中医药，2007，39(2)：27.

[29] 何文莉．逍遥散加减治疗亚健康状态 50 例[J]．新中医，2008，40(10)：79.

[30] 张建华．逍遥散加减治疗乳腺增生病[J]．中华中医药学刊，2007，25(2)：252.

[31] 许平．逍遥散加减治疗乳腺增生病 98 例[J]．云南中医中药杂志，2007，28(1)：22.

[32] 陈红民．加味逍遥散治疗乳腺增生症 112 例疗效观察[J]．内蒙古中医药，2008，4：15.

[33] 张丽卿．李正军．加味逍遥散治疗卵巢囊肿 36 例[J]．陕西中医，2008，29(7)：787-788.

[34] 佘序华．逍遥散加减治疗经前期紧张综合征 50 例[J]．广西中医学院学报，2008，11(2)：33-34.

[35] 符益华．逍遥散治疗人工流产术后月经不调 120 例疗效观察[J]．中国社区医师，2007，23(3)：36.

[36] 林乐红，黄苒．逍遥散治疗原发性痛经 60 例疗效观察[J]．中国社区医师，2007，9(1)：51.

[37] 王春霞，李永伟．逍遥散加减治疗痛经的临床应用[J]．四川中医，2008，26(3)：85.

[38] 蒲继明，杨耀峰，张延玲，等．加味逍遥散治疗经前乳房胀痛[J]．山西中医，2008，24(7)：38.

[39] 沈慧琴，陈利华．逍遥散加味治疗经行乳胀 37 例[J]．实用中医内科杂志，2007，21(2)：69.

[40] 葛新萍．逍遥散加减治疗经性头痛 60 例[J]．中国民间疗法，2008，10：32.

[41] 彭宽．逍遥散治疗经期特发性水肿 45 例临床观察[J]．吉林医学信息，2007，24(3-4)：35.

[42] 王津．逍遥散加减治疗原发性不孕症 118 例疗效观察[J]．中国中医药科技，2007，14(3)：174.

[43] 刘福珍，李燕．加味逍遥散治疗高泌乳素血症 30 例[J]．光明中医，2008，23(11)：1688-1689.

[44] 冯宝华．逍遥散加减治疗逆行射精 98 例[J]．中国社区医师，2008，10(12)：81.

[45] 王辉．逍遥散加减治疗主观性耳鸣的临床观察[J]．世界中西医结合杂志，2008，3(6)：337.

[46] 李中华．逍遥散加减治疗斑秃 36 例[J]．光明中医，2008，23(5)：659.

[47] 卢伟花．逍遥散加减治疗斑秃 48 例[J]．实用中医药杂志，2007，23(7)：436.

[48] 石丽艳，尹立英．逍遥散加减治疗汗疱疹 60 例[J]．四川中医，2007，25(4)：88-89.

[49] 赵满汉，马科贵．加味逍遥散治疗面部黄褐斑 32 例临床效果与观察[J]．中国社区医师，2008，10(19)：123.

[50] 訾晓梅，刘青云．逍遥口服液药效学研究[J]．安徽中医学院学报，2000，19(6)：39-41.

[51] 黄莉，金若敏，胡月红，等．逍遥片保肝作用的实验研究[J]．中成药，2003，25(6)：473-476.

[52] 吴丽丽，徐志伟，严灿，等．逍遥散和丹栀逍遥散抗抑郁作用的实验研究[J]．中医研究，2003，16(3)：14-15.

[53] 毛海燕，叶林，叶向荣．肝郁证大鼠中枢神经递质变化的观察[J]．福建中医药，2002，33(2)：17-18.

[54] 高萧枫，秦雪梅，王明军．逍遥散和柴胡对慢性束缚应激肝郁模型大鼠脑内单胺类神经递质的影响[J]．中药药理与临床，2005，21(2)：6-7.

[55] 韩德五，马学惠，周良桐，等．逍遥散对急性肝损伤的应用[J]．山西医药杂志，1976，(2)：71-75.

[56] 金若敏，黄莉，周婉，等．中药逍遥片改善正常或脾虚小鼠肠运动相关功能[J]．中国临床康复，2003，7(24)：3316-3317.

[57] 周淑芳，刘燕．逍遥丸对兔肠平滑肌作用的研究[J]．河北中医，2006，28(2)：144-145.

[58] 石君杰，戴玉英，徐发莹．逍遥散对肠易激综合征大鼠血清皮质醇变化的影响[J]．山东中医杂志，2008，27(1)：46-49.

[59] 于英男，周晓旭，闫薇，等．逍遥丸治疗性激素造模大鼠子宫肌瘤实验研究[J]．黑龙江医学，2004，28(8)：590-591.

[60] 王迪，张虹，付士波．逍遥散诱导乳腺癌细胞凋亡实验研究[J]．辽宁中医杂志，2009，36(3)：472-473.

[61] 池田善明．汉方方剂对顺铂肾毒性的减轻效果[J]．国外医学·中医中药分册，1987，9(2)：48.

[62] 涉谷清．汉方药对抗癌剂副作用的减轻作用[J]．国外医学·中医中药分册，1987，9(2)：48.

痛泻要方

（《丹溪心法》卷2）

【异名】白术芍药散(《古今医统大全》卷35)、白术防风汤(《叶氏女科》卷2)、防风芍药汤(《不知医必要》卷3)。

【组成】炒白术三两(90g)　炒芍药二两(60g)　炒陈皮一两五钱(45g)　防风一两(30g)

【用法】上细切，分作八服，水煎或丸服(现代用法：作汤剂，水煎服，用量按原方比例酌减)。

【功用】补脾柔肝，祛湿止泻。

【主治】脾虚肝郁之痛泻。肠鸣腹痛，大便泄泻，泻必腹痛，舌苔薄白，脉两关不调，左弦而右缓者。

【病机分析】痛泻之成因颇多，本方证由土虚木乘，肝脾不和，脾受肝制，运化失常所致。正如《素问·气交变大论》所说："岁木太过，风气流行，脾土受邪。民病飧泄、食减、体重、烦冤、肠鸣、腹支满。"《素问·举痛论》亦说："怒则气逆，甚则飧泄。"其特点是泻必腹痛，泻后痛减。多见于脾虚肝郁而性情急躁的患者，每因情绪影响而发作。肝主疏泄，脾主运化，相互协调，则气机通畅，运化自如。若脾气虚弱，肝郁不达，肝脾必不和谐，则脾之升降、运化，小肠之受盛，大肠之传导均失之以常。脾虚故泻，肝郁故痛，即如《医方考》卷2所说："泻责之脾，痛责之肝；肝责之实，脾责之虚。脾虚肝实，故令痛泻。"肝脾脉在两关，肝脾不和，故其脉两关不调，弦主肝实，缓主脾虚；舌苔薄白，亦为脾虚之征。除痛泻外，有时并见食欲不振，脘腹微胀，大便中挟有未完全消化的食物，均由脾虚肝实所致。

【配伍意义】痛泻由肝旺脾虚所致，故方中重用白术苦甘而温，补脾燥湿以治土虚，是为君药。白芍酸寒，柔肝缓急止痛，与白术相配，于土中泻木，陈士铎说："夫平肝之药，舍白芍实无第二味可代"(《辨证录》卷2)，故为臣药。陈皮辛苦而温，理气燥湿，健脾和胃，为佐药。尤妙在防风专入肝脾二脏，辛能散肝郁，正如《素问·脏气法时论》所说："肝欲散，急食辛以散之。"香能舒脾气，且为脾经引经药，其性升浮，能胜湿止泻，故兼具佐使之用。四味相合，使脾健肝舒，气机调畅，痛泻自止。全方具有补缓之中寓有疏散的配伍特点。方主"痛泻"之治，故以"痛泻要方"名之；又因方有白术、白芍君臣相配，故又有"白术芍药散"之称。

【临床运用】

1. 证治要点　本方为治痛泻的要方。以肠鸣腹痛，大便泄泻，泻必腹痛，脉左弦而右缓为证治要点。

2. 加减法　久泻者，脾气虚馁，清阳下陷，可加炒升麻以升阳止泻；舌苔黄腻者，湿久郁热，可加黄连以清热。

3. 本方现代常用于急性肠炎、慢性结肠炎、溃疡性结肠炎、肠易激综合征、神经性腹泻等属肝旺脾虚者。

【使用注意】应与伤食痛泻相鉴别，若伤食腹痛者，不宜使用本方。

【源流发展】本方最早见于《丹溪心法》卷2，但未出方名。《医学正传》卷2载本方时称其为"痛泄要方"，并云是刘草窗所拟，吴昆《医方考》卷2始改名为"痛泻要方"。《古今医统大全》卷35转引本方时更其名为"白术芍药散"，意在强调二药在方中补脾泻肝的主要作用，但后人仍习用“痛泻要方”之名，凡治痛泻之证，皆遵本方之制。

关于本方主治，《丹溪心法》卷2仅指出“痛泄”，而《医林纂要探源》卷6进而明确其病因、病机：“肝木乘脾，痛泻不止”。今人李克绍认为痛泻要方是平肝止泻法的代表方，善“治痉挛性腹泻，痛一阵，泻一阵，脉弦”。又说：“不论是新病或常年久病，也不论是不是泻在五更，只要见有脉弦，或兼痉挛性腹痛，或其他能说明是肝气太强的症状，就可以采用平肝法来止泻”(《肠胃病漫话》)。焦树德的经验是：“我常用此方合四神丸、附子理中汤治疗老年人年久泄泻，每到清晨腹中雷鸣、胀痛，赶紧上厕，泻后腹痛即觉舒适，白天或再小泻一二次。如遇生气则病情加重，腹中阵阵作痛，每痛必泻，泻后痛减，食欲不振，饭后迟消，四肢乏力，舌苔较白，脉象弦细或弦滑，重按无力。大便化验阴性，结肠检查无器质性改变”(《方剂心得十讲》)。以上论述于临床颇具指导意义。

【疑难阐释】

1. 关于痛泻与伤食泻的区别　本方所治痛泻之证，得泻后痛虽稍缓，但须臾又腹痛作泻，症状不减，反复发作。多见于肝旺急躁的患者，每因情绪影响而反复发作。除痛泻外，并见食欲不振，脘腹作胀，大便中夹有不完全消化的食物，很容易被误诊为伤食泻。但伤食腹痛，得泻便减，以此为辨。吴昆在《医方考》中也曾提出鉴别：“伤食腹痛，得泻便减，今泻而痛不减，故责之土败木贼也。”李克绍对痛泻与伤食泻的描写更为具体，所谓痛泻为“痉挛性腹痛腹泻，痛一阵，泻一阵，脉弦”；而伤食泻，则“常嗳出腐败难闻的伤食气味，腹中鸣响，连连放屁，泻出的稀粪之中，尚兼有未消化好的硬块”(《肠胃病漫话》)。可谓经验之谈。

2. 本方证既属脾虚木乘，何以不用柴胡而用防风？这是因为：①防风味辛散肝，《素问・脏气法时论》曰：“肝欲散，急食辛以散之”，搜肝风，祛风邪，助白芍以调肝，使肝不乘脾。②防风为脾胃引经药，如李杲所说：“若补脾胃，非此引用不能行。”③风能胜湿，防风有祛风胜湿之功，再则其性升浮，可升阳以止泻。本方证为肝郁脾虚，柴胡疏肝而性燥，无止泻之功；防风散肝而性润，能治肝脾不和之痛泻，故方中不用柴胡而用防风。

【方论选录】

1. 吴昆：“泻责之脾，痛责之肝；肝责之实，脾责之虚。脾虚肝实，故令痛泻。是方也，炒术所以健脾，炒芍所以泻肝，炒陈所以醒脾，防风所以散肝。或问痛泻何以不责之伤食？余曰：伤食腹痛，得泻便减，今泻而痛不止，故责之土败木贼也。”(《医方考》卷2)

2. 汪昂：“此足太阴、厥阴药也。白术苦燥湿，甘补脾，温和中；芍药寒泻肝火，酸敛逆气，缓中止痛；防风辛能散肝，香能舒脾，风能胜湿，为理脾引经要药；陈皮辛能利气，炒香尤能燥湿醒脾，使气行则痛止。数者皆以泻木而益土也。”(《医方集解・和解之剂》)

3. 汪绂：“此治痛泻不止也，责之肝木乘脾。白芍固以泻肝，而陈皮、防风则补肝药。肝木既有余，而又用此何也？曰泻之者，泻其乘脾也；补之亦使之不至于乘脾也。譬之林木，繁密冗杂，落叶秽积，则水湿壅而不消，故芍药以泻之，所以芟夷芜秽而水湿不留也；其有嘉木则益为培植，以使之畅茂条达焉。木既条直上达，则枝叶扶疏，而自不至于下壅，土气亦益舒不留湿矣。故陈皮、防风以升之，亦所以和脾而去湿。今人多以陈皮、防风为泻木，又谓防风为理脾引经要药，殆不然矣。水泻不止，故甘以补之；痛泻不止，故辛以行之。皆主于理脾去湿而已。”(《医林纂要探源》卷6)

4. 秦伯未：“本方亦称‘痛泻要方’，主治肝旺脾弱的腹泻，泻时腹痛肠鸣。因为肝旺脾弱，故用白芍敛肝，白术健脾；又因消化不良，腹内多胀气，故佐以陈皮理气和中，并利用防风舒肝理脾，能散气滞。肝旺脾弱的腹泻，多系腹内先胀，继而腹痛，泻下不多，泻后舒畅，反复

发作，脉多弦细，右盛于左，表现为木乘土位。”(《谦斋医学讲稿》)

5. 朱良春等：“白术燥湿，健脾和中；芍药泻肝，缓中止痛；防风发散舒脾，陈皮利气醒脾。四药配合，成为补土泻木、疏肝健脾之剂，所以古人说它是治疗肝强脾弱、运化不良的‘痛泻要方’。实际上，本方所治的腹痛泄泻，除了肝脾不和的内因而外，往往兼有轻微的外感因素。”(《汤头歌诀详解》)

【评议】本方主治“痛泻不止”，吴昆责之脾虚肝实，并与伤食之“腹泻”相区别，见解十分精辟。其余各家基此阐发，俾方证与配伍用药之理愈明，皆当一读。唯汪绂强调陈皮、防风功在“补肝”，并指出：“补之亦使之不至于乘脾也。……今人多以陈皮、防风为泻木，又谓防风为理脾引经要药，殆不然矣。”似乎与前论很难相融。盖五脏之补泻，简而言之，顺其性者为补，逆其性者为泻，陈皮、防风芳香辛散，顺遂肝木之性，可谓“补肝”；其条达肝气，俾肝木不致横逆克乘脾土，即所以“泻肝”，二者是从不同角度论述的。

【验案举例】

1. 五更泻　《肠胃病漫话》：某男，青年职工。每在五更天未明时必腹痛，痛而即泻，泻后痛暂减，一会儿又痛又泻。脉弦，舌淡红，苔薄黄。病程四个月，服过不少四神丸、健脾药、固涩药，一概无效。我为其处痛泻要方：白术 15g，白芍 15g，防风 9g，陈皮 9g，生姜 2 片，睡前服下。服第一剂，腹泻推迟到次日 11 时，大便比以前稍干，泻时仍腹痛。又服第二剂，腹泻推迟到下午五时左右，泻量少，痛大减，大便已成形。后因吃西红柿过量，又泻在五更，又于前方加木香、吴茱萸，痊愈。

2. 腹泻　《历代名方精编》：某男，40 岁，助理工程师，1984 年 11 月 5 日初诊。腹泻一月余，泻前少腹胀痛，泻后腹痛缓解，脉虚弦，苔略腻。脾虚肝旺，治宜痛泻要方。方用：炒白术 10g，炒白芍 10g，炒陈皮 6g，炒防风 6g，淡吴萸 2g，川连 3g，焦六曲 12g，茯苓 12g，车前子 12g。11 月 20 日复诊：服前方 14 剂，腹痛腹泻已瘥，但大便先干后溏，脘腹不舒，脉缓，苔略黄腻。脾虚未复，治宜健脾和中。改用参苓白术散去莲肉、桔梗，加川连、煨木香、焦六曲、炒谷麦芽。11 月 28 日三诊：服此方 7 剂不效，仍然痛泻，脘腹不舒，左关脉弦，舌苔略腻。肝郁脾虚，再用痛泻要方合逍遥散调和肝脾。方用：炒白术 10g，炒白芍 10g，炒陈皮 6g，防风 6g，柴胡 4.5g，炒当归 6g，茯苓 12g，炙甘草 3g，薄荷 3g，煨姜 3 片。患者连服 7 剂，欣然来告，痛泻已愈，脘腹舒适。

按语：案 1 腹泻虽每在五更时发生，前医曾用四神丸等未效，作者辨证以痛而即泻，泻后痛暂减，脉弦为要点，应用痛泻要方，2 剂后大便即成形。案 2 腹泻 1 个月余，诊为脾虚肝旺而用本方加味，略有好转后改用参苓白术散加减，未效，后再用痛泻要方合逍遥散治愈。说明对慢性疾病的治疗，不宜轻易更方。

【临床报道】

一、内科

1. 溃疡性结肠炎　用加味痛泻要方(陈皮、防风、白芍、薏苡仁、炒白术、姜黄)治疗溃疡性结肠炎癌变 62 例，另设敛溃愈疡汤(黄芪、菟丝子、乌贼骨、炒白术、柴胡、白及、广木香、白矾、赤石脂)对照组 54 例。结果：观察组好转 3 例，稳定 57 例，加重 2 例；对照组稳定 41 例，加重 13 例[1]。以加味痛泻要方(白术、苍术、肉豆蔻、白芍、诃子、陈皮、防风、党参、黄芩、儿茶)治疗慢性复发型溃疡性结肠炎 60 例，电子结肠镜检查：直肠及结肠黏膜有多发性浅溃疡，伴充血、水肿 54 例，肠黏膜仅有轻度水肿、充血 6 例。其中病变于直肠者 7 例，乙状结肠者 35 例，左半结肠者 10 例，广泛性者 8 例。结果：完全缓解(临床症状消失，肠镜复查黏膜病变大致正常)11 例,占 18.33%;有效(临床症状基本消失,结肠镜复查黏膜轻度炎症或假息肉形成)46 例,占 76.67%;无效(临床症状、纤维结肠镜检查及病理检查均无改善)3 例,占 5%;总有效率为 95%[2]。用痛泻要方加味(白术、白芍、党参、陈皮、防风、升麻、山药、当归)治疗溃疡性结肠炎 40 例。若腹痛甚者加延胡索、木香、乌药;大便溏、黏液多者加白扁豆、败酱草、秦皮;坠胀不适者加青皮、槟榔;泄泻剧者加秦皮、诃子;病久体弱神疲乏力者加党参、黄芪;腹泻次数频繁加赤石脂、禹余粮;食滞或食纳不佳者加山楂、麦芽、神曲、鸡内金。10 天为 1 个疗程。治疗 2~3 个疗程后观察疗效。结果:近期治愈 21 例,占 52.5%;好转 16 例,占 40.0%;无效 3 例,占 7.5%;总有效率为 92.5%[3]。

2. 慢性结肠炎　用加味痛泻药方(炒白芍、炒白术、炒防风、陈皮、山药、椿根皮、桃仁、玫瑰花、合欢花)治疗结肠炎 30 例,脓血便者加白头翁、黄柏;里急后重甚者加槟榔、木瓜;黎明泄泻者加补骨脂、煨肉蔻;腹胀纳差者加山楂、谷芽;腹痛而拒按者加延胡索、赤芍;泻下清稀者加煨诃子、乌梅;病程已久泻下脱肛者加黄芪、葛根、升麻;溃疡者加锡类散 1 支。经过 2 周 1 个疗程的治疗,治愈 16 例(其中慢性结肠炎 15 例,慢性溃疡性结肠炎 1 例),占 53.33%;好转 8 例(其中慢性结肠炎 5 例,慢性溃疡性结肠炎 3 例),占 26.67%;无效 6 例(其中慢性结肠炎 2 例,慢性溃疡性结肠炎 4 例),占 20%。经过两个疗程治疗,治愈 21 例(其中慢性结肠炎 19 例,慢性溃疡性结肠炎 2 例),占 70%;好转 8 例(其中慢性结肠炎 4 例,慢性溃疡性结肠炎 4 例),占 26.67%。中途间断治疗 1 例(为慢性溃疡性结肠炎),占 3.33%。总有效率为 96.67%[4]。以痛泻要方加味(白术、白芍、防风、陈皮、山药、谷芽、麦芽)治疗慢性结肠炎 29 例,腹痛剧者加延胡索,白芍用量加大;肝郁气滞者加木香、枳壳、厚朴;肠中湿浊郁积者加制大黄、槟榔、黄连;脾虚明显者加党参、扁豆、黄芪、薏苡仁;脾肾阳虚者合四神丸。全部病例均作纤维结肠镜检查确诊。结果:痊愈 20 例,好转 7 例,无效 2 例。总有效率为 93.3%[5]。

3. 腹泻　以痛泻要方为主治疗功能性腹泻 228 例,水样便者加炒薏苡仁;大便黏液多者加炒苍术;大便溏薄加补骨脂;脘腹胀痛甚者加煨木香,乌药;胸脘痞闷者加枳壳;倦怠乏力者加党参,生黄芪;有肛门下坠感者加生黄芪,升麻。5 剂为 1 个疗程,一般连用 2~3 个疗程。结果:显效者 129 例;好转者 88 例;无效者 11 例。总有效率占 95.2%[6]。以加味痛泻要方(炒白术、炒白芍、陈皮、防风、浙贝母、玄参、五味子、升麻)治疗甲状腺功能亢进性腹泻 26 例,7 天为 1 个疗程。服中药期间均常规口服抗甲状腺药物他巴唑或丙基硫氧嘧啶片。结果:治疗 1~3 个疗程后,治愈(大便成形,每日 1~2 次,大便常规正常)18 例,好转(大便每日 2~3 次,有时不成形,大便常规正常)6 例,无效(症状无改善)2 例[7]。另以加味痛泻要方(炒白术、炒白芍、葛根、浙贝母、防风、陈皮、鹿角霜、大枣)治疗甲状腺功能亢进性腹泻 24 例,腹痛明显加延胡索;心烦失眠加五味子。7 天为 1 个疗程。所有病例在服中药期间仍同时常规口服抗甲状腺药物(他巴唑或丙基硫氧嘧啶片)。结果:经 1~3 个疗程后,17 例痊愈(大便成形,每日 1~2 次,无腹痛,大便常规检查正常),6 例好转(大便每日 2~3 次,有时不成形),1 例无效(症状无改善)[8]。

4. 肠易激综合征　以痛泻要方治疗肠易激综合征 73 例,肝郁脾虚者加柴胡、当归、郁金;脾肾阳虚者加补骨脂、肉桂;久泻不止者加炒升麻、赤石脂;兼有瘀血者加丹参、川芎;兼有胃纳呆滞者加鸡内金、焦山楂、焦神曲、砂仁;腹痛甚者加川楝子、延胡索。治疗 3 个疗程 45 天。结果:显效 40 例,有效 25 例,无效 8 例,总有效率为 89.00%[9]。另以痛泻要方加味(炒白术、炒白芍、陈皮、防风、煨木香、茯苓、炒枳壳、炒薏苡仁、甘草)治疗腹泻型肠易激综合征 50 例，腹痛甚者，加延胡索；泄泻甚者，加石榴皮；肠鸣音亢进者，加重防风用量；纳差、泻物不化者，加炙鸡内金、焦山楂；脾胃虚者，加党参、扁豆；情志不畅、急躁易怒者，加柴胡、郁金；湿从热化、苔黄腻者，加黄连、蒲公英。7 天为 1 个疗程，连服 4 个疗程。结果：治愈 29 例（占 58.0%），有效 13 例（占 26.0%），无效 8 例（占 16.0%），总有效率为 84.0%[10]。

5. 胃肠神经症　以痛泻要方加味（白术、白芍、陈皮、防风、半夏、干姜、黄芩、合欢花、草果、酸枣仁、茯苓、甘草）治疗胃肠神经症 40 例，10 天为 1 个疗程。结果：治愈（症状、体征消失，半年内无复发）21 例，好转（症状、体征消失，半年内有复发）16 例，无效（症状、体征无改善）3 例，总有效率为 92.5%[11]。

6. 胆囊炎　以痛泻要方（陈皮、防风、白芍、白术、山楂、甘草）治疗慢性胆囊炎 56 例，对照组 52 例口服消炎利胆片。两组均以 20 天为 1 个疗程。结果：治疗组 20 例治愈，16 例显效，16 例有效，4 例无效，总有效率为 92.8%；对照组 12 例治愈，16 例显效，10 例有效，14 例无效，总有效率为 73.1%[12]。

二、儿科

1. 抽动秽语综合征　用痛泻要方加味（白术、生龙骨、生牡蛎、白芍、益智仁、陈皮、龟甲、防风）治疗抽动秽语综合征 18 例。吸鼻明显者加白芷、苍耳子、辛夷；记忆力下降、学习差者加柏子仁、远志、石菖蒲；秽语明显者加法半夏、天竺黄；清喉者加蝉蜕、僵蚕；抽动明显者加全蝎、地龙。15 天为 1 个疗程，连服 6 个疗程。结果：痊愈（临床症状全部消失，随访 1 年以上无复发）3 例，显效（病情明显好转，身体各部位抽动及喉中发声次数比治疗前减少 75%以上）6 例，有效（病情有所好转，身体各部位抽动及喉中发声次数比治疗前减少 50%以上）8 例，无效（病情改善不明显）1 例，总有效率为 94.4%[13]。

2. 婴幼儿腹泻　用痛泻要方加味（白术、白芍、陈皮、防风、茯苓、焦山楂、广木香、车前仁、甘草）治疗婴幼儿腹泻 80 例。兼风寒者加干姜；兼湿热者加黄芩、滑石；脾虚盛加怀山药、炒扁豆；兼呕吐者加藿香、竹茹；兼渴者加葛根、麦冬。对照组 80 例采用常规治疗，即合理喂养，加强护理，针对病因治疗，应用微生物制剂及肠黏膜保护剂。结果：治疗组显效 68 例，有效 11 例，无效 1 例，总有效率为 98.75%；对照组显效 58 例，有效 10 例，无效 12 例，总有效率为 85.00%。最短服药 3 天，最长 5 天[14]。

三、五官科

耳源性眩晕　用加味痛泻要方（白术、白芍、陈皮、泽泻、珍珠、防风）治疗耳源性眩晕 60 例，并设对照组 30 例采用维生素 B_6 和异丙嗪片。两组均以 3 天为 1 个疗程，一般治疗 1～2 个疗程。结果：治疗组痊愈 54 例，好转 3 例，无效 3 例，总有效率为 95.00%；对照组痊愈 21 例，好转 2 例，无效 7 例，总有效率为 76.67%[15]。

【实验研究】

1. 对肠易激综合征（IBS）模型的影响　用新生鼠母子分离与避水应激复合方法建立 IBS 大鼠模型，观察药物对大鼠的止痛止泻作用。结果：痛泻要方总挥发油、痛泻要方水提液可提高肠道扩张引起的腹壁收缩反射阈值，减少水应激诱导的排便粒数。表明痛泻要方总挥发油与水提液对 IBS 大鼠模型有明显的治疗效果，且总挥发油效果优于水提液[16]。用束缚应激刺激加灌服番泻叶煎剂的方法造成 IBS 大鼠模型，观察痛泻要方对模型大鼠体内胃肠激素血管活性肠肽（VIP）的影响。结果：痛泻要方组血浆和局部肠组织中 VIP 含量与模型对照组比较均显著降低。提示 IBS 模型大鼠体内存在 VIP 水平升高的病理状态，痛泻要方可调控胃肠激素 VIP 的分泌和释放，进而达到治疗目的[17]。

2. 对胃肠运动的影响　痛泻要方灌胃对大黄致小鼠腹泻模型、新斯的明致小鼠小肠推进功能亢进均有一定的抑制胃肠运动的作用；对复方地芬诺酯致小鼠便秘模型、阿托品致小鼠小肠推进功能抑制均有一定的促进胃肠运动的作用；对正常小鼠及其小肠推进运动均无明显作用。提示痛泻要方对小鼠不同功能状态下的胃肠运动有不同影响，具有双向调节作用[18]。

3. 抑菌作用　痛泻要方在培养基中浓度为25%时，对痢疾杆菌、大肠杆菌及金黄色葡萄球菌均有抑制作用。

参考文献

[1] 廉南，曹均告，严清明. 加味痛泻要方对溃疡性结肠炎癌变干预作用的研究[J]. 成都中医药大学学报，2003，26(2)：1-2.

[2] 何之光. 加味痛泻要方治疗慢性复发型溃疡性结肠炎60例[J]. 长春中医药大学学报，2007，23(2)：56.

[3] 李金楼. 痛泻要方加味治疗溃疡性结肠炎40例[J]. 实用中医药杂志，2007，23(10)：643.

[4] 徐耀. 加味痛泻要方治疗慢性结肠炎30例[J]. 黑龙江中医药，2006，3：22-23.

[5] 陈莲凤. 痛泻要方加味治疗慢性结肠炎29例[J]. 光明中医，2007，22(5)：87-88.

[6] 翟范. 痛泻要方加味治疗功能性腹泻228例[J]. 华人消化杂志，1998，6(7)：287-288.

[7] 张党政，于进堂，王政先. 加味痛泻要方治疗甲亢性腹泻26例[J]. 山东医药，2002，42(1)：67.

[8] 马汝超. 加味痛泻要方治疗甲状腺功能亢进性腹泻24例[J]. 中国中西医结合脾胃杂志，2000，8(4)：246.

[9] 曹方会. 加味痛泻要方治疗肠易激综合征73例报道[J]. 甘肃中医，2007，20(8)：35.

[10] 黄沁，许尊贤，魏睦新. 痛泻要方加味治疗腹泻型肠易激综合征50例[J]. 江苏中医药，2008，40(1)：47-48.

[11] 阳碧发，熊永祥. 痛泻要方加味治疗胃肠神经症40例[J]. 广西中医药，2002，25(5)：45.

[12] 陈云志，吕建卫，刘安英. 痛泻要方治疗慢性胆囊炎56例临床观察[J]. 时珍国医国药，2008，19(3)：737.

[13] 左庆选，马云枝. 痛泻要方加味治疗抽动—秽语综合征18例[J]. 新中医，2005，37(4)：73.

[14] 陈爱群. 痛泻要方加味治疗婴幼儿腹泻80例临床观察[J]. 中医药导报，2005，11(7)：43-44.

[15] 李远良. 加味痛泻要方治疗耳源性眩晕60例[J]. 湖南中医杂志，2002，18(2)：50.

[16] 胡旭光，唐春平，相湘，等. 痛泻要方及有效成分对肠易激综合征大鼠模型的治疗作用[J]. 现代中西医结合杂志，2007，16(30)：4429-4430.

[17] 李冬华，李春森，李伍善，等. 痛泻要方对肠易激综合征模型大鼠血管活性肠肽的影响[J]. 时珍国医国药，2007，18(9)：2098-2099.

[18] 旺建伟，赵文静，历凯，等. 痛泻要方对小鼠胃肠运动双向调节作用的研究[J]. 中国中医药信息杂志，2008，15(8)：32-33.

(连建伟　姜静娴　徐晓东)

第三节　调和脾胃

半夏泻心汤

(《伤寒论》)

【异名】泻心汤(《备急千金要方》卷10)。

【组成】半夏半升洗(12g)　黄芩　干姜　人参各三两(各9g)　黄连一两(3g)　大枣十

二枚擘(4 枚)　甘草三两炙(9g)

【用法】上七味，以水一斗，煮取六升，去渣，再煮，取三升，日三服。

【功用】寒热平调，消痞散结。

【主治】胃气不和之痞证。心下痞，但满而不痛，或呕吐，肠鸣下利，舌苔腻而微黄。

【病机分析】本方所治痞证，原系小柴胡汤误下，伤及中阳，阳虚则寒，邪热乘虚而入，以致寒热错杂，虚实相兼，邪聚于中焦，遂感局部堵塞不舒，而成痞硬，因邪属无形，故满而不痛；脾胃失和，升降失常，则见呕吐，肠鸣下利；苔腻而微黄，属胃气不和之征。

【配伍意义】本方适应证的病机甚为复杂，既有寒热错杂，又虚实相兼，以致中焦不和，升降失常。尽管如此，实以邪热内陷为主，故方宜选黄连为君，该药苦降寒清，以泻内陷之热邪，病因既除，胃气自和。恰如《本草正义》卷 2 所谓“黄连大苦大寒，苦燥湿，寒胜热，能泄降一切有余之湿火，而心、脾、肝、肾之热，胆、胃、大小肠之火，无不治之。上以清风火之目病，中以平肝胃之呕吐，下以通腹痛之滞下，皆燥湿清热之效也”。黄芩性能近似黄连，增强其寒清苦降之功。《本草图经》卷 6 曾曰：“张仲景治伤寒心下痞满，泻心汤四方皆用黄芩，以其主清热，利小肠故也”，是为臣药。半夏、干姜均为辛开之物，合用能散结消痞，其中半夏味苦，又降逆止呕，与黄连相伍，和胃之效尤佳。《医学启源》卷下谓：“大和胃气，除胃寒，进饮食。”张寿颐亦曰：“半夏味辛，辛能泄散，……辛以开泄其坚满，而滑能降达逆气也”(《本草正义》卷 7)。夏、姜性皆温热，又能散寒。《伤寒来苏集·伤寒附翼》卷上云：“生姜能散水气，干姜善散寒气，凡呕后痞硬，是上焦津液已干，寒气留滞可知，故去生姜而倍干姜。”两味亦为臣药。更用人参、大枣、甘草补中益气，以调养下后损伤之胃气，另外，既可防芩、连之苦寒伤阳，又防夏、姜之辛热伤阴，共为佐药。而甘草尚能调和诸药，可兼使药之用。综观全方，连、芩苦寒降泄清热，夏、姜辛温开结散寒，参、枣、草甘温益气补虚。诸药合用，将聚于心下之邪气横疏纵畅中运，则痞满易消，清升浊降，则吐泻自止。另外，连、芩、夏味苦，还可燥湿，若胃有湿热或痰湿者，亦甚合适。总之，寒热并用，苦降辛开，补泻兼施为本方的配伍特点。

【临床运用】

1. 证治要点　本方用治中气虚弱，寒热错杂，升降失常，而致肠胃不和者。以心下痞满，呕吐泻利，苔腻微黄为证治要点。

2. 加减法　热多寒少以芩、连为主，寒多热少重用干姜，浊饮上泛重用半夏，寒热相等宜辛苦并行；若痞证呕甚而中气不虚，或舌苔厚腻者，可去人参、大枣，加枳实、生姜以理气止呕。

3. 现代常用本方治疗急性和慢性胃炎、反流性食管炎、胃及十二指肠溃疡、慢性肠炎、神经性呕吐、消化不良、慢性肝炎、慢性胆囊炎、早期肝硬化、口腔黏膜溃疡、失眠等属寒热错杂肠胃不和者。

【使用注意】本方适用于寒热错杂之痞证。若痞为气滞或食积等原因所致者，不宜使用本方。

【源流发展】本方首载于《伤寒论》第 149 条，实由小柴胡汤去柴胡、生姜，加黄连、干姜而成。因君药已换，故方名、主治亦随之而变，可见其源于小柴胡汤。在主治方面，《伤寒论》谓：“伤寒五、六日，呕而发热，柴胡汤证具，而以他药下之，心下但满而不痛者，此为痞。”《金匮要略》又补充曰：“呕而肠鸣，心下痞者。”后世医家的记载更为详细而具体。诸如《外台秘要》卷 2 引《删繁方》：“上焦虚寒，肠鸣下利，心下痞坚”；《备急千金要方》卷 40：“老小下利，水谷不化，肠中雷鸣，心下痞满，干呕不安”；《三因极一病证方论》卷 8：“心实热，心下痞满，身黄发热，干呕不安，溺溲不利，水谷不消，欲吐不吐，烦闷喘息。"《类聚方广义》："痢疾腹痛，呕而心下痞硬，或便脓血，及饮汤药后，下腹部每漉漉有声而泄者；癥瘕积聚，痛浸心胸，心下痞硬，恶心呕吐，肠鸣下利者。"

关于本方的组成变化，《伤寒论》中即有数首衍化方，适应证亦有所扩展。其中第157条的生姜泻心汤，系该方减干姜量加生姜以散水气，用于"伤寒汗出解之后，胃中不和，心下痞硬，干噫食臭，胁下有水气，腹中雷鸣下利者"。第158条的甘草泻心汤为本方加重甘草用量，增强益气之力，又能缓中，主治"伤寒中风，医反下之，其人下利日数十行，谷不化，腹中雷鸣，心下痞硬而满，干呕，心烦不得安"。第173条的黄连汤，即本方去黄芩加桂枝，减清热之功，增温散作用，主治"伤寒，胸中有热，胃中有邪气，腹中痛，欲呕吐者"。其后，《兰室秘藏》卷上之枳实消痞丸，系本方去黄芩、大枣，加枳实、厚朴、白术、茯苓、麦芽曲，功能开胃进食，主治心下虚痞，恶食懒倦，右关脉弦等。可见，在组成变化的同时，适应证亦有所拓宽。

【疑难阐释】

1. 关于半夏泻心汤的"泻心"与所治心下痞满的"心下" 这里的"心"，是指脾胃而言，并非所谓解剖学上的"心"。对"泻心"的理解，李时珍曾曰："泻心汤也，亦泻脾胃之湿盛，非泻心也"；"胃之上脘在于心，故曰泻心，实泻脾也"（《本草纲目》卷17）。李畴人亦曰："名曰泻心，实泻胃中寒热不和之邪耳"（《医方概要》）。而对"心下"的解释，钱天来认为："心下者，心之下，中脘之上，胃之上脘也，胃居心之下，或曰心下也"（《伤寒溯源集》卷3）。今人李克绍亦谓："心下……单指的胃，或胃周围"（《伤寒解惑论》）。

2. 关于对"痞"证的理解 所谓"痞"，即阻塞不通之意。吴昆解释曰："以既伤之中气而邪乘之，则不能升清降浊，痞塞于中，如天地不交而成痞，故曰痞"（《医方考》卷1）。陈蔚亦明确指出："但满而不痛者为痞，痞者，否也，天气不降，地气不升之义也"（《伤寒论浅注补正》卷1）。即上下失之交泰之谓。因其病因为无形之邪所致，所以"但满而不痛"，又称虚痞。

3. 关于本方病机"寒热互结"之说 有关半夏泻心汤的病机分析，《方剂学》教材2版、5版、6版均提到"寒热互结"是其发病原因之一。现今，有的医家对此提出质疑。其中王琦等认为："半夏泻心汤所治的心下痞硬，其病理是寒热互结吗？因为干姜辛热，黄连苦寒，半夏泻心汤中姜、连合用主治心下痞硬，因此有的注家就把半夏泻心汤证心下痞硬的病理说成是寒热互结。其实，'寒热互结'这个词，并不妥当。因为凡称'结'，都必须有物质基础，如大结胸是热与水结，小结胸是热与痰结，寒实结胸是痰与寒结，热入血室是热与血结"；"或因热而结，或因寒而结，可就是没有寒热互结者。因为撇开物质而言寒热，则寒热只是两种不同的属性。寒和热的属性，如冰炭之相反，只能互相抵消，不能相结。所以说'寒热互结'这个词，至少是含义不够明确"（《伤寒论讲解》）。姜建国等则分析："传统观点认为半夏泻心汤中的干姜与芩、连的配伍，属寒热并用，并由此推测痞证的病机为寒热互结。这种认识存在问题。其一，不符合仲师原义。第157条指出痞证的病机是'胃中不和'。第158条更明确指出：'此非结热，但以胃中虚，客气上逆，故使硬也。'可知痞证的病机当是胃虚失运，气机呆滞，痰湿中阻，即'胃气不和'也。其二，'寒热互结'的概念于理难通。'寒'与'热'势同水火，何能'互结'？'寒'与'热'只有格拒，诸如黄连汤、干姜黄连黄芩人参汤证均是，仲师叫做'寒格'。其三，淡化了半夏泻心汤的组方旨义。由于人们的思维执着于'寒以治热'、'热以治寒'的用药常规，只要见到寒性药与热性药并用，就一定着眼于寒与热的药性方面，故而难免简单化地理解中医某些方剂的组成法则与意义，半夏泻心汤就是如此。此方主治'痞'证，何谓'痞'？邪结使然也。邪结当泻，故方名为'泻心'。可知半夏泻心汤一定要体现出'泻'的功能特征。综观此方，除半夏辛燥开结外，就只有干姜与芩、连了。所以干姜与芩、连的真正用意不在寒与热，而是取干姜之'辛'与芩、连之'苦'，辛开苦降以泻心消痞。这就是中医组方中'舍性取用(味)'的用药思维特点”(《伤寒析疑》)。上述观点，有理有据，值得参考。

4. 关于方中君药的认识　一是成无己等主张以黄连为君药。他说：“痞者，留邪在心下，故治痞曰泻心汤，黄连味苦寒，黄芩味苦寒，《内经》曰，苦先入心，以苦泄之。泻心者，必以苦为主，是以黄连为君”(《伤寒明理论》卷4)；二是柯琴等认为以半夏为君药。他说：“此痞本于呕，故君以半夏”(《伤寒来苏集·伤寒附翼》卷上)。或因以半夏命名，《方剂学》6版教材亦持这种观点。有的则采取回避态度，如《方剂学》2、5版教材。今以两种意见而论，我们当先从原文分析其病因、病机。“伤寒五、六日，呕而发热者，柴胡汤证俱，而以他药下之，若心下满而硬痛者，此为结胸也，大陷胸汤主之；但满而不痛者，此为痞，柴胡不中与之，宜半夏泻心汤。”于此可知，痞证为邪在半表半里时，误用下法，虚其中气，外邪乘虚内陷所致。《医宗金鉴·订正伤寒论注》卷2曰：“如系虚热而呕之痞，则宜半夏泻心汤。”此处的“虚热”，乃与结胸证相对而言。痞证是无形之热痞结心下，并无痰水互结，故不可用大陷胸汤之峻攻，而是遵“热者寒之”的原则，选用苦寒之黄连为君以泄热消痞，说明苦降是方中的主要方面。其次，从五泻心汤综合分析，诸方皆用黄连、黄芩以泄热除痞，其余根据病情之变化，或合大黄(大黄黄连泻心汤)以清泄实热之痞；或再加附子(附子泻心汤)以治兼有表阳虚之痞证；也有配伍半夏、生姜、干姜、人参、甘草、大枣(半夏、生姜、甘草泻心汤)同用以治寒热错杂、虚实相兼之痞证，因此遂有五方之异。其中芩、连的苦寒泄热，是其共性，所以柯琴说：“泻心者，必以芩、连”(《伤寒来苏集·伤寒附翼》卷上)。另外，从方剂演变来看，半夏泻心汤实即由小柴胡汤去柴胡、生姜加黄连、干姜而成，加减出入虽不大，但因君药有了变动，其功效、主治随之而异，方名亦更换了。综上所述，说明半夏泻心汤以黄连的苦降为君，是得当的。

5. 本方既治痞满，方中为何选用甘温壅滞之人参、大枣、甘草？这应从半夏泻心汤的病机谈起。该方所治的心下痞满，乃是寒热错杂、虚实相兼所致，可见中虚不运也是致痞的原因之一。而参、枣、草三味功能补中益气，脾气健旺，则运化之力自复，不但无增满之虞，而且尚有助于除满消痞，体现了“塞因塞用”的反治法，充分反映了仲景治病用药的辨证思路。

【方论选录】

1. 成无己：“凡陷胸汤，攻结也；泻心汤，攻痞也。气结而不散，壅而不通为结胸，陷胸汤为直达之剂。塞而不通，否而不分为痞，泻心汤为分解之剂。所以谓之泻心者，谓泻心下之邪也。痞与结胸有高下焉。结胸者，邪结在胸中，故治结胸曰陷胸汤。痞者，留邪在心下，故治痞曰泻心汤。黄连味苦寒，黄芩味苦寒，《内经》曰：苦先入心，以苦泄之。泻心者，必以苦为主，是以黄连为君，黄芩为臣，以降阳而升阴也。半夏味辛温，干姜味辛热，《内经》曰：辛走气，辛以散之。散痞者必以辛为助，故以半夏、干姜为佐，以分阴而行阳也。甘草味甘平，大枣味甘温，人参味甘温。阴阳不交曰痞，上下不通为满。欲通上下，交阴阳，必和其中。所谓中者，脾胃是也。脾不足者，以甘补之，故用人参、甘草、大枣为使，以补脾而和中。中气得和，上下得通，阴阳得位，水升火降，则痞消热已，而大汗解矣。”(《伤寒明理论》卷4)

2. 许宏：“病在半表半里，本属柴胡汤，反以他药下之，虚其脾胃，邪气所归，故结于心下，重者成结胸，心下满而硬痛也；轻者为痞，满而不痛也。若此痞结不散，故以黄连为君，苦入心以泄之。黄芩为臣，降阳而升阴也。半夏、干姜之辛温为使，辛能散其结也。人参、甘草、大枣之甘，以缓其中，而益其脾胃之不足，使气得平，上下升降，阴阳得和，其邪之留结者，

散而已矣。《经》曰：辛入肺而散气，苦入心而泄热，甘以缓之。三者是已”。（《金镜内台方议》卷6）

3. 徐彬：“呕本属热，然而肠鸣则下寒，而虚痞者阴邪搏饮结于心下，即《伤寒论》所谓胃中不和，腹中雷鸣也。故主半夏泻心汤，用参、甘、枣以补中，干姜以温胃泄满，半夏以开痰饮，而以芩、连清热，且苦寒亦能泄满也。”（《金匮要略论注》卷17）

4. 柯琴：“盖泻心汤方，即小柴胡去柴胡加黄连干姜汤也。不往来寒热，是无半表证，故不用柴胡。痞因寒热之气互结而成，用黄连、干姜之大寒大热者，为之两解，且取其苦先入心，辛以散邪耳。此痞本于呕，故君以半夏。生姜能散水气，干姜善散寒气，凡呕后痞硬，是上焦津液已干，寒气留滞可知，故去生姜而倍干姜。痞本于心火内郁，故仍用黄芩佐黄连以泻心也。干姜助半夏之辛，黄芩协黄连之苦，痞硬自散。用参、甘、大枣者，调既伤之脾胃，且以壮少阳之枢也”。（《伤寒来苏集·伤寒附翼》卷上）

5. 钱潢：“半夏辛而散痞，滑能利膈，故以之为君。半夏之滑，见小陷胸汤方论中。干姜温中，除阴气而蠲痞，人参、炙甘草大补中气，以益误下之虚，三者补则气旺，热则流通，故以之为臣。黄芩、黄连，即前甘草泻心汤中之热因寒用，苦以开之之义，故黄连亦仅用三倍之一，以为之反佐。大枣和中濡润，以为倾否之助云。”（《伤寒溯源集》卷3）

6. 张锡驹：“夫痞者否也。天气下降，地气上升，上下交，水火济，谓之泰。天气不降，地气不升，上下不交，水火不济，谓之否。故用半夏以启一阴之气，黄芩、黄连助天气而下降，引水液以上升，干姜、人参、甘草、大枣助地气之上升，导火热而下降。交通天地，升降水火，以之治痞，谁曰不宜?”（《伤寒论直解》卷3）

7. 尤怡：“痞者，满而不实之谓。夫客邪内陷，既不可从汗泄，而满而不实，又不可从下夺，唯半夏、干姜之辛能散其结，黄连、黄芩之苦能泄其满。而其所以泄与散者，虽药之能，而实胃气之使也。用参、草、枣者，以下后中虚，故以之益气，而助其药之能也。”（《伤寒贯珠集》卷2）

8. 张秉成：“夫痞之为病，皆由表邪乘虚陷里，与胸中素有之湿浊交相互结所致。表证既无，不必复用表药；里气又虚，又不得不兼顾其里。然邪既互结于胸次，必郁而为热，所为痞坚之处，必有伏阳，故以芩、连之苦以降之，寒以清之。且二味之性皆燥，凡湿热为病者，皆可用之。但湿浊粘腻之气与外来之邪既相混合，又非苦降直泄之药所能去，故必以干姜之大辛大热以开散之。一开一降，一苦一辛，而以半夏通阴阳，行湿浊，散邪和胃，得建治痞之功。用甘草、人参、大枣者，病因里虚，又恐苦辛开泄之药过当，故当助其正气，协之使化耳。”（《成方便读》卷2）

9. 李畴人：“方以芩、连之苦寒，而与干姜、半夏之辛温同用，佐以人参、甘草、大枣之甘温，使药留胃中不速下，则芩、连得以降逆和阴，姜、夏得以开痞通阳，使中焦否转为泰。名为泻心，实泻胃中寒热不和之邪耳。此方若去干姜则不效，盖半夏之辛不敌芩、连之苦，且人参、甘草反滞中气，故人参之用倘有斟酌，干姜则断不可去。”（《医方概要》）

【评议】诸家对半夏泻心汤的方义论述，或偏于发病机制，或重在配伍意义，虽各有寓意，但在用药方面均强调苦以泻心，辛以治痞，甘以补中。关于方中之君药，成无己、许宏以黄连为君，柯琴、钱潢以半夏为君。就本方证之成因而言，伤寒邪在少阳，误下之后，邪热内陷，胃气不和，以致心下痞硬。方用黄连苦寒降火，以泻内陷之邪热，热除则胃气自和，所以成无己以黄连为君之论，切合本方证情。而李畴人则认为：“此方若去干姜不效，盖半夏之辛不敌芩、连之苦，且人参、甘草反滞中气，故人参之用倘有斟酌，干姜则断不可去。”临床应视病情而定，不可一概而论。至于“痞”的病因病机，张秉成持“皆由表邪乘虚陷里，与胸中素有之湿浊交相互结所致”之说。结合方中芩、连、夏三药皆味苦，有燥湿之功，所以于临床有一定参考价值。再者，对于痞证的临床特征，许宏曾提示“但满而不痛”，并以此与硬满而痛的结胸证鉴别，可谓经验之谈。

【验案举例】

1. 严重失眠症 《伤寒解惑论》：某女，年约六旬，山东大学干部家属。1970年春，失眠症复发，屡治不愈，日渐严重，竟至烦躁不食，昼夜不眠，每日只得服安眠药片，才能勉强略睡一时。按其脉涩而不流利，舌苔黄厚黏腻，显系内蕴湿热。因问其胃脘满闷否？答曰：非常满闷。并云大便数日未行，腹部并无胀痛，我认为这就是“胃不和则卧不安”，要使安眠，先要和胃。处方：半夏泻心汤原方加枳实。傍晚服下，当晚就酣睡了一整夜，满闷烦躁都大见好转。接着又服了几剂，终至食欲恢复，大便畅行，一切基本正常。

2. 梅核气 《金匮方百家医案评议》：某女，40岁。初诊：1972年5月8日。今春以来，感咽嗌间如有物梗阻状，心下痞满，不思饮食，甚则思泛，形体消瘦，面色苍黄(某医院检查未见消化道实质性病变)，寐卧不安，苔腻，脉涩。湿热积滞，胃失和降，宜和胃散结清湿热。方用：太子参9g，姜半夏9g，黄芩6g，川连4.5g，干姜4.5g，茯苓12g，炙甘草9g，姜竹茹12g，川朴6g。5剂。二诊：5月14日。药后噫嗳频仍，心脘舒如，神情爽然，原方意加减，原方川连改为1.5g，并去姜竹茹，加北秫米12g。7剂。

3. 疟后痞呕 《伤寒论汇要分析》：某男，30岁。患疟疾3天，经内服奎宁片后，疟疾虽止，但觉胸中痞闷，食后欲呕，但又不得呕，尤其见到油腻食物即生恶心感。甲医认为疟后余邪未解，与小柴胡汤2剂，未见减轻；乙医认为疟后脾虚，进以六君子汤2剂，痞闷更甚。患者脉弦，舌苔白，自述除胸痞、恶心欲呕外，并无其他痛苦。此证断为疟后余邪未解尚是，但无往来寒热于外，非小柴胡汤所主。至于认为脾虚而用六君子汤，则似嫌过早。本病虽无往来寒热于外，但有寒热互结于内，所以胸中痞闷，治拟予半夏泻心汤，药取寒热消补并施，仍不离少阳和解之意。处方：半夏9g，黄芩6g，潞党参9g，干姜4.5g，黄连4.5g，甘草3g，大枣3枚。服1剂后，恶心全除，胸痞大减，食欲稍振。次日照原方再服1剂而愈。

4. 脘痞 《金匮方百家医案评议》：某男，60岁，退休职工。1984年6月6日初诊：素啖膏粱厚味，助湿蕴热。近旬来自觉中脘痞满，小溲微黄，脉缓，苔略黄腻，此属酒家湿热中阻，治宜寒热并用，苦辛通降，用半夏泻心汤加味。方用：制半夏9g，黄芩6g，干姜3g，黄连2.4g，党参9g，炙甘草3g，大枣5枚，炒枳实6g，炮鸡金6g，焦六曲12g，茯苓12g，车前子12g。5剂。并嘱尽量少吃酒类、荤腻之品。复诊：6月23日。前方共进10剂，中脘痞满见瘥，小溲转清。诊其脉实有力，右关尤甚，苔略黄腻。仍拟前法，去补虚之品，加消导之属。复诊方去党参、炙甘草、大枣之补中，车前子之清利；加焦山楂12g，炒谷麦芽各12g，黑山栀9g，淡豆豉9g，以消导积滞，清热和胃。再服7剂而愈。

按语：案1老妇不眠不食，胃脘满闷，舌苔黄厚黏腻，显系“胃不和则卧不安”。宗《灵枢·邪客》“补其不足，泻其有余，调其虚实，以通其道，而去其邪”之旨，投半夏泻心汤加枳实，苦辛通降，补泻兼施，终于使壅塞决渎，经络大通，阴阳调和而其卧立至。案2梅核气，伴有心下痞满，不思饮食，寐卧不安，苔腻脉涩等症，经投半夏厚朴汤合半夏泻心汤加减，调气散结，和胃治痞，果获良效。案3胸中痞闷，食后欲呕，虽发生于疟病之后，但无寒热往来于外，非小柴胡汤之所主；又无脾虚脉证，更非六君子汤之所宜，故宜乎投之不效。俞老仅仅抓住“胸中痞闷”这一主症，仍不离和解之法，投半夏泻心汤而愈。说明遣方用药当随证而转，切不可囿于旧疾，忽于新病。案4患者性嗜膏粱，湿热内生，以致脘痞溲黄，故用半夏泻心汤清热燥湿，苦辛通降，兼顾中气之虚。并加枳实消痞散结，六曲、鸡金消酒肉之积，茯苓、车前通利小便。复诊时脉实有力，右关尤甚，故去参、甘、大枣；小便清利，故去车前。因患者伤于肉食，积热未清，苔略黄腻，则又加入山楂、谷麦芽消导积滞，山栀、豆豉清热和胃。山栀、豆豉合枳实，为《伤寒论》枳实栀子豉汤，可用治食积轻证，浙江名医魏长春氏尝用之。此亦师心于魏氏也。

5. 伤食吐泻　《治验回忆录》：某男，5岁，伤食吐泻，口渴尿少。医者不问病源，贸然进以温补药，企图止之，病反剧。后医又以水湿分利失常，治以五苓散，渴未减而吐利如故，因迎余治。诊视指纹淡红隐隐，心烦欲饮，水入则吐，食亦少进，舌苔黄白而腻，腹鸣下利，时呕，大便稀，淡黄有腥气，嗜睡不少动，病月余矣。综合判断，乃系肠热胃寒，食积湿困之象，既不可温，又不可凉，治宜寒温并用，处以半夏泻心汤。半夏降逆止呕，参、姜、草益气温中，芩、连清理肠热，枣、草甘温和胃，增茯苓健脾利水，花粉生津止渴，以宏效果。服后吐泻均减，再剂病瘥。惟病久虚极，进以参苓白术散平调脾胃，十剂能行，又半月而健。

按语：本案虽由伤食引起，但经吐泻耗津，又病已月余。其心烦欲饮，水入则吐，颇似五苓散证，用五苓散不效者，以此方只能分利水湿，而无辛开苦降之功也。根据指纹和症状综合判断，此为肠热胃寒，食积湿困之证，故用本方增入利水生津之品而愈。

6. 脘痞吐泻　《伤寒论通俗讲话》：某男，36岁。素有酒癖，因病心下痞闷，时发呕吐，大便不成形，日三四行，多方治疗，不见功效。脉弦滑，舌苔白。此证为酒湿伤脾，升降失调，痰从中生。痰饮逆胃则呕吐，脾虚气陷则大便不调，中气不和，气机不利，故作心下痞。拟方：半夏12g，干姜6g，黄芩6g，黄连6g，党参9g，炙甘草9g，大枣7枚。服1剂，大便泻出白色黏涎甚多，呕吐遂减十分之七。再1剂，则痞利俱减。又服2剂则病痊愈。

7. 脘腹胀痛　《当代医家经验方》：某男，42岁，军人。平素脘腹隐痛，食后较重，时有肚胀，呃气吞酸，烧心嘈杂，二便正常。检查：形体消瘦，慢性病容，脉缓，苔白微黄。结合镜检，诊为反流性胃炎。拟以降逆止痛，健胃抑酸为法。方选为半夏泻心汤化裁。处方：半夏9g，黄芩6g，人参3g，甘草3g，黄连9g，木香9g，乌贼骨15g，吴茱萸6g。取药5剂，煎两汁，嘱其隔日1剂。先后服用20剂而治愈。

【临床报道】

一、内科

1. 反流性食管炎　用半夏泻心汤加味（半夏、黄连、党参、甘草、黄芩、干姜、大枣、代赭石、乌贼骨、枳壳、砂仁）治疗反流性食管炎60例，另设对照组60例口服多潘立酮片和雷尼替丁胶囊，两组均以30天为1个疗程，2个疗程后检查胃镜。结果：治疗组治愈31例，好转24例，无效5例，总有效率达91.67%，对照组14例治愈，好转30例，无效16例，总有效率为73.33%[1]。用半夏泻心汤合左金丸加减（半夏、吴茱萸、干姜、瓦楞子、黄连、黄芩、延胡索、海螵蛸、党参、炙甘草）治疗反流性食管炎32例，若嗳气较频加旋覆花、沉香；若气滞明显加佛手、枳壳；若胃脘部隐痛加沙参、麦冬。设对照组30例给予奥美拉唑胶囊。两组治疗均以8周为1个疗程。结果：治疗2个疗程后，治疗组治愈4例，显效7例，有效16例，无效5例，总有效率为84%；对照组治愈1例，显效4例，有效13例，无效12例，总有效率为60%。两组总有效率比较，差异有显著性意义（$P<0.05$）[2]。

2. 慢性胃炎　加味半夏泻心汤（半夏、黄连、甘草、干姜、黄芩、党参、白及、枳实、竹茹、大枣）治疗慢性萎缩性胃炎1000例。腹痛反酸者加延胡索、乌贼骨；恶心、呕吐者加旋覆花；

肠鸣腹泻加白术、木香、焦三仙;腹胀加紫苏、大腹皮、九香虫;腹痛久治不愈加丹参。服药时间长者 2 个月,短者 5 天。结果,显效 854 例,有效 101 例,无效 45 例,总有效率高达 95.5%[3]。用半夏泻心汤加味(姜半夏、黄连、黄芩、干姜、人参、海螵蛸、浙贝母、生甘草、大枣)治疗慢性浅表性胃炎 65 例,若呕哕、嗳气重者加生姜、竹茹;恶心反酸重者加佩兰、砂仁;疼痛较重者加木香、蒲黄;下利重者加葛根、炙甘草;镜下胃黏膜糜烂、出血重者加茜草、蒲公英。对照组 41 例给予西米替丁、多酶素片。14 天为 1 个疗程。结果:治愈 17 例,好转 40 例,无效 8 例,总有效率为 87.6%。对照组 41 例中,治愈 7 例,好转 22 例,无效 12 例,总有效率为 70.7%,治疗组明显优于对照组[4]。

3. 胃轻瘫 用半夏泻心汤加减(半夏、党参、茯苓、白术、黄芩、黄连、干姜、焦三仙)治疗糖尿病胃轻瘫 83 例。另设对照组 39 例服用多潘立酮,3 周为 1 个疗程,3 个疗程为限。两组治疗期间继续按糖尿病常规治疗,控制饮食,适当运动,合理选用口服降糖药或用胰岛素治疗。结果:治疗组用药 5~7 天后胃轻瘫症状明显缓解。对照组用药 10~14 天后胃轻瘫症状缓解。治疗组显效 40 例,有效 2 例,无效 2 例,有效率为 96.7%;对照组显效 26 例,有效 6 例,无效 7 例,有效率为 80%[5]。用半夏泻心汤为主方治疗胃轻瘫综合征 42 例,伴胃脘痛腹胀者加延胡索、枳壳;嗳气频繁者加沉香、旋覆花、代赭石;伴腹泻肠鸣黄连加至 9g。15 天为 1 个疗程,治疗 2 个疗程评定疗效。结果:治愈 30 例,占 71.4%;好转 7 例,占 16.7%;无效 5 例,占 11.9%。总有效率为 88.1%。1 年后随访全部病例无复发[6]。

4. 消化性溃疡 用半夏泻心汤加减(半夏、黄芩、黄连、干姜、党参、枳实、白及)治疗消化性溃疡 37 例。肝胃不和型加郁金、柴胡,肝胃郁热型加黄连、竹茹,瘀血阻络型加延胡索、蒲黄、蒺藜,脾胃虚寒型加人参、香附、肉桂,脾胃阴虚型加麦冬、百合、生地黄。结果:治愈 29 例,占 78.4%;好转 6 例,占 16%;未愈 2 例,占 5%[7]。用半夏泻心汤原方治疗消化性溃疡 51 例。嘈杂吞酸加煅瓦楞子、乌贼骨;胃痛隐隐、神疲乏力加黄芪、党参;嗳气频繁、两肋胀痛加香橼、柴胡、青皮;肠鸣下利加白术、干姜、防风;口燥、咽干而不欲饮、舌红少津加沙参、麦门冬、玉竹;食少纳呆加炒麦芽、神曲。4 周为 1 个疗程。结果:治愈 28 例(54.9%),显效 15 例(29.4%),有效 5 例(9.8%),无效 3 例(5.9%),总有效率为 94.1%[8]。

5. 呃逆 用四逆半夏泻心汤加减(软柴胡、炒枳实、炒白芍、炙甘草、制半夏、炒黄芩、炒川黄连、淡干姜、炒党参、公丁香、柿蒂、红枣)治疗顽固性呃逆 23 例,并根据症状加减用药。7 天为 1 个疗程。治疗后以症状消失为痊愈,15 例;症状明显缓解或减轻为有效,6 例;症状无改善者为无效,2 例。痊愈者中服药最少者为 1 个疗程,最长达 4 个疗程[9]。

6. 艾滋病腹泻 用半夏泻心汤加味(半夏、黄芩、黄连、干姜、党参、甘草、赤石脂、大枣)治疗艾滋病腹泻 20 例,设对照组 20 例给予氟哌酸和黄连素口服。两组均以 2 周为 1 个疗程,观察 2 个疗程。结果:治疗组痊愈 13 例,显效 3 例,有效 2 例,无效 2 例;对照组痊愈 5 例,显效 4 例,有效 2 例,无效 9 例,明显不如治疗组[10]。以半夏泻心汤为基本方加减(肛门灼热者,加白头翁;腹痛者,加炒白芍、炒白术、防风、陈皮;大便黏滞不爽,加槟榔、厚朴;大便夹有脓血者,加地榆;大便稀如水样者,加山药、苍术、马齿苋、诃子)治疗艾滋病腹泻 68 例。结果:治愈 24 例,好转 31 例,未愈 13 例,有效率占 80.88%[11]。

7. 慢性乙型病毒性肝炎 采用半夏泻心汤(法半夏、黄芩、干姜、党参、炙甘草、黄连、大枣、茵陈、白术、茯苓)治疗慢性乙型病毒性肝炎肝胃不和证 48 例,15 天为 1 个疗程。其中中度者 36 例,重度者 12 例。结果:治愈 11 例,显效 15 例,有效 19 例,无效 3 例。总有效率为 93.8%。治疗后,患者丙氨酸氨基转移酶(ALT)和总胆红素(TBIL)均明显改善,与治疗前比较有显著性差异($P<0.01$)[12]。

8. 慢性胆囊炎　用半夏泻心汤治疗慢性胆囊炎 68 例，对照组 54 例用柴胡疏肝散治疗。胁痛明显加金铃子、延胡索；大便干结加生大黄；胆囊有小沙石加鸡内金、海金沙、金钱草；肝胆有热加焦栀子、蒲公英；食少纳差加鸡内金、谷麦芽；腹胀甚加木香；背胀加姜黄。两组均 15 天为 1 个疗程，休息 3 天后进行第 2 个疗程。2 个疗程结束后评价疗效。结果：治疗组痊愈 46 例，显效 14 例，无效 8 例，总有效率为 88.24%；对照组痊愈 26 例，显效 13 例，无效 15 例，总有效率为 72.22%，两组疗效比较，治疗组明显优于对照组[13]。另用半夏泻心汤加减(黄连、黄芩、干姜、制半夏、党参、大枣、炙甘草)治疗慢性胆囊炎寒热错杂证 60 例，若右胁痛甚、腹胀，加枳壳、厚朴、青陈皮；若口苦、心烦、急躁易怒、右上腹灼热，加龙胆、蒲公英、金钱草；大便稀溏偏胃中虚寒者，加吴茱萸、高良姜。口服汤剂最少者 9 剂，最多者 28 剂，平均 12 剂。结果：治愈 49 例，好转 10 例，无效 1 例，总有效率为 98.3%[14]。

9. 失眠　运用半夏泻心汤加味(半夏、黄连、黄芩、党参、干姜、炙甘草、酸枣仁、夜交藤、大枣)治疗失眠 102 例。若口干、舌红者加炒栀子、麦冬；脘腹胀满者加枳壳、厚朴；纳差者加砂仁、焦三仙。另设对照组 60 例服用刺五加片、谷维素片、维生素 B_1 片、艾司唑仑片。2 个疗程 14 天后统计结果。结果：治疗组显效 60 例，占 58.8%；有效 35 例，占 34.3%；无效 7 例，占 6.9%；总有效率为 93.1%。对照组显效 12 例，占 20%；有效 28 例，占 46.7%；无效 20 例，占 33.3%；总有效率为 66.7%。治疗组治疗时间最短 7 天，最长 28 天。对照组治疗时间最短 14 天，最长 60 天[15]。

10. 眩晕症　用半夏泻心汤加味(半夏、黄芩、黄连、甘草、人参、葛根、荷叶、干姜、车前子、白术、木香、川芎、陈皮)治疗眩晕症 52 例。眩晕重者加生龙骨、生牡蛎；气虚甚加黄芪；血虚甚者加当归、龙眼肉；失眠者加炒酸枣仁、夜交藤；肢体麻木者加天麻、钩藤；肝胆火盛者去干姜，加龙胆、泽泻；便干者加大黄；纳呆便溏者去黄芩、黄连，加砂仁、白蔻仁。结果：治愈(诸症消失，恢复正常工作，观察 1 年无复发)32 例，占 61.54%；显效(临床症状消失，1 年内偶有发作，症状较前明显减轻)16 例，占 30.77%；好转(临床症状消失，1 年内仍有反复发作但症状减轻)4 例，占 7.69%[16]。

11. 肿瘤　运用半夏泻心汤化裁(半夏、党参、黄芩、干姜、黄连、炙甘草、大枣)治疗消化系统肿瘤 54 例。其中食管癌 10 例，胃癌 16 例，肝癌 6 例，胰腺癌 5 例，胆管癌 5 例，结肠癌 5 例，直肠癌 7 例。呕吐症状明显加代赭石、旋覆花、竹茹；厌食明显加焦楂曲、生麦芽；腹泻甚加山药、诃子肉；痞满腹胀重者加枳实、厚朴、陈皮；气虚乏力明显者加黄芪、鸡内金、枸杞子；痰湿甚者加茯苓、生薏苡仁；痰瘀重者加莪术、川芎；状况较好者常加入白花蛇舌草、藤梨根等抗肿瘤药物。证候评分标准按国家药品监督管理局《新药研究指导原则》，辨证属寒热错杂型者。疗效标准：证候积分减少≥70%为显效；证候积分减少>30%为有效；证候积分减少不足 30%为无效。一般服用 7～28 剂。结果：食管癌显效 4 例，有效 6 例；胃癌显效 4 例，有效 8 例，无效 4 例；胰腺癌显效 1 例，有效 2 例，无效 2 例；肝癌显效 2 例，有效 2 例，无效 2 例；胆管癌有效 3 例，无效 2 例；大肠癌显效 3 例，有效 7 例，无效 2 例[17]。

二、儿科

1. 胃幽门螺杆菌感染　以半夏泻心汤为基础方治疗儿童胃幽门螺杆菌感染 58 例。舌苔厚腻，湿邪偏重，去甘草、人参、大枣；热邪偏重，舌质红，口苦，胃痛重者，加重清热之黄连、黄芩或加蒲公英；痞胀较甚则加木香、枳壳、陈皮。服药 4 周。结果：治愈 38 例，有效率为 76%[18]。

2. 厌食症　用半夏泻心汤加减(制半夏、黄连、煨干姜、党参、茯苓、炒麦芽、鸡内金、砂仁、大枣、炙甘草)治疗小儿厌食症36例。腹胀明显加木香、莱菔子;口吐清涎,大便稀溏倍干姜,加肉豆蔻;手足心热,溲黄加胡黄连、莲子心;口渴多饮,舌红苔少加沙参、玉竹;体虚,易出汗加黄芪、防风、煅牡蛎。10日为1个疗程,疗程间休息10日,2个疗程后统计疗效。结果:临床控制8例,显效16例,有效7例,无效5例。总有效率为86.1%[19]。

三、五官科

1. 咽喉炎　用半夏泻心汤加减(法半夏、炒黄芩、黄连、代赭石、旋覆花、枇杷叶、海螵蛸、白及粉、浙贝母、桔梗、党参、炙甘草、大枣)治疗胃食管反流性咽喉炎40例,另设对照组38例选用金嗓利咽丸。两组均4周为1个疗程。结果:治疗组痊愈10例,显效11例,有效14例,总有效率为87.50%;对照组痊愈3例,显效7例,有效11例,总有效率为55.26%;治疗组疗效明显优于对照组[20]。

2. 复发性口腔溃疡　用半夏泻心汤加减(半夏、黄连、黄芩、干姜、党参、炙甘草、板蓝根、炒栀子)治疗复发性口腔溃疡98例。兼胃阴虚,加麦冬、玉竹;心火亢盛者,加竹叶。7天为1个疗程,服用1~3疗程。结果:治愈59例,占60.1%;有效32例,占32.7%;无效7例,占7.2%;总有效率为92.8%[21]。

【实验研究】

1. 对胃肠功能的影响　半夏泻心汤胶囊提取物皮下给药,有增加小鼠胃排空作用;结扎幽门与十二指肠结合部后,在十二指肠注入本品,对胃液分泌、酸度和胃酶活性无明显影响。小鼠小肠内容物推进实验表明,半夏泻心汤胶囊能大大提高小肠推进率,但对肠容积无明显影响[22]。

2. 对实验性胃溃疡的作用　半夏泻心汤可以抑制胃溃疡发生。给予大鼠半夏泻心汤胶囊30分钟后,采用水浸应激法致胃溃疡,结果大鼠胃溃疡的发生率明显降低;对醋酸法致胃溃疡的大鼠连续11天给予半夏泻心汤胶囊,其溃疡面积明显减少[22]。半夏泻心汤对乙酸性胃溃疡大鼠模型攻击因子(胃液、胃蛋白酶、血浆内皮素)影响不明显,对防御因子(NO、血浆前列腺素)有显著的调节作用,提示半夏泻心汤对胃溃疡的治疗作用主要是通过升高防御因子在体内的含量,来维持攻击因子与防御因之间的动态平衡来实现的。比较半夏泻心汤不同服药方法(饭前2次服组、饭前3次服组、饭后2次服组、饭后3次服组)对乙酸性胃溃疡大鼠疗效影响,结果表明,各服法组中以饭后2次服组效果最显著[23]。

3. 对反流性食管炎的影响　半夏泻心汤可使胃十二指肠混合反流模型大鼠食管黏膜的炎症、鳞状上皮增生和固有层延伸的发生率明显降低,胃酸含量明显减少,食管下端pH值显著升高,食管黏膜中的降钙素基因相关肽(CGRP)含量明显增高。提示半夏泻心汤可能通过降低食管炎大鼠胃酸分泌,调节体内CGRP的合成和分泌来保护食管黏膜[24]。

4. 组方配伍研究　采用水浸-束缚应激造成大鼠急性胃溃疡模型,观察半夏泻心汤及各拆方组的治疗作用及对大鼠脑组织和胃组织生长抑素(SS)表达的影响。结果:在病理形态学方面,半夏泻心汤全方及其拆方各组对应激性胃溃疡大鼠胃黏膜溃疡均有不同程度的治疗作用,甘补组、辛开苦降组和全方组药物在促进溃疡愈合方面表现出最佳效果。在SS表达方面,甘补组和全方组脑组织、胃组织SS的表达增强,全方组的效果最明显,表明半夏泻心汤通过增加SS的表达发挥治疗作用,全方组配伍合理[25]。另取老年大鼠随机分为5组,分别以半夏泻心汤辛开、苦降、甘润和全方相应药液及生理盐水(对照组)灌胃21天。结果:与对照组比较,甘润组和全方组血浆胃动素、胃泌素含量显著升高,胃内残留率显著降低；苦降组血浆胃泌素含量显著升高，但血浆胃动素、胃内残留率与对照组比较无显著性差异；辛开组血浆胃泌素含量与对照组比较无显著性差异，血浆胃动素含量显著降低，胃内残留率显著高于对照组。表明半夏泻心汤全方组增加血浆胃动素、胃泌素的含量，调节老年胃动力的作用最为显著，充分体现了经方的科学性、合理性和配伍严谨的特点[26]。

5. 抗缺氧作用　本方有明显的抗缺氧作用，对多种方法所致的动物缺氧模型，均能延长其存活时间，如对常压下小鼠整体缺氧，异丙肾上腺素所致心肌缺氧，氰化钾和亚硝酸钠中毒所致小鼠细胞缺氧，结扎双颈总动脉所致小鼠脑缺氧，均有明显的对抗作用，可使小鼠存活时间显著延长[27]。

【附方】

1. 生姜泻心汤（《伤寒论》）　生姜切四两(12g)　甘草炙三两(9g)　人参三两(9g)　干姜一两(3g)　黄芩三两(9g)　半夏洗半升(9g)　黄连一两(3g)　大枣擘十二枚(4 枚)　上八味，以水一升，煮取六升，去渣，再煎，取三升，温服一升，日三服。功用：和胃降逆，散水消痞。主治：伤寒汗出解之后，胃中不和，心下痞硬，干噫食臭，胁下有水气，腹中雷鸣，下利者。

2. 甘草泻心汤（《伤寒论》）　甘草炙四两(12g)　黄芩三两(9g)　半夏洗半升(9g)　大枣擘十二枚(4 枚)　黄连一两(3g)　干姜三两(9g)（注：《伤寒论》原方无人参，《金匮要略》载该方有人参，结合方证分析，本方当有人参）　上七味，以水一升，煮取六升，去渣，再煎，取三升，温服一升，日三服。功用：益气和胃，消痞止利。主治：伤寒中风，医反下之，其人下利日数十行，谷不化，腹中雷鸣，心下痞硬而满，干呕，心烦不得安。

半夏、生姜、甘草三泻心汤，组成中均有半夏、干姜、黄连、黄芩、人参、大枣、甘草七味，皆能散结消痞，和胃益气，用于胃气不和之心下痞硬，呕逆下利等症。但同中有异，其中半夏泻心汤辛开之力较强，主治心下痞满较甚者；生姜泻心汤于半夏泻心汤减干姜二两，加生姜四两，旨在散水气，和胃止呕，对于水气偏重，呕逆较突出，并伴干噫食臭者颇为适宜。《医宗金鉴・订正伤寒论注》卷 2 云："名生姜泻心汤者，其义重在散水气之痞也"；而甘草泻心汤，则为半夏泻心汤加甘草一两，补中益气之力益增，主治胃虚益甚，下利日数十行，完谷不化等。

参考文献

[1] 蒙杏泽，朱小晓．半夏泻心汤加味治疗反流性食管炎 120 例疗效观察[J]. 中国临床医生，2008，36(8)：47-48.

[2] 林云飞．半夏泻心汤合左金丸加减治疗反流性食管炎 32 例[J]. 新中医，2007，39(12)：64-65.

[3] 张永胜，乔文慧．加味半夏泻心汤治疗慢性萎缩性胃炎 1000 例[J]. 陕西中医，2008，29(1)：23-24.

[4] 李道宽．半夏泻心汤治疗慢性浅表性胃炎 65 例[J]. 实用中医内科杂志，2008，22(9)：7-8.

[5] 付旭彦．半夏泻心汤加减治疗糖尿病胃轻瘫 83 例临床观察[J]. 中国现代医药杂志，2006，8(6)：20.

[6] 方军，陈式样．半夏泻心汤加味治疗胃轻瘫综合征 42 例[J]. 实用中医药杂志，2005，21(2)：76-77.

[7] 刘川云．半夏泻心汤加减治疗消化性溃疡 37 例[J]. 实用中医内科杂志，2008，22(10)：23.

[8] 杨春华．半夏泻心汤治疗消化性溃疡 51 例临床体会[J]. 天津中医药，2008，25(4)：291.

[9] 路其云，路豪．四逆半夏泻心汤加减治疗顽固性呃逆 23 例[J]. 中国中医药科技，2007，14(5)：354.

[10] 潘金丽，徐立然，唐静文，等．半夏泻心汤加味治疗艾滋病腹泻 20 例[J]. 中医研究，2007，20(6)：

46-47.

[11] 屈冰,张明利,张书亮．半夏泻心汤治疗艾滋病相关腹泻 68 例[J]. 中医研究,2008,21(8):37-38.

[12] 邹安平．半夏泻心汤治疗慢性乙型病毒性肝炎肝胃不和证[J]. 湖北中医杂志,2006,28(1):37.

[13] 梁学书．半夏泻心汤治疗慢性胆囊炎 68 例[J]. 浙江中西医结合杂志,2005,15(7):421.

[14] 张珍先．半夏泻心汤加减治疗慢性胆囊炎寒热错杂证 60 例[J]. 江西中医杂志,2005,10:52.

[15] 郝芬兰,吴立明．半夏泻心汤加味治疗失眠 102 例[J]. 四川中医,2007,25(9):70.

[16] 张三强,鹿秀芹．半夏泻心汤治疗眩晕症 52 例[J]. 中医药临床杂志,2005,17(6):563.

[17] 花宝金,王芳,侯炜．半夏泻心汤化裁治疗消化系统肿瘤 54 例[J]. Chinese Journal of Information on TCM,2006,13(2):74-75.

[18] 李莲嘉．半夏泻心汤治疗儿童胃幽门螺杆菌感染[J]. 黑龙江中医药,2007,8:24.

[19] 殷勤,高慧．半夏泻心汤加减治疗小儿厌食症临床观察[J]. 河北中医,2007,29(5):433.

[20] 徐光林．半夏泻心汤为主治疗胃食管反流性咽喉炎 40 例临床观察[J]. 中医杂志,2005,46(1):38-40.

[21] 王红宇．半夏泻心汤化裁治疗复发性口腔溃疡 98 例[J]. 北京中医,2007,26(3):164-165.

[22] 许景峰,王金萍,许茜．半夏泻心汤对大鼠胃溃疡及小肠功能的影响[J]. 药物研究,2002,11(2):48-50.

[23] 王历,刘春红,田明健．半夏泻心汤不同服药方法对乙酸性胃溃疡大鼠疗效影响的实验研究[J]. 中医药信息,2005,22(6):54-56.

[24] 刘晓霓,金秀东,李月珍,等．半夏泻心汤对反流性食管炎大鼠胃酸、胆汁酸和 CGRP 的影响[J]. 放射免疫学杂志,2008,21(4):312-314.

[25] 张忠,司银楚,白丽敏,等．半夏泻心汤对应激性胃溃疡大鼠生长抑素的影响[J]. 中国中西医结合杂志,2007,27(10):916-918.

[26] 潘霜．半夏泻心汤及其拆方对老年大鼠胃排空影响的研究[J]. 江苏中医药,2006,27(3):59-60.

[27] 李在邠,李松风,田秋芬,等．四种泻心汤抗缺氧作用的实验观察[J]. 解放军医学杂志,1989,14(6):441-442.

黄 连 汤

(《伤寒论》)

【组成】黄连三两(9g) 半夏半升(9g) 甘草炙 干姜 桂枝各三两(各 9g) 人参二两(6g) 大枣十枚擘(四枚)

【用法】以水一斗,煮取六升,去渣,温服一升,日三服,夜二服。

【功用】平调寒热,和胃降逆。

【主治】上热下寒证。胸脘痞闷,烦热,气逆欲呕,腹中痛,或肠鸣泄泻,舌苔白滑,脉弦者。

【病机分析】本病属上热下寒,升降失常之证。原为表邪传里,伤及脾胃而成。胸中有热,胃失和降,故胸痞烦热,气逆欲呕;中阳受损,寒滞于下,故腹痛,或肠鸣泄泻。

【配伍意义】本方为半夏泻心汤去黄芩加桂枝而成,善治上热下寒所致诸症。方中黄连苦寒,入心、肝、胃、大肠经,主清胸中之热,兼和胃气,是以为君。臣以干姜、桂枝辛散温通,共祛在下之寒,以止腹痛。有关桂枝,张寿颐曾曰:“立中州之阳气,疗脾胃虚馁而腹疼”(《本草正义》卷 7)。佐以半夏既和胃降逆止呕,又宽胸散结消痞,与黄连、干姜、桂枝为伍温清并用,苦泻辛散,则寒热平调,呕止痛愈。再佐人参、大枣、甘草益气健脾,以复中州。甘草又调和诸药，缓急止痛，以为使药。由此观之，该方的配伍特点是：清上温下，辛开苦降，补泻同施，但以辛开温通为主。因以黄连为君，故名曰黄连汤。

【类方比较】本方与半夏泻心汤同属辛开苦降之剂，具有调和肠胃，散结消痞之功，皆治寒热错杂，胃气不和之痞满吐利之症。两方虽仅一味之差，然半夏泻心汤有黄芩，故偏于苦降，重在泻热除痞；而黄连汤易桂枝，则偏于辛开，重在平调寒热。两方立法有异，因此主治、煎服法亦有所不同。前者证以心下痞满为主，须去滓再煎，取其重浊苦辛之味，以开泻痞满；后者又增腹中痛一症，只煎一次，是取轻清寒热之气，以分走上下，同时日三夜二服，即小量频服，以防药后呕吐，提高疗效。

【临床运用】

1. 证治要点　本方证由表邪传里，损伤脾胃，升降失职而致上热下寒证。以呕吐、腹痛为证治要点。

2. 加减法　若呕吐酸苦，加吴茱萸；泄泻较剧者，加茯苓。

3. 现代常用本方治疗浅表性胃炎、胆汁反流性胃炎、慢性肠炎、消化不良等属上热下寒证者。

【使用注意】本方仅治上热下寒之呕吐腹痛。若为气滞或食积等原因所致者，不宜使用本方。

【源流发展】本方始见于《伤寒论》第173条，系半夏泻心汤衍化而成，故源于此。在主治方面，原书记载："伤寒胸中有热，胃中有邪气，腹中痛，欲呕吐。"后世从不同角度加以补充。诸如：《张氏医通》卷16："胃中寒热不和，心中痞满"；《王旭高医书六种·退思集类方歌注》："湿家下之，丹田有热，胸中有寒，舌上如苔。"《伤寒论临床经验录》："上部有热邪壅闭，脾阳虚弱不任苦寒者。"

有关本方的组成变化，《云岐子保命集》卷上之黄连汤，即本方去桂枝、半夏，温散之力减轻，主治证同本方，但较轻。《医门法律》卷5之进退黄连汤，进法同本方七味，俱不制，水煎温服；退法不用桂枝，黄连减半，或加肉桂五分，逐味制熟，煎服法同，但空腹朝服崔氏八味丸三钱，半饥服煎剂。退法中苦降寒清之功稍逊，补益之效增加，专治关格。进退黄连汤尽管组成与黄连汤出入不大，但用法别具一格，适应证亦有所发挥。《绛雪园古方选注》卷中曾评价曰："黄连汤，仲景治胃有邪，胸有热，腹有寒，喻嘉言旁通其旨，加进退之法，以治关格，独超千古，借其冲和王道之方，从中调治，使胃气自为敷布，以渐通于上下。如格则吐逆，则进桂枝和胃通阳，俾阴气由中渐透于上，药以生用而升；如关则不得小便，则退桂枝，减黄连，俾阳气由中渐透于下，药以熟用而降；如关且格者，阴阳由中而渐透于上下，卫气先通则加意通卫，营气先通则加意通营，不以才通而变法，斯得治关格之旨矣。"足见本方的创意影响深远。

【疑难阐释】

1. 本方组成为何由半夏泻心汤去黄芩加桂枝？本方适应证虽与半夏泻心汤极为相似，但因下寒较重，又添腹痛一症。去黄芩者；因不利于下寒之腹痛，小柴胡汤加减法云："若腹中痛者，去黄芩，加芍药"，可以佐证；加桂枝者，旨在温通上下，以散寒降逆。

2. 本方条文中，仲景并未提及苔、脉，应如何掌握？根据其发病机制与有关临床报道经验总结，推测该方主治证的舌苔应白腻或黄腻或薄黄，脉弦数或弦紧或濡滑。当然，是否选用黄连汤，宜视病情或结合其他临床表现而定。

【方论选录】

1. 成无己："上热者，泄之以苦，黄连之苦以降阳；下寒者，散之以辛，桂、姜、半夏之辛以

升阳；脾欲缓，急食甘以缓之，人参、甘草、大枣之甘以益胃。”(《注解伤寒论》卷 4)

2. 吴昆：“伤寒胸中有热而欲呕，胃中有寒而作痛者，与此汤以升降阴阳。黄连之苦，以泄上热而降阳；姜、桂、半夏之辛，以散中寒而升阴；人参、甘草、大枣之甘，可缓中急而益胃。是方也，以黄连之寒，佐以姜、桂之辛，则寒者不滞；以姜、桂之热，君以黄连之苦，则热者不燥。寒热之相用，犹奇正之相倚耳！况夫人参、甘草之益胃，又所以宰中而建招摇矣乎。”(《医方考》卷 1)

3. 柯琴：“此亦柴胡加减方也。表无热，腹中痛，故不用柴、芩，君黄连以泻胸中积热，姜、桂以驱胃中寒邪，佐甘、枣以缓腹痛，半夏除呕，人参补虚。虽无寒热往来于外，而有寒热相持于中，仍不离少阳之治法耳。此与泻心汤大同，而不名泻心汤者，以胸中素有之热，而非寒热相结于心下也，看其君臣更换处，大有分寸。”(《伤寒来苏集·伤寒论注》卷 3)

4. 王子接：“黄连汤，和剂也，即柴胡汤变法，以桂枝易柴胡，以黄连易黄芩，以干姜易生姜。胸中热，欲呕吐，腹中痛者，全因胃中有邪气阻遏阴阳升降之机，故用人参、大枣、干姜、半夏专和胃气，使饮入胃中，听胃气之上下敷布，交通阴阳，再用桂枝宣发太阳之气，载引黄连从上焦阳分泻热，不使其深入太阴，有碍虚寒腹痛。”(《绛雪园古方选注》卷上)

5. 吴谦等：“伤寒邪气入里，因人脏气素有之寒热而化病。此则随胃中有寒，胸中有热而化，腹中痛欲呕吐，故以是方主之。君黄连以清胃中之热，臣干姜以温胃中之寒，半夏降逆，佐黄连呕吐可止，人参补中，佐干姜腹痛可除，桂枝所以安外，大枣所以培中也。然此汤寒温不一，甘苦并投，故必加甘草协和诸药。此为阴阳相格，寒热并施之治法也。”(《医宗金鉴·订正伤寒论注》卷 5)

6. 章楠：“小柴胡汤、黄连汤同为和剂，而柴胡汤专主少阳，黄连汤专主阳明。若少阳证之喜呕者，因木郁土中，胃气不顺，故以柴胡升少阳之气，以黄芩、半夏降胃逆也。黄连汤治胃中邪阻呕吐，病在中焦阴阳格拒，而营气起于中焦，故佐桂枝通营，君黄连之苦寒，干姜之辛热，通阴阳，分清浊，然后人参、大枣、甘草、半夏得以助正气而调和之。因其胸热腹痛，皆由中焦阴阳格拒使然，故为阳明主方。”(《医门棒喝·伤寒论本旨》卷 9)

7. 费伯雄：“变姜、连泻心之法而为升降阴阳之法。寒热并用，补散兼行，和法之最佳者。”(《医方论》卷 2)

8. 蔡陆仙：“此不往来寒热，病不在半表，则柴胡不中与之，胸中为君主之宫城，故用半夏泻心汤加减。胸中之热不得降，故炎上而欲呕；胃因邪气之不散，故腹中痛也。用黄连泻心胸之热，姜、桂去胃中之寒，甘、枣缓胸中之痛，半夏除呕，人参补虚。虽无寒热往来于外，而有寒热相搏于中，所以寒热并用，攻补兼施，仍不离少阳和解之治法耳。此症在太阳、少阳之间，此方兼泻心、理中之剂。”(《中国医药汇海·方剂部》)

【评议】各家对黄连汤适应证的病机为“上热下寒”的看法基本一致。费氏评价该方为“和法之最佳者”，尽管尚须推敲，但分析其理由是“变姜、连泻心之法而为升降阴阳之法。寒热并用，补散兼行”，是有一定说服力的。而柯、王二氏认为本方“仍不离少阳之治法”，则不尽然。一是本方证为上热下寒，与少阳证寒热往来迥别；二是本方以黄连为君，小柴胡汤则以柴胡为君，两者组方结构不同；三是本方证为平调寒热，而小柴胡汤证是和解少阳，立法有异，不可混为一谈。

【验案举例】

1. 泄泻 《伤寒论临床实验录》：某男，26 岁。患下利证，心中烦热，恶心不欲食，头眩，大便水泄，日十数次，两手厥冷，脉象沉细。此平素胃肠虚弱，而热邪乘虚陷入胃中，故呈现心中烦热恶心，厌食，胃脘拒按之热证。根据胃热症状，宜用苦寒泄热之品。而大便泄泻，脉象沉细，舌质淡而微黄，则为脾阳不足。古方中既能清胃热，又能健脾扶阳者，只有《伤寒论》黄连汤可为对证之方，因疏此方与之，服药后便泄顿减而烦热亦轻，食欲较前好转。按此方连服三剂，泄泻止而呕吐之证亦不见，后以健脾和胃法调解而愈。

《实用中西医结合杂志》(1992，11：687)：某男，10岁。上腹痞满，腹泻反复发作一月余，近几天来，腹胀腹泻加重，每日2～3次，伴腹痛口渴，恶心，纳食少，舌质红，苔薄黄，脉弦紧。证属上热下寒。用药：半夏6g，桂枝6g，党参10g，干姜6g，黄连6g，炙甘草3g，生姜3片，大枣3枚。3剂，日1剂，水煎服，服药后腹泻、腹痛减轻，原方继服6剂，诸症消失，疾病痊愈。

按语：此两例均属上热下寒，升降失常，运化失职，清浊不分，而致泄泻。故投本方，使寒热得调，泄泻得愈。

2. 呕吐　《江苏中医》(1966，6：26)：某男，45岁。1965年8月30日初诊。患者于1965年8月29日晚间突然胃脘疼痛，呕吐不已，呕吐物初为食物，后为痰沫，次晨呕吐绿色胆液，饮水即呕，乃来我院门诊。按其痛处确在脐上部，脉象弦数，舌尖边赤，苔黄薄。证属胸中有热，胃中有寒，寒热不调，阴阳升降失常，法当和解。处方：黄连3g，淡干姜2.4g，法半夏9g，川桂枝3g，甘草2.4g，大枣3枚。嘱服1剂，徐徐饮之，以防将药呕出。8月31日复诊：药后呕吐已止，惟脘部尚有微痛。仍宗原方，以巩固疗效。5个月后随访，并未复发。

《伤寒论方运用法》：某男，17岁。1956年10月16日初诊。昨日下午打篮球时，寒潮来袭受风寒。吃夜饭一半，尽呕吐而出。腹痛欲解大便，所解不多。胸中疼热，微发热恶寒，夜睡不安。时时欲呕，饮水亦呕。面微有热色，体温37.8℃，自汗恶寒，胸腹烦疼，欲呕而呕不出，不渴，不欲食，不知饥。舌尖红，苔黄白相兼，脉弦数。证属风寒外感，胃热肠寒。方用桂枝9g，黄连9g，法半夏9g，党参9g，炙甘草9g，生姜9g，红枣9g。服2剂，药后各症均除。

《赵守真治验回忆录》：某男，25岁。久泻愈后，又有呕吐，医进参、术、砂、半，复进竹茹、麦冬、芦根，诸药杂投无效。其证身微热，呕吐清水，水入则不纳，时有冲气上逆，胸略痞闷，口不知味，舌光红燥，苔腻不渴，脉阴沉迟而阳浮数，乃上热中虚之证，应用黄连汤，服药呕吐渐止；再剂，证全除，能进稀粥。后用五味异功散加生姜温胃益气而安。

《实用中西医杂志》(1992，11：687)：某女，7岁。患儿就诊前一天下午食鸡、鱼、瓜果，次晨诉说上腹胀满，呕吐食物残渣，气味酸臭，嗳气频频，哭闹肚子疼，口干欲饮，饮入即吐，舌质红，苔薄黄，脉弦滑。证属食滞结于中焦。治疗原则：降逆和胃，消食化滞。处方：黄连6g，桂枝6g，干姜3g，姜半夏6g，枳实6g，党参10g，焦山楂6g，炒麦芽6g，生姜3片，大枣3枚。3剂，日1剂，水煎服。服药后，呕吐已止，上腹胀满消失，腹痛减轻，原方续服5剂，诸证消失。

按语：上述数例，或泻或吐，病因不尽相同，或为脾胃虚弱，或为风寒侵袭，或为伤食所致，但病机寒热不调则一，故皆投黄连汤而愈。

【临床报道】

1. 胆汁反流性胃炎　治疗胆汁反流性胃炎60例。中药组40例中，合并十二指肠溃疡19例，十二指肠炎14例，十二指肠球部与幽门变形7例；胃黏膜病理检查14例，诊断为慢性浅表性胃炎8例，慢性萎缩性胃炎4例，肠化生和异型增生各1例。对照组20例中，合并十二指肠溃疡8例，十二指肠炎11例，十二指肠球部与幽门变形1例；病理检查11例，诊为慢性浅表性胃炎7例，慢性萎缩性胃炎3例，肠化生1例。中药组辨证为肝胃失和22例，脾胃湿热10例，脾胃虚寒8例，用新黄连汤（黄连、吴茱萸、莪术、枳壳、旋覆花、半夏、党参、干姜、大枣、甘草)治疗。脾胃湿热去干姜、大枣,加生薏苡仁、佩兰;伴血瘀证加三棱、赤芍;胃痛甚加白芍、延胡索;泛酸加乌贼骨、煅牡蛎;胃黏膜粗糙不平起结节或肠化生加血竭、穿山甲珠。对照组服用胃复安。治疗结果:中药组治愈 13 例,显效 24 例,无效 3 例;对照组治愈 2 例,显效 8 例,无效 10 例。两组总有效率分别为 92.5%、50.0%。疗效比较有显著性差异($P<0.05$)。中药组上述三证型治愈率和显效率相比较无显著性差异($P>0.05$)[1]。以黄连汤合左金丸加味(黄连、法半夏、生姜、吴茱萸、桂枝、白参、大枣、甘草)治疗胆汁反流性胃炎 30 例。反酸、嗳气重加旋覆花、郁金;胸痛烧心甚加浙贝母、煅瓦楞子;口苦、呕吐苦水加竹茹、枇杷叶;上腹胀满甚去白参加佛手、陈皮。对照组 30 例服用奥美拉唑、西沙必利。两组均以 4 周为 1 个疗程,连续治疗 2 个疗程。结果:治疗组临床治愈 10 例,显效 12 例,有效 8 例,总有效率为 100%;对照组临床治愈 9 例,显效 8 例,有效 9 例,无效 2 例,总有效率为 93.33%[2]。

2. 慢性胃炎　黄连汤治疗幽门螺杆菌相关性慢性浅表性胃炎 48 例,设对照组 44 例服用西咪替丁、多潘立酮、甲硝唑。两组病例均经胃镜和 HP 检测确诊,具有病程缠绵,反复发作的特点。4 周为 1 个疗程,疗效判定标准停药 4 周后复查 HP 阴性者为根除。结果:治疗组 HP 根除率为 60.3%,而对照组 HP 根除率则为 67.6%,结果相似,无显著差异($P>0.05$)。经治 1 个疗程,治疗组痊愈 34 例(71.0%),显效 6 例(12.5%),有效 8 例(17.0%);对照组痊愈 33 例(45.0%),显效 7 例(10.0%),有效 4 例(9.0%)。两组疗效比较无明显差异($P>0.05$)[3]。以黄连汤治疗慢性萎缩性胃炎 54 例,伴脾胃虚弱者去黄连,加白术、茯苓、山药;胃气壅滞者加苏梗、佛手、香附;肝胃不和者加柴胡、白芍、枳壳、郁金等;湿热中阻加厚朴、藿香;胃热内壅者加栀子、黄芩;瘀血阻滞者加川楝子、延胡索、五灵脂;寒热错杂者加荜澄茄、吴茱萸等。结果:显效 20 例,有效 29 例,无效 4 例,恶化 1 例,总有效率达 90.7%[4]。

3. 慢性结肠炎　以黄连汤为基本方治疗慢性结肠炎 108 例。湿热内蕴型加白头翁、大黄、木香、黄柏、金银花、白芍;肝脾不和型加柴胡、香附、白芍、白术、茯苓;脾虚湿困型加黄芪、茯苓、白术;脾肾阳虚型加补骨脂、肉豆蔻、吴茱萸、五味子、附子;气滞血瘀型加延胡索、红花、三七、白术、茯苓。结果:治愈 42 例,占 38.9%;好转 60 例,占 55.6%;无效 6 例,占 5.5%[5]。

4. 肠系膜淋巴结炎　以黄连汤为主方治疗小儿肠系膜淋巴结炎 96 例,伴脘腹胀满食积不化者加山楂、麦芽;吞酸嘈杂者加海螵蛸、瓦楞子;肝胃郁热偏盛者加川楝子、黄芩;表寒肢冷甚者重用桂枝、生姜;5 天为 1 个疗程,根据病情治疗 1~2 个疗程。结果:痊愈(腹痛消失,3~6 个月无复发;彩超复查未见肿大淋巴结)73 例,显效(腹痛明显减轻或消失,3 个月内复发,但腹痛程度明显减轻;彩超复查未见肿大淋巴结)13 例,有效(腹痛减轻但仍时有发作;彩超复查示肿大淋巴结减少或减小)8 例,无效 2 例,总有效率为 98%[6]。

5. 口腔溃疡　以黄连汤(黄连、炙甘草、干姜、桂枝、党参、制半夏、大枣)治疗复发性口腔溃疡 51 例,对照组 51 例口服叶酸、复合维生素 B、维生素 C。两组连服 6 周,停药 2 周为 1 个疗程,服用 2~3 个疗程。治疗期间每周复查 2 次,并作记录。结果:治疗组 15 例治愈,12 例显效,18 例有效,6 例无效,总有效率为 88.2%;对照组 1 例治愈,7 例显效,10 例有效,33 例无效,总有效率为 35.3%[7]。

【实验研究】对胃黏膜损伤的影响　以应激、幽门结扎和阿司匹林造成胃黏膜损伤模型,观察加味黄连汤(黄连、黄芩、桂枝、干姜、党参、半夏、柴胡、三棱、炙甘草、大枣)对胃黏膜损伤的影响及病理组织学改变。结果表明，加味黄连汤能通过降低胃黏膜的损伤指数，对大鼠急性应激性、幽门结扎型和阿司匹林致胃黏膜损伤起到明显的保护作用[8]。采用放免法观察加味黄连汤对大鼠慢性胃黏膜损伤预防及治疗过程中前列腺素 E_2（PGE_2）的变化。结果，经过30天的预防治疗，加味黄连汤组 PGE_2 的含量显著提高（$P<0.01$），阳性对照组（丽珠得乐组）PGE_2 的含量亦明显提高（$P<0.05$）。在模型复制完毕后进行治疗，用药30天，加味黄连汤高、低剂量组胃黏膜 PGE_2 的含量均显著提高（$P<0.01$），而阳性对照组作用不明显（$P>0.05$）。结果提示，加味黄连汤能明显提高胃黏膜 PGE_2 的含量，改善病理组织学坏死、损伤程度，对胃黏膜慢性损伤起预防和保护作用[9]。

参考文献

[1] 宫伟星，刘吉占．新黄连汤治疗胆汁反流性胃炎40例临床观察[J]. 山东中医杂志，1998，17(4)：156-157.

[2] 王如茂．黄连汤合左金丸加味治疗胆汁返流性胃炎30例[J]. 中国中医药信息杂志，2008，15(6)：75-76.

[3] 赵庆新，梁宝慧，卢燕许．黄连汤治疗幽门螺旋杆菌相关性慢性浅表性胃炎48例[J]. 河南中医药学刊，2000，15(4)：28-29.

[4] 杨光成．黄连汤治疗慢性萎缩性胃炎54例[J]. 福建中医药，2007，38(3)：35-36.

[5] 吴国发．黄连汤治疗慢性结肠炎108例疗效观察[J]. 实用中医内科杂志，2007，21(9)：59.

[6] 于成山．黄连汤治疗小儿肠系膜淋巴结炎96例报告[J]. 山东医药，2007，47(10)：28.

[7] 韩起军，饶肖平，潘湘清，等．黄连汤治疗复发性口腔溃疡临床观察[J]. 中国基层医药，2003，10(5)：475.

[8] 王付，尚炽昌，梁华龙，等．加味黄连汤对大鼠实验性胃粘膜损伤的影响及病理组织学改变[J]. 中国中医药信息杂志，2000，7(3)：34-35.

[9] 石显方，洪向秀．加味黄连汤对大鼠慢性胃粘膜损伤 PGE_2 的影响及病理组织学改变[J]. 河南中医，2000，20(5)：25-26.

（连建伟　姜静娴　章巧萍）

第四节　治　疟

截疟七宝饮（七宝饮）

（《太平惠民和剂局方》，录自《医方类聚》卷122）

【异名】七宝散（《杨氏家藏方》卷3）、七宝汤（《易简方》）、七物汤（《仁斋直指方论》卷10）。

【组成】常山（9g）　陈橘皮不去皮　青橘皮不去皮　槟榔　草果子仁　甘草炙　厚朴去粗皮，生姜汁制各等分（各6g）

【用法】上件㕮咀，每服半两，用水一碗，酒一盏，同煎至一大盏，去滓，露一宿，来日再烫温服（现代用法：用水酌加酒煎，疟发前2小时温服）。

【功用】燥湿祛痰，理气截疟。

【主治】痰湿疟疾。寒热往来，数发不止，舌苔白腻，寸口脉弦滑浮大。食疟，不服水土，山岚瘴气，寒热如疟，并皆治之。

【病机分析】盖疟疾一病，主要是感受“疟邪”。疟邪为患，伏于太阴，阻碍脾胃的升降功能，导致水湿内停，气化不利，酿湿成痰，故疟疾的成因，每与痰湿有关，前人曾谓“无湿不成痰，无痰不成疟”。本方证是因外感疟邪，内有痰湿，内外之邪，纠结为患，出入营卫之间，疟邪与人身营卫之气交争，乃寒热阵作。发作时，邪入与营阴相争，卫阳不能外达而恶寒；其后，邪出与卫阳相搏，热盛于肌表，故又转为高热。痰湿不除，邪气不祛，则疟发不止。舌苔白腻、脉滑者，为痰湿内盛之征，脉弦为疟疾之主脉，脉浮大者，为气壮正未全弱也。其他食疟、水土不服和山岚瘴气等也无不与痰湿有关，故均可治疗。

【配伍意义】疟疾数发不止，治当截之，宜采用燥湿祛痰，行气散结之法。常山对于疟疾具有特效，长期以来一直被视为治疟专药，且能祛痰，故为君药。《神农本草经》卷 3 记载常山：“主伤寒寒热，热发温疟，……胸中痰结吐逆。”《药性论》卷 2 亦曰：“治诸疟，吐痰涎，去寒热。”李时珍不仅强调了本品的“劫痰截疟”之功，而且对用药时间亦有具体规定：“须在发散表邪及提出阳分之后，用之得宜，神效立现”(《本草纲目》卷 17)。现代药理研究已证实常山的抗疟作用。臣以槟榔行气散结，草果燥湿祛痰，两味均可截疟，与常山配伍相得益彰。对该两药的上述功能，前贤早有论述。其中槟榔，《名医别录》卷 2 谓“主消谷逐水，除痰澼”；《本草纲目》卷 31 补充曰：“疗诸疟，御瘴疠。”关于草果，《本草求真》卷 3、《本草正义》卷 5 分别记载：“气味浮散，凡冒巅雾不正瘴疟，服之直入病所皆有效”；“辛温燥烈，善除寒湿而温燥中宫，故为脾胃寒湿主药”；“按岚瘴皆雾露阴湿之邪，最伤清阳之气，故辟瘴多用温燥芳香，以胜阴霾湿浊之蕴祟。草果之治瘴疟，意亦犹是。”再佐温中燥湿的厚朴、疏肝破气的青皮和理脾行气的陈皮，三药共奏燥湿理脾、行气化痰之功，共助君臣以标本兼顾。甘草益气和中，制约诸药辛温燥烈之性为使。以上七药合用，既能截除疟邪，又能消除痰湿，故称“截疟七宝饮”。本方的配伍特点是：集截疟祛痰行气之品于一方，纯属祛邪之剂，邪去则正自安。

【临床运用】

1. 证治要点　本方为截疟的代表方，应用时除见寒热往来、舌苔白腻、脉弦滑浮大外，还须是体质壮实者。

2. 加减法　疟疾数发不止，必由气及血，可于本方中加入五灵脂、桃仁等活血之品，形成癥积伏癖，加入活血祛瘀药，不仅能兼治血证，而且可防止疟母的形成；若恶寒重，可加桂枝以散寒；若呕吐，可加半夏、生姜以燥湿祛痰止呕。

3. 本方现代常用于各型疟疾。

【使用注意】凡疟因痰生，数发之后，正气未虚者，当以此方截之，以免久发而伤正气。然本方属温燥之剂，对于中气虚弱，或内有郁火者，均不相宜。

【源流发展】本方原名“七宝饮”，载于《医方类聚》卷 122，该书注明本方出自《太平惠民和剂局方》，但现存《局方》诸版本均未见此方。《杨氏家藏方》载本方，名为“七宝散”，《易简方》及《仁斋直指方论》载本方时分别名为“七宝汤”、“七物汤”，明《医学正传》转引本方时为了强调其治疟之功，而更名为“截疟七宝饮”，遂沿用至今。本方的立法与组方选药的思路对后世医家颇有启迪。如《丹溪心法》卷 2 的截疟常山饮即为截疟七宝饮去厚朴、青皮、陈皮，加穿山甲、知母、乌梅而成，减行气之力，增活血通络，润燥清热作用。有关穿山甲，李时珍曾指出能“除痰疟寒热”；至于知母与方中草果合用，则疗效益增。李氏曰：“治瘴疟寒热，取其一阴一阳无偏胜之害，盖草果治太阴独胜之寒，知母治阳明独胜之火也”(《本草纲目》卷 14)。观本章所载治疟之方，每每少不了本方所采用的厚朴、青皮、槟榔、草果等温燥破结化痰之品，如《济生方》卷 1 的清脾汤、《温疫论》卷上的达原饮、《重订通俗伤寒论》的柴胡达原饮均伍以上述数药。截疟七宝饮对后世治疟方的影响可窥见一斑。

【疑难阐释】

1. 关于疟疾　是指以间歇性寒战、高热、出汗为特征的一种传染病。《内经》称疟、痎疟；《金匮要略》称疟病。疟疾作为病名见于《太平圣惠方》卷74。病因为风寒暑湿之邪，客于营卫所致。因体质强弱有别及所感病邪与流行特点、表现证候的不同，大致分类如下。①按临床证候分类，有风疟、暑疟、湿疟、痰疟、食疟、寒疟、温疟、风热疟等。②按发病时间分类，有间日疟、三日疟、正疟、子母疟、夜疟、鬼疟、暴疟、游疟、老疟、久疟、阴疟、阳疟等。③按诱发因素及流行特点分类，有劳疟、虚疟、瘴疟、疫疟等。④按脏腑、经络分类，有五脏疟、三阳经疟、三阴经疟等。

2. 关于"本方治一切疟疾"的问题　原书云"本方治一切疟疾"，盖从病机上看，疟疾一证，成因虽繁，但每与痰湿有关，故前人有"无痰不成疟"之说。而痰湿之所生，与脾胃有关，故治疟又必须结合理脾祛湿化痰，而本方治法正是燥湿化痰、理气运脾，使既生之痰湿得化而又防未生之痰湿，所以治疟之源也。从本方组成看，本方既有燥湿健脾、理气化湿的厚朴、青皮、陈皮等，又有治疟之要药常山、草果、槟榔，尤以常山为君，截疟甚捷。综合全方而有燥湿除痰截疟之功，故对各种类型的疟疾，只要中气不虚、内无郁火，均可以本方随证加减而截之。

3. 本方煎法为何用水酒同煎　原方以水酒同煎，寓有深意。盖酒性辛温，能去寒湿，通气血，行药势，使药物在体内迅速发挥作用，特别是常山用酒煮后截疟之效更著。李士材曰：常山"若酒浸炒透，但用钱许，余每用必建奇功"(《本草通玄》)。据药理实验，酒是很好的溶媒，常山等截疟药的有效成分，得酒易溶于水中。又常山"生用则上行必吐，酒蒸、炒熟则气稍缓"(《本草纲目》卷17)，可不致呕也。

【方论选录】

1. 杨士瀛："水即水饮也，血即血瘀也。惟水饮，所以作寒热。惟瘀血，所以增寒热。常山逐水利饮固也，苟无行血药品佐助其间，何以收十全之效耶？继自今疟家，或衄血，或唾血，或大便血丝，或月候适来适去，皆是血证，当以常山、草果、槟榔、青皮、乌梅、甘草作剂，于内加五灵脂、桃仁为佐，入生姜、浓蜜同煎，以主治之。"(《仁斋直指方论》卷17)

2. 吴昆："疟疾三、四发后，寸口脉来弦滑者，此方吐之。三、四发后，可截之时也。脉弦为饮，滑为实，浮为表，大为阳，故在可吐。师云：无痰不作疟。疟痰为患，常山善吐，槟榔善坠，草果善消，厚朴、青皮亦理气行痰之要药；陈皮、甘草乃消痰调胃之上材也。是方也，惟脉来浮大弦滑者可用，若脉来沉涩细微者，与之则逆矣。慎之！"(《医方考》卷2)

3. 汪昂："此足少阴、太阴药也。常山能吐老痰积饮，槟榔能下食积痰结，草果能消太阴膏粱之痰，陈皮利气，厚朴平胃，青皮伐肝，皆为温散行痰之品，加甘草入胃，佐常山以吐疟痰也。"(《医方集解・除痰之剂》)

4. 徐大椿："疟久邪气已衰，气壮正未全弱，而疟犹未定，故宜此方截之。槟榔疏利三焦之气，厚朴涤除中州之满，甘草和胃缓中，草果散寒消滞，青皮平肝破气以司疏泄，生姜温胃散寒以豁痰涎，常山涌泄疟痰之固结以截疟也。水酒同煎露一宿，清晨热服，俾得鼓运清肃之气，以振祛邪止截之力。此疏利涌泄之剂，为久疟气壮脉实止截之专方。"(《徐大椿医书全集・杂病证治》卷3)

5. 李畴人："无痰不作疟，故截疟必用常山，以能化膜原之疟痰也；佐以槟榔、草果，快脾化瓜果之寒积，除此疟根也；青皮、陈皮、厚朴，并开痞化痰消湿；和之以甘草，不使辛烈耗气。

水酒合煎一宿服，取入气血、和阴阳之义耳。”（《医方概要》）

【评议】医家大都对常山的抗疟作用认识一致，李畴人的“截疟必用常山”，即是明证。而吴氏的“常山善吐，槟榔善坠”，则寓有槟榔可减轻常山副作用之意，有关实验研究也证实了这一点。杨氏提出疟有水有血的观点，认为“苟无行血药品佐助其间，何以收十全之效”，当加五灵脂、桃仁等活血之品。此因疟疾数发不止，必由气及血，形成癥积伏癖，加入活血祛瘀药，不仅能兼治血证，而且可防止疟母的形成，有积极的治疗意义。

【验案举例】

1. 妊娠疟疾 《疟疾专辑》：世嫂吕颜氏，于1934年秋仲，怀孕六、七月之间，因秋暑过酷，浴后当风，引起年前寒疟宿患，复发甚厉。先寒后热，寒多热少，栗栗战掉，头痛如破，心烦作恶，六脉浮紧，疟非轻浅，有损胎流产致危之虞。延诊时已将一周，且历数医，以柴胡加桂等进，无纤效。予言是疾非常山不为功，而群医以为不可。因循又越三日，众乃无以为计。予遂复申前议，且引《内经》所载，问“妇人重身，毒之奈何?”岐伯答“有故无殒”之说，用《杨氏家藏方》之“七宝散”为主，加减施治。方用常山钱半，青皮一钱，炙陈皮一钱，甘草七分，草果二钱，银柴胡、鲜藿香、香青蒿、淡子芩、当归身、炒白芍各钱半。用水、酒各半，煎至七分，滤汁别器贮。滓再用水、酒各半煎，去滓，另用器盛。取此头、二煎，各用纱蒙，露一宿。翌日清晨，烫微温，先服头煎，予亲督其进剂。阅二时许，未吐，而疟亦不复至，遂止后服。易方以人参一钱，白术三钱，炒白芍二钱，炒归身三钱，纹秦艽钱半，醋制鳖甲三钱，淡子芩钱半，煅牡蛎三钱，炙甘草七分，加大枣三枚（去核）同煎，连服二剂而安。予之所以毅然主截者，一因疟发已逾六、七度，正值可截之候；次因似此因循，终且殒胎，何如当机立断，逆而取之，究胜于束手坐视，贻悔无及。处方则减去七宝之厚朴、槟榔，而益以藿香、青蒿、归、芍、子芩等，翼翼小心而免贻患。然终凛经训衰其大半而止之诫，故亲视汤药，一击而中，即止勿再服。并即改弦易辙，先剿后抚，以期安谧，乃克奏效。

2. 产后疟疾 《中国现代名中医医案精华》：某女，22岁，已婚。初诊时诉：宿患隔日疟。今值产后第二十七天，恶露已净。三天前开始寒战高热，隔日一作（体温40.5℃），头痛汗出，浑身酸楚，恶心。检查：面色㿠白，肌瘦神疲，唇舌不荣，苔浊灰腻，脉象浮滑数。辨证：素体虚寒，产后更羸，膜原伏邪，乘虚而起。治法：当宜扶正截邪，温下清上。方取截疟七宝饮、四兽饮加减。处方：潞党参12g，淡竹叶9g，煮半夏6g，枯黄芩6g，煨草果5g，常山苗6g，炙甘草5g，杨桃花9g，肉桂末1g（分冲），盐陈皮5g，花槟榔5g，结茯苓9g，大乌梅9g。二剂后寒热头痛俱减，体温降至37.5℃，尚有恶心，神疲，自汗出，舌质暗淡，苔浊略退，脉滑。病势虽减，余邪未尽，脾虚挟湿，纳运失调，仍以健脾燥湿截疟为治。处方：潞党参12g，淡竹叶9g，煮半夏6g，甘草梢5g，盐陈皮5g，杨桃花9g，炒常山6g，大乌梅9g，草蔻仁5g，肉桂末1g（分冲）。二剂后寒热已罢，精神亦有好转，唯纳差、恶心欲呕未除，舌脉同前。疟疾已罢，体虚未复，脾胃失和。治以温中补虚、燥湿和胃，迭进4剂，诸恙悉平，随访月余，未见复发。

按语：本例有疟疾病史，产后遇劳复发，即投截疟药而见效。纳呆呕吐病情虽重，但用温中固下，燥湿化痰，切中“脾恶湿，痰生湿也”之机。产后失血，下元多虚，面色㿠白，口唇不荣，舌苔暗浊是下元虚寒的真象，肌肤壮热，脉象浮数是阳气外泄的假象。上热下寒故用肉桂之辛热，引火归原而收外泄之阳；配以淡竹叶清肺，毋令华盖受煎熬也；一温一凉并用，是仿既济法，取温下清上之功。四诊中肉桂易附子，意亦相同。

【临床报道】

1. 间日疟 用截疟七宝饮合小柴胡汤治疗间日疟45例。结果全部病例均于单用中药后终止发作，其中计服中药2剂者25例，3剂者15例，4剂者5例；随访的30例患者中，除1例外其余均未复发[1]。

2. 结缔组织病　截疟七宝饮改为汤剂，略加增减，用于重叠结缔组织病、皮肌炎等结缔组织病证。认为重叠结缔组织病表现为恶寒发热，肌痛，关节痛，口苦心烦，舌苔黄腻或厚如积粉等病属少阳者，并非少见。皮肌炎因湿热邪毒遏阻少阳，外淫肌肤者也常见上述症状。用截疟七宝饮燥湿祛痰，切中病机，获得良效[2]。

3. 肠阿米巴病　用截疟七宝饮等治疗6例肠阿米巴病。认为急慢性肠阿米巴病属痢疾中的疫毒证型，其主要病因、病机也因感受湿热、疫毒之邪而起；疟疾和肠阿米巴病，其临床表现有所不同，但病因、病机、辨证有一致性，故可"异病同治"。在临床上治疗肠阿米巴病，采用截疟法之疗效要优于清热解毒、凉血除积法[3]。

【实验研究】抗疟作用与副作用　复方实验研究证明，截疟七宝饮中的各药均不减弱常山抗疟效果。而本方对鸽的致吐作用则比单味常山小3～4倍。减去厚朴等，并不增加其致吐程度，减去槟榔则致吐强度与单味常山相同，若用常山和槟榔两药，致吐作用与七宝饮相似。说明槟榔是本方中抗常山呕吐副作用的主要药物[4]。

参考文献

[1] 虞士扬. 中医药治疗间日疟45例[J]. 上海中医药杂志，1964，(8)：6.

[2] 杨德明. 截疟七宝饮新用[J]. 新中医，1993，(10)：48-49.

[3] 蔡宛如. 中医截疟法治疗阿米巴病初探[J]. 浙江中医杂志，1994，(8)：369.

[4] 药理学教研组. 截疟七宝饮之复方研究[J]. 湖南医学院学报，1959，(3)：144.

清脾饮(清脾汤)

(《济生方》卷1)

【异名】清脾饮子(《保婴撮要》卷7)、清脾饮(《济阴纲目》卷9)、九味清脾汤(《泻疫新论》卷下)。

【组成】青皮去白　厚朴姜制，炒　白术　草果仁　柴胡去芦　茯苓去皮　半夏汤泡七次　黄芩　甘草炙各等分

【用法】上㕮咀。每服四钱，水一盏半，姜五片，煎至七分，去渣温服，不拘时候(现代用法：水煎，疟发前二、三小时服)。

【功用】和解清热，燥湿化痰，行气运脾。

【主治】疟疾痰湿化热证。寒热往来，热多寒少，膈满心烦，不思饮食，口苦舌干，小便黄赤，大便不利，舌苔黄腻，脉弦数。

【病机分析】本方所治疟疾，虽亦为脾失健运，停湿生痰，但业已化热，加之"疟不离少阳"，少阳不和所致。痰湿化热，则热多寒少，小便黄赤；胃纳脾运失常，则不思饮食，大便不利；少阳失和，则心烦口苦；苔黄腻，脉弦数，皆痰湿化热之征。

【配伍意义】本方适应证部位在少阳、脾胃，病性属痰、湿、热，病证以热多寒少为特点，因此治以和解清热，燥湿化痰，行气运脾之法。方选柴胡、黄芩和解少阳，透邪清热。柴胡治疟早有记载，《本经逢原》卷1曰："诸疟寒热"；黄芩助之相辅以相成，"清肌退热，柴胡最佳，然无黄芩不能凉肌达表"(《本草汇言》卷1)。再者，两药乃和解少阳必用之品，故共为君药。臣以草果截疟，半夏散结消痞，二味均能燥湿化痰，以除痰湿；青皮、厚朴行气除满燥湿，"气

化湿亦化”、“气顺则痰消”，与果、夏合用则疗效益增。更佐白术、茯苓、甘草健脾益气祛湿，既杜生湿之源，又除已成之湿。甘草尚可调和药性，以之为使。综观全方，其配伍特点是：扶正与祛邪并举，以祛邪为主；少阳和脾胃同治，重在治脾。这也是清脾汤命名的依据。

【临床运用】

1. 证治要点　本方原治瘅疟，为痰湿化热之证，以寒热往来，热多寒少，心烦口苦，脉弦数为证治要点。

2. 加减法　邪气盛者，增常山、槟榔以加强截疟行气之力；热重可加石膏，以增清热作用；痰湿明显者加陈皮、苍术，以益化痰燥湿之效；体质弱者，加人参，以益气扶正。

3. 本方现代常用于疟疾属于痰湿化热者。由于本方正邪兼顾，故可用于妊娠疟疾、小儿疟疾等。

【使用注意】疟疾属痰湿偏寒者，本方不宜应用。

【源流发展】本方原名清脾汤，首载于《济生方》卷1，但追根溯源，实际上由《伤寒论》的小柴胡汤去人参、大枣，《太平惠民和剂局方》卷4之二陈汤去陈皮，以及《三因极一病证方论》卷6之清脾汤去乌梅、高良姜三方相合又加白术而成。清脾饮原治“瘅疟脉来弦数，但热不寒，或热多寒少，膈满能食，口苦舌干，心烦，小便黄赤，大便不利。”其后，《济阴纲目》卷9将其扩大用于妊娠疟疾。

在组成方面，据《中医方剂大辞典》统计，继本方之后称清脾汤或清脾饮的共有6首，其中由本方化裁的有4首，主治证亦有所发展。例如《世医得效方》卷14之清脾汤，为本方加人参、常山、地骨皮，增强补气健脾、截疟祛痰之功，用于妊娠作疟，热多者。《胎产秘书》卷上之清脾饮，为本方去柴胡、草果、半夏，加知母，减燥湿之力，治同前方。上述两方主要用于妇科，而以下两方则适宜于儿科。《痘疹金镜录》卷上之清脾饮，为本方加苍术、陈皮、枳壳、川芎、香附，以消导宿滞，专治小儿疟疾。《幼科金针》卷上之清脾饮，为本方去白术，加苍术、陈皮、枳壳、桑叶，功似前方，对小儿食厥较为适宜。如用于疟疾，内有疟母者，则加香附。

【疑难阐释】

1. 如何理解本方的命名　对此医家见解不一。吴昆认为清脾饮之“清”，“非清凉之谓，乃攻去其邪而脾部为之一清也”（《医方考》卷2）；张璐等认为是“清理脾家痰气宿滞及蕴积少阳经中风热之邪”（《张氏医通》卷3），或“清少阳所胜之邪”（《绛雪园古方选注》卷中）；柯琴、王泰林认为清脾乃“究其因而治其本”（录自《古今名医方论》卷2），“是明从脾胃论治”（《王旭高医书六种·退思集类方歌注》）等。究竟孰说为是？盖本方证因痰湿化热，少阳失和所致，故有疟不离少阳之说。但是，痰湿之邪本于脾胃，痰湿不除，蕴热不清，则疟发不止。故本方多为健脾化湿之品，和解少阳仅柴、芩而已。可见本方是以治脾之本为主。

2. 关于本方原治“瘅疟”的解释　瘅，热气盛的意思，故瘅疟有即温疟之说。临床表现为疟发时，但热不寒，或热多寒少为特点。《素问·疟论》早有记载：“但热不寒者，阴气先绝，阳气独发，则少气烦冤，手足热而欲呕，名曰瘅疟”；“瘅疟者，肺素有热，气盛于身，厥逆上冲，中气实而不外泄，因有所用力，腠理开，风寒舍于皮肤之内，分肉之间而发。发则阳气盛，阳气胜而不衰，则病矣。其气不及于阴，故但热而不寒。”

【方论选录】

1. 吴昆：“疟发时，热多寒少，口苦咽干，大小赤涩，脉来弦数者，此方主之。此条皆太阴证也。太阴脾主湿，湿生痰，痰生热，故见上件诸证。脉来弦数，弦为痰饮，数为热也。方曰清脾者，非清凉之谓，乃攻去其邪而脾部为之一清也。故青皮、厚朴清去脾部之痰，半夏、茯苓清去脾中之湿，柴胡、黄芩清去脾中之热，白术、甘草清去脾脏之虚，而草果仁又所以清膏粱之痰也。刘宗厚先生因草果仁之温热而讥焉，盖未达严用和氏之清矣。《机要》云：疟在三阴经，总谓之湿疟，当从太阴经论之。此言可谓知要。今即古方审择而用焉，则本方为切当矣。”（《医方考》卷2）

2. 柯琴：“疟为少阳病，治分六经。邪留于募原，有远近之殊，其发有虚实先后之异。而此汤之治疟，实以痰积，名之清脾者，究其因而治其本也。先哲云：无痰不成疟，无积不成疟。是脾为生痰之源，而积之不磨者，亦因脾之不运也。胃主内，脾主消，而胃为脾之表。凡欲清脾，必先平胃。青皮、厚朴、草果，皆气味兼厚之品，取以阳明之仓，正以利太阴之输也。然宿痰留结，更有借于茯苓、半夏之淡渗辛散，是恐奇之不去则偶之，所以攻脾之实者，平胃除痰，每相须耳！积因于寒，痰因于热，是寒热往来为疟之标，而实为痰积之本矣，必用芩、柴以清之，更合于少阳之治。然此为土中泻火，不是直攻少阳，乃清脾之义也。火土平而无以善其后，则疟之因实而成者，未免因虚而剧，甘、术之必须，又防微杜渐法耳。”（录自《古今名医方论》卷2）

3. 张璐：“按清脾饮，清理脾家痰气宿滞及蕴积少阳经中风热之邪；乃于小柴胡中除去人参，益入青皮、白术、厚朴、草果一派克削之味。在藜藿之人，固为相宜；若膏粱豢养柔脆者，即有留滞，亦难胜此，用者审之。”（《张氏医通》卷3）

4. 王子接：“脾不曰健而曰清者，太阴受病，清少阳所胜之邪也。盖少阳、太阴为顺乘之脏腑，太阴疟寒热者，必兼少阳而来，故以小柴胡和少阳之枢纽，复以厚朴、青皮荡涤膜原之邪。独是柴胡汤中去人参用白术者，恐人参助气，取白术燥土以胜湿痰，不助少阳之热。《济生方》有草果，虽散太阴滞气，若热郁者，非清脾之谓也。”（《绛雪园古方选注》卷中）

5. 吴谦等：“疟为少阳病，兼太阳表者，麻桂各半汤汗之；兼阳明里者，大柴胡汤下之；若不兼表里，或已汗、下而仍作者，当从少阳和解法也。是方以小柴胡、四君二汤合剂，清少阳而顾及于脾，故名曰清脾也。减人参者，以气不虚也，加草果、厚朴气味俱厚之品，取以输胃之积，加青皮佐茯苓、半夏，用以破痰之原。先哲云；无痰不成疟，无积不成疟，此汤是也。若夫气虚者仍加人参，气实者更加槟榔，热多者加石膏，汗多者加桂枝，自当临病斟酌也。”（《医宗金鉴·删补名医方论》卷5）

6. 张秉成：“原方主治疟疾热多寒少，口苦嗌干，小便赤涩，脉来弦数等证。然观其方药，并非纯用清利之品，其所以为之清脾者，后贤皆谓能廓清脾部之邪耳。夫疟邪虽伏于肝胆之间，而所以致其伏者，又在于脾，因脾失运化之职，遂致湿浊痰饮与伏邪互结耳。方中白术、甘草补其脾，复其健运，半夏、茯苓行其痰，厚朴散其湿，而独以青皮入肝，疏其伏邪，草果入脾，散其结滞。柴胡升之，散疟邪于表；黄芩降之，清疟邪于里。引用生姜，亦祛邪辟恶，以廓清脾部耳。”（《成方便读》卷4）

7. 王泰林：“虽疟不离乎少阳，而脾胃受伤者实多，故严氏宗仲景小柴胡加减而立此方。名曰清脾，是明从脾胃论治。方中苓、术、夏、草，皆脾胃药，复以厚朴、青皮、草果，荡涤膜原之邪，劫痰截疟，其治少阳，惟柴、芩二味而已。古云：无痰不成疟，无积不成疟。然虽有痰积，若不兼感风寒，亦未必便成疟疾，故治疟之方，解表除痰，每相须为用也。”（《王旭高医书六种·退思集类方歌注》）

【评议】前贤对本方配伍意义的剖析，或详或略，无明显分歧。其中张秉成说：“柴胡升之，散疟邪于表；黄芩降之，清疟邪于里。”柯琴认为：“火土平而无以善其后，则疟之因实而成者，未免因虚而剧，甘、术之必须，又防微杜渐法耳。”可谓深刻透彻。吴谦在本方的加减方面叙述尤详:“若夫气虚者仍加人参,气实者更加槟榔,热多者加石膏,汗多者加桂枝。”可供医者临证参考。至于对本方方名的解释,有关医家虽持不同观点,但根据该方用药侧重于治脾之本,所以当以柯、王二氏之释较为合理(详见疑难解释项)。

【验案举例】

1. 疟疾 《疟疾专辑》:某男,17 岁。日日疟依时而作,先寒后热,热势甚壮,头痛胸闷,已延旬日。此夏伤于暑,秋感风凉,致邪伏少阳,而痰湿阻于膜原。脉象滑数,舌苔薄白。拟以清脾饮加减。处方:柴胡一钱,制川朴一钱,黄芩一钱,草果(打)一钱,姜半夏三钱,生甘草一钱,炒白术钱半,陈皮一钱,青皮钱半,茯苓三钱,红枣三枚,生姜二片。此方服三剂,寒热退而疟愈。

按语:夏暑秋凉,致邪伏少阳,痰湿内阻而发为疟疾;脾喜燥而恶湿,痰湿内困则脾失健运,使痰湿益盛故疟发日日不休,治当运脾化湿、和解行气,方以清脾饮加陈皮以增行气化痰之功,加生姜、大枣以调理中焦脾胃。

2.《现代名中医医案选·叶熙春医案》:某男,30 岁。痰湿内伏,枢机不和,疟发间日而来,先寒后热,头痛胸满欲呕,腹部作胀,舌苔厚腻,脉象弦滑,治以清脾饮加味:制厚朴 4.5g,煨草果 4.5g,制茅术 4.5g,柴胡 4.5g,炒黄芩 6g,姜半夏 7.5g,威灵仙 9g,白蒺藜 9g,小青皮 4.5g,茯苓 12g,乌药 9g,生姜 3 片,竹茹 9g。二诊:前方服后,疟发已轻,呕止,头痛、胸闷、腹胀俱瘥,苔腻转薄,脉仍弦滑。再宗原法:柴胡 2.4g,黄芩 4.5g,茯苓 12g,制川朴 2.4g,小青皮 4.5g,白蒺藜 9g,姜半夏 7.5g,生谷芽 9g,威灵仙 9g,煨草果 2.4g,制茅术 4.5g,台乌药 6g。

按语:间日疟伴头痛腹胀、胸满欲呕、舌苔厚腻、脉象弦滑者,乃痰湿内伏,脾不健运。治当和解行气,运脾化湿。以清脾饮加威灵仙、白蒺藜、乌药等以增燥湿行气之功,使痰去源清,脾复健运,而疟邪得以透解。

【临床报道】

1. 急性血吸虫病 用清脾饮加味治疗 13 例急性血吸虫病。处方:白术、云茯苓、厚朴、青皮、柴胡、知母各 10g,黄芩、甘草、草果各 6g。高热者加金银花、连翘;有痢疾史大便黏垢带脓血者加白头翁、秦皮;肝区有叩击痛者加川楝子、延胡索;腹胀纳呆者加枳壳、焦三仙;干咳带血者加沙参、仙鹤草;腹泻腹胀肠鸣者加车前子、泽泻。结果全部获愈。退热时间最短 4 天,最长 8 天,平均 6 天。肝区及脘腹胀痛、腹泻等减轻或消失时间最短 6 天,最长 13 天,平均 10.5 天[1]。

2. 妊娠合并疟疾 以清脾饮治疗 20 例妊娠合并疟疾。基本方:柴胡、黄芩、法半夏、茯苓、白术、青皮、草果、知母、青蒿、甘草。气虚加党参、太子参;头痛加白蒺藜、桑叶、菊花;发热重加生石膏;腰痛加续断、桑寄生;身痛加秦艽;疟久作不止加常山。并用白蜜 30g,加白酒适量,于疟疾发作前 2 小时顿服。服 2～3 剂后,疟疾均被控制,直至分娩未再发作[2]。

3. 发热 用清脾饮加味(青皮、姜厚朴、制白术、草果仁、柴胡、茯苓、黄芩、制半夏、炙甘草、生姜、青蒿、穿山甲、首乌)治疗发热 88 例。患者病程均在 2 周以上,体温在 37.2～39.5℃,其中 37.2～38.5℃者 69 例,38.6～39℃者 12 例,39℃以上者 7 例;不规则热型者 43 例,间歇热者 31 例,颠倒热者 9 例,弛张热者 4 例,双峰热者 1 例;查出疟原虫而口服抗疟药物无效者 21 例,症状似疟疾而查不出疟原虫者 43 例,其他无名发热者 24 例。结果:痊愈(用药后体温降至正常,观察 2 周无复发)68 例,占 77.27%;好转(用药后体温降低,或降至正常后又复发者)11 例,占 12.5%;无效(用药后体温未明显改善而转科或转院治疗)9

例，占 10.23%。总有效率为 89.7%[3]。

参考文献

[1] 何承烈．清脾饮加味治疗急性血吸虫病 13 例[J]．四川中医，1987，5(12)：16.
[2] 汤昆华，朱广华．清脾饮治疗妊娠合并疟疾 20 例[J]．江苏中医，1990，11(12)：21-22.
[3] 贾磊．清脾饮加味治疗发热 88 例[J]．国医论坛，2001，16(4)：24-25.

（连建伟 姜静娴 王立人）

柴胡达原饮

（《重订通俗伤寒论》卷 2）

【组成】柴胡一钱半(4.5g) 生枳壳一钱半(4.5g) 川朴一钱半(4.5g) 青皮一钱半(4.5g) 炙甘草七分(2.1g) 黄芩一钱半(4.5g) 苦桔梗一钱(3g) 草果六分(1.8g) 槟榔二钱(6g) 荷叶梗五寸(10～15g)

【用法】水煎服。

【功用】透达膜原，祛湿化痰。

【主治】温疫痰湿阻于膜原证。间日发疟，胸膈痞满，心烦懊侬，头眩口腻，咯痰不爽，苔白粗如积粉，扪之糙涩，脉弦而滑者。

【病机分析】膜原外通肌腠，内近胃腑，为三焦之门户，居一身半表半里之位。温疫之邪，从口鼻而入。邪在半表半里，出入营卫之间，正邪相争之时，则疟疾发作，发有定时；邪阻膜原，则三焦气机失畅，积湿酿痰，故见胸膈痞满；气机被郁化热，湿郁热伏于里，内扰心神则见心烦懊侬，内阻清阳则头眩；痰湿内郁于肺则咯痰不爽，苔白粗如积粉，扪之糙涩，脉弦而滑者，均为痰湿阻于膜原之征。

【配伍意义】本方主治间日疟者，系瘟疫痰湿所致，但湿重于热。此时邪不在表，忌用发汗，胃腑不实，不宜攻下。正如叶桂所说："温疫病初入膜原，未归胃腑，急急透解"(《外感温热篇》)。所以在治疗上宜开达膜原，祛湿化痰。本方以柴胡、黄芩为君，透表解热以疏达膜原气机，"为外邪之在半表半里者引而出之，使达于表而外邪自散"(《本草正义》卷 2)；而且黄芩清热泻火以降泄膜原郁热，"得柴胡退寒热"(《本草纲目》卷 13)，两者是为和解半表半里之邪的重要药对。配伍枳壳、厚朴、草果行气燥湿，消痞除满，草果尚能截疟祛痰，以宽畅中焦，均为臣药。佐以青皮、槟榔下气散结，以疏利上焦。桔梗宣肺化痰，《重庆堂随笔》卷下谓其"开肺气之结，宣心气之郁，上焦药也"；荷梗升清透邪，二药合用，以开宣上焦，亦为佐药。甘草调药补中，是为使药。总之，该方的配伍特点是，透表清里，宣上畅中疏下，使膜原开达，表里和解，三焦通利，则邪祛热清，湿化痰消，疟自缓解。

【类方比较】本方与截疟七宝饮、清脾饮均为治疟名方，三方皆有厚朴、青皮、草果、甘草等理气化痰燥湿之品，但特点各异。其中柴胡达原饮又增柴胡、黄芩、枳壳、桔梗、槟榔、荷梗几味，透解开达疏利之功较强，善治温疫痰湿伏于膜原之间日疟，但湿重于热；截疟七宝饮配伍常山、陈皮、槟榔三药，截疟力胜，并无清热作用，主治痰湿疟疾而体质壮实者；而清脾饮配合柴胡、黄芩、半夏、白术、茯苓数药，擅于和解清热，邪正兼顾，对于痰湿化热之疟颇为适宜，体质较弱者亦可选用。

【临床运用】

1. 证治要点 本方是治疗邪伏膜原、湿遏热伏而湿重于热的常用方剂，以寒热往来、胸膈痞满、苔白粗如积粉、脉弦滑为辨证要点。

2. 现代应用于疟疾、流感及不明原因的发热、慢性肝炎而症见寒热往来、胸膈痞满、苔白粗如积粉、脉弦滑等。

【使用注意】湿郁热伏、热重于湿者不宜使用本方。原书云：若湿已开，热已透，相火炽盛，再投此剂，反助相火愈炽，适劫胆汁而烁肝阴，酿成火旺生风，痉厥兼臻之变矣。用此方者宜慎之。

【源流发展】本方出自《重订通俗伤寒论》，由吴又可《温疫论》卷上的达原饮化裁而来。吴氏观察到当时流行温疫病的初起证候，既不同于一般外感表证，又无里证，而表现为憎寒壮热、脉不浮不沉而数等，为了说明此类证候的病变部位，提出了"内不在脏腑，外不在经络，舍于伏脊之内，去表不远，附近于胃，乃表里之分界，是为半表半里，即《内经·疟论》所谓'横连募原'者也"（《温疫论》卷上）。当其初起，邪气深伏，盘踞膜原，表里形证未见，汗下皆非所宜，唯与宣疏一法，化其伏邪方宜。达原饮以槟榔、厚朴、草果疏利宣泄，破结逐邪，直达其巢穴，使邪气溃败，速离膜原。更配黄芩清泄里热，甘草和中解毒；加知母滋阴，芍药和血，既助清热之力，又防辛燥伤津。诸药合用，共成达原溃邪之功。然达原饮以槟、朴、果为主，药多温燥而透邪不足，又有知、芍之滋腻，对于湿遏热伏以湿为主者，恐非所宜。后俞根初在此方基础上增柴、荷之透泄，去知、芍之阴柔，更添青、桔、枳之理气。"以柴、芩为君，以柴胡疏达膜原之气机，黄芩苦泄膜原之郁火也。臣以枳、桔开上，朴、果疏中，青、槟达下，以开达三焦之气机，使膜原之邪，从三焦而外达肌腠也。佐以荷梗透之，使以甘草和之。虽云达原，实为和解三焦之良方。较之吴氏原方，奏功尤捷"（《重订通俗伤寒论》）。由上可以看出，俞氏借用了吴氏疟伏膜原的概念，创制了以达原饮为基础而又有所发展的柴胡达原饮，变化有以下几个方面：①君药的改变。达原饮以槟榔、厚朴、草果为君，重在理气化浊破结；柴胡达原饮以柴胡、黄芩为君，透邪外达、清解疟邪更佳。②配伍上的改变。吴氏方以清热滋阴的黄芩、白芍，防辛燥伤津可矣；俞氏方在配伍上更强调开达三焦气机，在原有的槟榔、厚朴、草果基础上，去知母、白芍之滋腻，加枳壳、桔梗、青皮之开达，更加荷梗一味，则清透益胜。

【疑难阐释】关于膜原的概念。有关膜原的最早论述见于《内经》。《素问·举痛论》曰："寒气客于小肠膜原之间，络血之中，血泣不得注于大经，血气稽留不得行，故宿昔而成积矣。"杨上善说："肠胃皆有募有原……大肠募在天枢齐左右各二寸，原在手大指之间。小肠募在齐下三寸关元，原在手外侧腕骨之前完骨"（《黄帝内经太素》卷 27）。吴又可根据膜原的部位和形质，提出了膜原的病理变化，曰："病疫之由……邪自口鼻入，则其所客，内不在脏腑，外不在经络，舍于伏脊之内，去表不远，附近于胃，乃表里之分界，是为半表半里，即《针经》所谓横连膜原是也"（《温疫论》卷上）。综观以上论述，对于膜原的解释说法不一。后世医家多遵吴氏之说，认为膜原学说是吴又可引申《内经》有关的论述，创造性地应用于温疫病诊治之产物，膜原的部位在半表半里，是温疫病相对稳定的病变部位[1]。

【方论选录】何秀山："《内经》言'邪气内薄五脏，横连膜原'。膜者，横膈之膜，原者，空隙之处，外通肌腠，内近胃腑，即三焦之关键，为内外交界之地，实一身之半表半里也。凡外邪每由膜原入内，内邪每由膜原达外。此吴又可治疫邪初犯膜原，所以有达原饮之作也。今俞氏以柴、芩为君者，以柴胡疏达膜原之气机，黄芩苦泄膜原之郁火也。臣以枳、桔开上，朴、果疏中，青、槟达下，以开达三焦之气机，使膜原伏邪，从三焦而外达肌腠也。佐以荷梗透之，使以甘草和之。虽云达原，实为和解三焦之良方。较之吴氏原方，奏功尤捷。然必湿重于热，痰阻膜原，始为适宜。若湿已开，热已透，相火炽盛，再投此剂，反助相火愈炽，适劫胆汁

而烁肝阴，酿成火旺生风，痉厥兼臻之变矣，用此方者其审慎之。”（《重订通俗伤寒论》）

【评议】何氏关于本方方义、使用宜忌的诠释言简意赅，有理有据。并认为本方虽源于达原饮，但“较之吴氏原方，奏功尤捷”，一语道出本方的优势所在。

【验案举例】

1. 疟疾　《王旭高医案》：张。间疟，寒热，舌苔满白。用柴胡达原饮。柴胡、黄芩、半夏、青皮、花槟榔、草果、川朴、茯苓、生姜。舌苔满白，邪伏膜原，必用槟榔、草果。若舌苔白而燥者忌用。

按语：间日疟而见舌苔满白者为痰湿阻于膜原，方以柴胡达原饮去枳壳、桔梗、荷叶梗、甘草，加半夏、茯苓和生姜以加强祛湿化痰之功。

2. 不规则发热　《江苏中医杂志》（1985，11：12）：某男，24岁。1978年3月上旬，臀部疖肿溃破发热，创口愈合而发热不退，体温在38.5～40℃之间。诊为“发热待查”、“败血症可疑”。入院后经消炎、退热药治疗6天，发热不退，服中药三仁、栀豉汤等8剂，亦未能收效。其热高形寒，得汗热减，一日数发，并伴头痛咳嗽，口干而不需饮，尿黄而无热感，脉象滑而带数，舌苔白如堆粉。因思俞根初柴胡达原饮，疏达膜原之法，药用柴胡6g，法半夏10g，淡黄芩、炒枳壳、小青皮、白桔梗、川厚朴各6g，花槟榔10g，草果仁5g，肥知母10g，干荷叶半张。煎服。日服两剂，两天热退苔化。后经调理脾胃，化湿和中而愈。

按语：发热恶寒，一日数发，又见头痛咳嗽、脉象滑数、舌苔白如堆粉者，为痰湿蕴热，内伏膜原，是故单用清热化湿之三仁、栀豉汤等未能收效，治当化痰利湿、透达膜原，使湿化热清，痰去气畅，则膜原伏邪自解。于柴胡达原饮加半夏以增化痰之功，又见口干而不需饮，尿黄而无热感，为兼有阴伤，故再加知母以滋阴清热而收良效。

【临床报道】

1. 流行性感冒　用柴胡达原饮原方治疗流感发热100例。患者均为接受过多种抗生素及抗病毒药物治疗无效者。病程在3天以内的21例，4～10天的56例，10天以上的23例。临床主要表现为发热。体温在37～38℃的41例（占41%），38～39℃的39例（占39%），39℃以上14例（占14%），伴恶寒，头痛，全身肌肉关节酸痛，痞满纳呆，乏力，咽干咽痛，尿少而黄，舌红，苔厚腻或如积粉，脉弦滑等。部分病例出现流涕、咳嗽、吐痰等症。查体可见咽部充血、软腭滤泡增生。辅助检查：白细胞总数5.0×10^9/L以下者22例（22%），$(5.1\sim10.0)\times10^9$/L者42例（42%），10.0×10^9/L以上者36例（36%）。胸部透视及拍片有13例患者肺纹理增强。结果：服药后热退，1天之内体温恢复正常的62例（62%），2天以内恢复正常体温的33例（33%），3天恢复正常体温的5例（5%）。全部病例均于3天内体温恢复正常，头痛恶寒、肌肉关节酸痛等症状基本消失，食欲增加、舌苔变薄，调养3～5天后全部恢复正常[2]。

2. 慢性乙型肝炎　将134例慢性乙型肝炎HBeAg阴性患者随机分为两组，治疗组煎服柴胡达原饮加味，同时应用安达芬（干扰素IFN-α2b）6MU；对照组予双环醇片口服，同时应用安达芬6MU治疗。两组均以6个月为1个疗程。结果：治疗组和对照组的近期（治疗疗程结束后）基本有效率分别为94%、70.5%，两组比较差异有显著性，治疗组明显高于对照组（$P<0.05$），而总有效率差异无显著性（$P>0.05$），随访6个月时，治疗组HBV-DNA阴转率明显高于对照组（$P<0.05$）。治疗疗程结束后与治疗前比较：两组丙氨酸氨基转移酶（ALT）、天冬氨酸氨基转移酶（AST）水平均有明显下降，差异有显著性（$P<0.01$），但两组间比较差异无显著性（$P>0.05$）。提示柴胡达原饮联合干扰素治疗HBeAg阴性慢性乙型肝炎有效[3]。

【附方】 达原饮(《温疫论》)　槟榔二钱(6g)　厚朴一钱(3g)　草果仁五分(1.5g)　知母一钱(3g)　芍药一钱(3g)　黄芩一钱(3g)　甘草五分(1.5g)　上用水二盅，煎八分，午后温服。功用：开达膜原，辟秽化浊。主治：温疫初起，邪伏膜原。憎寒壮热，或一日三次，或一日一次，发无定时，胸闷呕恶，头痛烦躁，脉弦数，舌边深红，舌苔垢腻。

达原饮中槟榔能消能磨，除伏邪，为疏利之药，又除岭南瘴气；厚朴破戾气所结；草果辛烈气雄，除伏邪盘踞。三药协力，直达其巢穴，使邪气溃败，速离膜原，是以为达原也。热伤津液，加知母以滋阴；热伤营气，加白芍以和营；黄芩清燥热之余；甘草为和中之用。柴胡达原饮与达原饮两方在组成上均有黄芩、厚朴、草果、槟榔、甘草，然前者还有疏达气机的柴胡，理气行滞的枳壳、桔梗、青皮及荷梗；后者尚有滋阴和血的知母和芍药。两方均有辟秽化浊、透达膜原之功，然前者于化痰浊之中透邪行气、通畅三焦之功尤捷，后者在祛痰湿之中又兼清热滋阴防燥之功。两方均治温疟邪伏膜原之证，然前者较适宜于痰湿气滞较重者，故见胸膈痞满、苔白粗如积粉等症，后者适用于温疫初起或疟疾邪伏膜原者。

参考文献

[1] 袁宝庭．浅谈膜原学说及其意义[J].湖北中医杂志，1990，(2)：26-27.

[2] 黄健，闫莉莉．柴胡达原饮治疗流行性感冒 100 例观察[J].内蒙古中医药，2005，(5)：26-27.

[3] 米云鹏．柴胡达原饮加味联合干扰素治疗 HBeAg 阴性慢性乙肝 100 例[J].中国社区医师·医学专业半月刊，2008，10(18)：93.

(连建伟　王立人　姜静娴　瞿　融)

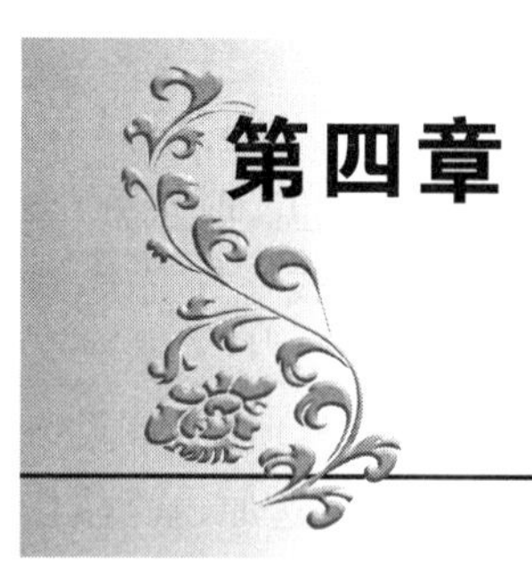

第四章

清　热　剂

凡以清热药为主组成，具有清热、泻火、凉血、解毒等作用，治疗里热证的方剂，称为清热剂。属于“八法”中的“清法”。

清热剂的历史非常悠久。《素问·至真要大论》曰：“热者寒之”、“温者清之”，这就为清热剂确立了治疗原则。《灵枢·痈疽》所载之薐翘饮，有清热解毒，消痈散结之功，主治败疵，可以视为最早的清热剂。东汉末年张机《伤寒论》和《金匮要略》两书记载的有关清热方剂，配伍严谨，功效卓著，垂范千秋。例如，清泄阳明、生津止渴的白虎汤，清宣郁热、除烦止躁的栀子豉汤，清热生津、益气和胃的竹叶石膏汤，苦寒清热、降火止血的泻心汤，清热止利、和中止痛的黄芩汤，清热解毒、凉血止痢的白头翁汤，是迄今临床仍广为沿用的清热良方。晋、唐时期，清热剂又有新的发展，如《小品方》的芍药地黄汤，有清热凉血、解毒消瘀之功，将清热的层次由气分拓深至血分，意义重大；《外台秘要》卷1引崔氏方之黄连解毒汤，泻火解毒，苦寒直折，是清热解毒之基础方；至于《古含录验》的苇茎汤，则是治疗热壅于肺，致患肺痈的专方。宋·《太平惠民和剂局方》所载之凉膈散，在重用连翘为君的同时，配伍硝、黄通便泄热，“以下为清”，治疗上、中二焦热毒炽盛，颇为独特。宋·钱乙《小儿药证直诀》提倡脏腑辨证及治疗，故对清脏腑热剂贡献良多，如钱氏制有清心热之导赤散，清肝热之泻青丸，清肺热之泻白散和清脾胃热之泻黄散等方传世。其后，金、元四大家的刘完素、李杲、朱震亨也对清热剂各有贡献，如刘完素《素问病机气宜保命集》，在仲景黄芩汤、泻心汤的基础上，自出机杼，制订了治疗湿热痢的芍药汤，是方清热解毒与调气和血相得益彰；李杲制方擅长升阳散火，故所制之普济消毒饮(《东垣试效方》)和清胃散(《脾胃论》)两方，虽属清热剂，却是清热与升散并行不悖；至于朱震亨之左金丸(《丹溪心法》)，主治肝火犯胃，方用黄连清热为主，配伍少量辛温之吴茱萸反佐，卓而不群，十分独特。明、清时期，温病学说逐步发展成熟，从而给清热剂的发展注入了崭新的内容，如吴瑭《温病条辨》一书，就有清营汤、化斑汤、青蒿鳖甲汤等方传世；此外，余霖《疫疹一得》之清瘟败毒饮，则是气血两清的代表方。温病学家所制诸方对清营凉血剂、气血两清剂和清虚热剂的贡献尤其重大。至于将清热剂专列一门，则始于明代张介宾的《景岳全书》，该书卷50至卷60之“新方八阵”与“古方八阵”中的“寒阵”，最早将有关清热方剂荟萃成章。张氏曰：“寒方之制，为清火也，为除热也”；“阳亢伤阴，阴竭则死。或去其火，或壮其水，故方有寒阵”。其中，“新方八阵”的“寒阵”收录了张氏自制清热新方，如保阴煎等20首；“古方八阵”中的“寒阵”则收罗了历代著名的清热方剂共184首。

清热剂适用于里热证。温、热、火三者同一属性。温为热之渐，火为热之极，其区别只是程度的不同而已，故统称为热。《素问·至真要大论》所载病机十九条，其中言火者五，言热者四，可知火热为病较为常见。然究其病因，不外外感与内伤两类。外感六淫，可入里化热；五志过极，脏腑偏胜，亦可化火；至于过食炙烤温热食品，烟酒过度，误用或过用温补方药，亦皆可化热生火。

里热证有多种，根据其临床表现，可以区别其在气分与血分之异，实热与虚热之分，具体何脏与何腑之别。凡此，皆当如法清之。故尔，本章方剂相应分为清气分热、清营凉血、清热解毒、气血两清、清脏腑热和清虚热六类。至于清热开窍、清热息风、清热祛湿、清热解表、攻下实热等方剂，则分述于开窍、治风、祛湿、解表、泻下等有关章节，可以互参。

清气分热剂，适用于热在气分，热盛津伤，症见壮热，烦渴，大汗，脉洪大有力；或热病后期，气分余热未清，气津两伤，症见身热多汗，心胸烦闷，口干舌红；或气分邪热郁结胸膈，症见身热，虚烦不眠，心中懊侬，舌苔薄黄腻等。常用清热泻火但凉而不遏之品，如石膏、竹叶、栀子之类为主组方。在配伍方面，常有以下几种情况：①配养胃和中药，如粳米、甘草之类，因为在外感温热病中，胃气的存亡至关重要，所谓"有胃气则生，无胃气则亡"，配用上述药物既可和中养胃，又能使石膏等大寒之品无损伤胃气之虑。如白虎汤和竹叶石膏汤两方中均配有粳米、甘草。②配益气生津药，如人参、麦冬之类，知母苦寒质润，既可清热泻火，又能润燥生津，亦常选用。气分热盛，发热汗多，极易耗气伤津，故需配用上述药物益气生津。如竹叶石膏汤中的人参、麦冬，白虎汤中的知母。此外，热郁胸膈证，除用栀子清泄外，又每多伍用豆豉以宣散之，如栀子豉汤。清气分热剂的代表方有白虎汤、竹叶石膏汤、栀子豉汤等。

清营凉血剂，适用于邪热传营，热入血分之证。入营之证见有身热夜甚，时有谵语，或斑疹隐隐，舌绛而干等；入血之证则见吐血、衄血、便血、尿血，斑疹紫黑，神昏谵语或蓄血发狂，舌绛起刺等。清营凉血剂常以清营凉血药，如犀角（现用水牛角代）、生地黄等为主组方。在配伍方面，常有如下两个方面：①配清气药，如金银花、连翘、竹叶之类，由于入营邪热多由气分传来，"入营犹可透热转气"（《外感温热篇》），伍用上述药物即可促使邪热由营转气而解，如清营汤中的金银花、连翘、竹叶等。②配凉血散瘀药，如牡丹皮、芍药之类，入血邪热每与血结形成瘀血，配伍上述药物既可凉血，又能散瘀，阻止血热搏结成瘀，所谓"入血就恐耗血动血，直须凉血散血"（《外感温热篇》），方如犀角地黄汤中的牡丹皮、芍药。清营凉血剂的代表方有清营汤、犀角地黄汤等。

清热解毒剂，适用于三焦火毒内炽；上、中二焦邪热炽盛，热聚胸膈；上焦头面风热疫毒之大头瘟；疮痈肿毒；疔疮以及脱疽等热深毒重之证。临床主要表现为壮热烦渴，躁扰狂乱，或头面焮肿，或口糜咽痛，或疔疮疖肿，局部红肿热痛，舌红苔黄，脉数等。本类方剂的组成，以清热解毒药为主，常用药物如黄连、黄芩、黄柏、栀子、金银花、连翘、蒲公英之类。在配伍方面，约有如下几个方面：①配疏风升散药，如薄荷、牛蒡子、僵蚕、防风、白芷之类。因为热毒郁结于人体之上部或体表，必得上述药物方可解散之，否则一味苦寒解毒，反致热毒难解。如凉膈散中的薄荷，普济消毒饮中的牛蒡子、僵蚕，仙方活命饮中的防风、白芷等。②配泻热通便药，如大黄、芒硝之类。由于热毒内结于中焦而症见便秘者，配用硝、黄，一则可以通便，二则可以泻热，所谓"以下为清"是也，如凉膈散即用此法。③配化痰散结药，如橘红（陈皮）、贝母之类，僵蚕既能疏风，又可化痰，亦常选用。热毒壅聚，发为痈疽或大头瘟，局部肿硬，配伍上述药物有助于及时消散。方如普济消毒饮中的橘红、僵蚕，仙方活命饮中的陈皮、贝母。④配活血止痛药，如当归、乳香、没药之类。因痈疽为患，每多肿痛难忍，配上述药物，既能活血以消肿，又能止痛以治标。方如仙方活命饮中的当归尾、乳香、没药，四妙勇安汤中的当归。清热解毒剂的代表方有黄连解毒汤、凉膈散、普济消毒饮、仙方活命饮、五味消毒饮、四妙勇安汤等。

气血两清剂，适用于瘟疫热毒充斥内外，气血两燔之证。其临床表现既有大热烦渴为主的气分热盛，又有吐衄、发斑为主的血热妄行，还有神昏谵语的热毒内陷。在治法及组方上，必须多法并举，多方组合，方可治此危重之证。常用清气分热药石膏、知母，清营凉血药犀角（现用水牛角代）、生地黄，清热解毒药黄连、黄芩等综合配伍，共同组方，代表方如清瘟败毒饮。

清脏腑热剂，适用于热邪偏盛于某一脏腑所形成的火热之证。其临床表现根据邪热偏盛于某一脏腑而有所不同。例如，心经有热，则心胸烦热，口渴面赤，口舌生疮；肝胆实火，则胁肋胀痛，头痛目赤，急躁易怒；肺中有热，则咳嗽气喘，咯痰色黄，舌红苔黄；热在脾胃，则牙痛龈肿，口疮口臭，烦热易饥；热在肠腑，则下痢赤白，泻下臭秽，肛门灼热等。因此，本类方剂按所属脏腑火热证候的不同，分别以相应的清热药为主组方，在配伍方面：①心经热盛，以清心泻火药，如竹叶、黄连、栀子、莲子心等为主，因心与小肠相表里，故能引心火从小便而出的木通、车前子等亦常选用；并常配伍养阴凉血药，如生地黄、麦冬、地骨皮等，盖心主血脉，心脏有热，常波及血分，并易损伤阴液。方如导赤散中的木通、生地黄。②肝胆实火，常以清肝泻火药，如龙胆、山栀子、夏枯草等为主，配伍清热利湿药，如木通、泽泻、车前子之类，因肝经有热，每多夹湿下注，配用以上药物，可使肝胆湿热从小便而出，如龙胆泻肝汤中的木通、泽泻、车前子等；配发散郁热药，如羌活、防风之类，此法适用于肝经郁火之证，盖肝经郁火既需清泻，亦应发散，两者配伍，相反相成，如泻青丸中的羌活、防风；配滋养阴血药，如当归、生地黄之类，因肝胆实火易于耗伤阴血，而清肝泻火药又性多苦燥，亦易伤阴血，方如龙胆泻肝汤中的当归、生地黄，泻青丸中的当归。③肺中火热，常用清肺泄热药，如桑白皮、苇茎、黄芩等为主组方，若肺有伏火，则宜配伍清伏火药，如泻白散中的地骨皮等；若痰热瘀结于肺而成痈，则宜配伍逐瘀化痰排脓药，如苇茎汤中的桃仁、冬瓜仁、薏苡仁等。④脾胃火热，常用清脾胃火热药，如石膏、知母、黄连为主，配伍升散郁热药，如升麻、藿香、防风之类，因脾胃有热，易于上冲，故治疗不可一味清热凉遏，配用以上药物，正属“火郁发之”，如清胃散中的升麻，泻黄散中的藿香、防风等；配凉血养阴药，如生地黄、熟地黄、麦冬之类，因胃为多气多血之腑，气分热盛可波及血分，导致血热，或胃热兼阴伤，故常配用上药以兼顾之，如清胃散中的生地黄，玉女煎中的熟地黄、麦冬等。⑤热在肠腑，常以清肠解毒药，如黄连、黄芩、黄柏、白头翁等为主组方，因热在肠腑，易致气血失和，发为下痢赤白，里急后重等，故常配用行血调气药，如当归、芍药、木香、槟榔之类，所谓“行血则便脓自愈，调气则后重自除”（《素问病机气宜保命集》卷中），如芍药汤中的芍药、当归、木香、槟榔，黄芩汤中的芍药等。清脏腑热剂的代表方有导赤散、清心莲子饮、龙胆泻肝汤、泻青丸、左金丸、泻白散、苇茎汤、清胃散、泻黄散、玉女煎、芍药汤、黄芩汤、白头翁汤等。

清虚热剂，适用于热病后期，邪热未尽，阴液已伤，热留阴分，以致暮热朝凉，舌红少苔；或由肝肾阴虚，骨蒸潮热；或阴虚火扰，发热盗汗等。常用清虚热药，如青蒿、地骨皮、秦艽、银柴胡、胡黄连之类为主组方，并常配伍滋阴清热药，如生地黄、鳖甲、知母等。因虚热之生，每因阴虚，伍用上述药物，既可滋阴补虚，又能清退虚热，标本兼顾，如青蒿鳖甲汤中的鳖甲、生地黄、知母，秦艽鳖甲散中的鳖甲、知母，清骨散中的鳖甲、知母，当归六黄汤的生地黄等。若表虚盗汗甚者，亦可配伍固表止汗药，如当归六黄汤中的黄芪等。清虚热剂的代表方有青蒿鳖甲汤、清骨散、秦艽鳖甲散等。

运用清热剂应注意以下几个方面。首先，清热剂应在表证已解而热已入里，或里热炽盛而尚未结实的情况下使用，方为恰当。如邪热在表，应当解表；里热成实，则宜攻下；表邪未解，热邪入里，又宜表里双解。其次，应辨别热证的虚实，是实热还是虚热；邪热所在部位，是在脏还是在腑；热证的阶段，是在气分还是在营血。根据具体情况，运用相应的方剂进行治疗。其三，应辨明热证的真伪，勿为假象所迷惑。真热假寒，则宜使用清热剂，切不可误投热药；反之，真寒假热则宜温而不可误用寒凉。对于屡用清热泻火之剂而热仍不退的真阴不足证，即王冰所谓“寒之不寒，是无水也”，则宜滋阴壮水，使阴复而其热自退。其四，应权衡热证的轻重，大热之证若用轻剂，则杯水车薪，病必不减；微热之证如用重剂，则诛伐太过，阳气受损，热去寒生。此中分寸，必须适当掌握，庶无太过不及之弊。其五，寒凉之剂，易伤中土，用之太过，能伤人阳气，故必要时应配伍醒脾、和胃、温中之品，使清热而不败胃伤阳。其六，对于热邪炽盛，服清热剂入口即吐者，可于清热剂中少佐辛温之姜汁，或凉药热服，此即《素问·五常政大论》“治热以寒，温而行之”之义。不过，用作反佐的药物剂量宜轻，否则有失“反佐”原意。其七，注意患者体质，如阴虚之人，素体多热，若患热证，治当清中护阴，用清补之法；阳虚之人，素体多寒，若患热证，清热不可太过。

（华浩明）

第一节 清 气 分 热

白 虎 汤

（《伤寒论》）

【组成】知母六两(18g)　石膏一斤(50g)碎　甘草二两(6g)炙　粳米六合(9g)

【用法】上四味，以水一斗，煮米熟汤成，去滓，温服一升，日三服。

【功用】清热生津。

【主治】气分热盛证。壮热面赤，烦渴引饮，汗出恶热，脉洪有力。

【病机分析】本方证病机为伤寒热邪内传阳明经，或外感寒邪入里化热，或温热病邪热传入气分。阳明属胃，为多气多血之腑，外主肌肉，其经脉上循头面，正盛邪实，热邪炽盛，故壮热面赤不恶寒；热灼津伤，欲饮水自救，而见烦渴引饮；热邪迫津外泄，因而出现大汗；由于大热伤阴，加之汗出耗津，而见大渴；大热之邪，充斥经脉，脉见洪大而数。此即所谓大热、大渴、大汗出、脉洪大之四大症。此外，尚可兼见舌质红，苔白而干，气粗如喘等一派里热之象。其发病总由里热炽盛所致。但因其里热属无形热邪弥漫，而未与有形之积相结，故不致出现便秘腹痛等实热内积之象。

【配伍意义】本方证邪既离表而入里，故不可发汗；虽里热炽盛但尚未至腑实便秘，故不宜攻下。根据《素问·至真要大论》“热者寒之”的治疗原则，应当首选大清里热之品。然因热盛伤津，若用苦寒直折，则恐伤津化燥，愈伤其阴。即如柯琴所说：“土燥火炎，非苦寒之味所能治矣。经曰：甘先入脾，又曰：以甘泻之……以是知甘寒之品，乃泻胃火、生津液之上剂也”(《伤寒来苏集·伤寒论注》卷3)。因此，当以甘寒滋润，清热生津之法治之。方中重用石膏，辛甘大寒。辛能透热，寒能胜热，故能外解肌肤之热，内清肺胃之火，甘寒相合，又能生津以止渴，可谓一举三得，故为方中君药。张锡纯认为石膏“其寒凉之力远逊于黄连、龙胆草、知母、黄柏等药，而其退热之功效则远过于诸药……诸药之退热，以寒胜热也，而石膏之退热，逐热外出也。是以将石膏煎服之后，能使内蕴之热息息自毛孔透出”(《医学衷中参西录》上册)。说明石膏长于透热除烦而生津止渴，为退大热、复津液平稳可靠之品。知母苦寒质润，苦寒泻火，润以滋燥，“能益阴清热止渴，人所共知”(《本经疏证》卷7)。本方用之“清肺胃气分之热，则津液不耗而阴自潜滋暗长矣”(《重庆堂随笔》卷下)。既助石膏以清热，又润为热邪已伤之阴，正如《本草正义》卷1曰：“知母寒润，止治实火，泻肺以泄壅热……清胃以生津液……热病之在阳明，烦渴大汗，脉洪里热，佐石膏以扫炎”，为方中臣药。粳米、甘草和胃护津，缓石膏、知母苦寒重降之性，以防寒凉伤中之弊，并使药气留连于胃，更好地发挥作用，共为佐使。以上诸药配伍，共成清热生津，止渴除烦之剂，使其热清烦除，津生渴止，则大热、大渴、大汗、脉洪大等诸症自解。

本方配伍特点主要有二：一是取辛甘寒之石膏与苦寒润之知母相配，君臣相须，使清热生津之力倍增。二是寒凉的石膏、知母配伍补中护胃的甘草、粳米，以防寒凉伤胃，使祛邪而不伤正。药虽四味，但清热生津之功却甚显著，实为疗气分大热之良剂。

【临床运用】

1. 证治要点　本方是清法的代表方、基础方、常用方。清热力强，应以身大热、汗大出、口大渴、脉洪大为证治要点。

2. 加减法　热甚而津气耗损，背微恶寒，脉洪大而芤者，加人参以清热益气生津；温热病气血两燔，见高热烦渴，神昏谵语，抽搐等症，加羚羊角、水牛角以清热凉血，息风止痉；气分热甚，复有风寒外束者，加葱白、豆豉、细辛，以增发散风寒的作用；胃火炽盛，高热烦躁，大汗出，口渴多饮，大便燥结，小便短赤，甚则谵语狂躁，或昏不识人，舌苔老黄起刺，脉弦数有力者，加生大黄、玄明粉，以泻热攻积，软坚润燥；寒热往来，寒轻热重，心烦汗出，口渴引饮，脉弦数有力，加柴胡、黄芩、天花粉、鲜荷叶以和解少阳；伤寒、温病邪传胃腑，燥渴身热，白虎证具，其人胃气上逆，心下满闷者，去甘草、粳米，加清半夏、竹茹以和胃止呕；不恶寒但发热，自汗不解，心烦口渴，脉滑数有力，尿短红赤，甚则烦热昏狂，皮肤隐现斑疹，去甘草，加薄荷、荷叶、益元散、鲜竹叶、桑枝；消渴证而见烦渴引饮，属胃热者，加天花粉、芦根、麦冬等。

3. 本方现代常用于治疗感染性疾病，如大叶性肺炎、流行性乙型脑炎、流行性出血热、麻疹、牙龈炎等具有气分热盛之证者，以及糖尿病、老年口腔干燥症、急性虹膜睫状体炎、脑卒中、变应性亚败血症、风湿性心肌炎、小儿疱疹性口腔炎、登革热、风湿性关节炎、不明原因高热等辨证属于里热炽盛的多种疾病。

【使用注意】《伤寒论》指出：“伤寒脉浮，发热无汗，其表不解者，不可与白虎汤。”当病邪在表，由于风寒所困，表证未解，邪未传里，未出现身热、汗出、烦渴、脉洪大有力等阳明经症状时，不宜应用。《温病条辨》卷1提出白虎汤有四禁：“白虎本为达热出表，若其人脉浮弦而细者不可与也；脉沉者不可与也；不渴者不可与也；汗不出者不可与也。”阳虚发热者，由于脾胃虚弱，阳气外越，表现身热自汗，倦怠懒言，但恶风，脉浮无力等，忌用本方，以免伤阳气。阴盛格阳，表现为真寒假热者，禁用本方。

【源流发展】白虎汤出自《伤寒论》。原文第176条曰：“伤寒，脉浮滑，此表有热，里有热(原文为‘寒’字，多数注家认为应是‘热’字)，白虎汤主之。”原文第350条曰：“伤寒，脉滑而厥者，里有热，白虎汤主之。”白虎汤乃主治阳明经证胃热证之主方[1]。宋代《太平惠民和剂局方》卷2除用于治疗“伤寒大汗出后，表证已解，心中大烦，渴欲饮水及吐或下后七八日，邪毒不解，热结在里，表里俱热，时时恶风，大渴，舌上干燥而烦，欲饮水数升者”以外，又增“夏月中暑毒，汗出恶寒，身热而渴”。明代《医学入门》卷4用治“一切时气，瘟疫杂病，胃热咳嗽，发斑，小儿疮疱隐疹伏热”。《痧证治要》卷4用治“温病身热，自汗口干，脉来洪大，霍乱，伤暑发痧”。

以白虎汤为基础加减变化而成的方剂甚多。《伤寒论》以白虎汤加人参以益气生津，即为白虎加人参汤，治疗阳明经证热盛兼阴伤气耗者；《伤寒论》又以白虎汤去知母，加竹叶清热除烦，人参、麦冬益气养阴，半夏和胃降逆，即为竹叶石膏汤，治疗热病后期，余热未清，气津两伤，胃失和降证；《金匮要略》以白虎汤加桂枝和营卫、通络止痛，即为白虎加桂枝汤，治疗温疟身热骨节疼烦，后世亦用于治疗风湿热痹。以上皆为张仲景自己对白虎汤的加减衍化方。后人对白虎汤的加减衍化方较多。如宋代《太平圣惠方》卷10，以白虎汤去粳米，加葛根、麻黄以发汗解表，名白虎加葛根汤，治疗伤寒头痛，骨节烦疼，口干烦渴者。《类证活人书》卷18，以白虎汤加苍术燥湿和中，名白虎汤加苍术汤，治疗湿热病热盛夹湿证。金·《素问病机气宜保命集》卷中，以白虎汤去粳米，合小续命汤以祛风通络，名白虎续命汤，治疗中风无汗，身热不恶寒者。元·《此事难知》，以白虎汤加栀子清心除烦，名白虎加栀子汤，治疗老、幼、虚人伤寒五六日，昏冒谵语，或烦不得眠者。明·《丹台玉案》卷2，以白虎加人参汤再加麦冬、五味子、天花粉、山栀子、黄连、生姜、大枣，以加强清热生津之力，名白虎加参汤，治疗热病汗后烦渴，脉洪大，背恶寒者。《寿世保元》卷8，以白虎汤去粳米，合黄连解毒汤以清热解毒，名白虎解毒汤，治疗麻疹已出，谵语烦躁，作渴者。清·《四圣悬枢》卷2，以白虎汤加元参、麦冬养阴解毒，名白虎加元麦汤，治疗寒疫，太阳经罢，烦躁发渴者；同书卷3，再加紫苏解表透痘，名白虎加元麦紫苏汤，治疗痘病太阳经证未解，而见烦渴者；同书卷4，以白虎加元麦汤加浮萍发表透疹，名白虎加元麦青萍汤，治疗小儿疫疹初起，阳明素旺，发热烦渴者。《杂病源流犀烛》卷15，以白虎汤加人参、竹叶以益气生津、清热除烦，名白虎加人参竹叶汤，治疗中暑，平素阴虚多火者。《治痢南针》，以白虎汤合六一散以清暑利湿，名白虎合六一散，治疗伤暑霍乱，身热肢寒，自汗口渴，小便短赤者。《温病条辨》卷1，以白虎汤加犀角（现用水牛角代）、玄参凉血解毒透疹，使大清阳明气热之剂，一变为气营两清之方，名化斑汤，治疗温病误汗，热入气营，神昏谵语，发斑者。《重订通俗伤寒论》，以白虎汤合调胃承汤，一清胃热，一泻胃实，名白虎承气汤，治疗胃火炽盛，液燥便闭之证。此外，张锡纯主张以山药代白虎汤中的粳米，认为“以生山药代粳米，则其方愈稳妥，见效亦愈速。盖粳米不过调和胃气，而山药兼能固摄下焦之气，使元气素虚者不至因服石膏、知母而作滑泻”（《医学衷中参西录》上册）。以上内容均极大地发展与丰富了白虎汤的内涵与外延。

【疑难阐释】

1. 关于本方适应证的认识　白虎汤是《伤寒论》著名方剂之一，见于太阳、阳明、厥阴各篇，后世研究《伤寒论》者多把白虎汤列为阳明经主方，而与阳明腑证的三承气相并列。如陈念祖在《伤寒医诀串解》中云：“何为阳明经证？身热目痛、鼻干、不得眠、反恶热是也……若无头痛、恶寒，但见壮热，口渴，是已罢太阳，为阳明经之本证，宜用白虎汤主之。”“何为阳明腑证？曰潮热、谵语、手足濈然汗出、腹满、大便硬是也。”陈念祖在阳明一经之中又分经证、腑证，其义即在一经之中，据其脉证的不同而来分辨表里。陈氏此种研究方法本身无可非议，但亦有医家认为白虎汤及其适应证并非阳明经的典型方证。如清·陶华《伤寒全生集》指出：“阳明病家如言身热、微恶寒、带额目痛、鼻干不得眠，则是阳明经表证。”清·程钟龄《医学心悟》本陶氏之论，言之更详：“阳明经病，目疼鼻干，漱水不欲咽而无便闭、谵语、燥渴之症，是为表病里和，则用葛根汤散之，假如邪已入腑，发热转为潮热，致有谵语、燥渴、便闭、腹胀等症，是为邪气结聚，则用承气汤下之；假如阳明经病初传于腑，蒸热自汗燥渴谵语而无便秘腹胀之症，是为散漫之热邪未结实，则用白虎汤清中达表而和解之，此治阳明三法也，倘经腑不明，临证差忒，误人匪浅。”陶、程二氏根据临床实际，认为承气汤系治阳明腑证之有结实者，而白虎汤则是治阳明腑证无结实为散漫之热邪者，二方适应证虽有有形结实与无形热盛之别，但均应属于腑证，不应与阳明之表证（即经证）相混淆。同时提出阳明经证用葛根汤为治，似有补《伤寒论》之未逮，可资临床参考。

2. 关于白虎汤的君药　对于白虎汤君药，历代医家看法不一，有云以知母为君者，如成无己、许宏等，基本观点是根据《内经》"热淫所胜，佐以甘苦"和"热淫于内，以苦发之"为理论依据。也有云以石膏为君者，如柯琴、张锡纯等。盖《内经》所谓"以苦发之"，是指实火而津未伤者。本证热盛，且热已伤津，若用苦寒为主，则阴津更伤，故应以辛寒清热生津为宜。石膏清透热邪，善"除头痛身热，三焦大热，皮肤热，解肌发汗，止消渴烦逆"(《本草别录》)，较之知母清热泻火之功尤著，是清阳明气分实热之要药。因此，以石膏为方中君药，较为切合仲景原义。

3. 关于白虎汤石膏的用量　白虎汤中石膏之用量，古今认识的分歧较多。大部分医家认为用量宜大。如张锡纯认为："夫石膏之质甚重，七八钱不过一大撮耳。以微寒之药，欲用一大撮扑灭寒温燎原之热，又何能有大效？是以愚用生石膏以治外感实热，轻证亦必至两许；若实热炽盛，又恒重用至四五两，或七八两……且尝观历代方书，前哲之用石膏，有一证而用至十四斤者(见《笔花医镜》)；有一证而用至数十斤者(见《吴鞠通医案》)；有产后亦重用石膏者(见《徐灵胎医案》，其中白虎加人参汤以玄参代知母、生山药代粳米)。然所用者皆生石膏也"(《医学衷中参西录》上册)。也有人认为，石膏用量过大有副作用。如《蒲辅周医案》中曾提及一例乙脑患者，由于一昼夜服石膏达四斤之多，出现神呆不语而求诊。吴瑭论白虎汤亦曰："白虎骠悍，邪重非其力不举，用之得当，原有立竿见影之妙，若用之不当，祸不旋踵。懦者多不敢用，未免坐误事机。孟浪者，不问脉证之若何，一概用之，甚至石膏用至斤余之多，应手而效者固多，应手而毙者亦复不少。皆未真知确见其所以然之故，故手下无准的也"(《温病条辨》卷1)。因而要根据病情、年龄、体质、季节等，斟酌使用石膏之用量，不宜太大，亦不宜太小，一般每剂在30～120g为妥。

4. 关于本方证之禁忌　《温病条辨》卷1明确提出了应用白虎汤的四大禁忌证：①"脉浮弦而细者，不可与也"，脉浮弦而细，乃寒邪在表，正气不充，应扶正解表，若误用白虎汤，则更伤其正而引邪入里，以致病势缠绵。诚如张仲景所言："伤寒脉浮，发热无汗，其表不解，不可与白虎汤。"②"脉沉者，不可与也"，脉沉有沉而有力和沉而无力之别，沉而有力者，多见阳明腑实证，治当攻下，不应用白虎汤；若沉而无力者，则为肾阳衰微，浮阳外越，亦不可用白虎汤。③"不渴者，不可与也"，不渴的原因也有两种。一种见于湿温，湿多热少，尚未化燥，未伤津液，治应化湿清热，用白虎汤大寒滋润之剂，必致凉遏冰伏，湿必难除；一种见于热入营血，蒸腾营阴上泛于口，治当透热转气，清热凉血，用白虎汤易致营阴内闭不能外达。④"汗不出者，不可与也"。对于"汗不出"，也应详察其因，津液大亏，无源作汗者，当养阴生津，以作汗源；表有寒邪，阻遏卫气者，治以辛温，解表散寒。以上两种情况均不宜应用白虎汤。

张锡纯在《医学衷中参西录》中对前两条禁忌加以肯定，而对后两条则提出非议，还列举了一些病例并引用《伤寒论》原文作为佐证。张氏曰："前两条之不可与，原当禁用白虎汤矣。至其第三谓不渴者不可与也，夫有白虎汤之定例，渴者加人参，其不渴者即服白虎汤原方，无事加参可知矣。吴氏以为不渴者不可与，显与经旨相背矣。且果遵吴氏之言，其人若渴即可与白虎汤，而亦无事加参矣，不又显与渴者加人参之经旨相背乎？至其第四条谓汗不出者不可与也，夫白虎汤三见于《伤寒论》，唯阳明篇中所主之三阳合病有汗，其太阳篇所主之病及厥阴篇所主之病，并未见有汗者也。仲圣当日未见有汗即用白虎汤，而吴氏则于未见有汗者禁用白虎汤，此不又显与经旨相背乎？且石膏原具有发表之性，其汗不出者不正可借以发其汗乎？且即吴氏所定之例，必其人有汗且兼渴者始可用白虎汤，然阳明实热之证，渴而兼汗出者，十人之中不过一二，是不几将白虎汤置之无用之地乎？"(《医学衷中参西录》上册)。张氏所论，不无道理，可资临床参考。

【方论选录】

1. 成无己："白虎，西方金神也。应秋而归肺。热甚于内者，以寒下之；热甚于外者，以凉解之；其有中外俱热，内不得泄，外不得发者，非此汤则不能解之也。夏热秋凉，暑暍之气，得秋而止，秋之令曰处暑，是汤以白虎名之，谓能止热也。知母味苦寒，《内经》曰：热淫所胜，佐以苦甘，又曰：热淫于内，以苦发之，欲彻表热，必以苦为主，故以知母为君。石膏味甘微寒，热则伤气，寒以胜之，甘以缓之，热胜其气，必以甘寒为助，是以石膏甘寒为臣。甘草味甘平，粳米味甘平，脾欲缓，急食甘以缓之。热气内余，消烁津液，则脾气燥，必以甘平之物缓其中，故以甘草、粳米为之使。是太阳中暍，得此汤则顿除之，即热见白虎而尽矣。立秋后不可服，以秋则阴气半矣，白虎为大寒剂，秋王之时，若不能食，服之而为逆不能食，成虚羸者多矣。"（《伤寒明理论》卷4）

2. 吴昆："石膏大寒，用之以清胃。知母味厚，用之以生津。大寒之性行，恐伤胃气，故用甘草、粳米以养胃。是方也，惟伤寒内有实热者可用之。若血虚身热，证象白虎，误服白虎者，死无救，又东垣之所以垂戒矣。"（《医方考》卷1）

3. 汪昂："此足阳明、手太阴药也。热淫于内，以苦发之，故以知母苦寒为君。热而气伤，必以甘寒为助，故以石膏为臣。津液内燥，故以甘草、粳米甘平益气缓之为使，不致伤胃也。又烦出于肺，燥出于肾，石膏清肺而泻胃火，知母清肺而泻肾火，甘草和中而泻心脾之火，或泻其子，或泻其母，不专治阳明气分热也。"（《医方集解・泻火之剂》）

4. 柯琴："石膏大寒，寒能胜热，味甘入脾，质刚而主降，备中土生金之体，色白通肺。质重而含脂，具金能生水之用，故以为君。知母气寒主降，苦以泄肺火，辛以润肺燥，内肥白而外皮毛，肺金之象，生水之源也，故以为臣。甘草皮赤中黄，能土中泻火，为中宫舟楫，寒药得之缓其寒，用此为佐，沉降之性，亦得留连于脾胃之间矣。粳米稼穑作甘，气味温和，禀容平之性，为后天养生之资，得此为佐，阴寒之物，则无伤损脾胃之虑也。煮汤入胃，输脾归肺，水精四布，大烦大渴可除矣。白虎主西方金也，用以名汤者，秋金得令，而暑清阳解。"（《伤寒来苏集・伤寒论注》卷3）

5. 王子接："白虎汤治阳明经表里俱热，与调胃承气汤为对恃。调胃承气导阳明腑中热邪，白虎泄阳明经中热邪。石膏泄阳，知母滋阴，粳米缓阳明之阳，甘草缓阳明之阴。因石膏性重，知母性滑，恐其疾趋于下，另设煎法，以米熟汤成，俾辛寒重滑之性得粳米、甘草载之于上，逗留阳明，成清化之功。名曰白虎者，虎为金兽，以明石膏、知母之辛寒，肃清肺金，则阳明之热自解，实则泻子之理也。"（《绛雪园古方选注》卷上）

6. 王士雄："石膏、知母，辛甘而寒，辛者金之味，寒者金之性，辛甘体寒，得白虎之体焉。甘草、粳米，甘平而温，甘取其缓，温取其和，缓而且和，得伏虎之用焉。饮四物之成汤，来白虎之嗥啸，阳气者以天地之疾风名也。风行而虎啸者，同气相求也。虎啸而风生者，同声相应也，风生而热解者，物理必至也。"（《温热经纬》卷5）

7. 张锡纯："方中重用石膏为主药，取其辛凉之性，质重气轻，不但长于清热，且善排挤内蕴之热息息自毛孔达出也；用知母者，取其凉润滋阴之性，既可佐石膏以退热，更可防阳明热久者耗真阴也；用甘草者，取其甘缓之性，能逗留石膏之寒凉不致下趋也；用粳米者，取其汁浆浓郁，能调石膏金石之药，使之与胃相宜也。药止四味，而若此相助为理，俾猛悍之剂，归于和平，任人放胆用之，以挽回人命于垂危之际，真无尚之良方也。"（《医学衷中参西录》上册）

【评议】诸家皆认为白虎汤主治病证为热邪充斥内外，但有热而未至结实。成无己释白虎汤的方名有助于对此方功用的深入了解，但其认为"知母味苦寒，《内经》曰：热淫所胜，佐以苦甘；又曰：热淫于内，以苦发之，欲彻表热，必以苦为主，故以知母为君"，则欠妥。考白虎汤主治证乃内外皆热，且热盛伤津，知母纵能"彻表热"，但无彻内热之功，以此为君，实难符君药之实。吴昆认为白虎汤对"血虚发热，证象白虎"者，切勿误投，引人警醒。汪昂的方论从烦与躁的区别分析入手，认为白虎汤"不专治阳明气分也"，别出机杼，可供参考。柯琴对白虎汤配伍意义的分析，文如钩锁，义若连环，详细而准确，真名言硕论也。王子接以白虎汤与调胃承气汤联系对举，认为前方泄阳明经中热邪，而后方导阳明腑中热邪，以明治疗阳明的经腑之别。王士雄紧扣白虎之名，分析本方的药物性用及配伍意义，立意深远，言词空灵，吾侪可意会而难言传。张锡纯认为本方石膏、知母与粳米、甘草相伍，可使"猛悍之剂，归于和平，任人放胆用之"，亦颇得白虎汤组方之真髓。

【验案举例】

1. 温热　《岳美中医案集》：某男，54 岁。因患感冒发热而入院，曾屡进西药退热剂，旋退旋起，8 天后仍持续发热达 38.8℃，口渴，汗出，咽微痛，脉象浮大，舌苔薄黄。此为温热已入阳明，内外虽俱大热，但尚在气分，以白虎汤加味以治，处方：生石膏 60g，知母 12g，粳米 12g，炙甘草 9g，鲜茅根 30g(后下)，鲜芦根 30g，连翘 12g。水煎，米熟汤成，温服。下午及夜间连进 2 剂，热势下降，体温 38℃，次日原方续进 2 剂，热即下降到 37.4℃，后将石膏量减至 45g，2 天后体温降至正常。

按语：本例患者初起感冒发热，邪在卫分，用西药后未能控制热势，反使邪气内传，热入阳明，内外俱大热，邪热炽盛，故以大剂白虎汤加味，日进 2 剂以控制热势，症减后将石膏减量，2 剂而愈。亦即热重药量足，热减药量减，既可顿挫热邪，又不伤损正气。

2. 中暑　《生生堂治验》：某儿，八岁。中暑，身灼热烦渴，四肢懈惰，一医与白虎汤，二旬余日，犹不效，先生曰：某医之治，非不当，然其所不效者，以剂轻故也，即倍前药与之(帖重十钱)，须臾发汗如流，至明日善食，不日复故。

按语：患儿身热烦渴，前医与白虎汤不效，此乃辨证准确，然病重药轻。正如张锡纯所言："夫石膏之质甚重，七八钱不过一大撮耳。以微寒之药，欲用一大撮扑灭寒温燎原之热，又何能有大效。"后以白虎汤加倍用之，汗出邪去，次日即告痊愈。

3. 发热　《北京中医学院学报》(1990，1：28)：某女，30 岁。产后 3 日，微寒壮热，有汗不解。医遂投辛散之品，病渐加重，热发不退而转入我院。诊断为产后中暑。经用冬眠疗法 2 天，体温仍持续 40℃左右，故请中医会诊。诊见：精神呆钝，壮热，有汗不解，心烦，口干欲饮，胸痞泛恶，不思饮食，四肢倦怠，后胸遗有痱迹。小溲浑浊而少，大便干，苔黄腻，脉濡而数。辨为暑热挟湿之邪郁闭中焦。用苍术白虎汤加味。3 剂热势大挫，继服 4 剂，邪祛正复而安。

按语：患者产育正值盛暑之季，又室内门窗密闭，湿热之气过盛，加之产后气血皆伤，经脉空虚，腠理不密，以致暑邪乘虚而入，造成营卫失和而发热。暑热为患，治当清解。前医因误投温散之剂，反助热邪，故药后病情加重。改投清泻火热之白虎汤，并针对暑多夹湿之特点，加苍术等，诸药合用，故而能奏良效。

4. 晕厥　《国医论坛》(1992，2：13)：某男，42 岁。近两月来发生排尿性晕厥 3 次，均系午后或夜间饱餐饮酒后入寝，熟睡中惊醒出现尿急，排尿时突然感头晕、恶心，继则晕倒，四肢厥冷，汗出，不省人事，时间最长半小时，最短 2 分钟。醒后自感胸胁胀满，烦渴，全身疲乏。曾经CT、脑电图、血流动力学等检查，均未发现异常。诊见患者体质丰腴，面红唇燥，胸腹灼热，烦渴引饮，汗出神疲，不思饮食，小便短赤，舌红苔黄燥，脉滑数。此属热厥。治以辛寒清热，养阴生津。以白虎汤加元参、麦冬、五味子，3剂急煎服。服后胸腹热及烦渴引饮已除，饮食增加，继服5剂，诸症悉除，后未再发。

按语：本案根据患者素体丰腴，饱食酒后就寝，发病正值暑气当令，晕厥伴有一派热盛之证，当属“热厥”范畴。故遵循《伤寒论》“伤寒脉滑而厥者，里有热，白虎汤主之。”投以白虎汤辛寒清解里热，使气阳通达；合生脉饮生津救阴，使阴阳二气相抱不脱。如是津回热清，厥乃复也。

【临床报道】

1. 肺炎　用本方合泻白散加减，治疗大叶性肺炎有高热者，结果32例中，热退最快为1天，最慢者为10天，临床症状多在2～3天内消失，肺部炎性病变在2天内消失[2]。

2. 流感　用白虎汤加减治疗流感高热50余例，均在2天内退热。方药及加减：生石膏、知母、板蓝根、羌活、甘草，冬春配以荆芥、薄荷，夏秋配以藿香、佩兰，头痛加蔓荆子、菊花，身酸楚甚改羌活为15g[3]。

3. 流行性乙型脑炎　用白虎汤加减治疗31例乙脑初起，用药后症状多数在2日内消失，体温一般在药后当天即显著下降，3日内均能降至正常[4]。有报道用白虎汤为主，酌加连翘、金银花、竹叶，配合西药治疗乙脑50例，平均退热天数5.5天，死亡2例，病死率为4%[5]。

4. 流行性出血热　以白虎汤为基本方，酌加板蓝根、大青叶、茅根、丹参、紫草、茜草，治疗146例流行性出血热，结果平均退热时间为2.8天，25例在低血压期获痊愈；16例越过低血压期，少尿期不明显，迅速进入多尿期；8例越过低血压期进入少尿期；1例直接进入恢复期；其余病例亦均有不同程度的好转[6]。又有报道治疗流行性出血热，在发热期出现气分证时，以本方去粳米，加金银花、连翘、大青叶、黄芩、鲜生地、玄参、麦冬治之。若便秘加大黄、玄明粉，正虚加红参或党参。结果：928例中痊愈900例，死亡19例。作者还注意到，采用中药治疗，有662例出现跳期现象(有的从发热期直接进入多尿期，有的从低血压期直接进入多尿期)，从而缩短了病程，提高了治愈率[7]。

5. 肾移植术后感染高热　32例肾移植术后患者随机分为两组。治疗组采用中药白虎汤加减，激素、抗病毒、抗细菌等联合用药，全身支持疗法，减少环孢素用量，停用细胞毒性药物。对照组未用中药，其余用药同治疗组。结果：治疗组15例中痊愈14例，好转1例，治愈率为93%；对照组17例中痊愈9例，好转1例，死亡7例，治愈率为53%；统计学处理，两组治愈率有显著差异($P<0.05$)[8]。

6. 急性脑出血　将80例急性脑出血患者随机分为治疗组60例与对照组20例，两组均给予脱水、支持对症治疗，治疗组加服白虎汤；治疗前及治疗第15、30日进行两组神经功能缺损评分和疗效比较。结果：治疗组临床疗效及神经功能缺损评分改善情况均优于对照组。提示白虎汤对急性脑出血有明显治疗效果[9]。

7. 糖尿病　用白虎汤加减治疗糖尿病，药用生石膏、知母、玄参、生山药、石斛、麦冬、天花粉、苇根、甘草，体虚者加党参或太子参，共治疗21例，仅1例无效，有效率达95%。此方对多饮、多食、多尿的改善效果较显著，而对无明显上述症状者效果较差[10]。

8. 皮肤科疾病　用白虎汤治疗夏季皮炎40例。结果：痊愈24例，好转16例；又治疗药疹13例，全部治愈。对顽固性过敏性皮炎，辨证属于血热生风者，随证加减亦有良效[11]。

【实验研究】

1. 解热　白虎汤有明显的解热作用，临床对多种高热患者投以大剂量白虎汤有顿挫热势之力。实验表明：对内毒素所致家兔发热，白虎汤有明显的解热作用。但对白虎汤解热的主要成分及机制的研究则有不同结果。同一实验表明，单用知母可使体温下降0.7℃，而单用石膏仅下降0.3℃，石膏、知母合用则下降1.2℃，并从知母中分离出芒果苷，能使发热动物体温下降1.1℃，故认为芒果苷为知母有效解热成分，而石膏退热成分则为硫酸钙[12]。另有实验证明白虎汤确具一定解热效果，生石膏煎剂作用较弱，而静脉注射时解热作用很强。测定给药后家兔血钙水平，发现白虎汤、单味石膏及氯化钙灌胃后均见血钙增加，但个体差异很大。白虎汤退热与血钙水平增加密切相关，凡钙量增加超过0.449mmol/L(2mg%)者，均有较好退热效果，静脉注射氯化钙时血钙增加达0.7984mmol/L(3.2mg%)，实验动物全部退热，去钙白虎汤灌服，不增加家兔血钙浓度，也无退热效果。上述结果表明，白虎汤作用与石膏所含的钙密切相关，而肠道对石膏中钙的吸收多少则是影响退热作用强弱的重要因素。用硫酸钙或氯化钙口服时，解热作用均差，且个体差异大，此乃因口服时，受机体对钙吸收的生理限制以及机体通过反馈调节血钙浓度的能力不尽相同[13]。现在已知钙离子有很强的中枢作用，能抑制产热中枢、渴感中枢、出汗中枢等，因而白虎汤在解热的同时，还可以抑制出汗和烦渴感，从而解除白虎汤证的大热、大渴和大汗。有人认为脑内钠/钙比例升高可引起高热不退，服用白虎汤后，由于钙的吸收，将导致脑内钠/钙比例的降低，从而使高热消退[14]。

2. 对免疫功能的影响　经实验证明，白虎汤对腹腔巨噬细胞吞噬率及吞噬指数在服药后1小时、3小时、6小时均有明显提高；白虎汤组溶菌酶容量高于对照组，两组比较有显著差异($P<0.01$)；在药物组加入白虎汤0.15ml时，其转化率为14%，阳性对照为34%，阴性对照为0。初次免疫后实验组抗体滴度与对照组无明显区别($P>0.05$)，而再次免疫后实验组抗体滴度显著高于对照组($P<0.01$)。白虎汤对幼鼠胸腺重量无明显影响，但能减轻幼鼠脾脏的重量，经统计学处理$P<0.01$[15]。

3. 抗感染　对流行性乙型脑炎病毒皮下感染小鼠的治疗实验表明，于攻毒后24小时开始灌服白虎汤，可显著降低实验小鼠的死亡率，对照组死亡率为94.7%，白虎汤组为63.2%，攻毒量增大时作用降低。本方石膏、甘草、粳米均无抗感染作用，而知母则对多种致病菌有抑制作用[16]。

4. 对糖尿病大鼠血管舒缩功能的影响　采用链脲佐菌素诱导的糖尿病大鼠血管舒缩活性改变与一氧化氮(NO)、前列环素(PGI_2)、内皮超极化因子(EDHF)等的关系，观察人参白虎汤复合活性部位的保护作用，发现糖尿病模型大鼠血管收缩及舒张功能异常，人参白虎汤复合活性部位能够抑制内皮细胞损伤，改善血管内皮细胞功能，可用于治疗糖尿病血管并发症[17]。

5. 对糖尿病大鼠心肌病变的影响　观察人参白虎汤不同配伍组别及活性部位对链脲佐菌素(STZ)诱导的糖尿病大鼠肥大心肌中葡萄糖转运蛋白4(Glu T_4)基因表达的影响。结果：与正常对照组相比，STZ诱导的糖尿病大鼠肥大心肌中，Glu T_4 基因表达下调。经人参白虎汤不同配伍组别及其活性部位治疗后，心脏指数和心室指数与模型组相比均明显下降，Glu T_4 mRNA表达上调。提示人参白虎汤及其活性部位能上调STZ诱导的糖尿病大鼠心肌中Glu T_4 mRNA表达，防止糖尿病心肌病变的发生[18]。

【附方】

1. 白虎加人参汤(《伤寒论》) 知母六两(18g) 石膏一斤(50g)碎,绵裹 甘草二两(6g)炙 粳米六合(9g) 人参三两(10g) 上五味,以水一斗,煮米熟汤成,去滓,温服一升,日三服。功用:清热益气生津。主治:汗吐下后,里热炽盛,而见大热、大渴、大汗、脉洪大者;白虎汤证见有背微恶寒,或饮不解渴,或脉浮大而芤,以及暑热病见有身大热属气津两伤者。

本方又名人参白虎汤。方用白虎汤清热除烦,生津止渴,加人参补益气阴。适用于表邪已解,热盛于里,津气两伤者。

2. 白虎加桂枝汤(《金匮要略》) 知母六两(18g) 甘草二两(6g)炙 石膏一斤(50g) 粳米二合(6g) 桂枝三两(5~9g)去皮,为粗末 每用五钱(15g),水一盏半,煎至八分,去滓温服,汗出愈。功用:清热,通络,和营卫。主治:温疟,其脉如平,身无寒但热,骨节疼烦,时呕。以及风湿热痹,症见壮热,气粗烦躁,关节肿痛,口渴苔白,脉弦数者。

本方系白虎汤加桂枝三两而成,原治"温疟者,其脉如平,身无寒但热,骨节疼烦,时呕。"取桂枝温通经络,调和营卫,兼平冲逆的作用。近用于治疗风湿热痹,症见壮热,汗出,气粗烦躁,关节肿痛,口渴苔白,脉弦数者,亦有良效。

3. 白虎加苍术汤(《类证活人书》卷18) 知母六两(18g) 甘草二两(6g)炙 石膏一斤(50g) 苍术 粳米各三两(各9g) 上锉如麻豆大,每服五钱(15g),水一盏半,煎至八九分,去滓,取六分清汁,温服。功用:清热祛湿。主治:湿温病。身热胸痞,汗多,舌红苔白腻等。以及风湿热痹,症见身大热,关节肿痛等。

本方系白虎汤加苍术三两而成。以白虎汤清热,加苍术以燥湿,适应于湿困热甚之关节肿痛,身重足冷,头重如裹,壮热口渴,胸痞,舌质红,苔白腻,脉洪大而长等。

上述三方均由白虎汤加味而成。其中,白虎加人参汤是清热与益气生津并用,壮火可以食气,热盛可以伤津,故用白虎汤清热,加人参益气生津;暑热每多伤气,大汗易伤阴津,故本方对暑温热盛津伤证,亦可使用。白虎加桂枝汤,是清热、通络、和营卫的方剂,用治温疟,或风湿热痹证。白虎加苍术汤,是清热与燥湿并用之方,用治湿温病的身热胸痞,汗多,苔白腻之症,亦可用于风湿热痹,关节红肿等。

参 考 文 献

[1] 湖北中医学院. 伤寒论选读[M]. 上海:上海科学技术出版社,1979:79.

[2] 叶景华. 辨证治疗大叶性肺炎32例临床观察[J]. 浙江中医杂志,1980,(3):133-134.

[3] 姚华. 白虎汤加减治疗流感高热的体会[J]. 江苏中医杂志,1986,(1):11.

[4] 焦树德. 治愈31例流行性乙型脑炎的初步观察与体会[J]. 中医杂志,1958,(4):246.

[5] 舒友元. 加味白虎汤治疗流行性乙型脑炎78例临床观察[J]. 湖南中医学院学报,1993,(1):34-36.

[6] 李春志. 中西医结合治疗流行出血热的体会[J]. 吉林中医药,1984,(3):13-14.

[7] 徐德先. 928例流行性出血热的辨证论治及疗效分析[J]. 浙江中医杂志,1982,17(6):267-269.

[8] 陈夏,高荷玲,蔡宪安,等. 白虎汤加减在肾移植术后感染高热中的应用[J]. 中国中西医结合急救杂志,2004,11(3):173-175.

[9] 王俊卿,王伯良,周筱燕,等. 白虎汤加减治疗急性脑出血60例临床观察[J]. 中国中医急症,2008,17(5):593,617.

[10] 刘秀文. 中药白虎汤加减配合验方治疗糖尿病21例临床总结[J]. 河南中医学院学报,1980,(4):7.

[11] 徐宜厚,以卫气营血辨证治疗皮肤病的具体运用——附138例临床分析[J].辽宁中医杂志,1982,(7):29-31.

[12] 王爱芳.白虎汤的研究[J].药学通报,1981,16(3):61-63.

[13] 时均华.白虎汤退热作用的研究[J].药学通报,1983,18(11):32-33.

[14] 谭兴贵.关于白虎汤的临床研究[J].湖南医药杂志,1980,(3):54-56.

[15] 吴贺算,李秋平.白虎汤对免疫功能的影响[J].中成药研究,1984,(12):43-45.

[16] 丘福禧.一些中药用于流行性乙型脑炎病毒感染治疗的初步报告[J].中华医学杂志,1964,50(7):456-458.

[17] 史艳萍,丁选胜,戴德哉.人参白虎汤对链脲佐菌素诱导的糖尿病大鼠血管舒缩功能的影响[J].中国药科大学学报,2004,35(4):344-348.

[18] 丁选胜,戴德哉,叶波平,等.人参白虎汤对糖尿病大鼠心肌中Glu T_4 基因表达的影响[J].中国药科大学学报,2004,35(5):460-465.

竹叶石膏汤

（《伤寒论》）

【异名】人参竹叶汤(《三因极一病证方论》卷5)、石膏竹叶汤(《易简方》)。

【组成】竹叶二把(6g)　石膏一斤(50g)　半夏半斤(9g)洗　麦门冬一升(20g)去心　人参二两(6g)　甘草二两(6g)炙　粳米半升(10g)

【用法】以水一斗,煮取六升,去滓,内粳米,煮米熟汤成,去米。温服一升,日三服。

【功用】清热生津,益气和胃。

【主治】伤寒、温病、暑病余热未清,气津两伤证。身热多汗,心胸烦闷,气逆欲呕,口干喜饮,或虚烦不寐,舌红苔少,脉虚数。

【病机分析】本方所治病证乃热病之后,余邪留连,里热未清而气津已伤,胃气不和所致。由于热病后期,余热未尽,热淫于内,故见身热;热邪逼津外泄,故多汗;热阻气机,故心胸烦闷;余热内扰,胃气不和而上逆,故见气逆欲呕;热伤阴津,故口干喜饮;热扰心神,故虚烦不寐。热邪最易伤津耗气,本症邪热虽然大势已去,然正气亦已损伤,气津两伤,故见舌红少苔,脉虚而数或细等症。热病后期,大热已去,余热未清,留连肺胃气分,热虽不高,但也不易退尽,其热之性质属于实中有虚。

【配伍意义】本方证病机既为病后余热未尽,气津两伤,治之若只清热而不益气生津,则气津难于恢复,若只益气生津而不清热,则恐邪热复炽,死灰复燃。叶桂所谓“炉烟虽熄,灰中有火”(《外感温热篇》),不可不防。唯有清补并行,既清热生津,又益气和胃,方为两全之法。故方用辛甘大寒之石膏,内清肺胃之热以除烦,辛寒相合外解肌肤之热,甘寒相合又能生津止渴,为方中君药。竹叶甘、淡,性寒,归心、肺、胃经,具有清热除烦,生津利尿之功,《名医别录》卷2谓其“主胸中痰热,咳逆上气”。《本草正义》卷1谓能“退虚热烦躁不眠,止烦渴,生津液,利小水,解喉痹,并小儿风热惊痫”。人参、麦冬润肺养阴,益胃生津,清心除烦。以上三药相配,既可清热除烦,又能益气生津,共为臣药。佐以半夏降逆止呕;粳米甘平益胃。半夏虽温,但配于清热生津药中,则温燥之性去而降逆之用存,不仅无害,而且能运化脾气,转输津液,使人参、麦冬益气生津而不腻滞,与粳米之甘平益胃相合,又可防石膏寒凉伤胃。甘草为使,既可助人参益气和中,又有调和药性的作用。诸药合而用之,清热而兼和胃,补虚而不恋邪,使热清烦除,气津两复,胃气和降,诸症自愈。

本方组方特点:一是清热药与补气、养阴药并用,清余热兼养气阴,补虚而不恋邪,邪去正亦复。二是于寒凉清热中，注意顾护胃气，有石膏、竹叶之清热，又有人参、半夏、粳米、甘草之和中益胃。三是取少量温燥之半夏，配入清热生津药中，则温燥之性去，而降逆之用存，且有助于胃气之转输，使补而不滞。

【类方比较】本方系从白虎汤衍化而来。白虎汤证为正盛邪实，里热内炽，故用石膏、知母之重剂，重在清热。本方为大热已去，余热不清，气津已伤，故用石膏、竹叶，意在清其余热，复用人参、麦冬、粳米、甘草、半夏等，补其已伤之气津，且兼和胃气，是清补兼施之剂，所以《医宗金鉴·订正伤寒论注》卷1说："以大寒之剂，易为清补之方。"实乃白虎汤与竹叶石膏汤的区别要点。

【临床运用】

1. 证治要点　凡热病过程中见气津已伤，身热有汗不退，胃失和降等均可使用。使用本方以身热多汗，气逆欲呕，烦渴喜饮，口干，舌红少津，脉虚数为证治要点。

2. 若胃阴不足，胃火上逆，口舌糜烂，舌红而干，可加石斛、天花粉等以清热养阴；胃火炽盛，消谷善饥，舌红脉数者，可加知母、天花粉等以加强清热生津的作用。

3. 本方现代常用于治疗中暑、夏季热、流脑后期等发热而气津已伤者。糖尿病的干渴多饮属胃热阴伤者，亦可应用。

【使用注意】热病正盛邪实，大热未衰，气阴未伤者，不宜使用本方。

【源流发展】本方由张仲景所创，原治"伤寒解后，虚羸少气，气逆欲吐"。后世对本方的应用范围有较大发展。如《外台秘要》卷3引《张文仲方》用于治疗"天行表里虚烦"；《仁斋直指方论》卷3用于"伏暑内外热炽，烦躁大渴"；《普济方》卷368用于"中暑，渴烦吐逆，脉数者"；《奇效良方》卷64用于"小儿虚羸少气，气逆欲吐，四体烦热"；《西塘感症》卷7治疗"烦躁，起卧不安，睡不稳"；《叶氏女科方论》卷2治疗"妊娠燥渴，胃经实火"；《杂病源流犀烛》卷15治疗"暑风；夏热病并小便不利；唇病大渴"；《中医皮肤病学简编》用于"痱子"。对本方的使用宜忌，《外台秘要》卷3引《张文仲方》谓："忌海藻、羊肉、菘菜、饧。"可资临证参考。

有医家认为竹叶石膏汤系白虎加人参汤加减而来，如张璐云："此汤即人参白虎汤去知母，而益半夏、麦冬、竹叶也"(《伤寒缵论》卷下)；也有医家认为系白虎汤加减而来，如吴谦等曰："是方也，白虎汤去知母，加人参、麦冬、半夏、竹叶也，以大寒之剂，易为清补之方，此仲景白虎变方也(《医宗金鉴·订正伤寒论注》卷1)。两说虽异而实同，盖白虎加人参汤即由白虎汤加人参而成，其源一也。竹叶石膏汤去竹叶、石膏，重用麦冬，再加大枣，即变化为麦门冬汤。张璐认为麦门冬汤乃"于竹叶石膏汤中偏除方名二味，而加麦门冬数倍为君"(《千金方衍义》卷17)，遂从清泻病后余热，益气生津降逆之方，变为滋养肺胃，降逆下气之剂。至于后人在仲景竹叶石膏汤的基础上加减变化而成的同名异方，则有：《保婴撮要》卷15去原方之半夏、粳米，加生姜，且石膏煅用，则清热之功略逊，治疗小儿胃经气虚内热，患疮作渴；《痘科辨要》卷9去原方之半夏、人参、甘草，加知母、玄参、薄荷、西河柳，兼有滋阴解毒透疹之功，治疗麻疹火郁毒深，邪热壅于胃，乘于肺者；《伤暑全书》卷下易原方之粳米为糯米，再加淡豆豉，兼能宣解郁热，治疗伏暑，内外发热，烦躁大渴；《辨证录》卷9去原方之半夏，加知母、茯苓，则不欲其降逆，而欲加强清热之功，治疗胃火沸腾，大便秘结，烦躁不宁等症；《医学集成》卷2以沙参易原方之人参，再加生姜，则养阴宣散之功较佳，治疗胃火郁结口臭；《顾氏医经》卷5去原方之人参、半夏、粳米，加洋参、梨皮、绿豆、天花粉、石斛、知母、甘蔗汁、黑豆、玉竹、灯心草，则养阴生津之力颇强，治疗痧后烦渴。

【疑难阐释】关于方中半夏的配伍意义　竹叶石膏汤证本为余热未清而气阴两伤，然方中配伍温燥的半夏，似与清热之法相左，实则寓有深意：①和胃降逆止呕。半夏虽温，但配于清热生津药中，则温燥之性去而降逆之用存，乃针对本方证之呕逆而起和胃降逆止呕之作用。②作反佐之用。陈念祖曰："温邪内逼阳明，津液劫夺，神机不定，用石膏、知母、半夏、竹叶、甘草之属，泄热救津。治急用甘凉之品，以清热濡津或有济，而群以寒凉中杂以半夏者，以燥热之邪与寒凉之品，格而不入，必用半夏之辛燥以反佐，同气相求，使药气与病邪，不致如水火不相济，所以故用"（《温热赘言》）。③调和阴阳。柯琴曰："半夏禀一阴之气，能通行阴之道，其味辛，能散阳跷之满，用以引卫气从阳入阴，阴阳通，其卧立至，其汗自止矣"（《伤寒附翼》卷下））。

【方论选录】

1. 吴昆："伤寒差后，虚羸少气，气逆欲吐者，此方主之。伤寒由汗、吐、下而瘥，必虚羸少气，虚则气逆而浮，故逆而欲吐。竹叶、石膏、门冬之寒，所以清余热；人参、甘草之甘，所以补不足；半夏之辛，所以散逆气；用粳米者，恐石膏过寒损胃，用之以和中气也。"（《医方考》卷1）

2. 张璐："此汤即人参白虎去知母，而益半夏、麦冬、竹叶也。病后虚烦少气，为余热未尽，故加麦冬、竹叶于人参、甘草之温中益气药中，以清热生津；加半夏者，痰饮上逆欲呕故也。病后余热与伏气发温不同，故不用知母以伐少阴也。"（《伤寒缵论》）

3. 吴谦等："是方也，即白虎汤去知母加人参、麦冬、半夏、竹叶也，以大寒之剂易为清补之方，此仲景白虎变方也。经曰：形不足者，温之以气；精不足者，补之以味。故用人参、粳米，补形气也。佐竹叶、石膏，清胃热也。加麦冬生津，半夏降逆，更逐痰饮，甘草补中，且以调和诸药也。"（《医宗金鉴·订正伤寒论注》卷1）

4. 张锡纯："前节是病时过用凉药，伤其阳分（指理中丸证）；此节是病时不能急用凉药以清外感之热，致耗阴分。且其大热虽退，仍有余热未清，是以虚羸少气，气逆欲吐，此乃阴虚不能恋阳之明象，又兼有外感之余热为之助虐也。故中用竹叶、石膏以清外感之热，又加人参、麦冬协同石膏以滋阴分之亏，盖石膏与人参并用，原有化合之妙，能于余热未清之际立复真阴也。用半夏者，降逆气以止吐也。用甘草、粳米者，调和胃气以缓石药下侵也。自常情观之，伤寒解后之余热，何必重用石膏，以生地、玄参、天冬、麦冬诸药，亦可胜任，然而甘寒留邪，可默酿痨瘵之基础，此又不可不知也。"（《医学衷中参西录》下册）

【评议】吴昆的方论简明扼要，颇具参考价值。张璐认为本方证是病后余热，与伏气温病不同，"故不用知母以伐少阴"，甚为确当。吴谦等认为本方的组成结构是以人参、粳米为主，竹叶和石膏反而退居其次，未免主次不分。至于张璐和吴谦对本方方源的看法，已评析于"源流发展"项，请参见。张锡纯认为竹叶石膏汤用于病后余热未清，气阴两伤，与寻常使用生地黄、玄参等养阴药相较，不易甘寒留邪，见解独特，可供临床参考。

【验案举例】

1. 消渴 《经方应用》：某女，56岁，农民。患糖尿病多年，近来自觉神疲乏力，口渴引饮，溲多，诊得脉细数，舌红少津，身形消瘦。凭症参脉，系胃热内盛，气津俱损，宜清胃热，益气阴，方用竹叶石膏汤加味，竹叶12g，生石膏30g，麦冬12g，法半夏6g，甘草3g，北沙参12g，天花粉12g，怀山药18g，粳米一撮。3剂后，口渴显著减轻，续服原方3剂，后未再复诊。

2. 余热未净，气阴两伤 《古方新用》：某女，6岁，1978年12月初诊。患儿3天前发热38.5℃，伴有咳嗽、少痰、头痛、纳差、X线胸透未见异常。先用四环素、甘草片、克感敏等药物治疗，因无效而改用静脉点滴红霉素2天，体温仍在38℃以上，故邀中医诊治。诊见乏力懒动，舌尖红苔薄黄，中心略厚，脉弦细。辨证为余热未净、气阴两伤，用竹叶石膏汤治疗。党参3g，半夏9g，粳米12g，麦冬24g，竹叶9g，生石膏48g，甘草6g，水煎，分3次服。服上药2剂后，热退症消，体温降至36℃。停药观察3日，再未见发热，饮食渐增，开始下地玩耍。

按语：案1之消渴，辨证属胃热而气津俱损，投竹叶石膏汤加味清胃热益气阴之品，药后疗效颇佳。案2之余热未净，气阴两伤，甚合竹叶石膏汤证，故投原方2剂即愈。

【临床报道】

1. 流行性出血热　应用本方为基本方，治疗流行性出血热32例，发热期去党参重用石膏；有卫分证者加金银花、连翘以清热解毒；口渴加天花粉、生地黄、石斛以生津养阴。低血压期多属热伤气阴，气血欲脱，重用党参或人参，加五味子以益气固脱；若出现肌肤斑疹，舌红绛，脉弦数加牡丹皮、赤芍、水牛角以凉血救阴。少尿期属邪热深入营血，津伤液竭，重用生石膏，加白茅根、玄参、水牛角等以养阴凉血生津；若出现神昏谵语，烦躁等逆传心包证候，可加清心开窍之品。多尿期属气阴两伤，肾气不固，统摄无权，制约失职，可加生山药、五味子、益智仁、覆盆子、菟丝子、桑螵蛸以育阴生津，补肾益气；若伴有肾阳虚者加肉桂、黑附片等。恢复期属邪退正虚之候，气虚加黄芪，血虚加当归、熟地黄等。无论气虚还是血虚都可选用玉竹、黄精、生山药等，又如牡丹皮、丹参等凉血、活血化瘀药的早期应用，对于缩短病程，促使病情向痊愈发展有积极作用。结果：32例全部治愈，总有效率为100%，在3个月至1年内，对18例随访，未见复发[1]。

2. 化疗毒副反应　用竹叶石膏汤防治恶性骨肿瘤化疗毒副反应18例，所用化疗药有：甲氨蝶呤、环磷酰胺、长春新碱、顺铂、阿霉素等。化疗方案大致相同，均用2～3种药物联合大剂量冲击治疗。6次为1个疗程，每次间隔2～3周。临床最常见的早期毒副反应是：发热、烦躁、恶心呕吐、胸闷气促、心悸怔忡、口干咽痛、口腔溃疡、身发皮疹、瘙痒难忍、腹痛腹泻、尿少尿闭、甚则大片斑疹等。治用竹叶石膏汤化裁，一般5剂为1个疗程，视患者具体情况而定。如服药2～3剂后症状已明显缓解，则服满5剂即止；如症状缓解不明显，则经加减后续服1～2个疗程。结果显效5例，有效10例，无效3例。总有效率为83.3%，大多数病例服药3～5剂即见效[2]。另有报道，用本方为主加减，治疗58例肝癌介入化疗术后呕吐患者。处方：竹叶、制半夏、麦冬各10g，生石膏30g，党参6g，炙甘草12g。呕吐频繁加竹茹、代赭石、枇杷叶；热甚者去党参、甘草，加黄连、知母；津伤较重者加芦根、乌梅。结果：42例基本控制（恶心呕吐消失），13例显效（恶心呕吐消失，停药后复发，再用仍有效），3例无效。总有效率为95%[3]。

3. 术后发热　应用本方治疗术后发热47例。结果：服用本方1～6剂后，40例患者体温降至37℃，逐步恢复正常，部分患者1个月后才降至正常体温，有7例患者体温虽退，但有反复[4]。

4. 病毒性心肌炎　94例急性病毒性心肌炎患者随机分为两组，两组均采用西医常规治疗，治疗组加用竹叶石膏汤。疗程均为4周。结果：治疗组在改善临床症状及心电图ST-T等方面均优于对照组[5]。

5. 急性乙醇中毒所致心肌损害　将76例急性乙醇中毒患者随机分为治疗组与对照组各38例，两组均给予催吐、洗胃、纳洛酮静脉点滴、补液、维持水、电解质、酸碱平衡治疗，治疗组加用竹叶石膏汤加减口服，两组均7天为1个疗程；比较两组的心肌缺血、心律失常与心肌酶的变化情况。结果：治疗组的心肌缺血、心律失常与心肌酶恢复情况均优于对照组。

说明竹叶石膏汤加减对急性乙醇中毒所致心肌损伤有保护作用[6]。

6. 口疮 竹叶石膏汤加减内服；五倍青矾散外搽，治疗小儿口疮120例，口腔溃疡少者2～3处，多者7～8处，小者如针尖、米粒，大者如黄豆、扁豆，并波及口腔、舌面、颊黏膜、咽峡部。结果：3日内治愈者55例，4～7日治愈者46例，8～15日治愈者12例，15日以上治愈者6例，无效1例(未坚持治疗)，总有效率为99.2%[7]。

7. 放射性口咽炎 将行放射治疗的头颈部恶性肿瘤患者55例随机分为2组。对照组25例采用常规洁齿、冲洗鼻咽、口服维生素 B_2、西瓜霜喷喉治疗；治疗组30例采用竹叶石膏汤加味治疗。结果：本病总有效率治疗组为90%(27/30)，对照组为64%，组间比较差异有显著性($P<0.01$)[8]。

8. 牙痛 竹叶石膏汤加减治疗牙痛96例，按发病时间分为两组。A组发病在3天内就诊者60例，可见牙周围组织红肿，张口受限，面颊肿胀。B组发病4～6天就诊者36例，可见牙龈红肿、龈瓣下溢脓，疼痛明显，伴有不同程度的体温升高，颌下淋巴结肿大。结果：A组60例患者经治疗3天均获痊愈；B组36例服药4～6天后治愈30例，好转5例，无效1例。A组患者疼止药停，B组患者疼止之后再服药2剂，以巩固疗效。治愈1个月后开始随访，6个月未见复发病例[9]。

【实验研究】

1. 降血糖 本方对实验性糖尿病模型动物有降低血糖作用。用于研究的实验性糖尿病模型为：以四氧嘧啶发病小鼠作为外因胰性糖尿病，以遗传性发病小鼠KK-CA^y作为内因性胰性糖尿病。将本方水性总提取物按500mg/kg腹腔注入，观察6小时后血糖下降百分比。结果发现四氧嘧啶糖尿病小鼠血糖明显下降，对KK-CA^y小鼠，在绝食条件下可使其血糖明显下降，但非绝食时降血糖作用不明显[10]。

2. 对深部念珠菌感染的影响 表明竹叶石膏汤能使免疫抑制状态小鼠的生存时间延长($P<0.01$)，肾脏内活菌数减少($P<0.05$)，对免疫功能正常小鼠则无显著性疗效，但与氟康唑合用比单用氟康唑疗效好，能使小鼠的存活时间延长($P<0.01$)，肾脏内的活菌数减少($P<0.05$)，即有协同氟康唑疗效的作用。提示竹叶石膏汤对深部念珠菌感染有一定的保护作用，尤其是免疫功能低下时效果更显著，与氟康唑合用能显著提高疗效，其作用可能与调节机体免疫功能有关[11]。

参 考 文 献

[1] 党纪红. 竹叶石膏汤治疗流行性出血热[J]. 河南中医，1983，(3)：33.

[2] 徐荣禧. 竹叶石膏汤防治18例恶性骨肿瘤化疗毒副反应[J]. 中西医结合杂志，1988，8(12)：725.

[3] 金普故. 竹叶石膏汤治疗肝癌介入化疗后呕吐58例[J]. 浙江中医杂志，1995，30(5)：200.

[4] 王明浩. 竹叶石膏汤治疗外科术后发热[J]. 云南中医杂志，1985，6(4)：20.

[5] 杨素娟，杨斐斐. 竹叶石膏汤治疗急性病毒性心肌炎47例临床观察[J]. 中国中医急症，2004，13(5)：272-273.

[6] 冯克成. 竹叶石膏汤加减治疗急性乙醇中毒致心肌损伤临床观察[J]. 中国中医急症，2007，16(2)：134.

[7] 李学声. 竹叶石膏汤加减治疗小儿口疮120例[J]. 湖北中医杂志，1985，9(3)：20.

[8] 杨泽红，邓朝明，邱英和. 竹叶石膏汤加味治疗放射性口咽炎30例临床观察[J]. 四川中医，2004，22(11)：85-86.

[9] 杨金凤，沈鸿恩，刘红丽. 竹叶石膏汤加减治疗牙痛96例的体会[J]. 四川中医，1994，12(10)：52.

[10] 木村正康．糖尿病与汉方药[J]．汉方医学，1981，(1)：14.

[11] 太加斌，李琳，高静东，等．竹叶石膏汤治疗深部念珠菌病的实验研究[J]．广州中医药大学学报，2005，22(1)：49-52.

栀子豉汤

（《伤寒论》）

【异名】栀子香豉汤（《伤寒总病论》卷3）、香豉栀子汤（《伤寒总病论》卷3）、栀子汤（《圣济总录》卷40）、加减栀子汤（《云岐子注脉诀并方》）、栀子豆豉汤（《证治准绳·幼科》卷5）、栀豉汤（《寿世保元》卷2）。

【组成】栀子十四个(9g)擘　香豉四合(6g)绵裹

【用法】上以水四升，先煮栀子，得二升半，纳豉，煮取一升半，去滓，分为二服，温进一服。得吐者，止后服。

【功用】清宣郁热，除烦止躁。

【主治】伤寒汗、吐、下后，虚烦不得眠，甚者反复颠倒，心中懊侬，胸脘痞闷，饥不能食，舌苔薄黄腻，脉数。

【病机分析】本方证的病机，为汗、吐、下后余热未尽，热扰胸膈。烦者，心烦也，为热扰于心所致。“烦”字前冠以“虚”字，借以说明病变性质，“虚”非指正气之“虚”，乃是与有形之“实”邪相对而言。表邪入里，若与有形之物，如水、痰饮、宿食等相互搏结，则形成实证，比如热邪与痰水相结的结胸及燥热与宿食、燥屎相结的阳明腑实证等，均有心中懊侬或烦躁的见证，这是实性之烦，而非虚烦。本条之烦，虽因热邪内陷，但并未与有形之物相结，只是无形之邪扰乱胸膈而蕴郁不去，所以称为“虚烦”。虚烦虽无实邪，但却有火热之郁，火热之邪蕴郁胸膈，郁而不伸，其轻者，心烦不得眠，其重者，必反复颠倒，心中懊侬；胸脘痞闷为滞塞不通的自我感觉，反映了火郁之邪影响了气机运行，胃热则饥，气滞则不能食，今热郁而气滞，故饥不能食；脉数为有热，舌苔薄黄而腻，表明邪已去表入里，热郁而气滞。总之，本证病性为热，病位在胸膈，病机为余邪未尽，郁热阻滞。

【配伍意义】本方组方的出发点是清泄胸膈间无形邪热。方中栀子苦寒，入心、肝、肺、胃、三焦经，长于清泄郁热，解郁除烦，又可导火下行，降而不升。“泻心肺之邪热，使之屈曲下行从小便出，而三焦郁火以解”（《本草备要》卷2）。豆豉辛甘，其气味轻薄，入肺、胃经，善于解表宣热，又能和胃气。《本草备要》卷4谓其“宣热，解表除烦……调中下气”。两药相伍，降中有宣，组方巧妙，药少力专，为清宣胸膈郁热之良方。

原方中栀子仅注明“擘”，未言炒用，可见是用生品，取其清热之功用；豆豉后入，意在取其轻清香透，宣散郁热。如此而用，内寓深意。

【临床运用】

1. 证治要点　使用本方以虚烦不得眠，心中懊侬，舌苔薄黄腻为证治要点。

2. 热郁气滞较甚，可加郁金、瓜蒌、枳壳等理气开郁；热甚加连翘、黄芩以清透邪热；湿热郁阻，可加厚朴、石菖蒲以化湿理气；郁火疼痛可合金铃子散以理气止痛；呕恶加竹茹、半夏和胃止呕。

3. 本方现代常用于治疗神经官能症、食管炎、胃溃疡、胆囊炎等属热郁胸膈者。

【使用注意】方中豆豉应后下。素有脾虚便溏者，慎服本方。

【源流发展】本方为张仲景所创，在仲景书中凡八见。一是《伤寒论》“太阳病篇”的第

78、79、80、83 条，“阳明病篇”的第 226、231 条，“厥阴病篇”的第 374 条；二是在《金匮要略》“呕吐哕下利病篇”的第 44 条。张仲景还在栀子豉汤的基础上衍化出以下 7 首方剂：原方加甘草益气和中，名栀子甘草豉汤，治疗热扰胸膈兼少气者；原方加生姜辛散止呕，名栀子生姜豉汤，治疗热扰胸膈兼呕吐者；原方去豆豉，加厚朴、枳实行气除满，名栀子厚朴汤，治疗热扰胸膈兼腹满者；原方去豆豉，加干姜温中散寒，名栀子干姜汤，治疗热扰胸膈因医误下损伤中阳者；原方去豆豉，加黄柏、甘草，名栀子柏皮汤，有清热祛湿退黄之功，治疗热重于湿的黄疸；原方加枳实行气宽中，名枳实栀子豉汤，治疗大病瘥后劳复者；原方加大黄、枳实泄热消积，名栀子大黄汤，治疗嗜酒积热蕴湿，内结胃腑，上扰胸膈，发为黄疸。后世医家对栀子豉汤的临床运用范围又有所扩大。如晋·《肘后备急方》卷 2 治疗霍乱吐下后，心腹烦满；明·《普济方》卷 133 治疗感冒发为寒热，头痛体痛；《证治准绳·幼科》卷 5 治疗小儿痘疹，虚烦惊悸不得眠。而后世医家加减化裁栀子豉汤另组新方，如：晋·《外台秘要》卷 2 引《范汪方》于原方加桂心、麻黄、大黄，名栀子汤，兼可温中散邪，泻下消食，治疗伤寒愈后，饮食劳复；《医心方》卷 20 引《深师方》于原方加黄芩，亦名栀子豉汤，有解散石毒之功，治疗服石，口中伤烂，舌痛；宋·《伤寒总病论》于原方加石膏，名栀子石膏香豉汤，则辛凉清泄之功较胜，治疗伤寒劳复如初，自汗出，脉浮滑，烦躁甚者；清·《伤寒大白》卷 3 以本方合小陷胸汤（黄连、半夏、瓜蒌霜），兼能化痰开结，名栀子豆豉陷胸汤，治疗食滞中焦，兼有痰凝，以致懊侬者。《伤寒来苏集》卷 3 谓栀子豉汤“既可以祛邪，又可以救误，上焦得通，津液得下，胃气因和耳”。说明了栀子豉汤有和解枢机，宣通上下，和调内外的治疗机制。叶桂深知其义，他以丰富的实践经验，对栀子豉汤的具体运用达到了得心应手，左右逢源的境地。从《临证指南医案》叶氏运用该方治疗的 37 个医案来看，既用于外感病如风温、暑湿、秋燥等；又用于杂病如眩晕、脘痞、心痛等；气分郁热证用之，嗽血、吐血证也用之；上中焦病用之，下焦病也间用之，甚至邪热弥漫上中下三焦病也用之。叶氏在应用本方时，每佐入一些微苦微辛的药物，如杏仁、瓜蒌皮、郁金之类，这样，不仅扩大了该方的应用范围，而且增强了该方的功用，从而提高了临床疗效。

【疑难阐释】关于服本方后“得吐”的问题　考仲景书中，栀子豉汤方后注云：“得吐者，止后服。”因此，后世医家围绕本方是否属于涌吐剂，说法颇多，论述不一。有认为本方属于涌吐剂者，如成无己、方有执、王子接、柯琴等。柯琴曰：“栀子苦能泄热，寒能胜热……豆形象肾，制而为豉，轻浮上行，能使心腹之浊邪上出于口，一吐而心腹得舒，表里之烦热悉除矣”（《伤寒来苏集·伤寒附翼》卷下）。有认为本方不属于涌吐剂而属于清热剂者，如汪琥、汪绂、陈元犀等。汪琥曰：“栀子豉汤仲景虽用以吐虚烦之药，余曾调此汤与病人服之，未必能吐，何也？盖栀子之性苦寒，能清胃火润燥；豉性苦寒微甘，能泻而兼下气调中，所以其苦未必能使人吐也”（《伤寒论辨证广注》卷 4）。

以上两种认识，虽各言其理，但均不够全面。考仲景原意，本方并非属涌吐剂，但不能否定服本方后有“得吐”现象。从立法用意来看，仲景组方的出发点是清泄胸膈间无形邪热，没有催吐的目的与动机，所以在条文中没有像瓜蒂散证那样指出“当吐”之类的明确论述，而仅言“得吐，止后服”。亦即提示医家，有的患者服药后可能出现呕吐现象。但到底是否涌吐，则取决于病证、病势。从病位、病机上看，栀子豉汤证是汗、吐、下后，余热未尽，蕴而不宣，留扰胸膈而见“虚烦不得眠，若剧者，必反复颠倒，心中懊侬”之症。此时的“虚烦”，并非因汗、吐、下后致虚，而是与实烦相鉴别。此时的病势，是邪热壅于胸膈。栀子豉汤是为清泄胸膈间无形邪热而设，服药后不吐者是药能胜邪，邪热从内而得清解；服药后吐者，则是药与邪争，病势向上，正气得伸，祛邪外出而吐，吐后则邪热外泄，病证自解。故方后云："得吐者，止后服。"

【方论选录】

1. 成无己："《内经》曰：其高者，因而越之；其下者，引而竭之；中满者，泻之于内；其有邪者，渍形以为汗；其在皮者，汗而发之。治伤寒之妙，虽有变通，终不越此数法也。伤寒邪气自表而传里，留于胸中，为邪在高分，则可吐之是越之之法也。所吐之证，亦自不同。如不经汗、下，邪气蕴郁于膈，则谓之膈实，应以瓜蒂散吐之。瓜蒂散吐胸中实邪者也。若发汗、吐、下后，邪气乘虚留于胸中，则谓之虚烦，应以栀子豉汤吐之。栀子豉汤吐胸中虚烦者也。栀子味苦寒，《内经》曰：酸苦涌泄为阴。涌者，吐之也，涌吐虚烦，必以苦为主，是以栀子为君。烦为热胜也，涌热者，必以苦；胜热者，必以寒，香豉味苦寒，助栀子以吐虚烦，是以香豉为臣。《内经》曰：气有高下，病有远近，证有中外，治有轻重，适其所以为治，依而行之，所谓良矣。"（《伤寒明理论》卷 4）

2. 柯琴："栀子苦能泄热，寒能胜热，其形象心，又赤色通心，故主治心中上下一切证；豆形象肾，又黑色入肾，制而为豉，轻浮上行，能使心腹之浊邪上出于口，一吐而心腹得舒，表里之烦热悉除矣。所以然者，二阳之病发心脾，以上诸症是心热，不是胃家热，本论所云有热属脏者，攻之，不令发汗之谓也。……夫栀子之性，能屈曲下行，不是上涌之剂，惟豉之腐气，上蒸心肺，能令人吐耳！观瓜蒂散必用豉汁和服，是吐在豉而不在栀也。"（《伤寒来苏集·伤寒附翼》卷下）

3. 王子接："栀子豉汤为轻剂，以吐上焦虚热者也。第栀子本非吐药，以此二者生熟互用，涌泄同行，而激之吐也。盖栀子生则气浮，其性涌，香豉蒸窨熟腐，其性泄，涌者宣也，泄者降也。既欲其宣，又欲其降，两者气争于阳分，自必从宣而越于上矣。余以生升熟降为论，柯韵伯以栀子之性屈曲下行，淡豉腐气上蒸而为吐，引证瓜蒂散之吐，亦在于豉汁。吾恐瓜蒂亦是上涌之品，吐由瓜蒂，非豉汁也。存之以俟君子教我。"（《绛雪园古方选注》卷上）

4. 汪绂："此二物一赤一黑，能交心肾而济水火，本非吐药，实以平膻中余热之正治也。但邪热在上，当令之微吐而出耳，急服之则吐矣。今以此为吐剂，则非也。"（《医林纂要探源》卷 7）

5. 陈元犀："愚每用此方，服之不吐者多，亦或有时而吐，要之吐与不吐，皆药务胜病之效也。其不吐者，所过者化，即雨露之用也；一服即吐者，战则必胜，即雷霆之用也。方非吐剂，而病间有因吐而愈者，所以为方之神妙。栀子色赤象心，味苦属火，性寒导火热下行。豆形象肾，色黑入肾，制造为豉，轻浮引水液之上升。阴阳和，水火济，而烦热、懊侬、结痛等证俱解矣。"（《长沙方歌括》卷 3）

6. 张秉成："栀子色赤入心，苦寒能降，善引上焦心肺之烦热屈曲下行，以之先煎，取其性之和缓；豆豉用黑豆蒸窨而成，其气香而化腐，其性凉而除热，其味甘而变苦，故其治能除热化腐，宣发上焦之邪，用之作吐，似亦宜然，且以之后入者，欲其猛悍，恐久煎则力过耳。"（《成方便读》卷 1）

【评议】本方为治邪热内郁胸膈而致虚烦不眠、心中懊侬的常用方剂。从配伍分析，以栀子之苦寒清热，合以宣散之豆豉，则清中有透，具有清宣郁热之长。从上述方论可以看出，诸家对本方的立意观点不尽相同，因仲景用法后有"得吐者，止后服"语，方中香豉在涌吐剂瓜蒂散中也曾应用，所以某些医家将此方看作"吐剂"，而另一些医家则认为本方并非为吐剂。其中，陈元犀所论，见地颇高。汪绂认为本方非吐剂，未免过于绝对，盖亦有服本方后呕吐者。柯琴、王子接皆认为本方属吐剂，其误已辨析于“疑难阐释”项，不再一一具述。以上二家之方论纵有发微，因立论已误，亦不足观矣。

【验案举例】

1. 伤寒懊憹　《名医类案》：江应宿治都事靳相庄患伤寒十余日，身热无汗，怫郁不得卧，非躁非烦，非寒非痛，时发一声，如叹息之状。医者不知何证，迎予诊视曰：懊怫郁证也。投以本汤一剂，十减二三，再以大柴胡汤下燥屎，怫郁除而安卧，调理数日而起。

按语：病者伤寒十余日，此时邪已去表入里，身热无汗，则邪不得外泄，蕴郁胸膈，郁而不伸，故怫郁不得；非躁非烦，非寒非痛致，有时发一声如叹息之状，是热郁而气滞，因而诊为懊怫郁证。投以栀子豉汤一剂，十减二三。因病未尽愈，虑其兼有燥屎，故再以大柴胡汤下之，邪尽去而愈。

2. 虚烦　《陕西中医学院学报》(1987，1：62)：某男，71岁。行泥路跌倒，X线摄片显示左股骨粗隆下骨折，骨折远段向外向上移位。诊为左股骨粗隆下骨折。入院后按骨折初期辨证论治，内服中药及对症处理。患者于牵引术后20天自觉胸中烦热，神不守舍，躁动不宁，自用冷水袋于胸部及胃脘部冷敷。查体：体温36.5℃，脉搏82次/分，呼吸20次/分，血压140/80mmHg，骨牵引装置完好，牵引进针处无感染及渗液，心肺检查未见异常，腹软无压痛，肠鸣音正常，舌质淡红，苔薄白，脉虚弦，给予补液并应用抗生素治疗4日，诸症未减。依脉症改投栀子豉汤加味：栀子9g，淡豆豉9g，牛膝9g，夏枯草9g，甘草6g。服1剂后诸症大减，进退加减再投3剂，诸症消除。

按语：栀子豉汤功在透邪泄热，除热解郁，治发热，心烦不眠，胸闷不舒，虚邪客于胸中的虚烦症，本病虽不像经文中所述：“下利后，更烦……”但其热较甚，以至于用冷水袋冷敷，因系高龄患者，素体衰弱，加之伤筋动骨，必有瘀血，瘀而化热，客于胸中，而现胸中烦热，躁动不宁。故用栀子豉汤加味治疗收到良好的效果。

3. 鼻衄　《新中医》(1985，3：46)：某女，73岁。近10天来，每天上午10～11时自觉心烦，胸中如有物塞，随后鼻出鲜血淋漓，约半小时许心烦退，胸闷减，则鼻血止。经治疗数天未效而来诊。症见：鼻衄血色鲜红，饮食及二便正常，舌质红，苔薄黄，脉弦稍数，证属邪热内扰胸膈，伤及血络，迫血妄行。治宜清热除烦，凉血止血。处方：炒栀子、淡豆豉各15g，白茅根10g。服药2剂而血止。

按语：定时鼻衄较为少见。此例血出、血止与心烦、胸内如有物塞之感有关，提示鼻衄系邪热内扰胸膈，伤及血络，血被热迫所致。故投本方加白茅根而热除血止。

4. 小儿夜啼　《新中医》(1985，3：46)：某男，11个月。入夜则躁动不安，啼哭1周余。曾经他医用导赤散等治疗无效，因而来诊。小儿除上述症状外，伴有纳减，大便正常，小便赤而异臊，舌质红，苔薄黄，指纹紫红。此属热扰胸膈证，治宜清热除烦。处方：山栀子4g，淡豆豉8枚。2剂诸症消失。

按语：患者系婴儿，不会诉说，医者难知其患懊憹证，但联系到他医用导赤散无效，小便赤而异臊，舌红，苔薄黄等一派热象，且入夜则躁扰啼哭，应视之为热扰胸膈之虚烦懊憹证，故投本方获效。

【临床报道】

1. 神经衰弱　栀子豉汤加减治疗神经衰弱106例，辨证加减：肝阳上亢，灼伤心神型加龙胆、生地黄；心脾两虚，气血不足型，加甘草、人参、茯苓、白术；心肾不交，虚火妄动型，加生地黄、何首乌、牡丹皮。结果：痊愈55例，显效33例，好转15例，无效3例，总有效率为

97.3%[1]。应用栀子豉汤加减治疗43例虚烦不寐患者。结果:显效(睡眠显著改善,入睡时间小于0.5小时,每夜持续睡眠时间超过7小时)34例,占79.1%;有效(睡眠较前好转,每夜有4～6小时睡眠,心烦减轻)7例,占16.3%;无效(仍有心烦少寐)2例,占4.6%。有效率为95.4%[2]。

2. 食管炎 用栀豉陷胸汤治疗食管炎25例,病程最短半个月,最长3年,均有胸骨后灼痛,进食吞咽时加剧,伴有不同程度的嘈杂,其中兼有恶心欲吐者6例,剑突下压痛者5例,肩痛者3例,苔黄腻者19例。方药组成:生山栀、淡豆豉、制半夏各10g,川黄连5g,全瓜蒌30g。胸痛重者加枳实;呕吐恶心者加竹茹。结果:疼痛全部消除,饮食如常者为临床治愈,共23例;疼痛缓解者为好转,计2例[3]。将反流性食管炎患者184例随机分为治疗组和对照组,分别给予栀子豉汤加味(栀子、淡豆豉、丹参各10g,蒲公英、茯苓各15g。连服1个月)和质子泵抑制剂的奥美拉唑,对照比较其疗效、症状体征的变化。结果:治疗组愈显率为91.3%,总有效率为92.3%,治疗组明显优于对照组($P<0.01$)[4]。

参 考 文 献

[1] 任义. 栀子豉汤加减治疗神经衰弱106例疗效观察[J]. 河北中医,1985,(2):14.

[2] 卢雨蓓. 栀子豉汤加味治疗不寐43例[J]. 河南中医,2005,25(3):38.

[3] 沈祖法. 栀子陷胸汤治疗食道炎[J]. 福建中医药,1982,(2):14.

[4] 陈芳瑜. 栀子豉汤治疗反流性食管炎184例临床观察[J]. 海峡药学,2004,16(5):132-133.

第二节 清 营 凉 血

清 营 汤

(《温病条辨》卷1)

【组成】犀角三钱(2g) 生地黄五钱(15g) 元参三钱(9g) 竹叶心一钱(3g) 麦冬三钱(9g) 丹参二钱(6g) 黄连一钱五分(5g) 银花三钱(9g) 连翘二钱(6g)连心用

【用法】上药,水八杯,煮取三杯,日三服。

【功用】清营解毒,透热养阴。

【主治】热入营分证。身热夜甚,神烦少寐,时有谵语,目常喜开或喜闭,口渴或不渴,斑疹隐隐,脉细数,舌绛而干。

【病机分析】本方证乃温热病邪热内传营分。邪热传营,热伤营阴,夜属阴,故身热夜甚;营气通于心,邪热入营,灼及心包,心神被扰,故心烦不眠,甚则神明错乱而时有谵语;目喜开、喜闭不一,是因为火热欲从外泄,阴阳不相既济所致;热蒸营阴上承,故本应口渴而反不渴;热入营分,虽未入血但已近于血分,血热妄行,溢于肌肤,故虽未发斑但已隐隐可见;舌为心之苗窍,心主营,营分有热,故舌绛而干;脉细数,亦为热伤营阴之象。

【配伍意义】本方宗《素问·至真要大论》"热淫于内,治以咸寒,佐以甘苦"之旨,用清营解毒与透热养阴之品配伍组方。方中犀角苦咸性寒,清热凉血解毒,寒而不遏,且能散瘀为君药。热甚伤阴,故凉血应兼以养阴。生地黄专于凉血滋阴,麦冬清热养阴生津,玄参长于滋阴降火解毒,三药共助君药清营凉血,养阴解毒为方中臣药。佐以金银花、连翘,善于清热解毒,且芳香透达,轻宣透邪,可透热于外,使入营之邪不致郁遏于里,以防邪热进一步内陷,促其透出气分而解,此即叶桂《外感温热篇》所说:"入营犹可透热转气"之意。竹叶用心,清香入心，专清心热，亦具轻清透达之性，偕佐药以透热向外；黄连苦寒，入心经清心泻火，竹叶心和黄连又可助君药以清热。丹参性凉入心、肝经，清心而又凉血活血，不仅引诸药入于心经，以助君药清热凉血，且可活血祛瘀，以防热与血结。以上三药，皆入心经，兼有使药之用。全方以犀角、生地黄、玄参清热凉血之品，配伍轻宣透热的金银花、连翘，以及清心的竹叶心、黄连，共奏清营解毒，泄热养阴之效。

本方组方特点：一是凉血药配伍滋阴清热之品，是为热入营分，渐及血分者而设，二者相合，加强清热解毒，凉血滋阴之功；二是清热凉血药中，伍以轻宣透热的气分之品，意在使初入营分之热邪，不致郁遏，且使热邪转出气分而解，是透热转气之法；三是凉血药配伍活血药，以防热与血结。

【临床运用】

1. 证治要点　本方主治温病热邪传入营分证。以身热夜甚，神烦少寐，斑疹隐隐，舌绛而干，脉数为证治要点。

2. 加减法　若寸脉大，舌干较甚者，可去黄连，以免苦燥伤阴；神昏谵语较重者，可与安宫牛黄丸、紫雪合用；若治热毒壅盛之喉痧重症，本方可加石膏、牡丹皮、甘草，以加强清热泻火，凉血活血的作用。

3. 本方现代常用于治疗乙型脑炎、流行性脑脊髓膜炎、败血症、伤寒或其他热性病具有高热烦躁，舌绛而干等营分见症者。

【使用注意】使用本方应注意舌诊。原著说："舌白滑者，不可与也。"苔白滑是夹有湿邪之象，误用本方易助湿留邪。必须是舌质绛而干，方可使用。

【源流发展】本方出自吴瑭《温病条辨》，但《临证指南医案》中就已有叶桂类似本方的医案处方记载。例如，《临证指南医案》载马氏病案："少阴伏邪，津液不腾，喉燥舌黑，不喜饮水。法当清解血中伏气，莫使液涸。犀角、生地、丹皮、竹叶、元参、连翘。"程氏病案："暑久伤营，夜寐不安，不饥微痞，阴虚体质，议理心营。鲜生地、元参、川连、银花、连翘、丹参。"叶氏临证每多随手辨证遣药而不名方。如果将以上两案进行归纳分析，可以清楚地看出叶氏医案和清营汤的组成、主治之间的源流发展关系。上述两案的方剂相合，去牡丹皮加麦冬即为《温病条辨》清营汤。由此可见，清营汤是吴瑭在遵照《素问·至真要大论》"热淫于内，治以咸寒，佐以甘苦"的理论，在总结叶氏临床经验的基础上创制的。

【疑难阐释】

1. 关于本方的主治证　本方主治，多数医家认为乃邪热内传营分之证。如全国统编《方剂学》教材2版、4版、5版都认为本方主治证是热入营分而没有气分症状。但因方中使用了清解气分热邪的药物，故有些医家认为本方为气营两清的代表方。如山东中医学院《中药方剂学》认为本方是"热伤营阴而气分之邪尚未尽解之症"；成都中医学院《中医治法与方剂》亦认为本方是"气分之热未尽，故苔黄而燥，身热烦渴"。究竟本方是否有气分症状，查《温病条辨》原著，该书涉及到本方的条文有三条：上焦篇第15、30条；中焦篇第20条。如卷1中第15条"太阴温病，寸脉大，舌绛而干，法当渴，今反不渴者，热在营中也，清营汤去黄连主之。"第30条"脉虚夜寐不安，烦渴舌赤，时有谵语，目常开不闭，或喜闭不开，暑入于厥阴也。手厥阴暑温，清营汤主之；舌白滑者，不可与也。"卷2中第20条"阳明温病，舌黄燥，肉色绛，不渴者，邪在血分，清营汤主之。若滑者，不可与也，当于湿温中求之。温病传里，理当渴甚，今反不渴者，以邪气深入血分，格阴于外，上潮于口，故反不渴也。曾过气分，故苔黄而燥。邪居血分，故舌之肉色绛也。若舌苔白滑，灰滑，淡黄而滑，不渴者，乃湿气蒸腾之象，不得用清营柔以济柔也。”上述三条原文中并无气分证。仅在上焦篇第 30 条中有“烦渴舌赤”类似气分证候，但吴氏自释明确指出：“烦渴舌赤，心用恣而心体亏也。”在中焦篇第 20 条中“舌黄燥”之症状，似为气分舌象，而吴氏自释这是“曾过气分，故苔黄而燥”。由此可见，吴氏创制本方原意并非气营两清，方中使用气分药是遵叶桂“入营犹可透热转气”的治疗大法，为透热转气而设。

2. 关于本方立法依据　本方的组成配伍，以叶桂“入营犹可透热转气”为立法依据。所谓“入营”，唐大烈《吴医汇讲》解为“乍入营分”，意即邪刚或初入营分之意。此时气分已罢，营分证初现。“犹可”，是尚可、还可之意。“透热”，《温病纵横》解释说：“所谓透热，就是在清营的药物中适当配入具有宣通气机作用的药物，以促进营分的邪热透出气分而解。”“转气”，则是指明入营之邪的出路。“入营犹可透热转气”，按原文意是还可应用轻清透气之品，促使病邪由营分向气分透达，冀其从气分外解。据临床体会，病证由气分向营分转化、传变时，常同时见到气分和营分的症状，也就是气分之热未解，又见营分的征象。处理这些病证，若纯用清营凉血之品，每有凉遏而致病邪冰伏之弊。此时，应立足透热外达，使其转入气分而解。另外，气和血之间增加了一个营分阶段，从病机和临床证候分析，主要是反映了温热病邪入部位的浅深、轻重。气分病邪不解，若其人正气虚弱，津液亏乏，病邪即乘虚内陷营分，出现身热夜甚，心烦不寐，时有谵语，斑疹隐隐，舌绛，脉细数等症。若病邪进一步深入血分，则可出现吐血、衄血、便血、尿血以及斑疹透露，舌色深绛等症。因为“营”是介于“气”、“血”之间的枢机，邪热由“气”入“营”，或由“营”转“气”，正是表示病情恶化或趋愈，向内或向外的转折点，并可视为透热转气的立法依据之一。温热之邪之所以传入于里，出现营分证候，取决于正邪两方面因素。内因是营阴虚，津液不足，外因是热甚毒重。清营汤的用药，正是针对正邪两方面，以生地黄、玄参、麦冬养阴生津，扶正补虚，以犀角、金银花、连翘、黄连、竹叶清热解毒，宣透气机，旨在清、养兼顾，扶正祛邪。其透热转气是通过养营阴、清邪热而同时产生的效用。

3. 关于方中丹参的配伍意义　方中配伍清心活血的丹参具有深意。其一，丹参引诸药入心，营气通于心，心热清则营热易解。其二，丹参性凉，有清热凉血之功。其三，丹参活血散瘀，可防止热与血结而为瘀，且治斑疹。

【方论选录】

1. 吴瑭：“阳明温病，舌黄燥，肉色绛，不渴者，邪在血分，清营汤主之。若滑者，不可与也，当于湿温中求之。温病传里，理当渴甚，今反不渴者，以邪气深入血分，格阴于外，上潮于口，故反不渴也。曾过气分，故苔黄而燥，邪居血分，故舌之肉色绛也。若舌苔白滑、灰滑、淡黄而滑，不渴者，乃湿气蒸腾之象，不得用清营柔以济柔也。”（《温病条辨》卷 2）

2. 汪廷珍：“此条以舌绛为主。绛而中心黄苔，当气血两清；纯绛鲜红，急涤包络；中心绛干，两清心胃；尖独干绛，专泄火腑；舌绛而光，当濡胃阴；绛而枯萎，急用胶、黄；干绛无色，宜投复脉（此二证俱属下焦）。以上俱仍合脉证参详。若舌绛兼有白苔，或黄白相兼，是邪仍在气分；绛而有滑苔者，则为湿热重蒸，误用血药滋腻，邪必难解，不可不慎也。”（录自《温病条辨》卷 2）

3. 张秉成：“治暑温内入心包，烦渴舌赤，身热谵语等证。夫暑为君火，其气通心，故暑必伤心。然心为君主，义不受邪，所受者皆包络代之。但心藏神，邪扰则神不宁，故谵语。心主血，热伤血分，故舌赤。金受火刑，故烦渴。暑为六淫之正邪，温乃时令之乖气，两邪相合，发为暑温，与春温、秋温等证，大抵相类，不过暑邪最易伤心。方中犀角、黄连，皆入心而清火。犀角有清灵之性，能解疫毒；黄连具苦降之质，可燥湿邪，二味为治温之正药。热犯心包，营阴受灼，故以生地、玄参滋肾水，麦冬养肺金，而以丹参领之入心，皆得遂其增液救焚之助。连翘、银花、竹叶三味，皆能内彻于心，外通于表，辛凉清解，自可神安热退，邪自不留耳。”(《成方便读》卷 3)

【评议】吴氏和汪氏的方论就舌诊详细辨析了清营汤的适应证及禁忌证；张氏关于清营汤的配伍意义分析，平实而不失中正。均足资临床参考。

【验案举例】

1. 风温 《新中医》(1994,10:37)：某女，6 岁。身体瘦弱，突然高热 39.8℃，伴头痛，咳嗽，流涕，欲呕，烦躁不安，胸腹隐见针尖样大小的红点。他医给予西药肌注退热剂及静滴抗生素及皮质激素，用药后体温下降，当晚又升高至 40℃，次日加剂量继用药 1 天，仍未控制，故邀中医会诊。症见面色红赤，胸腹红疹隐隐，烦躁不安，口渴，壮热，舌红绛而干，脉细数。诊为风温气营同病，治以凉营解毒，透热养阴，方选清营汤加味。处方：水牛角(先煎)60g，金银花 6g，连翘、竹叶各 5g，玄参、丹参、麦冬、生地各 10g，黄连 3g，板蓝根 15g。先煎水牛角 20 分钟后加余药煎成 1 碗，分作 3 次服，每次间隔 3 小时。配合针刺十宣放血，推按大椎、曲池、合谷等穴，至微汗为止。次日晨体温 38℃，续服 1 剂，当晚体温正常，红疹消退。

按语：风属阳邪，乃百病之长，夹热相助，传变较速，入营而化生红疹，加之患儿禀赋不足，卫外抗邪之力较弱，故起病突然，反复高热，西药治疗效果欠佳，以致出现身热夜甚，口渴烦躁，胸腹斑疹隐隐的热灼营阴之候，故选用清营汤凉营解毒，透热养阴。方中重用水牛角 60g 代犀角凉解营分之热毒。方药契合，获效快捷。

2. 热入营血(结缔组织病) 《浙江中医杂志》(1986,7:297)：某男，62 岁。因持续发热 7 日来院急诊，证见发热鼻塞，体温 39℃以上，全身肢体酸痛。检查：X 线胸透示右下肺纹理增粗，血检：白细胞 7600/mm^3，中性 85%。肝功能：SGPT 68 单位。总蛋白 7.3g，白蛋白 3.3g，球蛋白 4.0g，血沉 101mm/h。西医诊断为发热待查，结缔组织病。先予抗生素治疗 3 日，但效果不显，故邀中医会诊。诊见：壮热神昧，入暮尤甚，唇干齿燥，口渴不饮，下肢皮肤散在性红疹，尿黄赤不畅，便闭，舌红绛无苔，脉弦细数。证属热毒炽盛，热烁营血，拟清热透邪，凉血透疹，投清营汤加减：水牛角、生地、板蓝根各 30g，丹皮、杏仁、连翘各 10g，金银花、制大黄各 15g，甘草 5g。2 日后高热渐退，下肢红疹趋淡，大便亦行，舌红、苔薄，脉弦略数。原方去制大黄加鸡内金 10g。3 剂后，热除，红疹已退，再予前方 5 剂，症状消失。后经随访，患者已照常工作。

按语：本案热邪已在营分，故见身热嗜睡，入夜热重，风热内窜营血而见红疹隐隐。方中重用水牛角，以清解营血热毒，并配合丹皮增强凉血止血之功；热盛伤阴故配生地黄甘寒养阴；在大剂量清营解毒的基础上加清气分的金银花、连翘、板蓝根使邪从营转气分而解；肺与大肠相表里，故用杏仁配制大黄，宣肺化痰，通腑泻火。诸药配合，而奏清营解毒，透热养阴之效。

3. 邪陷心包(病毒性脑炎) 《浙江中医杂志》(1986,7:297)：某男，40 岁。因突然高热，伴神志昏迷而入院。西医确诊为病毒性脑炎。证见发热神昏，时有谵语，面色微青，舌体强硬，色红绛，苔微黄兼黑，脉弦细。证属暑热外袭，邪陷心包，拟清营透热，开窍醒神：水牛角、生地、板蓝根各 30g，石菖蒲、连翘各 10g，金银花、僵蚕、丹参各 15g，川连 3g，粉草 5g，安宫牛黄丸 2 粒研末分次鼻饲。2 剂后高热渐退，但仍神志欠清，下肢抽搐，舌质红绛，苔微黄燥，脉细略数，邪热有外达之势。予原方去黄连加西洋参 5g。3 剂后，体温正常，神志渐清，口干舌燥，神倦气怯，予前方加减善后而愈。

按语：本案为逆传心包之重症，方用大剂量水牛角合菖蒲以清心开窍，僵蚕息风止痉，热盛伤阴故用生地黄养阴，配金银花、连翘、板蓝根清热解毒，丹参凉血活血，安宫牛黄丸清热解毒，豁痰开窍。全方有透热转气，清营泄热，凉血解毒之效。

4. 淋巴肉瘤 《山东中医杂志》(1988，5：19)：某男，47 岁。3 个月来反复发热，憎寒高热，大汗出，两踝内外密布红斑点，背部疖肿丛生，此起彼伏。近 10 天来寒热交作频繁，体温高达 39.5℃左右，口干渴不欲饮，纳差食少，小溲灼热，大便 5 日未行。下肢密布斑点成片，延至臀部，其色鲜暗相兼，压不褪色。颈项腋窝、腹股沟淋巴结累集且日渐增大。经某院切片送上海华山医院活检，报告结果为“淋巴肉芽肿瘤”。因拒绝化疗，寻中医诊治。望诊见颈部淋巴结肿，累累相连质硬，双下肢斑点成片紫暗密布。舌质紫暗、边赤、苔薄黄欠润。患者素有饮酒史，嗜酒无度，辨为毒热与血相互搏结，蕴久聚于血脉，迫血外溢，内结成块。以解毒清热，散瘀活血，护阴养液为治法。方用清营汤加味：广角粉 4g(分 2 次冲服)，连翘 30g，黄连 16g，丹皮 20g，赤芍 30g，丹参 40g，桃仁 15g，金银花 60g，玄参 30g，生地 30g，甘草 10g，大黄 10g。上方服尽 3 剂，腹部阵发绞痛，泄下胶黏稀便，便后肛门有灼烫感。昼夜泄下 3 次，最后一次为稀水样黑色大便。次日晨起，通身汗出如洗，顿觉全身轻松，身热退至 36.8℃。上方去大黄续服 8 剂后，饮食，体力渐复，斑点退尽未再新生，肿结消散殆尽。

按语：淋巴肿瘤属中医学“失荣”证范畴。《疮科心得集》说：“失荣者，犹树木失去荣华，枝枯皮焦故名也。”腹腔内恶性淋巴瘤则属于“积聚”范围。本例患者症见高热，汗出，斑疹密布，颈项肿结累聚，全身乏力，舌质紫暗，脉弦紧等症，系“热毒壅结营血脉络”毋容置疑。热毒结聚，本案当责其酒毒故也。盖酒者，五谷之津液，米曲之英华，虽能益人，亦能损人；其损者盖因酒液大热大毒，蓄于血脉，化热生湿，久则蕴结成毒，毒气攻心，变生危疾，治宜解毒清热，活血散瘀，以大剂清营汤倍增活血散瘀之品。清营汤解毒之力宏而散瘀之力微，此案毒热与瘀血并重，故于方中选加桃仁、红花、牡丹皮、赤芍、大黄以散血活血凉血。瘀血得散，热毒随瘀散而解。

【临床报道】

1. 脑炎 以本方合白虎汤化裁治疗散发性脑炎 14 例，总有效率为 64%[1]。

2. 斑疹 以本方合导赤散治疗斑丘疹 97 例。方药组成：牡丹皮、玄参、生地黄、黄连、金银花、连翘、麦冬、天冬、大黄、竹叶、木通、甘草。兼瘙痒者，加白鲜皮；若斑疹色红，宜重用清热解毒药，并酌加黄芩、生山栀；若斑疹紫暗，酌加紫草、赤芍等凉血化瘀药。结果治愈 93 例，好转 3 例，总有效率 100%，随访 29 例，无 1 例复发[2]。

3. 变应性亚败血症 用清营汤去黄连、竹叶，加柴胡等成为柴胡清营汤，治疗变应性亚败血症 10 例，其中有 4 例曾用激素、吲哚美辛、氯喹、水杨酸制剂等西药治疗效果不佳而改用本方。结果全部热退，皮疹消除，关节症状消失，外周血象正常。疗程最短 5 天，最长 23 天，平均 14 天。退热时间为 5～18 天，平均 12.6 天；皮疹消退时间为 3～12 天，平均 8 天[3]。

4. 重症肺炎 以本方化裁为主治疗小儿重症肺炎 25 例，其中并发心力衰竭 17 例，呼吸衰竭 5 例，脑病 4 例。方药：金银花、连翘、板蓝根、大青叶、生地黄、丹参、玄参、羚羊角、僵蚕、瓜蒌。热甚加柴胡、黄芩；咳重加川贝母；痰壅加葶苈子；喘促加苏子；心力衰竭加人参；呼吸衰竭加五味子；脑病加服安宫牛黄丸，配合西药抗感染，纠正心衰及呼吸衰竭、补液等。结果：中药为主治疗组 25 例，治愈 23 例，治愈率为 92%，死亡 2 例，死亡率为 8%；单纯西药治疗组 43 例，治愈 28 例，治愈率为 65%，死亡 15 例，死亡率为 35%。两组相比有显著差异（$P<0.05$）[4]。

5. 重症胰腺炎　探讨早期应用清营汤治疗重症胰腺炎对患者细胞因子水平的影响，采用酶联免疫法测定其外周血清中 IL-2、IL-2R 及 sIL-2R 水平。结果显示，重症胰腺炎早期联用清营汤方剂组治疗 1 周后，机体细胞因子 IL-2、IL-2Rα 水平迅速上升，sIL-2Rα 下降明显；而常规施他宁对照组 IL-2 及 IL-2Rα 水平呈下降趋势，sIL-2Rα 变化不明显，两组结果相比差异显著。早期应用清营汤治疗重症胰腺炎，有利于尽快恢复机体免疫调节功能[5]。

6. 血栓闭塞性脉管炎　研究加减清营汤对血栓闭塞性脉管炎患者血脂和体液免疫的影响，将 40 例本病患者随机分为治疗组 20 例，对照组 20 例，治疗组口服加减清营汤，对照组服用通塞脉片，1 个月后观察血脂、血清免疫球蛋白及补体的变化。结果，加减清营汤能够降低血栓闭塞性脉管炎患者的总胆固醇、甘油三酯、免疫球蛋白 IgG 含量，增加血清补体 C_3、C_4 的含量。说明加减清营汤对血栓闭塞性脉管炎患者血脂和体液免疫具有一定的调节作用[6]。

7. 药物性皮炎　清营汤加减治疗药物性皮炎 37 例，结果：显效 31 例，有效 5 例，占 97.30%；无效 1 例。显效最快者，服药 1 剂痒止，3 剂而愈，疗效最慢者 14 剂收效[7]。

【实验研究】

1. 对大肠杆菌内毒素所致发热的影响　以发热高峰净增值（ΔT）和 3.5 小时体温效应指数为指标，观察清营汤对大肠杆菌内毒素刺激白细胞释放较强的内源性致热原所致实验性家兔营分证动物模型的降温效果。结果表明，清营汤组动物与生理盐水的对照组和正常组相比，其上述两项指标之差，均有高度统计学意义（$P<0.01$），提示清营汤对营分证实验动物有良好退热作用。而清营汤之所以有降低体温的作用，与其药物组成有密切关系。其中黄连、金银花、连翘、竹叶心及犀角清热解毒之力较强，有抗病原微生物、抗细菌毒素、抗炎解热等作用。另外，生地黄、玄参、麦冬能改善高热时机体失水，血液及心血管系统的轻度紊乱和神经系统的异常症状，增强机体抗感染的能力。这些药物共同作用使动物体内毒素受到破坏、消灭，同时增强了机体的抵抗力，因而使体温降低[8]。

2. 对动物静脉注射内毒素造成营血证的影响　采用动物静脉注射内毒素造成营血证以研究清营汤的治疗作用。结果表明，可明显抑制内毒素引起的家兔炎性介质 PGE_2 的 5-HT 的释放，提高全血黏度，清营汤配伍清热解毒药（蒲公英、败酱草、紫花地丁、鱼腥草）则效果更为明显，且可促进体内内毒素的排泄，抑制毛细血管通透性增加及明显抑制大鼠的非特异性炎症反应[9]。

3. 对家兔脑脊液 CKP、血清 Na^+、K^+ 及氧自由基的影响　在成功复制家兔实验性营热阴伤证动物模型的基础上，采用拆方研究的方法，测定了实验前后家兔脑脊液中磷酸激酶（CKP）、血清 Na^+、K^+，以及超氧化物歧化酶（SOD）、过氧化脂质代谢产物丙二醛（MDA）的变化。结果：清营汤组、滋阴组和清解活化组血浆中 MDA 的含量皆明显降低，SOD 的活力提高，血清 Na^+、K^+ 的降低皆受到抑制，其中尤以清营汤组和滋阴组最为显著；清营汤组、滋阴组和清解活化组家兔脑脊液 CKP 的活力都明显低于病理组。其中清营汤组与正常对照组无明显差异，而滋阴组和清解活化组与正常对照组之间差异显著并以清解活化组尤为明显。说明清营汤的药理作用是多方面的，具有保护脑组织损伤、维持电解质平衡、抗脂质过氧化的作用，其作用的产生与配伍中的滋养营阴药物密切相关[10]。

4. 对 H_2O_2 损伤的血管内皮细胞存活率和 SOD 活力的影响　将体外培养内皮细胞

ECV_{304}，用 380μmol/L H_2O_2 损伤细胞，随机分成正常组、模型组、血清对照组、丹参组、加减清营汤含药血清组。用血清药理学方法给药，继续培养后应用 MTT 法观察细胞存活率，检测 SOD。结果表明：加减清营汤含药血清组 MTT 的 OD 值在 24 小时高于 H_2O_2 模型组（$P<0,01$），与血清对照组无明显差异（$P>0.05$），36 小时后与血清对照组有明显差异（$P<0.01$）。加减清营汤含药血清组 SOD 值高于模型组、血清对照组（$P<0.01$）。说明加减清营汤可降低 H_2O_2 对 ECV_{304} 的损伤程度，其机制可能与抗氧化作用有关[11]。

5. 对实验性糖尿病大鼠肾脏早期病变的影响　结果表明，病理组大鼠肾重/体重、肾组织与血中的 MDA 明显升高，而清营汤组的肾重/体重、肾组织与血中的 MDA 明显降低，清营汤组基底膜的增厚与系膜的增生不明显。说明清营汤对糖尿病大鼠早期肾脏病变的干预作用可能是通过抑制大鼠体内脂质过氧化而达到的[12]。

6. 对热盛阴虚证心力衰竭心肌微结构心肌细胞因子的影响　通过联用异丙肾上腺素和甲状腺素，分两步制备出大鼠热盛阴虚证心力衰竭模型，观察清营汤对热盛阴虚证心力衰竭大鼠心肌细胞因子、心肌病理微结构变化等方面的影响。结果显示：清营汤中、高剂量组具有较明显的改善热盛阴虚证心力衰竭大鼠心肌组织病理变化，以及降低大鼠心肌组织中 TNF-α mRNA、IL-1β mRNA 含量的作用，表明清营汤对热盛阴虚型心力衰竭有较明显的治疗作用[13]。

7. 对营热阴伤证动物模型的作用　结果表明，清营汤具有多方面的药理作用，包括调节体温，降低血液黏度及血小板聚集能力，调节凝血和纤溶功能，提高机体抗过氧化能力，抵御自由基的损伤，并能维护体内电解质的稳定[14]。

【附方】清宫汤（《温病条辨》卷 1）　玄参心三钱（1g）　莲子心五分（2g）　竹叶卷心二钱（6g）　连翘心二钱（6g）　犀角尖二钱（2g）磨冲　连心麦冬三钱（9g）　原书加减法：热痰甚，加竹沥、梨汁各五匙；咯痰不清，加栝蒌皮一钱五分；热毒盛，加金汁、人中黄；渐欲神昏，加银花三钱、荷叶二钱、石菖蒲一钱。功用：清心热，养阴液。主治外感温病，发汗而汗出过多，耗伤心液，以致邪陷心包，出现神昏谵语等症。本方据《温病条辨》之方解大意是：犀角味咸，辟秽解毒，玄参味苦属水，二物为君；莲子心甘苦咸为使；连翘象心，能退心热，竹叶心能通窍清火为佐；麦冬心散心中秽浊结气，故以之为臣。吴氏解释方中药物皆用心，是因心能入“心”，以清秽浊。

本方与清营汤的主要区别是：温热病营分有热，常易内陷心包，故吴瑭在《温病条辨》中，提出先用清营汤，后用清宫汤。其原因是在于营分有热与邪陷心包两者传变较快。两方功用主要区别是：清营汤侧重于清营透热，养阴活血；清宫汤则以清心辟秽为主。若温病邪热传营，兼内陷心包，清营汤和清宫汤亦可合用。

参考文献

[1] 张俊文，张玉五，余永敏．中西医结合治疗散发性脑炎高烧昏迷型的探讨[J]. 西安医学院学报，1984，5(1)：95-96.

[2] 辛吉．清营汤合导赤散加减治疗斑疹[J]. 四川中医，1988，(10)：32.

[3] 韩志忠，唐群．柴胡清营汤加减治疗变应性亚败血症 10 例[J]. 中医杂志，1984，(2)：42.

[4] 舟方泊，邢振谦．清营解毒为主治疗小儿重症肺炎 25 例[J]. 吉林中医药，1983，(6)：19-20.

[5] 朱金水，孙群，姜琳，等．清营汤与施他宁联合治疗对重症胰腺炎患者细胞因子水平的影响[J]. 上海免疫学杂志，2003，23(1)：53-54.

[6] 傅雷．加减清营汤对血栓闭塞性脉管炎患者血脂和体液免疫的调节作用[J]. 南京中医药大学学

报,2005,21(6):360-362.

[7] 杨程高．清营汤加减治疗药物性皮炎37例[J].中国医药卫生,2005,6(9):104.

[8] 戴春福,翁晓红．清营汤降低家兔营分证体温的实验观察[J].成都中医学院学报,1993,16(4):38-40.

[9] 刘新槐,宋崇顺,师园,等．清营汤与清热解毒约配伍的实验研究[J].中药药理与临床,1995,11(2):9-11.

[10] 翟玉祥,杨进,卞慧敏,等．清营汤对家兔脑脊液CKP、血清Na^+、K^+及氧自由基的影响[J].南京中医药大学学报,2001,17(4):224-226.

[11] 王敏,傅雷,江励华,等．加减清营汤对H_2O_2损伤的血管内皮细胞存活率和SOD活力的影响[J].中华中医药学刊,2008,26(1):141-143.

[12] 付丽媛,翟玉祥,杨进,等．清营汤对实验性糖尿病大鼠肾脏早期病变的影响[J].中药药理与临床,2007,23(2):2-4.

[13] 宋欣伟,常中飞,荣仔萍,等．清营汤对热盛阴虚证心力衰竭大鼠心肌微结构心肌细胞因子影响的实验研究[J].中华中医药学刊,2007,25(9):1838-1841.

[14] 翟玉祥,卞慧敏,杨进,等．清营汤及其拆方对营热阴伤证动物模型的作用[J].中药药理与临床,2003,19(6):3-6.

犀角地黄汤(芍药地黄汤)

(《小品方》,录自《外台秘要》卷2)

【异名】地黄汤(《伤寒总病论》卷3)、解毒汤(《小儿卫生总微论》卷8)、解毒散(《杨氏家藏方》卷19)。

【组成】芍药三分(12g)　地黄半斤(24g)　丹皮一两(9g)　犀角屑一两(3g)

【用法】上切。以水一斗,煮取四升,去滓,温服一升,一日二、三次。

【功用】清热解毒,凉血散瘀。

【主治】

1. 热入血分证　身热谵语,斑色紫黑,舌绛起刺,脉细数,或喜忘如狂,漱水不欲咽,大便色黑易解等。

2. 热伤血络证　吐血,衄血,便血,尿血等,舌红绛,脉数。

【病机分析】本方证为温热邪毒燔于血分所致。由于热毒炽盛于血分,故身热,心主血藏神,热入血分,扰乱心神,则神昏谵语。热在血分,势必迫血妄行,阳络伤则血外溢,阴络伤则血内溢,故热燔血分,上升者出于口鼻,则吐血、衄血;下泄者出于二便,则见便血、尿血;外溢者现于肌肤,则见斑色紫黑。心主血脉,开窍于舌,血分热盛,故见舌绛起刺,脉细数。热盛多致口渴喜饮,但邪居阴分,热蒸阴液上潮,故漱水不欲咽,血为热迫,渗于肠间,故大便色黑易解。总之,本方证是由营分邪热不解,深入血分,即叶桂在《外感温热篇》中提出的"耗血动血"之证。其动血临床特点:上溢为吐血、衄血;下溢为便血、溲血;外溢为发斑成片。兼见谵妄如狂者,是为蓄血发狂;若发斑兼见神昏谵语,是为邪热由营入血,内扰心神。综上所述,出血、发斑虽有上下内外之分,但总的病机均为邪热由营入血,进而迫血妄行,甚则出血留瘀所致。

【配伍意义】叶桂曰:"入血就恐耗血动血,直须凉血散血"(《外感温热篇》)。本方正是以凉血散瘀为治疗大法。方用苦咸寒之犀角为君,归心、肝经,清心肝而解热毒,且寒而不遏,直入血分而凉血。血热得清,其血自宁。《本草经疏》卷17曰:"犀角,今人用治吐血、衄血、下血，伤寒蓄血发狂谵语，发黄、发斑、疮痘稠密热极黑陷等证，皆取其入胃入心，散邪清热，凉血解毒之功耳。”热盛伤阴又加失血，若不滋阴则阴液难以自复，故臣以生地黄甘苦性寒，入心、肝、肾经，清热凉血，养阴生津，一可复已失之阴血，二可助犀角解血分之热，又能止血。《本经逢原》卷2曰：“干地黄，内专凉血滋阴，外润皮肤荣泽，病人虚而有热者宜加用之。”芍药苦酸微寒，“酸，收也，泄也，芍药之酸，收阴气而泄邪气”(《注解伤寒论》卷6)。本方用之养血敛阴，且助生地黄凉血和营泄热，于热盛出血者尤宜；牡丹皮“其味苦而微辛，其气寒而无毒……辛以散结聚，苦寒除血热，入血分，凉血热之要药也……热去则血凉，凉则新血生，阴气复，阴气复则火不炎而无因热生风之证矣”(《本草经疏》卷9)。方中以之清热凉血止血，“所谓能止血者，瘀去则新血自安，非丹皮真能止血也”(《重庆堂随笔》卷下)。又以其能活血散瘀，可收化斑之效，两味用为佐药。四药合用，共成清热解毒，凉血散瘀之剂。

本方配伍特点：一是于清热之中兼以养阴，使热清血宁而无耗血动血之虑。二是凉血与散血并用，凉血止血又无冰伏留瘀之弊。

【类方比较】清营汤与本方相比，两者均以犀角、生地黄为主，以治热入营血证。但前者是在清热凉血中伍以清气之品，以使入营之热转从气分而解；后者适用于邪热深陷血分，而见耗血、动血诸证。两方同具清营凉血之功，在主证上均见身热、谵语、烦躁、舌绛、脉数等症，其组成均有犀角、生地黄，此乃两方清热凉血共性之所在。在热的程度和层次的深浅上，二者则是有区别的。清营汤主治邪热初入营分，尚未动血，血热之势较轻。其热入夜尤甚，谵语，时作时休，斑疹处在隐现阶段，舌红绛，其治以清营解毒，透热养阴为主，故在犀角、地黄等清营凉血药中配以黄连、竹叶、金银花、连翘清气药，以求透营分之热转出气分而解。而犀角地黄汤主治邪热深入血分，耗血、动血之症状明显，有吐血、衄血、便血，斑疹透露，谵语渐转神昏，舌深绛，脉数。故治以清营解毒，凉血散瘀为主，在用犀角、地黄血分药的基础上，再配伍凉血散瘀的芍药与牡丹皮。

【临床运用】

1. 证治要点　本方主治热毒深陷血分的耗血、动血证。以各种失血，斑色紫黑，神昏谵语，身热舌绛为证治要点。

2. 加减法　若蓄血，喜忘如狂者，系热燔血分，瘀热互结，加大黄、黄芩；郁怒而夹肝火者，加柴胡、黄芩、栀子；心火炽盛者，加黄连、黑栀子；若吐血者，加侧柏叶、白茅根、三七；衄血者，加白茅根、黄芩；便血者，加槐花、地榆；尿血者，加白茅根、小蓟；发斑者，加青黛、紫草。原方中芍药，现用赤芍；犀角，现用水牛角代。

3. 本方现代常用于治疗重症肝炎、肝昏迷、弥散性血管内凝血、尿毒症、过敏性紫癜、急性白血病、败血症等属血分热盛者。

【使用注意】阳虚失血及脾胃虚弱者禁用。

【源流发展】本方原名芍药地黄汤，系东晋陈延之《小品方》所制。因《小品方》原书已佚，今见之于《外台秘要》卷2引《小品方》中。用于治疗伤寒及温病，应发汗而不发之，内有蓄血，其人脉大来迟，腹不满，自言腹满；及鼻衄、吐血不尽，内余瘀血，面黄，大便黑者。《备急千金要方》卷12载本方，始名犀角地黄汤，主治病证同《小品方》。至清，温病学派创立“卫气营血”学说，认为热邪“入血就恐耗血动血，直须凉血散血”，主张用犀角地黄汤治疗热入血分证。吴瑭在其著作《温病条辨》卷1中用犀角地黄汤合银翘散治“太阴温病，血从上溢者”。认为“血从上溢，温邪逼迫血液上走清道，循清窍而出，故以银翘散败温毒，以犀角地黄清血分之伏热。”又《温病条辨》卷3曰：“时欲漱口不欲咽，大便黑而易者，有瘀血也，犀角地黄汤主之。”并解释曰：“邪在血分，不欲饮水，热邪燥液口干，又欲求救于水，故但欲漱口，不欲咽也。瘀血溢于肠间，血色久瘀则黑，血性柔润，故大便黑而易解也。犀角味咸，入下焦血分以清热，地黄去积聚而补阴，故用此轻剂以调之也。”后世医家根据该方具有清热解毒，凉血散瘀的作用，将其作为治疗温热之邪燔于血分的代表方剂。

【疑难阐释】

1. 关于散血药的运用　犀角地黄汤主治温热之邪燔于血分，迫血妄行而动血发斑之证。叶桂总结提出了“入血就恐耗血动血，直须凉血散血”的治疗大法。血分有热用凉血药物此乃常理，但既已动血又为何用散血药呢？盖热在血分，一则耗血伤阴，二则动血而致出血。耗血伤阴会导致热与血结而形成瘀血，动血发斑会致瘀血残留；再者，凉血药寒凉凝滞，又有碍血行。为使血热解后而不致留下瘀血为患，故凉血解毒方剂要配伍散血药物。

2. 关于芍药　本方之芍药，在晋、唐时期每多赤芍与白芍混用，故原方组成中统而言之为“芍药”，而未明言赤、白芍。现代临床多用赤芍药，因赤芍功能清营凉血，活血祛瘀，其治疗热病出血、发斑的效果，较白芍为优。但若热伤阴血较甚，也可用白芍，不必过分拘泥。

【方论选录】

1. 赵献可：“犀角地黄汤乃是衄血之的方。若阴虚火动吐血与咳咯者，可以借用成功；若阳虚劳力及脾胃虚者，俱不宜。盖犀水兽也，焚犀可以分水，可以通天。鼻衄之血，从任督而至巅顶，入鼻中，惟犀角能下入肾水，由肾脉而上引。地黄滋阴之品，故为对证。”（《医贯》卷3）

2. 张介宾：“此方治伤寒血燥血热，以致温毒不解，用此取汗最捷，人所不知。盖以犀角之性气锐能散。仲景云：如无犀角，以升麻代之。此二味可以通用，其义盖可知矣。”（《景岳全书》卷30）

3. 张璐：“血得辛温则散，得苦寒则凝。此方另开寒冷散血之门，特创清热解毒之法，全在犀角通利阳明以解地黄之滞，犹赖赤芍、牡丹下气散血，允为犀角、地黄之良佐。里实则加大黄，表热则加黄芩。脉迟，腹不满，自言满者，为无热，但依本方，不应则加桂心。此《千金》不言之秘，不觉为之发露。”（《千金方衍义》卷11）

4. 汪昂：“此足阳明、太阴药也。血属阴，本静。因诸经火逼，遂不安其位而妄行。犀角大寒，解胃热而清心火；芍药酸寒，和阴血而泻肝火；丹皮苦寒，泻血中之伏火；生地大寒，凉血而滋水，以共平诸经之僭逆也。”（《医方集解·理血之剂》）

5. 吴谦等：“犀角地黄汤治热伤吐衄、便血，妇人血崩，赤淋。……劳伤以理损为主，努伤以去瘀为主，热伤以清热为主。热伤阳络则吐衄，热伤阴络则下血。是汤治热伤也，故用犀角清心去火之本，生地凉血以生新血，白芍敛血止血妄行，丹皮破血以逐其瘀。此方虽曰清火，而实滋阴；虽曰止血，而实去瘀。瘀去新生，阴滋火熄，可为探本穷源之法也。若心火独盛，则加黄芩、黄连以泻热；血瘀胸痛，则加大黄、桃仁以逐瘀也。”（《医宗金鉴·删补名医方论》卷1）

6. 费伯雄：“犀角化斑解毒，凉血清心，又能引地黄直达肾经，壮水制火，故吐衄症中多用之。然治心肾则有余，而非肺肝之正药，若治衄血等，不如羚羊角之效。至谓升麻可代犀角，则其说尤谬。既有郁火，再加风药，逼血上升，不旋踵而败矣！”（《医方论》卷2）

【评议】诸家皆认为本方证乃血分有热，热迫血溢所致，故用犀角大寒而清心火，凉血热；生地黄凉血止血，滋阴生血；芍药凉肝止血；牡丹皮泻血中伏火，又逐瘀血。张景岳认为：“此方治伤寒血燥血热，以致温毒不解，用此取汗最捷，人所不知。”我们认为，温毒不解深入营血，服用此方或可取汗，使热邪顿解。盖因温毒炽盛，每壅滞气机；且热与血结成瘀，温毒更难以清解。犀角地黄汤清热解毒，凉血散瘀，可使气机宣畅，并能养阴以充汗源，故服后或能通身汗出，温毒之邪亦随之而解。这与伤寒表闭，须解表散邪的治法迥然有别。张氏揭示该方取汗之功，可作参考。方中犀角昂贵药缺，张景岳认为可代以升麻，费伯雄则力斥其非。就药性而言，升麻解表升阳，犀角凉血降火，二者一升一降，相去甚远。若用升麻代犀角，恐有引血上升之嫌，故以费氏之说为是。张璐对犀角地黄汤的临床运用提出，如“脉迟，腹不满，自言满者，为无热，但依本方，不应则加桂心”。恐只能视为一家之言，有待临床验证。吴谦等提出“若心火独盛，则加黄芩、黄连以泻热；血瘀胸痛，则加大黄、桃仁以逐瘀也。”赵献可则提出本方的使用宜忌“若阴虚火动吐血与咳咯者，可以借用成功；若阳虚劳力及脾胃虚者，俱不宜。”诸家之论，对临证俱有一定的参考价值。

【验案举例】

1. 白血病　《浙江中医杂志》(1984，6：273)：某女，46 岁。一日突然高热 39.8℃，次日起便血色紫，每日 4～5 次，共 3 日，继则口腔黏膜、牙龈、鼻窍出血。经骨穿等检查，确诊为急性早幼粒细胞性白血病。近有低热，畏寒，不思饮食，面色苍白，腹部不适。胸骨处略有压痛，上肢、少腹、臀部均见散在性出血及瘀斑。证属邪热入于营血，络阻血溢。治以清营热，安血络，佐育阴生津。方用犀角地黄汤加茜草炭、玄参、鲜石斛。3 剂后鼻衄止，加减服至 22 剂后，出血完全控制，食欲好转。

按语：本案白血病中医辨证属于邪热扰动营血，故主以犀角地黄汤清热解毒，凉血止血散瘀。邪去热静，出血自止。

2. 紫癜　《浙江中医杂志》(1984，6：274)：某女，16 岁。4 日来自觉劳累后疲乏头晕。今晨解暗红色糊状血便 3 次，全身遍布出血点与乌青块，口吐粉红色液。齿龈渗血。头昏，面色苍黄。西医诊断为血小板减少性紫癜。舌质淡、尖绛，脉虚数。此营血之热迫血妄行，成为大衄重症。治宜清热凉血，泻火解毒。方用犀角地黄汤加仙鹤草、白茅根、川连、焦山栀、侧柏炭。2 剂后齿、鼻出血已止，体温正常，自觉有发热感，汗出，舌质淡白，脉数。前方广犀角改水牛角，去侧柏炭、川连、加陈棕炭、党参继续调治而愈。

按语：本案患者体质素虚，又为邪热迫血妄行，其发病急、来势猛，故径用犀角地黄汤加味先治其标，待出血情况好转后，再参入补气止涩之品标本兼顾，收到了满意的治疗效果。

3. 风疹　《浙江中医杂志》(1991，4：166)：某女，35 岁。2 年来在明显诱因下，全身反复出现风疹块，瘙痒甚，心烦，口渴，夜寐差。舌红、苔薄，脉弦滑数。予犀角地黄汤加地肤子、紫草、浮萍、防风、生甘草、夜交藤。7 剂后风疹块较前明显减少，心烦夜寐均有好转。再服 14 剂，夜间基本不发，又服 14 剂告愈。

按语：本病中医称之为“瘾疹”。所谓无风不痒，无热不红，治疗上依据“治风先治血，血行风自灭”的理论，以犀角地黄汤加疏风止痒药，达到标本共治之目的。

【临床报道】

1. 慢性乙型肝炎　本病 92 例患者随机分为治疗组和对照组，每组 46 例，分别服用犀角地黄汤加味(水牛角粉 10g，生地黄 20g，赤芍药 10g，牡丹皮 10g，丹参 15g，郁金 10g)。加减方法：总胆红素升高者加用茵陈、胡黄连；丙氨酸氨基转移酶或门冬氨酸氨基转移酶升高者加用六月雪、平地木、垂盆草；γ-谷氨酰转肽酶升高者加用紫花地丁、败酱草、连翘；白蛋白/球蛋白倒置者加用鸡血藤、凌霄花或炙鳖甲。3 个月为 1 个疗程，治疗 2 个疗程，观察中医证候、肝功能和乙肝病毒血清学指标变化。结果：本方能显著改善患者临床症状，降低血清 TBIL、ALT、AST、γ-GT、HBV-DNA 等水平，与对照组比较有显著性差异($P<0.05$)[1]。

2. 蛛网膜下腔出血 本方加黑大黄治疗蛛网膜下腔出血 20 例，全部病例均有头痛、呕吐、项强症状，脑脊液呈均匀一致血性。有短暂意识丧失者 3 例，合并动脉神经麻痹者 2 例，再次发作者 2 例，伴有一侧肢体瘫痪者 3 例，经西药治疗不效转中医治疗者 15 例，发病后即用中药者 5 例。发热者加金银花、连翘，肢体瘫痪者加桃仁、红花、鸡血藤、伸筋草，短暂意识丧失者加羚羊角。结果：痊愈 15 例，好转 3 例，无效 2 例，总有效率为 90%。疗程最长 40 天，最短 15 天，平均 30 天[2]。

3. 高血压脑出血 对 55 例有高血压病史，经颅脑 CT 证实为脑出血，发病后 72 小时的患者，持续吸氧，应用脱水剂、止血剂、抗感染、营养支持及稳定血压，并结合钻颅穿刺引流，同时通过胃管灌服加味犀角地黄汤。结果：基本痊愈 17 例，显著进步 23 例，进步 11 例，无变化 2 例，恶化或死亡 2 例。总有效率为 92.7%[3]。

4. 玻璃体积血 应用本方加减(犀角 1g，赤芍 12g，生地黄 30g，牡丹皮 10g，丹参 10g，麦冬 6g，茜草 10g，玄参 12g，石决明 20g，白茅根 30g，墨旱莲 30g)，治疗玻璃体积血 36 例，其中 12 例由高血压视网膜动脉硬化性出血并发，6 例属视网膜静脉周围炎，8 例属糖尿病视网膜病变，10 例由外伤引起。结果：经用药 1～2 个月，除 2 例无进步外，其余病例出血皆退，治愈率为 94.4%[4]。

5. 上消化道出血 对急性上消化道出血 171 例进行分型论治，其中胃热型 39 例，用泻心汤或犀角地黄汤加减等治疗，大部分患者服药 1 天出血即停止[5]。

6. 过敏性紫癜 本方加黄芩、紫草、荆芥穗、蝉蜕、甘草治疗儿童过敏性紫癜 52 例。其中因感冒引发者 24 例，肠道寄生虫引发者 3 例，鱼、虾、河蟹过敏引发者 6 例，饮酒过敏者 1 例，药物过敏者 3 例，不明原因者 7 例。临床表现为全身紫癜 14 例，单纯双下肢紫癜 28 例，单纯四肢分布 10 例，伴有关节痛 12 例，腹痛 3 例(并发肠出血)，肾脏损害 12 例。结果治愈 43 例，好转 7 例，无效 2 例，总有效率为 96.1%。紫癜消失天数最短 3 天，最长 28 天，平均 10 天。腹痛消失天数最短 2 天，最长 14 天，平均 6.5 天。关节肿痛消失天数最短 3 天，最长 10 天，平均 5 天。血尿、蛋白尿多在 1 个月左右消失。住院天数最短 5 天，最长 80 天，平均 25 天。12 例紫癜肾出院时痊愈 7 例，好转 4 例，无效 1 例，但其后继续在门诊肾病专科治疗 3～6 个月，只有 1 例至今未愈，尿蛋白仍(+)，其余全部治愈[6]。应用本方加大小蓟、紫草、玄参、知母、甘草、连翘治疗小儿过敏性紫癜 30 例，其中病程最短 2 周，最长 2 年。结果：痊愈(紫癜全部消退)26 例，好转(紫癜反复出现)4 例[7]。另以本方加紫草、茜草、丹参、金银花治疗 21 例。结果：痊愈 14 例，好转 5 例，无效 2 例。方中犀角用 3～5g 或水牛角 60～120g 代[8]。另有报道以本方加蝉蜕、牛蒡子、防风、野菊花等并以水牛角 40～100g 代犀角，治疗过敏性紫癜 54 例。显效 33 例，有效 17 例，无效 4 例[9]。

7. 荨麻疹 本方加白僵蚕、紫草、紫花地丁治疗荨麻疹 30 例，其中，病程 7 天以内者 22 例，7 天～2 个月 6 例，2 个月～1 年 2 例。结果服药 3 剂痊愈者 27 例，服药 9 剂显效 2 例，无效 1 例，总有效率为 96.57%[10]。

8. 糖尿病皮肤瘙痒症 本病共 77 例，随机分中药治疗组及西药对照组。中药治疗组 45 例，口服犀角地黄汤加味；西药对照组 32 例，口服赛庚啶。结果：治疗组临床治愈 38 例(84.4%)，显效 5 例(11.1%)，有效 2 例(4.4%)，总有效率为 100%。对照组临床治愈 10 例(31.3%)，显效 7 例(21.9%)，有效 5 例(15.6%)，无效 10 例(31.3%)，总有效率为 68.8%。两组总有效率比较有显著性差异($P<0.05$)[11]。

9. 红皮病型银屑病 以本病30例为观察对象，其诱发因素：30例患者均有银屑病史，其中在急性期外用刺激性药物10例；大量应用皮质类固醇激素突然停药或减药不当13例；寻常型银屑病自然演变4例；脓疱型银屑病脓疱消退后红皮病改变3例。中药治疗口服犀角地黄汤，药物组成：水牛角30g，生地黄30g，牡丹皮10g，赤芍20g。以此方为基本方。伴发热者加生石膏、土茯苓、板蓝根、知母；瘙痒明显者加白鲜皮、刺蒺藜；皮肤潮红甚者加紫草、白茅根；伴有浮肿者加泽泻、车前子；便秘者加大黄。同时口服阿维A胶囊。结果：临床治愈17例，占56.7%；显效10例，占33.3%；有效2例，占6.7%；无效1例，占3.3%；显效率为90.0%[12]。

10. 鼻衄 以本方为主，酌加三七、大蓟、藕节、川牛膝治疗鼻出血61例，并兼以烧灼法、填塞法进行局部止血为辅。结果：痊愈28例，显效25例，好转7例，无效1例[13]。

【实验研究】

1. 对家兔体温的影响 对实验性发热动物（家兔）按成人剂量15倍（等效量）灌胃给药（每次3.8ml/kg），观察黄连解毒汤、犀角地黄汤给药后2小时、4小时、6小时内体温变化，并与对照组复方阿司匹林组解热效果进行比较，结果均有显著的解热效果，但复方阿司匹林组给药后4小时降温幅度不及黄连解毒汤。而中药起效缓慢，犀角地黄汤4小时方呈现显著效果。黄连解毒汤6小时后体温仍继续下降，下降幅度也较大[14]。

2. 对实验性温病血分证的治疗作用 观察犀角地黄汤对实验性温病血分证的作用，结果表明：应用犀角地黄汤（水牛角30g，生地黄30g，赤芍12g，牡丹皮9g）、黄连解毒汤（黄连9g，黄芩、黄柏各6g，栀子9g）及其合用方（即为两方组成药物合并）。3方对兔实验性温病血分证均有一定作用，但合用方作用尤佳[15]。

3. 对肾上腺与低温处理大鼠血管内皮细胞黏附分子表达的影响 采用免疫组织化学和RT-PCR 2种方法观察犀角地黄汤不同剂量（高、中、低）对血瘀证（大鼠）血管内皮细胞胞间黏附分子-1（ICAM-1）、血管细胞黏附分子（VCAM-1）、血小板-内皮细胞黏附分子（PECAM-1）和诱生型一氧化氮合成酶（iNOS）表达的影响。结果，模型组ICAM-1、VCAM-1、PECAM-1、iNOS的表达明显高于对照组，犀角地黄汤能减少模型组动物ICAM-1、VCAM-1、PECAM-1、iNOS的表达，而且随着药物剂量的减少，各分子表达递增，呈量效关系。说明犀角地黄汤能降低血瘀证大鼠血管内皮细胞黏附分子高表达，具有一定的量效关系[16]。

4. 对大鼠脑出血后脑水肿及行为学的影响 以自体血制作大鼠脑出血模型，将成功模型随机分为模型组，犀角地黄汤高剂量组、中剂量组、低剂量组，尼莫地平组，不造模者分为正常组、假手术组，以脑含水量、脑指数作为脑水肿观察指标；以Rosenberg行为学评分法作为行为学观察指标。结果脑出血后第7日，犀角地黄汤各剂量组和尼莫地平组大鼠脑指数和脑组织含水量明显降低；脑出血后第3日，犀角地黄汤各剂量组和尼莫地平组大鼠神经功能缺损症状有不同程度的改善，第7日改善明显。说明犀角地黄汤和尼莫地平均能降低脑出血后大鼠脑指数和脑组织含水量，改善神经功能缺损症状[17]。

参考文献

[1] 周睛，徐燎宇，陈晓蓉，等．犀角地黄汤加味治疗慢性乙肝热毒炽盛型46例[J]．上海中医药杂志，2008，42(2)：41-43.

[2] 陈楚玺．犀角地黄汤治疗蛛网膜下腔出血20例[J]．国医论坛，1992，7(1)：28.

[3] 吴根喜．加味犀角地黄汤配合钻颅穿刺引流治疗高血压脑出血55例[J]．中国中西医结合急救

杂志,2004,11(1):24.

[4] 王守境．犀角地黄汤加减治疗玻璃体积血36例[J].中西医结合眼科,1991,9(2):101.

[5] 陶志达,刘国普,郭影雪．117例上消化道急性出血的中医辨证论治[J].中医杂志,1980,21(7):36-39.

[6] 叶进,孙轶秋．加味犀角地黄汤治疗儿童过敏性紫癜52例[J].江苏中医,1991,12(9):16-17.

[7] 来暮,刘天吉．临证治疗小儿过敏性紫癜30例[J].中医药学刊,1993,(3):36.

[8] 雷在彪．犀角地黄汤加味治疗过敏性紫癜21例[J].广西中医药,1987,(6):11-12.

[9] 郑翔．水牛角地黄汤治疗过敏性紫癜54例[J].湖北中医杂志,1987,(2):21-22.

[10] 何俊兴．犀角地黄汤加味治疗荨麻疹30例[J].广西中医药,1990,(4):8-9.

[11] 瞿伟,陆雨林．犀角地黄汤加味治疗糖尿病皮肤瘙痒症45例[J].实用中医药杂志,2002,18(9):10.

[12] 董小瑜,张作舟．犀角地黄汤联合阿维A胶囊治疗红皮病型银屑病30例临床观察[J].北京中医,2006,25(7):423-424.

[13] 刘金霞．犀角地黄汤为主治疗鼻出血61例[J].陕西中医,1989,(4):21.

[14] 许俊杰,孟庆棣,古典清热方对家兔体温的影响[J].中药通报,1986,(1):51-52.

[15] 陈宝国．温病血分证的实验治疗研究[J].现代中医,1989,2(3):33-35.

[16] 陈利国,屈援,胡小勤,等．犀角地黄汤对肾上腺素与低温处理大鼠血管内皮细胞粘附分子表达的影响[J].中国病理生理杂志,2006,22(3):547-550.

[17] 秦峰,王长松,晋光荣,等．犀角地黄汤对大鼠脑出血后脑水肿及行为学影响的研究[J].中国中医急症,2008,17(6):801-803.

（华浩明　尚炽昌　任　利）

第三节　清热解毒

黄连解毒汤

（方出《肘后备急方》卷12,名见《外台秘要》卷1引《崔氏方》）

【异名】解毒汤(《素问病机气宜保命集》卷中)、火剂汤(《脉因证治》卷上)、黄连黄柏汤(《伤寒总病论》卷3)、既济解毒汤(《修月鲁般经》,录自《医方类聚》卷56)、三黄解毒汤(《医学心悟》卷6)、三黄汤(《不居集·下集》卷4)。

【组成】黄连三两(9g)　黄芩　黄柏各二两(6g)　栀子十四枚(9g)

【用法】上四味切,以水六升,煮取二升,分二次服。

【功用】泻火解毒。

【主治】三焦实热火毒证。大热烦躁,口燥咽干,目赤睛痛,错语不眠;或热病吐血、衄血、便血,甚或发斑;身热下利,湿热黄疸;外科痈疡疔毒,小便黄赤,舌红苔黄,脉数有力。

【病机分析】本方证乃热毒壅盛于三焦所致。此处所言热毒,乃指病因和病证而言。外感六淫,郁而化热,或内生积热,邪热内壅,热甚成毒,致使实热火毒,充斥三焦,波及上下内外。内扰心神则大热烦躁,错语不眠。热灼津伤则口燥咽干。血为热迫,随火上逆,则为吐、衄、便血。热伤脉络,血溢肌肤,则为发斑。热壅肌肉,则为痈肿疔毒。舌红苔黄,脉数有力,皆为火毒炽盛之证。诸症皆因于实热火毒为患。

【配伍意义】本方证为热毒壅盛三焦,治宜泻火解毒,苦寒直折亢热。本方汇集了连、芩、栀、柏大苦大寒之品,而以黄连清泻心火为君,因心主神明,火主于心,泻火必先泻心,心火宁则诸经之火自降，并且兼泻中焦之火。臣以黄芩清上焦之火。佐以黄柏泻下焦之火；栀子通泻三焦，导热下行，使火热从下而去。四药合用，共成泻火解毒之功。本方在配伍上类聚常用清热解毒于一方，具有上下俱清，三焦兼顾，苦寒直折，不用他药佐制或调和，至刚至直之特点。

【类方比较】《外台秘要》卷1说："胃中有燥粪，令人错语，正热盛亦令人错语。若秘而错语者，宜服承气汤；通利而错语者，宜服下四味黄连除热汤(即黄连解毒汤)"。可作为本方证与承气汤证的区别要点。本方证与大承气汤证有烦躁、错语等热盛神昏症，但其治法有清热泻火与泻下实热之区别。大承气汤证乃热与实结，潮热腹满而便秘，治宜釜底抽薪，急下存阴。本方证为实热火毒，充斥三焦，热势虽亢而无便秘，治宜苦寒直折，泻火以救阴。诚如《医方集解·泻火之剂》云："抑阳而扶阴，泻其亢甚之火，而救其欲绝之水也。"

【临床运用】

1. 证治要点　本方泻火解毒之力颇强，临证运用以大热烦躁，口燥咽干，舌红苔黄，脉数有力为证治要点。

2. 加减法　便秘者，加大黄以泻下实热，使热毒前后分消而解；吐血、衄血、发斑者，酌加玄参、生地黄、牡丹皮或合犀角地黄汤以清热凉血化斑，热清血自宁，不止血而血自止；瘀热发黄者，加茵陈、大黄，以清热利湿退黄。若下痢脓血，里急后重者，加木香、槟榔以调气，气顺则后重自除；湿热下注，尿频尿急尿痛者，加车前子、木通、泽泻以增强清热利湿作用。

3. 本方现代广泛用于治疗败血症、脓毒血症、痢疾、肺炎、泌尿系感染、流行性脑脊髓膜炎、乙型脑炎等属热毒为患者。

【使用注意】本方组成为大苦大寒之剂，久服、多服易伤脾胃，非实热者不宜使用；对阴虚火旺者，忌服。

【源流发展】本方来源，历来有不同记载。《医方集解·泻火之剂》谓："相传此方为太仓公火剂，而崔氏治刘护军，又云其自制者。"据现有文献记载，本方最早见于晋·葛洪《肘后备急方》卷2，但有方而无名。而有方有名的书籍记载，则以唐·王焘《外台秘要》引《崔氏方》为最早。考《肘后备急方》卷2载："又方，黄连三两，黄柏、黄芩各二两，栀子十四枚，水六升，煎取二升，分再服，治烦呕不得眠。"其中组成、主治、剂量、煎服法等均与《外台秘要》黄连解毒汤大致相同。本方相传为伊尹的三黄汤或仓公的火剂汤，亦可视作《伤寒论》之泻心汤化裁，即去大黄加黄柏、栀子而成。黄连解毒汤之组方集大苦大寒之品，能泻其亢盛之火，而救灼伤之阴，主治三焦实热火毒证，为苦寒直折亢热方剂之典范。因此，后世医家在治疗上、中、下实热火毒以及疔毒疮疡等具体病证时常宗此法而加减运用。

其一，以本方加减而组成新的方剂。本方虽有较强的泻火解毒作用而用于一切邪火热毒盛于三焦者，但实际应用中，三焦热盛证不必悉俱，同时通过适当加减可广泛用于上、中、下三焦火热证候。例如，《医学正传》卷2引东垣方之二黄汤，以黄芩(酒制)、黄连(酒制)、甘草各等分，主治大头天行疫病以及上焦火热毒盛证。《千金翼方》卷15之三黄汤，以大黄、黄连、黄芩各三两，治疗三焦实热，尚未酿成火毒，大便秘结者。诚如《医宗金鉴》卷56云："三黄汤用黄芩泻上焦火，黄连泻中焦火，大黄泻下焦火。若夫上焦实火，则以此汤之大黄易甘草，名二黄汤。使芩、连之性，缓缓而下，留连膈上。"《温热暑疫全书》卷1之黄连解毒合犀角地黄汤(即两者合方)，主治温毒发斑，斑色紫黑；《片玉痘疹》卷3之黄连解毒凉膈散，即以黄连解毒汤加连翘、薄荷、大力子和大黄等16味而成，主治痘疮；《幼幼集成》卷6之黄连解毒合天水散，即本方加滑石、甘草，治疗麻疹自利，里急后重，欲作痢者。此外，《痘疹心法》卷

22之牛黄清心丸，实由黄连解毒汤去清下焦火之黄柏，加牛黄、郁金、朱砂三味而成，功能清热泻火，开窍安神，主治热陷心包证；之后，《温病条辨》卷1之安宫牛黄丸又以牛黄清心丸加味而成，内含黄连解毒汤去黄柏。

其二，为后世医家以本方加味而组成的黄连解毒汤同名方。例如，《万病回春》卷2方，即本方加柴胡、连翘，治伤寒大热不止，烦躁干呕，口渴喘满，阳厥极深，蓄热内甚；《外科正宗》卷2方，即本方加连翘、牛蒡子、甘草，治疗疔毒入心，内热口干，烦闷恍惚，脉实者；《痘科类编》卷4方，即本方加生地黄，治痘疹热甚，血热气实者；《伤寒大白》卷2方，即本方加石膏以清里热，治发狂之症，外无表邪，里无痰食等。

综上可见，同是黄连解毒汤加减衍化之清热方剂，但其中又有上下、缓急、轻重之别；由苦寒直折之代表方又发展为清心开窍之凉开剂，方剂的加减变化蕴含着治法的分合转化，其中深义，实无穷尽。

【疑难阐释】关于本方配伍　本方证病机为实热火毒充斥三焦，波及上下内外，由此引发内外科的各种病证。组方配伍，以苦寒药分治上、中、下三焦诸证，以黄连泻心火、中焦火；黄芩清肺热、上焦火；黄柏泻下焦火；栀子统泻三焦之火。对这种解释，不可过分拘泥，以免胶柱不变；宜领会其法度，灵活应用。诚如张介宾《景岳全书》卷50说："火有阴阳，热分上下。据古方书咸谓黄连清心，黄芩清肺，石斛、芍药清脾，龙胆清肝，黄柏清肾。今之用者，多守此法，是亦胶柱法也。大凡寒凉之物，皆能泻火，岂有凉此而不凉彼者。"

【方论选录】

1. 吴昆："阳毒上窍出血者，此方主之。治病必求其本，阳毒上窍出血，则热为本，血为标，能去其热，则血不必治而自归经矣。故用连、芩、栀、柏苦寒解热之物以主之。然唯阳毒实火，用之为宜。若阴虚之火，则降多亡阴，苦从火化，而出血益甚，是方在所禁矣。"（《医方考》卷3）

2. 汪昂："此手足阳明、手少阳药也。三焦积热，邪火妄行，故用黄芩泻肺火于上焦，黄连泻脾火于中焦，黄柏泻肾火于下焦，栀子通泻三焦之火从膀胱出。盖阳盛则阴衰，火盛则水衰，故用大苦大寒之药，抑阳而扶阴，泻其亢甚之火，而救其欲绝之水也。然非实热不可轻投。"（《医方集解·泻火之剂》）

3. 费伯雄："此治实邪实火，表里俱盛之剂。故用黄芩泻肺火，黄连泻心火，黄柏泻肾火；又用栀子，令上焦之热邪委婉而下。三焦通治，药力颇峻。若表里俱热，胸痞便秘谵语者，便当去黄芩，加大黄以通之，使滞去而热亦退，须细辨之。"（《医方论》卷4）

4. 张秉成："治一切火邪，表里俱热，狂躁烦心，口燥咽干，大热干呕，错语不眠，吐血，衄血，热盛发斑等证。汪讱庵曰：毒者，即火邪之盛也。邪入于阳则狂，心为热所扰则烦，躁则烦之盛也。口燥咽干，火盛津枯。干呕者，热毒上冲也。错语者，热毒伤其神也。不眠者，热盛而阴不静也。至于吐衄、发斑等证，热攻入胃，逼血妄行也。此皆六淫火邪，充斥上下表里，有实无虚之证，故治法非缓剂可以了事者。黄芩清上焦之火，黄连清中焦之火，黄柏清下焦之火，栀子泻三焦之火，从心肺之分屈曲下行，由小肠膀胱而出。盖四味皆大苦大寒之药，清其亢甚之火，而救其欲绝之水也，然非实热，不可轻投耳。"（《成方便读》卷3）

【评议】本方为泻火解毒的代表方剂。吴昆论治"阳毒上窍出血"之血证，乃实火熏灼、迫血妄行，能去其热，则血不必治而自归经矣。正如汪昂所言"盖阳盛则阴衰，火盛则水衰，故用大苦大寒之药，抑阳而扶阴，泻其亢甚之火，而救其欲绝之水也。"若虚火者，自当滋阴降火，此言临证用方之慎也。费伯雄谓本方"胸痞便秘谵语者，便当去黄芩，加大黄以通之，使滞去而热亦退”，堪为经验之谈。张秉成谓本方“治一切火邪，表里俱热，狂躁烦心，口燥咽干，大热干呕，错语不眠，吐血，衄血，热盛发斑等证”，则最为全面。

【验案举例】

1. 失眠 《四川中医》(1988，10：27)：某男，63 岁，1988 年 4 月 25 日诊。近 5 天来，夜间 12 点至零晨 2 点钟左右失眠，胸闷懊侬，心神不定，须双手着冷物方安。日间纳谷减少，神疲困倦。脉滑数，舌苔薄黄，体形消瘦。胸部皮肤可见散在性斑疹，色暗红，不痛不痒。辨证为热毒扰心。治以黄连解毒汤加味：黄连、黄芩、黄柏各 6g，焦山栀、豆豉、牡丹皮各 9g，淡竹叶、甘草、生地各 7g。2 剂药后，皮疹消失，睡眠好转，3 剂而愈。

2. 反胃 《生生堂经验》：间街五条比大坂屋德兵卫之妻，年二十有六。月事不常，朝食辄吐之暮，暮食则吐之朝，每吐上气烦热，头痛，眩晕，时医或以为翻胃治之，曾无寸效，其面色焰焰，而脉沉实，心下至少腹拘挛，而所按尽痛。先生曰，有一方可以治矣，乃与黄连解毒汤三帖，前症颇愈，后数日，卒然腹痛，泻下如块，月事寻顺也，三旬复旧。

3. 细菌性痢疾 《江苏中医》(1990，6：32)：某男，35 岁，1982 年 8 月 12 日诊。主诉因贪凉饮水而致下痢。症见高热不已，腹痛腹泻，里急后重，下脓血便，日行 10 余次。诊时患者呈急性病容。舌红、苔黄，脉数。体温 39.2℃。大便常规：脓细胞＋＋＋，红细胞＋＋＋。诊断为急性细菌性痢疾(湿热型，热重于湿)。治以清热燥湿，凉血止痢。方用黄连解毒汤合白头翁汤加减：黄连 4g，炒栀子、黄芩、黄柏各 10g，白头翁 20g，地榆炭 15g，秦皮 12g，木香 6g，槟榔 12g。服药 2 剂，体温正常，腹痛腹泻大减。再进 3 剂，下痢停止，诸症消失，大便常规正常。

4. 脑梗死 《四川中医》(1991，6：26)：某女，58 岁，1989 年 7 月 13 日诊。半月前突发脑梗死，西药常规治疗好转，但仍头晕头痛，语言不清，右侧肢体不遂，转中医治疗。症见头晕时痛，躁扰不宁，面色红赤，失眠多梦，舌质偏红，苔薄白，脉弦数。证属风火上攻，窍络阻塞，投黄连解毒汤加味：黄芩、黄连、黄柏、焦栀子、当归、川芎、防风各 12g，钩藤、菊花各 15g，全蝎 10g，炙甘草 6g。服 6 剂后，头晕头痛大减，已能安睡，自觉肢体有力。恐苦寒药久服伤胃，于上方加炒白术 15g，炒山药、焦麦芽各 20g。续进 20 剂，诸症悉除。

按语：本方所治验案，既有热毒扰心之失眠、热毒上冲之反胃、湿热壅滞于肠腑之细菌性痢疾，又有热盛血滞之脑梗死等，临床症状涉及上中下三焦内外，但其本皆为实热火毒炽盛，同时兼有热壅于湿、热迫血滞等之侧重不同，故治法上皆以黄连解毒汤苦寒直折亢火以治其本，再顾其兼夹以治之。失眠案兼见胸部皮肤散在性斑疹，辨证为热毒扰心，治以黄连解毒汤合导赤散、栀子豉汤加减。反胃案辨证透彻，原方治之而愈。细菌性痢疾案属湿热证，热重于湿，治以清热燥湿，凉血止痢，方以黄连解毒汤合白头翁汤加减获愈。脑梗死案，证属风火上攻，窍络阻塞，投黄连解毒汤合当归、川芎、防风、钩藤、菊花、全蝎等进退，诸症悉除。

【临床报道】

一、内科

1. 缺血性中风 以本方加味治疗缺血性中风 120 例，临床辨证属痰瘀阻络者加川芎、丹参、地龙、胆星、菖蒲、郁金；痰热腑实者加大黄、胆星、瓜蒌；气虚血瘀者加黄芪、赤芍、当归、丹参、桃仁、红花；阴虚阳亢风动者加白芍、天冬、龟甲、天麻、钩藤。连服 2～4 周，最长可至 7 周。结果基本痊愈 48 例，显效 38 例，有效 29 例，无效 3 例，恶化 2 例；基本痊愈率为 40.0％，总有效率达 95.8％[1]。

2. 脑血管障碍后遗症 以本方治疗 14 例，其中脑卒中后遗症 11 例，脑动脉硬化 1 例，脑挫伤1例，脑血管性痴呆1例。用法为4.5g/d，分3次，饭前服用。治疗23～96天，平均61天。结果，自觉症状（如头痛、肩凝、焦躁等）改善者10例（71.4%）。他觉症状只有2例改善（14.3%）。但3例患者眼睑下垂明显改善，表明黄连解毒汤可改善椎动脉尤其是脑血流。认为黄连解毒汤对改善脑血管障碍后遗症伴随的精神症状有效，并且使用安全[2]。将中风后遗症患者随机分为黄连解毒汤组34例，西药对照组30例。经4周2个疗程治疗后，治疗组治愈12例，显效20例，无效2例，总有效率为94.1%。对照组治愈6例，显效15例，无效9例，总有效率为70%。两组差异有显著性（$P<0.01$）[3]。

3. 脑损伤 以本方治疗脑损伤恢复期患者14例，其中颅内血肿清除术后2例，轻度脑挫伤4例，重度脑挫裂伤1例，脑震荡7例。全部病例均有恢复期综合症状，即头昏头痛、失眠、烦躁、记忆力下降等自觉症状，3例伴有一侧肢体瘫痪，1例伴有视神经损伤。在服用黄连解毒汤7～10天（1个疗程）后，10例其自觉症状（头痛、失眠、烦躁）明显改善，有效率为71.5%。第2个疗程后，8例精神症状消失，4例自觉症状改善，2例无效，改用其他药物治疗，1例肢体功能有部分恢复。第3个疗程后，4例自觉症状消失，1例肢体功能完全恢复，1例肢体功能有改善，视神经损伤1例无明显改善[4]。

4. 高热 34例高热，体温在39.0～40.4℃。部分病例曾经西药治疗，血常规检查34例患者白细胞计数均升高。西医诊断：大叶性肺炎19例，急性单纯性阑尾炎12例，细菌性痢疾3例。治疗用黄连解毒汤加味化裁：黄连、栀子、黄芩、大黄各10g，柴胡、黄柏各6g。结果：34例患者全部治愈，2天内退热者23例，3～4天退热者11例[5]。

5. 幽门螺杆菌相关性十二指肠溃疡 120例均为确诊的十二指肠溃疡（DU）患者，排除双溃疡、复合性溃疡及有并发症的病例。随机分为治疗组和对照组各60例。治疗组服用黄连解毒汤：黄连10g，黄芩15g，黄柏15g，栀子15g。对照组采用阿莫西林0.5g，口服，每日3次。2组均以14天为1个疗程。结果：治疗组治愈48例，有效12例，治愈率为80.0%；对照组治愈40例，有效20例，治愈率为66.7%。2组临床疗效无显著性差异（$P>0.05$）。治疗组HP清除42例，清除率为70.0%；对照组HP清除22例，清除率为36.7%，2组差异有显著性（$P<0.05$）[6]。

6. 痛风性关节炎 黄连解毒汤加味配合金黄膏外敷治疗痛风性关节炎126例。结果：治愈87例，好转39例[7]。

二、五官科

1. 慢性化脓性中耳炎 用黄连解毒汤煎液滴耳，治疗慢性化脓性中耳炎50例，疗程4～24天，结果除2例因故中断治疗未予统计外，其余48例均流脓停止，其中炎症消失，耳干者32例；分泌物明显减少，炎症减轻，中耳腔仍湿润者9例；无效7例[8]。

2. 牙周病 以本方治疗炎症型牙周病急性发作10例，实证4例，虚实间夹证6例。服药前后比较，牙龈明显发红者10例，全部减轻；9例牙龈明显肿胀，1例轻微肿胀，药后4例消失，5例减轻，1例未见变化。7例剧痛，药后疼痛消失；9例出血明显，1例轻微，药后8例停止出血，2例稍有出血[9]。

三、皮肤科

色素性紫癜性皮肤病 以黄连解毒汤加减治疗14例，疗程平均4周。痊愈8例，皮损全部消退，1年后不复发；有效3例，皮损全部消退，1年后时有轻度再发；好转2例，皮损部分消退，3个月后多次复发；无效1例，皮损无变化。服药后先是紫癜开始消退，继之色素沉着开始消退。其中对进行性色素性紫癜性皮肤病疗效好，而色素性紫癜性苔藓性皮炎疗效较差[10]。

【实验研究】

1. 解热　对内毒素所致家兔发热，黄连解毒汤的解热作用起效慢，但持续时间长，给药后6小时发热兔体温仍继续下降[11]。

2. 抗菌抗感染　体外实验证明，黄连解毒汤不论100%还是200%浓度均只对金黄色葡萄球菌敏感，其组成药物黄连、黄柏的作用与黄连解毒汤一致；黄芩单味药对伤寒、大肠杆菌、金黄色葡萄球菌均有作用，而与黄连等药配伍成黄连解毒汤则只对金黄色葡萄球菌敏感；栀子无抗菌活性。同时，通过黄连解毒汤与黄芩滑石汤的抗菌活性比较，黄芩滑石汤对伤寒杆菌、大肠杆菌、金黄色葡萄球菌均有抗菌活性；而黄连解毒汤只对金黄色葡萄球菌有抑制作用。这与临床药物疗效总结的观点相符合，即认为清热解毒药对革兰阳性球菌致病具有较好的防治作用；清热利湿类药物对革兰阴性杆菌致病具有较好的防治作用[12]。另以黄连解毒汤煎剂25g/kg灌服，能降低金黄色葡萄球菌腹腔感染所致小鼠的死亡率[13]。观察黄连解毒汤70%醇提物预防给药对小鼠多药耐药(MDR)基因表达产物P170、肺耐药蛋白(LRP)和拓扑异构酶Ⅱ(TOPOⅡ)的影响，探讨其干预MDR的分子生物学基础，指导临床应用以预防MDR的产生。结果表明，黄连解毒汤70%醇提物明显降低化疗诱导后耐药细胞P170，LRP的表达率和TOPOⅡ活性。提示黄连解毒汤70%醇提物可通过对相关生物活性物质的调节，干预和逆转化疗诱发肿瘤MDR的产生[14]。

3. 防止实验性溃疡　黄连解毒汤能防止实验性溃疡的发展，对乙醇引起的胃损伤有保护作用，还能通过中枢神经系统而抑制胃液分泌。实验表明黄连解毒汤以25～100mg/kg投药时，对阿司匹林所致的胃电位差低下呈明显地抑制，与剂量成正比。对小鼠水浸制动引起应激性溃疡，黄连解毒汤显示显著的抑制作用，并对小鼠的烧灼性溃疡有明显的促进治愈的效果[15]。

4. 对胃黏膜的保护　黄连解毒汤组成生药中，黄连及黄柏对乙醇损伤作用的抑制由于NEM预处理而减弱，山栀子及黄芩的作用几乎未变。黄连解毒汤及黄连、黄柏的抑制，由乙醇引起的PD(胃黏膜电位差)降低作用，经NEM预处理后作用消失或者减弱。而黄芩及山栀子未出现抑制作用。另外，黄连解毒汤对胃运动的频率出现暂时抑制，但作用很弱。从以上结果可以说明黄连解毒汤的胃黏膜保护作用是通过和一部分内源性SH基化合物的相互作用导致胃黏膜屏障的抵抗性增强而产生的。可以推测其作用是黄连和黄柏的作用引起的[16]。

5. 对胃肠运动的影响　黄连解毒汤对大黄冷浸液引起的小鼠腹泻及新斯的明引起的小鼠小肠运动功能亢进有明显的拮抗作用；对小鼠小肠推进呈明显的抑制作用；能抑制正常兔肠管的自发运动，并对乙酰胆碱及氯化钡引起的兔肠管痉挛有明显的解痉作用[17]。

6. 抗脂质过氧化、耐缺氧及增强记忆　黄连解毒汤灌胃给药，对大鼠皮下注射15%啤酒酵母混悬液引起的体温升高有显著的降温作用；可显著抑制发热所致大鼠心、肝、脑组织的脂质过氧化；对小鼠低氧性脑障碍有显著保护作用，可使KCN3.0mg/kg诱发小鼠昏睡时间显著缩短、KCN3.0mg/kg致死小鼠生存时间显著延长，并使5%～10%的小鼠存活。对KCN所致小鼠脑组织过氧化脂质升高有显著抑制作用；跳台实验证明，黄连解毒汤对东莨菪碱所致小鼠记忆获得障碍有显著的改善作用[18]。

7. 抗自由基　通过黄连解毒汤全方及组成药物对大鼠脑匀浆(体外)生成脂质过氧化物影响的实验发现，5%的本方及各单味药使大鼠脑匀浆丙二醛(MDA)的生成量极其明显少于对照组($P<0.001$),其中以黄连作用最强达108%,全方抑制作用稍弱为94.22%。提示本方及各单味药有抗自由基的作用[19]。

8. 增加脑部血流量 对实验性慢性脑缺血的大鼠,给予口服黄连解毒汤150mg/kg,有增加脑缺血区边缘组织血流量作用,从而减小缺血区域。将黄连解毒汤分别给予大鼠及局部脑梗死模型的大鼠,大鼠整个脑部平均血流量均有所增加,与记忆关系密切的海马部尤为明显。对局部脑梗死模型的大鼠,发现脑缺血部位血流量增加,梗死部位范围缩小[20]。

9. 对2型糖尿病大鼠模型的作用 对照观察黄连解毒汤对实验性2型糖尿病大鼠总胆固醇(TC)、甘油三酯(TG)、高密度脂蛋白胆固醇(HDL-C)、载脂蛋白AⅠ(APOA Ⅰ)、载脂蛋白B(APOB)、口服糖耐量试验(OGTT)、空腹血糖(FBG)、血清胰岛素(INS)、进食及体重的影响。结果:给予黄连解毒汤干预的2型糖尿病大鼠,其TC、TG、APOB、FBG水平均比模型对照组明显降低,而HDL-C、APOA Ⅰ水平显著升高,OGTT改善,大鼠体重减轻[21]。又有报道,黄连解毒汤对2型糖尿病大鼠血管内皮功能的影响,结果表明,黄连解毒汤组OGTT较型组改善,体重、TC、TG、ET值均低于模型组($P<0.05$),HDL-C和NO值高于模型组($P<0.05$);FBG,FINS,AngⅡ,vWF值均显著低于模型组($P<0.01$)。与阿司匹林组相比,黄连解毒汤组FBG值显著降低($P<0.05$),TG、HDL-C、NO、Ang Ⅱ、vWF的改善情况优于阿司匹林组,但无显著性差异($P>0.05$)[22]。

10. 醋酸乙酯可溶性化学成分的研究 实验结果,从黄连解毒汤的醋酸乙酯可溶性部分得到35个化合物,其中的20个化合物分别鉴定为β-谷甾醇(1),千层纸素A(2),汉黄芩素(3),熊果酸(4),黄芩新素Ⅰ(5),韧黄芩素Ⅰ(6),黄芩新素Ⅱ(7),柠檬苦素(8),5,2-二羟基-6,7,8,3'-四甲氧基黄酮(9),白杨素(12),黄芩苷元(17),韧黄芩素Ⅱ(19),5,7,2'-三羟基-6,8-二甲氧基黄酮(21),石虎柠檬素A(22),6,2'-二羟基-5,7,8,6'-四甲氧基黄酮(26),粘毛黄芩素Ⅲ(28),5,7,4'-三羟基-8-甲氧基黄酮(29),5,7,2,6'-四羟基黄酮(30),汉黄芩素-7-O-β-D-葡萄糖醛酸甲酯苷(31)和胡萝卜苷(34)。结论:根据已报道4味中药化学成分的研究结果,判断所有黄酮类化合物(2,3,5~7,9,12,17,19,21,26,28~30和31)来源于黄芩:化合物8,22来源于黄柏;化合物22在黄柏中首次发现[23]。

【附方】泻心汤(《金匮要略》) 大黄二两(6g) 黄连一两(9g) 黄芩一两(9g) 上三味,以水三升,煮取一升,顿服之。功用:泻火解毒,燥湿泄痞。主治:邪火内炽,迫血妄行。症见吐血、衄血等;或湿热内蕴而成黄疸,见有胸痞烦热;或积热上冲而致目赤且肿,口舌生疮;或外科疮疡,见有心胸烦热,大便干结等。

本方与黄连解毒汤同为泻火解毒之方,其不同点在于本方有大黄导热下行,釜底抽薪,加强泻火泄热之功,所谓"以泻代清";黄连解毒汤是清热泻火以解热毒,侧重于清除三焦火热,而无泻下作用。

参考文献

[1] 姜崇智,柳玉美.黄连解毒汤加味治疗缺血性中风120例[J].中医杂志,1994,35(10):608-609.

[2] 李云辉,梁瑞奇.黄连解毒汤治疗脑血管障碍后遗症的效果[J].国外医学·中医中药分册,1994,16(1):22.

[3] 史一峰,陈维泽.黄连解毒汤治疗中风后遗症34例[J].中国疗养医学,1996,5(3):46-47.

[4] 吴自力.黄连解毒汤治疗脑损伤恢复期14例[J].辽宁中医杂志,1994,21(8):368.

[5] 王天中.黄连解毒汤加味治疗高热34例[J].陕西中医,2007,28(7):878.

[6] 冯小芸,余泽文.黄连解毒汤治疗幽门螺杆菌相关性十二指肠溃疡临床研究[J].安徽中医临床杂志,2001,13(4):242-243.

[7] 陈长江,王宗涛,谭华儒.黄连解毒汤加味配合金黄膏治疗痛风关节炎126例[J].中国中医急症,2008,17(8):1153-1154.

[8] 张乃仁.四黄液治疗慢性化脓性中耳炎[J].中医杂志,1988,(10):67.

[9] 怡悦.炎症型牙周病急性发作期服用黄连解毒汤与排脓散及汤的效果[J].国外医学·中医中药分册,1994,16(4):26-27.

[10] 符梅,张振楷.四物汤、黄连解毒汤治疗色素性紫癜性皮肤病[J].南通医学院学报,1994,14(4):543.

[11] 孟庆棣,许俊杰.古典清热方对体温影响的实验研究[J].中西医结合杂志,1985,(6):378-379.

[12] 赵国荣.温病病因辨证的物质基础——黄芩滑石汤与黄连解毒汤体外抗菌活性的初步探讨[J].湖南中医杂志,1986,2(6):7-9.

[13] 佟丽,黄添友.古典清热方抗菌作用实验研究[J].中成药研究,1986,(12):39-41.

[14] 李贵海,孙付军,陈锋,等.黄连解毒汤醇提物预防给药对MDR模型小鼠相关基因表达产物的影响[J].中国中药杂志,2007,32(18):1906-1908.

[15] Takas. H,仇伟欣.黄连解毒汤及其构成草药抗溃疡作用的特点[J].国外医学·中医中药分册,1990,10(2):28.

[16] 高濑营树.黄连解毒汤组成生药的胃粘膜保护作用之机理[J].国外医学·中医中药分册,1991,13(6):357.

[17] 吴锦梅,秦秀兰,郑有顺.黄连解毒汤对胃肠道影响的实验研究[J].中药药理与临床,1994,10(2):8-9.

[18] 郭月英,于庆海.黄连解毒汤实验药理研究[J].中成药,1993,15(8):29-31.

[19] 宋鲁成,陈克忠,朱家雁.黄连解毒汤对大鼠脑脂质过氧化物影响的实验研究[J].陕西中医,1993,14(4):185-186.

[20] 崔存利.日本对黄连解毒汤的药理研究与临床应用概况[J].国外医学·中医中药分册,1992,14(5):1-3.

[21] 冷三华,陆付耳,屠庆年,等.黄连解毒汤对2型糖尿病大鼠血糖和血脂代谢的影响[J].中国中医基础医学杂志,2003,9(4):43-45.

[22] 肖雁凌,陆付耳,徐丽君,等.黄连解毒汤对2型糖尿病大鼠血管内皮功能的影响[J].中国中药杂志,2005,30(22):1767-1770.

[23] 马兆堂,杨秀伟.黄连解毒汤醋酸乙酯溶性化学成分的研究[J].中国中药杂志,2008,33(18):2080-2086.

普济消毒饮(普济消毒饮子)

(《东垣试效方》卷9)

【异名】普济消毒散(《温疫论》卷2)。

【组成】黄芩 黄连各半两(各15g) 人参三钱(3g) 橘红去白 玄参 生甘草各二钱(各6g) 连翘 板蓝根 马勃 鼠黏子各一钱(各3g) 白僵蚕炒 升麻各七分(各2g) 柴胡 桔梗各二钱(各6g)

【用法】上为细末,半用汤调,时时服之,半蜜为丸,噙化之。

【功用】清热解毒,疏风散邪。

【主治】大头瘟。憎寒发热,头面红肿焮痛,目不能开,咽喉不利,舌干口燥,舌红苔黄,脉浮数有力。

【病机分析】本方主治大头瘟（又名大头天行），其症状特点原书谓："初觉憎寒体重，次传头面肿盛，目不能开，上喘，咽喉不利，舌干口燥。"其原因为感染风热时毒之邪，壅于上焦，攻冲头面所致。头为诸阳之会，热毒蕴结，上攻头面，气血经络壅滞，故有头面红肿焮痛。热毒壅盛，郁于肌表，邪正交争，邪盛正旺则见舌干口燥，舌红苔黄，脉浮数等。本证多发生于冬春两季，特点为热毒重、来势猛、具有传染性，以小儿发病为多。

【配伍意义】本证乃感受风热时毒之邪，壅于上焦，发于头面所致。时毒宜清解，风热宜疏散，病位在上，宜因势利导疏散上焦之风热，清解上焦之时毒，故以解毒散邪之法，两者兼用而以清热解毒为主。方中重用连、芩清热泻火，祛上焦热毒为君。以鼠黏子（即牛蒡子）、连翘、僵蚕辛凉疏散头面风热为臣。玄参、马勃、板蓝根、桔梗、甘草清利咽喉，并加强本方清热解毒之功；橘红利气而疏通壅滞，有利肿毒消散；人参补气扶正，与解毒疏散并用，亦有扶正祛邪之意，共为佐药。升麻、柴胡升阳散火，疏散风热，使郁热时毒之邪宣散透发，此即"火郁发之"之意，并协助诸药上达头面，为舟楫之用，为使。且芩、连得升、柴之引，直达病所，升、柴有芩、连之苦降又不致于发散太过。此一升一降，相反相成，互为制约，有利于时毒清解，风热疏散。诸药配伍，清疏并用，升降共投，共奏清热解毒，疏风散邪之功。

【临床运用】

1. 证治要点　本方为治疗大头瘟的常用方剂，以头面红肿焮痛，憎寒发热，咽喉不利，舌红苔黄，脉浮数为证治要点。

2. 加减法　原书谓："或加防风、薄荷、川芎、当归身，㕮咀，如麻豆大，每服秤五钱，水二盏，煎至一盏，去滓，稍热，时时服之。食后如大便硬，加酒煨大黄一钱，或二钱以利之，肿势甚者，宜砭刺之。"临证若见表正明显，里热不重的，可酌减芩、连用量，加荆芥、防风、蝉蜕、桑叶等，以增强疏风散邪作用；若表证已罢，邪从火化，里热较甚，可去柴胡、薄荷，加金银花、青黛等，加强清热解毒之功；若里热盛而兼燥结者，加大黄、枳实、玄明粉以泻热通便；肿硬难消者，加牡丹皮、贝母、赤芍、丝瓜络、夏枯草、橘皮等，以活血通络，理气化痰，消肿散结；合并睾丸炎者加川楝子、龙胆以清泻肝经实火。

3. 本方现代常用于治疗颜面丹毒、腮腺炎、急性扁桃体炎、颌下腺炎、头面部蜂窝织炎及淋巴结炎伴淋巴管回流障碍等病，辨证属于风热时毒者。

【使用注意】本方药物多苦寒辛散，阴虚者慎用。

【源流发展】本方首见于《东垣试效方》卷9，谓主治大头天行，症状特点"初觉憎寒体重，次传头面肿盛，目不能开，上喘，咽喉不利，舌干口燥。"所记载的"大头天行"，在《诸病源候论》、《千金翼方》、《素问病机气宜保命集》、《景岳全书》等虽有类似症状描述，但病名不一，迨至清代温病学说发展较成熟的时期，已将该病纳入温病范围，病因、病机有"风温热毒"、"风温毒邪"之说。临床症状，据吴瑭在《温病条辨》卷1记述是"温毒咽痛喉肿，耳前耳后肿，颊肿面正赤，或喉不痛，但外肿甚则耳聋，俗名大头瘟、虾蟆瘟。"《绛雪园古方选注》卷下用本方治"时行疫疠，目赤肿痛、胞烂"，归入眼科方。关于大头瘟之治疗，《医学正传》卷2载有二黄汤，据言引自东垣方，以黄芩（酒制）、黄连（酒制）、甘草各等分主治大头天行疫病以及上焦火热毒盛证。但治本病之专方者仍首推普济消毒饮。诚如吴瑭在《温病条辨》卷1盛赞本方："治法总不能出李东垣普济消毒饮之外，其方之妙，妙在以凉膈散为主，而加化清气之马勃、僵蚕、银花，得轻可去实之妙；再加玄参、牛蒡、板蓝根，败毒而利肺气，补肾水以上济邪火。"同时，吴氏认为以去升麻、柴胡，加金银花、荆芥疗效更佳。

【疑难阐释】

1. 关于本方方源 历来医家均未能确切指出本方见于何种著作。但基本上一致认为是李杲方，制于1202年，初名为普济消毒饮子。由于李杲未将本方列入本人著作中，故后世对该方方源产生争议。清·王子接《绛雪园古方选注》卷下谓此方本自《太平惠民和剂局方》。但查《太平惠民和剂局方》，未见此方记载。上海中医学院主编《中医方剂临床手册》谓其源于《东垣十书》；《方剂学》统编教材2版及4版均谓本方出于《医方集解》，但正如汪昂《医方集解》说："《十书》中无此方，见于《准绳》。"《证治准绳》为明·王肯堂撰于1602年，普济消毒饮子载于此书"杂病·诸门"，治大头瘟。另据查，在此之前，元·罗天益《卫生宝鉴·补遗》载有本方，罗氏为李杲学生，本书在一定程度上反映了李氏的学术理论，也是本方较早的记述。嗣后，明·汪机《外科理例》(撰于1531年)收载本方，始将其改名为"普济消毒饮"，主治同前，方药略有不同(即普济消毒饮子去薄荷，加人参)，在服法上改用汤剂内服，亦可制成丸、散服用。至清·《医方集解》收载本方，仍名为普济消毒饮。至此，综合诸书记述，其内容均与李杲学生罗天益整理的《东垣试效方》"普济消毒饮子，时毒治验"病案相同。因此，近年较近史实的说法，一致认为此方最早见于《东垣试效方》。

2. 关于方中人参 方中人参，李杲用之，一则补气扶正，与解毒疏散诸药并用，有扶正祛邪之意；二则可能与李氏所处金元时代及其提出的"胃气为本"的学术观点有关。然《医方集解》方用薄荷，而无人参。故临床使用本方，人参之用否，应视人体邪正虚实而定。

3. 关于方中升麻、柴胡 吴瑭认为大头瘟乃为温毒上扰，升腾飞越太过所致，故用本方治疗时应去升麻、柴胡，以防其升阳助热；又本方用药多轻清上浮，总治上焦，用升、柴为引经药亦为多余，不但无益，反而有害；同时又认为本病邪在上焦，又不宜用芩、连之苦寒，免致引邪入里。但亦有不同看法者，如叶子雨在《增补评注温病条辨》说："治大头天行，用普济消毒饮甚是。此方有升、柴之升散，亦有芩、连之苦降，开合得宜，不得讥东垣之误也。去升麻、黄连尚可，去柴胡、黄芩则不可。"陆士谔亦云："此方之升、柴，犹之画龙点睛，精神全在此一点"(同上)。之后，同意与不同意吴氏之说者，仍兼而有之。从大头瘟的病因、病机及方剂配伍的相互制约关系来看，叶氏之说是合理的；且火毒的治疗，《内经》即有"火郁发之"的治疗原则，金元时期的方剂配伍，有升降并用，亦有升阳散火之法，故吴氏的观点有可商之处。

【方论选录】

1. 罗天益："普济消毒饮子时毒治验。泰和二年，先师以进纳监税，时四月，民多疫疠，初觉憎寒体重，次传头面肿盛，目不能开，上喘，咽喉不利，舌干口燥。俗云大头天行，亲戚不相访问，如染之，多不救。张县丞侄亦得此病，至五六日，医以承气加蓝根下之，稍缓。翌日其病如故，下之又缓，终莫能愈，渐至危笃。或曰，李明之存心于医，可请治之。遂命诊视，具说其由。先师曰：夫身半以上，天之气也；身半以下，地之气也。此邪热客于心肺之间，上攻头面而为肿盛，以承气下之，泻胃中之实热，是诛罚无过，殊不知适其所至为故。遂处方，用黄芩、黄连，苦寒，泻心肺间热、以为君；橘红苦平，玄参苦寒，生甘草甘寒，泻火补气，以为臣；连翘、鼠黏子、薄荷叶，苦辛平，板蓝根味苦寒，马勃、白僵蚕味苦平，散肿消毒定喘，以为佐；升麻、柴胡苦平，行少阳、阳明二经不得伸，桔梗味辛温，为舟楫，不令下行。共为细末，半用汤调，时时服之。半用蜜为丸，噙化之，服尽良愈。因叹曰：往昔不可追，来者犹可及，凡他所有病者，皆书方以贴之，全活甚众。时人皆曰，此方天人所制，遂刊于石，以传永久。"(编者注：此后原文所载药方组成与此病案略有不同，有人参三钱，而无薄荷)(《东垣试效方》卷9)。

2. 吴昆:"芩、连苦寒,用之以泻心肺之火;而连翘、玄参、板蓝根、鼠粘子、马勃、僵蚕,皆清喉利膈之物也,缓以甘草之国老,载以桔梗之舟楫,则诸药浮而不沉;升麻升气于右,柴胡升气于左,清阳升于高巅,则浊邪不得复居其位。《经》曰邪之所凑,其气必虚,故用人参以补虚。而陈皮者,所以利其壅滞之气也。又曰:大便秘者加大黄,从其实而泻之,则灶底抽薪之法尔。"(《医方考》卷1)

3. 王子接:"时行疫疠,目赤肿痛胞烂者,属湿热;憎寒壮热,头面胀者,属风热。此皆邪发于手三阴者也。普济消毒饮本自《局方》,谦甫遵于其师济源,东垣注释见于《准绳》。黄芩、黄连、连翘、玄参泻心肺之热为君;人参、橘红负荷其正,驱逐其邪为臣;升麻、柴胡伸少阳、阳明之正气,桔梗、甘草载引诸药不令下行为佐;牛蒡散风消毒,僵蚕消风散结,板蓝根解天行热毒,马勃消头面毒肿,使药四味,为诸药驱使于上焦,以成消散之功。手经病在上,故不用下法。"(《绛雪园古方选注》卷下)

4. 吴瑭:"温毒者,秽浊也,凡地气之秽,未有不因少阳之气而自能升上者。春夏地气发泄,故多有是证;秋冬地气间有不藏之时,亦或有是证;人身之少阴素虚,不能上济少阳,少阳升腾莫制,亦多成是证;小儿纯阳火多,阴未充长,亦多有是证。……治法总不能出李东垣普济消毒饮之外。其方之妙,妙在以凉膈散为主,而加化清气之马勃、僵蚕、银花,得轻可去实之妙,再加元参、牛蒡、板蓝根,败毒而利肺气,补肾水以上济邪火。去柴胡、升麻者,以升腾飞越太过之病,不当再用升也。说者谓其引经,亦甚愚矣。凡药不能直至本经者,方用引经药作引,此方皆系轻药,总走上焦,开天气,肃肺气,岂须用升、柴直升经气耶?去黄芩、黄连者,芩、连里药也,病初起未至中焦,不得先用里药,故犯中焦也。"(《温病条辨》卷1)

5. 叶霖:"此方有升、柴之升散,亦有芩、连之苦降,开合得宜,不得讥东垣之误也。去升麻、黄连尚可,去黄芩、柴胡则不可。只知泥执三焦,不知有阴阳十二经脉;只知外感之温邪,不知有伏气之温病温毒,乃内伏疫邪,借少阳为出路,舍柴胡何以驱转伏邪?况数证亦难以一方蒇事。温热、瘟疫不分,误人非浅!"(《增补评注温病条辨》)

【评议】从"方论选录"1的内容语气及《东垣试效方》王博文序来看,此段文字出自罗天益的手笔。王序曰:"太医罗君谦夫从先生(指李杲)有年,尽传其平生之学,亦当世闻人。今将此书厘为九卷,锓梓以传。"罗氏详述了普济消毒饮创制的始末及方义,对后人掌握此方的主治证及配伍意义大有助益。吴昆即方论药,亦多持平之论,不过谓"升麻升气于右,柴胡升气于左",则未免穿凿。王子接谓本方治疗"时行疫疠,目赤肿痛胞烂者,属湿热;憎恶壮热,头面胀者,属风热,此皆邪发手三阴者也",合乎临床实际;然所谓"普济消毒饮本自《局方》……东垣注释见于《准绳》",查今本《太平惠民和剂局方》并无此方。吴瑭和叶霖对方中升麻、柴胡、黄芩、黄连等药的看法,已解析于"疑难阐述"项,不再赘述。

【验案举例】

1. 丹毒 《广西中医药》(1994,5:34):某女,29岁,1991年1月29日初诊。3天前发热微恶寒,右侧面颊部皮肤忽然红赤高出正常皮面,境界清楚,迅速向周围蔓延,间有大小不等之水疱,苔微黄,脉浮数。证属风热邪毒郁结头面肌肤。治宜疏风透表,清热解毒。普济消毒饮加减:黄芩、黄连、金银花、连翘、马勃、玄参、桔梗各10g,板蓝根15g,升麻6g,薄荷6g,大青叶15g。连服3剂。3天后复诊,皮肤红赤大减,皮损范围控制,水疱干瘪。上方再服2剂,基本治愈。

2. 流行性腮腺炎 《四川中医》(1990,5:24):某男,1天来发热(39~40℃),两侧腮部先后漫肿,张口及咀嚼困难,伴口渴、恶心、呕吐、小便黄赤。舌质红,苔黄腻,脉滑数。口腔内见腮腺管口红肿。证属热毒炽盛，蕴结少阳胆经。治宜清热解毒，疏风散邪。药用：黄连6g，黄芩、牛蒡子、僵蚕、玄参、赤芍各9g，生石膏90g，知母9g，夏枯草30g，板蓝根24g，柴胡2g。外敷如意金黄散。服药3剂后，体温正常，头痛减轻，精神好转，能进少量饮食。腮部肿胀稍减，但仍坚硬。证属热毒未散，治宜清热解毒，软坚散结。上方去生石膏、知母，加海藻、昆布各9g，生牡蛎15g。2剂后，头痛消失，饮食大增，腮肿已消。继服2剂，以巩固疗效。

3. 传染性单核细胞增多症 《浙江中医杂志》(1985，1：14)：某男，8岁，1982年8月10日诊。9天前自觉颈部两侧疼痛，活动受限，动则痛甚，逐渐肿胀，伴呕吐纳呆，体温多在39℃，小便深黄，轻咳咽痛，大便时干时稀，日1行。曾用青霉素、链霉素、复方新诺明等，病情未见好转。两侧颈部弥散性肿胀处深部有核如鸡蛋，推之不移，并可触及大小不等成串硬核，疼痛，扪之发热灼手，两侧腹股沟有10余粒无粘连硬核，触痛。心肺正常，肝右肋缘下2cm，质软，有触痛及叩击痛，脾左肋缘下0.5cm。血象：白细胞28000/mm^3，中性26，淋巴14，变异淋巴60。肝功能：麝浊6，麝絮＋，谷丙转氨酶正常。证属风温热毒，壅滞少阳之络，治当清热解毒，理血消肿，方用普济消毒饮加减：板蓝根、牡蛎(先入)各20g，连翘、夏枯草、神曲、延胡、牛蒡子、黄芩、北柴胡各10g，白芍12g，黄连、乳香、没药各6g。外用如意金黄散调醋外敷，日1次。治疗6天，体温降至正常，颈部肿胀基本消退，脾未触及，肝回缩1cm，触痛不显。前方去生牡蛎、乳香、没药、延胡、黄芩，加生地、陈皮、薏仁、茯苓、甘草，治疗2周，颈部、腹股沟肿块消失，肝脾未触及。血象：白细胞6700/mm^3，分叶34，伊红2，痊愈出院。

按语：案1丹毒、案2流行性腮腺炎、案3传染性单核细胞增多症，发病部位虽有头面、颈部之异，但均为感受风热疫毒之邪，壅于上焦，发于头面所致，故均以普济消毒饮疏风透表，清热解毒，疗效显著。

【临床报道】

1. 流行性腮腺炎 以本方加减：金银花、连翘、牛蒡子、山栀子、板蓝根、马勃、蒲公英、桔梗，治疗流行性腮腺炎100例，结果4天内治愈者占77%以上，比一般病程缩短3～5天，100例均恢复正常[1]。另有报道治疗90例，其中风热在卫型21例，热毒蕴结型69例。内服普济消毒饮煎液，外用如意金黄散或紫金锭用醋或香油调成糊状敷腮部。结果：体温恢复正常最短1天，最长8天，平均2.8天。腮肿消退最短2天，最长9天，平均3.7天。6天内消退计80例，占88.9%，本组全部治愈[2]。又有以本方治疗流行性腮腺炎合并脑膜炎57例，普剂消毒饮煎取600ml，分早、中、晚3次口服，57例患者均治愈[3]。

2. 急性化脓性扁桃体炎 采用普济消毒饮加味(黄芩15g，黄连15g，陈皮12g，玄参15g，柴胡12g，桔梗15g，连翘30g，板蓝板30g，马勃15g，牛蒡子15g，薄荷6g，僵蚕15g，生升麻15g，天花粉30g，薏苡仁15g，生甘草10g)治疗化脓性扁桃体炎96例。结果：痊愈68例；显效16例；有效7例；有5例患者因服药困难，中途改用抗生素治疗[4]。

3. 风毒病 本方加减治疗风毒病74例。处方：川黄连225g，胡黄连225g，金银花450g，净连翘450g，京玄参450g，生甘草150g，牛蒡子450g，板蓝根450g，绿升麻225g，炒僵蚕225g，柴胡225g，陈皮225g，薄荷150g。共研细末，白蜜为丸，每粒净重3g。轻型及中型病例，日服3次，每次1粒。重型者加服1次。3天为1个疗程。结果全部治愈，其中1个疗程治愈52例，2个疗程治愈19例，3个疗程治愈3例[5]。

4. 丹毒 本方加减治疗丹毒52例，痊愈41例(恶寒发热停止，局部红肿消退，疼痛消失，血象正常)；好转8例(局部红肿大部消退，但微有压痛)；无效3例[6]。另有报道，采用普济消毒饮加味治疗丹毒45例，并与青霉素对照组30例作比较。结果：治疗组治愈33例，有效10例，无效2例，总有效率为95.5%；对照组治愈24例，有效5例，无效1例，总有效率为96.6%[7]。

5. 流行性出血性结膜炎　本方治疗流行性出血性结膜炎82例，平均疗程3天，治愈57例，症状消失，结膜下无明显点状或片状出血。有效24例，症状有明显减轻，结膜下有少量点状或片状出血。无效1例，症状无明显改善，结膜下仍有点状或片状出血[8]。

6. 小儿呼吸道感染高热　本方治疗小儿呼吸道感染引起的高热35例，伴抽搐神昏或惊跳者，加服紫雪散。48小时内痊愈9例，49～72小时痊愈15例，73～96小时痊愈6例，无效5例，平均退热时间为51.4小时[9]。

7. 流行性出血热　本方治疗435例发热期流行性出血热，并与435例西药对照组比较。治疗组以普济消毒饮煎服，童便100～150ml为引先服。随症加减：体虚之人或病后参加重体力劳动者加人参；热厥者加服四逆散；热甚发斑、神昏谵语者加黄柏、栀子、石膏；重型病例1日4剂，徐徐服之。气血两燔者，合用白虎汤加犀角磨汁服。寒厥灸神阙、关元、气海。对照组以西药处理。治疗结果：①退热情况：治疗组在服药后一般徐徐退热，稳定下降，不再反复发热，平均退热天数为2.5天。对照组在用氢化可的松时，体温立即下降，但在2～4小时后大都复升；反复2～3次后甚或热仍不退；亦有猛降猛升，降至35℃以下，又升至40℃以上。平均热退天数4.5天。治疗组退热平均天数与对照组相比有显著差异($P<0.01$)。②休克发生率：治疗组发生休克者127例(29%)，越过低血压期者121例(27.8%)；对照组发生休克者143例(32%)，越过低血压期者83例(19%)。两者相比，休克发生率和低血压越期率均有显著差异($P<0.05$)。③少尿发生率：治疗组少尿发生率为42%，越过少尿期的有167例，少尿越期率为38%；对照组少尿发生率为59%，越过少尿期的101例，少尿越期率为23.2%，两组少尿发生率及越期率均有显著差异($P<0.05$)。④多尿发生率：治疗组与对照组发生多尿的病例分别为258例和276例，多尿发生率分别是59%和60%。⑤总的病死率：治疗组和对照组总的病死率分别为8%、17.4%，两者相比有非常显著差异($P<0.001$)[10]。

8. 病毒性心肌炎　本方加减治疗急性病毒性心肌炎48例，15天为1个疗程。如见气虚加人参，阴虚加生地黄、阿胶，痰湿加法半夏、云茯苓，气滞血瘀加红花、川芎，胸痛加蒲黄、五灵脂，阳虚加熟附片，浮肿加车前子、泽兰等。亡阳脱证加服参附龙牡汤。注意休息，部分病例给氧、加用抗心律失常西药。结果治愈16例，有效28例，无效4例[11]。

9. 亚急性甲状腺炎　亚急性甲状腺炎84例，病程最短2天，最长2年，平均20天。选用普济消毒饮加海藻蚕休汤内服，药用黄芩10g，黄连10g，牛蒡子10g，甘草5g，桔梗5g，板蓝根15g，马勃5g，连翘10g，玄参10g，升麻3g，柴胡3g，陈皮3g，僵蚕10g，薄荷3g，海藻10g，重楼10g，浙贝母10g。独角膏局部外敷(每3日换药1次)。疗程1个月。结果1个月内退热的84例，甲状腺肿痛完全消失的80例，血沉恢复正常的82例，CRP恢复正常的84例，TG恢复正常的84例，白细胞总数恢复正常的84例，出现药物不良反应的6例。治愈率为95%，显效率为97%，总有效率为100%，药物不良反应占7%[12]。

10. 口腔急性感染　本方加减治疗急性化脓性冠周炎(22例)、牙周脓肿(18例)及合并面部间隙感染(5例)，共45例患者，结果治愈38例，显效4例，好转1例，无效2例，总有效率为95.6%，治疗时间平均为5天[13]。

11. 扁平疣　本方加减治疗扁平疣185例，病程在3个月至5年之间。药渣再煎洗患部。结果治愈(丘疹完全消失，无瘢痕色素沉着)181例，占97.8%；好转(丘疹部分或完全消失，色素沉着未消退，经观察 3～6 个月仍不能恢复肤色）4 例，占 2.2%。治愈的 181 例中，服药 20～25 剂而愈者 26 例，26～30 剂而愈者 155 例[14]。

12. 面部痤疮 普济消毒饮加减治疗治疗面部痤疮 50 例。基本方药：黄芩 10g，黄连 6g，陈皮 10g，玄参 20g，桔梗 10g，板蓝根 30g，升麻 10g，马勃 10g，连翘 12g，牛蒡子 10g，薄荷（后下）10g，白僵蚕 10g，生薏苡仁 30g，甘草 10g。口干唇燥、胃热甚者，可加麦冬、天花粉；结节囊肿难消者，可加夏枯草、牡蛎。10 天为 1 个疗程，最多 5 个疗程。结果：治愈（面部脓疮、疼痛消失，肤色恢复）38 例；有效（面部脓疱变软、缩小，症状减轻）11 例；无效（治疗前后无明显变化）1 例，有效率 98.0%[15]。

【实验研究】对小鼠免疫功能的影响 结果表明，普济消毒饮能增强 NK 细胞活性和 IL-2 生成能力，促进脾淋巴细胞增殖，与正常对照组比较均有显著性差异（$P<0.05$ 或 $P<0.01$）。说明普济消毒饮能提高小鼠机体免疫功能[16]。

参考文献

[1] 刘韵远，王敏智．以普济消毒饮加减治疗流行性腮腺炎 100 例的报告[J]．中医杂志，1958，(7)：463-464.

[2] 徐德光．普济消毒饮治疗流行性腮腺炎[J]．四川中医，1990，(5)：24.

[3] 程群才，王振连，罗保琴．普济消毒饮治疗流行性腮腺炎合并脑膜炎 57 例[J]．国医论坛，1991，(2)：32-33.

[4] 兰万成．普济消毒饮加味治疗急性化脓性扁桃体炎 96 例[J]．中医研究，2003，16(4)：32-33.

[5] 王文济，孙士明，叶仲．普济消毒丸治疗 74 例风毒病临床观察[J]．上海中医药杂志，1963，(6)：26.

[6] 李宗斌．加减普济消毒饮治疗丹毒 52 例小结[J]．湖北中医杂志，1989，(5)：11-12.

[7] 李桂，冯桥．普济消毒饮加味治疗丹毒 45 例[J]．广西中医药，2005，28(1)：28.

[8] 李瑞玉．普济消毒饮治疗流行性出血性结膜炎 82 例[J]．河北中医，1989，(6)：31-32.

[9] 许文颖．普济消毒饮治疗小儿呼吸道感染高热 35 例疗效观察[J]．广西中医药，1989，12(1)：5-6.

[10] 胡元奎．普济消毒饮治疗 435 例发热期流行性出血热临床观察[J]．陕西中医，1984，5(3)：16-17.

[11] 汪溶．普济消毒饮加减治疗急性病毒性心肌炎[J]．中国中西医结合杂志，1993，13(4)：244-245.

[12] 卓菁．普济消毒饮治疗亚急性甲状腺炎 84 例[J]．实用中医内科杂志，2008，22(9)：27.

[13] 张散荣．普济消毒饮加减治疗口腔急性感染疗效观察[J]．天津中医，1992，(2)：11.

[14] 裴宇浩．普济消毒饮化裁治疗扁平疣 185 例[J]．四川中医，1988，(1)：39.

[15] 许新．普济消毒饮加味治疗面部痤疮 50 例[J]．河南中医学院学报，2005，20(4)：7.

[16] 黎同明，王桂香，全世健．普济消毒饮对小鼠免疫功能的影响[J]．广州中医药大学学报，2005，22(2)：141-142.

凉 膈 散

（《太平惠民和剂局方》卷 6）

【异名】连翘饮子（《黄帝素问宣明论方》卷 6）、连翘消毒散（《外科心法》卷 7）。

【组成】川大黄 朴硝 甘草爁各二十两（各 9g） 山栀子仁 薄荷叶去梗 黄芩各十两（各 5g） 连翘二斤半（18g）

【用法】上药为粗末。每服二钱（6g），水一盏，入竹叶 7 片，蜜少许，煎至七分，去渣，食后温服。小儿服半钱，更随岁数加减服之。得利下住服。

【功用】泻火通便，清上泻下。

【主治】上、中二焦火热证。烦躁口渴，面赤唇焦，胸膈烦热，口舌生疮，咽喉肿痛，睡卧不宁，谵语狂妄，便闭溲赤，或大便不畅，舌红苔黄，脉滑数。

【病机分析】本方证由脏腑积热，聚于胸膈，故以上、中二焦见症为主。《灵枢·脉度》说："心气通于舌，脾气通于口"，今上、中二焦邪郁生热，热聚心胸，则见烦躁，热灼津液，不能上承于口，则见口渴；燥热内结，腑气不通，则见便秘溲赤；燥热上冲，故见面赤唇焦；热聚胸膈，郁而不畅，则胸膈烦热；心火上炎，则口舌生疮；鼻为肺窍，龈属胃络，肺胃热盛，上循经窍，则有咽喉肿痛；上焦邪热亢盛烁津，则见舌红、苔黄、脉数之象。

【配伍意义】本证为上、中二焦邪热炽盛，上有无形之热邪，非清不去；中有有形之积滞，非下不除。唯有清热泻火通便，清上泻下并行，才能治其病本。方中重用连翘，清热解毒，考《本草纲目》卷16引张元素云："连翘之用有三：泻心经客热，一也；去上焦诸热，二也；为疮家圣药，三也。"本方以清除上、中二焦火热为主，且连翘用量独重，故药力最强为君。配黄芩以清胸膈郁热；山栀通泻三焦，引火下行；大黄、芒硝泻火通便，以荡热于中，共为臣药。薄荷、竹叶轻清疏散，以解热于上；兼有"火郁发之"之义而为佐。使以甘草、白蜜，既能缓和硝、黄峻泻之力，又能存胃津，润燥结，和诸药。全方配伍，共奏泻火通便，清上泻下之功。

综观全方，既有连翘、黄芩、栀子、薄荷、竹叶疏解清泄胸膈邪热于上；更用调胃承气汤通便导滞，荡热于中，使上焦之热得以清解，中焦之实由下而去。是以清上与泻下并行，但泻下是为清泄胸膈郁积而设，所谓"以泻代清"，意即指此。

【临床运用】

1. 证治要点　本方证为上、中二焦火热炽盛，以胸膈烦热，面赤唇焦，烦躁口渴，舌红苔黄，脉数为证治要点。

2. 加减法　上焦热重，心胸烦热口渴者，重用栀子，加天花粉，以清热生津；心经热盛，口舌生疮者，加黄连、地骨皮以清心热；咽喉红肿痛甚，壮热，烦渴欲饮，大便不燥者，可去硝、黄，加石膏、桔梗、山豆根、板蓝根以清热利咽；吐衄不止，加鲜茅根、鲜藕节凉血止血。

3. 本方现代常用于治疗咽炎、口腔炎、急性扁桃体炎、胆道感染、急性病毒性肝炎、流脑等属上、中二焦火热炽盛者。

【使用注意】本方虽有通腑之力，但重在清胸膈之热，故临证即使大便不秘，而胸膈灼热如焚者，亦应施用。孕妇患本方证，方中硝、黄宜少用或不用。

【源流发展】本方首见于《太平惠民和剂局方》卷6，原治"大人小儿脏腑积热，烦躁多渴，面热头昏，唇焦咽燥，舌肿喉闭，目赤鼻衄，颔颊结硬，口舌生疮，痰实不利，涕唾稠粘，睡卧不宁，谵语狂妄，肠胃燥涩，便溺秘结，一切风壅。"其主治证候，既有无形散漫浮游之火，又夹肠腑积滞有形之热，组方用药重在清解上、中二焦之热毒，辅以泻火通便，可使有形无形、上中表里诸邪热悉数解散，合乎《素问·至真要大论》"热淫于内，治以咸寒，佐以苦甘"之旨。凉膈散的组方用药实从《伤寒论》调胃承气汤加连翘、栀子、黄芩、薄荷、竹叶等变化而来；其立法则是上承于《金匮要略》泻心汤之清热解毒与泻热通便并举。

后世医家对凉膈散的加减运用较多，在此基础上又制订了许多新方。例如，张元素对胸膈与六经热而无中焦燥实者，常去方中硝、黄，再加桔梗，《此事难知》卷上曰："易老法：凉膈散减大黄、芒硝加桔梗同为舟楫之剂，浮而上之，治胸膈中与六经热，以其手、足少阳之气，俱下胸膈中，三焦之气同相火游行于身之表，膈与六经乃至高之分。此药浮载，亦至高之剂，故解于无形之中，随高而走，去胸膈中及六经热也。"李杲制普济消毒饮治疗大头瘟，此方之清热解毒与疏散风热，亦取法于凉膈散，故吴瑭云普济消毒饮“之妙，妙在以凉膈散为主，而加化清气之马勃、僵蚕、银花，得轻可去实之妙”(《温病条辨》卷1)。《保命歌括》卷17以凉膈散与白虎汤合方，名凉膈白虎汤，可大清肺热，治疗上焦积热，肺胀而咳，胸高上气而渴。《银海精微》卷上去方中竹叶、白蜜，加黄连，名凉膈连翘散，善能清泄上攻眼目之热，治疗阴阳不和，五脏壅热，肝膈毒风上充，眼目热极，珠疹泪出，忽然肿痛难忍，五轮胀起。《医宗金鉴》卷59亦去竹叶、白蜜，而加荆芥穗、防风、牛蒡子以疏散外达，名凉膈消毒饮，治疗疹毒里热壅盛，或疹已发于外，上攻咽喉，轻则肿痛，甚则汤水难下。《重订通俗伤寒论》于方中加羚羊角一味，兼可凉肝息风，名凉膈加羚羊汤，治疗积热发痉、便闭。

以上为凉膈散经加减后，方名改变者。至于凉膈散加减后仍名凉膈散的同名异方，则约有下列：《寿世保元》卷6方，为去原方竹叶、白蜜，加石膏、知母、黄连、升麻，加强了清热泻火解毒之功，治疗胃有实热，齿痛，或上牙痛尤甚者。《症因脉治》卷1方，系原方去大黄、芒硝、甘草、竹叶、白蜜，加桔梗、天花粉、黄连，功效着重于清上焦之热，治疗上焦热甚，表解里热，宜清未宜下之证。《伤寒大白》卷2方，用原方去甘草、竹叶、白蜜，加桔梗、天花粉而成，有清上焦心肺热之效，治疗心肺为邪热所冒，神识昏迷，狂言谵语。《活人方》卷1方，原方去黄芩、竹叶、白蜜，加荆芥穗、桔梗，可清散上焦火热，治疗心火刑金，或胃火壅逆，或表里郁滞之风热，头目不清，痰气不利，口舌生疮，牙疼目赤，周身斑疹，二便不调。《疫疹一得》卷下方，以石膏易大黄、芒硝，治疗疫疹。余霖自谓：“疫疹乃无形之毒，投以硝、黄之猛烈，必致内溃。予以石膏易去硝、黄，使热降清升而疹自透，亦上升下行之意也。”《温热经纬》卷5方，在此方基础上再加桔梗，名清心凉膈散。王士雄曰：“清心凉膈散，一名桔梗汤，即凉膈散去硝、黄加桔梗。余氏又加生石膏，为治疗疫疹初起之良剂。”

【方论选录】

1. 吴昆：“火郁上焦，大热面赤者，此方主之。黄芩、栀子，味苦而无气，故泻火于中；连翘、薄荷，味薄而气薄，故清热于上；大黄、芒硝，咸寒而味厚，故诸实皆泻；用甘草者，取其性缓而恋膈也。不作汤液而作散者，取其泥膈而成功于上也。”(《医方考》卷2)

2. 汪昂：“此上、中二焦泻火药也。热淫于内，治以咸寒，佐以苦甘。故以连翘、黄芩、竹叶、薄荷升散于上，而以大黄、芒硝之猛利推荡其中，使上升下行，而膈自清矣。用甘草、生蜜者，病在膈，甘以缓之也。”(《医方集解·泻火之剂》)

3. 张璐：“硝、黄得枳、朴之重著，则下热承之而顺下；得芩、栀、翘、薄之轻扬，则上热抑之而下清。此承气、凉膈之所攸分也。用甘草者，即调胃承气之义也。《局方》专主温热时行，故用竹叶。”(《张氏医通》卷13)

4. 王子接：“膈者，膜之横蔽心下，周围相着，遮隔浊气，不使上熏心肺者也，不主十二经。凡伤寒蕴热内闭于膈，其气先通心肺，膻中火燔烦热，自当上下分消。手太阴之脉上膈属肺，足厥阴之脉上贯膈，布胁肋，循喉咙之后，以薄荷、黄芩从肺散而凉之；肾足少阴之脉上贯膈，入肺中，以甘草从肾清而凉之；手少阴之脉下膈络小肠，手太阳之脉下膈抵胃属小肠，以连翘、山栀从心之少阳苦而凉之；手少阳之脉下膈循属三焦，手厥阴之脉下膈历络三焦，以山栀、芒硝从三焦与心包络泻而凉之；足太阴之脉上膈夹咽，连舌本，散舌下，以甘草、大黄从脾缓而凉之；足少阳之脉下贯膈属胆，以薄荷、黄芩从胆升降而凉之；胃足阳明之支脉，下膈属胃络大肠，手阳明之脉下膈属大肠，以大黄、芒硝从胃与大肠下而凉之。上则散之，中则苦之，下则行之，丝丝入扣，周遍诸经，庶几燎原之场，顷刻为清虚之府。守真力赞是方为神妙，信哉！”(《绛雪园古方选注》卷中)

5. 张秉成:“夫火邪至于上、中二焦,与胃中宿食渣滓之物结而不散,则为以上种种诸证。若火之散漫者,或在里,或在表,皆可清之散之而愈。如挟有形之物,结而不散者,非去其结,则病终不痊。故以大黄、芒硝之荡涤下行者,去其结而逐其热,然恐结邪虽去,尚有浮游之火散漫上、中,故以黄芩、薄荷、竹叶清彻上、中之火;连翘解散经络中之余火;栀子自上而下,引火邪屈曲下行,如是则有形无形上下表里诸邪,悉从解散。用甘草、生蜜者,病在膈,甘以缓之也。”(《成方便读》卷 3)

【评议】吴昆云:“火郁上焦,大热面赤者,此方主之”,未免局限。汪昂云:“此上、中二焦泻火药也”,则较为全面。由于病位在膈上,吴昆云:“不作汤液而作散者,取其泥膈而成功于上也”,而汪昂云:“用甘草、生蜜者,病在膈,甘以缓之也”,分别从剂型和药物性味来阐发,合之则可得其全也。张璐认为:“硝、黄得枳、朴之重著,则下热承之而顺下,得芩、枳、栀、薄之轻扬,则上热抑之而下清”,可谓得大承气汤和凉膈散药物配伍及其区别之真髓。王子接从经络与胸膈的循经路线来分析方剂的配伍意义,认为诸药成方“上则散之,中则苦之,下则行之,丝丝入扣,周遍诸经,庶几燎原之场,顷刻为清虚之府”,实言人之所未言。张秉成认为本方证是火邪蕴于上、中二焦,与胃中宿食渣滓结而不散不同;在治疗上,散漫之火,清之散之可愈,而夹胃中实滞,则非下不除,故立清上泻下,以泻代清之法。如此分析本方证候和治法,十分精辟。

【验案举例】

1. 急性传染性结膜炎 《湖南中医杂志》(1994,2:42):某女,19 岁,1987 年 5 月 4 日初诊。起病 2 天,先左眼红肿,继则右眼亦红肿。痒痛交作,怕热羞明,时流淡红血泪,眼眵黏稠,晨起不易睁眼,睑胞微肿,头痛口渴,心烦不安,大便 2 日未行。体温 38.1℃,舌红、苔黄燥,脉浮数。证属风热疫毒。治以泻热解毒。投以凉膈散加减:板蓝根 15g,生地 10g,玄参 15g,生大黄 6g,炒栀子 10g,薄荷 6g,连翘 10g,黄芩 10g,生甘草 6g,竹叶 10g,日服 1 剂。同时配用蒲公英煎汤熏洗,用药 3 日而愈。

2. 伤食咳喘 《四川中医》(1994,3:44):某女,3 岁,1990 年 5 月 13 日初诊。因伤食、咳喘 3 天,经肌注青霉素及口服止咳平喘药治疗无效。查患儿面红气粗,以夜间为甚,形体较胖,喜肉食,大便 3 日未解,唇红。治宜清火泻肺,通腑平喘。处方:大黄(后下)2g,竹叶、芒硝(冲服)各 3g,黄芩、桔梗、枳壳、栀子各 6g,薄荷、连翘、炒莱菔子、桑白皮各 10g。服 1 剂后患儿大便通畅,喘咳明显减轻。于上方减大黄、芒硝,再服 1 剂而愈。

3. 脑鸣 《新中医》(1994,7:21):某男,61 岁,1992 年 2 月初诊。患者自觉头内如虫蛀鸣叫,伴有咳嗽、失眠、多梦而住院以脑动脉硬化治疗,先后用复方丹参针、低分子右旋糖酐注射液,服中药《金匮》肾气丸、鹿茸丸等,月余仍不见好转。现患者仍觉脑鸣如虫叫,伴有眩晕,昼夜均发作,体胖,口干,大便秘结,小便黄,舌红、苔略白带黄,脉弦数。脑鸣一症有虚妄之分,此患者据证分析属实,即用凉膈散泻之。处方:连翘、大黄各 15g,芒硝 20g,竹叶 6g,生甘草、薄荷各 10g,山栀子、黄芩各 12g。上方服 3 剂后大便泻下 3～4 次,胸中略轻快,脑鸣大减,去芒硝加钩藤 15 剂,继服上方 3 剂,脑鸣基本消失。为巩固疗效,照方又服 3 剂,脑鸣眩晕已罢,随访半年,未见复发。

4. 良性高颅压症 《北京中医学院学报》(1991,5:46):某女,25 岁,1989 年 11 月 11 日初诊。一年来多次住院治疗,经腰穿、CT、磁共振等多项鉴别检查,确诊为良性高颅压症。现症为头晕,头痛,胀闷不清,两额角针刺样阵痛,以左为重,稍有活动,极易疲乏,嗜睡,卧则如在舟中,面热口干,心烦易怒,大便如球,3～5 天 1 次,舌红绛,苔白少津,舌根有少许薄黄苔,脉弦长。据情辨证为热结上、中二焦,腑气不通,热毒冲脑,阻塞气机,枢机不利,髓海诸窍不得通畅,积液成实,变生诸症。治当釜底抽薪,泻浊通腑,疏通气机,清热解毒。方用凉膈散加减:大黄(后下)9g,芒硝(冲服)6g,黄芩 9g,栀子 6g,连翘 12g,菊花、槟榔各 6g,滑石 12g,川芎 9g,薄荷(后下)6g。竹叶为引,水煎服,每日 1 剂。服药期间忌食辛辣。上方服首剂,即便下 3 次,初为粪球,后转稀软水便,奇臭。自此每服药后皆可排稀软便 2～3 次,药进 3 剂,头已基本不痛,6 剂后头不再晕,心不烦,两额角针刺样痛间隔时间延长,头部有沉困感,停止使用降颅压药,继服上方至 15 剂,已能操持家务。后以本方加活血化瘀之品,调理巩固月余而诸症痊愈,迄今未发。

按语:案 1 急性传染性结膜炎证属风热疫毒上攻眼目,治以泻热解毒,投以凉膈散加减,同时配用蒲公英煎汤熏洗,用药 3 日即愈。案 2 虽为伤食咳喘,但究其病因乃肺与肠腑有形之热积滞而致肺胃之气上逆,治宜清火泻肺,通腑平喘,方用凉膈散加桔梗、枳壳、炒莱菔子、桑白皮等加减而愈。案 3 脑鸣,属现代医学之脑动脉硬化症,屡治乏效,中医辨证,病情属实,为上焦火热弥漫,清空受扰,即用凉膈散清上泻下,药后胸中畅快,脑鸣大减,眩晕亦解。案 4 良性高颅压症,属于中医眩晕、头痛范畴,辨证为热结上、中二焦,腑气不通,热毒冲脑,阻塞气机,枢机不利,髓海诸窍不得通畅,积液成实,变生诸症。治以泻下为主,清上为辅,疏通气机,清热解毒,用凉膈散加减 15 剂,基本治愈。以上 4 案虽其病变部位有眼目、肺、头部不同,临床症状各异,但其皆为火热之邪侵扰上焦,积于局部而为病,因此治疗均以凉膈散加减而取得佳效。

【临床报道】

1. 支气管扩张咯血　以本方加减:大黄、芒硝、甘草、薄荷、淡竹叶各 6g,连翘、山栀子、黄芩各 9g,蜂蜜(兑入)18g。10～15 剂为 1 个疗程,视病情而定,一般不超过 2 个疗程。治疗 30 例支气管扩张咯血,病程 3 个月至 15 年;大咯血(大于 500ml/d)2 例,中咯血(100～150ml/d)22 例,小咯血(小于 100ml/d)6 例。本组患者均在促进脓痰引流和用抗生素控制继发感染的原则下,在西药止血治疗无效停用时给予凉膈散加减治疗。结果:显效(咯血停止,相应症状基本消失)22 例,占 73.3%;有效(咯血与其相应症状有所好转)6 例,占 20%;无效(反复大量咯血未减轻,转外科手术治疗)2 例,占 6.7%;总有效率为 93.3%。临床观察显效最短时间为 2 天,最长为 2 周,平均 7 天[1]。

2. 大叶性肺炎　本方加减治疗大叶性肺炎 13 例,有恶寒或寒战者加鸡苏散;壮热不恶寒,邪热炽盛者加生石膏。治疗结果:临床症状消失,血象恢复正常,X 线复查炎症病灶消失,属于痊愈者 10 例;症状消失,血象恢复正常,X 线复查炎症病灶大部分吸收,属于好转者 3 例[2]。另有报道,用凉膈散加减治疗儿童大叶性肺炎 48 例。药用:大黄 10g,朴硝(冲化)10g,黄芩 6g,山栀子 9g,连翘 15g,枳实 10g,鱼腥草 15g。加减:脉明显细数者,加柴胡、白芍;咳声重浊痰多者加桔梗、川贝母;胸背疼并神志模糊者,加桃仁、瓜蒌仁、石菖蒲;呼吸困难、发绀、鼻煽、抽搐者,加地龙、羚羊角。其中,病情危重者 18 例配合西药抗菌、补液等。结果:经治疗 2～8 天,48 例患儿全部治愈,无咳嗽或偶闻咳嗽,无咯痰,体温正常,神情活泼,饮食、二便均无异常。其中休克纠正时间 6～30 小时;体温降至正常时间最短 2 天,最长 5 天;X 线肺部阴影消失时间最短 5 天,最长 8 天;呼吸恢复正常时间最短 3 天,最长 8 天[3]。

3. 小儿病毒性脑炎　本方加味治疗小儿病毒性脑夹 32 例,所有病例均有不同程度的发热、烦躁或嗜睡,其中头痛明显 21 例,抽搐 7 例,呕吐 13 例,视觉障碍 1 例。全部病例均经脑脊液检查及脑电图确诊。随症加减,热重加生石膏、羚羊角;抽搐加钩藤、菖蒲;偏湿加藿香、佩兰。同时配合静滴能量合剂。结果：痊愈 29 例，临床症状消失，脑电图恢复正常；好转 2 例，症状基本消失，脑电图好转或留有后遗症者；无效 1 例，症状无改善[4]。

4. 慢性肾功能不全 本方加减治疗慢性肾功能不全 34 例，同时用西药治疗 36 例作对照观察。结果中药组中，显效 18 例，有效 12 例，无效 4 例；对照组中，显效 11 例，有效 15 例，无效 10 例，两组比较有显著差异($P<0.05$)。且中药组在增加尿量、改善肾功能各项指标、降低 LDL 方面均优于西药组[5]。

5. 失眠 加味凉膈散治疗心火亢盛型失眠 52 例，药用：栀子 10～20g，带心连翘 10～20g，酒黄芩 10～20g，生大黄(后下)5～10g，芒硝 1～6g，竹叶 3g，薄荷 9g，焦神曲 10～30g，焦麦芽 10～30g，生甘草 5g，白蜜少许，并随证加减。7 天为 1 个疗程。用药期间忌食辛辣之物。结果：显效(临床症状全部消失，睡眠恢复正常)37 例；有效(临床症状明显改善，睡眠时间延长，但未恢复正常)15 例[6]。

6. 难治性鼻出血 以本方为主治疗经西药治疗效果不显的鼻出血 24 例。加减：出血多加三七粉，阴血不足加阿胶、白芍，气虚加黄芪、太子参，肝火偏盛加龙胆，胃热盛加生石膏、黄连，有表证加荆芥、葛根。结果痊愈(服药 1～3 剂血止)21 例，有效(服药 3～5 剂出血基本停止)2 例，无效(服药 5 剂以上出血仍未停止)1 例。总有效率为 95.83%[7]。

7. 银屑病 4 例患者皮损均符合寻常型银屑病诊断要点，且为进行期，伴有扁桃体肿大，大便干燥，舌红，苔白或腻，脉细数微滑。以凉膈散为基本方化裁：连翘 20g，生地黄 20g，玄参 20g，黄芩 10g，栀子 10g，生大黄(后下)10g，薄荷(后下)10，竹叶 10g，甘草 10g。1 个月为 1 个疗程。临证加减：视大便日行情况调整大黄用量；扁桃体肿大较重酌加牛蒡子、桔梗、荆芥。共治疗 3 个疗程。结果：2 例初发者，痊愈，皮损完全消退，随访 1～2 年未复发；2 例复发者，显效，皮损限于下肢局部，呈静止期状态，随访 1 例 1 年未见发作。另 1 例半年后发作[8]。

【实验研究】

1. 对内毒素造模模型的影响 凉膈散煎剂 20g/kg ig，连续 3 天，对内毒素复制的小鼠血瘀模型肠系膜微循环障碍有明显的改善作用[9]。用大肠杆菌内毒复制家兔温病模型，观察凉膈散对该模型动物的解毒作用。结果表明，凉膈散可减少模型动物血浆内毒素含量，降低血浆肿瘤坏死因子(TNF-α)、血清过氧化脂质(LPO)水平，提高血清超氧化物歧化酶(SOD)活性，减轻脏器组织病理损害，提示凉膈散可通过多途径发挥解毒作用[10]。用大肠杆菌内毒素静脉注射复制家兔温病模型，观察凉膈散对模型动物的化瘀作用，结果凉膈散能够抑制内毒素所致血小板计数(BPC)、凝血酶原时间(PT)、血浆纤维原含量(Fb)及血液流变性的异常改变，并能抑制 ADP 诱导的正常和模型家兔血小板聚焦[11]。

凉膈散对内毒素(LPS)血症小鼠动物模型的实验结果表明，注射 LPS 2 小时，4 小时，8 小时后，与正常对照组相比，LPS 损伤组肝脏库普弗细胞 CD14 的表达均呈显著升高，SR 表达均呈显著降低($P<0.01$)。同剂量凉膈散组及地塞米松组均介于正常对照组与 LPS 损伤组之间。与 LPS 损伤组比较，不同剂量凉膈散组及地塞米松组在两者的表达上均有显著性差异($P<0.01$)，以高剂量凉膈散最为明显，呈剂量相关性。肝脏损伤主要表现为空泡变性，肝脏库普弗细胞 SR、CD14 的表达变化与小鼠肝损伤程度呈平行关系。提示凉膈散对内毒素血症小鼠的肝脏库普弗细胞表面 CD14 表达上调以及 SR 表达下调有明显的抑制作用，并能减轻内毒素所致的肝损伤[12]。

凉膈散在内毒素(LPS)损伤小鼠肺组织的研究表明：与正常对照组相比较，LPS 注射后

2 小时肺组织核蛋白 NF-κ B 明显活化，4 小时达高峰，8 小时有所下降，但仍高于正常对照组。且各剂量中药组肺组织核蛋白 NF-κ B 活化程度呈剂量相关性，表现为高剂量组最低，中、低剂量组活化有所下降。说明各剂量凉膈散均能有效抑制 NF-κ B 活化，中药凉膈散保护机体免受 LPS 损伤作用的机制可能是通过抑制组织核蛋白 NF-κ B 的活性，从而抑制各种炎症细胞因子的产生，而起到清热解毒的作用[13]。

2. 含药血清对相关细胞活性及其因子的影响　凉膈散药物血清对脂多糖（LPS）诱导的体外培养的小鼠腹腔巨噬细胞核转录因子 κ B（NF-κ B）变化的实验表明：小鼠巨噬细胞经 LPS 刺激 1 小时后，其核内的荧光强度（代表 p65 的表达量）显著增强。与 LPS 刺激组相比：抑制剂 TLCK 组、凉膈散药物血清不同剂量组的荧光强度值均较低，有显著性差异，以 TLCK 及凉膈散大剂量组强度值最低，中、小剂量组次之；空白血清不同剂量组则均无显著差异。药物血清不同剂量组之间有显著差异，呈剂量依赖性关系：空白血清不同剂量组之则均无显著性差异。说明不同剂量凉膈散药物血清均能抑制 LPS 所致的细胞核内 p65 升高，且呈剂量依赖性，这可能是凉膈散解毒作用的细胞信号转导机制之一[14]。

研究凉膈散药物血清体外对内毒素刺激小鼠 RAW264.7 细胞 CD14mRNA 表达的影响，结果：与 LPS 刺激组比较，不同剂量药物血消组 CD14mRNA 表达量均比它低，呈剂量依赖性；正常血清组则无显著性差异。说明凉膈散含药血清体外对 LPS 刺激小鼠单核细胞 CD14mRNA 转录具有抑制作用。减少 LPS 效应细胞的 CD14mRNA 的表达可能是凉膈散减轻 LPS 对机体损伤，发挥解毒作用的机制之一[15]。

【附方】清心凉膈散（《温热经纬》卷 5）　连翘四两（120g）　黄芩　薄荷　栀子各一两（各 30g）　石膏二两（60g）　桔梗一两（30g）　甘草一两（30g）　将上药为粗末。每服三钱（9g），加水碗半，煎一碗，去滓温服。功用：清心凉膈，泻热解毒。主治：热毒壅阻上焦气分证。症见壮热，口渴，烦躁，咽喉红肿腐烂，舌红苔黄等症。

本方乃凉膈泻热之剂，连翘、黄芩、栀子清心凉膈，石膏、薄荷辛凉透热，桔梗、甘草宣通上焦气分兼利咽喉。本方与凉膈散相比较，因其病位在上，邪在气分，乃无形之热，故不用苦寒泻下之品，而以轻清上浮之品为主，以透达郁热。

参 考 文 献

[1] 贾隆兴．凉膈散加减治疗支气管扩张症咯血 30 例[J]. 中国中西医结合杂志，1985，5(5)：304.

[2] 王学章．凉膈散加减治疗大叶性肺炎 113 例临床观察[J]. 福建中医药，1985，(2)：45.

[3] 杨献民．凉膈散治疗儿童休克型大叶性肺炎 48 例[J]. 四川中医，2003，21(9)：73.

[4] 张沽，黄春霞．凉膈散加味治疗小儿病毒性脑炎 32 例[J]. 辽宁中医杂志，1993，20(11)：24.

[5] 肖燕芳．凉膈散加减治疗慢性肾功能不全 34 例临床观察[J]. 湖南中医杂志，1994，10(3)：5.

[6] 王秀珍，高效祥．加味凉膈散治疗心火亢盛型失眠 52 例[J]. 陕西中医，2003，24(2)：118.

[7] 莫文林，郭艳秋．加减凉膈散治疗鼻出血 24 例[J]. 实用中医药杂志，1993，(3)：23.

[8] 刘环清．凉膈散加减治疗寻常型银屑病的临床观察[J]. 中国中医药科技，2007，14(4)：234.

[9] 余林中，吴锐，陈红，等．凉膈散对小鼠内毒素血瘀模型微循环的影响[J]. 中药药理与临床，1996，12(2)：1-3.

[10] 余林中，吴锐，黄泳，等．凉膈散对家兔内毒素温病模型的解毒作用研究[J]. 中药药理与临床，1996，12(5)：4-5.

[11] 余林中，黄泳，吴锐，等．凉膈散对家兔内毒素温病模型的化瘀作用研究[J]. 中药药理与临床，1998，14(1)：7-9.

[12] 余林中，江爱达，陈育尧，等．凉膈散对内毒素血症小鼠的肝脏库普弗细胞 CD14 和清道夫受体表达的影响[J]．中国中药杂志，2006，31(3)：220-223.

[13] 林慧，余林中，秦清和．凉膈散对内毒素肺损伤小鼠肺组织核因子-κB 活性的影响[J]．四川中医，2004，22(7)：16-18.

[14] 江爱达，余林中，龚小卫，等．凉膈散血清对脂多糖诱导体外培养巨噬细胞核转录因子-κB 的影响[J]．第一军医大学学报，2005，25(6)：619-621.

[15] 林慧，余林中，江爱达，等．凉膈散含药血清对内毒刺激 RAW264.7 细胞 CD14mRNA 的影响[J]．中药药理与临床，2005，21(3)：1-2.

仙方活命饮（神仙活命饮）

（《女科万金方》）

【异名】秘方夺命散（《袖珍方》卷 3）、真人活命散（《痈疽神秘验方》）、真人活命饮（《摄生众妙方》卷 8）、神功活命汤（《疮疡经验全书》卷 4）、十三味败毒散（《医方考》卷 6）、真人夺命饮（《惠直堂经验方》卷 3）、当归消毒饮（《医林纂要探源》卷 10）。

【组成】穿山甲　甘草　防风　没药　赤芍药各一钱（各 6g）　白芷六分（3g）　归梢　乳香　贝母　天花粉　角刺各一钱（各 6g）　金银花　陈皮各三钱（各 9g）

【用法】用酒三碗，煎至一碗半。若上身，食后服；若下身，食前服，再加饮酒三、四杯，以助药势，不可更改。

【功用】清热解毒，消肿溃坚，活血止痛。

【主治】痈疽疮疡初起。红肿焮痛，或身热凛寒，舌苔薄白或黄，脉数有力。

【病机分析】本方主治阳证痈疽疮疡。《素问·生气通天论》曰："营气不从，逆于肉里，乃生痈肿。"《灵枢·痈疽》曰："夫血脉营卫，周流不休，上应星宿，下应经数，寒邪客于经络之中则血泣，血泣则不通，不通则卫气归之，不得复反，故痈肿。"痈疽疮疡，乃因外感六淫之邪，邪从火化；或嗜食膏粱厚味，痰热内生；或感受外来毒气，引起邪毒壅聚，营卫不和，经络阻塞，气血凝滞而成。故《灵枢·痈疽》又曰："营卫稽留于经脉之中，则血泣而不行，不行则卫气从之而不通，壅遏而不得行，故热。大热不止，热胜则肉腐，肉腐则为脓。"由于邪从火化，气血壅滞，炼熬津液，痰热内生，痰热与瘀血搏结于肌肤，壅聚于经络皮肉之间，聚而成形，发为痈肿。总之，痈疽疮疡的病因、病机乃热毒内壅，气滞血瘀痰结，红、肿、痛诸症皆因于此。邪正交争于表则可见身热微恶寒。正邪俱盛，相搏于经则脉数而有力。本病的特征是发病迅速，易肿、易成脓、易溃、易敛。

【配伍意义】痈疽疮疡初起，热毒壅聚，营气郁滞，气滞血瘀，故其治疗必须以清热解毒为主，理气活血，消肿散结为辅。使热毒清解，气血流通，肿消痛止。方以金银花为君，性味甘寒，轻清气浮，清热解毒，芳香透达，疏散邪热，《景岳全书》卷 48 云："金银花善于化毒，故治痈疽、肿毒、疮癣、杨梅、风湿诸毒，诚为要药。"以当归尾、赤芍、乳香、没药、陈皮行气通络，活血散瘀，消肿止痛。气行则营卫畅通，营卫畅通则邪无滞留，使瘀去肿消痛止，共为臣药。白芷、防风，辛温发散，疏散外邪，又可散结消肿；天花粉、贝母清热化痰排脓，可使未成即消；穿山甲、皂角刺解毒消肿，穿透经络，攻坚排脓，使阻者通，滞者行，可使脓成即溃，以上均为佐药。甘草为使，助清热解毒，并调和诸药。煎药加酒者，借其活血而行周身，助药力直达病所，即《医方集解》所说："加酒者，欲其通行周身，使无邪不散也。"诸药合用，则热毒清而痰滞血瘀去，气血通而红肿疼痛消，如是痈疮自平。故前人称本方为外科之首剂，服之脓未成者可消，脓已成者可溃。

本方为外科"消法"的代表方剂。全方辛苦偏凉，寓清热解毒，疏风解表，化瘀散结诸法于一方，全方的药物组成体现了外科阳证内治消法的配伍特点。

【类方比较】本方与普济消毒饮均属清热解毒方剂。但普济消毒饮所治大头瘟，系肿毒发于头面者，以清热解毒，疏风散邪为法，并助以升阳散火，发散瘀热。本方则通治阳证肿毒，于清热解毒中，伍以行气活血，散结消肿之品，主治痈疮初期者。

【临床运用】

1. 证治要点　本方适用于阳证而体实的各类痈疽疮疡肿毒，以局部红肿焮痛，甚者伴有身热凛寒，脉数有力为证治要点。

2. 加减法　本方清热解毒之力尚嫌不足，临床上应重用金银花并加用蒲公英、紫花地丁、野菊花、连翘、黄连之类，以增强清热解毒之力。疮疡范围不大不深者，去穿山甲、皂角刺之攻坚破结。痛不甚，减乳香或没药。红肿痛甚者，减辛温之白芷、橘皮，加蒲公英、连翘以加强清热解毒之力。血热甚者，加牡丹皮以凉血散瘀。大热大渴伤津者，去辛燥之白芷、橘皮，重用天花粉，并加玄参以清热生津。另外，根据疮疡肿毒所在部位的不同，可适当加入引经药，使药力直达病所，如在头部加川芎，颈项加桔梗，胸部加瓜蒌皮，胁部加柴胡，腰背加秦艽，上肢加片姜黄，下肢加牛膝。本方除煎煮取汁内服外，其药渣可捣烂外敷。

3. 本方现代常用于治疗软组织的感染化脓性炎症，如痈、蜂窝织炎、化脓性扁桃体炎、乳腺炎、脓疱疮、疖肿、深部脓肿等属阳证、实证者。

【使用注意】本方宜于痈疽疮疡未溃之前，若已溃脓者，则不宜使用。阴证疮疡忌用。

【源流发展】本方首见于《女科万金方》(旧题宋·薛古愚撰)。《丹溪心法附余》卷16之神仙活命饮，较本方多大黄、木鳖子，则泻火解毒散结之力更强，除治疗痈疽发背等外科疾病外，还治血气，面目手足浮肿。明·薛己《校注妇人良方》卷24更名为仙方活命饮。本方由十三味药组成，故吴昆《医方考》称之为十三味败毒散。本方在《医方集解》等医籍中少赤芍一味。因本方乃外科"消法"之代表方剂，故其立法及组方用药体现了外科阳证内治消法的配伍特点，寓清热解毒、疏风解表、化瘀散结诸法于一方，适用于阳证而体实的各类疮疡肿毒，对后世的影响较大，因此，罗美誉之为"疡门开手攻毒之第一方。"在现代，仙方活命饮不仅用于外科，而且也应用于内科疾病如肝脓肿、消化性溃疡、反流性食管炎、痹证等，妇科疾病如真菌性阴道炎、慢性宫颈炎、盆腔炎等，五官科疾病如鼻炎、扁桃体周围脓肿、中耳炎等各科疾病，显示出良好的治疗效果。

【方论选录】

1. 王肯堂："治一切疮疡。未成脓者内消，已成脓者即溃，又止痛消毒之圣药也。在背俞皂角刺为君，在腹募白芷为君，在胸次加瓜蒌仁，在四肢金银花为君，如疔疮加紫河车草根，如无亦可。……此药并无酒气，不动脏腑，不伤气血，忌酸、薄酒、铁器，服后侧睡，觉痛定回生，神功浩大，不可臆度。"(《证治准绳·疡医》卷1)

2. 罗美："此疡门开手攻毒之第一方也。《经》云：营气不从，逆于肉理。故痈疽之发，未有不从营气之郁滞，因而血结痰滞，蕴崇热毒为患。治之之法，妙在通经之结，行血之滞，佐之以豁痰、理气、解毒。是方穿山甲以攻坚，皂刺必达毒所，白芷、防风、陈皮通经理气而疏其滞；乳香定痛和血，没药破血散结，赤芍、归尾以驱血热而行之，以破其结；佐以贝母、金银花、甘草，一以豁痰解郁，一以散毒和血，其为溃坚止痛宜矣。然是方为营卫尚强，中气不亏者设。若脾胃素弱，营卫不调，则有托里消毒散结之法，必须斟酌而用。"(《古今名医方论》卷2)

3. 汪昂："此足阳明、厥阴药也。金银花散热解毒，痈疽圣药，故以为君。花粉清痰降火；白芷除湿祛风，并能排脓消肿；当归和阴而活血；陈皮燥湿而行气；防风泻肺疏肝；贝母利痰散结；甘草化毒和中，故以为臣。乳香调气，托里护心，能使毒气外出，不致内攻；没药散瘀消肿定痛，故以为佐。穿山甲善走能散，皂角刺辛散剽锐，皆厥阴阳明正药，能贯穿经络，直达病所，而溃痈破坚，故以为使。加酒者，欲其通行周身，使无邪不散也。此药当服于未溃之先，未成者散，已成者溃，若已溃后不可服。"（《医方集解·痈疡之剂》）

4. 唐宗海："此方纯用行血之药，加防风、白芷，使达于肤表，加山甲、皂刺，使透乎经脉。然血无气不行，故以陈皮、贝母散利其气，血因火而结，故以银花、花粉清解其火，为疮症散肿之第一方。诚能窥及疮由血结之所以然，其真方也。第其方乃平剂，再视疮之阴阳，加寒热之品，无不应手取效。"（《血证论》卷8）

5. 张秉成："治一切肿毒，初期未消，偏于轻浅阳分者。夫肿毒之初起也，皆由营血阻滞，郁而为热，营卫之气，失其常度，病既形之于外，必有表证外见。当此之时，急须精锐直前之品，捣其巢穴，使阻者行，滞者通，再助之以各药，自然解散。方中甲片、角针，皆能直达病所，破除结积之邪，乳香理气，没药行瘀，二味皆芳香宣窍，通达营卫，为定痛之圣药，以佐甲片、角针之不逮。然肿坚之处，必有伏阳，痰血交凝，是多蕴毒，故又以天花粉清之，金银花、甘草节解之。肿毒既生于外，即为表证，故以防风解之于后，白芷疏之于前，使营卫不尽之邪，皆从汗出，如是则肿毒解矣。至若当归之和血，贝母之化痰，陈皮之利气，亦由善后者以理其余气，酒煎则助其药力耳。"（《成方便读》卷4）

【评议】仙方活命饮组方药物集清热解毒、活血行气、化痰散结和消肿溃坚之品于一方，故王肯堂谓此方"治一切疮疡，未成脓者内消，已成脓者即溃，又止痛消毒之圣药"；罗美赞为"此疡门开手攻毒之第一方也"；王子接云"消肿毒之法毕备，故疡科推为首方"；唐宗海则称为"疮症散肿之第一方"，均不过誉。在具体应用时，王肯堂又提出可根据疮疡在背俞、腹募、胸次、四肢等部位不同，而决定方中主次药物及加减，实乃经验之得。罗美根据《素问·生气通天论》"营气不从，逆于肉里，乃生痈肿"，分析方剂的配伍意义，亦多可取，但以金银花为佐，则与首句"此疡门开手攻毒之第一方"之"攻毒"不相一致。汪昂谓"金银花散热解毒，痈疽圣药，故以为君"，及云"此方溃后不可服"，深得此方制方之要。唐宗海谓"其方乃平剂，再视疮之阴阳，加寒热之品，无不应手取效"，有可议之处；因本方只宜于疮疡属阳证者，若属阴证，纵加热药，亦不相宜。张秉成对方剂配伍意义的分析，与罗美相近，不若汪昂之论精辟。

【验案举例】

1. 急性食管炎 《黑龙江中医药》(1985，5：30)：某男，38岁，1978年12月31日初诊。自述因酗酒醉酒，恶心呕吐，后感胸窝不适，灼烧感，吞咽疼痛，如有物阻噎，不敢进食，伴口干渴，大便微干，小便黄赤。查体：胃区压痛(+)，舌苔黄厚而干，脉见弦数。X线钡透所见：食管下段略狭窄，边缘稍粗糙。诊断：急性食管炎。证属热扰胸膈，气血瘀滞。治以清热利膈，理气化瘀，用仙方活命饮加减：金银花50g，连翘20g，山栀15g，桔梗15g，当归15g，赤芍20g，甲珠15g，皂刺10g，乳香10g，没药10g，陈皮15g，花粉15g，川芎10g，知母15g，生甘草10g。5剂，水煎，小量频饮。5天后复诊，自述诸证皆消。再投血府逐瘀丸，每日2丸，以作善后。

2. 风湿性关节炎 《浙江中医杂志》(1987，12：559)：某男，61岁，1985年9月15日初诊。平素嗜酒，患风湿性关节炎已5年，近2月来四肢关节肿痛，足不能立，手不能握，红肿热痛，尤以腕踝关节明显。心烦不眠，饮食无味，大便干结，小溲短赤。舌红，边有瘀点，苔黄腻，脉弦。处以仙方活命饮加黄柏、苍术、地龙各10g，牛膝15g，服7剂，关节红肿疼痛明显减轻,能站立缓行,饮食有味,夜寐转安,原方去皂角刺、天花粉,继服7剂。药后肿消痛止,继服大活络丹10粒调治善后。

按语:所举验案急性食管炎、风湿性关节炎,均为仙方活命饮的临床扩大应用。案1急性食管炎,中医证属热扰胸膈、气血瘀滞,以仙方活命饮清热解毒,消肿溃坚,活血止痛,恰为对证方药,故效如桴鼓。案2风湿性关节炎,辨证属热痹,患者原有气滞血瘀,加之平素嗜酒,湿热内郁,用仙方活命饮加清热除湿之三妙散,俾气血通利,湿热祛除,则痹痛自然消失。仙方活命饮证的发病机制为经脉阻滞,气血不和,久而积瘀化热,化为痈疡,以上验案的发病机制均与之相似,故能异病同治。

【临床报道】

一、内科

1. 内伤发热　内伤发热共80例,随机分为两组,治疗组40例,西药对照组40例。两组患者无显著性差异,具有可比性。治疗方法:治疗组用仙方活命饮加味:白芷12g,天花粉10g,制乳香10g,制没药10g,金银花30g,陈皮10g,防风12g,赤芍15,当归尾15,川贝母10g,甘草10g,炒皂角刺10g,炙山甲10g,夏枯草30g,蒲公英30g,牡丹皮10g,桃仁10g,红藤15g,香附20g。易汗者加黄芪、黄精;大便秘结者加生地黄、麦冬;食欲不振者加焦山楂、白术等。5天为1个疗程。对照组用头孢曲松和复方安乃片等。结果:治疗组40例,治愈39例,有效1例;对照组40例,治愈12例,有效8例,无效20例[1]。

2. 肝脓肿　本方合黄连解毒汤化裁治疗肝脓肿6例,药用仙方活命饮去金银花、防风、当归、陈皮、甘草、天花粉,加蒲公英、紫花地丁、黄芩、黄连、黄柏、牡丹皮、青皮、乌药、竹茹,均获痊愈。临床症状最晚在3个月内消失,B超检查最晚在86天内肝脓肿消失[2]。

3. 消化性溃疡　以本方治疗53例,均经钡餐X摄片及纤维胃镜确诊,其中胃溃疡14例,十二指肠球部溃疡33例,复合性溃疡6例,结果治愈35例,好转15例,无效3例,总有效率为94.3%[3]。以本方为主,若病久或体弱者加黄芪、山药,便血或吐血者加大黄,吐酸嘈杂者加煅瓦楞子,胃阴不足者加石斛、木瓜、五味子,治疗胃及十二指肠溃疡共16例,效果满意[4]。另有消化性溃疡88例,随机分为中药组和西药组,21天为1个疗程。中药组用金银花、连翘、白芷、浙贝母、防风、白及、甘草、当归、党参、茯苓各10g,白芍24g,黄芩20g,大黄3g,制乳香6g。结果:中药组58例中,治愈47例(81.04%),显效8例(13.7%),进步3例(5.17%),平均治疗29.8天,总有效率为100%。西药组平均治疗31.8天,总有效率为96.7%[5]。

4. 慢性胆囊炎　85例本病患者,用仙方活命饮加减:金银花、当归、赤芍、大贝母、天花粉各15g,防风、白芷、陈皮、皂角刺各10g,制乳没、炮山甲、甘草各6g;并随证加减。连服1月为1个疗程,B超复查。结果:显效66例,好转17例,无效2例[6]。

二、外科

1. 疖病　本病90例随机分为两组,治疗组60例,对照组30例。治疗方法:治疗组内服仙方活命饮化裁,药用金银花、蒲公英、赤芍各30g,连翘、当归、紫花地丁各15g,天花粉、土贝母、郁金、皂角刺、穿山甲各10g,白芷、防风各6g。结合随证加减。15剂为1个疗程。外敷自制疖肿膏。对照组内服防风通圣散化裁,外敷市售疖肿膏。结果:治疗组治愈33例,占55%;好转22例,占36.7%;未愈5例,占8.3%;总有效率为91.7%。对照组治愈12例,占40%;好转11例,占36.7%;未愈7例,占23.3%;总有效率为76.7%。两组总有效率差异有显著性[7]。

2. 急性阑尾炎　本病 40 例中急性单纯性阑尾炎 25 例，急性化脓性阑尾炎 8 例，阑尾脓肿 7 例。治疗方药，用仙方活命饮化裁：金银花 30g，防风、当归、赤芍、陈皮、浙贝母各 10g，炮穿山甲、天花粉各 12g，白芷、皂角刺、制乳没各 8g，甘草 6g。并结合随证加减。结果，痊愈 30 例，占 75%；好转 8 例，占 20%；无效 2 例，占 5%[8]。

3. 阑尾脓肿　本方治疗阑尾脓肿 30 例，结果 27 例治愈，3 例失败，总有效率为 90%[9]。另以本方治疗阑尾周围脓肿 32 例，热盛者加蒲公英、败酱草；湿盛者加薏苡仁；气虚者加党参。服 7 剂后痊愈 8 例，服 10 剂后痊愈 11 例，服 15 剂后痊愈 10 例，17 剂后痊愈 3 例。痊愈率 100%。随访 1～11 年，除 1 例有轻度肠粘连外，其他恢复良好[10]。

4. 急性乳腺炎　本方加味治疗急性乳腺炎 108 例，痊愈 82 例，好转 15 例，有效 10 例，无效 1 例[11]。另以本方加味治疗外吹乳痈（即哺乳期乳腺炎）56 例，痊愈 51 例，好转 5 例。一般服药不超过 15 剂即愈[12]。

5. 乳腺增生　加味仙方活命饮与乳康片进行临床疗效的对照观察。治疗组患者符合乳腺增生的诊断标准且属中医肝郁化火、痰凝乳络证型。治疗方法：治疗组口服加味仙方活命饮，方药：柴胡 20g，香附 9g，郁金 12g，陈皮 9g，牡丹皮 9g，栀子 9g，当归 9g，赤芍 15g，浙贝母 15g，炮穿山甲 9g，皂角刺 15g，乳香 9g，没药 9g，天花粉 9g，金银花 12g，防风 9g，白芷 9g，甘草 6g。月经之前半个月开始服用至月经来潮，连续治疗观察 3 个月经周期。对照组口服乳康片，每次 4 片，每日 3 次，服药时间和疗程同治疗组。结果：加味仙方活命饮组总有效率为 91.7%，对照组为 78.3%，疗效比较有非常显著性差异（$P<0.01$）[13]。

6. 带状疱疹后遗神经痛　本方治疗带状疱疹后遗神经痛 87 例，治疗 30 天后评定效果。治愈 62 例，疼痛消失且 1 个月内无复发；显效 20 例，剧痛消失，但仍有隐痛不适；无效 5 例，阵发性剧痛存在或 1 周内复发[14]。

7. 血栓性静脉炎　加味仙方活命饮内服外熨治疗血栓性静脉炎 12 例，治愈 9 例，静脉硬条索状软化消失，疼痛肿胀消失，皮肤颜色恢复正常，走路和工作连续 7～8 小时以上无胀痛和不适感；显效 3 例，静脉硬条索状明显软化，疼痛肿胀明显减轻，皮肤颜色由青紫转变为暗红色[15]。

8. 血栓闭塞性脉管炎　本病患者 75 例，随机分为 2 组。治疗组 60 例，对照组 15 例。治疗方法：治疗组以仙方活命饮治疗，处方：当归尾 20g，赤芍 15g，川芎 15g，乳香 6g，没药 6g，穿山甲 6g，皂角刺 6g，金银花 10g，白芷 10g，陈皮 10g，甘草 6g。加减：气血瘀滞证较重，重用当归尾、赤芍，加丹参、桃仁、红花；患肢伴发凉、怕冷，皮色苍白，肌肉萎缩，去金银花，加肉桂、附子、杜仲；患肢肿胀，或出现条索状硬结，或有表浅小溃疡，去防风、白芷，重用金银花、当归尾、赤芍，加黄柏、连翘。治疗观察 6 个月统计疗效。对照组用脉络宁和肠溶阿司匹林，伴坏疽溃疡感染者使用敏感抗生素。结果：治疗组痊愈 43 例，显效 5 例，有效 8 例，无效 4 例，痊愈率为 74%、总有效率为 96%。对照组痊愈 4 例，显效 5 例，有效 3 例，无效 3 例，痊愈率为 26.6%，总有效率为 80%[16]。

9. 糖尿病足　将 71 例本病患者随机分为治疗组和对照组，均给予基础治疗和局部治疗，在此基础上，治疗组服用仙方活命饮加减。结果：治疗组痊愈率为 25.00%，显效率为 36.11%，有效率为 36.11%，总有效率为 97.22%，与对照组比较有统计学意义（$P<0.05$）；两组治疗前后自身对照，溃疡面积和空腹血糖、餐后 2 小时血糖比较均有显著性差异（均 $P<0.01$）；组间比较空腹血糖、餐后 2 小时血糖无显著差异，溃疡面积比较有显著性差异（$P<0.05$）。提示以仙方活命饮加减对瘀热互结型糖尿病足进行中西医结合治疗效果优于

单用基础治疗[17]。

10. 急性附睾炎　仙方活命饮加减结合西药治疗急性附睾炎42例，并与同期单用西药治疗的30例作对照。治疗方法两组均以头孢噻肟钠针剂2g加入生理盐水250ml中静脉滴注，连续使用14天；前3天所有患者均静脉滴注地塞米松10mg。中药组加服仙方活命饮加减：金银花30g，皂角刺12g，连翘15g，浙贝母10g，玄参15g，土茯苓15g，生大黄10g，赤芍12g，炒穿山甲5g，制乳香5g，制没药5g，川楝子10g，生甘草10g。结果：治疗组痊愈31例（73.8%）；显效9例（21.4%）；有效2例（4.8%）。对照组30例，痊愈12例（40.0%），显效15例（50.0%），有效3例（10.0%）。两组痊愈率比较差异有显著性[18]。

三、妇科

1. 真菌性阴道炎　本病经西医治疗效果不佳或原已用中药治疗，特别是初发症状严重者，应用本方去穿山甲、皂角刺，加龙胆，也可酌情加减内服、外洗，一般用3剂即可有明显疗效，1周左右可痊愈。其辨证要点为阴道奇痒难忍，灼热，白带量多，阴道黏膜红赤，且有斑点大小溃疡面[19]。

2. 子宫颈炎、阴道炎、妇科术后感染等炎症　以本方去甘草为主方，少腹胀痛拒按加红藤、败酱草，少腹硬痛或有块拒按加桃仁、红花、三棱、莪术，带下黄绿恶臭加地肤子、蛇床子、五倍子，带下如脓，腥臭味重加瓜蒌仁、冬瓜子，带下污水恶臭再加土茯苓、生薏苡仁、车前子、乌贼骨，配合中药坐浴（儿茶、五倍子、绿铜、雄黄、青黛、冰片、川椒、蛇床子、地肤子）治疗慢性子宫颈炎21例、阴道炎30例、妇科术后感染11例。用药后炎症及肿块消失，腹变软，宫颈糜烂愈合，白带正常。结果：所治62例中，症状消失58例[20]。

3. 盆腔炎　用本方去甘草为基础方，随证加减治疗盆腔炎及术后感染粘连者11例，临床症状以少腹硬痛拒按、脓性带下为主。一般服药20剂后带下及其全身症状可明显好转，服药40剂后腹部变软，肿块消失。本组患者除1例服药15剂自动停药外，均获痊愈，平均服药45剂[21]。

四、五官科

1. 睑腺炎　应用本方：金银花25g，白芷、防风、当归、陈皮、浙贝母、炮穿山甲各10g，赤芍、天花粉各15g，乳香、没药各6g，甘草3g，热毒甚者加蒲公英，大便干结者加大黄。治疗睑腺炎30例。结果：服药4～5天后，红肿及硬结完全消退者为痊愈，共25例；6～7天消退者为好转，共3例；无效2例[22]。

2. 鼻炎（鼻渊）　以本方加苍耳子、辛夷、薄荷、川芎、石菖蒲为基本方，若脓涕黄浊量多者，加蒲公英、败酱草；肺胃郁热者，重用金银花，再加鱼腥草；肝胆有热者，加龙胆、野菊花；由鼻炎引起的头痛，则根据疼痛部位而加用他药，治疗鼻渊68例。结果痊愈66例，好转2例，治愈率为97%[23]。

3. 扁桃体周围脓肿　本病以青壮年发病较多，常发于急性扁桃体炎的4～6天。以本方水煎，早晚各半，口含徐徐咽服。若咽痛热盛，舌腭弓及软腭高度红肿者，加连翘、牛蒡子、山豆根；扁桃体脓肿已溃兼气虚者，加黄芪、党参，共治疗60例。结果痊愈57例，3例经用穿刺排脓痊愈[24]。

【实验研究】

1. 抑菌　以不同浓度的本方煎剂5ml，分别加入细菌培养4组试管中，置于温箱24小时，观察本方对有关细菌的抑菌作用。结果本方对乙型链球菌有高度抑菌作用，对葡萄球菌抑菌作用也很强[9]。仙方活命饮体外抑菌的实验研究表明，本方对粪肠球菌、金黄色葡萄球菌有抑制作用,其中组方的每一味药都不同程度具有抑菌作用[25]。

2. 对家兔血流动力学的影响 仙方活命饮可使全血黏度与还原全血黏度的比值明显降低,并显著缩短红细胞电泳时间,但对血细胞比容和血沉无明显影响。证明仙方活命饮改善血流动力学的机制是通过抑制红细胞聚集能力,提高红细胞变形能力以及提高红细胞表面负电荷密度来实现的[26]。

参考文献

[1] 韩松豹. 仙方活命饮加味治疗内伤发热40例[J]. 中国医药论坛,2007,5(3):100-101.

[2] 徐振纲,张维,孙慈临,等. 肝郁通治疗肝脓肿6例初步观察[J]. 天津中医,1991,(2):13-14.

[3] 杨华,葛广英,葛子端. 仙方活命饮治疗消化性溃疡[J]. 四川中医,1990,8(8):22.

[4] 王明武,赵会文,梁天安. 仙方活命饮治疗上消化道溃疡[J]. 四川中医,1985,(2):25.

[5] 张玉亮,郭世玉,林顺平. 仙方活命饮加减治疗消化性溃疡疗效观察——附88例对照分析[J]. 国医论坛,1988,(1):38-39.

[6] 杨华. 仙方活命饮治疗慢性胆囊炎85例[J]. 河南中医,2001,21(4):39-40.

[7] 赵保平. 仙方活命饮化裁治疗疖病60例[J]. 河南中医,2008,28(10):28.

[8] 邹祖银. 仙方活命饮治疗急性阑尾炎40例[J]. 中华临床医学研究杂志,2005,11(9):1255.

[9] 蒋沽尘. 中药仙方活命饮治疗阑尾炎脓肿30例临床观察[J]. 中华外科杂志,1960,(2):171-172.

[10] 陈凤桐. 仙方活命饮治疗阑尾周围脓肿32例观察[J]. 河北中医,1990,(1):6.

[11] 崔建中,杜培君. 仙方活命饮加味治疗急性乳腺炎108例[J]. 内蒙古中医药,1994,(2):7.

[12] 李智敏. 仙方活命饮加味治疗外吹乳痈56例[J]. 山东中医杂志,1993,12(5):17.

[13] 宫少波,宋爱莉. 加味仙方活命饮治疗乳腺增生病临床观察[J]. 辽宁中医药大学学报,2008,10(10):83-84.

[14] 焦来文. 仙方活命饮治疗带状疱疹后遗神经痛[J]. 中华皮肤科杂志,1994,27(5):310.

[15] 姜福连. 内服外熨加味仙方活命饮治疗血栓性静脉炎12例[J]. 辽宁中医杂志,1991,(5):34.

[16] 朱家炎,范淑明,李淑贞,等. 仙方活命饮治疗血栓闭塞性脉管炎60例[J]. 光明中医,2007,22(8):48-49.

[17] 邓伟明,钟秀驰,简小兵,等. 仙方活命饮加减治疗糖尿病足36例临床观察[J]. 四川中医,2006,24(5):68-69.

[18] 孙自学. 仙方活命饮加减结合西药治疗急性附睾炎42例[J]. 中国中西医结合杂志,2003,23(3):234.

[19] 陈素云. 仙方活命饮治疗霉菌性阴道炎[J]. 四川中医,1991,9(9):35.

[20] 侯士林. 仙方活命饮加减擅治"带下"、"阴痒"[J]. 新中医,1986,18(11):7.

[21] 侯士林. 仙方活命饮妇科临证举隅[J]. 湖北中医杂志,1986,(3):6.

[22] 文晖. 仙方活命饮治疗麦粒肿30例[J]. 湖北中医杂志,1989,(4):封三.

[23] 徐献军,李明. 仙方活命饮加味治疗鼻渊68例[J]. 山东中医杂志,1991,10(2):36.

[24] 李山英,顾远胜. 仙方活命饮加味治疗扁桃体周围脓肿60例[J]. 山东中医杂志,1992,11(5):15.

[25] 李建平,成玉明,王桂霞,等. 仙方活命饮体外抑菌实验研究[J]. 中国实验方剂学杂志,2003,9(6):61.

[26] 汪德刚,张晓根,刘兴友,等. 仙方活命饮对家兔血液流变性的影响[J]. 中国兽医学杂志,1993,(1):3-5.

五味消毒饮

（《医宗金鉴》卷72）

【异名】五味消毒汤(《外科探源》,录自《家庭治病新书》)、消毒饮(《吉人集验方》下集)。

【组成】金银花三钱(20g)　野菊花　蒲公英　紫花地丁　紫背天葵子各一钱二分(各15g)

【用法】水煎,加无灰酒半盅,再滚二、三沸时,热服。渣如法再煎服。被盖出汗为度。

【功用】清热解毒,消散疔疮。

【主治】疔疮初起。发热恶寒,疮形如粟,坚硬根深,状如铁钉,以及痈疮疖肿,红肿热痛,舌红苔黄,脉数。

【病机分析】本方主治疔疮,乃由人体感受温热火毒,或恣嗜辛辣炙煿,脏腑内生积热,导致热毒蕴蒸肌肤,气血凝滞经络而成。《医宗金鉴・外科心法要诀》卷72云:"疔者,如丁钉之状,其形小,其根深,随处可生。由恣食厚味,或中蛇蛊之毒,或中疫死牛、马、猪、羊之毒,或受四时不正疫气,致生是证。夫疔疮者,乃火证也。迅速之病,有朝发夕死,随发随死……若一时失治,立判存亡。"说明疔毒痈疮的发生与外感六淫毒邪或饮食不节有关。由于热毒蕴蒸于肌肤,气血凝滞于经脉,则局部见红肿热痛之症。疔毒乃火证也,火毒势猛,发生于手足的易引起"红丝疔",发生在颜面的易引起"疔疮走黄",病势凶险,病情急骤,为外科之急证、危证。

【配伍意义】疔毒乃因感受火毒,内生积热而致。治宜清热解毒,消散疔疮。方中重用金银花为君药,清热解毒,消散痈肿疔疮,外清气分之毒,内清血分之毒,为治疮痈之圣药。紫花地丁、紫背天葵、蒲公英、野菊花四药作用相似,清热解毒之力颇峻,且又凉血消肿散结,均为治痈之要药,同为臣药。少加酒以通血脉,行药势,有利于疔毒痈肿之消散,为佐药之用。又本方煎后热服,药借酒势,通行周身。服后盖被,取其微微出汗,以开皮毛,逐邪外出,微汗出则毒邪自患处随汗而解,此即《素问・五常政大论》所说"汗出则疮已"之意。合而成方,药仅五味,功专力宏,用法得宜,共奏清热解毒,消散疔疮之功。

【临床运用】

1. 证治要点　本方长于清热解毒,用于治疗疔疮初起。以局部红肿热痛,或疮形如粟,坚硬根深,舌红脉数为证治要点。

2. 加减法　热毒重者,加连翘、黄连、半枝莲等清泄热毒;血热毒盛者,加牡丹皮、生地黄、赤芍等凉血散血;肿甚者,加防风、蝉蜕等散风消肿,透邪外出;脓成不溃根深或溃而脓不易出者,加皂角刺等排脓;若用于乳痈、局部红肿热痛者,可加瓜蒌皮、贝母、青皮等散结消肿;用于急性肾炎,浮肿发热者,可加白茅根、玉米须等清热利尿。

3. 本方现代常用于治疗多发性疖肿、乳腺炎、阑尾炎、结膜炎等多种感染性疾病,以及急性泌尿系感染、急性肾炎等证属热毒者。

【使用注意】阴疽忌用,以免攻伐伤正;脾胃素虚者慎用。

【源流发展】本方首见于《医宗金鉴・外科心法要诀》卷72,云:"又有红丝疔,发于手掌及骨节间,初起形似小疮,渐发红丝,上攻手膊,令人寒热往来,甚则恶心呕吐,治迟着,红丝攻心,常能坏人。又有暗疔,未发而腋下先坚肿无头,次肿阴囊睾丸,突兀如筋头,令人寒热拘急,焮热疼痛。又有内疔,先发寒热腹痛,数日间,忽然肿起一块如积者是也。又有羊毛疔,身发寒热,状类伤寒,但前心、后心有红点,又如诊形,视其斑点,色紫黑者为老;色淡红者为嫩。以上诸证，初起俱宜服蟾酥丸汗之；毒势不尽，憎寒壮热仍作者，宜服五味消毒饮汗之。”可见本方是治疗火毒炽盛的多种疔疮之要方。由于本方证乃感受火毒及内生积热，故本方用于火毒湿热所致之多种其他全身感染性疾病，也获良好效果，因此，现代常用于治疗多发性疖肿、乳腺炎、阑尾炎、结膜炎等多种感染性疾病，以及急性泌尿系感染、急性肾炎等。

【疑难阐释】关于方中君药　《方剂学》统编教材5版，以金银花为君。但山东中医学院《中药方剂学》则认为紫背天葵子、紫花地丁为君药。分析诸药，《本草纲目》卷15云：金银花能治“诸肿毒，痈疽，疥癣，杨梅诸恶疮”。《本草备要》卷18载紫花地丁治：“一切痈疽发背、疔疮、瘰疬、无名肿毒、恶疮。”《滇南本草》卷2载紫背天葵子“散诸疮肿，攻痈疽，排脓定痛；治瘰疬，消散结核”。紫花地丁与紫背天葵子为疔毒疮疖之常用药，治一切痈疽发背、疖肿瘰疬、无名肿毒、恶疮，辛凉散肿，长于退热。野菊花治“痈肿疔毒，瘰疬眼息”(《本草纲目》卷15)；蒲公英“性清凉，治一切疔疮痈疡红肿热痛诸证”(《本草正义》卷3)。本方证乃热毒蕴蒸肌肤，气血壅滞而致，组方重点为清热解毒，从方中药物所用剂量来看，重用金银花三钱，其他四药均为一钱二分，在配伍上突出了金银花清热解毒，消痈散结的作用，故应以之为君，紫花地丁和紫背天葵子等四药共为辅佐，如此组方，则力专效宏。

【方论选录】

1. 成都中医学院：“金银花清热解毒，消痈散结；紫花地丁、紫背天葵子清热解毒，为治疗疔毒、疮疖常用药物；野菊花、蒲公英清热解毒，消散痈结。所用药物均为强有力的解毒药，是有名的清热解毒剂。”(《中医方剂学》)

2. 山东中医学院：“方中紫花地丁、天葵子为治疗疔毒的要药，亦可通用于痈疮肿毒，为主药；银花、公英、野菊花均能清热解毒，消散痈肿，为辅佐药。各药合用，其清热解毒之力更强。或加黄酒少量以助药势，通行血脉为使，可加强消散作用。”(《中药方剂学》)

3. 岳美中：“本方取金银花寒能解毒，甘不伤胃，为主药，以宣通气血，疏散毒热；蒲公英、地丁消痈毒，散结热为佐；野小菊、天葵根凉血散瘀为使。”(《岳美中医案》)

4. 裴正学：“此方系治疗疔毒之主方。疔毒，乃热毒壅结于头面手足等骨质坚硬之处者，因其扎根于骨质坚硬之地，硬肿如钉着骨而得名。热重毒深，凝聚而呈斯证，治则必以大剂清热解毒之品才能获效。方中金银花清热解毒之力甚大，堪当主药；野菊花、紫花地丁、紫背天葵为治疗疔毒之要药，助金银花以清热解毒，故为辅；公英清热解毒，可谓佐药，因其消肿散热之力甚大，亦寓兼治之功；烧酒辛散，使顽凝胶结之疔毒，就其势而散之，故为引和。”(《新编中医方剂学》)

【评议】本方主治疔疮初期，正如成都中医学院《中医方剂学》所言：“所用药物均为强有力的解毒药，是有名的清热解毒剂。”其用法也很讲究，加酒合煎，煎后热服，服后盖被，借酒以助药势、通血脉，使微微汗出，则毒邪自患处随汗而解。至于方中药物君、臣、佐、使的配伍，多数倾向于以金银花为君，如岳氏认为：“金银花寒能解毒，甘不伤胃，为主药”；裴氏言：“金银花清热解毒之力甚大，堪当主药”。二氏之论，较为公允。

【验案举例】

1. 化脓性中耳炎　《浙江中医杂志》(1988，7：307)：某女，22岁。左耳流脓，时作时休。近因感冒，流脓明显增多，耳中微疼，闭气不舒。检查：左耳鼓膜中央性穿孔，有较多黏脓性分泌物溢出，色白。苔微黄腻，脉细弦。此为患病多年，因新感而引发。治宜清热解毒，疏风解表，取五味消毒饮加桑叶、菊花，另加夏枯草引诸药入肝经以清肝热。处方：金银花、蒲公英、紫花地丁、菊花、连翘、夏枯草各10g，桑叶、蚤休、桔梗各6g，甘草3g。5剂后耳中闭窒感已除，疼痛缓解，脓液减少。原方加减又进5剂，痊愈。数月后复查鼓膜已长完整。

2. 唇炎 《浙江中医杂志》(1988,7:307)：某男，26岁。下唇作痒，红肿疼痛，溃烂，且有黏液渗流。病起4天。伴口渴喜饮。检查：下唇黏膜充血、肿胀、糜烂，颌下淋巴结肿大。舌红、苔薄，脉浮大。此乃外感风热，内有胃火，风火相煽，熏灼于上，致口唇糜烂。方以五味消毒饮清热解毒，加桑叶疏散风邪，花粉、茅根、芦根清热生津，荆芥散风消肿。外用黄连油膏加入绿袍散调匀，局部涂搽。复诊时下唇红肿明显减轻，局部渗液已止，仍以原方稍加养阴之品调治2周而愈。

3. 带状疱疹 《云南中医杂志》(1994,3:10)：某女，56岁，1992年11月24日初诊。自诉10日前身感腰困酸痛，憎寒发热，全身不适。继见右侧腹部循肋下至胸部起黄豆与蚕豆大红色疱疹多个，灼热疼痛，状如针刺。经用抗生素注射，内服消炎西药未效，痛势加剧，旋来中医就诊。刻诊：右侧腰腹胁肋至前胸肌表漫起红斑水疱簇集成片，约3cm×5cm，形如带状，边缘红晕。口干，便秘，烦躁，夜难入寐。舌质红苔黄腻，脉弦数。辨证属湿热内蕴，外感毒邪，瘀阻外发。治法：清热利湿，活血凉血，化瘀解毒。方用五味消毒饮加味：银花15g，野菊花10g，蒲公英、紫花地丁各12g，紫背天葵10g，川芎10g，当归、赤芍、生地各15g，板蓝根15g，熟大黄6g，6剂。上方服后，诸症悉减，疱疹大部分干缩，色变紫褐结痂。但觉心慌气短，右肋时有隐隐掣痛。此属气阴已虚，余邪未尽，气血郁滞，阻遏经络。原方去熟大黄、板蓝根，银花减为10g，加太子参15g，麦冬10g，五味子6g，土茯苓15g，连服3剂，疱疹消退，疼痛消失而告愈。

按语：以上所举验案皆以局部病变为主，但辨证均属热毒炽盛之证。案1化脓性中耳炎左耳流脓，时作时休，因新感而引发，治宜清热解毒兼疏风解表，故以五味消毒饮加桑叶、菊花，另加夏枯草引诸药入肝经以清肝热，10剂而痊愈；案2唇炎，下唇作痒，红肿疼痛，溃烂，且有黏液渗流，此乃外感风热，内有胃火，风火相煽，熏灼于上，致口唇糜烂，五味消毒饮外解热毒，内清积热，另加疏散风邪之品，故收效显著；案3带状疱疹，辨证属湿热内蕴，外感毒邪，瘀阻外发，以五味消毒饮加川芎、当归、赤芍、生地黄、板蓝根、大黄，共奏清热利湿、活血凉血、化瘀解毒之功。药后诸症悉减，但气阴已虚，余邪未尽，故合生脉饮加减善后。

【临床报道】

1. 脂肪肝 68例脂肪肝患者，随机分为2组，分别用五味消毒饮加味（治疗组）和辛伐他汀（对照组）治疗。五味消毒饮加味基本方：金银花、野菊花、蒲公英、败酱草、天葵子、紫花地丁、山楂、丹参各15g。兼有气滞血瘀加莪术、三棱；兼痰浊阻遏加法半夏、白术；兼脾肾阳虚加枸杞子、菟丝子；兼肝肾阴虚加何首乌。结果：治疗组总有效率为92.1%，明显高于对照组73.3%（$P<0.05$）；治疗组与对照组治疗后总胆固醇（TC）、甘油三酯（TG）较治疗前显著降低，治疗组高密度脂蛋白胆固醇（HDL-C）较治疗前显著升高（均$P<0.01$）；治疗后治疗组TC、TG低于对照组，HDL-C高于对照组（均$P<0.05$），并且，五味消毒饮加味能明显改善脂肪肝患者的主要临床症状[1]。

2. 急性糜烂性出血性胃炎 本病治疗组50例患者均经电子胃镜确诊，伴幽门螺杆菌（HP）感染者41例，另选本病患者30例作为对照组。治疗组药用金银花、野菊花、蒲公英、紫花地丁、紫背天葵各10g，三七6g。对照组用果胶铋胶囊，每次120mg，每日3次。20天为1个疗程。结果：治疗组治愈37例，有效11例，无效2例，总有效率为96.00%；对照组治愈16例，有效10例，无效4例，总有效率为86.67%，两组比较差异有显著性（$P<0.05$）。治疗组治疗前HP阳性41例，治疗后转阴32例，清除率为78.04%；对照组治疗前HP阳性

23 例，治疗后转阴 13 例，清除率为 56.52%，差异有显著性($P<0.05$)[2]。

3. 老年泌尿系感染　本病随机分为治疗组和对照组，治疗组 124 例，对照组 112 例。治疗组给予中药五味消毒饮加味治疗。组成：野菊花 15g，蒲公英 20g，紫花地丁 12g，天葵子 15g，金银花 15g，生地黄 15g，玄参 15g，萹蓄 30g，车前子 18g，赤芍 15g，淡竹叶 12g，甘草 10g，滑石 20g。同时更换抗生素，静脉给药，用药 7 天观察疗效。对照组停用过长使用的抗生素，更换新的抗生素，静脉给药，针对不同患者，相应选择生理盐水加氨苄青霉素静滴等。结果：治疗组显效 85 例，有效 35 例，无效 3 例，总有效率为 97.3%；对照组显效 31 例，有效 57 例，无效 34 例，总有效率为 69.6%。两组间有效率比较差异有显著性[3]。

4. 前列腺炎综合征　本病患者 58 例，随机分为中药灌肠治疗组 30 例和西药口服对照组 28 例。治疗组运用五味消毒饮加减灌肠治疗，对照组口服西药左旋氧氟沙星治疗。两组均 15 天 1 个疗程，共 2 个疗程。结果：中药灌肠治疗组痊愈 15 例，显效 8 例，好转 3 例，无效 4 例，总有效率为 86.67%；西药对照组痊愈 7 例，显效 5 例，好转 5 例，无效 11 例，总有效率为 60.71%。两组比较，总有效率有显著差异($P<0.05$)[4]。

5. 2 型糖尿病合并体表感染　将 60 例糖尿病合并体表感染患者随机分为治疗组和对照组。对照组 30 例，在应用清热润燥方治疗其糖尿病的基础上，加用抗生素治疗其合并的体表感染；治疗组 30 例，则以清热润燥方合五味消毒饮为基础方进行加减治疗。结果，治疗组的综合治疗效果明显优于对照组($P<0.05$)[5]。

6. 疔疮、痈疖　本方治疗疔疮、疖肿及痈 103 例，对局部急性炎症化脓或全身发热者，加黄芩、柴胡、延胡索、制乳香、制没药；脓疡已形成者加皂角刺、炮山甲、贝母、桔梗、黄芪；脓疡已溃破，身倦怠乏力者，加党参、白术、麦冬、玄参、生地；若出现走黄者，加川黄连、大青叶、牡丹皮、水牛角，并加服清心牛黄丸 1 粒，每日 3 次。结果：痊愈 97 例，好转 4 例，无效 2 例[6]。

7. 感染性疾病　本方加味治疗感染性疾病 58 例，其中，蜂窝织炎 18 例，急性肾盂肾炎 19 例，急性扁桃体炎 21 例。处方：蒲公英 20～40g，紫花地丁 12～40g，金银花 20～30g，野菊花 15g，紫背天葵子 10g。蜂窝织炎脓未成者，加当归尾、乳香、没药，并将药渣捣烂，以酒调敷患处；伴发热恶寒，加防风、荆芥；脓成已溃，加黄芪、生甘草；急性肾盂肾炎，加金钱草；急性扁桃体炎，加射干、桔梗、甘草。结果：蜂窝织炎 18 例全部临床治愈；急性肾盂肾炎 19 例，临床治愈 15 例，无效 4 例；急性扁桃体炎 21 例全部临床治愈[7]。

8. 颌面部蜂窝织炎　本方加减治疗本病 45 例。方药组成：金银花 25g，野菊花、蒲公英、紫花地丁各 20g，连翘 25g，生石膏 30g，薄荷 5g，牛蒡子 15g，炙僵蚕、牡丹皮、升麻、皂角刺各 10g。大便秘结，加大黄、玄明粉；伴有神昏烦躁，加生地黄、黄连；久治不愈反复溢脓，加骨碎补、玄参；肿连腮颊且较重，加板蓝根、苦参。治疗结果，服药 6～18 剂，痊愈 30 例，面部及全身症状消失，血常规化验正常(占 66.67%)；好转 10 例，体温正常，肿胀程度减轻(占 22.23%)；有效 1 例，仍有低热与脓肿(占 2.21%)；无效 4 例(占 8.89%)。总有效率为 91.11%[8]。

9. 急性化脓性扁桃体炎　本方为主治疗本病 38 例。全部病例均属风热邪毒结于咽部，壅塞而成肺胃热盛之证。处方：蒲公英 30g，金银花 10g，野菊花 10g，紫花地丁 30g，天葵子 10g。随证加减：有风热表证者，加入连翘、牛蒡子、淡竹叶、射干；高热、口苦者，加黄芩、黄连、桑叶。结果：38 例患者治疗最短时间为 2 天，最长时间为 5 天，平均治疗时间 3.8 天。38 例均经用本方治疗痊愈[9]。

10. 骨、关节感染 本方治疗骨、关节感染30例，其中开放性骨折感染9例；关节结核并混合性感染11例，化脓性关节炎、骨髓炎10例，包括并发败血症4例，患者入院均常规采用西药及外科对症处理。局部红肿灼热疼痛，全身症状有发热、口干，舌燥苔黄，脉数者，加黄芩、知母、天花粉、石膏；溃脓期脓流不畅，新肉不生，腐肉难脱者，加黄芪、党参、白术、怀山药；痛甚者，加乳香、没药或延胡索；溃后体虚者，则合八珍汤。结果痊愈19例，好转11例。较之单纯西医治疗为佳[10]。

11. 解脲支原体阳性宫颈炎 将诊断为解脲支原体（UU）、UU和沙眼衣原体（CT）阳性宫颈炎的60例患者分为两组，治疗组使用阿奇霉素和加味五味消毒饮联合治疗，对照组使用阿奇霉素和克拉霉素联合治疗，结果：治疗组UU、CT转阴率明显高于对照组（$P<0.05$）；两组中医证候疗效比较，在显愈率和总有效率方面均有显著性差异（$P<0.05$）[11]。

【实验研究】

1. 体外抑菌 体外抑菌试验表明，本方对大肠杆菌、绿脓杆菌、变形杆菌、金黄色葡萄球菌、枯草杆菌等有很强的抑制作用[12]。亦有试验证明，本方对白色葡萄球菌有很强的抑制作用，对金黄色葡萄球菌、甲、乙型链球菌、伤寒杆菌、变形杆菌、粪产碱杆菌由一定程度的抑制作用，但对大肠杆菌则无明显的抑制作用[13]。采用琼脂稀释法，研究五味消毒饮主药变化与抗菌作用变化间的量效关系，结果表明：从各组方抗菌作用而言，野菊花为主方作用最佳，紫花地丁为主方作用最次，其余三方各有侧重，金银花为主方并不是抗菌作用最佳方[14]。用琼脂稀释法对比研究了五味消毒饮、TMP与五味消毒饮与TMP联用对6种不同细菌的体外抗菌作用。结果表明，TMP与五味消毒饮联用具协同作用[15]。

2. 体内抑菌 以本方水煎液55g/kg给小鼠灌胃，观察腹腔注射细菌悬液后24小时内动物死亡情况，以判断其体内抗菌效果。预防组于注射菌液前1天给药，注射组于注射菌液的同时给药。结果：预防组8只动物，死亡7只；治疗组10只动物，死亡6只，与对照组比较，差异显著。与土霉素组比较无显著差异[16]。

3. 对免疫功能的影响 五味消毒饮可明显提高小鼠巨噬细胞的吞噬作用及淋巴细胞的转化率[17]。又有报道，给予五味消毒饮后，可明显增加溶血空斑均值、淋转率、巨噬细胞吞噬率和吞噬指数，提高巨噬细胞的Yc-花环形成率和肠道菌群菌数。说明五味消毒饮能增强免疫功能，调整菌群失调[18]。另有研究表明，五味消毒饮可明显提高正常小鼠及菌群失调小鼠腹腔MΦYc-花环的形成率。其作用机制，可能是通过对小鼠腹腔MΦ表面C_3bR的激活而发挥作用的，从而间接说明其对机体的免疫功能具有一定的增强作用[19]。

4. 对大鼠实验性急性鼻咽炎的疗效 应用创伤后金黄色葡萄球菌接种法造成大鼠急性鼻咽炎模型，然后随机分成模型对照组、中药治疗组、西药对照组，并平行设置正常对照组分别进行治疗干预。治疗前后测量体温，观测大鼠的行为改变及白细胞变化，同时取鼻咽组织进行病理检查。结果：大鼠感染后出现行为异常，白细胞增多。病理检查显示明显急性炎症改变。中药治疗组大鼠各项指标明显改善。与西药对照组相似。说明五味消毒饮对大鼠实验性急性鼻咽炎有良好的治疗作用[20]。

参 考 文 献

[1] 向爱民，方红纹．五味消毒饮加味治疗脂肪肝38例疗效观察[J]．新中医，2002，34(1)：24-25.

[2] 刘文全．五味消毒饮治疗急性糜烂性出血性胃炎50例[J]．中国中医急症，2002，11(2)：139.

[3] 高立超，周小琳．五味消毒饮加味治疗老年泌尿系感染124例[J]. 黑龙江中医药，2004，(1)：9-10.

[4] 周仕轶，王林，熊国斌．五味消毒饮加减灌肠治疗前列腺炎综合征30例疗效观察[J]. 四川中医，2006，24(6)：50-51.

[5] 文铁山．五味消毒饮加味治疗2型糖尿病合并体表感染的疗效分析[J]. 湖南中医学院学报，2006，26(3)：43.

[6] 陶子迷．五味消毒饮治疗痈、疔疮、疖肿103例[J]. 广西中医药，1985，(4)：45.

[7] 吴超斌．五味消毒饮加味治疗感染性疾病[J]. 湖北中医杂志，1983，(2)：26-27.

[8] 程伟．五味消毒饮治疗颌面部蜂窝织炎45例[J]. 辽宁中医杂志，1994，21(5)：222.

[9] 刘福官．五味消毒饮为主治疗急性化脓性扁桃体炎38例[J]. 上海中医药杂志，1994，(4)：23.

[10] 章征源．中西医结合治疗骨、关节感染30例小结[J]. 江西中医药，1985，(4)：37-38.

[11] 冯光荣，张娜．加味五味消毒饮联合阿奇霉素治疗解脲支原体阳性宫颈炎30例疗效观察[J]. 河南中医，2008，28(9)：46-47.

[12] 天津市南开医院．中西医结合治疗急腹症理论研究的一些设想与体会[J]. 中华医学杂志，1973，73(1)：33-35.

[13] 李仲兴．13个中药方剂对细菌作用的初步研究[J]. 河北中医，1980，(2)：46-50.

[14] 常明向，高虹，吴梅梅．五味消毒饮组方量效关系研究[J]. 中药药理与临床，2001，17(4)：11-12.

[15] 常明向，高虹，吴梅梅．五味消毒饮与TMP联用抗菌作用研究[J]. 中药药理与临床，2001，17(6)：10-11.

[16] 佟丽，黄添友．古典清热方抗菌作用实验研究[J]. 中成药研究，1986，(12)：39.

[17] 石学魁，张晓莉，宋宝辉，等．五味消毒饮增强小鼠免疫功能的研究[J]. 细胞与分子免疫杂志，2000，16(1)：85-86.

[18] 石学魁，乔建成，李英兰，等．五味消毒饮增强小鼠免疫功能及调整菌群失调的影响[J]. 牡丹江医学院学报，2000，21(3)：7-8.

[19] 石学魁，董艳，刘亚威，等．五味消毒饮对小鼠腹腔巨噬细胞表面 C_3b 受体的影响[J]. 细胞与分子免疫学杂志，2002，18(1)：91.

[20] 黄水仙，田道法，江志超．五味消毒饮治疗大鼠实验性急性鼻咽炎的疗效观察[J]. 中国中西医结合耳鼻咽喉科杂志，2006，14(1)：11-13.

四妙勇安汤

（《验方新编》卷2）

【组成】金银花　玄参各三两(各90g)　当归二两(30g)　甘草一两(15g)

【用法】水煎服，一连十剂。药味不可减少，减则不效。

【功用】清热解毒，活血止痛。

【主治】脱疽。患肢皮色黯红，灼热微肿，疼痛剧烈，久则溃烂，脓水淋漓，烦热口渴，舌红脉数。或见发热口渴，舌红脉数。

【病机分析】脱疽一证，其病机多端，或肝肾阴亏，热毒蕴结；或肾阳虚衰，阴寒凝滞；或气血虚弱，肢末失于濡养。此病在病位上有其特点，即好发于四肢末端，初起邪气内蕴，气血失畅，筋肉失于温濡，故见肢端怕冷，麻木，行动不便，继之疼痛剧烈，日久紫黑，腐烂不愈，甚至指趾脱落。关于本病的认识，早在《内经》中已有记载。如《灵枢·痈疽》曰："发于足趾，名曰脱痈(即脱疽)。其状赤黑，死不治；不赤黑，不死。不衰，急斩之，不则死矣。"明·陈实功《外科正宗》卷4对脱疽的发病原因、症状、治疗等记载较详，如"夫脱疽者，外腐而内坏也。……凡患此者，多生于手足，手足乃五脏支干。疮之初生，形如粟米，头便一点黄泡，其皮如煮熟红枣，黄色侵漫，传遍五指，上至脚面，其疼如汤泼火燃，其形则骨枯筋缩，其秽异香难解。……内服滋肾水、养气血、健脾安神之剂。"本方所治之脱疽，乃因寒湿久郁，蕴而化热，或过食膏粱厚味，辛辣炙煿而致火毒内生，阴血暗耗，热毒蕴结，气血瘀滞，经络不通，证见患处黯红，微热微肿，痛甚；热毒内扰心神，伤及阴液，故烦热口渴，舌红脉数。经脉闪阻，日久肢端失去濡养，加之局部热毒燔灼，四末肉腐血败，故见肢端溃烂，脓水淋漓。热毒内蕴，故见舌红、脉数。

【配伍意义】本方证因热毒内蕴，气血瘀滞，阴血亏损所致，而三者之中尤以热毒炽盛为主。治宜清热解毒，活血养血，通络止痛。方中重用金银花、玄参为君以清热解毒，两药合用，既清气分邪热，又解血分热毒，况玄参尚有养阴散结之效。臣以当归之温润，活血祛瘀，流通血脉，补养阴血以濡四末。甘草生用，一则助金银花泻火解毒；二则合当归、玄参养阴生津；三则调和诸药，为佐使。药虽四味，量大力专，共奏清热解毒、活血止痛之功。

本方药仅四味，量大力专，用之巧妙，服后能药到病除，永无后患，故名"四妙勇安汤"（"永"与"勇"同音）。也有谓其药用四味，妙到好处，药物量大力专，勇猛力雄，服后药到病除人安，故以此名之。

【临床运用】

1. 证治要点　本方适用于热毒较甚而有阴血耗伤之脱疽，以患处红肿痛甚，烦热口渴，舌红，脉数为证治要点。

2. 加减法　本方药少量大力专，临床应用可据病情加味使用。如加入毛冬青、丹参以增强清热解毒、活血通络作用；痛剧加乳香、没药以活血行气定痛；烦热口渴者加牡丹皮、生地黄以清热养阴；瘀阻明显者加桃仁、红花活血祛瘀；患肢肿胀明显，属湿热重者，加防己、泽泻、黄柏以清热祛湿。

3. 本方现代常用于血栓闭塞性脉管炎或其他原因引起的血管栓塞病变而导致肢节红肿热痛，属于热毒型患者。

【使用注意】脱疽属阴寒型及气血两虚型者，不宜用本方；肢体坏死及有死骨者，宜结合手术摘除死骨。

【源流发展】本方首见于《验方新编》卷2，本无方名，四妙勇安汤之名出自《中医杂志》(1956,8:409)，为治疗脱疽（血栓闭塞性脉管炎）的有效名方。对脱疽的治疗，明、清时代仍本孙思邈的治法："在肉则割，在指则切"，手术兼药物治疗，若无变症，亦仅活十之三四。至清朝中叶王洪绪驳斥截指之法；鲍相璈之《验方新编》更竭力反对截指，主张早期应用针灸和内服中药，至晚期发生紫黑坏死者方施行手术截除，治疗方法日趋成熟。其中内服中药，除了明·《外科正宗》卷4提倡的"滋肾水、养气血、健脾安神"法外，尚有大补气血，清热解毒的顾步汤（出自《辨证录》卷19，由牛膝、石斛、人参、黄芪、当归、金银花组成）。四妙勇安汤所治之脱疽，乃因寒湿久郁，蕴而化热，或过食膏粱厚味，辛辣炙煿而致火毒内生，阴血暗耗，热毒蕴结，气血瘀滞，经络不通。四妙勇安汤以清热解毒、活血止痛为主，兼能补养阴血以扶正。其药物组成（如当归、金银花）及治法均可视作源自顾步汤。现代扩大该方的应用，不仅用于治疗血栓闭塞性脉管炎，且对血栓性静脉炎、丹毒及痈疽疖肿、坐骨神经痛、类风湿关节炎、臁疮等属于热毒型或湿热型者，均有临床报道，且疗效显著。当代治疗血栓闭塞性脉管炎的中成药通塞脉片[1]，由当归、党参、生黄芪、石斛、玄参、金银花、牛膝、生甘草组成，实由顾步汤与四妙勇安汤合方而成。通塞脉片亦常用于脑血栓形成、脑动脉硬化、动脉硬化闭塞症、血栓性静脉炎及糖尿病足等的治疗。在通塞脉片的基础上，现又开发出中成药脉络宁（金银花、牛膝、玄参、石斛），主要用于冠心病及脑梗死等急症的治疗，是国家中医药管理局批准的中医医院中医急诊必备药品之一。

【疑难阐释】关于本方方源问题　有人认为本方首见于汉代华佗《神医秘传》："此症发生于手指或足趾之端，先痒而后痛，甲现黑色，久则溃败，节节脱落，宜用生甘草，研成细末，麻油调服……内服药用金银花三两、玄参三两、当归二两、甘草一两，水煎服"[2]。但经查多种古目录书籍，均未见有《神医秘传》一书的记载，故无从考究。此外，亦有人认为："此方原出华佗《中藏经》及鲍相璈《验方新编》中，有方无名，由中医释加保山始定此方名"[3]。查《中藏经》（人民卫生出版社 1963 年 12 月新 1 版及清・光绪江左书林校刻版）并无此方。因《中藏经》版本较多，且此书乃伪托华佗之作，因此，所谓四妙勇安汤出自华佗《神医秘传》或《中藏经》，盖属托古之辞。本方首见于清・《验方新编》卷 2，本无方名，现方名出自《中医杂志》（1956，8：409）。因此，从现能掌握的文献来看，将本方方源定为方出《验方新编》卷 2，名见《中医杂志》（1956，8：409），较为确当。

【方论选录】上海中医学院："本方用大剂量玄参、银花、甘草以清热解毒，其中玄参兼有滋阴作用，再加当归活血和营，药味简少，量大力专，用治脱疽溃烂，热毒正盛，而阴血耗伤者最为适宜。但对痛剧者须加用乳香、没药等活血止痛药。还须指出，脱疽有各种不同证候表现，并非概用此一方。如瘀血显著，宜着重活血祛瘀；寒证显著者，宜侧重温经散寒；虚证显著者，宜着重通补气血。如桃仁、红花、赤芍、丹参、乳香、没药、桂枝、附子、黄芪、党参、熟地、鹿角胶等药，都可随症选用，但也须兼顾清热解毒，其剂量都应较大。"（《中医方剂临床手册》）

【评议】上述方论对四妙勇安汤的配伍意义、主治病证及其临床加减均有较明确的分析，可供临床参考。

【验案举例】

1. 扁桃体炎　《中医杂志》（1996，5：269）：某男，14 岁，1995 年 1 月 3 日诊。扁桃体炎反复发作已数年。近发热，咽痛，流涕，经服抗生素和输液治疗 5 天，体温 37.5～40℃。扁桃体Ⅲ°肿大，咽痛甚剧，入夜先寒后热，口苦心烦，耳发堵作痛。舌红苔薄黄，脉细弦数。方用四妙勇安汤合栀子豉汤加柴、芩化裁：银花 18g，玄参 12g，当归尾 6g，桔梗 10g，生山栀 10g，淡豆豉 10g，柴胡 10g，黄芩 10g，僵蚕 8g，蝉衣 4g，荆芥 6g，生甘草 8g。服 1 剂后夜间体温即降至 37.5℃，3 剂后体温正常，咽痛基本消失。即用四妙勇安汤加桔梗、射干调治而愈。

2. 口腔溃疡　《中医杂志》（1996，5：269）：某男，33 岁，1994 年 6 月 29 日诊。患者口舌生疮反复发作 20 余年，近日加重，影响进食睡眠。舌边及口腔黏膜有溃疡面多处，舌边溃疡大而深。脉弦细，苔薄白。方用四妙勇安汤合甘草泻心汤加减：银花 20g，玄参 15g，当归 8g，生、炙甘草各 8g，干姜 5g，黄连 6g，黄芩 12g，法半夏 10g，黄柏 10g，砂仁 4g。服药 7 剂，口腔溃疡渐愈合，已无痛苦，睡眠饮食正常。守方继服 1 周。随访 1 年，未再犯病。

按语：案 1 扁桃体炎，反复发作已数年，证为热毒内郁于咽，兼犯少阳之经，治用四妙勇安汤合栀子豉汤加柴、芩化裁，以祛邪利咽，和解清热。案 2 口腔溃疡，反复发作 20 余年，属复发性口腔溃疡。本病虽发局部，却与脾胃有关，《灵枢・脉度》云："脾气通于口，脾和则口能知五谷矣。"因此，治疗应从脾胃着眼，再联系口腔局部病变，本案辨证属郁火内伏，热毒蕴结，脏腑积热，治用四妙勇安汤合甘草泻心汤加减以清热解毒、调和脾胃，脾胃积热祛除则口腔溃疡自愈。

【临床报道】

1. 血栓闭塞性脉管炎　本方加川石斛、生黄芪、潞党参、怀牛膝各12g,土茯苓、鸡血藤各15g,红花10g,治疗本病34例。结果临床治愈8例,显效20例,好转5例,无效1例[4]。用本方加穿山甲、地龙、牛膝、制乳香、没药、木通、黄柏、丹参、鸡血藤、白花蛇舌草等,治疗22例。结果:临床治愈8例,好转7例,无效7例(包括7日内自动出院3例,入院时已具备手术指征而行截肢术3例)[5]。又以本方加味:玄参60g,金银花45g,当归30g,黄芩9g,板蓝根24g,生甘草18g,川牛膝15g,治疗三期Ⅱ级血栓闭塞性脉管炎33例。结果:临床治愈16例,占48.5%;好转11例,占33.3%;无效6例,占18.2%[6]。又以本方加赤芍、牛膝各15g,黄柏、黄芩、山栀子、连翘、苍术、防己、紫草10g,红花、木通各6g,治疗本病湿热下注型。治疗后血流动力学测定结果:全血比黏度治疗前后在25℃时无显著性差异($P>0.05$),37℃时有非常显著性差异($P<0.01$);血细胞比容、血沉治疗前后都无显著差异($P>0.05$);红细胞电泳治疗前后差异非常显著($P<0.01$);血小板电泳、纤维蛋白原治疗前后差异不显著($P>0.05$)[7]。另以本方加味治疗坏死期血栓闭塞性脉管炎患者12例,治愈7例,好转5例。治疗时间最长183天,最短69天。治愈者经1年随访,未见复发[8]。

2. 血栓性静脉炎　本方加减治疗4例下肢静脉血栓形成患者。本病起病急骤,疼痛剧烈,肿胀明显,用本方3～5剂即能收效,且愈后病情稳定时间较长,约在半年以上[9]。

3. 丹毒　本方加减治疗丹毒患者31例,经治疗后,以热退、痛止、患处红肿消失为痊愈。结果:治疗2～3天痊愈者19例,4～6天痊愈者10例,1周痊愈者2例[10]。

4. 项、背痈　以本方加味治疗项痈、背痈等患者21例。局部硬肿范围最大12cm×10cm,最小6cm×4cm;疗程最短15天,最长90天,有2例伴有糖尿病,其疗程较长。21例均获痊愈[11]。

5. 小腿骨折后期肿胀　以本方加减,药用:金银花30g,玄参20g,当归20g,地龙15g,赤芍、牛膝、防风、白芷各15g,甘草10g,10天为1个疗程。治疗本病72例。结果:治愈51例,显效12例,好转6例,无效3例,总有效率为75.83%。治疗天数最短4天,最长20天,平均12天[12]。

6. 结节性红斑　62例结节性红斑患者分为两组,治疗组32例,给予四妙勇安汤加味(银花藤30g,玄参30g,当归30g,红藤20g,鸡血藤30g,桃仁10g,红花10g,白芷10g,桔梗15g,甘草3g。湿热明显者加用土茯苓;结节明显者加用浙贝母。2周为1个疗程)治疗;对照组30例,给予芬必得口服,并外用海普林等治疗,比较两组疗效。结果:治疗组32例,治愈17例,总有效率为93.8%,疗效显著优于对照组($P<0.05$)[13]。

7. 急性痛风性关节炎　65例患者随机分为治疗组33例与对照组32例,两组均予西医常规处理,治疗组加服四妙勇安汤加味(金银花、玄参、山药、炒薏苡仁各30g,当归20g,甘草、川芎各10g,生地黄、川牛膝各15g。随证加减:疼痛剧烈者,加鸡血藤、威灵仙;关节游走性疼痛明显者,加防己;关节灼热明显者,加黄柏、地骨皮;伴有关节屈伸不利者,加苍术、伸筋藤、木瓜)。结果:治疗组疗效明显优于对照组($P<0.01$),其对血尿酸的改善亦明显优于对照组($P<0.01$)[14]。

8. 急性类风湿关节炎　四妙勇安汤加味治疗类风湿关节炎急性期60例。治疗方法:金银花、玄参各30g,当归20g,生甘草10g。随证加减:疼痛加剧者,加鸡血藤、威灵仙、白芍;关节游走性疼痛明显者,加防己;关节灼热明显者,加黄柏、地骨皮;伴有关节屈伸不利者,加苍术、伸筋草、全蝎、蜈蚣。2周为1个疗程。结果,治愈40例(66.7%),好转18例

(30%),无效2例(3.3%),总有效率为96.7%[15]。

9. 灼热足综合征 运用四妙勇安汤加减治疗灼热足综合征90例,其中灼热剧痛者49例,伴小腿肿胀25例,皮肤干燥10例,趾间红肿4例,脚气病史10例。用四妙勇安汤加味:当归30g,玄参30g,忍冬藤30g,金银花30g,黄柏10g,连翘10g,防己12g,川牛膝15g,薏苡仁.30g,甘草10g。若热重者加知母,肿胀者加车前子。结果:治愈45例,显效25例,有效15例,无效5例,有效率为94.4%[16]。

10. 糖尿病足 用四妙勇安汤加味(金银花、玄参、当归、甘草、丹参、红花、川芎、黄柏等)配合西药治疗本病30例,并设单用西药作对照组。结果:治疗组总有效率为93.3%,对照组总有效率为73.3%。两组比较差异有显著性($P<0.05$)[17]。

11. 早期糖尿病肾病 将90例早期糖尿病肾病(DN)患者随机分为治疗组和对照组,两组分别给予格列喹酮或格列齐特口服。治疗组在此基础上予以四妙勇安汤联合下瘀血汤加味口服。结果:两组治疗前后比较,空腹血糖(FBG)、糖化血红蛋白(HbA1C)、尿白蛋白排泄率(UAER)等指标改善,治疗组优于对照组[18]。

12. 冠心病 四妙勇安汤加味治疗冠心病60例。组成:当归30g,金银花30g,丹参30g,降香15g,甘草30g,玄参30g。加减:如心血瘀阻较重者加水蛭;水肿者合苓桂术甘汤;如兼气虚者加黄芪、生脉散;如脉结代者加甘松、桑寄生、炙甘草;痰湿重者加全瓜蒌、厚朴。连服15天为1个疗程。治疗时间最短15天,最长3个月。所有病例,在治疗期间心绞痛发作时给含服硝酸甘油片。结果,心绞痛症状疗效:显效45例,好转12例,总有效率达95%。心电图改善情况:显效15例,好转28例,总有效率为72%[19]。

13. 脑梗死患者颈动脉粥样硬化斑块 脑梗死患者65例,随机分为四妙勇安汤组35例,对照组30例。四妙勇安汤组不论血脂高低均予四妙勇安汤加味:玄参15g,金银花20g,牡丹皮15g,黄芪15g,白术12g,水蛭(研末冲服)6g,地龙12g,川芎10g,毛冬青15g,丹参12g,鸡血藤15g,甘草6g。痰浊重者加石菖蒲、陈皮;瘀甚者加红花、赤芍;抽搐痉挛者加白芍、钩藤;患侧瘫软无力加桑寄生、川续断、牛膝。对照组正规服用其他药物治疗,血脂异常时调整饮食结构。两组均以病情需要正规应用降血压、降血糖或抗血小板药物等治疗。结果显示,四妙勇安汤组血脂在用药3个月后即维持于稳定水平,TC、TG、LDL-C水平下降而HDL-C水平上升,与治疗初比较差异有统计学意义($P<0.05$)。四妙勇安汤组在治疗第3个月时斑块积分与初诊时相比差异无统计学意义($P>0.05$),在应用6个月后颈动脉斑块积分呈现下降趋势,与初诊及对照组比较差异有统计学意义($P<0.05$)[20]。

【实验研究】

1. 抗炎 分别给小鼠四妙勇安汤10g/kg及20g/kg灌胃,连续3天,20g/kg能显著抑制二甲苯致小鼠耳廓肿胀。四妙勇安汤10g/kg及20g/kg均能显著抑制醋酸所致的小鼠腹腔毛细血管通透性增高[21]。

2. 抗炎有效部位的HPLC图谱研究 对四妙勇安汤抗炎有效部位、各单味药以及缺味药的大孔树脂50%醇洗液的HPLC图谱进行分析比较。结果:全方有20个峰为共有峰,通过与单味药、缺味药色谱图的比较,基本确认各峰的归属。认为四妙勇安汤抗炎有效部位含有绿原酸、阿魏酸、咖啡酸、甘草苷和肉桂酸等成分,有效部位与金银花的相关性最大[22]。

3. 保护实验性肝损伤 四妙勇安汤对四氯化碳、泼尼松龙引起的血清谷丙转氨酶升高均有明显的降低作用,对四氯化碳损害和正常小鼠戊巴比妥钠睡眠时间明显缩短,对对乙酰氨基酚引起的小鼠死亡具有非常显著的保护作用[23]。

4. 对血管内皮细胞增殖的影响 研究四妙勇安汤的有效成分对脐静脉内皮细胞(ECV304)增殖的影响，探讨其促血管新生的可能机制。体外培养ECV304，单体进行干预，利用MTY及BrdU-ELISA法检测其对ECV304增殖的影响。结果，绿原酸$10\sim10^2$ng/ml，阿魏酸$10^2\sim10^4$ng/ml浓度组为促细胞增殖的优选浓度。认为绿原酸、阿魏酸促内皮细胞增殖能力与血清有协同作用[24]。

参考文献

[1] 张世玮，许惠琪，方泰惠，等."通塞脉片"的药理研究[J].南京中医学院学报，1984，(4)：35-38.

[2] 尚德俊.继续努力发掘祖国医学宝库[J].山东中医学院学报，1978，(4)：23-24.

[3] 河北天津专区第一医院中医科.治疗血栓闭塞性脉管炎的报告[J].中医杂志，1958，(11)：752-753.

[4] 顾亚夫，赖尧基，杨秀冰.98例血栓闭塞性脉管炎Ⅲ期2～3级的治疗探讨[J].中西医结合杂志，1982，(1)：29-31.

[5] 李永清，程金岭.中药治疗血栓闭塞性脉管炎55例临床观察[J].河北中医，1987，(3)：4-5.

[6] 李廷来.治疗三期Ⅱ级血栓闭塞性脉管炎33例报告[J].中医杂志，1980，21(1)：42-43.

[7] 夏丽英，李建兰，张其兰，等.活血化瘀治疗血栓闭塞性脉管炎的血液流变学特性[J].山东中医学院学报，1979，(4)：38-44.

[8] 汪嘉善.四妙勇安汤加味治疗坏死期血栓闭塞性脉管炎12例临床体会[J].广西中医药，1986，(1)：18-20.

[9] 何军.四妙勇安汤加减治愈下肢静脉血栓形成4例[J].河南中医，1986，(4)：14.

[10] 龚景林.四妙勇安汤治疗丹毒31例小结[J].黑龙江中医药，1986，(4)：41.

[11] 郑则敏.四妙勇安汤治疗项背痈的临床体会[J].辽宁中医杂志，1981，(2)：25.

[12] 丛铁民，王道和，付君.四妙勇安汤治疗小腿骨折后期肿胀初探[J].中医药学报，1992，(5)：31-32.

[13] 唐定书，杜茂涛，龙森.四妙勇安汤加味治疗结节性红斑32例临床观察[J].四川中医，2007，25(11)：92.

[14] 汪德芬，裴瑞霞，王归圣.四妙勇安汤治疗急性痛风性关节炎65例[J].陕西中医，2007，28(5)：539-540.

[15] 照日格图，杨梅.四妙勇安汤加减治疗急性类风湿性关节炎60例体会[J].新疆中医药，2008，26(4)：36.

[16] 李秋梅.四妙勇安汤加减治疗灼热足综合症90例[J].河南中医学院学报，2008，23(6)：16.

[17] 祁涛，邹文凯，钱正宇，等.四妙勇安汤加味治疗糖尿病足30例[J].陕西中医，2007，28(4)：435-436.

[18] 郭凤莲.四妙勇安汤联合下瘀血汤加味治疗早期糖尿病肾病45例临床观察[J].中华现代中医学杂志，2008，4(2)：124.

[19] 刘海涛.加味四妙勇安汤治疗冠心病60例疗效观察[J].甘肃中医，2005，18(7)：14-15.

[20] 姜鸿雁，杜志刚.加味四妙勇安汤治疗脑梗死患者颈动脉粥样硬化斑块的临床研究[J].临床荟萃，2008，23(15)：1120-1121.

[21] 马世平，瞿融，徐向伟，等.四妙勇安汤的抗炎作用[J].南京中医学院学报，1994，(6)：27-28.

[22] 李伟东，王光宁.四妙勇安汤抗炎有效部位的HPLC图谱研究[J].南京中医药大学学报，2006，22(9)：312-313.

[23] 瞿融，马世平，赵丽敏，等.四妙勇安汤对实验性肝损伤的保护作用[J].中药药理与临床，1995，(4)：3-5.

[24] 袁卓，张军平，张仁岗．四妙勇安汤的有效成分对血管内皮细胞增殖的影响[J]．上海中医药大学学报，2008，22(4)：69-71.

第四节　气血两清

清瘟败毒饮

（《疫疹一得》卷下）

【组成】 生石膏大剂六两至八两(180～240g)，中剂二两至四两(60～120g)，小剂八钱至一两二钱(24～36g)　小生地大剂六钱至一两(18～30g)，中剂三钱至五钱(9～15g)，小剂二钱至四钱(6～12g)　乌犀角大剂六钱至八钱(18～24g)，中剂三钱至五钱(9～15g)，小剂二钱至四钱(6～12g)　真川连大剂四至六钱(12～18g)，中剂二至四钱(6～12g)，小剂一钱至一钱半(3～4.5g)　栀子　桔梗　黄芩　知母　赤芍　玄参　连翘　竹叶　甘草　丹皮(以上十味，原书无用量)

【用法】"六脉沉细而数，即用大剂；沉而数者用中剂；浮大而数者用小剂"(现代用法：先煎石膏数十沸，后下诸药。用水牛角代犀角磨汁和服)。

【功用】 清热凉血，泻火解毒。

【主治】 温热疫毒，气血两燔证。大热渴饮，头痛如劈，干呕狂躁，谵语神昏，或发斑，或吐血，衄血，四肢或抽搐，或厥逆，脉沉细而数，或沉数，或浮大而数，舌绛唇焦。

【病机分析】 本方是针对疫病流行导致瘟疫热毒，充斥内外，气血两燔之证而设。由于热毒化火，火盛伤津，故见大热烦渴，舌绛唇焦；热毒上攻清窍，内扰神明，乃致头痛如劈，谵语神昏；热迫营血妄行，故有发斑、吐衄；厥逆，脉沉细而数者，为火毒深重，郁闭而不外达之象；脉沉数者，为火毒稍轻，郁闭不甚；至于浮大而数，则全无郁闭，火毒轻浅。总之，证属温热疫毒，充斥内外，干扰气分、血分，乃至气血两燔。

【配伍意义】 本方主治温疫热毒，气血两燔证，立法选方，着重于治疗热疫中的火毒充斥。为此，清瘟败毒饮乃综合白虎汤、犀角地黄汤、黄连解毒汤三方加减而组方。方中重用石膏配知母、甘草，是取法白虎汤，意在清热保津。黄连、黄芩、栀子共用，是仿黄连解毒汤方义，意在通泻三焦火热。犀角、生地、赤芍、丹皮相配，即犀角地黄汤，是为清热解毒，凉血散瘀而设，与清气法合用以治气血两燔之证。再配连翘、玄参"解散浮游之火"；桔梗、竹叶取其"载药上行"。余霖说："此大寒解毒之剂，故重用石膏，先平甚者，而诸经之火，自无不安矣"(《疫疹一得》卷下)。可知本方虽合三方而成，但以白虎汤大剂辛寒清阳明经热为主，辅以泻火、解毒、凉血，组合成方，共奏清瘟败毒之功。

【临床运用】

1. 证治要点　本方主治瘟疫热毒，气血两燔证。以大热渴饮，头痛如劈，谵语神昏，或热盛发斑，吐血衄血，脉数，舌绛唇焦为证治要点。

2. 加减法　按原书云："如斑一出，即加大青叶，并少佐升麻四、五分，引毒外透，此内化外解、浊降清升之法。"现尚可作如下加减：热疫头痛如劈，两目昏花，加菊花清肝经火热；骨节烦痛，腰如被杖，加黄柏清肾经火毒；火邪上扰，心神不宁加木通导热下行；神昏、谵语，热毒进犯心包，宜兼用凉开的安宫牛黄丸或至宝丹；热毒内逼肝经，筋脉抽搐者，加羚羊角、钩藤、僵蚕等以凉肝息风。

3. 本方现代常用于乙脑、流脑、败血症、脓毒血症、化脓性感染、流行性出血热、重症肝炎等具有气血两燔证者。

【使用注意】原方中主要药物的用量有大、中、小之不同，临床上运用本方时，当视病证之轻重，斟酌其用量，用中剂或小剂；如热毒深重者，必须用大剂清解，始克有济。

【源流发展】本方为清代医家余霖所制。余氏长于诊治疫病，著《疫疹一得》，对具有强烈传染性的"热疫"的认识、斑疹形色的论辨及其对疫病预后的判断都有独到见解，被王士雄誉为"独识淫热之疫，别开生面，洵补昔贤之未逮，堪为仲景之功臣。"实际上，清瘟败毒饮是余氏综合汉晋时期的白虎汤、黄连解毒汤、犀角地黄汤化裁而成，是清热凉血、泻火解毒的重剂，主治温热疫毒充斥，气血两燔之疫毒重症。《疫疹一得》载原方"治一切火热，表里俱盛，狂躁烦心，口干咽痛，大热干呕，错语不眠，吐血衄血，热盛发斑，不论始终，以此为主。疫疹初期，六脉细数沉伏，面色青惨，昏愦如迷，四肢逆冷，头汗如雨，腹内搅肠，欲吐不吐，欲泄不泄……摇头鼓颔，百般不足，此为闷疫，毙不终朝。如欲挽回于万一，非大剂清瘟败毒饮不可。"余氏认为非石膏不足以治热疫，倡用石膏重剂，泻诸经表里之火，在治法和用药上丰富和发展了疫疹治法。本方是余氏治热疫及热疫发斑的主方，其所列五十一证都是用本方加减治疗，用量是只增不减，可见其应用之妙。现代本方常用于治疗急性感染性疾病而具有气血两燔证者，的确是一首寒凉直折、气血两清的代表方剂。

【疑难阐释】

1. 热疫与伤寒的区别　热疫与伤寒，虽然个别症状相同，但证候属性却同中有异。余氏认为，"黑热疫不是伤寒，伤寒不发斑疹"；同时还将"热疫"中头痛、出汗、呕、利四种症状分别指出与伤寒的不同。这四种症状的具体阐述：①"疫证初起，有似伤寒太阳、阳明证者。然太阳、阳明头痛不至如破，而疫则头痛如劈，沉不能举。"②"伤寒无汗，而疫则下身无汗，上身有汗，唯头汗更盛。头为诸阳之首，火性炎上，毒火盘踞于内，……如笼上熏蒸之露，故头汗独多，此又痛虽同而汗独异也。"③"有似少阳而呕者，有似太阴自利者。少阳之呕，胁必痛，疫证之呕，胁不痛，因内有伏毒，邪火干胃，毒气上冲，频频而作。"④"太阴自利，腹必满，疫证自利腹不满……。热注大肠，有下恶垢者，有日及数十度者，此又证异而有病同也"(《疫疹一得》)。由此可见，热疫总的病机是温热疫毒，充斥内外，干扰气分、血分乃至气血两燔。

另外，余氏所论"闷疫"，是热疫的暴发证，大多由于感受热毒秽浊病邪，阻滞闭塞于内，以致病发就出现内闭而外似脱的险恶症状。本证面色青惨，四肢冰冷，头汗如雨，很似阴寒内盛，逼阳外脱，但实际是热毒秽浊伏闭于内，不能外达而上迫所致。神昏，腹绞痛，欲吐不吐，欲泄不泄，是热毒内闭。头痛如劈，是因热毒上窜。头摇鼓颔，是阳气被邪毒遏伏而邪正激争所致，《素问·至真要大论》谓："诸噤鼓慄，如丧神守，皆属于火"，也说明"噤慄"是由于火热内闭而致。

2. 关于本方的灵活运用　清瘟败毒饮的临床应用，是余氏根据热疫随证轻重而相应制定了用量，其中重点药味有四种，即生石膏、生地、犀角、川黄连，各按证型的极重、重、轻三型，分别使用大、中、小三剂。原书用法云："六脉沉细而数，即用大剂；沉而数者用中剂；浮大而数者用小剂。"盖沉细而数者，为火毒深重，郁闭而不外达之象；沉而数者，为火毒稍轻，郁而不甚；至于浮大而数者，则全无郁闭，火毒轻浅。此外，在原书还有临床可供参考之处，即五十一证应用该方治疗，用量是只增不减。其中从辨证增加方中用药量的有12证，而对石膏加重用量的有43证，川黄连24证，犀角18证，生地12证。据上可知，本方在原书应用，即着重清气、凉血、泻火、解毒，区别在于用量有轻、有重，如石膏大剂六两～八两，小剂八钱～一两二钱，黄连最大的为六钱，最小为半钱。此中最大量与最小量相差约十倍左右，其他二味，最小与最大用量相差也有三至四倍，可见原书记载，见证不同，用量差别很大。因此，在临床应用中必须辨证准确，选药精当，而且重视权衡药量轻重。若重病轻投，轻病重投，其后果则前者不仅无效，且气血两燔重证，易于瞬息传变，以致丧失治疗机会，成为危笃不治之证；后者是药过病所，且使郁热冰伏，邪从内陷，形成温之则助邪热，寒之则更助郁闭，以致寒温两难的僵局。

3. 关于石膏的用量　石膏用量，历代医家多有阐释，如庄制亭认为"此方分两太重，临床时不妨量裁一二味，或减轻分两，如石膏由三五钱以至二三两，皆可取效"（录自《温热经纬》卷5）。现代名医焦树德在《方剂心得十讲》中也谈到，此方石膏用量，确实大的惊人，但原书记载清乾隆年间，京都大疫，大胆使用本方者，活人无算。20世纪50年代，北京地区流行乙型脑炎，患者确有"恶寒发热、头痛如劈、大热干呕"等症时，生石膏常用到90～120g，有的用至150～180g，确实取到了良好效果。正如王士雄《温热经纬》卷5说："盖一病有一病之宜忌。用得其宜，硝、黄可称补剂；苟犯其忌，参、术不异砒、硇。故不可舍病之虚实寒热而不论，徒执药性之纯驳以分良毒。补偏救弊，随时而中，贵于医者之识病耳。先议病，后议药，中病即是良药。然读书以明理，明理以致用，苟食而不化，则粗庸偏谬，贻害无穷，非独石膏为然。"

【方论选录】

1. 余霖："此十二经泄火药也。盖斑疹虽出于胃，亦诸经之火有以助之。重用石膏，直入胃经，使其敷布于十二经，退其淫热。佐以黄连、犀角、黄芩，泄心肺火于上焦；丹皮、栀子、赤芍，泄肝经之火；连翘、元参，解散浮游之火；生地、知母，抑阳扶阴，泄其亢盛之火，而救欲绝之水；桔梗、竹叶，载药上行。使以甘草，和胃也。此皆大寒解毒之剂，故重用石膏，则甚者先平，而诸经之火，自无不安矣。"（《疫疹一得》卷下）

2. 庄制亭："此方分两太重，临床时不妨量裁一二味，或减轻分两，如石膏由三五钱以至二三两，皆可取效。"（录自《温热经纬》卷5）

3. 李畴人："山栀、黄芩、黄连、石膏，佐以知母、连翘、竹叶泻气分之实火；犀角、生地、丹皮，佐以元参、赤芍泻血分之实火。生草和阴解毒，桔梗开结利肺。并泻气血之瘟毒斑疹，而护阴救液者也。此病不可发表，表则津液涸化火燎原矣。"（《医方概要》）

4. 冉先德："本方为大寒解毒之剂。方中综合白虎、犀角地黄、黄连解毒三方加减，合为一方。白虎汤清阳明经大热，犀角地黄汤清营凉血，黄连解毒汤泻火解毒，加竹叶清心除烦，桔梗、连翘载药上行。共奏清热解毒，凉血救阴之功。"（《历代名医良方注释》）

【评议】本方是清代治热疫名医余霖之经验方，诚如余氏所言"此十二经泄火药也"，因余氏为本方的制订者，故其对方剂配伍意义的分析，对于后人临床用方具有重要的指导意义。李氏和冉氏的方论，亦有较高的参考价值。至于庄氏对本方用量的看法，在"疑难阐释"项已有述评，请参见。

【验案举例】

1. 流行性出血热　《浙江中医杂志》(1993,12:563)：某男，54岁，1989年元月诊。流行性出血热，曾经他院治疗20余天，头身剧痛以及高热虽减，但尿闭不利，危在旦夕。刻诊：面色潮红，干呕烦躁，大渴引饮，神昏谵语，视物昏花，胸腹部红色皮疹，鼻衄，口吐红色泡沫，欲食不进，欲便不下，双下肢干瘦欠温，半月无尿意。舌绛，苔黄，唇燥焦，脉沉细数有力。实验室检查：血红蛋白80g/L，白细胞15.9×10^9/L，中性粒细胞0.91，酸性粒细胞0.09；尿检正常。证属热毒充斥内外，气血两燔。治拟清热解毒，凉血泻火。清瘟败毒饮加减：白茅根

200g,生石膏(先煎)300g,黄连、黄芩、水牛角(磨汁分次兑服)、焦山栀、赤芍、连翘、玄参、丹皮各20g,桔梗、淡竹叶、甘草各10g。嘱其连服3剂,日服频饮5次,有尿意感,但量少而涩,约200ml,色如浓茶。效不更方,并加大白茅根的用量至300g,6剂后尿量逐日增多,约800～1000ml,色淡微黄。后期虑其由于热毒灼伤肾阴,恐致液竭,当补益肾之阴精,以充水源,取左归饮制丸,白茅根煎水兑服,历时2月,病告痊愈。

按语:本例流行性出血热,曾经他院治疗20余天,头身剧痛以及高热虽减,但尿闭不利,危在旦夕。其尿闭不利,非膀胱气化失常之尿液停聚,实乃疫毒之邪煎灼津液,水源耗竭之证,本当即刻峻补肾阴,然此时病证仍处于温疫热毒,充斥内外,气血两燔之期,即投峻补,恐有热毒遏伏之患,宜急投清瘟败毒饮以釜底抽薪,待疫毒之火去,再缓补肾阴,则水源自复。

2. 流行性腮腺炎 《甘肃中医》(1994,1:25):某男,12岁,1984年4月6日初诊。右侧耳下疼痛2天,伴发热恶寒,头痛,食欲减退,咀嚼时疼痛,小便黄,大便干燥。查体:脉浮数,苔白厚;右侧耳下肿胀,约有4cm×4cm肿块,表面发亮,有轻度压痛,无波动,患侧腮腺口微红肿,有压痛。诊为流行性腮腺炎。证属热毒壅遏少阳、阳明之络,气血受阻,经脉循行障碍。治宜清热解毒,凉血通络,用清瘟败毒饮加减:生石膏30g,生地、玄参、连翘、黄芩、赤芍各15g,水牛角9g,栀子10g,川黄连、牡丹皮、知母、大黄各6g。服药3剂后,头痛止,发热轻,肿块见消,原方继服3剂,余症消失,病愈。

按语:本例流行性腮腺炎,证属热毒壅遏少阳、阳明之络,气血受阻,经脉循行障碍,治宜清热解毒,凉血通络。根据"温病下不厌早",在原方中减去轻缓之竹叶、甘草,加入力峻攻下的大黄,洁净腑,能顿挫病势,使病情迅速好转,并能驱除毒素郁热,使邪去而正安。

3. 重症肝炎 《中医杂志》(1984,6:16):某女,48岁,1976年1月1日初诊。因倦怠无力,恶心呕吐,巩膜及皮肤发黄,肝功能明显损害,诊断为急性病毒性肝炎住院治疗。西医常规治疗10天,因发生肝昏迷故请中医会诊。1月10日诊:神昏,狂躁不安,谵语胡言,打人骂人,潮热不退,巩膜及皮肤深黄,面浮腹满,肘部及臀部注射部位瘀斑青紫,大便秘,小便黄赤,舌质红绛,苔黄厚而腻,脉滑数。治以清热解毒,利湿退黄,通腑开窍,投清瘟败毒饮合茵陈蒿汤化裁:水牛角(先煎)100g,生地12g,丹皮10g,黄连10g,黄芩10g,焦山栀9g,石膏30g,知母10g,竹叶12g,连翘10g,赤芍9g,茵陈30g,大黄(后下)15g,芒硝(冲服)9g。安宫牛黄丸2粒。每日1剂。上方连用4天,潮热退,狂躁止,腑气已通,腹胀减轻,出血未增,但仍神昏,再守方加减进服。至1月17日神识清楚,亲疏可辨,可少量进食,但黄疸仍深,神萎,恶心,大便溏,小便黄,苔黄厚而腻。转予茵陈五苓散加味,连服50余剂,症状消失,肝功能接近正常,临床治愈出院。

按语:本案重症肝炎当属疫毒炽盛之证,故治疗以清瘟败毒饮为主。治验者体会:①重用石膏,清其胃腑。余氏倍崇石膏,谓"重用石膏,直入胃经,使其敷布十二经,退其淫热。"《疫证条辨》言"非生不足以制其焰。"②攻下通腑,釜底抽薪。温热之邪,极易伤津化燥,热病重在救阴,釜底抽薪,乃急下存阴之法。方中加大黄、芒硝攻下通腑。大黄苦寒善行,为泻火破积之要药,兼能活血化瘀,凉血止血,利胆退黄。③镇痉息风,祛痰开窍。热极生风,炼液为痰,温热病常有抽风、痰迷、神昏等险症,应积极防治。④清热利湿,芳香化浊。湿热之邪易相兼为患,如本病加茵陈以利湿退黄。⑤危险重症,兼用"三宝"。安宫牛黄丸、紫雪、至宝丹仍不失为中医抢救用药之宝,危险重症兼用"三宝",确有良效。

【临床报道】

1. 传染性非典型肺炎 报告保定市治疗传染性非典型肺炎(以下简称"非典")28例,其中重症 18 例，占 64.28%。治疗方法：在西医常规治疗的同时，予清瘟败毒饮加减治疗。基本方：生石膏（先煎）60～150g，金银花 30g，连翘 15g，黄芩 15g，知母 15g，生地黄 15g，玄参 15g，桔梗 12g，牡丹皮 12g，羚羊角粉（冲服）6g，三七粉（冲服）6g，芦根 20g，甘草 6g。随症加减：咳嗽咯痰者加川贝母、杏仁、瓜蒌；大便秘结者加生大黄；喘憋甚者加地龙、葶苈子；纳差者加山药、神曲；气阴两虚者加生黄芪、西洋参、沙参、麦门冬。结果：26 例痊愈出院，2 例重症患者死亡[1]。

2. 流行性脑脊髓膜炎　采用清瘟败毒饮去犀角、小生地、真川连、桔梗、赤芍，加水牛角、芦根、金银花、夏枯草、寒水石、葛根，连服半月，治疗 62 例本病患者。结果：痊愈 58 例，明显好转 3 例，1 例治疗 1 周后无效[2]。

3. 手足口病　以清瘟败毒饮加减为主进行治疗本病 87 例，6 天为 1 疗程。结果，经治 1 个疗程后，痊愈 56 例，有效 31 例；2 个疗程后患儿全部痊愈。其中疗程最短者 6 天，最长者 14 天，平均为 8 天[3]。

4. 流行性出血热　本方加减治疗 19 例少尿期危重型流行性出血热患者。结果，治愈 16 例，死亡 3 例[4]。发病 5 日内入院的流行性出血热患者 180 例随机分成 2 组。对照组 60 例予病毒唑静滴，同时予液体疗法，对症处理并发症。治疗组 120 例在对照组治疗基础上根据不同病期配合清瘟败毒饮Ⅰ、Ⅱ、Ⅲ口服，每日 2 次。结果：治疗组平均发热天数、多尿天数、血小板恢复正常天数、尿蛋白转阴天数均明显短于对照组（P 均<0.01），其少尿期越期率、低血压休克期越期率亦明显高于对照组（P 均<0.01），并发症发生率低于对照组（$P<0.05$）[5]。

5. 小儿腺病毒肺炎　本方加味并配合西医抗心衰、抗呼吸衰竭等治疗小儿腺病毒肺炎 25 例，同时与西医治疗组 24 例作对照观察。处方：生石膏 25g，黄连 5g，黄芩、栀子、金银花、连翘、生地黄、牡丹皮、丹参、玄参、苏子、地龙、前胡、贝母各 10g。喘甚者加沉香、麻黄；面唇青紫者加郁金、桂枝；热甚者加柴胡、寒水石；咳甚加紫菀、款冬花、半夏；痰多者加天竺黄、瓜蒌。结果治疗组病例全部获愈；对照组痊愈 4 例，好转 18 例，死亡 2 例[6]。

6. 钩端螺旋体病　本方加减：水牛角、生石膏、生地、土茯苓、薏苡仁各 30g，黄连 6g，知母、黄芩、栀子、丹皮、赤芍各 10g。病情危重者可每日服 2～3 剂。治疗本病 68 例，其中肺出血型 1 例，脑膜炎型 2 例，黄疸出血型 3 例，流感伤寒型 62 例。结果：治愈 65 例，占 96%，另 3 例经中西医结合治疗亦获痊愈[7]。

7. 躁狂症　采用消瘟败毒饮治疗火盛伤阴型躁狂症 30 例，并设对照组 30 例。治疗组采用清瘟败毒饮为主治疗，方药：石膏 30g、生地 15g、犀角 1.5g、黄连 10g、栀仁 10g、桔梗 6g、黄芩 10g、知母 10g、玄参 10g、连翘 10g、甘草 3g、丹皮 10g、鲜竹叶 10g；夹痰者加胆南星、贝母、橘红，兼血瘀者加丹参、桃红，失眠者加珍珠母、夜交藤。在急性躁狂发作时加用小剂量碳酸锂 0.25～0.5g，每日 1 次。同时配合心理治疗。对照组以碳酸锂治疗，急性期治疗量 1000～2500mg/d，分次服用，2 周后递减，配合心理治疗。定期血锂测定，防中毒反应。两组均治疗 4 周后进行疗效评定。结果：治疗组治愈 25 例、好转 4 例、未愈 1 例，总有效率 96.6%；对照组治愈 24 例、好转 6 例、未愈 0 例，总有效率 100%。两组治疗效果差异无显著性意义（$P>0.05$）[8]。

8. 系统性红斑狼疮合并贫血　以清瘟败毒饮加减联合激素治疗系统性红斑狼疮（SLE）并贫血 26 例，并设对照组 30 例。结果，两组在改善活动期 SLE 患者的炎性指标和狼疮活动指数均无显著差异（$P>0.05$），但对改善患者红细胞数存在显著差异（$P<0.05$），

对改善患者的血红蛋白存在一定的差异($P<0.01$)。说明清瘟败毒饮加减具有改善活动期SLE患者贫血的作用[9]。另有报道,观察清瘟败毒饮加减治疗系统性红斑狼疮(SLE)合并贫血的疗效,对SLE患者26例给以清瘟败毒饮加减,并予泼尼松内服。结果,26例中除1例并发溶血危象死亡,其余25例炎症指标(ESR、IgG、IgA)及贫血指标(RBC、Hb)治疗后均得到改善[10]。

9. 氨苄青霉素过敏性皮疹 本方加减治疗氨苄青霉素过敏性重症皮疹20例,方药为:生石膏(先煎)30g,生地15～30g,黄连6g,栀子、黄芩、知母、赤芍各10g,金银花30g,连翘、丹皮、竹叶、蝉衣、白鲜皮、生甘草各10g。同时停用其他抗过敏药物。结果,20例患者经服药2～4剂后皮疹均消退而痊愈。其中,服药2天后皮疹消退者6例,占30%;3天后皮疹消退者11例,占55%;4天后皮疹消退者3例,占15%。治疗中除3例患者有轻度恶心外,未发现其他不良反应[11]。

【实验研究】

1. 对内毒素诱发家兔温病气血两燔证的治疗作用 清瘟败毒饮对内毒素诱发家兔温病气血两燔证模型的实验,结果表明,该方具有以下作用:①对发热具有明显的抑制作用,与对照组比较,平均发热曲线降低,最大发热高度均数(ΔT)较小,体温反应指数(TRI_5)也较小,$P<0.001$。②能改善家兔注射内毒素后白细胞呈先降低后升高现象,并能拮抗血小板降低。③能拮抗高黏综合征(血瘀),具有解聚、降黏、稀释血液(凉血化瘀)作用。④该方抑制家兔气血两燔证发热效应同时,使血浆中升高的cAMP降低,下降的cGMP升高,具有调整cAMP、cGMP比值的作用。这一结果为阐明"阳盛则热","阳盛则阴病"的本质提供了线索。⑤病理形态学表明,该方具有保护内脏器官、减轻脏器组织病理损害的作用[12]。

2. 对小鼠内毒素性死亡及碳粒廓清功能的影响 以清瘟败毒饮水煎液给小鼠灌胃,观察其对小鼠内毒素性死亡及碳粒廓清功能的影响。结果表明:该方能降低小鼠内毒素性死亡率,延长死亡时间,并能促进小鼠单核巨噬细胞吞噬功能[13]。

【附方】

1. 神犀丹(《医效秘传》卷1) 乌犀角尖(磨汁) 石菖蒲 黄芩各六两(各180g) 真怀生地绞汁 金银花各一斤(各500g) 金汁 连翘各十两(各300g) 板蓝根九两(270g) 香豉八两(240g) 元参七两(210g) 花粉 紫草各四两(各120g) 各生晒研细,以犀角、地黄汁、金汁和捣为丸,每重一钱(3g),凉开水化服。日二次。小儿减半。功用:清热开窍,凉血解毒。主治:温热暑疫,邪入营血,热深毒重,耗液伤阴。症见高热昏谵,斑疹色紫,口咽糜烂,目赤烦躁,舌紫绛等。

2. 化斑汤(《温病条辨》卷1) 石膏一两(30g) 知母四钱(12g) 生甘草三钱(9g) 玄参三钱(9g) 犀角二钱(2～6g)磨冲 白粳米一合(9g) 水八杯,煮取三杯,日三服。滓再煮一盅,夜一服。功用:清气凉血。主治:温病热入气血之证。发热烦躁,外透斑疹,色赤,口渴或不渴,脉数等。

清瘟败毒饮、神犀丹、化斑汤同具有清热凉血之功,不同点在于:清瘟败毒饮治疗热毒充斥,气血两燔之证,故用大剂辛寒以清阳明经热;并用泻火、解毒、凉血以使气血两清。神犀丹治疗邪入营血,热深毒重之证,故以清热解毒为主,并用凉血开窍,以使毒解神清。化斑汤是治温病热入气血,发热、发斑之证,本方是以清气凉血为主,较之清瘟败毒饮在清气凉血解毒方面力有不足。

三方在配伍用药方面,共同用药为犀角、玄参,区别是:清瘟败毒饮重用石膏"先平其甚者”，大清阳明经热为君，配用芩、连泻火，犀角（现为水牛角）、生地黄、玄参凉血解毒。神犀丹是用犀角清热凉血，石菖蒲芳香开窍，共为君药，具有清心开窍，凉血解毒之功，配用银花、连翘、金汁、豆豉、板蓝根内清外透，生地、玄参、花粉等护阴生津，共收清心开窍，凉血解毒之功。化斑汤是石膏、犀角（现为水牛角）、玄参共组成气血两清之方，用治于气血两燔的发斑之证。化斑汤的泻火解毒之功，略减于清瘟败毒饮。

另外，据《中医方剂大辞典》载化斑汤同名异方多达19首，从其主治及用药方面进行分析可以发现如下规律：①主治方面，主要用于治疗发斑、斑毒及麻疹、痘毒，甚者斑、疹或痘、斑夹出之重症。但因邪正盛衰不同，病情可分三等，既有风热外邪郁表，肺气失宣，疹毒郁而不得畅发之斑疹轻症；又有温病热入气血之斑毒重症；复有发斑脉虚之斑疹后期邪气未尽，气阴两虚证。②用药方面，针对病情，可分三类，斑疹轻症者，治宜解肌透疹，药用牛蒡子、连翘、柴胡、升麻、荆芥、防风、黄芩等；对于斑疹重症，重在清气凉血，药用石膏、知母、玄参、水牛角、丹皮、生地黄等；至于斑疹后期，治宜益气清热养阴，兼以化斑止血，药用人参、石膏、玄参、知母、甘草等。可见，同名化斑汤，同是治疗斑疹等病证，但因病程发展及病情轻重不同，其治法及用药也随之不同。但是，也必须看到，在治疗病情程度相同时，其用药大部分还是相同的。

参考文献

[1] 陈益昀，石占成，石秀英，等．清瘟败毒饮加减治疗传染性非典型肺炎28例临床观察[J]. 河北中医，2003，25(11)：805-806.

[2] 孙智，孟英芳．清瘟败毒饮加减治疗流行性脑脊髓膜炎62例[J]. 四川中医，2007，25(5)：48-49.

[3] 张冰凌．清瘟败毒饮治疗手足口病87例临床观察[J]. 湖北中医杂志，2000，22(7)：24-25.

[4] 唐稚三．应用清瘟败毒饮加减抢救流行性出血热少尿期危重型的体会[J]. 中西医结合杂志，1984，4(1)：56-58.

[5] 郝向春，马素娟，陈玉良．清瘟败毒饮治疗流行性出血热120例临床观察[J]. 中国中西医结合急救杂志，2001，8(1)：45-46.

[6] 李贵满，周贵春．清瘟败毒饮加味治疗小儿腺病毒肺炎对照观察[J]. 上海中医药杂志，1988，(6)：6-7.

[7] 刘功钦．清瘟败毒饮化裁治愈钩端螺旋体病68例[J]. 广西中医药，1987，10(3)：6-9.

[8] 万金华．清瘟败毒饮治疗躁狂症30例小结[J]. 湖南中医药导报，2001，7(8)：406.

[9] 郭冬萍，梁其彬．清瘟败毒饮加减治疗系统性红斑狼疮（活动期）贫血的临床研究[J]. 时珍国医国药，2008，19(8)：1948-1949.

[10] 谢锐龙，徐伟，李晓吴，等．清瘟败毒饮加减治疗系统性红斑狼疮活动期合并贫血临床观察[J]. 中国中医急症，2004，13(11)：736-737.

[11] 王希初，刘爱玲．清瘟败毒饮加减治疗氨苄青霉素过敏性重症皮疹20例[J]. 中级医刊，1995，30(9)：51-52.

[12] 谢恬，凌一揆．清瘟败毒饮对内毒素诱发家兔温病气血两燔证的疗效和机理[J]. 中国中西医结合杂志，1993，13(2)：94-97.

[13] 谢恬，凌一揆．清瘟败毒饮对小鼠内毒素性死亡及碳粒廓清功能的影响[J]. 中国医药学报，1993，8(增刊)：119-121.

（华浩明　尚炽昌　封银曼）

第五节 清脏腑热

导 赤 散

（《小儿药证直诀》卷下）

【异名】导赤汤(《外科证治全书》卷5)。

【组成】生地黄 生甘草 木通各等分(各6g)

【用法】上药为末。每服三钱(9g),水一盏,入竹叶同煎至五分,食后温服。

【功用】清热,利水。

【主治】心经火热证。心胸烦热,口渴面赤,意欲饮冷,以及口舌生疮;或心热移于小肠,症见小溲赤涩刺痛,舌质红,脉数。

【病机分析】本方证之病机,原书以“心热”概之,因心主神明而位于胸中,心经有热,神明被扰,则见心胸烦热;手少阴心经夹咽喉上行而过咽部,若心火上炎,灼伤津液,则口渴面赤,意欲冷饮;舌为心之苗,火邪熏蒸于上,故见口舌生疮。因心与小肠相表里,心热则小肠亦热,若心热移于小肠,则见小溲赤涩,尿时刺痛。舌质红,脉数,皆为心经有热之证。

【配伍意义】本方为心经蕴热或心热移于小肠而设。治宜清心热,利小便,导热下行,使蕴热从小便而解。方中木通入心与小肠,味苦性寒,清心降火,利水通淋,用以为君。生地入心、肾经,甘凉而润,清心热而凉血滋阴,用以为臣,与木通配合,利水而不伤阴,补阴而不恋邪。佐以竹叶,清心除烦,引热下行。甘草用梢者,取其直达茎中而止淋痛,并能调和诸药,且可防木通、生地之寒凉伤胃,用作佐使。四药合用,共具清热利水之功效。

本方的配伍特点为清热与养阴之品配伍,利水而不伤阴,泻火而不伐胃,滋阴而不恋邪。适合于小儿稚阴稚阳,易寒易热,易虚易实,病变迅速的病理生理特点,故本方最宜于小儿。这也是钱乙制方的本意。

【临床运用】

1. 证治要点 本方为清心利水的常用方剂。临证以心胸烦热,口渴,口舌生疮或小便赤涩,舌红脉数为证治要点。

2. 加减法 若心火较盛,可加黄连以清心泻火;心热移于小肠,小便不通,可加车前子、赤茯苓以增清热利水之功。

3. 本方现代常用于治疗口腔炎、鹅口疮、小儿夜啼等心经有热者;急性泌尿系感染属心经之热移于小肠者,亦可加减应用。

【使用注意】本方中木通苦寒,生地阴柔寒凉,故脾胃虚弱者慎用。

【源流发展】本方为北宋儿科名医钱乙所创制。据《小儿药证直诀》卷下记载,原治小儿“心热,视其睡,口中气温,或合面睡,及上窜咬牙,皆心热也。”此后,经医家的不断临床实践,其应用范围有所扩大,主要是从治疗心经有热,扩大至心移热于小肠证,又从儿科扩展至内科。例如,《太平惠民和剂局方》卷6(淳祐新添方)治疗大人小儿心经内热,邪热相乘,烦躁闷乱;传流下经,小便赤涩淋涩,脐下满痛。至于《医宗金鉴》卷29所载治疗病证就更为广泛,凡“热气熏蒸胃口,以致满口糜烂,甚于口疮,色红作痛,甚则连及咽喉不能饮食;心火刑金,火热喘急;孕妇因膀胱水病热甚尿涩而小腹作疼”等。

在本方基础上,增减药物而化裁的同名异方亦颇多。例如,《世医得效方》卷11方,加黄芩、灯草、白茅根,其清热利水之功更佳,治疗心气热。《活幼心书》卷下方,加黄芩、赤茯苓,亦加强了清热利水之功，治疗小儿心经壅热诸症。《医方类聚》卷136引《经验良方》方，去竹叶，加麦冬、灯草，则养阴清热之功有所加强，治疗心经内虚，邪热相乘诸症。《奇效良方》卷65方，去竹叶，加人参、麦冬，生甘草改用炙甘草，则兼可益气养阴，治疗小儿疮疹，心经蕴热，睡卧不宁，烦躁而小便不利，面赤多渴，贪食乳者。《银海精微》卷上方，加栀子、黄柏、知母、灯心草，则苦寒泻火之功较强，治疗目大眦赤脉传睛。《片玉痘疹》卷6方，去竹叶，加辰砂、防风、薄荷叶，兼可镇心清热疏风，治疗痘疮发热，有惊搐者。《丹台玉案》卷3方，加犀角（现水牛角代）、薄荷、连翘，则清心热之功更宏，治疗心经发热。《眼科阐微》卷3方，加犀角（现水牛角代）、丹皮，兼能清心凉血明目，治疗心经实热，两大眼角有赤，内外红丝现，渐入白睛，瘀血堆积不散。《笔花医镜》卷2方，加麦冬、车前、赤茯苓，功用侧重于清热利水，治疗热闭小便不通。以上诸同名异方，均保留了钱氏导赤散中的木通、生地以清心利水，或去甘草，或去竹叶，或只加不减，而所加之药，主要有三类：一是清心泻火药，如犀角（现水牛角代）、连翘、朱砂、栀子、黄芩等；二是清热利水药，如车前、白茅根、赤茯苓、灯心草等；三是养阴益气药，如麦冬、人参等。说明后世诸方增减药物，仍以原方清心利水而不伤阴的治法为中心。这也正是钱氏导赤散组方立法之精华，所以垂范后世者也。

【疑难阐释】

1. 关于本方的君药　一说钱氏本意为“小儿心热”而创制本方，当以入心肾经，甘凉而润之生地黄为君，因其入心能清心凉血，又入肾能养阴生津，故用治心经有热而阴伤不甚者，如季楚重等持此观点。一说以木通、生地为君，理由是两者配伍方成滋阴利水之功，滋阴以制心火，利水而不损阴，《医方发挥》、高等中医药院校教学参考丛书《方剂学》（1995年第1版）等持此观点。由于本方用治心经热盛及心热移于小肠，故应以入心与小肠两经之木通为君，其性味苦寒，既可清心降火，又可利尿通淋，两擅其功。

2. 关于心热的性质　钱氏只言其治“心热”或“心气热”，而未言及心热的虚实属性。若此证是心经实热，治当苦寒直折，泻心汤最为合适，用阴柔滋腻的生地自无道理；若为心经虚热，治当滋阴清热，又不宜多用木通、竹叶渗利伤阴之品。从钱氏原书来看，本方证既非实火，又非虚热。理由有二：其一，钱氏在卷上“脉证治法”中有心实证：“心气实则气上下行涩，合卧则气不得通，故喜仰卧，则气得上下通也。泻心汤主之。”而导赤散证中有“合面卧”，与“喜仰卧”恰恰相反。而钱氏之泻心汤药物组成仅黄连一味，直折心经实热，导赤散中虽有苦寒之木通，但阴柔滋腻之地黄在方中亦占有重要地位，可见导赤散之心热非心经实火。其二，钱氏在卷上“目内证”中云：“赤者心热，导赤散主之；淡红者，心虚热，生犀散主之。”本条中“心热”与“心虚热”相对，可见导赤散之心热也非心经虚热。所以，《医宗金鉴·删补名医方论》卷4将本证概括为“水虚火不实”，此说似与钱氏本意较为合拍，即水虚不甚，火亦不实，水虚不甚不足以生热，火亦不实不足以伤阴。

由上可见，导赤散合清热利水与阴柔滋腻于一体，乃针对小儿稚阴稚阳之体，有“易寒易热，易虚易实”，疾病变化迅速的特点而制方，意在治实而防其虚，治虚而防其实。即清心利水而不伤阴，滋阴生津而无助湿敛邪之弊，对于火象不甚，阴无大伤者，有较好疗效。

【方论选录】

1. 吴昆：“心热，小便黄赤，此方主之。心与小肠为表里，故心热则小肠亦热，而令便赤。是方也，生地黄可以凉心，甘草梢可以泻热，佐以木通，则直走小肠、膀胱矣。名曰导赤者，导其丙丁之赤，由溺而泄也。”（《医方考》卷2）

2. 季楚重：“《经》云：两精相搏谓之神。是神也者，待心中之真液，肾中之真气以养者也，故心液下交而火自降，肾气上承而水自生。前贤以生脉救真液，是治本不治标也；导赤散清邪火，是治标以固本也。钱氏制此方，意在制丙丁之火必先合乙癸之治。生地黄凉而能补，直入下焦，培肾水之不足，肾水足则心火自降。尤虑肝木妄行，能生火以助邪，能制土以盗正，佐以甘草梢，下行缓木之急，即以泻心火之实，且治茎中痛。更用木通导小肠之滞，即以通心火之郁，是一治两得者也。泻心汤用黄连，所以治实邪，实邪责木之有余，泻子以清母也；导赤散用地黄，所以治虚邪，虚邪责水之不足，壮水以制火也。此方凉而能补，较之用苦寒伐胃，伤其生气者远矣。"（录自《古今名医方论》卷 2）

3. 吴谦，等："赤色属心。导赤者，导心经之热从小肠而出，以心以小肠为表里也。然所见口糜生疮，小便赤黄，茎中作痛，热淋不利等证，皆心热移于小肠之证。故不用黄连直泻其心，而用生地滋肾凉心，木通通利小肠，佐以甘草梢，取易泻最下之热，茎中之痛可除，心经之热可导也。此则水虚火不实者宜之，以利水而不伤阴，泻火而不伐胃也。若心经实热，须加黄连、竹叶，甚者更加大黄，亦釜底抽薪之法也。"（《医宗金鉴・删补名医方论》卷 4）

4. 张山雷："方以泄导小水为主。虽曰清心，必小溲黄赤短涩者可用。一本有黄芩，则清肺热，所以宣通水道之上源也。"（《小儿药证直诀笺正》）

【评议】诸家以本方治疗心热证。吴昆指出，本方治心热，因心与小肠相表里，故见小便赤，并以生地为主药，用之凉心。季楚重指出，本方清邪火，治标以固本，以生地为主，以之培肾水，使肾水足而心火自降，并认为木通导小肠之滞，通心火之郁，一举两得。吴谦等指出，本方证所见口糜生疮、小便赤黄、茎中作痛、热淋不利等，皆心热移于小肠之证，用之治疗水虚火不实者；若心经实热，当加黄连、竹叶，甚者加大黄等，以釜底抽薪。张山雷认为，本方功用虽曰清心，实以泄小水为主；另一版本方中用黄芩，能清肺热以宣导水之上源。皆临症心得而来，颇具价值。

【验案举例】

1. 小儿夜啼 《四川中医》(1987，4：21)：某男婴，4 个月。患儿 4 天以来入夜哭啼不已，哭声响亮，面赤唇红，烦躁不安，大便干，舌尖红，指纹红紫，体温正常。此心经有热，扰动神明，治宜清心泻火。方用导赤散加减：生地、木通、淡竹叶各 3g，黄连、生大黄(后下)、蝉蜕各 2g，2 剂。两天后复诊，夜啼已止，但大便清稀，仍以上方去大黄、黄连，加麦冬、茯苓各 2g，2 剂而愈。

2. 木舌 《河南中医》(1994，4：254)：某男婴，4 个月，混合喂养。3 个月前出现舌体肿大，吃奶作声，烦躁哭闹，曾被诊为"先天愚型"，经治无效。现诊见舌体肿大板硬，塞满于口，舌伸口外，不能转动，吮乳困难，伴见面赤唇红，舌质红，苔黄，大便秘，小便少，烦躁不安，哭闹不止。此乃心脾积热，邪热循经上行于口舌，治当清心泻火，解毒消肿。方以导赤散合清热散(水牛角、黄连、滑石、栀子)等，水煎频服。复诊诸症减轻，继服 9 天痊愈。

按语：案 1 小儿夜啼，为心经有热扰动神明所致，治以泻火清心之导赤散加味；案 2 为木舌，证属心脾积热，循经上移而引起，故治当清心泻火，辅以解毒消肿。药证合拍，故收良效。

【临床报道】

一、儿科

1. 小儿白天尿频 以本方加鲜白茅根治疗白天尿点滴频数 85 例患儿，结果服药 5～10 剂，69 例痊愈，16 例无效，平均服药 6.55 天[1]。

2. 疱疹性口炎 以导赤散加味和抗生素分组治疗 60 例疱疹性口炎患儿，结果服用导赤散加味方的患儿一般 2～3 剂即愈，疗效明显优于抗生素组[2]。以导赤散加减治疗小儿疱疹性口炎45例,结合西医对症处理,结果有效率95.6%,疗效明显优于单纯西药组[3]。

3. 手足口症 以本方加减治疗柯萨奇病毒A型感染所致手足口症患儿21例,以手足掌跖和口腔出现红斑、丘疹、水疱为主要病损。发热、口渴、尿黄加二花、大青叶;咳嗽、咽痛加桑叶、桔梗。结果:治愈12例,显效6例,有效2例,无效1例[4]。

4. 口腔溃疡 以银翘导赤散治疗由真菌感染而引起的小儿口腔黏膜溃疡,症见牙龈、颊内及唇、口、舌部等处黏膜红肿,溃烂,灼热,疼痛,口渴,口臭,涎多而黏稠,伴有发热,饮食困难,甚则拒食,大便干结,溲赤短少,舌红苔黄腻,脉洪数。处方:银花、连翘、焦山栀、生地黄各10g,木通4g,生甘草2g,淡竹叶20片。口渴甚者加天花粉;咽红肿者加桔梗、山豆根;溲赤短少者加车前子;大便干结者加全瓜蒌。治疗63例,全部有效。其中治愈(临床症状消失,血象正常)61例,占96.8%;好转(临床症状减轻,血常规白细胞及中性粒细胞均较治疗前减低)2例,占3.2%。一般服药1~4剂即愈[5]。

导赤散加味,易散成汤,治疗小儿口疮66例,19例伴鹅口疮,5例伴泄泻,2例伴营养不良,3例伴肺部感染,25例伴发热。发热及肺部感染者虽经西医治疗后热退或肺部炎症消失,但口疮未愈。药用:生地5~15g,麦冬5~12g,木通3~9g,车前子(包)3~10g,鲜竹叶5~6g,甘草梢3~6g。加减:火热较盛者加山栀、连翘;便结者加大黄;兼有温热者加黄连、滑石;营养不良者加太子参。水煎频服,日服1剂,重者可日夜各服1剂。结果,全部治愈。一般服药2~5剂,平均服药3剂[6]。

5. 小儿鼻衄 导赤散加味治疗本病60例。处方:生地黄、木通、淡竹叶、甘草、连翘、白茅根、黄芩。结果,痊愈42例,显效13例,有效5例,总有效率为100%。与西药对照组比较总有效率相近,但治愈率有显著差异[7]。

二、内科

1. 病毒性心肌炎 病毒性心肌炎56例,随机分为治疗组56例,对照组38例。治疗组以导赤散为基本方:生地20g,木通6g,甘草梢6g,竹叶10g。加减方法:胸闷加丹参、川芎、枳实;心悸加酸枣仁、茯神、远志;气急、乏力加万年青根、北五加皮、太子参;心前区痛加赤芍、三七、玄胡索、红花;早搏加大甘草剂量;身热、口干酌加银花、连翘、板蓝根、玉竹、麦冬等。3个月为1疗程,可连用2个疗程。追踪观察6个月。对照组用ATP 40mg,辅酶A 100单位,肌苷400mg,加入5%~10%葡萄糖液静脉滴注,1日1次;维生素C 200mg,1日3次口服,或辅酶Q40mg,1日3次口服。疗程同治疗组。结果,2个疗程结束后,治疗组痊愈42例(75.00%),好转11例(19.64%),无效3例(5.36%)。对照组痊愈16例(42.11%),好转9例(23.68%),无效13例(34.21%)。治疗组总有效率为94.64%,优于对照组的65.79%[8]。

2. 急性泌尿道感染 以本方煎汤,加入琥珀末2g冲服,治疗急性泌尿道感染100例。结果1疗程(12天)后,治愈82例,好转13例,5例无效[9]。另有报道,导赤散加味治疗急性泌尿系感染124例。药用:生地20g,木通20g。竹叶20g,甘草20g,金银花20g,小蓟10g,旱莲草10g,滑石15g。连服10剂为1个疗程。结果:痊愈112例,好转12例。总有效率100%,治愈率90.32%[10]。

3. 顽固性失眠 顽固性失眠122例随机分为两组,治疗组62例,给予加味导赤散治疗;对照组60例,给予舒乐安定、谷维素治疗,观察治疗前后睡眠改善情况。治疗组处方:生地黄12g,通草3g,竹叶、生甘草各6g,灯心草5g,牛膝、夏枯草各10g,酸枣仁、女贞子、柏子仁、夜交藤各20g,丹参15g。结果:睡眠改善总有效率治疗组为80.65%,对照组为

68.33%,两组比较,差异有显著性意义($P<0.05$)[11]。

三、外科

外科感染 本方为主治疗疖、痈、丹毒、外伤感染等病。处方:生地 15g,木通、黄连、赤芍各 10g,竹叶 5g,生甘草 3g。畏寒发热,患处红肿疼痛加荆芥、银花、连翘、黄柏、赤小豆、茜草;口渴加天花粉;瘙痒加地肤子、蝉蜕。共治疗 76 例,结果痊愈 68 例,好转 8 例[12]。

四、妇科

产后尿潴留 本方加减治疗难产后尿潴留 105 例,正常产后尿潴留 10 例,结果 80 例在服药后 1 小时内自行排尿,余者 2 小时内排尿,无 1 例失败[13]。亦有用导赤散治疗 52 例产后尿潴留。药用:生地 25g、木通 10g、甘草梢 10g、竹叶 8g。加减:气血两虚加北芪、当归;大便秘结加大黄;气促无汗加麻黄;肝气郁结加柴胡。结果,显效 47 例,占 90.3%,有效 5 例,占 9.7%[14]。

五、皮肤科

痤疮 用导赤散加味治寻常痤疮 75 例。基本方:生地 15g,竹叶 12g,云木通 12g,甘草 3g,连翘 30g,黄芩 12g,丹皮 10g,重楼 12g。辨证加味:肺经热盛,以颜面痤疮多于胸背部为主症,加蝉蜕、桑叶、菊花、桑白皮;痰湿中阻,以胸背部痤疮多于颜面为主症,加薏苡仁、法夏、绿豆、土茯苓;肝郁血虚,以妇女月经前后痤疮多发为主症,加柴胡、枳壳、当归。结果,治愈 39 例,好转 33 例,未愈 3 例,总有效率达 96%[15]。

六、口腔科

口腔溃疡 导赤散加减治疗本病 62 例。处方:生地 50g,木通 15g,淡竹叶 8g,甘草 10g。心火盛者重用生地,加生石膏;白细胞计数升高者加银花、连翘;伴尿路感染者重用木通、淡竹叶,加车前草;病程长者加知母、麦冬。结果,治愈 58 例,好转 4 例[16]。

【实验研究】

导赤散不同配伍对关木通肾毒性的影响 实验结果表明,关木通确实对细胞周期产生了较大的影响,主要体现在 G_0/G_1 期,它可以使细胞周期停滞在 G_0/G_1 期。因此大剂量的关木通导致肾毒性的机制可能是影响了细胞周期的运行,使细胞周期停滞在 G_0/G_1 期,从而引发一系列的临床症状。空白组与关木通组比较,关木通组细胞在 G_0/G_1 期明显增多,而 S 期显著减少。导赤散组和 2 个配伍组与关木通组细胞相比,G_0/G_1 期细胞有所减少,S 期细胞显著增加,尤以导赤散组细胞改善明显。说明按照方剂组方理论合理的使用药物可以显著改善或者制约关木通的肾毒性[17]。另有报道,观察导赤散中不同中药与关木通配伍后对关木通引起的小鼠肾毒性的影响,结果,关木通与生地黄、竹叶配伍组,血清肌酐、尿素氮、尿糖、尿蛋白含量均明显低于关木通组,肾组织损害较轻,组织结构基本完好。导赤散全方组,关木通配伍甘草组与关木通组肾组织损害程度相近。提示关木通与生地黄、竹叶配伍后,能明显改善肾功能及肾脏组织损害情况;大剂量甘草可能对关木通的肾毒性有协调作用[18]。

参考文献

[1] 邵金阶．小儿白天尿频点滴 85 例治验[J]. 上海中医药杂志,1989,(6):23.

[2] 任迅平．导赤散治疗疱疹性口炎疗效观察[J]. 中西医结合杂志,1987,(2):118.

[3] 张新明．中西医结合治疗小儿疱疹性口炎 45 例[J]. 陕西中医,1995,(8):349.

[4] 田静．导赤散治疗手足口症 21 例[J]. 中医函授通讯,1987,(2):22.

[5] 秦亮．银翘导赤散治疗小儿口腔溃疡 63 例[J]．湖南中医杂志，1989，(1)：45-46.

[6] 陈五南．导赤散加味治疗小儿口疮 66 例[J]．江苏中医药，2003，24(1)：24.

[7] 季正虹．导赤散加味治疗小儿鼻衄 60 例[J]．浙江中医学院学报，1997，21(5)：39.

[8] 周端凤，薛博瑜．导赤散加味治疗病毒性心肌炎 56 例[J]．江苏中医，1998，19(5)：16-17.

[9] 潘北桂．琥珀导赤散治疗急性泌尿道感染 100 例[J]．广西中医药，1991，(3)：104.

[10] 赵娟，徐世钊，韦如文．加味导赤散治疗急性泌尿系感染 124 例[J]．实用中医内科杂志，2003，17(2)：111.

[11] 黄泽辉．加味导赤散治疗顽固性失眠 62 例[J]．新中医，2007，39(3)：55.

[12] 黄建．加味导赤散治疗外科感染 76 例[J]．广西中医药，1981，(3)：46-47.

[13] 邱桂芹，张力，肖兴江，等．导赤散加味治疗产后尿潴留 115 例观察[J]．黑龙江中医药，1989，(6)：20.

[14] 徐应彬．导赤散对 52 例产后尿潴留的应用[J]．海南医学，2001，12(7)：65-66.

[15] 李广文，管仕美．导赤散加味辨治寻常痤疮 75 例疗效观察[J]．云南中医中药杂志，2004，25(1)：24-25.

[16] 王正科．导赤散加减治疗口腔溃疡 62 例[J]．湖南中医杂志，2006，22(2)：56.

[17] 吴建红，文辉，赵刚，等．导赤散及配伍组含药血清对人肾小管上皮细胞细胞周期的影响[J]．中国实验方剂学杂志，2007，133(12)：70-72.

[18] 杨蕾，李冀，肖洪彬，等．导赤散中不同配伍对关木通致小鼠肾毒性影响的实验研究[J]．中医药信息，2005，22(6)：50-52.

清心莲子饮

（《太平惠民和剂局方》卷 5）

【异名】莲子清心饮（《医方集解·泻火之剂》）。

【组成】黄芩　麦冬去心　地骨皮　车前子　甘草炙各半两（各 10g）　石莲肉去心　白茯苓　黄芪蜜炙　人参各七钱半（各 15g）。

【用法】上锉末。每服三钱（10g），水一盏半，煎取八分，去滓，水中沉冷，空心食前服。

【功用】清心火，益气阴，止淋浊。

【主治】心火偏旺，气阴两虚，湿热下注证。症见遗精淋浊，血崩带下，遇劳则发；或肾阴不足，口舌干燥，烦躁发热等。

【病机分析】本方证由心火妄动，而气阴不足，心肾不交，湿热下注所致。心火妄动，心阴暗耗，心火不能下交于肾，肾水不能上济于心，水亏火旺，扰动精室，故见遗精；湿热下注，客于膀胱，气化失司，水道不利，故见淋浊；心火湿热，损伤冲任，故见血崩带下；热盛于内，心神不宁，故见烦躁发热；肾阴不足，阴津亦亏，虚火上炎，故见口舌干燥；心火偏旺，耗伤气阴，而致气阴两虚，劳则耗气，气耗则气阴更虚，故见遇劳则发。

【配伍意义】对此心火偏旺，气阴两虚，湿热下注之证，治当清心火，益气阴，利湿止淋，扶正与祛邪兼顾。方中石莲肉清心除烦，清热利湿，用以为君。黄芩、地骨皮助莲肉清热之力，用为臣药。茯苓、车前子分利湿热，人参、黄芪益气扶正，麦冬清心养阴，以上药物共为佐药。甘草具调和清利补养之能，而用为使药。诸药合用，使心火清宁，气阴恢复，心肾交通，湿热分清，则所治之证悉除。

本方配伍特点是：以清心火为主，伍以益气养阴，清利湿热之品，扶正与祛邪兼顾，而为补泻兼施之方。

【类方比较】本方与导赤散同具清心养阴利水之功。本方清心与利水之力较强，因有黄芪、人参，故兼有补气之功，用于心火偏旺，气阴两虚湿热下注证。而导赤散清心利水之力逊之，且无益气之功，宜于心经火热及心热移与小肠证。

【临床运用】

1. 证治要点　本方用于心火偏亢，气阴两虚，湿热下注之证。临床应用以遗精淋浊，血崩带下，遇劳则发，烦躁发热，口舌干燥为证治要点。

2. 加减法　遗精为主者，加煅龙骨、煅牡蛎以镇潜心阳，收涩固精；膏淋白浊者为主，加萆薢、石菖蒲以利湿化浊；血崩带下者，加椿根皮、炒荆芥穗炭以固崩止带。

3. 本方现代常用于慢性肾炎、慢性肾盂肾炎、慢性前列腺炎、乳糜尿、功能性子宫出血、神经衰弱、心肌炎等中医辨证属病久正虚，余邪未清，湿热下注者。

【源流发展】本方出自《太平惠民和剂局方》卷5，称此方有"清心养神，秘精补虚，滋润肠胃，调顺气血"之功，且"药性温平，不冷不热"，治疗"心中蕴热，时常烦躁，因而思虑劳力，忧愁抑郁，是致小便白浊，或有沙膜，夜梦走泄，遗沥涩痛，便赤如血；或因酒色过度，上盛下虚，心火炎上，肺金受克，口舌干燥，渐成消渴，睡卧不安，四肢倦怠，男子五淋，妇人带下赤白；及病后气不收敛，阳浮于外，五心烦热。"后世医家对本方的临床运用有所扩大，如《保婴撮要》卷14用于治疗心肾虚热，便痛，发热口干，小便白浊，夜则安，昼则发。《外科正宗》卷3用于治疗心经蕴热，小便赤涩，玉茎肿痛，或茎窍作痛；及上盛下虚，心火炎上，口苦咽干，烦躁作渴。

以本方为基础而加减衍化的方剂，约有以下三方：其一，《仁斋直指方论》卷10所载同名方，乃去地骨皮、黄芪，加益智仁、远志、石菖蒲、白术、泽泻而成，益气清热作用减轻，而加强了固肾除湿化浊之力，治疗心中客热烦躁，赤浊肥脂。其二，《明医杂著》卷6之同名方，去莲子(疑脱)、黄芪、茯苓、甘草，加柴胡而成，益气之功减，而兼可疏泄散热，治疗热在气分，烦躁作渴，小便赤浊淋沥，或阴虚火旺，口苦咽干，烦渴，微热者。其三，《仁术便览》卷3清水莲子饮，为易方中白茯苓为赤茯苓，再加地肤子而成，清利湿热之功较胜，治疗上盛下虚，心火炎上，口苦咽燥，微热，小便赤涩，或欲成淋。

【方论选录】

1. 吴昆："劳淋者，此方主之。遇劳即发者，名曰劳淋。此以体弱，故不任劳。然五脏各有劳。劳者动也，动而生阳，故令内热；内热移于膀胱，故令淋闭。是方也，石莲肉泻火于心，麦门冬清热于肺，黄芩泻火于肝，地骨皮退热于肾，黄芪、人参、茯苓、甘草泻火于脾，皆所以疗五脏之劳热也；惟车前子之滑，乃以治淋去着云尔。"(《医方考》卷4)

2. 汪昂："此手足少阴、足少阳太阴药也。参、芪、甘草，所以补阳虚而泻火，助气化而达州都，地骨退肝肾之虚热，柴胡散肝胆之火邪，黄芩、麦冬清热于心肺上焦，茯苓、车前利湿于膀胱下部，中以石莲清心火而交心肾，则诸证悉退也。"(《医方集解·泻火之剂》)

3. 汪绂："此方以清心火，而无泻心火之药，以心自火生，可安之，而无可泻也。火伤气，参、芪、甘草以补之；火铄金，黄芪、麦冬以保之；火逼水、地骨、车前以清之；皆正火之为害，而非治火。惟莲肉、茯苓乃所以清火，而敛而安之。盖心君不妄，则火静而阴阳自平。"(《医林纂要探源》卷7)

4. 李畴人："治上盛下虚，心火炎上，口苦咽干，心烦发渴，及膀胱气虚湿热，阴茎肿痛，或茎窍涩滞，小便赤或白浊，妇人积热血崩，白淫带下，产后口渴。柴胡、黄芪、人参补上焦而泻虚火，麦冬、地骨清肺肾，赤苓、车前渗伏热，佐以石莲、甘草为主枢，则上之躁烦，中之消渴，下之崩淋，皆可平矣。名为清心，实清肺肾固涩之方也。"(《医方概要》)

【评议】诸家皆认为此方治疗心火偏旺，气阴两虚，湿热下注之证。吴昆强调以此方主治劳淋，在分析该方的配伍意义后，认为该方可疗五脏之劳热；汪昂则认为方中参、芪、草甘温补阳虚而退热；汪绂亦认为本方以清心火为主，俾火静而阴阳自平；李畴人认为本方治上盛下虚，心火上炎，膀胱气虚湿热之证，方中药物补上焦、泻虚火、清肺肾、渗伏热，更以石莲、甘草为主枢，从而使上之躁烦、中之消渴、下之崩淋等诸证可平，并认为此方名为清心，实为清肺肾固涩之方。上述诸家之论，俱能言之成理，可供借鉴。

【验案举例】

1. 消渴　《中医药信息》(1991,4:20)：某男，51 岁。患糖尿病 3 年，曾用达美康、消渴丸等，证情时轻时重，全身乏力，不耐疲劳。现症见倦怠乏力，身体沉重，形体胖，左上肢麻木，项强，口干但口渴不明显，两目干涩昏花，小便清长，上浮泡沫，舌暗红，苔白少津，脉沉细滑。检查：血糖 260mg%，尿糖(＋＋＋)，证属气阴两虚，络脉不畅。处方：生黄芪 20g，党参 15g，天花粉 35g，麦门冬 15g，白茯苓 15g，地骨皮 15g，石莲子 15g，丹参 35g，炒桃仁 15g，粉葛根 15g，茺蔚子 20g，生地 25g。水煎服，日 3 次。服 16 剂，诸症减轻，尿糖(＋＋)，血糖 200mg%，以前方加减，继服 35 剂，检查血糖 120mg%，尿糖(－)，随访 1 年，病未复发。

按语：此例病久，阴损气耗，而致气阴两虚。故益气养阴为主是其根本治法，采用清心莲子饮加减治疗，可谓切中病机。

2. 梦交　《江苏中医》(1991,9:36)：某女，36 岁。3 年前丈夫去世后，常思虑过度，情志不畅，终日神志恍惚，失眠健忘，以致近两三月来，梦中与爱人交合，形体日渐消瘦，神疲乏力，夜寝不安，纳食不香，月经稀少。舌红，苔薄黄，脉弦细数。证属肝郁化火伤阴，心阴暗耗，心火偏亢，以致心肾不交。治以疏肝解郁，降火宁神，交通心肾。方用清心莲子饮加减：莲子心、炙甘草各 6g，黄芩、地骨皮、麦冬、合欢皮、茯神各 12g，黄芪、太子参、炒枣仁各 15g，柴胡 9g，生龙牡各 30g。服药 10 剂后，夜能入眠，梦交消失，后以养血安神片调理诸症悉除，神安食增，身体健康。

按语：本例乃因情志抑郁，郁久化火伤阴，心阴暗耗，心火偏亢，神不守舍，故发梦交。方用清心莲子饮益气阴，泻心火，交心肾，配枣仁、合欢皮以养血宁心安神，龙、牡潜阳安魂，神魂守舍，梦交自除。

3. 水肿　《湖南中医学院学报》(1988,2:43)：某男，26 岁。因间有下肢水肿 1 年住院 3 月余，诊为慢性肾小球肾炎(肾病型)，经中西医治疗，水肿时肿时消，小便常规检查：蛋白持续在(＋＋)～(＋＋＋＋)。此次诊见：周身乏力，腰膝酸软，耳鸣，五心烦热，双下肢踝关节处有轻度凹陷性水肿，面色苍白，舌体胖白，苔薄白，脉细无力，尺脉弱。辨为脾肾气阴两虚。治宜健脾益气，益肾固精。方以清心莲子饮加减：黄芪 30g，石莲子、党参、益母草各 15g，茯苓 12g，车前子、黄芩、地骨皮、麦冬、淫羊藿各 10g。服 10 剂后水肿消退，精神较前好转，饮食增加，小便常规检查蛋白(＋＋)～(＋)。原方服至 50 剂，复查尿蛋白(＋)～(－)，坚持用本方加减治疗半年，未出现水肿，也无明显不适，尿蛋白(－)，随访 2 年未复发。

按语：慢性肾炎之水肿，一般责之于脾肾，即脾虚不能制水，肾虚不能主水，以致水湿溢于肌肤而为水肿。又脾之统摄无权，肾之封藏失职，精微之物从尿中流失，必伤阴精。清心莲子饮两顾脾肾，亦利亦涩，标本兼治。加益母草活血化瘀而去菀陈，淫羊藿温补肾阳而助气化，全方配伍精当而获效。

4. 淋证　《河南中医学院学报》(1988,2:44)：某女，32 岁。反复发作小便频数、涩痛 5 年，时轻时重，多因劳累或睡眠不足后而发病。近周来，又因劳累后出现尿频、尿急、短赤涩痛，伴有烦躁，全身乏力，舌质淡红，苔微黄腻，脉细数等症。小便常规检查：白细胞（＋＋）、红细胞（＋）、脓细胞（＋＋）。西医诊断：慢性肾盂肾炎急性发作。中医辨为劳淋。治拟清心莲子饮加蒲公英 10g，服药 5 剂后症状改善，精神好转，小便常规检查除红细胞（＋）外，余均正常，续投原方 15 剂，服后痊愈，随访 15 年未复发。

按语：此例淋证多因劳累而作，故为劳淋。《医方考》认为清心莲子饮主治劳淋，故以本方再加蒲公英清热解毒。契合病机，故可收效。

【临床报道】

一、内科

1. 慢性肾盂肾炎　本方加减治疗慢性肾盂肾炎 36 例，基本方：党参 15～30g，黄芪 15～30g，石莲肉 30g，麦冬 10～15g，地骨皮 15g，茯苓 15～30g，柴胡 6～10g，黄芩 10～15g，车前子 10～15g，黄柏 10g，肉桂 3g，枸杞 10g，丹参 10～15g，甘草 5g。加减：尿频，色清，余沥不尽者加菟丝子、桑螵蛸、莲须、益智仁、覆盆子等；尿中红细胞增多加小蓟、仙鹤草、田三七、蒲黄炭等；尿中白细胞较多者加蚤休、半枝莲、白花蛇舌草、紫花地丁等；老年患者加熟地、当归、淫羊藿、肉苁蓉、桑寄生等；舌暗淡暗紫加活血化瘀药如当归、赤芍、红花、益母草等，以上均选 1～2 味加入基本方中。3 个月为 1 疗程。结果：显效（自觉症状消失，中段尿培养阴性，尿常规连续 3 次以上复查正常）16 例，占 44.4%；有效（自觉症状无改善或轻度好转，中段尿可疑阳性，菌落计数 10^4～10^5，尿常规连续复查 3 次以上白细胞在＋以下）18 例，占 50%；无效（自觉症状无改善或轻度好转，中段尿培养阳性，尿常规连续 3 次以上白细胞在＋以上）2 例，占 5.5%。总有效率 94.4%[1]。将 110 例难治性慢性肾盂肾炎患者分为治疗组（A 组）60 例和对照组（B 组）50 例。B 组采用西药常规治疗，A 组在 B 组用药基础上口服清心莲子饮。观察治疗前后患者尿 β_2 微球蛋白（尿 β_2-MG），血 β_2 微球蛋白（血 β_2-MG），尿培养，尿常规，补体 C_3，免疫球蛋白 IgA、IgG、IgM、血肌酐（Ser），血尿素氮（BUN），内生肌酐清除率（Cer）的变化。结果：A 组治愈率显著优于 B 组，复发率显著低于 B 组，两组比较（$P<0.01$）；降低 BUN、Ser、尿 β_2-MG、血 β_2-MG，提高 Cer 以及 C_3、IgA、IgG、IgM 水平，两组比较，有显著性差异（$P<0.05$ 或 $P<0.01$）[2]。

2. 慢性肾炎　本方加减治疗慢性肾炎 86 例。处方：黄芩 20g，麦冬 15g，地骨皮 20g，车前子 15g，柴胡 15g，甘草 5g，莲子 15g，茯苓 15g，黄芪 50g，党参 50g。加减：咽干咽痛者，党参、黄芪减至 15～20g，加金银花、连翘、白花蛇舌草；水肿者去甘草，加益母草、白茅根、冬瓜皮；腰膝酸软者，加杜仲、山萸肉、女贞子、旱莲草；尿中红细胞增多者加蒲黄炭、仙鹤草、阿胶；尿中白细胞增多者，加萹蓄、瞿麦、蒲公英、紫花地丁。治疗结果：完全缓解者 30 例，基本缓解 22 例，部分缓解 15 例，无变化者 19 例。并发现通过治疗后患者尿蛋白、血浆蛋白、血胆固醇、血尿素氮、免疫球蛋白等都有很大改善[3]。采用清心连子饮（黄芪、石莲子、党参、茯苓、黄芩、麦冬、柴胡、地骨皮、车前子、甘草）治疗慢性肾炎 100 例，总有效率为 90%[4]。

3. 尿道综合征　本方加减治疗尿道综合征 42 例。基本方：地骨皮 25g，黄芩 18g，车前草 30g（或子 15g），麦冬、茯苓、党参、黄芪各 12g，柴胡 10g，甘草 6g。加减：咽干咽痛，苔黄燥者，去参、芪，加白茅根、淡竹叶；如心烦、失眠者，去甘草，加栀子、益元散；尿频、尿痛明显者，加白芍、玄胡索、乌药；白带多、色黄浊，合并妇科炎症者，加椿根皮、土茯苓、红藤、败酱草。1 个月为 1 疗程。结果：痊愈 20 例，显效 14 例，有效 6 例，无效 2 例。平均治疗 30 天，最短 8 天，最长 2 个月[5]。用本方配合西药治疗阴虚火旺型非感染性尿道综合征，疗效优于西医组。西医组用安定、谷维素；中西医结合组在西药组用药的同时，按辨证论治给予中药治疗，其中阴虚火旺型用本方加减。结果，中西医结合组 29 例痊愈 12 例，好转 15 例，无效 2 例，有效率为 93.1%；西医组 21 例，好转 7 例，无效 14 例，有效率 33.3%。两组有效率经统计学处理有显著性差异[6]。将 90 例中老年尿道综合征患者分为治疗组 60 例和对照组 30 例。对照组采用西医常规治疗，治疗组口服清心莲子饮加减，疗程为 4 周，连续用药 2～3 疗程。结果：治疗组总有效率显著优于对照组（$P<0.05$）[7]。还有报道，采用清心莲子饮（莲子肉、黄芩、党参、麦冬、黄芪、云苓、地骨皮、车前子、甘草）加减治疗本病 38 例，并设对照组 30 例。结果：两组总有效率分别为 94.8%和 40%，差异有显著性意义（$P<0.01$）[8]。

4. 病毒性心肌炎　本方治疗 30 例病毒性心肌炎。处方：党参 12～15g，黄芪 15g，麦冬 12g，莲子肉 15g，茯苓 12g，车前子 15～30g，黄芩 9～12g，地骨皮 12g，生甘草（或炙甘草）6～9g。连续治疗 2 周。结果：症状消失 10 例，减轻 18 例，无变化 2 例；另外 24 小时动态心电图也有不同程度的改善；血流动力学各项参数均获明显改善；玫瑰花环和活性花环均获明显提高[9]。以本方为主治疗 18 例病毒性心肌炎心律失常，血瘀者加丹参；低热者加柴胡；心阴不足，心火上炎而心肾不交者重用麦冬、地骨皮、黄芩、石莲子；气虚者重用黄芪、党参；心血虚者加当归、生地；失眠重者加丹参、百合、合欢皮。1～2 月为 1 疗程。结果：显效（症状消失或明显改善，心电图恢复正常）8 例；改善（症状改善，心电图示早搏或传导阻滞改进 1 级以上）7 例；无效（临床症状及心电图均无改善）3 例。总有效率 83.33%[10]。

5. 慢性非细菌性前列腺炎　本方为主治疗慢性非细菌性前列腺炎 42 例。处方：石莲肉 15g，党参 15g，黄芪 15g，茯苓 15g，车前子 10g，黄芩 10g，地骨皮 10g，麦冬 10g，炙草 3g。20 天为 1 疗程。偏重于心火旺者加黄连、竹叶等；偏重于湿热下注者加瞿麦、滑石，灯芯草等；偏重于气阴两虚者去黄芩，加重参、芪用量。治疗期间每周前列腺按摩 1 次，并嘱劳逸结合，戒酒戒手淫。结果：治愈 14 例，有效 23 例，未愈 5 例。总有效率为 88%[11]。

二、五官科

声带结节　本方加减治疗 8 例难治性声带结节。患者均有不同程度的声嘶和咽喉异物感。间接喉镜检查：喉黏膜呈暗红色，声带局限性增厚，一侧或双侧声带游离缘前中 1/3 交界处呈小米粒状水肿，声带闭合不良。均口服清心莲子饮，组成：党参、黄芪、车前子各 15g，麦冬、莲子、茯苓、黄芩、地骨皮各 12g，炙甘草 10g。声带结节较坚实而气血瘀滞者加三棱、莪术；舌苔厚腻而痰湿凝聚者加苍术、苡米。连服 2 周为 1 疗程。结果：治愈（自觉症状消失，喉黏膜无充血，声带结节消失，声带闭合良好）2 例；好转（自觉症状基本消失，喉黏膜充血减轻，声带结节显著缩小）5 例；无效（症状与检查同治疗前比较无改变）1 例[12]。

参考文献

[1] 赵雪君．清心莲子饮加味治疗慢性肾盂肾炎 36 例临床观察[J]．实用中西医结合杂志，1994，7(9)：520.

[2] 孙元莹，郭茂松，吴深涛，等．清心莲子饮治疗难治性慢性肾盂肾炎疗效观察[J]．辽宁中医杂志，2006，33(12)：1603-1604.

[3] 王铁良，单翠华，孙向春，等．清心莲子饮治疗 86 例慢性肾炎的临床观察[J]．上海中医药杂志，1987，(3)：18-19.

[4] 刘俐，苏小静．清心莲子饮治疗慢性肾炎 100 例[J]．陕西中医，1999，20(3)：95.

[5] 金仲达．清心莲子饮治疗尿道综合征 42 例[J]．辽宁中医杂志，1991，(6)：27-28.

[6] 叶任高，徐洪波．中西医结合治疗非感染性尿道综合征[J]．中国中西医结合杂志，1995，15(4)：249.

[7] 孙元莹,郭茂松,王暴魁,等. 清心莲子饮加减治疗非感染性尿道综合征 60 例[J]. 吉林中医药,2006,26(10):17-18.

[8] 王翠萍. 清心莲子饮加减治疗非感染性尿道综合征 38 例[J]. 河南中医,2008,28(8):53-54.

[9] 胡婉英,张健元,蒋梅先,等. 清心莲子饮治疗 30 例病毒性心肌炎[J]. 上海中医药杂志,1990,(1):28-30.

[10] 吴友善. 清心莲子饮在病毒性心肌炎心律失常中的应用[J]. 湖南医药杂志,1984,(2):4-5.

[11] 许锐乾,宋新. 清心莲子饮治疗慢性非细菌性前列腺炎 42 例[J]. 福建中医药,1997,28(2):33-34.

[12] 何立耀. 清心莲子饮治疗难治性声带结节 8 例[J]. 中国中西医结合杂志,1995,15(8):505.

龙胆泻肝汤

(《太平惠民和剂局方》,录自《医方集解·泻火之剂》)

【异名】泻肝汤(《类证治裁》卷 4)。

【组成】龙胆草酒炒(6g) 栀子酒炒(9g) 黄芩炒(9g) 泽泻(12g) 木通(9g) 车前子(9g) 当归酒洗(3g) 生地黄酒炒(9g) 柴胡(6g) 生甘草(6g)

【用法】水煎服。

【功用】清肝胆实火,泻下焦湿热。

【主治】

1. 肝胆实火上炎证 头痛目赤,胁痛,口苦,耳聋,耳肿等,舌红苔黄,脉弦数有力。

2. 肝胆湿热下注证 阴肿,阴痒,阴汗,小便淋浊,或妇女带下黄臭等,舌红苔黄,脉弦数有力。

【病机分析】本方证由于肝胆实火或湿热循经上炎或下注所致。足厥阴肝经起于足大趾丛毛之际,上循足跗上臁,去内踝一寸,……循股阴,入毛中,过阴器,抵小腹,夹胃属肝络胆,上贯膈,布胁肋,循喉咙之后,上入颃颡,连目系,上出额与督脉会于巅,环唇内,……别贯膈,上注肺。若肝胆经实火炽盛,循经上炎,则见巅顶疼痛,口苦目赤,耳聋耳肿等症;实火循经至胁肋则见胁肋胀满疼痛;湿热之邪循经下注,则见小便淋浊,阴痒阴肿及阴汗,在妇女则见带下黄臭。至于舌红苔黄,脉弦数,皆主肝胆有热。

【配伍意义】本方为肝胆实火、湿热为患而设,治宜清肝胆实火,泻下焦湿热。方中龙胆草大苦大寒,入肝、胆经,为"凉肝猛将"(《笔花医镜》卷 2),"厥阴、少阳之正药",且"大能泻火,但引以佐使,则诸火皆治"(《景岳全书·本草正》卷 48),《药品化义》卷 9 谓龙胆草:"专泻肝胆之火,主治目痛颈痛,两胁疼痛,……凡属肝经热邪为患,用之神妙。其气味厚重而沉下,善清下焦湿热。"可见龙胆草在上能清肝胆之实火,在下则泻肝胆之湿热,两擅其功,切中病情,故为方中之君药。黄芩、栀子两药性味苦寒,归胆及三焦经,泻火解毒,燥湿清热,能清上导下,用为臣药。湿热壅滞下焦,故用渗湿泄热之车前子、泽泻、木通导湿热下行,使邪有出路;肝乃藏血之脏,肝经实火,易耗伤阴血,且上述诸药又属苦燥渗利伤阴之品,故用生地养阴,当归补血,使祛邪而不伤正;肝脏体阴用阳,性喜条达而恶抑郁,火邪内郁,肝气不舒,用大剂苦寒降泄之品,恐肝胆之气被抑,故用柴胡疏畅气机,并能引诸药归经肝胆,且柴胡与黄芩相配,既解肝胆之热,又增清上之力,以上六味皆为佐药。甘草为使,一可缓苦寒之品防其伤胃,二可调和诸药。诸药相伍,使火降热清,湿浊得消,循经所发诸症,皆可相应而愈。

本方配伍特点为泻中有补,降中寓升,祛邪而不伤正,泻火而不伐胃,配伍严谨,诚为泻肝之良方。

【临床运用】

1. 证治要点　本方清肝胆，利湿热，凡属肝胆实火上炎或湿热下注所致的各种证候，均可使用。但诸症不必悉具，以口苦溺赤，舌苔黄，脉弦数有力为证治要点。

2. 加减法　肝胆实火较盛，可去木通、车前子，加黄连以助泻火之力；若湿盛热轻者，可去黄芩、生地，加滑石、薏苡仁以增利湿之功；若玉茎生疮，或便毒悬痈，以及阴囊肿痛红热者，可去柴胡，加连翘、黄连、大黄以泻火解毒；肝经湿热，带下色红者，可加莲须、赤芍等以清热燥湿凉血；肝火上炎致头痛眩晕，目赤多眵，口苦易怒，可加菊花、桑叶以清肝明目；木火刑金，见咳血者，可加丹皮、侧柏叶以凉血止血。

3. 本方现代常用于治疗顽固性偏头痛、头部湿疹、高血压病、急性结膜炎、虹膜睫状体炎、外耳道疖肿、鼻炎、急性病毒性肝炎、急性胆囊炎，以及急性肾盂肾炎、急性膀胱炎、外阴炎、睾丸炎、腹股沟淋巴腺炎、急性盆腔炎、带状疱疹等病，属于肝经实火及湿热下注者。

【使用注意】本方药性苦寒，易伤脾胃，且以清泻肝胆实火为主，故不宜用于脾胃虚寒和阴虚阳亢者。

【源流发展】关于本方的方源，现代《方剂学》教材主要有以下三种说法：《方剂学》统编 2 版教材认为出自《医宗金鉴》；上海市大学教材《方剂学》(上海人民出版社，1974 年)认为出自《太平惠民和剂局方》；《方剂学》统编 5 版教材则认为"本方之源，暂时尚难确定。有认为本方是李东垣方，查《兰室秘藏》所载本方，是名同药异；有认为出自《医宗金鉴》所载，方凡二见，一见于《外科心法要诀》，其方引自《外科正宗》；一见于《删补名医方论》，其方引自《医方集解》，故方源暂用'录自《医方集解》'"。

以龙胆草、栀子、黄芩等 10 味药组成之龙胆泻肝汤，从现有文献考查，首见于《医方集解·泻火之剂》。该书在方下又注出自"《局方》"，其后的方书多宗其说，如《成方切用》卷 8、《成方便读》卷 3 等载此方，俱云出自《太平惠民和剂局方》。细检人民卫生出版社 1959 年据元·建安宗文书堂郑天泽刊本排印的《太平惠民和剂局方》，未见此方的记载。由于《太平惠民和剂局方》在历史上有多次增补及刊本众多的情况，故不可以今本无此方记载，而否定《医方集解》的观点。因此，本着审慎而客观的态度，本书以《太平惠民和剂局方》(录自《医方集解·泻火之剂》)作为本方的方源。

据《中医方剂大辞典》记载，龙胆泻肝汤的同名异方多达 25 首。兹将以本方为源而加减衍化之剂，按时间先后为序，略述如下：元·李杲《兰室秘藏》卷下方，较本方少栀子、黄芩、甘草，则清热泻火之力稍轻，治疗阴部时复热痒及臊臭，因方由 7 味药组成，故《景岳全书》卷 57 称此方为"七味龙胆泻肝汤"。元·罗天益《卫生宝鉴》卷 12 方，较本方少生地、当归、车前子、木通、泽泻，而多人参、天冬、麦冬、五味子、黄连、知母，则无养血柔肝和利水渗湿之功，而兼有益气养阴之效，且长于清热，治疗胆瘅。明·薛己《校注妇人良方》卷 24 方，一名加减龙胆泻肝汤(《外科发挥》卷 6)，较本方少柴胡一味，治疗肝经湿热诸症。明·陈实功《外科正宗》卷 3 方，较本方少柴胡，而多连翘、黄连，其清热泻火之功较强，亦治肝经湿热诸症。明·秦景明《症因脉治》卷 1 方，较本方少生地、当归、车前子、木通、泽泻，多黄连、知母、麦冬，此方实由罗天益方减味而来；秦氏又以此方为基础，在卷 1、卷 3 和卷 4(2 方)化裁出同名异方 4 首。清·秦之桢《伤寒大白》卷 2 方，乃罗天益方减天冬、五味子而成，治疗肝经伏火，施泄下血；又卷 3 方乃罗天益方减天冬、五味子、人参，加陈胆星、青黛而成，治疗肝胆有火，目不能合。罗国纲《罗氏会约医镜》卷 5 方，又系罗天益方减人参而成，治疗肝经湿热之阴挺、筋疝。随霖《羊毛瘟证论》方，较本方少泽泻，且易柴胡为银柴胡，治疗温邪病退，余毒留于肝肾诸症。翁藻《医钞类编》卷22方，较本方少柴胡，多连翘、大黄，治疗缠腰火丹。鲍相璈《验方新编》卷11方，较本方少栀子、柴胡，治疗肝胆经实火、湿热，胁痛、耳聋。竹林寺僧《竹林女科证治》卷3方，是系罗天益方减麦冬而成，治疗暴怒伤肝而动火，以致产后产户不闭。综上所述，历代医著记载的龙胆泻肝汤同名异方较多，这说明此方治疗肝胆实火与湿热证，确实疗效不凡；但因医家个人经验的不同和所据医籍及其版本各异，因此，造成了组成药物互有出入。

【疑难阐释】关于本方主治　本方所治之病证，对肝胆实火尚无争议，但对肝胆湿热的来源有不同的看法。《医方发挥》提出本证与少阳三焦有关，三焦主通调水道，下输膀胱，水液从前阴排出体外。由于肝胆之经脉绕阴器，故肝胆经实火炽盛，充斥上下之时，每多使三焦受累而阻碍水湿的排泄，致水湿代谢失常而生湿，肝火与湿邪相互阻滞，湿热互结于下，即所谓的肝胆湿热下注。张秉成则另有见解，如《成方便读》卷3曰："夫相火寄于肝胆，其性易动，动则猖狂莫制，夹身中素有之湿浊，扰攘下焦，则为种种诸证。或其人肝阴不足，相火素强，正值六淫湿火司令之时，内外相引，其气并居，则肝胆所过之经界，所主之筋脉，亦皆为患矣。"可见，张氏认为肝胆湿热，或为身中素有，或为六淫湿火司令之时内外相引而产生。两种见解，各有道理，可以并存，以备临床运用。

【方论选录】

1. 汪昂："此足厥阴、少阳药也。龙胆泻厥阴热，柴胡平少阳之热，黄芩、栀子清肺与三焦之热以佐之；泽泻泻肾经之湿，木通、车前泻小肠、膀胱之湿以佐之。然皆苦寒下泻之药，故用归、地以养血而补肝；用甘草以缓中而不使伤胃，为臣、使也。"(《医方集解·泻火之剂》)

2. 吴谦，等："胁痛口苦，耳聋耳肿，乃胆经之为病也。筋痿阴湿，热痒阴肿，白浊溲血，乃肝经之为病也。故用龙胆草泻肝胆之火，以柴胡为肝使，以甘草缓肝急，佐以芩、栀、通、泽、车前辈大利前阴，使诸湿热有所从出也。然皆泻肝之品，若使病尽去，恐肝亦伤矣，故又加当归、生地补血以养肝。盖肝为藏血之脏，补血即所以补肝也。而妙在泻肝之剂，反作补肝之药，寓有战胜抚绥之义矣。"(《医宗金鉴·删补医名方论》卷4)

3. 陈念祖："龙胆、柴胡，泻肝胆之火；佐以黄芩、栀子、木通、车前、泽泻，俾湿火从小便而出也。然泻之过甚，恐伤肝血，故又以生地、当归补之。肝苦急，急食甘以缓之，故以甘草缓其急，且欲以大甘之味，济其大苦，不令过于泻下也。"(《时方歌括》卷下)

【评议】本方为肝胆实火、湿热而设。汪氏认为本方以治疗肝胆为主，所谓"此足厥阴、少阳药也"即是此意，故方中以"龙胆泻厥阴之热，柴胡平少阳之热"为主，其他药物均作辅佐。吴氏指出胁痛口苦、耳聋耳肿为胆经之为病，筋痿阴湿，热痒阴肿等，为肝经之为病，分析该方配伍后指出本方的特点为泻肝之剂反用补肝之药。陈氏指出方中龙胆、柴胡泻肝胆之火，黄芩、栀子、木通、车前子、泽泻泻肝胆湿火，用归、地防过泻伤肝，并以甘草缓其急，济其大苦，不使泻之太过。从上述诸家论述及本方配伍来看，本方证不外肝胆实火及湿热，清肝胆实火，泻肝胆湿热是为正治，但肝的生理特点为体阴用阳，一味攻伐必伤其阴血，故当勿忘攻邪之时，少用补养之品，以防伤正。

【验案举例】

1. 阴痒　《河南中医药学刊》(1994,5:52)：某女，38岁，1984年8月15日初诊。主诉：阴部痒痛，带下量多1年。现病史：素有月经先期量少色紫之疾。1年前因经期冒雨涉水出现阴部痒痛，坐卧不安，带下色白而稠，有腥臭，伴口苦而黏，小便黄赤，心烦少寐，西医诊为真菌性阴道炎，曾服中西药治疗效果欠佳。舌红，苔黄腻，脉滑数。证系湿热内蕴，循经下注,损伤冲任所致。诊断:阴痒(湿热下注)。治法:清热利湿。方药:龙胆草12g,栀子12g,黄芩12g,木通10g,车前子15g,生地15g,柴胡10g,泽泻12g,当归12g,苍术10g,黄柏12g,蛇床子15g,苦参10g,甘草6g,3剂,水煎服。二诊病去大半,药已中病,效不更方,继予上方5剂。三诊症状基本消失,唯睡眠欠佳,于前方去苍术、苦参、蛇床子,加炒枣仁20g,夜交藤20g。8月31日四诊,症状全部消失,精神饮食、二便、睡眠均正常,复查真菌阴性,病告痊愈。

2. 带下 《河南中医药学刊》(1994,5:53):某女,35岁,农民,1983年7月14日初诊。主诉:带下量多3月余。现病史:带下色黄质稠,气味腥臭,小便赤涩,腰酸痛。曾被诊为"宫颈炎",经抗菌消炎治疗2个月无效。诊见舌质红,苔黄腻,脉弦数。诊断:带下证。证属脾湿肝火搏结胞中,损伤任带二脉所致。治法:清热化湿止带。方药:龙胆草12g,栀子10g,黄芩12g,柴胡12g,车前子12g,泽泻10g,木通10g,当归12g,黄柏12g,黑荆芥10g,生地12g,甘草6g,3剂,水煎服。二诊,带下量减,诸症好转,予上药5剂。三诊,诸症悉除,随访2年,未再复发。

3. 鼻衄 《新中医》(1994,11:3):某男,54岁,1956年12月6日初诊。每因情绪激动而鼻衄不止,头痛,眩晕,目赤善怒,口苦咽干,心烦鼻燥,胸膺闷痛,舌红,脉弦数。此属猝然大怒伤肝,肝火上冲,迫血外出,而突然发生鼻衄。法当清泻肝火。处方:龙胆草、生地各15g,丹皮、黄芩、车前子(包煎)、荆芥炭、麦冬、炒山栀子各12g,黄连、赤芍、花粉、柴胡各12g,甘草6g,白茅根30g。连服3剂,鼻衄已止,各症均愈。

4. 血精 《河南中医》(1994,4:253):某男,26岁,农民。1992年2月因婚后5年其妻未孕而就诊。精液常规检查发现精液呈血性,色鲜红,镜检:白细胞(+++),红细胞(++++),未见活精子。患者平素健康,偶尔在劳累过度或进水量少时,出现尿急,尿频,尿痛,腰酸,平时无任何不适。房事时常出现血性精液,误认为女方出血,未引起注意。舌质红,苔黄稍腻,脉弦数。诊断:血精证。证为肝胆湿热,热扰精室。方以龙胆泻肝汤加减:龙胆草6g,黑栀子15g,黄芩15g,车前子(包煎)15g,柴胡9g,生地15g,当归15g,木通6g,甘草6g,茜草15g,白茅根30g。每日1剂,水煎服,连服10剂,查精液常规:白细胞(+),红细胞(+),精子成活率30%。自觉口微干,舌红苔微黄,脉稍数。守上方减木通、车前子,加杞果10g,玄参20g,黑地榆15g,连服10剂,查精液黄白色,量约3ml,精子成活率60%,活动能力良好。改用知柏地黄丸,日2次,每次1丸善后,3个月后复查精液常规,精子成活率70%以上,停药观察。同年10月其妻怀孕。

按语:案1阴痒证,其发生因脾虚湿蕴,肝经郁热挟湿下注,损伤任带二脉;或感染病虫,虫蚀阴中所致,故徐春甫云:"妇人阴痒多属虫蚀所为,始因湿热不已",故治以龙胆泻肝汤以清利湿热取效。案2带下证,亦由肝郁脾虚,湿热下注所致,故投此方而效。案3鼻衄因怒伤肝,肝火上冲,迫血外出而致,故治以龙胆泻肝汤化裁以清泻肝火,使火降热清,鼻衄自愈。案4之血精系肝胆湿热,损伤精室血络,故用龙胆泻肝汤清热利湿以宁络而奏效。

5. 里急后重 《成都中医学院学报》(1992,1:37):某男,45岁,农民。1990年元月4日初疹。半年前因混合痔在某医院接受手术治疗,术后出现里急后重,自觉肛门坠胀难忍,有如手术口扩肛之感。每日大便1~2次,通畅成形,但平时便意频频,时时欲解,而又解不出。西医曾按"肛窦炎"、"肠炎"等治疗无效,又经中医按"中气不足,脾虚下陷",采用补中益气,升阳举陷及艾灸、针刺治疗,亦未见好转,病情日益加重,已历时半年。刻下症见里急后重,便意频频,肛坠难忍,头晕目眩,心烦易怒,目赤口苦,失眠多梦,食少形瘦。舌质红,苔黄腻,脉弦数有力。肛门检查:伤口愈合良好,未见占位性病变,肛门括约肌收缩有力,肛窦、肛管及直肠无红肿充血。证为肝经湿热,治当清泻肝经之湿热。方以龙胆泻肝汤加减:龙胆草15g,栀子15g,柴胡10g,生地10g,车前子15g,泽泻12g,当归10g,生甘草5g,法半夏10g,竹茹10g,生龙骨10g,生牡蛎10g,茯苓15g。水煎服。服药1剂,诸症缓解,3剂后睡眠饮食恢复正常,里急后重及其余诸症亦消失,随访3月,未见复发。

按语:里急后重有虚实之分。本案为肝经湿热所致,却误用甘温升补,以致湿热益甚,改用龙胆泻肝汤加减而获良效。

6. 阳痿 《中国中药杂志》(1990,11:55):某男,32岁。1989年4月5日初诊。两年前因夫妻感情不和而离异,本年初再婚,始发阴茎萎弱,虽时有性欲萌动,而阴茎弛纵难举,曾多方求医,多服补肾壮阳之品,均无满意疗效。终日情绪郁闷,烦躁易怒,常感胁痛口苦,小便短涩。诊见舌质淡红,苔薄黄,脉弦数。此系肝胆湿热,瘀阻肾气。拟龙胆泻肝汤加减:龙胆草20g,栀子15g,黄芩15g,柴胡15g,泽泻15g,木通10g,当归15g,牛膝15g,路路通15g,甘草12g。3剂,水煎服。药后脉症均见好转,阴茎偶能勃起,但举而不坚,持续时间较短,仍不能同房。药已中病,守上方易龙胆草为15g,加石菖蒲10g,巴戟天15g,又进5剂,诸症悉除,阴茎勃起坚硬,性生活完全恢复。

按语:本例阳痿发病与情绪有密切关系,临床表现为肝热之证,说明阳痿的发病与肝的疏泄失调密切相关,故治阳痿,不可囿于“肾虚”。疏泄失司,郁而不达,更兼湿热之邪循经下注,阻遏肾气,遂致宗筋弛纵,不能作强,此乃本案阳痿之病因病机。故其治当以龙胆泻肝汤加减以清泄肝热,加牛膝、路路通以养血活血通络,其效卓著。

7. 盗汗 《四川中医》(1990,2:33):某男,59岁,1988年5月30日初诊。患者盗汗1月余,曾服当归六黄汤之类药物无效。现症见:夜寐全身汗出如浴,醒则汗止,口苦,烦躁不安,小便黄少,舌红,苔黄腻,脉弦滑。此乃湿热蕴积,熏蒸肝胆。治以清肝泻热,化湿和营。方以龙胆泻肝汤加减:龙胆草、柴胡、生地各10g,泽泻、当归、栀子、黄芩各12g,木通、车前子各15g,龙骨、牡蛎各18g,甘草6g。服1剂后汗出减少,3剂后诸症减轻,守上方再进2剂,病告痊愈。5个月后随访,未再复发。

按语:该例盗汗为湿热蕴积熏蒸肝胆,热蒸津液外泄所致,故用龙胆泻肝汤加减清肝泻热,化湿和营而取效。

8. 咯血 《江西中医药》(1995,2:37):某男,50岁,1987年9月14日入院。患者有支气管扩张病史3年,5天前出现咳嗽咯痰,今日咳嗽阵作,咯鲜血2次,量约250ml,胸胁胀痛,心烦口苦,溲黄,大便干结。查体:双肺呼吸音粗糙,右中肺可闻及局限性啰音。心率100次/分,律齐无杂音。诊见舌红,苔薄黄,脉弦数。化验血常规:Hb 10g/L,WBC 10×10^9/L,N 79%,L 21%。X线胸片示支气管扩张。证属咯血,乃肝火犯肺,肺络受损。治当泻肝清肺,凉血止血。方以龙胆泻肝汤加减:龙胆草、黑栀子、黄芩、柴胡、白及、炒侧柏叶各10g,代赭石30g(先煎),生地、车前子、桑白皮、仙鹤草各15g,生大黄粉5g(冲服),三七粉3g(冲服)。日1剂。服药2剂,咯血大减,仅痰中带血,余症亦减轻。遂随证加减服药12剂,诸症悉除,继以养阴润肺为法调理5天出院。

9. 腿缝肿痛 《得心集医案》:胡墉生,初起寒热交作,次日右胯腿缝肿胀,状如腰子,痛闷难忍,有疑痈毒,延外科治,疡医云须用药烂开,内服解毒之剂。墉生母子惶惑,不敢用伊敷药,惟服其败毒之方,是夜彻痛非常。次早邀视,余晓以横痃之疾,乃酒醉入房,忍精不泄之因,以致精血凝结,夹有肝经郁火而成,决非毒也。授以龙胆泻肝汤,加山甲、桃仁、肉桂,连服数剂乃消。此症淹缠日久，用药外敷，不为解散，内结必成鱼口便毒矣。

按语：案 8 之咯血，系肝火犯肺，血络受损引起，用龙胆泻肝汤清泻肝火，辅以止血药，标本兼治，故有卓效。案 9 之腿缝肿痛，属精血凝结，夹肝经郁火而成，故服龙胆泻肝汤加活血破坚之品。

【临床报道】

一、内科

1. 甲状腺功能亢进　本方加减治疗甲状腺功能亢进 18 例，除有典型临床症状、体征外，均经实验室检查^{131}I、T_3、T_4 高于正常，并见口苦，目胀痛，急躁易怒，苔黄，脉弦，证属肝火旺盛。经治疗 6 例症状消失，^{131}I、T_3、T_4 测定恢复正常而获临床治愈；11 例症状明显减轻或消失，甲状腺功能检查好转但未恢复正常；仅 1 例无效[1]。

2. 急性白血病　龙胆泻肝汤加减治疗急性白血病早期有肝胆湿热表现者 26 例，经骨髓穿刺确诊，其中急粒 12 例，急淋 10 例，治疗以本方为主，配合间歇化疗，结果获完全缓解者 14 例，部分缓解者 10 例，总缓解率为 92.3%，有 2 例急粒患者未获缓解，存活期中位数为 385 天，存活 1 年以下者 6 例，1 年以上者 13 例(59.1%)，2 年以上者 3 例(13.6%)[2]。

3. 失眠　龙胆泻肝汤治疗顽固性失眠 52 例，其中辨证属肝郁化火者 34 例，痰热内扰者 18 例。药用：龙胆草 30g，黄芩 12g，栀子 15g，泽泻 15g，木通 12g，车前子 30g，当归 10g，生地 12g，柴胡 12g，生龙骨 15g，牡蛎 20g，夜交藤 15g，合欢皮 10g。7 天为 1 疗程。胸闷胁胀，善太息，加郁金、香附。结果，治愈(夜间睡眠连续 6 小时以上者)28 例；有效(夜间睡眠改善，能入睡 4～5 小时)20 例；无效 4 例。总有效率 92.31%[3]。另有报道，用龙胆泻肝汤治疗肝火扰心型失眠 56 例，并设对照组 54 例比较。结果：治疗组临床治愈 13 例(23.21%)，显效 21 例(37.50%)，有效 16 例(28.57%)，无效 6 例(10.71%)，总有效率为 89.28%；对照组临床治愈 6 例(11.11%)，显效 12 例(22.22%)，有效 19 例(35.19%)，无效 17 例(31.48%)，总有效率为 68.52%。两组总有效率比较，差异有显著性意义($P<0.05$)[4]。

4. 盗汗　采用龙胆泻肝汤加减治疗盗汗 36 例。全部病例均排除肺结核、风湿病、甲亢等。药用：龙胆草 6g，黄芩 9g，栀子 9g，泽泻 12g，车前子 9g，当归 9g，玄参 9g，生地黄 9g，黄芪 12g，炙甘草 6g。加减：汗出多者，加浮小麦、山茱萸；湿热内蕴而热势不盛者，去黄芩，加滑石、薏苡仁；脾虚纳差者，去黄芩、生地，加白术。结果：治愈 26 例，有效 8 例，无效 2 例。总有效率为 94.4%[5]。

5. 胆汁反流性胃炎　本方为主治疗胆汁反流性胃炎患者 50 例，酸水多者加瓦楞子，灼热痛甚者加白芍、白及，舌红少津苔光剥者加沙参、麦冬，腹胀纳少者加玫瑰花、炒麦芽，大便坚者加生大黄。结果：痊愈 14 例、好转 29 例、无效 7 例[6]。

6. 肝癌发热　采用龙胆泻肝汤加减治疗肝癌发热 52 例。药用：龙胆草 6g，栀子、黄芩、柴胡、生甘草、大黄(后下)各 9g，当归、生地各 12g，半枝莲、白花蛇舌草、二花、菊花、蒲公英、地丁各 30g。高热者，加石膏、知母；黄疸者加茵陈、黄柏；腹水或下肢水肿者加泽泻、木通、车前子；胸闷气短、易发怒者加香附、枳壳、川楝子；胁下积块、坚硬刺痛、舌质紫暗者加桃仁、红花、生牡蛎；心中烦热、口干咽燥者加沙参、麦冬、玉竹；恶心、呕吐者加制半夏、竹茹；纳差者加砂仁、鸡内金。结果：总有效率 76.9%[7]。

7. 急性痛风性关节炎　加味龙胆泻肝汤治疗本病 100 例。药用：龙胆草、栀子、黄芩、生地黄、车前子、泽泻、木通、制乳香、川牛膝、赤芍各 10g，柴胡、当归、全蝎(研粉冲服)、生甘草各 6g，丹参 15g，金银花藤 30g。发热较剧、血象升高明显者加生石膏、生青蒿；胃纳较差或素有胃疾者龙胆草减量，加木香、鸡内金。结果：显效82例，好转18例。服药最短5天，最长9天，平均服药7天。均未出现胃肠道反应及血常规异常等不良反应[8]。

二、妇科

1. 阴道炎　以龙胆泻肝片，4片/次，3次/日，并加服灭滴灵及外用或制霉菌素外用，治疗阴道炎100例，用药7天。结果：治愈90例，有效8例，无效2例，疗效优于单用西药组[9]。

2. 倒经　以本方为基本方，加牛膝以引血下行，加荆芥炭以引血归经；腹痛明显者加白芍。经行前3～5天服药，每个周期服药3剂，共治疗32例。结果：痊愈28例，好转3例，无效1例[10]。

3. 多囊卵巢综合征　本方为主治疗该病20例，药用：龙胆草6～9g，炒黄芩、焦山栀、泽泻、车前子（包）、当归各9g，柴胡6g，木通3g，生甘草1.5～3g，生地黄6～12g，或用龙胆泻肝丸。大便秘结者酌加大黄、芒硝或改用当归龙荟丸。行经期停药或予活血通经药物，连续治疗3个月以上。结果1类（治疗过程中，闭经者出现月经，淋漓出血者血止，经转，并有50%以上的月经周期出现双相基础体温，温差大于0.3℃，后期上升9天以上）8例，占40%；2类（治疗过程中，闭经者出现月经，淋漓出血者血止，基础体温曲线呈双相型的周期少于50%）12例，占60%[11]。

4. 经行头痛　龙胆泻肝汤治疗本病肝火上扰型30例，均经脑电图检查及头颅CT扫描排除器质性病变。药用：龙胆草、当归、柴胡、生甘草各6g，黄芩、栀子、木通、车前子、生地黄、泽泻各10g。如伴脾胃虚弱，加山药、茯苓；气血亏虚加黄芪、枸杞子；气滞血瘀加红花、香附。经前3天开始煎服。结果，治愈12例，显效16例，无效2例。总有效率为93.33%[12]。

5. 先兆子痫　用龙胆泻肝汤加减治疗先兆子痫60例。基本方：龙胆草、栀子、当归、白芍、钩藤、白蒺藜、生地、茯苓、丹皮。脾虚水肿甚者加白术、大腹皮、陈皮健脾利水，血热者加丹皮、白茅根凉血清热。结果，血压正常，自觉症状消失者30例；血压降低到160/110mmHg以下，自觉症状消失28例；血压未降低或反而升高，自觉症状未消失2例，总有效率97%[13]。

三、男科

1. 前列腺炎　本方加味治疗慢性前列腺炎30例，药用龙胆泻肝汤加红花、山甲、丹参、王不留行等。结果：治愈18例，显效8例，好转2例，无效2例[14]。

2. 阳痿　用加味龙胆泻肝汤治疗湿热型阳痿病40例。药用：龙胆草10g，黄芩10g，栀子10g，泽泻8g，木通8g，车前子8g，当归10g，柴胡10g，生地黄10g，蜈蚣2条，甘草3g。结果，治愈6例，显效15例，好转，无效4例。总有效率为90%[15]。

四、儿科

1. 口疮　本方为主治疗小儿口疮，临床表现为局部灼热疼痛，流涎伴淋巴结肿大，头痛发热等。治以加味龙胆泻肝汤：龙胆草2～5g，山栀、黄芩、柴胡、生地、当归、木通、泽泻、竹叶各6～10g，车前子、地榆各12～20g，甘草3～6g，兼表证加薄荷；兼阴虚酌加麦冬、石斛；湿浊重者加藿香、佩兰。治疗211例，99.6%有效，用药最短2天，最长14天，平均3.5天。并优于西药组（贴敷消炎镇痛膏，含服溶菌酶、维生素B_6）[16]。

2. 多发性抽动症　用龙胆泻肝汤为基本方加减治疗本病58例，其中45例曾做脑电图检查，38例正常，7例有轻度非特异性慢波；30例做头颅CT或MRI检查，均未发现异常。

药用：龙胆草4～6g，黄芩、焦山栀、洋泻、柴胡、生地、白芍各10g，钩藤6～10g，全蝎1～2g，生甘草3～6g。加减：发作期肝胃热盛者重用清肝药并酌加人中白、杭菊花、生龙牡；便干者加用枳壳；便秘者酌加大黄；病情缓解后则酌情减少清肝药的药味或用量，并选加鲜石斛、麦冬、山萸肉、当归等。治疗以1个月为1疗程，病情基本控制后再续服杞菊地黄丸3个月。结果：1个疗程痊愈15例，2个疗程痊愈16例；1个疗程显效12例；2个疗程有效14例，无效1例。总有效率为98.27%[17]。

五、眼科

1. 化脓性角膜溃疡　本方加减治疗该病48例。加减方法：前房积脓，溃疡面大，尿赤便秘等，加大黄、玄明粉、蒲公英、连翘、皂角刺；前房积脓多或结膜囊及溃疡面分泌物呈黄绿色，或细菌培养为绿脓杆菌，或溃疡进展迅猛而痛甚者，加千里光、生石膏、天花粉、银花、夏枯草、刘寄奴；服药后肝胆热毒症状减轻后去玄明粉、生石膏、木通、栀子、天花粉，加青葙子、密蒙花、木贼草、蝉蜕等以明目退翳；年老体虚或久服本方自觉体倦乏力，面色无华，脉沉而缓者，加黄芪、党参、枸杞子。待病情好转后，配合1%阿托品，抗生素眼药水滴眼，维生素类口服，热敷患眼。结果治愈35例，好转8例，无效3例，恶化2例，总有效率89.5%[18]。

2. 卡他性角膜炎　本方为主治疗该病50例，目痒加防风、谷精草、刺蒺藜；白睛充血者加桑白皮。结果全部治愈，其中服药3剂痊愈12例，4～7剂痊愈19例，8～10剂治愈19例[19]。

3. 病毒性角膜炎　分三层论治，采用银翘荆防汤（银花、连翘、荆芥、防风等）治疗浅表型；龙胆泻肝汤（龙胆草、黄芩、栀子、大黄等）治疗中层型；银翘蓝根汤（银花、连翘、板蓝根、黄连、生石膏、大黄、玄明粉等）治疗深层型。共治82例130只眼，结果治愈76例121只眼，好转4例7只眼，无效2例2只眼[20]。

4. 虹膜睫状体炎　本方加减治疗急慢性虹膜睫状体炎30例，配以1%阿托品散瞳及0.5%可的松眼药水滴眼，经2周至3个月的治疗。结果治愈25例，显效4例，好转1例[21]。

六、皮肤科

1. 结节性痒疮　以本方加防风、红花等治疗该病17例，水煎内服，局部外擦10%硫磺软膏，每日2次。结果痊愈16例，无效1例，总有效率达94%[22]。

2. 脂溢性皮炎　本方加减治疗该病50例，红斑较盛者加防风、荆芥；继发性感染加银花、菊花；痒甚者加苦参、白鲜皮；皮损局限于下半身者加牛膝、黄柏。结果总有效率达82%[23]。

3. 带状疱疹　102例带状疱疹患者随机分为两组，治疗组51例内服龙胆泻肝汤加减治疗，对照组51例给予抗病毒、补液等抗感染治疗。治疗组药用：薏苡仁30g，龙胆草、生地黄、车前子各15g，黄芩、赤芍、当归各12g，栀子、柴胡、紫草各10g，甘草6g。加减：发于头面者加菊花、石决明，颈部者加葛根，眼部者加草决明，胸胁者加郁金，上肢者加桑枝、桂枝，下肢者加牛膝、木瓜；带状疱疹消退后，加黄芪；仍有局部刺痛或色素沉着者，加丹参、桃仁、地龙、白芷。结果：治疗组有效率100.0%，对照组有效率73.5%，两组总有效率比较差异有显著性（$P<0.01$）[21]。

4. 白塞病　以本方为主，气虚加黄芪、党参，肝肾阴虚加女贞子、旱莲草，痒剧者加苦参、白鲜皮，大便秘结者加大黄，湿重者加苍术，治疗白塞病21例，经治后眼、皮肤、口腔黏膜、肛门、生殖器等处溃疡均有好转，结果18例痊愈，2例好转，1例无效[25]。

5. 扁平疣　采用龙胆泻肝汤治疗扁平疣72例。药用：龙胆草15g，黄芩15g，栀子15g，泽泻 15g，木通 12g，车前子 15g，当归 15g，生地 15g，柴胡 15g，甘草 10g。加减：肝气郁结型重用柴胡、栀子，加郁金；痰热壅盛型加昆布、海藻，热盛者加大青叶、菊花；血瘀者加丹参、赤芍、三棱、莪术；肝阳上亢者加牡蛎、磁石、珍珠母。结果：治愈 68 例，好转 2 例，未愈 2 例，总有效率 97.2%[26]。

【实验研究】

1. 对机体免疫功能的影响　实验表明，龙胆泻肝汤可显著增强实验动物腹腔巨噬细胞对异物的吞噬能力，提高其吞噬百分率，龙胆泻肝汤还可使小鼠胸腺显著增重，促进淋巴细胞转化，对小鼠的绵羊红细胞抗体生成，对初次免疫有抑制作用，而对再次免疫反应则呈显著的增强效果，从而显示似一种对特异性体液免疫的调整效应[27]。

2. 利尿　有关实验表明，龙胆泻肝汤有显著的利尿作用，可使尿量显著增加，而对钠、钾的排泄则无显著的影响。对麻醉猫有显著的降压作用，且剂量越大，作用越强。还能扩张离体兔耳血管，增加灌流滴数[28]。

3. 对消化系统的影响　龙胆草为苦味健胃剂，能刺激胃液分泌。实验证明龙胆泻肝汤可使豚鼠离体回肠张力降低，收缩幅度变小，能显著抑制小鼠肠道推进功能，减慢肠内容物的推进速度[28]。

4. 抗炎、抗过敏及抑菌抗感染　龙胆泻肝汤煎剂单提液能抑制小鼠毛细血管的通透性，对大鼠蛋清性足肿胀也有明显的抑制作用，该单提液及煎剂对大鼠皮肤被动过敏反应有显著的抑制作用；煎剂能保护蛋清所致豚鼠过敏性休克、死亡的作用也很显著；牛津杯法抑菌实验结果显示龙胆泻肝汤煎液及单提液对乙型链球菌有一定的抑制作用[29]。

5. 对大鼠肾毒性的研究　观察龙胆泻肝汤对大鼠肾毒性的影响，取大鼠 30 只，随机分为给药组和对照组。各组相应处理后观察大鼠第 1，2，3，4 周末 24 小时尿蛋白定量(MTP)、MTP 与尿肌酐(Cr)比值、血尿素氮(BUN)、血肌酐(Cr)及肾皮质丙二醛(MDA)含量，肾皮质超氧化物歧化酶(SOD)活性等指标。通过光镜、电镜观察大鼠肾小球、肾小管结构的改变。结果：灌服龙胆泻肝汤的大鼠，在给药后 1～3 周内尿蛋白明显上升，MTP，MTP/尿 Cr 与对照组比 $P<0.01$；血 BUN 与对照组相比，$P<0.05$；血 Cr、肾皮质 MDA、肾皮质 SOD 与对照组相比，$P>0.05$。光镜检验显示：2 组各有一处局灶性间质性肾炎，其余各肾脏组织学结构均未见异常。电镜检查显示：灌服龙胆泻肝汤样本均见基底膜有节段增厚外凸，但未见沉积物。部分样本见足突小部分融合，肾小管上皮未见异常，少数小管腔内可见脱落细胞。提示该方对大鼠肾功能有一定损伤[30]。另有报道，观察配伍不同剂量关木通的龙胆泻肝汤给药不同时间的大鼠肾功能和组织形态学变化，结果：龙胆泻肝汤中配伍小剂量关木通(1.5g/kg)连续用药 12 周，未见肾功能明显损伤；配伍中剂量关木通(3g/kg)连续用药 12 周，肾近曲小管上皮细胞出现轻微损害；大剂量的关木通(6g/kg)连续用药 4 周即出现明显的肾损伤，且随着给药时间的延长，损伤程度逐渐加重；病理观察到肾损伤的部位主要为足皮髓交界处的近曲肾小管。说明龙胆泻肝汤的肾毒性与其关木通配伍用量和服药时间相关，龙胆泻肝汤中配伍小量关木通在较短时间内具有相对安全性，而大剂量使用关木通可引起肾损害[31]。

参考文献

[1] 陈如泉．龙胆泻肝汤加减运用 83 例临床报道[J]．科研通讯・龙胆泻肝汤研究专辑，1983，(2)：1-2.

[2] 周国雄．龙胆泻肝汤加减治疗急性白血病26例临床观察[J]. 中医杂志，1980，21(4)：36-38.

[3] 荆红波．龙胆泻肝汤治疗失眠52例[J]. 实用中医内科杂志，2007，21(5)：54-55.

[4] 袁运硕．龙胆泻肝汤治疗肝火扰心型失眠56例[J]. 辽宁中医药大学学报，2008，10(8)：107-108.

[5] 牛玉凤，赫芬兰．龙胆泻肝汤加减治疗盗汗36例[J]. 湖北中医杂志，2006，28(8)：38.

[6] 朱征．龙胆泻肝汤治疗胆汁返流性胃炎50例[J]. 甘肃中医学院学报，2003，20(1)：34-35.

[7] 王佩，王羽．龙胆泻肝汤加减治疗肝癌发热52例[J]. 四川中医，2003，21(9)：49.

[8] 张勇．加味龙胆泻肝汤治疗急性痛风关节炎100例[J]. 中国中医急症，2006，15(12)：1409.

[9] 朱丽清，杨玉娜．龙胆泻肝片合西药治疗阴道炎100例[J]. 福建中医药，1994，(3)：9-10.

[10] 乔艾乐．龙胆泻肝汤治疗倒经32例[J]. 浙江中医杂志，1990，(4)：157.

[11] 王祖倩，施令仪，王大增．龙胆泻肝汤治疗多囊卵巢综合征[J]. 上海中医药杂志，1982，(12)：16-17.

[12] 杨准叶．龙胆泻肝汤治疗经行头痛30例[J]. 河南中医，2003，23(12)：58.

[13] 田玉梅．龙胆泻肝汤加减治疗先兆子痫60例临床观察[J]. 山西中医学院学报，2004，5(1)：9.

[14] 刘佰平．加味龙胆泻肝汤治疗慢性前列腺炎30例[J]. 辽宁中医杂志，1991，(6)：32.

[15] 谭万顺．加味龙胆泻肝汤治疗湿热弄阳痿病40例[J]. 云南中医中药杂志，2008，29(2)：62.

[16] 陈性双，肖承国．龙胆泻肝汤治疗小儿口疮211例[J]. 陕西中医，1991，12(8)：354.

[17] 倪晓红．龙胆泻肝汤加减治疗小儿多发性抽动症58例[J]. 中国中医药科技，2007，14(2)：67.

[18] 刘兰香，唐宝丰．中西医结合治疗化脓性角膜溃疡48例[J]. 中国中医眼科杂志，1992，(4)：8-10.

[19] 余永鑫．龙胆泻肝汤加减治疗卡他性角膜炎50例[J]. 北京中医，1993，(1)：49.

[20] 张明亮．病毒性角膜炎分层论治82例[J]. 陕西中医，1994，15(6)：252.

[21] 徐惠．龙胆泻肝汤加减治疗虹膜睫状体炎30例[J]. 内蒙古中医药，1994，(1)：14.

[22] 刘汉平．龙胆泻肝汤治疗结节性疥疮17例[J]. 陕西中医，1992，13(10)：459.

[23] 刘文淳．龙胆泻肝汤治疗脂溢性皮炎50例报告[J]. 中医杂志，1985，26(4)：26.

[24] 王培东．龙胆泻肝汤加减治疗带状疱疹51例临床观察[J]. 河南中医，2008，28(9)：85.

[25] 谭定全．龙胆泻肝汤治疗白塞氏病21例[J]. 浙江中医杂志，1988，23(5)：220.

[26] 杨光宏．龙胆泻肝汤治疗扁平疣72例疗效观察[J]. 云南中医中药杂志，2007，28(1)：21.

[27] 吴贺算，高玉军，李秋华．龙胆泻肝汤的免疫作用[J]. 中成药研究，1984，(2)：21-22.

[28] 王喜云，潭大琦，吴焕才．龙胆泻肝汤的药理作用[J]. 中药药理与临床，1985，(创刊号)：17.

[29] 谭毓治，胡因铭，赵诗云，等．龙胆泻肝汤的药理作用的研究[J]. 中药药理与临床，1991，(1)：5-7.

[30] 方青，詹小萍，莫剑翎，等．龙胆泻肝汤对大鼠肾毒性的实验研究[J]. 中国中药杂志，2004，29(8)：785-788.

[31] 张娜，谢鸣．龙胆泻肝汤对大鼠肾毒性的观察[J]. 中国中药杂志，2006，31(10)：836-839.

泻　青　丸

（《小儿药证直诀》卷下）

【异名】凉肝丸（《世医得效方》卷11）、泻肝丸（《普济方》卷362）。

【组成】当归去芦头，切，焙，秤　龙脑焙，秤　川芎　山栀子仁　川大黄湿纸裹煨　羌活　防风去芦头，切，焙，秤　各等分。

【用法】上为末。炼蜜为丸，如芡实大。每服半丸至一丸，煎竹叶汤同砂糖温水送下。

【功用】清肝泻火。

【主治】肝经郁火证。目赤肿痛，烦躁易怒，不能安卧，尿赤便秘，脉洪实，以及小儿急惊，热盛抽搐等。

【病机分析】本方证乃肝经郁火所致。肝开窍于目，肝火上炎，则目赤肿痛；火热内郁，扰乱心神，则见烦躁易怒，不能安卧；火郁于肝，热结津伤，故大便秘结，小便赤涩；肝主筋，肝经郁火，经脉拘急，故见小儿急惊及抽搐。脉洪实亦为火热内盛之象。

【配伍意义】本方证乃肝经郁火所致，故治当清肝泻火。方中龙胆草大苦大寒，归经于肝，直泻肝火，用为君药。大黄、栀子助龙胆草泻肝胆实火，导热下行，从二便分消，用为臣药。肝火郁结，木失条达，羌活、防风取其辛散，符合《素问·脏气法时论》"肝欲散，急食辛以散之"之意，且羌、防能祛风邪，散肝火，能畅遂肝木条达上升之性，乃"火郁发之"之意；竹叶清热除烦，引热从小便而出，当归、川芎养肝血以防火热伤及肝血，使泻肝而不致伤肝，俱为佐药。蜂蜜、砂糖调和诸药，同为使药。诸药合用，共奏清肝泻火，养肝散郁之效。

本方的配伍特点是：以清泻肝火为主，辅以升散之品，以散郁火，清中有疏，寓升于降，泻火而不凉遏，升散而不助火，更佐以养血之品，可使泻肝而不伤肝，相辅相成，故为泻肝之良方。

【类方比较】本方与龙胆泻肝汤均有清肝泻火之力，主治肝经实火之证。但龙胆泻肝汤泻火之力较强，而且能清热利湿，用于治疗肝经实火上炎或肝胆湿热下注，为苦寒直折之方；泻清丸泻火之力较弱，但兼能疏散肝经郁火，用于治疗肝经郁火，为火郁发散之剂。

【临床运用】

1. 证治要点　本方乃清肝泻火之剂，主治肝经郁火证。以目赤肿痛，烦躁易怒，不能安卧，尿赤便秘，脉洪实为证治要点。

2. 本方现代常用治全眼球炎、血管神经性头痛、高血压头痛、带状疱疹、失眠、儿童高热惊厥等辨证属于肝经郁火证者。

【使用注意】脾胃虚弱者，不宜使用本方。

【源流发展】本方为钱乙所制，载于《小儿药证直诀》卷下，原治小儿惊风，"肝热搐搦，脉洪实。"后世医家不断扩大本方的应用范围，例如，《素问病机气宜保命集》卷3用于中风自汗，昏冒发热，不恶寒，不能安卧，此是风热烦躁。《张氏医通》卷14用于肝经实热，大便不通，肠风便血，阴汗臊臭。《医方集解·泻火之剂》则以之治疗肝火郁热，不能安卧，多惊多怒，筋痿不起，目赤肿痛。现代一般多宗《医方集解》之说，以本方主治肝经郁火证。

以钱氏泻青丸化裁而成的方剂，主要有以下4首：其一，《明医指掌》卷10同名方，即本方加生地、琥珀、天竺黄而成，兼可凉血化痰镇惊，治疗肝热惊风，目窜或暴赤，抽搐。其二，《丹台玉案》卷3同名方，即本方加柴胡、白芍，兼可疏肝柔肝，治疗肝经发热。其三，《症因脉治》卷11泻青汤，即本方去大黄、竹叶，加黄芩，改丸为汤，有清肝胆风热之效，治疗肝火头痛，恼怒即发，痛引胁下。其四，《片玉痘疹》卷3泻青散，即本方去大黄、竹叶，加滑石、甘草、灯心，改丸为煮散，治疗痘疮心肝两经之火甚，服辰砂导赤散后惊不退者。

【疑难阐释】关于本方中龙脑为何物　一说为龙胆草，一说为冰片。考宋以后方书所载泻青丸，均用龙胆草，惟用澄之本作龙脑，但从龙脑下有一"焙"字分析，龙胆草为草本植物药，可以焙用；而龙脑为冰片之异名，乃樟树之脂加工而成，入药可研而不可焙。又如《小儿药证直诀笺正》曰："此方本是仲阳自制，而诸书引用极多，龙脑皆作龙胆草。惟周刻此本独作龙脑。按龙胆大寒……清肝之力，胜于龙脑，药虽异而理可通，但此是树脂熬炼而成，已是精华，气味皆厚，与其他草木之质不同，故入药分两，无不轻用，即仲阳此书诸方，凡用龙脑，比较他药，不过十分之一，独此方与诸药等分。"可见，龙脑的"脑"字乃为"胆"字传抄之讹。

用本方者，当以龙胆草为宜。

【方论选录】

1. 吴昆："中风发热，不能安卧者，此方主之。肝主风，少阳胆则其府也。少阳之经行乎两胁，风热相干，故不能安卧。此方名曰泻青，泻肝胆也。龙胆草味苦而厚，故入厥阴而泻肝；少阳火实者，头角必痛，故佐以川芎；少阳火郁者，必生烦躁，故佐以栀子；肝者将军之官，风淫火炽，势不容易以治，故又夺以大黄。用当归者，培养乎血，而不使其为风热所燥也。复用乎羌活、防风者，二物皆升散之品，此火郁发之、木郁达之之意。乃上下分消其风热，皆所以泻之也。"(《医方考》卷1)

2. 汪昂："此足厥阴、少阳药也。肝者将军之官，风淫火炽，不易平也。龙胆、大黄，苦寒味厚，沉阴下行，直入厥阴而散泻之，所以抑其怒而折之使下也。羌活气雄，防风善散，故能搜肝风而散肝火，所以从其性而升之于上也。少阳火郁多烦躁，栀子能散三焦郁火，而使邪热从小便下行。少阳火实多头痛目赤，川芎能上行头目而逐风邪。且川芎、当归乃血分之药，能养肝血而润肝燥，又皆血中气药，辛能散而温能和，兼以培之也。一泻、一散、一补，同为平肝之剂，故曰泻青。惟肝常有余，散之即所以补之，以木喜条达故也。"(《医方集解·泻火之剂》)

3. 吴谦，等："龙胆草直入肝经，以泻其火，佐栀子、大黄，使其所泻之火，从大小便而出，是治火之标也。肝主风，风能生火，治肝不治风，非其治也，故用羌活、防风散肝之风，即所以散肝之火，是治火之本也。肝之情欲散，故用川芎之辛以散之；肝之质喜滋，故用当归之濡以润之，是于泻肝之中，寓有养肝之意。泻肝者，泻肝之病也；养肝者，悦肝之神也。"(《医宗金鉴·删补名医方论》卷4)

【评议】泻青丸为清肝泻火之剂，集清、泻、散、补于一方。吴昆认为本方主治"中风发热，不能安卧"，泻青者，泻肝胆也，分析方中诸药，实为上下分消其风热。汪昂阐明方中龙胆、大黄沉阴下行，入厥阴而散泻肝胆，使邪热从小便下行；羌、防搜肝风散肝火，从其性而升于上；方中除川芎、当归养肝血、润肝燥为补外，另从肝的生理特点出发，阐明"散之即所以补之"的道理是"木喜条达"。吴谦认为龙胆、栀子、大黄泻火，使火热从二便而解，是治火之标，羌、防散肝之火，是治火之本，因为"治肝不治风，其非治也"，并认为本方的特点是"泻肝之中，寓有养肝之意。泻肝者，泻肝之病也；养肝者，悦肝之神也"，所论十分精辟。

【验案举例】

1. 惊风　《续名医类案》卷29：罗田令治朱女，未周岁，病惊风。万(指万蜜斋)用泻青丸，服之而搐转甚，盖喉间有痰，药末颇粗，为顽痰裹住，黏滞不行之故。乃煎作汤，用薄棉纸滤去滓，一服而愈。

按语：肝经热甚，发为惊风，投泻青丸，理当奏效，然"服之而搐转甚"。罗氏认为系剂型不当所致，乃改为煎剂，一服而愈。说明临症用方，不仅要审证准确，而且要灵活运用方剂的剂型。

2. 发热　《续名医类案》卷29：万密斋治黄学仪子，病热不退，其父治之已八日不效。全叩之，曰：日夜发热，小便赤，大便难；再叩药，曰：先与胃苓丸，今与镇惊丸。全曰：不效宜矣。其父曰：汝能已此病乎？全对曰：此名风热，乃肝病，宜用泻青丸，热即退矣。黄氏相招，即令全往如法治之，五日而愈。

按语：本案发热既属肝经风热，用胃苓丸、镇惊丸，药证不合，自当无效。泻青丸清疏肝经风热，故能治之而愈。

3. 巅顶痛　《浙江中医杂志》(1983,6:274):某女,36 岁。痛从头发,沿眉中上巅,痛剧则欲呕,已 10 余年。平日抑郁寡欢,大便常干结,口苦,耳鸣耳聋。据述因大怒而得,后遇情志刺激则举发。舌质红,苔黄腻,脉弦紧。证属肝火上炎,巅顶受灼。治宜清肝泻火为主。方用龙胆草、制大黄、柴胡、当归、川芎、防风、羌活、石菖蒲各 6g,栀子、牛膝各 9g,磁石 15g,木通 5g。5 剂后痼疾若失,原方掺入养血柔肝之品,以善其后。

按语:古人谓高巅之上,惟风可到,肝火夹风上煽,亦可导致此患,以疼痛呈阵发性加剧,并有耳聋、口苦、便结、舌红、脉弦等症为辨,方以泻青丸直泻肝火,加牛膝、木通导火下行,柴胡疏畅气机,菖蒲、磁石交通心肾。

4. 带状疱疹　《新中医》(1995,6:49):某男,50 岁。患者 10 天前因旅途劳累,出汗受风后感右侧胸胁肌肤针刺样疼痛,继之发红色丘疹,丘疹外围很快发展成黄豆大小水疱。经外科诊断为带状疱疹,住院治疗,经肌内注射聚肌胞、维生素 B_{12} 针,口服病毒灵,维生素 B_1 和维生素 C 片等药无效。后邀中医会诊,诊见:右胸胁皮肤有 17cm×9cm 黄豆般大小水疱群,疱疹基底呈红色,排列成带束状,疼痛如针刺,时有呻吟,伴夜卧不安,口干不欲饮,小便黄,舌苔黄腻,脉滑数。证属肝经湿热,浸淫肌肤,外感风毒之邪,内外合邪,损伤营血。治宜清泻肝胆湿热,泻火解毒,祛风除湿,活血止痛。方用泻青丸加味:当归、川芎、羌活、防风各 9g,龙胆草、山栀子、重楼各 15g,土茯苓 30g,大黄、甘草各 6g。并忌食辛辣、鱼腥之物,服药 3 剂后疹见结痂,但仍感疼痛,再用原方又进 8 剂,诸恙悉除。

按语:此证系心肝火盛,湿热内蕴,外感风毒之邪,内外合邪,浸淫肌肤,损伤营血所致。方用龙胆草、土茯苓清利湿热,羌活、防风疏风散邪,栀子、大黄、重楼、甘草清热泻火解毒,当归、川芎活血止痛。诸药合用,切中病机。

【临床报道】

1. 高血压病　用泻青丸治疗高血压病 64 例,其中,Ⅰ期者 23 例,Ⅱ期者 28 例,Ⅲ期者 13 例;合并高血压性心脏病者 21 例,其中心衰者 4 例,合并脑血管病者 4 例,合并肾脏改变者 5 例。中医辨证属肝火上炎,治宜清肝泻火,拟泻青丸加减治疗。药用:当归 20g,川芎 15g,栀子 15g,大黄 7g,羌活 15g,防风 10g,龙胆草 20g,并随症加减。结果:所有患者临床症状治疗后有明显改善($P<0.01$);治疗前后的血压亦有明显下降($P<0.01$);疗效以Ⅰ期高血压为佳,Ⅱ期次之,Ⅲ期患者疗效较差[1]。

2. 小儿发热　本方加减:羌活、川芎、防风各 3～6g,大黄 4～6g,栀子 10～12g,龙胆草 10g。若扁桃体肿大,加蚤休或青黛。治疗小儿发热 62 例,病程最短半天,最长 7 天。结果:62 例中,1 天半以内退热者占 73.1%[2]。

3. 单纯疱疹性角膜炎　泻青丸加减治疗本病 50 例,并与西药治疗 30 例进行对照观察。治疗组 50 例共 61 只眼,其中双眼 11 例,单眼 39 例;病程最短 2 天,最长 17 天。诱发因素有明显感冒史 8 例,过度疲劳 6 例,不明原因 36 例。对照组 30 例共 34 只眼,其中双眼 3 例共 6 只眼,单眼 28 例 28 只眼;病程最短 6 天,最长 16 天,平均 8 天。诱发因素:有明显感冒史 5 例,过度疲劳 10 例,不明原因 15 例。治疗组以泻青丸(汤)为主。药用:龙胆草、山栀、连翘、赤芍各 15g,大黄(酒制)、羌活、防风、川芎、木贼各 10g,甘草 6g。对照组以 0.5% 吗啉胍滴眼液,每小时 1 次,球结膜下注射聚肌胞 0.5mg,每日 1 次。2 周为 1 疗程,观察 4 个疗程。结果:治疗组治愈 57 只眼,好转 3 只眼,无效 1 只眼。总有效率 98.36%。治愈时间最短 13 天,最长 47 天,平均 31 天。对照组治愈 22 只眼,好转 8 只眼,无效 4 只眼,有效率为 88.23%。治愈时间最短 11 天,最长 53 天,平均为 33 天。两组总有效率有显著性差异($P<0.05$)[3]。

【实验研究】泻青丸的制备及质量控制　处方：龙胆草、青黛、焦栀子、大黄(酒炙)、羌活、防风、川芎。制备：方中各药混合烘干后，粉碎，过80目筛，将药粉搅拌均匀，用117℃炼蜜趁热与之混合均匀，每100g药加136～154g炼蜜，制丸。采用薄层层析法对制剂中青黛、大黄进行鉴别。结果，在薄层色谱中能检验出青黛、大黄。说明泻青丸工艺简单，设计合理，质控方法简便，稳定性好[4]。

【附方】当归龙荟丸(原名龙脑丸，《黄帝素问宣明论方》卷4)　当归　龙胆草　栀子　黄连　黄柏　黄芩各一两(各30g)　芦荟　青黛　大黄各半两(各15g)　木香一分(4.5g)　麝香半钱(1.5g)　上为末，炼蜜为丸，如小豆大，小儿如麻子大。生姜汤下，每服二十丸。功用：清泻肝胆实火。主治：肝胆实火证。头晕目眩，神志不宁，谵语发狂，或大便秘结，小便赤涩。

本方为肝胆实火证而设。方中龙胆草大苦大寒，专泻肝胆实火。栀子泻三焦而导热从小便而解，大黄、芦荟通腑泻热，引热从大便而出，助龙胆草泻肝之力，使邪有出路。黄芩、黄连、黄柏、青黛泻火解毒。更用木香行气散结，麝香开窍醒神。当归养血补肝，以防诸苦寒性燥之药损伤阴血。诸药合用，共清肝胆之实火。

本方首见于《黄帝素问宣明论方》卷4(千顷堂本)，名龙脑丸，此书四库全书本作"当归龙胆丸"。《丹溪心法》卷4始名当归龙荟丸，遂成通行方名。

泻青丸、当归龙荟丸同为泻肝胆实火之剂，其不同点在于：泻青丸泻肝火，兼能疏散肝胆郁火，宜于肝火内郁证；当归龙荟丸的组成为大苦大寒之药为主，着重于泻实火，使之从二便分消，用于治疗肝经实火证，若非实火上盛之证，不可孟浪用之。

参考文献

[1] 赵秀琴，赵惠君，孙毅．泻青丸治疗高血压病64例临床观察[J]．黑龙江中医药，1996，(1)：15-16.

[2] 曾桂芳．泻青丸治疗小儿发热62例[J]．四川中医，1987，5(7)：47.

[3] 刘书勤．泻青丸治疗单纯疱疹性角膜炎50例[J]．陕西中医，2005，26(5)：481.

[4] 李连萍．泻青丸的制备及质量控制[J]．天津中医学院学报，2005，24(3)：131-132.

左　金　丸

(《丹溪心法》卷1)

【异名】回令丸(《丹溪心法》卷1)、萸连丸(《医学入门》卷7)、茱连丸(《医方集解·泻火之剂》)、左金丸(《张氏医通》卷16)、二味左金丸(《全国中成药处方集》天津方)。

【组成】黄连六两(180g)　吴茱萸一两(30g)

【用法】上药为末。水丸或蒸饼为丸，白汤下五十丸(6g)。

【功用】清泻肝火，降逆止呕。

【主治】肝火犯胃证。症见胁肋疼痛，嘈杂吞酸，呕吐口苦，舌红苔黄，脉弦数。

【病机分析】本方证是由于肝气郁于本经，郁而化火，肝火犯胃而成。厥阴经气不畅，则见胁肋疼痛；肝火犯胃而胃失和降，故嘈杂吞酸，甚则上逆而见呕吐；肝火循经上炎，故见口苦。舌红苔黄，脉弦数皆为肝经郁火之象。关于本方证的病机和症状特点，汪昂在《医方集解》中精辟地概括为"肝火燥盛，左胁作痛，吞酸吐酸"，此即本方辨证论治的主要依据。

【配伍意义】本方为肝经火旺，横逆犯胃而设，故其治法为清肝泻火，降逆止呕。《素问·至真要大论》说："诸逆冲上，皆属于火"；"诸呕吐酸，暴注下迫，皆属于热"。凡与"火"、"热"有关的上冲呕吐酸水等，泻火降逆是必用之法。方中重用黄连，因其味苦性寒，一者清泻心火以泻肝火，所谓"实则泻其子"，肝火得清，自不横逆犯胃；二者清胃火，胃火降则其气自降，标本兼顾，一举两得，对肝火犯胃之呕吐吞酸尤为适宜，故用之为君。纯用苦寒又恐郁结不开，故又少佐辛热疏利之吴茱萸，取其下气之用，可助黄连和胃降逆；其性辛热，开郁力强，反佐于大剂寒凉药中，非但不会助热，且使肝气条达，郁结得开；又能制黄连之苦寒，使泻火而无凉遏之弊。合而成方，共成清泻肝火，降逆止呕之功。

本方的配伍特点为辛开苦降，寒热并投，泻火而不凉遏，温通而不助热，即所谓"相反相成"，使肝火得清，胃气得降，则诸证自愈。

关于本方的命名，吴昆曰："左金者，黄连泻去心火而肺金无畏，得以行金令于左以平肝，故曰左金"(《医方考》卷 2)。

【临床运用】

1. 证治要点　本方主治肝火犯胃，以呕吐吞酸，胁痛口苦，舌红苔黄，脉弦数为证治要点。

2. 加减法　吞酸重者，加乌贼骨、煅瓦楞以制酸止痛；胁肋疼甚者，可合金铃子散，以加强行气止痛之功。

3. 本方现代常用于胃炎、食管炎、胃溃疡等属肝火犯胃证者。

【使用注意】

1. 本方黄连与吴茱萸用量比例为 6∶1。

2. 吐酸属胃虚寒者，本方忌用。

【源流发展】本方为元代医家朱震亨所创，出自《丹溪心法》卷 1，用于治疗肝火胁痛。追溯其源，早在北宋初《太平圣惠方》卷 59 已载由吴茱萸二两，黄连二两组成的茱萸丸，治疗水泻不止。北宋末《圣济总录》卷 34 由黄连一两、吴茱萸半两组成的甘露散，治疗暑气；同书卷 165 由黄连一两、吴茱萸半两组成的茱萸丸，治疗产后赤白痢疾日久，脐腹冷疼。以上三方均早于左金丸。朱氏可能受到这些方剂的影响，将黄连与吴茱萸的比例定为六比一，从而创制了本方。自左金丸问世后，即为历代医家广为沿用，在有关医籍的记载中，方名也屡有变更，例如，《医学入门》卷 16 名之左金丸等。

以本方为基础加减衍化而成的方剂则有如下数方：《保婴撮要》卷 10 四味茱连丸，由吴茱萸、黄连、神曲、荷叶各等分组成，治疗腹胀噫气吞酸，食不能化；此方《证治准绳·幼科》卷 3 又名四味萸连丸。《医学入门》卷 7 四味萸连丸由黄连、吴萸、桃仁、陈皮、半夏组成，治疗痰火夹瘀，吞酸。《医学正传》卷 4 连附六一汤，由黄连六钱，附子一钱组成，有清热止痛之功，主治胃脘痛甚，诸药不效。《不知医必要》卷 2 左金汤，由黄连、吴茱萸、陈皮组成，兼可和中，治疗肝火胁痛。以上数方均是对左金丸立法和配伍用药的进一步发展。

【方论选录】

1. 吴昆："左金者，黄连泻去心火，则肺金无畏，得以行金令于左以平肝，故曰左金。吴茱萸气臊味辛性热，故用之以为反佐。此方君一臣一，制小其服者，肝邪未盛也。"(《医方考》卷 2)

2. 汪昂："此足厥阴药也。肝实则作痛，心者肝之子，实则泻其子，故用黄连泻心清火为君，使火不克金，金能制木，则肝平矣。吴茱辛热，能入厥阴，行气解郁，又能引热下行，故以

为反佐，一寒一热，寒者正治，热者从治，故能相济以立功也。”（《医方集解·泻火之剂》）

3. 胡天锡：“此泻肝火之正剂。肝之治有数种：水衰而木无以生，地黄丸乙癸同源是也；土衰而木无以植，参苓甘草剂缓肝培土是也。本经血虚有火，用逍遥散清火；血虚无水，用归脾汤养阴。至于补火之法，亦下同乎肾，而泻火之治，则上类乎心。左金丸独用黄连为君，从实则泻子之法，以直折其上炎之势；吴茱萸从类相求，引热下行，并以辛温开其郁结，惩其扞格，故以为佐。然必本气实而土不虚者，庶可相宜。左金者，木从左而制金也。”（录自《医宗金鉴·删补名医方论》卷4）

4. 费伯雄：“此方之妙，全在苦降辛开，不但治胁痛肝胀，吞酸疝气等症，即以之治时邪霍乱，转筋吐泻，无不神效。”（《医方论》卷4）

5. 秦伯未：“本方主治肝火胁痛，吞酸嘈杂，口苦舌红，脉象弦数。由于黄连入心，吴萸入肝，黄连的用量六倍于吴萸，故方解多作实则泻其子，并以吴萸为反佐药。我认为肝火证很少用温药反佐，黄连和吴萸归经不同，也很难这样解释。从效果研究，以吞酸嘈杂最为明显，其主要作用在于胃。黄连本能苦降和胃，吴萸亦散胃气郁结，类似泻心汤的辛苦合用。故吞酸而兼有痰湿黏涎的，酌加吴萸用量，效果更捷。”（《谦斋医学讲稿》）

【评议】吴昆释其方名为黄连泻心火则肺金无畏，肺可行金令平肝于左，故名左金，并谓此方一君一臣，乃制小其服，用于治疗肝邪未盛。汪昂从五行生克制化规律讨论此方配伍，黄连泻心火，乃实则泻其子，使火不克金，金能制木，故达平肝之目的，并谓黄连苦寒泻火乃“寒者正治”，吴萸辛热行气解郁乃“热者从治”，如此配伍，相济为用。胡天锡总结治肝之法，认为方用黄连以直折上炎之肝火，吴茱萸辛热实为从类相求，引热下行，并可以辛燥开其肝郁，惩其扞格。费伯雄评此方之妙全在苦降辛开。秦伯未则认为肝火证很少用温药反佐，本方用吴萸是因为本方证症结所在，黄连、吴萸合用乃辛苦合用，对吞酸而兼有痰湿黏涎者，酌用吴萸则效果更捷。诸家之论，从不同的角度阐发了本方的配伍意义及证治特点，可供临床参考。

【验案举例】

1. 胃脘痛　《广西中医药》(1989，1：21)：某男，36岁。胃脘胀满攻撑作痛，连及两胁1月余，伴见恶心，吞酸，肠鸣，心烦易怒，口苦而干，舌红苔黄，脉弦数。西医诊为胃肠神经官能症。服西药疗效不佳。中医诊为胃脘痛，证属肝郁化火，横逆犯胃，治以清肝和胃，方以左金丸，1.5g/次，2次/日。经治后疼痛消失，恶心、吞酸缓解，肠鸣减轻。

2. 妊娠恶阻　《湖南中医杂志》(1990，3：14)：某女，25岁。妊娠2月，呕吐较甚，饮食难进，曾服香砂六君子汤2剂，呕吐反剧。刻下症见：频吐酸水或苦水，脘闷胁胀，心烦口苦，舌红苔黄，脉弦滑。证属胎元初结，肝火素旺，冲气上逆，胃失和降。治宜清肝降逆，和胃止呕。方以左金丸加味：黄连4g，吴茱萸1g，苏梗6g，茯苓10g，竹茹30g，服2剂后，仅有时欲呕，能进食少量稀粥，胸闷，口苦，心烦，舌红，苔薄黄，脉小弦而滑。原方加黄芩、当归身各6g以清热安胎，又进3剂，诸症悉除。

3. 胁痛　《湖南中医杂志》(1990，3：14)：某女，34岁。近3日来右侧脘胁隐胀，时剧痛连及肩背，加重1天。经外科诊为急性胆囊炎(单纯型)。诊见身微热，体温38.5℃，胸闷，纳呆，右脘胁胀痛，恶心呕吐，面赤口苦，便秘溲黄，舌红苔黄腻，脉弦滑数。证属肝胆实热，阻遏胁络。治宜疏肝利胆，清热和胃，方以左金丸加味：黄连5g，吴茱萸1g，蒲公英15g，郁金10g，枳实10g，连服3剂，胁痛明显减轻，热除呕止，惟纳食欠佳，予原方加焦三仙各6g以健胃消食，连进4剂，诸症消失。

按语：案1之胃脘痛乃肝郁化火，横逆犯胃所致，故用左金丸清肝和胃，其痛自止。案2恶阻，为胎元初结，加之肝火素旺，横逆犯胃，胃失和降而致，其治自当以清泻肝火，和胃止呕为主，用左金丸加苏梗、竹茹、黄芩等安胎之品，使火清胎安，诸证悉除。案3胁痛，为肝胆实热，气机不畅，胃气不和所致，治宜疏泄肝胆，清热和胃，方以左金丸加蒲公英清热解毒，枳实、郁金疏肝理气而愈。

【临床报道】

1. 慢性胃炎、溃疡病　本方随证加苏梗、佛手、竹茹、陈皮等治疗胆汁反流性胃炎27例，10日为1疗程，3个疗程后，显效10例，有效14例，无效3例，总有效率88.9%[1]。另有以本方加味治疗胃炎吐酸112例，其中高酸性胃炎69例，浅表性胃炎26例，胃溃疡17例。热证加竹茹、青蒿；气虚者加党参、白术；湿阻中焦加苍术、厚朴。结果：治愈98例，显效11例，无效5例，总有效率92.2%[2]。另有报道，用左金丸加味治疗老年胃脘痛50例，其中浅表性胃炎13例，萎缩性胃炎14例，糜烂性胃炎6例，胃溃疡病8例，十二指肠溃疡病9例。结果，临床治愈20例，症状消失，食生冷硬食后，无自觉症状，X线检查无异常所见；显效16例，自觉症状基本消失，X线检查明显好转；有效10例，自觉症状较前明显好转，但多食或食生冷硬食后，仍有不适感，X线检查均有好转；无效4例，自觉症状无明显改善，X线检查未见任何改变[3]。

2. 慢性泄泻　用左金丸加味并变换剂量，治疗本病68例。基本方：川连1g，吴茱萸5g，太子参30g，白术20g，茯苓20g，扁豆花20g，陈皮8g，生苡仁20g，白芍15g。寒偏重者：吴茱萸量加倍，川连减量；热偏重，川连加量，吴茱萸减量；腹胀，腹痛甚者加枳实、元胡；虚偏重太子参改为党参。结果：痊愈40例，显效24例，无效2例。总有效率为96%[4]。

3. 返流性食道炎　用左金丸加味治疗返流性食管炎86例。处方：川黄连12g，炒吴萸3g，炙甘草8g，生白芍15g，玄胡索15g，乌贼骨15g，煅瓦楞15g，炒白术12g，炒枳实12g，焦山楂20g。加减：恶心甚者加竹茹、半夏、旋覆花；吞咽不畅加苏梗、厚朴；大便干结甚者加大黄；病程日久胃阴虚者加沙参、麦冬。结果：经治2月后，痊愈60例，显效21例，无效5例。总有效率94.19%[5]。

【实验研究】

1. 抗溃疡　本方加味能提高阿司匹林、氢氧化钠、盐酸乙醇所致大白鼠胃黏膜损伤的溃疡指数抑制率，有效地减轻大白鼠胃黏膜损伤程度。其保护作用随用药剂量递增，至4g/kg体重时，溃疡指数抑制率达91.18%[6]。

2. 制酸　本方加味能明显抑制大白鼠活体胃灌流模型的基础胃酸分泌，并显示效价与剂量有关，4g/kg剂量时抑制率为83.6%，优于生理盐水空白组和阳性药雷尼替丁组（$P<0.05\sim0.01$）。此外，还抑制五肽胃泌素诱导泌酸，抑制率为53%[7]。

3. 对应激性溃疡大鼠下丘脑室旁核c-fos及HPA轴的调节作用　研究应激性溃疡中枢调节机制及其与丘脑-垂体-肾上腺皮质（HPA）轴间的关系，并观察左金丸的预防作用。结果：①模型组各指标与正常组比较均有显著性差异（P均<0.01）；②左金丸能够显著抑制c-fos、CRH mRNA表达，下调ACTH、CORT，升高胃液pH值，降低IU（P均<0.05）；③雷尼替丁能够显著升高胃液pH值，降低IU（P均<0.01）。说明左金丸通过抑制下丘脑c-fos表达和HPA轴通路启动，有效防治应激性溃疡[8]。

4. 对胃肠功能的影响　研究表明，左金丸总生物碱明显抑制胃液、胃酸、胃泌素分泌和胃蛋白酶活性，增加前列腺素E_2分泌；延长胃排空和番泻叶诱导小鼠排稀便的时间，减少稀便次数。上述作用与等效剂量左金丸的作用类似。提示左金总生物碱可能是左金丸治疗消化道疾病的主要有效成分，能抑制胃肠运动，胃酸分泌及胃蛋白酶活性，且与其调控胃泌素和前列腺素 E_2 分泌有关[9]。

5. 对肿瘤的影响 研究表明：左金丸对移植性 S180 肿瘤的抑瘤率为 50.54%，对小鼠的生命延长率(ILS)为 64.91%。同时左金丸可显著提高小鼠血清 ACP(126.72±11.16)U·100/ml 和 AKP(67.27±13.49)U·100/ml 的活力，且显著降低小鼠血清 CK(20.65±4.28)U/ml，ALD(319.13±53.87)U/L 和 LDH(1029.04±468.56)U/L 的活力，与黄连和吴茱萸单独给药有着显著性差异($P<0.01$)。说明左金丸方中黄连和吴茱萸能产生明显的配伍协同抗肿瘤作用，对血清 5 种肿瘤标志物的影响可能是其抗肿瘤作用的潜在机制[10]。

观察加味左金丸对大鼠胃癌前病变胃黏膜 EGFR、VEGF、C-met、Bcl-2、P53 表达的影响。结果：加味左金丸高、中组 EGFR(25.0%，0 *vs* 100%，$P<0.05$，$P<0.01$)，中、低组 VEGF(12.5%，25.0% *vs* 100%，均 $P<0.05$)、以及高、中、低组 Bcl-2 蛋白(12.5%，0，25.0% *vs* 100%，$P<0.01$ 或 0.05)阳性率与自然恢复组比较差异有统计学意义。与维甲酸组比较差异无统计学意义($P>0.05$)；加味左金丸各组 C-met 蛋白阳性率与自然恢复组、维甲酸组比较差异均无统计学意义($P>0.05$)；各组均未见 P53 表达。说明加味左金丸通过下调 EGFR，VEGF，Bcl-2 蛋白表达而抑制细胞增殖和诱导细胞凋亡，进而发挥治疗大鼠胃癌前病变的作用[11]。

【附方】

1. 戊己丸(原名苦散，《养生必用》，录自《幼幼新书》卷 26) 黄连 吴茱萸 白芍药俱剉如豆，同炒赤 各五两(各 10g) 上为细末，面糊为丸，如梧桐子大。每服 20 丸，浓煎米饮下，空心日三服。功用：疏肝理脾，清热和胃。主治：肝脾不和引起的胃痛吞酸，腹痛泄泻。

左金丸是本方去白芍，再改变黄连与吴茱萸的用量比例而成。本方黄连与吴茱萸等量而用，是清热与开郁并重，配伍白芍意在和里缓急。有疏肝理脾和胃之功，故可用于治疗肝脾不和之胃痛吞酸，腹痛泄泻。

2. 香连丸(《太平惠民和剂局方》卷 6 吴直阁增诸家名方，原名大香连圆) 黄连去芦须二十两(600g)用茱萸十两(300g) 同炒令赤，去茱萸不用 木香不见火四两八钱八分(150g) 上药为细末，醋糊为丸，如梧桐子大。每服二十丸，饭饮吞下。功能：清热化湿，行气止痛。主治：肠胃虚弱，冷热不调，泄泻烦渴，米谷不化，腹胀肠鸣，胸膈痞闷，胁肋胀满。或下痢脓血，里急后重，夜起频并，不思饮食；或小便不利，肢体怠惰，渐即瘦弱。

左金丸、戊己丸、香连丸，同具苦降辛开的配伍方法，不同点在于：左金丸黄连六倍于吴茱萸，重在清肝泻火，和胃降逆，主治胁肋胀痛，呕吐吞酸的肝火犯胃证；戊己丸连、萸等量，即清热与开郁并重，加白芍以和中缓急，主治胃痛吞酸，腹痛泄泻的肝脾(胃)不和证；香连丸连、萸同炒后去吴茱萸，意在清热燥湿为主，加木香以行气止痛，主治湿热痢疾，脓血相兼，腹痛里急后重。

参考文献

[1] 李正，王占明. 加味左金丸治疗胆汁返流性胃炎 27 例[J]. 陕西中医，1995，(7)：316.
[2] 王在武. 左金丸加味治疗吐酸 112 例报道[J]. 贵阳中医学院学报，1994，(3)：40.
[3] 康雁. 左金丸加味治疗老年胃脘痛 50 例疗效观察[J]. 中国医药研究，2004，2(2)：37.
[4] 李建美，李毓仁. 左金丸加味治疗慢性泄泻 68 例[J]. 黑龙江中医药，2006，(1)：12-13.

[5] 窦小玲．左金丸加味汤治疗反流性食管炎 86 例[J]. 现代中医药,2008,28(5):24-25.

[6] 李茹柳,陈蔚文,徐颂芬,等．加味左金丸抗胃黏膜损伤作用的实验研究[J]. 中国医药学报,1993,(1):49.

[7] 陈蔚文,李茹柳,徐颂芬,等．加味左金丸抑制大鼠基础及胃泌素诱导泌酸的作用[J]. 中药新药与临床药理,1994,(1):21-23.

[8] 张红梅,刘晓伟,曲宏达,等．左金丸对应激性溃疡大鼠下丘脑室旁核 c-fos 及 HPA 轴的调节作用[J]. 中国中西医结合急救杂志,2004,11(5):276-280.

[9] 沈祥春,张贵林,任光友．左金丸总生物碱对胃肠功能的影响[J]. 中药药理与临床,2006,22(6):34-36.

[10] 王晓娜,周琴,韩旭,等．左金丸抗瘤作用及对 S180 荷瘤小鼠血清肿瘤标志物的影响[J]. 中国中药杂志,2008,33(19):2230-2234.

[11] 胡运莲,姜楠,谭大琦．加味左金丸对大鼠胃癌前病变胃黏膜 EGFR、VEGF、C-met、Bcl-2、P53 表达的影响[J]. 世界华人消化杂志,2006,14(7):650-654.

泻 白 散

(《小儿药证直诀》卷下)

【异名】泻肺散(《小儿药证直诀》卷下)、泻肺汤(《证治准绳·幼科》卷 9)。

【组成】地骨皮　桑白皮炒各一两(各 15g)　甘草炙一钱(3g)

【用法】上药锉散,入粳米一撮,水二小盏,煎七分,食前服。

【功用】清泻肺热,平喘止咳。

【主治】肺热喘咳证。气喘咳嗽,皮肤蒸热,日晡尤甚,舌红苔黄,脉细数。

【病机分析】肺主气,其气宜清肃下降,则一身之气顺行。若肺有伏火郁热,则肺气壅实,气逆不降而发为喘咳,甚则气急。肺合皮毛,肺中伏火郁蒸,故见皮肤蒸热。伏热伤于阴分,故其发热以日晡为甚。舌红、脉细数,皆肺热阴伤之征。

【配伍意义】本方为肺有伏火郁热而设。肺热喘咳,治当清泄肺热,平喘止咳。方中桑白皮甘寒入肺,清肺热泻肺气而平喘咳,凡肺中"实邪郁遏,肺窍不得通畅,借此渗之散之,以利肺气"(《药品化义》卷 6)。桑白皮气薄质液,不燥不刚,虽泻肺而不伤肺,用为君药。地骨皮甘淡而寒,归肺、肾经,助君药泻肺中伏火,且有养阴之功。《本草备要》卷 2 曰:"地骨皮能退内潮,人所知也,能退外潮,人实不知。病或风寒散而未尽,作潮往来,非柴、葛所能治,用地骨皮走表又走里之药,消其浮游之邪,服之未有不愈者",君臣相合,清泻肺火,以复肺气之肃降。炙甘草、粳米养胃和中以培土生金,扶正祛邪,且藉其甘缓之性,既可使君臣清热之力缓留于上,又可使其泻肺之力缓行于下,用为佐使。四药合用,共奏泻肺清热,止咳平喘之功。

本方配伍特点在于其既不是清透肺中实热以治标,也不是滋阴润肺以治本,而是清泻肺中伏火以消郁热,乃针对小儿"稚阴"素质,兼顾肺为娇脏而立法用药。方取桑白皮、地骨皮较为平和之品,而避芩、连之苦燥伤阴,且有粳米、甘草养胃益肺,使金清气肃,以平喘咳,有标本兼顾之妙。

【临床运用】

1. 证治要点　本方为肺热喘咳证设。临床以喘咳气急,皮肤蒸热,舌红苔黄,脉细数为证治要点。

2. 加减法　肺经热重,加黄芩、知母等以增强清泄肺热之效;燥热咳嗽者,可加瓜蒌皮、川贝母等润肺止咳。

3. 本方现代常用于治疗小儿麻疹初期、肺炎或支气管炎等辨证属肺中伏火郁热者。

【使用注意】由外感风寒引起的喘咳,或虚寒性咳嗽,不宜使用本方。

【源流发展】本方出自《小儿药证直诀》卷下。原治小儿肺盛,气急喘咳。后世医家根据本方清泻肺热,平喘止咳之功,其临床应用范围又有所扩展。例如,《斑论萃英》用于治疗肺热目黄,口不吮乳,喘嗽。《保婴撮要》卷13用于治疗肺经有热生疮。《医方集解·泻火之剂》用于治疗肺火,皮肤蒸热,洒淅寒热,日晡尤甚,喘嗽气急。

在本方基础上,加减药味而衍化的同名异方较多。例如,南宋·严用和《济生方》卷2方,即本方去粳米,加桔梗、半夏、瓜蒌子、升麻、杏仁、生姜而成,兼可化痰宽胸润肠,治疗肺脏实热,心胸壅闷,咳嗽烦喘,大便不利。元·朱震亨《脉因证治》卷中方,即本方去粳米,加青皮、五味、茯苓、参、杏仁、半夏、桔梗、生姜,治疗阴气在下,阳气在上,咳喘呕逆。明·陶华《痈疽验方》方,为本方去粳米,加贝母、紫菀、桔梗、当归、瓜蒌仁、生姜而成,主治肺痈。万全《幼科发挥》卷4方,即本方去粳米,加桔梗、陈皮,治疗小儿肺热证。芮经《杏苑生春》卷3方,系本方去粳米,加麦冬,则兼可养阴清热,治疗肺热证。孙文胤《丹台玉案》卷3方,在上方的基础上再加五味子、天冬、贝母,治疗肺经发热。清·秦景明《症因脉治》卷3方,乃本方去粳米,加荆芥穗、防风、柴胡、葛根,兼可疏风解表,治疗外感嗽血,表邪外束,身发寒热,咳嗽带血者;同卷同名方,为本方去粳米,加干葛、石膏而成,其清泄伏热之功较佳,治疗外感嗽血,热邪内伏者。张璐《张氏医通》卷13方,即本方加竹叶而成,治疗肺热咳嗽,手足心热。张琰《种痘新书》卷12方,即本方去粳米,加淡竹叶、灯心、马兜铃而成,治疗麻疹咳嗽。沈金鳌《杂病源流犀烛》卷1方,即本方加人参、茯苓、知母、黄芩,治疗晨嗽。王清源《医方简义》卷2方,即本方加知母而成,治疗肺火喘咳者。以上诸方均进一步发展了钱氏泻白散的立法配伍用药及其适应证,同时也充分说明钱氏泻白散对后世医家影响之深远。

【疑难阐释】

1. 关于本方君药　本方以桑白皮为君,是因本方证为肺中伏火郁热,致肺气壅盛,肺失宣肃。用桑白皮清泻肺热而利肺气,使肺气宣降有序。且《医宗金鉴·删补名医方论》卷4曰桑白皮"质液而味辛,液以润燥,辛以泻肺"。可见,桑白皮不仅可以清泻肺热,平喘止咳,而善治肺中伏火,肺气壅盛,而且质润不燥,泻肺气而不伤娇脏,尤适于小儿稚阴之体,故用为君药。

2. 关于本方证的病机　钱氏曰本方主治"小儿肺盛",《医方集解·泻火之剂》用本方治疗"肺火",其临床表现一般有"皮肤蒸热,洒淅恶寒,日晡尤甚,喘嗽气急"等。本方证喘嗽是肺热而肺气上逆所致,与闭郁咳喘,气急鼻煽的壅塞痰阻有轻重之别,本方证的病机特点在于肺热不著,阴伤亦轻。

3. 关于本方是否宜于兼外感者　吴瑭认为泻白散不可用于咳喘兼有外感者,且对本方颇多微词。其于《温病条辨》卷6"泻白散不可妄用论"中曰:"历来注此方者,只言其功,不知其弊……此方治热病后与小儿痘后,外感已尽真元不得归原,咳嗽上气,身虚热者,甚良;若兼一毫外感,即不可用。如风寒、风温正盛之时,而用桑白皮、地骨皮,或于别方中加桑白皮,或加地骨皮,如油入面,锢结而不可解矣。"吴氏之说虽有一定道理,但也不必过分拘泥。本方主治肺热喘咳证,若兼外感,只要随证加减,亦可使用。例如,《症因脉治》卷3同名方,即本方去粳米,加荆芥穗、防风、柴胡、葛根,以发汗解表,治疗外感嗽血,表邪外束,身发寒热,咳嗽带血者;《医宗金鉴》卷41云本方加减法:"若无汗,是为寒遏肺火,加麻黄、杏仁发之"。

说明肺热兼外感，本方并非绝对禁忌；只要随证加减，灵活变通，自有良效。

【方论选录】

1. 吴昆："肺火为患，喘满气急者，此方主之。肺苦气上逆，故喘满；上焦有火，故气急。此丹溪所谓'气有余便是火'也。桑白皮味甘而辛，甘能固元气之不足，辛能泻肺气之有余；佐以地骨皮之泻肾者，实则泻其子也；佐以甘草之健脾者，虚则补其母也。此云虚实者，正气虚而邪气实也。又曰：地骨皮之轻，可使入肺；生甘草之平，可使泻气，故名以泻白。白，肺之色也。"(《医方考》卷 2)

2. 汪昂："此手太阴药也。桑白皮甘益元气之不足，辛泻肺气之有余，除痰止嗽；地骨皮寒泻肺中之伏火，淡泄肝肾之虚热，凉血退蒸；甘草泻火而益脾，粳米清肺而补胃，并能泻热从小便出。肺主西方，故曰泻白。"(《医方集解・泻火之剂》)

3. 季楚重：君以桑白皮，质液而味辛，液以润燥，辛以泻肺。臣以地骨皮，质轻而性寒，轻以去实，寒以胜热。甘草生用泻火，佐桑白皮、地骨皮泻肺实，使金清气肃而喘嗽可平，较之黄芩、知母苦寒伤胃者远矣。夫火热伤气，救肺之治有三：实热伤肺，用白虎汤以治其标；虚火刑金，用生脉散以治其本；若夫正气不伤，郁火又甚，则泻白散之清肺调中，标本兼治，又补二方之不及也。"(录自《医宗金鉴・删补名医方论》卷四)

4. 费伯雄："肺金有火，则清肃之令不能下行，故洒淅寒热，而咳嗽喘急。泻肺火而补脾胃，则又顾母法也。若加黄连，反失立方之旨。"(《医方论》卷 4)

5. 张山雷："此为肺火郁结，窒塞不降，上气喘急之良方。桑白皮、地骨皮，清泄郁热，润肺之燥，以复其顺降之常。惟内热上扰，燥渴舌绛者为宜。若外感寒邪，抑遏肺气，鼻塞流涕，咳嗽不爽，法宜疏泄外风，开展肺闭者，误用是方，清凉抑降，则更增其壅矣。"(《小儿药证直诀笺正》)

【评议】钱氏制此方"治小儿肺盛，气急喘嗽"，吴昆提出本证乃肺火为患，肺气上逆而喘满，上焦有火而气急，方中桑白皮味甘而辛，甘能固元气之不足，辛能泻肺气之有余，地骨皮泻肾为泻其子；汪昂认为本方乃"手太阴药也"，并以此为中心，分析方剂的配伍意义；季楚重强调火热伤肺的治疗当分清其标本而分别治之，并认为本方为标本兼顾之法；费伯雄针对有人认为本方泻肺应加黄连的看法，认为加苦寒之黄连，"反失立方之旨"；张山雷评价该方为治"肺火郁结，窒塞不降，上气喘急之良方"，并告诫外感寒邪，抑遏肺气，鼻塞流涕，咳嗽不爽者勿用此方。各家所论，均有可取之处，读者当择善而从。

【验案举例】

1. 荨麻疹 《安徽中医学院学报》(1986，1:33)：某女，49 岁。患荨麻疹 6 年余，时发时止，屡经中西药物治疗，其效不佳，患者为病所苦，心烦急躁，夜难入睡，曾诊为顽固性荨麻疹。此次发病乃因迁居新房，室内潮湿，数日发病，瘙痒难忍，尤以四肢为重，其疹搔之随手增大，遇热加剧，得冷稍减，冬轻夏重，反复两年有余，皮疹遍及全身，唇厚如肿，触摸疹块处有灼热感，舌质红，苔薄黄，脉浮数。以风热夹湿论治。拟方：桑白皮、地骨皮各 30g，甘草、苦参各 10g，蝉衣 20g，捣碎。水煎服，相继服药 12 剂而疹消。为巩固疗效，将前方碾为细末，每次 6g，每日 2 次，连服 2 月，至今 7 年未发。

2. 单纯疱疹《江西中医药》(1990，6:35)：某女，26 岁。发热、咳嗽 3 天后，鼻孔及口角皮肤黏膜交界处起群集小水疱，灼痒 1 天。诊见皮疹为针头大小水疱，密集成群，周围红晕，疱液澄清，两侧颌下淋巴结轻度肿大，测体温 38.5℃，舌红，苔薄黄，脉浮数。诊断：单纯疱疹，此系外感风热之毒客于肺胃两经，蕴蒸皮肤而生。治宜泻肺清热，解毒消疹。方以泻白散加减：桑白皮、大青叶、板蓝根、银花各15g，地骨皮、黄芩各10g，甘草5g，水煎服，3剂病愈。

按语：荨麻疹中医多以瘾疹名之，案1之发病始因外受湿邪，后于盛夏乘凉复感风热之邪，湿热相搏而引起。从"肺合皮毛"之理，"以皮行皮"之意，用本方清肺泻火，复加祛风除湿之苦参及疏散风热之蝉衣，药力尤宏，故可收效。案2之单纯疱疹，从"肺合皮毛"立论，针对基本病机"肺经有热"，而投本方加减，故获良效。

3. 疱疹性结膜炎　《云南中医学院学报》(1994，4：41)：刘某，28岁。自觉右眼涩痛微痒2天。检查：双眼视力正常，右眼大眦部的白睛表层可见3个粟粒样疱疹，并见赤脉围绕，黑睛透明，左眼未见异常，舌红苔黄，脉浮。诊断：疱疹性结膜炎。证属热客肺经。方以泻白散加谷精草、蝉蜕、木贼等，服药4剂而愈。

4. 咳嗽　《谢铁庐医案》：杨协胜之女，寒热咳嗽，腹痛泄泻。医者未知痛一阵泻一阵属火之例，木强反克之理，妄用消耗之剂，渐至面浮气促，食减羸瘦，又误用芪、术之药，潮热愈重，痛泻愈多，延绵两月，众谓童痨难愈。乞诊于余，先与戊己丸作汤，两剂痛泻顿止，继以泻白散合生脉汤，两剂潮嗽皆安。

按语：白睛为风轮属肺，热客肺经，故见案3之白睛疱疹，治以泻白散清泻肺热而收效。肺与大肠相表里，肺热则大肠亦不安，故发为案4之咳嗽与腹痛泄泻并见，泻肺清热为治病之本。

【临床报道】

1. 小儿咳嗽　本方合茅根汤治疗43例小儿咳嗽，药物组成：桑白皮6g，地骨皮8g，杏仁5g，黄芩4g，白茅根10g，莱菔子10g，瓜蒌仁3g，前胡6g，胆南星3g，生甘草3g。3剂为1疗程。结果：痊愈40例，占93%；好转2例，占5%；无效1例，占2%；总有效率为98%。服药最短2天，最长4天[1]。小儿上呼吸道感染热退后咳嗽在临床上颇为常见，采用泻白散治疗该病35例。处方：桑白皮10g，地骨皮10g，生甘草5g，粳米(可用食用大米代)一汤勺。加水100ml，煎至50ml，取汁。再煎1次，两次药液混合，1天分5～6次均匀服下，3天为1个疗程。服药期间停用一切抗生素及其他药物。另外35例为对照组，给予口服复方甘草合剂，按不同年龄，不同剂量，按时服下。两组均治疗2个疗程。结果，治疗2个疗程后，治疗组治愈12例，显效10例，有效10例，无效3例，总有效率为91.4%。对照组治愈6例，显效7例，有效13例，无效9例，总有效率为81.3%[2]。

2. 小儿咳嗽变异型哮喘　应用泻白散加味治疗本病64例，并与应用酮替芬、茶碱缓释片治疗56例进行对照观察。治疗组予泻白散加味。药用：生黄芪15g，桑白皮20g，地骨皮15g，黄芩10g，葶苈子10g，赤芍药20g，蝉蜕10g，薄荷6g，地龙10g。加减：痰多加莱菔子、苏子；内热甚加生石膏；大便干加生大黄。10日为1疗程，1疗程后统计疗效。对照组予酮替芬和茶碱缓释片，连用10日。结果，治疗组64例，显效36例，占56.3%；有效26例，占40.6%；无效2例，占3.1%。总有效率96.9%。对照组56例，显效21例，占37.5%；有效27例，占48.2%；无效8例，占14.3%。总有效率85.7%。两组总有效率比较有显著性差异($P<0.01$)，治疗组疗效优于对照组[3]。

3. 小儿肺炎　泻白散加减治疗小儿肺炎50例。药用：桑白皮9g，地骨皮9g，甘草3g，桔梗6g，杏仁9g，黄芩6g，茯苓10g，薄荷3g，陈皮6g，枳壳6g。如秉赋薄弱加黄芪、防风、细辛；里热亢盛加生石膏、葛根、知母、前胡。痰多气逆加法半夏。气阴两伤加党参、麦冬。结果，49例临床治愈，另1例治疗3天以后体温仍高，经使用抗生素临床治愈[4]。

4. 小儿多汗症 本方加减治疗小儿多汗症 183 例,口渴喜饮者加麦冬、芦根;干咳者加百合、贝母;汗出较甚,形体消瘦者加浮小麦、阿胶。结果:服药 2 剂而愈 97 例,占 53%,3 剂而愈 68 例,占 37.15%,4 例而愈 18 例,占 9.83%,总有效率 98%以上[5]。

5. 感染性胸膜炎 运用加味泻白散治疗本病 50 例。肺部 X 线片示:肋膈角见少许黏连 12 例,肋膈角变钝或消失 34 例,胸腔中等量积液 3 例,大量积液 1 例。处方:桑白皮 15g,地骨皮 15g,黄芩 12g,瓜蒌 15g,桔梗 10g,葶苈子 15g,苡米 30g,元胡 12g,桃仁 10g,红花 6g,甘草 3g。并随证加减。结果:显效 33 例,好转 15 例,无效 2 例,总有效率为 96%[6]。

6. 肺癌合并感染后咳嗽 将 62 例本病患者随机分成两组,治疗组 32 例应用泻白散加味治疗,对照组 30 例应用复方甘草合剂、磷酸可待因。结果:治疗组与对照组总有效率分别为 81.2%、60.0%($P<0.01$);治疗组与对照组咳嗽明显改善天数(天,$\bar{x}\pm s$,下同)分别为(5.6 ± 2.4)天、(8.9 ± 1.1)天($P<0.01$)。说明泻白散加味对提高患者的生活质量及延长生存期具有一定意义[7]。

【附方】葶苈大枣泻肺汤(《金匮要略》) 葶苈子熬令色黄,捣丸如弹子大(9g) 大枣十二枚(4 枚) 上药先以水三升煮枣,取二升,去枣,内葶苈,煮取一升,顿服。功用:泻肺行水,下气平喘。主治:痰涎壅盛,咳喘胸满。

方中葶苈子苦寒,祛痰平喘,有泻下逐痰之功,治实证有捷效。恐葶苈药性猛烈而伤正气,佐以大枣,甘温安中而缓和药性,使泻不伤正。两药合用,而奏泻肺行水,下气平喘之功效。

本方与泻白散均有泻肺作用,但泻白散是泻肺中伏火,本方是泻肺中痰水。泻白散所治之咳喘,是由肺中伏火郁热而致,咳痰量少,且苔必黄燥,脉细数;本方所治咳喘,则因痰浊壅滞于肺而致,咳痰量多稠浊,胸膈满闷,苔腻,脉滑。

参考文献

[1] 曾小勇. 加味泻白散合茅根汤治疗小儿咳嗽(附 43 例临床疗效观察)[J]. 江西中医药,1994,(2):41.

[2] 刘凤琴,刘凤麒. 泻白散治疗小儿热退后咳嗽 35 例疗效观察[J]. 天津中医药,2008,25(1):80.

[3] 孙彦敏,白占青,侯静宇. 泻白散加味治疗小儿咳嗽变异性哮喘 120 例疗效观察[J]. 河北中医,2006,28(7):534.

[4] 张继岚. 泻白散治疗小儿肺炎 50 例[J]. 实用中医内科杂志,1999,13(1):31.

[5] 黎远征. 泻白散加味治疗小儿多汗症 183 例[J]. 黑龙江中医药,1988,(4):19.

[6] 林俊辉. 加味泻白散治疗感染性胸膜炎 50 例[J]. 实用中医内科杂志,1996,10(3):12.

[7] 陈强松,欧武,黄伟章. 泻白散加味治疗肺癌并感染后咳嗽 32 例临床观察[J]. 中华实用中西医杂志,2007,20(3):236-237.

苇 茎 汤

(《古今录验》,录自《外台秘要》卷 10)

【组成】剉苇一升(60g) 薏苡仁半升(30g) 桃仁 50 个(9g)去皮尖、两仁者 瓜瓣半升(24g)

【用法】㕮咀。以水二斗,先煮苇令得五升,去滓悉纳诸药,煮取二升,分二次服。

【功用】清肺化痰,逐瘀排脓。

【主治】肺痈。身有微热,咳嗽痰多,甚则咳吐腥臭脓血,胸中隐隐作痛,舌红苔黄腻,脉滑数。

【病机分析】肺痈之病，乃因风热邪毒入肺，痰热内结，内外合邪所致。风热之邪，外袭肺卫，则身有微热，或时时振寒；邪壅于肺，气失清肃，肺气上逆，则发为咳嗽；伤及血络，热毒瘀阻，久不消散，血败肉腐，痈脓破溃，从口而出，因而咳吐腥臭脓血；痰热瘀血，互阻胸中，肺络不通，故见胸中隐隐作痛；舌红苔黄腻，脉滑数，乃痰热内盛之征。

【配伍意义】本方为热毒壅肺，痰瘀互结之肺痈而设。治当清肺化痰，逐瘀排脓。方以苇茎为君，其性甘寒轻浮，善清肺热，《本经逢原》卷2曰："专于利窍，善治肺痈，吐脓血臭痰"，为治肺痈要药。瓜瓣清热化痰，利湿排脓，能清上彻下，肃降肺气，与君药苇茎配合则清肺宣壅，涤痰排脓；薏苡仁甘淡微寒，上清肺热以排脓，下利肠胃以渗湿，同为臣药。桃仁活血逐瘀，且润燥滑肠，与瓜瓣配合，可使痰瘀从大便而解，瘀去则痈消，用为佐药。四药合用，共具清热、排脓、逐瘀之功，对于肺痈脓未成者，服之可使消散；脓已成者，可使痰瘀两化，而痈得痊愈。

【类方比较】本方与泻白散同为治肺热方，均有清泻肺热的作用。但泻白散以桑白皮、地骨皮为主，功在泻肺清热，止嗽平喘，主治肺经郁热咳嗽证。而本方有苇茎、瓜瓣、苡仁、桃仁，功能清肺化痰，逐瘀排脓，主治热毒壅肺，痰瘀互结之肺痈。

【临床运用】

1. 证治要点　本方为治肺痈的有效方剂。不论肺痈其脓将成或已成，均可使用本方。以胸痛，咳嗽，吐腥臭痰或吐脓血，舌红苔黄腻，脉数为证治要点。

2. 加减法　若肺痈未成脓者，加金银花、鱼腥草以增强清热解毒之功；脓已成者，可加桔梗、甘草、贝母以增强化痰排脓之效。

3. 本方现代常用于肺脓肿、肺炎球菌性肺炎、支气管炎、百日咳等辨证属于肺热痰瘀互结者。

【使用注意】本方药物多为滑利之品，并有活血祛瘀作用，故孕妇慎用。

【源流发展】本方的方源，《方剂学》统编5版及6版教材，皆认为出自《备急千金要方》。查《备急千金要方》卷17确载此方，但未有方名。其实，早在北宋林亿等校定《金匮要略方论》时，就将此方称为"《千金》苇茎汤"作为附方收入"肺痿肺痈咳嗽上气病脉证治"篇。可见，认为本方出自《备急千金要方》的观点，由来已久。但是，《外台秘要》卷10"肺痈方"，引《古今录验》亦有苇茎汤。考《备急千金要方》乃唐·孙思邈所著，成书于650年；而《古今录验》则系唐·甄立言(《旧唐书·经籍志》题甄权)所撰，成书于627年。因此，本方的方源应是《外台秘要》卷10引《古今录验》。

《外台秘要》于苇茎汤下注云："仲景《伤寒论》苇叶，切，二升"。提示古本《伤寒论》中原有用苇叶、薏苡仁、瓜瓣、桃仁治疗肺痈的方剂，惜已失传。但《圣济总录》卷50尚载有苇叶汤，该方与苇茎汤相比，除用苇叶而不用苇茎外，余均相同。该方可能来源于古本《伤寒论》，而《古今录验》苇茎汤，则系从古本《伤寒论》苇叶汤衍化而来。本方自制订以来，一直被历代医家视为治疗肺痈之要方。现代方苇茎排脓汤(《医方新解》)，即本方去苡仁，合桔梗汤，再加鱼腥草、银花、柴胡而成，有清泄肺热，解毒排脓之功，治疗肺脓疡、化脓性肺炎、大叶性肺炎、小儿肺炎、急性支气管炎、慢性支气管炎或支气管扩张伴感染等病。

【疑难阐释】

1. 关于本方用于肺痈何期的问题　本方为治疗肺痈之要剂，为历代医家所推崇。冉雪峰谓本方为"肺痈已成已化脓之治法"(《历代名医良方注释》)；王子接认为此方治肺痈，不论脓未成还是脓已成，均可使用(《绛雪园古方选注》卷中)。证之临床，王子接的看法更为切合实际。本方治疗肺痈脓未成者，可使之消散；脓已成者，可使之痰瘀两化，脓液外排，痈渐向愈。

2. 关于本方是否属于吐剂的问题 本方药后原有“当有所见吐脓血”之语，故部分医家认为本方是吐剂。例如，王子接曰：“是方也，推作者之意，病在膈上，越之使吐也。盖肺痈由于气血混一，营卫不分……因势涌越，诚为先着。”（《绛雪园古方选注》卷中）徐彬亦云：“清结热而吐其败浊，所谓在上者越之耳。”（《金匮要略论注》卷7）苇茎汤为吐剂乎？观本方并无一味涌吐药，其药后出现吐脓血，乃因本方常用于肺痈成脓期，症必吐脓；又因本方有清肺化痰，活血逐瘀之功，药后能促进肺痈排脓，故患者可出现大量咳吐脓血痰。这种情况与外痈切开排脓相类似。可见，所谓本方“越之使吐”，是一种随文衍义之说。

3. 关于苇茎 苇茎是何物？有两种说法。其一认为是禾本科植物芦苇的茎，即芦茎；其二则认为是芦苇的根茎，即芦根。持第一观点的代表，有王子接和张璐。王子接曰：“苇，芦之大者；茎，干也”（《绛雪园古方选注》卷中）。张璐则曰：“苇茎专通肺胃结气，能使热毒从小便泄去，以其中空善达诸窍。用茎而不用根，本乎天者，亲上也”（《千金方衍义》卷7）。持第二种观点者有张锡纯。其曰：“释者谓苇用茎不用根，而愚则以为不然。根居水底，是以其性凉而善升，患大头瘟者，愚常用之为引经要药，是其上升之力可至脑部，而况于肺乎？且其性凉能清肺热，中空能理肺气，而又味甘多液，更善滋阴养肺，则用根实胜于茎明矣”（《医学衷中参西录》上册）。

考《备急千金要方》和《外台秘要》，苇茎与芦根之分是很清楚的。例如，《备急千金要方》卷2无名方，以芦根、知母、青竹茹和粳米组成，治妊娠头痛壮热，心烦呕吐，不下食；《千金翼方》卷22用芦根、地榆、五加皮组成，名芦根汤，治乳石发动；《外台秘要》卷6引《救急方》芦根汤，由生芦根、生姜、橘皮组成，治霍乱腹痛吐痢。因此，王子接和张璐谓苇是芦茎，合乎本方原用药情况。至于张锡纯谓苇茎当用芦根，则纯属医理上的推论，并无文献依据。现代临床用苇茎汤，一般习用芦根而罕用芦茎。那么，芦根的作用是否要好于芦茎？还是芦茎好于芦根？抑或两者的作用相当？这些问题只有通过临床药理研究或动物实验才能弄清。但是，苇茎汤原方用的是芦茎，则是要明确的。

4. 关于瓜瓣 瓜瓣究用何瓜之瓣（子）？有三种说法。第一，王士雄认为是冬瓜子，谓“瓜瓣即冬瓜子，冬瓜子依于瓤内，瓤易溃烂，子能不浥，则其于腐败之中自全生气，即善于气血凝聚之中全人生气，故善治腹内诸痈，而涤脓血浊痰也”（《温热经纬》卷5）。第二，张璐认为是甜瓜瓣，谓“甜瓜瓣专于开痰，《别录》治腹内结聚，破溃脓血，善逐垢腻，而不伤伐正气，为肠胃内痈要药”（《千金方衍义》卷17）。第三，王子接认为是丝瓜瓣，谓“其瓜瓣当用丝瓜者良。时珍曰丝瓜经络贯穿，房隔联属，能通人脉络脏腑，消肿化痰，治诸血病，与桃仁有相须之理”（《绛雪园古方选注》卷中）。

查《中华本草》精选本，冬瓜子出《新修本草》，其异名有：白瓜子（《神农本草经》），瓜子、瓜瓣（《金匮要略》），冬瓜仁（《名医别录》）；甜瓜子出《开宝本草》，其异名有甘瓜子（《名医别录》），甜瓜仁、甜瓜瓣（《本经逢原》）。可见，瓜瓣之冬瓜子和甜瓜子两说，以冬瓜子说较为确凿。丝瓜在我国的栽培历史，据《本草纲目》卷28记载：“丝瓜，唐、宋以前无闻，今南北皆有之，以为常蔬。”丝瓜子，至明代才作药用，盖丝瓜子首载于姚可成《食物本草》，而此书乃明代万历年间的作品。这说明初唐时所用的瓜瓣（子），不可能是丝瓜子。

【方论选录】

1. 徐彬：“此治肺痈之阳剂也。盖咳而有微热，是邪在阳分也。烦满则夹湿也。至胸中甲错，是内之形体为病。故甲错独见于胸中，乃胸上之气血两病也。故以苇茎之轻浮而甘寒者，解阳分之气热，桃仁泻血分之络热，薏苡下肺中之湿，瓜瓣清结热而吐其败浊，所谓在上者越之耳。”（《金匮要略论注》卷7）

2. 张璐：“薏苡下气利水，《本经》治筋急拘挛，不可屈伸，能清脾湿，祛肺热。所以虚劳咳嗽、肺痿、肺痈虚火上乘者，皆取以为下引之味。但性专利水，津气受伤者服之，每致燥渴，不若取其根一味捣汁，热饮三合，连饮三五次，不拘痈之已溃未溃，服之最捷。甜瓜瓣专于开痰，《别录》治腹内结聚，破溃脓血，善逐垢腻，而不伤伐正气，为肠胃内痈要药。桃仁治瘀血内闭，性专下走而无上逆之虞。苇茎专通肺胃结气，能使热毒从小便泄去，以其中空善达诸窍。用茎而不用根，本乎天者亲上也。”（《千金方衍义》卷17）

3. 王子接：“苇，芦之大者；茎，干也。是方也，推作者之意，病在膈上，越之使吐也。盖肺痈由于气血混一，营卫不分，以二味凉其气，二味行其血，分清营卫之气，因势涌越，诚为先着。其瓜瓣当用丝瓜者良。时珍曰：丝瓜经络贯穿，房隔联属，能通人脉络脏腑，消肿化痰，治诸血病，与桃仁有相须之理。薏苡下气，苇茎上升，一升一降，激而行其气血，则肉之未败者，不致成脓，痈之已溃者，能令吐出矣。今时用嫩苇根，性寒涤热，冬瓜瓣性急趋下，合之二仁，变成润下之方，借以治肺痈，其义颇善。”（《绛雪园古方选注》卷中）

4. 张秉成：“痈者壅也，犹土地之壅而不通也。是以肺痈之证，皆由痰血火邪互结肺中，久而成脓所致。桃仁、甜瓜子，皆润降之品，一则行其瘀，一则化其浊。苇茎退热而清上，苡仁除湿而下行。方虽平淡，其散结通瘀、化痰除热之力，实无所遗。以病在上焦，不欲以重浊之药伤其下也。”（《成方便读》卷4）

5. 冉雪峰：“查此方排脓消肿，活血解毒，和气和血，半清半调，故前贤称为急不伤峻，缓不伤怠。善治肺痈已成，正血平妥之要方也。苇茎凉而不滞，清而能透，稀释酷厉，缓和毒素；佐苡仁，则清而兼调，佐瓜瓣，则清而兼泄，而苡仁、瓜瓣，又均具除湿消肿作用，相得益彰；加桃仁，则由血已化之脓，或脓中已败之血，均可一扫而清。未溃者痈头已溃，已溃者痈脓易出，此为肺痈已成已化脓治法。增附颇有价值。方中无解毒药，而可解毒，方中无化气药，而可通气。上葶苈大枣泻肺汤，系用于将化脓之际。本方系用于已化脓之时，而将化未化，二方可分用，亦可合用。”（《历代名医良方注释》）

【评议】徐彬谓本方是“治肺痈之阳剂也”，因为“咳而有微热，是邪在阳分也……苇茎之轻浮而甘寒者，解阳分之气热”，故称“阳剂”。张璐认为方中“苡仁性专利水，津气受伤者服之，每致燥渴，不若取其根一味捣汁……不拘痈之已溃未溃，服之最捷”，言之有理，可资临床借鉴。王子接介绍清代“用嫩苇根，性寒涤热，冬瓜瓣性急趋下，合之二仁，变成润下之方，借以治肺痈，其义颇善”。张秉成指出本方“方虽平淡，其散结通瘀，化痰除热之力，实无所遗。以病在上焦，不欲以重浊之药伤其下也”，颇有见地。冉雪峰关于本方与葶苈大枣泻肺汤的鉴别比较，亦颇有参考价值。至于本方是否为吐剂？用于肺痈何期？方中苇茎与瓜瓣当用何药？有关以上问题的诸家看法及评议，请参见“疑难阐释”项。

【验案举例】

1. 肺痈　《黑龙江中医药》(1985,6:6)：某男，45岁，教师。患者恶寒发热，头痛身倦，喉痒咳嗽10余天，舌质红，苔薄白，脉浮数，按风热犯肺施治而投清热祛风，宣肺解表之剂。服药3剂，恶寒虽止，余症有增无减。胸部疼痛，咳吐腥臭脓痰，舌苔黄，脉滑数。X线胸透示肺脓疡。证属中医肺痈范畴，为热毒犯肺，瘀结而成，以《千金》苇茎汤加味：苇茎20g，冬瓜仁20g，桃仁9g，贝母15g，黄芩10g，薏苡仁20g，鱼腥草15g。水煎服，日2次。服药3剂，发热、胸痛明显减轻，仍咳痰不爽，守上方加桔梗 10g。前后进药 20 剂，诸证悉除。

2. 鼻渊 《四川中医》(1995,6:49)：某女，30 岁。鼻塞不通 10 余日，流黄脓涕，嗅觉减退，头沉头痛。西医认为上颌窦炎，但抗生素治疗无效。察其双上颌窦区有压痛，鼻黏膜充血，双下鼻甲肿大，双中鼻道有脓涕，舌红，苔黄。证为风热邪毒，袭表犯肺，治拟清热解毒，逐痰排脓。处方：苇茎 15g，桃仁、薏仁、冬瓜子、苍耳子、辛夷花(包煎)、路路通、忍冬藤各 10g，连翘、蒲公英各 15g，白芷 3g，每日 1 剂，水煎服，连服 12 剂而愈。

按语：案 1 肺痈因热毒犯肺，瘀结而成，投苇茎汤加味，使月余之疾，得以痊愈。案 2 鼻渊乃外邪侵袭鼻窍，病程日久迁延不愈，以致气血壅塞，痰、脓、湿浊及瘀血内生而成，故依肺开窍于鼻，肺之液为涕的理论，用逐瘀排脓、化痰除湿、散结通窍之苇茎汤加减而收良效。

【临床报道】

一、内科

1. 肺脓肿 本方为主治疗 18 例肺脓肿，根据病情变化酌加或选用其他方药，极少配合使用抗生素，经临床及 X 线等检查，18 例中，痊愈 13 例，好转 4 例，未愈 1 例，平均住院 40.7 天[1]。田氏以本方加减治疗 16 例肺脓肿，组成：苇根 30～60g，冬瓜仁 30g，苡米 15～30g，桃仁 9g，蒲公英 30g，双花 30g，地丁 30g，连翘 15g，黄连 9g，栀子 9g，甘草 3g，口渴加石膏、花粉；吐血加白及、仙鹤草。结果：治愈 13 例，好转 2 例，无效 1 例[2]。

2. 肺炎 本方加银花、连翘为基本方，依病情酌加川贝、桑叶、丝瓜络及麻杏石甘汤，治疗 15 例大吐性肺炎。病情重者每日 2 剂，每 3～4 小时服药 1 次，症状明显好转后改为每日 1 剂。结果全部治愈[3]。许氏用本方治疗 24 例病毒性肺炎，药后咳嗽、咯痰显著减轻，7 例发热患者，平均 2.7 天退热，24 例中 20 例病变完全吸收，3 例部分吸收，1 例无改变[4]。陈氏以本方加减治疗 10 例支原体肺炎，处方：鲜芦根 30g，冬瓜仁、薏苡仁、炒莱菔子、浙贝母各 9g，桃仁、杏仁各 6g，银花、连翘、黛蛤散、鱼腥草各 12g。咳甚加炙冬花、炙紫菀；痰多加全瓜蒌、天竺黄；热不退加生石膏，胸痛加广郁金，同时重用桃仁。结果全部治愈[5]。

3. 慢性阻塞性肺病急性加重期 慢性阻塞性肺疾病急性加重期(AECOPD)患者 60 例，随机分为对照组和试验组各 30 例。对照组采用常规西药治疗，试验组在此基础上加用加味千金苇茎汤。观察两组临床疗效以及治疗前后 1s 用力呼气量(FEV1)、用力肺活量(FVC)、FEV1 与 FVC 比值、呼吸总阻抗(Zrs)、气道总黏性阻力(R5)等肺功能指标的变化，并重点观察两组治疗前后气道清除率(Ct)的变化。结果：试验组显效率为 70.00%，优于对照组的 23.33%($P<0.01$)。两组治疗后的肺功能指标 FEV1、FEV1/FVC、Zrs、R5 较治疗前均有不同程度的改善($P<0.05$ 或 $P<0.01$)，且试验组较对照组改善更为明显($P<0.05$ 或 $P<0.01$)。气道清除率 Ct 值两组各时段治疗后较治疗前均有改善($P<0.05$)；在 30 分钟时两组比较无显著性差异($P>0.05$)，在 60 分钟和 90 分钟时试验组较对照组改善更为明显($P<0.05$ 或 $P<0.01$)。说明加味千金苇茎汤治疗 AECOPD，有改善患者肺功能和气道黏液-纤毛清除功能的作用[6]。

4. 肺源性心脏病急性加重期 将 60 例肺心病急性加重期患者随机分为两组，每组各 30 例。对照组单用常规西药治疗；治疗组在常规西药治疗基础上加用加味千金苇茎汤。治疗前和治疗后 10 天，分别测定并记录两组患者的症状、体征、血气分析及血浆可溶性血栓调节蛋白(sTM)水平，并进行临床分析。结果，治疗组显效率为 70.00%，明显高于对照组 23.33%($P<0.01$)；两组患者治疗后 sTM 水平、动脉血氧分压、动脉血二氧化碳分压均较治疗前明显改善(P 均<0.01)，且治疗组更优于对照组(P 均<0.05)[7]。

5. 支气管扩张大咯血　应用千金苇茎汤治疗支气管扩张大咯血45例，并设对照组51例。所有病例均经X线胸片及CT确诊。治疗组全部采用千金苇茎汤加减治疗：鲜芦根、薏苡仁、冬瓜仁、桃仁。偏热盛者加黄芩炭、黄连、银花、鱼腥草；气虚者加党参，或大剂红参先煎汤频饮之；咳甚者加杏仁、桔梗、五味子；有瘀未尽加丹皮、三七粉。6天为1疗程。待咯血止后转他方祛痰止咳，扶正固本治之。对照组全部采用垂体后叶素针10U加入5%葡萄糖液250ml静滴维持治疗。控制感染两组均采用青霉素G加庆大霉素与二代头孢菌素等。结果，治疗组治愈25例，显效15例，有效5例，总有效率100%；对照组治愈26例，显效15例，有效3例，无效7例，总有效率86.27%。两组总有效率有显著性差异($P<0.05$)[8]。

6. 渗出性胸膜炎　苇茎汤加减治疗渗出性胸膜炎50例，其中43例经过抽胸水2次以上，7例抽胸水3次以上，未见好转。药用：鲜芦根200g，桃仁20g薏苡仁、冬瓜仁各60g，杏仁、郁金各20g，黄芪40g，大枣20g，葶苈子(纱布包煎)10g，红参5g。连服20剂为1疗程。服药期间禁食肉类，特别是鲜猪肉。结果，痊愈(症状体征消除，X线摄片复查胸水完全吸收)40例；显效(症状体征消除，X线摄片复查胸水大部分吸收)9例；无效(症状体征无改变，X线摄片复查胸水与治疗前无改变)1例(本例患者为晚期癌症广泛转移引起胸水)[9]。

二、儿科

1. 小儿肺炎　本方加减治疗45例小儿肺炎，基本方：苇茎12g，苡仁、冬瓜仁各9g，桃仁6g(2岁量)。气促鼻煽者加杏仁；痰不易咯出者加瓜蒌；大便干结者加大黄；热盛者加石膏。结果：痊愈39例，有效5例，好转1例。一般服药3～5剂即可痊愈[10]。另有以本方加味治疗小儿肺炎42例。处方：鲜芦根30g，杏仁、枇杷叶各9g，冬瓜仁12g，生苡仁、鱼腥草各15g，黄芩、桃仁各6g。高热者加生石膏、银花；气急者加葶苈子、桑白皮；咳嗽痰多加冬花、紫菀；大便秘结加大黄。结果：痊愈37例，好转5例。平均住院10天[11]。

2. 小儿急性支气管肺炎　本方加杏仁、前胡、白前、苏子、莱菔子、玉蝴蝶、胆星治疗小儿急性支气管炎200例。每日1剂，分3～4次温服，年长儿可一次顿服。结果：治愈169例，无效31例，治愈率为84.5%[12]。

3. 咳嗽变异型哮喘　运用加味苇茎汤治疗本病52例，病程均在30天以上，最长4个月；有湿疹、尘螨或其他物质过敏史者27例；有哮喘家族史8例；体检两肺呼吸音粗糙者36例，均未闻及干、湿啰音和哮鸣音；嗜酸细胞增多者15例；IgE增高者18例；胸部X线检查双肺纹理增粗31例。处方：鲜苇茎15～30g，冬瓜仁、杠板归各9～12g，生薏苡仁12～20g，桃仁4.5～6g，地龙、苦杏仁、浙贝母、炙款冬花、桑白皮、黛蛤散(包)、炙百部各6～9g。加减：鼻塞，打喷嚏(过敏性鼻炎)加辛夷、苍耳子、白芷；咽红而痛加连翘、射干、薄荷；痰多加海浮石、天竺黄、竹沥半夏；大便干燥加瓜蒌仁、莱菔子；呕吐加旋复花、代赭石、姜竹茹；舌红苔黄热重者加黄芩、鱼腥草；伤食者加鸡内金、山楂。药物剂量根据患儿年龄而定。结果，显效19例，有效27例，无效6例，总有效率为88.46%[13]。

三、五官科

上颌窦炎　以本方为主，热盛者加银花、连翘；清涕加细辛、桂枝；黄脓涕加连翘、忍冬藤。12剂为1疗程。治疗本病86例。结果：治愈59例，有效20例，无效7例。总有效率91.9%[14]。

【实验研究】

1. 对免疫功能等的影响　实验表明，苇茎汤复方煎剂能增强小白鼠耐寒能力，延长生存时间，亦能延长小白鼠游泳时间，并能激活肝脾中巨噬细胞作用，增强其吞噬能力[15]。

2. 对肺心病肺动脉高压模型大鼠的影响 观察加味苇茎汤（由苇茎、生苡仁、冬瓜仁、桃仁、鱼腥草、丹参、浙贝等组成）对野百合碱（MCT）诱发肺心病肺动脉高压模型大鼠的作用。结果，加味苇茎汤能明显降低肺动脉高压模型大鼠的 mPAP 及 RV/LV＋S，以加味苇茎汤高剂量组效果最好。说明加味苇茎汤能有效降低肺动脉高压，改善心功能[16]。

【附方】桔梗汤（《伤寒论》） 桔梗一两（30g） 甘草二两（60g） 上二味，以水三升，煮取一升，去滓，温分再服。功用：清热解毒，消肿排脓。主治：少阴客热咽痛证及肺痈溃脓。症见咳吐脓血，腥臭胸痛，气喘身热，烦渴喜饮，舌红苔黄，脉象滑数。

桔梗汤所治之证，责之于少阴客热，其热循经上扰咽喉，因而发生咽痛；客热犯肺，热盛则肉腐化脓，而为肺痈。方中甘草生用以清热解毒；配以桔梗，辛开散结利咽，宣肺化痰排脓。两药合用，则客热得除，咽痛自止，且能排脓去腐。

本方与苇茎汤同具清热解毒排脓功用。本方主治少阴伏热上攻，又复感于邪，肺气不宣之咽喉疼痛，亦治风热郁遏于肺之肺痈吐脓，因仅用桔梗、甘草两味以清热解毒排脓，故药力较薄。苇茎汤主治热毒壅肺，痰瘀互结之肺痈，既能清热解毒排脓，又可化痰逐瘀，不论肺痈将成或已成，或善后调理，均可用此方治疗。

参 考 文 献

[1] 庄传芳．治疗 18 例肺脓疡总结报告[J]．山东医刊，1965，(1)：27-28.

[2] 田中峰．苇茎汤治疗肺痈 16 例疗效观察[J]．实用中医内科杂志，1989，(1)：37.

[3] 周玲华．治疗 15 例大叶性肺炎疗效观察[J]．中医杂志，1959，(2)：31-35.

[4] 许学受，张不德．千金苇茎汤治疗肺炎 24 例分析[J]．安医学报，1959，(4)：371-374.

[5] 陈蓉蓉．千金苇茎汤加减治疗支原体肺炎 10 例[J]．浙江中医杂志，1991，26(5)：203.

[6] 刘建博，荆小莉，刘小虹．加味千金苇茎汤对慢性阻塞性肺病急性加重期患者气道清除功能的影响[J]．广州中医药大学学报，2006，23(1)：21-24.

[7] 荆小莉，王东平，刘建博，等．加味千金苇茎汤治疗肺源性心脏病急性加重期及其对内皮细胞保护作用的研究[J]．中国中西医结合急救杂志，2005，12(3)：146-148.

[8] 胡晨东．千金苇茎汤治疗支气管扩张大咯血 45 例[J]．中国中医药杂志，2006，4(2)：43-44.

[9] 程云柱．苇茎汤治疗渗出性胸膜炎 50 例[J]．辽宁中医学院学报，2002，4(2)：130.

[10] 赵刚．加味苇茎汤治疗小儿肺炎 45 例[J]．陕西中医，1994，15(8)：368.

[11] 陈华．加味苇茎汤治疗小儿肺炎 42 例[J]．陕西中医，1994，15(8)：342.

[12] 庞华威．千金苇茎汤加减治疗小儿急性支气管炎 200 例[J]．上海中医药杂志，1983，(10)：26.

[13] 罗荣泉．加味苇茎汤治疗咳嗽变异型哮喘 52 例[J]．新中医，2007，39(8)：70.

[14] 刘康平．千金苇茎汤加味治疗上颌窦炎 86 例[J]．浙江中医杂志，1993，28(5)：213.

[15] 周忠光，史智茂，李作屏，等．苇茎汤复方煎剂的小鼠实验研究[J]．中医药学报，1990，(6)：46-47.

[16] 邓国安，刘小虹．加味苇茎汤对肺心病肺动脉高压模型大鼠的影响[J]．中华实用中西医杂志，2007，20(12)：1058-1059.

（华浩明 尚炽昌 晏 君）

清 胃 散

（《脾胃论》卷下）

【异名】清胃汤（《疮疡经验全书》卷 1）、消胃汤（《不知医必要》卷 2）。

【组成】生地黄 当归身各三分（各 6g） 牡丹皮一钱（9g） 黄连六分如黄连不好，更加二

分，如夏月倍之(6g) 升麻一钱(9g)

【用法】上药为末。都作一服，水盏半，煎至七分，去渣放冷服之。

【功用】清胃凉血。

【主治】胃火牙痛。牙痛牵引头痛，面颊发热，其齿喜冷恶热；或牙宣出血；或牙龈红肿溃烂；或唇舌颊腮肿痛；口气热臭，口干舌烂，舌红苔黄，脉滑数。

【病机分析】《脾胃论》言此方证病机为“阳明经中热盛”，故症见阳明热盛循经外发的表现。足阳明胃经循鼻入上齿，分布于耳前、前额并绕口唇，胃中热盛，火热循经上攻，则见牙齿疼痛，腮颊唇舌肿痛，乃至牙龈溃烂，口气热臭。手阳明大肠经上颊贯颊络下齿，胃热则大肠亦热，肠热循经发病，则下齿亦痛。牙齿因热而痛，得冷则痛减，遇热则痛剧，因而喜冷恶热；足阳明胃经循发际上额颅，故由牙痛而延及额颅面颊发热，牙痛牵引头痛。胃为多气多血之腑，胃热伤及血络，故见牙宣出血。热伤津液，则觉口干舌燥。胃热炽盛，故其脉滑大而数。舌红苔黄，口干舌燥为胃热津伤之征。

【配伍意义】本方为胃火牙痛而设，故用黄连为君，因其味苦性寒，直清胃腑之火。升麻为臣，清热解毒，升而能散，可宣达郁遏之火，有“火郁发之”之意，《药性论》卷2言升麻“能治口齿风匿肿疼，牙根浮烂恶臭”，升麻与黄连相配，则泻火而无凉遏之弊，散火而无升焰之虞，两药清上彻下，使上炎之火得散，内郁之热得降，热毒尽解而牙痛可止。胃热则阴血必受损，故以生地凉血滋阴；丹皮凉血清热，皆为臣药。当归养血活血，以助消肿止痛，用为佐药。升麻兼以引经为使。诸药合用，共奏清胃凉血之功。

本方的配伍特点是以苦寒清胃为主，辅以升阳散火，如此苦寒得升散而不凉遏，升散辅苦寒而不助热；又辅以凉血滋阴，则苦寒无燥伤阴血之虑，且凉血又助清胃之功。配伍之妙，堪为典范。

【临床运用】

1. 证治要点　本方为治牙痛的常用方剂，凡胃热证，或血热火郁者，均可使用。以牙痛牵引头痛，口气热臭，舌红苔黄，脉滑数为证治要点。

2. 加减法　若兼肠燥便秘者，可加大黄以导热下行；口渴饮冷者，加石膏并重用之，以清热生津；胃火炽盛之牙衄，可加牛膝，导血热下行。

3. 现代常用本方治疗口腔炎、牙周炎、三叉神经痛等属胃火上攻者。

【使用注意】凡属风火牙痛或肾虚火炎所致的牙龈肿痛，牙宣出血者，不宜使用本方。

【源流发展】本方为元·李杲制订，载于《脾胃论》卷下，用于治疗“因服补胃热药，阳明经中热盛，而致上下牙痛不可忍，牵引头脑，满面发热，其齿喜寒恶热”。不过，清胃散之方名，则首见于南宋刘昉《幼幼新书》卷28引张涣方；但两方的配伍用药和主治，并不相同。

后世医家遵循本方之立方大法，而随证加减衍化的方剂较多。例如，同名异方者有：《外科正宗》卷4方，为本方去当归，加石膏、黄芩而成，其清胃之力较强，治疗胃经有热，牙齿或牙龈作肿，出血不止。《疡科选粹》卷3方，系本方加味石膏、细辛、黄芩，治疗胃脘痛，胃火盛者。《证治汇补》卷4方，即本方加芍药，治疗阳明经齿痛。《医宗金鉴》卷51方，乃本方加石膏，治疗小儿胎热，蓄于胃中，牙根肿如水泡，名曰重龈。《幼幼集成》卷3方，即本方加白芷、细辛，治疗走马牙疳。《治疹全书》卷下方，即本方加连翘、元参、甘草、粳米，治疗牙痛，牙宣，口臭，口疮。《麻症集成》卷4方，为本方去升麻，加石膏、黑栀而成，治疗热盛于胃，牙根溃烂出血，唇口肿痛。《喉症指南》卷4方，系本方去当归，加石膏、连翘，治疗阳明实火，牙痛，口疮。此外，以本方加减衍化而成同名为清胃汤者，有《痘疹仁端录》卷11方、《幼科铁镜》卷6

方、《伤寒大白》卷 1 方、《疡医大全》卷 17 方等，其组成和主治不再一一列举。可见本方对后世同类方剂的影响是十分深远的。

【疑难阐释】关于本方君药的认识　本方具清胃凉血功效，用治阳明经中热盛，火热之邪循经发热，以牙痛、牙宣出血为其突出症状，对此历代医家意见一致，但对方中究竟何药为君，却意见分歧。如唐宗海认为是升麻(《血证论》卷下)，罗美认为是生地黄(《古今名医方论》卷 4)，汪昂则在《医方集解·泻火之剂》中阐述其君药当为黄连等。综合本方证治及方剂配伍意义等情况，当以黄连为君较妥：其一，黄连苦寒善清胃中积热，清胃散顾名思义，即清胃热之方，故以黄连为君；其二，李杲对黄连的用量，可谓谨慎斟酌，分厘必争，其在黄连后注云："拣净，六分"，"如黄连不好，更加二分；如夏月倍之。大抵黄连临时增减无定"，李杲着重强调本药的用量，必负有重任，亦当以其为君药；其三，升麻在方中用量独重，但其必借黄连之苦寒泻火于下，始不致助火上炎，陈士铎说："夫火性炎上，引其上升者易于散，任其下行者难于解，此所以必须多用，而大热之毒，随元参、麦冬与芩、连、栀子之类而行尽消化也。大约元参、麦冬用至一、二两者升麻可多用至五钱，少则四钱、三钱，断不可止用数分与一钱已也。"又说："止血必须地黄，非升麻可止，用升麻者，不过用其引地黄入肺与胃耳。此等病升麻又忌多用，少用数分，便能相济以成功，切不可多用至一钱之外也"(《本草新编》卷 2)。可见升麻用量独重，是为清泻胃中火热而设，寓"火郁发之"，无黄连则恐升散其焰，故当为臣药。

【方论选录】

1. 吴昆："牙疳肿痛者，此方主之。牙疳责胃热，肿责血热，痛责心热。升麻能清胃，黄连能泻心，丹皮、生地能凉血。乃当归者，所以益阴，使阳不得独亢耳。"(《医方考》卷 6)

2. 罗美："阳明胃多气多血，又两阳合明为热盛，是以邪入而为病常实。若大渴、烦躁，此伤气分，热炙大腑，燥其津液，白虎汤主之。若醇饮肥厚，炙煿过用，以至热壅大腑，逆于经络，湿热不宣，此伤血分，治宜清胃。方中以生地凉血为君，佐以牡丹皮，去蒸而疏其滞；以黄连彻热燥湿为臣，和之以当归，辛散而循其经；仍用升麻之辛凉升举，以腾本经之清气，即所谓升清降浊，火郁发之者也。如是而喉咽不清、齿龈肿痛等症，廓然俱清矣。"(《古今名医方论》卷 4)

3. 汪昂："此足阳明药也。黄连泻心火，亦泻脾火，脾为心子，而与胃相表里者也。当归和血，生地、丹皮凉血，以养阴而退阳也。石膏泻阳明之大热，升麻升阳明之清阳，清升热降，则肿消而痛止矣。"(《医方集解·泻火之剂》)

【评议】诸家皆认为本方所治为阳明热盛，邪热循经发病。吴氏认为牙疳因于胃热，肿因于心热，故用升麻清胃，黄连泻心，更用当归以益阴，使阳不亢于上而作祟。罗氏认为此方为热伤血分，而以生地凉血为君，佐以丹皮去蒸而疏其滞，用升麻以升清降浊，火郁发越。汪氏认为黄连泻心脾之火，一药具母子、表里同治之妙，升麻升清阳，使清升热降，则肿痛自消。诸家对方中君臣的认识有所不同，已在"疑难阐释"项作了分析，请参见。

【验案举例】

1. 牙龈肿痛　《吉林中医药》(1994，3：36)：某女，37 岁。牙龈肿痛 5 个月，上下牙龈肿胀，疼痛难忍，不能咀嚼。入睡困难，溲黄便结，苔黄腻，脉滑数。证属阳明热盛，循经上冲。治以清胃散加减：代赭石 50g，升麻、黄连、桃仁、丹皮各 10g，当归、生地各 20g，蒲公英 100g。每日 1 剂，水煎分 2 次服。服药 5 剂，疼痛肿胀减轻，守上方易代赭石为 20g，继服 5 剂，病瘥。

2. 便秘 《吉林中医药》(1994,3:36):某男,63岁。便秘史2年,投中西药物,用之有效,歇之复患。口渴饮冷,纳呆乏力,少腹痛满。溲黄,便结七、八日一行,苔黄少津,脉滑数。证属胃蒸中焦,传导失职,治宜清胃热,通三焦。方以清胃散加减:大黄10g,升麻10g,黄连7g,当归20g,生地20g,丹皮10g,黄芩10g,杏仁10g。日1剂,水煎分2次服。服药10剂病愈。

3. 瘾疹 《新中医》(1994,12:37):某女,30岁。诉全身出现红疹,瘙痒2天。症见全身密布大小不等的红色疹块,瘙痒难忍,夜间尤甚。皮肤焮热,心烦口渴,咽喉肿痛,神疲纳呆,小便黄,舌红,苔黄,脉细数。证属胃热蕴结,血热郁于皮肤。方以清胃散加味,处方:黄连6g,生地30g,丹皮、升麻、当归、僵蚕、蝉蜕各6g。连服5剂,病瘥。

4. 白疕 《新中医》(1994,12:37):某男,35岁。双下肢出现紫红色斑丘疹伴瘙痒,反复发作5年余。诊为银屑病,经多种中西药治疗,效果欠佳。近1月余,皮损增多,瘙痒剧烈,伴见口干舌燥,心烦不寐,小便黄,大便难。检查:双下肢紫红色斑丘疹,上有多层银白色干燥鳞屑,皮损呈对称性分布,以两足、胫部为多,形似环状、银币状,融合成片者呈地图、苔藓样。刮去鳞屑,可见暗红发亮的薄膜,挤压、抓破后可见针尖大小出血点,抓痕累累。舌红少津,苔黄,脉弦滑。证属火毒瘀积,风盛血热。治以泻火解毒,疏风清热。方以清胃散加味:生地45g,生首乌30g,黄连、丹皮、当归、升麻、蝉蜕、白蒺藜各10g,小白花蛇1条(研末兑服)。每日1剂,水煎分2次服。服药期间禁食牛、羊、鱼肉等腥味之品。同时外搽清热燥湿、疏风止痒之品。前后服药30剂,皮疹全部消退,遗留少许色素沉着。随访1年,未见复发。

按语:案1牙龈肿痛属阳明热盛,循经上冲,故用清胃散加减以清胃而奏效。案2便秘,责之阳明热结,故用清胃散加大黄以泻热通便。案3瘾疹系胃热蕴结,郁发于皮肤所致,故用清胃散加僵蚕、蝉蜕以疏风止痒。案4白疕胃热郁结,风盛血热,火毒搏于肌肤,致皮肤气血失畅,营卫失和,故用清胃散清泻胃中瘀热,凉血解毒。重用生地黄以清热凉血,佐以生首乌、白蒺藜养血润燥,蝉蜕疏风止痒,配以小白花蛇以搜风通络,诸药合用,切中病机,多年顽疾获愈。

【临床报道】

1. 口腔溃疡 本方加味治疗顽固性口腔溃疡75例。处方:黄连、升麻、当归各6g,生地、射干各15g,丹皮10g,银花、连翘各20g,用药3～9剂,一般6剂。结果全部治愈[1]。又有以本方加减治疗口腔溃疡,基本方:生地20g,当归、黄连、丹皮各10g,升麻6g。胃热烦躁不安,口渴多饮者加知母、生石膏;便秘加大黄;火热壅盛,溃疡严重者加金银花、连翘、黄芩。6天为1疗程,一般停用其他药物。治疗86例,结果,治愈85例,无效1例,总有效率98.8%。其中3天内治愈22例,4～6天治愈41例,6～9天治愈10例[2]。复发性口腔溃疡(RAU)患者58例,随机分为治疗组30例,对照组28例。治疗组采用清胃散治疗,同时配合五倍子煎剂含漱。处方:生石膏15g,升麻10g,生地15g,黄连10g,当归10g,丹皮10g,甘草3g。五倍子煎剂含漱剂:五倍子10g加清水两碗煎至1碗含漱。每日1剂,疗程8周。对照组采用常规治疗,复合维生素B,每次2片,每天3次,口服;维生素C,每次1片,每天3次,口服;金达油局部涂用;疗程8周。结果:治疗7天后,治疗组显效28例,有效1例,无效1例,有效率96.7%;对照组显效18例,有效3例,无效7例,有效率为75%。两组有效率比较,差异显著($P<0.05$)[3]。

2. 牙周炎 本方加减治疗牙周炎40例。基本方:黄连5g,生地20g,当归、丹皮各12g,

升麻 15g,生石膏 30g。发热明显,伴口渴,重用生石膏 30～100g;牙龈充血,肿胀明显者,加山栀、黄柏;化脓者加桔梗、皂角刺;出血明显者,重用生地至 30g,加水牛角 20g。结果:治愈 27 例,有效 12 例,无效 1 例。其疗效明显优于西药螺旋霉素组($P<0.01$)[4]。

另有报道,急性牙周炎 28 例用清胃散加味治疗,处方:黄连、竹叶各 10g,生地黄 15g,连翘 30g,牡丹皮、升麻、当归、大黄各 10g,生石膏 30g(先煎),天花粉 15g。7 天为 1 个疗程。结果,痊愈 16 例,显效 9 例,有效 2 例,无效 1 例,总有效率为 96.4%[5]。

3. 痤疮　本方加味治疗寻常痤疮 50 例。处方:当归 20g,生地 25g,丹皮 20g,升麻 15g,黄连 5g,黄芩 20g,连翘 20g,蒲公英 20g,白芷 15g,知母 15g,石膏 25g,甘草 15g。并配合清热解毒燥湿中药外洗。结果用药 3～9 剂,一般用药 6 剂,全部治愈[6]。

4. 慢性糜烂性胃炎　慢性糜烂性胃炎 82 例,随机分为两组,治疗组 41 例,对照组 41 例。治疗组内服清胃散加味,处方:黄连 6g,生地黄 9g,当归 9g,牡丹皮 9g,升麻 9g,厚朴 12g,芦根 18g,薏苡仁 30g,茯苓 18g,香附 12g。加减:若恶心欲呕,加制半夏、代赭石;大便不爽加全瓜蒌、大黄;湿重加苍术、藿香;脾虚甚加炒山药、白术;消化不良加焦三仙。对照组:口服硫糖铝 1.0g,每日 3 次,餐前 1 小时服;洛赛克 10mg/次,每日 2 次,早晚各 1 次。结果,治疗组痊愈 22 例,好转 14 例,未愈 5 例,有效率 97.8%;对照组痊愈 13 例,好转 10 例,未愈 18 例,有效率 56.1%。两组有效率比较有显著性差异($P<0.05$)[7]。

【实验研究】

1. 抑制实验性炎症　清胃散对蛋清及甲醛致炎的试验动物足跖水肿有明显的抑制作用;对纸片法形成的大鼠肉芽肿也有明显的抑制作用。清胃散煎剂具有增强小鼠腹腔巨噬细胞吞噬功能的作用,吞噬百分率和吞噬指数显著增大。但体外并无明显的抑菌作用[8]。

2. 清胃热作用的实验研究　用 5%乙醇代水供小鼠自由饮用,并用附子、干姜、肉桂提取物灌胃造模。部分模型鼠同时给予清胃散(生地、当归、丹皮、黄连等)。3 周后观察小鼠肛温,炭末排出时间,胃组织中 cAMP、SOD、MDA 含量及胃和舌的组织学变化。结果,清胃散治疗对胃热证模型组的生化和组织学变化等均有所改善[9]。

3. 单煎与合煎药理作用比较　清胃煎单煎、合煎对醋酸所致疼痛有明显的抑制作用,两者无显著性差异。清胃散单煎、合煎可明显促进小鼠小肠推进度。清胃散急性毒性实验表明,单煎、合煎的最大耐受量都超过人用量 100 倍以上,两者无显著性差异[10]。

4. 单煎与合煎中盐酸小檗碱含量的测定　对清胃散单煎与合煎中黄连的有效成分盐酸小檗碱进行薄层扫描测定。结果:清胃散单煎混合后盐酸小檗碱的含量为 2.76%;合煎的含量为 1.83%。说明两种煎剂中盐酸小檗碱的含量单煎明显高于合煎[11]。

参 考 文 献

[1] 谷耀泽. 加味清胃散漱服治疗顽固性口腔溃疡 75 例疗效观察[J]. 河北中医,1989,(1):25.
[2] 郝素云,王兆颜. 清胃散治疗口腔溃疡 86 例[J]. 山东中医杂志,1995,(9):402.
[3] 胡德山,曲义章. 清胃散治疗复发性口腔溃疡 30 例疗效观察[J]. 山东医药,2002,42(12):46.
[4] 孙培华. 清胃散治疗急性牙周炎[J]. 浙江中医杂志,1995,(3):113.
[5] 张可堂. 消胃散治疗急性牙周炎 28 例[J]. 世界中医药,2008,3(5):313.
[6] 姜耀武,孙庆贵. 清胃散加味治疗寻常痤疮 50 例[J]. 中西医结合杂志,1987,(6):372.
[7] 刘军玲. 清胃散加味治疗慢性糜烂性胃炎 41 例[J]. 河南中医,2005,25(4):47-48.
[8] 李成林. 清胃散的药理作用研究[J]. 中华口腔科杂志,1986,(1):44.
[9] 孙克,张晓丹,杨铭等. 清胃散清胃热作用的实验研究[J]. 中成药,2008,30(6):812-815.

[10] 崔景朝,陈玉兴,周瑞玲. 清胃散单煎与合煎药理作用比较[J]. 中国医药学报,1998,13(2):26-29.

[11] 涂瑶生,刘法锦,孙冬梅. 清胃散单煎与合煎中盐酸小檗碱含量的测定[J]. 中国中医基础医学杂志,2000,6(8):531-533.

泻 黄 散

(《小儿药证直诀》卷下)

【异名】泻脾散(《小儿药证直诀》卷下)、泻黄汤(《痘疹会通》卷4)。

【组成】藿香叶七钱(21g) 山栀子仁一钱(3g) 石膏五钱(15g) 甘草三两(90g) 防风四两(120g)去芦,切,焙

【用法】上药锉,同蜜、酒微炒香,为细末。每服一钱至二钱(3～6g),水一盏(200ml),煎至五分,温服清汁,无时。

【功用】泻脾胃伏火。

【主治】脾胃伏火证。口疮口臭,烦渴易饥,口燥唇干,舌红脉数,以及脾热弄舌等。

【病机分析】脾开窍于口,唇为外候,今脾有伏火郁热,熏蒸于上,口、唇即有热象,诸如口疮、口臭、烦渴易饥,口燥唇干等。脾胃相表里,脾热及胃,以致津液内耗,而见烦渴,热能令人消谷,故可见消谷善饥。小儿"弄舌"乃心脾有热,因舌为心之苗,脾脉连舌本,散舌下,故弄舌为心脾伏火。因此,脾胃伏火是本方主治病证的主要病机。

【配伍意义】脾胃有伏火郁热,治当泻脾胃伏火。方中石膏、山栀相配,石膏辛寒用以清热,山栀苦寒用以泻火,并能引热下行,从小便而解,具清上彻下之功,用为君药。防风味辛微温,在本方是为"火郁发之"而设。本方证由脾胃伏火而致,若只投苦寒清泻,其伏火难免抑遏不升,故于清热之中配以升散之品,以使寒凉而不致冰伏,升散而不助火焰,乃是清中有散,降中有升之法。藿香化湿醒脾,与防风相配伍,有振复脾胃气机之用,两药为臣。甘草和中泻火,用蜜和酒调服,可缓调中上二焦,使泻脾而不伤脾,皆为佐使。正如王泰林所说:"盖脾胃伏火,宜徐徐而泻却,非比实火当急泻也"(《王旭高医书六种·退思集类方歌诀》)。

本方的配伍特点是:清泻为主,辅以升散,则清中有散,降中有升,寒凉而不致冰伏,升散而不助火焰,佐以甘润和中,以使泻脾而不伤脾。

【类方比较】本方与清胃散同有清热作用,泻黄散泻脾胃伏火,主治脾热弄舌,口疮口臭等;清胃散清胃凉血,主治胃热牙痛,或牙宣出血,颊腮肿痛者。前者是清泻与升发并用,兼顾脾胃;后者是以清胃凉血为主,兼以升散解毒,此为两方同中之异。

【临床运用】

1. 证治要点 本方为治脾热口疮之常用方,以口疮口臭,舌红脉数为辨证要点。

2. 加减法 小儿"滞颐"属脾胃积热者,去藿香,加赤茯苓、木通以清热利湿;对脾胃郁热之口疮、弄舌,治以清热为主,无需重用防风;若口疮、口疳兼有血热者,可加生地、赤芍;口舌赤裂疼痛,可加黄连、黄柏;舌下肿痛,可加栝蒌、贝母等。

3. 现代常用于治疗口腔溃疡、小儿鹅口疮等属心脾积热者。

【使用注意】阴虚火旺之口疮口臭,不宜使用本方。

【源流发展】本方出自《小儿药证直诀》卷下,原为治疗"脾热弄舌"而设。后世医家又将其推广用于治疗脾胃伏火所致的多种病证。如《斑论萃英》用治"脾热目黄,口不能吮乳";《普济方》卷386用治"小儿身凉,身黄睛黄,疳热口臭,唇焦,泻黄沫,脾热口甜,胃热口苦,不

吮乳”;《保婴撮要》卷11用治“疮疡,作渴饮冷,卧不露睛,手足并热,属胃经实热者”;《万氏家传片玉心书》卷5用治“脾热,目内黄,目胞肿”。上述诸证表现虽有目黄、疮疡、目胞肿等不同表现,但均因脾热熏蒸而致,故均以本方治之。

后世医家以本方为基础,加减化裁而成的方剂有:《严氏济生方》卷5同名方,即本方加缩砂仁,治疗脾胃壅实,口内生疮,烦闷多渴,颊痛心烦,唇口干燥,壅滞不食。《医宗金鉴》卷65同名方,即本方去藿香,加豨莶草,治疗眼皮外翻,状如舌舐唇,因胃经血壅气滞,胞肿睫紧所致。《眼科阐微》卷3泻黄汤,为本方去山栀,加大黄、白芍、陈皮而成,治疗时行赤眼,脾经湿热。

【疑难阐释】

1. 对方中防风的不同看法　有人认为防风可升发脾中伏火,与清热药相伍是升降并投,如吴昆、汪昂等即持此观点,而张山雷则提出:“病是火热,安有升散以煽其焰之理”(《小儿药证直诀笺正》)。以上两种观点的分歧,在于本方配用防风对脾胃伏火的治疗,是相反相成抑或有损无益。泻黄散主治证的病机是脾胃伏火,理当清降,然而脾胃伏火亦可能因过用寒凉而遭抑郁,以致火郁脾虚,虚中夹实。且早在《内经》中已有“火郁发之”的论述,本方正是这一理论的具体运用,这种清散并行治疗郁火证的方法,在宋代以及金、元时期的制方中多有体现。故张氏认为本方之防风为误用,有失偏颇。但张氏提出防风用量“轻重不一”,值得注意。因为小儿属稚阴之体,防风乃升散之品,对脾胃伏火之证用量独大,纵与辛寒苦降相配,亦难制约升散之性。

另外,实验研究亦发现:防风单味药对于实验性炎症无明显抑制作用,但配入本方后,与其他药物有显著的协同作用;同时还发现减去五分之四量的防风后,其抗炎作用并未相应减弱,可见防风在方中协同作用与其剂量并非成正比[4]。所以,不论从中医传统理论,还是初步实验结果来看,防风在本方配伍中有重要意义,但用量独重似乎不太适宜。

2. 关于方中之甘草　张山雷认为甘草“非实热者必用之药”(《小儿药证直诀笺正》)。考诸古籍,治疗实热的方剂,虽非必用甘草,但用甘草者亦颇多,如凉膈散、当归龙荟丸等均治实火,方中俱用甘草。就本方证的病因而言,脾胃既有伏火,势必影响运化功能,又用寒凉泻火,中气未免受伤。故在应用石膏、栀子清脾胃伏火之同时,重用甘草以调补脾胃之气。

【方论选录】

1. 吴昆:“脾家伏火,唇口干燥者,此方主之。唇者,脾之外候;口者,脾之窍,故唇口干燥,知脾火也。苦能泻火,故用山栀;寒能胜热,故用石膏;香能醒脾,故用藿香;甘能缓脾,故用甘草;用防风者,取其发越脾气而升散其伏火也。或问何以不用黄连?余曰:黄连苦而燥,此有唇口干燥,则非黄连所宜,故惟栀子之苦而润者为当耳。又问曰:既恶燥,何以不去防风?余曰:东垣已言之矣,防风乃风药中之润剂也,故昔人审择而用之。”(《医方考》卷2)

2. 汪昂:“此足太阴、阳明药也。山栀清心肺之火,使屈曲下行,从小便出。藿香理脾肺之气,去上焦壅热,辟恶调中。石膏大寒泻热,兼能解肌。甘草甘平和中,又能泻火。重用防风者,取其升阳,能发脾中伏火,又能于土中泻木也。”(《医方集解·泻火之剂》)

3. 徐大椿:“火伏阳明,胃腑热炽,津液不能上荣,故口舌干燥,消渴不已焉。石膏清胃火之内炽,防风疏火伏之外淫,藿香快胃气以和中,山栀清三焦以降火,甘草泻胃火缓中气也。水煎药末入蜜以润之,使经腑两解,则肺胃肃清而津液得全,何消渴口燥之足患哉?此分解经腑之剂,为胃火郁伏消渴之专方。”(《医略六书·杂病证治》卷19)

4. 王泰林:“栀子、石膏泻肺胃之火,藿香辟恶去臭,甘草调中泻热,重用防风者,能发脾中之伏火，又能于土中泻木也。诸药微炒香，则能皆入于脾，用蜜、酒调服，则能缓于中上。盖脾胃伏火，宜徐徐而泻却，非比实火当急泻也。脾中伏火，何以不用黄连？吴鹤皋谓恶其燥者，非也，乃恶其遏也。盖白虎汤治肺胃燔灼之火，身大热烦渴而有汗者；此治脾胃郁蒸之火，肌肉热烦渴而无汗者，故加防风、藿香，兼取火郁则发之义也。”（《王旭高医书六种·退思集类方歌注》）

【评议】本方有泻脾胃伏火之功，用治脾胃伏火之弄舌、口疮等证。该方清中有散，配以醒脾和中之品，俾降中有升。吴昆强调不用黄连，甚有道理，黄连虽寒可清热，但其苦燥伤阴，不合“口燥唇干”之证，故用苦寒而润之栀子。汪昂对方中重用防风的看法，亦能自成一家之说。徐大椿认为本方用“水煎药末入蜜以润之，使经腑两解，则肺胃肃清而津液得全”，可谓别具见识。王泰林指出本方与白虎汤主治之异同，两方证虽均见身热烦渴，但本方证无汗出之症，可资临床参考。

【验案举例】

1. 唇疮　《广西中医药》(1984,5:27)：某男，30 岁。患者在冬至前后，连续食火锅，以致下唇起疮，肿痛不止，口燥便结，食后腹胀，尿黄如茶色。服炎见宁、核黄素等未效。诊见舌质红，苔薄黄，脉弦数。辨证属燥邪引动脾火上冲，治以泻火润燥。拟泻黄散加麦冬 6g，每日 1 剂。药后大便通畅，唇肿痛均减，疱溢黄水，逐渐结痂，1 周后痊愈。

2. 小儿牙关紧闭　《谢映庐医案》：傅毓尚之子，潮热恶寒，医以羌、防、柴、葛之属，热愈甚，大汗淋漓，四肢怠惰，食已即饥。医者犹谓能食为美，见其潮热不退，更认为疟疾，复用柴胡、槟榔之属；其热如故，问其大便甚难，又加大黄、枳壳，便仍未通，乃至牙关紧闭，口中流涎，面唇俱白，大汗嗜卧，腹中欲食，口不能入。前医束手而去，始延余诊。问其初有潮热畏寒，继则大汗易饥便坚，四肢倦怠，后乃牙紧涎流，诊得诸脉弦小，惟两关洪大之至。细察此症，虽属三阳经病，但与太阳、少阳全无相涉，悉是阳明胃病。盖胃中伏火，为中消候也。以泻黄散加蒺藜、升麻、大黄与之。方中最妙防风、升麻有升阳泻木之用，所以能启发胃中伏火，不致清阳、邪火两遏其中，使之尽行舒畅；又有蒺藜诱之，石膏凉之，大黄泄之，栀子引之，甘草调之，蜂蜜润之，井井有法，诚为胃中伏热之妙剂也。下咽后熟睡一顷。牙关即开，流涎亦止，潮热亦退，更以搜风润肠之药频服而健。

3. 重舌　《广西中医药》(1984,5:27)：某女，65 岁。因食煎饼，当晚又感受风邪，出现舌中央有数个溃疡面，约花生米样大，舌下血脉胀起，状如小舌（约 1cm×3cm），色红有触痛，善食易饥，口干烦渴，疲倦烦热，小溲色黄，舌红苔黄中剥，脉细数。证属脾胃伏火，阴虚血结，风热内蕴。治宜清泻脾火，养阴行血，佐以疏风。处方：藿香 10g，栀子 10g，生石膏 30g，银花 15g，麦冬 10g，山甲 6g，防风 12g，竹叶 6g，甘草 6g，每日 1 剂，水煎服。服药 1 周，舌中溃疡基本消失，舌下血肿隐退，触之无疼痛，病已愈。

按语：案 1 因进食辛辣温燥太过，燥邪引动脾火上冲而致唇疮，故治以泻火润燥，方用泻黄散以泻脾火，加麦冬以滋阴润燥。案 2 牙关紧闭、案 3 重舌，皆责之脾胃伏火，故均以泻黄散加减而取效。

4. 带下　《中级医刊》(1988,3:54)：某女，44 岁。起病 3 月，带下色黄而黏臭，四肢倦怠，伴有阴部瘙痒，坐卧不安，纳呆，胸闷，口苦黏腻而臭，苔黄腻，脉滑数。方以泻黄散合四妙散加味：藿香 10g，生石膏 15g，栀子 8g，防风 8g，甘草 5g，苍术 6g，黄柏 8g，川牛膝 10g，生薏仁 20g，白鲜皮 10g。服药 4 剂后自诉症状明显减轻，原方又进 4 剂后症状消失。

按语：本例患者因湿毒内侵，损伤冲任，以致邪蕴生热，秽浊下流，故致带下。《妇人秘科》说:“带下之病,妇人多有之,赤者属热,兼虚兼火治之。白者属湿,兼虚兼痰治之。”本例属兼湿兼热,宜清热利湿,故用泻黄散合四妙散治之。

5. 风赤疮痍 《四川中医》(1995,3:44):某男,5岁。眼周皮肤红、肿、瘙痒、脱屑半月余。患者于半月前开始出现眼周瘙痒不适,继之局部发红、微肿、起点状皮疹,经西医对症治疗后病不见减,反日见加剧,红肿愈甚,皮疹此起彼伏,疹退后皮屑脱落。后经中药清热凉血,解毒化湿、祛风止痒等治疗,仍无明显疗效。刻诊:双眼睑红肿,表面疹屑交错,并波及上下睑缘亦红肿起疹,瘙痒不适,伴口臭口干喜饮,头昏,纳呆,尿黄,便结,舌红苔黄厚,脉濡数。诊为风赤疮痍,证属脾胃伏火,郁结于上,治拟泻脾胃伏火,利湿解毒消肿,方投泻黄散加味,药用藿香10g,山栀子、生甘草各7g,石膏30g,防风、蝉蜕、荆芥、通草各8g,土茯苓、连翘、丹皮各9g,大黄(后下)5g。水煎服,并以少许药汁外搽局部。服药1剂则瘙痒止,大便畅通,再进2剂红肿痒疹全消而愈。

按语:本案乃脾经风热毒邪,上攻于目所致。治以泻黄散清泻脾经积热伏火,少佐以祛风解毒通腑之品,俾脾气通,脾胃风热毒邪得以清泻,经气调和则疮痍自愈。

【临床报道】

1. 口腔溃疡 本方加减:藿香6~10g,山栀子6~10g,石膏10~15g,防风10~15g,甘草6~10g,茯苓15~20g,苍术10~15g,半夏6~10g,苡仁10~20g,黄芩10~15g,陈皮10~15g。治疗口腔溃疡31例,其中初发者8例,病程均在1周以内;反复发作者23例,病程1~5年者17例,5年以上者6例。结果:初发8例中治愈7例,1例无效;反复发作者23例中,治愈18例,无效5例;总治愈率为80%。其中最少服药2剂,最多服药9剂[1]。又有报道,泻黄散加味治疗脾胃湿热型口腔溃疡60例。药用:生石膏30g(先煎),栀子10g,防风10g,藿香10g,生甘草6g,黄连6g,苦参12g,牡丹皮10g,蒲黄10g(包煎)。结果:治疗3天后诸症皆减,其中57例服5~12剂而愈,3例因病情顽固,病程缠绵,服20剂许而愈。再用六味地黄丸善其后,随访半年均未见复发[2]。

2. 小儿口疮 本方为基本方,邪热较甚,溃疡面较大,疼痛剧者,加黄连、竹叶、生地;口臭,苔腻,口腔黏膜水肿者,加鸡苏散、车前子;大便秘结者,加大黄泡服;食欲不振者,加神曲、山楂;症状缓解后酌加麦冬、山药等养阴之品。治疗小儿口疮32例。结果:服药1~2剂后体温正常者23例(72%),服药3~4剂后体温正常者7例(22%),其余2例在服药6剂后体温恢复正常。溃疡平均消退愈合时间为治疗后5天[3]。

3. 过敏性紫癜 本方为主,兼风热者加银花、连翘;咽红喉核赤肿加射干等;皮肤瘙痒加蝉衣;血热者去藿香,加丹皮、赤芍、紫草、仙鹤草、寒水石等;阴虚者去藿香、防风,加生地、知母、麦冬;关节肿痛者合四妙散;伴胃脘疼痛者合丹参饮或失笑散,痛甚加乳香、没药;血尿者合地榆散或二至丸加减。治疗小儿过敏性紫癜38例。结果:痊愈27例(紫癜全退,诸症消失,1周无复发);有效11例(皮肤紫癜消失或有小反复,终至控制,唯肾损害未能恢复者)。见效时间2~10天,一般在2周内紫癜全消,1例伴消化道大出血休克的危重患者21天见效,治疗88天痊愈[4]。另有报道,用泻黄散为主治疗过敏性紫癜40例,结果,痊愈16例,有效20例,无效4例。总有效率90%,疗效明显优于对照组($P<0.05$)[5]。

4. 剥脱性唇炎 运用泻黄散加减治疗剥脱性唇炎160例,并与158例采用西药治疗者做对照,对其临床疗效进行观察。治疗组处方:藿香叶10g,生石膏15g,防风15g,山栀子12g,甘草6g。10天为1个疗程。口干渴者加石斛、沙参;大便秘结者加大黄。对照组:口服息斯敏,外涂丁酸氢化可的松软膏。结果,治疗组治愈78例,好转82例,有效率为100%。

对照组治愈 11 例,好转 59 例,无效 88 例,总有效率为 44.3%。总有效率两组比较差异有显著性($P<0.01$)。其中,对所有痊愈患者进行 1 年随访,治疗组 78 例中有 5 例复发;对照组 11 例中有 7 例复发[6]。

5. 小儿手足口病　将本病 60 例患儿随机分为两组,治疗组 36 例,以泻黄散加味(处方:藿香、防风、甘草各 20g,生石膏、生地黄、灯心草、牛膝各 10g,淡竹叶 6g,栀子 3g)治疗;对照组 24 例以利巴韦林颗粒、维生素 C 治疗。结果:总有效率治疗组为 91.7%,对照组为 79.2%,两组比较,差异有显著性意义($P<0.05$)[7]。

6. 小儿厌食症　60 例厌食症患儿,辨证属于湿热内结型者随机分为两组。治疗组以泻黄散为基础方加减治疗,对照组单纯使用锌剂口服治疗。治疗 1 个月后,观察疗效。结果:治疗组在临床症状、体重、治愈率方面明显优于对照组,经统计学处理,$P<0.05$ 或 $P<0.01$[8]。

【实验研究】抗炎　将本方药物按原书比例及炮制方法制成泻黄散(含生药 30%,简称泻黄散Ⅰ),泻黄散去五分之四防风(简称泻黄散Ⅱ),泻黄散去防风(简称泻黄散Ⅲ)以及单味防风(浓度同泻黄散Ⅰ中的防风含量)水煎液。观察其对实验性炎症的影响。①对巴豆油所致小鼠耳肿胀的影响:结果表明,泻黄散不同配伍对巴豆油性小鼠耳肿有明显地抑制作用(与生理盐水组相比 $P<0.01$),其中泻黄散Ⅱ的抑制作用强于泻黄散Ⅲ($P<0.05$),泻黄散Ⅰ的平均肿胀度略大于泻黄散Ⅱ,但无统计学意义。单味防风无明显抑制作用。②对组胺所致大鼠毛细血管通透性增高的抑制作用:结果表明,泻黄散及不同配伍对于组胺所致大鼠腹部皮肤毛细血管通透性增高亦有明显抑制作用,泻黄散Ⅰ、Ⅱ抑制作用均强于Ⅲ($P<0.01$),单味防风未见明显抑制作用[9]。

参考文献

[1] 刘淑贤,安娜. 泻黄散加味治疗口腔溃疡 31 例[J]. 内蒙古中医药,1993,12(3):27.
[2] 吴文菊. 泻黄散加味治疗口腔溃疡 60 例[J]. 湖南中医杂志,2003,19(3):49.
[3] 王琮本. 钱氏泻黄散治疗小儿口疮 32 例[J]. 湖北中医杂志,1989,(1):24.
[4] 黄俊玉. 泻脾散为主治疗小儿过敏性紫癜 38 例[J]. 四川中医,1993,11(9):45-46.
[5] 吉建勋. 泻黄散为主治疗过敏性紫癜 40 例[J]. 四川中医,2003,21(2):33-34.
[6] 郭盾,肖红霞. 泻黄散加减治疗剥脱性唇炎 160 例分析[J]. 中国药物与临床,2004,4(1):24.
[7] 张颖. 泻黄散治疗小儿手足口病 60 例[J]. 新中医,2007,39(9):75.
[8] 郑珊,雷碧华. 泻黄散治疗小儿厌食症湿热内结型 30 例临床疗效观察[J]. 中医儿科杂志,2006,2(2):37-39.
[9] 樊巧玲. 泻黄散及其不同配伍对实验性炎症的影响[J]. 南京中医学院学报,1986,(3):50.

玉　女　煎

(《景岳全书》卷 51)

【组成】石膏二至五钱(15～30g)　熟地黄三至五钱或一两(9～30g)　麦冬二钱(6g)　知母　牛膝各一钱半(各 5g)

【用法】上药用水一盅半(300m),煎七分(200ml),温服或冷服。

【功用】清胃热,滋肾阴。

【主治】胃热阴虚证。头痛,牙痛,齿松牙衄,烦热干渴,舌红苔黄而干。亦治消渴,消谷善饥等。

【病机分析】《景岳全书》谓本方证为“少阴不足，阳明有余”。阳明有余，则胃热循经上攻头面，而见头痛，牙痛。热伤胃经血络，以致牙衄。热伤阴津，少阴不足，则见烦热口干，舌红苔黄而干。肾阴不足则牙齿松动。

本方亦治消渴，是因为胃热炽盛，腐熟水谷之力强盛，而见消谷善饥；少阴不足，虚火妄动，则见口干唇燥，五心烦热等症。

综上所述，本方证实为水亏火盛相因为病，而以胃热为主。

【配伍意义】方中石膏清胃火之有余，用为君药。熟地滋肾水之不足，为臣药。君臣合用，清火而壮水。佐以知母，既助石膏清胃泻火，又助熟地滋补肾阴；麦门冬清热养阴。牛膝导热而引血下行，亦为佐药。诸药配伍，共奏清胃热，滋肾阴之功。

本方的配伍特点是清补并投，标本兼顾，佐以引热下行，使热彻阴存，上炎之火下行，阴阳水火臻于平衡，则诸症自愈。

【类方比较】本方与清胃散同治胃热牙痛，但清胃散重在清胃火，以黄连为君，其性苦寒，配伍升麻，意在升散解毒，兼用生地、丹皮等凉血散瘀之品，功能清胃凉血，主治胃火炽盛的牙痛、牙宣等症。本方以清胃热为主，而兼滋肾阴，故用石膏为君，配伍熟地、知母、麦冬等滋肾阴之品，及牛膝引热下行，属清润兼降之剂，功用清胃火，滋肾阴，主治胃火旺而肾水不足的牙痛及牙宣诸证。

【临床运用】

1. 证治要点　本方具清胃热，滋肾阴之功，凡胃火炽盛，肾水不足之牙痛、牙衄、消渴等均可加减应用。临证以牙痛齿松，烦热干渴，舌红苔黄而干为证治要点。

2. 加减法　火盛者，可加山栀子、地骨皮以清热泻火；血分热盛，齿衄出血量多者，去熟地，加生地、玄参以增清热凉血之功。

3. 本方现代常用于急性口腔炎、舌炎、三叉神经痛、糖尿病、病毒性心肌炎等属胃火盛而阴亏者。

【使用注意】大便溏泻者，不宜使用本方。

【源流发展】本方为明代张介宾所创，载于《景岳全书》卷58，用于治疗“水亏火盛，六脉浮洪滑大，少阴不足，阳明有余，烦热干渴，头痛牙疼，失血等证”，此证盖属内伤杂病。清代吴瑭因本方清热而兼及血分，故以本方加减以治疗温病气血两燔之证，“太阴温病，气血两燔者，玉女煎去牛膝加元参主之”，并于文下立玉女煎去牛膝熟地加细生地元参方（《温病条辨》卷1）；又用本方改熟地为干地黄，再加竹叶，名竹叶玉女煎，治疗“妇女温病，经水适来，脉数耳聋，干呕烦渴……甚至十数日不解，邪陷发痉者”（《温病条辨》卷3）。此外，清代的复古派医家陈念祖对本方颇多微词，而唐宗海则力赞此方，认为可治冲阳上合阳明引起的咳血，如曰：“陈修园力辟此方之谬，然修园之所以短于血证者即此”（《血证论》卷8）。吴瑭化裁玉女煎而制新方治疗温病气血两燔证，唐宗海则扩大玉女煎的适应证以治咳血。两氏所为虽有不同，但其发展与丰富了玉女煎，则是相同的。同时亦说明本方之立法配伍用药，的确值得后人师法。

【疑难阐释】关于方中地黄熟用还是生用　玉女煎为治疗胃热阴虚之方，方中为何用甘温之熟地黄而不用甘寒之生地黄？这是因为本方的病机是“少阴不足，阳明有余”，即水亏火盛相因为病，对“水亏”者，自当益其精，故用熟地黄滋阴补精。当然，若火热伤阴，而致阴虚火旺者，当用生地黄为是，诚如张秉成所云“虚火一证，亦改用生地为是”（《成方便读》卷3）。吴瑭用玉女煎加减治疗温热病的气血两燔证，即选玉女煎能气血两治，改熟地为细生地，取其轻而不重，凉而不温之义。因此，玉女煎中地黄生用抑或熟用，当依证而定，方可见应变之妙。

【方论选录】

1. 唐宗海："陈修园力辟此方之谬。然修园之所以短于血证者即此。可见夫血之总司在胞室，而胞宫冲脉上属阳明，平人则阳明中宫化汁变血，随冲脉下输胞室。吐血之人，胞宫火动气逆，上合阳明，血随而溢，咳嗽不休，多是冲阳上合阳明，而成此亢逆之证。方用石膏、知母，以清阳明之热，用牛膝以折上逆之气，熟地以滋胞宫之阴，使阳明之燥平，冲脉之气息，亢逆之证乃愈矣。景岳制此方，曾未见及于此，修园又加贬斥，而王士雄以为可治阴虚胃火齿痛之证，皆不知此方之关冲脉，有如是之切妙也。麦门冬治冲逆，是降痰之剂；此方治冲逆，是降火之剂。"(《血证论》卷 8)

2. 张秉成："夫人之真阴充足，水火均平，决不致有火盛之病。若肺肾真阴不足，不能濡润于胃，胃汁干枯，一受火邪，则燎原之势而为似白虎之证矣。方中熟地、牛膝以滋肾水；麦冬以保肺金；知母上益肺阴，下滋肾水，能治阳明独胜之火；石膏甘寒质重，独入阳明，清胃中有余之热。虽然理虽如此，而其中熟地一味，若谓火炽盛者，尤宜酌用之，即虚火一证，亦改用生地为是。"(《成方便读》卷 3)。

【评议】唐宗海力赞本方治疗冲脉阳热上合阳明又兼阴虚者引起的血证，"方用石膏、知母以清阳明之热，用牛膝以折上逆之气，熟地以滋胞宫之阴，使阳明之燥平，冲脉之气息，亢逆之证乃愈矣……此方之关冲脉，有如是之切妙也"。张秉成则认为方中"熟地一味，若谓火炽盛者，尤宜斟酌用之，即虚火一证，亦改用生地为是。"唐、张二氏之论，均能发前人之未发，值得临床借鉴。

【验案举例】

1. 口疮 《浙江中医杂志》(1983，7：333)：某男，29 岁。近 1 周来口腔糜烂疼痛，唇内及两颊有赤豆大小溃疡数处，口干微臭，喜饮，舌红嫩，根微有苔，脉沉细数。西医诊为复发性口腔溃疡。治以玉女煎去知母加肉桂、黄连、炒白术、淮山药、续断，服药 4 剂，口腔溃疡缩小变浅，疼痛减轻，纳食增加，唯腹部怕冷，原方加吴茱萸，继服 3 剂，病愈。

按语：本案口疮系胃热阴虚，兼脾虚虚火上炎，故用玉女煎合交泰丸加健脾之品出入为治。

2. 齿衄 《河北中医》(1984，3：45)：某男，23 岁。齿龈出血半年，牙痛齿松，烦热口渴引饮，舌红，苔薄黄而干，脉洪数。此胃热阴虚之证，治拟清胃滋阴，方以玉女煎加味：石膏 30g(先煎)，生地 12g，麦冬 9g，知母 9g，牛膝 9g，丹皮 9g，鲜茅根 30g，女贞子 12g，旱莲草 12g。服药 10 剂，齿衄虽减未止，且头晕乏力，口干而燥，苔脉如前。此因胃热炽盛，灼伤胃阴所致，故于上方加石斛 10g，生首乌 12g，焦栀子 9g，连服 14 剂后齿衄大减，头晕诸症亦轻。乃守上方迭进 21 剂，齿衄已止，惟觉乏力，时有盗汗，苔微黄，舌淡红，脉细弱，再守方加浮小麦 30g，调治 1 月而愈。

按语：此案齿衄，责之胃热阴虚，故用玉女煎加味育阴清热止血药，守方随证加减，终获佳效。

3. 鼻疖 《浙江中医杂志》(1983，7：332)：某男，38 岁。近年来，两鼻孔内红肿疼痛，反复发作 10 余次，经抗生素治疗均未完全控制，每于破溃、排脓后方愈。近日又复发作，两侧下鼻甲充血，鼻内红肿并有数个小脓头，轻触鼻翼就感剧痛，口干渴饮，腰酸少寐，舌红少津，脉弦数。予玉女煎(易熟地为生地)加黄芩、连翘、杏仁。3 剂后疖肿消退，口干、腰酸顿减，能熟睡。半年后因劳累后又复发，自服原方又愈。以后1年多未再反复。

按语：此案之鼻疖，属肺胃伏火，熏蒸于鼻，聚而不散，酝酿为疖，兼见腰酸、舌红少津等肾阴不足之象，故用本方益少阴、泻阳明而愈。

【临床报道】

1. 口疮　本方加味治疗32例复发性口疮，处方：石膏40g，熟地、麦冬、怀牛膝各15g，知母12g。伴牙龈肿痛加银花、蒲公英；便秘加大黄、芒硝；胃火盛加山栀、黄连；阴虚明显加北沙参、石斛，一般20天为1疗程。结果：治愈15例，好转10例，无效7例[1]。

用玉女煎加减治疗口腔溃疡61例，处方：生石膏30g，生熟地各15g，知母10g，麦冬15g，川牛膝10g，玄参30g，大黄10g。口干舌红少津加北沙参、石斛；舌苔黄腻加南星、黄柏；热病后加蒲公英、黄芩；舌边溃疡加龙胆草、焦山栀。1周为1疗程。治疗期间忌烟酒，辛辣甜品及煎烤食品。结果，1疗程治愈47例(77%)，2疗程治愈14例(23%)，总有效率100%[2]。

2. 鼻衄　本方加味治疗55例鼻衄，中医辨证属肝火上炎，灼伤鼻窍32例；胃火亢盛，重灼阳络13例；阴虚火旺，迫血上溢10例。西医诊断：鼻黏膜糜烂15例，肝硬化3例，原因不明2例。出血量最多者约1200ml，最少者300ml。方剂组成：生石膏30～60g(先煎)，肥知母9～15g，麦门冬9～15g，细生地15～30g，怀牛膝9～12g，生藕节9～12g，白茅根15～30g，侧柏叶9～12g，仙鹤草9～15g，茜草根9～12g，生大黄6～9g。凉服。结果：治愈38例，有效14例，无效3例[3]。

3. 牙痛　本方治疗牙痛患者102例，其中急性牙髓炎73例，慢性活动性牙髓炎21例，冠周炎8例。全部病例均牙痛难忍并呈放射痛，牙龈红肿80例。治以玉女煎加减：生石膏40g，熟地20g，知母10g，麦冬10g，牛膝15g等。结果：治愈68例，占66.7%；好转34例，占33.3%[4]。

4. 三叉神经痛　采用加减玉女煎(石膏、知母、麦冬、生地、石斛、牛膝、细辛、白芷、白蒺藜、白芍、炙甘草、全蝎、蜈蚣)治疗胃火上攻型原发性三叉神经痛72例，与卡马西平治疗的63例做对比观察。结果：治疗组总有效率94.4%，对照组总有效率54.0%，两组总有效率比较，差异有显著性意义($P<0.01$)[5]

5. 急性牙龈出血　本组62例患者运用玉女煎加外治法治疗，治愈28例，好转34例[6]。

6. 糖尿病　玉女煎加减治疗本病68例，均为非胰岛素依赖型。临床空腹血糖在7.784mmol/L以上。治疗方药：石膏50g，知母、天花粉各25g，生地黄、麦门冬各20g，黄连、栀子、红参各15g，牛膝10g。结果：显效21例，有效40例，无效7例，总有效率为89.7%[7]。另有报道，以玉女煎加减治疗糖尿病性周围神经病变50例，并与西药治疗的38例(对照组)对照，结果治疗组总有效率达82%，对照组31.6%，两组比较有非常显著性差异($P<0.01$)[8]。

【实验研究】

1. 对小鼠实验性糖尿病的影响　结果显示：玉女煎对正常小鼠血糖无明显影响；对由四氧嘧啶所致的糖尿病小鼠有明显的治疗和预防作用，并显著对抗肾上腺素引起的小鼠血糖升高。此外，该方给小鼠灌胃，其最大耐受量为275g/kg，相当于成人日用量的112倍，显示其临床用药较安全[9]。

2. 对心室重构大鼠血流动力学和RAS的干预作用　研究加减玉女煎对心室重构大鼠

肾素-血管紧张素系统和血流动力学的干预作用，建立大鼠心室重构模型，观察加减玉女煎对其血流动力学和心脏指数(heart index，HI)以及心肌肾素(renin)、血管紧张素Ⅱ(angiotensinⅡ，AngⅡ)、肿瘤坏死因子α(tumornecrosis factor α，TNF-α)、心钠素(atrial natriuretic peptide，ANP)等神经内分泌因子含量的影响。结果：与模型组相比，加减玉女煎可显著改善血流动力学，降低动物HI，降低心肌renin、AngⅡ、TNF-α和ANP含量。表明复方加减玉女煎对心室重构具有明显的改善作用[10]。

参考文献

[1] 陈荣华. 玉女煎治疗复发性口疮32例[J]. 福建中医药，1983，(2)：24-25.

[2] 汪朝艳. 玉女煎治疗口腔溃疡61例[J]. 浙江中西医结合杂志，2005，15(11)：683.

[3] 李栩堂. 加味玉女煎治疗鼻衄55例[J]. 上海中医药杂志，1985，(6)：39.

[4] 陈家华. 玉女煎治疗牙痛102例[J]. 中西医结合杂志，1989，(3)：182.

[5] 文先惠. 加减玉女煎治疗原发性三叉神经痛72例总结[J]. 湖南中医杂志，2001，17(6)：12.

[6] 王培新，龚玲，王静. 玉女煎加减配合外治治疗急性牙龈出血62例[J]. 南京中医药大学学报，1998，14(3)：184.

[7] 潘俊伟. 玉女煎加减治疗非胰岛素依赖型糖尿病68例[J]. 中医药信息，1999，(5)：24.

[8] 李靖. 玉女煎加减治疗糖尿病性周围神经病变50例[J]. 四川中医，2002，20(10)：47.

[9] 张状年，刘华东，徐玉田. 玉女煎治疗小鼠实验性糖尿病的药理研究[J]. 中国中医药信息杂志，2000，7(5)：36-37.

[10] 杜军，陈长勋，王樱，等. 加减玉女煎对心室重构大鼠血流动力学和RAS的干预作用[J]. 中华实用中西医杂志，2007，21(20)：1841-1845.

芍药汤

(《素问病机气宜保命集》卷中)

【异名】黄芩芍药汤(《明医指掌》卷9)、白芍药汤(《医家心法》)、当归芍药汤(《医宗金鉴》卷53)。

【组成】芍药一两(20g)　当归　黄连各半两(各9g)　槟榔　木香　甘草炙各二钱(各5g)　大黄三钱(6g)　黄芩半两(9g)　官桂二钱半(5g)。

【用法】上药㕮咀。每服半两(15g)，水两盏(240ml)，煎至一盏(120ml)，食后温服。

【功用】清热燥湿，调气和血。

【主治】湿热痢疾。腹痛，便脓血，赤白相兼，里急后重，肛门灼热，小便短赤，舌苔黄腻，脉弦数。

【病机分析】痢疾"由胃腑湿蒸热壅，致气血之凝结，夹糟粕积滞，进入大小肠，刮脂液，化脓血下注，或痢白、痢红、痢瘀紫、痢五色，腹痛呕吐，口干溺赤，里急后重，气陷肛坠，因此闭塞不利，故亦名滞下也"(《类证治裁》卷3)。本方所治之湿热痢疾，乃湿热疫毒下注大肠，壅滞气机，肠中积滞不通，故腹痛，里急后重；湿热熏灼，伤及肠络，气血与湿热相搏，酝酿化脓，故便脓血，赤白相兼；热毒下迫广肠，故肛门灼热，小便短赤。舌苔黄腻，脉弦数为湿热内蕴之征。

【配伍意义】本方主治病证，乃湿热壅阻肠道，气血不和，治宜清热燥湿，调和气血，并因势利导，通因通用。方中黄芩、黄连苦寒而入肠道，清热燥湿解毒，用以为君。大黄苦寒通里，凉血泻垢，既可助黄芩、黄连泻火燥湿，又可荡涤积滞，得"通因通用"之妙，是为臣药。重用芍药以行血排脓，缓急止痛，与当归相配，行血和血，“行血则便脓自愈”。又用少量肉桂，温而行之，能入血分，可协归、芍行血和营，且制芩、连苦寒之性，使无凉遏滞邪之弊，正如陈念祖所说：“肉桂之温，是反佐法，芩、连必有所制而不偏也”(《时方歌括》卷下)。且大黄与肉桂配伍，尤有妙用，大黄得肉桂，则行血之力更著，肉桂得大黄，则无助火之忌。木香、槟榔行气导滞，“调气则后重自除”，且槟榔又可协大黄导滞，以上诸药共为佐药。使以甘草调和诸药，与芍药相配，更能缓急止痛。诸药合用，共成清热燥湿，调和气血之效。

本方配伍特点，是以清热燥湿为主，兼以气血并治，“通因通用”，肝脾同调，与寻常纯用苦寒止痢之方不同。

【临床运用】

1. 证治要点　本方为治湿热痢的常用方剂。以痢下赤白，腹痛里急，苔腻微黄为证治要点。

2. 加减法　原方后有“如血痢渐加大黄；汗后脏毒加黄柏半两”。另外，若苔黄而干，热甚津伤者，可去温燥之肉桂；若苔腻脉滑，兼有食滞者，可去甘草，加焦山楂以消食导滞；若泻下赤多白少或纯下赤冻者，当归改当归尾，并加丹皮、地榆等以凉血行血。

3. 本方现代常用于治疗细菌性痢疾、阿米巴痢疾、溃疡性结肠炎、急性肠炎等属湿热为患者。

【使用注意】痢疾初起有表证者不宜使用本方，久痢及虚寒痢亦不宜使用。阴虚内热者忌用。

【源流发展】本方出自《素问病机气宜保命集》卷中，系刘完素以《伤寒论》黄芩汤去大枣，合《金匮要略》泻心汤、《兵部手集》香连丸等加味而成。有清热燥湿，调气行血，泻下导滞之功，原书用于治疗“泻而便脓血”，并云本方之治法为“行血则便脓自愈，调气则后重自除”。后世医家皆推此方为治疗湿热痢疾之主方，并遵“行血则便脓自愈，调气则后重自除”二语为治痢之大法(《成方便读》卷1)。以本方为基础加减衍化而成的方剂，约如下列三首：其一，《素问病机气宜保命集》卷中芍药黄连汤，即本方减黄芩、木香、槟榔而成，此方无调气之功，助清热燥湿之力亦有所减弱，用于治疗大便后下血，腹中痛者，为热毒下血。其二，《医方考》卷2芍药汤加芒硝方，即本方加芒硝而成，此方大黄得芒硝则泻下导滞、通因通用之功倍增，治疗痢疾便脓血，里急后重者。其三，《幼科折衷》卷上芍药黄连汤，此方仅黄连、芍药、当归和甘草4味药组成，实乃芍药汤减味而来，有清热燥湿，和中行血之功，治疗小儿下痢白积腹痛，里急后重。盖因小儿乃稚阴稚阳之体，虽患下痢，但难任大黄、槟榔之属通导攻伐，故舍之。

【疑难阐释】关于本方的君药　本方以何药为君？各家意见不一。罗美认为芍药、甘草为君(《古今名医方论》卷2)；汪昂认为芍药为君(《医方集解·泻火之剂》)；成都中医学院编写的《中医治法与方剂》云：“方中黄芩、黄连清热燥湿，解毒止痢力量颇强，用为主药以消除致病之因”。从本方证的病机分析，湿热痢是由于湿热之邪蕴结肠腑，以致气血壅滞，肠道脂膜与血络受损所致。因此，清热燥湿解毒是治本之法，调气活血只是辅佐治法。若不清热燥湿，仅投调气行血之品，痢终难愈。故我们认为本方以黄芩、黄连为君，较为妥切。再者，从本方的分类属于清热剂来看，也以黄芩、黄连为君合乎逻辑；若以芍药为君，则本方应归入理血剂。

【方论选录】

1. 罗美：“本方注云，泻而便脓血，知气行而血止也。行血则便脓自愈，调气则后重自除，至今推为要言，然非知本之论也。夫滞下本太阴病，长夏令行，土润溽暑，太阴本虚，暑湿不攘，土湿则木郁，木郁则伤土。太阴失健运，少阳失疏达，及饮食失节不化，至秋金收令行，火用不宣，郁蒸之久，而滞下之证作矣。是始为暑伤气，继为气伤血，因而为白，为赤，为兼赤白。下迫窘急，腐秽不去，以成后重。方以芍、草为君，用甲己化土法，先调脾即于土中生木；顾湿热必伤大肠，黄连燥湿清热，厚肠胃，黄芩清大肠火为臣；久积必中气逆滞，疏滞以木香，下逆以槟榔，当归和气血为佐；桂补命门，实土母，反佐温而行之，恐芩、连之胜令也。斯少阳达，太阴运矣。若大实痛者，加大黄，用仲景芍药汤加大黄法，以荡腐秽，无留行矣。是方允为滞下本方也。"(《古今名医方论》卷 2)

2. 汪昂："此足太阴、手足阳明药也。芍药酸寒，泻肝火，敛阴气，和营卫，故以为君。大黄、归尾破积而行血，木香、槟榔通滞而行气，黄芩、黄连燥湿而清热。盖下痢由湿热郁积于肠胃，不得宣通，故大便重急，小便赤涩也。辛以散之，苦以燥之，寒以清之，甘以调之。加肉桂者，假其辛热以为反佐也。此方盖本仲景黄芩汤，加行气调血之药。"(《医方集解·泻火之剂》)

3. 陈念祖："此方原无深义，不过以行血则便脓自愈，调气则后重自除立法。方中当归、白芍以调血，木香、槟榔以调气，芩、连燥湿而清热，甘草调中而和药；又用肉桂之温，是反佐法，芩、连必有所制之而不偏也。或加大黄之勇，是通滞法，实痛必大下之而后已也。余又有加减之法：肉桂色赤入血分，赤痢取之为反佐；而地榆、川芎、槐花之类，亦可加入也。干姜辛热入气分，白痢取之为反佐；而苍术、砂仁、茯苓之类，亦可加入也。"(《时方歌括》卷下)

4. 张秉成："夫痢之为病，固有寒热之分，然热者多而寒者少，总不离邪滞蕴结，以至肠胃之气不宣，酿为脓血稠黏之属。虽有赤白之分，寒热之别，而初起治法，皆可通因通用。故刘河间有云：行血则便脓自愈，调气则后重自除。二语足为治痢之大法。此方用大黄之荡涤邪滞，木香、槟榔之理气，当归、肉桂之行血；病多因湿热而起，故用芩、连之苦寒以燥湿清热；用芍药、甘草者，缓其急而和其脾，仿小健中之意，小小建立中气耳。至若因病加减之法，则又在于临时制宜也。"(《成方便读》卷 1)

【评议】本方为刘完素所创，用于治湿热痢疾，并提出治痢大法为："行血则便脓自愈，调气则后重自除"。罗美对此法却不为然，认为"非知本之论"，有失偏颇。至于罗氏指出本方证乃太阴失健运，少阳失疏达，及饮食失节不化，至秋金令行，火用不宣，郁蒸之久，滞下之证作矣，其治疗当使少阳达，太阴运，可供临床参考。汪昂则认为此证乃病在足太阴、手足阳明，下痢由湿热郁积于肠胃，不得宣通而致，故"辛以散之，苦以燥之，寒以清之，甘以调之"，并指出此方为仲景黄芩汤加行气调血之药而成。陈念祖对该方的立法予以肯定，并提出加减之法，如白痢可用辛热入气分之干姜为反佐等，切合临床。张秉成强调临床当变通用方，"至若因病加减之法，则又在于临时制宜也"。以上诸家所论合情合理，值得临床借鉴。

【验案举例】痔疮胀痛　《江西中医药》(1984,5:31)：某女，48 岁。混合痔，伴静脉血栓形成，舌质红，苔黄，脉滑。治以芍药汤加枳壳、银花。服药 4 剂后，胀痛消除。

按语：本案痔疮胀痛由湿热之邪下注于肠，气血壅滞引起。用芍药汤加枳壳、银花，清热燥湿，行血调气而取效，亦"异病同治"也。

【临床报道】

1. 细菌性痢疾　本方为主加减治疗 30 例细菌性痢疾。处方：白芍、木香、黄连、黄柏、秦皮、玉片、甘草。加减：以湿为主加藿香、苍术、滑石；以热为主加公英、大青叶；恶寒发热加柴胡、黄芩；腹痛下坠加栀子、大黄；纳呆加山楂；寒湿凝滞加肉桂、炮姜；气虚加党参；血虚加当归。结果:治愈 27 例,无效 2 例,复发 1 例,治愈率 90%[1]。又有以芍药汤加减治疗 30 例菌痢,组成:白芍、木香、黄连、黄芩、黄柏、槟榔、马齿苋。身热汗出脉促者加葛根、防风、荆芥;痢下赤白,赤多白少,或纯下赤冻,肛门灼热,口渴欲饮,苔黄脉数者,加白头翁、银花、赤芍;血热瘀阻,腹痛较甚者,加地榆、桃仁、赤芍。5~7 天为 1 疗程,必要时可重复用药。结果全部治愈。其疗效优于复方新诺明组,腹泻、腹痛、便脓血、里急后重等症状消失时间更优于复方新诺明组[2]。

2. 溃疡性结肠炎　本方内服加灌肠治疗该病 36 例,用药 1 月,治愈 31 例,显效 5 例[3]。轻、中度溃疡性结肠炎(湿热内蕴型)患者 60 例随机分为两组各 30 例,治疗组予芍药汤合白头翁汤加减治疗,对照组予美沙拉嗪治疗,疗程均为 6 周。结果:总有效率治疗组为 76.7%,对照组为 80.0%,两组比较,差异无显著性意义($P>0.05$),均未见严重不良反应[4]。

探讨加味芍药汤对湿热内蕴型慢性溃疡性结肠炎患者血小板功能的影响,将 57 例湿热内蕴型慢性溃疡性结肠炎患者随机分为治疗组(30 例)和对照组(27 例),治疗组口服中药加味芍药汤,对照组口服柳氮磺氨吡啶。治疗 1 个疗程后观察疗效,并检测患者治疗前后血浆血栓素 B2(TXB2)与 6-酮-前列腺素 1α(6-Keto-PGF1α)的水平。结果:治疗组痊愈 17 例,显效 8 例,有效 3 例,无效 2 例;对照组痊愈 8 例,显效 10 例,有效 6 例,无效 3 例。两组疗效无显著性差异($P>0.05$),但痊愈率有显著性差异($P<0.05$)。治疗前两组间 TXB2、6-Keto-PGF1α、TXB2/6-Keto-PGF1α 均无统计学差异($P>0.05$);治疗后 TXB2 与 TXB2/6-Keto-PGF1α 有显著性差异($P<0.05$),6-Keto-PGF1α 无显著性差异($P>0.05$)。提示调节 TXB2 与 6-Keto-PGF1α 的平衡状态,抑制血小板的活化状态可能是加味芍药汤的作用途径之一[5]。

3. 肛窦炎　本方治疗 60 例该病患者,处方:黄芩、生大黄(后下)、槟榔、木香、当归、白芍各 10g,黄连 6g,甘草 5g,肉桂 1.5g(冲)。第 3 煎加水至 3000ml 熏洗肛门 20 分钟,1 周为 1 疗程,一般连用 1~3 个疗程。结果:治愈 48 例,有效 12 例[6]。

4. 肠易激综合征　芍药汤加减治疗肠易激综合征 30 例,总有效率为 93.3%,设单用西药的对照组总有效率为 80%,两者疗效有显著性差异($P<0.05$)[7]。

【实验研究】

1. 抗菌抗炎　①试管内抑制福氏痢疾杆菌的作用:芍药汤在 1∶5、1∶10 及 1∶20 均无作用,单用槟榔未见杀菌及抑制作用;②对感染痢疾杆菌的预防性治疗作用试验:结果芍药汤组小鼠存 6/10 只,芍药汤去槟榔组无一存活。表明槟榔本身无抗菌作用,但在芍药汤中无论体内或体外都能加强抗菌作用[8]。另有研究表明,芍药汤煎剂对大肠杆菌、绿脓杆菌、变形杆菌、金黄色葡萄球菌均有抑制作用,其中对变形杆菌抑制作用更为明显。并且该品还能明显减轻小鼠耳廓的充血水肿,从而起到消除炎性肿胀的作用[9]。

2. 对兔离体肠管活动的影响　剂量为 4×10^{-2}、2×10^{-2}、1×10^{-2}时,芍药汤组能使肠管出现急剧而短暂的张力上升现象,很快转为下降,振幅逐渐变小,甚而消失,肠肌松弛,即呈短暂的兴奋后转为抑制,其作用强弱,尤其是抑制作用与剂量成正比。芍药汤去槟榔组同样出现肠管张力逐渐下降,振幅逐渐变小以致消失的抑制现象,无张力上升等兴奋现象。表现芍药汤的先兴奋作用是由槟榔引起,同时又增加芍药汤的毒性、可能与槟榔加强胃肠活动有关[8]。

3. 对溃疡性结肠炎大鼠模型的免疫学作用机制研究　探讨芍药汤治疗溃疡性结肠炎

的免疫学作用机制，采用三硝基苯磺酸法造模，随机分组处理，分别检测各组大鼠结肠黏膜ICAM-1、TNF-α和IL-10水平。结果，与正常组比较，各组ICAM-1、TNF-α水平均显著升高($P<0.05$)，而IL-10水平明显降低($P<0.05$)；与模型组比较，各治疗组ICAM-1、TNF-α均显著下降($P<0.05$)，而IL-10明显升高($P<0.05$)。芍药汤+SASF治疗组与芍药汤治疗组之间各指标具有显著性差异($P<0.05$)，而芍药汤治疗组与SASP治疗组之间各指标无显著性差异。说明芍药汤治疗组与SASP治疗组疗效相当，芍药汤+SASP治疗组疗效最好，提示中西药结合可提高疗效[10]。

4. 测定芍药苷的含量　应用高效液相色谱法对芍药汤中芍药苷进行含量测定。方法为选用Kromasil C18分析柱(250mm×4.6mm，5μm)，甲醇-水(35：65)为流动相，检测波长为230nm，流速0.8ml/min。结果，线性范围：1.6～9.6μg(r=0.9999)，平均回收率97.76%，RSD为1.0%。说明本法简便、灵敏、准确[11]。

参考文献

[1] 李爱兰，潘宇清．新加芍药汤治疗细菌性痢疾观察[J]. 陕西中医学院学报，1988，11(4)：31-32.

[2] 郑耀平，金妙文．芍药汤加减治疗急性菌痢疗效观察[J]. 江苏中医，1991，(12)：6-7.

[3] 杨志彬．芍药汤加减灌肠治疗溃疡性结肠炎36例[J]. 四川中医，1995，(3)：33-34.

[4] 陈锦锋，陈建林，韩宇斌，等．芍药汤合白头翁汤治疗轻中度溃疡性结肠炎(湿热内蕴型)30例疗效观察[J]. 新中医，2008，(7)：47-48.

[5] 陈伟．加味芍药汤对湿热内蕴型慢性溃疡性结肠炎患者TXB2与6-Keto-PGF1α的影响[J]. 中国中医药信息杂志，2006，(7)：10-11.

[6] 王奎平．芍药汤治疗肛窦炎60例[J]. 浙江中医杂志，1995，(11)：502.

[7] 李晖．芍药汤加减治疗肠易激综合征30例[J]. 湖南中医药导报，2002，(9)：539.

[8] 陈汝炎，胡小鹰，马允慰．芍药汤配伍槟榔治疗痢疾的实验探讨[J]. 江苏中医，1988，(6)：34-35.

[9] 王敏玉，尉中民，张永佩．芍药汤抗炎抗菌效果的实验研究[J]. 辽宁中医杂志，1992，(9)：43-44.

[10] 赵晓霞，郭胜，李宝鹤．芍药汤对溃疡性结肠炎大鼠ICAM-1、TNF-α、IL-10影响的实验研究[J]. 中国中医药科技，2008，(3)：174-175.

[11] 魏玉明．高效液相色谱法测定芍药汤中芍药苷的含量[J]. 中华中医药学刊，2005，(12)：2272.

黄 芩 汤

(《伤寒论》)

【组成】黄芩三两(9g)　芍药二两(9g)　甘草二两(3g)炙　大枣十二枚(4枚)擘

【用法】上四味，以水一斗，煮取三升，去滓。温服一升，日再夜一服。

【功用】清热止利，和中止痛。

【主治】热泻、热痢。身热口苦，腹痛下利，舌红苔黄，脉数。

【病机分析】本方主治热泻热痢。《伤寒论》172条云："太阳与少阳合病，自下利者，与黄芩汤。"此处太阳与少阳同时发病，而以少阳为主。《医方集解·和解之剂》说："二经合病，何以不用二经之药，盖合病而兼下利，是阳邪入里，则所重者在里。"少阳枢机不利，邪郁化火，循经上扰，则有身热口苦；内迫阳明，下趋大肠，可见肛门灼热，泻下黏秽，腹痛，甚则里急后重等。总之，其病机为少阳火郁，内迫胃肠。

【配伍意义】本方所治热泻热痢的病机为少阳火郁，内迫胃肠，故治以清里热为主。汪琥《伤寒论辨证广注》曰："太少合病而致下利，则在表之寒邪悉郁而为里热矣。里热不实，故与黄芩汤以清热益阴，使里热清而阴气得复，斯在表之阳热自解”。方中黄芩苦寒，清少阳、阳明在里之热，清热燥湿，解毒止利为君；芍药酸寒，泄热敛阴和营，并于土中泻木而缓急止痛为臣；甘草、大枣调中和脾，益气滋液，顾护正气，共为佐使之用。四药组合，共奏清热止利，和中止痛之功。

【临床运用】

1. 证治要点　本方主治热泻热痢，以身热口苦，腹痛下利，舌红苔黄，脉数为证治要点。

2. 加减法　若胃气上逆而呕吐者加半夏、生姜以和胃降逆止呕；腹痛甚者，加木香、槟榔以理气导滞止痛；大便脓血者，加炒山楂、炒地榆以消积凉血止痢。

3. 本方现代常用于治疗细菌性痢疾、阿米巴痢疾及急性肠炎等属热泻热痢者。

【使用注意】下利初起有表证及虚寒性下利，不宜使用本方。

【源流发展】本方出自《伤寒论》，原为“太阳与少阳合病，自下利者”设，后世医家一般均认为虽有太阳与少阳合病，但里热下利是本方主治证的关键所在。本方以其清热止利，和里止痛之功，成为治疗热泻热痢之基本方，故《医方集解・和解之剂》称本方为“万世治利之祖方”，如治疗湿热痢疾的芍药汤即取法于本方。后世医家取本方泄热敛阴，调中和脾之功，不断扩大其应用范围，并不限于治利。例如，《小儿卫生总微论方》卷7用于治疗伤寒口舌诸病，舌黄，舌黑，舌肿，舌裂，舌上生芒刺，舌上出血。《医学入门》卷4用以治疗冬月阳明症，潮热发热有时，脉但浮者，为有风，宜有汗，而天寒无汗，夜睡必有盗汗。《杂病源流犀烛》卷19用于治疗正气虚，伏邪更重，往来寒热，头痛呕吐稍愈后，浑身壮热。《随息居重订霍乱论》卷4则用于治疗温病变霍乱。

从本方加减衍化之方剂有：《伤寒论》黄芩加半夏生姜汤，即本方加半夏、生姜而成，兼可降逆止呕，治疗热泻热痢兼有呕吐者。《医方类聚》卷53引《神巧万全方》黄芩汤，此方《伤寒总病论》卷3又名黄芩芍药汤，即本方去大枣，芍药用赤芍药而成，有清热凉血之功，治疗阳明病，口干但漱水不欲咽者，必衄也；阳明脉浮，发热，口鼻中燥，能食者，亦衄。《赤水玄珠》卷28黄芩芍药汤，即本方去大枣，加升麻而成，治疗麻痘滞下。《伤寒大白》卷2黄芩芍药汤，即本方去大枣，加川连，治疗阳明表热而衄及湿热伤于少阳，下利，寒热口苦。《麻症集成》卷4黄芩芍药汤，即本方去大枣，加枳壳、木香，治疗麻后下痢日久者。

【疑难阐释】关于本方的分类归属　本方见于《伤寒论・辨太阳病脉证并治下篇》，原文172条曰：“太阳与少阳合病，自下利者，与黄芩汤。”黄芩汤的病机为太、少合病，而以少阳为主，故有些医家认为本方为和解剂。如汪昂《医方集解》即将之归于和解之剂；许宏《金镜内台方议》卷6云：“太阳与少阳合病者，自下利，为在半表半里，与黄芩汤以和解之。”但是，多数医家认为，本方主治热利，其病机原文虽言太、少合病，而里热下利是其主要矛盾，临床运用不应拘于太阳、少阳合病，只要是大肠湿热所致的腹泻、痢疾等均可随证化裁应用。本方功用以清热为主，理应归属清热剂，因此，历版《方剂学》统编教材均将本方归入清热剂。

【方论选录】

1. 许宏：“太阳与少阳合病者，自下利，为在半表半里，与黄芩汤以和解之。故以黄芩为君，以解少阳之里热，苦以坚之也；芍药为臣，以解太阳之表热而行营气，酸以收之也；甘草为佐，大枣为使，以补肠胃之弱，而缓中也。”（《金镜内台方议》卷6）

2. 汪昂：“黄芩以彻其热，而以甘、芍、大枣和其太阴，使里气和则外证自解。”（《医方集解・和解之剂》）

3. 柯琴：“太阳、少阳合病，是热邪已入少阳之里，胆火上逆，移热于脾，故自下利。与黄芩汤，酸苦相济以存阴也。热不在半表，故不用柴胡；今热已入半里，故黄芩主之；虽非胃实，亦非胃虚，故不须人参以补中也。”（录自《古今名医方论》卷3）

4. 王士雄：“黄芩清解温邪，协芍药泄迫血之热，而以甘、枣奠安中土。”（《霍乱论》卷4）

【评议】本方原为“太阳与少阳合病，自下利者”而设，但从《伤寒论》条文所述来看，既无太阳病见症，方中亦未有解表药，从方测证，乃少阳邪热内迫所致。对此，柯氏分析切中病机，颇能予人启迪。然许氏和汪昂拘于“太阳与少阳合病”之句，许氏释芍药“以解太阳之表热”，汪昂曰：“甘、芍、大枣和其太阴，使里气和则外证自解”，均未免牵强。王氏对方剂配伍意义的分析，系从温病学说的角度出发，说明清代温病学说是对《伤寒论》的继承与发扬。

【验案举例】

1. 痢疾 《陕西新医药》（1979，9：31）：某男，26岁。夏季间患痢疾，痢下脓血便，红多白少，腹部挛急而痛，肛门作坠，身热，脉弦数，舌苔黄。治以调气和血，清热燥湿。白芍9g，甘草3g，黄芩9g，广木香6g（后下）。连服3剂，下痢止，腹痛除。

2. 阿米巴痢疾 《江西中医药》（1954，10：46）：某女，22岁，9月21日入院。下痢红白，腹痛，里急后重已2天。患者妊娠2个月。9月20日早晨起，忽腹痛频频，下痢红白黏液，红多白少，日二三十次，里急后重颇剧，并觉小腹坠胀，有如欲产情形而入院。诊察：形体消瘦神疲，按腹呻吟，有重病感。脉象沉弱，每分钟76至。舌质淡苔白。体温37.9℃。心、肺无异常，肝、脾未触及，腹部有压痛。化验检查：大便检出阿米巴原虫。诊断：阿米巴痢疾。方用黄芩汤加减：黄芩3g，白芍9g，甘草4.5g，香连丸3g，服上药3剂后，腹痛、里急后重已除，下痢次数大减，日仅2～3次，并带有黄色稀粪。体温正常，食欲渐启。原方再进1剂，下痢红白全除，大便正常。

按语：黄芩汤清热和中，乃治疗痢疾之效方，不拘于现代医学之细菌性痢疾抑或阿米巴痢疾，只要属热邪内迫于肠者，用之皆有捷效，以上两案可以为证。

【临床报道】溃疡性结肠炎 本病35例湿热内蕴型者，采用黄芩汤加味（黄芩9g，白头翁6g，黄连3g，广木香10g，仙鹤草10g，炒白芍10g，炙甘草6g，大枣5枚）治疗，观察其疗效及对T淋巴细胞亚群功能的调节作用。结果：近期治愈20例，有效12例，无效3例，总有效率91.4%，治疗后患者CD_3、CD_4及CD_8细胞水平较治疗前显著提高（$P<0.05$），CD_4/CD_8值较治疗前显著下降（$P<0.05$）。说明黄芩汤加味治疗溃疡性结肠炎疗效显著，对T淋巴细胞亚群具有调节作用[1]。

【实验研究】

1. 药理研究 动物实验证明，黄芩汤有非常明显的抗炎、退热、解痉、镇痛作用和一定的抗炎免疫、镇静等作用。上述各项药理作用，可以初步阐明黄芩汤清热止痢、和中止痛的方义[2]。

2. 组方配伍研究 拆方研究实验结果表明，全方对大鼠离体回肠的收缩频率、收缩幅度及紧张性有非常明显的抑制作用。如果减去君药黄芩，其作用呈现相反的兴奋作用。全方与各单味药比较，全方作用最佳，从而证明全方作用优于单方。君药在复方中起主要作用，这一方剂学理论的合理性、科学性得以证实。本方如果减去君药，加大芍药、甘草、大枣的用量至古方用量的4倍，其解痉作用强度与全方古方用量相等，也证明了经方配伍优于其他配伍关系。通过黄芩汤的组方配伍研究可初步说明，全方药理作用方面及药理作用强度优于各组成单味药。君药黄芩在全方中起主要作用。本方清热止痢的功效，可能以黄芩为主，而缓急止痛的功效，主要是芍药配伍甘草的作用。君臣药配伍（黄芩配伍芍药）有助长药理作用的相须关系。佐、使药甘草和大枣在全方中也发挥一定的作用。本研究从药理学的角度，证明了中医方剂的组方原则和配伍理论的合理性、科学性，并为阐明本方的疗效机制提供了科学依据[3]。

3. 药代动力学研究　研究黄芩汤中黄芩苷在大鼠体内的药代动力学规律。结果：大鼠灌服黄芩汤 4.5g/kg 后，黄芩苷主要药代学参数分别为：tmaxl＝(20±7.07)min，tmax2＝(6.4±0.94)h，Cmaxl＝(0.88±0.15)μg/ml，Cmax2＝(1.33±0.22)μg/ml，t1/2＝(7.22±1.5)1h，Vd＝(21.75±6.2)1/kg，C1＝(2.07±0.19)1/kg・h。说明本方法简单、灵敏、准确，可用于黄芩苷血药浓度分析及其药代动力学研究[4]。

另有报道，对黄芩汤中多种主要成份在大鼠体内的药代动力学进行研究，并对肠道菌群与黄芩汤多成分的体内代谢的相关作用进行研究。结果：①在无菌小鼠盲肠内容物和粪便中，黄芩汤没有发生明显的代谢转化，而普通小鼠和悉生小鼠发生了显著的代谢转化，其代谢规律与体外试验基本相同。普通小鼠盲肠内容物中代谢产物的浓度达峰时间比原型化合物的浓度达峰时间要延迟 4 小时左右；②结果表明黄芩汤对普通小鼠有保肝降酶的作用，而代谢产物对伪无菌小鼠有显著的保肝降酶作用。黄芩汤对由金黄色葡萄球菌和大肠杆菌腹腔感染引起的伪无菌小鼠死亡都没有明显的保护作用，而代谢产物对伪无菌小鼠死亡均具有明显的保护作用。黄芩汤代谢产物对沙门菌、痢疾杆菌和变形杆菌的体外抗菌作用均明显强于黄芩汤；③黄芩汤中的苷成分在胃肠道各部位都很难吸收；而其苷元成分的吸收率明显高于相应的苷成分。大肠是进行代谢转化的主要部位，盲肠的转化率最高，其次是直肠和胃，在小肠没有发生转化；④黄芩汤复方中大多数成分的组织分布明显高于在单味黄芩水煎剂中。口服后，黄芩汤中各成分及代谢产物在血浆中的药时曲线均符合一室模型。在复方和单味药中药动学参数存在差异，大多数成分在复方中吸收慢，消除慢，体内滞留时间长，并且 Cmax 和 AUC 高于单味药中。在单味药中大多数成分的排泄总量和总排泄率高于在黄芩汤复方中，在单味药中比在复方中不但排泄的多，而且排泄的快。口服黄芩汤或单味黄芩水煎剂的大鼠血浆中，发现了一种新的代谢产物黏毛黄芩素Ⅰ(VisidulinⅠ，VD-1)，其结构为 3,5,7,2’,6’-五羟基黄酮。说明肠道菌群在黄芩汤体内代谢的过程中起到了重要的作用。中药复方与单味药水煎剂在药物体内过程中的诸多方面，如分布、代谢和排泄中存在显著的差异，各成份在复方中组织分布较多、Cmax 和 AUC 高、总排泄率低于单味药中，都有利于药物在体内滞留，更好的发挥药理作用。这也说明了中药方剂的配伍具有一定的物质基础[5]。

通过对大鼠尿中黄芩汤多成分及其代谢物的分析，比较复方和单味药中相应成分的代谢差异，建立高效液相梯度洗脱的多成分分析方法，对口服黄芩汤及其各单味药后的大鼠尿中多种成分的排泄进行比较研究。结果：从尿中排泄物达峰时间(Tmax)比较，黄芩汤中的多种成分可以分为三种，一是快速排泄的成分，如芍药苷(PF)、甘草苷(LG)(Tmax 为 4 小时左右)；二是中等速度排泄的成分，如黄芩苷(BG)、汉黄芩苷(WG)、千层纸素 A 苷(OG)、黄芩素(B)和甘草酸(GL)(Trrmx 为 8～12h)；三是延迟排泄的成分，如汉黄芩素(W)、千层纸素 A 苷(O)、芍药苷代谢素Ⅰ(PM-Ⅰ)和甘草次酸(GA)(Tmax＞12 小时)。延迟排泄的成分都是代谢产物型化合物，经肠道内细菌作用，代谢转化后再吸收进入体内。在单味药中 WG、OG、W、O、PM-I、LG 和甘草素(L)的排泄总量和总排泄率高于在黄芩汤复方中。其中 W、O、LG 和 L 具有显著性差异，尤其是 LG 和 I，其总排泄量是复方中的 3 倍左右。排泄速率在复方和单味药中也有差别，其中 BG、WG、OG、B 和 GL 的 Tmax 在复方中为 8 小时，在单味药中缩短为4小时。说明黄芩汤大多数成分及代谢产物经尿的排泄在复方和在单味药中具有明显的差别，复方成分的代谢排泄较缓慢[6]。

参考文献

[1] 周语平，杨志军，陈彻，等．黄芩汤加味对溃疡性结肠炎患者T淋巴细胞亚群功能影响的临床观察[J]. 甘肃中医，2004，17(5)：32-34.

[2] 黄黎，叶文华，蔡波文，等．黄芩汤及其组成药物药理作用的初步研究[J]. 中国中药杂志，1990，15(2)：51-53.

[3] 黄黎，刘菊福，李德凤，等．黄芩汤的组方配伍研究[J]. 中国中药杂志，1991，16(3)：177-181.

[4] 李云，张亚军，李江英．黄芩汤中黄芩苷在大鼠体内的药代动力学研究[J]. 陕西中医，2007，28(10)：1400.

[5] 左风，周钟鸣．黄芩汤多成份药代动力学及肠道菌群作用的相关研究[J]. 中国药理通讯，2003，20(3)：69.

[6] 左风，周钟鸣，刘美兰，等．大鼠尿中黄芩汤多成分及其代谢物的分析比较[J]. 中国药理通讯，2007，24(3)：44.

白头翁汤

（《伤寒论》）

【组成】白头翁二两(15g)　黄柏三两(12g)　黄连三两(6g)　秦皮三两(12g)

【用法】上药四味，以水七升，煮取二升，去滓，温服一升，不愈再服一升。

【功用】清热解毒，凉血止痢。

【主治】热毒痢疾。腹痛，里急后重，肛门灼热，下痢脓血，赤多白少，渴欲饮水，舌红苔黄，脉弦数。

【病机分析】原书谓本方主治"热痢"而见"渴欲饮水"与"下重"之症，其病机为热毒深陷，下迫大肠。《素问・至真要大论》云："暴注下迫，皆属于热"，今湿热邪毒壅滞大肠，肠中气滞不通，故腹痛，里急后重；热毒深陷血分，血败肉腐，酿而为脓血，故纯下血痢，赤多白少；邪热下迫，故肛门灼热；痢下与邪热皆损伤津液，故渴欲饮水。舌红，苔黄，脉弦数为热甚所致。

【配伍意义】本方证为热毒深陷血分，病发于大肠。治宜清热解毒，凉血止痢，俾热清毒除，则血痢自止。方中白头翁为君，归大肠与肝经，味苦性寒，能入血分，清热解毒，凉血止痢，"治热毒下痢，紫血鲜血宜之"(《伤寒蕴要书》)。臣以黄连之苦寒，清热解毒，燥湿厚肠；黄柏泻下焦湿热，两药共助君药以清热解毒，尤能燥湿止痢。秦皮为佐，归大肠经，苦寒性涩，主热痢下重。倪朱谟云："秦皮味苦性涩而坚，能收敛走散之精气。故仲景用白头翁汤，以此治下焦虚热而利者，取苦以涩之之意也"(《本草汇言》卷9)。四药相合，清热解毒，凉血止痢作用较强，为热毒血痢之良方。

【类方比较】本方与芍药汤同为治痢之方，本方主治热毒血痢，乃热毒深陷血分，治以清热解毒，凉血止痢；芍药汤治痢下赤白，属湿热痢，而兼气血瘀滞证，故清热燥湿与调和气血并进，并取"通因通用"之法，以使"行血则便脓自愈，调气则后重自除"。两方的功用主要区别在于：白头翁汤是清热解毒兼凉血燥湿止痢；芍药汤是清热燥湿与行血调气并用。从两方所治痢疾轻重来看，热毒血痢重于湿热痢，故白头翁汤"甚者独行"，重在清除肠道热毒，组方用药较为简捷；芍药汤"间者并行"，治疗则清热解毒与调和气血并举，组方用药面面俱到。

【临床运用】

1. 证治要点 本方主治热毒深陷血分之下痢。以下痢赤多白少，腹痛，里急后重，舌红苔黄，脉弦数为证治要点。

2. 加减法 发热急骤，下痢鲜紫脓血，壮热口渴，烦躁舌绛，属疫毒痢者，可加生地、丹皮凉血解毒；腹痛里急后重明显者，可加木香、槟榔、白芍以行气消滞，缓急止痛。

3. 本方现代常用于治疗阿米巴痢疾、细菌性痢疾等属热毒较盛者。

【源流发展】本方出自《伤寒论》，用以治疗"热痢下重，欲饮水者"，有清热解毒，凉血止痢之功效，被公认为治疗热痢见赤多白少之主方。《伤寒今释》引《类聚方广义》又扩大其适应证，治疗"眼目郁热，赤肿阵痛，风泪不止者"，并云"本方用为熏洗剂亦效"。

以本方为源而化裁制订的方剂有：《金匮要略》白头翁加甘草阿胶汤，即本方加甘草、阿胶，兼可养血和中，治疗妇人产后下痢虚极。《外台秘要》卷25引《古今录验》白头翁汤，即本方去黄柏，加干姜、甘草、当归、石榴皮，兼可温中收敛，治疗寒痢急下及滞下。《备急千金要方》卷15同名方，即本方加厚朴、阿胶、附子、茯苓、芍药、干姜、当归、赤石脂、甘草、龙骨、大枣、粳米，治疗赤滞下血，连月不愈。《普济方》卷212同名方，即以椿皮易本方之秦皮而成，治疗热痢滞下，下血连月不愈。《普济方》卷355同名方，即本方去秦皮，加甘草、阿胶、陈皮，治疗产后下痢虚极。《杏苑生春》卷4同名方，即以陈皮易本方之秦皮而成，治疗湿热痢疾。《明医指掌》卷4同名方，即本方去黄柏，治疗协热自利，小便赤涩。《医学金针》卷8白头翁加甘草阿胶苓桂汤，即本方加甘草、阿胶、茯苓、桂枝，治疗疹后频频泄利脓血。以上诸方均用以治疗痢疾，但具体病情不同，故均守白头翁汤之法，而又予以灵活加减。

【疑难阐释】

1. 本方与芍药汤同治痢疾，缘何本方不用行血调气之品 这是因为本方证病机为热毒下迫，其腹痛里急后重，皆由热毒壅滞肠道所致，投以清热解毒，俾热毒去，里急后重自然无由所生，故方中不用调气行血之品。正如汪昂在《医方集解·泻火之剂》中阐述："此热利下重，乃热伤气，气下陷而重也，下陷则伤阴，阴伤则血热，虽后重而不用调气之药，病不在气也。"

2. 本方证与肝经火郁是否有关 柯琴说："厥阴下痢属于热，以厥阴主肝而司相火，肝旺则气上撞心，火郁则热利下重。""弦为肝脉，是木郁之征也。"而白头翁"临风偏静，长于驱风，用为君药，以厥阴风木，风动则木摇而火旺。欲平走窍之火，必宁摇动之风"（录自《古今名医方论》卷3）。唐宗海、方有执和汪苓友等亦持此观点。方中秦皮、黄连有良好的清肝泻火作用，现代不仅用本方治疗热毒痢，而且治疗急性结膜炎亦有佳效。但一般说来，热痢下重与肝并无必然联系。

【方论选录】

1. 许宏："大利后，津液少，热气不散，则广肠燥涩而下重也。下重者，欲下不出之意。今此厥阴条中所载，热利下重，渴而欲饮水者，乃阴虚生热之盛也，亦必用苦寒之剂治之方已，非可作阳虚而用温剂也。故用白头翁为君，黄连为臣，黄柏为佐，秦皮为使。以此四味苦寒之剂而治下利之症者，知其热盛于内，苦以泄之也。"（《金镜内台方议》卷10）

2. 汪昂："此足阳明、少阴、厥阴药也。白头翁苦寒，能入阳明血分，而凉血止澼；秦皮苦寒性涩，能凉肝益肾而固下焦；黄连凉心清肝，黄柏泻火补水，并能燥湿止利而厚肠，取其寒能胜热，苦能坚肾，涩能断下也。"（《医方集解·泻火之剂》）

3. 吴谦，等："此热利下重，乃火郁湿蒸，秽气奔逼广肠魄门，重滞而难出，《内经》云暴注下迫者也。君以白头翁寒而苦辛，臣以秦皮寒而苦涩。寒能胜热，苦能燥湿，辛以散火之郁，涩以收下重之利也。佐黄连清上焦之火，则渴可止。使黄柏泻下焦之热，则利自除也。治厥阴热利有二，初利用此方，以苦燥之，以辛散之，以涩固之，是谓以寒治热之法；久利则用乌梅丸之酸以收之，佐以苦寒，杂以温补，是谓逆之从之，随所利而行之，调其气使之平也。"（《医宗金鉴·删补名医方论》卷8）

【评议】许氏认为本方"以此四味苦寒之剂而治下利症者，知其热盛于内，苦以泄之也"，可谓要言不繁。汪氏对本方配伍意义的分析，亦颇精深。吴氏等则将此方与乌梅丸联系比较，认为本方用于"初利"者，而乌梅丸则用于"久利"，实为临床有得之论。

【验案举例】

1. 下痢　《中医杂志》(1980，6：11)：某女，35岁。腹泻、便秘交替出现，迁延年余。现症见：腹泻日行3次，褐色夹黏冻，少腹痛伴里急后重，苔白腻而干，脉弦小。西医诊为慢性肠炎。中医辨为湿热蕴阻肠间，下焦气机不利。用白头翁汤去黄柏，加木香、当归、赤芍等药，连服9剂，里急后重即除，大便转干，后以桂枝汤合香连丸调治而愈。

2. 赤眼　《中医药研究》(1988，2：39)：某女，16岁。双眼红赤干涩伴视物模糊1周，刻下口干欲饮水，大便干结，内服磺胺药及外用氯霉素眼膏，结膜囊内分泌物多，角膜荧光素染色(一)，舌质红，苔薄黄，脉滑数。西医诊断为急性结膜炎。中医诊断为热毒上攻于目，治宜清热解毒，凉血通腑。处方：白头翁10g，黄连、黄柏各6g，秦皮、生大黄、知母各10g，细生地12g。服药3剂，双眼红赤基本消退，微有痒感，大便日行2次，微溏。上方减生大黄用量为3g，再加蝉蜕10g，荆芥、防风各6g。继进2剂而愈。

按语：案1乃湿浊盛，壅而化热，留恋肠间，下焦气机不利，故治以白头翁汤清热燥湿，加木香、当归、赤芍以调气行血，药证合拍，自有良效。案2赤眼，为热毒上攻引起，故用本方清热解毒凉血而取效。

【临床报道】

1. 急性胃肠炎及细菌性痢疾　将白头翁汤改为"白头翁灌肠液"，用于小儿腹泻患者，并与痢特敏对照。处方：白头翁15g，黄柏12g，秦皮12g，制成每毫升含生药1.125g的灌肠液。用法：4个月至3岁小儿每次5ml，4～14岁每次10ml，每日4次，保留灌肠。对有急性胃肠炎症状，大便镜检有红、白细胞者，诊为肠炎；具备以上条件，大便培养有痢疾杆菌生长者诊为细菌性痢疾。按上述标准共治小儿患者62例(急性肠炎49例，细菌性痢疾13例)。灌肠组32例，痢特敏组30例。结果：退热、止泻、食欲好转或消失数天，白头翁灌肠液组与痢特敏组无明显差异($P>0.05$)。白头翁灌肠液组32例全部治愈，平均治愈天数2.62天；痢特敏组30例，治愈28例，两组疗效比较无显著差异[1]。

2. 溃疡性结肠炎　本方去黄柏，加苦参、地榆、白芍、大黄、甘草煎液灌肠，每日1～2次，治疗慢性非特异性溃疡性结肠炎20例。结果：临床治愈16例，好转3例，1例并发阑尾炎转科治疗[2]。

应用白头翁汤加味治疗溃疡性结肠炎48例，其中38例经电子纤维肠镜检查确诊，10例经钡剂灌肠检查确诊；单纯性溃疡38例，多发性溃疡10例；轻度25例，中度13例，重度10例。药用：白头翁25g，黄柏15g，黄连6g，秦皮15g，白花蛇舌草15g，五倍子10g，乌梅15g，茯苓15g。若脓血便较甚者加云南白药0.5g兑开水冲服；里急后重甚者加广木香、白芍。7天为1个疗程，间隔2天进行下1个疗程，共3个疗程。服药期间忌辛辣刺激性燥热食物。结果，治愈18例，好转27例，无效3例，治愈率37.5%，总有效率93.8%[3]。

采用白头翁汤(白头翁、黄柏、黄连、秦皮)为主方,随症加减,结合中药煎剂灌肠,对68例溃疡性结肠炎患者进行治疗,并与单纯性西药治疗组40例进行对照。结果:临床疗效,治疗组总有效率为94.1%。对照组为77.5%($P<0.05$)[4]。

3. 滴虫性肠炎 本方加减治疗滴虫性肠炎。处方:生山药30g,白头翁、生杭芍各12g,秦皮、生地榆各10g,甘草6g,三七粉10g,鸦胆子(去皮)60粒。先将三七粉、鸦胆子用白蔗糖水送服一半,再将余药煎汤服,其相隔时间约半小时。所余一半,至二煎时再如此服用。治疗18例,均获痊愈[5]。

4. 泌尿系感染 本方加木通、萹蓄、车前子、瞿麦治疗63例泌尿系感染。其中急性泌尿系感染19例,显效9例,有效8例,无效2例,总有效率为89.5%;慢性泌尿系感染急性发作者44例,显效20例,有效16例,无效8例,总有效率为81.9%[6]。

【实验研究】

1. 抗菌 本方对志贺氏、施氏等痢疾杆菌有较强的抑制作用,而对福氏和宋内氏菌作用较弱,对多种沙门氏菌作用也很弱,或无抑菌作用。对金黄色葡萄球菌、表皮葡萄球菌及卡他球菌等也有较强的抑制作用。在本方组成4药中,以黄连、秦皮作用为强,黄柏次之,白头翁最弱。全方抗菌效果反较黄连、秦皮为弱。由于白头翁对阿米巴原虫抑制作用较强,因而以本方治疗阿米巴痢疾时,宜加大白头翁用量[7]。用蒸馏法从白头翁根中提取得到原白头翁素,用乙醇提取纯化法得到白头翁总皂苷,用煎煮法得到白头翁浸膏,分提白头翁汤各组成药物,合煎白头翁汤。将它们配制成1∶1、1∶2、1∶4梯度浓度的溶液。用K-B纸片扩散法对金黄色葡萄球菌、大肠杆菌、绿脓杆菌、副伤寒杆菌进行抑菌试验。结果:白头翁不同提取物、白头翁汤的组成药物对以上细菌均有抑菌作用。说明白头翁中的原白头翁素抑菌效果最好。复方抑菌作用不是各组成药物的相加[8]。

2. 抗腹泻、抗炎及对溃疡性结肠炎大鼠模型的影响 结果表明:白头翁汤较其组方的各单味药对蓖麻油和番泻叶引起的小鼠腹泻有更好的拮抗作用;白头翁汤的抗炎作用是以黄连、黄柏为主。说明白头翁汤复方有较好的抗腹泻和抗炎作用[9]。

分别采用灌胃与灌肠两种给药途径作用于乙酸诱发大鼠溃疡性结肠炎模型,观察白头翁汤对体液免疫,细胞因子和氧自由基的影响。结果表明:白头翁汤能显著降低血清中IgA、IgG及IL-6含量,同时血清中及结肠组织中MDA含量经白头翁汤治疗后显著降低而SOD含量明显增高;研究还表明白头翁汤具有显著的抗炎作用及修复溃疡的作用。灌肠组与灌胃组各项指标比较显示大体相当,但灌肠组在修复溃疡方面优于灌胃组[10]。

3. 对兔离体十二指肠运动性能的影响 观察不同剂量的白头翁汤及白头翁、黄连、黄柏、秦皮的水煎液对家兔离体十二指肠运动性能的影响。结果:白头翁汤及白头翁、黄连、黄柏、秦皮的水煎液对兔离体肠管均具有抑制作用,并且剂量越大抑制作用越强,其中白头翁汤及黄连、黄柏的水煎液抑制作用较强,而秦皮、白头翁水煎液的抑制作用稍缓和[14]。

4. 化学成分的研究 运用天然药物化学的分离精制方法,对白头翁汤汤剂进行单体化合物的分离。结果表明:本方汤剂主含3类化学成分,分别为:香豆素类;皂苷类;柠檬苦素类。分离并研究确定了其中14个化合物的结构。通过与单味药化学成分进行比较,确定了化合物的来源[12]。报告者又对白头翁汤沉淀的化学成分进行研究,结果:沉淀中分得6个单体化合物,通过光谱解析鉴定了其结构,并与汤剂中化学成分进行了比较。结论:沉淀中化学成分为汤剂中的主要成分[13]。

【附方】白头翁加甘草阿胶汤(《金匮要略》) 白头翁二两(15g) 甘草 阿胶各二两

（各 6g）　秦皮　黄连　黄柏各三两（各 9g）　上药六味，以水七升，煮取二升半，内胶令消尽，分温三服。功用：清热解毒，凉血止痢，养血和中。主治：产后血虚，又患热痢。

本方即白头翁汤加阿胶、甘草组成，治"产后下痢虚极"。产后体弱，阴血亏虚，虽患热毒血痢，但不可纯用苦寒清热燥湿之剂，恐痢虽止而反伤阴败胃。因此，于白头翁汤中加阿胶以滋养阴血，加甘草以益胃和中，以使治痢与扶正兼顾。此方非独产后宜之，凡属阴虚血弱而病执痢者，均可用之。

参考文献

[1] 马明纯，王志立，沈玉和，等．白头翁汤的剂型改进与临床观察[J]．中国中药杂志，1989，14(1)：55-56.

[2] 张学毅．加减白头翁汤灌肠治疗慢性非特异性溃疡性结肠炎 20 例[J]．吉林中医药，1983，(2)：25.

[3] 汪远平．白头翁汤治疗溃疡性结肠炎 48 例[J]．实用中医内科杂志，2007，21(5)：49.

[4] 唐尚友，王捷虹，任海勇，等．白头翁汤加味治疗溃疡性结肠炎 68 例临床观察[J]．中国中医基础医学杂志，2006，12(11)：848-849.

[5] 李立民．白头翁汤治疗滴虫性肠炎 18 例[J]．陕西中医，1989，(1)：30.

[6] 时培海．白头翁汤加味治疗急性泌尿系感染[J]．黑龙江中医药，1986，(6)：40.

[7] 周邦靖．白头翁汤的临床应用及其抗菌作用[J]．四川中医，1986，(8)：57.

[8] 时维静，路振香，李立顺．白头翁不同提取物及复方体外抑菌作用的实验研究[J]．中国中医药科技，2006，13(3)：166-168.

[9] 时维静，俞浩，孙海明，等．白头翁汤及其拆方抗腹泻、抗炎作用的实验研究[J]．中国中医药科技，2007，14(4)：257-258.

[10] 韩捷．白头翁治疗乙酸诱发大鼠溃疡性结肠炎的实验研究[J]．中国实验方剂学杂志，2002，8(3)：38-40.

[11] 吕锦芳，卢文超，宁康健．白头翁汤对兔离体十二指肠运动性能的影响[J]．中国中医药科技，2005，12(9)：279-280.

[12] 朱华旭，丁林生．白头翁汤汤剂化学成分的分离研究[J]．中成药，1999，21(6)：313-317.

[13] 朱华旭，丁林生．白头翁汤沉淀化学成分研究[J]．中成药，2002，24(4)：293-296.

（华浩明　尚炽昌　封银曼）

第六节　清　虚　热

青蒿鳖甲汤

（《温病条辨》卷 3）

【异名】青蒿鳖甲煎（《湿温时疫治疗法》）。

【组成】青蒿二钱（6g）　鳖甲五钱（15g）　细生地四钱（12g）　知母二钱（6g）　丹皮三钱（9g）

【用法】上药以水五杯（750ml），煮取二杯（300ml），日再服。

【功用】养阴透热。

【主治】温病后期，邪伏阴分证。夜热早凉，热退无汗，舌红苔少，脉细数。

【病机分析】本方所治乃温病后期，阴液已伤，邪热未尽，深伏阴分之证。人体卫阳之气，日行于表而夜行于里。阴分本有伏热，夜晚阳气入阴，两阳相加，阴不制阳，故入夜身热；白昼卫气外行于表，阳出于阴，则热退身凉。然虽热退身凉，但邪热仍深伏阴分，不从表解，加之温邪久留，阴液耗伤，无源作汗，故热退而无汗。正如吴瑭所说："夜行阴分而热，日行阳分而凉，邪气深伏阴分可知；热退无汗，邪不出表，而仍归阴分更可知矣"（《温病条辨》卷 3）。舌红苔少，脉细数，皆为阴虚有热之象。

【配伍意义】对此阴虚邪伏之证，不可纯用养阴之品，因邪热未尽，深伏于阴分，滋腻太过则恋热留邪；虽有发热，亦不得用苦寒之品，因阴液已伤，苦寒化燥则更伤其阴。正如吴瑭所云："邪气深伏阴分，混处气血之中，不能纯用养阴；又非壮火，更不得任用苦燥"（《温病条辨》卷 3）。因此，只能一面养阴，一面清热，使阴复则足以制火，邪去则其热自退，且因邪热深伏，故宜选用具有透达作用的清热药物，使之透出阳分而解。方中鳖甲咸寒，直入阴分，既可滋补阴液，又善入络搜邪，清深伏阴分之热；青蒿味苦微辛而性寒，气味芳香，为清热透邪之要药，《本草新编》卷 3 称其"能引骨中之火，行于肌表"。二药相伍，鳖甲专入阴分滋阴，青蒿可出阳分透热，使养阴而不恋邪，透热而不伤正，有相得益彰之妙，吴瑭自释："此方有先入后出之妙，青蒿不能直入阴分，有鳖甲领之入也；鳖甲不能独出阳分，有青蒿领之出也"（《温病条辨》卷 3），共为君药。生地甘凉，滋阴凉血；知母苦寒，滋阴降火，两药同为臣药，协助鳖甲养阴以退虚热。丹皮辛苦而凉，可"治血中伏火，除烦热"（《本草纲目》卷 14），使火退而阴生，以助青蒿透泄阴分之伏热，用作佐药。五药合用，滋、清、透并进，标本兼顾，有养阴退热之功。

【临床运用】

1. 证治要点　本方最宜于温热病后期余热未尽，阴液不足之虚热证。以夜热早凉，热退无汗，舌红少苔，脉细数为证治要点。

2. 加减法　若暮热早凉，汗解渴饮，去生地，加天花粉以清热生津止渴；治疗肺痨骨蒸，阴虚火旺者，可加沙参、旱莲草以养阴清肺；对于小儿夏季热属于阴虚有热者，酌加白薇、荷梗等以解暑退热；对于阴虚火旺者，加石斛、地骨皮、白薇等以退虚热。

3. 本方现代常用于各种传染病恢复期低热、原因不明的发热、慢性肾盂肾炎、肾结核等属阴虚内热，低热不退者。

【使用注意】青蒿不耐高温，用沸水泡服。余药煎服。

【源流发展】本方由《卫生宝鉴》卷 5 秦艽鳖甲散去秦艽、柴胡、当归、地骨皮、乌梅加生地、丹皮所组成。秦艽鳖甲散主治素体阴虚，感受风邪，变生内热所致的阴虚伏热证。本方为治疗温病后期，余热未尽而设，以阴虚重于邪热为主要特征。故去柴胡、秦艽解表透邪之品，恐发汗伤阴；又去乌梅之敛汗，以防其收敛留邪；更去当归者，是因当归在秦艽鳖甲散中是为素体肝血不足而设，本方证为温病后期热伤阴液为主，故无须当归补血养肝，并防当归辛温助热，故去之而改用生地养阴、凉血、清热；另以善治无汗骨蒸之牡丹皮，代替秦艽鳖甲散中善治有汗骨蒸之地骨皮。如此加减变化，青蒿鳖甲汤遂成为治疗温病后期，阴亏热伏，夜热早凉，热退无汗之良方。本方现已成为治疗阴虚邪恋的主要方剂，可用于治疗各种感染性疾病后期低热不退、术后低热、小儿夏季热、阴虚感冒以及各种原因不明的低热等属阴虚内热者。

【疑难阐释】

1. 有关本方的同名异方　《温病条辨》青蒿鳖甲汤有两首方剂：出自下焦篇者即本方；出自卷 2 中焦者曰："脉左弦，暮热早凉，汗解渴饮，少阳疟偏于热重者，青蒿鳖甲汤主之。"青蒿鳖甲汤方(苦辛咸寒法):青蒿三钱,知母二钱,桑叶二钱,鳖甲五钱,丹皮二钱,花粉二钱。水五杯,煮取二杯,疟来前,分二次温服。此方比本书所选之青蒿鳖甲汤多桑叶、花粉而无生地黄,两方用量变化不大。此方清透之力较强,治少阳疟气分之热较甚者。而本书所选之方其养阴之力较强,治阴分之热较重者。虽然两方在组成上有所差异,但暮热早凉之主症则一,且证候性质大体同类,是以组方用药大体相同,均有青蒿、鳖甲、知母、丹皮四药。

2. 本方证的发病机制　本方主治"夜热早凉,热退无汗"等症,乃温病后期,阴液耗伤,余热深伏阴分所致。关于其发病机制,一种观点认为:人体卫阳之气,日行于表而夜行于里。阴分本有伏热,夜晚阳气入阴,两阳相加,阴不制阳,故入夜身热;白昼卫气外行于表,阳出于阴,则热退身凉。另一种观点认为:夜间为阴,阴分亏损之人,得自然之阴以助,能与邪热抗衡,故出现夜间发热;平旦则阳气转盛,阴气渐衰,无力与邪热抗衡,故平旦后则热退。然虽热退身凉,但邪热仍深伏阴分,不从表解,故热退而无汗。我们认为,以第一种观点较为合适,考吴瑭原著曰:"夜行阴分而热,日行阳分而凉,邪气深伏阴分可知;热退无汗,邪不出表而仍归阴分,更可知矣,故曰热自阴分而来,非上、中焦之阳热也"。吴氏所谓"夜行阴分而热,日行阳分而凉",应指阳气运行而言,即阳气入夜行于阴分与邪热两阳相加而见入夜发热。

【方论选录】

1. 吴瑭:"夜行阴分而热,日行阳分而凉,邪气深伏阴分可知;热退无汗,邪不出表而仍归阴分,更可知矣,故曰热自阴分而来,非上、中焦之阳热也。邪气深伏阴分,混处于气血之中,不能纯用养阴,又非壮火,更不得任用苦燥。故以鳖甲蠕动之物,入肝经至阴之分,既能养阴,又能入络搜邪;以青蒿芳香透络,从少阳领邪外出;细生地清阴络之热;丹皮泻血中之伏火;知母者,知病之母也,佐鳖甲、青蒿而成搜剔之功焉。再此方有先入后出之妙,青蒿不能直入阴分,有鳖甲领之入也;鳖甲不能独出阳分,有青蒿领之出也。"(《温病条辨》卷3)

2. 蔡陆仙:"治温病夜热早凉,热退无汗,热自阴分而发者。夫邪自阴出阳,自内达外,则其内之阴已亏,而为伏热之根据地,既已自内达外,由阴出阳,而其热之仍留内不解者,则其阳气之被邪热遏于阴中,而不能泄越可知也。惟其不能泄越,故用青蒿、丹皮之辛凉,以助阳气之起发于阴中,以逐邪外出也;惟其阴亏,邪热伏为根据,故用鳖甲、生地、知母之甘寒以养阴,搜捕其伏寇也。合之为辛凉甘寒复法,而收内修外攘之功,岂不宜哉!"(《中国医药汇海·方剂部》)

3. 秦伯未:"本方原治温病邪伏阴分,亦用于肝虚潮热。因鳖甲入肝滋阴,丹皮凉肝,青蒿清透少阴之热,佐以生地、知母养阴退蒸,对肝虚形成的潮热,恰恰符合。这种潮热多发于午后,伴见神疲汗出,形体消瘦,脉来细弱而数等。"(《谦斋医学讲稿》)

【评议】吴氏乃青蒿鳖甲汤的制订者,故其方论对我们领会本方的主治证病因病机和配伍意义,均有助益。蔡氏谓本方为辛凉甘寒复法,秦氏谓本方可治肝虚潮热,亦均具有临床参考意义。

【验案举例】

1. 阴虚肺热　《北京中医》(1994,6:34):某女,52岁。曾患肺炎已基本治愈,但半月以来低热不退,干咳少痰,声音嘶哑,便干尿黄。查体:体温37.8℃,舌红少苔,脉象细数,血常规化验正常。证属阴虚肺热,治宜养阴润肺。采用青蒿鳖甲汤加味:青蒿10g,鳖甲15g(先煎),知母12g,生地20g,丹皮12g,麦冬18g,川贝10g,沙参12g。服药4剂后,体温下降,诸症减轻。但时感心烦,故在原方中加用百合15g,既清心安神,又润肺止咳。再进3剂,体温恢复正常，诸症消退。

按语：邪热蕴肺煎熬津液，肺失滋润而生燥热，故干咳无痰，声音嘶哑，便干尿黄，舌红少苔，均属阴虚有热之象。治宜养阴清热为主，佐以润肺止咳，方用青蒿鳖甲汤加麦冬、川贝、沙参、百合以复其肺阴。药证相合，诸症得痊。

2. 阴虚内热 《北京中医》(1994，6：34)：某男，68岁。自述半月前患痢疾，经治疗后下痢已止，但是唯低热起伏不退已1周。经用抗生素无效，腋下体温在37.5～38℃，自觉疲乏无力，渴而少饮，暮热早凉，且大便干燥，尿少色黄。查体：体温37.8℃，面色潮红，舌质红而干，少苔，脉象细数。大、小便常规化验正常，血象正常。证属阴虚内热，治宜养阴透热。予青蒿鳖甲汤加味：青蒿10g，鳖甲20g(先煎)，生地18g，地骨皮15g，知母10g，丹皮12g，银柴胡12g。服药3剂后热势减退，效不更方，再进2剂，体温正常，诸证消除而告愈。

按语：该患者年老体弱，痢疾治愈后，余邪未尽，阴虚生内热，其病在阴分，故见低热不退。此时，治疗若单纯清热，则更伤阴液，而只顾养阴，又容易滋腻恋邪。故宜使用养阴透热之法，养阴、清热、凉血合而用之，使邪热清除而又不伤阴液。

【临床报道】

1. 阴虚感冒 用青蒿鳖甲汤治疗阴虚感冒75例，其中单纯阴虚感冒者58例，阴虚感冒合并腮腺炎、肺炎、肺结核、肺心病等病者17例。无论单纯或合有他病的阴虚感冒，均服用青蒿鳖甲汤加桑叶、花粉。气虚明显者加太子参；咳甚加川贝、薄荷；阴虚甚加白薇、麦冬；痰中带血加藕节、生地炭。结果治愈55例，有效15例，无效5例，总有效率为93.3%。其中属单纯阴虚感冒的58例，49例获痊愈，9例有效；合并有他病的17例，痊愈6例，有效6例，无效5例[1]。

2. 长期发热 青蒿鳖甲汤治疗长期发热100例，基本方：青蒿、生鳖甲、知母、丹皮、柴胡各10g，生地、金银花、连翘各20g。口干渴加葛根、沙参；大便干结加大黄；干咳无痰加麦冬、桑白皮、杏仁；纳差加砂仁、内金。结果，痊愈83例，有效11例，无效6例。治愈率达83%，总有效率达94%[2]。

3. 肺结核午后发热 运用青蒿鳖甲汤加味结合抗结核药治疗此类患者60例，全部病例均经X线胸部摄片或胸部CT及集痰法涂片检查确诊为肺结核，且均经常规抗痨、抗炎治疗2周以上无效者。处方：青蒿15g，鳖甲20g，生地15g，知母12g，丹皮10g。伴气虚明显者加黄芪、党参、炙甘草。痰热盛者加黄芩、桑白皮、瓜蒌仁。结果：显效者50例，占83.3%；有效6例，占10%；无效4例，占6.7%[3]。

4. 肝炎肝硬化持续低热 采用青蒿鳖甲汤治疗本病34例，其中乙型病毒肝炎肝硬化者33例，丙型病毒肝炎肝硬化者1例。基本方：青蒿10g，鳖甲20g(先煎)，生地20g，丹皮15g，知母10g。连续服用4周为1个疗程。辨证加减：湿热蕴结者加茵陈、黄芩、薏苡仁、泽泻；脾虚湿盛者加生黄芪、山药、茯苓、车前草；肝郁血瘀者加炮甲珠、川芎、郁金；腹水者加陈葫芦、大腹皮；发热加重者加地骨皮、白薇、胡黄连。结果：痊愈21例，有效8例，无效5例；总有效率为85.29%[4]。

5. 妇科术后低热 本方加味治疗妇科术后低热患者100例，其中属子宫肌瘤、子宫内膜异位症、子宫体癌、功能性子宫出血等82例，子宫次全切除7例，附件切除11例。全部病例系术后经各种抗生素治疗体温仍维持在37.3～38℃不退，无感染体征，血象在正常范围内的患者。术后5～10天开始服药者81例，11～15天服药者9例。结果：治疗1～3天而体温复常者70例，4～5天复常者23例，7例服药6天后体温仍在37.3℃以上而判为无效[5]。

6. 结核性盆腔炎 本方去知母,加生龟甲15g,丹参、猫眼草各30g,麦冬、杭芍各9g,百部12g为基本方,治疗阴虚血热型结核性盆腔炎10例。压痛明显者加银花、鱼腥草、野菊花,有包块加鸡内金、夏枯草、海藻、昆布。结果痊愈1例,有效9例[6]。

7. 颈性眩晕 青蒿鳖甲汤加味治疗颈性眩晕73例,均经X线检查,显示颈椎退变征象,伴有午后潮热、失眠多梦、烦躁、口干、便秘、舌红脉细数者56例。处方:青蒿9g,炙鳖甲(先煎)12g,知母9g,生地30g,丹皮9g,明天麻12g,葛根30g,丹参12g。眩晕严重者加代赭石、生龙牡、珍珠母;失眠多梦者加酸枣仁、夜交藤、辰麦冬;五心烦热明显者加地骨皮、银柴胡。结果:7天内眩晕消失者40例,14天内眩晕消失者11例,14天内眩晕明显减轻者7例,服药14天眩晕仍时重时轻,效果不显者5例。眩晕控制率为93.2%[7]。

8. 红斑狼疮 用本方加减治疗系统性红斑狼疮29例,盘状红斑狼疮14例,辨证属阴虚内热型者,结果缓解26例,有效13例,无效4例[8]。

系统性红斑狼疮患者58例,不规则发热,体温39~41℃,发热时间为7~15天,经补液加抗生素、激素、抗病毒药,无明显疗效,伴见颜面部以及四肢远端大小不等的水肿性红斑,四肢关节灼痛。狼疮细胞测查阳性。一般服用强地松片10~30mg/d。用青蒿鳖甲汤加减:青蒿、丹皮、地骨皮、板蓝根、鳖甲、羌活、独活、秦艽、元参、生地、川牛膝、虎杖、薏苡仁、黄芩、甘草。结果:在3~5天内退热者36例,5~7天内退热者18例,7~10天内退热者3例,10天后退热者1例[9]。

参考文献

[1] 梁文学. 青蒿鳖甲汤治疗阴虚感冒75例小结[J]. 国医论坛,1991,2:25.

[2] 朱玲,罗华玉. 青蒿鳖甲汤治疗长期发热100例[J]. 四川中医,2004,22(11):33.

[3] 丘健明. 青蒿鳖甲汤治疗肺结核午后发热60例[J]. 实用中医内科杂志,2000,14(3):18.

[4] 陆定波. 青蒿鳖甲汤治疗肝炎肝硬化持续低热34例[J]. 湖北中医杂志,2007,29(5):35.

[5] 范光华. 青蒿鳖甲汤加味治疗妇科手术后低热100例疗效观察[J]. 浙江中医杂志,1981,16(11):509.

[6] 贾东鲁,李竹兰,叶青,等. 中西医结合治疗盆腔炎96例疗效观察[J]. 山东中医杂志,1982,(6):342-344.

[7] 杨米雄. 青蒿鳖甲汤加味治疗颈性眩晕[J]. 浙江中医学院学报,1993,(2):26.

[8] 李志铭. 红斑狼疮临证心得——附43例报告[J]. 辽宁中医杂志,1987,(3):22-23.

[9] 刘宪峰,王秀英. 青蒿鳖甲汤加减治疗系统性红斑狼疮58例[J]. 光明中医,2006,21(8):44.

清 骨 散

(《证治准绳·类方》卷1)

【组成】银柴胡一钱五分(5g) 胡黄连 秦艽 鳖甲醋炙 地骨皮 青蒿 知母各一钱(各3g) 甘草五分(2g)

【用法】水二盅(300ml),煎八分(240ml),食远服。

【功用】清虚热,退骨蒸。

【主治】虚劳发热。骨蒸潮热,或低热日久不退,形体消瘦,唇红颧赤,困倦盗汗,或口渴心烦,舌红少苔,脉细数等。

【病机分析】本方证是肝肾阴亏,虚火内扰所致。肾藏精而主骨,精乃阴之属,阴虚则精亦不足，阴虚生内热，故见骨蒸潮热。阴精耗损，水亏火炎，阴虚不能制阳，虚火内扰，故见低热日久不退。真阴消烁，肌体失养，则见形体消瘦，困倦无力。虚火上炎则见唇红颧赤。阴虚阳亢，逼津外出，故盗汗。阴虚则阴液不能上承，口舌得不到阴液滋养，故口渴；阴虚内热，心神被扰，故心烦。至于舌质红，脉细数等，皆为阴虚内热之症。

【方解】对此虚火为患之证，若只滋阴而不清热，则虚火猖獗之势难于控制。但是清热又不宜苦寒，若用苦寒之药则更伤其阴。所以，本方集大队善清虚热退骨蒸之药为主，伍以滋阴之品，使热退而阴复。方中银柴胡甘苦微寒，清热凉血，善退虚热而无苦燥之性，为方中君药。知母滋阴泻肾火而清虚热，与银柴胡合用清中兼透；胡黄连入血分而清热；地骨皮降肺中伏火，去下焦肝肾虚热，三药共清阴分之虚热，善退有汗之骨蒸，为方中臣药。青蒿芳香，清虚热而善透伏热，引骨中之火，行于肌表；秦艽泄热而益阴气；鳖甲咸寒，既滋阴潜阳，又引药入阴分，为治虚热的常用药，共为方中佐药。甘草调和诸药，防苦寒药物损伤胃气而为使药。诸药相合，共奏清虚热，退骨蒸之功效。本方集大队退热除蒸之品于一方，重在清透伏热，兼以滋养阴津，而成退热除蒸之效。原书云本方“专退骨蒸劳热”，故名“清骨散”。

【类方比较】本方与青蒿鳖甲汤同治阴虚发热，其不同点在于：清骨散以一派清虚热之品组方，治阴虚内热之骨蒸潮热；青蒿鳖甲汤以青蒿、鳖甲为君，配伍生地、知母，是养阴与透邪并进，治热病伤阴，邪伏阴分之证。

【临床运用】

1. 证治要点　本方主治肝肾阴亏，虚火内扰之虚劳发热，以骨蒸潮热，形瘦盗汗，舌红少苔，脉细数为证治要点。

2. 加减法　若血虚甚者，加当归、芍药、生地以养阴补血；嗽多者，加阿胶、麦门冬、五味子以滋阴润肺止咳；兼气虚者，加黄芪、党参以益气补虚；食欲不佳，大便溏薄等属脾胃虚弱者，宜去秦艽、胡黄连、知母等苦寒之品，加扁豆、山药等以健脾和胃益阴。

3. 本方现代常用于结核病，或其他慢性消耗性疾病的低热不退，属阴虚内热者。

【源流发展】本方系从元代罗天益《卫生宝鉴》卷5秦艽鳖甲散加减化裁而来。秦艽鳖甲散原治风劳病，骨蒸壮热，肌肉消瘦，药用秦艽、鳖甲、柴胡、地骨皮、当归、知母、青蒿、乌梅，以清热除蒸，滋阴养血。王肯堂易秦艽鳖甲散中的柴胡为银柴胡，去当归、乌梅之养血敛阴，再加胡黄连、甘草清热和中，遂成为清骨散，用于治疗骨蒸潮热甚为有效，故后世治疗此类病证，多崇本方加减。例如，《医学心悟》卷3之清骨散，即本方之银柴胡易为柴胡，再加白芍、丹皮、黄芩而成，兼有养阴凉血清热之功，治疗咳嗽吐红，渐成骨蒸劳热；《镐京直指》之清骨散则易鳖甲为鳖甲胶，去胡黄连，加生首乌、石斛而成，其养阴之功较胜，亦治骨蒸。

【疑难阐释】关于本方主治　本方主治证候为虚劳发热。虚劳为一病名，出《金匮要略》。据《诸病源候论》、《圣济总录》等文献分析，虚劳包括因气血阴阳、脏腑虚损所致的多种病证，以及相互传染的骨蒸、传尸。后世文献多将前者称为虚损，后者称为劳瘵。本方所治虚劳发热，是肝肾阴亏，虚火内扰所致骨蒸潮热，是虚劳病中的一个类型。

【方论选录】

1. 汪昂：“此足少阳、厥阴药也。地骨皮、黄连、知母之苦寒，能除阴分之热而平之于内；柴胡、青蒿、秦艽之辛寒，能除肝胆之热而散之于表。鳖阴类而甲属骨，能引诸药入骨而补阴。甘草甘平，能和诸药而退虚热也。”（《医方集解·泻火之剂》）

2. 张秉成：“夫骨蒸一证，肌肤按之不热，自觉骨内热势蒸蒸而出，每夜五心烦热，皆由水亏火炽，邪热伏于阴血之中而致。久则阴愈亏而热愈盛，热愈盛而阴愈亏，其煎熬之势，不至阴竭不已耳。故每至身体羸瘦，脉形细数，而劳证成矣。然病始于热伏阴中，若不去其热，徒养其阴，则病根不除，无益也。故以银柴、青蒿、秦艽之苦寒直入阴分者，宣热邪而出之于表；胡黄连、鳖甲、地骨、知母苦寒、甘寒之性，从阴分以清伏热于里；同炙甘草者，缓其中而和其内外，使邪去正安之意耳。"(《成方便读》卷3)

3. 李畴人："胡黄连清脾胃食积之热，知母、地骨清肺肾之热，青蒿、秦艽清营分之热而止往来寒热，鳖甲和阴而敛虚热，炙草调中而和诸药。合治虚热、劳疟之症。银柴胡和阴之功多而升发之力少，故虚症用之。"(《医方概要》)

【评议】对本方立法的认识，诸家的观点基本一致，即养阴与清热并进，补阴虚以平内热，其中以张氏的论述尤为详尽，并对本方的主要临床表现加以解释，指出"骨蒸一证，肌肤按之不热，自觉骨内热势蒸蒸而出，每夜五心烦热"，而对本方证病机的概括，更是一语中的："水亏火炽"。并指出，此证"久则阴愈亏而热愈盛，热愈盛而阴愈亏，其煎熬之势，不至阴竭不已耳。"而治疗上"若不去其热，徒养其阴，则病根不除，无益也"。张氏所论，对临床运用本方颇具指导意义。至于汪昂和李氏之论，亦颇多可取之处。

【验案举例】

1. 术后输血高热　《清热方剂的药理与临床》：某男，53岁。主诉：胃痛反复发作20余年，曾行胃切除术。上月因残胃出血行胃空肠吻合术，术后输血出现高热(38.5～40.5℃)，已持续月余。摄X线胸片，查肝功、肥达氏反应、血沉等均无异常，疟原虫阴性。尿培养阴性。大、小便常规正常。血检：血红蛋白59%，红细胞205万/mm^3，白细胞7800/mm^3，中性88%，淋巴12%。二氧化碳结合力容积30%，尿素氮29.2mg%，肌酐1.75mg/dl。高热无汗，口唇乏红，口舌糜烂，小便不畅，大便干结，脉细弱，舌暗红瘦小无苔。证属阴血亏虚之高热。治宜滋阴养血清热。方用清骨散化裁：银柴胡、胡黄连、地骨皮、秦艽、青蒿、银花、当归、知母各10g，白芍、鳖甲、生地、丹参各15g，甘草5g，水煎服，1日1剂。4剂后，体温降至38℃，又服4剂，体温恢复正常，大小便正常，口舌糜烂消失，有关化验项目亦正常，复以补中益气汤调理善后。

按语：久病体虚，阴血亏损，热毒亢盛，更耗阴液，用清骨散滋阴清热，以治其本；加银花、生地清热凉血；丹参、当归、白芍专入血分，活血养血敛阴；全方合用，滋阴退热之功颇强，故月余之高热，药后4剂即除。

2. 妊娠高热　《清热方剂的药理与临床》：某女，29岁。主诉：停经3月余，高热近1月。朝轻暮重，烦躁不安，不思饮食，口干舌燥，头昏，乏力，小便灼热。查：体温40℃，胸透、肝功、肥达氏反应、血沉、大小便常规均正常，疟原虫阴性，血常规：血红蛋白98%，红细胞300万/mm^3，白细胞13600/mm^3，中性78%，淋巴22%。尿妊娠阳性。脐上有一鸡蛋大小的炎性包块。脉滑，舌淡红苔薄黄，证属阴血不足，热毒亢盛。治宜滋阴养血，清热解毒，方用清骨散化裁：银柴胡、胡黄连、青蒿、知母、地骨皮、蒲公英、野菊花、紫花地丁、银花各10g，鳖甲、生地、丹参各15g，甘草5g，水煎服，1日1剂。3剂后，体温38.8℃。续用3剂，体温恢复正常，脐上炎性包块缩小。又加减服药6剂，包块消失，血常规正常，诸证悉除，至足月生一女孩。

按语：素体阴虚，加之怀孕又需阴血濡养胞宫，更现阴血亏虚，阴不制阳，故虚热顿现。清骨散退虚热，合清热解毒，凉血活血之品以恰病情。

【临床报道】

1. 创伤性发热　清骨散治疗创伤性发热21例，创伤类型：股骨干骨折7例，股骨隆间骨折 6 例，股骨颈骨折 2 例，多发性骨折 6 例，胸腰椎压缩性骨折 2 例，骨盆骨折 1 例。处方为：银柴胡、地骨皮各 18g，黄连、知母各 9g，秦艽 15g，青蒿（后下）、甘草各 6g，白薇 30g。20 例服药 1～2 剂即退热。1 例无效，该例是右髌骨粉碎性骨折、鼻骨粉碎性骨折、右面部皮肤裂伤，伤后持续发热 14 天不退，服清骨散加减 2 剂无效。后来发现面部伤口感染，脓液从眼角流出，属于感染发热。经抗炎处理后退热[1]。

2. 白血病　用清骨散为主治疗白血病 59 例。根据临床表现辨证为邪毒肝火型、血热妄行型、阴虚火旺型、气阴血虚型及正虚瘀血阻滞型，分别予以辨证治疗，其中阴虚火旺型用本方为主治疗。结果，近期治愈（血液各项检验正常，临床症状、体征消失）19 例，占 32.2%；显效（血象显著好转，临床症状、体征明显改善或消失）11 例，占 18.6%；有效（血象 1 项以上改善，或症状改善较著）20 例，占 33.8%；无效（血象及症状、体征无改善）9 例，占 15.4%，总有效率 84.6%[2]。

3. 结核病长期发热　结核病长期发热患者 59 例，其中肺结核 44 例，肺外结核 15 例。合并糖尿病、肺癌及其他慢性疾病者 17 例。在抗痨治疗的同时加用清骨散：银柴胡 12g，胡黄连 6g，秦艽 10g，鳖甲 15g，地骨皮 10g，青蒿 10g，知母 10g，甘草 6g，牡丹皮 10g。气短乏力者加党参、黄芪；盗汗明显者加乌梅、浮小麦；咳嗽较频者加百部、款冬花；咯血者去牡丹皮，加阿胶、白及。结果，用药后热退时间少于 3 天者 9 例，少于 7 天者 32 例，7～12 天者 16 例。另 2 例因合并严重糖尿病或肺癌 14 天后停用本方[3]。

4. 阴虚发热　清骨散治疗阴虚所致发热 56 例。药用：银柴胡 15g，胡黄连 9g，秦艽 9g，醋炙鳖甲 12g，地骨皮 12g，青蒿 9g，知母 9g，甘草 6g，当归 9g，丹皮 6g。若盗汗较甚去青蒿，加煅牡蛎、浮小麦、糯稻根；少寐加炒酸枣仁、柏子仁、夜交藤；阴虚较甚加玄参、生地、麦冬、五味子。6 天为 1 个疗程，连续服用 3 个疗程。结果：治愈 38 例，好转 15 例，无效 3 例，总有效率 94.6%[4]。

5. 肿瘤骨转移放疗后骨蒸潮热　将 46 例肿瘤骨转移放疗后出现骨蒸潮热症状的患者予以口服清骨散加减，对其症状改善程度进行分析。结果：清骨散加减治疗肿瘤骨转移放疗后骨蒸的有效率 76%，潮热的有效率 87%[5]。

参 考 文 献

[1] 邓晋丰．清骨散治疗创伤发热[J]．新中医，1984，(3)：33.

[2] 李立，刘玺珍．辨证治疗白血病 59 例疗效观察[J]．河北中医，1995，17(2)：10-11.

[3] 王爱华．清骨散加味治疗结核病长期发热 59 例[J]．吉林中医药，2003，23(7)：28.

[4] 王媞，毕新朋．清骨散加减治疗阴虚发热 56 例[J]．实用中医内科杂志，2004，18(6)：533-534.

[5] 姜洪华，周福生，彭齐荣，等．清骨散加减对骨转移放疗后骨蒸潮热的疗效观察[J]．中医药学报，2007，35(2)：64-65.

秦艽鳖甲散

（《卫生宝鉴》卷 5）

【异名】秦艽鳖甲饮（《医略六书》卷 19）。

【组成】柴胡　鳖甲去裙，酥炙，用九肋者　地骨皮各一两（各 30g）　秦艽　当归　知母各半两（各 15g）

【用法】上六味，为粗末。每服五钱（15g），水一盏（150ml），加青蒿五叶，乌梅一个，煎至七分(100ml)，去滓。空心，临卧温服。

【功用】滋阴养血，清热除蒸。

【主治】风劳病。骨蒸盗汗，肌肉消瘦，唇红颊赤，口干咽燥，困倦，咳嗽，舌红少苔，脉细数。

【病机分析】本方是为感受风邪，失治传里，变生内热，耗损阴血以致骨蒸劳热之证而设，吴昆称此为“风劳骨蒸”。阴虚内热，故见骨蒸盗汗；骨蒸日久而血枯，则肌肉消瘦，困倦乏力；虚火上炎，则唇红颊赤，口干咽燥；风火相搏而灼肺则咳嗽；舌红少苔，脉象细数等，均为虚热内扰之征。

【配伍意义】对此阴虚热扰之证，理当清热与滋阴并用，祛邪与扶正兼顾。方中秦艽“疗风，不问久新”(《名医别录》卷2)，主骨蒸，故可祛风清热；鳖甲滋阴退热，两者共为君药。柴胡味苦性凉，可“除虚劳烦热，解散肌热”(《医学启源》卷下)；地骨皮味甘性寒，“能清骨中之热，泄火下行”(《脏腑药式补正》)，两药清泄凉降，以退虚热，合用为臣。知母清热滋阴，当归养血和血，两药相伍，以培阴血亏虚之本，均为佐药。用法中加青蒿少许，以助清透邪热；用乌梅者，是因证见盗汗、咳嗽，又恐方中柴胡、秦艽、青蒿之类发汗之后，伤及阴液。乌梅酸敛，能敛肺止咳，收涩止汗，并能“引诸药入骨而收其热”(《医方考》卷3)。且本品与解表透邪药相伍，一散一收，祛邪而不伤阴，敛阴而不碍邪，相反相成。诸药相合，共成滋阴养血，清热除蒸之效。

【类方比较】本方与青蒿鳖甲汤、当归六黄汤均系清虚热之剂，俱有滋阴清热作用，主治虚热证。但青蒿鳖甲汤以鳖甲滋阴搜邪退热，青蒿芳香透热外出，生地、知母助鳖甲滋阴清热，丹皮配青蒿凉血清热，全方养阴和透热并用而偏重于养阴，多应用于热病后期，夜热早凉的邪伏阴分者；秦艽鳖甲散以鳖甲、当归、知母滋阴养血清热，秦艽、青蒿、柴胡清泄阴分伏热，地骨皮除蒸，乌梅敛汗生津，全方养阴和泄热并用而偏重于退热，多用于阴虚血少，热邪伏于阴血的骨蒸潮热者；当归六黄汤以当归、二地滋阴养血，黄芪补气强卫，固表止汗，三黄清热泻火，全方滋阴养血和清火泄热并用而偏于养阴清热止汗，多用于阴虚火旺而盗汗者。

【临床运用】

1. 证治要点　本方为外感风邪、失治传里，变生内热，耗损阴血所致之骨蒸潮热而设，临床应用以骨蒸潮热，肌肉消瘦，盗汗，咳嗽，舌红少苔，脉细数为证治要点。

2. 加减法　如阴亏较甚者，可加生地黄以壮水滋阴；汗多加黄芪以益气固表；咳嗽较甚者，酌加川贝母、瓜蒌等化痰止咳之品。

3. 本方现代常用于治疗结核病的潮热以及温热病后期阴津耗损，余热未尽之证。此外，原因不明的长期反复低热属阴虚者，使用本方亦能获效。

【源流发展】本方系从宋代《博济方》卷1地骨皮散加减衍化而来。地骨皮散由地骨皮、秦艽、柴胡、枳壳、知母、当归、鳖甲、桃枝头、柳枝头、生姜、乌梅组成，治疗骨蒸壮热，肌肉消瘦，多困少力，夜多盗汗。地骨皮散，宋・《圣济总录》亦有记载，名地骨皮汤；元代《医垒元戎》卷5则称为地骨皮枳壳散。本方即地骨皮散去枳壳、桃枝头、柳枝头、生姜，加乌梅而成，原治骨蒸壮热，肌肉消瘦，唇红颊赤，气粗，四肢困倦，夜有盗汗。后世以此方为治阴亏血虚，外感风邪传里化热，致患风劳的主方。清代李用粹曾谓：“风痨者，初起原因咳嗽鼻塞，久则风邪传里，耗气损血，渐变成痨，后致不治。惟罗谦甫主以秦艽鳖甲散……可谓发前人所未发”(《证治汇补》卷2)。明代《证治准绳・类方》卷1又从秦艽鳖甲散加减衍化为清骨散，请参见清骨散的“源流发展”项。

【疑难阐释】关于本方主治　本方主治证为风劳，又称肝劳，指表里两虚之人，气血不足，肌腠疏泄，为风邪乘袭，或游移皮肤，或沉滞脏腑，引起体虚食少羸瘦，筋脉不利，手足多痉，肢节烦痛，腰膝无力，面色萎黄，小便数量多，卧而盗汗，毛焦口臭，寒热往来，肌骨蒸热，痟利等病症。《金匮翼》卷3谓："风劳之证，肌骨蒸热，寒热往来，痰嗽，盗汗，黄瘦，毛焦，口臭，或成痟利。由风邪淹滞经络，瘀郁而然。其病多着于肝，亦名肝劳。"

【方论选录】

1. 吴昆："风劳，骨蒸壮热，肌肉消瘦，此方主之。风，阳气也，故在表则表热，在里则里热，附骨则骨蒸壮热，久蒸则肌肉消瘦。无风不作骨蒸，此昆之立言也。罗谦甫氏之主此方，盖有神契者矣。柴胡、秦艽，风药也，能驱肌骨之风；骨皮、知母，寒品也，能疗肌骨之热；鳖，阴类也，甲，骨属也，骨以及骨，则能为诸药之向导，阴以养阴，则能退阴分之骨蒸；乌梅味酸，能引诸药入骨而收其热；青蒿苦辛，能从诸药入肌而解其蒸。复有当归，一以养血，一以导诸药入血而除热于阴尔"。(《医方考》卷3)

2. 汪昂："此足少阳、厥阴药也，风生热而热生风，非柴胡、秦艽不能驱风邪使外出；鳖，阴类，用甲者，骨以及骨之义；乌梅酸涩，能引诸药入骨而敛热；青蒿苦寒，能从诸药入肌而解蒸(柴胡、青蒿，皆感少阳生发之气)。知母滋阴，当归和血，地骨散表邪兼清里热，又止汗除蒸之上品也"。(《医方集解・补养之剂》)

3. 徐大椿："营气受风，遏热伤乎阴血，故肌肉消瘦，骨蒸潮热不已，名曰风劳。生鳖甲专入厥阴，力能滋阴而散结，秦艽肉兼走阳明，性善活血以祛风，青蒿解少阳之热，柴胡疏肝胆之邪，当归益营养血，知母润燥益阴，地骨皮退肌表之热，乌梅肉敛肝肾之阴。使热退阴充，则风自外解，而骨蒸无不退，肌肉无不生矣。此滋阴解热之剂，为风劳骨蒸消瘦之专方"。(《医略六书・杂病证治》卷3)

4. 汪绂："阴虚内热之甚，则为劳热骨蒸，俗谓之风劳，实相火独炽，而阴不能辅之，则阴反受烁，阳亦不能自拔，而郁而内蒸也。苗槁则引水以溉之，此相火独炽，阴不能辅之故，鳖甲、地骨皮、知母、当归，皆所以引水而溉之。汤沸则揭其盖而扬之，此阳不能拔，郁而内热之故，秦艽、柴胡、青蒿、乌梅，皆所以揭盖而扬之也。何不息其火？相火生人之本，可升而逐之，不可抑而息之；何不益其水？滋阴则有以生水，火散而水可自滋。"(《医林纂要探源》卷7)

【评议】对本方病机的认识，吴昆、汪昂和徐大椿皆认为与风邪相关。吴昆曰："无风不作骨蒸"，汪昂说："风生热而热生风"，徐大椿则谓："营气受风，遏热伤乎阴血"。唯汪绂认为"实相火独炽，而阴不能辅之，则阴反受烁，阳亦不能自拔，而郁而内蒸也"。此种观点亦符合临床实际。至于方中药物配伍，吴昆、徐大春和汪昂也有共同认识，即认为秦艽、柴胡等在方中的作用是驱肌骨之风，驱风邪使外出，鳖甲、地骨皮等药退阴分之骨蒸。汪绂的观点与众不同，他认为"秦艽、柴胡、青蒿、乌梅，皆所以揭盖而扬之也"。这一独特见解对临床使用本方时的立法用药，有一定的指导意义。

【验案举例】

1. 肺结核咯血　《清热方剂的药理与临床》：某男，20岁。主诉：近1周来发热恶寒，咳痰带血，咳引胸痛，盗汗，头痛，神疲力倦，食欲减退，咽干口燥，大便干结，小便黄。查：体温39℃，血检：白细胞4700/mm^3，血沉30mm/h，两肺听诊湿性啰音，X线胸透：两肺均匀细小颗粒状病灶，肺门处较浓密，诊为急性粟粒性肺结核。脉细数，舌红苔黄燥。证属热毒炽盛，迫血妄行，治宜清热解毒除蒸，方用秦艽鳖甲散化裁：银柴胡、青蒿、知母、黄连、秦艽、百部各

12g，黄芩10g，鳖甲20g，地骨皮15g，甘草6g，水煎服，1日1剂。9剂后，两肺湿性啰音减少，发热恶寒止，它证显轻，又9剂，痰中带血已止。续以润肺抗痨之剂治疗善后。

按语：本案病属初起，正值青年体壮，正气强盛，热毒炽盛之时，热伤络脉，迫血外溢，以秦艽鳖甲散退热除蒸滋阴养血；加黄连、黄芩、生甘草清热解毒之品，以除热毒；百部甘苦微温，专入肺经，治肺痨咯咳之证。全方治本以断其根源，虽未用止血之品，然血亦随热清而止。

2. 继发肺部感染 《清热方剂的药理与临床》：某女，44岁。代诉：3年前因乙型脑炎后遗神志不清，四肢僵直，二便失常，以鼻饲流汁维持，近发热，按肺部继发感染用抗生素治疗高热已消，但低热已持续两周，查：体温37.5℃，无感染病灶发现。午后低热，夜间盗汗，心悸，易怒烦躁，手足心热，颧红，舌红少苔，脉细数。证属热后伤阴，阴虚内热，治宜育阴清热，方用秦艽鳖甲散化裁：秦艽、知母各15g，鳖甲（炙）、地骨皮、柴胡各30g，青蒿、生地各10g，生甘草6g，水煎服，1日1剂。3剂后诸证悉除，又3剂，热清，体温正常。

按语：本案四诊合参，属阴虚内热，病体已虚，又感外邪，损伤机体功能，故用秦艽鳖甲散加减以滋阴清热除蒸而效。

【临床报道】

1. 肺结核低热 本方加味（秦艽、鳖甲、地骨皮、青蒿、当归、知母、乌梅、黄芩各12g，银柴胡10g，百部、海浮石各15g），治疗肺结核伴中毒症状者32例，其中Ⅲ型肺结核26例，Ⅳ型肺结核6例。所有患者均有低热（37.5～38℃）或盗汗，手足心热。结果：痊愈（服药15剂，体温恢复正常，盗汗止）29例；有效（服药15剂，体温下降，但未降至正常，盗汗减轻）2例；无效（服药15例，体温不降，盗汗不减）1例[1]。

2. 小儿反复呼吸道感染 本方加减（秦艽、鳖甲、太子参各15g，百部、地骨皮各10g，知母、青蒿、柴胡、乌梅各6g，气虚甚者加黄芪，阴虚甚者加生地，痰热甚者加黄芩，汗多者加五味子），7天为1疗程，治疗小儿反复呼吸道感染30例。结果：症状完全消失，疗效巩固，随访1年无复发者为痊愈，共18例；症状完全消失，但疗效不巩固者为显效，共9例；无效3例，总有效率为90%[2]。

参考文献

[1] 刘清珍，王树凡，戎宝灵．秦艽鳖甲汤治疗肺结核中毒症状32例观察[J].实用中西医结合杂志，1991，4(9)：533-534.

[2] 邓奎先．秦艽鳖甲散加减治疗小儿反复呼吸道感染30例[J].浙江中医杂志，1993，28(5)：206.

当归六黄汤

（《兰室秘藏》卷下）

【异名】六黄汤（《慎斋遗书》卷5）。

【组成】当归 生地黄 黄芩 黄柏 黄连 熟地黄各等分（各6g） 黄芪加一倍（12g）

【用法】上药为粗末。每服五钱（15g），水二盏（300ml），煎至一盏（150ml），食前服，小儿减半服之。

【功用】滋阴泻火，固表止汗。

【主治】阴虚火旺盗汗证。发热盗汗，面赤心烦，口干唇燥，大便干结，小便黄赤，舌红苔黄，脉数。

【病机分析】本方所治盗汗乃因阴虚火旺所致。心属火，位居于上，肾属水，位居于下。正常情况下，心火下降于肾，使肾水不寒；肾水亦须上济于心，使心阳不亢。如此水火既济，心肾相交，阴阳平衡，诸疾无生。若肾阴亏虚，肾水不能上济于心，阴不制阳，心火偏亢，而成阴虚火旺之证。且阴愈虚火愈旺，火旺则迫津外泄，阴液不守，故见发热盗汗；虚火上炎，则见面赤心烦；阴虚水亏则见口干唇燥，大便干结；小便黄赤，舌红苔黄，脉数均为阴虚火旺之象。

【配伍意义】对此阴虚火旺之盗汗证，治宜滋阴清热，固表止汗。方中当归、生地黄、熟地入肝肾而滋阴养血，阴血充则水能制火，为方中君药。盗汗乃因水不济火，心火独亢，火旺迫津所致，故以黄连、黄芩、黄柏清心泻火除烦以坚阴，热清则火不内扰，阴坚则汗不外泄，共为方中臣药。君臣相伍，养阴泻火并施，标本兼顾。由于汗出过多，表气不固，故倍用黄芪益气实卫固表，合当归、熟地又可益气养血，为方中佐药。综观全方，其组方特点，一是养血育阴与泻火除热并进，养阴以治本，泻火以治标，使阴固而水能制火，热清则耗阴无由；二是益气固表与育阴泻火相配，育阴泻火为本，益气固表为标，以使营阴内守，卫外固密。诸药合用，则有滋阴清热，固表止汗之功，于是内热、外汗皆可相应而愈。

【临床运用】

1. 证治要点　本方主治阴虚火旺之盗汗。以盗汗面赤，心烦溲赤，舌红，脉数为证治要点。

2. 加减法　若阴虚而内火较轻者，可去黄连、黄芩，加知母，以冀泻火而不伤阴。

3. 现代常用本方治疗结核病、糖尿病、甲状腺功能亢进、更年期综合征等属于阴虚火旺者。

【使用注意】本方养阴泻火之力颇强，适用于阴虚火旺，中气未伤者。若脾胃虚弱，纳减便溏者，则不宜使用。

【源流发展】当归六黄汤为元·李杲所创，载于《兰室秘藏》卷下。原书仅言其为“治盗汗之圣药也”。明代吴昆《医方考》卷4谓：“阴虚有火，令人盗汗者，此方（即当归六黄汤）主之。”清代徐大椿《兰台轨范》卷1亦明确指出本方所治盗汗为“阴虚有火……或血虚不足，虚火内动”。因此，后人治疗阴虚火旺之盗汗，多宗本方立意。例如，当归六黄汤的同名异方，《伤寒全生集》卷2方在组成上增知母、生姜、大枣、浮小麦，则清热止汗作用有所加强，兼可和脾胃，调营卫，治疗阴虚火旺盗汗，寸脉虚浮，尺脉数大无力；《寒温条辨》卷5方则加麻黄根、浮麦、防风，亦治阴虚盗汗，其固表止汗之功较胜，兼可祛风；《麻症集成》卷上方又加栀子、浮小麦，意在加强清热止汗之功，治疗火盛逼迫，致汗妄流。

【疑难阐释】方中配伍黄芪的意义　当归六黄汤主治阴虚火旺之发热盗汗证，方中为何却重用甘温补气之黄芪？这是因为本方汗出多不但加重营阴之虚，而且导致卫阳损伤，卫气虚则肌表疏而不密，汗出益重，如此则阴虚难复，火不易制。故组方除用当归、生熟地补阴，黄芩、黄连、黄柏泻火外，又倍用黄芪为佐，意在：一是益气实卫而固表，亦即张秉成《成方便读》卷4所谓“恐气不能永固于表，故加黄芪以固之耳”。二是固未定之阴，黄芪合当归、熟地以益气养血，气血充、腠理密，则汗不易泄；合“三黄”以扶正泻火，火不内扰则阴液内守而汗可止。正如《医宗金鉴·删补名医方论》卷1所说：“又于诸寒药中加黄芪，庸者不知，以为赘品，且谓阴盛者不宜，抑知其妙义正在于斯耶！盖阳争于阴，汗出营虚，则卫亦随之而虚。故倍用黄芪者，一以完已虚之表，一以固未定之阴”。

【方论选录】

1. 吴昆:“阴虚有火,令人盗汗者,此方主之。醒而出汗曰自汗,睡去出汗曰盗汗。自汗阳虚,盗汗阴虚也。曰有火者,谓其证有面赤、口干、唇燥、便赤、声音重、脉来数也。然阴虚所以盗汗者,阴虚之人睡去,则卫外之阳乘虚陷入于阴中,表液失其固卫,故令濈然而汗出。人觉则阳用事,卫气复出于表,表实而汗即止矣。当归、熟地,养阴之品也;黄芩、黄连,去火之品也;生地、黄柏,可以养阴,亦可以去火;而黄芪者,所以补表气于盗汗之余也。是盗汗也,与伤寒盗汗不同。伤寒盗汗是半表半里之邪未尽,杂证盗汗则阴虚而已;彼以和表里为主,此以补阴为主。明者辨之。”(《医方考》卷4)

2. 汪昂:“此足少阴药也。盗汗由于阴虚,当归、二地所以滋阴;汗由火扰,黄芩、柏、连所以泻火;汗由腠理不固,倍用黄芪,所以固表。”(《医方集解·收涩之剂》)

3. 吴谦,等:“寤而汗出曰自汗,寐而汗出曰盗汗。阴盛则阳虚不能外固,故自汗。阳盛则阴虚不能中守,故盗汗。若阴阳平和之人,卫气昼则行阳而寤,夜则行阴而寐,阴阳既济,病安从来?惟阴虚有火之人,寐则卫气行阴,阴虚不能济阳,阳火因盛而争于阴,故阴液失守外走而汗出;寤则卫气复行出于表,阴得以静,故汗止矣。用当归以养液,二地以滋阴,令阴液得其养也。用黄芩泻上焦火,黄连泻中焦火,黄柏泻下焦火,令三火得其平也。又于诸寒药中加黄芪,庸者不知,以为赘品,且谓阳盛者不宜,抑知其妙义正在于斯耶!盖阳争于阴,汗出营虚,则卫亦随之而虚,故倍加黄芪者,一以完已虚之表,一以固未定之阴。经曰:阴平阳秘,精神乃治。此之谓欤!”(《医宗金鉴·删补名医方论》卷1)

4. 徐大椿:“血气两亏,三焦火迫,故营阴失守,盗汗不已焉。黄芪补气固卫,当归养血益营,生地滋阴壮水,能制三焦火迫,熟地补阴滋血,能充五脏之真阴,黄连清火燥湿,以安心脾,黄芩清火泻热,以宁肝肺,黄柏直清肾火以存肾水也。使肾水内充,则君相之火下潜归坎,而心肺肃清,血气自复,迫汗无不自止,何盗汗之有哉?此清补之剂,为血气虚弱、火迫盗汗之专方。”(《医略六书·杂病证治》卷3)

5. 陈念祖:“阴虚火扰之汗,得当归、熟地、生地之滋阴,又得黄芩、黄连之泻火,治汗之本也。然此方之妙则在于苦寒,寒则胜热,而苦复能坚之。又恐过于苦寒伤其中气,中者阴之守也,阴愈虚则火愈动,火愈动则汗愈出。尤妙在大苦大寒队中倍加黄芪,俾黄芪领苦寒之性尽达于表,以坚汗孔,不使留中而为害。此旨甚微,注家向多误解,特表而出之。”(《时方歌括》卷下)

6. 唐宗海:“修园此论皆是。惟言黄芪领苦寒之性尽达于表,不使留中为害,则差毫厘。盖药之救病,原于偏寒偏热,治偏寒偏热之病,自必用偏寒偏热之药。此方大治内热,岂寒凉之药能尽走皮肤,而不留中者?况黄芪是由中以托外之物,非若麻黄直透皮毛,而不留中也。吾谓内热而蒸为汗者,此为对症。如果外热,而内不利寒凉药者,则归脾汤、当归补血汤加减可也。”(《血证论》卷6)

【评议】吴昆谓本方治阴虚有火之盗汗及对方剂配伍意义的分析,均颇中肯可取。汪昂的方论言简意赅,不可以其言简而忽之。吴谦等的方论,尤其是对黄芪的配伍意义分析,十分周详。徐大椿谓本方证是“血气两亏,三焦火迫,故营阴失守,盗汗不已”,较之其他医家之论突出了气虚的一面,黄芪是为“补气固卫”而设,亦能自成其说。陈念祖和唐宗海关于方中黄芪与黄芩、黄连、黄柏的配伍关系之论,似以唐氏之言义长。黄芪虽有升浮之力,岂有领黄芩、黄连、黄柏三苦寒沉降药而尽达于表之力?诚如唐氏所说“此方大治内热,岂寒冷之药能尽走皮肤,而不留中者?”

【验案举例】

1. 小儿虚汗 《云南中医杂志》(1985,3:26):某女,1岁。其母述患儿1周前高热退后,汗频出,夜间尤甚,且烦躁,夜卧不安,口干思饮,便干尿黄。诊之咽不红,唇红,舌质红少津,苔薄白,指纹紫红。此乃热病伤津,阴虚火扰所致,治以育阴清热,固表止汗。处方:当归6g,生地6g,熟地6g,黄芩3g,黄柏3g,黄连0.5g,生黄芪6g,麻黄根3g。服2剂后,夜卧安,虚汗止,烦躁除,大便通,诸症向愈。

按语:患儿高热后汗频出,以至阴液更伤,故伴见口干思饮、烦躁、便干尿黄等津亏之象。故用当归、熟地、生地养血滋阴、凉血生津,三黄清火以止内热,黄芪益气固表,麻黄根则可敛汗。

2. 盗汗 《黑龙江中医药》(1987,1:22):某女,38岁。人流后1周,盗汗衣衫均湿,平时极易感冒,动则气短,神倦乏力,口苦而干,心烦易怒。舌淡红而胖有齿印,苔薄腻,脉细。此乃脾气虚弱,阴火上乘,治宜益气固表,清火止汗。方用:当归9g,生熟地各9g,川柏9g,黄芩12g,炙黄芪20g,防风3g,焦白术12g,桑叶9g,淮山药15g,仙鹤草30g,谷麦芽各30g,炙甘草3g。1剂后盗汗明显减少,4剂后盗汗消失。再服4剂以冀巩固,1年后随访情况良好。

按语:李杲称当归六黄汤为"治盗汗之圣药也",并为历代医家所推崇。用李杲气火关系学说来分析盗汗的病机,应是卫阳不足,火盛阴伤,因瞑目时卫阳行于阴分,无力护表而腠理开,此时行于里之卫阳却盗助阴火,蒸腾津血,故津液泄于腠理而为汗。寤而目张,其行于阴之阳,复散于表则汗止。故本案重用黄芪以益气固表,黄芩、黄连、黄柏泻阴火,当归、生地、熟地养阴凉血,桑叶、仙鹤草均为屡见报道的民间治盗汗的单方,再加入白术、防风与黄芪配伍即为玉屏风散,以加强益气固表的作用。药证相合,自当奏效。

3. 复发性口疮盗汗 《黑龙江中医药》(1987,1:22):某男,37岁。口腔溃疡经常反复发作已有数年。近来发作如前,进食困难,自觉神倦乏力,口唇干燥,夜眠欠佳,舌红而胖,苔薄,脉细数。前曾以肾阴不足,心火上炎,水火不交论治,口腔溃疡未见好转。再试以脾胃虚弱,阴火上冲论治。方用:当归12g,川柏15g,黄芩12g,生熟地各15g,生黄芪20g,生石膏30g(先煎),木通6g,焦山栀9g,竹叶9g,知母9g,川牛膝12g,生甘草12g。服5剂而愈。

按语:本案神倦乏力而舌体胖大,显然为脾气虚弱,元气不足。"火与元气不两立,一胜则一负",脾气虚弱,阴火上冲,以致口腔溃疡经久难愈,以当归六黄汤合玉女煎、导赤散加减,奏效甚捷。

4. 脂溢性皮炎 《中医杂志》(1986,7:25):某女,25岁。皮肤瘙痒10余年,头皮油腻,颜面及躯干有散在性粟米大小疹及脂溢性鳞屑,皮色潮红,面颊时有烘热感,每逢经期发作更甚,瘙痒不堪,性情急躁,大便时溏时干,苔薄腻,脉弦滑。此属湿热留恋营分,治予滋阴凉血,清利湿热,当归六黄汤加减。药用:黄芪15g,当归10g,生熟地各10g,黄连3g,黄芩6g,黄柏6g,茯苓10g,苡仁15g,地肤子15g,萆薢15g,萹蓄10g。服4剂,瘙痒减轻,面部烘热渐退。10日后,面部潮红已退大半,作痒亦瘥,逢经汛来潮,面部皮疹未见发出,皮脂溢出明显减少。继服25剂,面部脂溢性皮炎潮红已退,但有时作痒。自述五、六年来,晨起两下肢水肿,朝轻暮重,自服中药后肢肿已趋消失。此乃原有气虚之故也。上方加减服药14剂,面部皮疹消失,守方续服21剂巩固以善后。皮疹消失后,无复发。

按语:本例责之湿热留恋营分,方中芩、连、柏得当归、地黄之配,清热燥湿而不伤阴;当归、地黄得三黄之助,滋阴养血而不碍湿。归、芪合用,有甘温除热,兼顾气血,扶正达邪之意。用药切中病机,因而获效。

5. 更年期综合征(虚劳)　《中医药信息》(1988,3:29):某女,51岁。近1年来月经先后无定期,量多如注,头晕目眩,耳鸣如潮,腰痛似折,心悸不安,烦躁易怒,烘热阵阵,寐则盗汗湿衣,昼则寒热乍作,左侧肢体麻木,肌肉如虫蚁蠕行,尿黄便结。曾服西药己烯雌酚、甲基睾丸素,效果不显而求中医治疗。刻诊:舌红,苔薄白,脉象细软而数。血压130/90mmHg。诊为肾阴亏虚,心肝阳亢,冲任维脉失养。拟当归六黄汤加减:生熟地各15g,川连3g,黄芩5g,黄柏6g,当归10g,生黄芪15g,生龙牡各30g,秦艽10g,制鳖甲15g,五味子10g。服药7剂,诸证俱减,血压110/80mmHg。守服上方15剂,并加减调治3月余,经事不潮,身体爽健。

按语:本病形成,重责肾虚。盖肾是先天之本,为真阴真阳寄寓之所。肾真匮乏,因而出现阴阳失衡,脏气偏颇,冲任维脉不调的病理变化。方中当归、黄芪辛甘化阳,调营卫以通维脉;二地甘苦合化阴气,滋阴养血以调补冲任。大抵真阴不足者,其火自独灼,故用三黄量小为佐,稍折其亢(苦寒过用则有化燥伤阴之虞);伍以秦艽、制鳖甲、生龙牡、五味子加强滋阴潜阳,敛汗退热之功。冀阴阳平秘,内脏安和,俾其渐入颐养天年之境。

6. 甲状腺功能亢进症(瘿气)　《中医药信息》(1988,3:29)某男,38岁。平素争强好胜,遇事动辄发怒。1年多前自觉结喉两侧增粗,喉有堵感,胸胁胀痛,多食体瘦,恚怒急躁,神疲乏力,心悸不寐,怕热多汗,口干善饮,饮不解渴,头晕腰酸,手抖肉颤,溲黄便秘。曾在某医院检查:基础代谢率+27%,甲状腺摄131碘率测定:24小时62.6%。确诊为甲亢,因服甲亢平后白细胞下降转请中医治疗。诊见:颈前漫肿,软而不坚,舌红,脉弦细略数。证属气阴两虚,郁火内燔,痰气壅结。拟当归六黄汤加味:川连8g,黄芩、黄柏、当归各10g,生黄芪、玄参各15g,浙贝母、黄药子各12g,生牡蛎30g,生熟地各12g,10剂后诸证略减,但大便稀溏,乏力体倦更甚,守原方加生熟苡仁各15g,炒二芽各12g,太子参15g,服药以后,便泄已止,群恙得减,仍宗初诊方增损服药80余剂。症状与体征悉除。复查基础代谢率+10%,甲状腺摄131碘率测定:24小时41.2%。其病基本痊愈。

按语:甲亢是本虚标实之症,气阴两虚是其本,火郁痰结是其标,治宜标本兼顾,补虚泻实。《知医必辨》云:"五脏以肝火为最横",一经菀结,则化火如焚。本例患者因郁火伤阴,痰气凝聚,日久阴虚及气而致斯疾发生,故以当归六黄汤养阴益气,交济水火,配用消瘰丸清热散结,软坚化痰,更增黄药子解毒消瘿。诸药合用,共奏扶正祛邪之功。俾气阴充,痰火消,则瘿气可平。

【临床报道】

1. 汗证　以本方治疗25例盗汗患者,发病最短者3天,最长者1年。基本方用当归9g,生熟地各12g,黄连3g,黄芩9g,黄柏9g,黄芪9g,麻黄根6g。结果:痊愈24例,好转1例。服药最少者1剂即效,最多者9剂汗止,平均服药3剂[1]。用本方加龙骨、牡蛎各20～30g,冬桑叶15～20g。气虚甚者重用黄芪;阴虚甚者重用熟地、黄柏、生地;血虚甚者重用当归、黄芪、熟地;有感染及发热症状者重用黄芩、黄连、黄柏、生地。治疗术后汗证32例,结果全部治愈[2]。用当归六黄汤治疗更年期烦热自汗症29例,辨证均属阴虚火旺。结果全部症状消失16例,大部分症状消失10例,部分症状消失3例,全部有效。服药最多27剂,最少9剂[3]。

当归六黄汤加减治疗盗汗83例,其中单独盗汗不伴器质性病变58例,伴器质性病变25例。原发病可见于贫血、产后、围绝经期综合征、肺源性心脏病、风湿性心脏病、胸膜炎等。基本方:当归10g,黄芪15g,生地黄30g,熟地黄30g,黄柏9g,黄芩6g,地骨皮10g,知母

10g，浮小麦 20g，生龙骨 30g（先煎），生牡蛎 30g（先煎），生甘草 6g。心阴虚型可酌加远志、酸枣仁、柏子仁、五味子；肝阴虚型可酌加白芍药、麦门冬、川芎、天麻；肾阴虚型可酌加枸杞子、山茱萸、菟丝子、龟甲胶；肺阴虚型可酌加百合、玄参、贝母、桔梗。连服 10 日为 1 疗程，可连用 2～3 个疗程。结果：临床治愈 59 例，占 71.08%；显效 18 例，占 21.69%；无效 6 例，占 7.23%。总有效率为 92.77%[4]。

运用当归六黄汤治疗大肠癌术后盗汗患者 120 例。其中，轻度盗汗 63 例，中度盗汗 42 例，重度盗汗 15 例。全部患者除以盗汗为主症外，均伴有不同程度的自觉低热，以夜间为甚，体温正常或略高。临床辨证属阴虚内热证。药用：黄芪 20g，当归 12g，生地黄、熟地黄、黄柏各 10g，黄连 6g，黄芩 12g。5 天为 1 疗程。结果：经 1 个疗程，治愈 57 例，好转 52 例，无效 11 例；经 2 个疗程，再治愈 34 例，好转 22 例，无效 7 例。总有效率为 94.17%[5]。

2. 白塞病　当归六黄汤加减治疗白塞病 78 例，其中 23 例有结核病史，血沉增快者 31 例，有过敏史者 47 例。治疗方药：当归 15g，生地 20g，熟地 10g，黄芩 10g，黄连 10g，黄柏 10g，黄芪 15g。肝经湿热型去熟地加龙胆草、茵陈、车前子、杭菊花；肝肾阴虚型加枸杞子、知母、山药、山萸肉；中虚脾热型加党参、白术、茯苓、炒薏仁；血瘀化热型加丹皮、地龙、红花、忍冬藤。结果，显效 56 例，占 71.79%；有效 9 例，占 11.54%；效差 7 例，占 8.98%；无效 6 例，占 7.69%。显效加有效率为 83.33%[6]。

3. 干燥综合征　当归六黄汤加味而成的润燥六黄汤（生熟地、当归、黄连、黄芩、黄柏、炙黄芪、天麦冬、玄参、黄精），并合用雷公藤片，治疗 20 例口眼干燥和关节炎综合征。所有患者均曾服过皮质激素类药物及消炎痛、布洛芬、维生素等西药治疗，效果不显。20 例中疗程最短者 3 个月，最长达 9 年，一般多为 1 年左右。结果：基本痊愈 12 例，显效 6 例，有效 1 例，无效 1 例（因并发纵隔肿瘤，死于心力衰竭），总有效率达 95%[7]。

4. 癌性发热　采用当归六黄汤加味（当归、黄芩、黄连、黄柏、生地黄、熟地黄、黄芪等）治疗癌性发热 30 例。结果：总有效率 76.7%[8]。

5. 过敏性紫癜　当归六黄汤加味治疗过敏性紫癜 36 例，另设对照组 28 例。两组性别、年龄、病程、病情等无显著性差异（$P>0.05$），具有可比性。治疗组用当归六黄汤加味：黄芪 20g，当归 15g，黄连 6g，黄芩 10g，黄柏 10g，生地 15g，熟地 12g，忍冬藤 15g，金银花 15g。腹痛型加延胡索、乳香、没药、细辛；关节型加木瓜、桂枝、川牛膝；肾型加地龙、白茅根、白术。对照组予泼尼松 30mg，晨起顿服；10%葡萄糖酸钙 10ml，每日 3 次口服；维生素 C 0.2g，每日 3 次口服两组均治疗 15 天。结果，治疗组显效 20 例（55.56%），有效 12 例（33.33%），无效 4 例（11.11%），总有效率 88.89%；对照组显效 11 例（39.29%），有效 8 例（28.57%），无效 9 例（32.14%），总有效率 67.86%。治疗组疗效优于对照组（$P<0.05$）[9]。

6. 精液不液化症　当归六黄汤加味治疗精液不液化症 66 例。处方：当归、熟地黄、生地黄、枸杞子各 12g，丹参、生黄芪、薏苡仁各 10g，黄连、黄柏、黄芩各 6g，水蛭粉（冲服）3g，生甘草 5g。加减：湿热重加蒲公英、金银花、车前草；血瘀重加川牛膝、赤芍、桃仁、红花；脾肾亏虚加山茱萸、肉苁蓉、淫羊藿。1 月为 1 疗程。结果，痊愈（经治疗后主症明显好转，精液化验恢复正常，白细胞消失，B 超检查前列腺病变显著改善，女方受孕）36 例，有效（主症好转，精液液化时间小于 30 分钟，白细胞或脓细胞消失，B 超检查示前列腺病变好转，但女方未受孕）19 例，无效（治疗后主症虽好转，但精液液化时间仍大于 30 分钟或无改变）11 例。总有效率为 83.33%[10]。

7. 小儿反复呼吸道感染　将本病患儿随机分为治疗组和对照组，治疗组 80 例服用当归六黄汤加味(生黄芪15g,当归10g,生地15g,熟地15g,黄连6g,黄芩6g,黄柏6g,赤白芍各10g,山萸肉10g,浮小麦15g,炙甘草6g。腹胀、叹气,加炒莱菔子、枳壳、神曲;纳少加草蔻、建曲、砂仁;便干加瓜蒌、胖大海;烦急、有热惊厥病史者加蝉衣、僵蚕、钩藤、天竺黄),对照组35例口服左旋咪唑。结果,治疗组总有效率(91.3%)显著高于对照组(68.6%);两组T淋巴细胞免疫功能治疗后均有不同程度改善,但治疗组改善更明显[11]。

【实验研究】对MRSA感染宿主的作用　对C_{57}BL/6J小鼠投与丝裂霉素C(MMC),以抑制骨髓,当宿主的外周血白细胞数降至53%时,每日经口投与当归六黄汤(500mg/kg),投药后与对照组相比,前者白细胞数得到恢复,而且外周血有核细胞比例得到调整,单核细胞和中性粒细胞趋于正常。对当归六黄汤治疗组(实验组)腹腔内投与从人体分离的MRSA(1×10^9个)后,其肝脏、血中的MRSA数明显低于对照组,而且在48小时内均不能检出。另外,对患有脑血管病变,尿、痰、压疮细菌检查MRSA阳性的高龄患者(87岁)给予当归六黄汤(煎剂),服药2周后痰与压疮的细菌检查MRSA转为阴性;第6周,尿、痰、压疮中MRSA呈阴性,表明该方的疗效显著。此次研究的结果虽未明确当归六黄汤的直接抗菌作用,但却证明该方通过宿主对MRSA有间接抗菌作用[12]。

参考文献

[1] 沈关龙. 当归六黄汤加味治疗盗汗症25例[J]. 新医学,1974,(8):431.

[2] 屈友初. 当归六黄汤加味治疗术后汗症32例[J]. 国医论坛,1992,(2):27.

[3] 邢月朋,刘真. 当归六黄汤治疗更年期烦热白汗症29例[J]. 河北中医,1992,(3):35.

[4] 薛郑合,祝海燕. 当归六黄汤加减治疗盗汗83例[J]. 河北中医,2006,28(7):535.

[5] 陈日兰,汤献忠. 当归六黄汤治疗大肠癌术后盗汗120例[J]. 广西中医药,2004,27(8):21-22.

[6] 张永洛. 当归六黄汤加减治疗白塞氏病疗效分析[J]. 中国中西医结合杂志,1995,15(7):440-441.

[7] 刘薛乡. 润燥六黄汤合雷公藤制剂治疗干燥综合征20例[J]. 山东中医杂志,1993,12(2):13-14.

[8] 刘晔,杨晨光,魏琳. 当归六黄汤加味治疗癌性发热30例[J]. 陕西中医,2001,22(9):516.

[9] 张希洲,连玲霞. 当归六黄汤加味治疗过敏性紫癜36例[J]. 中国中医急症,2006,15(8):903.

[10] 黄志彪,黄志坚,黄天宝,等. 当归六黄汤加味治疗精液不液化症66例[J]. 新中医,2003,35(9):50.

[11] 苑修太. 当归六黄汤加味治疗小儿反复呼吸道感染的疗效观察[J]. 山东医药,2007,47(22):70-71.

[12] 程竑. 当归六黄汤对MRSA感染宿主的作用[J]. 国外医学·中医中药分册,1995,17(2):39.

(华浩明　尚炽昌　任　利)

第五章

祛　暑　剂

凡以祛暑药为主组成，具有祛除暑邪的作用，用于治疗暑病的方剂，称为祛暑剂。

祛暑剂源远流长，有关暑病及其治则的论述可以追溯到《黄帝内经》。《素问·五运行大论》说："其在天为热，在地为火，……其性为暑。"《素问·热论》说："凡病伤寒而成温者，先夏至日者为病温，后夏至日者为病暑，暑当与汗皆出，勿止。"暑为六淫之一，是夏季的主气，为火热所化。凡夏季感受暑邪而发生的疾病，统称为暑病。暑病属伤寒范畴。暑病的治疗，既可用"当与汗皆出"的方法，又可用"热者寒之"、"温者清之"(《素问·至真要大论》)的方法，这就为后世医家应用辛散和寒凉药物以解表清暑奠定了理论基础。汉·张仲景论治太阳中暍，用白虎加人参汤和一物瓜蒂散(《金匮要略》)。中暍，即中暑，仲景之方当是现存资料中最早用于暑病的方剂。在此后相当长的历史时期，暑病的治疗多宗仲景，以六经辨证，常用白虎汤类方，故叶桂回顾道："暑病发自阳明，古人以白虎汤为主方。"(《临证指南医案》卷10)但此时的暑病仍属于伤寒范畴，白虎汤也属于清热剂。宋·《太平惠民和剂局方》卷2载香薷散，该方原本主要用于"饮食变乱于肠胃之间"诸证，由于本方采用辛温发散与苦温燥湿配伍组方，既可祛暑解表，又能化湿和中，遂成为治疗夏季外感于寒，内伤于湿的常用方剂。因为该方立法与"暑当与汗皆出"相吻合，所以也被后世奉为祛暑解表的代表方剂。此后，"世医治暑病，以香薷饮为首药"(《本草纲目》卷14)，其加减化裁之方纷纷涌现，为祛暑剂的确立奠定了方剂基础。金元时代的刘完素倡导火热论，强调六气皆能化火，并对火热与湿的关系多有发挥，创祛暑利湿法，发掘六一散，制定桂苓甘露散，用于治疗暑热兼湿诸证。六一散和桂苓甘露散的出现标志着祛暑利湿剂的确立，影响深远；而刘氏治暑病，又不采用六经辨证，从此，暑病脱离了伤寒范畴。稍后的李杲认为"内伤脾胃，百病由生"，拟清暑益气汤治疗"因饮食失节，劳倦所伤，日渐因循，损其脾胃，乘暑天而作病也"，开创了清暑益气法和清暑益气剂的先河。由于本方为"清燥之剂"(《内外伤辨惑论》卷中)，后世医家主要用于脾胃元气本虚，而又伤于暑湿者。最早将祛暑剂单列一门的当属《河间十八剂》，可惜原书已佚。据明《心印绀珠经》卷下所载"十八剂"，其"暑剂"的附方只有"白虎汤"，应当说此时的祛暑剂仅具雏形。明·张鹤腾(字凤逵)集前人治暑论述，编成《伤暑全书》，这是现存最早的暑病专书，但该书并未引起当时医家的足够重视。祛暑剂成为完整的方剂门类，始于清·汪昂的《医方集解》，该书列"清暑之剂"一门，兼收并蓄，录四味香薷饮、清暑益气汤、生脉散、六一散、消暑丸、人参白虎汤等诸家治暑方10首，及其加减衍化方数10首，总结了清代初期以前的祛暑剂。清·叶桂弘扬张鹤腾的治暑思想，说："张凤逵云：暑病首用辛凉，继用甘寒，再用酸泄酸敛，不必用下。"(《临证指南医案》卷10)叶氏身体力行，常用辛凉、甘寒之剂等论治暑病，影响遍及整个温病学派。清·吴瑭光大三焦辨证，总结了前贤和叶桂治疗暑病的经验，药用轻清宣透，创新加香薷饮和清络饮，治疗手太阴暑温。吴氏所立辛凉复辛温法和新加香薷饮，充实了祛暑解表法和祛暑解表剂；而清络饮，则在清热祛暑剂中补充了一辛凉轻剂。

清·王士雄对暑、湿、火三气的性能尤有发挥，认为暑邪纯阳无阴，用药主张甘凉濡润，有感于李杲之清暑益气汤药多温燥，另拟一方“以清暑热而益元气”(《温热经纬·薛生白湿热病篇》)，丰富了清暑益气之剂，当代称其为王氏清暑益气汤。

暑邪致病有明显的季节性，独见于夏季。暑为阳邪，其性炎热，暑热伤人常直入气分，导致人体阳热亢盛，心神被扰，汗液外泄，津液亏损。暑性升散，易伤津耗气，暑热熏蒸使腠理开泄而汗液外泄，若汗出不止，每易导致气随津伤。夏季天暑下迫，地湿上蒸，气候潮湿，故有“暑者，热之兼湿者也”(《伤寒指掌》卷4)的说法，常因暑湿内郁，弥漫三焦，而使气机阻滞，升降失司。至于夏季因畏暑而贪凉饮冷，不避风露，又常使寒邪侵袭肌表，而兼夹表寒。因此，祛暑剂根据暑病的这些特点，相应分为祛暑清热、祛暑解表、祛暑利湿和清暑益气四类。

祛暑清热剂，适用于夏月感受暑热之病，而见身热心烦、汗多口渴等症。常用祛暑清热药为主组成，伤暑轻者以银花、荷叶、扁豆花、西瓜翠衣等辛凉轻芳之品为主，由于暑热伤心，又易夹湿，“治暑之法，清心利小便最好”(《明医杂著》卷3)，所以常配清心利水药，如竹叶、滑石等，代表方如清络饮。中暑重者，以石膏、知母等甘寒清热之品为主，可配益胃护津之品，如甘草、粳米等，既能顾护津液不被暑邪耗伤，又能防止过用寒凉伤胃，代表方如白虎汤(见清热剂)。

祛暑解表剂，适用于夏季乘凉饮冷，感受寒湿，外则表气不宣，内则脾胃不和，而见头痛发热，恶寒无汗，腹痛吐泻，舌苔白腻等症。常以香薷、藿香等解表祛暑药为主组成方剂，常用配伍：①配苦温燥湿或健脾化湿之品，如厚朴、扁豆、扁豆花等化湿和中；②配辛凉解散之品，如银花、连翘等清透上焦暑热。代表方如香薷散、新加香薷饮。

祛暑利湿剂，适用于感暑夹湿，见有身热烦渴，胸脘痞闷，呕恶泄泻，小便不利等症，治以清暑热利小便为主，常以滑石、石膏等清热药和茯苓、泽泻等利湿药为主组成方剂。常用配伍：①配生甘草以清热泻火，甘缓和中；②配桂枝以温阳化气行水。代表方如六一散、桂苓甘露散。

清暑益气剂，适用于暑热伤气，津液受灼，见有身热烦渴，倦怠少气，汗多脉虚等症。常以西洋参、西瓜翠衣、麦冬、人参、五味子等清暑药与益气养阴药为主组成方剂。常用配伍：①配白术、甘草等甘温之品以益气健脾；②配黄连、知母等苦寒或甘寒之品以清热祛暑；③配竹叶、泽泻等清利之品以清利湿热。代表方如王氏清暑益气汤和李氏清暑益气汤。

“伤暑作出百般病”，而正确使用祛暑剂，除辨证准确以外，还应当注意分清主次轻重。如暑病夹湿，暑重湿轻者，则湿邪易从热化，故用药不宜过于温燥，以免损伤津液；若暑轻湿重者，则暑蕴湿中，用药又不宜过于凉润，以免阴柔恋邪。又如暑病仅在上焦，用药宜轻，重则药过病所；若暑病弥漫三焦，用药当重，轻则药力不及。

第一节　祛暑清热

清　络　饮

(《温病条辨》卷1)

【组成】鲜荷叶边二钱(6g)　鲜银花二钱(6g)　西瓜翠衣二钱(6g)　鲜扁豆花一枝(6g)　丝瓜皮二钱(6g)　鲜竹叶心二钱(6g)

【用法】以水二杯，煮取一杯，日二服。

【功用】解暑清肺。

【主治】暑伤肺经气分之轻证。身热口渴不甚，头目不清，昏眩微胀，舌淡红，苔薄白。

【病机分析】本方所治之证，多为暑温经发汗后，大热已去，而余邪未解，邪浅病轻者。因暑热在气分，正邪相争，故身热；热伤津液，故口渴；但因邪浅病轻，故身热口渴不甚。暑多夹湿，湿为阴邪，其性重浊黏滞，易阻遏气机，损伤阳气，湿热熏蒸，浊气上蔽清窍，故头目不清，昏眩微胀。舌淡红，苔薄白，亦为邪浅病轻之象。

【配伍意义】本方为暑伤肺经气分之轻证而设，为善后廓清之剂。根据《素问·阴阳应象大论》"因其轻而扬之"，《素问·至真要大论》"温者清之"的治疗原则，以辛凉芳香立法，"只以芳香轻药，清肺络中余邪足矣。"(《温病条辨》卷1)因暑为阳邪，最易耗气伤津，治应寒凉撤热，以清解其邪，但本方证邪轻病浅，只需辛凉轻清，以免药重过病；因夹有湿邪，又当清利芳化，故本方所用诸药，均为辛凉轻清之品。方中鲜金银花辛凉解散，"清络中风火湿热，解瘟疫秽恶浊邪"(《重庆堂随笔》卷下)，善清气分热邪及上焦暑热；鲜荷叶清芳醒神，"清凉解暑，止渴生津"(《本草再新》卷5)，用其边则疏散之力更强，"上清头目之风热，止眩晕，清痰，泄气，止呕，头闷疼"(《滇南本草》卷3)。两药辛凉轻清，清上焦肺络暑热，解头目昏眩不清，共为君药。西瓜翠衣甘凉，清热解暑，生津止渴，利尿除湿，有清透暑热之效；鲜扁豆花甘淡微寒，芳香而散，长于解暑化湿，健脾和胃。两药助君药清热解暑利湿，共为臣药。鲜竹叶心气味清香，甘淡而寒，清心利水，使暑湿从下而泄，"又取气轻入肺，是以清气分之热，非竹叶不能"(《药品化义》卷4)，故为佐使。丝瓜甘凉，可通达经络，生津止渴，解暑除烦，取皮者偏于入肺，可清肺络，解暑热，以透邪外出，作为使药。诸药相合，共奏解暑清肺之功。

本方配伍特点，为集诸植物药花、叶、皮之鲜嫩者，取其辛凉轻清，芳香祛暑，以清肺络余邪。

因本方为"清肺络中余邪"而设，可代茶饮，故名"清络饮"。

【临床运用】

1. 证治要点　本方用于暑伤肺经，邪轻病浅者。以身热口渴不甚，头目不清，舌淡红，苔薄白为证治要点。

2. 加减法　原书云："手太阴暑温，但咳无痰，咳声清高者，清络饮加甘草、桔梗、麦冬、甜杏仁、知母主之。""暑温寒热，舌白不渴，吐血者，名为暑瘵，为难治，清络饮加杏仁、薏仁、滑石汤主之。"前者咳而无痰，其声清高，是偏于火而不兼湿，用清络饮清肺络中无形之热，加甘草、桔梗开提肺气，杏仁利肺气，麦冬、知母保肺阴而制火。后者为表里气血俱病，属暑瘵，纯清则碍虚，纯补则碍邪，故以清络饮清血络中之热，加杏仁利气，取气为血帅，薏仁、滑石利湿，冀邪退气宁而血可止。

3. 本方现代常用于防治中暑先兆、中暑、小儿夏季热、风湿热等，证属暑热轻浅者。

【使用注意】本方适用于暑热伤肺经气分之轻证，重证不宜。

【源流发展】本方源于清·吴瑭《温病条辨》卷1，该卷第27条云："手太阴暑温，发汗后，暑证悉减，但头微胀，目不了了，余邪不解者，清络饮主之。邪不解，而入中下焦者，以中下法治之。既曰余邪，不可用重剂明矣，只以芳香轻药，清肺络余邪足矣。倘病深而入中下焦，又不可以浅药治深病也。"

本方体现了吴氏"治上焦如羽，非轻不举"的学术思想，为其治疗上焦温病的代表方剂之一。吴氏善于借鉴他人之长，化裁为自己之方，尤其受叶桂影响甚大，据统计，《温病条辨》中"除仲景方(约占20%)、自创方(约20%)，其他50%以上都来自叶氏。就是仲景方和自创方，也都是在叶案中反复使用而受到启发，或综合几个案例而形成的”（《温病条辨新解》）。本方与叶案有很深的渊源关系，最明显的是《临证指南医案·暑》载：“王，暑邪寒热，舌白不渴，吐血，此名暑瘵重证。西瓜翠衣、竹叶心、青荷叶汁、杏仁、飞滑石、苡仁。”与《温病条辨》中暑瘵条对比，不但证候基本一致，文字相差无几，而且用药仅多了银花、扁豆、丝瓜皮。后世医家以本方加减，用于暑病在上焦肺经气分诸证，以及夏季中暑的预防。

【疑难阐释】关于本方的君药。本方中除扁豆花外，其他各药用量均等，何药为君，诸家有不同看法。《方剂学》（统编教材4版）及《医方发挥》等以西瓜翠衣为君药，《方剂学》（李飞主编）及《方剂学》（刘持年主编）以金银花为君药，《中医理法方药精要》、《中医处方学》等以银花和扁豆花为君药，《中国医药汇海》论本方，虽未明确君药，但突出荷叶和银花的作用，而以其他药为佐药。

君药是针对主病或主证起主要治疗作用的药物。察吴氏本意，本方证为病在上焦气分，暑热留连肺络，以头目昏眩不清为主症。故本方君药主要作用于上焦气分，清肺络暑热，以解除头目不清见长。方中西瓜翠衣，“入脾胃二经”（《四川中药志》），虽可清热解暑，但以生津利尿见长，主要用于暑热烦渴，小便短少，以此作为君药，显然是不适宜的。鲜扁豆花，解暑之力最强，但长于健脾和胃，清热化湿，主要用于痢疾、泄泻；竹叶心，长于清心除烦，生津利尿，主要用于热病烦渴；丝瓜长于清热化痰，凉血解毒，主要用于身热烦渴等证。以上三药均不宜作为君药。荷叶，主入心、肝、脾经，兼入肺经，清暑利湿，升发清阳，主要用于暑湿泄泻，眩晕等证。银花，入肺胃经，为气分要药，长于清热解毒；张秉成释新加香薷饮曰：“银花辛凉解散，以清上焦之暑热”（《成方便读》卷3）；单用制凉茶，可预防中暑。荷叶、银花列于方首，鞠通是否以之为君药，不得而知，但两药芳香轻清，清上焦气分，祛肺络暑热余邪，除头目昏眩不清，确为诸药之中最见长者，故当以此两药为君。

【方论选录】

1. 蔡陆仙：“此暑热余邪不解，而病在肺之络脉也。方之主治，不名清脑清目，而名清络，其意盖可知矣。暑热余邪不清，而法宜用辛凉芳香者，以辛能开壅，凉能清热，芳香能通窍而醒脑目也。然此等症治，药当用微辛微带芳香，而必以性凉清热之品之为重也。否则过辛必散而耗津，过香又太嫌刺激而伤脑损目，均非纯正之治法矣。本方荷叶、银花，性味皆辛多凉少，佐以瓜翠、竹叶之清解郁热，扁豆之涤暑，丝瓜络之清络，且荷叶、瓜翠皆微带清芳，最宜清醒神经而涤暑热焉。”（《中国医药汇海·方剂部》）

2. 李飞，等：“本方配伍特点，乃聚集诸辛凉轻清，祛暑解热之品于一方，尤取其花叶之鲜嫩者，气味芳香，轻灵透发，专清肺络之邪，不仅用治暑热伤肺经气分之轻证，尚可作为夏季预防暑病之良剂。”（《中医历代方论选》）

3. 樊鼎：“本方治暑热之轻证。以鲜银花辛凉芳香祛暑清热，与芳香清散之鲜扁豆花为君药。西瓜翠衣清热解暑，丝瓜络清肺透络，并用为臣。鲜荷叶用边者，取其祛暑清热之中而有舒散之意；暑先入心，故又用鲜竹叶心清心而利水道，共为佐使。方中药物用鲜者，取其气味芳香，清解暑热之效更优。……本方轻清走上，以清肺络暑热之邪，故名‘清络饮’。”（《中医理法方药精要》）

4. 王振坤：“暑温发汗后，暑邪因汗出而被驱除，出现脉静身凉，是谓痊愈；也有汗出而热不衰，脉反躁急者，气分热甚，主以白虎汤及其加减方治之；也或脉散大，汗大出喘渴欲脱者，生脉散救治之。本条属第四种情况，经发汗，邪气部分被驱，而症状减轻，但余邪侵入肺心之络，出现轻微的精神症状。但邪已深入，其治疗并不容易，清络饮主治之。处方立义乃芳香轻清，达上焦心肺。取其鲜者，实为清热解暑之用，其服法后指出：'凡暑伤肺经气分之轻证皆可用之'，说明其应用范围。发汗后，除以上四种变化外，若正气虚甚，也有邪入中下焦的不同情况，故原文谓：'邪不解而入中下焦者，以中下法治之。'遇此病情，应注意鉴别。清络饮中，荷叶苦平，有升清消暑之功。双花甘寒有清热解毒之能。西瓜翠衣甘凉，有清热消暑利水之效，俗称暑日之白虎。扁豆花解暑化湿止血。丝瓜甘寒，通行经络，取皮达表入肺之功。竹叶辛淡甘，入心经，有清热除烦利尿之作用，取心以达上之意。总以辛凉芳香，清暑透络化湿，达到驱除上焦暑热余邪之作用。"（《温病条辨新解》卷 1）

【评议】注家均认为，暑热汗后，余邪未解，病在肺络，以本方辛凉轻清，芳香祛暑为宜。蔡氏、王氏认为，病虽为余邪未解，但仍不可小视，以防功败垂成。李氏、樊氏、王氏重视鲜品之芳香轻透，清热解暑作用。药用鲜品，自古有之，多取其清热凉血、养阴生津、散邪辟秽，而清代温病学派兴起以后尤盛，本方为其代表方剂之一。

【验案举例】暑风 《江西中医药》（1982，4：32）：某男，1 岁，入院日期：1980 年 7 月 21 日，患儿近 1 个月来发热，咳嗽，气促，痰少，精神萎靡，吃乳少，大便正常，在当地治疗不效，门诊以"暑温"（支气管肺炎）收入住院。检查：体温：39.1℃，脉搏：160 次/分，呼吸 4 次/分，面色苍白，汗出，呼吸急促，鼻翼煽动，胸高撷肚，口唇干燥发绀，喉头有痰声，抽搐，角弓反张，舌红苔黄，指纹红紫，心率 160 次/分，两肺可闻及明显湿性啰音。予西药抗菌、强心、纠酸、抗惊厥等，及中药羚角钩藤汤加蜈蚣、全蝎等不效。至 22 日中午，发热 40℃，昏迷，呼吸急促，鼻翼煽动，抽搐加重，角弓反张，舌脉如前，检查：心率：200 次/分，两肺有干湿啰音，诊为中毒性肺炎。请张寿民老中医会诊，张老指出，此乃暑风，暑热若不降，抽风当不止。先用雄黄 20g 研末，加 1～2 个鸡蛋白，调敷胸腹以清热解毒，透邪外出；次用鲜荷叶铺地，令其卧之以解暑退热；再服清络饮，处方：鲜荷叶 6g，扁豆花 6g，鲜竹叶 6g，金银花 6g，丝瓜络 6g，鲜西瓜翠衣 20g，1 剂，西药只予吸氧和支持疗法，停用抗痉退热之药，经上述处理后，体温逐渐下降，抽搐等症逐渐减轻。7 月 23 日，发热 38℃，神志清楚，呼吸平稳，眼球灵活，弄舌频频，有抽搐小发作，但间隔时间延长，舌红苔黄少津，指纹红紫。张老认为，此乃暑热伤津，停止吸氧，仍守上方，日 1 剂，夜 1 剂，西药予支持疗法。7 月 24 日，患儿抽搐未作，弄舌已止，能入睡，仍有低热，烦躁，精神尚好，呼吸平稳。至此，病已转入坦途，改用王氏清暑益气汤善后。

按语：患儿暑热动风，病情危重，进羚角钩藤汤加味不效，而以本方，进药 1 次，病减三分，3 剂之后，化险为夷，可谓"轻可去实"。经治者后仿此法，又抢救暑风 2 例，亦获成功。

【临床报道】小儿暑热症 本方加青蒿、黄芩、益元散、爵床、五叶莲，治疗小儿暑热症 28 例，全部获愈。服药时间最短 1 天，最长 4 天，平均治愈时间 2.8 天[1]。

参考文献

[1] 李文亮，齐强，王天明，等．千家妙方（下册）．北京：战士出版社，1979：333-334.

第二节 祛暑解表

香薷散

（《太平惠民和剂局方》卷 2）

【异名】香薷汤（《圣济总录》卷 38）、香薷饮（《仁斋直指方论·附遗》卷 3）、三物香薷饮

(《医方集解·清暑之剂》)。

【组成】香薷去土一斤(500g)　白扁豆微炒半斤(250g)　厚朴去粗皮，姜汁炙熟半斤(250g)

【用法】上为粗末，每服三钱(9g)，水一盏，入酒一分，煎七分，去滓，水中沉冷，连吃二服，不拘时候(现代用法:水煎服，或加酒少量同煎，用量按原方比例酌定)。

【功用】祛暑解表，化湿和中。

【主治】阴暑。恶寒发热，头痛，身痛无汗，胸脘痞闷，或四肢倦怠，腹痛吐泻，舌苔白腻，脉浮。

【病机分析】本方所治证候乃夏月乘凉饮冷，外感风寒，内伤于湿所致，证属表寒里湿。夏月感寒，邪滞肌表，故见恶寒发热，头痛，身痛，无汗，脉浮等风寒表实证。乘凉露卧，饮食生冷，则湿伤脾胃，气机不畅，故四肢倦怠，胸闷泛恶，甚则腹痛吐泻。舌苔白腻，乃寒湿之候。

【配伍意义】本方为暑令乘凉饮冷，以致外感寒邪，内伤于湿而设。根据《素问·阴阳应象大论》"其在皮者，汗而发之"，"因其轻而扬之"，以及《素问·至真要大论》"湿淫于内，治以苦热，佐以酸淡，以苦燥之，以淡泄之"的原则，治当辛温发表，苦温燥湿，芳香化湿，故以祛暑解表，化湿和中立法。方中香薷芳香质轻，辛温发散，为夏月解表祛暑要药，正如《本草经疏》卷9所说:"香薷，辛散温通，故能解寒郁之暑气，霍乱腹痛，吐下转筋，多由暑月过食生冷，外邪与内伤相并而作，辛温通气，则能和中解表"，重用为君药。厚朴为苦辛性温之品，"辛能散结，苦能燥湿，温热能祛风寒，……其功长于泄结散满，温暖脾胃，……然而性专消导，散而不收，略无补益之功"(《本草经疏》卷13)，故以之行气散满，燥湿化滞，为臣药。扁豆甘平，"气清香而不窜，性温和而色微黄，与脾性最合。主治霍乱呕吐，肠鸣泄泻，炎天暑气，酒毒伤胃，为和中益气佳品"(《药品化义》卷5)，以之健脾和中，渗湿消暑，为佐药。入酒少许同煎，意在温通经脉，活血通阳，使药力通达全身。诸药合用，祛暑解表，化湿和中，有表里双解之功。

本方配伍特点:以辛温表散与苦温燥湿、甘缓和中配伍，既能散外邪以解表证，又可化湿滞而和肠胃。

【临床运用】

1. 证治要点　本方为暑月乘凉饮冷，外感风寒，内伤湿滞的常用方剂。临床以恶寒发热，头痛身痛，无汗，胸闷，舌苔白腻，脉浮为证治要点。

2. 加减法　若表邪重者，可加青蒿以加强祛暑解表之功;若兼见鼻塞流涕者，可合葱豉汤以通阳解表;若兼内热者，加黄连以清热;湿盛于里者，加茯苓、甘草以利湿和中;湿热积滞较甚而见腹痛、腹泻、里急后重者，可加木香、槟榔、黄芩、黄连等行气导滞，清热燥湿;胸闷、腹胀、腹痛甚者，可加木香、砂仁、藿香、枳壳等化湿行气;素体脾虚，中气不足者，可加人参、黄芪、白术以益气健脾。

3. 本方现代常用于夏季胃肠型感冒、急性胃肠炎、细菌性痢疾、药物不良反应，以及流行性乙型脑炎、流行性脑脊髓膜炎、腹部手术愈合后、肠伤寒、急性扁桃体炎等病引起的高热，证属外感风寒，内伤于湿者。

【使用注意】若属表虚有汗，或中暑发热汗出，心烦口渴者，不宜使用。

【源流发展】本方首见于《太平惠民和剂局方》卷2，"治脏腑冷热不调，饮食不节，或食腥脍生冷过度，或起居不节，或露卧湿地，或当风取冷，而风冷之气，归于三焦，传于脾胃。脾胃得冷，不能消化水谷，致令正邪相干，肠胃虚弱。因饮食变乱于肠胃之间，便致吐利，心腹疼痛。霍乱气逆，有心痛而先吐者，有腹痛而先利者，有吐利俱发者，有发热头痛体痛而复吐利虚烦者，或但吐利心腹刺痛者，或转筋拘急疼痛，或但呕而无物出，或四肢逆冷而脉欲绝，或烦闷昏塞而欲死者，此药悉能主之。"可见本方原非专为治暑而设。从药物组成分析，本方似由《外台秘要》卷6引《救急方》香薷汤变化而来，该方用香薷、小蒜各一升，厚朴六两，生姜十两，治霍乱初觉不适，以及腹痛吐利。

自本方问世后，"世医治暑病，以香薷饮为首药"(《本草纲目》卷14)。后世医家以本方化裁，广泛用于暑湿、暑热，外有表邪，内有湿滞诸证。其类方主要可分为以下六类：①配伍茯苓、木瓜等化湿利湿之品，用于本方证湿盛者，如《医方集解·清暑之剂》之五物香薷饮，即本方加茯苓、甘草；《医方集解·清暑之剂》之六味香薷饮，以本方加茯苓、甘草、木瓜。②配伍藿香、苏叶、茯苓、木瓜等解表化湿之品，用于本方证寒湿两盛者，如《张氏医通》卷13之消暑十全散，即本方加陈皮、炙甘草、白术、茯苓、木瓜、藿香、苏叶；《杂病源流犀烛》卷15之消暑十全饮，以本方加苏叶、白术、赤茯苓、藿香、木瓜、檀香、甘草。③配伍人参、黄芪、炙甘草等补中益气之品，用于本方证兼有气虚者，如《医学心悟》卷3之四味香薷饮，以本方加炙甘草；《症因脉治》卷2之家秘香薷饮，以本方加人参、甘草、陈皮；《是斋百一选方》卷7之十味香薷饮，以本方加炙黄芪、人参、白术、陈皮、白茯苓、干木瓜、炙甘草。④配伍黄连、银花、连翘等清热药，用于暑热证，如《医方集解·清暑之剂》之四味香薷饮，以本方加黄连；《症因脉治》卷4之加味香薷饮，以本方加甘草、黄连；《温病条辨》卷1之新加香薷饮，以扁豆花易扁豆，加银花、连翘；《中医治法与方剂》之加味香薷汤，以本方加青蒿、金银花、连翘、滑石、甘草。⑤配伍桑皮、地骨皮等，用于本方证兼有咳嗽者，如《症因脉治》卷2之十味香薷饮，加陈皮、茯苓、苍术、黄柏、升麻、葛根、桑白皮、地骨皮、甘草。⑥配伍燥湿化痰之品，可用于疟疾，如《证治准绳·类方》卷1之加味香薷饮，以本方加白术、白芍药、陈皮、白茯苓、黄芩、黄连、甘草、猪苓、泽泻、木瓜；《幼科直言》卷4之加味香薷饮，以本方加甘草、柴胡、陈皮、川贝母。

【疑难阐释】

1. 关于阴暑 《景岳全书》卷15说："暑本夏月之热病。然有中暑而病者，有因暑而致病者，此其病有不同，而总由于暑。故其为病，则有阴阳二证，曰阴暑，曰阳暑，治犹冰炭，不可不辨也。阴暑者，因暑而受寒者也。凡人之畏暑贪凉，不避寒气，则或于深堂大厦，或于风地树阴，或以乍热乍寒之时不慎衣被，以致寒邪袭于肌表，而病为发热头痛，无汗恶寒，身形拘急，肢体酸疼等证。此以暑月受寒，故名阴暑，即伤寒也。惟宜温散为主，当以伤寒法治之也。又有不慎口腹，过食生冷，以致寒凉伤脏，而为呕吐、泻痢、腹痛等证。此亦因暑受寒，但以寒邪在内，治宜温中为主，是亦阴暑之属也。阳暑者，乃因暑而受热者也。在仲景即谓之中暍。"对此，吴瑭认为："所谓阴暑者，即暑之偏于湿，而成足太阴之里证也。"(《温病条辨》卷1)可见，阴暑是特指夏季外感寒邪或内伤生冷而导致的一类疾病，当区别于中暑之类的热证；同时，由于往往又存在身倦胸闷，呕吐泄泻等伤湿表现，故又不同于伤寒。

2. 关于香薷 "香薷乃夏月解表之药，如冬月之用麻黄"(《本草纲目》卷14)，本方用为君药。因此，恰如其分的评价香薷的表散作用，对本方的合理使用意义甚大。蔡陆仙谓："俗谓其功用可代麻黄，其实麻黄发汗之力峻，殊非香薷可望其项背者也。须知暑邪与寒邪不同，暑日皮毛开泄，其邪伤人也轻浅；冬日则皮毛闭束，其邪伤人也深，此其不同之点，已昭然若揭竿矣。而况暑日汗本易泄，当汗排泄之时，骤遇外邪，则毛窍旋敛，则所排泄之汗液，不得外去，乃停着于肤表之内，故阻气于内，因壅而生热焉。此时若去其停着之水，稍助发散，则皮毛自开，气自得泄，而暑邪亦因而解散。香薷宣行皮肤之水，力有专长，故为暑日表散之特药。"(《中国医药汇海·方剂部》)蒲辅周认为："香薷味辛微温芳香，专长祛暑利水，为祛暑之良药。有人说：夏月香薷乃冬月之麻黄也，因而被误解为发汗的峻药，但临床实际不是峻汗之药，夏季外感疾病，属暑湿郁闭于表者常需用至香薷、鲜藿香之类，香薷确与麻黄不同。”（《蒲辅周医疗经验·方药杂谈》）可见，香薷的发表与麻黄不同，它并非峻汗之品，可寓祛暑行水于解表之中，“为暑日表散之特药”。

3. 关于本方主治　本方是治疗夏月乘凉饮冷，外感于寒，内伤于湿的常用方，而并非治暑之通剂，若“治暑概用香薷饮，大谬”（《张氏医通》卷 2）。《局方》原治以“饮食变乱于肠胃之间”为主，其表寒可为或然证。随着历代医家的医疗实践，本方的使用范围有不同程度的扩大和转移。有人认为：“香薷毕竟为辛温解表药物，因此，凡外感风寒，内有湿邪者，虽病不在暑月，亦可应用”（《方剂学》，广州中医学院主编）；“凡见恶寒、发热、头痛、脉浮之表证又见胸闷腹痛，吐泻之伤湿症状者，可不拘夏月均能使用”（《医方发挥》）。尽管本方既能散外寒以解表，又可化湿滞而和肠胃，可以治疗表寒里湿证，但是，考虑到方中君药香薷“为暑日表散之特药”，效有专长，所以，本方主治仍以阴暑之内外两感者最为适宜。

4. 关于本方的归类　本方具有解表和祛暑双重作用，在多种方书中归类不同，如《方剂学》（统编教材 4 版）、《医方发挥》、《古今名方发微》、《方剂学》（统编教材 6 版）等将其归于解表剂，《成方便读》、《方剂学》（李飞主编）、《方剂学》（刘持年主编）等将其归于祛（清）暑剂，而《医方集解》则将其归在清暑剂中的四味香薷饮条下，“治伤暑呕逆、泄泻”。查原书主治以“饮食变乱于肠胃之间”为重点，并非表证。其后，“世医治暑病，以香薷饮为首药”（《本草纲目》卷 14），历代常用不衰，并以此加减变化，产生了一大批治暑名方。另外，本方寓祛暑化湿于解表之中，体现了“暑当与汗皆出”（《素问·热论》）的治疗原则，适用于暑季表里两感。考虑到本方在祛暑剂发展史上的重要地位及其作用特点，似属于祛暑剂更妥。

5. 关于服法　原书方后注明为“水中沉冷”；《本草纲目》卷 14 也说“其性温，不可热饮，反致吐逆，饮者惟宜冷服，则无拒格之患”；而冉雪峰认为，冷服热服，均各有意义，关键在于学者掌握病机，才能进退其间（参《历代名医良方注释》）。采用何种服法应考虑香薷的药性及功效，“香薷先升后降，故热服能发散暑邪，冷饮则解热利小便，治水甚捷”（《本经逢原》卷 2）；“发汗解表宜热服，利水消肿宜凉服”（《中药学》，全国高等中医药院校统编教材）。故用本方治暑湿外感，呕逆较甚，小便不利者，宜冷服，以助其下行之性；而外感表证明显，湿滞较轻者，宜温服，以助其辛温发散之力。

【方论选录】

1. 李时珍：“世医治暑病，以香薷饮为首药。然暑有乘凉饮冷，致阳气为阴邪所遏，遂致头痛，发热恶寒，烦躁口渴，或吐或泻，或霍乱者，宜用此药，以发越阳气，散水和脾。若饮食不节，劳役作丧之人伤暑，大热大渴，汗泄如雨，烦躁喘促，或泻或吐者，乃劳倦内伤之证，必用东垣清暑益气汤、人参白虎汤之类，以泻火益元可也。若用香薷之药，是重虚其表，而又济之以热矣。盖香薷乃夏月解表之药，如冬月之用麻黄，气虚者尤不可多服。而今人不知暑伤元气，不拘有病无病，概用代茶，谓能辟暑，真痴人说梦也。且其性温，不可热饮，反致吐逆，饮者惟宜冷服，则无拒格之患。其治水之功果有奇效。”（《本草纲目》卷 14）

2. 叶仲坚：“饮与汤稍有别，服有定数者名汤，时时不拘者名饮，饮因渴而设，用之于温暑则最宜者也。然胃恶燥，脾恶湿，多饮伤脾，反致下利。治之之法，心下有水气者发汗，腹中有水气者利小便。然与其有水患而治之，曷若先选其能汗、能利者用之乎？香薷芳香辛温，能发越阳气，有彻上彻下之功，故治暑者君之，以解表利小便。佐厚朴以除湿，扁豆和中，合而为饮。饮入于胃，热去而湿不留，内外之暑证悉除矣。若心烦口渴者，去扁豆加黄连，名黄连香薷饮;加茯苓、甘草,名五物;加木瓜、参、芪、橘、术,名十味。随症加减,尽香薷之用也。然劳倦内伤,必用清暑益气,内热大渴,必用人参白虎,若用香薷是重虚其表,而反济以内热矣。香薷乃夏月解表之药,如冬月之麻黄,气虚者尤不可服。今人不知暑伤元气,概用以代茶,是开门揖盗也。”(录自《古今名医方论》卷4)

3. 张璐:“今人治暑概用香薷饮,大谬。按香薷辛淡,辛能发散,淡能渗泄,乃夏月解表利水之剂也。果身热、烦躁、小便不利者,和黄连以解暑,靡不应手获效。若气虚胃弱之人,食少体倦,自当多服参、芪,岂能堪此发泄?苟误用之是虚其虚也。至于奔走劳役而中热者,用此温散之剂复伤其气,如火益热矣。今人不分虚实当否,夏月少有不快,一概用之,所谓习俗成讹也。”(《张氏医通》卷2)

4. 徐大椿:“暑因感冒,心脾受之,不能敷化精微,故身热心烦,腹满吐利焉。香薷散暑,能去肌表之湿热,而身热心烦可解;厚朴疏利,能散腹里之滞气,而腹满呕吐可除;扁豆健脾却暑,而泻利无不自止矣。此健中除满、散暑解烦之剂,为烦热腹满吐利之专方。加茯苓、加羌活、加葛根、加藿香、加甘草、加黄连、加人参,皆随证调治之法。”(《徐大椿医书全集·杂病证治》卷1)

5. 张秉成:“此因伤暑而兼感外寒之证也。夫暑必夹湿,而湿必归土,乘胃则呕,乘脾则泻,是以夏月因暑感寒,每多呕、泻之证,以湿盛于内,脾胃皆困也。此方以香薷之辛温香散,能入脾肺气分,发越阳气,以解外感之邪;厚朴苦温,宽中散满,以祛脾胃之湿;扁豆和脾利水,寓匡正御邪之意耳。”(《成方便读》卷3)

6. 吴瑭:“手太阴暑温,服香薷饮,微得汗,不可再服香薷饮重伤其表。暑必伤气,最令表虚,虽有余证,知在何经,以法治之。按伤寒非汗不解,最喜发汗;伤风亦非汗不解,最忌发汗,只宜解肌,此麻桂之异其治,即异其法也。温病亦喜汗解,最忌发汗,只许辛凉解肌,辛温又不可用,妙在导邪外出,俾营卫气血调和,自然得汗,不必强责其汗也。若暑温、湿温则又不然,暑非汗不解,可用香薷发之,发汗之后,大汗不止,仍归白虎法,故不比伤寒伤风之漏汗不止,而必欲桂附护阳实表,亦不可屡虚其表,致令厥脱也,观古人暑门有生脉散法,其义自见。”(《温病条辨》卷1)

7. 薛雪:“其用香薷辛温,以散阴邪而发越阳气;厚朴之苦温,除湿邪而通行滞气;扁豆甘淡,利水和中。倘无寒热头痛之表证,既无取香薷之辛香走窜矣;无腹疼吐利之里证,亦无取厚朴、扁豆之疏滞和中矣。故热渴甚者,加黄连以清暑,名四味香薷饮;减去扁豆,名黄连香薷饮;湿盛于里,腹膨泄泻者,去黄连加茯苓、甘草,名五物香薷饮;若中虚气怯汗出多者,加人参、芪、白术、橘皮、木瓜,名十味香薷饮。然香薷之用,总为寒湿外袭而设,不可用以治不夹寒湿之暑热也。”(《温热经纬·薛生白湿热病篇》)

【评议】注家认为,香薷散之用,不外祛暑、解表、除湿;香薷辛温香散,发越阳气,以散阴邪,兼能利水,厚朴除湿行滞,扁豆利水和中,合为匡正御邪之剂。李氏、叶氏、张璐、薛氏等都指出本方并非治暑病之通剂,不可用于气虚伤暑、内热大渴等证,“不可用以治不夹寒湿之暑热也”,故应把握好本方的适应证。李氏严厉地指责:“不拘有病无病,概用代茶,谓能辟暑,真痴人说梦”,由此看来,历史上似曾有过使用过度的误区。因此,叶氏、吴氏也告诫:“多饮伤脾,反致下利”;“微得汗,不可再服香薷饮重伤其表”;“概用以代茶,是开门揖盗”。对于本方的变化及随证加减,可参照叶氏、徐氏、薛氏所论。

【验案举例】

1. 阴暑 《续名医类案》卷4:董仁仲,当暑天纳凉饮冷,忽头疼发热,霍乱吐泻,烦躁口渴，舌苔白滑，此阴暑也。得之过于寒凉，致周身阳气为阴邪所遏，宜香薷之辛热，发越阳气，散水和脾。四剂而愈。

2. 倦怠　《续名医类案》卷4：昔有人，暑月深藏不出，因客至坐窗下，忽似倦怠，自作补中汤服之反剧，医问其由，连进香薷饮两服而安。

按语：暑月深居，偶坐窗下，当有感寒之机。倦怠并非气虚，服补中汤为自误。香薷饮辛温解表，祛暑和中，为对证之剂。

3. 过劳中暑　《醉花窗医案》：伶人某，忘其名，四喜部名旦也。六月初，演泗州城剧，众称善。有某官爱其艺，又出钱命演《卖武》一折，身体束缚刀矛剑戟之类，旋舞越二时许，卸妆入后台，则大吐不已，腹中绞痛，急载归家，吐止而昏不知人，推之不醒。……同乡请余诊视，乃偕之往，则剩粉残脂，犹晕面颊，汗出如油，气息促迫，呼之不应。提其腕，则六脉浮濡，按之反不见。余曰：此中暑阳邪也，命守者以热鞋熨其脐，刻许，稍醒。遂以大剂香薷饮进之，二日而安。

按语：病发于过劳伤暑，继则气津两伤，有虚阳外越之势；以热鞋熨脐，方法虽简陋，但可温中回阳。然呕吐腹痛，六脉浮濡，是为寒湿所伤，故以本方收功。

【临床报道】

1. 高热　以四味香薷饮（香薷、厚朴、扁豆、黄连）随证加减治疗高热286例。其中，流行性乙型脑炎46例，腹部手术愈合后67例，原因不明98例，肠伤寒36例，急性扁桃体炎28例，流行性脑脊髓膜炎21例；体温在39～40℃者93例，40.1～41℃者131例，41.1～42℃者62例，中医辨证均属"伏暑"范畴。结果：治愈249例，有效28例，无效9例，总有效率为96.85%。以原因不明和流行性乙型脑炎疗效最佳，其次是腹部手术愈合后和肠伤寒，再其次是流行性脑脊髓膜炎和急性扁桃体炎[1]。

2. 流行性感冒　以本方加金银花、连翘、青蒿、板蓝根，治疗夏季流行性感冒患者258例，均获痊愈，用药后，平均1.78天退热，2～3天自觉症状完全消失[2]。

3. 低血钾　本病每逢酷暑发病，症见四肢无力或迟缓性瘫痪，同时伴有倦怠，食少，腹胀，口渴，皮肤烧灼等表现，似属中医暑病范畴。以香薷饮为主，稍佐鸡苏散，治疗24例，每日1剂，水煎服。结果：痊愈19例，好转4例，效果不明显1例。其中最快者2天治愈，长者4～5天治愈[3]。

4. 妥泰致不良反应　以本方随证加减，治疗妥泰致不良反应42例。患者主要表现为头痛，嗜睡，食欲不振，厌食，少汗，无汗，发热等，体温37.3～39℃。其中，15例单独服用本方加减，不良反应消失；27例在服用谷维素、维生素C无效后，改用本方加减，不良反应消失。随访10～30天均无复发[4]。

5. 其他　本方还可用于急性胃肠炎、急性细菌性痢疾等[2]。

【实验研究】

1. 对胃肠功能的影响　香薷散对胃肠道运动具有双向调节作用。对小鼠离体回肠的运动性、胃液分泌、肠内容物输送能力的研究表明，香薷散对离体回肠的自主运动、抗乙酰胆碱、抗氯化钡的作用均呈抑制效应，并呈浓度依赖性；对胃液分泌、游离酸度、总酸度和胃蛋白酶产出量均呈抑制作用；对幽门结扎和消炎痛所致的溃疡有预防作用；并可加强小鼠小肠的输送能力，而抑制大肠的输送能力[5]。香薷散对麻黄碱诱导形成的小鼠胃排空受阻模型，具有显著促进胃排空的作用；对正常小鼠的肠推进运动有促进作用；还能抑制番泻叶引起的小鼠腹泻，大剂量组的作用尤为显著[6]。

2. 对中枢神经系统的影响　香薷散可缩短苯巴比妥钠引起麻醉的时间[5]。

3. 止痛消炎作用　香薷散对醋酸扭体方法引起的小鼠疼痛具有抑制作用;并具有消炎作用[5]。

4. 对红细胞糖酵解的影响　以糖酵解所产生的乳酸含量为指标,观察香薷散对小鼠红细胞糖酵解的影响。结果显示:香薷散有促进红细胞糖酵解的作用[7]。

5. 煎服法　在香薷散煎液中加入少量乙醇,能增强其所含挥发油的乳化作用。该煎液对实验动物一次性口服给药,仅呈现短暂的退热作用,对整个发热过程的体温反应指数无明显影响;连续3次给药,能延长其退热时间,对发热过程的体温反应指数有明显的影响。本实验结果为香薷散传统煎煮法"煎时加酒少许"和"连二服,随病不拘时"的传统服法,提供了客观依据[8]。

【附方】

1. 黄连香薷饮(无比香薷散)(《传家秘宝》卷中)　厚朴去粗皮二两(9g)　黄连二两(9g)同厚朴更入生姜四两(12g)捣如泥,炒令紫色　香薷穗一两半(6g)(一方更有白扁豆苗一两半)上为粗散。每服三钱(9g),水一盏,酒一盏,同煎至一盏,水中沉极冷服,并吃二服(现代用法:水煎服,用量按原方比例酌定)。功用:解表散寒,祛暑除烦。主治:多食生冷,眠卧冷席,伤于脾胃,而致霍乱吐利转筋,脐腹撮痛,遍身冷汗,四肢厥逆,躁渴不定。

本方始见于《传家秘宝》卷中,原名无比香薷散,《类证活人书》卷18名香薷散,后世习称黄连香薷饮。方中黄连清热燥湿,除烦降逆;香薷解表散寒,祛暑化湿;厚朴理气燥湿;重用生姜既可辛散表邪,又可温中止呕,助香薷发散表寒,合厚朴和中理气,制约黄连苦寒碍胃,使无服药格拒之弊。诸药合用,寒热两调,成为解表祛暑,和中除烦之剂。

本方与香薷散均有解表、祛暑、除湿的作用,均可用于夏月外感风寒,内伤湿滞之证。香薷散以辛温芳化为主,功善解表和中,适用于湿未化热,而见寒热无汗,胸脘痞闷等症;而本方寒热并用,兼可除烦,适用于外寒里热,心神被扰,而见汗出,大渴,烦躁等症,若"暑热吐利、烦心者,此方冷服"(《医方考》卷1),尤宜。

2. 四味香薷饮(《医方集解·清暑之剂》)　香薷一两(9g)　厚朴姜汁炒(6g)　扁豆炒(9g)　黄连姜炒三钱(9g)　水煎,冷服。功用:清解暑热,化湿和中。主治:外感暑热,皮肤蒸热,头痛而重,自汗肢倦,或烦躁口渴,或呕吐泄泻。

方中香薷解表,祛暑,除湿;黄连清热,燥湿,除烦;扁豆健脾,化湿,和中;厚朴理气燥湿。诸药合用,共成解表祛暑,化湿和中之剂。

本方与香薷散均有祛暑解表,化湿和中的作用,均可用于夏月感冒,内伤湿滞之证。香薷散以香薷为君,散寒解表,适用于外感风寒,而见恶寒发热,身痛无汗等症;本方香薷、黄连共用,清解暑热,适用于外感暑热,而见皮肤蒸热,自汗烦渴等症。

3. 十味香薷饮(《是斋百一选方》卷7)　香薷叶一两(9g)　炙黄芪(6g)　人参去芦(6g)白术(6g)　陈皮温汤浸少时,去皮(6g)　白茯苓(6g)　干木瓜(6g)　厚朴去粗皮,生姜自然汁拌和,炒至黑色(6g)　白扁豆炒,去壳(9g)　甘草炙(6g)各五钱。上为粗末。每服三钱(9g),水一盏,加大枣一个,同煮至七分,去滓,不拘时服;煎服亦可。功用:解表祛暑,和中益气。主治:暑证身热,体困神倦,头重吐利。

方中香薷辛散表邪,祛暑化湿;扁豆、厚朴、陈皮、茯苓、木瓜健脾除湿,理气和中;人参、白术、黄芪、甘草能益气健脾,合成扶正祛邪,标本兼治之方。

本方与香薷散均有祛暑解表,化湿和中的作用,均可用于夏月外感风寒,内伤湿滞之证。

香薷散用药精专，偏于祛邪，适用于表证较著，正气未伤，而见寒热身痛者；本方用药较众，扶正与祛邪并用，适用于表证不甚，而湿邪较盛，脾气已伤，症见体困神倦者。

本方与李杲之清暑益气汤均有祛暑益气的作用，均可用于气虚伤暑之证。但李氏清暑益气汤用黄芪、苍术为君，功善清暑益气，除湿健脾，兼以养阴，适用于暑热夹湿，气津两伤，而外无表邪者；本方用香薷为君，功善解表祛暑，和中益气，适用于表里两感，湿邪较盛，而阴液未伤者。

参考文献

[1] 杨香锦，罗东钦．四味香薷饮治疗高热286例．湖南中医杂志，1997，13(2)：25-26.

[2] 李世文，康满珍．古方今用．北京：人民军医出版社，2006，16-19.

[3] 周汉章，杨月香．香薷饮和鸡苏散治疗轻症低血钾性软病．中西医结合杂志，1985，5(1)：19.

[4] 李德萍，梁济乐，王建国．香薷饮治疗妥泰致不良反应42例报告．山东医药，2002，42(21)：57.

[5] 金珍成．香薷散作用的试验研究．大韩韩医学会志，1994，15(1)：419-432(录自《国外医学中医中药分册》，1995，17(5)：25).

[6] 王文魁，沈映君，张盛，等．香薷饮药理作用初探．四川生理科学杂志，2000，22(1)：13-16.

[7] 郑军，沈映君，王家葵．10首解表古方对小鼠红细胞糖酵解的影响．成都中医学院学报，1993，16(1)：34-37.

[8] 韦力，徐治国，杜力军．香薷散煎服法的实验研究．成都中医学院学报，1992，15(2)：39-42.

新加香薷饮

(《温病条辨》卷1)

【组成】香薷二钱(6g)　金银花三钱(9g)　鲜扁豆花三钱(9g)　厚朴二钱(6g)　连翘二钱(6g)

【用法】水五杯，煮取二杯。先服一杯，得汗，止后服；不汗再服，服尽不汗，更作服。

【功用】祛暑解表，清热化湿。

【主治】暑湿兼寒证。发热头痛，恶寒无汗，口渴面赤，胸闷不舒，身重酸痛，小便赤涩，舌红，苔白腻，脉浮而数者。

【病机分析】本方所治证候乃暑湿内蕴而兼寒邪外束。多缘夏月先受暑湿，复因起居不慎，乘凉饮冷而感受寒邪，酿成暑湿为寒所遏之证。寒邪犯表，卫阳被郁，腠理不开，故恶寒，头痛，无汗；暑热内郁，无从泻越，故发热，面赤，口渴；暑为寒遏，湿滞肌腠，故身重酸痛；暑湿内郁，故胸中烦闷，而小便赤涩；舌红，苔白腻，脉浮而数，均为暑湿为寒所遏之象。

【配伍意义】本方为暑、湿、寒三气交感，表里同病而设。根据《素问·至真要大论》"抑者散之"，"温者清之"，《素问·阴阳应象大论》"其在皮者，汗而发之"，"因其轻而扬之"，以及《素问·至真要大论》"湿淫于内，治以苦热"的原则，辛凉清暑，辛温发表，苦温燥湿，以祛暑解表，清热化湿立法。温病最忌辛温，恐其化燥助热，然暑邪夹湿而兼寒闭于表，汗不能出，不唯不忌，且正欲借助辛温药物以散寒化湿，开闭疏郁；暑病而卫表闭郁，其病初起，又当辛凉清散，遂成辛温复以辛凉之剂。香薷芳香质轻，辛温发散，既能外散肺卫闭郁之寒，又能内化水液停滞之湿，"能解寒郁之暑气"(《本草经疏》卷9)，为夏月解表祛暑要药，方中用为君药。暑湿内郁，法当涤暑化湿，故以鲜扁豆花芳香微寒，散邪解暑而不伤津液，且可健脾和胃，清热化湿；银花"清络中风火湿热，解瘟疫秽恶浊邪"(《重庆堂随笔》卷下)；连翘"能透肌解表，清热逐风，又为治风热要药"(《医学衷中参西录》中册)，"连翘、银花辛凉解散，以清上焦之暑热”(《成方便读》卷 3),三药辛凉宣散,清透暑热,共为臣药。湿为阴邪,非温不化,故以厚朴苦辛性温,燥湿化滞,行气消闷,助香薷理气化湿,用为佐药。诸药相合,共奏祛暑解表,清热化湿之功。

本方配伍特点有二:一为清温合用,以清为主,银花、连翘之凉,正合暑为阳邪,非凉不清之旨,香薷、厚朴之温,正合湿为阴邪,非温不化之旨;二为集一派辛味药,辛温以散在表之寒邪、化内蕴之湿滞,辛凉以清内郁之暑热。

本方即《太平惠民和剂局方》卷 2 之香薷散加银花、连翘,以扁豆花易扁豆而成,故名“新加香薷饮”。

【类方比较】本方与香薷散同属祛暑方剂,两方中均有辛温之香薷、厚朴,具有解表散寒,化湿和中的作用。香薷散重用香薷,入酒同煎,为辛温之剂,且伍以长于健脾和中利湿之扁豆,散寒解表、化湿和中之力强,主治暑令感寒夹湿,寒湿均较盛之证。而本方香薷量小,又加金银花、扁豆花、连翘诸辛凉轻清之品,药性偏凉,为辛温复辛凉之剂,清热祛暑之力强而化湿和中之力弱,主治寒邪束表,暑湿内蕴,暑为寒遏,寒轻暑重之证。应强调指出的是,新加香薷饮具有清热祛暑之功,而香薷散则不具备这方面的作用。因此,两方的适应证不同,本方证为暑湿兼寒,而香薷散证则为阴暑。

【临床运用】

1. 证治要点　本方为辛温与辛凉合剂,为暑湿内蕴而兼寒邪外束之证而设,临床以发热恶寒,头痛无汗,身重酸痛,面赤口渴,苔腻为证治要点。

2. 加减法　暑热重者,加青蒿、滑石以清热解暑;里热炽盛者,可加大黄以清热泻火;湿偏重者,加藿香、茯苓以化湿利水。

3. 本方现代常用于夏季发热、上呼吸道感染、急性胃肠炎、细菌性痢疾、“空调病”等疾病,属于暑湿兼寒者。

【使用注意】

1. 若汗自出者,不可用之;用后汗出,勿再服,以免过汗伤阴。

2. 使用本方,一般不宜热饮。

3. 本方药含有较多挥发性成分,故不宜久煎。

【源流发展】本方出自清·吴瑭《温病条辨·上焦篇》卷 1,用治手太阴暑温,形似伤寒,面赤口渴,但汗不出,右脉洪大,左手反小。吴氏为清代著名温病学家,他根据《内经》中的三焦概念,在卫气营血辨证的基础上,结合温热病的传变规律,用三焦辨证论治温病。吴氏谓:“凡温病者,始于上焦,在手太阴”(《温病条辨》卷 1);上焦温病,邪在肺卫者,治以轻清宣透,药用辛凉,“盖肺位最高,药过重,则过病所”(《温病条辨》卷 1)。本方即为吴氏治疗上焦温病的代表方剂之一。吴氏善于借鉴他人之长化裁新方,如辛凉平剂银翘散是受叶桂的启发,而本方则是以《太平惠民和剂局方》卷 2 之香薷散,去方中扁豆之呆滞,加入银花、连翘辛凉解散,扁豆花清热解暑,变辛温之剂,为辛温复辛凉之剂。后世医家将本方加减变化,主要用于夏季外有表寒,内蕴暑湿,暑为寒遏,病在上焦的各种证候。

【方论选录】

1. 吴瑭:“手太阴暑温,如上条证,但汗不出者,新加香薷饮主之。证如上条,指形似伤寒,右脉洪大,左手反小,面赤口渴而言。但以汗不能自出,表实为异,故用香薷饮发暑邪之表也。按香薷辛温芳香,能由肺之经而达其络。鲜扁豆花,凡花皆散,取其芳香而散,且保肺液,以花易豆者,恶其呆滞也,夏日所生之物,多能解暑,惟扁豆花为最,如无花时,用鲜扁豆皮，若再无此，用生扁豆皮。厚朴苦温，能泻实满，厚朴皮也，虽走中焦，究系肺主皮毛，以皮从皮，不为治上犯中。若黄连甘草，纯然里药，暑病初起，且不必用，恐引邪深入，故易以连翘、银花，取其辛凉达肺经之表，纯从外走，不必走中也。温病最忌辛温，暑病不忌者，以暑必兼湿，湿为阴邪，非温不解。故此方香薷、厚朴用辛温，而余则佐以辛凉云。下文湿温论中，不惟不忌辛温，且用辛热也。”（《温病条辨》卷 1）

2. 张秉成：“夫夏月暑热炎蒸，人在气交之中，似乎得风则爽，何得有暑风之证？然风有虚邪贼风，从克贼之方来者，皆能致病，故感之者，即见发热无汗之表证。香薷辛温芳香，能由肺之经而达其络，以解外感之风邪。扁豆花产于夏月，凡夏月所生之物，均能解暑，又凡花皆散，且轻清入肺，又能保液存阴。连翘、银花辛凉解散，以清上焦之暑热。厚朴辛温苦降，能散能宣，燥湿而除满，以暑必兼湿，故治暑方中每加厚朴，相须佐使，用其廓清胸中之湿，使暑热自离而易解耳，决无治上犯中、治热用温之害也。”（《成方便读》卷 3）

3. 曹炳章：“如上条但汗不出者，宜吴氏新加香薷饮。服香薷饮后得微汗，不可再服，重伤其表。因暑热伤气，最忌表虚，虽有余证，知在何经，依法治之。”（《暑病证治要略》下编）

4. 冉先德：“本方名‘新加’者，此即香薷散加银花、连翘，改扁豆为鲜扁豆花组成，与香薷散相比，香薷散治暑令之寒湿，本方则治暑兼清湿热。方中银花、连翘、扁豆花辛凉透表，祛暑清热；香薷、厚朴祛暑化湿，且香薷能增强银花、连翘之发汗解表之力，五药合用，辛凉透达，涤暑清热，共成治暑兼清湿热之剂。”（录自《历代名医良方注释》）

5. 李飞，等：“本方是从《局方》香薷散加味化裁而来，为治疗暑温初起，复感于寒，以致暑温‘形似伤寒’的有效方剂。由于外感于寒，恶寒无汗，仍以香薷发汗解表，祛暑化湿为君；因为内湿不重，暑热内蕴，发热、面赤、口渴，故以鲜扁豆花之清解暑热易化湿和中之扁豆，并加银花、连翘辛凉芳香之品，清透暑热为臣；厚朴化湿除满为佐。全方合用，共奏祛暑解表，清热化湿之功。《局方》香薷散与本方证相比较，外感于寒的病机相同，然前者内伤偏于寒湿，后者偏于暑热，故吴氏称此方为‘辛温复辛凉法’，以示两方的区别。（《中医历代方论选》）

【评议】本方源于《局方》香薷散，吴氏以“新加”冠于“香薷饮”之前，并在方名后注释：“辛温复辛凉法”，提示其立法与香薷散不同，为一“新”方。冉氏、李氏等进一步比较两方的组成、功效及主治之异同，均可说明本方确非香薷散之简单加减，实已超出香薷散范畴。注家认为，药用香薷仍为发暑邪之表，加银花、连翘，取其辛凉达肺经之表，扁豆用花，为取其清芳解暑。曹氏告诫：“暑热伤气，最忌表虚”，故临证须谨识吴氏“但以汗不能自出”之嘱，属表实之证方可用之。另外，吴氏论香薷、厚朴时提出：“温病最忌辛温，暑病不忌者，以暑必兼湿，湿为阴邪，非温不解”，为辛温法治疗暑病提供了理论根据，被后世奉为圭臬。

【验案举例】

1. 暑咳　《江苏中医》(1995，3：35)：某男，22 岁，1987 年 7 月 20 日初诊。患者 5 天前外出受暑，晚间纳凉感寒，当即身热咳嗽，头痛恶寒，服止咳退热药未效，终日咳嗽频作，咽部发痒，吐痰色白，胸脘痞闷，口渴，纳呆，尿赤，大便 2 日未行，舌苔薄腻微黄，脉濡数。体温：38.8℃，胸透正常。辨证为感暑受寒，肺气失宣，拟祛暑化湿，清宣肺气，投新加香薷饮加桑叶、杏仁、川贝母、炒牛蒡。服药 4 剂，咳嗽明显减轻，发热已退。原方去厚朴，再进 3 剂，病愈。

按语：本案为受暑感寒，致肺失宣肃，痰阻气逆，故用止咳退热剂不效。后用新加香薷饮清热祛暑，解表化湿，合桑、杏、贝母之类宣肃肺气，化痰止咳，方合病机，故而取效。

2. 暑呕 《江苏中医》(1995,3:35):某女,48岁,1988年8月12日初诊。患者昨晚突然胸闷,恶心呕吐4次,吐出食物及黄水,饮食不进,恶寒发热,心烦口渴,大便溏,小便短赤,舌苔白腻微黄,脉濡数。体温:38.7℃。此乃暑湿蕴中,胃失和降。治以清暑化湿和中,投新加香薷饮加藿香、制半夏、姜竹茹。服2剂后,呕吐已平,身热亦除,唯胸脘仍闷。按原方再进3剂,药尽病除。

按语:本案为暑热夹湿交困于中,胃失和降,湿浊上逆所致。以新加香薷饮清热祛暑,加藿香、半夏、竹茹芳香化湿,和胃止呕,药证合拍。

【临床报道】

1. 流感 以新加香薷饮变化(原方去扁豆花、厚朴,加青蒿、板蓝根)为基础方,治疗夏季流感96例,有较好疗效,平均热退为1.77天,自觉症状消失平均为2.1天[1]。

2. 夏季发热 以本方辨证化裁治疗小儿夏季发热43例,西医诊断为上呼吸道感染、支气管炎、支气管肺炎、腹泻等。对照组50例,给予抗生素及对症支持等综合治疗。结果:治疗组在1～3天内退热,其他症状好转;对照组在2～5天内退热,且退热后纳差、腹胀等症状改善较慢。平均退热天数两组各2.1天、3.6天,差异显著($P<0.01$)[2]。治疗组60例,予新加香薷饮加苇茎、羚羊角、青蒿、浙贝母、白薇、谷芽为基本方,对症加减。对照组60例予穿琥宁注射液、头孢类抗生素静滴。用药3天后评定疗效。结果:两组各痊愈30例、18例,显效各23例、14例,有效各3例、13例,无效各4例、15例,总有效率各93.33%、75.00%,疗效以治疗组为优($P<0.01$)[3]。

3. 疱疹性咽炎 采用本方加减(加佩兰、生大黄,扁豆易扁豆花),泡服,治疗小儿疱疹性咽炎126例,热退症状减轻或每日大便超过4次时停用生大黄,对照组57例用病毒灵、病毒唑,药物及物理降温、抗生素等对症处理。结果:治疗组全部痊愈。两组体温恢复正常时间:≤1天各43例、2例,≤2天各67例、13例,≤3天各16例、25例,≤4天各0例、17例,平均各为2.3天、3.5天。两组症状体征消失时间:≤4天各6例、11例,≤5天各71例、4例,≤6天各23例、26例,7天以上各6例、27例,平均各为5.5天、6.9天。差异显著(均$P<0.01$)[4]。

4. "空调病" 以本方加减(厚朴花易厚朴,加神曲、荆芥)治疗50例,对症予液体支持、维生素C、维生素B_6、氯化钾等。对照组50例予头孢拉啶,对症予液体支持、氯化钾、乙酰氨基酚等。治疗2天。结果:两组治愈各33例、30例,好转各16例、18例,无效各1例、2例,总有效率各98%、96%,无显著差异[5]。治疗组190例用加味香薷饮袋泡剂(香薷、苏叶、金银花、连翘、扁豆、厚朴、石菖蒲、薄荷),对照组110例服扑尔敏、强力银翘片、维生素C。结果:两组痊愈各135例、38例,有效各52例、30例,无效各3例、42例,总有效率各98%、62%,疗效以治疗组为优($P<0.05$)[6]。

5. 暑湿病 以本方加味(鲜扁豆易扁豆花,加藿香、白蔻仁、生甘草)为基本方,对症加减,治疗该病158例。6天为1个疗程。结果:痊愈148例,好转10例。1个疗程痊愈者128例,2个疗程痊愈者20例,好转者均服药3个疗程[7]。

【实验研究】抗流感病毒作用 新加香薷饮在狗肾细胞对流感病毒FM_1无明显抑制作用;对小鼠流感病毒性肺炎有明显抑制作用,而对感染后的死亡保护作用不明显。提示本方不一定直接杀灭流感病毒,而可能是通过调节机体免疫等途径达到治疗流感的目的[8]。对甲3(H_3N_2)亚型流感病毒小鼠肺炎有抑制作用,而对死亡保护作用和延长生命作用均不明显[9]。

参考文献

[1] 毛文彬,吴宜澂,董松林,等. 加减香薷饮治疗96例夏季"流感". 上海中医药杂志,1982,(8):35,18.

[2] 郭亚雄,刘乾生,王萍. 新加香薷饮治疗小儿夏季发热43例. 现代中医药,2003,(5):44.

[3] 吕英,成云水. 新加香薷饮加减治疗小儿暑感高热60例疗效观察. 中国中医急症,2006,15(2):136-137.

[4] 张硕,胡芳清. 香薷饮加味治疗小儿疱疹性咽炎126例. 陕西中医,2003,24(3):224.

[5] 黄宏坚. 新加香薷饮加减治疗空调外感病50例. 福建中医药,2001,32(3):28.

[6] 余琼琼,苏齐. 加味香薷饮袋泡剂治疗"空调病"疗效观察. 长春中医学院学报,2001,17(2):33.

[7] 袁义湖. 新加香薷饮加味治暑湿病158例. 江西中医学院学报,2000,12(3):32.

[8] 黎敬波,刘叶. 3种解表方法抗流感病毒甲1型作用的实验研究. 新中医,2004,36(1):78-79.

[9] 盛丹,黎敬波,杨子峰,等. 不同治法体内抗甲3(H_3N_2)亚型流感病毒作用的实验研究. 河南中医,2007,27(2):25-27.

第三节　祛暑利湿

六一散(益元散)

(《黄帝素问宣明论方》卷10)

【异名】天水散、太白散(《伤寒直格》卷下)、神白散(《儒门事亲》卷13)、双解散(《摄生众妙方》卷4)、滑胎散(《增补内经拾遗方论》卷3)。

【组成】滑石六两(180g)　甘草一两(30g)

【用法】上为细末。每服三钱(9g),加蜜少许,温水调下,或无蜜亦可,一日三次。或欲冷饮者,新井泉调下亦得。解利伤寒,发汗,煎葱白、豆豉汤调下;难产,紫苏汤调下(现代用法:为细末,每服6～18g,包煎,或温开水调下,一日2～3次;亦可加入其他方药中煎服。外用扑撒患处)。

【功用】清暑利湿。

【主治】

1. 暑湿证。身热烦渴,小便不利,或呕吐泄泻。
2. 膀胱湿热所致之小便赤涩淋痛以及砂淋等。
3. 皮肤湿疹,湿疮,汗疹(痱子)。

【病机分析】"长夏炎蒸,湿土司令,故暑必兼湿"(《医方集解·清暑之剂》)。本方证乃暑热夹湿所致。暑为阳热之邪,其性升散,易耗气伤津。暑热伤人,故身热;暑气通于心,热扰于心,故心烦;暑伤津液,故见口渴。湿性黏滞,易阻遏气机。暑热夹湿,胶结不解,阻遏三焦,三焦气化不利,升降失司,伤及胃肠,则见呕吐、泄泻;影响膀胱,气化不利,故见小便不利;湿热下注,则小便赤涩淋痛;湿热互结,煎熬津液,而成砂石,则为砂淋;湿热之邪留连气分,淹滞不解,郁蒸肌肤,蕴酿而成湿疹、湿疮、汗疹。

【配伍意义】本方为暑热夹湿之证而设。根据《素问·至真要大论》"热者寒之"和"湿淫于内,……以淡泄之"的治疗原则,以清暑利湿立法。方中滑石,味甘淡性寒,质重而滑,甘以和胃气,寒以散积热,淡能渗水湿,质重下降,滑能利窍,以通水道,《本草通玄》卷4称其能"利窍除热,清三焦,凉六腑,化暑气";《本草再新》卷8谓其能"清火化痰,利湿消暑,通经活血，止泻痢呕吐，消水肿火毒”；“是为祛暑散热，利水除湿，消积滞，利下窍之要药”（《本草经疏》卷3），既能清三焦，解暑热，又能渗湿邪，利小便，故方中以之为君药。甘草，甘缓性平，李杲称其“生用则气平，补脾胃不足，而大泻心火”（录自《中药大辞典》），既可清热泻火和中，又可缓滑石之寒滑重坠太过，为佐使药。两药配伍，清热解暑，利水通淋，使内蕴之湿从下而泄，则热可退，渴可解，淋可通，利可止，正合“治暑之法，清心利小便最好”（《明医杂著》卷3）之意。

本方的配伍特点在于，应用六份质重寒滑的滑石，与一份甘缓和中的甘草相配，清热利水，甘寒生津，使清热而不留湿，利水而不伤正。

本方用六份滑石，一份甘草，研为散服，故名“六一散”。

【临床运用】

1. 证治要点　本方为治疗暑湿的常用方剂，以身热烦渴，小便不利为证治要点。

2. 加减法　临床常配清暑利湿之品，如西瓜翠衣、丝瓜络之类；阳明热甚者，加石膏以清热；小便涩痛或砂淋，可酌加海金沙、金钱草以利水通淋；血淋者，宜加生侧柏叶、小蓟、车前草以通淋止血；夏季食生冷所致的赤白痢疾，可加黑山栀、干姜。

3. 本方现代常用于腹泻、胃肠型感冒、胃肠炎、中暑、药物不良反应、膀胱炎、尿道炎、泌尿系结石、术后尿道综合征、术后包皮水肿，以及湿疹、黄水疮、痱子等皮肤病属于湿热者。夏季饮用可预防中暑。

【使用注意】

1. 阴亏液伤，内无湿热，或小便清长者，忌用本方。

2. 孕妇不宜服。

3. 重症者可加倍服用。

【源流发展】本方原名益元散，出自金·刘完素《黄帝素问宣明论方》卷10，《伤寒标本心法类萃》卷下称之为六一散，流传至今。刘完素为金元四大家之首，他倡导火热论，强调六气皆能化火，善治火热病。对于表证，认为固应汗解，但“怫热郁结”于表，绝非辛热药所宜，唯有用辛凉或甘寒以解表，才能表解热除。临床具体施用中，本方为主方之一，如夏季外感，“以甘草、滑石、葱、豉等发散为甚妙”（《素问玄机原病式》卷2）；阳热郁遏于表，用石膏、滑石、甘草、葱、豉等开发郁结；表证兼有内热，予表里双解，可用天水一凉膈半，或天水凉膈各半等。完素认为，本方能通九窍六腑，生津液，去留结，消蓄水，止渴，宽中，除烦热；补益五脏，大养脾胃之气；安魂定魄；明耳目，壮筋骨，通经脉，和血气，消水谷，保元真，耐劳役饥渴，宣热，久服强志，轻身，驻颜，延寿；能令遍身结滞宣通，气和而愈。用于身热，吐利泄泻，肠澼，下痢赤白，癃闭淋痛，石淋，肠胃中积聚，寒热，心躁，腹胀痛闷；内伤阴痿，五劳七伤，一切虚损，痫痓，惊悸，健忘，烦满，短气，脏伤咳嗽，饮食不下，肌肉疼痛；口疮，牙齿疳蚀，百药酒食邪毒，中外诸邪所伤，中暑，伤寒，疫疠，饥饱劳损，忧愁思虑，恚怒惊恐，汗后遗热，劳复，两感伤寒；妇人下乳催生，产后损益血衰，阴虚热甚，一切热证，吹奶乳痈，等等。可见，完素的学术思想，在本方中得到了高度体现。因此誉之为“神验之仙药”，“若以随证验之，此热证之仙药也，不可阙之”（《黄帝素问宣明论方》卷10）。

在《伤寒直格》卷下益元散条下载：“本世传名太白散。”可见，本方原是“世传”之效方，而经完素的实践和总结，予以发扬光大。在完素的著作中，本方的方名众多，用治上下表里七十余证，也说明了这一点。

完素自拟的衍化方，除益元散、鸡苏散和碧玉散以外，还有以本方加黄丹之红玉散，“主疗不殊，收效则一”(《伤寒直格》卷下)，以及加入麻黄二两的神白散(《黄帝素问宣明论方》卷10)。后世六一散类方主要有两类：一类是加大温热补益之品，使扶正力量得到加强，主要用于呕逆泻利等证，如《丹溪心法》卷2之清六丸(又名清六散)，以本方加炒红曲活血健脾，卷5之温清丸，加干姜温中降逆；《医方考》卷2之温六丸(又名温六散)亦加干姜，但三药剂量与温清丸稍异，卷4之茱萸六一散，加吴茱萸温中下气；《医学衷中参西录》上册之加味天水散，以本方加山药滋阴固元。另一类加入苦寒清热除湿之品，使祛邪的力量得到加强，主要用于淋证，如《济阴纲目》卷91之加味益元散，以本方加车前子清热利湿；《医方考》卷4之三生益元散，加生侧柏叶、生车前草、生藕节汁清热凉血；《中医方药手册》之滑石黄柏散，加黄柏清热燥湿。另外，后世医家，尤其是温病学家，将本方加入他方中，广泛用于湿热诸病，并创立了许多行之有效的方剂。

【疑难阐释】

1. 关于方源与方名　《黄帝素问宣明论方》卷10、《伤寒直格》卷下和《伤寒标本心法类萃》卷下均载有本方，《黄帝素问宣明论方》为刘完素所撰，成书于1172年；而后两书为其弟子所编，成书于1186年。因此，本方始见于《黄帝素问宣明论方》，其方源应以该书为是。本方名称众多，见于《黄帝素问宣明论方》有益元散，见于《伤寒直格》有益元散、天水散、太白散，见于《伤寒标本心法类萃》有益元散、天水散、六一散。称为六一散，既可说明滑石和甘草的用量比例，又可区别于加辰砂之益元散，故为后世所常用。《增补内经拾遗方论》卷3谓：“六一者，方用滑石六两，甘草一两，因数而名之也。”又谓：“不曰一六，而曰六一，乾下坤上，阴阳交而泰之道也。一名天水散，天一生水，地六成之，阴阳之义也。又名益元散，益元者，除中积热以益一元之气也。亦名神白散，神白者，因其色白而神之也。”这里的天一生水，地六成之，即由五行生成数学说中的地六配天一而来[1]。何任也认为，本方“益气而不助邪，逐邪而不伤气，确不负益元之名”[2]。

2. 关于本方的适应证　由于本方药少力薄，单独使用，应以轻证为宜。正如程国彭指出，暑病“有伤暑、中暑、闭暑之不同。伤暑者，感之轻者也。其症烦热口渴，益元散主之。中暑者，感之重者也。其症汗大泄，昏闷不醒，或烦心喘渴，妄言也。昏闷之际，以消暑丸灌之，立醒。既醒，则验其暑气之轻重而清之，轻者益元散，重者白虎汤”(《医学心悟》卷3)。河间将本方广泛用于内科、妇科、脏腑、经络、耳目九窍等七十余证，遍及表里、虚实、气血、内外。对此，汪昂认为：“盖取其能通除上下三焦湿热也”(《医方集解·清暑之剂》)，可谓一语中的。后世温病学家多将本方融入各自的方治当中，广泛用于暑温、湿温、伏暑诸证。

【方论选录】

1. 刘完素：“此药是寒凉解散郁热，若病甚不解，多服此药无害，但有益而无损。俗恶性寒，兼易得之贱物，而不明《素问》造化之理，故不取本草神验之言，而多不用焉。若以随证验之，此热证之仙药也，不可阙之。伤寒当汗而不可下，当下而不可汗者，且如误服此药，则汗自不出，而里热亦不获效，亦有里热便得宣通而愈者。或半在里、半在表，可和解而不可发汗、吐、下者，若服此药多愈；若不愈，亦获小效，是解散怫郁；邪热甚者，小加凉膈散和解尤佳。或自当汗解者，更可加苍术末三钱，同葱、豉煎汤调服甚良。”

“此药泛常多用，虽为效至大，俗以病异药同，将为妄行，反招侮慢。今以若加黄丹，令桃红色，是以名之红玉散；若加青黛，令轻粉碧色，名碧玉散；若加薄荷末一分同研，名鸡苏散，主疗并同。”(《黄帝素问宣明论方》卷10)

2. 李时珍：“滑石利窍，不独小便也。上能利毛腠之窍，下能利精溺之窍。盖甘淡之味，先入于胃，渗走经络，游溢津气，上输于肺，下通膀胱。肺主皮毛，为水之上源。膀胱司津液，气化则能出。故滑石上能发表，下利水道，为荡热燥湿之剂。发表是荡上中之热，利水道是荡中下之热，发表是燥上中之湿，利水道是燥中下之湿。热散则三焦宁而表里和，湿去则阑门通而阴阳利。刘河间之用益元散，通治表里上下诸病，盖是此意，但未发出尔。"（《本草纲目》卷 9）

3. 吴昆："中暑，身热烦渴，小便不利者，此方主之。身热口渴，阳明证也；小便不利，膀胱证也。暑为热邪，阳受之则入六腑，故见证若此。滑石性寒而淡，寒则能清六腑，淡则能利膀胱；入甘草者，恐石性太寒，损坏中气，用以和中耳。经曰：治温以清，凉而行之，故用冷水调服。是方也，简易而效捷，暑途用之，诚为至便；但于老弱、阴虚之人，不堪与也。此虚实之辨，明者详之，否则蹈虚虚之戒，恶乎不慎！"（《医方考》卷 1）

4. 汪昂："此足太阳、手太阴药也。滑石气轻能解肌，质重能清降，寒能泻热，滑能通窍，淡能行水，使肺气降而下通膀胱，故能祛暑住泻，止烦渴而行小便也。加甘草者，和其中气，又以缓滑石之寒滑也。"（《医方集解・清暑之剂》）

5. 王子接："渗泄之剂，不损元气，故名益元。分两六一，取天一生水，地六成之，故又名天水。滑石味淡性利，色白入气，复以甘草载引上行，使金令肃降，故暑湿之邪伤上焦者，效甚速。其下清水道，荡热渗湿之功，亦非他药可及。时珍曰：热散则三焦宁而表里和，湿去则阑门通而阴阳利。完素以之治七十余证，赞之为凡间仙药，不可阙之。"（《绛雪园古方选注》卷中）

6. 吴仪洛："刘河间曰：统治上下表里诸病。盖取其能通除上下三焦湿热也。然唯体盛湿多之人宜服之，以解暑利水，使湿热从小便出。若无湿之人而服此，则反耗其津液，而渴转甚矣，又当用生脉散。清癯无湿之人，及肥人内夹虚寒，误用六一散解暑驱湿，反促其脏腑气绝者比比。"（《成方切用》卷 7）

7. 费伯雄："六一散，施之于体壮热盛，浓厚太过之人则可，若体虚气弱者，则寒伤脾而滑伤肾，反致饮食减少，津亏作渴。"（《医方论》卷 3）

8. 张秉成："治伤暑感冒，表里俱热，烦躁口渴，小便不通，一切泻痢、淋浊等证属于热者。此解肌行水而为却暑之剂也。滑石气清能解肌，质重能清降，寒能胜热，滑能通窍，淡能利水。加甘草者，和其中，以缓滑石之寒滑，庶滑石之功得以彻表彻里，使邪去而正不伤，故能治如上诸证耳。"（《成方便读》卷 3）

9. 张锡纯："天水散，为河间治暑之圣药，最宜于南方暑证。因南方暑多夹湿，滑石能清热兼能利湿，又少加甘草以和中补气（暑能伤气），是以用之最宜。若北方暑证，不必兼湿，甚或有兼燥，再当变通其方，滑石、生石膏各半，与甘草配制，方为适宜。"（《医学衷中参西录》中册）

【评议】完素自释："此药是寒凉解散郁热"，病甚者可多服，并对临证之宜忌，方剂之变通，详加阐释，给后世以启迪。注家认为，本方是"却暑之剂"、"荡热燥湿之剂"，主要用于中暑、伤暑感冒，表里俱热，体盛湿多者，提纲挈领，发完素之未发。吴仪洛及李氏认为，完素之所以极力推崇本方，以之通治表里上下七十余证，"盖取其能通除上下三焦湿热也"，"热散则三焦宁而表里和，湿去则阑门通而阴阳利"，更是抓住了本方功用的关键。二吴谆谆告诫："老弱阴虚之人"、"无湿之人"、"肥人内夹虚寒"等不宜，意恐耗伤津液，损伤阳气，补充了本方的使用注意。张锡纯说，北方暑证而不兼湿，或兼燥者，当变通其方，则属因地制宜。

【验案举例】

1. 中暑 《续名医类案》卷4:陈子佩治一人,八月间发热谵语,不食,又不大便。诸医皆以为伤寒,始而表,继而下,俱不应,延至五十余日,投以人参,热稍减,参少,则又复热,于是益疑其虚也,峻补之,然不食不便如故,诊之六脉平和,绝无死状。谓伤寒无五十日不便不食而不死之理。闻病者夏月治丧,往来奔走,必是中暑无疑,误以伤寒治之,又投以人参补剂,暑得补而愈不解,故至此耳。当与六一散,以凉水调服,病者欲之,虽多不妨。服已即睡,睡醒即便,便后思食,数日而愈。

按语:病起于夏月奔波治丧,中暑伤神。暑湿胶结不解,三焦气化不利,故发热久久不退,上下不通。得参热减,为暑热伤气故也,然不治暑湿,终非其治。投六一散方使"热散则三焦宁而表里和,湿去则阑门通而阴阳利"(《本草纲目》卷9)。

2. 暑风 《续名医类案》卷4:壬戌夏,五营缮朱载常早间入署,舆中呕吐,昏愦,遗尿,医以中风治,开附子理中汤加僵蚕,后又以两脉鼓指,危笃已极,参、附尚少,恐难挽回。柴曰:此暑风也,脉无死象,力保无事。伊同寓水部钱筑岩不信,急煎前药,将进,幸禾中朱汝能进以六一散,一服神气稍定,钱虽不知医,固知六一散之与理中冰炭,因停前药。次日,遂以黄连香薷饮加羌活治之,调理数日而康。

按语:病起于因暑被风,暑、湿、风并皆为患,证属实热,以附子理中汤论治,无异于负薪救火,恐祸不旋踵。幸予六一散得效,终以祛暑化湿疏风之剂收功。

3. 霍乱 《续名医类案》卷6:遂平李仲安携一仆一佃客至偃城,夜宿邵辅之书斋中。是夜仆逃,仲安觉其逸也,骑马与佃客往临俫急追之。时当七月,天大热,炎风如箭,尘埃漫天,至辰时而还,曾不及三时,往返百二十里,既不获其人,复宿于邵氏斋。忽夜间闻呻吟之声,但言救我,不知其谁也。热火寻之,乃仲安之佃客也。上吐下泻,目上视而不下,胸胁痛不可动摇,口欠而脱臼,四肢厥冷,此正风湿暍三者俱合之症也。其婿曾闻其言,乃取六一散以新汲水锉生姜调之,顿服半升,其人复吐,乃再调半升,令徐服之,良久方息。至明又饮数服,遂能起。调养三日平安。

按语:病起于餐露饮风,冒暑疾行,致过劳伤脾,邪干胃肠,气机逆乱,发为霍乱,用六一散加生姜调服,祛暑利湿,解表和中,使三焦利而表里和,阴阳调而气机畅,则诸症自愈。

4. 泄泻 《医学衷中参西录》上册:一孺子,泄泻月余,身热燥渴,嗜饮凉水,强与饮食即恶心呕吐,多方调治不愈。投六一散加山药,一剂,燥渴与泄泻即愈其半。又服一剂,能进饮食,诸病皆愈。

按语:六一散加山药,即张锡纯之加味天水散,"治暑日泄泻不止,肌肤烧热,心中燥渴,小便不利,或兼喘促。小儿尤多此证,用此方更佳"(《医学衷中参西录》上册),可参。

5. 膀胱炎 《福建中医药》(1965,6:20):某男,69岁,1963年5月21日就诊。患者自昨日傍晚始尿频,尿急,小便滴沥难下,量少,伴小腹有灼热样阵痛,夜间病情加重,夜尿20余次,溺终尿液呈血样,伴口渴。刻诊:体温38.8℃,唇口红甚,舌苔黄浊,脉数有力。诊为急性膀胱炎,证属膀胱积热,蕴结成淋,给六一散2两,冲开水600ml,澄清后去滓,匀做3次服,每日1剂,连服4天,痊愈。

6. 肾囊风 《陕西中医》(1987,1:35):某男,42岁。阴囊及双股内侧散在红色丘疹5天,瘙痒甚,且多处溃烂流水,舌红,苔白中根部厚,脉弦滑。予六一散,温开水调服,每次9g,每日2次。并外用六一散加地榆粉、黄柏粉调敷,用药4天而愈。

按语:本证系湿热下注,郁于肌肤而发,以本方清热解肌,除湿利水,故能药到病除。

7. 药物过敏 《山西中医》(1987,2:29):某男,17 岁。因患痢疾到某医院治疗,输液(加有红霉素)过程中发生过敏反应,全身皮肤焮红,疱疹满布,头晕,心慌,恶心,气急喘促,立即停药。用西药脱敏无效,遂给六一散 60g,冲调,分次凉饮,3 小时内服完,畅尿数次,上述症状完全消失,且痢疾亦愈。

8. 农药中毒 《山西中医》(1987,2:29):某男,44 岁,1975 年 7 月 5 日诊。患者于本日上午使用敌敌畏喷雾剂时未戴口罩,工作半小时后,感觉胸闷气短,逐渐加重。视患者皮肤微红,皮疹散布,喘促有声,时有昏瞀欲厥之势。问之素无哮喘病史,诊为农药中毒,遂以滑石 60g,生甘草 15g,煎汤分次凉饮。1 小时后小便量多,症状骤减,一昼夜间服完上方 2 剂,竟获痊愈。

9. 斑蝥中毒 《上海中医药杂志》(1985,1:36):某军人,因患尿路感染,服用一民间单方:斑蝥 7 只,大枣 7 枚,每枣内夹斑蝥 1 只,面包火煨,去面为末,一次冲服。服后不到 2 小时,感觉面部烘热,继之少腹拘急,腰痛,烦躁,一昼夜未能小便。诊见患者面红如醉,弓腰屈腹,坐卧不宁,痛苦万分,几次未能诊成,后两壮男强按持,方诊之。其脉弦涩有力,舌质紫黯。询其家人,除服上药外,近 2 个月来未用过任何药物,遂诊为斑蝥中毒。非解毒利腑莫救,而备此两全者当推六一散。急书六一散 30g,温水调服。2 剂后,排出赭色尿约 500ml,神安,但尿仍痛涩不利,又 2 剂,诸症悉除。

按语:《温热经纬》卷 5 谓本方:"温水擂胡麻浆调下,并可下死胎,解斑蝥毒。"言之不谬。

10. 毒厥 《山西中医》(1987,2:29):某男,48 岁,厨师。1 年前,在加工生鱼时被鳍刺伤右手食指,翌日伤处起白疱,全身不适,低热,右肢剧痛,纳呆,恶心,继而晕厥仆地,经抢救复苏,兹后 1 年内竟发作晕倒 7 次。经多方治疗无效,病情日趋加重,右半身常疼痛难忍,致失去工作能力,卧病休养。诊见患者面容憔悴,神情恐慌,右臂及右腿外侧均见大小不等之绀斑 10 余块,大者如掌,小者似卵,质硬,压痛甚剧,脉弦,舌红,舌侧瘀斑数点。诊为破伤中毒,毒瘀血分。遂予六一散 200g,每次用绿豆水冲服 10g,日服 2 次。10 天后复诊,患者神情爽朗,言服药后病情一天天明显好转,今饮食大增,体力明显恢复,绀斑与疼痛基本消失,惟右腿下外侧尚存一小片,已色淡质软,不甚疼痛。余甚感效出意外,询问患者同时还服用其他解毒药否,其言服上药前很长时间已无药可服,服药期间从未用过其他任何中西药品,遂再予上方,继服 10 天,诸症痊愈。后用此方治疗破伤中毒危症 2 例,均获速愈之效。

按语:案 7～10 均为药物等过敏及中毒反应,以本方治疗获得良效。方中滑石,"清火化痰,利湿消暑,通经活血,止泻痢呕吐,消水肿火毒"(《本草再新》卷 8),利下窍,化食毒;甘草,"解百药毒,如汤沃雪,验如反掌"(《本草纲目》卷 12)。二味相须,味简力专,单刀直入,以解百药酒食邪毒。

【临床报道】

一、内科

尿道炎 以本方治愈尿道炎 10 例,快者 3～4 日,慢者 6 日治愈[3]。

二、外科

1. 泌尿系结石 以本方加蝼蛄为基本方,治疗泌尿系结石 36 例。结石较大,部位较高,加海金沙、金钱草;小便热涩加车前子、石韦;血尿加白茅根、萹蓄、瞿麦;肾绞痛加琥珀、沉香。经治疗后,疼痛消失,30 例排下结石,其中 1 例排出结石 12 块,6 例结石消失[4]。

2. 包皮环切术后包皮水肿 以本药加艾叶煎后外用浸洗,每日 3 次,治疗术后已拆线的包皮水肿 40 例,结果全部治愈。疗程 3～10 天,平均 6 天[5]。

三、妇科

妇科术后尿道综合征　用六一散加车前子治疗妇科术后尿道综合征 92 例，少则 1 剂，多则 4 剂，全部治愈[6]。

四、儿科

1. 百日咳　以六一散加味治疗百日咳痉咳期 80 例，较胖患儿加党参、白术、茯苓；较瘦加熟地黄、当归、白芍、川芎。结果：49 例服药 3～6 剂痊愈，27 例好转，总有效率为 95%[7]。

2. 新生儿腹泻　以六一散加味治疗新生儿腹泻 150 例，有效率为 96.6%。外感加砂仁末、黄连末；伤乳加砂仁末、山楂末、鸡内金、陈皮末；脾虚加白术末、人参末[5]。

3. 暑泻　以六一散加山药治疗暑泻伤阴型 26 例，小便涩少加车前子，日便 15 次以上加白芍，烦躁加鸡子黄一枚，结果全部治愈。疗程 1～6 天[9]。以本药治疗暑泻 150 例，若腹泻较重，湿甚者，加石榴皮 1 份（滑石：甘草：石榴皮＝6：1：1）；发热者，加生石膏 1 份（滑石：甘草：生石膏＝6：1：1），连服 3 天。结果：痊愈 121 例，好转 20 例，无效 9 例，总有效率 94%[10]。

4. 病毒性肠炎　以本药配合西药补液、纠酸等对症支持治疗婴幼儿病毒性肠炎 148 例；对照组 126 例给予病毒唑，并予磷霉素、补液、纠酸等对症支持。连用 2～5 天。结果：两组显效各 107 例、51 例，有效各 30 例、51 例，无效各 11 例、24 例，总有效率各为 92.6%、81.0%；止泻时间平均各为 39.5 小时、51.2 小时。显效率、总有效率均以治疗组为优（$P<0.05$）[11]。

五、皮肤科

1. 黄水疮　取鲜丝瓜叶（或鲜丝瓜）捣烂取汁，合六一散调成糊状，均匀涂在患处，每日数次，合并感染者适当应用氯霉素注射液配合外涂效果更佳。治疗 109 例，用药 3～15 日，全部治愈[12]。

2. 肛周皮肤护理　对于肛周皮肤红肿、湿疹、破损的卧床老年及婴幼儿患者，常以本药外用进行肛周皮肤护理，破损者应先用碘伏消毒，再将本药洒覆在皮肤表面，也可将装有本药的纱袋包留置贴敷在肛周皮肤表面使用[13～15]。如本药外用于长期卧床的老年患者 30 例，结果：肛周发红 1～2 天消退，湿疹 2～4 天消退，破损伤口 1～2 天收敛，肛周干燥，1 周左右基本痊愈[13]。外用于 ICU 老年腹泻患者 40 例，并配合红外线照射。结果：局部红肿 1～3 天消除；皮肤破溃 1～2 天渗出明显减少，创口变干燥，3～7 天基本愈合；伴肛旁脓肿 1 例配合切开排脓术 2 周后愈合[14]。外用于腹泻患儿 60 例，观察组 30 例配合纯氧直吹创面，每天 2～4 次；对照组 30 例配合红霉素软膏外涂。治疗 3 天比较疗效。结果：2 组治愈各 18 例、7 例，好转各 12 例、10 例，无效各 0 例、13 例，总有效率各 100%、56.67%。差异显著（$P<0.01$）[15]。

六一散还可以配合其他方药使用，治疗夏季皮炎、足癣、婴幼儿秋季腹泻、慢性前列腺炎等[16～20]。

【实验研究】利尿作用　本方对小鼠有明显的利尿作用。按 2g/kg 灌胃给药，结果服药后 3 个小时内尿量明显增加，3 小时后恢复正常。拆方研究证明，滑石具有一定的利尿作用，但作用时间较短，甘草无利尿作用。本药和滑石的利尿高峰均在服药后第 1 小时，以后逐渐下降[21]。

【附方】

1. 益元散（辰砂益元散）（《奇效良方》卷 5）　滑石六两（180g）　甘草一两（30g）　辰砂

三钱(9g) 上为细末。每服二钱(6g),温水送下,灯心汤调服亦可。功用:清暑利湿,镇惊安神。主治:暑湿证烦渴多汗,心悸怔忡,失眠多梦,小便不利。

本方原载《奇效良方》卷5,称辰砂益元散,《医方集解·清暑之剂》更名为益元散。方中滑石性寒质重,既能清心解暑热,又能渗湿利小便,为君药。甘草益气和中泻火,与滑石配伍,使小便利而津液不伤,且可防滑石的寒滑重坠以伐胃,为臣药。朱砂甘寒清心,安神定惊,为佐使。柯琴赞曰:"是方也,益气而不助邪,逐邪而不伤气,不负益元之名"(《录自《古今名医方论》卷4),故后世习称益元散。

2. 碧玉散(《黄帝素问宣明论方》卷10) 滑石六两(180g) 甘草一两(30g) 青黛(原书未注分量,可用9g) 研为散。每服三钱(9g),开水调下,或水煎服。功用:祛暑利湿,清热解毒。主治:暑湿证兼肝胆郁热,目赤咽痛,或口舌生疮。

本方即六一散加青黛。方中用六一散清暑利湿,青黛清肝凉血解毒。因其色浅碧,故名之"碧玉散"。

3. 鸡苏散(《黄帝素问宣明论方》卷10) 滑石六两(180g) 甘草一两(30g) 薄荷叶末(原书未注分量,可用9g) 上为细末。每服三至五钱(9~15g),温开水送服。功用:清暑利湿,辛凉解表。主治:暑湿证兼微恶风寒,头痛头胀,咳嗽不爽。

本方即六一散加薄荷,方中用六一散清暑利湿,薄荷辛凉解表,合为解暑疏风之剂。

以上三方均为六一散类方,均可用于感受暑湿,身热烦渴,小便不利等证。益元散兼能镇惊安神,适用于暑热内扰,心神不安者;碧玉散兼能清肝凉血,适用于暑湿兼有肝胆郁热者;鸡苏散兼能疏风解表,适用于暑湿兼外感风邪者。

参考文献

[1] 赵存义. 中医古方方名考[J]. 北京:中国中医药出版社,1994:45-47.

[2] 何任."凡间仙药"益元散小议[J]. 新中医,1991,23(9):20-21.

[3] 张民山. 六一散治疗尿道炎[J]. 辽宁医药,1976,3(2):69.

[4] 罗星辉. 蝼蛄合六一散治疗泌尿系结石[J]. 中医杂志,1979,20(7):34.

[5] 崔崎,郭小鹏,马超. 六一散加艾叶治疗包皮环切术后包皮水肿40例[J]. 新疆中医药,2006,24(5):49.

[6] 秦叔达. 妇科术后尿道综合征验方[J]. 山西中医,2000,16(3):54.

[7] 张世文,高启文. 六一散加减治疗百日咳痉咳期80例[J]. 陕西中医,1986,7(10):441.

[8] 佟秀兰. 六一散加味治疗新生儿腹泻[J]. 吉林中医药,1987,7(6):24.

[9] 陈勇. 加味天水散治疗小儿暑泻伤阴型26例疗效观察[J]. 天津中医,1987,4(3):42.

[10] 高华. 六一散治疗小儿暑泻150例[J]. 河南中医,2005,25(3):58.

[11] 王华伟,许慧婷. 六一散治疗婴幼儿病毒性肠炎148例[J]. 浙江中西医结合杂志,2006,16(10):39-640.

[12] 张淑香,笪明琪,陈道德. 丝瓜汁拌六一散外涂治疗黄水疮109例[J]. 安徽中医学院学报,1995,(1):29.

[13] 计晓丽. 六一散用于肛周湿疹的疗效观察[J]. 护理研究,2007,21(3):723.

[14] 钱一丹. 六一散在腹泻病人肛周皮肤护理中的应用[J]. 浙江中西医结合杂志,2002,12(9):589.

[15] 刘艳秋. 局部氧疗合六一散外涂在腹泻患儿肛周皮肤护理中的应用[J]. 齐鲁护理杂志,2006,12(2):239-240.

[16] 王微,张磊,秦维娜. 加味六一散治疗夏季皮炎临床观察[J]. 辽宁中医杂志,2005,32(11):1159.

[17] 吴薇,王景娴．六一散加味治疗足癣[J].山东医药工业,2002,21(5):60.
[18] 胡宪秀．六一散加味配合中药敷脐治疗婴幼儿秋季腹泻[J].河南中医,2004,24(10):46.
[19] 于建文．六一散加味治疗慢性前列腺炎临床观察[J].山西中医,2004,20(6):23.
[20] 刘本友．缩泉丸合六一散加减治疗慢性前列腺炎24例[J].中国民间疗法,2002,10(3):52.
[21] 贡岳松,等．六一散利尿作用的实验观察[J].南京中医学院学报,1985,(特刊):169.

桂苓甘露散

(《黄帝素问宣明论方》卷6)

【异名】桂苓白术散(《黄帝素问宣明论方》卷6)、桂苓甘露饮(《伤寒直格》卷下)。

【组成】茯苓一两去皮(30g) 甘草二两炙(60g) 白术半两(15g) 泽泻一两(30g) 桂半两去皮(15g) 石膏二两(60g) 寒水石二两(60g) 滑石四两(120g) 猪苓半两(15g)(一方不用猪苓)

【用法】上为末,每服三钱(9g),温汤调下,新汲水亦得,生姜汤尤良。小儿每服一钱(3g),用如上法(现代用法:亦可水煎服,用量参考原方比例酌定)。

【功用】清暑解热,化气利湿。

【主治】

1. 暑湿证。发热头痛,烦渴引饮,小便不利。
2. 霍乱吐下,腹痛满闷。
3. 小儿吐泻,惊风。

【病机分析】本方主治既受暑热所伤,又有水湿内停之证。“夏月火土当令,天之热气下,地之湿气上,湿与热蒸,或成暑气,暑者,热之兼湿者也,故曰:暑必夹湿”(《伤寒指掌》卷4)。暑为阳邪,暑热伤人,先阻上焦气分,故发热头痛;暑入于心则烦,热盛伤津则渴,故见烦渴引饮;暑热拂郁,湿邪内阻,不能宣行水道,故小便不利。暑湿俱盛,伏于三焦肠胃之间,内伤脾胃,致升降失司,清浊相干,故可见腹痛满闷,霍乱吐下。前人谓:“伤暑做出百般病”(《直指方》,录自《医方类聚》卷25),吐泻、惊风,皆是其征。

【配伍意义】本方为暑热兼湿证而设,根据《素问·至真要大论》“热者寒之”、“结者散之”,以及“湿淫于内,……以淡泄之”的原则,以清暑利湿立法。方中滑石甘寒滑利,“滑以利诸窍,通壅滞,下垢腻;甘以和胃气,寒以散积热,甘寒滑利,以合其用,是为祛暑散热,利水除湿,消积滞,利下窍之要药”(《本草经疏》卷3),其清解暑热与利水渗湿两擅其功,故为君药。《素问·至真要大论》曰:“热淫于内,治以咸寒”,方中寒水石辛咸气寒,其大寒微咸之性,能清热降火,《医林纂要探源》卷3谓其“除妄热,治天行大热及霍乱吐泻,心烦口渴,湿热水肿”;石膏辛甘气寒,“解实热,祛暑气,散邪热,止渴除烦之要药”(《本草经疏》卷4),二药伍滑石,加强清热解暑之功,共为臣药。猪苓、茯苓、泽泻皆甘淡之品,以利水渗湿;白术健脾益气,燥湿利水;更用官桂助下焦气化,使湿从小便而去,且可制约君、臣药之寒凉重坠,使其寒而不遏,以上五味共为佐药。甘草合苓、术以健脾,使清利而不伤正,调和诸药,作为使药。诸药合用,共奏清暑解热,化气利湿之功,使升降之机得以恢复,则暑去湿消,诸症自愈。

本方配伍特点:以性寒清热、质重而降的三石,配伍淡渗利湿之品,清热利水共用,使邪去正安。

本方即五苓散、甘露散和六一散合方而成,功善清暑利湿,“一若新秋甘露降而暑气潜消矣”(《绛雪园古方选注》卷中),故命名为“桂苓甘露散”。

【类方比较】本方和六一散两方中俱有滑石、甘草，均为祛暑利湿之剂，有清暑利湿的功用，用于暑热夹湿之证。但六一散药少力轻，常用于暑湿轻证，以及淋证、湿疹等证，亦可外用；而本方为五苓散、甘露散合六一散组成，药众力宏，兼能化气利水，常用于暑湿俱盛，病情较重，属邪干肠胃者。

【临床运用】

1. 证治要点 本方清暑利湿之功较强，多用于既受暑热所伤，又有水湿内停，证情较重者。临床以发热，烦渴引饮，上吐下泻，小便不利为证治要点。

2. 加减法 若暑热亢盛，舌苔干燥者，当去肉桂；若湿盛者，加厚朴、扁豆等苦温燥湿；若暑热伤气者，酌加人参，重用白术以补气。

3. 本方现代常用于治疗夏季发热、泄泻、急性胃肠炎、霍乱、中暑等属暑湿为患者。

【使用注意】本方对暑热夹湿，暑湿俱盛，或热重湿轻，病情较重者尤宜；若湿重而暑热较轻，暑为湿遏者，则本方又当慎用。

【源流发展】本方出自金·刘完素《黄帝素问宣明论方》卷6，“治伤寒，中暑，冒风，饮食中外一切所伤，传受湿热内甚，头痛，口干，吐泻，烦渴，下利，小便赤涩，大便急痛，湿热霍乱吐下，腹满痛闷，及小儿吐泻、惊风。”本方为仲景五苓散、钱乙甘露散，以及六一散合方而成。五苓散出自《伤寒论》，原治太阳经腑同病之蓄水证，有利水渗湿，温阳化气之功；甘露散出自《小儿药证直诀》，原治小儿伤热之吐泻、惊风，可解中、下焦之热；六一散原为“世传”之效方，为完素所发扬光大，泛治湿热诸证。刘完素遥师仲景，兼融诸家，用五苓散化气利水，重用三石清暑热之邪，合为清暑祛湿之剂。后世习称为桂苓甘露饮。

稍后的张元素拟桂苓白术散，即本方去猪苓，三石减量，加人参、藿香、葛根、木香益气化湿调中，所治略同(见《医学启源》卷中)；张从正在《儒门事亲》卷12中称之为桂苓甘露散，此方亦为后世医家所推崇。清·叶桂师完素之意，将本方化裁，以三石加杏仁、竹茹、通草、金汁、金银花露，祛湿之力虽减，而清暑之功更著，用治暑热夹湿(见《临证指南医案·暑门》杨案)，后被吴瑭命名为三石汤(《温病条辨》卷2)，用治暑湿弥漫三焦，邪在气分。现代《全国中药成药处方集》加味甘露散以本方加藿香、朱砂、琥珀，治胃肠诸热，暑湿吐泻等证。

【疑难阐释】

1. 关于本方的来源和方名 前贤多以五苓散合三石论述本方，而冉雪峰认为本方“乃五苓、六一合裁加减之方”，并与《局方》甘露饮比较，试图找出其中的联系(见《历代名医良方注释》)。古方中用寒水石、石膏、滑石清热，影响较大的如《金匮要略》的风引汤、《千金翼方》引《苏恭方》的紫雪，但此二方用药繁复，与本方应无直接渊源关系。查钱乙《小儿药证直诀》卷下：“玉露散(又名甘露散)：治伤热吐泻，黄瘦。寒水石、石膏各半两，甘草一钱。”钱乙常用此方清脏腑热，治疗小儿吐泻、惊风等证，如治疗夏秋吐泻(《小儿药证直诀》卷上)，四大王宫五太尉发惊搐案(《小儿药证直诀》卷中)，以及“治小儿热盛生风，欲为惊搐”(《小儿药证直诀》卷下)。以五苓散、甘露散、六一散三方合方，不蔓不枝，即为桂苓甘露散。完素谓桂苓甘露散治“小儿吐泻、惊风”，当受钱氏甘露散的启发，而命名为桂苓甘露散，也有标示本源之意。

2. 关于本方的出处 《黄帝素问宣明论方》和《伤寒直格》均载有本方，《黄帝素问宣明论方》为刘完素所撰，成书于1172年；而《伤寒直格》为其弟子所编，成书于1186年。因此，本方始见于《黄帝素问宣明论方》，其方源应以该书为是。

【方论选录】

1. 吴昆:"夏月引饮过多,小便不利,湿热为患者,此方主之。三石所以清六府之热,五苓所以利三焦之湿。河间此方,诚治湿热之简捷者。张子和加人参、甘草,因其脉虚;干葛之加,解其暑渴;木香之加,化其湿气。"(《医方考》卷1)

2. 王子接:"消暑在于消湿去热,故用五苓祛湿,三石解热。湿热既去,一若新秋甘露降而暑气潜消矣。夫湿为阴邪,全赖太阳气化以利小便,莫若五苓散为当。若热在湿下者,则为黏着之邪,又当寒燥以胜之,莫妙于三石之功捷速。滑石性虽重而味淡,故能上利毛腠之窍,以清水湿之源;石膏辛寒入胃,辛能发汗,寒以胜热,故能泄中焦之热,出走膀胱;凝水石辛咸入肾,为盐之精,故能凉血涤热,从小便而出。"(《绛雪园古方选注》卷中)

3. 邵新甫:"参先生用意,宗刘河间三焦论立法。认明暑湿二气,何者为重,再究其病,实在营气何分。……于是在上者以辛凉微苦,如竹叶、连翘、杏仁、薄荷之类;在中者以苦辛宣通,如半夏泻心之类;在下者以温行寒性,质重开下,如桂苓甘露饮之类。此皆治三焦之大意也。"(录自《临证指南医案·暑》)

4. 汪绂:"滑石泻水于上焦之上,而达之下焦之下,且甘则能补,故以为君;石膏辛淡,以泄肺邪而散胃热;寒水石辛咸,以补心除热行水;甘草,土厚而后可以行水,且甘能去热;白术健脾土,燥脾湿;茯苓补心神而渗心膈之水;泽泻咸能补心,且泻下焦之水;猪苓咸补心,泻小肠膀胱之水。此合六一散、五苓散酌之以治伤暑引饮过多。至于蓄湿者,加石膏、寒水石,所以靖胸膈之暑暍,而保肺宁心,故亦曰甘露饮也。"(《医林纂要探源》卷6)

5. 雷丰:"河间制是方,以膏、寒、滑、草清其暑热,佐以五苓利其湿热。如舌苔白者,或黄泽者,皆可用之;稍干燥者,是暑热将化为火,肉桂又当禁用。"(《时病论》卷4)

"此方即五苓散加三石。盖五苓利湿,三石清热,治湿温最合,倘治湿热,当去肉桂可也。"(《时病论》卷6)

6. 张秉成:"夫暑湿一证,有伤于表者,有伤于里者。在表者邪留经络,当因其轻而扬之;在里者,邪留脏腑,非用重剂清热利湿,终归无济。石膏、寒水石大寒质重,直清肺胃之热。滑石寒能清热,滑能利窍,外开肌表,内达州都。猪苓、茯苓、泽泻导湿于下,从小便而出。然湿为阴邪,无阳不能化,虽利湿而湿亦不能尽除,故用肉桂之辛热,以散阴邪;加白术扶土和中,安内攘外。此方用三石以清上焦,五苓以利下焦,甘草以和上下,亦治暑之大法耳。"(《成方便读》卷3)

7. 冉雪峰:"查此方乃五苓、六一合裁加减之方。视二方药量稍有出入,加石膏、寒水石合滑石,为三复味石药,清热镇逆之功较大。《局方》亦有甘露饮,但彼方用生地、熟地、天冬、麦冬四复味润药,意在培育阴液,此方用三复味石药,意在镇戢浮越。盖阴虚燥固,重在滋液;而火气燔蒸,则重在镇热。本方用茯苓、猪苓、泽泻、滑石利水,因有形之水液不去,则无形之真阴不生。热炽固能灼阴,而湿极亦可化燥,且气化水行,水行热去,气到水到,液复燥平,此中玄谛,殊耐解索。本方一面镇热,一面利水,一面去水,一面化气,颇饶义蕴。张子和去猪苓,减三石,加人参、干葛、木香、藿香,方注标名治伏暑,另属一格,于气虚不化,暑秽填滞,却为适应,但若中暑受湿,或湿从燥化,及暑邪伤阴,赫曦狂飚,则仍以此方,兼镇兼清,兼通兼化,为恰如分际也。"(录自《历代名医良方注释》)

【评议】注家对本方治疗暑湿、湿热诸证,以及三石清热,五苓散利湿,意见基本一致。但吴氏、王氏、张氏意属清利三焦湿热,而邵氏谓叶桂以之治下焦暑湿,是其差别。方中肉桂,张氏认为"用肉桂之辛热,以散阴邪",因"湿为阴邪,无阳不能化";雷氏则强调肉桂辛热,倘治湿热，及暑热将化为火，又当禁用。所论各有侧重，当合而参之。

【验案举例】

1. 霍乱 《名医类案》卷4：江应宿治一妇人，六月中旬病霍乱，吐泻转筋。一医投藿香正气散，加烦躁面赤，揭衣卧地。予诊视：脉虚无力，身热引饮。此得之伤暑，宜辛甘大寒之剂，泻其火热。以五苓散加滑石、石膏，吐泻定，再予桂苓甘露饮而愈。

按语：藿香正气散为温散之剂，治袭凉饮冷兼寒湿者可也，施之于暑热霍乱则谬。古有明训，"脉虚身热，得之伤暑"，临证宜去伪存真，详审善断。

2. 内伤霍乱 《卫生宝鉴》卷16：戊午春，攻襄阳回，住夏曹州界，有蒙古百户昔良海，因食酒肉饮湩乳，得霍乱吐泻，从朝至午，精神昏愦，以困急来求予视之。脉得浮数，按之无力，所伤之物已出矣。即以新汲水半碗，调桂苓白术散，徐徐服之，稍安。又于墙阴撅地一穴，约二尺许，贮以新汲水，在内搅动，待一时澄定，名曰地浆，用清者一斛，再调服之。渐渐气调，吐利遂止，至夜安眠。翌日微燥渴，却以钱氏白术散时时服之，良愈。

按语：患者于兵马劳倦之后，暴食暴饮，致霍乱吐泻从朝至午，精神迷乱，此"因暑热内伤而得之"(《卫生宝鉴》卷16)，故以本方取效。墙阴之地浆，秉重阴之气，清热、解毒、和中，暑热神乱用之，可救垂绝之阴。

3. 泄泻 《临证指南医案》卷6：某，秋暑秽浊气吸入，寒热如疟，上咳痰，下洞泄，三焦蔓延，小水短赤，议芳香辟秽，分利渗湿，藿香、厚朴、广皮、茯苓块、甘草、猪苓、泽泻、木瓜、滑石、檀香汁。又，进药稍缓，所言秽浊非臆说矣，其阴茎囊肿是湿热甚而下坠入腑，与方书茎款症有间，议河间法，厚朴、杏仁、滑石、寒水石、石膏、猪苓、泽泻、丝瓜叶。

按语：秋暑秽浊为患，蔓延三焦，故首用芳香辟秽，使病势稍缓，继用桂苓甘露饮增损，以清利湿热。

4. 洞泄 《霍乱论》：仰韶弟主于叶氏，乙卯新秋陡患洞泄如注，即浑身汗出如洗，恹恹一息，寅夜速余往勘，脉来沉细，身不发热，俨然虚寒之证。惟苔色黄腻，小便全无，乃湿热病也。予桂苓甘露饮，加厚朴投匕而瘳。

按语：是证湿重于暑，"湿胜则阳微"，故洞泄、汗出、脉沉、不热，形似虚寒，而实属湿热，是以投本方加味清热利水，苦温燥湿。

5. 小儿夏季热 《实用中医药杂志》(2003，4：213)：李某，女，2岁，2001年8月15日诊。自入夏以来发热已月余，多饮多尿，逐渐消瘦，经治疗未见明显好转。现形体较瘦，面色苍白少华，精神萎靡，皮肤滚烫，干燥少汗，烦躁不安，口渴饮冷，饮后腹胀有振水音响，食量少，大便稀，小便微黄，舌淡苔腻，指纹紫暗。体温39.5℃，血常规正常。证属暑热伤气，脾胃气化失职，湿热停滞中焦，津液不能敷布周身。治宜清暑泄热，化气利湿。方用桂苓甘露饮加减：茯苓、白术、猪苓、泽泻、桂枝、甘草、石膏、滑石、寒水石。服2剂后，口渴止，食量增加，发热退。后用参苓白术散调理善后。

按语：本案暑热内蒸则发热，饮冷伤中则水停，故先用桂苓甘露饮清泄暑热，化气行水，复用参苓白术健脾化湿收功。

6. 口渴 《山西中医》(2008，3：41)：刘某，男，54岁，2006年5月12日初诊。患者于1996年1月中旬感冒后出现口干，后逐渐加重，10余年来先后到多家医院诊治无效。刻诊：口干不欲饮，口气秽臭，面色黄润，形体肥胖，二便正常，舌胖大、边有齿痕、苔厚腻如积粉。诊为湿热中阻，气化无权。治以清化湿热。方用桂苓甘露饮加减：茯苓、泽泻、猪苓、甘草、白术、肉桂、石膏、滑石、寒水石。每日1剂，水煎服。5月18日二诊：5剂后口渴减轻，略感腹胀，上方加厚朴，化湿行气。此后以上方加减出入，共服20剂治愈。随访1年未见复发。

按语：口渴缠绵多年，缘于湿热中阻，气化无权，津不上承，故前医屡用益胃生津之剂而不效。用桂苓甘露饮清化湿热，复其气化，故口渴能愈。

【临床报道】小儿湿热泻 以桂苓甘露饮结合饮食调护治疗80例。其中，属消化道内感染60例(致病性大肠杆菌肠炎39例，秋季腹泻14例，真菌性肠炎5例，耐药性金葡菌肠炎2例)，消化道外感染12例(上呼吸道感染10例，泌尿系感染2例)，消化功能紊乱8例；轻型腹泻44例，重型腹泻36例。除表证明显者加葛根、银花，鹅口疮加晚蚕砂之外，均用原方治疗，每日1剂，服4～6剂为1疗程。其间以新鲜米汤为主食，配合"口服补液盐"；重型腹泻，中度以上脱水，予静脉补液。结果：痊愈49例，显效22例，好转3例，无效6例，总有效率为92.5%[1]。

参考文献

[1] 姜鹏凌．桂苓甘露饮结合饮食调护治疗小儿湿热泻80例疗效观察[J]. 新中医，1990，22(7)：23.

第四节 清暑益气

清暑益气汤

(《温热经纬》卷4)

【异名】王氏清暑益气汤(《中医方剂学讲义》南京中医学院主编)。

【组成】西洋参(5g) 石斛(15g) 麦冬(9g) 黄连(3g) 竹叶(6g) 荷梗(15g) 知母(6g) 甘草(3g) 粳米(15g) 西瓜翠衣(30g)(原方未著分量，据统编教材《方剂学》4版补)

【用法】水煎服。

【功用】清暑益气，养阴生津。

【主治】暑热气津两伤证。身热汗多，口渴心烦，小便短赤，体倦少气，精神不振，脉虚数。

【病机分析】本方所治乃暑热耗伤气津之证。暑为阳邪，其性炎热，易升易散，耗气伤津，正如《素问·举痛论》所言："炅则腠理开，营卫通，汗大泄，故气泄矣。"暑热郁蒸，则身热汗多，热扰胸膈，则心烦；耗伤津液，则口渴喜饮，小便短赤；气随津脱，则体倦少气，精神不振；脉象虚数，为暑伤气津之象。

【配伍意义】本方为暑热耗伤气津之证而设。根据《素问·至真要大论》"热者寒之"，以及《素问·三部九候论》"虚则补之"的治疗原则，以清暑益气，养阴生津立法。方中西洋参甘苦凉，益气生津，养阴清热；西瓜翠衣甘凉，清热解暑，生津止渴，两药共为君药。荷梗助西瓜翠衣解暑清热；石斛、麦冬皆甘寒之品，助西洋参养阴生津，且石斛兼能清热，麦冬兼能清心除烦，以上三药共为臣药。黄连苦寒，功专清热泻火，以助清热祛暑之力；知母苦寒甘润，清热泻火，滋阴润燥；竹叶甘淡，清热除烦，均为佐药。甘草、粳米益胃和中，为使药。诸药相合，使暑热得清，气津得复，诸症自除，故名"清暑益气汤"。

本方配伍特点：用大量甘凉濡润之品，稍佐苦寒清泄，兼顾清热解暑与益气生津，使清热而不伤阴，补虚而不恋邪。

【类方比较】本方与《伤寒论》竹叶石膏汤均能清解暑热，益气生津，用于感受暑热，气津两伤者。但本方有西瓜翠衣、荷梗等治暑专药，其清暑养阴生津之力较强，属祛暑剂，常用于感受暑热，气津两伤，体倦少气，汗多脉虚者；而竹叶石膏汤则以石膏、竹叶等清热，其清热和胃功能较强，属清热剂，多用于热病之后，余热未清，气阴两伤，呕逆虚烦者。

【临床运用】

1. 证治要点　本方用于夏月感受暑热，气阴两伤之证。以身热多汗，体倦少气，口渴，脉虚数为证治要点。

2. 加减法　若暑热较盛，可酌加石膏、金银花、连翘等以清热；若津气耗伤较重，黄连可酌减，西洋参、石斛、麦冬等益气生津之品可加量；小儿夏季热，久热不退，烦渴体倦，属于气津不足者，可去黄连加入白薇、地骨皮以养阴退热；若兼湿浊，麦冬、知母等亦当酌减；若汗多，可加糯稻根、浮小麦以收敛止汗。

3. 本方现代常用于治疗中暑先兆、中暑、小儿及老人夏季热、功能性发热、肺炎及急性传染病之恢复期等属气阴两伤者。

【使用注意】本方间有滋腻之品，故暑病夹湿，舌苔厚腻者，不宜使用。暑证，高热烦渴，而无气虚见证者，亦不宜用。

【源流发展】本方源于清·王士雄的《温热经纬》。《温热经纬·薛生白湿热病篇》第38条言："湿热证，湿热伤气，四肢困倦，精神减少，身热气高，心烦溺黄，口渴自汗，脉虚者，用东垣清暑益气汤主治。"王氏加按曰："此脉此证，自宜清暑益气以为治，但东垣之方，虽有清暑之名，而无清暑之实。观江南仲治孙子华之案、程杏轩治汪木工之案可知，故临证时须斟酌去取也。余每治此等证，辄用西洋参、麦冬、石斛、黄连、竹叶、荷梗、知母、甘草、粳米、西瓜翠衣等，以清暑而益元气，无不应手取效也。"王氏为清代温病学派代表医家之一，论治温病，强调存胃津，补真阴，主张甘凉濡润，有感于李杲之清暑益气汤药多辛燥，不利于暑证，"虽有清暑之名，而无清暑之实"，遂拟此方。本方原无方名，方名出自《中医方剂学讲义》(据《中医方剂大辞典》)。为了便于和李杲的清暑益气汤相区别，《中医方剂学讲义》(南京中医学院方剂教研组编)称此方为王氏清暑益气汤。有人认为，本方系从《伤寒论》之竹叶石膏汤衍化而来(见《中国医学百科全书·方剂学》)。本方问世后得到温病学派的极力推崇，并广泛用于临床，现已成为治疗暑伤气阴的代表方剂。

【疑难阐释】关于本方的适应证。本方原为《薛生白湿热病篇》第38条而设，为治疗"湿热证"之方。但此条证候当属湿热证后期，湿邪已微，热邪犹盛，而气津已伤，故有"四肢困倦，精神减少，身热气高，心烦溺黄，口渴自汗，脉虚"等表现。此时，再用辛温香燥，祛暑之力稍逊，而燥湿之力较强的李氏清暑益气汤已经不适宜了。尽管同样证属"湿热"，而王氏清暑益气汤之立法、用药已大相径庭。因此，后世医家并不将本方用于"湿热证"，而用于暑热耗伤气津之证。

【方论选录】

1. 冉先德："暑为阳邪，当升当散，热蒸外越，则腠理开而多汗；汗泄过多，耗气伤津，则见口渴心烦，体倦少气，脉虚数等症。治疗上应清暑退热，益气生津并进。故方中西瓜翠衣、莲梗、黄连、知母、竹叶清暑退热；西洋参、石斛、麦冬、粳米、甘草益气生津。方名清暑益气汤，其意在此。以治疗暑热病气津两伤者为宜，若温而夹湿，呕恶吐泻者忌用。"(《历代名医良方注释》)

2. 裴正学："张洁古说：肺主气，夏日火热灼金，则肺受伤而气虚。可见暑热是最易伤气的。实热蕴于气分，则见白虎汤证；暑热伤气，则见汗多烦渴，脉大而虚。此与白虎证类似，所不同者，白虎证系邪热蕴于气分；此证系暑热蕴于气分。暑气通心，故用黄连泻心经之热以治其本而为主；西瓜翠衣、荷梗清热祛暑以为辅；暑易耗气伤阴，方中西洋参、粳米、甘草益气；麦冬、石斛、知母养阴，共为兼治；竹叶清热利水，使暑热自小便而去，可为引和。”（《新编中医方剂学》）

3. 李飞，等：“本方……治以甘寒清暑，益气生津立法。用西瓜翠衣、知母、荷梗、黄连、竹叶清热涤暑，与西洋参、麦冬、石斛、甘草、粳米益气生津相配，相辅相成，共奏清热解暑，益气养阴之功。原方未著分量与用法，但据暑热致病的特点，方中黄连苦寒，有化燥伤津之嫌，用量宜小，余则酌情使用。本方用法亦以频服为佳。”（《中医历代方论选》）

【评议】注家认为：暑热易耗气伤津，故“应清暑退热，益气生津并进”（《历代名医良方注释》），本方用西瓜翠衣、荷梗、黄连、知母、竹叶清暑退热，西洋参、石斛、麦冬、粳米、甘草益气生津，清补兼施，确有“清暑热而益元气”之功。裴氏认为，本证为暑热蕴于气分，与白虎汤证热蕴气分不同，“故用黄连泻心经之热以治其本而为主”，值得商榷。汪曰桢曾说：“此方较东垣之方为妥，然黄连尚须酌用”（《温热经纬》卷4），李氏认为：“黄连苦寒，有化燥伤津之嫌，用量宜小”（《中医历代方论选》），均不无道理。冉氏指出，“若温而夹湿，呕恶吐泻者忌用”本方，宜从。李氏指出：“本方用法亦以频服为佳”，可参。

【验案举例】

1. 暑热 《江苏中医杂志》（1985，5：17）：某女，1岁。入夏以来低热徘徊在37.5～38.5℃之间，暮轻夜重，无汗口渴，溲少便结，曾用抗生素、解热药及补液未效，又以新加香薷饮2剂，服后未见汗出而身热反增。患儿皮肤干燥，苔薄少而干。证属阴虚伤暑，投王氏清暑益气汤加减：太子参、石斛、麦冬、竹叶、知母、香薷、鲜西瓜衣。浓煎呷服，1剂得微汗，3剂汗出而热退病除。

按语：夫汗源于阴津，患儿素体阴虚，暑热复伤阴液，致化源枯乏，误用祛暑解表化湿之剂则阴液更伤，故无汗而热益甚。以清暑益气汤加减，滋阴清暑，透热于外，俾营阴得充，津液来复，则汗出而病遂解。

2. 暑湿 《广东中医》（1958，6：6）：某女，24岁，农民，8月19日初诊。病者不能行，神气疲乏，不能坐，卧于床上，目微开，气急，面黄自汗，声细懒语。其母代诉：病约两月之久，近10天粒米未下咽。其脉象弦细，身微热。此为暑湿，予清暑益气汤去黄连、竹叶，以潞党参易西洋参，加扁豆花、川朴花。8月20日二诊：自诉稍有食欲，进米粉少许，惟小便尚黄而短，口仍作渴，予前方加栀子、益元散。8月21日三诊：各症均减，效不更方。8月23日其母来言：每餐能进粥碗余，惟手足仍疲倦，关节觉痛，此暑热已去，湿仍留脏也，予化湿运脾之剂，调理而愈。

按语：暑热兼湿，病势则缠绵不已，日久气虚已甚，全不进食，故去黄连之苦寒，加扁豆花、川朴花芳香醒脾，使胃气渐复，复加化湿运脾之品得效。

3. 低热 《福建中医药》（1992，1：30）：某男，15岁，学生。1977年3月31日患“流行性脑膜炎”，经治疗高热下降出院，但仍低热不退（37.8～38.5℃），纠缠4月余，经一系列有关检查，均无异常发现。于8月12日改予中医诊治，刻诊：身热汗出，心烦倦怠，口渴欲饮，便干溲赤，舌质鲜红而尖边起刺，少苔，脉濡数。时值酷热夏令之季，此热病，为暑热损津耗气，致气阴两伤无疑，治以清暑益气、养阴清热为宜。用清暑益气汤去西瓜翠衣、粳米，西洋参改用太子参，荷梗改用荷叶，加鳖甲，服5剂后热退，共进9剂，体温正常。

按语：大病后低热，属余邪未清；缠绵至夏，热与暑合，则热势更盛，耗伤气津。用本方出入，因时制宜，不谓不巧。

4. 传染性单核细胞增多症 《新中医》(1994，1：18)：1993 年 7 月 4 日，一对夫妇背病孩就诊，出示某院转诊意见书：陈××，男，8 岁，发热 8 天，6 月 25 日入院。发热 39～40℃，关节疼痛，颌下、颈内外、腹股沟淋巴结肿大，如花生米大小，无粘连，质中，无压痛，心肺阴性，肝肋下 2 横指，脾未及。既往史：1993 年 3 月因发热，出现异型淋巴结增高，住院诊断为："传染性单核细胞增多症"，好转出院。血：WBC 20.1×10^9/L，N 0.81，L 0.13，RBC 4.11×10^{12}/L，Hb 106.8g/L，BPC 4.25×10^3/L，疟原虫(－)，肥达氏(－)，血培养(－)，ESR 22mm/h，抗"O"＜1∶500，UAIgA(＋)1∶10，肝功能无异常，B 超示肝大 2cm，肝内光点浓密。用先锋Ⅴ、氨苄青霉素、阿莫西林、氟哌酸等及对症处理，仍反复高热，转上级医院治疗。病孩自诉头痛骨楚，口渴引饮，大便干结，小便黄短。查：身热烙手，有微汗出，面赤神烦，唇焦，舌赤苔黄干，脉濡细数疾。病属暑热久羁，伤津耗气，予王氏清暑益气汤合清络饮加减，其痰火结核暂缓处理。处方：西洋参、竹叶卷心、丝瓜络、知母、石斛、扁豆花、麦冬、鲜莲叶、西瓜皮、忍冬藤、甘草、崩大碗，1 剂，水煎 2 次，分多次服。服药后，热降睡安，神气颇佳，次日晨便溏 1 次，前方去知母，加葛根，又 2 剂，热净身和，诸恙悉退，乃去竹叶卷心、莲叶，复入消瘰丸及夏枯草、王不留行、风栗壳等出入为方，又 10 余剂，身上淋巴结肿大亦渐消退。

【临床报道】

1. 中暑高热 以王氏清暑益气汤去粳米，荷梗易为鲜荷叶，加藿香、佩兰，治疗中暑高热 45 例，其中气分热盛型 26 例，热盛伤阴型 19 例。结果：痊愈 25 例，显效 8 例，有效 9 例，无效 3 例，总有效率为 93.4%。以热盛伤阴型疗效尤其明显[1]。

2. 中暑合并多器官功能障碍 治疗组 14 例在常规西医治疗基础上予本方，鼻饲或口服；对照组 17 例常规西医降温，器官支持，对症处理治疗。结果：治疗组无死亡，对照组死亡 2 例。治疗组血内毒素水平明显低于对照组，血浆热休克蛋白 70 水平明显高于对照组(均 $P<0.05$)[2]。

3. 夏季热 用本方治疗小儿夏季热 12 例，方中西洋参和西瓜翠衣分别用参须和鲜西瓜皮代替。结果，发热、口渴、尿多 3 项主要症征总分平均减少 3.69 ± 0.99，治疗前后差异显著($P<1.01$)。痊愈 4 例，好转 6 例，无效 2 例[3]。以本方对证加减治疗小儿夏季热 20 例，对照组 18 例予青霉素、三磷酸腺苷、辅酶 A、复方氨基比林、复方新诺明、多种维生素等治疗。7 天为 1 疗程，治疗 2 个疗程。结果：两组治愈各 18 例、11 例，好转各 2 例、4 例，无效各 0 例、3 例，总有效率以治疗组为优($P<0.05$)[4]。以本方加减治疗老年人夏季热 26 例，体检、实验室检查一般无异常，抗生素治疗效果不满意。以本方为主随证化裁，结果全部治愈[5]。

4. 夏季哮喘 以本方去黄连、荷梗、粳米，加地龙、生地为基本方，随证加减治疗 76 例。结果：临床控制 22 例，显效 34 例，有效 15 例，无效 5 例，总有效率为 93.4%[6]。

【附方】清暑益气汤(《内外伤辨惑论》卷中) 黄芪汗少者，减五分 苍术泔浸，去皮 以上各一钱五分(各 9g) 升麻一钱(6g) 人参去芦 白术 橘皮 神曲炒 泽泻以上各五分(各 3g) 甘草炙 黄柏酒浸 当归身 麦门冬去心 青皮去白 葛根以上各三分(各 2g) 五味子九个(2g) 水煎服。功用：清暑益气，除湿健脾。主治：平素气虚，又受暑湿。身热头痛，口渴自汗，四肢困倦，不思饮食，胸满身重，大便溏薄，小便短赤，苔腻，脉虚。

本方两出于《内外伤辨惑论》和《脾胃论》，实为补中益气汤化裁而成，为"清燥之剂"(《内外伤辨惑论》卷中)。本方证"皆因饮食失节，劳倦所伤，日渐因循其脾胃，乘暑天而作病也"

(《内外伤辨惑论》卷中)。《内经》云:“阳气者,卫外而为固也”;“炅则气泄”。“今暑邪干卫,故身热自汗。以黄芪、人参、甘草补中益气为君。甘草、橘皮、当归身甘辛微温,养胃气,和血脉为臣。苍术、白术、泽泻渗利除湿;升麻、葛根苦甘平,善解肌热,又以风胜湿也;湿胜则食不消而作痞满,故炒曲甘辛,青皮辛温,消食快气;肾恶燥,急食辛以润之,故以黄柏苦辛寒,借甘味泻热补水;虚者滋其化源,以五味子、麦门冬酸甘微寒,救天暑之伤庚金为佐也。”(《内外伤辨惑论》卷中)原书加减:“如汗大泄者,津脱也,急止之,加五味子、炒黄柏、知母,此按而收之也;如湿热乘其肾肝,行步不正,脚膝痿弱,两脚欹侧,已中痿邪,加酒洗黄柏、知母,令两足涌出气力矣;如大便涩滞,隔一、二日不见者,致食少,乃血中伏火而不得润也,加当归身、地黄、桃仁泥、麻仁泥以润之。”

以上两清暑益气汤,分别为金·李杲和清·王士雄所拟,组方虽不同,但均有清暑益气的作用,主治暑病兼气虚之证。李杲之方从正虚罹邪立论,为脾胃元气先虚,复感受暑湿之邪,耗伤津气而设,药用人参、黄芪、二术、陈皮等,性偏温燥,清暑生津之力不足而健脾燥湿之力较强。王士雄之方则从邪实伤正立论,为暑热之邪伤害肺胃,致气津两虚而设,药用西洋参、西瓜翠衣、荷梗、知母、石斛、麦冬之类,性偏凉润,清热养阴两擅其长。临床若元气本虚,又感暑湿,或暑湿缠绵损伤中气,或湿温气阴两伤,当用李氏之方;而暑温邪热炽盛,津气两伤,则当用王氏之方。总之,两方立法、主治同中有异,各有奥妙,均为良方,不可偏废。诚如裘沛然等所说:“实则李杲与王氏之方,虽俱为暑症而设,李氏方宜于脾虚湿聚,王氏方则宜于阴亏火盛,专主不一,未可论其短长。”(《中医历代各家学说》)

参考文献

[1] 沈万生.刮痧疗法治疗中暑高热的临床观察[J].中医杂志,1992,33(7):21.

[2] 朱荣长.清暑益气汤治疗中暑合并多器官功能障碍临床研究[J].临床和实验医学杂志,2006,5(10):1260-1261.

[3] 蒋治平.治疗小儿夏季热 24 例的临床观察[J].中医杂志,1987,28(2):21.

[4] 叶艾凤.清暑益气汤治疗小儿夏季热 20 例[J].湖南中医杂志,2000,16(4):73.

[5] 刘戎谊,尤仲连.清暑益气汤加减治疗老年人夏季热[J].上海中医药杂志,1985,(6):37.

[6] 单秀华.清暑益气汤加减治疗夏季哮喘 76 例[J].陕西中医,1992,13(3):104.

(王存选　陈　力　陈　健)

第六章

温　里　剂

凡以温热药为主组成，具有温里助阳，散寒通脉等作用，用于治疗里寒证的方剂，称为温里剂。体现了“八法”中的温法。

温里剂的运用有着悠久的历史，早在《黄帝内经》中就已明确提出了温法的使用原则，如“寒者热之”，“治寒以热”，“寒淫于内，治以甘热”、“寒淫所胜，平以辛热”（《素问·至真要大论》）等，这些论述成为温里剂的立方依据。《灵枢·寿夭刚柔篇》记载的寒痹药熨方，可谓较早的温里方剂，为本类方剂的遣药制方提供了思路。《神农本草经》中温热性质的药物达100味之多，占总数的28%，成为温里方剂的药物学基础。张仲景继承了《黄帝内经》关于治疗寒证的基本理论，对于感受风寒之邪所引起的疾病进行了系统的研究，他在《伤寒杂病论》中根据《素问·热论》六经分证的学说，创造性地把外感疾病中错综复杂的证候及其演变加以总结，提出了较为完整的六经辨证体系。由于其中的三阴病多属里寒证候，仲景针对这些病变拟定了为数众多的温里助阳祛寒方剂，如温中祛寒的理中丸、吴茱萸汤、小建中汤、大建中汤等；回阳救逆的四逆汤、通脉四逆汤、白通汤、通脉四逆加猪胆汁汤、白通加猪胆汁汤等，温经散寒的当归四逆汤、黄芪桂枝五物汤、当归四逆加吴茱萸生姜汤等，不仅涵盖了温法方剂的基本类型，而且其中大多成为温里之祖剂，迄今仍有相当高的临床应用价值。仲景还对上述方剂的使用指征、注意事项、加减方法等进行了详尽的论述，将脏腑、经络、病因、诊断、治疗等方面的知识有机地联系在一起，形成了系统的温法理论，使温里方剂的运用在东汉末年就已达到了一个相当高的水平，对于后世温里方剂的组成和运用产生了巨大和深远的影响。由于里寒证的形成多为素体阳虚，或寒邪入里伤及阳气，因此里寒证每伴有里虚的病理，所以仲景温里方剂的组成多助之以补，开温补并用治疗里虚寒证之先河，至今仍对临床发挥着重要的指导作用。明代张介宾曾说：“丹溪曰：‘气有余，便是火’。余续之曰：‘气不足，便是寒’”（《景岳全书》卷50）。但其所谓寒生于气虚的观点显然是在总结仲景温补法制方思想的基础上形成的。后世的许多温里方剂多从仲景方加减变化而来，如在理中丸基础上变化而成的附子理中丸、枳实理中丸、连理汤、理中化痰丸、丁萸理中丸等，在四逆汤基础上变化而成的参附汤、急救回阳汤、回阳救急汤、四味回阳饮等，反映了仲景之后，历代医家在仲景治疗里寒证方剂的基础上，根据临床需要对温法及其方剂又有了较大的发展。对于温里剂的遣药制方，明代张介宾从临床实践出发，总结出了一套温热方药的宜忌理论，如“凡用热之法，如干姜能温中亦能散表，呕恶无汗者宜之；肉桂能行血善达四肢，血滞多痛者宜之；吴茱萸善暖下焦，腹痛泄泻者极妙；肉豆蔻可温脾肾，飧泄滑利者最奇；……多汗者忌姜，姜能散也；失血者忌桂，桂动血也……”等等（《景岳全书》卷50），这些论述颇有实际指导意义。张氏还善于在肉桂、附子、干姜等阳刚药中配以人参、熟地、炙甘草等甘柔补益之品，这种刚柔相济，使阳生阴长而生化无穷的学术思想，经后世高鼓峰、张璐等人的发展，形成了温补学派，极大地发展了仲景寓补于温的制方理论。清代医家程国彭在《医学心悟》中，将“温法”列入医门八法之一，对温法理论作了进一步的总结，并告诫人们在使用“温法”时应注意当温而不温，不当温而温，当温而温之不得其法，当温而温之不量其人、不量其证与其时等四种情况，温法理论由此而更臻完备。王维德《外科证治全生集》创制阳和汤以治阴疽，开拓了温里方剂在外科领域中的应用。王清任《医林改错》将温法与活血化瘀法结合运用，组成急救回阳汤（附子、干姜、党参、白术、桃仁、红花、甘草），不仅为温里方剂的组方配伍提供了新的思路，而且对于现代应用中医药治疗休克亦颇有启发。近四十年来，在温里方剂的临床以及实验研究方面，又有了很大的发展，不仅发现了温里方剂具有加强胃肠道消化吸收功能，改善人体能量不足状态，增强心脏功能，反射性兴奋血管运动中枢以及交感神经，使血压上升以改善血液循环功能，以及镇痛功能等等，并进一步扩展了许多古方的临床运用范围，又在继承前人理论的基础上开发研制出了不少新的制剂，如四逆注射液、参附注射液等等，为温里剂的应用开拓了更为广泛的前景。

温里剂是为治疗中焦虚寒，阳衰阴盛，亡阳欲脱，或经脉寒凝之里寒证而设。里寒证的形成，或因素体阳虚，寒从内生；或因外寒入里，深入脏腑经络；或因失治误治，或服寒药太过损伤阳气，概而言之，不外乎寒邪直中与寒从内生两个方面，其临床表现一般为但寒不热，喜暖蜷卧，口淡不渴，小便清长，舌淡苔白，脉沉迟或细等。

由于里寒证有脏腑经络部位之异，病情有缓急轻重之别，故温里方剂分为温中祛寒、回阳救逆、温经散寒三类。

温中祛寒剂，适用于中焦脾胃虚寒证。临床表现为肢体倦怠，食欲不振，腹痛吐泻，四肢不温，口淡不渴，或吞酸吐涎，舌淡苔白滑，脉沉细或沉迟等症。本类方剂的组成，每以温里药中辛热或辛温入脾经者为主，常用干姜、吴茱萸、蜀椒、桂枝、生姜之类，其中尤以干姜最为多用。在配伍方面，约有以下几类：①配健脾益气药，如人参、白术、饴糖、炙甘草、大枣等。因脾胃虚寒之证，非温热则寒邪不除，非补益则虚损难愈，故温中祛寒方剂宜配伍健脾益气之品以兼顾其虚。如理中丸之人参、白术，吴茱萸汤之人参、大枣，小建中汤之饴糖、炙甘草、大枣，大建中汤之饴糖、人参，黄芪建中汤之黄芪、饴糖、炙甘草、大枣等。②配养血益阴药，如当归、芍药、地黄等。因脾胃为后天之本，营卫气血生化之源，当中焦虚寒之际，不仅卫阳乏源，营阴亦化生不足，以致阴阳失和，故本类方剂常配养血益阴之品，以调和阴阳，建立中气，达到温中补虚的目的。如小建中汤之芍药，内补当归建中汤之当归、芍药等。

回阳救逆剂，适用于阳衰阴盛，内外俱寒，甚至阴盛格阳，或戴阳等证。临床表现为四肢厥逆，精神萎靡，恶寒蜷卧，下利清谷，甚则大汗淋漓，脉微细或脉微欲绝等症。本类方剂的组成，常以附子、干姜、肉桂，或阳起石、补骨脂、胡芦巴等辛热祛寒、温肾助阳药为主，其中对温里祛寒药物的应用尤以附子为首选。因附子辛热燥烈，走而不守，通行十二经，既可恢复散失之元阳，又可资助元阳之不足。在配伍方面，约有以下几类：①配益气固脱药，如人参、白术、炙甘草等。因肾阳衰微，阳气暴脱之证，病势危在顷刻，此时若单纯温阳，恐其势单力薄，故欲救其垂危之候，必须大温大补，因而在回阳救逆方中配入益气固脱之品，可加强回阳固脱之效。如参附汤之人参，四逆汤之炙甘草，回阳救急汤之人参、白术、炙甘草等。②配通阳开窍药，如葱白、麝香等。因肾阳衰微，阴寒内盛，阴阳之气不相顺接，而呈现阴阳离绝之危象，故酌配通阳开窍之品，可交通阴阳之气，加强通阳复脉之功。如白通汤之葱白，回阳救急汤之麝香等。③配收涩药，如五味子、肉豆蔻、赤石脂等。对于阴寒内盛，阳气欲脱之危证，在回阳救逆方中佐以收敛之品，可以加强其固脱之功。如回阳救急汤之五味子，黑锡丹之肉豆蔻等。④配行气药，如陈皮、木香、川楝子等。由于寒凝则气滞，而气滞又加重阴阳之气不相顺接，故本类方剂在以大剂辛热回阳祛寒的前提下，少加行气之品，有助祛散阴寒，助阳复脉。如回阳救急汤之陈皮等。

温经散寒剂，适用于寒邪凝滞经脉之血痹寒厥、阴疽等证。临床表现为手足厥寒，肢体痹痛或发为阴疽等。本类方剂的组成，常以温经散寒，行血通脉药为主，常用药物如桂枝、细辛、麻黄、生姜之类。在配伍方面，多配益气养血药，如黄芪、炙甘草、大枣、当归、熟地、鹿角胶、芍药等。这是因为寒凝经脉证每由素体阴血虚弱，阳气不足，复感寒邪而成，故酌情配入上述药物，可扶正补虚，标本兼顾。如当归四逆汤之当归、芍药、炙甘草、大枣，黄芪桂枝五物汤之黄芪、大枣、芍药，阳和汤之熟地、鹿角胶等。此外，对于寒凝经脉，血行不畅者，可配通行血脉药，如当归四逆汤之木通；兼有寒痰痹阻者，可配化痰药，如阳和汤之白芥子等。

应用温里剂须注意以下几点：首先，应当辨别寒证所在部位，属于何脏何腑，才能有的放矢。其次，应注意辨清证候寒热之真假，勿被假象迷惑，若真热假寒之证误用温里剂，则无异于火上加油。第三，要注意因人、因时、因地制宜。对于素体阳虚之人，或时值冬令季节，或居住北方之人，温里药物之剂量可稍重，反之宜轻，以防温燥劫津之虞。此外，对于阴寒太盛，或真寒假热之证，患者服药入口即吐者，可少佐寒凉之品，或热药冷服，此即“寒因寒用”的反佐方法。

（樊巧玲）

第一节 温中祛寒

理 中 丸

（《伤寒论》）

【异名】四顺理中丸（《备急千金要方》卷2）、白术丸（《圣济总录》卷171）、调中丸（《小儿药证直诀》卷下）、大理中丸（《世医得效方》卷5）、顺味丸（《普济方》卷159）、人参理中丸（《疠疡机要》卷下）。

【组成】人参 干姜 甘草炙 白术各三两（各9g）

【用法】上为末，炼蜜为丸，如鸡子黄许大（9g），以沸汤数合，和一丸，研粉，温服之，日三四服，夜二服；腹中未热，益至三四丸。汤法：以四物依两数切（按上丸药量为一剂量），用水八升，煮取三升，去滓，温服一升，日三服。

【功用】温中祛寒，补气健脾。

【主治】

1. 脾胃虚寒证。呕吐下利，脘腹疼痛，喜温喜按，不欲饮食，畏寒肢冷，舌淡苔白，脉沉细。

2. 阳虚失血证。吐血，衄血，便血，崩漏，血色黯淡，四肢不温，面色萎黄，舌淡脉弱。

3. 小儿慢惊，病后喜唾涎沫，霍乱及胸痹等由中焦虚寒而致者。

【病机分析】脾胃同主中焦，职司运化，升降相济。若脾胃虚寒，运化无权，升降失常，清阳不升则下利；阴寒凝聚，浊阴不降则呕吐。中焦虚寒，寒凝气滞，则脘腹疼痛，喜温喜按。《灵枢·五邪篇》曰：“邪在脾胃，阳气不足，阴气有余，则中寒肠鸣腹痛。”脾虚失于健运，故不欲饮食；阳虚失于温煦，则畏寒肢冷。

脾主统血，气能摄血。中焦虚寒，脾阳不足，则脾气亦虚，统摄无权，血不循经而致便血、吐血、衄血、妇人崩漏等失血证。正如《血证论》卷1曰：“经云脾统血，血之运行上下，全赖于脾，脾阳虚则不能统血。”

病后喜唾涎沫，乃由病后脾虚，不能运化以布津，虚而不摄，则喜唾，甚则流涎不止。

霍乱为饮食不节，病邪直中脾胃，损伤脾胃阳气，清浊相干，升降失常，而致吐泻交作等症。

胸痹一证，原因颇多，此之所言胸痹，系阴盛阳虚所致。中焦虚寒，阳虚不运，阴寒阻滞胸中，阴乘阳位，故痹阻而痛。

【配伍意义】本方为饮食劳倦，或久病伤及中阳以致中焦虚寒之证而设。证属虚寒，非温热则阴寒不除，非补益则虚损不复。根据《素问·至真要大论》“寒者热之”和《素问·三部九候论》“虚则补之”的治法，以温中散寒，补益脾胃为主。《素问·至真要大论》曰：“寒淫所胜，平以辛热。”故方中以干姜为君，大辛大热，温脾胃，化阴凝，以达温中散寒，扶阳抑阴之功。病属虚证，虚则补之，故配人参补中益气，培补后天，助干姜以复中阳，在方中为臣。脾虚易于生湿，故以甘温苦燥之白术，燥湿运脾，除湿益气，其在方中既助人参增强健脾益气之力，又可除湿运脾以健中州，为佐药。更以甘草蜜炙，益气补中，调和诸药，用为使药。四药配伍，共收温中祛寒，补益脾胃之功效。

本方配伍特点是以温为主，辅以补养，两者相辅相成，使阳气复，脾胃健，寒凝化，则中焦虚寒诸症自解。

【临床运用】

1. 证治要点　本方为温中祛寒的代表方。凡中焦虚寒所致诸症，并见肢体不温，舌淡苔白，脉沉细无力者，均可以本方加减治疗。

2. 加减法　若脐上筑者，为肾虚水气上凌，去白术之壅滞，加桂枝以平冲降逆；吐多者，为气壅于上，去白术加治呕圣药生姜以降逆止呕；悸者为水饮凌心，加茯苓以化饮宁心；渴欲得水者，为脾不化湿，津液不布，加白术以培土制水，健脾运湿；虚寒较盛，四肢逆冷者，加附子、肉桂以温补脾肾；脾肺虚寒，咳嗽不止者，加半夏、茯苓、细辛、五味子以温中化饮止嗽；寒湿发黄，加茵陈以利胆退黄；阳虚失血，加黄芪、当归、阿胶以益气养血摄血；兼喘满浮肿，小便不利者，合五苓散以温阳化气利水。

3. 本方现代常用于胃及十二指肠溃疡、浅表性胃炎、胃窦炎、胃下垂、胃扩张、慢性结肠炎、痢疾、泄泻、肾下垂、慢性肾炎、崩漏、便血、吐血、鼻衄、过敏性紫癜、小儿慢惊风、小儿肠痉挛、慢性口腔溃疡、慢性支气管炎、胆道蛔虫症、胸痹等辨证属于中焦虚寒的多种疾病。

【使用注意】本方药性温燥，阴虚内热者忌用。

【源流发展】理中丸是张仲景为治疗“霍乱，头痛发热，身疼痛，寒多不用水者”，以及“大病瘥后，喜唾，久不了了，胸上有寒”之证而设。由于本方立法温中补虚，健脾助运，体现了治疗中焦虚寒证候的基本原则，故被后世医家加减用于多种脾胃虚寒证候的治疗，不仅大大拓展了本方的使用范围，而且由此衍化出众多温中祛寒类方。概而言之，大致有以下几类。一是加附子、肉桂、高良姜等温里助阳之品，用于里寒较甚，心腹疼痛或吐泻较著者，方如《延年秘录》（见《外台秘要》卷6）、《圣济总录》卷38之同名方，以及著名的附子理中丸（《太平惠民和剂局方》卷5）等；二是加茯苓、泽泻等利水渗湿之品，用于中阳不足，运化无权，水湿内停，吐利不止者，方如《证治准绳·幼科》卷5、《诚书》卷8、《活人方》卷3等书中收载的理中丸；三是加半夏、茯苓、苏子等化痰止咳之品，用于中焦虚寒，脾虚不运水湿，湿聚成痰者，方如理中化痰丸（《明医杂著》卷6）、理中降痰汤（《杂病源流犀烛》卷7）等；四是加丁香、半夏、陈皮等和胃降逆之品，用于中寒气逆，中脘停食，入口即吐或呕吐清水冷涎者，方如理中加丁香汤

(《丹溪心法》卷3)、理中汤(《万病回春》卷3)等;五是加川椒、乌梅等驱蛔杀虫之品,用于中焦虚寒,胃中虚冷吐蛔者,方如理中安蛔汤(《伤寒全生集》卷4)、理中汤(《古今医彻》卷1)等;六是加黄连等清热药,用于中焦虚寒又兼湿热中阻,寒热错杂证候,方如连理汤(《症因脉治》卷2)等。此外,尚有加入透疹、息风、活血等药,用于痘疹吐利、小儿慢惊风、中虚血滞腹痛等证的多首方剂。概而言之,大凡以中焦虚寒为主证者,历代医家多以理中丸为主方加减治疗,由此可见本方对后世温中补虚方剂组成的影响之大。本方剂型原为丸剂,若用于中焦虚寒较甚之证常改丸为汤,称为理中汤。

【疑难阐释】

1. 关于本方君药　历代医家对理中丸君药的认识有所不同。一是以成无已为代表,认为人参为君药。如《伤寒明理论》卷4曰:"人参味甘温,《内经》曰:脾欲缓,急食甘以缓之。缓中益脾,必以甘为主,是以人参为君。"二是以蔡陆仙为代表的医家认为干姜为君。其在《中国医药汇海》中说:理中汤"方中以干姜为主"。三是以干姜、人参共为君药[1],认为方中去干姜,则虽具有补中燥湿之功,然温中之力太逊;若方中不用人参,则温复中阳,燥湿尚可,但补益脾气之效锐减,唯干姜、人参同用,才不失为治疗中焦虚寒证的主药。即所谓虚者补之以人参,寒者温之以干姜之意。然根据仲景所论,本方是为太阴虚寒之证而设,且以寒盛为主。如《伤寒论》曰:"大病瘥后,喜唾,久不了了,胸上有寒,当以丸药温之,宜理中丸。"霍乱"寒多不用水者,理中丸主之"。表明本方侧重治疗中寒之证,体现"寒者温之"的治法,故方剂学教材将其列入温里剂中。历代医家亦将本方视之为温中而非补益剂,故以干姜为君,似更符合仲景立方之旨。但在临床运用时,亦可视具体情况而定。若寒甚者,干姜为君;虚甚者,人参为君;虚寒并重者,则两者共为君药。

2. 关于本方的剂型　本方剂型仲景明示有丸与汤两种。丸剂宜于缓治,而汤剂用于病情较急者。霍乱一病,病情较急,故《伤寒论》理中丸方后说明丸剂用法的同时,又指出:"然不及汤",且示例汤法。大病瘥后喜唾之证,病情较缓,当以丸药缓图,故《伤寒论》中指出"当以丸药温之"。胸痹之虚证,病情亦急,故《金匮要略》中仅示汤法(人参汤),而不用丸剂,可见本方的剂型,可丸可汤,全由病情之缓急而定。

3. 关于本方所治之霍乱　霍乱一病,在《灵枢·五乱篇》始有记载,以起病突然,大吐大泻,烦闷不舒为特征,可见于现代医学的霍乱、副霍乱、急性胃肠炎。病因为饮食不洁,或感受寒邪、暑湿、疫疠之气所致。临证有寒热之辨、干湿之分及转筋之变。《伤寒论条辨》曰:"热多欲饮水者,阳邪盛也,寒多不用水者,阴邪盛也。"理中丸所治之霍乱乃由邪犯脾胃,损伤脾胃阳气,中焦虚寒,升降失常所致的寒霍乱,切不可将本方作为霍乱的通治方。

【方论选录】

1. 成无己:"心肺在膈上为阳,肾肝在膈下为阴,此上下脏也。脾胃应土,处在中州,在五脏曰孤脏,属三焦曰中焦。自三焦独治在中,一有不调,此丸专治,故名曰理中丸。人参味甘温,《内经》曰:脾欲缓,急食甘以缓之。缓中益脾,必以甘为主,是以人参为君。白术味甘温,《内经》曰:脾恶湿,甘胜湿。温中胜湿,必以甘为助,是以白术为臣。甘草味甘平,《内经》曰:五味所入,甘先入脾。脾不足者,以甘补之。补中助脾,必先甘剂,是以甘草为佐。干姜味辛热,喜温而恶寒者胃也,胃寒则中焦不治。《内经》曰:寒淫所胜,平以辛热。散寒温胃,必先辛剂,是以干姜为使。脾胃居中,病则邪气上下左右无所不至,故又有诸加减焉。"(《伤寒明理论》卷4)

2. 许宏:"霍乱者,乃一时之间,挥霍闷乱,上吐下泄者是也,若头痛发热,身疼痛,热多欲饮水者，邪生于阳也，属五苓散，与《外台》和中汤以散之。若脉微小，寒多不用水者，邪发于阴也，属理中丸汤。甚者加附子主之。《经》曰：脾欲缓，急食甘以缓之，故用人参为君，补中正气；以甘草为臣，辅之也；以白术为佐，正气固中；以干姜为使，温脾散寒。《经》曰：寒淫所胜，平以辛热是也。"(《金镜内台方议》卷 12)

3. 方有执："热多不欲水者，阳邪胜也。寒多不用水者，阴邪胜也。五苓散者，水行则热泄，是亦两解之谓也。理，治也，料理之谓。中，里也，里阴之谓。参、术之甘，温里也；甘草甘平，和中也；干姜辛热，散寒也。"(《伤寒论条辨》卷 6)

4. 柯琴："太阴病，以吐利腹满痛为提纲，是遍及三焦矣。然吐虽属上，而由于腹满；利虽属下，而由于腹满，皆因中焦不治以致之也。其来由有三：有因表虚而风寒自外入者，有因下虚而寒湿自下上者，有因饮食生冷而寒邪由中发者，总不出于虚寒。法当温补以扶胃脘之阳，一理中而满痛吐利诸症悉平矣。故用白术培脾土之虚，人参益中宫之气，干姜散胃中之寒，甘草缓三焦之急也。且干姜得白术，能除满而止吐；人参得甘草，能疗痛而止利。或汤或丸，随机应变。此理中确为之主剂矣。夫理中者，理中焦，此仲景之明训。且加减法中又详其吐多、下多、腹痛满等法，而叔和录之于大病差后治真吐一症，是坐井观天者乎！"(《伤寒来苏集·伤寒附翼》卷下)

5. 王子接："理中者，理中焦之气，以交于阴阳也。上焦属阳，下焦属阴，而中焦则为阴阳相偶之处。仲景立论，中焦热，则立五苓以治太阳；中焦寒，则立理中以治太阴。治阳用散，治阴用丸，皆不及于汤，恐汤性易输易化，无留恋之能，少致和之功耳。人参、甘草，甘以和阴也；白术、干姜，辛以和阳也，辛甘相辅以处中，则阴阳自然和顺矣。"(《绛雪园古方选注》卷上)

6. 吴瑭："人参、甘草，胃之守药；白术、甘草，脾之守药；干姜能通能守，上下两泄者，故脾胃两守之。且守中有通，通中有守，以守药作通用，以通药作守用。"(《温病条辨》卷 2)

7. 蔡陆仙："理中者，调理中土也，较建中轻而用广。凡太阴自利不渴，寒多而呕，腹痛便溏，或厥冷拘急，或续吐蛔，及感寒霍乱者，均可治之。方中以干姜为主，为暖胃之要药；佐白术健胃去停饮，人参补中气，甘草以缓急迫。合而用之，为慢性胃肠病之泛恶吐酸，肠鸣便溏之专剂。"(《中国医药汇海·方剂部》)

【评议】诸家皆认为本方所治乃脾胃虚寒之证。尽管成因不同，但总不出于虚寒。如此温补并施之方，故可理中焦虚寒之满痛吐利。关于霍乱一证，许宏等认为有"邪生于阳"和"邪发于阴"之分，前者乃五苓散所治，后者乃本方所主，并言寒甚当加附子辛热散寒之品以助药力，故本方仅适用于寒霍乱。

【验案举例】

1. 喜唾 《中国现代医药杂志》(2008，9：126)：某男，学生，12 岁。喜唾 2 月余。西医治疗无效。诊见：不自主地频繁唾沫，质稀，苔薄白滑，脉弦，证属寒饮。《伤寒论》396 条曰："大病差后，喜唾，久不了了，胸上有寒，当以丸药温之，宜理中丸。"处以理中丸加附子(即附子理中丸)，口服，每次 1 丸，每日 2 次，10 天后复诊，病予痊愈。

2. 流涎 《湖北中医杂志》(2003，7：55)：某男，7 岁，患儿流涎半年不止，经中西医多方治疗无效。诊见患儿面黄肌瘦，精神不振，纳差，大便时有不消化物，小便清长，唇淡甲白，舌淡，苔白，脉细弱无力。此属先天不足，脾虚及肾。治以理中丸加山药、茯苓、桂枝、补骨脂，服药 10 剂，症状消失。半年后，患儿旧疾复发，仍守原方，改剂为丸，前后服用 11 剂，诸症消失，精神与体力均恢复如常，随访未复发。

3. 血证 《天津中医》(1985,5:17):某男,年逾五旬。宿患胃痛,得食则减,喜温喜按,大便时溏,面色萎黄,曾服温中理虚之剂,其痛即能缓解,后因操劳,复感寒邪,脘痛加剧,呕吐始为痰涎夹不消化食物,进而吐血约300ml,血色紫暗不鲜。经用西药止血未能获效,邀往前诊。见患者精神萎靡,吐血紫暗,便溏肢冷,脉沉细弱,舌体胖大有齿痕,舌质紫暗,苔白而嫩。证属脾阳虚统血无权,血外溢而走浊道,急予温阳健脾,益气摄血,参以消瘀,用理中汤加附子、侧柏叶、仙鹤草、三七,煎服3剂,呕血即止。

4. 糖尿病便秘 《江苏中医药》(2008,10:27):某女,68岁。患2型糖尿病12年,近3年来血糖控制不理想,大便干结反复发作,3~5日1次,曾用番泻叶、开塞露等对症治疗,便秘逐渐加重。现空腹血糖12.4mmol/L,伴有形体消瘦,口干多饮,腹胀纳差,烦躁,舌淡,苔薄乏津,脉细涩。证属脾虚肠燥,治以理中丸加当归、肉苁蓉、天花粉、生地、枳实、葛根、生山药。前后共服药20剂,查空腹血糖5.9mmol/L,诸症消失,病情渐趋稳定。

5. 胸痹《冉雪峰医案》:某男。患胸膺痛数年,延余诊治,六脉沉弱,两尺尤甚。予曰:此为虚痛。拟理中汤加附子、吴茱萸。服10剂后,脉渐敦厚,痛渐止,去吴茱萸、附子,又服20余剂痊愈。

按语:案1案2喜唾、流涎,质清稀,舌淡苔白,当属中焦虚寒,失于布津,虚而不摄所致,治当温中健脾,以助运化,复其统摄之功。案3的吐血伴有一派虚寒之象,为脾阳虚失于统血所致,故治当温中摄血。案4辨证虽属津亏肠燥,但患病日久,与脾虚不运,布津失常有关,故治以健脾助运,复其布津之职,宿疾而愈。案5之胸痹为中焦虚寒,阳虚不运,寒湿内生,痹阻胸中而痛,故从中焦论治获效。

【临床报道】

一、内科

1. 咳嗽 本方加干姜、细辛、五味子、杏仁、前胡、紫菀、百部为基本方,治疗慢性咳嗽86例,咽干、咽痒者加桔梗、防风;有痰或痰多色白者加半夏;痰黄者加鱼腥草;痰多气喘者加葶苈子;鼻塞者加辛荑花或薄荷。结果临床控制21例,显效32例,有效22例,无效11例,总有效率87.7%[2]。

2. 慢性胃炎 本方加茯苓、丁香、小茴香、藿香、荔枝核等,治疗浅表性胃炎60例。结果基本治愈9例,显效25例,有效21例,无效5例,总有效率为91.6%[3]。

3. 泄泻 本方加诃子、乌梅炭、神曲为基本方,治疗虚寒型秋季腹泻36例,呕吐者加法半夏;发热者加藿香。结果36例全部治愈,平均泻止时间为22天[4]。

4. 肠道易激综合征 以本方加黄连、茯苓为基本方,治疗肠道易激综合征20例。粪便中黏液多,兼里急后重者,加当归、赤芍、木香、槟榔;下痢日久加乌梅;口干不欲饮加煨葛根;恶寒手足不温加补骨脂、山萸肉。结果治愈17例,好转3例,疗效最短8天,最长31天,平均14天[5]。

5. 腰痛 以本方合四物汤加杜仲、续断,治疗虚寒性腰痛588例。结果治愈154例,有效343例,无效91例,总有效率88.4%[6]。

二、儿科

1. 小儿腹泻 本方加乌药、桂枝、茯苓、薏苡仁、诃子为基本方,重症者加用附子,治疗小儿秋季腹泻40例。结果痊愈24例,有效11例,无效5例,总有效率87.5%[7]。另有以本方加附子为基本方,敷脐治疗小儿秋季腹泻150例,方法是将该药做成半粒花生米大小药丸纳于神阙穴内,外用胶布固定,2天换药1次,经过1~2次敷脐治疗后,治愈102例,有效45

例，无效3例，总有效率为98%[8]。

2. 小儿多涎症　以本方加益智仁为基本方，治疗小儿脾阳虚多涎症42例。若吐涎日久，纳差便溏者，加砂仁、鸡内金；兼虫积腹痛者，去甘草，加乌梅、使君子仁、花椒。结果痊愈40例，好转2例。服药最少3剂，最多者9剂，平均4.6剂[9]。

三、五官科

复发性口疮　以本方为基本方，治疗复发性口疮106例。脾虚甚者以红参易党参，有寒象者加肉桂，有热象者加黄连。结果全部治愈。疗程最短2天，最长17天[10]。

【实验研究】

1. 对胃溃疡的作用　本方可显著促进实验性胃溃疡的痊愈，并对实验性胃溃疡的发生有保护作用。其抗溃疡机制有二：一为本方能降低胃液中游离盐酸浓度，从而减轻对黏膜的侵蚀和减少胃蛋白酶激活，对溃疡的发生起到了保护作用；二为本方能促进醋酸性胃溃疡愈合，说明它能够促使黏膜细胞再生修复。因此本方通过抑制攻击因子和强化防御因子两方面综合作用而发挥其抗溃疡作用[11]。其中甘草抗溃疡成分为三萜类和黄酮类，前者以生胃酮为代表，其主要作用机制是促进黏液的形成和分泌，并使黏液的分子结构改变，增强胃黏膜屏障，且能与胃蛋白酶结合沉淀，对抗酶的活性，后者以FM100为代表，实验表明能显著抑制胃酸与胃液的分泌以及胃蛋白酶活性，并对阿司匹林、消炎痛及5-羟色胺等所致的胃溃疡有抑制作用，且甘草甜素与甘草黄酮还有抑制胃肠运动的作用[12]。

2. 对内分泌的影响　经测定脾胃阳虚患者24小时尿17-羟、17-酮的含量均降低。以本方为主治疗后，上述含量均显著增加，差异显著($P<0.01$)。说明脾胃阳虚患者肾上腺皮质功能减退，以本方温补脾阳，对肾上腺皮质功能有一定调整作用[13]。

3. 对免疫功能的影响　以本方加附子对大黄合剂所造成的脾虚模型的免疫功能低下有改善作用，并能提高动物的耐寒能力和体力，说明本方有提高免疫功能和增强体力的作用[14]。

【附方】

1. 附子理中丸(《太平惠民和剂局方》卷5)　附子炮，去皮脐　人参去芦　干姜炮　甘草炙　白术各三两(各9g)　上为细末，炼蜜为丸，每两作十丸。每服一丸，以水一盏化开，煎至七分，空心、食前稍热服。功用：温阳祛寒，益气健脾。主治：脾胃虚寒，腹痛吐利，脉微肢厥，霍乱转筋，或感寒头痛，以及一切沉寒痼冷。

本方是在理中丸方基础上加入一味附子组成。方中附子大辛大热，与干姜相伍，温阳散寒，以消阴翳；参、术、草益气健脾。诸药合用，共奏温阳散寒，益气健脾之功。

2. 连理汤(《症因脉治》卷2)　人参　白术　干姜　炙甘草　黄连　功用：温中祛寒，清化湿热。主治：脾胃虚寒，湿热内蕴。泻痢烦渴，吞酸腹胀，小便赤涩，心痛口糜等。

本方是理中丸加黄连组成，原方无用量，临证可用等量，或重用理中丸，少佐黄连。方中以理中丸原方温阳祛寒，益气健脾；以黄连清化湿热。在《秘传证治要诀类方》卷1有与此同名之方，为理中汤加茯苓、黄连组成，则清利湿热之功尤胜。

以上两方虽主治各异，但病机均以脾阳不足，中焦虚寒为主，故组方亦以理中丸为主，温中健脾，再根据不同兼夹之证而配伍药物。与理中丸相比，附子理中丸证为阳虚寒胜，故加附子温阳祛寒；连理汤证为中焦虚寒，又兼湿热内蕴，故加黄连以清化湿热。

参考文献

[1] 曹福海．理中丸求考[J].陕西中医，1987,8(10):464.

[2] 杨凤仙，黄振炎．理中丸治疗慢性咳嗽 86 例[J].福建中医药，2004，35(4)：13-14.

[3] 赵联社，胡锡琴，董金凤．理中丸加味冲剂治疗浅表性胃炎 60 例临床观察[J].陕西中医学院学报，2001，24(2)：81-91.

[4] 潘明提．理中丸加味治疗虚寒型秋季腹泻 36 例[J].时珍国医国药，2006，17(9)：1171.

[5] 蔡代中．连理丸加味治疗肠易激综合征 20 例[J].中医杂志，1992，33(12)：20.

[6] 林树芳．奇经与妇人虚性腰痛[J].云南中医杂志，1991，12(4)：14.

[7] 黄薇，李万玲．理中汤加味治疗小儿轮状病毒感染性腹泻 40 例[J].四川中医，2000，18(2)：49.

[8] 王有芝．敷脐治疗婴幼儿秋季腹泻 150 例[J].中医外治杂志，2007，16(1)：92.

[9] 吴四喜．理中汤加减治疗小儿脾阳虚多涎症 42 例[J].广西中医药，1992，15(2)：15.

[10] 白峻峰．理中汤加减复发性口疮 106 例[J].浙江中医杂志，1992，27(10)：474.

[11] 李惠林．理中汤抗大鼠实验性胃溃疡作用的观察[J].陕西中医，1987，8(7)：334.

[12] 刘良．抗溃疡中药及其复方研究[J].中成药研究，1985，(8)：23.

[13] 郎毓珑．加味理中汤治疗脾阳虚胃脘痛 30 例临床观察[J].陕西中医，1984，5(1)：13.

[14] 胡隐恒，周京滋，符胜光，等．脾虚泄泻动物模型的复制及附子理中丸的调整作用[J].上海中医药杂志，1981，(8)：45.

吴茱萸汤

(《伤寒论》)

【异名】 茱萸汤(《金匮要略》卷中)、茱萸人参汤(《三因极一病证方论》卷 11)、三味参萸汤(《医学入门》卷 4)、参萸汤(《医学入门》卷 7)、四神煎(《仙拈集》卷 1)、吴萸汤(《方症会要》卷 3)。

【组成】 吴茱萸一升汤洗(9g)　人参三两(9g)　大枣十二枚擘(4 枚)　生姜切六两(18g)

【用法】 以水七升，煮取二升，去滓，温服七合，日三服。

【功用】 温中补虚，降逆止呕。

【主治】 虚寒呕吐证。食谷欲呕，畏寒喜热，或胃脘痛，吞酸嘈杂；或厥阴头痛，干呕吐涎沫；或少阴吐利，手足逆冷，烦躁欲死。

【病机分析】 胃属阳明，主受纳腐熟水谷，以降为顺。胃中虚寒，则不能纳谷，吞酸嘈杂，畏寒喜热；胃气上逆，故呕吐，或食后欲呕，或干呕吐涎沫；寒性凝滞收引，故见胃脘疼痛。厥阴之脉夹胃属肝，上出与督脉会于巅顶，肝胃虚寒，阴寒浊气随肝脉上冲，故巅顶头痛；肾阳不足，火不暖土，故吐利频作，手足逆冷；烦躁欲死，乃因吐利频作之痛苦所致。本方所治虽有胃中虚寒，厥阴头痛和少阴吐利之别，但胃中虚寒，浊阴上逆为其共同的病机。

【配伍意义】 本方针对胃寒气逆之证，根据《素问·至真要大论》"寒淫所胜，平以辛热"，以辛热入肝、胃、脾、肾经的吴茱萸暖肝温胃，下气降逆，和中止呕，为君药。《神农本草经》卷 2 曰："吴茱萸能温中下气止痛。"汪昂说："吴茱萸为厥阴本药，故又治肝气上逆、呕涎头痛。"(《医方集解·祛寒之剂》)本方重用生姜六两为臣，为本方一大特色，意在温中止呕，和胃降逆，助吴茱萸散寒降逆止呕。张锡纯曰："吴茱萸汤中重用生姜至六两，取其温通之性，能升能降，以开脾胃凝滞之寒邪，使脾胃之气上下能行。"(《医学衷中参西录·医论》)虚寒之证，治当温补，故以人参补气健脾，以复中虚为佐药，且生津、安神，兼顾过吐伤津，烦躁不安。大枣甘缓和中，既可助人参以补虚，又可配生姜以调脾胃，且可制约吴茱萸、生姜之辛燥，为使药。四药配伍，共奏温中补虚，抑阴扶阳，降逆止呕之功。

本方配伍特点：温中降逆药与补气益胃药相伍，温补并施，温降为主。

【临床运用】

1. 证治要点　本方为肝胃虚寒，浊阴上逆所致之证而设，除见畏寒喜热，口不渴，手足逆冷等一般里寒征象外，应以干呕，或呕吐涎沫，舌淡苔滑，脉细迟或弦细为证治要点。

2. 加减法　呕甚者，加陈皮、半夏、砂仁以降逆止呕；头痛甚者，加川芎、当归以养血止痛；寒甚者，加附子、干姜以温里散寒；吞酸嘈杂，加乌贼骨、煅瓦楞子以制酸和胃。

3. 本方现代常用于治疗神经性呕吐、神经性头痛、偏头痛、梅尼埃病、急慢性胃炎、消化性溃疡、高血压病、眼疾、妊娠呕吐等属胃中虚寒，浊阴上逆者。

【使用注意】本方药性偏于温燥，而呕吐吞酸之证又有寒热之异，若因郁热所致之呕吐苦水，吞酸或胃脘痛者忌用。

【源流发展】本方在《伤寒论》阳明病、少阴病、厥阴病三篇兼见，有温中补虚，和胃降逆之功，主治阳明、少阴、厥阴三经的虚寒证。后世温中散寒止呕的方剂多在本方基础上加减而成。与本方同名的方剂亦有多首，如《肘后备急方》卷1的吴茱萸汤，为吴茱萸、桂二味组方，主治卒心痛。《备急千金要方》卷16的吴茱萸汤，为本方加半夏、小麦、桂心、甘草，主治久寒，胸胁逆满，不能食。《太平圣惠方》卷12的吴茱萸汤为本方加厚朴、甘草，主治伤寒吐利，手足逆冷，心烦闷绝。《圣济总录》卷26的吴茱萸汤为本方去大枣加厚朴、木瓜、藿香叶、桂、丁香、甘草，主治伤寒后霍乱，吐利腹胀，转筋，手足冷，饮食不消。此外还有许多温里散寒止呕方剂的组成亦受本方的影响。如沉香温胃丸（《内外伤辨惑论》卷中）、扶阳助胃汤（《卫生宝鉴》卷13）、吴茱萸加附子汤（《医方考》卷5）、吴茱四逆汤（《医略六书》卷18）等等。

【疑难阐释】

1. 关于重用生姜的意义　本方生姜用量重达六两之多，倍于桂枝汤调和营卫时生姜的三两用量。盖因本方所治虽有阳明、少阴、厥阴之别，但其病机均与中焦虚寒，浊阴上逆有关，故重用生姜以温胃散寒，降逆止呕，助君药吴茱萸温中降逆之力，使逆气下降，气机畅达。

2. 关于一方治三经病证　吴茱萸汤在《伤寒论》中所治包括阳明、少阴、厥阴三经病证。即"食谷欲呕，属阳明也，吴茱萸汤主之"的阳明病证；"少阴病，吐利，手足逆冷，烦躁欲死者，吴茱萸汤主之"的少阴病证和"干呕，吐涎沫，头痛者，吴茱萸汤主之"的厥阴病证。虽病在三经有别，症状亦有差异，但其见症均有呕吐，皆与胃中虚寒，浊阴上逆有关。且君药吴茱萸味辛性热，入肝、肾、脾、胃经，既能温胃止呕，又可温肝降逆，更可温肾以止吐利，一药而三病皆宜，故可用吴茱萸汤一方以治三经病证。

【方论选录】

1. 成无己："上焦主纳，胃为之市。食谷欲呕者，胃不受也，与吴茱萸汤以温胃气。得汤反剧者，上焦不纳也，以治上焦法治之。《内经》曰：寒淫于内，治以甘热，佐以苦辛。吴茱萸、生姜之辛以温胃，人参、大枣之甘以缓脾。"（《注解伤寒论》卷5）

2. 许宏："干呕，吐涎沫，头痛，厥阴之寒气上攻也；吐利，手足逆冷者，寒气内甚也；烦躁欲死者，阳气内争也；食谷欲呕者，胃寒不受食也。此以三者之症，共用此方者，以吴茱萸能下三阴之逆气为君，生姜能散气为臣，人参、大枣之甘缓，能和调诸气者也，故用之为佐使，以安其中也。"（《金镜内台方议》卷8）

3. 吴昆："阳明，胃也，为仓廪之官，主纳水谷。有寒，故令食谷欲呕，吴茱萸温之宜矣。若得汤反剧，便非胃中寒，乃是上焦火，宜用凉剂，而吴茱萸非宜矣。少阴犯真寒者，足少阴肾脏中寒，与传来阳证不同也。肾间阴寒盛，则上格乎阳而为吐，《经》曰：肾主二便，故肾寒则大便不禁而为利。手足得阳而温，受气于内者也，内有阴寒，故令手足厥逆而冷。烦躁者，阴盛格阳，阳气内争，故令阳烦而阴躁，斯其为证亦危矣，故欲死。厥阴者，肝也，寒气内格，故干呕吐沫。厥阴与督脉会于巅，故头痛。吴茱萸辛热而味厚。《经》曰：味为阴，味厚为阴中之阴，故走下焦而温少阴、厥阴；佐以生姜，散其寒也；佐以人参、大枣，补中虚也。”（《医方考》卷1）

4. 方有执：“食谷欲呕，胃寒也，故曰属阳明。言与恶寒呕逆不同也。吴茱萸辛温，散寒下气，人参甘温，固气安中，大枣益胃，生姜止呕。四物者，所以为阳明安谷之主治也。上焦以膈言，亦戒下之意。”（《伤寒论条辨》卷4）

5. 柯琴：“少阴吐利，手足厥冷，烦躁欲死者，此方主之。按少阴病吐利，烦躁四逆者死，此何复出治方。要知欲死是不死之机，四逆是兼胫臂言，手足只指指掌言，稍甚微甚之别矣。……少阴之生气注于肝，阴盛水寒，则肝气不舒而木郁，故烦躁；肝血不荣于四末，故厥冷；水欲出地而不得出，则中土不宁，故吐利耳。病本在肾，而病机在肝，不得相生之机，故欲死。势必温补少阴之少火，以开厥阴之出路，生死关头，非用气味之雄猛者，不足以当绝处逢生之任也。吴茱萸辛苦大热，禀东方之气色，入通于肝，肝温则木得遂其生矣；苦以温肾，则水不寒，辛以散邪，则土不扰。佐人参固元气而安神明，助姜、枣调营卫以补四末。此拨乱反正之剂，与麻黄附子之拔帜先登，附子、真武之固守社稷者，鼎足而立也。若命门火衰，不能腐熟水谷，故食谷欲呕。若干呕、吐涎沫而头痛，是脾肾虚寒，阴寒上乘阳位也，用此方鼓动先天之少火，而后天之土自生，培植下焦之真阳，而上焦之寒自散，开少阴之关，而三阴得位者，此方是欤。”（《伤寒来苏集·伤寒附翼》卷下）

【评议】吴茱萸汤治疗的病证虽涉及阳明、少阴、厥阴，但诸家皆认为以胃中虚寒，浊阴上逆为主要病机，故均可用本方。对本方中重用生姜，诸家认为有助于吴茱萸散寒降逆止呕，两者相伍，使中焦阴霾之邪得散。但柯琴认为本方用生姜，取其与大枣相合调和营卫，此种看法，实有失仲景善用生姜的灵活性及重用生姜六两之深刻用意。

【验案举例】

1. 眩晕 《光明中医》(2008，11：5771)：某女，50岁，干部。因下乡劳累过度引起头晕目眩，视物周旋，动则呕吐清涎，近三日加重，兼头痛，巅顶尤如凉水侵袭，四末不温，胃脘隐痛，肠鸣，茶食难入，心烦不宁，舌苔白滑，脉沉细无力等症。西医诊为“梅尼埃综合征”。证属胃虚肝寒，浊阴之气上逆。法当温中补肝，降逆止呕。治以吴茱萸汤加川芎、木香、桂枝，3剂应手而解，继原方再进3剂以做巩固，诸证尽失。

2. 头痛（高血压病） 《光明中医》(2008，11：5771)：某男，60岁。患高血压病5年。十天前因受寒冷刺激出现头晕头痛，头痛以巅顶为甚，痛甚则头皮麻木，伴见胃脘胀闷不适，温熨则舒，时时呕吐涎沫，血压190/110mmHg，察其面色晦暗而体胖，舌淡苔白滑润，脉缓无力。此系肝胃虚寒，浊阴上逆，清窍失养而起。治以散寒止呕，温胃降逆为法。方以吴茱萸汤加茯苓、炙甘草、白术、半夏，3剂后自觉头晕头痛大减，胃开吐止，血压140/90mmHg，原方继服6剂而安。

3. 慢性支气管炎 《辽宁中医杂志》(2008，11：2571)：某女，55岁。咳嗽、气喘反复发作6年，近1周病情加重。西医诊断为慢性支气管炎。1周前因受凉复发而日夜咳嗽，自服枇杷膏等中西药后，病情未见缓解。诊见微恶风寒，咳嗽微喘多痰，尤以早晚为甚，痰色白而清稀，时呕，胸闷气逆，流清涕，口不渴，舌体胖，苔白腻，脉浮滑。方用吴茱萸汤加桂枝、杏仁、制半夏、紫菀、款冬花、陈皮，6 剂后症状消失。

4. 慢性腹泻 《中医研究》(2002，1：36)：某男，31 岁。因误食生冷，腹泻不止，经治好转后，每遇生冷即泄痢不止，逐渐消瘦，延医年余，就诊于余。症见精神疲惫，面色黧黑，消瘦，呕吐酸水，脐腹冷痛，大便日行四五次，四肢逆冷，舌淡苔白腻，脉沉细。证属肝寒胃虚，脾气下陷所致。投以吴茱萸汤加茯苓。服药 3 剂后吐酸泄痢已减，大便基本成形。继以原方加五味子、肉豆蔻，前后服药 30 余剂而告愈。

按语：案 1 年过半百，气血乃虚，加之工作劳累，致厥阴肝寒，清阳不展，浊阴上逆而发眩晕。用吴茱萸汤重在温中降逆，疏肝燥脾。加川芎入厥阴肝经，兼治头顶痛；木香行肠胃之气；桂枝以温通阳气。药效相符，故取效甚捷。案 2 系肝胃阴寒，阻遏于中而致，然又有“脾冷多涎”，“脾虚多涎”之说，在治疗上采用纯阳之剂，促进寒降阳升，脾胃得以运化之机，故《伤寒论》378 条曰：“干呕吐涎沫，头痛者，吴茱萸汤主之。”若拘于肝阳上亢而致血压升高之说，是与治疗相左矣。案 3 咳嗽日久，病情反复发作，损伤脾阳，脾阳不运，水精不布，寒饮内停，复感风寒，外寒引动内饮，遂致本证。故治以吴茱萸汤，外散风寒，内逐寒饮，药与证合，奏效快捷。案 4 少阴寒盛，寒水上泛而侮脾土，中焦不运而致清不升浊不降，吐利乃作，久则脾气下陷，转为慢性腹泻。故以吴茱萸汤加五味子、肉豆蔻温中散寒，涩肠止泻而愈。

【临床报道】

1. 吐涎证 本方治疗上消化道癌并发泛吐清涎证 168 例，6 剂为 1 疗程。结果痊愈 116 例，显效 21 例，有效 17 例，无效 14 例，总有效率为 91.7%[1]。

2. 慢性浅表性胃炎 本方加佛手、延胡索、甘松、玫瑰花、厚朴、草豆蔻、砂仁为基本方，治疗肝寒犯胃型慢性浅表性胃炎 150 例。头晕去草豆蔻加草果、泽泻；嗳气加丁香、降香；泛酸加海螵蛸、煅瓦楞子；口苦加川黄连。7 天为 1 疗程。结果显效 69 例，有效 71 例，无效 10 例，总有效率为 93.3%[2]。

3. 神经官能症 以本方为基本方治疗神经官能症 100 例。肝血不足者加当归、阿胶(烊化)；痰涎壅盛者加胆南星、天竺黄、半夏；气机郁结者加柴胡、香附、枳壳、川芎；躁动不安者加朱砂(冲服)、琥珀(冲服)；惊悸恐慌者加生龙骨、生牡蛎；多梦者加酸枣仁、合欢皮；厌食者加川楝子、砂仁、厚朴；倦怠乏力者加白术、茯苓、天麻；血瘀闭阻者加桃仁、红花。结果痊愈 51 例，显效 20 例，好转 16 例，无效 13 例，有效率为 87%[3]。

4. 头痛 吴茱萸汤配合中成药天舒胶囊为基本方，治疗偏头痛 60 例；痛偏前额加葛根、升麻，痛在颈部、口干者加柴胡，兼外感者加羌活。天舒胶囊每次 4 粒，每天 3 次，10 天为 1 疗程。结果痊愈 29 例，好转 18 例，显效 8 例，无效 5 例，总有效率 91.67%[4]。

5. 眩晕 以本方加桂枝为基本方，治疗梅尼埃病引起的眩晕 23 例。伴恶寒，四肢不温者，加炮附子；呕多者，加法半夏；气虚甚者，加黄芪。每日 1 剂。结果：痊愈 20 例(眩晕消失)，好转 3 例(眩晕症明显减轻)，一般服 3 剂即可改善症状[5]。

【实验研究】

1. 止呕作用 本方有明显的镇吐作用，对硫酸铜所致的家鸽呕吐，有显著的抑制效果，且经正交试验发现方中单味药以吴茱萸的作用最强，配生姜后效果增强，而四药皆用表现出最强的镇吐效果[6]。

2. 止泻作用 实验组小鼠用吴茱萸汤汤液灌胃，剂量为 20g/kg，对照组给同体积生理盐水。1 小时后均用大黄冷浸液 12.5g/kg 灌胃，观察给大黄后 7 小时内滤纸上大便情况。结果显示：排稀便者，实验组 15/23，对照组 23/24。实验组稀粪点数为 2.96±0.55，对照组为 4.75±0.64，两组比较有显著差异($P<0.001$)。小白鼠禁食 12 小时后随机分为三组，分别腹腔注射吴茱萸汤(30g/kg)、硫酸阿托品(10mg/kg)或生理盐水，30 分钟后给炭乳 10ml/kg 灌胃，20 分钟处死小鼠，剖腹取肠，测量炭乳前沿至贲门的距离，计算其与胃肠道全长的百分比。结果显示：吴茱萸汤及阿托品组小肠推进率分别为 26.5%±4.7%与 37.3%±5.3%，均明显低于生理盐水组(65.3%±4.8%)。说明本方对生大黄的冷浸液灌胃引起的小鼠泄泻有明显的止泻效果，能显著降低小鼠小肠推进率[7]。

3. 抗消化性溃疡作用　采用幽门结扎法复制大鼠胃溃疡模型。收集胃液，测其胃液量、胃液总酸度、胃蛋白酶活性、一氧化氮(NO)含量；制备胃组织匀浆，测其超氧化物歧化酶(SOD)活性及丙二醛(MDA)含量。实验结果：吴茱萸汤对幽门结扎型胃溃疡大鼠胃液量、总酸度及胃蛋白酶活性有明显的抑制作用，能显著增加其胃液中 NO 含量；能使胃组织中 SOD 活性明显升高。结果表明：吴茱萸汤抗幽门结扎型胃溃疡的作用是通过抑制攻击因子与促进防御因子，即抑制胃液总酸度、胃蛋白酶活性，增加黏膜血流量，提高机体抗氧化能力实现的[8]。

4. 强心、抗休克作用　本方用水煎醇沉法制成注射液，能显著加强离体蟾蜍心和兔心的心肌收缩力，增加蟾蜍心输出量，升高麻醉狗和大鼠血压，对麻醉兔球结膜微动脉呈先短暂收缩，后持久扩张，迅速增快血流流速，改善流态，离散聚集的红细胞，增加毛细血管网交点数；能显著提高晚期失血性休克兔的生存率，升高血压，增加尿量。这些实验结果提示，吴茱萸汤注射液对失血失液后的气虚阳脱型厥脱证(包括休克)有一定的回阳固脱功效[9]。

【附方】小半夏汤(《金匮要略》)　半夏一升(20g)　生姜半斤(10g)　以水七升，煮取一升半，分温再服。功用：和胃止呕，散饮降逆。主治：呕吐不渴，心下有支饮者，以及诸呕吐谷不得下者。

方中半夏燥湿化饮，和胃降逆，为止呕要药。配合生姜，既可制约半夏的毒性，又能加强温胃散寒，化饮止呕的作用，为治呕吐的基础方。

本方与吴茱萸汤均有温胃降逆止呕之功。但吴茱萸汤温中补虚，降逆止呕，重在治疗胃中虚寒，浊阴上逆诸证；而本方主治饮停于胃，胃失和降之呕吐。

参 考 文 献

[1] 牯海，王艳馨．吴茱萸汤治疗上消化道癌并发泛吐清涎证 168 例[J]．陕西中医，1997，18(1)：9.

[2] 郑逢民．吴茱萸汤治疗肝寒犯胃型慢性浅表性胃炎 150 例[J]．浙江中医杂志，2004，8(4)：153.

[3] 曹金婷．吴茱萸汤治疗神经官能症 100 例[J]．河南中医学院学报，2008，23(2)：70.

[4] 江权生，潘彩芹．加味吴茱萸汤天舒胶囊治疗偏头痛 60 例疗效观察[J]．浙江医学杂志，2000，28(5)：380.

[5] 辜善腾．吴茱萸汤治梅尼埃病[J]．新中医，1990，22(4)：18.

[6] 邱赛红，窦昌贵．吴茱萸汤温胃止呕作用的实验研究[J]．中药药理与临床，1988，4(3)：9.

[7] 唐映红，窦昌贵．吴茱萸汤温脾止泻作用的实验研究[J]．中药药理与临床，1990，6(1)：6-9.

[8] 李冀，柴剑波，赵伟国．吴茱萸汤抗大鼠幽门结扎型胃溃疡作用机理的实验研究[J]．中医药信息，2007，24(6)：53.

[9] 黄如栋，窦昌贵．吴茱萸汤注射液回阳固脱作用的实验研究[J]．中药药理与临床，1991，7(2)：1.

小 建 中 汤

《伤寒论》

【异名】芍药汤(《古今录验方》，录自《外台秘要》卷 17)、桂心汤(《圣济总录》卷 91)、建中汤(《伤寒明理论》卷 4)、桂枝芍药汤(《伤寒图歌活人指掌》卷 4)。

【组成】桂枝三两去皮(9g) 甘草二两炙(6g) 大枣十二枚擘(4 枚) 芍药六两(18g) 生姜切三两(9g) 饴糖一升(30g)

【用法】上六味,以水七升,先煮五味,取三升,去滓,内饴糖,更上微火消解,温服一升,日三服。

【功用】温中补虚,和里缓急。

【主治】虚劳里急证。腹中时痛,喜温欲按,舌淡苔白,脉细弦;或虚劳而心中悸动,虚烦不宁,面色无华,或手足烦热,咽干口燥等。

【病机分析】本方主治虚劳诸证。此言虚劳,皆因中焦虚寒,化源不足所致。阳气不足则无以温煦,故腹中时痛,喜得温按;中虚则无以生化,阴阳俱乏,无以奉心,则虚烦心悸,面色无华;中虚营卫化生不足,阴阳失调,而见手足烦热,咽干口燥。以上治证虽较复杂,但皆因中焦虚寒,化源不足,营卫失和,气血虚损所引起。

【配伍意义】本方由桂枝汤倍芍药加饴糖组成,以温中补虚,和里缓急为法,根据《素问·脏气法时论》"脾欲缓,急食甘以缓之"之意,重用甘温质润的饴糖为君,温中补虚,和里缓急。芍药倍用,合饴糖酸甘益阴,缓急止痛;桂枝伍饴糖辛甘温阳而祛寒,两味共为臣药,一温一凉,一散一收,以调和阴阳,化生气血。卫为阳,不足者益之必以辛;营为阴,不足者补之必以甘。生姜、大枣辛甘相合,健脾益胃,调和营卫,为佐药。甘草益气健脾,调和诸药,为使药,且与桂枝相合有辛甘养阳之意,配芍药又有酸甘化阴之功。诸药相伍,使中气健,化源足,气血生,营卫调,则虚劳诸证可解。

本方的配伍特点为:以甘温药为主,伍以辛酸,以成辛甘化阳和酸甘化阴之剂,使阴阳相生,中气自立。

【类方比较】本方与桂枝汤均出自《伤寒论》,但其理法与桂枝汤有别。桂枝汤以桂枝为君,功能解肌发表,调和营卫,治疗外感风寒表虚证,属于辛温解表剂;本方以饴糖为君,功能温中补虚,和里缓急,用于虚劳腹痛,心悸等里寒虚证,属于温中补虚之剂。

【临床运用】

1. 证治要点 本方是治疗虚劳里急腹痛的常用方剂,临床以腹痛喜温喜按,面色无华,舌淡红,脉沉弱或虚弦为辨证要点。

2. 加减法 寒重者,加花椒温中散寒;便溏者,加白术健脾除湿;气滞者,加木香行气除胀;气虚者,加黄芪、党参补中益气;血虚者,加当归温养补血。

3. 本方现代常用于胃及十二指肠溃疡、慢性胃炎、再生障碍性贫血、神经衰弱、慢性肝炎、溶血性黄疸等疾病而见上述症状者,对于功能性发热、白血病等属阴阳失调所致的虚热,亦可应用本方。

【使用注意】阴虚火旺、呕家、吐蛔、中满者,不宜应用本方。

【源流发展】小建中汤由桂枝汤倍芍药加饴糖而成,两方虽然仅一药之差,但因君药的变化而使解肌发表之剂一变而成温中补虚、和里缓急之方。本方立法调和阴阳,温建中脏,通过培补后天,资气血生化之源以治积劳虚损诸证,即如《金匮要略心典》卷上所说:"求阴阳之和者,必于中气;求中气之立者,必以建中也",在治虚劳诸方中可谓独树一帜。小建中汤重用饴糖,以甘温补虚,缓急止痛为主,在此基础上,仲景对于中气不足,脾胃虚弱较甚者主张再加黄芪(黄芪建中汤),以增益气建中之力。《备急千金要方》卷 3 又将方中桂枝易为桂心,再加当归以奏补虚和血止痛之功,用于妇人产后大虚,"腹中疠痛不止,吸吸少气,或苦小腹拘急，痛引腰背，不能饮食”者，即内补当归建中汤（习称当归建中汤）。此后历代医家对于中虚腹痛之证常以本方为主治疗，现代对于胃及十二指肠球部溃疡而见胃脘隐痛，喜温喜按，舌淡脉细，证属中虚脏腑失于温养者，用本方加减治疗，亦多获捷效。本方还有调和阴阳，以除虚劳发热之功，故又为甘温除热法之滥觞，对于后世内伤发热的治疗亦有较为深远的影响。

【疑难阐释】

1. 关于本方的主治证候　小建中汤在《伤寒论》与《金匮要略》中均有记载，其主治证候散见于书中多处。如《伤寒论》中有：“伤寒，阳脉涩，阴脉弦，腹中急痛”；“伤寒二三日，心中悸而烦”。《金匮要略》中载：“虚劳里急，悸，衄，腹中痛，梦失精，四肢酸疼，手足烦热，咽干口燥”；“男子黄，小便自利”；以及“妇人腹中痛”等。上述临床表现虽然复杂，但概而言之，可归纳为三类：一是中焦虚寒，失于温煦，以致腹痛绵绵；二是中虚化源不足，气血虚馁，失于濡养而致心悸、四肢酸疼、面色萎黄等；三是气血不足，进而阳损及阴，阴阳失调，阴虚生热则见手足烦热、咽干口燥、衄血、失精等，阳虚生寒则见里急、腹痛等等。由此可知，上述症状的出现均与中焦虚寒，以致化源不足或阴阳失调有关。

2. 关于本方立法　本方既为中焦脾胃虚弱之证而设，故重用饴糖为君，旨在温中补虚，缓急止痛，体现了本方以温养为主之大法，《伤寒明理论》卷4明确指出本方功在“温建中脏”。本方药物配伍的另一个特点是酸甘与辛甘合用：芍药之酸与饴糖、甘草之甘相伍，有化生阴液之功；桂枝、生姜之辛与饴糖、甘草之甘相合，有化生阳气之效。两者配伍同用，体现了甘润温补，调和阴阳之法，故本方又用于中虚阴阳失调之发热。因此，《金匮要略心典》卷上将本方功效概括为“和阴阳，调营卫”。此外，自李杲提出本方芍药之功在于“土中泻木”（《脾胃论》卷上）之后，后世亦有医家认为本方立法，在于培土抑木，如《医宗金鉴》有“缓肝和脾”之说（见《中医方剂大辞典》），《医方论》卷3有“小建中汤之义，全在抑木扶土”之论。虽然白芍有柔肝缓急之功，但亦可入脾经缓急止痛；再从临床来看，中虚腹痛多表现为脘腹隐痛，喜得温按，舌淡脉细，与肝木乘脾而致者有别。所以，笔者认为，本方立法重在温中补虚，使用时亦主要着眼于中焦虚寒。若肝木乘脾，胁腹胀痛之轻者，可以本方扶土抑木以缓之；重者则须加入疏肝解郁之品同用。

3. 关于方中饴糖、芍药的使用　饴糖，为用高粱、米、大麦、小麦、粟、玉米等含淀粉质的粮食为原料，经发酵糖化制成的食品。味甘，性温，归脾、胃、肺经，在本方中有温中补虚，缓急止痛，生津润燥之功，入药应烊化冲服。本方中芍药，临床多用白芍，因其性寒，故以炒用为宜。白芍在小建中汤中的配伍意义大致有三：①化阴以和阳。白芍可敛阴养血以滋阴血之不足，且与方中诸甘味药相配又有利于阴液的化生。②和里缓急。腹痛是本方及其类方中出现频率最高的症状，白芍长于和里缓急，故本方重用之以缓脘腹之痛。③柔肝止痛。若兼肝木乘脾者，白芍亦可于土中泻木，柔肝缓急而止疼痛，若以酒炒，则又增疏肝之力。

【方论选录】

1. 李杲：“《伤寒论》云：阳脉涩，阴脉弦，法当腹中急痛。以芍药之酸，于土中泻木为君。饴糖、炙甘草，甘温补脾养胃为臣；水夹木势，亦来侮土，故脉弦而腹痛，肉桂大辛热，佐芍药以退寒水；姜、枣甘辛温，发散阳气，行于经脉皮毛为使。建中之名，于此建焉。”（《脾胃论》卷上）

2. 许宏：“建中者，建其脾也。脾欲缓，急食甘以缓之，建中之味甘也。阳脉涩，阴脉弦者，为中虚内寒也。心中悸者为气虚，烦者为血虚。故用胶饴为君，甘草、大枣为臣，以甘佐

甘缓之也。白芍药之酸，能收敛脾气，而益其中，故用之为佐，桂枝、生姜之辛，以散余邪而益其气也。”(《金镜内台方议》卷4)

3. 吴昆：“腹中急痛，则阴阳乖于中，而脾气不建矣，故立建中汤。桂肉与桂枝不同，枝则味薄，故用之以解肌；肉则味厚，故用之以建里。芍药之酸，收阴气而健脾；生姜之辛，散寒邪而辅正。《经》曰：脾欲缓，急食甘以缓之。故用甘草、大枣、胶饴以缓急痛。又曰：呕家不可用建中，为其甘也。则夫腹痛而兼呕者，又非建中所宜矣。”(《医方考》卷1)

4. 方有执：“小建中者，桂枝汤倍芍药而加胶饴也。桂枝汤扶阳而固卫，卫固则荣和；倍芍药者，酸以收阴，阴收则阳归附也；加胶饴者，甘以润土，土润则万物生也。建，定法也，定法唯中，不偏不觉，王道荡荡，其斯之谓乎。”(《伤寒论条辨》卷2)

5. 张志聪：“夫皮肤经脉之血，生胃腑水谷之精，由胃之大络而注于脾之大络。脾之大络名曰大包。从大包而行于脏腑之经隧，从经隧而外出于孙络、皮肤。伤寒阳脉涩阴脉弦是皮肤、经脉之血气逆于脾络之间。故法当腹中急痛，先与小建中汤。桂枝辛走气，芍药苦走血，故易以芍药为君，加胶饴之甘以守中，不宣发谷精而为汗，故名曰建中。”(《伤寒论集注》卷2)

6. 张璐：“桂枝汤方中，芍药、桂枝等分，用芍药佐桂枝以治卫气；小建中方中加倍芍药，用桂枝佐芍药以治营气。更加胶饴以缓其脾，故名之曰建中。则其功用大有不同耳。”(《伤寒缵论》卷下)

【评议】诸家皆认为本方以建中土，使脾健运，生育营卫之意组方，且认为健脾必以甘为主。方中重用饴糖乃食甘以缓之，为建中之味也，使中土得润，则阴阳调和。且多数医家认为本方当以饴糖为君药，才能甘以补中。但也有医家认为本方所治乃肝木乘土所致，当泻木邪之干脾，重用芍药为君，如李东垣重视本方中白芍的抑木作用，认为当“以芍药之酸，土中泻木为君”。亦有医家重视本方桂枝与芍药的配伍，认为桂枝走气，芍药走血，芍药佐桂枝则以治卫气，桂枝佐芍药以治营气，且桂枝味辛，芍药味酸，与甘味饴糖相伍，则辛甘以化阳，酸甘以化阴，补阴阳之不足，本方虽与桂枝汤方类似，然不为解表而为建中，使脾胃健，营卫通，阴阳和，则虚劳里急诸证可愈。

【验案举例】

1. 虚劳　《吴鞠通医案》：施某，20岁。形寒而六脉弦细，时而身热，先天不足，与诸虚不足小建中汤法。白芍六钱，炙甘草三钱，生姜四钱，桂枝四钱，胶饴一两，大枣四枚，服六十剂后，诸皆见效。

2. 小儿尿频　《千家妙方》：某女，4岁。尿频月余，一日几十次，每次量少，喜甜食，食量不大，发育一般，较瘦，神情不活泼，面色稍苍黄，腹部较紧张，诊为中气不足，脾胃虚弱，予以建中汤。10剂后，尿频好转，每日减至20多次，面色转红，继服原方加黄芪7剂后，尿频愈。

3. 产后发热　《现代中西医结合杂志》(2005,2:122)：某女，28岁。产后发热2个月不退，体温38～40℃，汗多，面色萎黄，口唇、指甲无华，骨瘦如柴，皮肤干皱，精神萎靡，左臀压疮如掌大，凹陷色淡，脓稀。证属产后病久体虚，脾胃气虚，阳陷入阴，气虚发热。治宜补中益气，托里排脓，以建中汤加减主之。服15天后神清热退。再加入蚤休、忍冬藤加减调治2个月余，热退汗止，谈吐流利，臀部压疮愈合。

按语：案1为先天不足，脾胃虚寒，运化无力，化生气血不足，则六脉弦细，肢寒畏冷，如无身热，则当与理中汤以温中散寒，补益脾胃以治之，而本案见身热，乃因化源亏乏，营卫化生不足，阴阳失调所致，故方与小建中汤甘温补益，即助化源，又除寒热而愈。案2小儿尿频为中气不足，脾胃虚弱而致，脾主运化，布散津液于周身，因脾虚运化无力，则津液下走膀胱，而见尿频，故以小建中汤甘温健脾，脾运则津液得布而愈。案3产后脾胃气虚，气虚发热，遵甘温除热之法，投用建中汤，以求辛甘化阳，酸甘化阴，气充血濡，则浮阳自敛。

【临床报道】

1. 胃脘痛 以本方基本方治疗胃脘痛96例，寒重者加蜀椒、干姜、炮姜；气滞者加枳壳、厚朴、木香；大便溏稀者加白术、山药；体虚乏力者加党参、黄芪；大便血者加槐花、地榆、藕节；呕血者加白及、侧柏叶；吐酸水者加瓦楞子、乌贼骨。结果症状消失者89例，症状明显减轻者5例，无效者2例，总有效率98%[1]。

2. 消化性溃疡 本方加黄芪、木香为基本方。配合口服痢特灵片治疗消化性溃疡38例。7天为1疗程，连用6个疗程。结果治愈27例，显效8例，无效3例[2]。

3. 老年性便秘 本方加锁阳、当归、生黄芪为基本方，治疗老年性便秘68例。气虚明显者，加党参、白术、以增补气之力；若气虚下陷，肛门坠胀，可合用补中益气；腹胀明显者，加枳实、厚朴；食欲不振者，加鸡内金、炒谷芽。每日1剂，1周为1个程。治疗2～3周后，判断疗效。结果治愈38例，显效26例，无效4例[3]。

4. 肠易激综合征 以本方为基本方治疗肠易激综合征36例，血虚明显者加当归；自汗盗汗多者加浮小麦、茯神；便秘严重者加火麻仁、瓜蒌。结果痊愈16例，显效9例，好转7例，无效4例，总有效率88.9%。疗程最短1个月，最长6个月[4]。

【实验研究】抗免疫作用 以二甲苯所致小鼠耳廓肿胀及醋酸诱发小鼠血管通透性增高的炎症模型研究小建中汤的抗炎作用；采用小鼠炭粒廓清实验和溶血空斑生成，观察小建中汤对免疫系统的作用。结果提示：小建中汤对二甲苯所致小鼠耳廓肿胀、醋酸诱发小鼠血管通透性增加有明显的抑制作用，给药组与模型组比较差异显著；能提高吞噬指数和溶血空斑光密度(OD)值。实验表明小建中汤具有抗炎、增强机体免疫力的作用[5]。

参 考 文 献

[1] 边广军，王志辉，吕登仕．小建中汤治疗胃脘痛96例[J].陕西中医，2007，28(9)：1150-1151.

[2] 夏喜英．中西医结合治疗消化性溃疡38例[J].河南中医药学刊，2001，16(1)：66.

[3] 刘英丽．加味小建中汤治疗老年性便秘68例[J].中国民间疗法，2010，18(2)：34.

[4] 杨军，樊春燕．小建中汤加减治疗肠易激综合征36例[J].陕西中医，2005，26(9)：29.

[5] 沈祥春，陶玲，柏帅．小建中汤抗炎免疫作用的实验研究[J].时珍国医国药，2008，19(9)：12-13.

黄芪建中汤

（《金匮要略》）

【异名】黄芪汤（《古今录验》，录自《外台秘要》卷17）。

【组成】芍药六两酒炒(18g) 桂枝三两去皮(9g) 炙甘草二两(6g) 生姜切三两(9g) 大枣十二枚擘(4枚) 饴糖一升(30g) 黄芪一两半(9g)

【用法】以上七味，以水七升，先煮六味，去滓，内饴糖，更上微火消解。温服一升，日三服。

【功用】温中补气，和里缓急。

【主治】虚劳病，阴阳气血俱虚证。里急腹痛，喜温喜按，形体羸瘦，面色无华，心悸气短，自汗盗汗。

【病机分析】脾胃为后天之本，营卫气血生化之源。今中焦虚寒，纳运无力，生化不足，则致阴阳气血俱虚。中气虚寒，不得温养，故里急腹痛，喜温喜按；气血生化不足，机体失于温养，故形体羸瘦，面色无华；气血虚无以养心，心失所养，则心悸气短；营卫不足，表虚不固，则自汗盗汗。以上诸症皆因中焦虚寒，化源不足所致。

【配伍意义】本方为小建中汤加黄芪而成，以温中补虚立法，是治疗虚劳的著名方剂。方中黄芪甘温入肺，健脾益气；饴糖甘温补虚，缓急止痛，共为方中君药。桂枝助阳，芍药益阴，两药相合，调和阴阳，化生气血为臣。生姜、大枣辛甘相合，健脾益胃，调和营卫，为佐药。炙甘草益气健脾，调和诸药为使。且炙甘草味甘，与桂枝、饴糖相配"辛甘化阳"，合芍药"酸甘化阴"。诸药相合，益气建中，方可化源足，气血生，营卫调，诸症平。

【类方比较】本方与小建中汤均有温中补虚，缓急止痛之功，用于中焦脾胃虚弱，阴阳气血不足之证。由于本方更增黄芪一两半，而黄芪善补脾肺之气，又能固表止汗，故更宜于中焦虚寒，气虚较著，兼有神疲乏力，自汗脉弱者。

【临床运用】

1. 证治要点　本方为益气温中的常用方，临床以里急腹痛，喜温喜按，形体羸瘦，面色无华，心悸气短，或自汗盗汗，舌淡红，脉沉弱为证治要点。

2. 加减法　同小建中汤。

3. 本方现代常用于治疗胃、十二指肠溃疡，神经衰弱，慢性腹膜炎，慢性胃炎等辨证属中气虚寒，阴阳气血俱虚的多种疾病。

【使用注意】阴虚火旺者，呕家及中满者，均忌用本方。

【源流发展】本方始载于《金匮要略·血痹虚劳病脉证并治》中，由小建中汤加黄芪而成，主治"虚劳里急，诸不足"。所谓"里急"，是指腹中拘急；"诸不足"，是指气血阴阳俱虚。由于本方之论紧接于小建中汤条文之后，方中又加入黄芪，可知本方所治证候与小建中汤证相似，惟其虚损更甚。提示运用小建中汤时可根据患者虚损的程度灵活加减，由此亦可见仲景用方之法度。后世医家受其启迪，在应用本方时或再加入人参，使补气之力益著(见《肘后备急方》卷4)；或加入当归，与饴糖、白芍相伍，助其养阴补血之功(见《外台秘要》卷17引《必效方》)；或将桂枝易为肉桂，以增温阳祛寒之效(见《证治要诀类方》卷1)；或加白术、陈皮，既助脾胃之运化，又使补而不滞(见《伤寒全生集》卷2)等等，反映了本方对后世温中补虚之剂的影响。

【方论选录】

1. 吴昆："汗后身痛者，此由汗多耗损阴气，不能荣养筋骨，故令身痛；阳虚，故令脉迟；汗后，故令脉弱。黄芪、甘草之甘，补中气也，然桂中有辛，同用之足以益卫气而实表；芍药之酸，收阴气也，桂中有热，同用之足以利荣血而补虚。此方以建中名者，建立中气，使其生育荣卫，通行津液，则表不虚而身痛自愈矣。"(《医方考》卷1)

2. 喻昌："虚劳病而至于亡血失精，消耗精液，枯槁四出，难为力矣。《内经》于针药所莫制者，调以甘药，《金匮》遵之，而用小建中汤、黄芪建中汤，急建其中气。俾饮食增而津液旺，以至充血生精，而复其真阴之不足，但用稼穑作甘之本味，而酸辛咸苦，在所不用，盖舍此别无良法也。然用法者贵立于无过之地，宁但呕家不可用建中之甘，即服甘药，微觉气阻气滞，更当虑甘药太过，令人中满，早用橘皮、砂仁以行之可也，不然甘药又不可恃，更将何所恃哉？后人多用乐令建中汤、十四味建中汤，虽无过甘之弊，然乐令方中前胡、细辛为君，意在退热，而阴虚之热则不可退；十四味方中用附、桂、苁蓉，意在复阳，而阴虚之阳未必可复，又在用方

者之善为裁酌矣。”(《医门法律》卷 6)

3. 徐彬:“小建中汤本取化脾中之气,而肌肉乃脾之所生也,黄芪能走肌肉而实胃气,故加之以补不足,则桂、芍所以补一身之阴阳,而黄芪、饴糖又所以补脾中之阴阳也。若气短胸满加生姜,谓饮气滞阳,故生姜以宣之;腹满去枣加茯苓,蠲饮而正脾气也;气不顺加半夏,去逆即所以补正也。”(《金匮要略论注》卷 6)

4. 陈元犀:“虚劳里急者,里虚脉急也;诸不足者,五脏阴精、阳气俱不足也。《经》云:阴阳俱不足,补阴则阳脱,泻阳则阴竭,如是者当调以甘药。又云:针药所莫及,调以甘药。故用小建中汤君以饴糖、甘草,本稼穑作甘之味,以建立中气,即《内经》所谓“精不足者,补之以味”是也。又有桂枝、姜、枣之辛甘,以宣上焦阳气,即《内经》所谓“辛甘发散为阳”是也。夫气血生于中焦,中土虚则木邪肆,故用芍药之苦泄,于土中泻木,使土木无忤,而精气以渐而复,虚劳诸不足者,可以应手而得耳。加黄芪者,以其补虚塞空,实腠通络,尤有专长也。”(《金匮方歌括》卷 2)

【评议】黄芪建中汤乃小建中汤加黄芪组成,均可治疗虚劳,故喻昌曰:“虚劳病而至于亡血失精,消耗精液,枯槁四出,难为力矣。《内经》于针药所莫制者,调以甘药,《金匮》遵之,而用小建中汤、黄芪建中汤,急建其中气。”黄芪味甘微温,补脾肺之气,与饴糖相配,则甘温益气之力更胜,尤适于小建中汤证而气虚较甚者,正如徐彬所曰:“小建中汤本取化脾中之气,而肌肉乃脾之所生也,黄芪能走肌肉而实胃气,故加之以补不足,则桂、芍所以补一身之阴阳,而黄芪、饴糖又所以补脾中之阴阳也。”陈元犀亦云:小建中加黄芪者,“以其补虚塞空,实腠通络,尤有专长也”。可见黄芪建中汤补气建中之力胜于小建中汤。

【验案举例】

1. 胃窦炎 《河北中医》(1987,1:28):某男,49 岁。慢性胃痛反复发作已 5 年许。胃镜检查:胃体黏膜充血,红肿,蠕动正常,活检经病理证实,胃窦中度慢性炎症,诊为胃窦炎。症状:脘腹胀痛,食后尤甚,纳谷欠佳,泛吐清水,手足不温,急躁易怒,苔薄白,脉弦细。证属肝木犯胃,中阳不足。以黄芪建中汤加柴胡、香附,5 剂后胃脘痛略减,继进 10 剂,食纳增加,吐酸好转,以上方增损又服 56 剂,诸证悉平,胃镜复查已正常,迄今未再复发。

2. 浅表性胃炎 《河北中医》:(1994,14:30):张某。因胃脘痛半月来院求治,经纤维胃镜检查,胃体中、下窦部黏膜以红为主,诊断为浅表性胃炎。症见胃痛隐隐,喜温喜按,得温痛减,遇寒痛甚,伴神疲乏力,纳少便溏,舌淡苔白,脉沉缓,予黄芪建中汤加减,服药 23 剂,临床症状消失,痊愈出院。

3. 萎缩性胃炎 《湖北中医杂志》(1991,17:12):某男,45 岁。患者 2 个月前自觉上脘隐隐作痛,纳差,经某医院两次胃镜检查,诊断为“慢性萎缩性胃炎”。症见胃脘部胀痛,嗳气,饱胀,有时嗳气连续不止,勉强进食,大便不爽,舌质淡红,苔薄白,脉弦缓。此证反复发作 1 年余,责之中气虚弱,脾胃虚寒,予黄芪建中汤加党参,服 30 剂症状消失,续服 20 剂巩固疗效,经胃镜检查恢复正常。随访 3 年,诸症悉平。

4. 溃疡病 《湖北中医杂志》(1982,3:20):某男,45 岁。经胃镜和 X 线检查确诊为十二指肠球部溃疡,病程已 10 年,曾有 2 次出血史,经多次治疗溃疡不能愈合,现胃镜检查发现十二指肠球部前壁有一个 1.5cm×1.0cm,深 0.2cm 溃疡。症见胃脘隐痛,饥时痛著,食后痛减,喜暖喜按,神疲易乏,大便偏溏,舌质淡,苔薄白,脉细弱。辨证为脾胃虚寒。予黄芪建中汤煎剂和片剂,经过 4 周治疗,脘痛已解,其他症状明显改善,胃镜复查球部溃疡已完全愈合。

按语：案1为中焦虚寒，又伴有肝气郁滞，故以黄芪建中汤培土以建中阳，另加柴胡、香附疏肝解郁。其余3例均为中气虚弱，脾胃虚寒而致，故以黄芪建中汤温中补虚，益气建中，使中阳建，气血充，诸症得解。

【临床报道】

1. 胃脘痛　黄芪建中汤治疗虚寒性胃脘痛34例，病程在1年以上者3例，1年以内者3例。吞酸嘈杂者，加海螵蛸、浙贝母；嗳气泛恶者，加旋覆花、代赭石；大便溏薄者，加茯苓、山药。结果治愈10例，显效23例，无效1例，总有效率97%[1]。

2. 萎缩性胃炎　黄芪建中汤为基本方，治疗慢性萎缩性胃炎101例。病程均在1～20年，5年以上者占45%，其中合并十二指肠球炎者35例。虚寒型加党参，肝郁气滞型加丹参、川楝子，脾胃阴虚型加百合。结果：临床痊愈59例，显效24例，有效14例，无效4例，总有效率96.03%[2]。

3. 胃窦炎　黄芪建中汤加丹参、桃仁、延胡索为基本方，治疗胃窦炎41例。虚寒明显者加熟附片、党参；胃阴不足者去干姜、桂枝，加沙参、麦冬；肝胃不和者加柴胡、香附；痰浊中阻者加半夏、陈皮；食滞者加神曲、山楂。结果：痊愈23例，显效9例，好转6例，无效3例，总有效率92.6%[3]。

4. 消化性溃疡　黄芪建中汤加乌贼骨、煅瓦楞、木香、白及为基本方治疗消化性溃疡40例。结果痊愈24例，有效12例，无效4例，总有效率为90%[4]。

5. 胃倾倒综合征　黄芪建中汤加半夏、党参、白术、玫瑰花为基本方，治疗胃倾倒综合征16例。病程15天内4例，1年之内12例。血虚加当归、枸杞子、阿胶、鹿角胶；脘腹胀满加香橼皮、炒枳壳、煨木香；失眠者加肉桂、黄连；吻合口溃疡者加浙贝母、三七粉；吻合口炎症，苔黄厚者，加蒲公英、黄芩，减桂、姜；大便溏者加扁豆、山药、麦芽、芡实。结果：痊愈15例，无效1例，痊愈率为93.7%[5]。

6. 反流性食管炎　本方为基本方，治疗老年性反流性食管炎40例。吐酸者，去饴糖加吴茱萸、煅瓦楞、乌贼骨；腹胀痞满者，加枳实、炒白术；纳呆者，加砂仁、炒麦芽。结果显效14例，有效24例，无效2例，总有效率为95%[6]。又有以本方加高良姜、木香、砂仁、丹参、海螵蛸为基本方，治疗胃食管反流病40例。8周为1疗程。结果显效26例，有效11例，无效3例，总有效率92.5%[7]。

7. 血卟啉病　用黄芪建中汤为主，治疗血卟啉病28例。病程最长达6个月，最短3天，均有上腹或脐周腹痛，或急腹痛症状，伴恶心、呕吐、贫血，并不能以内外各科腹痛原因解释。腹痛甚者加元胡；湿重呕吐甚者加砂仁、半夏；腹胀者加枳壳。结果28例均获治愈。疗程最长18天，最短5天，1周左右痊愈。28例经随访半年，均未复发[8]。

8. 过敏性鼻炎　用黄芪建中汤加党参、山药、白术、杏仁、菟丝子、巴戟天，治疗过敏性鼻炎60例，病程最短1年，最长20年。过敏原因：药物16例，冷空气12例，烟尘12例，无明显诱因20例。有热者加黄芪、去巴戟天。结果显效50例，有效10例[9]。

【实验研究】增强机体免疫作用　用水杨酸钠灌胃、饥饱失常、劳倦过度的方法，复制出脾虚大鼠模型，并用黄芪建中汤防治。可使红细胞计数、血红蛋白(Hb)、血浆白蛋白含量、红细胞C3b2受体花环率(C3b2RR)、红细胞免疫复合物花环率(Ic2RR)、淋巴细胞转化率趋于正常。表明黄芪建中汤有增强机体免疫力的作用[10]。

【附方】内补当归建中汤(《备急千金要方》卷3)　当归四两(12g)　芍药六两(18g)　甘草二两(6g)　生姜六两(18g)　桂心三两(9g)　大枣十枚　以水一斗，煮取三升，去滓，分三服，一日令尽。产后一月，日得服四、五剂为善。若大虚，纳饴糖六两，汤成纳之于火上，饴消。功用：温中补虚，缓急止痛。主治：产后虚羸，腹中疼痛，食欲不振，面色萎黄，唇口干燥，乳汁缺乏。

本方由小建中汤加当归而成。方中当归养血活血，小建中汤温中补虚，两者相合，温补气血，建中止痛。本方与黄芪建中汤均有温中补虚，缓急止痛的功效，但黄芪建中汤健脾益气之功较胜；而本方养血疗虚之力尤佳。

参考文献

[1] 王建光．黄芪建中汤治疗虚寒性胃脘痛 34 例[J]．河北中医，1994，16(4)：30.

[2] 贺方礼．黄芪建中汤治疗慢性萎缩性胃炎 101 例[J]．湖北中医杂志，1991，13(1)：12.

[3] 刘浩江．黄芪建中汤加减治疗胃窦炎 41 例[J]．河北中医，1987，9(1)：28.

[4] 汪志成．黄芪建中汤加味治疗消化性溃疡 40 例总结[J]．湖南中医杂志，2007，23(4)：91-92.

[5] 疣存生．黄芪建中汤加减治疗胃倾倒综合征 16 例[J]．甘肃中医学院学报，1988，(3)：53.

[6] 杨新营，郭跃来．黄芪建中汤治疗老年反流性食管炎 40 例疗效观察[J]．国医论坛，2006，21(4)：7.

[7] 王桂花，赵玉武．黄芪建中汤加减治疗胃食管反流病 40 例体会[J]．甘肃中医，2004，17(7)：16.

[8] 王震权．黄芪建中汤加味治疗 28 例血卟病[J]．江苏中医，1994，15(11)：8.

[9] 李淑琴．黄芪建中汤加味治疗过敏性鼻炎 60 例[J]．辽宁中医杂志，1990，17(5)：39.

[10] 王红伟，刘旺根，丁瑞敏．黄芪建中汤对脾虚大鼠血液成分及细胞免疫功能的影响[J]．河南中医药学刊，2002，17(6)：61.

大建中汤

（《金匮要略》）

【异名】三物大建中汤(《张氏医通》卷 16)。

【组成】蜀椒二合去汗(6g)　干姜四两(12g)　人参二两(6g)

【用法】以水四升，煮取二升，去滓，内胶饴一升(30g)，微火煮取一升半，分温再服。如一炊顷，可饮粥二升，后更服。当一日食糜粥，温覆之(现代用法：三味水煎二次，取汁，兑入饴糖 3g，分二次温服)。

【功用】温中补虚，降逆止痛。

【主治】中阳衰弱，阴寒内盛之脘腹剧痛证。心胸中大寒痛，呕不能食，腹中寒，上冲皮起，出见有头足，上下痛而不可触近，或腹中漉漉有声，舌苔白滑，脉弦紧。

【病机分析】本方主治中阳衰弱，阴寒内盛之脘腹剧痛证。《素问·痹论》曰："痛者，寒气多也，有寒故也。"由于中阳衰弱，阴寒凝聚于内，经脉收引拘急，则心胸中大寒痛；阴寒犯胃，浊阴上逆，故呕不能饮食。《素问·举痛论》曰："寒气客于肠胃，厥逆上出，故痛而呕。"腹中寒盛，上冲皮起，故腹中寒，出见头足，上下痛而不可触近。若内有寒饮，则腹中漉漉有声。

【配伍意义】中阳衰弱，阴寒内盛，非温则寒不除，非补则虚损不复。方中蜀椒味辛性热，温中散寒，降逆止痛，为君药。张秉成曰："蜀椒之大辛大热，上至肺而下至肾，逐寒暖胃，散积杀虫"(《成方便读》卷 2)。干姜辛热，温中祛寒，和胃止呕，以助蜀椒温建中阳，散寒止痛之力，为臣药。人参补脾益胃，扶助正气；重用饴糖建中缓急，既能增强椒、姜止痛之功，又可制约其过于辛燥，还具甘缓益气，补虚助阳之功，共为佐药。诸药合用，使中阳建，阴寒去，阳气复。

本方的配伍特点：温补并施，以温为主，温中以除阴寒，补中土以建中阳，两者相得益彰。

【类方比较】大建中汤与小建中汤、黄芪建中汤以及当归建中汤四方均有温中补虚之功，可治中虚腹痛之证。但大建中汤散寒降逆之功较著，宜于中虚寒甚，腹痛拒按，兼见呕逆，证势较急者。另三方则以温中缓急为主，宜于腹痛绵绵，喜温喜按，证势较缓者。其中小建中汤辛甘相合，又佐以大量芍药以酸甘化阴，宜于中阳虚而营阴亦不足者；黄芪建中汤于小建中汤内加入黄芪，益气建中之力大增，使阳生阴长，诸虚不足之症自除；当归建中汤主治产后虚羸，以产后百脉空虚，故加苦辛甘温、补血和血之当归。简而言之，大建中汤以散寒为主，小建中汤以温阳为主，黄芪建中汤侧重于甘温益气，当归建中汤偏重于和血止痛。

【临床运用】

1. 证治要点　本方以温阳建中立法，临床常用于治疗虚寒性腹痛，呕吐及虚寒虫积、疝瘕等证，以脘腹剧痛，呕不能饮食，舌苔白滑，脉弦紧为证治要点。

2. 加减法　腹痛胀满者，加厚朴、砂仁；寒甚而头痛目眩者，加吴茱萸；恶寒重者，加附子；呕吐甚者，加半夏、生姜；口干者，加白芍；手足麻痹者，加桂枝。

3. 本方现代常用于胃肠痉挛症、肠粘连、肠疝痛、肠管狭窄、肠道蛔虫性梗阻、胃扩张、胃下垂、胰腺炎、阑尾炎、腹膜炎、肾结石等辨证属于中阳衰弱，阴寒内盛的多种疾病。

【使用注意】实热内结，湿热积滞，或阴虚血热而致之腹痛忌用本方。

【源流发展】本方乃张仲景为腹满痛之证而设，载于《金匮要略·腹满寒疝宿食病脉证治》篇中，在仲景诸"建中"方中以长于散寒止痛而著称。后世对本方的运用变化大致有以下几方面。一是加黄芪、附子、苁蓉、鹿茸等以增强温阳补虚之力，用于虚劳阳气或气血不足诸疾，如《深师方》(见《外台秘要》卷17)、《严氏济生方》卷1以及《定斋未病方》(见《普济方》卷217)中的大建中汤；二是加半夏、生姜等以助和胃降逆之功，用于中寒气逆较甚者，如《备急千金要方》卷19之大建中汤；三是加远志、龙骨等以增宁心固涩之功，用于中焦虚寒又兼心肾虚衰，精关不固，神不守舍者，如《备急千金要方》卷19、《黄帝素问宣明论方》卷1以及《女科百问》卷上之大建中汤；四是加桂心、归身等以温经活血通脉，用于中虚腹痛而兼有瘀血者，如《临证指南医案》卷1之大建中汤等。综上可见，上述四类变化基本不出原方温中、补虚、降逆、止痛之功，既体现了大建中汤的基本功效，又反映了后世对于本方应用的发展。

【疑难阐释】关于"腹中寒，上冲皮起，出见有头足"。该症状是对腹中常有包块，时起时消的形容，其成因有二：一为中焦虚寒，阴寒内盛，阴寒之气逆而上冲，寒凝气聚而致。汪昂曰："阴寒之气逆而上冲，横格于中焦，故见高起痛呕不可触近之证"(《医方集解·祛寒之剂》)。二为腹中有蛔虫，又因中焦虚寒，蛔之特性喜暖而恶寒，蛔不耐寒，在腹中扰动而致。尤怡曰："上冲皮起，出见有头足，上下痛不可触近者，阴凝成象，腹中虫物乘之而动也。"(《金匮要略心典》卷中)

【方论选录】

1. 汪昂："阳受气于胸中，阳虚则阴邪得以中之，阴寒之气逆而上冲，横格于中焦，故见高起痛呕不可触近之证。心为阳，寒为阴，寒乘于心，冷热相激故痛。寒乘于脾，脾冷弱不消水谷。心脾为子母之脏，为邪所乘，故痛而呕，复不能饮食也。此足太阴、阳明药也。蜀椒辛热，入肺散寒，入脾暖胃，入肾命补火。干姜辛热通心，助阳逐冷散逆。人参甘温，大补脾肺之气。饴糖甘能补土，缓可和中。盖人之一身，以中气为主，用辛辣甘热之药，温健其中脏，以大祛下焦之阴，而复其上焦之阳也。"(《医方集解·祛寒之剂》)

2. 尤怡："心腹寒痛，呕不能食者，阴寒气盛而中土无权也。上冲皮起，出见有头足，上下痛而不可触近者，阴凝成象，腹中虫物乘之而动也。是宜大建中脏之阳，以胜上逆之阴。故以蜀椒、干姜温胃下虫，人参、饴糖安中益气也。"(《金匮要略心典》卷中)

3. 黄元御："心胸大寒痛，呕不能饮食者，土火俱败，寒水上凌，胃气奔逆不能下降也。腹中寒气上冲皮起，见头足出现上下走，痛而不可触近者，风木与寒水合邪，肆行无忌，排击冲突，势不可挡也。大建中汤胶饴、人参培土而建中，干姜、蜀椒补火而祛寒也。"(《金匮悬解》卷17)

4. 费伯雄："非人参不能大补心脾，非姜、椒不能大祛寒气，故名曰大建中。又有饴糖之甘缓，以杀姜、椒之辛燥。非圣于医者，不辨有此。"(《医方论》卷3)

5. 张秉成："夫阳受气于胸中，胸中之阳不足，则阴寒得以乘之，为痛为呕，所由来也。然寒为无形之邪，必赖有形之物，或痰或血或食或虫，以为依附。否则虽满痛而决不拒按，以至手不可近也。但痰、血、虫、食，均有见证可察，如此证之上冲皮起出见有头足之形，可见非痰非血非食，其为虫痛也无疑。而蛔动入膈者，皆因脏寒而来，故治法必先温建其中脏，而后蛔可安，寒可除。用人参、饴糖补中，以干姜之辛热，走而不守，以复其阳，更用蜀椒之大辛大热，上至肺而下至肾，逐寒暖胃，散积杀虫，自然虫去正安，法之尽善者也。"(《成方便读》卷2)

【评议】众医家均认为本证之心胸大寒痛，呕不能食为阴寒内盛，寒气上冲所致。对腹中皮起，见有头足，多认为是阴寒凝结，蛔虫扰动所致。对此中阳虚衰，阴寒内盛之证，认为当温补并施，培土固中，则中脏得温，阴寒可除。

【验案举例】

1. 慢性胰腺炎急性发作 《实用中医内科杂志》(2006,1:5)：某女，60岁。有慢性胰腺炎多年，每因饮食不慎，反复发作。此次患者脘腹及两肋疼痛不休，已有半年余，曾应用多种抗生素治疗不愈，且病情日渐加重，脘腹胀痛，连及左肩背，食后痛势加剧，伴汗出肢冷，面色苍白，不能进食，小便清，大便秘结不通，舌质淡，有齿痕，苔薄白，脉沉细无力。实验室检查：白细胞 $15.0\times10^9/L$，中性粒细胞0.90。血、尿淀粉酶明显增高。证属中焦虚寒，治宜温中散寒止痛。药用本方加甘草、鸡内金、蒲黄、五灵脂，服用1剂痛减，3剂能进食，10剂痊愈。

2. 十二指肠球部溃疡 《实用中医内科杂志》(2006,1:5)：某男，48岁。患有慢性浅表性胃炎多年，常胃脘部疼痛，泛吐酸水，多年来每因进食生冷黏硬之物而反复发作。近3个月以来，病情骤然加重，胃脘部疼痛，嘈杂泛酸，饥时痛增，得食得温痛减，神疲乏力，身体瘦弱，气短言微，舌质暗淡，苔薄而腻，脉沉微弱。电子胃镜检查：浅表性胃炎；十二指肠球部溃疡(活动期)。证属中焦虚寒，阴寒凝结，治宜益气温中健脾，治以大建中汤加甘草、黄芪、海螵蛸，配合泰胃美口服，3剂痛减，继用原方加苍术、吴茱萸、蒲黄、五灵脂。10剂痊愈。嘱平素注意饮食定时，忌辛辣刺激之品。

3. 肠梗阻 《浙江中医杂志》(2000,10:224)：某女，34岁。患急性肠梗阻因病家慑于手术，转中医诊治。症见急性病容，面青白，腹胀大，腹部有包块或条状物突起，出没于上下左右攻冲作痛，手不可近。脉沉迟紧，舌淡，苔白滑。证属腹中大寒，中阳失其健运，阴寒凝聚，肠道阻塞。其症状与病机颇与《金匮要略》大建中汤证所描载的："心胸中大寒痛，呕不能食，腹中寒，上冲皮起，出见有头足"相合，遂投以大建中汤。1剂后，腹中雷鸣，泻下清稀便，腹痛大减，连进3剂，竟获痊愈。

按语：案1慢性胰腺炎急性发作，证属中阳衰弱，阴寒内盛之腹痛，疼痛较剧，治以大建中汤温中散寒，寒甚则瘀，加蒲黄、五灵脂、鸡内金活血化瘀，甘草甘缓和中。诸药合用，寒散瘀行，则痛止。案2疼痛拒按并非实证，便秘亦非实秘，脉证合参，辨证为阳气虚衰，阴寒内盛。方选大建中汤，切中病机，标本同治，诸病减轻。案3肠梗阻病机为邪阻中焦，通降不行。关键在一个"塞"字上，因为中焦为气机升降的通道和枢纽，一有阻塞，升降顿息，出入俱废，则出现痛、呕、胀、秘四大典型症状。致塞之因有寒凝气滞，火热郁闭，湿阻中焦，虫团内结，食积血瘀等等，病因不同，治各有异。本案为中焦大寒，阴寒凝滞，肠道阻塞不通。故"治寒以热"，以温通为法。大建中汤大热大补。能大振中阳，荡寒通降，梗塞自通矣。

【临床报道】

1. 胆道蛔虫症　用大建中汤加乌梅、苦楝皮、槟榔、黄连、炙甘草为基本方，治疗胆道蛔虫症45例，若寒中见热者，出现舌苔厚而黄燥，脉象沉迟，腹满拒按，大便秘结，以上方合大承气汤；苦寒盛者，加入桂枝、细辛、吴茱萸；若寒中兼瘀者，加三棱、莪术、乳香、没药；若兼气滞，加砂仁、檀香、香附等。结果：痊愈(临床症状完全消失，血象检验均正常)39例；好转(临床症状消失缓慢，血象检验在正常范围)4例。治愈率达86%[1]。

2. 慢性浅表性胃炎　本方加桂枝、厚朴、半夏、白芍、黄芪、木香、砂仁等为基本方，治疗慢性浅表性胃炎80例，病程最短者2个月，最长者3年。结果痊愈者58例，好转者20例，无效者2例，服药最少者6剂，最多者20剂[2]。

3. 阳痿　本方加巴戟天、淫羊藿、蜈蚣治疗阳痿80例，结果65例痊愈，好转15例。服药最多者21剂，最少者3剂，平均12剂[3]。

【实验研究】对神经递质的影响　给脾阳虚大鼠灌服大建中汤，股静脉取血，以观察本方对大鼠血清神经递质的影响。结果提示：大建中汤能显著降低脾阳虚大鼠血清中5-羟色胺(5-HT)、5-羟基色氨酸(5-HTP)、5-羟吲哚乙酸(5-HIAA)含量，大、中、小剂量组之间有量效关系。实验表明：大建中汤能够降低血浆中与疼痛刺激相关的神经递质5-HT、5-HTP、5-HIAA含量，从而达到镇痛作用[4]。

参考文献

[1] 金国华．加味大建中汤治疗胆道蛔虫症的体会[J]．浙江中医杂志，1964，7(2)：17.

[2] 董品军，路康新．大建中汤加味治疗慢性浅表性胃炎80例[J]．四川中医，2002，20(6)：45.

[3] 朱树宽．加味大建中汤治疗阳痿80例[J]．河北中医，1999，21(1)：34.

[4] 陈继婷，郭维，杨毅．大建中汤对脾阳虚大鼠血清神经递质影响的实验研究[J]．浙江中医杂志，2007，42(5)：300-301.

第二节　回阳救逆

四逆汤

(《伤寒论》)

【组成】甘草二两炙(6g)　干姜一两半(9g)　附子一枚生用，去皮，破八片(15g)

【用法】以水三升，煮取一升二合，去滓，分温再服。强人可大附子一枚，干姜三两。

【功用】回阳救逆。

【主治】少阴病。四肢厥逆，恶寒蜷卧，呕吐不渴，腹痛下利，神衰欲寐，舌苔白滑，脉微细；或太阳病误汗亡阳，而见四肢厥逆，面色苍白，脉微细者。

【病机分析】寒为阴邪，易伤阳气，寒邪深入少阴，伤及肾阳，肾阳为一身阳气之根本，《素问·厥论》说："阳气衰于下，则为寒厥。"肾阳虚衰，全身及肢体失于温煦，故见四肢厥逆，恶寒蜷卧。脾主运化水谷精微，依赖于肾阳的温煦，肾阳衰则不能温煦脾阳，脾失运化之职，致清阳不升，反而下陷，浊阴不降，反而上逆，故呕吐下利。阳虚寒盛，寒性凝滞，故见腹痛。《素问·举痛论》曰："寒气入经而稽迟，泣而不行，客于脉外则血少，客于脉中则气不通，故卒然而痛。"阳气充实，精神才能旺盛，今阳气虚衰，神失所养，则见神衰欲寐。太阳误汗，阳气随汗外泄，损伤心肾之阳，而致阳气大虚之亡阳证。阳气虚衰，无力鼓动血行，则见脉微而细。

【配伍意义】本方所治系寒邪深入少阴所致的寒厥证。《素问·至真要大论》曰："寒淫于内，治以甘热，佐以苦辛"；"寒淫所胜，平以辛热"。病至少阴阳衰阴盛，脉微肢厥，非大剂辛热之剂，不足以破阴回阳而救逆。方中附子为大辛大热之品，为补益先天命门真火之第一要品，能通行十二经脉，迅达内外以温肾壮阳，祛寒救逆，为君药。钱潢曰："附子辛热，直走下焦，大补命门之真阳，故能治下焦逆上之寒邪，助清阳之升发而腾达于四肢，则阳回气暖而四肢无厥逆之患矣"(《伤寒溯源集》卷 4)。干姜为臣药，温中焦之阳而除里寒，助附子伸发阳气。《本经疏证》卷 10 说："附子以走下，干姜以守中，有姜无附，难收斩将夺旗之功，有附无姜，难取坚壁不动之效。"附、姜同用，可温壮脾肾之阳，祛寒救逆。但两药过于温燥，恐伤阴液，因而以炙甘草为佐，调和诸药，以制约附、姜大辛大热之品劫伤阴液之弊。此外甘草配干姜又可温健脾阳。脾阳得健，则水谷运化正常。如此则脾肾之阳得补，先后天相互滋助，以建回阳救逆之功。若服药后呕吐，可用冷服法。此即《素问·五常政大论》所谓："气反者……温寒以热，凉而行之"之法。

本方配伍特点，主要取功专力强的大辛大热之品相须为用，以加强破阴复阳之力，配伍甘温益气之药，既能解毒，又缓其过于辛热之性。

方名"四逆汤"，逆，有违逆之意；四逆，指四肢自指(趾)端向上逆冷，直至肘膝以上。四肢为诸阳之本，三阴三阳之脉相接于手足。一旦阳衰阴盛，少阴枢机不利，阳气不达于四肢，则形成四肢厥逆之候。本方解四肢厥逆，使阳气舒展而达四肢，故名四逆汤。

【临床运用】

1. 证治要点　本方为回阳救逆的代表方剂。除四肢厥冷外，并伴神疲欲寐，下利清谷，舌淡苔白，脉微等全身虚寒证表现。

2. 加减法　寒气盛者，重用附子、干姜；体虚脉弱者，加红参、党参、黄芪；脾气不足者，加焦白术、炒山药；腰痛者，加桑寄生、杜仲；下肢水肿、小便少者，加连皮茯苓、泽泻。

3. 本方现代常用于心肌梗死、心衰、休克、急慢性胃肠炎、水肿、胃下垂，亦用于麻疹逆证、阳虚发热、喘证、食管痉挛、白细胞减少症、毒血症，或急性病大汗出而见虚脱等辨证属于阳衰阴盛的多种疾病。

【使用注意】

1. 本方乃治阳衰阴盛之厥逆，如属真热假寒者，当禁用。

2. 凡因寒盛格阳于外而见面红、烦躁等真寒假热者，为防热汤格拒，可将汤冷服。

【源流发展】本方为张仲景所制，在《伤寒论》中有关本方主治的内容主要有以下 8 条："伤寒脉浮，自汗出，小便数，心烦，微恶寒，脚挛急，反与桂枝欲攻其表，此误也，得之便厥，若重发汗，复加烧针者"；"伤寒医下之，续得下利清谷不止，身疼痛者"；"太阳病，发热头痛，脉反沉，若不差，身体疼痛"；"阳明病，脉浮而迟，表热里寒，下利清谷"；"少阴病，脉沉者"；"少阴病，饮食入口则吐，心中温温欲吐，复不能吐，始得之，手足寒，脉弦迟，若膈上有寒饮，干呕者"；"厥阴病，大汗出，热不去，内拘急，四肢疼，下利，厥逆而恶寒者"；"霍乱病，既吐且利，小便复利，而大汗出，下利清谷，内寒外热，脉微欲绝"。《金匮要略》中本方用于："呕而脉弱，小便复利，身有微热，见厥者"。细析仲景论述，本方治证临床表现虽多，但概而言之，均可见四逆恶寒、下利清谷、呕吐或身痛等阳气虚衰，阴寒内盛之征，故仲景用大辛大热之品配伍组方以迅速挽回阳气，拯救厥逆。若阴寒极甚，阴甚格阳，出现真寒假热之象者，仲景则重用干姜、附子，以加强回阳通脉之功，名"通脉四逆汤"。若霍乱吐利太甚，以致阳亡液脱，则当再加益阴之品：如病势不甚者，仲景在四逆汤中加入人参，以回阳救逆，益气生津，名"四逆加人参汤"；若病势较甚，症见吐下自断，汗出而厥，四肢拘急不解，脉微欲绝者，仲景取通脉四逆汤加入猪胆汁少许，借其寒凉以引阳药入阴，借其苦润以润燥滋液，共成回阳救逆，益阴和阳之功。仲景不仅首创四逆汤开后世回阳救逆方剂之先河，而且又从药量的增减、药味的变化等方面示人以权变之道，对后世医家治疗阳气虚衰，阴寒内盛之证影响极大，并在近二千年的运用过程中不断有所发展。如唐代儿科专著《颅囟经》卷上，在四逆汤中加入白术一味而创"温脾散"，成为温中健脾燥湿之剂，用于"小儿脾冷水泻，乳食不消，吃奶频吐"；《伤寒六书》卷 3 的回阳救急汤以本方合六君子汤以助补益脾胃之力，再加肉桂、五味子、麝香更增温里散寒，益气生脉之效，较之四逆汤回阳救逆之功尤著，用于寒邪直中三阴，真阳衰微之证；对于阴阳俱脱证候，《景岳全书》卷 51 仿四逆加人参汤之制又加入熟地、当归等滋阴养血药物，较之原方回阳救阴之功益著。现代研究发现四逆汤还有显著的升压、强心、抗休克等作用，故又常将本方用于治疗心肌梗死、心衰、急慢性胃肠炎吐泻过多，各种高热大汗所致的虚脱，各种因素所致的休克等属于阳衰阴盛者。本方原为汤剂，现代亦制成注射剂使用，在急症的抢救治疗中发挥着重要的作用。

【疑难阐释】

1. 关于本方组成　以柯琴为代表的一些医家认为：四逆汤证是阳气欲脱，方中应有人参，无参是因传抄遗漏之故。柯氏曰："仲景凡治虚证，以里为重，协热下利，脉微弱者，便用人参；汗后身疼，脉沉迟者，便加人参。此脉迟而利清谷，且不烦不渴，中气大虚，元气已脱，但温不补，何以救乎？观茯苓四逆之烦躁，且用人参，况通脉四逆，岂得无参？是必因本方之脱落而成之耳"（《伤寒来苏集·伤寒论注》卷 4）。左季云也持这种观点，他在《伤寒论类方汇参》中说："谓四逆有人参，则此之所加，犹桂枝之加桂耳。"但多数医家认为仲景既另立四逆加人参汤，四逆汤中必无人参，况此三药足以胜任本方证，大量的临床实践也充分地说明了这一点。

2. 对附子生用、熟用的看法　四逆汤原方为生附子，后世有人对此提出异议，认为生附子有毒，入药宜熟用而不宜生用。但多数人赞同仲景的观点，在四逆汤类方中应用生附子，一者生附子回阳之力更强；两者本方用汤剂，生附子久煎可减少毒性；三者生附子与干姜、甘草同煎，亦可减少毒性。可见本方之附子以生用为宜。

3. 关于方中君药　以成无己为代表的医家认为本方应以甘草为君。他在《伤寒明理论》卷 4 中曰："四逆者，四肢厥逆而不温也……甘草味甘平，《内经》曰：寒淫于内，治以甘热。却阴回阳，必以甘为主，是以甘草为君。"以许宏为代表的医家认为本方既治里寒证必以附子为君。《金镜内台方议》卷 7 曰："今此四逆汤，乃治病在于里之阴者用也。且下利清谷，脉沉无热，四肢厥逆，脉微，阳气内虚……皆属于阴也。必以附子为君。"以上两种看法，当以后者符合仲景立方之旨。因本方所治乃少阴阳气虚衰，阴寒内盛之证，非大辛大热纯阳之品则不能破阴寒而复阳气，故当以附子为君速达回阳之效，救人于顷刻之间。

4. 附子的用量和不良反应　关于附子的用量，各地有不同的经验。因附子有毒，所以多数医家对附子之量持慎重的态度，认为应从小量开始，可据辨证而逐渐增加用量，一般临床以 6～10g 为宜。胡氏[1]报道，若阴寒太盛，可用到 150g，甚至更多，然而这是特殊情况。如果病情不急，应从小剂量开始，观察反应，逐渐加量，比较稳妥。冯氏[2]报道附子毒性反应为舌、指、全身发麻，头晕眼花，欲呕等。通过炮制加工或适当的配伍，可减少不良反应。四逆汤中附子配干姜，并和甘草同用，可使附子毒性大为降低。

【方论选录】

1. 成无己："此汤申发阳气，却散阴寒，温经暖肌，是以四逆名之。甘草味甘平，《内经》曰：寒淫于内，治以甘热。却阴扶阳，必以甘为主，是以甘草为君。干姜味辛热，《内经》曰：寒淫所胜，平以辛热，逐寒正气，必先辛热，是以干姜为臣。附子味辛大热，《内经》曰：辛以润之，开发腠理，致津液通气也，暖肌温经，必凭大热，是以附子为使。此奇制之大剂也。四逆属少阴，少阴者肾也。肾肝位远，非大剂则不能达。《内经》曰：远而奇偶，制大其服，此之谓也。"（《伤寒明理论》卷 4）

2. 许宏："今此四逆汤，乃治病在于里之阴者用也。且下利清谷，脉沉无热，四肢厥逆，脉微，阳气内虚，恶寒脉弱，大吐大下，元气内脱。若此诸症，但是脉息沉迟微涩，虚脱不饮水者，皆属于阴也。必以附子为君，以温经济阳；以干姜为臣，辅甘草为佐为使，以调和二药而散其寒也。《内经》曰：寒淫于内，治以甘热。又曰：寒淫所胜，平以辛热。乃附子之热，干姜之辛，甘草之甘是也。"（《金镜内台方议》卷 7）

3. 吴昆："论曰：自利不渴属太阴。太阴主水谷，病故自利，内有真寒，故不渴。阴证者，举三阴而言，则又非独太阴矣。病在里，故脉沉。寒则血脉凝涩，故身痛。四肢受气于里，里寒则阳气不能宣布于手足，故四肢厥逆而冷。下利亦是里寒，脉不至者，寒极而脉藏伏也。《经》曰：寒淫于内，治以甘热。故用甘草、姜、附大热之剂，申发阳气，祛散阴寒，能温经暖肌而回四逆，因以名汤焉。然必凉服者，《经》曰：治寒以热，凉而行之是也。否则戴阳者，反增上燥，耳目口鼻皆血者有矣。药之难用也有如此。"（《医方考》卷 1）

4. 徐彬："此舍标治本之法也。谓呕而有微热，乃表邪欲出之象，然而脉弱则内虚矣。小便利，知非下焦有热，甚且见厥，是少阴之寒邪复重矣。则前之呕与热，乃有表而甚微者，若更兼治其火与饮，则下益寒，故曰难治，而以四逆汤主之，意从少阴病治法，铲其本寒，则真阳得助，而微表自解。故附子生用有发散之义也。"（《金匮要略论注》卷 17）

5. 汪昂："此足少阴药也。寒淫于内，治以甘热。故以姜、附大热之剂，伸发阳气，表散寒邪。甘草亦补中散寒之品，又以缓姜、附之上僭也。必冷服者，寒盛于中，热饮则格拒不纳。《经》所谓热因寒用；又曰：治寒以热，凉而行之是也。"（《医方集解·祛寒之剂》）

6. 钱潢："此以真阳虚衰，阴邪肆逆，阳气不充于四肢，阴阳不相顺接，故手足厥冷而为厥逆，咽中干也。若重发其汗，更加烧针取汗，则孤阳将绝矣。仲景急以温经复阳为治，故立四逆汤。其以甘草为君者，以甘草甘和而性缓，可缓阴气之上逆，干姜温中，可以救胃阳而温脾土。即所谓四肢皆禀气于胃而不得至经，必因于脾，乃得禀焉，此所以脾主四肢也。附子辛热，直走下焦，大补命门之真阳。故能治下焦逆上之寒邪，助清阳之升发而腾达于四肢。则阳回气暖而四肢无厥逆之患矣，是以名之曰四逆汤也。"（《伤寒溯源集》卷 4）

7. 王子接："四逆者，四肢逆冷，因证以名方也。凡三阴-阳证中，有厥者皆用之。故少阴用以救元海之阳，太阴用以温脏中之寒，厥阴薄厥，阳欲立亡，非此不救。至于太阳误汗亡阳亦用之者，以太、少为水火之主，非交通中土之气，不能内复真阳，故以生附子、生干姜彻上彻下，开辟群阴，迎阳归舍，交接于十二经。反复以炙甘草监之者，亡阳不至于大汗，则阳未必尽亡，故可缓制留中，而为外召阳气之良法。”（《绛雪园古方选注》卷上）

8. 吴谦，等：“方名四逆者，主治少阴中外皆寒，四肢厥逆也。君以炙甘草之甘温，温养阳气；臣以姜、附之辛温，助阳胜寒。甘草得姜、附，鼓肾阳，温中寒，有水中暖土之功；姜、附得甘草，通关节，走四肢，有逐阴回阳之力。肾阳鼓，阴寒消，则阳气外达，而脉升手足温矣。”（《医宗金鉴·删补名医方论》卷8）

【评议】诸家皆认为本方所治乃阳衰阴盛之证，故宗《内经》“寒淫所胜，平以辛热”，“寒淫于内，治以甘热”立法。其中钱氏以“真阳虚衰，阴邪肆逆，阳气不充于四肢，阴阳不相顺接”概括本证“四逆”的病机。颇为精辟。对于本方配伍意义的分析，诸家见仁见智，但以汪昂所论较中肯綮，而且言简意赅。王子接又进一步强调了“生附子、生干姜彻上彻下，开辟群阴，迎阳归舍，交接于十二经”之功，对两药相须配伍以辛热回阳的作用有所发挥。吴昆、汪昂等提出本方汤药宜凉服，以免发生格拒不纳，可资临床应用本方时参考。但是成无己、钱潢、吴谦等认为本方当以甘草为君药的观点有失允当，而徐彬所谓本证兼有轻微表证，方中“附子生用有发散之义”的说法亦缺乏足够的依据。

【验案举例】

1. 少阴病 《伤寒论汇要分析》：某女，30余岁。月经期间不慎冲水，夜间或发寒战，继则沉沉而睡，人事不省，脉微细欲绝，手足厥逆。当即刺人中、十宣出血，一度苏醒，但不久仍呼呼入睡，此乃阴寒太盛，阳气大衰，气血凝滞之故。拟大剂四逆汤：炮附子25g，北干姜12g，炙甘草12g，水煎，分四次温服，每半小时灌服1次，此为重药缓服办法，如一剂顿服，恐有“脉暴出”之变。服全剂未完，四肢转温，脉回，清醒如初。

2. 少阴寒厥证 《名医类案》卷1：罗谦甫治省掾曹德裕妇，二月初，病伤寒八九日，请罗治之，脉得沉细而微，四肢逆冷，自利腹痛，目不欲开，两手常抱腋下，头昏嗜卧，口舌干燥。乃曰：前医留白虎加人参一帖，可服否？罗曰：白虎虽云治口燥舌干，若执此一句，亦未然。今此证不可用白虎者有三：《伤寒论》云：立夏以前，处暑以后，不可妄用，一也；太阳证无汗而渴者，不可用，二也；况病人阴证悉具，其时春气尚寒不可用，三也。仲景云，下利清谷，急当救里，宜四逆汤。遂以四逆汤五两，加人参一两，生姜十余片，连须葱白九茎，水五大盏，同煎至三盏，去滓，分三服，一日服之。至夜利止，手足温，翌日大汗而解，继以理中汤数服而愈。

3. 泄泻 《吉林中医药》（1983，6：28）：某女，35岁。肠鸣腹泻，下利清谷，日4～5次，伴有腹痛，形寒肢冷。曾服理中汤、四神丸等药，效果不显。近日病情加重，面色青黑，精神疲惫，舌淡，苔白，六脉沉细。四诊合参，系脾肾俱虚，阳气衰微，阴寒内盛所致。用以回阳救逆兼止泻之法。投以四逆汤加赤石脂，服药后病减，4剂泻止，再服2剂获愈。

4. 心动过缓 《伤寒解惑论》：某女。患者胸中闷满，手足发凉，脉搏沉迟，曾诊断为“心动过缓症”，但无有效疗法，转求中医诊治。予四逆汤加人参，6剂痊愈后未再发。

5. 头痛 《山东中医学院学报》（1977，1：30）：某男，12岁。每晨起头痛绵绵，自汗，精神倦怠，畏寒喜热，舌淡苔白，脉沉细无力，至中午不治则自愈。请某中医诊治，按气虚头痛，屡治无效，严重影响学习，笔者按阳虚头痛，四逆汤加葱白2剂而愈。

6. 吐血危证 《江西中医药》（1959，5：30）：某男，64岁。骤患吐血盈盈，气息奄奄，闭目不语，汗出如珠，肢冷如冰，脉沉微。病危在顷刻，惟大剂益气回阳，摄血归经以治。方用四逆汤加参须、黄芪，翌日复诊，肢温汗敛血止，惟精神疲惫，声音低微，脉仍微弱，于上方加白术、白芍治疗，诸候皆平。

按语：案2为阳虚寒盛之证，从脉沉细而微，四肢逆冷，自利腹痛，神疲欲寐可知，然阳虚寒盛多见口不渴，而本证口舌干燥，乃因阳衰阴盛，不能化津上承，故见口舌干燥。前医不细加辨证，仅凭口舌干燥，而误用白虎加人参，如非罗氏明辨，患者误服必毙命矣。案3为阳气衰微，阴寒内盛所致的泄泻，伴有完谷不化，形寒肢冷，脉沉细。治当回阳救逆。前医仅用理中汤、四神丸之类，病重药轻，故效果不显。后投四逆汤加赤石脂而愈。案4为阳虚寒盛，心阳虚无力鼓动血行，而致“心动过缓”；案5为阳虚清阳不能上达而致头痛；案6为脾肾阳虚，脾不摄血，而致大出血，故均以四逆汤加味获愈。

【临床报道】

1. 头痛　本方加细辛为基本方，治疗阳虚型头痛34例。头痛剧烈者加白芷；脾虚纳呆者加党参、陈皮；伴有舌淡苔白腻者加藿香、神曲、陈皮。结果服药3剂头痛症状消失者25例，服药6剂头痛症状消失者6例，无效3例。总有效率92%[3]。

2. 小儿秋季腹泻　本方加藿香、陈皮、五倍子、石榴皮、茯苓为基本方，治疗小儿秋季腹泻60例。结果：痊愈40例，有效16例，无效4例。疗程最长者9天，最短者3天[4]。

3. 肩周炎　本方加羌活、三七为基本方，治疗76例肩周炎。病程最短1个月，最长2年；左肩31例，右肩30例，双肩15例。全部病例均以肩部关节炎为主症。证属寒邪痹阻加川草乌、威灵仙；证属痰瘀痹阻加全蝎、乌蛸蛇；证属经络血瘀者加红花、川芎、桃仁、丹参。外用药渣煎水热熏患处。结果痊愈58例，显效12例，好转6例[5]。

4. 单纯性晕厥　本方加炒枳实、炒白芍、党参、当归、川芎、生地为基本方，治疗单纯性晕厥96例。若面色苍白、汗出不止加龙骨(先煎)、牡蛎(先煎)；胃纳差、神疲乏力加炒白术、黄芪、茯苓；心悸不宁、失眠多梦加远志、酸枣仁、合欢皮；恶心欲呕，胸闷加姜半夏、陈皮、桂枝。随访半年观察疗效。结果显效64例，有效28例，无效4例[6]。

5. 心律失常　四逆汤加五味子、红参、麦冬治疗心律失常37例。每日1剂，水煎分2～3次口服，连服15天。结果显效15例，有效19例，无效3例，总有效率91.89%[7]。

【实验研究】

一、药效研究

1. 抗休克作用　用阻断家兔肠系膜上动脉的方法，造成原发性小肠缺血损伤性休克和继发性小肠缺血性损伤的晚期失血性休克，采用肠道内灌注四逆汤煎剂以观察其抗休克的疗效和对休克小肠的保护作用。结果不论一次给药组或持续给药组，血压下降值均较对照组明显降低，腹腔渗液明显减少，血压-时间曲线明显抬高。实验结束时解剖动物，肉眼所见小肠病变给药组明显减轻，色泽红润，出血点极少，而对照组小肠黏膜色泽发暗，弥漫出血，常有多发性溃疡及大片坏死。推测休克时本方主要作用于肠道，保护休克小肠，阻断致死性休克不可逆发展的肠道因素形成，此外本方可能有改善肠微循环的作用[8]。

2. 对血压的影响　实验表明四逆汤对麻醉家兔低血压状态有升压效应。单味附子虽有一定的强心升压效应，但其作用不如四逆汤，且可导致异位性心律失常；单味甘草虽有升压效应，但不能增加心脏收缩幅度；单味干姜未能显示任何有意义的生理效应。由附子、干姜、甘草组成的四逆汤，其强心升压效应优于各单味药组，且能减慢窦性心律，避免了单味附子所产生的异位心律失常。四逆汤的升压效应，展示了四逆汤可作为临床抗休克中药制剂的良好前景[9]。

3. 对心脏功能的影响　四逆汤对应激老年小鼠心脏具有显著的保护作用，表现在削弱应激引起的自由基损伤因素(OFR-MDA)，增强自由基防御机制(SOD)，改善心肌的血流灌流(NBF)，克服了应激引起的心肌缺血[10]。四逆汤及其单味药附子、甘草有显著的抗脂质过氧化作用，而干姜无此作用。四逆汤还可有效地清除氧自由基，其各单味药在某种程度上有类似作用，但不及全方[11]。

4. 对免疫功能的影响　四逆汤各单味组成药均可阻止激素引起的血清 IgG 水平下降，显著提高血清 IgG 水平。其中干姜和甘草可将血清的 IgG 水平维持在正常范围。四逆汤不仅可提高正常大鼠血清 IgG 水平，而且也可提高注射氢化可的松的大鼠血清 IgG 水平[12]。四逆汤对正常机体的巨噬细胞吞噬率、吞噬指数及溶菌酶含量无明显影响，能明显对抗 CY 的抑制作用而达正常对照水平，对 T、B 淋巴细胞增殖有相应效应，即对正常机体和免疫功能低下状态的 T 细胞增殖有促进作用，并使后者达到正常对照水平，对 B 细胞增殖应有抑制作用，且有明显协同效应，提示四逆汤的免疫药理作用是多方面的，其临床疗效是它对机体呈现免疫调节活性的综合反映[13]。

5. 镇痛抗炎作用　用小鼠热板法测定不同时程痛阈，发现四逆汤的镇痛效应强度与剂量呈正相关，镇痛效应半衰期为 6.84 小时。又用 ED_{50} 测定四逆汤抗大鼠蛋清性关节肿效应，推算得药物抗炎成分在大鼠体内 6 小时存留率是 0.69，抗炎药物半衰期为 11.35 小时[14]。

二、制剂研究

将本方汤剂改为滴丸。工艺：选取基质为 PEG6000(或 4000)，将干姜挥发油吸附混合后熔融，加入附片、甘草混合提取物，混匀保温于 90℃±5℃。用内口径 3.5mm，外口径 5.0mm 的滴管，以 22～26 粒/分钟的滴速滴入甲基硅油中，收集滴丸，吸除冷却剂即可。经药效学实验显示出的药理活性，证明方法可行[15]。

应用薄层层析的方法对四逆汤进行薄层层析鉴别。以单味药材以及已知化学成分为对照，对四逆汤成药中各个组分分别进行鉴别。结果：该方法可行，对控制成品的质量有一定的意义[16]。

【附方】

1. 通脉四逆汤(《伤寒论》)　甘草二两炙(6g)　附子大者一枚生，去皮，破八片(20g)　干姜三两，强人可四两(12g)　上三味，以水三升，煮取一升二合，去滓，分温再服，其脉即出者愈。功能：回阳通脉。主治：少阴病，阴盛格阳证。下利清谷，里寒外热，手足厥逆，脉微欲绝，身反不恶寒，其人面色赤，或利止，脉不出等。若“吐已下断，汗出而厥，四肢拘急不解，脉微欲绝者”，加猪胆汁半合(5ml)，名“通脉四逆加猪胆汁汤”。

2. 四逆加人参汤(《伤寒论》)　即四逆汤加人参一两(6g)用法同四逆汤。功用：回阳益气，救逆固脱。主治：真阳衰微，元气亦虚之证。四肢厥逆，恶寒蜷卧，脉微而复自下利，利虽止而余证仍在者。

3. 白通汤(《伤寒论》)　葱白四茎　干姜一两(5g)　附子一枚生用，去皮，破八片(15g)　上三味，以水三升，煮取一升，去滓，分温再服。功用：通阳破阴。主治：少阴病，下利脉微者。若利不止，厥逆无脉，干呕烦者，加猪胆汁一合(5ml)，人尿五合(25ml)，名“白通加猪胆汁汤”。

通脉四逆汤、四逆加人参汤、白通汤均为《伤寒论》中少阴病的主要方剂，是在四逆汤的基础上，加减衍化而成，各有深意，应用时须加以区别。通脉四逆汤除“少阴四逆”外，更有“身反不恶寒，其人面色赤，或腹痛，或干呕，或咽痛，或利止脉不出”等，是阴盛格阳，真阳欲脱之危象，所以在四逆汤的基础上加重姜、附用量，冀能阳回脉复，故方后注云“分温再服，其脉即出者愈”。若吐下都止，汗出而厥，四肢拘急不解，脉微欲绝者，是真阴真阳大虚欲脱之危象，故加苦寒之猪胆汁，以防寒邪拒药，又引虚阳复归于阴中，亦是反佐之妙用。是以方后注云“无猪胆，以羊胆代之”。四逆汤证原有下利，若利止而四逆证仍在，是气血大伤之故。所以于四逆汤中加大补元气之人参，益气固脱，使阳气回复，阴血自生。临床凡是四逆汤证而见气短、气促者，均可用四逆汤加人参汤急救。白通汤即四逆汤去甘草，减少干姜用量，再加葱白而成。主治阴寒盛于下焦，急需通阳破阴，以防阴盛逼阳，所以用辛温通阳之葱白，合姜、附以通阳复脉。因下利甚者，阴液必伤，所以减干姜之燥热，寓有护阴之意。若利不止，厥逆无脉，干呕烦者，是阴寒盛于里，阳气欲上脱危象，所以急当用大辛大热之剂通阳复脉，并加猪胆汁、人尿滋阴以和阳，是反佐之法。原方有“服汤，脉暴出者死，微续者生”之语。方后还有“若无胆，亦可用”，可知其所重在人尿。这些都是白通加猪胆汁汤证治精细之处，与通脉四逆汤之“无猪胆，以羊胆代之”之反佐法，皆有深意。

参 考 文 献

[1] 胡鸿滨，等．大剂温药治疗慢性肾功能衰竭 1 例报告[J]. 新医药学杂志，1979，20(3)：39.

[2] 冯修洁．《伤寒论》运用附子的辨证[J]. 中医杂志，1962，3(1)：37.

[3] 王尚均．四逆汤加味治疗阳虚寒盛型头痛 34 例临床观察[J]. 海南医学，2006，17(4)：113-114.

[4] 莫怀山．四逆汤加减治疗小儿秋季腹泻 60 例[J]. 中国中西医结合急救杂志，2006，13(5)：262.

[5] 高丽丽．四逆汤治疗关节炎 76 例临床观察[J]. 医药论坛杂志，2006，27(11)：201.

[6] 师磊，王芳．四逆汤加味治疗单纯性晕厥 96 例[J]. 实用内科杂志，2007，21(4)：45.

[7] 朱晓俊．四逆汤合生脉散治疗缓慢性心律失常 37 例[J]. 浙江中医杂志，2008，43(1)：6.

[8] 唐朝枢．四逆汤肠道给药对家兔实验性休克的治疗作用[J]. 中医杂志，1982，23(11)：73.

[9] 韩新民．四逆汤对麻醉家兔低血压状态升压效应的初步拆方研究[J]. 中成药研究，1983，(2)：26.

[10] 吴伟康，罗汉川，侯灿，等．四逆汤抗自由基保护应激老年小鼠心脏的研究[J]. 中药药理与临床，1994，(5)：1.

[11] 吴伟康，罗汉川，侯灿．四逆汤清除氧自由基及抑制心肌脂质过氧化反应的体外试验[J]. 中国中药杂志，1995，20(11)：690.

[12] 吴伟康．四逆汤方药对注射大剂量氢化可的松大鼠血清 IgG 水平影响的初步观察[J]. 中医杂志，1988，29(10)：60.

[13] 朱新华，等．四逆汤免疫调节活性的实验研究[J]. 中国实验临床免疫学杂志，1995，7(6)：47.

[14] 周京滋．附子、四逆汤镇痛、抗炎作用的药效动力学研究[J]. 中国中药杂志，1992，17(2)：104.

[15] 程宇慧，廖工铁，侯世祥．四逆汤滴丸制备方法的实验研究[J]. 中成药，1988，(8)：3.

[16] 李孟广．四逆汤薄层层析鉴别[J]. 中成药研究，1987，(12)：11.

回阳救急汤

（《伤寒六书》卷 3）

【异名】回阳急救汤（《寿世保元》卷 2）、回阳返本汤（《镐京直指医方》）。

【组成】熟附子 9g　干姜 5g　肉桂 3g　人参 6g　白术炒 9g　茯苓 9g　陈皮 6g　甘草炙 5g　五味子 3g　半夏制 9g

【用法】水二盅，加生姜三片，煎之，临服入麝香三厘（0.1g）调服。中病以手足温和即止，不得多服。

【功用】回阳救急，益气生脉。

【主治】寒邪直中三阴，真阳衰微证。恶寒蜷卧，四肢厥冷，吐泻腹痛，口不渴，神衰欲寐，或身寒战慄，或指甲口唇青紫，或口吐涎沫，舌淡苔白，脉沉迟无力，甚或无脉。

【病机分析】寒为阴邪，易伤阳气。若素体阳虚，外感寒邪，正不御邪，寒邪直中三阴，以致真阳衰微。人体的五脏六腑，四肢百骸皆赖阳气的温煦，今阳气衰微，肢体失于温煦，故见恶寒蜷卧，四肢厥冷；真阳衰微，则脾阳失于温煦，运化失常，致清阳不升，浊阴不降，故见呕吐泄泻；寒邪直中，寒性收引，寒凝气滞，故见腹痛；阳气内化水谷而养神，阳气充实，精神才能旺盛，若阳气虚衰，神失所养，则见神衰欲寐；寒邪直入三阴，且阳气虚衰，故身寒战慄，阳虚无力鼓动血行，则指甲口唇青紫，脉沉迟无力，甚或无脉。

【配伍意义】本方证为阴寒内盛，阳微欲脱之重证。治宜回阳救逆，益气生脉。寒邪直中三阴，阴寒极盛，真阳欲脱，本方以附、姜、桂大辛大热破阴回阳，但阳气衰微，骤用辛热香窜之品，恐反致真气亡散，虚阳暴脱。故方用六君子汤补益脾胃，固守中州；入少量五味子酸涩敛气，以防真气亡散。且人参与五味子相合，还有益气生脉之功。更入麝香少许，借其辛香走窜，通行十二经脉，使药力遍布周身；且麝香辛散与五味子酸收相伍，散中有收，既助回阳救急之效，又无真气耗散，虚阳散越之弊。诸药合用，共收回阳生脉之功。

本方配伍特点在于：一是温阳救逆与补脾益胃相合，即在破阴回阳之际，犹兼固护中州，是温补并行而不悖。二是发中有收，散则使药力迅捷，收则无虚阳散越之弊。

【临床运用】

1. 证治要点　本方为寒邪直中三阴，真阳衰微所致之证而设。除一般里寒症状外，方以厥、利、脉微、神疲、欲寐为证治要点。

2. 加减法　“呕吐涎沫，或少腹痛，加盐炒吴茱萸”，以暖肝温胃，下气止呕；“无脉者，加猪胆汁”，用为反佐，以防阳脱之变；“泄泻不止，加升麻、黄芪”，以益气升阳；“呕吐不止，加姜汁”，以温胃止呕。

3. 本方现代常用于急性胃肠炎、食物中毒等吐泻剧烈所致的虚脱，血压下降者。

【使用注意】本方为回阳救急峻剂，不宜过量，服药后手足温和即止。

【源流发展】本方为明代陶华所制，始载于《伤寒六书》中，原书用于寒邪直中阴经真寒证。症见“初病起无身热，无头疼，只恶寒，四肢冷厥，战慄腹疼，吐泻不渴，引衣自盖，蜷卧沉重；或手指甲唇青；或口吐涎沫；或至无脉；或脉来沉迟无力”等，可见本方是为寒邪直中，真阳衰微之证立法。从本方组成来看，是四逆汤合六君子汤，再加肉桂、五味子、麝香而成，既兼取两方回阳、益气之长，又增通经生脉之功，得到了后世许多医家的赞誉。何秀山称本方为“回阳固脱，益气生脉之第一良方”（录自《重订通俗伤寒论》）。何廉臣亦说：“此节庵老名医得心应手之方，凡治少阴中寒及夹阴伤寒，阳气津液并亏，及温热病凉泻太过，克伐元阳，而阳虚神散者多效”，并盛赞方中配伍麝香之妙，指出麝香“配合于温补回阳之中，殊有卓识。”（录自《重订通俗伤寒论》）由此可见，回阳救急汤的立法组方体现了陶氏对于仲景回阳救逆理论的进一步发展。

【方论选录】

1. 汪昂：“此足三阴药也。寒中三阴，阴盛则阳微，故以附子、姜、桂辛热之药祛其阴寒，而以六君温补之药助其阳气。五味合人参可以生脉。加麝香者，通其窍也。”（《医方集解·祛寒之剂》）

2. 费伯雄：“此方治中寒之缓症则可，若云救急，则姜、附中又合六君、五味子，反令姜、

附之性多所牵制，不如四逆汤为能斩关夺门也。”(《医方论》卷 3)

3. 何秀山：“少阴病下利脉微，甚则利不止，肢厥无脉，干呕心烦者，经方用白通加猪胆汁汤主之，然不及此方面面顾到。故俞氏每用之以奏功。揣其方义，虽仍以四逆汤加桂温补回阳为君，而以《千金》生脉散为臣者，以参能益气生脉，麦冬能续胃络脉绝，五味子能引阳归根也。佐以白术、二陈，健脾和胃，上止干呕，下止泻利。妙在更使以些许麝香，斩关直入，助参、附、姜、桂以速奏殊功，浅学者每畏其散气而不敢用，岂知麝香同冰片及诸香药用，固属散气，同参、术、附、桂、麦、味等温补收敛药用，但显其助气之功，而无散气之弊矣。此为回阳固脱，益气生脉之第一良方也。”(录自《重订通俗伤寒论》)

【评议】对于本方回阳救逆之功，诸家均无异议。但费氏认为本方以六君、五味子与辛热回阳之品相伍，反令干姜、附子之性有所牵制，因而本方回阳救逆之功不若四逆汤之迅捷，只宜于中寒之缓症。而何氏则对本方组方用药大为推崇，认为回阳救急汤的配伍“面面俱到”，乃“回阳固脱，益气生脉之第一良方”。二家所论何者为是？依笔者浅见，从临床阳虚寒厥证候的临床表现来看，不仅有四逆畏寒等阳衰之征，亦有吐利、神疲等真气虚衰、行将散亡之象，故在四逆汤的基础上再加人参、肉桂、五味子等温补收敛之品，应当更增回阳生脉之功，本方以“救急”名方，亦寓有以大剂温补之方拯救亡阳危证之意。

【验案举例】肺心病心力衰竭 《中西医结合实用临床急救》(1995，2:76)：某男，65 岁，患咳喘史 20 余年，遇冬则重，咳喘时伴腰以下水肿 3～4 年。本次因外感诱发入院，经西医综合治疗后，病情未减，喘肿愈来愈重。诊见患者端坐直视，气急喘呼，冷汗淋漓，面色暗滞，舌质紫暗，光滑无苔，四肢逆冷，腰以下凹陷性水肿，脉躁疾。午夜后喘息开始加重，面部冷汗淋漓，上午 9 时后，逐渐喘轻汗止。证属脾肾阳气虚极，真阳欲脱。此时必须速救微阳之真阳，使之返回坎宫。急用回阳救急汤令患者不分昼夜频频服之，3 剂后的晨间，患者突发惊狂不安，惊叫欲死，数分钟后吐出冻胶样暗绿色痰约 300ml，吐后喘轻汗止，当夜能平卧入睡。在病情好转后，以上方为基础又加减化裁 10 余剂，好转出院。

按语：肺心病心力衰竭相当于祖国医学咳喘病的危重阶段，此时临床上就出现了咳喘、水饮、痰浊、瘀血并见的症候群，症候错综复杂。本案中患者病机的关键就是阳气极端衰微，真阳欲脱，治当救阳、回阳，只要阳气一回，一切胶结难解之症就会迎刃而解。

【临床报道】心力衰竭 以本方去麝香，加薏苡仁为基本方，治疗肺心病心力衰竭 30 例，年龄最小 48 岁，最大 75 岁，病程最短 20 年，最长 50 年。结果显效 20 例，有效 8 例，无效 2 例[1]。

【附方】回阳救急汤(《重订通俗伤寒论》) 黑附块三钱(9g) 紫瑶桂五分(1.5g) 别直参二钱(6g) 原麦冬三钱辰砂染(9g) 川姜二钱(6g) 姜半夏一钱(3g) 湖广术一钱半(5g) 北五味三分(1g) 炒广皮八分(3g) 清炙草八分(3g) 真麝香三厘(0.1g) 水煎服。功用：回阳生脉。主治：少阴病下利脉微，甚则利不止，肢厥无脉，干呕心烦。

本方系俞根初据陶华回阳救急汤化裁而成的验方，较陶氏方增麦冬一味，与原方人参、五味子相合即生脉散，如此可增强益气生脉之功，但麦冬性寒，只宜少用，过用则有碍回阳破阴之力。

参考文献

[1] 崔树欣．回阳救急汤治疗肺心病心力衰竭 30 例体会[J]．中西医结合实用临床急救，1995；2(2)：76.

参 附 汤

（《济生续方》，录自《医方类聚》卷150）

【异名】附参汤（《古今医统大全》卷22）、转厥安产汤（《叶氏女科证治秘方》卷3）。

【组成】人参半两（9g） 附子一两（15g）

【功用】上㕮咀，分作三服，水二盏，加生姜十片，煎至八分，去滓，食前温服。

【用法】益气，回阳，固脱。

【主治】元气大亏，阳气暴脱证。手足逆冷，头晕喘促，面色苍白，冷汗淋漓，脉微欲绝。

【病机分析】本方为元气大亏，阳气暴脱之证而设。阳气在人体具有温煦和推动脏腑生理活动的作用，人身有一分阳气便有一分生机，若元气大亏，阳气暴脱，四肢无阳气的温煦而见厥冷；元气大亏，阳气暴脱，无以上达，故头晕，面色苍白；阳气外脱，肺气不足，则呼吸喘促；腠理不固，阴液外溢，则冷汗淋漓；气脱无以鼓动血行，故见脉微欲绝。

【配伍意义】本方针对阳气暴脱之证，以大补元气，回阳固脱为法。方中人参甘温大补元气，重用以固后天。附子为大辛大热之品，温壮元阳，以补先天。又可助人参补气之力。两药相伍，上温心阳，下补命火，中助脾土，力专效宏，作用迅捷。正如《医宗金鉴·删补名医方论》卷1曰："补后天之气无如人参，补先天之气无如附子，此参附汤之所由立也……两药相须，用之得当，则能瞬息化气于乌有之乡，顷刻生阳于命门之内，方之最神捷者也。"

本方配伍特点是益气固脱与回阳救逆相伍，相须而用，则益气固脱之力尤著。

【类方比较】本方与四逆汤均属回阳之剂，主治阳衰阴盛之四肢厥逆，脉微弱等。但四逆汤证虽阳衰而气未脱，重在急救回阳，方中以附子与干姜相伍，助阳散寒救逆，以治疗少阴厥逆之证。本方证乃阳衰至极，阳气暴脱，证情更重，除见上述症状外，尚见冷汗淋漓，气息微弱，脉微欲绝等，故治以回阳与益气固脱并施，人参大补元气，附子温壮元阳，两者同用，使气固阳回，则诸症可解。

【临床运用】

1. 证治要点　本方为益气回阳救脱的代表方剂。临床应以四肢厥冷，汗出喘促，脉微欲绝为辨证要点。

2. 加减法　本方用于休克、心衰而见手足厥冷、脉微欲绝、大汗不止的阳气欲脱之证时，可加煅龙骨、煅牡蛎、白芍、炙甘草等敛汗潜阳之品，以增强固脱之效。

3. 本方现代常用于休克、心力衰竭等属阳气暴脱者，对于妇女暴崩，外疡溃后，大手术等血脱亡阳者，亦有良效。

【使用注意】

1. 本方大温大补，乃急救之方，不可久服，一俟阳气来复后则当另行调理。

2. 方中人参，不可用党参代替，患者休克无法服药时，可用鼻饲法。

【源流发展】据《医方类聚》记载，本方始见于《济生续方》，用于"真阳不足，上气喘息，自汗盗汗，气短头晕"，证属阳气虚弱者。从本方药物组成来看，乃四逆汤去干姜之守、甘草之缓，加入大补元气之人参而成。是方药仅两味，但可"瞬息化气于乌有之乡，顷刻生阳于命门之内"，故尔药简效宏，被历代医家用于各种疾病过程中出现阳气暴脱危候时的抢救治疗，以力挽狂澜，益气回阳固脱。对于急性失血而致阳随血脱者，宗"有形之血不能速生，无形之气所当急固"之理，亦每以本方益气固脱为先。现代为了适应阳气暴脱证候急救的需要，又将本方剂型改成注射剂，名"参附注射液"，成为临床急救最为常用的中成药之一。

【方论选录】

1. 唐宗海："人之元气，生于肾而出于肺。肺阴不能制节，肾阳不能归根，则为喘脱之证。用附子入肾以补阳气之根，用人参入肺以济出气之主，二药相济，大补元气。气为水之阳，水即气之阴。人参是补气之阴，附子是补水之阳，知此，则知一切补气之法。"(《血证论》卷8)

2. 吴谦，等："先身而生，谓之先天；后身而生，谓之后天。先天之气在肾，是父母之所赋；后天之气在脾，是水谷之所化。先天之气为气之体，体主静，故子在胞中，赖母息养生气，则神藏而机静；后天之气为气之用，用主动，故育形之后，资水谷以奉生身，则神发而运动。天人合德，二气互用。故后天之气得先天之气，则生生而不息；先天之气得后天之气，始化而不穷也。若夫起居不慎则伤肾，肾伤则先天气虚矣。饮食不节则伤脾，脾伤则后天气虚矣。补后天之气无如人参，补先天之气无如附子，此参附汤之所由立也。二脏虚之微甚，参附量为君主。二药相须，用之得当，则能瞬息化气于乌有之乡，顷刻生阳于命门之内，方之最神捷者也。若表虚自汗，以附子易黄芪，名人参黄芪汤，补气兼止汗。失血阴亡，以附子易生地，名人参生地黄汤，固气兼救阴。寒湿厥汗，以人参易白术，名术附汤，除湿兼温里。阳虚厥汗，以人参易黄芪，名芪附汤，补阳兼固表。此皆参附汤之转换变化法也，医者扩而充之，不能尽述其妙。"(《医宗金鉴·删补名医方论》卷1)

【评议】 关于参附汤之立法，唐氏认为是补益肺肾之气，吴氏则认为是补益脾肾之气，两者虽然各言之成理，但从本方所治证候属元气大亏、阳气暴脱来看，应以吴氏之论见长。吴氏还提出临床使用本方时可视脾肾虚损的程度酌定人参、附子两药的比重，并示以随证加减之法，对于临床灵活应用本方颇有启迪。

【验案举例】

1. 痢疾 《寓意草》：张仲仪初得痢疾三五行，即请往诊，行动如常，然得内伤之脉，而夹少阴之邪，余诊毕即议云：此证仍宜一表一里，但表药中多用人参，里药中多用附子，方可无患；若用痢疾门诸药，必危之道也。仲议以平日深信，径取前药不疑，然疾势尚未著也。及日西，忽发大热，身重如巨石，头在枕上，两人始能扶动，人事沉困，举家惶乱，忙忙服完表里二剂。次早诊时，即能起身出房，再与参附药二剂全安。若不辨证用药，痢疾门中几曾有此等治法乎？况于疾未著而早见乎！

2. 中风 《续名医类案》：景氏妇，年近五旬。中风已五六日，汗出不止，目直口噤，遗尿无度，或以为坏症，脉之虽甚微，而重按尚有不疾不徐自然之势，此即胃气也。乃曰遗尿本属当时脱症，故不治，若多日安得不尿，且坐视数日而不脱，断非绝症也，投以参附汤，二三剂渐苏，重服温补而愈。

3. 心脏骤停 《国医论坛》(2005,4:30)：某女，71岁。以"腹泻、纳差5天"入院，否认高血压、心脏病史，查血压14/9.33kPa，神疲，乏力，稀水样便，5～6次/日，口稍干，偶心慌，舌淡苔白，脉缓。尚未用药，患者起床小便时突然面色苍白，抽搐，昏迷，旋即呼吸停止，触诊见大动脉搏动消失。诊为"心脏骤停"。立即给予拳击心前区次后，行人工呼吸，胸外心脏按压，继而气管插管、吸氧、建立静脉通道等。心电监护示水平直线，无心电波。迅速给予肾上腺素2mg静脉注射，同时给予参附注射液(由人参、附子组成)60ml静脉注射，参麦注射液150ml静脉滴注，2分钟后再次给予肾上腺素2mg静脉注射，同时给予300J电击后，心率54次/分钟，面色转红，9分钟后自主呼吸恢复，血压12/8kPa，瞳孔回缩，意识渐清，抢救成功，后经中西医结合治疗2周，痊愈出院。

4. 厥证(多脏器衰竭合并肺炎) 《中国中医急诊》(2006,1:100):某男,素罹多种老年疾病,近来突然发作胸痹,心痛彻背,3天后又高热,咳嗽、痰黄而稠。采用抗生素及扩冠药物治疗2周后,病情加重,遂请中医会诊。诊见患者昏迷不醒,体温38℃,贫血貌,周身水肿;满肺实变;心率加快,心律不齐;血WBC:10×10^9/L,N 0.82,Hb 72g/L;尿素氮升高,尿蛋白(++++),Bp:83/45mmHg;冷汗出,四肢不温,少尿,脉微欲绝。证属正衰邪炽,阳气虚脱。予参附汤加白术、茯苓、防己、全瓜蒌、赤芍。每日1剂,水煎取汁100ml,分2次鼻饲。给药5剂,病情即有转机,冷汗止,血压升至正常。坚持服上方1周,病情日渐改善。守上方继服3周后,患者食纳倍增,水肿逐步消退,肺部感染逐渐吸收,心、肾功能逐渐回复,体温、血常规恢复正常。

按语:案1为邪入少阴,阳衰阴盛之寒痢,阴盛格阳于外,放出现类于实证之假热,若妄用清热止痢之剂,则必致浮阳尽脱矣。喻昌明辨此为阳虚欲脱之证,而以参附汤治之,使阳回寒解而病愈。案2为中风之后出现汗出脉微,遗尿不禁,为正气不支,阳气欲脱之候,故适于参附汤益气回阳固脱。案3的病机属于气虚暴脱、阴阳离决。急性期宜先益气回阳固脱。传统理论认为,阳气暴脱用参附汤益气回阳救逆,气阴虚脱则用生脉散,故能起效。案4患者年老体衰,重病缠身,致患者正衰邪炽,阳气虚脱之势。施用参附汤加味,药中病机,令正气胜而邪退,使患者诸症悉平而转安。

【临床报道】

1. 休克　本方加丹参(红参93.75g,黑附片、丹参各156.25g)制成1000ml注射液,一般用量子力学40～100ml加入10%葡萄糖液250～500ml内缓慢静脉点滴,治疗急性心肌梗死所致的感染性、中毒性休克51例,均取得较好疗效,升压作用温和,有效率为86.5%[1]。

本方加黄芪、麦冬、五味子、炙甘草为基本方,治疗心肌梗死合并心源性休克32例。血瘀其者加丹参;烦躁不安者加酸枣仁、远志等。结果显效21例,有效8例,无效2例,死亡1例[2]。

2. 厥脱证　以30%的参附注射液10～20ml,加于15%～10%葡萄糖液或生理盐水20ml中静脉推注,必要时每隔0.5～1小时重复1次,治疗厥脱证138例。结果:显效91例,有效32例,无效15例,总有效率为89.1%[3]。

3. 病态窦房结综合征　本方加麻黄为基本方,治疗病态窦房结综合征46例。上药浸泡12小时,加水煎煮半小时,取液200ml,早晚饭前半小时各服100ml。连续服药30天。结果显效9例,有效31例,无效6例[4]。

4. 心力衰竭　用参附注射液治疗心力衰竭100例。其中风湿性心脏病38例,冠心病43例,扩张性心肌病10例,其他心脏病9例。治疗方法用参附注射液20ml加入5%～10%葡萄糖注射液或0.9%生理盐水或林格氏液20ml中静脉推注。再用40～60ml参附注射液加入250ml上述液体中静点,每日1次,10天为1疗程,重症患者日可用至100ml。结果显效25例,有效56例,无效19例,总有效率为81%[5]。

【实验研究】

1. 免疫调节作用　用免疫组化方法探讨参附汤对小鼠免疫功能的影响。结果提示:参附汤能显著促进小鼠脾淋巴细胞产生白细胞介素-2(IL-2)。方中人参和附子能促进小鼠脾淋巴细胞分泌IL-2。结果表明:人参、附子与参附汤三者均有调节机体免疫功能的作用[6]。用免疫组化观察加味参附汤对吗啡依赖戒断小鼠免疫功能的影响。结果提示:吗啡依赖小鼠自然戒断后可见脾脏、胸腺萎缩，巨噬细胞 Fc 受体阳性百分率及吞噬功能、外周血 T 淋巴细胞总数、T 淋巴细胞对 PHA 的增殖反应、脾 T 淋巴细胞 $CD4^+$ 百分率及 $CD4^+/CD8^+$ 比值均明显下降；吗啡继续成瘾而未戒断的小鼠的以上指标进一步损伤；用加味参附汤(MSFD)治疗小鼠以上指标均有不同程度的恢复；而丁丙诺啡治疗后免疫功能状态仍低于或相当于自然戒断时。提示加味参附汤能促进吗啡依赖戒断小鼠损伤的免疫功能的恢复，这一作用可能与其对神经内分泌系统的调节有关[7]。

2. 兴奋垂体-肾上腺皮质功能　以急性失血性休克大鼠为实验对象，同步观察参附汤对血浆皮质酮及肝胞液、胸腺细胞糖皮质激素受体的影响。结果表明参附汤组大鼠肝胞液及胸腺细胞 GR 的结合位点都明显高于单纯失血组，参附汤组血浆皮质酮略高于失血组[8]。以急性失血性休克大鼠模拟气随血失、亡阳虚脱证，以热损伤大鼠模拟气阴两亏证，并根据辨证施治原理，观察参附汤和生脉散对模型大鼠肝胞液中糖皮质激素受体的影响。结果表明两种模型大鼠血浆糖皮质激素含量明显增高的同时肝胞液中糖皮质激素受体均显著下降，参附汤和生脉散对相应模型大鼠血浆糖皮质激素无明显调节作用，但对其肝胞液中糖皮质激素受体均有明显的上调作用[9]。

3. 对心血管系统的影响　将 73 例急性心肌梗死后心绞痛患者随机分为两组，硝酸异山梨酯西药组和生脉饮加参附汤中药组。两组常规治疗相同，比较两组临床疗效及用药后 2 周、1 个月、3 个月的超声心动图左室收缩末期容量(ESV)、舒张末期容量(EDV)和射血分数(EF)的变化。结果表明：中药组临床疗效总有效率 94.3%，西药组总有效率 92.1%，两组比较无显著性差异；治疗后两组患者的 EF 均较治疗前明显增加，ESV 明显缩小，EDV 下降不明显，两组 EF 与 ESV 比较均无明显差异。结论提示：AMI 后心绞痛加用生脉饮和参附汤治疗可使患者左室 EF 增加，心功能改善，病死率降低，与硝酸异山梨酯疗效相似[10]。

4. 戒毒治疗作用　剂量连续递增腹腔内给予吗啡造成小鼠及大鼠依赖模型，经参附汤(MSFD)及丁丙诺啡(Bup)治疗后，对各组动物的纳洛酮(Nal)催促戒断症状进行评估和综合评分。结果表明：MSFD 能明显抑制吗啡依赖小鼠及大鼠戒断后第 2 天、第 6 天 Nal 引起的催促戒断反应，能减轻戒断后小鼠及大鼠体重的下降，并促进体重的回升；MSFD 联合 Bup 治疗，能协同抑制小鼠及大鼠的戒断反应。结果提示：MSFD 具有一定的戒毒治疗作用，MSFD 联合 Bup 治疗，戒毒作用加强[11]。以参附汤加味、丁丙诺啡对吗啡依赖大鼠进行脱毒治疗，观察其对湿狗样抖动、齿颤等戒断症状及位置偏爱效应的影响。结果表明：参附汤与丁丙诺啡联合应用能有效地缓解和控制戒断症状，递减顺利，但不能影响位置偏爱效应，推测亦不能减轻大鼠对阿片类药物的渴求感[12]。

5. 提升血压和改善微循环的作用　选择重度失血性休克患者 60 例随机分为观察组和对照组，每组 30 例。每组在抢救中采用止血、输血、输液等相同措施外，观察组加用参附注射液(SF)。两组同步观测血压、尿量、血气恢复正常及末梢循环改善所需的时间。实验表明：观察组血压、尿量、血气恢复正常及末梢循环改善所需要的时间均较对照组少，两组有显著差异($P<0.001$)。结果提示：用 SF 抢救失血性休克有提升血压和改善微循环的作用[13]。

参考文献

[1] 赵冠英．参附注射液抢救危重病人的临床运用[J]．中西医结合杂志，1982，2(2)：88.

[2] 孙亚武，陆曙方．参附汤在急性心肌梗死合并心源性休克中的治疗作用[J]．中国医药导报，

2008,34(5):66-67.

[3] 丁培琳．参附注射液治疗厥脱证临床疗效观察[J].中医杂志,1988,29(4):265.

[4] 赖忠民,周晓,游天国,等．参附汤治疗病态窦房结综合征46例．中医杂志,2007,48(8):717-718.

[5] 董桂琴,林楠．参附注射液治疗心衰100例[J].辽宁中医杂志,2005,32(1):93.

[6] 陈玉春．人参、附子与参附汤的免疫调节作用机理初探[J].中成药,1994,16(8):30-31.

[7] 文磊,郑有顺,余林中,等．加味参附汤对吗啡依赖戒断小鼠免疫功能的影响[J].中药药理与临床,1998,14(6):9-12.

[8] 凌昌全,李敏,卢军华,等．参附汤对失血性休克大鼠糖皮质激素及其受体的影响[J].第二军医大学学报,1996,17(3):284-286.

[9] 凌昌全,李敏,谭金兴,等．中药对糖皮质激素受体保护作用的实验研究[J].中国中西医结合杂志,1999,19(5):302-303.

[10] 柴云生,杨素珍,王琨．生脉饮加参附汤对急性心肌梗死后心绞痛患者左心功能的影响[J].中西医结合实用临床急救,1998,5(12):536-539.

[11] 文磊,郑有顺,余林中,等．加味参附汤对吗啡依赖小鼠及大鼠戒断症状的影响[J].中药新药与临床药理,2001,12(11):19-21.

[12] 苏军凯,郑有顺,莫志贤,等．参附汤加味对吗啡依赖大鼠戒断症状及位置偏爱效应的影响[J].中国实验方剂学杂志,2000,6(2):26-27.

[13] 黎清标,刘新．参附注射液在抢救重度失血性休克中的临床应用[J].广东医学院学报,1999,17(2):130.

第三节 温经散寒

当归四逆汤

(《伤寒论》)

【组成】当归三两(12g) 桂枝三两去皮(9g) 芍药三两(9g) 细辛三两(3g) 甘草二两炙(6g) 通草二两(6g) 大枣二十五枚擘(8枚)

【用法】以水八升,煮取三升,去滓,温服一升,日三服。

【功用】温经散寒,养血通脉。

【主治】血虚寒厥证。手足厥寒,或局部青紫,口不渴,或腰、股、腿、足疼痛,或麻木,舌淡苔白,脉沉细或细而欲绝。

【病机分析】四肢为诸阳之本,血虚感寒,阳气不振,四肢失于温养,所以手足厥寒,然而不见其他阳气衰微征象,却又脉来沉细,或局部青紫,是为血虚而经脉受寒,血脉运行不利所致。这种肢厥,只是指(趾)掌至腕(踝)不温,与四逆汤证的四肢厥逆有别。血虚寒邪乘虚侵袭,经脉受阻,气血运行不畅,故出现腰腿疼痛。《素问·举痛论》曰:“寒气入经而稽迟,泣而不行,客于脉外则血少,客于脉中则气不通。”舌淡、苔白,脉沉细或细而欲绝,均为血虚寒滞经脉之象。

【配伍意义】本方为养血通脉的常用方。方中当归苦辛甘温,补血和血,为温补肝血之要药;桂枝辛温,温经通脉,以祛经脉中客留之寒邪而畅血行。两药配伍,养血温通并施,使寒邪除,血脉畅,共为方中君药。白芍养血和营,配当归更增补益阴血之力,伍桂枝则成调和营卫之功。细辛辛温走窜,外温经脉,内温脏腑,通达表里,以散寒邪,助桂枝温经散寒之力,与白芍同为方中臣药。木通苦寒，通利血脉，又可防桂枝、细辛温燥太过可能耗血伤津，为佐药。重用大枣，既助归、芍补血，又助桂、辛通阳；甘草益气健脾，调和诸药，均为使药。诸药相伍，使阴血充，阳气振，阴寒除，经脉通，则手足温暖，其脉亦复。

本方以当归为君，主治厥阴伤寒，手足厥寒之四逆证，脉细欲绝者，故名当归四逆汤。

本方配伍特点：养血和营与辛散温通相合，使血脉得充而畅行，且温经而不燥，养血而不滞。

【类方比较】《伤寒论》中以四逆命名的方剂有四逆散、四逆汤、当归四逆汤，三方治证均有四肢厥逆。而四逆散主治阳郁厥逆，是由热邪传经内陷，阳气内郁不达四末，而见厥冷，其冷在肢端不过肘膝，尚可见身热，脉弦等症，治以调畅气机之法。四逆汤和当归四逆汤均治寒厥，但四逆汤证是少阴病阳气虚衰，阴寒内盛，肢冷严重，冷过肘膝，并见一身虚寒之象，治当回阳救逆；当归四逆汤证是血虚感寒，阳气不振，寒凝经脉所致。其肢厥程度较四逆汤证为轻，且以肢体疼痛为特征，并见血虚舌淡、脉细等，治当温经散寒，养血通脉，而不宜附、姜之温热燥烈，以免再伤阴血，此三者之不同点。

【临床运用】

1. 证治要点　本方为血虚感寒，寒凝经脉之证而设，以手足厥寒，舌淡苔白，脉沉细或脉细欲绝为证治要点。对血虚寒邪入于经络的腰、股、腿、足疼痛，手足冻疮，以及妇女月经不调，经前腰腹冷痛，证属血虚有寒者，均可使用。

2. 加减法　若腰、股、腿、足疼痛属血虚寒凝、脉络不通者，可酌情加牛膝、鸡血藤、木瓜以活血通络；若内有久寒，兼水饮呕逆者，可加吴茱萸、生姜以温胃散寒止呕；若血虚寒凝之经期腹痛，或男子寒疝者，可酌加乌药、茴香、高良姜、香附以理气散寒止痛。

3. 本方现代常用于血栓闭塞性脉管炎、无脉症、雷诺病、小儿下肢麻痹、冻疮、妇女痛经、产后身痛等属血虚寒凝的多种疾病。

【源流发展】本方是由桂枝汤去生姜，倍大枣，加当归、细辛、通草而成。但桂枝汤以桂枝解肌散寒，配芍药敛阴和营，立法重在调和营卫；当归四逆汤以当归、芍药养血和血，桂枝温经散寒，立法重在温经养血。由此可见，当归四逆汤虽由桂枝汤加减变化而来，但其立法已与桂枝汤迥异，体现了仲景用方既法度谨严，又灵活多变。本方在《伤寒论》中用于治疗"伤寒厥阴病，手足厥寒，脉细欲绝"，后世又将本方用于冻疮、早期雷诺病、血栓闭塞性脉管炎等属寒凝经脉者，亦收到了较好的疗效。

【疑难阐释】

1. 关于本方有无干姜、附子的争议　以柯琴为代表的医家认为本方既名"四逆"，就应有姜、附等药，他在《伤寒来苏集·伤寒论注》卷 4 曰："此条证为在里，当是四逆本方加当归，如茯苓四逆之例，若反用桂枝汤攻表，误矣，既名四逆汤，岂得无姜、附。"亦有认为本方当无姜、附，因本证为血虚感寒，用姜、附则恐其温燥太过而耗伤阴血。如费伯雄《医方论》卷 3 曰："当归四逆汤以和荣为主……虽有寒而不加姜、附者，恐燥烈太过劫阴耗血也。"两种观点当以后者为是。因本方有温经散寒，养血通脉的功效，使血虚得补，寒邪得散，经脉得通，则四肢渐温，故当归四逆汤中当无姜、附。

2. 方中配伍通草的意义　方中"通草"，即木通。《中医历代方论选》谓："在历代本草中，其原植物种类，随不同的历史时期而有所变化。木通起先被称为'通草'入药，《唐本草》以前方剂中的通草，实即木通，直至南唐·陈士良《食性本草》首改'通草'为木通，而以通脱木为通草的文献记载，始自唐《本草拾遗》。"本方配伍通草，其意义有二：一借其通血脉，利关节，以助当归、桂枝通脉；二因其性寒凉，又可防桂、辛之燥热太过，使本方补血而不滞，温阳而不燥。

【方论选录】

1. 许宏："阴血内虚，则不能荣于脉；阳气外虚，则不能温于四末，故手足厥寒，脉细欲绝也。故用当归为君，以补血；以芍药为臣，辅之而养营气；以桂枝、细辛之苦，以散寒温气为佐；以大枣、甘草之甘为使，而益其中，补其不足；以通草之淡，而通行其脉道与厥也。"（《金镜内台方议》卷7）

2. 方有执："寒，与逆同，本阳气内陷也。细则为虚，阴血不足也。当归、芍药，养血而收阴；通草、细辛，行脉而通闭；桂枝辛甘，助阳而固表；甘草、大枣，健脾以补胃。夫心主血，当归补其心，而芍药以收之；肝纳血，甘草缓其肝，而细辛以润之；脾统血，大枣益其脾，而甘草以和之。然血随气行，桂枝卫阳，气固则血和也。"（《伤寒论条辨》卷5）

3. 张志聪："此言脉细欲绝，主阴阳血气皆虚而不同于上文之促滑也。手足厥寒者，阴阳虚也。脉细血气皆欲绝者，阳气虚而阴血并竭也。故主当归四逆汤。桂枝、细辛助君火之神气以养阳，当归、芍药资中焦之血气以养阴，大枣、甘草益其中土，通草通其脉络。阴阳血气通调，而脉体自和，寒厥可愈。"（《伤寒论集注》卷4）

4. 钱潢："此条之手足厥寒，即四逆也，故当用四逆汤。而脉细欲绝，乃阳衰而血脉伏也，故加当归，是以名之曰当归四逆汤也。不谓方名虽曰四逆，而方中并无姜、附，不知何以挽回阳气？即有桂枝，亦不过解散卫邪之药耳。李东垣所谓气薄则发泄，桂枝上行而发表，岂能如干姜之温中散寒耶？细辛虽能温少阴之经，亦岂能如附子之补真阳而入命门乎？且芍药不过敛阴，通草无非渗利，又焉能治手足厥寒、脉细欲绝哉？"（《伤寒溯源集》卷10）

5. 尤怡："手足厥寒，脉微欲绝者，阳之虚也，宜四逆辈；脉细欲绝者，血虚不能温于四末，并不能荣于脉中也。夫脉为血之府，而阳为阴之先，故欲续其脉，必益其血，欲益其血，必温其经。方用当归、芍药之润以滋之，甘草、大枣之甘以养之，桂枝、细辛之温以行之，而尤借通草之人经通脉，以续其绝而止其厥。"（《伤寒贯珠集》卷8）

6. 费伯雄："厥阴为藏血之经，故当归四逆汤以和荣为主。加桂枝、细辛以和卫，荣卫和则厥自解矣。虽有寒而不加姜、附者，恐燥烈太过劫阴耗血也。"（《医方论》卷3）

【评议】诸家皆认为本证手足厥寒，脉细欲绝乃血虚受寒而致，故以当归、芍药与桂枝、细辛相伍以温经养血。惟钱氏对本方用药提出异议，认为既治四逆，理当使用姜、附，且方中芍药敛阴、通草渗利，对于改善四逆并无作用等等。笔者认为，"四逆"是临床常见的体征之一，其原因并非只有阳气虚衰、阴寒内盛一种情况。本证之四逆乃血虚寒凝经脉所致，桂枝、细辛长于温散经脉之寒，于本证甚合。而干姜、附子长于温煦脏腑之寒，故多用于阳衰阴盛之四逆证。至于芍药、通草之用，前者合当归养血敛阴，后者在此并非取其渗利之功，而是用其通脉之能，对于血虚经脉凝滞者亦颇对证，所以钱氏之说显然有失偏颇。

【验案举例】

1. 血痹　《新中医》(1979，2：45)：某女，25岁。夜睡醒来，两手发麻，似蚁走感，手指活动不利，持针不便，但握力尚存。手微冷，触觉痛觉无异常，脉沉细而稍弦紧，舌淡苔白。此寒邪凝滞，经脉受阻，血行不运，肢端络脉失养之候，治以本方加川芎、黄芪、麻黄。2剂后症状减轻，再服3剂而愈。

2. 血栓闭塞性脉管炎　《河北中医》(1987，3：4)：某男，53岁。主诉左足蹈趾疼痛5个月入院。5个月前感左足疼痛、发凉、麻木，行走呈间歇性跛行，逐渐加重，夜间痛甚，患病后曾服用中西药物治疗，效果不佳。查左足踇趾皮色黯红，甲变厚，部分汗毛脱落，足背皮温低，趺阳脉搏动减弱，舌黯红，苔薄白，脉沉细。用当归四逆汤加地龙、元胡、鸡血藤、肉桂、丹参、防己。6剂后症状明显减轻，疼痛基本缓解，夜间能安然入睡，皮温趋于正常。继服15剂，疼痛完全缓解，皮温基本恢复，趺阳脉两侧基本相同，临床治愈出院。

3. 冻伤 《岳美中医案集》：某男，30岁。风雪交加，冻仆于地，爬行数里，偃卧于地而待毙，邻人发现后抬回，手足厥逆，卧难转侧，此冻伤，投当归四逆汤，以厥回肢温为度。4剂后身起紫疱如核桃，转为冻疮。数日后即能转动，月余而愈。

4. 产后身痛 《浙江中医杂志》(1991，10：450)：某女，28岁。产后10天，因患乳腺炎屡次外出就医感受风寒，引起周身关节疼痛酸楚，四肢尤甚，不能活动，屈伸困难，上肢持物无力，下肢不耐行走，且感冷麻，腰背酸软，头晕心悸，面色少华，舌淡苔白，脉沉细。曾自服阿司匹林，试图发汗解除身痛，结果汗出如雨而身痛加剧。证系产后血虚，筋脉失养，腠理不固，复感风寒外邪，气血运行受阻，不通则痛。治宜益气养血，温经散寒，以当归四逆汤去大枣，加黄芪、桑枝、秦艽、没药、葛根。服21剂痊愈。

按语：案1为寒邪凝滞，经脉受阻，血行不畅，而致血痹，本方温经散寒，养血通脉，药证相合，故5剂即愈。案2为血栓闭塞性脉管炎，足凉，麻木，苔白，脉沉细，说明为寒邪凝滞，血脉闭阻所致，故用本方，其效甚捷。案3为冻伤，寒凝经脉，肢冷不温，故治以本方温经散寒。案4为产后血虚感寒，寒凝经脉，气血运行受阻，不通则痛，本方既可温经以散寒邪，又可补血以疗产后血虚，故以本方为主加益气通络之品而愈。

【临床报道】

一、外科

1. 血栓闭塞性脉管炎　本方加地龙、牛膝、丹参、制乳没、桃仁、红花等，治疗寒性瘀型血栓闭塞性脉管炎33例。结果：临床治愈22例，好转10例，无效1例[1]。

2. 雷诺氏病　本方加黄芪、葱白为基本方治疗雷诺氏病50例。4～6周为1疗程，连续治疗2个冬季。结果治愈25例，显效18例，有效7例，总有效率为86%[2]。

3. 术后肠粘连　当归四逆汤加减治疗术后肠粘连53例。便秘加酒大黄；腹胀加莱菔子、厚朴。无排便排气者，取本煎剂100ml灌肠，每日1次，排气后即停止灌肠。结果临床治愈28例，好转21例，无效4例[3]。

二、骨伤科

1. 肥大性脊椎炎　用当归四逆汤加狗脊、伸筋草、杜仲、牛膝，治疗肥大性脊椎炎24例。临床上除局部症状外，常见冷痛、活动受限等寒痹征象。结果：显效(随访6个月，临床症状基本消失，恢复正常工作者)12例；有效(随访6个月，症状较以前大减，重体力劳动或天气变冷时感局部隐痛不适者)11例，无效(经2个疗程以上治疗，症状无改善)1例[4]。

2. 坐骨神经痛　用当归四逆汤加牛膝、白芍、威灵仙、鸡血藤、乳香、没药，治疗坐骨神经痛20例。痛剧者，加三七末(冲服)。结果：临床治愈(症状消失1年以上未发)18例；症状显著减轻者2例[5]。

3. 膝骨性关节炎　当归四逆汤加乌梢蛇、熟附子内服并药熨，治疗膝骨性关节炎52例。膝部冷痛，遇寒加重，得温即减，舌淡苔白，脉沉细者，熟附子加量，加肉苁蓉、淫羊藿；关节肿胀较重，叩之有弹性，舌淡苔白腻，脉滑或弦滑者，加白芥子、秦艽、萆薢。膝部自觉有热感，扪之微热，皮肤微红，大便秘结，小便黄赤，舌红苔黄腻，脉细数或滑数者，加薏苡仁、黄柏、忍冬藤。并用药渣醋泡热敷。显效15例，有效30例，无效7例[6]。

4. 不宁腿综合征　当归四逆汤为基本方加木瓜、鸡血藤治疗不宁腿综合征 45 例。糖尿病伴阴虚火旺者去细辛、木通，加石斛；类风湿关节炎关节疼痛者加独活、牛膝；不寐者加远志、酸枣仁；贫血者加黄芪。结果治愈 42 例，好转 3 例，治愈率 93.3%[7]。

三、内科

1. 头痛　用当归四逆汤加吴茱萸为基本方，治疗顽固性头痛 86 例。风寒重者，加羌活、川芎；风热重者，加薄荷、菊花、生石膏；风湿重者，加苍术、白芷；气虚重者，加人参、黄芪；血虚重者，加首乌，倍归、芍；肾虚重者，加山萸肉、枸杞子、龟甲；痰湿重者，加二陈汤；肝阳亢者，去桂、吴茱萸，加栀子、胆草、钩藤、僵蚕。结果：痊愈 31 例，显效 29 例，有效 21 例，无效 5 例，总有效率 94.3%[8]。用当归四逆汤治疗偏头痛 48 例。近期治愈 18 例，显效 20 例，好转 7 例，无效 3 例。总有效率为 93.8%[9]。

2. 胸痹　当归四逆汤加味治疗胸痹 40 例，若胸痛甚者加丹参、郁金；血脂高者加山楂、草决明。结果临床治愈 3 例，显效 22 例，有效 12 例，无效 3 例[10]。

3. 心绞痛　用当归四逆汤加黄芪、人参、附子、川芎、郁金、丹参、红花、水蛭、治疗心绞痛 60 例。结果显效 29 例，有效 28 例，无效 3 例[11]。

4. 癌痛　用当归四逆汤为基本方，治疗癌痛 50 例。其中Ⅰ度癌痛 5 例，Ⅱ度癌痛 18 例，Ⅲ度癌痛 23 例，Ⅳ度癌痛 5 例。气虚甚者，加黄芪、山药；血虚甚者，加生地、首乌；瘀血明显者，加莪术、水蛭；有热者，加白花蛇舌草、半枝莲。结果：显效 18 例，有效 24 例，无效 8 例，总有效率 84%[12]。

5. 类风湿性关节炎　当归四逆汤加苍术、防风、蒲公英、紫花地丁、生地黄、生姜，治疗类风湿性关节炎 167 例。寒湿者加附子；湿热者加黄柏、雷公藤；瘀血者加川芎、地鳖虫；肝肾虚者加五加皮、桑寄生。临床治愈 29 例，显效 93 例，好转 31 例，无效 14 例[13]。

6. 糖尿病足　当归四逆汤加黄芪、红花治疗早期糖尿病足 52 例。血瘀为主酌加行气活血之品如川芎，通络活血之品如地龙等；阳虚为主酌加温阳之品，如附子等；气虚为主则黄芪倍量。结果显效 25 例，好转 23 例，无效 4 例，有效率 92.3%[14]。

四、妇科

1. 产后身痛　用本方加黄芪、桑枝、秦艽、没药为基本方，治疗产后身痛 52 例。病程最短 20 天，最长 3 个月。腰背酸痛者，加桑寄生；颈项强者，加葛根；头痛甚者，加荆芥穗；足跟痛者，加杜仲。结果痊愈 28 例，有效 24 例[15]。用本方加制附子、川牛膝、威灵仙、黄芪治疗产后身痛 56 例。气虚加党参；血虚加鸡血藤；血瘀加益母草；肾虚加杜仲、川续断。药渣用布袋包好，热敷患处，每次热敷 30 分钟。产后 1～2 周发病者 13 例，4 周者 23 例，4 周以上者 20 例，用药 10～20 剂，平均 13 剂。结果痊愈 41 例，好转 13 例，无效 2 例[16]。

2. 子宫内膜异位症　当归四逆汤加乌药、熟附子、生姜治疗子宫内膜异位症有痛经患者(中医辨证为寒凝血瘀型)34 例。病程最长 15 年，最短 1 年。结果痊愈 9 例，显效 13 例，有效 9 例，无效 3 例[17]。

五、皮肤科

1. 冻疮　以加味当归四逆汤内服结合熏洗，治疗冻疮 36 例。结果治愈 32 例，显效 4 例。疗程最长者 7 天，最短者 2 天[18]。

2. 皲裂　当归四逆汤加苍术、防风、蒲公英、紫花地丁、生地黄、生姜治疗皲裂 54 例。随证加减：寒湿者加附子；湿热者加黄柏、雷公藤；瘀血者加川芎、地鳖虫；肝肾虚者加五加皮、桑寄生。治愈 50 例；无效 3 例；终止治疗 1 例。治愈率为 93%。平均连续用药为

9 剂[19]。

【实验研究】扩张血管作用 用兔 10 只，按患者每公斤体重服药量的 2 倍喂当归四逆汤 7 天，在室温不变下观察兔耳一定区域内可见的小血管数，发现喂药后兔耳小血管数增加为喂药前血管数的 1.9 倍，停药 5 天和 2 周后则分别为 2.3 倍和 2.4 倍，有的有大片充血区或散在的充血斑。表明本方有扩张末梢血管、改善血运的功能，且停药后作用持续[20]。

【附方】当归四逆加吴茱萸生姜汤(《伤寒论》) 当归三两(9g) 芍药三两(9g) 甘草炙二两(6g) 通草二两(6g) 大枣擘二十五枚(8 枚) 桂枝去皮三两(9g) 细辛三两(3g) 生姜切半斤(15g) 吴茱萸二升(5g) 上九味，以水六升，清酒六升和，煮取五升，去滓，温分五服。功用：温经散寒，养血通脉。主治：手足厥寒，脉细欲绝，其人内有久寒者。

当归四逆加吴茱萸生姜汤，治疗当归四逆汤证而平素脾胃或冲任有寒者。吴茱萸、生姜走厥阴、阳明经，散久滞陈寒，入清酒煎煮，更增强散寒通脉之力。本方证治血虚感寒，经脉不利，且有久滞陈寒，不用附、姜，乃虑其辛热燥烈，恐伤阴血，而用吴茱萸、生姜暖肝温胃，散寒开郁，为治当归四逆汤证而内有久寒之良方。

参考文献

[1] 李永清，程金岭．中药治疗血栓闭塞性脉管炎 55 例临床观察[J]. 河北中医，1987，9(3)：4.

[2] 庄球钦．加味当归四逆汤治疗雷诺氏病 50 例[J]. 陕西中医，1995，16(11)：488.

[3] 张晔，焦全海．当归四逆汤加减治疗术后肠粘连 53 例[J]. 现代中医药，2007，27(6)：40.

[4] 任天翔．当归四逆汤加味治疗肥大性脊柱炎 24 例[J]. 湖南中医杂志，1988，4(1)：45.

[5] 吴德秀．当归四逆汤加味治疗坐骨神经痛[J]. 湖北中医杂志，1986，(2)：39.

[6] 张葆青．当归四逆汤加味治疗膝骨性关节炎 52 例临床观察[J]. 新中医，2007，39(5)：45.

[7] 武宏．当归四逆汤治疗不宁腿综合征 45 例[J]. 四川中医，2006，24(10)：65.

[8] 金绍贤，等．当归四逆汤加减治疗顽固性头痛 86 例疗效观察[J]. 天津中医，1993，(6)：8.

[9] 马景智．当归四逆汤治疗偏头痛 48 例[J]. 湖北中医杂志，2004，26(12)：38.

[10] 唐茂清，任小平．当归四逆汤治疗胸痹 40 例[J]. 安徽中医临床杂志，1999，11(2)：68.

[11] 王维亭．当归四逆汤加减治疗心绞痛 60 例[J]. 中国中医药科技，2004，11(6)：379.

[12] 杨树明．当归四逆汤治疗癌痛 50 例[J]. 国医论坛，1994，9(4)：14.

[13] 孙建平．当归四逆汤加味治疗类风湿关节炎 167 例[J]. 河北中医，2004，26(1)：57.

[14] 滕青玫，陈勇军．当归四逆汤加味治疗早期糖尿病足疗效观察[J]. 辽宁中医杂志，2008，35(9)：1371.

[15] 赵之华．变通当归四逆汤治疗产后身痛 52 例[J]. 浙江中医杂志，1991，26(10)：450.

[16] 许雪梅．当归四逆汤加味治疗产后身痛 56 例临床观察[J]. 中医正骨，2008，20(8)：22.

[17] 黄艳辉，梁雪芳，林秀华．当归四逆汤加减治疗子宫内膜异位症疼痛疗效观察[J]. 中国中医急症，2008，17(6)：768.

[18] 田凤花．当归四逆汤加味治疗冻疮 36 例[J]. 实用中医药杂志，2007，23(3)：162.

[19] 郭丕春．当归四逆汤治疗皲裂 54 例[J]. 时珍国医国药，2005，16(12)：1286.

[20] 游国维．当归四逆汤防治偏头痛 52 例疗效机制探讨[J]. 中华医学杂志，1981，61(1)：57.

黄芪桂枝五物汤

(《金匮要略》)

【异名】黄芪汤(《圣济总录》卷 19)、黄芪五物汤(《三因极一病证方论》卷 3)、桂枝五物汤(《赤水玄珠全集》卷 12)、五物汤(《东医宝鉴·杂病篇》卷 2)。

【组成】黄芪三两(9g)　芍药三两(9g)　桂枝三两(9g)　生姜六两(18g)　大枣十二枚(4枚)一方有人参

【用法】以水六升，煮取三升，温服七合，日三服。

【功用】益气温经，和血通痹。

【主治】血痹。肌肤麻木不仁，脉微紧。

【病机分析】《素问·遗篇·刺法论》曰："正气存内，邪不可干。"人体正气充足，在内则脏腑气血调和，在外则可抗御外邪的侵袭。若人体正气不足，营卫不和，感受风邪，邪遂客于血脉，使气血闭阻，不能濡养肌肤，故见肌肤麻木不仁。邪滞血脉，凝涩不通，气血运行受阻，故脉微涩而紧。

【配伍意义】本方为血痹而设。方中黄芪大补元气，扶助正气，祛邪外出，固护肌表，为君药。桂枝温经通阳，又可祛散外邪，与黄芪配伍，益气温阳，和血通经。桂枝得黄芪，益气而振奋卫阳；黄芪得桂枝，固表而不留邪。芍药养血和营通痹，与桂枝相伍，调和营卫，驱散在表之风邪，共为臣药。病在肌表，以生姜发散风邪，温行血脉，以助桂枝之力，为佐药。大枣调和诸药，与生姜相配，助桂、芍调和营卫，为使药。诸药相伍，使风邪除，气血行，则血痹可愈。

本方配伍特点：补气养血与通经散邪同施，使固表而不留邪，祛邪而不伤正。

【临床运用】

1. 证治要点　本方为治疗血痹的常用方，临床以肌肤麻木不仁，或疼痛，手足冷，舌质黯淡或青紫，脉微紧或沉细为辨证要点。

2. 加减法　气虚甚者，倍黄芪，加党参以益气通经固表；血虚者，加当归、鸡血藤以补血和血；阳虚肢冷者，加附子以温阳散寒；筋挛麻痹者，加木瓜、乌梢蛇以舒筋通痹；风邪偏重者，加防风、防己以祛风散邪；兼血瘀者，加桃仁、红花以活血通络。

3. 本方现代常用于皮炎、末梢神经炎、中风后遗症、肩周炎、血栓闭塞性脉管炎、雷诺病、腓神经麻痹、颈椎病、肱骨外上髁炎、肘管综合征、桡管综合征、腕管综合征、腰椎间盘突出症、梨状肌损伤综合征等见有肢体麻木疼痛，属气虚血滞，微感风邪者。

【源流发展】本方出自《金匮要略·血痹虚劳病脉证并治》篇中，为治疗血痹的专方，症见"寸口关上微，尺中小紧，外证身体不仁，如风痹状"。本方亦为桂枝汤的变化方，乃桂枝汤倍生姜、去甘草，加黄芪而成，两方虽一药之差，但由于去甘草之缓，加生姜之散，并以黄芪为君药益气固表为君，故立法重在益气温经，和血通痹。黄芪桂枝五物汤被后世医家广为沿用，周扬俊将本方誉之为治疗血痹"至当不易"之方(录自《医宗金鉴》卷19)。现代常以本方治疗末梢神经炎、皮炎、肩周炎、血栓闭塞性脉管炎等以肢体麻木或酸痛为主症的多种神经、肌肉、血管性病变属气虚血滞，微感风邪证者。

【疑难阐释】关于血痹。"血痹"是中医病名之一，其形成原因及临床表现，仲景论曰："夫尊荣人骨弱肌肤盛，重因疲劳汗出，卧不时动摇，加被微风，遂得之"(《金匮要略·血痹虚劳病脉证并治》)。可见，血痹是由气血不足，感受外邪所引起，临床以肢体局部肌肉或皮肤麻木为特征，若受邪较重者，亦可有酸痛感，所以仲景又有"如风痹状"之说。血痹与风痹临床表现的主要区别在于：前者以麻木不仁为主症，后者则以疼痛为主症。

【方论选录】

1. 徐彬："此由全体风湿血相搏，痹其阳气，使之不仁。故以桂枝壮气行阳，芍药和阴，姜、枣以和上焦荣卫，协力驱风，则病原拔，而所入微邪。亦为强弩之末矣。此即桂枝汤去草

加芪也，立法之意，重在引阳，故嫌甘草之缓小，若黄芪之强有力耳。"(《金匮要略论注》卷 6)

2. 尤怡："不仁者，肌体顽痹，痛痒不觉，如风痹状，而实非风也。黄芪桂枝五物汤，和营之滞，助卫之行，亦针引阳气之意。以脉阴阳俱微，故不可针而可药。"(《金匮要略心典》卷上)

3. 陈元犀："《内经》云：邪入于阴则为痹，然血中之邪，以阳气伤而得入，亦必以阳气通而后出。上节云：宜针引阳气，此节而出此方，此以药代针引之意也。此即桂枝去甘草之缓，加黄芪之强有力者，于气分中调其血，更妙倍用生姜以宣发其气，气行则血不滞而痹除。"(《金匮方歌括》卷 2)

【评议】徐氏认为本病是由风湿血相搏，痹阻阳气，经脉不畅而成，故见肌肤麻木，不知痛痒。陈元犀亦云"邪入于阴而为痹"，故本方以桂枝、芍药行阳和阴，以姜、枣和上焦荣卫，共同协力祛风，以除所入之邪。但尤怡则认为本病非风邪所致，其肌体不仁，痛痒不知，是"如风痹状，而实非风也"。治疗上当重在引阳，使阳气通，经脉畅，则可和营血之滞。即尤氏所曰"和营之滞，助卫之行"，以使阳气通，血不滞，则肌体顽痹可除。笔者认为，上述注家论述各有侧重，若综合理解则更为全面。

【验案举例】

1. 血痹　《四川中医》(1983，5：27)：刘某。患四肢麻木 1 年余，夜晚尤甚。用维生素 B_{12} 与维生素 B_1 肌内注射 60 余日，疗效不明显。后改为针灸治疗，初针有小效，继之无效。症见气虚懒言，疲乏无力，四肢麻木以上肢较甚，臀部发凉，脉双沉细，舌质淡嫩，苔薄白，取黄芪桂枝五物汤治之，服 15 剂，诸证俱蠲。

2. 颈性眩晕　《四川中医》(1993，5：26)：某女，67 岁。患者于 5 个月前晨起突发头晕目眩，约半小时后自行缓解，以后每于劳累后发生短暂性眩晕。现症：头晕目眩，头枕隐痛，恶心呕吐，颈项酸痛，上肢麻木，胸闷气短，疲乏无力，舌质淡，舌尖边多紫斑，苔薄白。颈椎正侧位片示：第 5、6 颈椎体前缘唇样变。脑血流图示：枕乳导联两侧波幅不对称。诊断为颈性眩晕。证属气虚血瘀。治宗益气活血，化瘀通络。方用黄芪桂枝五物汤加丹参、葛根、川芎，每日 1 剂煎服，服 6 剂后，症状减轻，继服 6 剂，诸症均失。复查脑血流图已恢复正常，随访 2 年未复发。

3. 胸痹　《天津中医》(1986，3：18)：某女，5 岁。病初自觉胸闷气短，继则胸前区时感隐痛，并向左肩背放射，遇寒痛甚，已 2 年余。心电图诊为"冠状动脉供血不足。"予黄芪桂枝五物汤加薤白、附子，共服 30 剂，胸痛诸证得以控制，心电图近于正常。

4. 中风后遗症　《四川中医》(1983，5：27)：一老妪，症见右半身瘫痪，口眼歪斜，手足麻木，肌肉不仁，右半身自汗出。此乃营卫气血虚亏，阳气阻闭，经脉失于营养之证。予黄芪桂枝五物汤治之，共服 15 剂，脉舌正常，诸症蠲除，一如常人。4 年后追访，终未再发。

按语：案 1 为正气亏虚，感受风邪，气血痹阻，不能温煦濡养肢体而致四肢麻木之血痹，故在四肢麻木的同时，见气虚懒言，疲乏无力，因而以黄芪桂枝五物汤益气通痹而愈。案 2 为气虚血瘀所致之颈性眩晕，除见头晕目眩外，尚见上肢麻木，疲乏无力等证，故本案以黄芪桂枝五物汤伍以丹参、葛根、川芎，益气活血，化瘀通痹而愈。案 3 为心阳亏虚，胸阳不振，气血痹阻所致的胸痹证。本案以黄芪桂枝五物汤益气温经，又入附子、薤白温心阳，开胸痹，则使胸阳振，气血通，而胸痹得愈。案 4 为营卫气血亏虚所致的中风后遗症，出现手足麻木，肌肤不仁，故用黄芪桂枝五物汤益气温经，和血通络而获效。

【临床报道】

1. 眩晕　用黄芪桂枝五物汤加丹参、川芎、葛根，治疗颈性眩晕 52 例。病程最短者 7

天，最长达15年之久。结果治愈34例，显效15例，无效3例，有效率94.23%[1]。

2. 桡神经损伤 黄芪桂枝五物汤加蜈蚣、僵蚕、地龙、细辛、姜黄、当归，治疗桡神经损伤98例。病程最短1小时，最长6个月。病程长，素质弱，全身无力，合并掌腕关节不能伸直者，加熟地、党参、鸡血藤；畏寒怕冷，手背桡侧皮肤发凉而不汗出者，加制川乌、制草乌、威灵仙、防风。结果痊愈69例，好转18例，无效11例，总有效率88.7%[2]。

3. 产后身痛 黄芪桂枝五物汤治疗产后身痛36例。若上肢痛者加羌活、姜黄；下肢痛者加独活、川木瓜；腰痛者加寄生、川断；足跟痛者加川牛膝、狗脊。结果治愈30例，好转5例，无效1例。所有治愈患者随访半年无一例复发[3]。

4. 肩周炎 用黄芪桂枝五物汤为基本方，治疗肩周炎65例。气虚倍黄芪加党参；血虚加当归、鸡血藤；寒甚加川乌、防风；湿盛加薏苡仁、威灵仙；血瘀加丹参、赤芍；外伤加三七、苏木；痛甚加元胡、乳香、没药；麻木加木瓜、乌梢蛇。结果：近期治愈41例，好转24例[4]。

5. 血管性头痛 以黄芪桂枝五物汤为主方，加川芎、当归、红花、牛膝、延胡索、甘草，治疗血管性头痛112例。治愈48例，显效36例，有效19例，无效9例[5]。

6. 颈椎病 黄芪桂枝五物汤加葛根、鸡血藤、王不留行、木通、木瓜、威灵仙、甘草，治疗颈椎病50例。下肢活动受限者加牛膝，痉挛重者加重木瓜用量，年龄大者加羊藿叶、鹿角霜，血压高加钩藤，血压低加枳实。服药1个疗程，症状消失18例；2个疗程，症状消失27例；治疗3个疗程以上，症状消失者5例[6]。

7. 过敏性鼻炎 以黄芪桂枝五物汤为基本方，治疗过敏性鼻炎50例。若兼脾虚者，加白术、茯苓；肾虚者，加附子、肉桂、肉苁蓉；鼻塞者，加苍耳子、辛荑花、石菖蒲、白芷等助通窍之力。结果50例第1个疗程内显效42例，有效8例[7]。

参考文献

[1] 苏东升. 黄芪桂枝五物汤加味治疗颈性眩晕52例[J]. 四川中医，1993，11(5)：26.

[2] 加味黄芪桂枝五物汤治疗桡神经损伤98例报告[J]. 中医正骨，1994，6(2)：18.

[3] 张慧珍. 黄芪桂枝五物汤治疗产后身痛36例[J]. 辽宁中医杂志，2004，31(8)：699.

[4] 白炳森. 黄芪桂枝五物汤治疗肩周炎65例[J]. 湖北中医杂志，1986，8(3)：14.

[5] 赵霞，李成勇. 黄芪桂枝五物汤治疗血管性头痛112例[J]. 中国中医药信息杂志，2006，13(9)：77.

[6] 李福东，秦桂珠. 黄芪桂枝五物汤治疗颈椎病50例[J]. 现代中西医结合杂志，2008，17(21)：3354.

[7] 邓少贤. 黄芪桂枝五物汤加味治疗过敏性鼻炎50例[J]. 实用中医内科杂志，2005，19(5)：450.

阳和汤

（《外科证治全生集》卷4）

【组成】熟地一两(30g) 肉桂一钱去皮，研粉(3g) 麻黄五分(2g) 鹿角胶三钱(9g) 白芥子二钱(6g) 姜炭五分(2g) 生甘草一钱(3g)

【用法】水煎服。

【功用】温阳补血，散寒通滞。

【主治】阴疽，贴骨疽、脱疽、流注、痰核、鹤膝风等。患处漫肿无头，皮色不变，酸痛无热，口中不渴，舌淡苔白，脉沉细或迟细。

【病机分析】本方所治阴疽诸症，是因患者阳气不足，营血亏虚，寒邪乘虚入里，寒性收引，津液凝滞，寒痰凝滞痹阻于肌肉、血脉、筋骨，关节而生诸证。局部因受寒邪侵袭而无热证，故皮色不变，或呈灰白色；寒性属阴，易伤阳气，可见全身虚寒证候，舌淡苔白，脉沉细或迟细。

【配伍意义】本方针对阴疽诸证而设。根据《素问·至真要大论》"寒者热之"，"虚则补之"，"结者散之"的原则，治宜温阳补血，散寒通滞。方中肉桂、姜炭味辛性热，既可温经通脉，又能散寒祛邪，从而解散寒凝以治标，共为君药。熟地温补营血，伍以血肉有情的鹿角胶，则温肾助阳，填精补髓，强壮筋骨之功尤著，两药相伍，补血助阳以治本，同为臣药。麻黄辛温达卫，以驱散在表之寒邪；寒凝痰结，以白芥子散寒开结，除皮里膜外之痰，两味合用，既能使气血宣通，又可使熟地、鹿角胶补而不滞，为方中佐药。甘草解毒，调和诸药，为使药。诸药合用，化阴凝，布阳和，则阴疽诸证自除。

本方配伍特点有二：一为补阴药与温阳药合用，温补营血之不足；一为辛散药与温通之品相伍，以解散阴寒之凝滞，两者相辅相成，温而不燥，散不伤正，使阴破阳振，寒消痰化。

本方名为"阳和汤"。阳和者，是指春天的暖气。《史记·秦始皇本记》："二十九年，始皇东游……登之，刻石，其辞曰：维二十九年，时在中春，阳气方和起。"中春，即仲春，意思是说，到了仲春二月，阳和之气，方始升起，唐·柳宗元在《诏追赴都二月至霸亭上》有诗云："诏书许逐阳至，择路开花处处新。"本方是外科治疗阴疽的著名方剂，其功效尤如仲春和煦之气，普照大地，驱散阴霾，而布阳和，故以"阳和"名之。

【临床运用】

1. 证治要点　本方治疗外科阴疽诸证。以患部皮色不变，漫肿无头，酸痛无热，舌淡脉细为应用要点。

2. 加减法　若阳虚寒盛者，加入附子以温阳散寒；寒湿凝滞较甚者，加细辛以散寒通滞；偏气虚者，加党参、黄芪以助益气；疼痛甚者，加乳香、没药活血化瘀止痛。

3. 本方现代常用于骨结核、淋巴结核、腹膜结核、慢性骨髓炎、骨膜炎、慢性淋巴结炎、类风湿性关节炎、血栓闭塞性脉管炎、坐骨神经炎、肌肉深部脓疡等属血虚寒凝者。血虚寒盛所致的慢性气管炎、慢性支气管哮喘、妇女痛经等亦可加减应用。

【使用注意】若疮疡红肿热痛，或阴虚有热者，或疽已溃破，不宜使用本方。马培之说："此方治阴症，无出其右。乳岩万不可用，阴虚有热及破溃日久者，不可沾唇"(《马评外科全生集》)。谢观《中国医学大辞典》谓："半阴半阳之证忌用"。

【源流发展】本方为清代外科名家王维德所创。据《外科证治全生集》卷4所载，本方主治"鹤膝风、贴骨疽及一切阴疽"，后世治疗阴证疮疡多用之，因而本方又有"阴疽活命丹"之称，是治疗阴疽方剂的鼻祖。王氏治疗疮疡之阴证每喜用肉桂、麻黄、炮姜三味，意在助阳气，解寒凝，该书中治疗阴疽恶核的"阳和丸"即以此三药组成。阳和汤乃前述三药再加入熟地、鹿角胶养血，白芥子化痰，生甘草化毒，用于阴疽由营血本虚，寒凝痰滞而致者。清末外科医家张正深得本方配伍用药精髓，并且善于临证变通，他仿阳和汤意创制了多首治疗阴疽的系列方剂，均记载于其代表著《外科医镜》中，如阳和二陈汤、阳和化坚汤、阳和化癌汤、阳和救急汤、阳和救绝汤等等，上述方剂均以肉桂、炮姜、麻黄、甘草为基本药物，分别配入化痰、解毒、益气、养血等药，治疗诸如骨槽风、乳癌、阴疽溃破或倒陷等多种顽证，进一步发展了阴疽的治疗方法。此外，后世医家根据本方具有温阳养血化痰之功，又将本方加减用于慢性支气管炎、支气管哮喘、病态窦房结综合征等内科慢性虚弱性疾患的治疗，亦取得了良好的疗效。

【疑难阐释】关于本方的君药　对阳和汤配伍结构进行分析者，首推清代张秉成。他说："病因于血分者，仍必从血而求之，故以熟地大补阴血之药为君"(《成方便读》卷4)，后世医家多从此说。但笔者经仔细研读《外科证治全生集》发现：王氏治疗疮疡阴证诸方中，肉桂、姜炭、麻黄三药出现频率最高，其中"阳和丸"仅以此三药组成，可见温散寒凝是王氏治疗阴证疮疡的主要大法。阴疽之成，乃阳气不足，营血亏虚，寒邪乘虚入里，寒凝痰滞，痹阻于肌肉、血脉、筋骨而致，证属本虚标实，但治标治本何者为主？从王氏对于温散药物的重视之中不难得出答案。所以，笔者认为，阳和汤中以温药作为君药较为符合王氏立方本旨，近年亦有学者提出类似观点[1]。不过在临床运用本方时亦可灵活掌握：若寒象较著者，以肉桂、姜炭为君；虚损较甚者，以熟地、鹿胶为君；虚寒并重者，则可以肉桂、熟地共为君药。

【方论选录】

1. 张秉成："夫痈疽流注之属于阴寒者，人皆知用温散之法矣。然痰凝血滞之证，若正气充足者，自可运行无阻，所谓邪之所凑，其气必虚，故其所虚之处，即受邪之处。病因于血分者，仍必从血而求之。故以熟地大补阴血之药为君。恐草木无情，力难充足，又以鹿角胶有形精血之属以赞助之。但既虚且寒，又非平补之性可收速效，再以炮姜之温中散寒，能入血分者，引领熟地、鹿胶直入其地，以成其功。白芥子能去皮里膜外之痰，桂枝入营，麻黄达卫，共成解散之勋，以宣熟地、鹿角胶之滞。甘草不特协和诸药，且赖其为九土之精英，百毒遇土则化耳。"(《成方便读》卷4)

2. 谢观："此方用熟地、姜、桂、鹿角，以为温补之品，用麻黄以开腠理，用白芥子以消皮里膜外之痰。且熟地得麻黄，则补血而不腻膈；麻黄得熟地，则通络而不发表。用治诸疽白陷，如日光一照，使寒湿悉解，故有阳和之名。惟半阴半阳之证忌用。"(《中国医学大辞典》)

【评议】两位注家对阳和汤中药物的配伍意义作了较为深入的分析。其中张氏关于熟地、鹿角胶养血作用的阐释，谢氏关于"熟地得麻黄，则补血而不腻膈；麻黄得熟地，则通络而不发表"的论述均颇有见地，耐人寻味。惟张氏对于本方君药的论述似与制方本意不合。

【验案举例】

1. 脑疽　《经方实验录》：友人周慕莲君患脑疽初起，察其属阴性，法当与阳和汤，顾大便五日未行，疑其有热结，为之踌躇者再，谁知服汤后，次早项背转动便易，大便畅下，乃悟其大便之闭，亦属寒性故也。

2. 阴疽　《四川中医》(1986，6：44)：某女，51岁。患者左小腿外侧被犬咬伤后隆起5cm×5cm青紫色包块，痛甚。5天后到某医院手术，切开后流出桃花色清稀脓液，量甚多，半月后患处脓水反增多，伤口不愈合。现症：面色㿠白，伤口处呈紫暗，触之不温，口淡无味，恶寒，二便清利，舌质淡，苔白，脉沉弱，法当助阳益气散寒。予阳和汤去麻黄，加黄芪、党参、茯苓、苍术。服5剂后，患部皮色已正常，脓水分泌物消失，伤口趋向愈合。继服2剂，一月后随访已康复。

3. 慢性骨髓炎　《广西中医药》(1994，3：19)：某男，18岁。2年前开始出现右臀部红、肿、热痛现象，经肌内注射青霉素，口服百炎净以及外敷红霉素膏等10多天而愈。不久左大腿下段出现红肿疼痛，当地卫生院诊为脓肿，予以切开排脓，肌注青霉素。术后脓水淋漓，久不收口。在某院诊为左股骨下段慢性化脓性骨髓炎，经死骨摘除、开窗引流术、肌注抗生素等治疗不愈。现症肌萎消瘦，面色苍白，舌淡胖，苔白，脉沉细，左大腿内侧下段见一窦口，脓水津津。X线提示：左股骨下段化脓性骨髓炎，诊为左股骨附骨疽。辨证为骨疽体虚，元阳不足。予阳和汤加黄芪、鸡血藤、续断、牛膝、角刺、当归，外敷金黄膏。治22天后脓净。继服阳和汤60天，X线片证实已无死骨，骨膜未见增厚，骨小梁排列有序。

4. 病态窦房结综合征　《湖南中医杂志》(1986,3:10)：某男，92岁。因感冒后感心悸、憋气、胸闷而来治疗。心电图示：心动过缓，伴室性早搏，心率40次/分。胸片正常。舌红有瘀斑，脉迟。诊断为病态窦房结综合征。用阳和汤加阿胶、白芍，服10剂后心率达54次/分，加赤芍，又服10剂，心率达62次/分，舌上瘀斑消失。继服10剂，诸症改善，心率达65次/分。

5. 慢性支气管炎　《四川中医》(1994,10:32)：某男，60岁。患慢性咳喘20余年，稍受寒冷及劳累即发，冬春季加重，每年至少发作2次。发作时咳嗽，咯痰，气急不能平卧。近6年来发作频繁。以阳和汤加紫河车、细辛、五味子，服上药30剂。结果该冬天未见发作，感冒也明显减少，体质增强，连服5年，随访2年，未见复发。

按语：案1为脑疽初起之证，且见有大便多日不行，此乃寒结所致，故与阳和汤温阳散寒通滞，药证合拍，则不仅可治阴寒之脑疽，且寒散结消，便结亦下。案2、案3均为疮疡流脓，久不收口，断为气血亏虚，阳虚寒凝之证，故均用阳和汤而愈。案4为阳虚寒凝，脉络瘀阻而致的病态窦房结综合征，以本方加阿胶、白芍温阳补血，散寒通滞，使寒邪散，血脉充，瘀滞除，血流通畅，则脉搏亦恢复正常。案5为慢性咳喘，身体亏虚，寒邪内侵，寒凝痰滞，以阳和汤加紫河车、细辛等温阳补血，散寒化痰，使正气充，寒痰化，则喘病亦愈。

【临床报道】

一、骨伤科

1. 慢性骨髓炎　以本方为基本方，治疗慢性骨髓炎39例。病程最短2个月，最长23年。热重加金银花、蒲公英、葛根；阴虚加生地、赤芍、玄参或知柏地黄丸；血虚重用熟地，加黄芪、当归；肾虚加牛膝、杜仲、桑寄生；脾虚加白术、炒山药；湿重加苍术、薏苡仁、藿香。并外敷金黄膏。结果痊愈25例，好转12例，无效2例，总有效率95%。疗程最短27天，最长13个月[2]。

2. 骨槽风　运用阳和汤随证加减，配合外治法治疗骨槽风87例。早期热盛发烧，局部红肿者，加金银花、连翘、石膏、知母；脓多者，加穿山甲、皂角刺、白芷；脓水稀薄，体虚者，加黄芪、白术、鳖甲。结果痊愈69例，好转14例，无效4例，总有效率为95.4%[3]。

3. 慢性盆腔炎　阳和汤加黄芪、白术、煨当归、陈皮、薏苡仁、败酱草、皂角刺、昆布、桃仁治疗慢性盆腔炎65例。如面白不华，四肢不温，大便溏泻，寒象明显时，酌加仙灵脾、巴戟天、菟丝子、仙茅；如下腹坠胀明显者，倍用黄芪、加党参、升麻；瘀象明显者加用红花、丹参、刘寄奴、川芎之类；痰湿偏盛者，酌加半夏、茯苓、厚朴、陈皮等。结果治愈42例，好转17例，无效6例[4]。

4. 胸腰椎结核　以本方去鹿角胶，加忍冬藤、蒲公英、浙贝母为基本方，治疗胸腰椎结核伴截瘫93例。病情稳定者，加炙山甲、延胡索、桃仁、丹参；大便不通者，加枳壳、生大黄、荆芥、莱菔子；小便不通者，加荆芥、生大黄、木通。结果疗效优者23例，良者44例，差者26例，优良率达70%[5]。

5. 骨转移癌痛　用阳和汤加制附子为基本方，治疗骨转移癌疼痛32例。疼痛时间最短半月，最长1年，平均3.9个月。Ⅰ级疼痛5例，Ⅱ级疼痛20例，Ⅲ级疼痛7例。结果：显效14例，有效13例，无效5例。其中Ⅰ级疼痛5例均获效；Ⅱ级疼痛20例中，获效18例，无效2例；Ⅲ级疼痛7例中获效4例，无效3例[6]。

6. 颈椎失稳症　用阳和汤加葛根、蜈蚣为基本方，治疗颈椎失稳症68例。痛剧加制川乌、制草乌；舌苔厚腻加茯苓、白扁豆；肩脊肌肉萎缩加阿胶、龟甲。结果治愈33例，显效19例，有效12例，无效4例，总有效率94.1%[7]。

7. 肩周炎 用阳和汤加当归、姜黄、红花、桃仁、乳香、全蝎、蜈蚣为基本方，治疗肩周炎32例。病程大于6个月者，加白术、附子。结果：痊愈15例，显效9例，好转6例，无效2例，总有效率93.8%[8]。

8. 腰椎间盘突出症 用阳和汤加酒军、蜈蚣为基本方，治疗腰椎间盘突出症62例。口干，加黄柏、知母；舌苔厚腻，加茯苓，白豆蔻；痛剧，加淫羊藿、制川乌、制草乌；便溏，去酒军。结果痊愈43例，显效8例，有效9例，无效2例，总有效率96.77%[9]。

9. 坐骨神经痛 用阳和汤加防风、独活、防己、牛膝为基本方，治疗坐骨神经痛33例。偏重行痹，重用麻黄、独活、防风；偏重痛痹，重用干姜、肉桂；偏重着痹，重用白芥子、防己、独活；阳气虚弱，重用肉桂、干姜，肝血虚，重用熟地、鹿角胶。结果痊愈21例，显效7例，有效3例，无效2例，总有效率93.94%[10]。

10. 类风湿性关节炎 阳和汤加炙附子、仙茅、当归、半夏、竹茹、黄柏、桃仁、红花、秦艽、黄芪、砂仁、青风藤治疗类风湿性关节炎25例。结果治愈6例，显效13例，有效5例，无效1例[11]。

二、内科

1. 病态窦房结综合征 用阳和汤为基本方，治疗病态窦房结综合征40例。其中冠心病32例，心肌炎3例，不明原因者5例。气虚加党参；血虚加阿胶、白芍；舌有紫斑者加赤芍、红花；形寒肢冷者加附子。结果：显效（治疗后心率达到70次/分以上者）4例，有效（治疗后心率达60次/分以上者）30例，好转（治疗后心率提高10～15次/分）4例，无效（心率无改变者）2例，有效率为95%[12]。阳和汤加附子、人参（或党参）、丹参为基本方，治疗病态窦房结综合征40例。临证加减：阳虚者重用附子、肉桂；气虚重者重用人参、甘草；阳虚兼形寒凝重者重用麻黄，酌加细辛；肾阳虚者酌加补骨脂、淮山药；瘀滞者加川芎、红花；夹痰者加郁金、法半夏；夹饮者加茯苓、葶苈子。为防辛温过量引起口干喉痛，辅以天花粉、生地黄、玉竹、百合泡茶为饮。结果心率转为正常者25例，症状显著改善10例，无改变者5例[13]。

2. 慢性支气管炎 用阳和汤加五味子、紫河车为基本方，治疗老慢支119例。病程最短5年，最长45年，均在三伏天服药。结果：显效74例，好转31例，有效12例，无效2例，总有效率为98.3%[14]。

三、皮肤科

荨麻疹 用阳和汤加红花、荆芥、防风、黄芪为基本方，治疗寒冷性荨麻疹50例。腰酸冷痛，形寒肢冷，加制附片、金狗脊；四肢末节青紫，加桑枝、丹参；瘙痒较重，加乌梢蛇、全蝎。结果：痊愈42例，有效6例，无效2例，总有效率96%。疗程最短3天，最长1个月[15]。

参 考 文 献

[1] 孙世发．阳和汤剖析[J]．河南中医，1986，(6)：25.

[2] 李志初．阳和汤为主治疗慢性骨髓炎39例[J]．广西中医药，1994，17(3)：19.

[3] 史巧英．阳和汤加减治疗骨槽风87例报告[J]．中医正骨，2006，18(8)：58.

[4] 郭改云．阳和汤加味治疗慢性盆腔炎65例临床观察[J]．光明中医，2008，23(4)：294.

[5] 范庆铨．加味阳和汤治疗胸、腰椎结核伴截瘫93例[J]．中级医刊，1994，29(12)：43.

[6] 刘临兰．阳和汤治疗骨转移癌疼痛32例[J]．新中医，1994，26(9)：51.

[7] 张英杰，等．综合治疗颈椎失稳症 68 例[J]．湖北中医杂志，1994，16(5)：44.

[8] 闫兴军，等．阳和汤加味治疗肩周炎[J]．安徽中医学院学报，1994，13(3)：35.

[9] 张英杰，等．加味阳和汤治疗腰椎间盘突出症 62 例疗效观察[J]．中医正骨，1994，6(2)：27.

[10] 李耀显．阳和汤加味治疗坐骨神经痛 33 例[J]．广西中医药，1991，14(2)：56.

[11] 于海荣，闫道普．加味阳和汤治疗类风湿性关节炎 25 例观察[J]．内蒙古中医药，2008，3：20.

[12] 董国丰，等．阳和汤加减治疗病态窦房结综合征[J]．湖南中医杂志，1986，2(3)：10.

[13] 周灿，陈纯．阳和汤加味治疗病态窦房结综合征 40 例临床观察[J]．湖南中医杂志，1998，14 (4)：5.

[14] 吴秀珍，等．变通阳和汤防治老慢支 119 例观察[J]．四川中医，1994，12(10)：32.

[15] 司在和．变通阳和汤治疗寒冷性荨麻疹 50 例[J]．广西中医药，1991，14(1)：16.

（樊巧玲　黄仕文　尚炽昌　汤国祥）

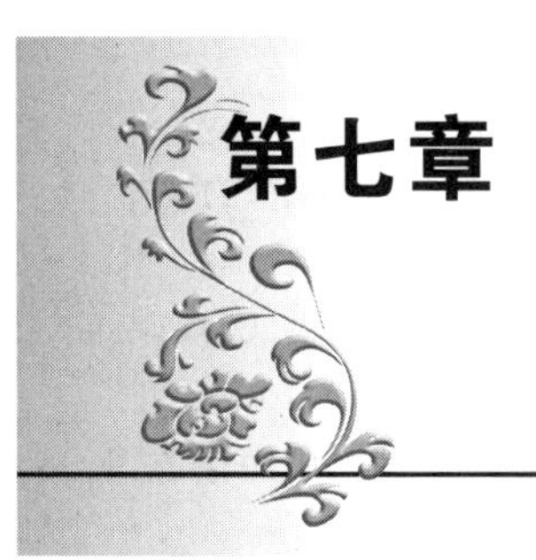

第七章

表里双解剂

凡以解表药配合泻下药或清热药、温里药等为主组成，具有表里同治，内外分解的作用，治疗表里同病的方剂，称为表里双解剂。体现了汗法与下法、清法、温法等结合运用的治法。

汗法、下法、清法、温法的理论早在《黄帝内经》中已有记载。如“其有邪者，必渍形以为汗，其在皮者，汗而发之”(《素问·阴阳应象大论》)；“今风寒客于人也，使人毫毛毕直，皮肤闭而为热，当是之时，可汗而发之”(《素问·玉机真脏论》)；“其下者，引而竭之；中满者，泻之于内……其实者，散而泻之”(《素问·阴阳应象大论》)；“治诸胜复，寒者热之，热者寒之，温者清之，清者温之”(《素问·至真要大论》)。至东汉末年张仲景的《伤寒杂病论》中，出现了将汗法与下法、清法、温法结合运用的表里双解剂，如治疗少阳阳明合病，具有解表攻里作用的大柴胡汤；治疗伤寒表证未解，误用下法，邪陷阳明，以致热利，具有解表清里作用的葛根芩连汤；治疗太阳病外证未解而数下之，以致脾胃阳气损伤，具有解表温里作用的桂枝人参汤等。这些方剂的出现，对后世表里双解剂的发展与运用产生了深远的影响。唐代《外台秘要》中对表证未解，郁热传里，表里俱盛之证，用《深师方》石膏汤清热泻火，发汗解表。金、元时期，寒凉派的代表医家刘完素对火热病的治疗，亦运用了表里双解的方法，如对外感风邪，内有蕴热，表里俱实之证，创制了防风通圣散，其配伍以解表、攻里、清热、补益药物并用，体现了汗、下、清、补四法的结合运用。清代汪昂，集前人表里同治之剂专列一门，并对表里双解的方法作了扼要而明确的阐述，他说：“病在表者，宜汗宜散，病在里者，宜攻宜清，至于表证未除，里证又急者，”则当“和表里而兼治之”(《医方集解·表里之剂》)。使表里双解剂成为一类独立的方剂。

表里双解剂是为表里同病的证候而设。表里同病，是指表证未解，又见里证，或原有宿疾，又感新邪而出现表证与里证同时并见的证候。表里同病因表证与里证的不同而类型各异。就表证而言，有表寒与表热之异；以里证而论，又有里热、里寒、里虚、里实之别，因此表里同病的证候可见到表寒里热，表热里寒，表里俱热，表里俱寒，表实里虚，表虚里实，表里俱虚，表里俱实等多种情况，概括起来，上述证候不外表证兼里寒，表证兼里热，表证兼里实及表证兼里虚四种类型。表里双解剂即是针对表里致病之因及表里证候的性质，将汗法与温、清、攻、补四法有机地结合运用，以适应复杂的病情。

针对以上表里同病的四种类型，本章方剂分为解表清里、解表温里、解表攻里三类。至于解表补里之剂，是治疗表邪未解而又有正气不足之证，已在解表剂中介绍，本章不再重复。

解表攻里剂　适用于外有表邪，里有实积的证候。临床既有恶寒、发热等表证，又有腹满、便秘、舌红苔黄等实热内结之征。组方以解表药配伍泻下药为主，解表药如麻黄、桂枝、荆芥、防风、柴胡、薄荷；泻下药如大黄、芒硝等。代表方如大柴胡汤、防风通圣散等。

解表清里剂　适用于表邪未解，里热已炽的证候。临床既有恶寒、发热等表证，又有烦躁口渴，或热利、气喘、苔黄、脉数等里热证。组方以解表药配伍清热药为主，解表药常用麻黄、豆豉、葛根等；清热药多用黄芩、黄连、黄柏、石膏等。代表方如葛根黄芩黄连汤、石膏汤等。

解表温里剂　适用于表邪未解，又有里寒的证候。临床既有表寒证之恶寒、发热，又有心腹冷痛、下利、苔白、脉迟等脏腑阳气受损，冷积内停之里寒证。组方以解表药与温里药配伍为主，解表药多用麻黄、桂枝、白芷等；温里药常选干姜、肉桂等。代表方如五积散、桂枝人参汤等。

使用表里双解剂时，应注意以下几点：首先，本章方剂是为表里同病而设，故临证必须具备既有表证，又有里证者，方可应用。否则药不对证，易克伐正气，致生变端。其次，需详审其证，辨别表证与里证的寒、热、虚、实属性，然后针对病情选择适当的方剂。第三，表、里证候的轻重缓急往往并非等同，组方配伍时，必须分清表证与里证的轻重主次，以权衡表药与里药的比例，方无太过或不及之弊。

第一节　解 表 攻 里

大 柴 胡 汤

（《金匮要略》）

【组成】柴胡半斤(15g)　黄芩三两(9g)　芍药三两(9g)　半夏半升洗(9g)　枳实四枚炙(9g)　大黄二两(6g)　大枣十二枚擘(4枚)　生姜五两切(15g)

【用法】上八味，以水一斗二升，煮取六升，去渣，再煮。温服一升，日三服(现代用法：水煎2次，去滓，再煎，分2次温服)。

【功用】和解少阳，内泻热结。

【主治】少阳、阳明合病。往来寒热，胸胁苦满，呕不止，郁郁微烦，心下满痛或心下痞硬，大便不解或协热下利，舌苔黄，脉弦数有力。

【病机分析】本方主治少阳与阳明合病。少阳位于半表半里，为三阳出入表里之枢纽。足少阳之腑为胆，邪气未离少阳，交争于半表半里，胆经经气不畅，故仍有往来寒热，胸胁苦满等少阳证的主症。然病邪已进入阳明，有化热成实的热结之象，故病情比单纯的少阳证为重。因里热程度较甚，心烦因之加重，出现“郁郁微烦”。少阳病未解，胆热犯胃，又因阳明化热成实，气机被阻，腑气不通，胃气上逆程度亦更甚，由少阳证之“喜呕”发展为“呕不止”，并出现心下满痛或痞硬，大便秘结，苔黄等阳明热结，腑气不通之证；若里热下迫，大肠传导失司，又可见协热下利之象。邪居少阳，阳明热结，正盛邪实，故脉象弦数而有力。

【配伍意义】本方所治乃少阳、阳明合病，少阳病的治法是和解少阳，阳明热结之证的治法是内泻热结，今少阳、阳明合病则上述两法并用，和解少阳以祛外邪，泻下阳明以除热结。病在少阳，据仲景所论禁用下法，否则会伤及气血而引起惊悸。但在兼有阳明腑实的情况下，又必须表里兼顾。故汪昂说：“少阳固不可下，然兼阳明腑实则当下。”(《医方集解·表里之剂》)

本方是小柴胡汤去人参、甘草，加大黄、枳实、芍药而成。亦可看作是由小柴胡汤合小承气汤加减变化而来。小柴胡汤为和解少阳之主方，小承气汤为泻下阳明之轻剂，故本方为少阳、阳明同治，表里双解之剂。方中以柴胡、大黄为君，柴胡专入少阳，疏邪透表，大黄入阳明泻热通腑。臣以黄芩味苦性寒，擅清少阳之郁热，与柴胡同用，起到和解少阳的作用；枳实行气破结，与大黄配合，可内泻热结，行气消痞。这四味药是本方的主要组成部分。再用芍药缓急止痛，与大黄相配可治腹中实痛，与枳实相伍能调和气血，以除心下满痛；半夏和胃降逆，又重用生姜，则止呕之功更增，以治呕逆不止，共为佐药。大枣和中益气，合芍药酸甘化阴，既可防热邪入里伤阴，又能缓和枳实、大黄泻下伤阴之弊，大枣与生姜相配，还可调和营卫，调和诸药，为使药。诸药合用，共奏和解少阳，内泻热结之功，使少阳与阳明合病得以双解。

从以上所用之药分析，本方乃和解与泻下并用之剂，然方中仅用小承气汤之半（大黄用量减半，并去厚朴），故是以和解少阳为主，泻下之力较缓，适宜于少阳初入阳明之证。正如《医宗金鉴·删补名医方论》卷 8 所说："斯方也，柴胡得生姜之倍，解半表之功捷；枳、芍得大黄之少，攻半里之效徐，虽云下之，亦下中之和剂也。"

【类方比较】本方与小柴胡汤比较，两方中均有柴胡、黄芩、半夏、大枣，且剂量相同，生姜一药，小柴胡汤中为三两，大柴胡汤中为五两，因大柴胡汤所治之证呕逆较小柴胡汤证为重，故重用生姜以加强止呕之力，且生姜协柴胡还可加强散邪之功。小柴胡汤中有人参、甘草，大柴胡汤未用，是因少阳之邪渐进传里，阳明实热已结，且正气不虚，故去之。加大黄、枳实，意在导滞下结，用芍药主要是加强缓急止痛之力。小柴胡汤专治少阳病，大柴胡汤则治少阳与阳明合病。何廉臣谓大柴胡汤"为和解少阳、阳明，表里缓治之良方，但比小柴胡汤专于和解一经者，力量较大，故称大"（《重订通俗伤寒论》）。

【临床运用】

1. 证治要点　临床运用本方，以往来寒热，胸胁或心下满痛，呕吐，便秘，苔黄，脉弦数有力为证治要点。

2. 加减法　如胁脘痛剧者，加川楝子、延胡索、郁金等以加强行气止痛之功；恶心呕吐剧烈者，加姜竹茹、黄连、旋覆花等以加强降逆止呕之效；如连日不大便，热盛烦躁，舌干口渴，渴欲饮水，面赤，脉洪实者，加芒硝以泻热通便；伴黄疸者，加茵陈、栀子以清热利湿退黄；胆结石者，加金钱草、鸡内金以化石。

3. 本方临床应用比较广泛，多用于胆系急性感染、胆石症、胆道蛔虫病、急性胰腺炎、胃及十二指肠溃疡等急腹症属少阳、阳明合病者。还可用于肝炎、脂肪肝、急性扁桃体炎、腮腺炎、小儿高热等多种疾病。

【使用注意】本方为少阳与阳明合病而设，单纯少阳证或阳明证非本方所宜。使用时尚需根据少阳证与阳明热结的轻重，斟酌方中药量的比例。

【源流发展】本方为张仲景所创，《伤寒论》和《金匮要略》中均有应用本方的记载。《伤寒论》云："太阳病，过经十余日，反二三下之，后四五日，柴胡证仍在者，先与小柴胡汤；呕不止，心下急，郁郁微烦者，为未解也，与大柴胡汤下之则愈。""伤寒十余日，热结在里，复往来寒热者，与大柴胡汤。""伤寒发热，汗出不解，心下痞硬，呕吐而下利者，大柴胡汤主之。"《金匮要略》云："按之心下满痛者，此为实也，当下之，宜大柴胡汤。"综上所述，大柴胡汤的主治证候是既有少阳证的往来寒热、烦、呕，又有阳明里实之心下急、心下痞硬、心下满痛，是为少阳、阳明合病之证。后人对本方的运用有所发展，如《肘后备急方》卷 2 用于"热实，得汗不解，腹满痛烦躁，欲谬语者。"《普济方》卷 198 引《旅舍备要方》用治"疟，寒热呕逆，脉弦小紧，间日频日，发作无时；及伤寒热在里，腹满谵语，烦渴，大小便涩。"《太平惠民和剂局方》卷 2 用于"伤寒十余日，邪气结在里，寒热往来，大便秘涩，腹满胀痛，语言谵妄，心中痞硬，饮食不下；或不大便五六日，绕脐刺痛，时发烦躁，及汗后如疟，日晚发热，兼脏腑实，脉有力者。"《证治准绳·幼科》卷 3 更用本方治疗"风热痰嗽，腹胀及里热未解。"《幼幼集成》卷 2 则将本方用于“夹食伤寒，其证壮热头痛，嗳气腹胀，大便酸臭，延绵不解。”由大柴胡汤衍化而成的同名方亦为数不少，如《外台秘要》卷1引《范汪方》大柴胡汤，系本方去黄芩、枳实、大枣，加知母、萎蕤、炙甘草、人参，治“伤寒七八日不解，默默烦闷，腹中有干粪，谵语。”《太平圣惠方》卷11大柴胡汤，为本方去大黄，加槟榔、白术、赤苓，用于“伤寒二三日，心中悸，呕吐不止，心下急，郁郁微烦者。”《普济方》卷44引《指南方》大柴胡汤，为本方加炙甘草，用治头痛。《医方类聚》卷54引《通真子伤寒括要》之大柴胡汤与本方相比，无大黄、枳实，用枳壳、赤芍药，治阳明病，胁下坚满，大便秘而呕，口燥者。《易简方》大柴胡汤，较本方少芍药，增甘草，用治“伤寒十余日，热结在里，往来寒热；或心下急，郁郁微烦；或口生白苔，大便不通；或发热汗出；或腹中满痛；或日晡发热如疟；或六七日不了了，睛不和，无表里证，大便难，身微热者。”《治痘全书》卷13大柴胡汤，由柴胡、白芍、枳壳、黄芩、大黄组成，用治“痘疮，腰疼腹痛，寒热往来，热毒欲发不出者。”《伤寒大白》卷2大柴胡汤，由柴胡、黄芩、广皮、甘草、半夏、大黄所组成，用于“少阳表证未解，里证又急，潮热，大便秘，有下证者”。《痢疾纂要》卷9大柴胡汤，较本方少芍药、多芒硝，用于“感时行疠气，表邪里邪俱实者”。当代医家在大柴胡汤的基础上，又衍变有复方大柴胡汤(《中西医结合治疗急腹证》)，即本方去半夏、生姜、大枣，加木香、川楝子、延胡索、蒲公英、生甘草而成，其行气止痛，清热解毒之力，较大柴胡汤为优。

【疑难阐释】

1. 关于方中有无大黄的认识 大柴胡汤系仲景方，《伤寒论》方中未载大黄，而《金匮要略》方中却有大黄，因而引起了历代医家之争议。①无大黄论。以柯琴为代表，《伤寒来苏集·伤寒论注》卷3云：“大柴胡是半表半里气分之下药，并不言大便，其心下急与心下痞硬是胃口之病，而不在胃中，结热在里，非结实在胃，且下利则地道已通，仲景不用大黄之意晓然。”②两可择一论。认为方中大黄或有或无。如张锡纯在《医学衷中参西录》中册云：“乃后世畏大黄之猛，遂易以枳实，迨用其方不效，不得不仍加大黄，而竟忘去枳实，此大柴胡汤一方或有大黄或无大黄之所由来也。”③有大黄论。大多数医家持此论点。如新辑宋本《伤寒论》方后注云：“一方加大黄二两，若不加，恐不为大柴胡汤。”《许叔微伤寒论著三种·伤寒发微论》卷下云：“大黄在伤寒乃为要药，大柴胡汤中不用，诚脱误也。”我们认为大柴胡汤应有大黄，其理由是：①大柴胡汤主治证为少阳未解，胃家已实，此际若无大黄，何能达通下之目的?《伤寒论》第106条云：“与大柴胡汤下之则愈。”若无大黄，“下之”二字难以理解。②《伤寒论》和《金匮要略》所载大柴胡汤，除大黄的有无外，其他药物与用量均同。仲景制方，结构严谨，加减一味，甚或药量不同，方名均有变更，因而不可能在其著作中，写出两个名称相同而药物不同的方剂。所以《伤寒论》中的大柴胡汤应有大黄，没有大黄可能是在流传过程中传抄脱落所致。

2. 关于本方归类的讨论 大柴胡汤归属何类，历来方书各抒已见，或将其归入表里双解剂，如《医方集解》及《方剂学》统编教材第5版；或将其归属于和解剂，如统编教材《方剂学》第4版及规划教材《方剂学》；或认为其属于泻下剂，如《伤寒来苏集·伤寒论注》卷3“而曰下之则愈者，见大柴胡为下剂，非和剂也。”本方究竟应属何类，可先从仲景原文分析。《伤寒论》第103条是大柴胡汤的首见之文，对证情论述较详，条文云：“太阳病过经十余日，反二、三下之，后四五日，柴胡证仍在者，先与小柴胡汤；呕不止，心下急，郁郁微烦者，为未解也，与大柴胡汤下之则愈。”柴胡证仍在的“仍”字，揭示了患者有往来寒热，或胸胁苦满，或默默不欲饮食，或心烦喜呕等少阳主证。前医之所以行“二、三下之”治法，言外之意在证情中有阳明里热实证的表现。《金匮要略》中“按之心下满痛者，此为实也，当下之，宜大柴胡汤。”

亦证实了此证有里实证的表现，是少阳与阳明合病之证。方中药物以柴胡为首，量重至半斤，柴胡为少阳专药，能透达少阳邪热，与大黄、枳实相伍，和解之中又能泻下热结，与单纯的和解剂、泻下剂在配伍方法上迥然不同，因而应属表里双解剂较妥。需要指出的是，这里的表不能理解为太阳之表。如果说此方是和解之中又有泻下之义，似乎更为合适。

【方论选录】

1. 王好古："大柴胡汤治有表复有里。有表者，脉浮，或恶风，或恶寒，头痛四症中或有一、二尚在者，乃是十三日过经不解是也。有里者，谵言妄语，掷手仰视，此皆里之急者也。欲汗之则里已急，欲下之则表证仍在。故以小柴胡中药调和三阳，是不犯诸阳之禁。以芍药下安太阴，使邪气不纳；以大黄去地道不通；以枳实去心痞下闷，或湿热自利。若里证已急者，通宜大柴胡汤，小柴胡减人参、甘草，加芍药、枳实、大黄是也。欲缓下之，全用小柴胡加枳实、大黄亦可。"（《此事难知》卷上）

2. 吴昆："伤寒阳邪入里，表证未除，里证又急者，此方主之。表证未除者，寒热往来、胁痛、口苦尚在也；里证又急者，大便难而燥实也。表证未除，故用柴胡、黄芩以解表；里证燥实，故用大黄、枳实以攻里。芍药能和少阳，半夏能治呕逆，大枣、生姜又所以调中而和营卫也。"（《医方考》卷1）

3. 汪昂："此足少阳、阳明药也。表证未除，故用柴胡以解表；里证燥实，故用大黄、枳实以攻里。芍药安脾敛阴，黄芩退热解渴，半夏和胃止呕，姜辛散而枣甘缓，以调营卫而行津液。此表里交治，下剂之缓者也。"（《医方集解·表里之剂》）

4. 吴谦，等："柴胡证在，又复有里，故立少阳两解法也。以小柴胡汤加枳实、芍药者，仍解其外以和其内也；去参、草者，以里不虚；少加大黄，以泻热结；倍生姜者，因呕不止也。斯方也，柴胡得生姜之倍，解半表之功捷；枳实得大黄之少，攻半里之效徐，虽云下之，亦下中之和剂也。"（《医宗金鉴·删补名医方论》卷8）

5. 李畴人："寒热往来，胸下硬满，呕吐不止，甚至心烦便秘，是胃家热结已重，少阳证少，阳明证多。故宜去小柴胡之参、草，以免壅滞，而以柴胡、黄芩疏少阳来路之邪以清热，芍药助柴胡泄犯胃之肝邪以止呕，半夏和胃气之滞，枳实、大黄攻其满而清其热，生姜、大枣以回复胃气之疲，则证可解。故大柴胡汤为胃病已重，少阳未尽之主方。"（《医方概要》）

6. 何廉臣："少阳证本不可下，而此于和解中兼以缓下者，以邪从少阳而来，渐结于阳明。而少阳证未罢，或往来寒热，或胸痛而呕，不得不借柴胡、生姜以解表；半夏、黄芩以和里。但里证已急，或腹满而痛，或面赤烦渴，或便秘溺赤，故加赤芍以破里急，枳实、生军以缓下阳明将结之热；佐以大枣，以缓柴胡、大黄发表攻里之烈性，而为和解少阳阳明、表里缓治之良方。但比小柴胡专于和解少阳一经者，力量较大，故称大。"（《重订通俗伤寒论》）

【评议】关于本方治证，诸家观点不一。王好古、吴昆认为是表证未除，里证又急之证；李畴人、吴谦等则认为是少阳证又见有里证。从其表现寒热往来、胁痛、呕吐分析，均为少阳证的主要证候，因此以后者较为合适。对本方功用的主次及主治少阳与阳明证的孰轻孰重，诸家亦有分歧。吴谦等人认为本方"解半表之功捷"，"攻半里之效徐"，为"下中之和剂"。何廉臣亦云此方为："和解中兼以缓下者。"李畴人则认为本方证是"少阳证少，阳明证多"；为"胃病已重，少阳未尽之主方。"然从本方组成中柴胡、黄芩、生姜与大黄、枳实的剂量比较，少阳证应重于阳明证。对方中药物配伍意义的阐述，吴谦、何廉臣之说较为精辟、透彻。

【验案举例】

1. 热结在里证　《伤寒九十论》：羽流蒋尊病，其初心烦喜呕，往来寒热，医初以小柴胡汤与之，不除。予诊之脉，脉洪大而实，热结在里，小柴胡汤安能除之也。仲景云，伤寒十余日，热结在里，复往来寒热者，与大柴胡汤。二服而病除。

2. 急性胆囊炎　《陕西中医》(1980，3：39)：某女，54 岁。右胁前胆区剧痛而掣于胃，满床乱滚，大汗淋漓，此时惟急注"度冷丁"方能止痛，但不久又发，其人体肥，两颊绯红，舌绛苔黄，问其大便，已 4 天未下，并且口苦多呕，西医诊断为急性胆囊炎或胆结石？辨证：肝胆气郁火结，横逆于胃，而使腑气不利，则大便秘结不通，肝胆气火交阻，而气血为之不利，是以剧痛难忍而口苦多呕。疏方：柴胡 18g，大黄 9g，白芍 9g，枳实 9g，黄芩 9g，半夏 9g，郁金 9g，生姜 12g，陈皮 9g。煮两煎分三次服。一服痛止，安然入睡；二服则大便解下，呕吐则止；三服则大便又行，而疼痛全去。

3. 呕、利、痞、痛证　《陕西中医》(1980，3：39)：某男，44 岁。患感冒病，周身酸痛，胸满，不欲饮食。午后发热，小溲色黄，脉弦细而浮，舌苔白腻。辨证：湿热羁于卫、气之间，治当芳化，少佐渗利。方用：白蔻仁 6g，杏仁 9g，苡米 9g，半夏 9g，佩兰 6g，连翘 6g，滑石 9g，通草 3g，大豆卷 9g。服 2 剂，胃脘痞塞，喜呕，大便下痢黏秽，里急后重，腹痛而急，脉弦滑，舌苔厚腻而黄。此证为木火交郁，少阳气机不利，阳明胃肠不和，气火郁于中而心下痞满，热下迫于肠则下利黏秽；木性急，而土性缓，又来自于湿热相煎，是以里急后重而腹中作痛。《伤寒论》云："伤寒发热，汗出不解，心下痞，呕吐下利者，大柴胡汤主之。"此证与论极为合拍。处方：柴胡 12g，黄芩 9g，半夏 12g，生姜 12g，枳实 6g，大黄 6g，白芍 9g，大枣 4 枚。服第一煎，周身汗出，而腹痛有声；服第二煎则大便排出臭秽之物，腹痛随之而安，而痞满、喜呕等证悉蠲，方始信仲景之言不诬。

4. 腹痛发热　《新中医》(1992，11：33)：某男，29 岁，工人，于 1989 年 10 月 10 日就诊。患者连日劳累，夜间突然出现右上腹剧痛，伴发热，体温高达 39℃，在我院急诊室观察治疗。B 超及化验检查未见明显异常。经输抗生素治疗 4 天，仍腹痛不止，午后发热 39℃左右。余就诊时见患者神疲无力，腹痛拒按，胸闷烦躁，纳呆，午后发热，大便四日未行，舌红，苔黄厚燥，脉沉弦。证属少阳兼阳明里实，投以大柴胡汤原方，服药两剂大便通，三剂发热退，自觉身轻神爽，又继服 3 剂，巩固疗效。

按语：此例西医虽未确诊，但患者发热，胁痛，往来寒热，胸闷烦躁，不欲饮食为少阳之证，4 日不大便，胁腹痛甚拒按乃阳明之证，舌苔、脉象为少阳、阳明两经证候并存之征，故属于大柴胡汤证无疑，投原方治疗而获效。

5. 三叉神经痛　《江苏中医杂志》(1983，6：38)：某女。年逾花甲，身体虽瘦，而健劲俊逸。1976 年初冬，面痛弥月不愈，其痛甚怪，早晨颧外抽痛，上午鼻颏酸痛，至下午则头痛，前额疼痛不已，夜间痛时殊少。每日如此，发无宁日。西医诊断：三叉神经痛。余察其苔黄舌燥，脉象沉弦而数，谓曰：此少阳、阳明合病也。足少阳之脉其支者，别锐眦，下大迎，合手少阳抵于颏；足阳明之脉，过客主人，循发际至额颅。今胆胃失降，厥气上逆，经脉失其柔顺之性，是以痹而为痛也，但得胆驯胃降则疼痛自已。大柴胡上清胆火，下通阳明，正合于此。于是以本方重加元参、牛膝投之，滋水降冲以伏阳明而驯胆火，三剂而面痛如失，后以仲景黄芩汤加枳实、知母坚阴和阳以善其后，永未再发。

按语："阳明独旺于面"。三叉神经痛直取阳明，不仅循经而治，亦上病下取之义。但"阳明之上，燥气治之"，下后即应滋阴和阳，观仲景余热不尽，用竹叶石膏汤可知。

【临床报道】

1. 急性胆囊炎　以大柴胡汤加减治疗急性胆囊炎疗效满意。基本方为：柴胡、枳实、半夏、大腹皮、制香附各10g，黄芩6g，制大黄3g，金钱草15g。若热重者，加银花、连翘；湿重者，加苍术、厚朴、茯苓；伴黄疸者，加茵陈、山栀、泽泻、猪苓；有结石者，金钱草重用至30g，并加郁金、枯矾、鸡内金。所治56例中，除3例伴胆结石转手术外，余均获临床治愈，服药最少者5剂，最多者20剂。6例出现黄疸者，均在7～10天内消退；17例白细胞升高者，平均5.6天恢复正常；32例发热者，平均4.3天体温降至正常。作者经验，急性胆囊炎来势迅猛，早期舌苔未必见黄，但若腹诊剑突下满痛者，即可诊为实热证，并宜尽早使用生大黄以通腑泄热，挫其锐势，截其传变。但腑气一旦通畅，即当撤去大黄，否则过用可因伤正而致痞证[1]。还有人用大柴胡汤加减配合西药治疗急性胆囊炎102例，结果治愈52例，占81%；显效47例，占46%；无效3例，占3%，总有效率97%。与单用西药组相比，有显著意义[2]。

2. 胆绞痛　用大柴胡汤加减治疗胆绞痛324例。方药加减及服法：柴胡、黄芩、芍药、半夏、枳实、大枣、生姜。热偏盛加银花、公英、连翘；湿偏重加苍术、薏米；寒偏重加附子、干姜；痛剧加九香虫、元胡、五灵脂，芍药倍量；两胁顶窜作痛加川楝子、广郁金；肝胆湿热并重加黄连、栀子、龙胆草；大便燥结不通加芒硝；腹满燥实俱盛加川朴、芒硝。为了消除炎症，预防复发，在解除疼痛后，仍继续服药治疗，直至临床症状消失，肝区无叩击痛后始予停药。治疗结果：本组病例单服中药解除疼痛者306例，占94.5%；中西药并用解除疼痛者13例，占4%；经保守治疗无效，转外科手术者5例，占1.5%。服用中药解除疼痛的306例中，服药2～3剂止痛者84例，4～5剂者62例，6～7剂者108例，8～10剂者34例，11～12剂者18例。在保守治疗的319例中随着疼痛消除而同时排出结石者112例，占35.1%；疼痛消除后在继续服药治疗中又先后排出结石者35例，占11%，总排石率为46.1%。319例治疗后观察1年无复发者98例，占30.7%；观察2年无复发者86例，占27%；观察3年无复发者68例，占21.3%；观察4年无复发者67例，占21%。作者认为，大柴胡汤加减治疗胆绞痛有解痉止痛、泻热通结作用，除可使患者热退痛止外，对排出结石也有较好作用[3]。

3. 急性胰腺炎　用大柴胡汤加味治疗急性胰腺炎84例。基本方为：柴胡、黄芩、赤芍、半夏、枳实、大黄、生姜。肝郁气滞者加川楝子、元胡、川朴；肝胆湿热者加茵陈、金钱草；胃肠湿热者加元明粉、败酱草、蒲公英；血瘀者加桃仁、红花。治疗前84例均有不同程度的腹痛，治疗后2天内腹痛消失者36例，3～5天者44例，6天以上者4例。治疗前伴有呕吐者71例，治疗2天内呕吐消失者59例，3天以上者12例。治疗前大便不通者73例，治疗后大便通畅时间从4小时到4天不等，其中2天内50例，3天以上23例。治疗前78例体温有不同程度的升高。治疗后2天内体温降至正常者19例，3～5天者51例，6天以上者8例。治疗前血淀粉酶升高者79例，最高达2560U%，平均536.1U%，经治疗2天内降至正常者20例，3～5天者58例，6天以上者1例。治疗前尿淀粉酶升高者80例，最高者15259U%，平均2613.3U%，经治疗2天内降至正常者14例，3～5天62例，6天以上4例[4]。又有人用大柴胡汤加减治疗急性胰腺炎216例。基本方：柴胡6～9g，生大黄（后下）9～20g，玄明粉（冲）5～10g，黄芩、枳壳、姜半夏、白芍、苏梗各9g。加减法：气滞夹积型加川朴6g，大腹皮9g；肝胃实热型去枳壳加川朴、黄连各6g，山栀9g；气滞血瘀型去玄明粉、姜半夏，加赤芍、桃仁、红花、五灵脂各9g；大结胸型去枳壳、白芍、苏梗，加黄连6g、甘遂3g、生米仁、败酱草、红藤各30g，配合针刺：取穴双侧足三里、阳陵泉、内关。经过治疗，210例水肿型均康复出院；6例出血型，其中1例死于脑血管意外，2例因病情加重转外科做腹膜冲洗术，无效死亡，其余3例也治愈。腹痛缓解天数，最短者1天，最长为11天，平均2.86天。尿淀粉酶恢复正常时间，最短1天，最长6天，平均2.9天[5]。

还有人用大柴胡汤治疗急性胰腺炎 52 例，方药组成：柴胡、大黄各 15g，黄芩、半夏、白芍、枳实各 10g。湿热重者加黄连、龙胆草；疼痛重者加元胡、川楝子；食滞者加焦三仙；呕吐者加竹茹、代赭石；黄疸者加茵陈、栀子；通导力弱者加芒硝。轻症者，每日 1 剂早晚分服。较重者，每日两剂，分 4 次服。重症者，静脉输液，营养支持，维持水、电解质平衡，1 天 2 剂，分 4 次服。治疗结果：住院最短 4 天，最长 13 天，平均住院 5.8 天，显效 50 例，达 96.2%[6]。

4. 胆道蛔虫病　用大柴胡汤治疗胆道蛔虫病 32 例。药物组成：柴胡、黄芩、枳壳、法夏、白芍、生姜、大枣、大黄。合并结石者加金钱草，伴有黄疸者去白芍、生姜、大枣，加茵陈、栀子，大黄后下，每日 1 剂，分 3 次煎服。15 天为 1 疗程。治疗结果：治愈 29 例，有效 1 例，无效 2 例，总有效率为 93.75%，治愈者平均服药 15 天。无效 2 例因胆总管结石梗阻严重，外科手术治疗。作者观察到大柴胡汤具有消炎止痛，利胆排蛔作用[7]。还有人用大柴胡加味治疗胆道死蛔虫症 105 例，基本方由柴胡、枳实、制半夏、黄芩、芒硝（冲服）各 10g，制大黄、莪术、皂角刺各 15g，白芍、生姜各 30g，大枣 5 枚，甘草 5g 组成。日 1 剂，水煎服，5 天为一疗程。结果 105 例中，一疗程治愈 39 例，显效 41 例；二疗程治愈 39 例，显效 2 例，总有效率 100%。作者认为，虫体已死，仍投乌梅丸温脏安蛔，则多有不应。大柴胡汤利胆止痛，泻热通腑，加莪术、皂刺、芒硝，旨在软坚散结，化滞逐虫，合奏利胆清腑，驱虫通瘀之功，故获满意疗效[8]。

5. 术后肠粘连　用加味大柴胡汤治疗术后肠粘连 78 例。患者均有腹部手术史及腹痛腹胀、肛门停止排便排气症状，大部分病例兼有呕吐，可闻及高调气过水声，X 线腹透或腹平片符合肠梗阻征象。在常规禁食、胃肠减压、纠正脱水、纠正酸碱平衡及电解质紊乱、抗生素治疗的基础上，予大柴胡汤加味治疗。处方：柴胡、黄芩、姜半夏各 12g，白芍、生姜、炒枳实、厚朴、大黄（后下）各 15g。加减法：湿热偏甚者，加茵陈 20g；阳明燥实者，加芒硝（冲）10g；年老体弱者，去大黄，加太子参、火麻仁、当归各 15g，黄芪 25g；热毒壅盛者，加金银花、生地黄各 15g，赤芍 12g。每天 1～2 剂，从胃管注入或口服，连用 3～5 天为 1 疗程。78 例中，完全控制（腹痛、腹胀、呕吐消失，停药后 3 月不复发）48 例，基本控制（腹痛、腹胀、呕吐消失，其他症状显著改善，但停药后，又出现轻度腹痛、腹胀，再投药有效）27 例，无效（腹痛、腹胀、呕吐无改善）3 例，总有效率为 96.1%[9]。

6. 脂肪肝　用大柴胡汤加味治疗脂肪肝 32 例。患者均经肝脏彩色超声检查确诊为脂肪肝，无肝纤维化或肝硬化表现，除外病毒性肝炎。基本方：柴胡 15g，黄芩、制半夏各 10g，白芍 15g，枳实、大黄各 10g，丹参、决明子各 25g，生山楂 15g，生姜 10g，大枣 5 枚。大便干燥者大黄后下；脾胃虚弱者大黄同煎，加党参、黄芪各 30g，白术 15g，胁部胀痛者加郁金、川楝子各 15g；腰膝酸软者加何首乌 15g，枸杞子 20g；高血压者加石决明 60g；伴肝损害者，加茵陈 25g，五味子 10g。每天 1 剂水煎，每次 80ml，早晚分服。30 天为 1 疗程，控制饮食总热量，适当运动，控制体重。结果：32 例患者经 2 个疗程治疗后临床治愈 9 例，好转 18 例，无效 5 例，治愈率 28.13%，总有效率 84.38%[10]。

7. 急性扁桃体炎　有人用大柴胡汤治疗急性化脓性扁桃体炎 60 例。方药组成：生大黄（后下）6～15g，柴胡、黄芩各 6～12g，半夏、枳实各 5～10g，蒲公英、大青叶各 20～30g，生甘草梢 6g，每日 1 剂，水煎服。表热盛可选加银花、连翘、薄荷；里热较盛可选加生石膏、黄连；热毒较盛加地丁、栀子；痰黄稠者加瓜蒌、射干；便秘日久加玄明粉。疗效观察：痊愈：3 天内热退身凉，临床症状及扁桃体红肿、脓性分泌物消失，血象正常者 53 例。好转：3 天内热退或降至低热，局部脓性分泌物明显减少，症状明显减轻者 5 例。无效：3 天以上体温不降，症状无好转者2例，总有效率96.7%。作者认为急性化脓性扁桃体炎多为素体阳盛或肺胃积热，复感风湿时邪，内外合邪，袭于喉部，热盛肉腐而成脓。本方具分清表里邪热，消肿排脓之功，因而效佳[11]。

8. 小儿高热 用大胡汤治疗小儿高热39例。患儿均接受足量抗生素和解热药治疗效果不明显而转中医治疗。体温最高40.5℃，最低38℃，停用抗生素和解热药，给予大柴胡汤煎剂。方药：柴胡10g，黄芩10g，半夏10g，大黄6g，枳实10g，白芍10g，大枣3枚，生姜3片，每日1剂，水煎至100～250ml，分2次服用。第1剂中大黄后下，若患儿服药后腹泻1～2次，第2剂中大黄可同煎，如患儿热退则可去大黄。5岁以下患儿减半。结果：服第1剂退热者17例(43.6%)，服2剂退热者14例(35.9%)，服药3～6剂退热者6例(15.3%)，2例右下肺炎无效(5.1%)[12]。

9. 复方18甲短效口服避孕滴丸毒副反应 复方18甲避孕丸为女用有效避孕药，部分妇女服药产生许多毒副反应及并发症，影响正常生活工作。主要表现中焦脾胃失调，少阳阳明同病。用大柴胡汤以和调中焦，运转枢机。柴胡20g，黄芩20g，半夏10g，生姜10g，大黄10g，枳实20g，白芍30g，大枣20g。每剂煎服3次，一般服药3周，症状逐渐消除。治疗100例中，治愈84例(毒副症状、体征消除，恢复正常生活劳动)；显效11例(主要症状、体征消除)；好转(比治疗前症状、体征减轻)5例(未能连续服药)，总有效率95%。对其中不能参加劳动、性情改变的42例，随访6个月未再出现毒副反应症状，已改用其他避孕方法。作者认为，大柴胡汤和调中焦，转运枢机，透达郁热，疏畅阴阳，扶正抗毒，再顾以兼证辨治，是治疗18甲避孕药毒副反应很有前途的方剂[13]。

尚有报道，以大柴胡汤加减治疗急性腮腺炎[14]、食管贲门术后反流性食管炎[15]等，亦获良效。

【实验研究】

1. 利胆 给猕猴在不同时辰灌胃不同剂量大柴胡汤，可见大剂量组胆汁分泌量及胆汁酸含量明显增加，胆红素、胆固醇含量明显降低，有利胆和防止结石形成的作用。最佳投药时间则在子丑或戌亥两个时辰段[16]。用实验狗经十二指肠导管灌注复方大柴胡汤(柴胡、木香、白芍各25g，黄芩、枳壳、元胡各15g，大黄(后下)40g，金钱草50g)，煎60ml(4ml/kg)，观察药物对胆胰功能的影响。结果：给药后胆汁反流量增加约3倍，与对照组比较有非常显著意义，胰腺流量给药前后未见变化。括约肌张力降低，说明本方有明显的利胆和降低括约肌张力的作用，而且并不抑制括约肌的运动功能。这对解除胆汁、胰腺的瘀滞无疑是具有积极意义的。由于它能使括约肌放松，再加上其显著的利胆作用，通过“内冲洗”，又会有助于炎症、感染的消退[17]。

2. 保肝 实验研究证明，本方有显著的保肝作用，对于D-半乳糖胺所致大鼠急性肝炎，本方能抑制SGPT的升高，效果与小柴胡汤相似，抑制率均为60%[18]。对于四氯化碳所致小鼠肝硬化的进展，本方也有显著抑制作用，于5、6、7日可分别降低肝胶原之24%、41%及41%，并可抑制纤维化的进展[19]。

3. 对血液流变性的影响 将36例胆绞痛患者根据中医辨证，分为气滞证与血瘀证两组，均以大柴胡汤为主治疗，并分别测定各组治疗前后血流动力学各项指标。治疗前血瘀证是全血黏度、血浆黏度、全血还原黏度、白细胞电泳时间均较气滞证高，两者差异显著或非常显著，提示气滞证治疗前属“低黏综合征”，血瘀证属“高黏综合征”。用大柴胡汤原方浓煎150ml灌肠，静脉滴注丹参注射液，并辅以抗感染、抗休克、驱虫等对症处理方法。经治疗后，全血黏度气滞证较治疗前有所增高，差异显著；血瘀证则有所降低，差异非常显著。血浆黏度，气滞证较治疗前亦有所增高，差异显著；血瘀证则有所降低，差异显著。红细胞电泳时间，气滞证治疗前后无变化，血瘀证治疗后有所缩短，差异显著。血沉，气滞证治疗前后变化不明显，血瘀证治疗后明显下降，差异非常显著。所有指标，气滞证治疗后大多有不同程度的升高，血瘀证都有不同程度的下降[20]。实验表明，当给大鼠连续 7 日注射倍他米松时，可见血中中性脂质、磷脂、过氧化脂质等血清脂质上升，血液黏度增高，血液凝固系统之抗凝血酶Ⅳ活性下降，凝血酶时间缩短，以及血液凝固亢进等“瘀血证”表现，但给予大柴胡汤者则可见血清脂质及血液黏度的上升均被抑制，抗凝血酶Ⅳ活性的降低及凝血酶缩短均得到改善[21]。

4. 改善脂质代谢　实验以 15 例原发性高血压患者为对象，投予大柴胡汤 7.5g/d，分 3 次服用，共 12 周。投药前后测定血压、脉搏、血清脂质、高密度脂蛋白(HDL)、亚型胆固醇、阿朴蛋白，进行比较。结果：收缩压、舒张压、平均血压以及脉搏数未见明显变化。血清总胆固醇(TC)、甘油三酯(TG)基本未见变化。但 HDL-C，阿朴 AⅡ及 LCAT(卵磷脂-胆固醇酰基转移酶)明显上升，HDL2 及 HDL3-C 虽有升高，但无统计学意义。故认为大柴胡汤对原发性高血压虽无降压作用，但有利于 HDL 代谢[22]。

大柴胡汤对高胆固醇饲喂的家兔在血脂水平、磷脂氢谷胱甘肽过氧化物酶、铜锌超氧化物歧化酶、脂质过氧化物，以及动脉粥样硬化斑块厚度几方面，与动脉粥样硬化组比较有非常显著性差异($P<0.01$)。显示大柴胡汤具有抗动脉粥样硬化作用，其机制可能与降低血脂、抗脂质过氧化有关[23]。

5. 对应激性溃疡的防治作用　用束缚水浸法复制大鼠应激性胃溃疡模型，给予大柴胡汤灌胃，观察模型大鼠胃黏膜病损情况和溃疡指数的变化，检测模型大鼠血清胃泌素和促甲状腺素含量的变化。结果显示，大柴胡汤能明显降低模型大鼠胃黏膜病损程度及溃疡指数，降低模型大鼠血清胃泌素和促甲状腺素含量。说明大柴胡汤对大鼠应激性溃疡有明显防治作用[24]。

【附方】

1. 复方大柴胡汤(《中西医结合治疗急腹症》)　柴胡 9g　黄芩 9g　枳壳 6g　川楝子 9g　延胡索 9g　白芍 9g　生大黄 9g 后下　木香 6g　蒲公英 15g　生甘草 6g　水煎服。功用：和解少阳，理气泄热。主治：溃疡病急性穿孔缓解后，腹腔感染。上腹及右下腹压痛，肠鸣，便燥，身热，苔黄，脉数。

本方为大柴胡汤去半夏、生姜、大枣，加木香、川楝子、延胡索、蒲公英、生甘草而成，以腹痛、身热为主。其行气止痛、清热解毒之功，较大柴胡汤为优。

2. 厚朴七物汤(《金匮要略》)　厚朴半斤(15g)　甘草　大黄各三两(各 9g)　大枣十枚(4 个)　枳实五枚(9g)　桂枝二两(6g)　生姜五两(12g)　上七味，以水 1 斗，煮取 4 升，温服 8 合，日 3 服。功用：解肌发表，行气通便。主治：外感表证未罢，里实已成。腹满发热，大便不通，脉浮而数。

本方与大柴胡汤均为解表攻里之方，大柴胡汤主治少阳与阳明合病而以少阳证为主者；厚朴七物汤则治太阳与阳明合病而以阳明证为重者。故厚朴七物汤重用厚朴，配伍枳实以行气除满，大黄泻热通便，三药配合，有厚朴三物汤之义，以攻下阳明热结。轻用桂枝，佐以生姜、大枣、甘草以解肌散寒，调和营卫，共成发表攻里之剂。

参考文献

[1] 袁沛生．大柴胡汤加减治疗急性胆囊炎56例[J]．浙江中医杂志，1985(9)：400.

[2] 何勤泉．中西医结合治疗急性胆囊炎102例[J]．四川中医，1998，16(6)：135.

[3] 王承训．大柴胡汤加减治疗胆绞痛324例临床观察[J]．中医杂志，1986，27(10)：44.

[4] 王玉芬，田德录，李康，等．大柴胡汤加味治疗急性胰腺炎84例总结[J]．北京中医学院学报，1991，14(4)：12.

[5] 裴竞克．大柴胡汤加减治疗急性胰腺炎216例[J]．浙江中医杂志，1988(6)：252.

[6] 张继良，王东君．大柴胡汤治疗急性胰腺炎52例[J]．陕西中医，2006，27(1)：31.

[7] 岳发元．大柴胡汤治疗胆道蛔虫病32例[J]．云南中医杂志，1995，16(2)：7.

[8] 潘建华．大柴胡汤加味治疗胆道死蛔症105例疗效观察[J]．国医论坛，1991(2)：15.

[9] 谢建兴，黄坚，孙锋．加味大柴胡汤治疗术后肠粘连78例[J]．新中医，2006，36(6)：57.

[10] 许萍，王清．大柴胡汤加味治疗脂肪肝[J]．中医药学刊，2006，24(5)：924.

[11] 彭世桥．大柴胡汤治疗急性化脓性扁桃体炎60例[J]．云南中医杂志，1992，13(1)：15.

[12] 张俊杰．大柴胡汤治疗小儿高热39例[J]．中西医结合杂志，1990(3)：167.

[13] 秦瑞民，秦晓军．大柴胡汤复方治疗18甲短效口服避孕滴丸毒副反应100例[J]．新疆中医药，1991(1)：34.

[14] 徐尔山．大柴胡汤加减治疗急性腮腺炎40例[J]．南京中医学院学报，1993，9(2)：57.

[15] 王炜．大柴胡汤加味治疗食管贲门术后反流性食管炎38例[J]．国医论坛，1995，10(1)：13.

[16] 俞丽霞，杨建华，陈震，等．大柴胡汤利胆作用与剂量及时辰的关系[J]．浙江中医学院学报，2000.24(4)：50-51.

[17] 裴德恺，高静涛，魏玉．复方大柴胡汤对狗胆胰功能的影响及正交实验的初步分析[J]．上海中医药杂志，1981(1)：45.

[18] 赵俊杰译．柴胡方剂对实验性肝损伤的影响[J]．国外医学·中医中药分册，1984，6(2)：57.

[19] 赵杰等译．柴胡方剂对四氯化碳小鼠肝硬化的效果[J]．国外医学·中医中药分册，1984，6(5)：51.

[20] 徐应抒，李跃英，廖大忠，等．胆绞痛的血液流变学指标观察——附气滞血瘀证36例资料分析[J]．中医杂志，1986，27(04)：48.

[21] 赵杰等译．甾体化合物对血液性状的影响及汉方制剂的改善作用与作用成分——大柴胡汤的改善作用[J]．国外医学·中医中药分册，1984，6(5)：52.

[22] 怡悦译．大柴胡汤对血清脂质、脂蛋白、阿朴蛋白的影响[J]．国外医学·中医中药分册，1992，14(4)：41.

[23] 王凤荣，杨关林，刘彤．大柴胡汤对家兔实验性动脉粥样硬化的形成及PHGPX的影响[J]．中华中医药学刊，2007，25(3)：454.

[24] 周艳艳，周安方，蔡丽芬，等．大柴胡汤对大鼠应激性胃溃疡的防治作用研究[J]．中医药学刊，2006，24.(6)：1056-1057.

防风通圣散

（《黄帝素问宣明论方》卷3）

【异名】通圣散（《伤寒标本心法类萃》卷下。

【组成】防风 川芎 当归 芍药 大黄 薄荷叶 麻黄 连翘 芒硝各半两(各15g) 石膏 黄芩 桔梗各一两(各30g) 滑石三两(90g) 甘草二两(60g) 荆芥 白术 栀子各一分(各3g)

【用法】上为末，每服二钱（6g），水一大盏，生姜三片，煎至六分，温服。

【功用】疏风解表，泻热通便。

【主治】风热壅盛，表里俱实证。憎寒壮热，头目昏眩，目赤睛痛，口苦而干，咽喉不利，胸膈痞闷，咳呕喘满，涕唾稠黏，大便秘结，小便赤涩，舌苔黄腻，脉数有力。并治疮疡肿毒，肠风痔漏，鼻赤瘾疹等。

【病机分析】本方是为外感风邪，内有蕴热，表里皆实之证而设。风热之邪在表，正邪相争，以致憎寒壮热；风热上攻，以致头目昏眩，目赤睛痛；风热上淫肺胃，故见咽喉不利，胸膈痞闷，咳呕喘满，涕唾稠黏；内有蕴热，则口苦口干，便秘溲赤；至于疮疡肿毒，肠风痔漏，鼻赤瘾疹等证，亦为风热壅盛，气血怫郁所致。

【配伍意义】对于风热壅盛，表里俱实之证，治当疏散风热以解表邪，泻热攻下以除里实。方中薄荷、防风、荆芥、麻黄疏风散表，使表邪从汗而解；大黄、芒硝泻热通便，荡涤积滞，使实热从下而去。两组药物相配，既可表散外邪，又能泻热除实，解表攻里，表里同治，为方中主要药物。石膏辛甘大寒，为清泄肺胃之要药，连翘、黄芩苦寒，为清热解毒泻火之要药，桔梗苦辛性平，可除肺部风热，清利头目，四药合用，以清解肺胃之热，栀子、滑石清热利湿，与硝、黄相伍，使里热从二便分消；火热之邪，灼血耗气，汗下并用，亦易伤正，故用当归、芍药、川芎养血和血，白术健脾燥湿，甘草和中缓急，又能调和诸药，以上均为辅助药物。煎药时加生姜三片，意在和胃，与白术、甘草相配，尚有健脾和胃助运之功。通过以上配伍，使汗不伤表，清、下不伤里，达到疏风解表，泻热通便之效。

综观本方，有薄荷、防风、荆芥、麻黄以解表，又有石膏、黄芩、连翘、桔梗以清里；有大黄、芒硝泻热通便，又有栀子、滑石清热利湿；有当归、芍药、川芎养血和血，又有白术、甘草益气和中，故为汗、下、清、利、补五法并用之剂，具有表里双解、前后分消、气血两调之功，寓补养于散泻之中，使祛邪而不伤正，扶正又不碍邪。但从其配伍及用药剂量来看，是以解表、泻下、清热为主，为治疗表里实热证候的有效方剂。《王旭高医书六种·退思集类方歌注》云："此为表里、气血、三焦通治之剂。""汗不伤表，下不伤里，名曰通圣，极言其用之效耳。"

【临床运用】

1. 证治要点　本方主治表里俱实之证，以憎寒壮热，口苦咽干，二便秘涩，苔黄，脉数为证治要点。

2. 加减法　本方作汤剂运用时，可根据具体情况做适当加减。如涎嗽者，加姜半夏下气化痰；无憎寒者，去麻黄；内热不盛者，去石膏；无便秘者去大黄、芒硝；体质壮实者，去当归、芍药、白术等扶正之品。

3. 感冒、高血压、偏头痛、肥胖症、高脂血症、习惯性便秘、急性结膜炎、多发性麦粒肿、老年性瘙痒、面部蝴蝶斑、斑秃等属风热壅盛，表里俱实者，均可用本方治之。

【使用注意】本方汗、下之力较峻猛，有损胎气，虚人及孕妇慎用。

【源流发展】本方为河间学派的开山刘完素所创。刘完素的主要学术思想是火热学说，火热论的主要论点是"六气皆能化火"，他对火热之所以有较深的认识，是来源于医疗实践，从临证中不断总结出来的。在其所处的年代，热性病广泛流行，在这样的条件下，刘完素结合医疗实践，研究《素问》病机，探讨火热病的种种原因和机制，并总结出对热性病的治疗原则。火热在表，用辛凉、甘寒之法以汗解；火热在里，用承气诸方以下解；表里俱热，则用表里双解的方法，防风通圣散即为两解表里的代表方剂。他说："余自制双解、通圣辛凉之剂，不遵仲景法桂枝、麻黄发表之药，非余自炫，理在其中矣"（《素问病机气宜保命集》卷上）。王泰林认为，本方为《局方》凉膈散去竹叶、白蜜，加发表、调和气血之药而成，从而由泻火通便，清泄里热之方变为解表攻里，调气和血，三焦通治之剂。在原书中，本方用治："风热怫郁，筋脉拘倦，肢体焦萎，头目昏眩，腰脊强痛，耳鸣鼻塞，口苦舌干，咽嗌不利，胸膈痞闷，咳呕喘满，涕唾稠黏，肠胃燥热结，便尿淋闭，或夜卧寝汗，咬牙睡语，筋惕惊悸；或肠胃拂郁结，水液不能浸润于周身，而但为小便多出者；或湿热内郁，而时有汗泄者，或因亡液而成燥淋闭者；或因肠胃燥郁，水液不能宣行于外，反以停湿而泄；或燥湿往来，而时结时泄者；或表之，阳中正气与邪热相合，并入于里，阳极似阴而战，烦渴者；或虚气久不已者；或风热走注，疼痛麻痹者；或肾水真阴衰虚，心火邪热暴甚而僵仆；或卒中久不语；或一切暴喑而不语，语不出声；或喑风痫者；或洗头风；或破伤；或中风，诸潮搐，并小儿诸疳积热；或惊风积热，伤寒疫疠而能辨者；或热甚怫结而反出不快者；或热黑陷将死，或大人、小儿风热疮疥及久不愈者；或头生屑，偏身黑黧，紫白斑驳；或面鼻生紫赤风刺瘾疹，俗呼为肺风者；或成风疠，世传为大风疾者；或肠风痔漏，并解酒过热毒，兼解利诸邪所伤，及调理伤寒未发汗，头项身体疼痛者；并两感诸证。兼治产后血液损虚，以致阴气衰残，阳气郁甚，为诸热证，腹满涩痛，烦渴喘闷，谵妄惊狂，或热极生风而热燥郁，舌强口噤，筋惕肉瞤。一切风热燥证，郁而恶物不下，腹满撮痛而昏者，兼消除大小疮及恶毒，兼治坠马打仆伤损疼痛，或因而热结，大小便涩滞不通，或腰腹急痛，腹满喘闷者。"后世医家对本方的主治范围有所拓展，用于治疗"面肿风"（《儒门事亲》卷 6），"痢后鹤膝风"（《医学正传》卷 1），"冻耳成疮者"（《片玉心书》），"风热实盛发狂及杨梅疮"（《寿世保元》卷 9），"时行暴热，风肿火眼，肿痛难开，或头面俱肿"（《秘传眼科七十二症全书》卷 6），"胃经积热生疮而致秃疮"（《医宗金鉴》卷 63）等证。今之临床将其用于肥胖症、皮肤病等，借其解表攻下之用，亦获良效。由本方加减衍化而成的同名异方亦有数首。如《医学启源》卷中防风通圣散在本方基础上去芒硝，加牛蒡子、人参、半夏，治一切风热郁结，气血蕴滞，筋脉拘挛，手足麻痹，肢体焦痿，头痛昏眩，腰脊强痛，耳鸣鼻塞，口苦舌干，咽嗌不利，胸膈痞闷，咳呕喘满，涕唾稠黏，肠胃燥热结，便溺淋闭。《疠疡机要》卷下防风通圣散由本方加蒺藜、鼠粘子而成，治风热炽盛，大便秘结，发热烦躁，表里俱实者。《麻症集成》卷下亦载防风通圣散，即本方去川芎、当归、芍药、大黄、芒硝、黄芩、滑石、白术，加大力子、元参、木通，治麻症表里三焦俱实，昏睡壮热，目赤舌干咽痛等。

本方原为煮散，亦有改为丸用，名"防风通圣丸"（见《全国中药成药处方集》上海、北京等方）。

【疑难阐释】风热在表为何配伍辛温解表药？本方主治风热壅盛，表里俱实之证。风热之邪在表，理应药用辛凉，为何在方中配伍了麻黄、防风、荆芥等辛温解表药？其一，金、元以前的医家，解表药习用辛温，迨明、清以后，辛凉解表药的应用才有较大发展。其二，风热在表，阳气郁闭，伍用辛温发散开通力强的药物，可解除怫郁，使风热之邪从汗出而散，若单用辛凉之品，恐难收效。其三，辛温解表药与辛凉及苦寒药，如薄荷、连翘、黄芩、石膏等结合应用，则主要取其发表之功，而无助热之弊。但在运用本方时尚需注意，如无憎寒，麻黄可去之，尽可能选用一些辛温而不燥之药。

【方论选录】

1. 吴昆："防风、麻黄，解表药也，风热之在皮肤者，得之由汗而泄；荆芥、薄荷，清上药也，风热之在巅顶者，得之由鼻而泄；大黄、芒硝，通利药也，风热之在肠胃者，得之由后而泄，滑石、栀子，水道药也，风热之在决渎者，得之由溺而泄。风淫于膈，肺胃受邪，石膏、桔梗，清肺胃也，而连翘、黄芩，又所以祛诸经之游火；风之为患，肝木主之，川芎、归、芍，和肝血也，而

甘草、白术，又所以和胃气而健脾。刘守真氏长于治火，此方之旨，详且悉哉!”(《医方考》卷 1)

2. 喻昌:“此方乃表里通治之轻剂，用川芎、当归、芍药、白术以和血益脾。所以汗不伤表，下不伤里，可多服也。”(《医门法律》卷 3)

3. 汪昂:“此足太阳、阳明表里血气药也。防风、荆芥、薄荷、麻黄轻浮升散，解表散寒，使风热从汗出而散之于上;大黄、芒硝破结通幽，栀子、滑石降火利水，使风热从便出而泄之于下。风淫于内，肺胃受邪，桔梗、石膏清肺泻胃;风之为患，肝木受之，川芎、归、芍，和血补肝。黄芩清中上之火，连翘散气聚血凝，甘草缓峻而和中(重用甘草、滑石，亦犹六一利水泻火之意)，白术健脾而燥湿。上下分消，表里交治，而能散泻之中，犹寓温养之意，所以汗不伤表，下不伤里也。”(《医方集解·表里之剂》)

4. 费伯雄:“虽云通治一切内外诸邪，然必如注中表里三焦俱实者，方可用。否则硝、黄之峻烈，石膏、滑石之沉寒，寻常之症，岂能堪此?”(《医方论》卷 1)

5. 王泰林:“此即凉膈散变法，去竹叶、白蜜，而加发表和气血药。荆、防、麻黄、薄荷发汗而散热搜风，栀子、滑石、硝、黄利便而降火行水，芩、桔、石膏清肺泻胃，川芎、归、芍养血补肝，连翘散气聚血凝，甘、术能补中燥湿，生姜通彻表里。汗不伤表，下不伤里，名曰通圣，极言其用之效耳。此为表里、气血、三焦通治之剂。”(《王旭高医书六种·退思集类方歌注》)

6. 谢观:“此方以防风、麻黄，解风热之在皮肤者，使由汗而泄;荆芥、薄荷，清上焦风热之在巅顶者，使由鼻而泄;大黄、芒硝，通肠胃风热之在内部者，使由后而泄;滑石、栀子，利水道风热之在膀胱者，使由溺而泄;石膏、桔梗，清肺胃之邪;连翘、黄芩，祛诸经之火;川芎、归、芍和血以平肝;甘草、白术，和胃而健脾。于表里三焦之病，皆可解矣。然非表里俱实，大小便秘者，宜慎用。”(《中国医学大辞典》)

【评议】诸家皆认为本方所治乃表里三焦俱实之证，故以上下分消，表里同治立法。对方中药物的论述基本相同，其中尤以汪昂之说较为精辟全面。惟喻昌“此方乃表里通治之轻剂”之说，与其他医家所见存有分歧。费伯雄云:“寻常之症，岂能堪此?”谢观更指出“非表里俱实，大小便秘者，宜慎用。”我们认为，此方解表、清热、攻下之力较为峻猛，方中虽配伍少量养血健脾之品，亦是于祛邪之中兼顾正气，非表里俱实之证，不宜轻用。

【验案举例】

1. 面肿风 《儒门事亲》卷 6:南乡陈君俞，将赴秋试，头项偏肿连一目，状若半壶，其脉洪大，戴人出视,《内经》“面肿者风”，此风乘阳明经也。阳明气血俱多，风肿宜汗，乃与通圣散入生姜、葱根、豆豉，同煎一大盏。服之微汗，次日以草茎鼻中，大出血，立消。

2. 咽喉肿痛 《齐氏医案》卷 4:齐有堂治一患者，咽喉肿痛，作渴引饮，大便秘结，按之六脉俱实，乃与防风通圣散。因其自汗，去麻黄，加桂枝，因涎嗽，加姜制半夏，重用硝、黄，下之而愈。作者积五十年之经验，发现临床虚热者多，实热者少，故认为本方不可轻用。

3. 暴风客热 《中医杂志》(1986,3:40):某男，12 岁，学生，1984 年 9 月 20 日诊。双目发红，羞明流泪，痛痒并作三日，时感恶风发热，头痛鼻塞，眵多胶黏，口渴欲饮，溲黄，大便 2 日未行。检查:体温 37.8℃。两眼睑肿胀，色泽紫红，球结膜充血水肿，角膜边缘可见散在性点状浸润，虹膜(—)，瞳孔正常大小，对光反射良好。舌红，苔黄，脉浮数，证属肺胃热盛，外感风邪所致。治当宣肺解表，清热泻下。处方:荆芥 4.5g，麻黄 3g，薄荷 5g，防风 6g，黄芩 6g，连翘 6g，炒栀子 4.5g，赤芍 6g，大黄 4.5g，芒硝 4.5g，生石膏 18g(先煎)，水煎服，日服 1 剂，连服 3 剂后，诸证俱除。

按语：暴风客热相当于西医急性卡他性结膜炎，病因常由肺胃热盛，外感风邪所致。本例表现风热俱重，故以防、麻、薄、荆发散解表，栀、芩、芍、翘、石膏清热散肿，黄、硝泄热下行。药中肯綮，如鼓应桴。

4. 眩晕　《陕西中医》(1985,8:353)：某男，59岁，1980年4月4日诊。患者素有高血压史，近因事不随心，急怒之下而突然发生彻夜不眠，口苦咽干，头昏头痛甚剧，面红升火，溺赤便结，舌质红，苔薄黄，脉弦。血压180/100mmHg。证属怒气伤肝，肝郁化火，上犯清空。治宜清热泻火，平肝潜阳，用本方去桔梗，加生牡蛎30g，野菊花12g，4剂，水煎服。再诊：1剂尽后头痛减，面红退；4剂尽睡眠好转，二便畅。现舌苔稍退，脉弦，血压降至170/95mmHg。效不易方，照方去芒硝，共服10剂，症状除，血压稳定在160/80mmHg。

按语：本例高血压患者属怒气伤肝，肝郁化火，上犯清空。从其面红口苦，溺赤便结，舌红苔黄等表现看，皆为表里俱实之象。防风通圣散可散风平肝，泻热通便，恰合病情，故而有效。

5. 扁平疣　《新疆中医药》(1990,3:60)：某女，18岁，学生，1983年4月20日初诊。颜面起扁平疣2年。2年前开始颜面起数个疣赘，逐日增多，曾用板蓝根、聚肌胞、病毒唑、乌洛托品等中西药治疗均无效。检查：颜面见密集粟米大的扁平丘疹，表面光滑，部分皮疹成线状排列，舌脉正常。诊断：扁瘊(扁平疣)，为肝胆风热血燥，感染风热毒邪所致。处理：防风通圣丸，每服1丸，日1次，连用20天。1月后复诊，颜面疣赘全消，半年后复诊未见复发。

按语：扁平疣多与肝火内动，复感风热邪毒有关。防风通圣散能散风平肝，清热解毒，故而对扁平疣有效。

【临床报道】

1. 偏头痛　用防风通圣丸治疗偏头痛15例。治疗前先进行血小板聚集率测定，按规定早上空腹抽血，用PMA-2型自动平衡血小板聚集仪及LML4-164型自动平衡仪进行常规操作，吸200微升血小板分别加诱导剂ADP及肾上腺素，观察记录所出现的聚集曲线，分别算出ADP及肾上腺素在半分钟、1分钟的有效聚集率及最大聚集率。抽血后即给患者服防风通圣丸6g，1日2次。服1个月及2个月再分别抽血，按上述方法检查、计算血小板聚集率，进行自身对比。结果：偏头痛患者对ADP及肾上腺素诱导的血小板半分钟、1分钟的有效聚集率及最大聚集率均高于正常人。服药后1个月对ADP诱导的最大聚集率的平均数由64.33%下降至59.67%，均差值为4.67%，经统计学处理有显著差异($P<0.05$)，服药后第2个月下降至5.81%，均差为6.23%，亦有显著意义($P<0.01$)，服药后1个月及2个月对诱导剂肾上腺素的最大聚集率的平均数62.12%下降至54.13%及46.48%，均差值为8.03%及15.68%，亦有显著意义。临床疗效：15例患者中有8例2个月来头痛未发作，发作明显减少者有3例，发作次数减少一半者1例，有效率占80%；有3例患者对ADP/肾上腺素诱导血小板聚集率无下降，临床表现头痛发作未见减轻，属无效病例，占20%[1]。

2. 肥胖症　用防风通圣散和防己黄芪汤内服，治疗68例女性肥胖患者，其中30%的人体重得到减轻，20～30岁的女性尤有显著疗效[2]。日本佐藤芳昭氏还报道，用防风通圣散对于肥胖症伴发无排卵者，亦有较好疗效[3]。

3. 高脂血症　用防风通圣散治疗高脂血症40例。方法：口服防风通圣散每天3g，服后第4、12、24周各查血脂、电解质、血糖、肌苷等，并记录临床症状(血压、心率、体重等)及不良反应。结果：40例患者经连续应用防风通圣散治疗24周后，显效20例，有效15例，无效5

例，总有效率为87.5%。对血清胆固醇（TC）、甘油三酯（TG）、低密度脂蛋白（LDL）有较好疗效（$P<0.05$），而对高密度脂蛋白（HDL）影响不明显[4]。

4. 面部蝴蝶斑　用防风通圣丸治疗面部蝴蝶斑89例。方法：防风通圣丸，每袋6g，1日2次口服，1月为1疗程。89例中，治疗最短的2疗程，最长的6个疗程。疗效标准：痊愈：面部色素沉着斑片完全消失；显效：色素沉着斑片明显缩小，斑色不显见；好转：色素沉着斑片有所缩小，斑色较显见；无效：色素沉着斑片的大小、斑色无改变。结果：痊愈49例，显效17例，好转23例，有效率100%。作者认为，面部蝴蝶斑属内分泌紊乱之表现，是气机逆乱，邪毒犯表的结果。本方具有表里双解、前后分消、气血均调之功，寓散泻于补养之中，使祛邪不伤正，扶正不留邪，故为治疗内分泌功能紊乱蝴蝶斑的良方[5]。

5. 老年性瘙痒症　以防风通圣散为基本方：防风10g，荆芥10g，连翘15g，麻黄6g，薄荷10g，川芎10g，当归10g，白芍15g，黑栀子6g，大黄6g，芒硝6g，石膏15g，黄芩12g，桔梗15g，滑石15g，甘草6g。夜卧不宁者加合欢皮12g，夜交藤15g，珍珠母（先煎）15g；肠胃湿热偏盛者去石膏，减大黄、芒硝用量，加土茯苓30g，苍白术各15g，苦参15g，白鲜皮20g。外用三合粉擦局部（滑石粉、炉甘石、氧化锌各等分），每晚1次。2周为1疗程，2个疗程后评定疗效。治疗40例，结果：痊愈：瘙痒消失，继发皮疹减退，伴见症状消失者35例。无效：瘙痒或其他症状略减或不减，继发皮损无改善者5例[6]。

6. 慢性荨麻疹　用防风通圣散加减治疗慢性荨麻疹58例。基本方药：防风10g，荆芥9g，连翘10g，麻黄9g，薄荷6g，当归10g，川芎9g，炒白芍10g，白术10g，栀子10g，酒大黄15g，芒硝15g，生石膏30g，黄芩10g，桔梗10g，滑石30g，甘草6g，随症加减。每日1剂，水煎取汁600ml，早、晚2次分服，7天为1个疗程，3个疗程后评定疗效。结果：1个疗程治愈15例（占25.86%），2个疗程治愈13例（占22.41%），3个疗程治愈10例（占17.24%）；好转14例（占24.13）；无效6例（占10.34%）。有效率为89.66%。[7]

7. 多发性麦粒肿　用防风通圣散治疗小儿多发性麦粒肿118例。118例（146眼）中，病程最短1周，最长2个月。为单眼多发或双眼单发。用防风通圣散（丸）2～6g，根据患者年龄及体重，酌情内服，每日2次，7天为1疗程。辅以氦氖激光外照射，每日2次；局部点用抗生素眼药水，每日4～6次。经1～3个疗程治疗后，治愈106例，治愈率89.83%；好转12例，总有效率100%。作者认为多发性麦粒肿多为脾胃伏热上攻，复感风邪，客于胞睑，营卫失调，气血凝滞而成。用防风通圣散疏风解表，清脾泻热，表里双解而取效。[8]

【实验研究】

1. 减肥　以大鼠为对象，连续7周给予高热量饲料制成单纯性肥胖动物模型，将其分为两组，给药组大鼠的饲料中加入防风通圣散，连续服药11周，另一组为对照。分别测定大鼠的体重、摄食量、粪便及尿量，并于用药前、用药第11周及停药后第3周进行血液生化检查。结果：体重：给药组的体重增加曲线略受抑制。饮水量：给药组明显减少（$P<0.01$）。给予防风通圣散后即刻（第8周）至第12周，大鼠的尿量明显减少（$P<0.05$），但第12周以后又有增加的趋势。摄食量：没有明显变化。粪量：第14周以后，给药组有粪量增加的倾向，至第18周明显增加（$P<0.05$）。血液生化检查：给药组大鼠的总胆固醇、甘油三酯及过氧化脂质明显降低（$P<0.05$），β脂蛋白及GOT未见明显变化，GPT值明显上升（$P<0.05$）[9]。还有人对防风通圣散减肥作用的基础进行研究，认为本方减肥作用的机制之一是通过活化BAT（棕色脂肪组织）而引起体重的减轻[10]。

2. 降脂　以高脂饲料喂养，造大鼠高血脂模型，灌胃给药防风通圣丸2.0g/kg，

4.0g/kg，每日1次，连续14天，测定血清总胆固醇（TC）、甘油三酯（TG）、高密度脂蛋白胆固醇（HDL-C）、低密度脂蛋白胆固醇（LDL-C）。结果：造模前各组大鼠TC、TG含量均无显著性差异（$P>0.05$）。用药后防风通圣丸组大鼠血清总胆固醇（TC）及低密度脂蛋白胆固醇含量（LDL-C）可明显降低，$P<0.05$；高密度脂蛋白胆固醇（HDL-C）明显提高，$P<0.05$；对甘油三酯含量（TG）未见明显影响。表明防风通圣丸有明显的降血脂作用，为防风通圣丸用于高脂血症的治疗及预防心脑血管疾病发生提供科学依据。[11]

参考文献

[1] 刘玲，李作汉，陈勇．防风通圣散对偏头痛的疗效及血小板聚集率观察[J]．中医杂志，1989，30(6)：17.

[2] 张志鸿，倪宏．黄芪汤和防风通圣丸治愈妇女肥胖症[J]．中成药，1984(4)：46.

[3] 法乐环译．防风通圣散对肥胖伴发无排卵症的治疗效果[J]．国外医学·中医中药分册，1985，7(4)：43.

[4] 邢小阳．防风通圣散治疗高脂血症40例[J]．新中医，2002，34(5)：58.

[5] 李彤．防风通圣丸治疗面部蝴蝶斑89例[J]．新疆中医药，1992(3)：61.

[6] 任昌伟，王学典．防风通圣散治疗风热型老年性瘙痒40例[J]．黑龙江中医药，1992(1)：33.

[7] 张怀田，徐计玲．防风通圣散加减治疗慢性荨麻疹58例[J]．河南中医，2003，23(4)：56.

[8] 牛俊波．防风通圣散治疗小儿多发性麦粒肿118例[J]．浙江中医杂志，2008，43(4)：224.

[9] 计惠民，徐归燕译．防风通圣散治疗肥胖症的实验研究[J]．国外医学·中医中药分册，1995，17(5)：23.

[10] 徐如堂译．防风通圣散减肥作用的基础研究[J]．国外医学·中医中药分册，1995，17(3)：33.

[11] 武玉鹏，冯玛莉，贾力莉，等．防风通圣丸降血脂作用的实验研究．山西中医，2006，22(6)：54.

第二节　解表清里

葛根黄芩黄连汤

（《伤寒论》）

【异名】葛根汤（《神巧万全方》，录自《医方类聚》卷53）、黄连葛根汤（《普济方》卷369）、葛根黄连黄芩汤（《金镜内台方议》卷3）、葛根黄芩汤（《伤寒全生集》卷3）。

【组成】葛根半斤（15g）　甘草二两炙（6g）　黄芩三两（9g）　黄连三两（9g）

【用法】上四味，以水八升，先煮葛根，减二升，内诸药，煮取二升，去滓。分温再服。

【功用】解表清里。

【主治】表证未解，邪热入里证。身热，下利臭秽，胸脘烦热，口干作渴，喘而汗出，舌红苔黄，脉数或促。

【病机分析】外感表证，邪在太阳，理应解表，如误用攻下，以致表邪内陷阳明而致“协热下利”。此时表邪未解，里热已炽，表里俱热，故身热、胸脘烦热、口渴、舌红、苔黄、脉数；热邪内迫，大肠传导失司，故下利臭秽；肺与大肠相表里，里热上蒸于肺，肺气不利则喘，外蒸于肌表则汗出。原书云本证“脉促”，说明其人阳气盛，有抗邪外达之势，表邪未能全部内陷，故曰“表未解也”。可见本方治证乃表邪未解，里热炽盛之证。

【配伍意义】针对本方主治证的病机，治当外解肌表之邪，内清胃肠之热。方中重用葛根为君，以其甘辛而凉，入脾胃经，既能解肌发表以散热，又可升发脾胃清阳之气而止泻利，使表解里和。柯琴谓其“气轻质重”，同时先煎而后纳诸药，则“解肌之力优而清中之气锐”（《伤寒来苏集·伤寒附翼》卷上）。臣以黄芩、黄连清热燥湿，厚肠止利。黄芩、黄连皆味苦性寒之品，其性寒能清胃肠之热，味苦可燥肠胃之湿，肠中湿热除则下利可止。《神农本草经》卷2说黄芩主“诸热黄疸，肠澼泄痢”，该书卷1谓黄连主“热气目痛，……肠澼腹痛，下痢”；《名医别录》卷2说黄芩“治痰热，胃中热”；黄连“调胃厚肠”，可见两药对胃肠热痢之效。使以甘草甘缓和中，调和诸药。四药合用，外疏内清，表里同治，使表解里和，则身热下利自愈。

本方为解表清里、表里同治之剂，然从方中所用药物看，是以清里热为主，解表散邪为辅，所主治的证候应以里热下利为主。

本方根据药物组成而命名，后世常将本方简称为“葛根芩连汤”。

【类方比较】本方与黄芩汤、白头翁汤、芍药汤均可用于热利。然本方所治属热利兼太阳表证，见有身热口渴，喘而汗出，下利臭秽，舌红，苔黄等表里俱热之象，有表里双解之功，尤以清里热为著。黄芩汤所治为太阳与少阳合病，口苦、腹痛等症状较明显，功在清热止痢，和中止痛。白头翁汤用治热毒深陷血分之热痢，表现特点为下痢脓血，赤多白少，身热，苔黄，有清热解毒，凉血止痢之功。芍药汤用于湿热痢，表现为便脓血赤白相兼，且腹痛，里急后重较甚，故治以清热燥湿与调和气血并进，取“通因通用”为主，使“行血则便脓自愈，调气则后重自除。”

【临床运用】

1. 证治要点　临床使用本方，以身热下利、苔黄、脉数为证治要点。

2. 加减法　腹痛者，加炒白芍以缓急止痛；里急后重者，加木香、槟榔以行气而除后重；便脓血者，加白头翁、秦皮以凉血止痢；兼呕吐者，加半夏、竹茹以降逆止呕；挟食滞者，加焦山楂、焦神曲以消食。

3. 急性肠炎、细菌性痢疾、肠伤寒、小儿秋季腹泻、胃肠型感冒等属表证未解，里热又甚者，均可采用本方加减治之。

【使用注意】下利而不发热，脉沉迟或微弱，病属虚寒者，不宜应用本方。

【源流发展】本方出自《伤寒论·太阳篇》，是治疗伤寒表证未解，邪陷阳明，以致协热下利的方剂。原文谓：“太阳病，桂枝证，医反下之，利遂不止，脉促者，表未解也；喘而汗出者，葛根黄芩黄连汤主之。”后世根据本方之意，用其主要药物所创治痢新方层出不穷，温病学家又将本方用于治疗“阳明温病”及“痧疹”，如陆懋修云：“此为阳明主方，不专为下利而设”（《世补斋医书》卷6）。陆氏云：“痧之原，出于肺，因先有痧邪而始发表热，治痧者，当治肺，以升达为主而稍佐以清凉；疹之原，出于胃，因表热不解已成里热而蕴为疹邪，治疹者，当治胃，以清凉为主而少佐以升达。痧于当主表散时，不可早用寒泻；疹于当主苦泻时，不可更从辛散。大旨升达主葛、柴之属；清凉主芩、桑、丹之属，惟宗仲景葛根芩连一法出入增减，则于此际之细微层析皆能曲中而无差忒，此治痧疹之要道也。”（《世补斋医书》卷7）《保婴撮要》卷18用于“疹后身热不除。”《方极》用本方“治项背强急，心悸而下利者。”《疡科心得集》卷中则用于“外疡火毒内逼，协热便泄。”《中国医学大词典》治“酒客热喘”。今之临床将本方应用于急性肠炎、细菌性痢疾、肠伤寒等疾病属肠热下利者。

本方原为汤剂，现有将其改用为散剂、片剂、口服液等剂型。

【疑难阐释】关于本方主治是否有表证？《伤寒论》云：“太阳病，桂枝证，医反下之，利遂不止，脉促者，表未解也；喘而汗出者，葛根黄芩黄连汤主之。”明确指出，本证为表证未解，里热下利，喘而汗出。支持此观点的有汪琥、柯琴、喻昌、徐大椿、尤怡等医家。如尤怡指出："邪陷于里者十之七，而留于表者十之三，其病为表里并受之病。"(《伤寒贯珠集》卷2)但亦有人持不同观点，认为本方所治乃表邪已解，里热下利证。如恽铁樵云："此节之文字，当云：太阳病，医反下之，利遂不止，脉促者，表未解也，葛根汤主之；喘而汗出者，表已解也，葛根黄芩黄连汤主之。"(《药庵医学丛书·伤寒论辑义按》卷2)《伤寒释义》在此基础上又作了更进一步的阐述："太阳病桂枝证，理应解表，今医者反用下法，因致利遂不止。此时，若见脉促，是知正气不因误下而虚，邪尚在表，则仍可从表而解，如桂枝加葛根汤、葛根汤等都可酌情应用，若是下利而脉不促，同时见到喘而汗出，这是阳邪入里，已成为协热下利之候，故主葛根芩连汤以清解其热，里热得清，则喘、汗、利诸症都可同时而愈。"这种说法也有一定道理，因为邪陷阳明，表证并不一定存在。究竟应用本方是否要有表证？从本方组成的药物分析，方中解表作用的药物仅葛根一味，且葛根亦有清热止利的作用。本方虽为表里双解剂，而清里热之功尤著，用于热利而兼表证者，可收解表清热之功；用于热利而无表证者，亦能获清热止利之效。因而应用本方当以身热下利为要点，不必拘泥于有无表证。

【方论选录】

1. 许宏："太阳病，桂枝证，宜发肌表之汗，医反下之，内虚协热，遂利不止。脉促者，为表邪未解，不当下而下之所致也；喘而汗出者，即里热气逆所致。故用葛根为君，以通阳明之津而散表邪；以黄连为臣，黄芩为佐，以通里气之热，降火清金而下逆气；甘草为使，以缓其中而和调诸药者也。且此方亦能治阳明大热下利者，又能治嗜酒之人热喘者，取用不穷也。"(《金镜内台方议》卷3)

2. 汪昂："此足太阳、阳明药也。表证尚在，医反误下，邪入阳明之腑，其汗外越，气上奔则喘，下陷则利。故舍桂枝而用葛根，专治阳明之表，加芩、连以清里热，甘草以调胃气，不治利而利自止，不治喘而喘自止矣。又太阳表里两解之变法也。"(《医方集解·表里之剂》)

3. 尤怡："太阳中风发热，本当桂枝解表，而反下之，里虚邪入，利遂不止，其证则喘而汗出。夫促为阳盛，脉促者，知表未解也。无汗而喘，为寒在表；喘而汗出，为热在里也。是其邪陷于里者十之七，而留于表者十之三，其病为表里并受之病，故其法亦为表里双解之法。……葛根解肌于表，芩、连清热于里，甘草则合表里而并和之耳。盖风邪初中，病为在表，一入于里，则变为热矣。故治表者，必以葛根之辛凉；治里者，必以芩、连之苦寒也。"(《伤寒贯珠集》卷2)

4. 王泰林："此条喘汗为轻，下利不止为重，故药亦先治其利。但下利乃寒热虚实俱有之证，脉促急者，则为热邪无疑。表虽未解，则不当用桂枝之辛热，故用葛根之甘凉以解表；因喘汗而利，用芩、连之苦以坚阴。甘草不特和胃，且以和表里也。若脉微弱，则属桂枝人参汤证矣。"(《王旭高医书六种·退思集类方歌注》)

5. 樊天徒："本方是解热剂而不是解表剂。前贤因葛根能协助麻、桂以发汗解肌，便误认葛根为解表药。但《本经》只说它'发汗解表'。尽管《别录》曾说它'解肌发表出汗'，但根据临床经验，葛根必须在麻、桂配合之下，才可以起一些解肌发汗作用，否则只能解热、解毒、解渴而已。本方里的葛根不配以麻、桂而配以芩、连，可见其主要作用是解热而不是解表。如误用于发热而恶寒未罢的太阳病，就非但无效，反可能撤其热而招致不良的后果。"(《伤寒论方解》)

【评议】本方是为伤寒表证未解，误下邪陷阳明之身热下利而设。医家多从表里分证论治。此处之表，汪昂认为是阳明之表。提出阳明之表，主要是告诫后人与太阳表实证相区别，陆懋修云："阳明之有葛根芩连汤也，犹太阳之有大青龙，少阳之有小柴胡也。太阳以麻黄解表，石膏清里；少阳以柴胡解表，黄芩清里；阳明则以葛根解表，芩、连清里。表里各不同，而解表清里之法则一也。"(《世补斋医书》卷6)对此证解表所用之药，诸家皆以为不可再用麻、桂，如汪昂云："舍桂枝而用葛根。"王泰林亦云："不当用桂枝之辛热，故用葛根之甘凉以解表。"方中重用葛根为君，以其既能散表，并能升发脾胃清阳之气，与苦寒之芩、连相配，其功主要在于清热止利，故本方主要用于热痢、热泻之证。樊氏认为本方是解热剂，亦很发人深思。

【验案举例】

1. 痢疾　《江西中医药》(1958，9：27)：患儿1岁，夏秋之交，突患痢疾，赤白夹杂，误认为脾虚，自投温补，迁延经旬，日重一日，目暗昏迷，舌绛，烦渴，指纹深红粗大。《经》云：暴注下迫，皆属于热。此热邪内伏之候，予清热厚肠法，方用葛根芩连汤加味(黄连3g，黄芩6g，葛根9g，白芍12g，青木香3g，白头翁6g，粉甘草3g)。1剂有效，4剂痊愈。

2. 湿热泄泻(鼠伤寒)《陕西中医》(1984，12：20)：患儿某女，1岁半，因发热半月，腹泻2天，于1984年5月8日住院。半月前开始发热，体温39℃以上，在某医院给青霉素、庆大霉素、输液等治疗无效。入院前2天腹泻，一日十余次，为黄褐色黏液便，腹胀，食少，精神差。体温39.3℃，营养差，心肺无异常，腹软，肠鸣音活跃。血象：白细胞25500/mm^3，中性粒细胞0.87，淋巴细胞0.13。大便镜检脓细胞18～20个，5月9、10、12日分别做大便培养有鼠伤寒杆菌生长。确诊：鼠伤寒。于5月9日报病重，给氨苄青霉素0.5g肌内注射。每12小时一次，以及对症治疗。至5月14日仍发热39℃，腹泻20余次。请中医会诊，脉象滑数，舌质红，苔黄腻，大便黄稀恶臭。诊为湿热泄泻。处方：葛根6g，黄连5g，黄芩6g。每剂煎成100ml，每次服20ml，17日体温下降，腹泻减少至9次，18日出现寒热往来，体温40℃，但腹泻次数未增加。前方合小柴胡汤，药进3剂，20日热退身凉，大便每日2次，为黄色成形软便。施葛根芩连汤合竹叶石膏汤以善其后。大便连续培养3次无菌生长。

3. 痧疹　《陕西中医》(1988，12：76)：某女，4岁。1984年4月20日就诊。7天前开始发热，咳嗽流涕，喷嚏，眼泪汪汪，倦怠思睡，饮食不振，大便溏稀，口腔颊部见麻疹黏膜斑，给予透疹中药2剂，肌内注射抗病毒液，服病毒灵，治疗3天，体温40℃，疹仍未透，见舌红苔黄，脉象浮数，权其证情，为麻疹时邪侵犯肺卫，内传阳明，肺胃热炽，蕴蒸内扰，气机阻碍，故疹毒逾期不透而显此证，治以宣散透疹，清里解毒。葛根芩连汤化裁：葛根、升麻、蝉衣、桑叶、菊花、牛蒡子各6g，黄芩、黄连、淡竹叶、甘草各4.5g，二花、连翘各9g，水煎频服，每日1剂。上方2剂后疹点外透遍及全身，发热咳嗽均减，精神好转，继进2剂热退，疹渐隐没，但干咳，食欲不振，拟沙参麦冬汤加麦芽、鸡内金调理康复。

按语：案1痢疾患者，初投温补之剂，病情日渐加重，改用葛根芩连汤加味，药证相合，立即见效。案2鼠伤寒病例，中医辨证为湿热泄泻，用葛根芩连汤亦有良效。案3麻疹病例，为邪犯肺卫，肺胃热炽，气机阻碍，故疹毒不透，用葛根芩连汤清里解毒，加升麻、蝉衣、牛蒡子等宣散透疹，取得显效，证明前人所云：本方"不专为下利而设"，可用于"阳明温病"及"痧疹"。

【临床报道】

1. 痢疾　用葛根芩连汤加味治疗细菌性痢疾42例。42例均为门诊病例，病程1～3天。临床主要表现为发热畏寒，腹痛腹泻，大便每日10～20余次，为黏液水样便或黏液脓血便，呈里急后重，舌红，苔黄，脉数。查体可有腹部压痛、肠鸣亢进；血白细胞升高，或有中性粒细胞升高;大便常规示黏液便,可见大量白细胞或脓细胞、红细胞或巨噬细胞。予葛根20g,黄芩15g,黄连10g,炙甘草5g。腹胀腹痛甚者加木香15g,白芍15g,厚朴10g;有食积、腹胀拒按者加神曲20g,麦芽15g,槟榔10g,每日1剂,水煎分3次服用,3天为1疗程。严重脱水、酸中毒及电解质紊乱者予静脉输液纠正脱水及电解质紊乱。经1疗程治疗后,42例中治愈35例,有效7例;经2疗程治疗后,有效病例均恢复正常[1]。

2. 肠伤寒 用本方治疗伤寒及副伤寒200例。患者持续发热,体温在37.5～39℃之间,实验室检查,白细胞减少,血培养或肥达氏反应阳性,随机分为治疗组200例和对照组50例。治疗组用葛根芩连汤:葛根15g,黄连20g,黄芩30g,甘草3g。1日服1剂,1剂煎3次,每次约250ml,饭后1小时服药,以免胃黏膜受刺激。对照组:用氨苄青霉素及氟哌酸治疗,常用剂量。用药后,治疗组:原实验室检查血培养阳性143例,治疗后转阴时间6～22天,平均12.66天;原肥达氏反应阳性128例,治疗后转阴11～25天,平均16.5天。对照组:原实验室检查血培养阳性38例,转阴时间10～25天,平均16.82天;原肥达氏反应阳性35例,转阴时间14～27天,平均20.12天。综上所见,伤寒及副伤寒杆菌对葛根芩连汤的治疗比较敏感,疗效比对照组满意。作者认为,本方治伤寒及副伤寒,比一般抗生素敏感,疗效佳,未发现耐药现象,并且远期疗效理想,治愈后一般很少有复发,有实用和推广价值[2]。

3. 秋季腹泻 加减葛根芩连汤治疗婴幼儿秋季腹泻187例。方药组成:葛根6～15g,黄连3～5g,黄芩3～5g,土茯苓6～9g,白术6～8g,车前子3～5g,炙甘草3～5g,焦山楂4～6g。上药以200～400ml水浸泡20分钟后文火煎30分钟,取汁100～200ml,分3～5次喂服。经治疗痊愈141例,好转39例,无效5例,加重2例。总有效率96%[3]。

4. 胃肠炎 用葛根芩连汤治疗嗜酸性胃肠炎30例。主要临床症状:腹泻,腹痛,泻下急迫,大便稀薄,自觉午后或傍晚低热,出现湿疹,全身起风疹块。检查:体温多在37.7～38.2℃之间,脉象濡数,苔黄或黄腻。化验:白细胞计数在(11～13)×10^9/L,嗜酸性多核细胞占66%～80%。大便常规见脓细胞少许。以葛根芩连汤为基本方:葛根、黄芩、黄连各10g,甘草5g。全身有风疹块者加薄荷、蝉衣各7g,午后傍晚低热者加银柴胡、青蒿各10g,水煎服,1日1剂,分3次温服。结果:30例中临床治愈27例(泄泻、腹痛止,大便成形,体温复常,血象及X线胃肠道表现均正常);显效2例(临床症状基本消失);无效1例。病程最长者12天,最短者4天[4]。

5. 颈动脉粥样硬化 用葛根芩连汤加减治疗颈动脉粥样硬化火热证50例。治疗组26例,对照组24例。对照组口服肠溶阿司匹林和西之达,治疗组加服葛根芩连汤加减方。基本药物:葛根、黄芩、黄连、天麻、丹参,随症加减。治疗组和对照组均以6周为一疗程,连续治疗2个疗程。结果:治疗组在中医证候的改善率、症状的改善上优于对照组[5]。

【实验研究】

1. 解热 100%葛根芩连汤煎剂,5g/kg灌胃,能使五联疫苗致发热家兔体温明显下降($P<0.01$),其效果近似0.2mg/kg复方阿司匹林和0.6ml/kg复方氨基比林注射液[6,7]。90%葛根芩连汤煎剂灌胃能使内毒素致发热大鼠体温明显下降[8]。

2. 解痉 葛根芩连汤水醇提取物体外能松弛气管、肠道平滑肌,对抗乙酰胆碱致平滑肌痉挛[9]。

3. 抗心律失常 静脉注射本方水煮醇沉液,能显著减慢正常大、小鼠心率,并能对抗异丙肾上腺素所致家兔和大鼠的心率加快作用。对于乌头碱、氯化钙所致大鼠心律失常,氯仿-肾上腺素所致之家兔心律失常,以及氯仿诱发的小鼠室颤,本方均有显著的保护作用,能降低乌头碱及氯化钙所致室颤发生率及死亡率，对抗氯仿-肾上腺素所致的早搏及氯仿所致小鼠室颤的发生。提示本方可能对多种类型的心律失常有一定防治效果[10]。

4. 抗缺氧作用　用氰化钾、亚硝酸钠、异丙肾上腺素、结扎两侧颈总动脉和常压下致缺氧的方法制备小鼠急性缺氧模型。实验结果表明：葛根芩连汤水醇法提取液，对动物急性缺氧有不同程度的对抗作用，这可能与其具有抗异丙肾上腺素加快心率和降低肾上腺素系统功能的效应有关，从而减少动物整体的耗氧量，增加心肌耐缺氧能力，提高脑对缺氧的耐受力和降低脑组织的耗氧量，产生明显的抗缺氧作用，使急性缺氧的动物存活延长。这为本方治疗心绞痛和脑血管疾病提供了依据，发现了新的用途[11]。

5. 配伍规律研究　采用 HPLC 法测定各主要成分，考察 HPCE 指纹图谱的变化，药理指标采用体外抑菌、体内抑菌、解热试验、抗腹泻试验和病理损害模型。结果：葛根和黄连降低黄芩苷的含量，黄连降低甘草酸的含量，葛根、黄芩、甘草使小檗碱的含量降低。配伍产生的沉淀，经分析含有黄芩苷、小檗碱、葛根素、甘草酸。各药配伍组合中，以黄连的体内外抑菌活性最强，不同的菌株强度有差异；解热试验中，最佳组合为葛根和黄芩；在抗腹泻试验中，最佳组合为黄连和炙甘草。但全方同时所具有的解热、体内外抑菌、抗腹泻等作用，是各单味药及其他配伍组所不具备的，所以从治疗“协热下利”证来说，全方 4 味药组合最佳[12]。采用液体试管两倍稀释法测定葛根芩连汤各煎液对埃希氏大肠杆菌的最低抑菌浓度(MIC)，对葛根芩连汤各配伍组合对埃希氏大肠杆菌的抑菌作用的差异来探讨其配伍规律。结果：葛根芩连汤各配伍组合水煎液对埃希氏大肠杆菌抑菌作用不全相同，在全方中，抑菌作用药物主要为黄连与黄芩，炙甘草与葛根无明显抑菌作用；两药与黄芩、黄连配伍时对其抑菌拮抗作用不同[13]。

6. 有效成分分析　以葛根芩连汤的主要有效成分：葛根素、黄芩甙、盐酸小檗碱为质量评价指标，对其煎剂及片剂，采用薄层层析——紫外分光光度法进行含量测定。结果表明，本方法灵敏、简便，实用可靠，还证明了片剂含量高于煎剂[14]。

参考文献

[1] 王广芳．葛根芩连汤加味治疗细菌性痢疾 42 例[J]. 中国中医急症，2004，13(1)：52.

[2] 朱可奇，黄志强．葛根芩连汤治伤寒及副伤寒 200 例临床观察[J]. 江西中医药，1992(2)：20.

[3] 张敏．加减葛根芩连汤治疗婴幼儿秋季腹泻 187 例[J]. 中国民间疗法，2003，11(4)：45-46.

[4] 汪建国．葛根芩连汤治疗嗜酸性胃肠炎 30 例[J]. 湖北中医杂志，1990(1)：9.

[5] 屈静，丁元庆．葛根芩连汤加减治疗颈动脉粥样硬化临床研究[J]. 山东中医杂志，2007，26(9)：606.

[6] 佟丽，许俊杰，黄添友，等．葛根芩连汤解热抗菌作用的研究[J]. 中国中药杂志，1987，12(06)：49.

[7] 许俊杰，孟庆棣．古典清热方对家兔体温的影响[J]. 中国中药杂志，1986，11(1)：51.

[8] 谭毓治，彭旦明，肖舜玲，等．九个方剂对大鼠实验性发热的影响[J]. 中国中药杂志，1989，14(5)：50.

[9] 李在邠，田秋芳．葛根芩连汤的药理作用研究[J]. 中药药理与临床，1990，6(5)：14.

[10] 李在邠，李选华，徐文富，等．葛根芩连汤的抗心律失常作用[J]. 吉林中医药，1986，(6)：30.

[11] 李在邠，万敏，张海峰，韩等．葛根芩连汤的抗缺氧作用[J]. 辽宁中医杂志，1987(5)：37.

[12] 罗佳波，谭晓梅，余林中，等．葛根芩连汤配伍规律的研究[J]. 中草药，2005，36(4)：512.

[13] 伍杰勇，余林中，罗佳波，等．葛根芩连汤拆方对埃希氏大肠杆菌抑菌作用比较研究[J]. 中药药

理与临床,2003,19(2):13-14.

[14] 曹志红,杨雁宾. 葛根黄芩黄连汤煎剂与片剂中主要有效成分分析[J]. 云南中医杂志,1993,14(5):30.

石 膏 汤

(《深师方》,录自《外台秘要》卷 1)

【异名】三黄石膏汤(《伤寒总病论》卷 5)。

【组成】石膏(30g) 黄连 黄柏 黄芩各二两(各 6g) 香豉一升绵裹(9g) 栀子十枚擘(9g) 麻黄三两去节(9g)

【用法】上七味,切,以水一斗,煮取三升,分为三服,一日并服,出汗。初服一剂,小汗;其后更合一剂,分二日服。常令微汗出,拘挛烦愦即差,得数行利,心开令语。毒折也。

【功用】清热泻火,发汗解表。

【主治】伤寒表证未解,里热已炽证。壮热无汗,身体沉重拘急,鼻干口渴,烦躁不眠,神昏谵语,脉滑数或发斑。

【病机分析】本方为伤寒表证未解,邪热传里,三焦热盛之证而设。表有实邪,卫气闭郁,正邪相争,故壮热无汗,身体拘急;邪郁营卫,虽未内传肠胃而成腑实之证,但三焦俱热,毒火内炽,故见鼻干口渴,烦躁不眠,神昏谵语;若邪热迫血妄行,则吐衄、发斑皆可出现;里热炽盛,故见滑数之脉。

【配伍意义】本方为表邪未解,里热炽盛而设。此时如仅治其里,则表不能解;但发其表,则里证又急。因此,治宜解表与清里兼顾。方中石膏辛甘大寒,辛可解肌,寒能清热,为清热除烦之要药,又不碍解表药之发散,用以为君,并以之命名。配伍麻黄、豆豉辛温而散,发汗解表,为臣药,使在表之邪从外而解;君臣相协,而成表里同治之功。黄连、黄芩、黄柏、栀子(即黄连解毒汤)皆大苦大寒之品,长于泻火解毒,其中黄芩善清上焦心肺之火,黄连善清中焦胃火,黄柏善清下焦肾火,栀子通泄三焦之火,四药与石膏相伍,使三焦之火从里而泄,共为佐药。诸药配伍,麻黄、豆豉得石膏、三黄、栀子,则发表而不助里热;三黄、石膏、栀子得麻黄、豆豉,则清里而不碍表邪,如此表里分消,内外同治,而具清热泻火,发汗解表之功,为解表清里之良剂。

【类方比较】本方与大青龙汤均可用于表实无汗,又有里热之证,组成中均有麻黄发表,石膏清里。然大青龙汤所治表证较重,故解表之力较强;本方所治里热较甚,涉及三焦,因而除用石膏外,又以黄芩、黄连、黄柏、栀子通泄三焦火热之邪,清热泻火之力较大。

【临床运用】

1. 证治要点 本方证为外邪郁表,肌腠闭塞,里热壅盛,弥漫三焦所致。使用本方应以壮热无汗,鼻干口渴,烦躁脉数为证治要点。

2. 加减法 若表有微汗,方中麻黄减半,以防伤表;若大便微溏,则减去石膏,加葛根以升脾胃之清阳;若见高热烦躁、神昏谵语,可配合安宫牛黄丸以清心开窍。

3. 各种急性病,见有表邪未解,而里热已炽之象,皆可以本方治之。

【使用注意】方中清热之品皆大苦大寒,久服易伤脾胃,非火盛者不宜使用,虚人慎用。原书忌猪肉、冷水。《医宗金鉴·删补名医方论》卷 4 云:"若表有汗,麻黄减半,桂枝倍加,以防外疏;里有微溏,则减去石膏,倍加葛根,以避中虚也。"

【源流发展】本方原载《深师方》,录自《外台秘要》卷 1。原书主治:"伤寒八九日,三焦热，其脉滑数，昏愦，身体壮热，沉重拘挛，或时呼呻，欲攻内而体犹沉重拘挛，由表未解。”究其制方思想，实源于大青龙汤、白虎汤和黄连解毒汤。从药物组成看，本方乃黄连解毒汤加石膏、麻黄、豆豉而成。用黄连解毒汤清泄三焦火热之邪，加麻黄、豆豉，是因其兼有表证，壮热无汗，身体拘急，用之以解表散邪。所以《外台秘要》曰：治疗此证，若“直用解毒汤，则挛急不差”。加石膏者，一则取其大寒清热除烦，疗壮热、烦躁、脉滑数等症，即如《医宗金鉴·删补名医方论》卷 4 所云：以石膏“内合三黄，取法乎白虎”；二则石膏与麻、豉相伍，又寓大青龙汤制方之义，亦如《医宗金鉴·删补名医方论》卷 4 之论：“石膏倍用重任之者，以石膏外合麻、豉，取法乎青龙。”后世医家应用本方又有变化，《伤寒总病论》卷 5 将本方更名为“三黄石膏汤”，用量亦改为：石膏一两，黄连、黄柏、黄芩各半两，栀子五个，麻黄三分。从表里寒热药物的比例来看，与石膏汤有所不同。《伤寒六书》卷 3 载本方，煎法中又增加姜、枣、细茶三味，治疗伤寒经汗、吐、下误治后，三焦炽热，谵语不休，身目俱黄之证。

【疑难阐释】关于本方主治表证的性质　原书虽已指出本方主治表里同病之证，且属里热证，却未明确指出表邪的寒热属性。从其解表药所用麻黄、豆豉及患者“无汗”来看，似为表寒证，而“身体壮热，脉滑数，沉重拘急”等症状却为热象。然表热之证何以“无汗”？此乃邪热在表，卫气被郁之故。正如《伤寒总病论》卷 5 所云：“寸口脉洪而大，滑而数，洪大荣气长，滑数胃气实，荣长即阳盛，怫郁不得出……。”说明此证阳气怫郁，故而腠理闭塞，以致汗不得出。《医方集解·表里之剂》则明确指出本方主治“伤寒温毒，表里俱热，……六脉洪数。”既为表热之证为何选用辛温之麻黄，盖金、元以前的医家解表习用辛温，至明以后才发展了解表用药的范围。从本方所治之证来看，因阳气郁闭较重，如不伍用辛温发散开通力强的药物，恐难收解除怫郁之效。但今之运用本方，要特别注意寒凉与辛温的配伍比例，尽可能选用辛温而不燥烈之品较为适宜。

【方论选录】

1. 吴昆：“寒毒藏于肌肤，至夏变为热病；热病未除，更遇温热，名曰瘟毒。热病之最重者，寒能制热，故用石膏；苦能下热，故用芩、连、栀、柏；佐以麻黄、淡豉之发散者，以温热至深，表里俱实，降之则郁，扬之则越，郁则温热犹存，兼之以发扬，则炎炎之势皆烬矣。此内外分消其热，兵之分击者也。”（《医方考》卷 1）

2. 汪昂：“此足太阳、手少阳药也。表里之邪俱盛，欲治其内则表未除，欲发其表则里又急。故以黄芩泻上焦之火，黄连泻中焦之火，黄柏泻下焦之火，栀子通泻三焦之火，而以麻黄、淡豉发散表邪，石膏体重泻胃火，能解肌，亦表里分消之药也。”（《医方集解·表里之剂》）

3. 吴谦，等：“仲景于表里大热，立两解之法。如大青龙治表里大热，表实无汗，故发汗，汗出而两得解也；白虎汤治表里大热，因表有汗，不主麻、桂，因里未实，不主硝、黄，惟以膏、知、甘草，外解阳明之肌热，内清阳明之腑热，表里清而两得解也。若夫表实无汗，热郁营卫，里未成实，热盛三焦，表里大热之证，若以大青龙汤两解之，则功不及于三焦；若以白虎汤两解之，则效不及于营卫。故陶华制此汤，以三黄泻三焦之火盛，佐栀子屈曲下行，使其在里诸热从下而出；以麻黄开营卫之热郁，佐豉、葱直走皮毛，使其在表之邪从外而散。石膏倍用重任之者，以石膏外合麻、豉，取法乎青龙，是知解诸表之热，不能外乎青龙也；内合三黄，取法乎白虎，是知解诸里之热，不能外乎白虎也。且麻、豉得石膏、三黄，大发表热，而不动里热；三黄得石膏、麻、豉，大清内热，而不碍外邪。是此方擅表里俱热之长，亦得仲景之心法者也。”（《医宗金鉴·删补名医方论》卷 4）

4. 张秉成：“治瘟疫病，表里三焦大热不解，或烦躁大渴，面赤鼻干，两目如火，身形拘急而不得汗，六脉洪数，及阳毒发斑等证。黄芩清上焦之火，黄连清中焦之火，黄柏清下焦之火，栀子通泻三焦之火，使之屈曲下行。夫疫之来也，必从口鼻而入，鼻气通于肺，口气通于胃，肺胃为受邪之薮，故重用石膏，以清肺胃，以杜其传化之源。里热既清，表尚未解，故以麻黄、淡豉之发汗解表者，一行于肺，一行于胃，如是则表里均解耳。用姜、枣者，亦不过扶正散邪；细茶者，所以清肃上焦耳。”(《成方便读》卷 3)

【评议】本方录自《外台秘要》，由黄连解毒汤加石膏、麻黄、豆豉而成。陶华《伤寒六书》中更名为“三黄石膏汤”，并增加了姜、枣、细茶三味，吴氏和张氏所论，即为此方。吴谦等认为本方取法于仲景青龙、白虎二方，是深得制方之意。

【临床报道】流感高热症　有人报道用三黄石膏汤治疗流行性感冒持续高热 53 例。患者皆为高热持续 40 小时以上者，其中兼见咽喉痛 6 例，便秘 5 例。方法：以三黄石膏汤方(黄连 9g，黄芩 9g，黄柏 9g，栀子 9g，淡豉 9g，麻黄 8g，石膏(先煎)40～50g，生姜 3 片，大枣 3 枚，细茶 10g)治之。每日 1～2 剂，水煎温服。伴咽痛者，以三棱针点刺少商、商阳(双穴)出血 1～2 滴，方加元参 9g、重楼 6g。便秘加大黄 10g。热降后以增液汤加味保津善后。结果：治疗 53 例，其中 6 小时退热(体温降至 37℃，症状基本消失)7 例，占 13.2％(以兼针刺退热最快)；12 小时内热退 12 例，占 30.2％；24 小时内热退 32 例，占 60.2％；36 小时内热退 45 例，占 84.9％；48 小时内热退 51 例，占 96.2％，2 例 48 小时以后退热，全部有效。[1]

参 考 文 献

[1] 游振旺．三黄石膏汤治疗流感高热症[J]．福建中医药，1997，28(1)：44.

第三节　解 表 温 里

五　积　散

(《仙授理伤续断秘方》)

【异名】催生汤(《易简方》，录自《医方类聚》卷 229)、异功五积散(《管见大全良方》，录自《医方类聚》卷 56)、熟料五积散(《医方集解・表里之剂》)、百病无忧散、调中健胃汤(《郑氏家传女科万金方》卷 1)。

【组成】苍术　桔梗各二十两(各 600g)　枳壳　陈皮各六两(各 180g)　芍药　白芷　川芎　当归　甘草　肉桂　茯苓　半夏汤泡各三两(各 90g)　厚朴　干姜各四两(各 120g)　麻黄去根、节六两(180g)

【用法】上除枳壳、肉桂两件外，余剉细，用慢火炒令色变，摊冷，次入枳壳、桂令匀。每服三钱(9g)，水一盏，加生姜三片，煎至半盏，热服；凡被伤头痛伤风发寒，每服二钱(6g)，加生姜、葱白煎，食后热服。

【功用】发表温里，顺气化痰，活血消积。

【主治】外感风寒，内伤生冷之证。身热无汗，头痛身疼，项背拘急，胸满恶食，呕吐腹痛，以及妇女血气不和，心腹疼痛，月经不调等属于寒性者。

【病机分析】外感风寒，邪郁肌表，腠理闭塞，故见发热无汗，头痛身疼，项背拘急等表实证。内伤生冷，或宿有积冷，脾胃阳气受损，运化失常，痰阻气滞，气血不和，所以又有胸满恶食，呕吐腹痛，或腹胁胀痛等证。寒凝气滞，气血不和，又可见妇女心腹疼痛，月经不调。寒束肌表，积冷内停，多见苔白腻，脉沉弦或浮迟等征象。由此可见，本方可用于寒、湿、气、血、痰五积之证，故名五积散。

【配伍意义】本方为外感风寒，内伤生冷所致的五积之证而设，而五积中，尤以寒积为主，故治疗当以发汗解表，温里祛寒为主，以除内外之寒，佐以健脾助运，燥湿化痰，调气活血之品，以治气血痰湿之积。方中麻黄、白芷辛温发汗，解表散邪，以除外寒；干姜、肉桂辛热温里祛寒，四药合用，可除内外之寒，为方中主要组成部分。配伍苍术、厚朴苦温燥湿，健脾助运，以祛湿积；半夏、陈皮、茯苓、甘草相伍，则为二陈汤，可行气燥湿化痰，以消痰积；当归、川芎、芍药活血止痛，以化血积；桔梗与枳壳一升一降，以升降气机，宽胸利膈，善行气积，并可加强理气化痰之力；炙甘草兼能和中健脾，调和诸药，以上均为本方的辅助部分。诸药合用，共收表里同治，气血痰湿并行之功。使脾运复健，气机通畅，痰消湿化，血脉调和，诸证乃得解除。

本方配伍特点，是以解表温里，祛除寒邪为主，佐以健脾助运，燥湿化痰，调气活血。全方配伍全面，示人以治疗寒、湿、气、血、痰五积之证之大法，洵为治疗五积证之效方。

方中除枳壳、肉桂、白芷、陈皮外，余药均炒制，摊冷，然后同煎者，称之为“熟料五积散”(见《医方集解·表里之剂》)；若诸药生用，水煎服，则为“生料五积散”(见《易简方》)。两者应用上略有区别：以温散寒邪为主者，用熟料五积散；以发散风寒为主者，用生料五积散。

【临床运用】

1. 证治要点　本方为外感风寒，内伤生冷所致之五积证的代表方，临床以寒热无汗，胸腹胀满，苔白腻，脉沉迟为证治要点。

2. 加减法　本方药味众多，临床应用可根据表里证之轻重，五积之主次而加减变化。如表寒证重者，以桂枝易肉桂，加强解表之力；表寒证轻者，去麻黄、白芷，以减轻发汗之力；里寒证偏盛，加制附片以温里散寒；胃痛，呕吐清水者，加吴茱萸以温中散寒，降逆止呕；气虚者，加人参、黄芪、白术以益气扶正；无血瘀者，去川芎、当归；痛经者，加延胡索、炒艾叶、乌药温经止痛。总之，当细审五积之缓急轻重及其兼证，灵活变通出入。

3. 本方主治范围广泛，凡表里内外、脏腑经络之寒湿阴邪，悉皆能治。现代临床将之用于坐骨神经痛、腰痛、喘咳、胃痛、痛经、闭经、慢性盆腔炎等属寒邪为患者。对妇女寒湿带下，以及风寒湿所致的鹤膝风、流注等，亦有一定疗效。

【使用注意】素体阴虚，或湿热为患者，不宜使用本方。

【源流发展】本方出自唐代蔺道人《仙授理伤续断秘方》，该书载本方主治“五劳七伤，被伤疼痛，伤风发寒。”全方共有15味药，再加药引，药味似较复杂，仔细推敲，本方制方思想在很大程度上源于张仲景《伤寒论》，方中有治太阳表证的桂枝汤，又用麻黄合桂枝加强辛散表寒的作用；有治痰饮之苓桂术甘汤；有治肾着病的甘姜苓术汤；再加上燥湿运脾之厚朴、枳壳，调经和血之当归、川芎、芍药等而成，本方的作用实际上为复方配伍的综合作用。宋代医家王衮将本方收入《博济方》卷2，但增加了一味人参，主治“一切气”。《苏沈良方》卷3又将《博济方》中的人参减去，更名为“五积方”。《太平惠民和剂局方》卷2中收载了五积散，其药物组成与《仙授理伤续断秘方》中完全相同，对本方的主治叙述较为详尽，具体指出本方主治“外感风寒，内伤生冷，心腹痞闷，头目昏痛，肩背拘急，肢体怠惰，寒热往来，饮食不进；及妇人血气不调，心腹撮痛，经候不调，或闭不通。”后世医家多宗《局方》之说，且又有发挥。如《三因极一病证方论》卷4“五积散治太阴伤寒，脾胃不和及有积聚腹痛。”《古今医鉴》卷3“五积散治寒邪卒中，直入阴经等症。”此外，五积散加减衍化的方剂也有很多，如《慎斋遗书》卷8五积散，即本方去苍术、芍药、干姜，主治肿病，脉浮而无力。《痘疹心法》卷23用五积散治冬月痘出不快。《瘛后方》则去五积散中苍术、陈皮、甘草、茯苓、厚朴,加大枣,治阴阳两感,内伤生冷,外感风寒,头疼呕吐,满身拘急,腹痛,憎寒发热。《症因脉治》卷4去桔梗、芍药、白芷、川芎、当归、茯苓、麻黄,治寒积泻痢。《白喉全生集》去芍药、当归、肉桂、茯苓、麻黄、干姜,加银花、白僵蚕、煨姜,治白喉寒证。现之临床将本方用作外感风寒、内伤生冷所致之寒、湿、气、血、痰五积证的代表方。

本方原为煮散剂,亦有用作丸者。

【疑难阐释】关于本方方源　历代医家及《中医大辞典》皆谓本方出自宋代《太平惠民和剂局方》,唯樊氏认为源于《仙授理伤续断秘方》[1]。《仙授理伤续断秘方》为一本伤科专著,该书序记载,此书乃唐·会昌间蔺道人所著,故成书年代(841)显然远早于《局方》(1098)。《局方》中所载五积散的药物组成与《仙授理伤续断秘方》中完全相同,药物用量仅苍术与桔梗有所不同,其余13味药之用量也分毫不差,且其制剂、药引、服药量亦完全一致,因而本方之源应为《仙授理伤续断秘方》较妥。

【方论选录】

1. 喻昌:"按此一方,能治多病,粗工咸乐用之。而海藏云:麻黄、桂、芍、甘草,即各半汤也;苍术、甘草、陈皮、厚朴,即平胃散也;枳壳、桔梗、陈皮、茯苓、半夏,即枳桔二陈汤也。又川芎、当归治血,兼干姜、厚朴散气。此数药相合,为解表、温中、泄湿之剂,去痰、消痞、调经之方。虽为内寒外感表里之分所制,实非仲景表里麻黄、桂枝、姜、附之方也。"(《医门法律》卷4)

2. 张璐:"此方本平胃为主,参以二陈,专主内伤生冷;又合桂枝、麻黄,但少杏仁,故兼治外感寒邪;加以四物去地,而合甘草、干姜,为治血中受寒之圣药;枳、桔、甘草并为清气治嗽之首方;白芷一味为都梁丸,专走阳明而治风热头痛;桂、苓、甘、术换苍术以涤饮散邪,使饮半从表散;内藏小半夏茯苓汤,令未尽之饮从小便而驱之。古人以消食必先涤饮,发散必用辛温,此虽类集十余方而不嫌冗杂者,得辛温散邪之大旨也。但杂合复方,原不拘全用,如无血病,无藉芎、归;设不咳嗽,何烦枳、桔?若非头痛,都梁奚取?苟或有汗,麻黄安施?要在临病蒂审出入,斯可与言复方之妙用也。"(《伤寒绪论》卷下)

3. 汪昂:"此阴阳表里通用之剂也。麻黄、桂枝所以解表散寒,甘草、芍药所以和中止痛,苍术、厚朴平胃土而祛湿;陈皮、半夏行逆气而祛痰,芎、归、姜、芷入血分而祛寒湿,枳壳、桔梗利胸膈而清寒热,茯苓泻热利水,宁心益脾,所以为解表温中除湿之剂,去痰消痞调经之方也。一方统治多病,惟活法者变而通之。"(《医方集解·表里之剂》)

4. 徐大椿:"经腑中寒,营气壅遏,而胃气不化,湿伏于中,故腹痛、吐泻、身疼、发热、恶寒焉。麻黄开表逐邪于外,干姜温胃散寒于中,白芷散阳明之邪,川芎散厥阴之邪,当归养血益营,白芍敛营和血,茯苓渗湿和脾气,半夏除痰燥湿邪,枳壳泻逆气以止吐,厚朴宽中州以止泻,肉桂暖血温营,苍术强脾燥湿,桔梗清咽膈,会皮理胃气,甘草以和表里也,生姜散寒邪,葱白通阳气,使表里两解,则气流行而脾胃调和,腹痛吐泻无不退,身疼发热无不除,何恶寒之有?此温中散寒之剂,为寒中经腑之专方。"(《医略六书·杂病证治》卷18)

【评议】从诸家对五积散所论可见,本方中有麻黄合肉桂解表散寒,有平胃散燥湿运脾,二陈汤化痰理气,四物汤去地黄养血活血,故而"一方统治多病"。"但杂合复方,原不拘全用",临床当根据病情适当加减变化。

【验案举例】

1. 痛经　《江苏中医杂志》(1990,5:301):某女,24岁,1975年12月初诊。患者在中学时代因经期下田劳动，遂得痛经之病，每次月经来潮时，量少色淡，腹痛，食纳尚可，小便清长，四肢欠温，舌淡苔薄，脉沉细。此为寒凝经络，冲任失和。拟以五积散加减：桔梗 10g，苍白术各 9g，厚朴 10g。茯苓 10g，炙甘草 10g，当归 10g，白芍 10g，川芎 6g，桂枝、肉桂各 5g，延胡 10g，炒艾叶 10g，乌药 5g，白芷 10g。10 剂后月经来潮，量增多，色转红，腹痛大减，再以原方继服 2 个周期，8 年痼疾根除。

2. 闭经　《上海中医药杂志》(1998，2：37)宋某，19 岁，未婚。月经初潮于 14 岁，期、量、色、质尚正常。刻下经停 3 月，面色青白，四肢欠温，胸闷恶心，纳呆乏力，带下频多，色白质稀，舌淡苔白腻，脉象沉紧。曾服桃红四物汤未效。患者病前曾于经期冒雨感寒受冷，证属寒湿凝滞经闭。宜温经散寒，燥湿祛痰。投五积散治之：当归、茯苓各 20g，川芎、苍术、陈皮、枳壳、桔梗、半夏、肉桂、干姜各 10g，厚朴、白芷各 15g，甘草 3g，麻黄 6g。服药 3 剂，经至少许，小腹隐痛，苔脉如前。此乃经行之先兆，予前方去麻黄。再服 3 剂，月经来潮，色淡量少，小腹冷痛，脉沉滑。此乃寒湿内阻之象，原方继服 3 剂后于经前 1 周再服原方 3 剂，月经按时来潮，量、色、质均转正常，又投八珍汤调治而愈。

3. 流注　《浙江中医学院学报》(1980，3：20)：某男，36 岁，农民，1974 年 12 月 9 日初诊。半月前，恶寒发热，全身酸痛，继则右侧腰部出现掌大肿块，色白。4 天后，上臂又见一鸡蛋大之肿块。腰痛剧烈，形寒无汗，四肢逆冷，苔白，脉微弦。拟五积散加附子。处方：归尾、白芍、苍术、枳壳、茯苓、半夏、桂枝各 9g，淡附子、麻黄、干姜各 4.5g，陈皮、桔梗、川芎、白芷、川朴各 6g，甘草 3g。加葱白 3 茎，生姜 3 片，5 剂。12 月 14 日诊：服药后形寒四肢逆冷已解，肿块全消，身痛亦除。尚觉头晕及四肢酸楚，脉微弦，拟附子八味汤善其后。

按语：五积散加附子，意在扶阳，温经止痛。《医宗金鉴》卷 72 云："外寒侵袭者，初宜服五积散加附子，次服附子八物汤温之。"古人经验，应用确当，疗效满意。

4. 寒湿腰痛　《浙江中医学院学报》(1980，3：20)：某男，52 岁，农民，1978 年 6 月 8 日初诊。5 天前腰部跌伤，转侧不利，前天劳动时又淋雨湿身，当晚夜半腰痛甚剧，长夜呻吟，次日来院求诊。面青，怕冷，苔白腻，脉浮紧。拟五积散减芍药。处方：桂枝、茯苓、半夏各 9g，白芷、枳壳、川朴、苍术各 6g，麻黄 3.6g，陈皮、干姜各 4.5g，当归 12g，川芎 15g，桔梗、甘草各 3g。2 剂。6 月 10 日 2 诊：服药 1 剂后，全身汗出，次日腰痛大减；2 剂后，腰部微痛，尚感头晕乏力，腰酸，苔白，脉小弦。拟补益脾胃调养之。

按语：患者腰部跌伤，瘀血内停，复感寒湿侵入，气血运行更复不畅，用五积散重用归、芎、活血祛瘀通络，故药到病除。

5. 带状疱疹后神经痛　《国外医学·中医中药分册》(1994，1：15)：某女，74 岁。6 个月前患胸部带状疱疹后神经痛，采用肋间神经阻滞疗法，在 1 个月内治疗 4～5 次，非常有效，疼痛程度减为 2/10～3/10。但继续治疗不愈，治疗开始后 2 个月正逢冬季，晨冷时痛甚。投汉方五积散，1 周即见效，疼痛间隔延长，之后继服五积散效果非常好，服至春暖疼痛基本消失。

【临床报道】

1. 坐骨神经痛　以五积散加减治疗坐骨神经痛 50 例。方法为：以五积散(苍术、桔梗、麻黄、陈皮、枳壳、干姜、厚朴、白芷、半夏、茯苓、芍药、当归、川芎、甘草、肉桂)为基本方，临床随证加减，风邪偏盛加蜈蚣、全虫、防风、威灵仙；寒邪偏盛加制附片；湿邪偏盛加苡米、晚蚕砂；疼痛盛者加桃仁、红花、制乳没；兼有腰痛者加杜仲、金毛狗脊、桑寄生；体质虚弱加党参、白术、黄芪。煎水内服，每日 1 剂，早晚各服 1 次。治疗 50 例，疗效满意。疗程最短 7 天，最长 34 天[2]。

2. 慢性盆腔炎 用五积散化裁治疗慢性盆腔炎 80 例。基本方:白芷 10g,川芎 10g,炙甘草 10g,茯苓 10g,当归 10g,肉桂 10g,白芍 10g,半夏 10g,陈皮 10g,枳壳 10g,苍术 10g,厚朴 10g,干姜 3g。上方水煎服,10 剂为 1 疗程。伴痛经者,经期服上药时,加益母草 9g,蒲黄 10g,五灵脂 10g,带下量多者加芡实 10g。所选病例均经检查明确有附件增厚、盆腔结缔组织炎、输卵管积水,且已排除结核、子宫内膜异位症等。治疗 3 疗程后评定效果,显效 54 例,有效 20 例,无效 6 例,总有效率 92.5%。[3]

3. 慢性腹痛 用五积散加减治疗慢性腹痛 42 例。其中慢性结肠炎 12 例,溃疡性结肠炎 4 例,肠黏连 6 例,结肠溃疡 5 例,慢性阑尾炎 5 例,痛经 6 例,不明原因腹痛 4 例。药物组成:苍术、厚朴、枳壳、桔梗、白芷各 10g,姜半夏、茯苓、当归、川芎各 12g,麻黄 5g,肉桂(后下)3g,白芍 20g,陈皮、干姜、甘草各 6g。加减:外感风寒、饮食积滞,加紫苏叶 10g,大腹皮 15g;腹胀便秘,加槟榔 10g,莱菔子 15g;腹冷便溏、畏寒喜热,加制附子(先煎)、吴茱萸各 3g;经期腹痛,加香附 10g,延胡索 20g。经 3~6 个月治疗,15 例治愈(腹痛消失,随访 1 年无复发),22 例好转(腹痛减轻,但时有复发,经治疗后好转),5 例无效(腹痛未缓解),总有效率达 88%。[4]

【实验研究】对鼠胃排空及小肠推进功能的影响 用葡聚糖蓝 2000 作为胃肠道标记物就五积散对小鼠胃排空及小肠推进功能的影响进行观察。通过测定小鼠在给药一定时间后,胃内葡聚糖蓝 2000 残留率及该色素先端推进比,证明五积散有明显促进胃排空及小肠推进功能的作用,并与目前已被公认的全胃肠道动力促进药西沙必利作用相近,提示五积散可作为促进胃肠运动药用于胃肠动力障碍性疾病,尤其对兼有慢性胃炎或消化性溃疡者的治疗可能成为一种较理想的药物。[5]

【附方】柴胡桂枝干姜汤(《伤寒论》) 柴胡半斤(15g) 桂枝去皮三两(12g) 干姜二两(6g) 栝蒌根四两(12g) 黄芩三两(9g) 牡蛎熬二两(20g) 甘草炙二两(3g) 上七味,以水一斗二升,煮取六升,去滓,再煎取三升,温服一升,日三服。初服微烦,复服,汗出便愈。功用:和解少阳,温化水饮。主治:伤寒胸胁满微结,小便不利,渴而不呕,但头汗出,往来寒热,心烦。亦治疟疾寒多微有热,或但寒不热。

本方原治伤寒五六日,经过汗、下等治疗方法后,病情未解,邪入少阳。其往来寒热、胸胁满、心烦,是少阳柴胡证。惟少阳证一般是胸胁满,呕而不渴,小便自利。今胸胁满微结,小便不利,渴而不呕,是少阳病兼水饮内结。少阳枢机不利,三焦决渎功能失常,水饮留结于中,则胸胁满微结。水道失于通调,阳气不得宣化,因而小便不利、口渴。胃气尚和,所以不呕。但头汗出,乃少阳枢机不利,水道不畅,阳郁不能宣达于全身,反蒸腾于上部所致。故治当和解少阳,温化水饮为治。

本方是小柴胡汤去人参、半夏、生姜、大枣,加桂枝、牡蛎、栝蒌根、干姜而成。方中柴胡、黄芩同用,能和解少阳,栝蒌根、牡蛎并用,能逐饮散结;桂枝、干姜、炙甘草合用,能振奋中阳,温化寒饮。因不呕,故去半夏、生姜;因水饮内结,故去人参、大枣之甘温壅补。此方是和解少阳,疏利枢机,宣化寒饮之剂,初服正邪相争而见微烦,复服则阳气通,表里和,故汗出便愈。本方与五积散均为解表温里之剂,用于表证兼里寒证。其中五积散用于风寒束表,五积内停之证,故以麻黄、白芷配伍温里散寒、燥湿化痰、调气和血之品;而柴胡桂枝干姜汤用于邪郁少阳,寒饮内结之证,故以柴胡、黄芩配伍温阳化饮之品。两方所治表证的部位、里证的性质均有所不同。

参 考 文 献

[1] 樊巧玲．五积散源流辨析[J].浙江中医杂志,1993,(5):227.

[2] 朱正发．五积散加减治疗坐骨神经痛[J].江苏中医,1992,13(9):23.

[3] 肖元玲,郑晶．五积散化裁治疗慢性盆腔炎 80 例[J].吉林中医药,2002,22(1):27.

[4] 李建强,蔡行平．五积散加减治疗慢性腹痛 42 例[J].浙江中医杂志,2009,44(7):477.

[5] 李岩,陈苏宁,田代真一．葡聚糖蓝 2000 标记五积散对鼠胃排空及小肠推进功能的影响[J].中国医科大学学报,1996,25(2):160-162.

桂枝人参汤

（《伤寒论》）

【异名】桂枝加人参汤(《云岐子保命集》卷上)。

【组成】桂枝四两别切(12g)　甘草四两炙(12g)　白术三两(9g)　人参三两(9g)　干姜三两(9g)

【用法】上五味,以水九升,先煮四味,取五升,纳桂,更煮取三升,去滓,温服一升,日再夜一服。

【功用】解表温里,益气消痞。

【主治】太阳病,外证未除,而数下之,遂协热而利,利下不止,心下痞硬,表里不解者。

【病机分析】太阳病,表不解,理应用汗法解表,若用下法,已属误治,“数下之”,更是一误再误,则表邪不去反伤脾阳,以致脾气虚寒则下利,表邪不去而发热。因屡经泻下,脾阳伤重,运化失职,升降失常,清气下陷,故利下不止;气机阻滞而不利,故心下痞硬。可见本方所治为误下后脾气虚寒而表邪不解的证候。

【配伍意义】本方证为表里同病,表里皆寒的证候,治宜辛温解表,温里益气。方中桂枝辛温以解太阳之表,后下是保全其辛香之气;人参大补元气,助运化而正升降,共为君药。以辛热之干姜为臣,温中焦脾胃而祛里寒。脾阳不足,脾气不运,水湿易生,故佐以白术,健脾燥湿止利。甘草味甘平,《素问・至真要大论》曰:“五味入胃,甘先入脾”,脾不足者,以甘补之,补中助脾,必以为甘剂,故方中重用甘草,益气健脾和中,为佐使之用。诸药配合,使利止痞消,表证亦解。

本方为解表温里,表里同治之剂,但从本方的药物组成分析,是以温阳益气、顾护中阳为主,解表为辅,故所治之证应以里证为重。

【临床运用】

1. 证治要点　临床使用本方以身热下利,苔白,脉迟为证治要点。

2. 加减法　若虚寒甚者,可加附子以增助阳之力;腹痛者,加白芍缓急止痛;利下不止,加黄芪、升麻等益气升阳止泻。

3. 急慢性胃肠炎、慢性结肠炎等属脾胃虚寒或兼外感表证者,均可应用。

【使用注意】本方药性偏于温燥,热证下利及阴虚患者,均不宜使用。

【类方比较】本方与葛根芩连汤均可用于太阳病,误用下法所致的“协热下利”。然葛根芩连汤证为表邪不解,内陷阳明,表里俱热的协热下利,而桂枝人参汤则属表不解而里虚寒,表里俱寒的协热利;故前者治宜辛凉解表,清热止利;后者治宜辛温解表,温里止利。两方虽同属表里双解剂,而一为解表清里,一为解表温里。

【源流发展】本方始见于《伤寒论·辨太阳病脉证并治下》，由理中丸作汤剂，加重炙甘草用量，并加桂枝而成。既然以理中丸温中散寒为主，缘何置于太阳篇？因本方之证，是因太阳病误下所致，误下后脾气虚寒利下不止，而表邪又未解，故以理中丸温中散寒止利，加桂枝以解太阳之表，为表里两解之法。

【疑难阐释】若无表证能否用本方？《伤寒论》原文云："太阳病，外证未除，而数下之，遂协热下利，利下不止，心下痞硬，表里不解者，桂枝人参汤主之。"明确指出，本方所治之证为太阳病表证未除，表里同病的证候。但从本方所用药物分析，人参、干姜、白术、甘草温中散寒止利，桂枝虽为解表药，尚能温中止痛，与参、姜、术、草相合，尤可温中补虚，故应用本方时不必拘泥于表证的有无，对虚寒下利而无表证者，本方亦可用之。

【方论选录】

1. 汪昂："欲解表里之邪，全藉中气为敷布，故用理中以和里，而加桂枝以解表。不名理中，而名桂枝者，到底先表之意也。"（《医方集解·祛寒之剂》）

2. 王子接："理中加人参，桂枝去芍药，不曰理中，而曰桂枝人参者，言桂枝与理中，表里分头建功也。故桂枝加一两，甘草加二两。其治外协热而里虚寒，则所重仍在理中，故先煮四味，而后内桂枝，非但人参不佐桂枝实表，并不与桂枝相忤，宜乎直书人参而不讳也。"（《绛雪园古方选注》卷上）

3. 黄元御："桂枝人参汤，桂枝通经而解表热，参、术、姜、甘温补中气，以转升降之机也。太阴之胸下结硬，即痞证也。自利益甚，即下利不止也。中气伤败，痞与下利兼见，人参汤助中气之推迁，降阳中之浊阴则痞消，升阴中之清阳则利止，是痞证之正法。诸泻心则因其下寒上热，从此而变通者也。"（《伤寒悬解》卷5）

4. 沈丹彩："此与葛根芩连汤同一误下而利不止之证也，而寒热各别，虚实对待，可于此互参之。彼因实热而用清邪，此因虚邪而从补正；彼得芩、连而喘汗安，此得理中而痞硬解；彼得葛根以升下陷而利止，此藉桂枝以解表邪而利亦止矣。"（录自《长沙方歌括》卷4）

5. 陈蔚："太阳外证未除而数下之，未有不致虚者，里虚则外热内陷，故为协热利不止。协，合也，同也。言但热不虚，但虚不热，皆不足以致此也。太阳之气，出入于心胸，今太阳主阳之气因误下而陷于下，则寒水之阴气反居于阳位，故为心下痞硬，可与甘草泻心汤条此非热结，但以胃中虚，客气上逆，故使硬句互参。方用人参汤以治里虚，桂枝以解表邪，而煮法桂枝后纳者，欲其于治里药中越出于表以解邪也。"（《长沙方歌括》卷4）

【评议】本方名为"桂枝人参汤"，实为理中丸加桂枝。汪昂认为不名理中，而名桂枝，是先表之意。王子接则谓桂枝与理中表里分头建功，所重仍在理中。陈蔚则明确指出，方用人参汤以治里虚，桂枝以解表邪，桂枝人参汤方名之意明也。沈丹彩所论本方与葛根芩连汤的区别，亦很有参考价值。

【验案举例】

1. 胃痛 《老中医经验选》：某男，36岁。患者素患胃痛，反复发作，经胃肠钡餐检查，诊为十二指肠球部溃疡。近月来胃脘隐隐作痛，经常发作，以饭后二三小时及夜间尤甚。右上腹部有明显压痛及痞满感，口淡无味，时泛清水，胃纳欠佳，神疲乏力，大便失常，小便较多，脉迟弱，舌质淡白，苔薄白。此为胃虚气寒，治按温中散寒，方用桂枝人参汤：党参15g，白术15g，干姜9g，炙甘草9g，桂枝（后下）12g，3剂，每日1剂。二诊：服上药后，胃痛已止，饮食如常。但停药后胃痛又复发，痞闷喜按，小便较多，脉迟细，舌淡，苔薄白。仍按上法治之，拟第一方减桂枝3g。服药3剂后止痛。以后按上方继续治疗，服至胃痛消失，不再复发。

2. 麻疹后期腹泻　《广东中医》(1963,3:40):某女,3岁许。疹子已收,身热不退,体温39℃,下利日十余次,俱为黄色粪水,脉数无歇止,舌质尚正常。诊断为麻疹后热毒不净作痢,与葛根芩连汤加石榴皮。服后体温反升至39.5℃,仍下利不止,嗅其粪味并无恶臭气。沉思再三,观病孩颇倦容,乃毅改用桂枝人参汤,仍加石榴皮,一服热利俱减,再服热退利止。

按语:案1,患者虚寒之象较著,且胃脘疼痛痞满明显,服用桂枝人参汤,药证相合,应手而效。案2,麻疹后身热下利,初以为热毒不净作痢,用葛根芩连汤治之,不效。细察之,患儿身倦,下利无恶臭气,乃疹后中焦虚寒下利,改用桂枝人参汤后,药中病机,热退利止。

【临床报道】

1. 小儿秋季腹泻　用桂枝人参汤加减治疗小儿秋季腹泻595例。其中除99例失水征明显而配合补液外,其余均为单用桂枝人参汤加减治疗。基本方:桂枝5g,红参5g,干姜5g,白术6g,甘草3g,车前子(另包)6g,方中各药量系指1岁小儿的用量,其他年龄酌情加减。口渴甚伴烦躁不安者重用红参,加白芍、乌梅;呕吐甚者重用干姜,加法半夏;腹泻甚而尿少者重用白术、车前子;伴伤食拒乳者加建曲;体温超过38℃者,给西医退热针剂1次,加重桂枝用量。用法:每天1剂,水煎3次,昼2夜1,温服。同时浓熬米汤,少量频频喂服,至痊愈后停止治疗。效果:595例病儿除1例并发高热惊厥,经西医诊断为"脑病",9例服中药即呕吐而无法继续服药者改用西药治疗外,其余585例全部痊愈。痊愈标准为:热退,呕止,大便成形或便次每天不超过3次,尿量增多,口渴消失,精神转佳[1]。

2. 慢性胃炎　用加味桂枝人参汤合艾灸治疗慢性胃炎92例。药物组成:桂枝15g,人参10g,白术10g,干姜10g,甘草12g。伴呕恶泛酸者加半夏12g,白豆蔻仁12g;手足欠温者加制附子10g;纳差甚者加山楂、鸡内金各10g。每日1剂,水煎分早晚2次饭后30分钟后服。10日为1疗程,随症加减连续服用3~6个疗程。艾灸治疗:取穴关元、足三里、太白、陷谷等。隔日1次,5次为1个疗程,连续灸治3~5个疗程。结果:92例中,痊愈48例,显效22例,有效16例,无效6例,总有效率93.48%。[2]

参考文献

[1] 解道民．桂枝人参汤加减治疗小儿秋季腹泻595例[J].河南中医,1993,13(5):214.

[2] 张建功,赵珩．加味桂枝人参汤合艾灸治疗慢性胃炎92例[J].河北中医,2005,27(9):679.

（章　健）

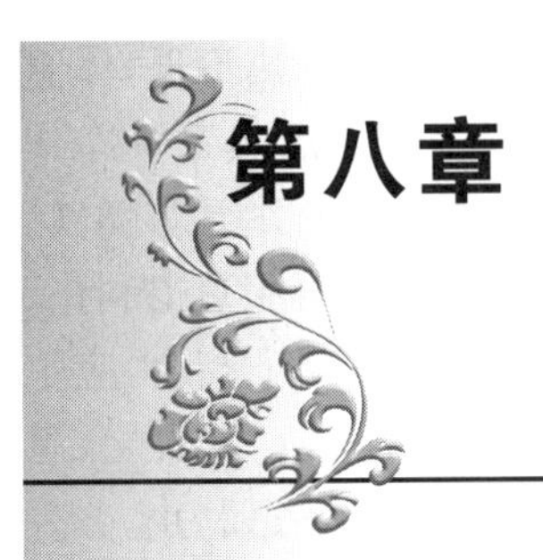

第八章

补　益　剂

凡用补益药为主组成，具有补养人体气、血、阴、阳等作用，主治各种虚证的方剂，称为补益剂。体现了八法中之“补法”。

补益方剂的应用有着悠久的历史。早在《黄帝内经》中就已明确提出了补法的使用原则，如“虚则补之”（《素问·三部九候论》），“损者益之”、“劳者温之”（《素问·至真要大论》），“因其衰而彰之”，“形不足者，温之以气；精不足者，补之以味”，“气虚宜掣引之”（《素问·阴阳应象大论》），以及“补上治上制以缓，补下治下制以急”（《素问·至真要大论》）等论述，从而成为补益方剂的立论依据。及至《难经》，对补法的理论及其运用又有了进一步的补充和发挥，如《难经·十四难》说：“损其肺者，益其气；损其心者，调其荣卫；损其脾者，调其饮食，适其寒温；损其肝者，缓其中；损其肾者，益其精”，完整地阐述了五脏分补之法。在此基础上，又以五行学说为依据，根据脏腑相生的关系，创造性地提出了“虚者补其母”（六十九难），“子能令母实”、“泻南方火，补北方水”（七十五难）等治疗五脏虚证的间接补益法，使补益五脏虚损的理论更臻完善，进一步奠定了补益方剂的理论基础。在我国现存最早的药学专著《神农本草经》所收载的360余种药物中，近五分之一为补益类中药，其中包括人参、黄芪、地黄、鹿茸、当归、灵芝等著名的补养药物，这些记载为补益方剂的产生奠定了药物学基础。迨至东汉末年《伤寒杂病论》出，书中所载的理中丸、肾气丸、麦门冬汤、炙甘草汤等方，配伍严谨，选药精当，成为后世温补脾肾，益气养血，滋阴生津方剂之滥觞，对历代补益方剂的组方配伍及运用产生了深远的影响。自唐代开始，随着补益方剂的广泛应用，方书中渐将其专列一门，如徐大椿说：“古人病愈之后，即令食五谷以养之，则元气自复……自唐《千金翼》等方出，始以养性补益等各立一门，遂开后世补益服食之法”（《医学源流论》卷下）。宋《太平惠民和剂局方》中精选了前人众多的补益方剂，如著名的四君子汤、十全大补汤、人参养荣汤、四物汤、参苓白术散等，并对其主治运用有较多的发挥和创新，反映了当时医家在虚证治疗的认识以及补益方剂的运用方面又达到了一个新的水平。这些名方亦因是书之载而广为流传，沿用至今，其始载之著及原名反而不太为世人所知。钱乙承袭前人理论，针对小儿脏腑柔弱的生理特点，创制了补益五脏虚损诸方，如补肾的六味地黄丸、补脾的白术散、补肺的阿胶散、补心的安神丸等等，将《难经》补五脏的理论付诸实践。而且所制方药，精炼轻灵，力避滋腻呆补，尤擅化裁变通古方以为其用：如在四君子汤基础上，加陈皮而成异功散，加藿香、木香、葛根而成白术散，以及去肾气丸之桂、附而创六味地黄丸等，堪为后人活用古方之楷模。金、元以降，学术流派纷呈，对补法理论的研究以及补益方剂的运用亦进入了一个新的阶段。诸家不仅从不同角度对补法理论进行了全新和系统地阐述，而且创制了许多颇具特色的补益方剂。如李杲认为：“脾胃之气既伤，而元气亦不能充，而诸病之所由生也”（《脾胃论》卷上），强调脾胃之气的升发，据此而制补中益气汤，首开补中益气，升阳举陷之法门，在补气诸方中独树一帜；他还根据气血相生之理创制了当归补血汤，对后世补气生血法的运用产生了巨大的影响。朱震亨则力倡“阳有余而阴不足论”，重视人体阴精的护养，由此而立大补阴丸，成为滋阴降火，培本清源之开山；同属滋阴降火之剂以治痿证的虎潜丸，亦被今人广为传用。明·张介宾精研阴阳之理，强调命门真阴，在治疗虚证方面深受《黄帝内经》“诸寒之而热者取之阴，热之而寒者取之阳”，以及王冰“益火之源，以消阴翳；壮水之主，以制阳光”学说的启发，主张“阴阳相济”之法。他说：“气因精而虚者，自当补精以化气；精因气而虚者，自当补气以生精……善补阳者必于阴中求阳，则阳得阴助而生化无穷；善补阴者必于阳中求阴，则阴得阳升而泉源不竭”(《类经》卷 14)，据此创制了左归丸(饮)与右归丸(饮)等补肾名方，被历代奉为“阳中求阴”、“阴中求阳”配伍方法的运用范例。清代温病学家对养阴生津之法在温病治疗中的运用进行了深入的探讨，创制了诸如益胃汤、增液汤、加减复脉汤等补阴名方。时至今日，随着中医学教育、科研的发展以及补益方剂临床运用经验的不断积累和总结，补法及其方剂在理论上更为系统，在组方结构上亦更为完备。特别是通过运用现代科学技术方法对补益方剂的作用机制进行研究，又揭示了补益方剂不仅能够改善机体的能量代谢，增强能量的供给，提高机体的免疫功能，而且对于抗肿瘤、抗衰老、养生保健、延年益寿等亦有积极的意义，从而进一步展示了补益方剂在增强人类体质、提高生活质量、防治疑难杂病等方面应用的广阔前景。

补益剂是为治疗虚证而设，虚证是对人体正气虚弱所产生的各种虚弱证候的概括。虚证的形成，可以由先天禀赋不足而引起，但主要是因后天失调和疾病耗损所导致。如饮食失当，营血生化之源不足；思虑太过，悲哀惊恐，过度劳倦等耗伤气血营阴；房室不节，耗损肾精元气；久病失治、误治，损伤正气；大吐、大泻、大汗、出血、失精等致阴液气血耗损等，均可造成机体正气的不足或虚弱而形成虚证。人体正气包括阳气、阴液、精、血、津液、营、卫等，故虚证所涉及的范围亦很广，其中主要有气虚、血虚、阴虚、阳虚四种类型，而不论何种类型的正气虚损，其病位都离不开五脏。因此，若以气、血、阴、阳为纲，五脏为目，对虚证进行辨证论治，既可执简驭繁，又便于临床运用。

由于人体气、血、阴、阳之间在生理上存在着相互资生，相互转化的密切关系，因而在病理上亦可相互影响。就气血而言，血液的生成依赖于脏腑的气化作用，脏腑之气充盛，气化作用强健，则化生血液的功能亦强；反之，脏腑之气虚馁，气化作用不足，则化生血液的功能也弱；而脏腑之气充足调和，亦有赖于血液不断地为其提供营养，所以血足则气盛，血少则气衰，上述病理变化不论何者为先，最终均表现为气血两虚之证。再从阴阳而论，在生理上两者互为其根，相生相依，阴虚阳失其养，继而可导致阳虚，此为阴损及阳；阳虚阴失其化，继而可导致阴虚，此为阳损及阴，阴阳互损的结果，就形成了阴阳两虚证。因此，尽管正气虚弱据其性质不同主要有气虚、血虚、阴虚、阳虚四类，但气血两虚及阴阳两虚亦很常见，故补益方剂相应地分为补气、补血、气血双补、补阴、补阳、阴阳并补六类。

补气剂适用于气虚的病证。气虚和五脏之间的关系，以肺、脾为主。因人身之气，尤其是后天之气乃水谷之气与自然界的清气相合而成，又源源不断地充养先天之气，所以肺、脾二脏的生理活动正常与否对机体气的盛衰具有重要的影响。脾肺气虚证可见肢体倦怠乏力，少气懒言，语音低微，动则气促，面色萎白，食少便溏，舌淡苔白，脉虚弱，甚或虚热自汗，或脱肛，子宫脱垂等。补气方剂的组成，每以补气药物为主，常用人参、党参、黄芪、白术、炙甘草之类：由于脾胃气虚，运化力弱，故补气方剂的药物剂量一般宜轻，在配伍方面，约有以下几类：①配行气药，如陈皮、木香、砂仁之类。因脾胃气虚，功能减弱，而补气之品易于碍胃，故补气健脾方剂，宜配伍少量行气药物为佐，使之补而不滞。如补中益气汤、异功散中之陈皮，参苓白术散之砂仁等。②配利水渗湿药，如茯苓、薏苡仁之类。因脾主运化水湿，肺主通调水道，肺脾气虚，每致水湿内停，故补气方剂常配利水渗湿之品，使水湿下渗而脾运得健，并可加强补气之功。如四君子汤之茯苓，参苓白术散之茯苓、薏苡仁等。③配升阳举陷药，如升麻、柴胡之类。因脾气主升，对于中虚气陷者，稍佐升举清阳之品，可加强补气升阳之力，如补中益气汤之升麻、柴胡等。④配补血药，如当归、白芍、枸杞子之类。一般来说，补气方剂中较少配伍补血药，以免其滋腻碍胃，但对于因气虚日久，以致血分亦虚者，可佐以小量养血之品，过之则阴柔碍胃，故切不可多用，如补中益气汤在补气为主的前提下，配伍当归二分以和血养血。此外，若兼阴虚者，宜配以敛阴生津之品，如生脉散之麦冬、五味子；兼外感表邪者，配疏风解表之品，如玉屏风散之防风。补气剂的代表方有四君子汤、参苓白术散、补中益气汤、玉屏风散、生脉散等。

补血剂适用于血虚的病证。心主血，肝藏血，脾统血，所以血虚与心、肝、脾三脏的关系最为密切。血虚证可见面色萎黄，头晕目眩，唇爪色淡，心悸，失眠，舌淡，脉细，或妇女月经不调，量少色淡，或经闭不行等。补血方剂的组成，多用补血药物为主，常用药物如当归、地黄、白芍、阿胶、枸杞子、龙眼肉之类。在配伍方面，约有以下几类：①配活血化瘀药，如丹参、川芎、赤芍、桃仁、红花之类。盖血虚之证，血行亦失其畅达之性易于凝滞成瘀。一旦瘀血形成，又会影响新血的生长。故补血之剂不宜纯用阴柔滋补之品，而宜酌加补血而兼有活血作用之药或配伍少量活血化瘀药同用，以畅达血脉，加强补血生新之功。如四物汤之川芎等。②配补气药，如人参、党参、黄芪之类。由于有形之血生于无形之气，即所谓“血不独生，赖气以生之”(《医论三十篇》)，故治疗血虚之证，宜酌伍补气之品，以助生化，正如李杲所说：“血虚以人参补之，阳旺则能生阴血”(《内外伤辨惑论》卷中)，汪廷珍亦说：“血虚者，补其气而血自生”(录自《温病条辨》卷 4)，如当归补血汤之黄芪，归脾汤之黄芪、人参、白术等。如因大失血而致血虚者，又当大补元气以固脱。补血剂的代表方有四物汤、当归补血汤等。

气血双补剂，适用于气血两虚的病证。症见面色无华，头晕目眩，心悸怔忡，食少倦怠，气短懒言，舌淡，脉虚无力等。常用补气药如人参、黄芪、白术等与补血药如当归、熟地、白芍、阿胶等共同组成方剂。由于本类方剂是补气剂与补血剂的结合运用，其配伍方法亦与前两类方剂相似。代表方如八珍汤、归脾汤、十全大补汤、人参养荣汤、泰山磐石散等。

补阴剂适用于阴虚的病证。阴虚证与五脏都有密切关系，尤以肾阴虚为主。因肾为先天之本，受五脏六腑之精而藏之，心肺肝脾的阴津虚损，最终必将累及于肾。此外，心、肺、肝脏之阴虚证亦较常见，并往往与肾阴虚相兼为病。阴虚证可见形体消瘦，头晕耳鸣，潮热颧红，五心烦热，盗汗失眠，腰酸遗精，咳嗽咯血，口燥咽干，舌红少苔，脉细数。补阴方剂的组成，常以补阴药物为主，习用者如北沙参、天麦冬、石斛、玉竹、山茱萸、生熟地、龟甲、鳖甲之类。在配伍方面，约有以下几类：①配清热药，如知母、黄柏、丹皮之类。阴虚则阳亢，水不制火而生内热，故当酌伍清热之品，既可降火，又保真阴，如大补阴丸之黄柏、知母，六味地黄丸之丹皮等。临床运用时应根据热之微甚来权衡清热药在方中所占的比重，切忌过用寒凉苦燥之品。②配补阳药，如鹿角胶、菟丝子、锁阳、狗脊之类。由于阴、阳两者互为其根，在病理上，阴虚可以及阳，阳虚可以及阴，因此对于阴虚之证若纯养其阴，则可能因无阳以化，已亏之阴亦难迅速恢复；并有因投以大剂阴柔凝滞之品以致阳气受损之虞。故在补阴剂中，为了加强滋阴的作用，可以酌伍少量补阳之药，正如张介宾所说：“善补阴者，必于阳中求阴，则阴得阳升而泉源不竭”(《类经》卷 14)。此类配伍如左归丸之鹿角胶、菟丝子，虎潜丸之锁阳、干姜等。此外，阴虚常兼血虚，故补阴剂亦常配伍补血药物，如一贯煎之当归，百合固金汤之当归、白芍；若兼气滞者，配行气药，如一贯煎之川楝子；兼气虚者，配补气药，如炙甘草汤之人参；治肾阴虚证，宜酌伍利水渗湿药以泄肾浊，如六味地黄丸之泽泻、茯苓等等。补阴剂的代表方有六味地黄丸、大补阴丸、炙甘草汤、一贯煎、百合固金汤等。

补阳剂适用于阳气虚弱的病证。阳虚与内脏的关系，以心、脾、肾为主，有关治疗心、脾阳虚的方剂，已在"温里剂"中介绍，本节主要论述治疗肾阳虚的方剂。肾为人体真阳所在，肾阳为一身阳气之根本，肾阳虚证每见面色㿠白，形寒肢冷，腰膝酸痛，下肢软弱无力，小便不利，或小便频数，尿后余沥，少腹拘急，男子阳痿早泄，妇女宫寒不孕，舌淡苔白，脉沉细，尺部尤甚等。补阳方剂的组成，每以补阳温肾药物为主，如附子、肉桂、巴戟天、肉苁蓉、仙灵脾、仙茅、鹿角胶之类。在配伍方面，除根据兼证的不同予以相应的配伍，如夹湿者配利湿药，夹痰者配化痰药等外，较有特色的主要是配伍补阴药，如地黄、枸杞子、山茱萸之类。前已述及，根据阴阳互根的理论，阴虚补阴配伍补阳药有助于阴液的化生；同理，阳虚补阳亦宜佐之以补阴之品，以阳根于阴，使阳有所附，并可藉阴药的滋润以制阳药的温燥，使之温补而不伤津液。亦如张介宾所云："善补阳者，必于阴中求阳，则阳得阴助而生化无穷"（《类经》卷14）。如肾气丸、右归丸之地黄、山茱萸、山药、枸杞子等。补阳剂的代表方有肾气丸、右归丸等。

阴阳并补剂，适用于阴阳两虚的病证。症见头晕目眩，腰膝酸软，阳痿遗精，畏寒肢冷，自汗盗汗，午后潮热等。常用补阴药如熟地、山茱萸、龟甲、何首乌、枸杞子和补阳药如肉苁蓉、巴戟天、附子、肉桂、鹿角胶等共同组成方剂。本类方剂是补阴剂与补阳剂的结合运用，其配伍方法亦与此两类方剂相似。临床运用时可根据阴阳虚损的程度，分别轻重主次将补阴及补阳两类药物有机地配伍组合。代表方如地黄饮子、龟鹿二仙胶、七宝美髯丹等。

在运用补益剂治疗五脏虚损之证时，又有以下两种不同的形式。一是直接补益法，即直接补益虚弱的脏器。如《难经·十四难》所说："损其肺者，益其气；损其心者，调其营卫；损其脾者，调其饮食，适其寒温；损其肝者，缓其中；损其肾者，益其精"。二是间接补益法，即根据脏腑相生的关系补益虚损脏器所赖以资生之脏，具体运用方法大致有两类。其一是根据五行相生理论，采用"虚者补其母"的方法，如肺气虚者补其脾，即培土生金；脾阳虚者补其命门，即补火生土；肝阴虚者补其肾，即滋水涵木等。其二是通过补脾或补肾以间接补养虚损之脏，其理论依据是：肾为先天之本，肾中阴阳为五脏六腑阴阳之根本，如《医原》卷上说："肾中真阳之气，絪緼煦育，上通各脏腑之阳；而肾中真阴之气，即因肾阳蒸运，上通各脏腑之阴"，因此宋·许叔微说："补脾不如补肾"（《本事方》卷6）。而脾为后天之本，乃气血生化之源，五脏六腑之气血阴阳皆有赖于脾所运化的水谷精微的不断充养方能保持充沛不衰，故明·薛己强调"补肾不若补脾"（《明医杂著》卷6）。上述两种理论各自从不同角度强调了补脾与补肾的重要性，均有其理论依据及实际应用价值，但若各执一端，则有失偏颇，故具体运用时，须因证制宜。如程国彭说："须知脾弱而肾不虚者，则补脾为亟；肾弱而脾不虚者，则补肾为先；若脾肾两虚，则并补之"（《医学心悟》卷首），此说于临床辨证论治的实践较为符合。此外，补法又有峻补、平补之分，对病势急迫，如暴脱之证，宜用峻补，急救危亡；若对一般病势较缓，病程较长的虚弱证，则宜用平补。峻补时宜药味少而剂量大，使其药力专而牵制少；平补则剂量不宜过重，常配合健脾和胃，调气和血之品，使补中寓通，补而不腻滞，通而不伤正，有利于长期服用以调补虚弱。

应用补益剂须注意以下几点：首先，应辨别证候的虚实真假。典型的虚证一般不难识别，但在某些情况下，可因虚损太过，脏腑机能异常而产生一些状似实证的表现。如张介宾说："至虚之病，反见盛势，大实之病，反有羸状，此不可不辨也。如病起七情，或饥饱劳倦，或酒色所伤，或先天不足，及其既病，则每多身热、便秘、戴阳、胀满、虚狂、假斑等证，似为有余之病，而其因实由不足。"(《景岳全书》卷1)《顾氏医镜》也说："心下痞痛按之则止，色悴声短，脉衰无力，虚也；甚则胀而不能食，气不舒，便不利，是至虚有盛候。"因此，对于真虚假实之证，切不可误认为是实证而妄投攻伐之品。同样，某些实证有时亦可表现出"虚"的假象。如《顾氏医镜》又说："聚积在中，按之则痛，色红气粗，脉来有力，实也；甚则默默不欲语，肢体不欲动，或眩晕昏花，或泄泻不实，是大实有羸状。"对此真实假虚之证，切不可误认为是虚证而遽进补益之剂。其次，要注意患者的脾胃功能。素体脾胃虚弱者，对补益之剂难以运化吸收，加之补益之品多味甘质腻，易于碍胃滞气，故中虚患者服之，不惟虚损之脏难以得到补养，反而可能又添中满纳差之症，即所谓"虚不受补。"《素问・平人气象论》说："有胃气则生，无胃气则死"，因而对于此类患者，宜先调理脾胃，或在补益方中佐以健脾和胃，理气消导之品，以助脾胃之运化。即使平素脾胃功能健旺者，亦应在遣药组方时注意照顾脾胃，即所谓"填补必先理气"，使补而不滞。第三，若正气虚损又兼湿阻、痰滞、热扰、食积等实邪者，应视邪实与正虚的主次缓急，酌情采取先攻后补，或先补后攻，或攻补兼施等法，务使祛邪而不伤正，补虚而不碍邪。第四，补益剂的组成药物多味厚滋腻，煎药时宜文火久煎，并且应煎煮3次，以使有效成分充分溶出，服药时间以空腹或饭前为佳，若急证则不受此限。此外，补益剂虽能增强体质，提高抗病能力，但其目的主要是补虚扶弱，治疗疾病。若体质强壮而滥用补益之剂，则可能导致阴阳气血的平衡失调，对机体造成损害。对于体虚确需补益者，在服药的同时，还应嘱患者调饮食，慎起居，并辅之以适当的体育运动，运用多种方法综合治疗，使患者尽快得到康复。

第一节 补 气

四君子汤(白术汤)

【异名】白术散(《朱氏集验方》卷2)、四圣汤(《活幼口议》卷20)、人参散(《普济方》卷394)、温中汤(《古今图书集成・医部全录》卷436)、四君汤(《文堂集验方》卷4)。

【组成】人参去芦　白术　茯苓去皮(各9g)　甘草(6g)各等分

【用法】上为细末。每服二钱(15g)，水一盏，煎至七分，通口服，不拘时候；入盐少许，白汤点亦得。

【功用】益气健脾。

【主治】脾胃气虚证。面色痿白，语声低微，气短乏力，食少便溏，舌淡苔白，脉虚弱。

【病机分析】《灵枢・营卫生会》说："人受气于谷，谷入于胃，以传于肺，五脏六腑，皆以受气。"由于脾主运化，胃主受纳，五脏六腑四肢百骸皆赖其所消化转输的水谷精微以充养之，故被称为后天之本，气血生化之源。若脾胃气虚，健运失职，胃纳不振，则饮食减少，大便溏薄；气血生化不足，脏腑组织器官失于濡养，以致脏腑怯弱，营卫不足，则面色痿白，语声低微；脾气亏虚，肢体失养，则四肢倦怠，故《素问・太阴阳明论》说："四肢皆禀气于胃……今脾病不能为胃行其津液，四肢不得禀水谷气，气日以衰，脉道不利，筋骨肌肉，皆无气以生，故不用焉"。舌淡，苔薄白，脉虚弱，均为中焦脾胃气虚之象。《医方考》卷3云："夫面色痿白，则望之而知其气虚矣；言语轻微，则闻之而知其气虚矣；四肢无力，则问之而知其气虚矣；脉来虚弱，则切之而知其气虚矣。”因此，脾胃气虚，运化力弱，气血乏源是本证的基本病机。

【配伍意义】对于脾胃气虚，运化无权之证，理当以补气健脾为治。方中人参甘温，《神农本草经》卷1谓其“主补五脏”，尤擅大补元气，而且主入脾经，故本方用为君药，以大补脾胃之虚；白术甘温而兼苦燥之性，甘温补气，苦燥健脾，与脾喜燥恶湿、以健运为本之性相合，故有“安脾胃之神品”（《本草经疏》卷6）以及“脾脏补气第一要药”之誉（《本草求真》卷1），与人参相协，益气补脾之力益著，用为臣药；茯苓甘淡，健脾渗湿，“去湿则逐水燥脾，补中健胃”（《景岳全书》卷49），与白术相伍，前者渗湿助运，走而不守，后者补中健脾，守而不走，两者相辅相成，健脾助运之功益彰，以为佐药；炙甘草甘温益气，合人参、白术可加强益气补中之力，又能调和方中诸药，因而兼有佐使的双重作用。本方组成虽仅四药，但皆味甘入脾，且益气之中有燥湿之功，补虚之中有运脾之力，诸药相辅相成，配伍严谨，药简力专，颇合脾欲甘，喜燥恶湿，喜通恶滞的生理特性，体现了治疗脾胃气虚证的基本大法。

本方配伍特点为：以益气补脾为主，伍以祛湿助运之品，补中兼行，温而不燥，为平补脾胃之良方。

因本方组成药物甘温平和，补而不滞，利而不峻，作用冲和平淡，“常服温和脾胃，进益饮食，辟寒邪瘴雾气”（《太平惠民和剂局方》卷3），犹如宽厚平和之君子，故有“四君子汤”之名。

【类方比较】本方与理中丸的药物组成中均有人参、白术、炙甘草三味，皆可益气补中，治疗脾虚之证。但四君子汤中三药与茯苓相伍，且人参为君药，故其功用重在益气健脾，主治脾胃气虚证；理中丸用三药与干姜相配，并以干姜为君药，故其功用重在温中祛寒，适宜于中焦虚寒证。

【临床运用】

1. 证治要点　本方是治疗脾胃气虚证的常用方，亦是补气的基本方。临床运用时应以面色萎白，食少神倦，四肢乏力，舌淡苔白，脉虚弱为使用要点。

2. 加减法　呕吐者，加半夏、陈皮等以降逆止呕；胸膈痞满者，加枳壳、陈皮等以行气宽胸；畏寒腹痛者，加干姜、附子等以温中散寒；心悸失眠者，加枣仁以宁心安神。

3. 本方现代常用于治疗功能性消化不良、慢性萎缩性胃炎、消化性溃疡等消化系统疾病属脾胃气虚证者；以及慢性肾小球肾炎、经前期紧张综合征、先兆流产、小儿感染后脾虚综合征、小儿低热、小儿鼻衄等辨证属脾胃气虚的多种疾患。

【源流发展】本方原名“白术汤”，出自《圣济总录》卷80，为治疗“水气渴，腹胁胀满”而设。《太平惠民和剂局方》卷3（新添诸局经验秘方）转载本方时更名为“四君子汤”，云其有“温和脾胃，进益饮食，辟寒邪瘴雾气”之功，主治“荣卫气虚，脏腑怯弱，心腹胀满，全不思食，肠鸣泄泻，呕哕吐逆”，明确将本方用于脾胃虚弱证候的治疗。此后历代医家皆宗《局方》之论，将本方作为治疗脾胃气虚证的代表方和基本方，大凡补气之法多师从四君子汤意，补脾诸方亦悉宗四君子汤化裁，广泛用于治疗以脾胃气虚为主要病理变化的多种疾病。如著名的异功散、六君子汤、香砂六君子汤以及参苓白术散、补中益气汤等方皆师从四君子汤之意化裁而成。后世在运用本方时又不仅局限于脾胃气虚证，根据脾为后天之本，气血生化之源之理，大凡久虚不愈，诸药不效者，以及血虚之证，亦常以此方随证加减，意在培补中土，充养后天之本，俾水谷精微敷布周身，而使机体渐复强健，正如陈念祖所说：“胃气为生人之本，参、术、苓、草从容和缓，补中宫土气，达于上下四旁，而五脏六腑皆以受气，故一切虚证皆以此方为主”（《时方歌括》卷上）。

【疑难阐释】

1. 关于方中各药的选用　①人参：人参为大补元气之品，由于野生者药价较昂贵，而党参与人参功效基本相同，故凡古方中有用人参者今多以党参代之。由于党参专补脾肺之气，因而本方中人参，临证亦多易为党参，惟其补气之力远较人参为弱，故剂量宜稍重，一般为10～15g，大剂可用至30g。②白术：白术为补气健脾要药，一般用于补气健脾宜炒用，用于燥湿利水、健脾通便、益气止汗宜生用，用于气阴两虚宜于陈米饭上蒸后用，若为肺之气阴不足，干咳甚至咳血，则宜加白蜜拌蒸用，白术蒸后可使其性由燥转润。③茯苓：茯苓的完整菌核在临床应用时，一般分为外皮部(茯苓皮)、近外皮部的淡红色部分(赤茯苓)、内层白色部分(白茯苓)、菌核中间有细松根穿过的部分(茯神)以及松根(茯神木)五部分，其功用各不相同，本方所用以白茯苓为宜。但今之临床赤、白茯苓多不分用，处方统称茯苓。④甘草：原方甘草虽未注明炮制法，但由于本方主治脾胃气虚之证，故使用炙甘草为宜。

2. 关于原书中本方的用法　本方名为四君子汤，实际上根据原书记载，本方在运用时有汤、散二种剂型。不过原书之汤剂实乃煮散，且用量较轻，仅为二钱。盖因患者脾胃之气已虚，不耐大剂汤药；且慢性久病，亦宜缓图，故以小量药末加水煎煮，这种用法对于临床颇有指导意义。原书所载之散剂在服用时要求“入盐少许，白汤点服”。一般认为，咸味走肾，治疗肾脏疾患服药时常入盐少许，以作引经之用。那么本方用治脾胃气虚之证，“入盐少许”有何意义呢？李时珍在阐述盐的功用时说：“盐为百病之主，百病无不用之。故服补肾药用盐汤者，咸归肾，引药气入本脏也；补心药用炒盐者，心苦虚，以咸补之也；补脾药用炒盐者，虚则补其母，脾乃心之子也……”(《本草纲目》卷11)。由此可见，前人认为盐具有多方面的治疗作用，并不局限于肾病的治疗。从现代营养学的角度分析，食盐的主要成分是氯化钠，其中Na^{+}参与机体物质代谢及生理活动的多个方面，是体内不可缺少的无机元素之一。可见，古今有关盐对于机体重要性的认识是一致的。但李氏所云盐可通过补心以奏补脾之效的观点，历代所论不多，目前临床上亦较少使用，其机理尚有待深入探讨。

【方论选录】

1. 方广：“四君子汤用白术、人参、茯苓、甘草者，白术则健脾燥湿，人参则补肺扶脾，茯苓则降气渗湿，甘草则补胃和中，譬如宽厚和平之君子，而不为奸险卒暴之行也。《和剂》云等分，愚以为药之君臣，剂之大小，又人之所处何如也。”(《丹溪心法附余》卷19)

2. 吴昆：“面色痿白，言语轻微，四肢无力，脉来虚弱者，此方主之。夫面色痿白，则望之而知其气虚矣；言语轻微，则闻之而知其气虚矣；四肢无力，则问之而知其气虚矣；脉来虚弱，则切之而知其气虚矣。如是则宜补气。是方也，人参甘温质润，能补五脏之元气；白术甘温健脾，能补五脏之母气；茯苓甘温而洁，能致五脏之清气；甘草甘温而平，能调五脏愆和之气。四药皆甘温，甘得中之味，温得中之气，犹之不偏不倚之君子也，故曰四君子。”(《医方考》卷3)

3. 汪昂：“此手足太阴、足阳明药也。人参甘温，大补元气为君；白术苦温，燥湿补气为臣；茯苓甘淡，渗湿泄热为佐；甘草甘平，和中益土为使也。气足脾运，饮食倍进，则余脏受荫，而色泽身强矣。”(《医方集解·补养之剂》)

4. 张璐：“气虚者补之以甘，参、术、苓、草，甘温益气，有健运之功，具冲和之德，故为“君子”。盖人之一身，以胃气为本，胃气旺则五脏受荫，胃气伤则百病丛生。故凡病久不愈，诸药不效者，惟有益气、补肾两途。故用四君子，随证加减，无论寒热补泻，先培中土，使药引津气四迄，则周身之机运流通，水谷之精微敷布，何患其药之不效哉！是知四君子为司命之本

也。”(《伤寒绪论》卷下)

5. 王子接:“汤以君子名,功专健脾和胃,以受水谷之精气,而输布于四脏,一如君子有成人之德也。入太阴、阳明二经,然其主治在脾,故药品分两皆用偶数。白术健脾阳,复人参保脾阴,炙草和胃阴,复茯苓通胃阳,大枣悦脾,生姜通胃。理运阴阳,刚柔相济,诚为生化良方。”(《绛雪园古方选注》卷中)

6. 陈念祖:“胃气为生人之本,参、术、苓、草从容和缓,补中宫土气,达于上下四旁,而五脏六腑皆以受气,故一切虚证皆以此方为主。若加陈皮,则有行滞进食之效;再加半夏,即有除痰宽胀之功;再加木香、砂仁,则行气之药多于补守,凡肿满痰饮结聚等症,无不速除,此犹人所易知也。而为数方之主,则功在人参。人皆曰人参补气补阳,温药藉之以尽其力量,而余则曰人参补阴养液,燥药得之则臻于和平。故理中汤中姜、术二味,气胜于味以扶阳;参、草二味,味胜于气以和阴。此汤以干姜易茯苓,去其辛而取其淡,亦阴阳兼调之和剂也。”(《时方歌括》卷上)

7. 张秉成:“治脾肺气虚,中土衰弱,以致食少便溏,体瘦神倦,或气短息微,皮聚毛落等证。人参大补肺脾元气为君,白术补脾燥湿为臣,以脾喜温燥,土旺即可以生金,故肺脾两虚者,尤当以补脾为急。脾为后天之源,四脏皆赖其荫庇,不独肺也。而又佐以茯苓,渗肺脾之湿浊下行,然后参、术之功,益彰其效,此亦犹六味丸补泻兼行之意。然必施之以甘草,而能两协其平,引以姜、枣,大和营卫,各呈其妙,是以谓之君子也。”(《成方便读》卷1)

【评议】关于四君子汤立法,诸家皆从补气主方、专于补益脾气而立论。其中张秉成从补中寓泻的角度对本方配伍意义所作的阐述颇有独到之处,其云“人参大补肺脾元气为君,白术补脾燥湿为臣,……佐以茯苓,渗肺脾之湿浊下行,然后参、术之功,益彰其效,此亦犹六味丸补泻兼行之意。然必施之以甘草,而能两协其平”,诸药相辅相成,各呈其妙,共成平补脾胃之方。张璐、陈念祖、谢观等就本方的临床运用作了进一步发挥,认为四君子汤不仅可治疗脾胃气虚证,而且能加减用于多种虚证的治疗,如张氏指出“凡病久不愈,诸药不效者,……用四君子,随证加减,无论寒热补泻,先培中土,使药引津气四迄,则周身之机运流通,水谷之精微敷布,何患其药之不效哉”,称本方为“司命之本也”,可谓深谙脾胃为后天之本之精髓者。此外张秉成关于本方治疗肺脾气虚之证的论述,以及陈念祖关于燥药得人参之补阴养液而臻于和平之说,亦对后学有所启迪。

【验案举例】

1. 虚寒泄泻 《静香楼医案》:中气虚寒,得冷则泻,而又火生齿衄。古人所谓胸中聚集之残火,腹内久积之沉寒也。此当温补中气,脾土厚则火自敛,四君子汤加益智仁、干姜。

2. 妊娠恶阻 《黑龙江中医药》(1989,1:4):某女,25岁。妊娠2月,食欲不振,恶心欲吐,因症状加重而入院,西药治疗4天未见疗效,频频呕吐,不能进食,食入加剧,吐黄绿苦水,脘闷,倦怠乏力,思睡,舌淡苔薄,脉滑无力,以四君子汤加陈皮20g,竹茹15g,厚朴10g,一剂即觉脘内舒适,恶心减轻,呕吐未作,能进食。服第4剂药的午后,恶心微作,持续约1小时,但终未吐出,而后恶心消失,食欲增进。

3. 小儿低热 《四川中医》(1984,1:44):某男,6岁。平素脾胃虚弱,经常大便溏薄,纳食不香,一月前因中毒性消化不良住院治疗,吐泻止后,低热长期不退,经多种化验检查,诊断为“功能性低热”。就诊时所见:面色㿠白,肢倦乏力,语声低微,不思饮食,时觉口干喜热饮,额角及两手心发热,舌质胖润,苔薄白,脉细缓无力,体温37.5～38.5℃之间。病属吐泻后脾胃虚弱,元气受损,虚阳外浮之发热,治宜四君子汤补气健脾,加山药、天花粉滋养脾胃之阴，以期阴平阳秘。5 帖后热退病愈。

按语：案 1 之泄泻伴齿衄证，乃脾胃虚弱，运化无力，中虚气馁，虚阳上浮而致，因中气虚寒，故以四君子汤加益智仁、干姜益气温中补脾而获效。是方乃四君与理中合法，通过温补中气，俾脾土厚而虚火自敛。案 2 妊娠恶阻为脾胃虚弱，胃气上逆而致，以四君子汤加理气和胃的陈皮、竹茹、厚朴而收功。案 3 属脾胃气虚，中虚阳浮而见发热，以四君子汤加滋养脾胃之阴的山药、天花粉平调脾胃阴阳，5 剂证平。由上可见，大凡脾胃气虚之证，无论其临床表现为何，以本方化裁进治均可收到良好的疗效。

【临床报道】

一、内科

1. 功能性消化不良　将符合脾虚肝郁型功能性消化不良(FD)诊断标准的 85 例患者，随机分为两组，治疗组 49 例，对照组 36 例，治疗方法：治疗组给予加味四君子汤(党参 10g，白术 12g，茯苓 15g，甘草 6g，枳实 15g，木香 10g，法夏 12g，陈皮 12g，黄连 6g，柴胡 9g，佛手 10g，生姜 9g，炒二芽各 15g)。乏力、纳呆、面色无华、舌淡、脉细等脾虚症状突出，加黄芪、山药；伴胁胀痛、喜叹息，加郁金、丹皮；腹胀甚，加厚朴；疼痛剧烈，加白芍、元胡；反酸烧心，加吴茱萸、乌贼骨；食积嗳腐吞酸，加焦三仙。对照组口服多潘立酮 10mg，每日 3 次。治疗期间停用其他药物，忌辛辣肥腻之品。7 天为 1 疗程，4 疗程后评定疗效。结果，治疗组 49 例中，显效 15 例，有效 24 例，好转 7 例，无效 3 例，总有效率 93.88%，治疗组临床总有效率及症状改善均优于对照组(均 $P<0.01$)。中药服用过程中，患者未诉不良反应[1]。

2. 慢性萎缩性胃炎　加味四君子汤治疗慢性萎缩性胃炎 68 例，治疗前均经胃镜和胃黏膜活检确诊为慢性萎缩性胃炎(CAG)。治疗方法以加味四君子汤，具体方药为：党参、白术、茯苓、甘草、枳壳、刺猬皮、八月札、半枝莲、仙鹤草、丹参。脾虚湿困加木香、砂仁、半夏、陈皮、苍术、九香虫；湿热蕴结加川黄连、厚朴、蒲公英、丹皮、郁金；气阴不足加乌梅、山楂、北沙参、香橼皮、当归、杭白芍；胃络瘀血加桃仁、当归、生地、丹参、川楝子、延胡索、山楂、莪术；胃黏膜充血水肿、渗出，或糜烂酌加滑石、黄芩、白及、蒲公英、海螵蛸；伴有不典型增生肠化酌加莪术、白花蛇舌草、丹参、蜂房；有 HP 阳性胆汁反流或有溃疡者酌加煅瓦楞子、象贝、川黄连、吴茱萸。治疗结果：68 例患者经 1～2 个疗程的治疗后，临床显效 55 例，有效 9 例，无效 4 例，总有效率为 94.1%。胃镜和胃黏膜活检结果：显效 30 例，有效 29 例，无效 9 例[2]。

3. 消化性溃疡　加味四君子汤(党参、茯苓、白术甘草、川楝子、瓦楞子、白及、延胡索、白芍、丹参等组成)治疗消化性溃疡。所治 72 例中，治疗 7 周后，46 例(63.9%)溃疡愈合，治疗 8 周后 58 例(80.6%)溃疡愈合，64 例 HP 阳性患者中 50 例转阴，HP 清除率为 78.1%，58 例已愈合的消化性溃疡患者继续维持治疗，12 例没能完成疗程，余 46 例中 4 例(8.7%)溃疡复发[3]。

4. 肠易激综合征　肠易激综合征 40 例，症状均以腹痛、腹泻为主。将患者随机分为治疗组和对照组各 20 例。治疗组予四君子汤加味，方药组成：黄芪、人参、白术、茯苓、当归、白芍、陈皮、鸡内金、炙甘草，连服 10 剂。对照组予西咪替丁 0.4g、复方苯乙哌啶 2 片、硝苯地平 10mg，赛庚啶片 4mg，口服，均每日 3 次，连服 14 天。结果治疗组显效 10 例，有效 8 例，无效 2 例，总有效率 90%；对照组有效 7 例，无效 13 例，总有效率 35%。两组疗效比较有显著性差异($P<0.01$)[4]。

5. 慢性肾小球肾炎　四君子汤化裁治疗慢性肾小球肾炎蛋白尿 36 例，结果完全缓解 7 例，基本缓解 12 例，好转 10 例，有效 4 例，无效 3 例，总有效率 91.7%[5]。

二、妇科

1. 经前期紧张综合征　以四君子汤加黄芪、附子为基本方，寒象明显或兼表证者加麻黄、苏叶、桂枝、防风，气滞加香附、木香、枳壳，血瘀加当归、川芎、丹参、白芍，痰多加陈皮、半夏，阳虚甚加淫羊藿、补骨脂，阴虚甚加熟地、首乌、白芍。治疗经前期紧张综合征 50 例，结果近期治愈 31 例，显效 15 例，好转 2 例，无效 2 例[6]。

2. 先兆流产　采用四君子汤合寿胎丸加减治疗先兆流产 98 例，其药物组成：党参、菟丝子各 30g，白术、茯苓、阿胶珠各 12g，川断、桑寄生、白芍、杜仲各 15g，苏梗 8g，甘草 6g。辨证加减：肾阴虚为主者加女贞子、旱莲草、生地、黄芩；肾阳虚为主者加鹿角霜、巴戟天、熟地、砂仁；有呕恶反应者另加姜半夏、淡竹茹；阴道或宫内出血者加苎麻根、仙鹤草、地榆炭、龙骨。治疗结果，86 例顺利产下胎儿，6 例失访，4 例难免流产者，1 例于孕 5 月时因过度劳累复又流产，另有 1 例于孕 6 月时因 ABO 血型不合溶血死胎，总有效率 87.75%[7]。

三、儿科

1. 感染后脾虚综合征　孟氏以中医辨证论治小儿感染后脾虚综合征(指小儿在急性感染后不久，产生一组与“脾虚”相似的综合征)404 例，其中多数以四君子汤化裁，结果全部患者中，痊愈 128 例，显效 76 例，好转 158 例，无效 42 例，总有效率为 89.60%[8]。

2. 小儿低热　本方加味(党参 15g、白术、茯苓各 6g、炙甘草 3g、山药 10g)，治疗小儿低热 30 例，均获痊愈[9]。

3. 鼻衄　用四君子汤加凉血止血之品治疗 120 例经西医耳鼻喉科检查无器质性病变，化验血小板正常，多方治疗无明显疗效，证属脾气虚弱，血不归经的小儿鼻衄患者。一般服 12 剂为 1 疗程。经治病例中，显效 96 例，有效 15 例，无效 9 例，总有效率为 92.5%[10]。

【实验研究】

一、成分研究

1. 微量元素　本方含有丰富的锌、铁、铜、锰、镁等微量元素，张氏等将四君子汤按常法水煎成每毫升含生药 1g 的浓度，测锌、铜、铁含量分别为 7.069μmol/L、3.533μmol/L 和 281.334μmol/L，且随煎煮时间增加，煎出率亦相应提高[11,12]。

2. 质控指标　采用薄层色谱扫描等技术，检测本方获得的 4 种特征峰指纹图谱，可以证实党参、白术、甘草的客观存在。采用薄层层析等对本方中白术的主要成分进行考核，结果本方煎剂中白术主要成分苍术醚、脱水苍术内酯等与单味白术相比没有发生变化，因此上述成分可作为本方剂的质控指标[13,14]。

二、药效研究

1. 对消化系统的影响　四君子汤复方的各个不同提取部位均能够抑制家兔离体小肠的自发收缩运动，拮抗氯化乙酰胆碱或氯化钡所致的肠管强直性收缩，但作用强度有差异，其中以四君子汤复方乙醇提取物的药理作用最强。家兔离体小肠药理实验与化学成分的分析结果提示，四君子汤复方乙醇提取正丁醇萃取物，基本能代表四君子汤复方对离体肠管的主要药理作用[15]。本方对在体小鼠小肠的运动无明显影响，但四君子汤 25g/kg 能对抗新斯的明的作用，剂量减少则作用不明显[16]。四君子汤还能降低利血平家兔离体空肠平滑肌异常增加的收缩力，因而本方可能具有一定的抗胆碱能神经递质作用[17]。另有研究发现：四君子汤可显著降低脾虚泄泻模型豚鼠的回肠、结肠增加的快波出现率，盲肠的快波出现率也显著减少；对脾虚豚鼠的回肠、结肠的快波平均频率及平均振幅也有明显降低作用，但对盲肠的频率和振幅影响不明显，提示四君子汤具有对抗乙酰胆碱(Ach)作用，对动物在体胃肠道运动具有抑制作用，从而有利于食物的化学消化和营养吸收过程[18]。用利血平造成脾虚证大鼠模型，用竞争性放射免疫非平衡法测定发现其血浆和近段空肠组织胃动素（MOT）的含量明显下降，降结肠和直肠组织前列腺素 E_2（PGE_2）的含量显著升高，以四君子汤每日4g/只鼠连续灌胃 14 天后，上述改变明显恢复正常，提示四君子汤益气健脾作用与其调整胃肠激素失衡有关[19]。

2. 对脑内单胺介质的影响　四君子汤对利血平化小鼠脑内单胺类介质影响的研究表明：利血平化小鼠体重下降或增重缓慢、活动减少，并有畏寒、体温下降、便溏等表现，灌服四君子汤煎剂的利血平化动物体温下降有所减缓，便溏症状有所改善。四君子汤组动物实验前后与较之正常对照组无明显变化，说明本方对促进利血平化动物的单胺介质合成有一定作用，而对正常动物则不表现这一作用。提示四君子汤可能是由于提高利血平化动物脑内单胺介质的水平，从而改善了利血平化造成的症状，或者是由于改善了利血平化动物机能的紊乱，如增进摄食、改善肠胃功能、提高能量代谢等，从而间接地促进了脑内单胺介质的合成[20]。

3. 对免疫器官的影响　测定控制饲料小鼠的肝脏和胸腺组织中核酸的含量，发现控制饲料量后，小鼠的体重、胸腺重和肝重均明显下降；胸腺重量系数和肝重量系数也明显下降，可见胸腺重和肝重减轻比体重下降更为明显。小鼠胸腺、肝脏中 RNA 含量亦明显下降；DNA 含量在胸腺中下降，在肝脏中升高。四君子汤能够促进胸腺重和肝重的恢复，尤以后者为著；并可促进胸腺细胞的恢复增殖，对肝细胞则无此作用，但对正常小鼠的体重、胸腺重、肝重以及胸腺和肝脏中核酸含量均无显著影响[21]。另有研究表明，四君子汤对“气虚”模型小鼠胸腺组织结构各计量形态学指标的恢复有明显促进作用，而对正常小鼠胸腺结构无明显影响[22]。

4. 对免疫功能的影响　42 例脾虚患者，服用四君子汤 2 个月后，患者治疗前后血清白细胞介素-4（IL-4）、白细胞介素-8（IL-8）、免疫球蛋白 G（IgG）、免疫球蛋白 M（IgM）、免疫球蛋白 A（IgA），结果发现脾虚能引起免疫功能下降，经四君子汤治疗后 IL-4、IL-8、IgG、IgA 水平均较治疗前明显升高（$P<0.01$）[23]。给小鼠灌服四君子加黄芪汤，可促进其脾 T 细胞 IL-2 的生成和 ^{60}Co 辐射损伤的小鼠脾 T 细胞的增殖，而对两者的脾 B 细胞无增殖作用，本方亦无丝裂原作用[24]。还有研究表明，以限制食量导致营养不足的方法造成幼鼠胸腺萎缩、功能减退，给服四君子汤可促进其萎缩胸腺的结构和功能的恢复[25]。给予地塞米松（DEX）致巨噬细胞功能受抑制的小鼠灌服四君子汤，能够显著恢复其腹腔巨噬细胞 EA 花环阳性率及受抑的细胞内酸性磷酸酶（ACP）活性，表明四君子汤可以从多方面、不同程度上对抗 DEX 的免疫抑制作用，增强腹腔巨噬细胞的活性[26]。四君子汤还能对抗由环磷酰胺（Cy）造成的小鼠巨噬细胞介导的肿瘤细胞溶解作用（MTC）和抗体依赖细胞介导的细胞毒作用（ADCC）活性降低，而对正常小鼠腹腔巨噬细胞活性（MTC、ADCC）没有明显增强作用[27]。四君子汤对正常小鼠 NK 细胞活性影响不大，但能增强 ADCC 活性，而当 NK 及 ADCC 活性被 Cy 所抑制时，四君子汤能显著恢复这两类细胞毒活性[28]。四君子汤水提液在体外不同程度地抑制人外周血中性粒细胞的粘附，减低化学发光的强度，减少超氧阴离子的产生和血栓素 B_2 的含量[29]。中性粒细胞粘附于内皮细胞是中性粒细胞进入组织执行其功能的第一步，也是中性粒细胞活化的关键。四君子汤可能是通过改变中性粒细胞表面粘附分子的数量、亲和力或分布从而改变其粘附能力[30]。

5. 对血小板聚集的影响　四君子汤、四物汤和八珍汤的抗血小板聚集作用相互比较表明，三方对 ADP 诱导的家兔血小板聚集具有明显的拮抗作用。八珍汤的抗血小板聚集作用大于四君子汤；八珍汤和四物汤、四君子汤和四物汤抗血小板聚集作用无显著性差异[31]。

6. 抗自由基损伤作用　四君子汤能明显改善衰老模型出现的体力下降、御寒能力和对缺氧的耐受力降低，并降低脂质过氧化物（LPO）含量和脑 B 型单胺氧化酶（MAO-B）活力，升高血清超氧化物歧化酶（SOD）的活力，证明四君子汤具有抗自由基损伤的功能，从而可延缓衰老[32]。

7. 抗突变及抗肿瘤作用　观察四君子汤对环磷酰胺所致基因突变的影响，并按 Schmid 和 Heddle 的方法测定微核出现率，结果发现四君子汤组微核出现率明显低于模型对照组，表明该方有明显的抗突变作用。对小鼠在体 S_{180} 移植性肿瘤，四君子汤不仅能明显降低平均瘤重，而且能显著延长腹水型 S_{180} 小鼠平均存活时间。本方不仅有明显的抗突变和抗肿瘤作用，并具有免疫调节功能，提示在临床上使用抗肿瘤化疗药物时配合本方，可提高疗效，降低化疗药物毒副反应[33]。四君子汤及单味药人参、党参、白术、甘草均有抗变效应，而茯苓无抗变效应[34]。

8. 对方中药物配伍作用的研究　四君子汤中党参、白术、茯苓两两配伍或三药配伍均可提高小白鼠腹腔巨噬细胞的吞噬功能，其配伍基本呈相加作用。单味党参作用最显著，炙甘草为一拮抗剂，其拮抗作用与炙甘草在方中配伍的剂量有关[35]。

综上所述，目前有关四君子汤的实验研究主要集中在对消化系统功能和免疫功能方面的影响两方面，其选题符合本方补气健脾的主要功用。现已发现，四君子汤能够抑制动物离体和在体胃肠道的运动，从而有利于食物的化学消化和营养吸收过程，并发现四君子汤益气健脾作用与其调整胃肠激素失衡有关，此项研究在一定程度上揭示了本方健脾助运的药理基础。研究表明四君子汤对“气虚”模型小鼠能增强其细胞免疫功能，这与四君子汤能够通过益气补中以实卫固表的功效也是一致的。此外还发现四君子汤具有一定的抗衰老作用，从而进一步证实了中医脾为后天之本，补后天可养先天的理论。由于四君子汤是益气补脾的基本方，因而本方的研究对于阐明中医“脾”及“脾虚证”的本质亦有着重要的意义。

【附方】

1. 异功散（《小儿药证直诀》卷下）　人参切，去顶　茯苓去皮　白术　陈皮剉　甘草各等分（6g）　上为细末，每服二钱（6g），水一盏，加生姜五片，大枣二个，同煎至七分，食前温服，量多少与之。功用：益气健脾，行气化滞。主治：脾胃气虚兼气滞证。饮食减少，大便溏薄，胸脘痞闷不舒，或呕吐泄泻等。现用于小儿消化不良属脾胃气滞者。

2. 保元汤（《博爱心鉴》卷上）　人参一钱（3g）　黄芪三钱（9g）　甘草一钱（3g）　肉桂五至七分（1.5～2g）　水煎服。功用：益气温阳。主治：虚损劳怯，元气不足。倦怠乏力，少气畏寒，以及小儿痘疮，阳虚顶陷，不能发起灌浆者。

异功散系四君子汤加陈皮行气化滞，生姜、大枣调和脾胃而成，较之四君子汤更增行气和胃之功，是方补气而不滞气，健脾和胃之力益佳，适宜于脾胃气虚兼胸脘痞闷等气滞征象者。保元汤取四君子汤之人参、甘草，再加黄芪以助人参补气之力，配以少量肉桂温暖下元，鼓舞气血生长，是方纯补无泻，温补阳气之功颇著，适用于虚损劳怯、元气不足诸证。

参考文献

[1] 曹继刚．加味四君子汤治疗脾虚肝郁型功能性消化不良 49 例[J]．中国中西医结合消化杂志，2008，16(2)：126.

[2] 蒋兰君,陈亚萍. 加味四君子汤治疗慢性萎缩性胃炎 68 例[J]. 江西中医药,2008,(7):30.

[3] 周芳玲. 加味四君子汤治疗消化性溃疡 72 例[J]. 实用中医内科杂志,2004,18(3):227.

[4] 李洪现,郭遂成,李秉涛. 四君子汤加味治疗肠易激综合征疗效观察[J]. 现代中西医结合杂志,2005,14(4):456.

[5] 周欣,周艳,李更佐. 四君子汤化裁治疗慢性肾小球肾炎蛋白尿 36 例[J]. 实用中医内科杂志,2007,21(8):48.

[6] 黎济民. 芪附四君汤治疗经前期紧张综合征 50 例[J]. 湖北中医杂志,1989:(2):6.

[7] 郜礼笑. 寿胎四君子汤治疗先兆流产 98 例——附西药治疗 72 例对照[J]. 浙江中医杂志,2005,(1):28.

[8] 孟仲法. 小儿感染后脾虚综合征辨证施治探讨——附 404 例分析[J]. 中医杂志,1988:29(5):35.

[9] 柯美滚. 四君子汤加山药方治疗小儿低热[J]. 浙江中医杂志,1990,25(10):449.

[10] 叶明. 健脾止血法治疗小儿鼻衄 120 例疗效观察[J]. 北京中医杂志,1985,(5):59.

[11] 梁琼芳,洪嘉铭. 四君子汤和四物汤微量元素含量研究[J]. 广东微量元素科学,2003,10(2):42-45.

[12] 张斌,徐令壁. 四君子汤对气虚模型小鼠血清微量元素锌、铜、铁含量的影响[J]. 微量元素与健康研究,1995,12(2):8.

[13] 张莅峡,刘泓,李骏,等. 四君子汤的薄层扫描研究[J]. 中药通报,1987,(7):37.

[14] 王燕生,游保成. 四君子汤的研究——四君子汤中白术主要成分的考核[J]. 中成药研究,1985,(11):33-34.

[15] 胡燕,陈德伟,王建华,等. 四君子汤的不同提取物及其对家兔离体小肠运动的影响[J]. 新中医,1986:(6):53.

[16] 张宪,刘干中. 四君子汤及其组成药物对在体小鼠小肠运动的影响[J]. 北京中医杂志,1984,(4):16.

[17] 黄树明,于宝玲,张江红. 利血平致脾虚家兔离体空肠平滑肌张力的变化及四君子汤的影响[J]. 中医药学报,1988,(1):46.

[18] 孙贰堂,黄树明,梁明,等. 豚鼠脾虚泄泻动物模型在体胃肠电的变化及四君子汤对其抑制作用[J]. 中医药学报,1989:(1):41-44.

[19] 任平,黄熙,谢良杰. 四君子汤对脾虚模型大鼠胃动素和前列腺素 E_2 含量的影响[J]. 中药药理和临床,1994,(6):7-8.

[20] 胡彩钦,陈祥贵,李春梅,等. 四君子汤对利血平化小鼠脑内单胺介质的影响[J]. 中医杂志,1981,22(11):63-64.

[21] 周梦圣,李秋莲. 四君子汤对控制饲料小鼠的肝脏和胸腺组织中核酸含量影响的实验研究[J]. 辽宁中医杂志,1984,(3):36-38.

[22] 李秋莲,周梦圣. 四君子汤对小鼠胸腺组织结构的影响[J]. 辽宁中医杂志,1989,(3):43-45.

[23] 温庆祥,古颖. 四君子汤对脾虚患者免疫功能影响[J]. 北京中医,2006,25(4):239-240.

[24] 严宣左,周勇,张丽,等. 补气扶正方对小鼠免疫功能调节的影响[J]. 中国医药学报,1992,7(4):20.

[25] 李秋莲,周梦圣. 四君子汤对小鼠胸腺组织中核酸含量和外周血中 T 淋巴细胞数的影响[J]. 中西医结合杂志,1984,4(6):366-367,325.

[26] 冯璞,王凤连. 四君子汤对小鼠腹腔巨噬细胞功能的调节作用[J]. 甘肃医药,1991,10(3):135.

[27] 窦骏,吴敏毓. 四君子汤对小鼠巨噬细胞细胞毒功能的影响[J]. 中西医结合杂志,1990,10(10):612-613,582.

[28] 窦骏,吴敏毓. 四君子汤对小鼠脾细胞 ADCC 和 NK 活性的的影响[J]. 中药药理与临床,1989,5(5):24-26.

[29] Cinis I, Tanbcr A1. Activation mechanisms of adherent human ncutrophils [J]. Blood, 1990, 76:1233.

[30] 玉谷卓也,他. 好中球、リソバ球の血管外游出上接着分子[J]. 临床免疫,1991,(23):431.

[31] 于世增,王永红. 补益气血方剂对血小板聚集的影响[J]. 中西医结合杂志,1987,7(2):100-101,70.

[32] 孙云,龚跃新,李瑞琴,等. 四君子汤抗自由基损伤的研究[J]. 中药药理与临床,1992,8(4):1-3,6.

[33] 季宇彬. 补中益气汤和四君子汤抗突变及抗肿瘤作用的实验研究[J]. 中成药研究,1985,(12):27-28.

[34] 宋为民,法京. 四君子汤及其各单味药的抗变研究[J]. 南京中医学院学报,1991,7(1):29-31,63.

[35] 胡祖光,王建华. 四君子汤及其配伍对小白鼠腹腔巨噬细胞吞噬功能的影响[J]. 中西医结合杂志,1984,4(6):363-365,325.

六 君 子 汤

(《太平惠民和剂局方》,录自《医学正传》卷3)

【组成】陈皮一钱(3g) 半夏一钱五分(4.5g) 茯苓一钱(3g) 甘草一钱(3g) 人参一钱(3g) 白术一钱五分(4.5g)

【用法】上切细,作一服。加大枣二个,生姜三片,新汲水煎服。

【功用】益气健脾,燥湿化痰。

【主治】脾胃气虚兼痰湿证。面色痿白,语声低微,气短乏力,食少便溏,咳嗽痰多色白,恶心呕吐,胸脘痞闷,舌淡苔白腻,脉虚。

【病机分析】脾主运化,一是将饮食中吸收的水谷精微转输至心肺,进而营养全身各脏腑组织器官;二是在消化饮食物的基础上,吸收其中的部分水液,亦将其转输至心肺。即"食气入胃,浊气归心……饮入于胃,游溢精气,上输于脾,脾气散精,上归于肺"(《素问·经脉别论》);"夫饮食入胃……津液与气,入于心,贯于肺"(《脾胃论》卷上)。脾之运化功能的发挥,主要依赖于脾气的推动作用和脾阳的温煦作用。若脾气虚弱,运化失司,或致消化吸收功能减弱,气血生化乏源,则纳少便溏,面色少华;土不生金,肺气失充,则少气懒言,语声低微。或致水液代谢失常,水湿停滞,凝滞不化,积聚成痰,正如张介宾所云:"脾主湿,湿动则为痰"(《景岳全书》卷31)。痰为有形之邪,既易阻滞气机,又常随气机之升而上犯于肺,故见咳嗽痰多、胸脘痞闷、恶心呕吐等肺胃气逆,气机失畅之征,所谓"脾为生痰之源,肺为贮痰之器",即是对上述病机变化的概括。因此,脾气虚弱,湿聚成痰是本证的基本病机。

【配伍意义】本方治证以脾虚为本,痰湿为标,方由四君子汤加半夏、陈皮而成。李中梓说:"脾为生痰之源,治痰不理脾胃,非其治也。"(《医宗必读》卷9)张介宾亦说:"见痰休治痰","善治痰者,治其生痰之源"(《景岳全书》卷31)。故方中用四君子(人参、白术、茯苓、甘草)益气补虚,健脾助运以复脾虚之本,杜生痰之源,且重用白术,较之原方四药等量则健脾助运,燥湿化痰之力益胜。半夏辛温而燥,为化湿痰之要药,并善降逆以和胃止呕,《药性论》云其"消痰,下肺气,开胃健脾,止呕吐,去胸中痰满"(见《证类本草》卷10);陈皮亦辛温苦燥之品,既可调理气机以除胸脘之痞,又能和胃止呕以降胃气之逆,还能燥湿化痰以消湿聚之痰,其行气之功亦有助于化痰,所谓"气顺则痰消"是也。两药合用,燥湿化痰、和胃降逆之功相得益彰,故相须以除痰阻之标。煎煮时少加生姜、大枣,协四君可助益脾,伍夏、陈而能和胃。综观本方药物，实乃四君子汤与二陈汤(陈皮、半夏、茯苓、甘草)相合而成，两方并施，意在甘温益气而不碍邪，行气化滞而不伤正，使脾气充而运化复健，湿浊去而痰滞渐消。

本方配伍特点为：以益气健脾之品配伍燥湿化痰之药，补泻兼施，标本并治。且甘温补脾，助运化之功，可杜生痰之源；燥湿化痰，除中焦之湿，又能助脾运之复，两者相辅相成，共奏益气健脾，燥湿化痰之功。

本方为四君子汤加味而成，陈皮、半夏之性虽较温燥，但又非峻猛攻逐之品，加之六药配伍成方，补中寓消，补而不滞，类似四君子汤甘温冲和之性，故名曰“六君子汤”。即如吴昆所云：“名之曰六君子者，表半夏之无毒，陈皮之弗悍，可以与参、苓、术、草比德云尔!”(《医方考》卷3)

【类方比较】本方由四君子汤加味而成，均有益气健脾之功。两方比较，四君子汤为益气健脾，主治脾胃气虚证的基本方，本方在其基础上重用白术，并加半夏、陈皮二药，又增燥湿化痰和胃之功，适宜于脾胃气虚兼痰湿内阻、肺胃气逆之证。

【临床运用】

1. 证治要点　本方为治疗脾胃气虚兼痰湿证的常用方剂。临床以食少便溏，胸脘痞闷，咳嗽痰多色白，舌淡苔白腻，脉虚为使用要点。

2. 加减法　气虚较甚者，重用人参、白术；痰多壅盛者，重用半夏、陈皮；畏寒怕冷者，加炮姜、附子以温中祛寒；痰多清稀者，加干姜、细辛以温肺化饮。

3. 本方现代常用于治疗十二指肠球部溃疡、化疗中消化道毒副反应、帕金森氏病、贫血、慢性肾炎等辨证属脾胃气虚夹痰湿证者。

【使用注意】本方性较温燥，真阴亏损者忌用。

【源流发展】六君子汤始见于《医学正传》卷3引《局方》，从其组成及命名来看，显然由四君子汤加陈皮、半夏而成。本方主治证候原书仅以“痰夹气虚发呃”概之，所论甚简，明代薛己在《外科发挥》卷5中对其作了进一步的补充：“一切脾胃不健，或胸膈不利，饮食少思，或作呕，或食不化，或膨胀，大便不实，面色萎黄，四肢倦怠”，明确指出本方为治疗“一切脾胃不健”而设。此后历代医家在临床实践中，又将本方用于“口舌生疮”(《口齿类要·口疮》)、“带下”(《济阴纲目》卷3)、“痔漏”(《罗氏会约医镜》卷12)、“惊搐”(《证治准绳·幼科》卷2)、“疮疡久溃不敛“(《证治准绳·疡医》卷2)等等。综观本方组成药物，四君子汤为益气健脾专方，陈皮、半夏为燥湿化痰要药，合而成方，使补中益气之剂又增燥湿化痰之功。因而尽管后世运用本方所治甚广，但其证候应均不出脾胃气虚，兼有痰湿内蕴的基本病理。据兼证不同而对古方进行加减化裁，是中医临床处方用药的重要方法，体现了中医学辨证论治的特色，并由此而衍化出许多传世的名方，本方即其中的成功范例。清代名医柯琴在本方基础上又加木香、砂仁而创制了“香砂六君子汤”，用于治疗脾胃气虚，湿阻气滞之证，该方与六君子汤均在临床享有盛誉，被历代医家广为沿用。

本方原为汤剂，现代有人将方中人参易为党参，制成丸剂，名“六君子丸”(《中药成方配本》)。

【方论选录】

1. 吴昆：“气虚痰喘者，此方主之。气壮则痰行，气虚则痰滞。痰遮气道，故令人喘。甘者可以补气，参、苓、术、草，皆甘物也；辛者可以治痰，半夏、陈皮，皆辛物也。用甘则气不虚，用辛则痰不滞，气利痰行，胡喘之有？或恶人参之补而去之，此不知虚实之妙者也。”(《医方考》卷2)

"气虚，痰气不利者，此方主之。《内经》曰：壮者气行则愈，怯者着而成病。东南之土卑湿，人人有痰，然而不病者，气壮足以行其痰也。若中气一虚，则不足以运痰而痰证见矣。是方也，人参、白术、茯苓、甘草，前之四君子也，所以补气；乃半夏则燥湿以制痰，陈皮则利气以行痰耳。名之曰六君子者，表半夏之无毒，陈皮之弗悍，可以与参、苓、术、草比德云尔！"(《医方考》卷3)

2. 汪绂："为气虚而有痰者设。痰本于湿而成于火。脾土不能制水，则水积而成湿，湿郁成热，脾虚亦生热，则湿结而成痰，故祛痰为末，而健脾燥湿乃治痰之本。然既有痰，则不可无以祛之，故此方加祛痰之药，而仍以四君子为主。加半夏辛滑能推壅行水，开阖阴阳，通利关节，为行痰之专药，人多疑燥，实非燥也，但阴虚火烁，津液浑浊，逼而上沸，或夹脓血之痰则非所宜。陈皮辛苦燥湿和中，主于顺气，气顺则痰消。"(《医林纂要探源》卷4)

3. 徐大椿："脾气有亏不能健运，故痰湿内聚，食少吞酸焉。人参补气扶元，白术健脾燥湿，半夏燥湿气以化痰，陈皮利中气以和胃，茯苓渗湿气，炙草益胃气也。俾脾健气强则胃气自化，而痰湿无不消，何食少吞酸之足患哉。此补气化痰之剂，为气虚痰湿内聚之专方。"(《医略六书·杂病证治》卷18)

4. 唐宗海："四君子补胃和中，加陈皮、半夏以除痰气。肺之所以有痰饮者，皆胃中之水不行，故尔冲逆，治胃中即是治肺。"(《血证论》卷7)

【评议】"此补气化痰之剂，为气虚痰湿内聚之专方"，徐氏此论高度概括了六君子汤的功用和主治证候，可谓言简意明，切中肯綮。其余各家亦均主此说，吴氏从辛甘之配伍，论述本方补气化痰之功；汪氏从补泻之主次，阐述本方以补为本之旨；唐氏则从标本之病机，论述本方所治肺逆有痰实缘于脾胃之虚，故治胃即所以治肺之理。综合诸家之论，则本方配伍之义益明。

【验案举例】

1. 泻痢 《寿世保元·丙集》卷3：一人患痢，后重，自知医，用芍药汤，后重益急，饮食少思，腹寒肢冷。予以为脾胃亏损，用六君子汤加木香、炮姜，2剂而愈。

2. 吞酸 《寿世保元·丙集》卷3：一妇人吞酸嗳腐，呕吐痰涎，面色纯白。用二陈、黄连、枳实之类，加发热作渴，肚腹胀满。予曰：此脾胃亏虚，末传寒中。不信，仍作火治，肢体肿胀如蛊。余以六君加附子、木香治之，胃气渐醒，饮食渐进，虚火归经，又以补中益气加炮姜、木香、茯苓、半夏兼服，痊愈。

3. 眩晕痞闷 《张氏医通》卷3：缪某，偶因小愤，遂致眩晕痞闷，三月来服豁痰利气药不应，反觉疲倦，饮食日减，下元乏力。至七月下浣，邀石顽诊之，六脉似觉有余，指下略无冲和之气，气口独滞不调，时大时小，两尺俱濡大少力，此素多痰湿，渐渍于水土二经，复加剥削之剂屡犯中气，疲倦少食，迨所必至。法当先调中气，输运水谷之精微，然后徐图温补下元。为疏六君子汤加当归兼调营血，庶无阳无以化之虞。

按语：三则验案均为医者误治生变而以六君子汤收功。案1痢疾服芍药汤后重益急，可知其下痢后重原为脾胃虚弱，肠失传导而非湿热为患，误投苦寒清热解毒之剂更损其阳，故旧疾未瘥，纳差、腹寒、肢冷等症又现。证属中焦虚寒，纳运失司，以六君子汤益气健脾，再加木香行气、炮姜温里，使中焦阳气渐充，胃纳脾运复健，2剂而诸证告愈。案2吞酸嗳腐，呕吐痰涎，实为脾胃亏虚，痰湿中阻，本当益气健脾，燥湿化痰以治，医者却迭进黄连、枳实之类苦寒伤中，辛燥破气之剂，再戕脾胃，终致中阳亦衰，虚火上浮，水湿泛溢，肢体肿满。遂以六君子汤益气健脾，燥湿化痰，加木香理气醒脾，附子温煦中阳，俾脾胃阳气渐复，则饮食日增，虚火归原。再合补中益气汤益气升阳而善后。案3之眩晕痞闷虽由痰湿中阻，清阳不升而起，然其病本乃脾胃之气虚馁。医者不察其源，反而数投豁痰利气之剂屡伤中气，致使中虚痰滞益甚。结果仍予六君子汤加味益气健脾，燥湿化痰而效。

【临床报道】

1. 十二指肠球部溃疡　应用本方加延胡索、代赭石各15g，乌贼骨20g，白芷10g为基本方，痛剧者加乳香、没药，嘈杂者加黄连，口苦、泛酸者合左金丸，胁痛、嗳气者合四逆散，心下痞者加枳实，大便隐血或便血者加白及、地榆等。30天为1疗程。共治疗十二指肠球部溃疡31例，其中合并慢性浅表性胃炎者24例，合并胃下垂者2例。结果：经治1个疗程后，痊愈9例，显效11例，好转8例，无效3例，总有效率为90.3%[1]。

2. 化疗中消化道毒副反应　用党参、炒白术、茯苓、山药各15g，法夏、陈皮、神曲各10g，生甘草6g，川厚朴9g为基本方随证加减，服至化疗完成。治疗化疗中消化道毒副反应严重者74例，结果：痊愈49例；好转24例；无效1例；总有效率为98.6%[2]。

3. 帕金森病　用人参2g，茯苓、白术各3g，甘草1g，陈皮、半夏各4g，生姜1g，大枣2g，观察本方对7例用L-多巴/C-多巴治疗效果不稳定的帕金森病患者的作用。结果表明，本方能改善不规则的胃排空运动，稳定血浆L-多巴浓度，延长其作用的有效时程。因此作者提出，六君子汤与L-多巴/C-多巴合并应用治疗帕金森病有效，并能改善L-多巴/C-多巴治疗时患者运动功能时好时坏的现象[3]。

4. 口服铁剂无反应性贫血　用本方治疗口服铁剂无反应性贫血11例，其中10例患者六君子汤与铁剂并用，1例未并用铁剂治疗。测定服药前后血常规、网状红细胞计数、血清铁(Fe)及不饱和铁结合力(UIBC)的变化。结果：六君子汤治疗后，血红蛋白升高者9例，升至100g/L者5例。Fe值、铁蛋白值有上升趋势，但网状红细胞计数未见变化。总蛋白由(71±5)g/L上升到(75±4)g/L[4]。

5. 慢性肾炎　用香砂六君子汤加减治疗慢性肾炎氮质血症30例。服药6～24剂后，恶心呕吐症状消失，其他自觉症状显著好转，血尿素氮降至正常范围26例，痊愈者86.6%，其余4例好转[5]。

【实验研究】

1. 对家兔离体十二指肠运动的影响　本方对家兔离体十二指肠肌运动具有明显的双向调节作用，对兴奋状态的肠肌运动有抑制能力，对抑制状态的肠肌运动有兴奋功效，即具抗乙酰胆碱和抗肾上腺素的双重作用；对寒热因素引起的肠管运动失常也有明显的调整作用。同时观察到本方出现作用虽缓慢，但药效持续时间较长[6]。

2. 对消化管空腹期强收缩运动的影响　将8支双极电极埋植于3只狗的消化管，以其肌电图的变化探讨六君子汤对消化管空腹期强收缩运动的影响。结果发现，六君子汤可以明显缩短消化管空腹期强收缩运动出现周期，以及十二指肠至回肠蠕动运动的传播时间，即全部小肠传播时间，并能改善宿食停滞、无饥饿感、食欲不振、吐逆、便秘等情况。六君子汤对食后期消化管运动、肌电图未见明显影响。认为其作用机制不是直接作用于消化管平滑肌，促进乙酰胆碱释放，而是影响平滑肌毒蕈碱受体，或者肌收缩机构Ca离子等的第二信使，说明本方的给药时间以两餐之间或饭前为佳[7]。

3. 对动物离体子宫舒缩功能的影响　本方能强烈、持久地兴奋家兔子宫，使收缩幅度增大，收缩频率加快，肌张力增高，反复用药不出现快速耐受性。但本方对于小鼠子宫则呈明显抑制作用，使其收缩幅度逐渐降低，收缩频率减慢，肌张力降低。由此可见，动物种类不同，其子宫对药物的反应也有差异。本方能对抗麦角新碱和缩宫素对小鼠子宫的兴奋作用，使麦角新碱或缩宫素兴奋后小鼠子宫肌张力和收缩频率降低。但收缩幅度几乎不变。本方与缩宫素两药回归直线基本平行，与缩宫素效价作用强度比值1g六君子汤高3.18倍，95%平均可信限为1.64～4.72倍[8]。

目前对六君子汤的研究，主要局限于对离体肠平滑肌和子宫平滑肌运动功能的影响方面。多项研究表明，本方对肠平滑肌的运动具有双向调节作用，并能使家兔子宫平滑肌发生强烈收缩。鉴于六君子汤为治疗脾虚痰湿证候的代表方，因而探讨本方对呼吸系统疾病的治疗作用可作为今后的研究方向之一。

【附方】香砂六君子汤(柯琴方，录自《古今名医方论》卷1) 人参一钱(3g) 白术二钱(6g) 茯苓二钱(6g) 甘草七分(2g) 陈皮八分(2.5g) 半夏一钱(3g) 砂仁八分(2.5g) 木香七分(2g) 上加生姜二钱(6g)，水煎服。功用：益气化痰，行气温中。主治：脾胃气虚，湿阻气滞证。呕吐痞闷，不思饮食，脘腹胀痛，消瘦倦怠，或气虚肿满。

本方由六君子汤加木香、砂仁而成，故名"香砂六君子汤"。木香与砂仁皆辛温芳香，归脾胃之经，其中砂仁长于行气化湿，木香长于行气止痛，两药配入六君子汤中，则行气止痛，燥湿健脾之功益著，适宜于脾胃气虚，湿阻气滞，脘腹胀痛之证。

六君子汤与本方之组成虽均有人参、白术、茯苓、甘草、半夏、陈皮，两方益气健脾，燥湿和胃之功相类似，然彼因重用半夏、白术，故侧重于燥湿化痰，脾肺兼治；本方则重用白术、茯苓，而侧重于健脾化湿，专于治脾。临证之时可视症状之轻重主次灵活选用。

考"香砂六君子汤"的同名异方有多首，均由六君子汤加味而成。与本方较为相似的有加砂仁、香附、藿香者(《明医杂著》卷6)，有加砂仁、藿香者(《口齿类要》)，有加砂仁、香附者(《杏苑生春》卷4)，还有加砂仁、木香、乌梅者(《张氏医通》卷16)等。诸方虽然组成大同小异，但以本方较为通用。

参 考 文 献

[1] 王恩元．加味六君子汤治疗十二指肠球部溃疡[J].四川中医，1989，7(2)：23.

[2] 朱庄庄，严军．中药治疗化疗中消化道毒副反应74例[J].实用中西医结合杂志，1992，5(9)：528.

[3] Hiyama Y. 六君子汤对用L-多巴/C-多巴治疗效果不稳定的帕金森氏病患者的作用[J].国外医学中医中药分册，1992，14(6)：321.

[4] 关义信．六君子汤对口服铁剂无反应性贫血的疗效[J].日东医志，2005，56(2)：275-279.

[5] 范丽娟，杨树艺．香砂六君子汤加减治疗慢性肾炎氮质血症30例[J].辽宁中医杂志，1986，10(7)：26-28.

[6] 林安素．六君子汤对家兔离体十二指肠运动的影响[J].南京中医学院学报，1989，(1)：36-37.

[7] 村国均，张志军．六君子汤对消化管空腹期强收缩运动的影响[J].国外医学中医中药分册，1993，15(6)：329.

[8] 滕敏昌．六君子丸对家兔和小鼠离体子宫舒缩功能的影响[J].江西中医学院学报，1993，(2)：36-37.

参苓白术散

(《太平惠民和剂局方》卷3绍兴续添方)

【异名】白术调元散(《痘疹全集》卷13)、参术饮(《张氏医通》卷16)、白术散(《全国中药成药处方集》)。

【组成】莲子肉去皮一斤(500g)　薏苡仁一斤(500g)　缩砂仁一斤(500g)　桔梗炒令深黄色一斤(500g)　白扁豆姜汁浸，去皮，微炒一斤半(750g)　白茯苓二斤(1kg)　人参去芦二斤(1kg)　甘草炒二斤(1kg)　白术二斤(1kg)　山药二斤(1kg)

【用法】上为细末。每服二钱(6g)，枣汤调下。小儿量岁数加减(现代用法：作汤剂煎服，用量按原方比例酌情增减)。

【功用】益气健脾，渗湿止泻。

【主治】

1. 脾胃气虚夹湿证。饮食不化，胸脘痞闷，或吐或泻，四肢乏力，形体消瘦，面色萎黄，舌淡苔白腻，脉虚缓。

2. 肺脾气虚夹痰湿证。咳嗽痰多色白，胸脘痞闷，神疲乏力，面色㿠白，纳差便溏，舌淡苔白腻，脉细弱而滑。

【病机分析】脾主运化，胃主受纳。若脾胃虚弱，纳运失司，一则津液不化而凝聚成湿，故有"诸湿肿满，皆属于脾"之论；二则饮食不化而气血乏源，故有"脾为后天之本"之说。湿阻中焦，升降失调，清浊不分，则胃气上逆而为呕吐，湿浊下趋而为泄泻；湿聚成痰，上贮于肺，则咳嗽痰多色白；湿性重浊黏滞，阻遏气机，故胸闷不舒，脘痞失畅；气血不足，肢体失于濡养，故四肢无力，形体消瘦，面色萎黄。舌淡，苔白腻，脉虚缓等皆为脾虚夹湿之象。因此，脾胃气虚，运化失司，湿浊内生为本证的基本病机。

【配伍意义】本方是为脾虚夹湿之证而设，治当补益脾胃，兼以渗湿为法。《素问・刺法论》曰："欲令脾实……宜甘宜淡"。方中人参甘温，主入脾经，擅补脾胃之气；白术甘温而性燥，既可益气补虚，又能健脾燥湿；茯苓甘淡，为利水渗湿，健脾助运之要药。参、术相合，益气补脾之功益著；苓、术为伍，除湿运脾之效更彰，三味合而用之，脾气充则有化湿之力，湿浊去自有健脾之功，共同发挥益气健脾渗湿作用，同为君药，故本方以此三药为名。山药甘平，《神农本草经》卷1谓其"主伤中，补虚羸……补中益气力，长肌肉，久服耳目聪明"，为平补脾胃之品；莲子肉甘平而涩，长于补脾厚肠胃，涩肠止泻，又能健脾开胃，增进食欲，两药助人参、白术以健脾益气，兼以厚肠止泻；扁豆甘平补中，健脾化湿，薏苡仁甘淡微寒，健脾利湿，两药助白术、茯苓以健脾助运，渗湿止泻，四药共为臣药。砂仁辛温芳香，化湿醒脾，行气和胃，既能助术、苓、扁、薏除湿之力，又可畅达湿遏之气机；桔梗宣开肺气，通利水道，并载诸药上行而成培土生金之功，与砂仁俱为佐药。炙甘草益气和中，调和诸药为使。大枣煎汤调药，更增补益脾胃之效。诸药配伍，补中焦之虚，助脾气之运，渗停聚之湿，行气机之滞，恢复脾胃受纳与健运之职，则诸症自除。

本方配伍特点有三：一是以益气补脾之品配伍渗湿止泻药物，虚实并治；二是配伍桔梗上行入肺，宣通肺气，与诸药配伍而发挥多方面的治疗作用；三是用药甘淡平和，补而不滞，利而不峻，久服无不良反应。

【类方比较】本方与四君子汤均属益气健脾之剂，两者相比，本方是在四君子汤的基础上加山药、莲子、薏苡仁、扁豆、砂仁、桔梗等渗湿止泻，调理气机之品而成。两方均有补气健脾的作用，但四君子汤以补气为主，为治疗脾胃气虚证的基本方；本方兼有和胃渗湿及保肺作用，适宜于脾胃气虚夹湿的泄泻证，并可用于肺脾气虚兼夹痰湿的咳嗽证，为"培土生金"的常用方剂之一。本方与六君子汤均可治疗脾胃气虚兼痰湿证，体现"培土生金"之法。但前者以四君子汤配伍二陈汤而成，燥湿化痰之力较胜；本方则以四君子汤伍以渗湿止泻药物而成，侧重于健脾化湿治本，还常用于脾虚夹湿的泄泻证，临证之时应据标本之轻重缓急而灵活选用。总之三方均属益气健脾之法，但同中有异，临床可随证择宜而用。

【临床运用】

1. 证治要点　本方药性平和，温而不燥，临床运用除脾胃气虚症状外，应以泄泻，或咳嗽咯痰色白，舌苔白腻，脉虚缓为使用要点。

2. 加减法　兼里寒而腹痛者，加干姜、肉桂以温中祛寒止痛；纳差食少者，加炒麦芽、焦山楂、炒神曲等以消食和胃；白痰多者，加半夏、陈皮等以燥湿化痰。

3. 本方现代常用于治疗慢性胃肠炎、贫血、肺结核、慢性支气管炎、慢性肾炎及妇女带下等属脾虚夹湿证者。

【源流发展】本方原书主治“脾胃虚弱，饮食不进，多困少力，中满痞噎，心忪气喘，呕吐泄泻，及伤寒咳噫”，认为久服可“养气育神，醒脾悦色，顺正辟邪”。细析其症，纳差倦怠，中满吐泻为中虚湿阻之征；气喘咳逆为肺虚气弱之象，因而本方被后世奉为治疗脾胃气虚泄泻证和“培土生金”法的代表方剂。本方亦由四君子汤加味而成，由于所加之药如薏苡仁、莲子、扁豆、山药、砂仁、桔梗等多为渗湿止泻，理气和中之品，因而使平补脾胃之方变为益气健脾，渗湿止泻之剂。汪昂《医方集解》收载本方时，又加上一味陈皮，藉其辛温苦降之性更增本方行气健脾，燥湿和胃之效。《太平惠民和剂局方》卷3称本方“此药中和不热，久服养气育神，醒脾悦色，顺正辟邪。”谢观亦赞之曰：“此方不寒不热，性味和平，调理病后痢后尤宜。常服调脾悦色，顺正去邪，功难尽述。”参苓白术散的立法及其组方结构对于后世中虚泄泻证候的治疗影响较大，如北宋钱乙师法本方而创“七味白术散”，以四君子汤补脾，藿香、木香芳香化湿，和胃止呕，行气畅中，再以升清之葛根易上浮之桔梗，从而专于补脾止泻，用治小儿脾虚久泻之证。清代缪希雍治妊娠脾胃虚衰泄泻亦循参苓白术散之思路，以本方加和胃化湿清热之品而创“资生丸”，两者均成为传世名方。

本方原为散剂，为便于长期服用，后世亦有将其改为丸剂或膏剂者，分别名为“参苓白术丸”（《医林绳墨大全》卷2）、“参苓白术膏”（《杂病源流犀烛》卷29）。

【疑难阐释】方中桔梗的配伍意义。桔梗苦辛而平，本方用之，一则藉其升浮之性，与诸渗利之药配伍而使降中寓升，以助气机升降之复，并与砂仁同司理气之职，正如《冯氏锦囊秘录》卷5所云“桔梗入肺，能升能降。所以通天气于地道，而无痞塞之忧也”，《医方集解·补养之剂》亦云“桔梗苦甘入肺，能载诸药上浮，又能通天气于地道，使气得升降而益和”。二则取其上行入肺，肺为水之上源，肺气宣通，则水道通利而湿有去路。三则以其宣利肺气，借肺之布精而养全身。四则用为舟楫，载诸补脾之药上行，引脾气上升，使输精于肺，而奏“培土生金”之功。

【方论选录】

1. 吴昆：“脾胃虚弱，不思饮食者，此方主之。脾胃者，土也。土为万物之母，诸脏腑百骸受气于脾胃而后能强。若脾胃一亏，则众体皆无以受气，日见羸弱矣。故治杂证者，宜以脾胃为主。然脾胃喜甘而恶苦，喜香而恶秽，喜燥而恶湿，喜利而恶滞。是方也，人参、扁豆、甘草，味之甘者也；白术、茯苓、山药、莲肉、薏苡仁，甘而微燥者也；砂仁辛香而燥，可以开胃醒脾；桔梗甘而微苦，甘则性缓，故为诸药之舟辑，苦则喜降，则能通天气于地道矣。”（《医方考》卷4）

2. 汪昂：“此足太阴、阳明药也。治脾胃者，补其虚，除其湿，行其滞，调其气而已。人参、白术、茯苓、甘草、山药、薏仁、扁豆、莲肉，皆补脾之药也，然茯苓、山药、薏仁理脾而兼能渗湿；砂仁、陈皮调气行滞之品也，然合参、术、苓、草，暖胃而又能补中；桔梗苦甘入肺，能载

诸药上浮，又能通天气于地道，使气得升降而益和，且以保肺，防燥药之上僭也。”（《医方集解·补养之剂》）

3. 冯兆张：“脾胃属土，土为万物之母。东垣曰：脾胃虚则百病生，调理中州，其首务也。脾悦甘，故用人参、甘草、苡仁；土喜燥，故用白术、茯苓；脾喜香，故用砂仁；心生脾，故用莲肉益心；土恶水，故用山药治肾；桔梗入肺，能升能降。所以通天气于地道，而无痞塞之忧也。”（《冯氏锦囊秘录》卷5）

4. 徐大椿：“脾胃两虚，不能健运胜湿，而输纳无权，故食少体倦，吐泻不止焉。人参扶元补胃，白术燥湿健脾，山药补脾益阴，莲肉清心醒脾，扁豆健脾和胃气，米仁健脾渗湿热，炙草缓中，桔梗清肺，茯苓渗湿以和脾胃也。为散米饮煎服，使湿化气调，则脾胃壮盛而体强食进，何吐泻之不止哉？此健脾强胃之剂，为土虚不能胜湿吐泻之专方。”（《医略六书》卷18）

【评议】本方主治，徐氏以“脾胃两虚，不能健运胜湿”，“为土虚不能胜湿吐泻之专方”论之，而其立法，汪氏以“补其虚，除其湿，行其滞，调其气”概之，简明扼要，均为有得之见。

【验案举例】

1. 脾虚泄泻 《福建中医药》(1965，5：39)：某女，48岁。有腹泻史，经常腹痛肠鸣。近数月来每日均拉稀便二三次，胃纳不佳，饮食乏味，形瘦神疲，舌质淡白，脉虚弱无力。此脾虚湿泻，治宜健脾渗湿，拟参苓白术散主之。处方：西党参9g，焦白术9g，白茯苓9g，淮山药12g，炒扁豆9g，薏苡仁12g，苦桔梗3g，缩砂仁杵冲2.4g，炒莲肉9g，炙甘草3g。3剂后，腹泻停止，再服7剂，胃纳增加，大便正常。

2. 胃虚嘈杂 《福建中医药》(1965，5：39)：某女，28岁。近来脘中嘈杂，得食稍舒，口淡乏味，食后即觉胀闷，大便不实，舌淡苔白，脉象虚细。此属胃虚腐熟转输功能减弱，治宜健脾养胃，宗参苓白术散意。处方：西党参9g，白茯苓9g，焦白术9g，淮山药12g，白扁豆9g，姜半夏4.5g，陈会皮4.5g，炙甘草3g。服上方2剂即愈。

3. 胃脘痛 《中医临床与保健》(1993，3：49)：某男，48岁。上腹隐痛，劳累、感寒加剧，常吐清水，稍稍进食，即使喝口热水疼痛亦能减轻，时好时坏，5年不瘥。其间2次钡餐造影诊断为慢性胃炎。诊见：形瘦，面色萎黄，舌稍胖淡红有齿印，苔薄，脉沉缓。此脾胃虚弱其本，寒邪伤中其标。方拟参苓白术散去桔梗加干姜、香附、丹参，水煎日3服。药服6剂痛失，后以原方加当归、炙黄芪连进20剂，胃痛未再发，随访2年旧疾未发。

按语：四诊合参，证属脾胃虚弱，方用参苓白术散以健脾益气，干姜、香附、丹参辛香走窜，活血化瘀之品，中病即止，后以平和之剂以善其后，数年顽疾遂告痊愈。

4. 水肿 《山西中医》(1994，4：44)：某男，36岁，工人。眼睑及颜面反复水肿年余，劳累后水肿明显。曾多次检查尿常规、肾功能、心电图等均正常。口服双氢克尿噻、氨苯蝶啶等利尿剂，效不佳。诊见：眼睑、颜面水肿，疲软乏力，胸脘痞塞，二便如常，舌淡，苔薄白腻，脉缓弱。证属脾胃气虚，水湿不利。治宜健脾化湿。方用参苓白术散加黄芪、桂枝。连服5剂后，眼睑、颜面水肿消失，余症好转。继服原方5剂，诸症悉除。

按语：患者系搬运工人，由于长期劳倦过度，饮食失调，伤及脾胃，脾虚运化迟滞，水湿停聚而为肿。方中参苓白术散健脾益气，和胃渗湿，加黄芪、桂枝以益气通阳。诸药合用，共奏健脾化湿之功。

5. 行经泄泻 《福建中医药》(1965，5：39)：某女，35岁，近年来每逢月经来潮，即发泄泻，腹胀微痛，精神困倦，饮食少进，头目眩晕，月经或多或少，色淡，舌质淡红，脉象濡缓无力。症脉合参，良由脾胃虚弱，湿聚中焦所致。治宜运脾渗湿，理气调经。处方：西党参9g，白茯苓9g，淮山药12g，薏苡仁12g，炒扁豆9g，炒莲肉9g，缩砂仁杵冲2.4g，陈橘皮2.4g，生白芍9g，制香附4.5g，粉葛根4.5g，炙甘草3g。上方加减连服4剂，诸恙悉除，经随访观察4月未见复发。

按语：上述案1、案5，俱因久泻，伴神疲食少，精神困倦，舌淡苔白或薄腻等，而诊为脾虚夹湿，均予参苓白术散治之，药证相合，应手而效。案2之脘中嘈杂乃脾胃虚弱而致，因湿象不著，气机升降如常，故去参苓白术散中薏苡仁之渗泄，桔梗之开肺；复加半夏、陈皮之和胃调气，结果药服2剂而诸证得瘥。

【临床报道】

1. 腹泻　本方加减治疗小儿急性腹泻68例，药物组成：山药、薏苡仁、炒扁豆、泽泻、板蓝根各10g，党参、云苓、白术、葛根、莲子肉各6g，藿香、升麻各5g，砂仁(后下)、甘草各3g。并随症加减。结果痊愈40例，显效16例，有效10例，无效2例，总有效率为97.06%。病情较轻者，一般1天即愈，重者3～5天治愈或显效，平均2.8天[1]。以本方配合夏季三伏天穴位敷贴治疗脾胃虚弱型慢性腹泻患者68例，结果治愈19例，有效43例，无效6例，总有效率为91.0%[2]。应用本方治疗溃疡性结肠炎60例，并随症加减，结果治愈39例，有效17例，无效4例，总有效率为93.3%[3]。以本方为主治疗肠易激综合征55例，处方：人参10g，白术10g，炙甘草10g，淮山药10g，莲子肉5g，茯苓10g，白扁豆8g，薏苡仁5g，砂仁5g，陈皮3g，桔梗5g。消化不良，加焦三仙；湿重者，改用炒白术、炒山药；咳甚者，加太子参、五味子。1个月为1疗程。治疗结果：服药1/2～1个疗程痊愈者18例，占31.4%；服药2个疗程痊愈者42例，占76.4%；服药3个疗程痊愈者51例，占92.7%；另有4例服药3个疗程，诸症虽有改善但未痊愈，因没有坚持服药而失去联络。对治愈患者随访均超过1年以上，有5例复发(占9%)，再服1～3疗程仍能治愈[4]。

2. 慢性丙型肝炎　本方加减治疗慢性丙型肝炎30例，处方：党参20g，茯苓20g，白术20g，扁豆20g，陈皮15g，莲子肉20g，山药15g，砂仁10g，薏苡仁20g，桔梗10g，鸡内金20g，炒麦芽20g，丹参30g，蚤休20g，垂盆草30g，柴胡15g，五味子15g，甘草10g，虎杖20g。2个月为1疗程，本组均治疗1疗程。治疗后ALT、HCV-RNA恢复正常例数分别为24例、6例；停药3个月后，ALT、HCV-RNA复发例数分别为15例、3例[5]。

3. 肺心病缓解期　以本方为主加减治疗肺心病缓解期78例，显效34例；好转31例；无效13例；总有效率为83.3%，病死率为5.1%。疗程最短1个月，最长为2年，平均为3.1个月[6]。

4. 慢性肾炎　用本方加减治疗慢性肾炎116例，在给予强的松、环磷酰胺、力平脂、潘生丁等治疗的基础上，予加味参苓白术散(党参20g，茯苓20g，白术12g，山药20g，薏苡仁20g，白扁豆10g，陈皮10g，仙鹤草20g，小蓟10g，生地12g，阿胶10g，益母草20g；水肿明显者，加大腹皮；畏寒神倦者，加干姜；腰膝酸软者，加菟丝子；五心烦热者加知母)。6个月为1疗程，2个疗程后统计疗效。结果完全缓解28例，基本缓解52例，好转19例，无效17例，总有效率85%[7]。

5. 疳证　用本方为主治疗胃阴不足型疳证30例，结果显效、有效各14例，无效2例，总有效率为93.4%[8]。以党参3～10g(或太子参6～30g)，炒白术、赤芍、白芍、茯苓、炒扁豆、淮山药、鸡内金、陈皮各3～10g，砂仁1～6g，薏苡仁6～30g。治疗小儿脾虚肝旺型疳证121例，结果痊愈63例，占52.0%；好转55例，占45.5%；无效3例，占2.5%，总有效率达97.5%[9]。

6. 汗疱疹　用参苓白术片治疗汗疱疹48例，结果服药15天后，痊愈42例，显效6例。起效时间最短2天，平均5天，无任何毒副作用[10]。

【实验研究】

1. 对胃肠收缩功能的影响　本方小剂量可兴奋肠管收缩，大剂量则主要引起抑制。小剂量可解除肾上腺对肠管的部分抑制现象，大剂量又可解除氯化钡或毛果云香碱引起的肠管痉挛。这一结果与本方补气健脾的功能颇为吻合。本方对胃肠收缩活动的兴奋和抑制作用，与剂量大小有关。方中部分药物如茯苓、甘草、白术及陈皮主要有抑制作用；个别药物如桔梗主要呈兴奋作用。但总的看来，其抑制作用占优势。故本方似为一种以抑制为主，兴奋为辅的胃肠活动调整剂[11]。

2. 对肠管吸收功能的影响　本方能增加肠管对水及氯化物的吸收，而且在大剂量时能抑制肠管的收缩，此类作用可能与参苓白术散促进水湿运化和治疗脾虚泄泻有关[15]。以参苓白术散加减而成的脾胃1号方治疗婴儿泄泻的研究表明，服药后随着泄泻的控制，还伴有腹壁脂肪的增厚及体重的增加，并可见D-木糖吸收明显增加，证明本方能显著改善脾虚泄泻患儿的小肠吸收功能[12]。

3. 对肠道菌群的影响　脾虚证小鼠肠道双歧杆菌、乳杆菌及类杆菌等厌氧菌含量显著下降。应用参苓白术散治疗后，上述三种厌氧菌含量均恢复正常，且双歧杆菌明显超过造模前水平（$P<0.05$）。需氧菌菌群中，大肠杆菌在造模完成时含量明显上升（$P<0.01$），参苓白术散治疗后含量恢复造模前水平；肠球菌含量造模前后没有显著性差异，但参苓白术散治疗之后则极显著地低于造模前水平（$P<0.01$）；造模及中药治疗对葡萄球菌含量变化均不明显。故本方具有扶植厌氧菌和抑制需氧菌之调整功能，尤其是通过扶植健康因子双歧杆菌、强烈抑制主要耐药性菌株肠球菌等，达到菌群调整的作用[13]。

【附方】

1. 七味白术散（《小儿药证直诀》卷下，原名"白术散"）　人参二钱五分（7g）　白茯苓五钱（15g）　白术五钱（15g）　藿香叶五钱（15g）　木香二钱（6g）　甘草一钱（3g）　葛根五钱，渴者加至一两（15～30g）　上药为粗末。每服三钱，水煎。功用：健脾止泻。主治：脾胃久虚，呕吐泄泻，频作不止，精液枯竭，口渴烦躁，但欲饮水，乳食不进，羸瘦困劣。

七味白术散以参、苓、术、草益气健脾；藿香芳香化湿，和胃止呕；木香调气畅中；葛根升阳止泻，生津止渴，诸药配伍，共成健脾止泻之剂。与参苓白术散比较，两方均含四君子汤益气健脾和胃，为治脾胃气虚证候的常用方，不同的是参苓白术散因有山药、扁豆、莲子、薏苡仁等，故补脾渗湿之力强，并可培土生金而能益肺；本方补脾渗湿之力稍逊，且因以葛根易桔梗而专于治脾，但藿香、葛根兼可解表，故对脾虚久泻兼外感者亦宜。

2. 资生丸（《先醒斋医学广笔记》卷2，原名"保胎资生丸"）　人参人乳浸，饭上蒸，烘干三两（9g）　白术三两（9g）　白茯苓为细末，水澄，蒸，晒干，入人乳再蒸，晒干一两半（4.5g）　广陈皮去白，略蒸二两（6g）　山楂肉蒸二两（6g）　甘草去皮，蜜炙五钱（3g）　怀山药切片，炒一两五钱（4.5g）　川黄连如法炒七次三钱（1g）　薏苡仁炒三次一两半（4.5g）　白扁豆炒一两半（4.5g）　白豆蔻仁不可见火三钱五分（1g）　藿香叶不见火五钱（1.5g）　莲肉去心，炒一两五钱（4.5g）　泽泻切片，炒三钱半（1g）　桔梗米泔浸，去芦，蒸五钱（1.5g）　芡实粉炒黄一两五钱（4.5g）　麦芽炒，研磨，取净面一两（3g）　上为细末，炼蜜为丸，如弹子大。每次一丸，重二钱（6g），用白汤或清米汤、橘皮汤、炒砂仁汤嚼化下。功用：益气健脾，和胃渗湿，消食理气。主治：妊娠三月，阳明脉衰，胎元不固。亦治脾胃虚弱，食少便溏，脘腹作胀，恶心呕吐，消瘦乏力等证。

本方的药物组成近于参苓白术散，乃是方去砂仁，加陈皮、白豆蔻、藿香叶、泽泻理气醒脾，祛湿化浊；山楂、麦芽消食和胃化滞；芡实健脾化湿，黄连和胃清湿热而成。故较之原方理气和胃之效益著，又增清化湿热之功。本方原书主要用于保胎，故又名“保胎资生丸”，现代临床则常用于治疗脾胃气虚，又夹湿积化热，症见食少便溏、消瘦乏力等症者。

参考文献

[1] 华刚，管爱芬，杨志红．参苓白术散加减治疗小儿急性腹泻 68 例[J]．光明中医，2008，23(12)：1953.

[2] 郎笑梅．夏季穴位敷贴配合参苓白术散治疗慢性腹泻 68 例[J]．江西中医药，2008，39(11)：36-37.

[3] 陈小娟．参苓白术散治疗溃疡性结肠炎 60 例[J]．云南中医中药杂志，2008，29(10)：35-36.

[4] 贺修良．参苓白术散治疗肠易激综合征 55 例[J]．河南中医，2008，28(11)：66.

[5] 杨丽春，张立友．参苓白术散加减治疗慢性丙型肝炎 30 例分析[J]．中国误诊学杂志，2006，6(18)：3609.

[6] 黄福斌．参苓白术散治疗肺心病缓解期 78 例[J]．南京中医学院学报，1987，(4)：25.

[7] 朱红梅．加味参苓白术散治疗慢性肾炎 116 例[J]．山东医药，2005，45(20)：65.

[8] 闵伟福，孟仲法．小儿脾虚胃阴不足型疳证临床疗效报告[J]．中医杂志，1988，29(8)：39.

[9] 程志源．参苓白术散加减治疗小儿脾虚肝旺综合征 121 例临床观察[J]．浙江中医学院学报，1993，(6)：14.

[10] 刘爱民，赵东滨，余秋生．参苓白术片治疗汗疱疹 48 例观察[J]．中国中西医结合杂志，1993，13(7)：409.

[11] 刘维新，于淑丽，王培忠，等．参苓白术散补气健脾的初步探讨[J]．中成药研究，1982，23(8)：27-29.

[12] 徐迪三，范正，方利君，等．中医治疗婴儿脾虚泄泻的临床观察及对小肠吸收功能的影响[J]．中医杂志，1982，23(5)：32-33.

[13] 丁维俊，周邦靖，翟慕东，等．参苓白术散对小鼠脾虚模型肠道菌群的影响[J]．北京中医药大学学报，2006，29(8)：530-532.

补中益气汤

《内外伤辨惑论》卷中

【异名】医王汤(《方函口诀》，录自《伤寒论今释》卷 7)。

【组成】黄芪一钱(18g)　甘草炙五分(9g)　人参去芦　升麻　柴胡　橘皮　当归身酒洗　白术各三分(6g)

【用法】上㕮咀，都作一服，水三盏，煎至一盏，去渣，早饭后温服。如伤之重者，二服而愈，量轻重治之。

【功用】补中益气，升阳举陷。

【主治】

1. 脾不升清证。头晕目眩，视物昏瞀，耳鸣耳聋，少气懒言，语声低微，面色萎黄，纳差便溏，舌淡脉弱。

2. 气虚发热证。身热，自汗，渴喜热饮，气短乏力，舌淡而胖，脉大无力。

3. 中气下陷证。脱肛，子宫脱垂，久泻久痢，崩漏等，伴气短乏力，纳差便溏，舌淡，脉虚软。

【病机分析】脾主运化，胃主受纳，两者共居中焦，以消化水谷，摄取精微而营养五脏六腑、四肢百骸。脾胃健运，则精力旺盛，气血充沛，故称之为“后天之本，营卫气血生化之源”。正如《素问·平人气象论》说：“人以水谷为本”，《中藏经》也说：“胃气壮，则五脏六腑皆壮”。若饮食失调，劳倦过度，极易伤损脾胃，故李杲说：“饮食失常，寒温不适，则脾胃乃伤，喜怒忧思，劳役过度，而耗损元气”（《内外伤辨惑论》卷中）。脾胃虚弱，运化失司，气血生化乏源，脏腑经络无以为养，则肢倦体软，面色萎黄，纳少便溏。肺气失于脾胃清气充养，土不生金，肺气虚弱，则少气懒言，语声低微；脾肺之气既虚，卫阳亦惫，皮毛失于温煦，则畏寒怯冷，四肢不温；气虚腠理失固，阴液外泄，故动辄汗出。脾气主升，“人纳水谷，脾气化而上升”（《医学三字经》卷4），“脾宜升则健”（《临证指南医案》卷3）。中虚日久不复，气机失常，清阳当升而不得升，则可导致多种病变。如清阳不升，水谷精微不能上输头面，清窍失养，轻则头昏目眩，甚则头痛不休，耳失聪，目不明；津液不能上承于口，则口渴不止，唯渴喜热饮，饮量不多，舌质淡胖等可资与其他热证之渴相鉴别。若清阳陷于下焦，郁遏不达则会出现发热，因非实火，故其热不甚，病程较久，时作时休，时重时轻，手心热甚于手背，且劳则加重，脉虚大无力，与外感发热，热甚不休，手背热甚于手心，脉数而有力者迥异，所以李杲称之为“阴火”，以示与外感六淫之邪所致发热相区别。若中气下陷，升举无力，则会出现久泻、久痢、崩漏下血不止等气血津精滑脱散失之征，或脱肛、子宫脱垂、胃下垂等内脏下垂现象。综上所述，本方主治证候尽管临床表现多样，但均由脾胃气虚，清阳不升所致。

【配伍意义】本方是为饮食劳倦损伤脾胃，以致脾胃气虚，清阳不升之证而设，根据《素问·至真要大论》“劳者温之”，“下者举之”的治疗原则，以益气升阳，调补脾胃立法。李杲说：“内伤脾胃，乃伤其气；外感风寒，乃伤其形。伤外为有余，有余者泻之；伤内为不足，不足者补之”，“内伤不足之病，……惟当以甘温之剂，补其中，升其阳，……盖温能除大热，大忌苦寒之药泻胃土耳。”（《内外伤辨惑论》卷中）

补中升阳之品首推黄芪。《本草正义》卷1说：“黄芪，补益中土，温养脾胃，凡中气不振，脾土虚弱，清气下陷者最宜。”张锡纯也说：“黄芪既善补气，又善升气”（《医学衷中参西录》上册）。中气既虚，清阳不升，土不生金，往往肺气亦渐形虚馁，而黄芪不仅长于益气补脾，又能“入肺补气，入表实卫”，故被誉为“补气诸药之最”（《本草求真》卷5）。因而本方重用黄芪为君，一则取其补中益气，升阳举陷，二则用之补肺实卫，固表止汗，正如李杲所云：“脾胃一虚，肺气先绝，故用黄芪以益皮毛而闭腠理，不令自汗损其元气”（《内外伤辨惑论》卷中），亦说明重用黄芪以补益脾肺，洵为东垣立方本意。

方中人参“补五脏，安精神”（《神农本草经》卷上），为补气要药，因较之黄芪更侧重于补益脾胃，故《得配本草》卷2有“肌表之气，补宜黄芪；五内之气，补宜人参”之说；白术专补脾胃，《本草经疏》卷6云：“其气芳烈，其味甘浓，其性纯阳，为除风痹之上药，安脾胃之神品”；甘草，“炙用温而补中，主脾虚滑泄，胃虚口渴，寒热咳嗽，气短困倦，劳役虚损，此甘温助脾之功也”（《药品化义·脾药》）。三药俱属甘温补中要药，与黄芪相辅相成，则补气健脾之功益著，均为本方臣药。

气虚日久，必损及血，故方中又配伍甘辛而温的当归补养阴血。张介宾说：“其味甘而重，故专能补血；其气轻而辛，故又能行血，补中有动，行中有补，诚血中之气药，亦血中之圣药也。……大约佐之以补则补，故能养营养血，补气生精，安五脏，强形体，益神志，凡有形虚损之病，无所不宜”（《景岳全书》卷48）。所以，本方用之既有补而不滞之长，又不悖立法甘温之旨，加之得参、芪、术、草益气生血之助，补血之力益彰。清阳当升不升，则浊阴当降不降，升降失常，清浊相干，气机不畅，故配伍陈皮调理气机，以助升降之复，使清浊之气各行其道，并可理气和胃，使诸药补而不滞。以上二味同为佐药。

再入轻清升散的柴胡、升麻，以协诸益气之品助清阳之上升。正如《内外伤辨惑论》卷中所说："胃中清气在下，必加升麻、柴胡以引之，引黄芪、人参、甘草甘温之气味上升。……二味苦平，味之薄者，阴中之阳，引清气上升也"。《本草纲目》卷 13 亦说："升麻引阳明清气上升，柴胡引少阳清气上行，此乃禀赋虚弱，元气虚馁，及劳役肌饱，生冷内伤，脾胃引经最要药也"。由于两药并无补益之功，故"在脾虚之病用之者，乃借其升发之气，振动清阳，提其下陷，以助脾土之转输，所以必与补脾之参、芪、术并用"(《本草正义》卷 2)；而且用量宜轻，因为柴胡"若多用二、三钱，能祛散肌表。……若少用三、四分，能升提下陷"，升麻"善提清气，少用佐参、芪升补中气"(《药品化义》卷 3)，故两药兼具佐使之功。炙甘草调和诸药，亦兼作使药。

上药合而用之，可使脾胃健运，元气内充，气虚得补，气陷得举，清阳得升，则诸证可除。赵献可曾说："凡脾胃喜甘而恶苦，喜补而恶攻，喜温而恶寒，喜通而恶滞，喜升而恶降，喜燥而恶湿。"(《医贯》卷 6)本方甘、补、温、通、升、燥俱备，故在补益脾胃诸方中颇具特色。

本方配伍特点主要有二：一为补气药与升提药配伍，以补气为主，以升提为辅，补中寓升；二为补益药中配伍少量行气药物，既可调气机之升降，又使补而不滞。

【类方比较】本方与四君子汤、参苓白术散三方均以人参、白术、甘草为补脾的主要药物，同属甘温益气健脾之剂，用于治疗脾胃虚弱证。其中四君子汤作用较为单纯，为益气健脾之基本方，适用于脾胃气虚，运化力弱之证；参苓白术散是在四君子汤的基础上增加了渗湿健脾止泻药而成，故除益气健脾外，并能和胃渗湿，用治脾胃气虚夹湿之证；补中益气汤则是在四君子汤的基础上，再加黄芪、升麻、柴胡、当归、陈皮等药组成，故本方在益气健脾之中，又增升阳举陷之功，并可调理气血，主要用于因中虚气馁，清阳不升而致的各种证候。

【临床运用】

1. 证治要点　本方为补气升阳，甘温除热的代表方。凡见有脾胃虚弱，清阳不升，或中气下陷，或长期发热的任何一个症状或体征，并伴体倦乏力，面色萎黄，舌淡脉弱等脾胃气虚征象者，即可使用本方。此外，有人统计了近 30 年国内各级中医杂志上报道的 162 例用甘温除热法获效的发热病例，将本法的运用指征归纳为以下几方面：①病程较长，但一般在数月之内，年龄以 10 岁以下或 20～50 岁者居多；②持续低热，或壮热不退，饮食失节或过度疲劳时加重；③兼有脾气亏虚或气血两虚的症状；④用甘寒养阴，苦寒清热之剂，或使用多种抗生素无效[1]。此说可供参考。

2. 加减法　原书云：烦乱，腹中或周身有刺痛，为血涩不足，加当归身五分或一钱；精神短少，加人参五分、五味子二个。头痛，加蔓荆子三分，痛甚，加川芎五分；顶痛、脑痛，加藁本五分、细辛三分；头痛有痰，沉重懒倦者，乃太阴痰厥头痛，加半夏五分、生姜三分。耳鸣，目黄，颊颔肿，颈、肩、臑、肘、臂外后廉痛，面赤，脉洪大者，以羌活一钱，防风、藁本各七分，甘草五分，通其经血；加黄芩、黄连各三分，消其肿；人参五分、黄芪七分，益元气而泻火邪，另作一服与之。嗌痛颔肿，脉洪大，面赤者，加黄芩、甘草各三分，桔梗七分；口干咽干者，加葛根五分，升引胃气上行以润之。夏月咳嗽者，加五味子二十五个，麦门冬(去心)五分；冬月咳嗽，加不去根节麻黄五分，秋凉亦加；春月天温咳嗽，只加佛耳草、款冬花各五分；久病痰嗽，肺中伏火，去人参，以防痰嗽增益。食不下，乃胸中胃上有寒，或气涩滞，加青皮、木香各三分，陈皮五分，如冬月，再加益智仁、草豆蔻仁各一分；如夏月，少加黄芩、黄连各五分；如秋月，加槟榔、草豆蔻、白豆蔻、缩砂各五分；如春初犹寒，少加辛热之剂，以补春气之不足，为风药之佐，益智仁、草豆蔻可也。心下痞，夯闷者，加芍药、黄连各一钱；如痞腹胀，加枳实、木香、缩砂各三分，厚朴七分；如天寒，少加干姜或中桂(桂心)；心下痞，觉中寒，加附子、黄连各一钱；不能食而心下痞，加生姜、陈皮各一钱；能食而心下痞，加黄连五分、枳实三分；脉缓有痰而痞，加半夏、黄连各一钱；脉弦，四肢满，便难而心下痞，加黄连五分、柴胡七分、甘草三分。腹中痛者，加白芍药五分、甘草三分，如恶寒觉冷痛，加中桂五分；如恶热喜寒而腹痛者，于已加白芍药二味中，更加生黄芩三分或二分；如夏月腹痛而不恶热者亦然，治时热也。如天寒时腹痛，去芍药，加半夏、益智、草豆蔻之类；胁下痛，或缩急，俱加柴胡三分，甚则五分，甘草三分。脐下痛者，加真熟地黄五分；如不已，乃大寒也，加肉桂五分。卧而多惊，小便淋溲者，邪在少阳、厥阴，加柴胡五分；如淋，加泽泻五分。大便秘涩，加当归一钱，大黄(酒洗，煨)五分或一钱；如有不大便者，煎成正药，先用清者一口，调玄明粉五分或一钱，大便行则止。脚膝痿软，行步乏力，或痛，乃肾肝伏热，少加黄柏五分，空心服，不已，更加汉防己五分；脉缓，沉困怠惰无力者，加苍术、人参、泽泻、白术、茯苓、五味子各五分。热甚者，少加黄柏以泻下焦之阴火；心烦不止，少加生地黄补肾水，水旺而心火自降；气浮心乱，以朱砂安神丸镇固之。

3. 本方现代常用于治疗肌弛缓性疾病，如子宫脱垂、胃肝脾肾等内脏下垂、胃黏膜脱垂、脱肛、疝气、膀胱肌麻痹而致之癃闭、重症肌无力、肠蠕动弛缓引起的虚性便秘等；以及内伤发热，泄泻，慢性肝炎，原发性低血压，心律不齐，失眠，头痛，健忘，老年性痴呆，耳鸣，汗证，乳糜尿，崩漏，带下，滑胎，恶性肿瘤及其放化疗后毒副反应明显者，麻痹性斜视，视神经及视网膜病变，慢性鼻炎，鼓膜内陷，复发性口疮，慢性咽炎等辨证属于中气不足，清阳不升的多种疾病。

【使用注意】阴虚火旺及实证发热者，禁用本方。下元虚惫者，亦不可服用本方。如陆丽京说："此为清阳下陷者言之，非为下虚而清阳不升者言之也。倘人之两尺虚微者，或是癸水销竭，或是命门火衰，若再一升提，则如大木将摇而拨其本也。"(录自《古今名医方论》卷1)

【源流发展】本方作者李杲是金元四大家之一，世称"补土派"鼻祖。他认为脾胃是人体元气之本，精气升降运动的枢纽，因而提出了"内伤脾胃，百病由生"的著名论点。在脾胃气机升降方面，李氏特别强调生长和升发的方面，认为只有谷气上升，脾气升发，元气充沛，生机才能蓬勃旺盛，否则必致疾病。他说："《五常政大论》云：'阴精所奉其人寿，阳精所降其人夭'，阴精所奉，谓脾胃既和，谷气上升，春夏令行，故其人寿；阳精所降，谓脾胃不和，谷气下流，收藏令行，故其人夭"(《脾胃论》卷上)。他还认为一旦脾胃虚衰，元气不足，清阳下陷即会产生内热——阴火，进而针对脾胃气虚，清阳下陷，阴火上冲这三个脾胃内伤病理的主要环节创立了补中升阳泻火的用药法度，其中尤以补中升阳为基本大法。因而在临证治疗时喜用"辛甘之药滋胃，当升当浮，使生长之气旺"，"人之脾胃气衰，不能升发阳气，故用升麻、柴胡助辛甘之味，以引元气上升"(《脾胃论》卷中)。补中益气汤集中体现了李氏的上述学术思想。全方围绕补气升阳这一中心而设，意在使脾胃健旺，清阳上升，元气充足，则阴火自然下潜而热退。这种治法被后世称之为"甘温除热法"，是治本而除其产生阴火之源。若其烦热仍不退，则可于甘温药中，配伍苦寒泻火药，以降泄火热，保护元气，但此举只能暂用，且不可过量。所以李氏在补中益气汤加减法中论及黄柏、地黄等药的运用时，均冠以"少加"二字，并明确指出："盖温能除大热，大忌苦寒之药泻胃土耳"，否则必有伐脾败胃，戕伤阳气之虞。李氏在遣药组方时还十分重视药物升降浮沉的配合，讲究君臣佐使，用药能因时、因地、因人、因脏腑经络所伤不同，随证加减，灵活权变，这些特点亦在补中益气汤的配伍及其加减法中得到了充分体现。此外，李氏制方药量多轻，喜以轻剂取胜。如补中益气汤总量不过二钱八分，升阳益胃汤和补脾胃泻阴火升阳汤，每服也仅三钱。

补中益气汤所昭示的以黄芪、人参、白术、甘草等补气药配伍升麻、柴胡升阳举陷之品的组方结构，对后世补气升阳法的运用产生了巨大的影响。大凡治疗气虚清阳不升证候之方，多宗补中益气汤立意或由该方加减衍化而成。较为著名的如张介宾治疗气虚下陷，血崩血脱，亡阳垂危之证的举元煎，即由上述六药组成，该方于补中益气汤中减去陈皮、当归，意在力避调气动血，而功专于益气举陷（《景岳全书》卷 51）。又如张锡纯用治胸中大气下陷的升陷汤，亦仿补中益气汤之义，重用黄芪配伍升麻、柴胡以升大气之陷，再合知母之凉润以制黄芪之温，配桔梗以载药上达胸中。对于气虚下陷之疾，不论病状如何，张氏予该方加减治之，皆屡屡奏效（《医学衷中参西录》上册）。据对目前本方临床运用情况的资料统计发现，不论何种疾病，凡属中气不足，中气下陷或气虚发热之证者，均可由补中益气汤加减治疗[2]。由此可见，补中益气汤奠定了中虚气陷证候治疗的基本大法和组方的基本形式，具有重要的学术价值和临床指导意义。历代医家对李氏的学说给予了极高的评价，朱震亨曾盛赞李氏学说："医之为书，至是始备，医之为道，至是始明。"（《格致余论·序》叶桂对于李氏更是推崇备至，认为"脾胃之论，莫详于东垣"，"历举益气法，无出东垣范围，俾清阳旋转，脾胃自强，偏寒偏热，总有太过不及之弊，补中益气加味"（《临证指南医案》卷 3）。在此基础上，叶氏又创立了"养胃阴"之法，从而使脾胃学说更趋完善。

本方原为汤剂，现代亦有将其改为丸剂或片剂者，分别名为"补中益气丸"（《中药成方配本》苏州方）、"补中益气片"（《天津市中成药规范》）。

【疑难阐释】

1. 关于本方方源　本方来源在历年出版的《方剂学》教材及多数专著中，均明示出自《脾胃论》。考李杲平生著作虽多，但据李濂《医史·东垣老人传》记载，其生前定稿并有自序者，仅有《内外伤辨惑论》一书，其余都是临终前将"平时所著，检勘为帙，以类相从"，托付给罗谦甫，以后由罗氏陆续刊行的。另考近代中医古籍研究及东垣学说研究方面的著作中有关《内外伤辨惑论》成书年代的记载，有 1231 年及 1247 年两种说法，均早于《脾胃论》的成书年代——1249 年[3,4]。由此可见，尽管古今诸家对两书编撰年代具体时间的考证不尽相同，但在《内外伤辨惑论》的问世早于《脾胃论》这一观点上则是一致的。由此可见，补中益气汤首载于《内外伤辨惑论》，其方源亦当作该书为是。

2. 关于气虚发热机制的认识　本方是主治气虚发热证候的代表方剂。对于气虚发热机制的认识，历来存在着一些不同的观点。归纳起来，主要有气血虚损发热说[5]，外感热病气虚毒强发热说[6]，气虚心肝肾火妄动发热说[7]，肾火上冲发热说[8]，阳虚发热说[9]以及虚阳外越发热说[10]等等。为了全面认识本方治证的病机，有必要对李氏原著内容作一分析。李氏所制本方，是为内伤"热中"证而设。是证由饮食不节，劳倦过度或情志失调以致脾胃受损而起，"脾胃虚衰，元气不足，而心火独盛。心火者，阴火也，起于下焦，其系系于心。心不主令，相火代之，相火，下焦包络之火，元气之贼也。火与元气不两立，一胜则一负。脾胃气虚，则下流于肾，阴火得以乘其土位。故脾胃之证，始得之则气高而喘，身热而烦，其脉洪大而头痛，或渴不止，皮肤不任风寒而生寒热。盖阴火上冲，则气高而喘，身烦热，为头痛，为渴，而脉洪大。……皆脾胃之气不足所致也"（《内外伤辨惑论》卷中）。综观上文，我们至少可以明确以下三个问题。其一，脾胃气虚会产生“阴火”。那么，何为阴火？由上可见，阴火包括心火、相火等等，提示李氏所说的阴火并非单指某一脏腑之火。据初步统计，“阴火”在《内外伤辨惑论》、《脾胃论》、《兰室秘藏》、《医学发明》等著作中共出现40余处，包括心、肝、胃、脾、肾、经络等火，且均系内伤之火，说明李氏所谓“阴火”是概指内伤所引起的一切虚性或本虚标实的火热邪气[4]。其二，脾胃气虚导致“阴火”产生的机制包括两方面，一是由于气火失调，即元气与阴火具有相互制约的关系，元气不足，则阴火亢盛；元气充沛，则阴火敛降，故云阴火为“元气之贼”，“火与元气不两立，一胜则一负”，其中脾胃气虚是产生阴火的主要原因。二是由于升降失调。李氏说：“脾胃气虚，则下流于肾，阴火得以乘其土位”，意即中气虚馁，清阳下陷，流于肾间，变生内热，成为“阴火”。其三，气虚发热证的基本病机是脾胃受损，中气不足，清气下陷，阴火上冲。其中气虚为本，发热为标，故李氏立法补气升阳，甘温除热。总而言之，李氏为阐明气虚导致发热证候的病机变化，提出了“阴火”的概念，并创造性地从脏腑气机和气火相关方面对其加以论述，其主要精神在于强调脾胃气虚在内伤热证发病中的主导作用，进而提示补气升阳法在治疗气虚发热证中的重要作用。由于李氏原书所论较为笼统，某些概念亦不够清晰，因此造成了历代医家学者在有关本证发病机理的认识方面出现了一些争议。尽管各家见仁见智，但如果脱离了上述精神，则恐有悖李氏原意。

3. 关于本方立法的认识　《内外伤辨惑论》中有关内伤发热证治法的论述有“内伤不足之病，……惟当以甘温之剂，补其中，升其阳，甘寒以泻其火则愈”。因此有人指出补中益气汤乃以甘温补气升阳配伍甘寒泻火而立法，其中参、芪、术、草等甘温之品益气补中，而升麻、柴胡则为寒凉散火退热而设，并非全为升阳举陷之用，如此方合李氏立方本旨[6]。然而综观李氏著作中治气虚发热之方，有关升麻、柴胡的作用均从升阳立论，如“胃中清气在下，必加升麻、柴胡以引之，引黄芪、人参、甘草甘温之气味上升”(《内外伤辨惑论》卷中)，“人之脾胃气衰，不能升发阳气，故用升麻、柴胡助辛甘之味，以引元气之升”(《脾胃论》卷中)，并无一处有藉其升散而退热之说。还有人依据李氏方论中有“心火乘脾，须炙甘草之甘以泻火热”，而认为上述甘寒泻火之品乃指炙甘草而言[7]。然《脾胃论》中亦有黄芪、人参、甘草为“除湿热烦热之圣药”之语，若概以甘寒泻火来理解其配伍意义，显然失之偏颇。由于李氏在原书立法中已明确指出：“盖温能除大热，大忌苦寒之药泻胃土耳，今立补中益气汤”；结合方后加减法中有若阴火甚烦躁者，可少加黄柏以救肾水，能泻阴中之伏火，若烦扰不止，则少加生地黄补肾水，水旺而心火自降等等，说明李氏所制本方确以甘温除热立法。并提示对于内伤发热证中阴火不甚者，仅用甘温补气升阳即可，俾脾胃气充，则阴火可退，此乃治本而除其产生阴火之源；若阴火过于亢盛，则应适当配伍寒凉泻火药，以标本兼顾。而所谓甘温补中升阳配伍甘寒泻火，实为李氏提出的治疗内伤发热证的总体原则，并非针对补中益气汤证而言。

4. 关于李杲对本方中部分药物作用论述的认识　补中益气汤既然为治疗中虚气陷证候的代表方，方中所用诸药亦应体现补中益气升阳之法，然而李杲在其著作中谈到方中部分药物的作用时却颇有些令人费解。前已述及，黄芪、人参、甘草均为益气补脾要药，但李氏在《脾胃论》中却云其为“除湿热烦热之圣药”，而在《内外伤辨惑论》中则谓白术可“除胃中热，利腰脐间血”。对于上述说法，必须结合李氏的全部学术思想和观点进行综合分析。如上所述，李氏主张治疗中虚气陷，“阴火”上冲之发热证，必须立足于补气升阳，所以《脾胃论》中有关黄芪、白术、甘草的论述，实乃针对气虚发热这一特定证候而言，意即通过甘温补气，俾中气渐充，清阳得升，而奏退热之功。若仅从字面上孤立地加以理解，则可能会得出此三药可“除热泻火”的错误结论。再细析李氏对于白术功用的论述，前者乃述白术有补中益气，俾气充阳升而热退之能，然后者却令人难以理解。考白术可“利腰脐间血”之说最早出自《名医别录》，《本草经疏》卷6对此诠释道：“利腰脐间血者，血属阴，湿为阴邪，下流客之，使腰脐血滞而不得通利，湿去则诸证无不愈矣”。意即本药并无行血滞之能，而对于湿流下焦，血滞不畅者，予以白术益气健脾燥湿亦可收到通利血脉之效。总而言之，笔者认为，李氏关于本方诸补气药“除热”、“利血”之说，皆为上述药物通过益气补中健脾而收到的治疗效果，并非其本身所具有的功用，此亦为“治病求本”理论的具体体现。

【方论选录】

1. 李杲：“夫脾胃虚者，因饮食劳倦，心火亢盛，而乘其土位，其次肺气受邪，须用黄芪最多，人参、甘草次之。脾胃一虚，肺气先绝，故用黄芪以益皮毛而闭腠理，不令自汗，损其元气；上喘气短，人参以补之；心火乘脾，须炙甘草之甘以泻火热，而补脾胃中元气；……白术苦甘温，除胃中热，利腰脐间血。胃中清气在下，必加升麻、柴胡以引之，引黄芪、人参、甘草甘温之气味上升，能补卫气之散解，而实其表也，又缓带脉之缩急，二味苦平，味之薄者，阴中之阳，引清气上升也；气乱于胸中，为清浊相干，用去白陈皮以理之，又能助阳气上升，以散滞气，助诸甘辛为用。”（《内外伤辨惑论》卷中）

2. 张介宾：“补中益气一汤，允为东垣独得之心法，本方以升、柴助升气，以参、术、归、芪助阳气，此意诚尽善矣。然补阳之义，亦有宜否。如治劳倦内伤发热，为助阳也，非发汗也。然有不散而散之意，故于劳倦感寒或阳虚痎疟及脾气下陷等证最宜。若全无表邪寒热，而中气亏甚者，则升、柴大非所宜。盖升、柴之味兼苦寒，升、柴之性兼疏散，唯有邪者，可因升而散之，若无邪大虚者，即纯用培补，犹恐不及，再兼疏散，安望成功？凡补阳之剂，无不能升，正以阳主升也。寇宗奭极言五劳七伤，大忌柴胡，而李时珍以为不然。要之能散者，断不能聚；能泄者，断不能补；性味苦寒者，断非扶阳之物。故表不固而汗不敛者，不可用；外无表邪而阴虚发热者，不可用；阳气无根而格阳戴阳者，不可用；脾肺虚甚而气促似喘者，不可用；命门火衰而虚寒泄泻者，不可用；水亏火亢而衄血者，不可用；四肢厥而阳虚欲脱者，不可用。总之，元气虚极者不可泄，阴阳下竭者不可升。人但知补中益气可以补虚，不知几微关系，判于举指之间，纤微不可紊，误者，正此类也。”（录自《古今名医方论》卷4）

3. 喻昌：“东垣所论饮食劳倦，内伤元气，则胃脘之阳不能升举，并心肺之气，陷入于中焦，而用补中益气治之。方中佐以升麻、柴胡二味，一从左旋，一从右旋，旋转于胃之左右，升举其上焦所陷之气，非自腹中而升举之也。其清气下入腹中，久为飧泄，并可多用升、柴，从腹中而升举之矣。若阳气未必陷下，反升举其阴气，干犯阳位，为变岂小哉。更有阴气素惯上干清阳，而胸中之肉隆耸为䐜，胸间之气散漫为胀者，而误施此法，天翻地复，九道皆塞，有濒于死而坐困耳。”（《医门法律》卷6）

4. 柯琴：“若劳倦，形气衰少，阴虚而生内热者，表证颇同外感，惟东垣知其为劳倦伤脾，谷气不盛，阳气下陷阴中而发热，制补中益气之法。谓风寒外伤其形为有余，脾胃内伤其气为不足，遵《内经》‘劳者温之’，‘损者益之’之义，大忌苦寒之药，选用甘温之品，升其阳以行春生之令。凡脾胃一虚，肺气先绝，故用黄芪护皮毛而开腠理，不令自汗；元气不足，懒言气喘，人参以补之；炙甘草之甘以泻心火而除烦，补脾胃而生气。此三味除烦热之圣药也。佐白术以健脾；当归以和血；气乱于胸，清浊相干，用陈皮以理之，且以散诸甘药之滞；胃中清气下沉，用升麻、柴胡气之轻而味之薄者，引胃气以上腾，复其本位，便能升浮以行生长之令矣。补中之剂，得发表之品而中自安；益气之剂，赖清气之品而气益倍，此用药有相须之妙也。是方也，用以补脾，使地道卑而上行；亦可以补心肺，损其肺者益其气，损其心者调其营卫也；亦可以补肝，木郁则达之也。惟不宜于肾，阴虚于下者不宜升，阳虚于下者更不宜升也。凡东垣治脾胃方，俱是益气，去当归、白术，加苍术、木香，便是调中；加麦冬、五味辈，便是清暑。此正是医不执方，亦正是医必有方。”（录自《古今名医方论》卷1）

5. 汪昂：“此足太阴、阳明药也。肺者气之本，黄芪补肺固表为君；脾者肺之本，人参、甘草补脾益气和中，泻火为臣；白术燥湿强脾，当归和血养阴为佐；升麻以升阳明清气，柴胡以升少阳清气，阳升则万物生，清升则浊阴降；加陈皮者以通利其气；生姜辛温，大枣甘温，用以和营卫，开腠理，致津液，诸虚不足，先建其中。”（《医方集解·理气之剂》）

【评议】诸家皆认为本方治证乃饮食劳倦，损伤脾胃，以致中气下陷，虚热内生而成。故治遵《内经》“劳者温之”，“损者益之”之法，以参、芪、术、草补中益气，甘温除热；配伍升麻、柴胡以助升举清阳。其中张、喻二家特别强调了升、柴运用时的注意事项，如张氏提出升、柴二药有“七不用”，概括起来其精神有二：一是正气虚甚，有散亡之势者不可用。盖因两药为升散之品，用于斯证，恐非但虚损不复，反会加速正气的外脱，故张氏云：“无邪大虚者，即纯用培补，犹恐不及，再兼疏散，安望成功”。作为明代温补大家，张介宾一向重视补养而慎用攻泻，此论既提示我们虚证之用升散必须谨慎，也反映了他注重培补正气的学术思想。二是阴虚内热，甚至阳络伤损者不可用，亦是畏其升提恐有助热升火之虞。喻氏则从另一角度指出无清气下陷之机者，切不可妄用升、柴，若属气逆气滞之证更须注意，否则可能导致气机壅滞，“九道皆塞”，甚至“有濒于死而坐困耳”，此说亦颇有参考价值。柯氏认为本方可补心肝脾肺之虚，但对肾阴或肾阳虚者切不可用，故云：“阴虚于下者不宜升，阳虚于下者更不宜升也”，说明本方之功在于升举下陷之清阳，若因下元虚衰而中阳不升者切不可用，否则更伤肾元。此外，柯氏论述本方证候病机时所谓“阴虚而生内热者”，与其下文“脾胃内伤其气为不足，……选用甘温之品，升其阳以行春生之令”显然矛盾，故“阴虚”恐为“阳虚”之误。

【验案举例】

1. 头痛　《续名医类案》卷22：某患头痛累月，苦不可忍，咸用散风清火之剂。诊其脉浮虚不鼓，语言懒怯，肢体恶寒。此劳倦伤中，清阳之气不升，浊阴之气不降，故汗之反虚其表，清之益伤其中，其恶寒乃气虚，不能上荣而外固也，况脉象浮虚、体倦语怯，尤为中气弱之验，与补中益气汤升清降浊，加蔓荆为使，令至高巅，一剂知，二剂已。

按语：头痛之因有外感、内伤之别，病理变化有正虚、邪实之异。本案患者久患头痛，且伴体倦语怯，畏寒脉虚，显为气虚清阳不升，清窍失养之征。前医屡投散风清火之剂，升散则益耗其气，苦寒则愈伤其中。改投补中益气汤加蔓荆子以补气升阳，使清阳上升而浊阴下降，药中肯綮，奏效甚捷。

2. 内伤发热　《医学正传》卷2：上湖吕氏子，年三十余，九月间因劳倦发热，医作外感治，用小柴胡、黄连解毒汤、白虎等汤，反加痰气上壅，狂言不识人，目赤上视，身热如火，众医技穷。八日后召余诊视，六脉数疾七八至，又三部豁大无力，左略弦而芤。予曰：此病先因中气不足，又内伤寒凉之物，致内虚发热，因与苦寒药太多，为阴盛格阳之证，幸元气稍充，未死耳，以补中益气汤，加制附子二钱、干姜一钱，又加大枣、生姜煎服。众医笑曰：此促其死也。黄昏时服1剂，痰气遂平而熟寐。伊父报曰：自病不寐，今安卧，鼾声如平时。至半夜方醒，始识人，而诸病皆减。又如前再与1剂，致天明时，得微汗气和而愈。

《四明医案》（录自《医宗已任编》卷4）：庚子六月，吕用晦病热证。察其神气，内伤证也。询其致病之由，曰：偶半夜，出庭外与人语，移时就寝，次日便不爽快，渐次发热，饮食俱废，不更衣者数日矣，服药以来，百无一效。予曰：粗工皆以为风露所逼，故重用辛散；不进饮食，便曰停食，妄用消导，孰知“邪之所凑，其气必虚”，若投补中益气汤，则汗至而便通，热自退矣。遂取药立煎饮之，顷之索器，下燥矢数十枚，觉胸膈通泰，是晚热退进粥，连服数剂而愈。

按语：本案内伤发热二则，前例兼目赤狂宙，且身热如火，极易被误诊为实火内炽之证。然从六脉数疾，按之无力而芤测知此为阴盛格阳之候，大胆予补中益气汤再加大辛大热之干姜、附子回阳救逆，一剂病减，二剂疾瘳。后例发热而兼纳差便结，亦颇类实热内结之证，然屡进消导、辛散之剂而罔效，询其病起自夜半出庭院之后，据“邪之所凑，其气必虚”之理投以补中益气汤，药后气复阳升，气机畅达，汗出便通而愈。此两例所见前贤识证、用药之精当不能不令人叹服，其医理造诣之深厚，观察分析之细密足资后学反复揣摩。

3. 崩漏 《女科撮要》卷上：大化之内，患月事不期，崩血昏愦，发热不寐。或谓血热妄行，投以寒剂益甚；或谓胎成受伤，投以止血亦不效。乃敬延先生诊之，曰：此脾气虚弱，无以统摄故耳，法当补脾而血自止。用补中益气汤加炮姜，不数剂而效。

按语：妇人血崩，有血热妄行而致者，有瘀阻络损而致者，亦有因脾不统血而血溢脉外者，要在因证立法。本案崩血昏愦，可见出血之多，血虚无以载气，阳气浮越，故又见发热不寐，此乃血虚发热，而非血热妄行，故以补中益气汤补中益脾，加炮姜则又有理中汤之意，两方相合，中焦阳气得充，则统血之职可复。

4. 癃闭 《福建中医药》(1986，4：53)：某女，28岁。产后尿闭五天，面色苍白，少气懒言，汗出多，倦怠乏力，嗜睡，尿意急迫而不得出，少腹坠胀，恶露淡红，脉沉弱缓，舌质淡红，齿印。此为气血虚弱，中气下陷，膀胱气化不利。以补中益气汤加桃仁、红花、木通，5剂愈。

按语：案4乃产后气血虚弱，中气下陷，膀胱气化不利而致癃闭，故以补中益气汤补气升阳，再加桃仁、红花消下焦瘀血，木通利尿通淋，标本兼顾而收功。

【临床报道】

一、内科

（一）消化系统疾病

1. 胃下垂 以本方加减治疗胃下垂120例，药物组成：黄芪30g，党参15g，生白术10g，当归10g，枳壳10g，五味子10g，炒山药15g，川楝子10g，陈皮10g，柴胡10g，升麻10g，鸡内金10g，炙甘草6g，砂仁10g，生姜2片，大枣1枚。随症加减：痛甚者加延胡索、制乳香、制没药；形寒肢冷者加干姜、制附子；气虚甚者加黄芪量至60g，党参量至50g；食欲不振者加焦三仙；腹胀甚者加木香、大腹皮。结果痊愈100例，显效16例，有效3例，无效1例[11]。以本方加减同时予以针刺、艾灸，选穴为梁丘（左）、中脘、下脘、气海、天枢、内关、足三里，手法均用补法。治疗胃下垂38例，结果治愈19例，好转14例，无效5例，总有效率为86.8%[12]。

2. 呃逆 本方加桂枝、白芍、茯苓为基本方，治疗中虚内热之顽固性呃逆30例，结果服药6～18剂，呃逆消失者26例，好转2例，无效2例[13]。

3. 肠道易激综合征 本病主要表现为久泻或久痢，以本方为主加防风、白芍、辣蓼治疗34例，15天为1疗程。结果痊愈20例（2个疗程内获效者16例），有效8例，无效6例，总有效率82.4%[14]。

4. 出口梗阻型便秘 以本方加枳壳、肉苁蓉、杏仁为主方，随证略作加减，治疗便秘40例。患者均为女性，大便周期2～5天不等，排便平均耗时30分钟左右。排粪造影及专科检查提示有直肠前突，直肠黏膜松弛内套叠，会阴下降，子宫后倾等，故属于出口梗阻型便秘，结果治愈24例，好转12例，无效4例[15]。

（二）神经系统疾病

1. 重症肌无力　以补中益气汤重用黄芪治疗重症肌无力25例。药用：黄芪60～120g，党参30g，白术24g，陈皮3g，升麻、柴胡、当归各10g，甘草5g，并随症加减。结果治愈8例，好转15例，无效2例。治愈率为32%，好转率60%，总有效率92%[16]。

2. 血管扩张性头痛　用本方加藁本、白芷、川芎、细辛等，治疗血管扩张性头痛34例。结果治愈26例，显著好转7例，有效1例，与治疗前脑血流图相比波幅总和有显著下降[17]。

3. 美尼尔综合征　本方加味治疗美尼尔综合征102例，呕吐重者加半夏、生姜、代赭石；眩晕重者党参改用红参或高丽参，加天麻；心悸、恐惧者加酸枣仁、柏子仁；头痛者加川芎、蔓荆子。结果服药2～7剂即全部治愈[18]。

（三）造血系统疾病

1. 白细胞减少症　本方重用党参、黄芪，加紫河车、黄精、大枣为基本方，肝肾亏虚加枸杞子、山茱萸、覆盆子，畏寒肢冷加桂枝、巴戟天、补骨脂，气阴两虚加天冬、女贞子、何首乌，治疗白细胞减少症75例，结果近期治愈38例，显效25例，有效7例，无效5例，总有效率93.2%[19]。

2. 嗜酸粒细胞增多症　本方为主，痰多加杏仁、桑白皮；喘甚加苏子、麻黄根；苔滑腻加佩兰、白豆蔻；有虫卵加贯众、使君子，治疗嗜酸性粒细胞增多症107例。结果显效41例，有效57例，无效9例[20]。

（四）泌尿系统疾病

无痛性血尿　根据"中气不足，溲便为之变"的理论，以本方去陈皮，加仙鹤草、车前草、凤尾草、白茅根治疗无痛性血尿32例，兼阳虚者，去白茅根，加鹿角霜、仙灵脾；兼阴虚者，加生地、山茱萸；腰痛者，加桑寄生。结果痊愈25例，好转5例，无效2例，总有效率94%[21]。

（五）传染病与寄生虫病

1. 流行性出血热多尿期　本方加金樱子、桑螵蛸、覆盆子、黄柏，治疗流行性出血热多尿期17例，年龄最大者52岁，最小者17岁，每日2剂，日夜频服，等尿量减少至2000ml/24h以下，再改为1日1剂。结果尿量减少至1500ml/24h以下所需时间最长6天，最短3天，平均4.2天。其中有4例服药后尿量增多，最高达5600ml/24h，但很快减少至正常。其自觉症状随尿量减少而减轻，疗效明显优于西药对照组[22]。

2. 乙型肝炎及乙肝病毒携带者　本方为主治疗慢性乙型肝炎78例，有肝掌、蜘蛛痣者加虎杖、丹参，腹水者加茯苓、泽泻、白花蛇舌草，肝脾肿大者加郁金，肝功能异常者加土茯苓。2个月为1个疗程，同时设西药对照组76例。结果治疗组基本治愈32例，显效21例，有效16例，无效9例，总有效率88.5%。治疗中发现本方能较快（服药后1～2周内）改善慢性乙型肝炎的临床症状和体征，改善肝功能，促使乙型肝炎病毒血清学标志好转（HBsAg、HBeAg转阴或滴度下降，抗-HBe或抗-HBs转为阳性），与西药对照组比较有显著性差异（$P<0.05$）。研究表明，本方抗肝炎作用的机制可能与该方增强肝脏蛋白质的合成，促进肝组织的修复，改善机体整体的抗病机能有关[23]。又以本方加减治疗慢性肝炎合并某些并发症者48例，其中合并荨麻疹或过敏性鼻炎者，加苍术、蝉蜕、乌梅、防风、五味子；合并浅静脉栓塞或脑血栓形成者，加丹参、赤芍、鸡血藤、王不留行。结果治愈26例，基本治愈8例，有效14例，疗程最短3周，最长12周，多数为4～8周，随访治愈或基本治愈者3～12年，均无复发[24]。以本方治疗乙肝病毒携带者80例，每日1剂，30天为1疗程，经治病例中痊愈58例，有效17例，无效5例，总有效率为93.8%[25]。

3. 乳糜尿　本方去陈皮、当归，加茯苓、萆薢、车前子为基本方，再随证加味，治疗乳糜尿44例。结果治愈38例，好转4例，无效2例。疗程最长21天，最短5天，平均8.7天[26]。

二、妇科

1. 子宫脱垂　采用放环型子宫托、热盐水坐浴、口服补中益气汤加减方（简称三联疗法）治疗子宫脱垂218例。环型子宫托分大中小三号，因病理情况而选择环号。上午起床后用50g食盐溶于2000ml 40℃的温开水中坐浴10～15分钟后，将环由阴道口斜位徐徐放入放平，站立蹲下不脱出即可。晚上取出环后同法坐浴，同时服补中益气汤加减方。对本组全部病例使用三联疗法治疗1年后，进行3次随访，其结果是：治愈172例（78.9%），好转45例（20.6%），无效1例（0.5%）。总有效率达99%[27]。

2. 慢性盆腔炎　补中益气汤加味治疗慢性盆腔炎51例，并随证加减。7天为1疗程，连服2个疗程。结果治愈44例占86.2%，好转5例占9.8%，无效2例占4%，总有效率为96%，优于西药治疗组[28]。

3. 崩漏　本方为主，重用党参、黄芪治疗崩漏14例。兼郁火者，去白术，加胆草、黑栀仁；兼湿热者，加黄柏、薏苡仁；兼肾虚腰膝酸软者，加菟丝子、鹿角霜；兼阴虚而口干咽燥者，加麦冬、生地。结果痊愈7例，显效4例，好转2例，无效1例，一般服药5～10剂即获效[29]。

4. 产后压力性尿失禁　以补中益气丸口服，10g，2次/天，连服3个月，同时结合针灸治疗百会穴。共治疗28例女性产后压力性尿失禁患者，结果痊愈13例（46.4%），显效8例（28.6%），有效4例（14.3%），无效3例（10.7%），总有效率89.3%[30]。

5. 子宫肌瘤　本方加昆布、龙骨、牡蛎、肉苁蓉、夏枯草、海藻为主治疗子宫肌瘤45例。其中下血多者，加地榆炭、仙鹤草，另服云南白药；腹痛者，加五灵脂、炒蒲黄；血热者，加生地、黄芩；漏下不止或黄带绵绵者，加槐花、赤石脂。结果所治病例服药20～60剂后，治愈20例，显效18例，有效5例，无效2例。总有效率达95.5%[31]。

三、外科

1. 老年人腹股沟疝　本方加枳壳、葛根为主随证加味，治疗老年人腹股沟疝16例。其中腹股沟直疝11例，治愈7例，显效3例，好转1例；腹股沟斜疝5例，治愈2例，显效2例，好转1例[32]。

2. 导尿术后女性尿道综合征　补中益气汤加味治疗导尿术后女性尿道综合征30例，方药及用法：补中益气汤加益智仁10g，覆盆子10g，五味子10g。所有患者在服药4～8剂后症状均完全缓解[33]。

四、儿科

1. 小儿脱肛　本方加减治疗小儿脱肛23例，其中Ⅰ度脱垂18例，Ⅱ度脱垂4例，Ⅲ度脱垂1例。方药组成：黄芪12g，党参12g，升麻10g，柴胡10g，白术8g，当归6g，枳壳6g，五味子5g，甘草3g。随证加减：痒痛渗液明显加五倍子、苍术；出血较多加地榆、赤芍。10天为1疗程，未痊愈者继续下1疗程。结果治愈20例，好转2例，为Ⅱ度脱垂者，无效1例，后经加用1∶1.2普鲁卡因消痔灵注射液行直肠黏膜下注射疗法治愈。所有病例随访1年，均未见复发[34]。

2. 小儿支气管淋巴结核　本方去陈皮、当归，加百部、白及、五倍子，治疗经X线胸片确诊并用抗结核西药疗效不佳的小儿支气管淋巴结核66例。若午后低热者加地骨皮，盗汗甚者加煅龙牡。治疗期间停用西药，1个月为1疗程。结果痊愈59例，好转7例。总有效率100%[35]。

五、五官科

1. 眼肌型重症肌无力　本方随证加减，治疗眼肌型重症肌无力28例，32只眼。结果痊愈23只眼，显效4只眼，好转3只眼，无效2只眼。作者认为本方主要适用于病程较短的后天性上睑下垂[36]。

2. 耳鸣　本方加通草、菖蒲为基本方，气血亏虚者，重用党参、黄芪，加熟地黄；肾元亏损者，加枸杞子、菟丝子；肾阳虚衰明显者，加补骨脂、巴戟天；肝胆火旺者，加龙胆草、栀子；瘀血阻滞者加五灵脂、丹参、赤芍。治疗耳鸣30例，5天为1疗程，连续服药3个疗程。结果治愈23例，显效2例，好转3例，无效2例[37]。

3. 过敏性鼻炎　本方加苍耳子、辛夷花为基本方，有表证者加防风、鲜葱白、淡豆豉，阳虚明显者加附子、淫羊藿、金樱子，阴虚者加石斛、玉竹、女贞子。治疗过敏性鼻炎100例，结果痊愈62例，有效30例，无效8例，总有效率92%[38]。

4. 复发性口腔溃疡　以本方加味治疗32例复发性口腔溃疡，治愈18例，好转13例，无效1例，总有效率为96.8%[39]。

【实验研究】

1. 解热　本方对实验性家兔脾虚发热有较明显的解热作用，表现在能抑制体温升高，缓解热势，缩短热程。从补中益气汤对正常致热家兔和脾气虚致热家兔体温的影响来看，补中益气汤对两者均有降低体温的作用，但就影响两者发热的热程、热势和发热峰值来看，其对脾气虚家兔的发热有较明显的作用，提示补中益气汤对“气虚邪侵”的发热有较好的解热作用。其解热机制可能与降低脑脊液前列腺素 E_2(PGE2)和丘脑下部-视前区组织环磷酸腺苷(cAMP)含量有关[40]。

2. 对胃肠机能的影响　广州中医学院脾胃研究室近年来对本方有关“调理脾胃”方面的作用进行了较为系统的研究。结果发现：本方水煎剂能明显促进小肠对葡萄糖的吸收，使动物体重明显增加[41]，明显增加胰蛋白的浓度和蛋白的排出量[42]，并对小鼠肝、胃组织及血清DNA、RNA和蛋白质合成有明显的促进作用[43]。实验还发现，本方对动物胃肠功能的影响随剂量不同而异，如小剂量时对家兔十二指肠的自发活动呈兴奋作用，升高胃蛋白酶活性及增加其排出量；大剂量时则对肠自发活动呈抑制作用，对胃液分泌量、总酸排出、胃蛋白酶排出有明显抑制作用，并对毛果芸香碱、胃泌素、组织胺的促泌酸作用有明显的拮抗作用[41,44]。在抗胃黏膜损伤作用及其机制研究方面，发现本方对实验性溃疡模型具有良好的保护作用，能明显促进溃疡愈合，其机制与本方抑制胃分泌和胃运动，增加胃黏膜血流量以及一定的中枢抑制作用有关[45]。本方还对胃黏膜ATP-膜ATPase-ADP系统和ATP-腺苷酸环化酶-cAMP系统平衡具有调整作用[46]，提高正常大鼠以及消炎痛处理大鼠胃壁结合黏液含量和腺胃部组织PGE2含量，促进胃黏液分泌，从而加强胃黏膜屏障作用[47]。

3. 对免疫功能的影响　本方可促进细胞免疫，使虚寒胃痛和脾虚泄泻患者的淋巴细胞转化率上升[48]，显著提高气虚小鼠外周血T细胞的百分率[49]，提高小鼠脾细胞的NK活性，影响T细胞亚群(L3T4和Lyt2)的消长，可作为B细胞刺激剂，促进抗体的产生[50]。本方对体液免疫呈双向调节作用[48]，高剂量补中益气汤还能明显提高脾虚小鼠IL-2活性和IFN-γ活性，并可使它们恢复至接近正常水平[51]。

4. 抗突变及抗肿瘤　本方可在一定程度上降低实体癌患者淋巴细胞微核率，证明该方具有抗染色体损伤细胞突变的作用[52]，可以明显抑制 S_{180} 荷瘤小鼠瘤体的生长，延长 H_{22} 荷瘤小鼠的生存时间[53]。本方煎剂与注射剂均可显著提高环磷酰胺的抗癌活性，注射剂作用大于煎剂；对环磷酰胺所致染色体畸变，红、白细胞减少，及脾脏的萎缩有显著的对抗作用。提示在使用抗肿瘤化疗药物时配合本方，将会提高疗效，降低化疗药物毒性副反应[54]。

5. 强心和抗缺氧　本方能显著提高正常大鼠的血压，减慢心率，脉压差增大，提示本方有一定的强心效应。并能明显延长小鼠常压缺氧存活时间和亚硝酸钠中毒小鼠的存活时间，以及小鼠断头后呼吸动作的持续时间，提示本方可提高机体对抗毒物攻击的能力，并对脑缺血缺氧有一定的对抗作用[55]。

6. 抗疲劳　本方可明显降低运动后血乳酸水平和提高运动后血尿素(BUN)恢复速率，表明能显著提高机体对运动负荷的适应能力，对于加速激烈运动后疲劳的消除具有一定作用[56]。本方可以提高疲劳综合征模型小鼠每天活动能力，增加模型鼠体质量及体质量/脾质量的比值[57]。

综观目前有关本方的实验研究，主要围绕探讨本方所治中虚气陷证候的机制而展开。发现本方甘温除热可能与降低脑脊液 PGE2 和丘脑下部-视前区组织 cAMP 含量有关；并已初步阐明了主治脾失健运的机制与其调节胃肠运动、增强消化吸收功能以及加强胃黏膜屏障作用有关；同时还从提高免疫功能、抗疲劳、抗缺氧、强心等方面揭示了本方主治气虚证候的药效学基础；并发现了本方在抗突变和抗肿瘤等方面的特殊作用。上述研究成果对于进一步认识补中益气汤的功用，阐明补气升阳法的实质，以及拓宽临床处方用药的思路均具有重要的参考价值。在此基础上，今后还可对以本方为代表的补气升阳法与以四君子汤为代表的补气健脾法进行系统的比较研究，从而进一步揭示本方在补气剂中的特殊作用机制；此外，还应抓住以往研究所显示出的本方在抗肿瘤及抗溃疡方面的苗头，进一步筛选和精简处方，为研制和开发有关新药提供思路。

【附方】

1. 益气聪明汤(《东垣试效方》卷 5)　黄芪　甘草各半两(15g)　芍药一钱(3g)　黄柏一钱(3g)酒制，剉，炒黄　人参半两(15g)　升麻　葛根各三钱(9g)　蔓荆子一钱半(4.5g)上㕮咀。每服三钱(9g)，水二盏(400ml)，煎至一盏(200ml)，去滓温服，临卧近五更再煎服之。功用：益气升阳，聪耳明目。主治：饮食不节，劳役形体，脾胃不足，清阳不升，白内障，耳鸣，或多年目暗，视物不能。

本方来源，多谓出自《原机启微》或《脾胃论》。然查《脾胃论》中并无此方记载，而《原机启微》成书于 1370 年，较之刊行于 1266 年的《东垣试效方》晚 104 年，故本方方源应为《东垣试效方》，汪昂在《医方集解》中亦明示本方为东垣所制。方中重用黄芪、人参、甘草益气补中，配伍升麻、葛根、蔓荆子诸轻扬升发之品以升阳举陷，使清气上达头目而荣养清窍。肝开窍于目，故佐芍药(《医方集解》为白芍)养血敛阴而柔肝；肾开窍于耳，故以黄柏降火坚阴而固肾，且以酒制炒黄，使寒性减而无伤中之虞。原书方后加减法中有如脾胃虚甚黄柏去之，烦闷有热渐加之，盛暑夏月则倍之，可见本品主要为清热泻火而设。诸药合用，共奏益气升阳，荣养清窍之功。

2. 举元煎(《景岳全书》卷 51)　人参　黄芪炙，各三五钱(9～15g)　炙甘草一二钱(3～6g)　升麻五七分(2～3g)炒　白术炒一二钱(3～6g)　水煎服。功用：益气举陷。主治：气虚下陷，血崩血脱，亡阳垂危等证。

本方系补中益气汤减味而成。方中重用人参、黄芪以益气固脱，配伍白术、炙甘草以加强益气之力；升麻以升阳举陷。如兼阳气虚馁者，宜酌加附子、干姜、肉桂等药。

3. 升陷汤(《医学衷中参西录》上册)　生黄芪六钱(18g)　知母三钱(9g)　柴胡一钱五

分(5g) 桔梗一钱五分(4.5g) 升麻一钱(3g) 水煎三次,一日服完。功用:益气升陷。主治:胸中大气下陷,气短不足以息,或努力呼吸,有似乎喘,或气息将停,危在顷刻,脉沉迟微弱,或三五不调。

本方亦是在补中益气汤的基础上加减衍化而成,适用于胸中大气下陷之证。方中以黄芪为君,既善补气,又善升阳;升麻、柴胡举陷升提,配用知母之凉润,以制黄芪之温性;桔梗为药中之舟楫,能载诸药之力上达胸中。诸药合用,共奏益气升陷之功。

上述三方虽然主治证候各异,但均由气虚下陷而致,故组方皆师从补中益气汤之法,即重用补气之药,配伍举陷升提之品。其中益气聪明汤用参、芪、草配伍升麻、葛根、蔓荆子为方,以补中益气,升清阳于头面,适宜于中气虚弱,清阳不升,清窍失荣之头晕眼花,耳失聪,目不明等症;举元煎用参、芪、术、草益气补中,摄血固脱,辅以升麻升阳举陷,适宜于中气下陷,血失统摄之血崩血脱证;升陷汤仅重用一味黄芪补气升阳,佐以升麻、柴胡、桔梗升举下陷之清气,并载药上达胸中,故适宜于胸中大气下陷,气短喘促,脉象微弱之证。

参考文献

[1] 潘丽萍,周超凡.甘温除热法应用指征探析[J].中医杂志,1993,34(3):184.

[2] 杜发斌,王汝俊.补中益气汤临床运用规律研究[J].中药药理与临床,1993,9(3):1.

[3] 中国中医研究院图书馆.全国中医图书联合目录[M].北京:中医古籍出版社,1991:406.

[4] 裘沛然,丁光迪.中医各家学说[M].北京:人民卫生出版社,1992:155.

[5] 广州中医学院.方剂学[M].上海:上海科学技术出版社,1979:98.

[6] 崔文成.甘温除热法管见[J].中医杂志,1994,35(8):460.

[7] 鲁兆麟.浅议补中益气汤治疗阴火证的机理[J].国医论坛,1986,(1):21.

[8] 蒋天佑.使用补中益气汤的体会[J].天津医药,1975,(9):463.

[9] 潘静江.补中益气汤新解[J].新医学,1974,5(6):289.

[10] 丁承恩.小儿低热症的辨证施治[J].山东中医学院学报,1978,(增刊):64.

[11] 焦太晴.补中益气汤加减治疗胃下垂120例[J].河南中医,2006,26(5):21.

[12] 马向明.针灸合补中益气汤治疗胃下垂38例[J].浙江中医杂志,2008,43(3):164.

[13] 陈耀章.补中气散阴火治疗呃逆30例[J].河北中医,1986,(6):13.

[14] 陈慕廉.中药治疗肠道易激综合症34例疗效观察[J].中医杂志,1986,27(2):60.

[15] 王敏英.补中益气法治疗出口梗阻型便秘40例[J].江苏中医,1995,16(10):13.

[16] 刘建萌.补中益气汤重用黄芪治疗重症肌无力25例临床观察[J].辽宁中医杂志,2006,33(1):58-59.

[17] 简文政,李顺山.中药治疗血管性头痛64例疗效观察[J].中医杂志,1983,24(8):42.

[18] 张希,梁仕祥.补中益气汤加减治疗美尼尔氏综合征102例[J].云南中医杂志,1988,9(1):13.

[19] 雷在彪,刘景增.补中益气汤加减治疗白细胞减少症75例[J].云南中医杂志,1989,10(3):18.

[20] 钟启良,杜玲湘.补中益气汤为主治疗嗜酸性粒细胞增多症[J].福建中医药,1992,23(4):41.

[21] 沙建飞.补中益气汤加减治疗无痛性血尿32例[J].云南中医杂志,1993,14(4):13.

[22] 戴建林.补中益气汤加减治疗流行性出血热多尿期26例[J].河南中医,1986,(6):14.

[23] 杜发斌,王汝俊,邵庭荫,等.补中益气汤治疗慢性乙型肝炎的临床与实验研究[J].中国中西医结合杂志,1993,13(6):333.

[24] 王庆民,史济招.补中益气汤加味治疗慢性肝炎及某些并发病48例[J].中国中西医结合杂志,1992,12(1):58.

[25] 王春生.补中益气汤治疗乙肝表面抗原携带者80例[J].辽宁中医杂志,1989,13(9):23.

[26] 李保民. 补中益气汤治疗44例乳糜尿[J]. 山东中医杂志,1984,(5):26.

[27] 吴绍芬,李春义. 使用环型子宫托及内服补中益气汤治疗子宫脱垂218例疗效分析[J]. 云南医药,1994,15(5):360-361.

[28] 陆建友. 补中益气汤加味治疗慢性盆腔炎53例[J]. 中华中医药学刊,2008,26(7):1580-1581.

[29] 彭琼瑶. 益气升陷法治疗崩漏14例[J]. 湖南中医杂志,1992,(2):39.

[30] 倪彦燕,周羽. 针灸百会加补中益气丸治疗女性产后压力性尿失禁[J]. 中国社区医师,2008,24(17):38.

[31] 王道庆,阎秀玲,郝惠莉,等. 补中益气汤加减治疗子宫肌瘤45例[J]. 浙江中医杂志,1994,29(1):15.

[32] 郑翔. 补中益气汤加味治疗老年人腹股沟疝16例[J]. 辽宁中医杂志,1985,9(6):33.

[33] 张饮祥. 补中益气汤加味治疗导尿术后女性尿道综合征[J]. 黑龙江中医药,2007,36(6):34.

[34] 李新梅. 补中益气汤加减治疗小儿脱肛23例[J]. 实用医学杂志,2000,16(9):772.

[35] 杨香锦. 补中益气汤加减治疗小儿支气管淋巴结核66例[J]. 湖南中医杂志,1992,(5):42.

[36] 张华英,朱有章. 补中益气汤化裁治疗眼肌型重症肌无力28例[J]. 辽宁中医杂志,1987,11(5):22.

[37] 冼基岩. 补中益气汤加味治疗耳鸣30例[J]. 广西中医药,1989,12(2):12.

[38] 冯碧群,卢集森. 补中益气汤加味治疗过敏性鼻炎100例[J]. 新中医,1995,27(6):55.

[39] 廖志立,邱波. 补中益气汤加味治疗复发性口腔溃疡32例[J]. 四川中医,2002,20(9):71.

[40] 胡兵,安红梅,沈克平. 补中益气汤现代药理学研究[J]. 中西医结合学报,2008,6(7):752.

[41] 王汝俊,王建华,邵庭荫,等. 补中益气汤"调理脾胃"药理作用研究——对胃肠运动及小肠吸收机能的影响[J]. 中药药理与临床,1987,3(2):4.

[42] 王汝俊,王建华,邵庭荫,等. 补中益气汤"调理脾胃"药理作用研究——对胰液、胆汁分泌的影响[J]. 中药药理与临床,1988,4(4):5.

[43] 杜发斌,王汝俊,邵庭荫,等. 补中益气汤的药理作用研究——对小鼠肝、胃组织,血清DNA、RNA、蛋白质合成的作用与机理[J]. 中药药理与临床,1992,8(3):1.

[44] 王汝俊,王建华,邵庭荫,等. 补中益气汤"调理脾胃"药理作用研究——对胃酸、胃蛋白酶分泌的影响[J]. 中药药理与临床,1988,4(3):16.

[45] 王汝俊,王建华,傅定中,等. 补中益气汤的药理作用研究——抗实验性胃溃疡作用与机理[J]. 中药药理与临床,1991,7(5):1.

[46] 张永锋,王汝俊,傅定中,等. 补中益气汤的药理作用研究——抗胃黏膜损伤机理探讨[J]. 中药药理与临床,1992,8(6):1.

[47] 王汝俊,傅定中,邵庭荫,等. 补中益气汤的药理作用研究——抗胃黏膜损伤作用与机理[J]. 中药药理与临床,1993,9(2):5.

[48] 杨承进,黄月华,洪伟,等. 黄芪建中汤、补中益气汤对脾胃虚证免疫功能影响的临床观察[J]. 上海中医药杂志,1983,9(2):28.

[49] 李玉纯,李小芳,李嘉陵,等. 补中益气汤剂型与药效关系的实验研究[J]. 四川中医,1990,8(6):8.

[50] 落合宏. 汉方方剂(小柴胡汤、补中益气汤、十全大补汤及人参汤)对小鼠免疫功能的影响[J]. 国外医学中医中药分册,1991,13(4):43.

[51] 黄秋萍. 补中益气汤及其拆方的免疫调节作用[J]. 医学导刊,2008,(2):71-72.

[52] 韩冰虹,逄淑华,郑慧敏,等. 补中益气汤对实体癌病人外周血淋巴细胞微核率的影响[J]. 黑龙江中医药,1992,(1):44.

[53] 李滨,齐凤琴,李燕敏,等. 补中益气汤抗肿瘤作用的实验研究[J]. 中医药学报,2006,34(1):22-23.

[54] 季宇彬，江蔚新，张秀娟．补中益气汤对环磷酰胺抗癌活性和毒性的影响[J]. 中国中药杂志，1989，14(3)：48.

[55] 谢人明，冯英菊，刘小平，等．补中益气汤的心血管作用及耐缺氧作用[J]. 中药药理与临床，1991，7(6)：9.

[56] 文镜，王津．补中益气汤和扶中汤对运动后血乳酸、尿素变化规律的影响[J]. 中草药，1992，23(5)：257.

[57] Wang XQ，Takahashi T，Zhu SJ，et al. Effect of Hochu-ekki-to(TJ-41)，a Japanese herbal medicine，on daily activity in a murine model of chronic fatigue syndrome [J]. Evid Based Complement Alternat Med，2004，1(2)：203-206.

升阳益胃汤

（《内外伤辨惑论》卷中）

【异名】益胃汤(《医级宝鉴》卷 8)。

【组成】黄芪二两(30g)　半夏汤洗　人参去芦　炙甘草各一两(15g)　独活　防风　白芍药　羌活各五钱(9g)　橘皮四钱(6g)　茯苓　柴胡　泽泻　白术各三钱(5g)　黄连一钱(1.5g)

【用法】上㕮咀，每服三钱至五钱(15g)，加生姜五片，大枣二枚，用水三盏，煎至一盏，去滓，早饭后温服。

【功用】益气升阳，清热除湿。

【主治】脾胃虚弱，湿热滞留中焦证。饮食无味，食不消化，脘腹胀满，面色㿠白，畏风恶寒，头眩耳鸣，怠惰嗜卧，肢体重痛，大便不调，小便赤涩，口干舌干。

【病机分析】脾主运化，喜燥恶湿，其气以升为健。脾胃虚弱，纳运失司，故饮食无味，大便不调；清阳不升，清窍失养，故头眩耳鸣；土不生金，肺气亦衰，故畏风恶寒，面色㿠白；脾失健运，湿浊内停，阻碍气机，则脘腹胀满；脾主肌肉四肢，湿困中焦，阳气不运，湿淫肌肉，故肢体困倦沉重，甚而疼痛；湿热下注，故小便频急而不爽；湿邪化燥，故口干，舌干乏津。由上可见，脾胃虚弱，清阳不升，湿热内蕴为本证的基本病机变化。

【配伍意义】本方是为脾虚湿热之证而设，故以益气健脾，除湿清热为法。方中黄芪，"补益中土，温养脾胃，凡中气不振，脾土虚弱，清气下陷者最宜"(《本草正义》卷 1)，本方重用黄芪，取其补脾益气，升举清阳，故为君药。人参、甘草皆甘温补脾之佳品，与黄芪相须而用，则益气补虚之功尤著；白术、茯苓为健脾除湿之要药，既可加强诸补药益气之效，又善化中焦湿浊而助脾胃之健运，共为臣药。半夏、陈皮燥湿行气和胃，畅中焦之气而止胃气之逆；泽泻甘淡渗湿利水，"脾胃有湿热，则头重而目昏耳鸣，泽泻渗去其湿，则热亦随去，而土气得令，清气上行"(《本草纲目》卷 19)，故苓、术得之除湿之效益彰；柴胡、防风、独活、羌活皆辛散升浮之品，以其升浮之性协芪、参、术、草可助清阳之上升；藉其疏散之力辅苓、术、泽能祛肌肉经络之湿；湿邪蕴而化热，故用黄连清热燥湿；湿邪化燥伤津，故配白芍养阴补血，并可制诸辛散药温燥伤津、升散耗气之偏，即如吴昆所云："古人用辛散，必用酸收，所以防其峻厉，犹兵家之节制也"(《医方考》卷 4)，以上俱为佐药。煎加生姜、大枣和胃补脾，与甘草同用亦可调和药性，兼作使药。诸药相合，补泻兼施，虚实并治，共奏益气升阳，健脾除湿，清热和中之功。

本方配伍特点有四：一是补气药与升阳药配伍，补中寓升，以益气升阳，复脾虚之本；二是健脾渗湿药与祛风胜湿药配伍，补中寓散，内外之湿并治；三是补气升阳药与渗湿降火药配伍，补中寓泻，升中寓降，以邪正兼顾；四是辛温疏散药与酸寒收敛药配伍，散中寓收，以制燥散之偏。

本方重用黄芪为君药，伍以大队升散之品，补气升阳之力颇著；通过补气健脾，清热除湿而中焦脾胃之气渐充，故以“升阳益胃汤”名之。

【类方比较】本方药物组成，实乃补中益气汤以白芍易当归、防风易升麻，再加茯苓、半夏、羌活、独活、泽泻、黄连而成。加茯苓、泽泻、半夏者，以助除湿和胃之效；加羌活、独活者，可祛浸淫肌肉筋骨之湿；加黄连者，能清中焦之湿热；用白芍者，以其既有当归养血之能，又因酸收而可防诸辛散药耗气之虞；用防风者，以其既有升麻升发脾气之功，又兼祛风胜湿之用。所以本方与补中益气汤同中有异：两方均从补气升阳立法，皆重用黄芪以补气升阳，辅以白术、炙甘草助补脾之力，佐以柴胡升阳举陷，用于治疗脾胃气虚，清阳不升之证。其中补中益气汤为补气升阳的代表方和基本方，本方则在补气升阳之中又增除湿清热之效，故宜于脾胃虚弱，清阳不升，湿郁生热之证。

【临床运用】

1. 证治要点　本方为益气升阳，清热除湿的代表方，临床以面色皖白，神情倦怠，脘腹胀满，肢体困重，口干舌干为使用要点。

2. 加减法　兼泄泻而肛门灼热者，加黄芩以助清肠之力；肢体重痛不显者，去羌活、独活；无口干舌干者，去黄连；药后小便如常者，减茯苓、泽泻之量。

3. 本方现代常用于治疗慢性结肠炎、萎缩性胃炎、慢性胆囊炎、慢性盆腔炎以及原因不明的低热、慢性牙周炎、荨麻疹等辨证属脾胃虚弱，湿热内蕴之证者。

【使用注意】服药期间，饮食不宜过量，并配合适当的运动，正如原书所云：“若喜食，一二日不可饱食，恐胃再伤，以药力尚少，胃气不得转运升发也，须薄味之食或美食助其药力，益升浮之气而滋其胃气，慎不可淡食以损药力，而助邪气之降沉也。可以小役形体，使胃与药得转运升发；慎勿太劳役，使气复伤，若脾胃得安静尤佳。若胃气稍强，少食果以助谷药之力。”

【源流发展】本方亦为李杲补气升阳的著名方剂，其立意与补中益气汤相类，反映了李氏论治脾胃注重阳气升发的学术思想。然补中益气汤专于补中升阳，本方则参以渗湿泻火，其立法正如李氏所说的：“内伤不足之病，……惟当以甘温之剂，补其中，升其阳，甘寒以泻其火则愈”(《内外伤辨惑论》卷中)。李氏原书中对于本方主治证候的病机和临床表现作了较为详细的论述：“脾胃虚则怠惰嗜卧，四肢不收，时值秋燥令行，湿热少退，体重节痛，口干舌干，饮食无味，大便不调，小便频数，不欲食，食不消；兼见肺病，洒淅恶寒，惨惨不乐，面色恶而不和，乃阳气不伸故也。”明确指出本方所治属脾虚兼夹湿热，或肺脾两虚之证，清代董西园在《医级宝鉴》中又补充了胸腹胀闷、头眩耳鸣、下利遗溺等见症，突出了湿热内蕴的病机变化。前后合参，对于本方的临床运用颇有指导意义。升阳益胃汤集中体现了李氏以补气升阳泻火之法治疗脾胃内伤证候的学术思想，成为后世治疗脾胃虚弱，清阳不升，湿热中阻证候的代表方剂。

【方论选录】

1. 吴昆：“湿淫于内，体重节痛，口干无味，大便不调，小便频数，饮食不消，洒淅恶寒，面色不乐者，此方主之。湿淫于内者，脾土虚弱不能制湿，而湿内生也。湿流百节，故令体重节痛；脾胃虚衰，不能运化精微，故令口干无味；中气既弱，则传化失宜，故令大便不调，小便频数，而饮食不消也；洒淅恶寒者，湿邪胜也，湿为阴邪，故令恶寒；面色不乐者，阳气不伸也。

是方也，半夏、白术能燥湿；茯苓、泽泻能渗湿；羌活、独活、防风、柴胡能升举清阳之气，而搜百节之湿；黄连苦而燥，可用之以疗湿热；陈皮辛而温，可用之平胃气；乃人参、黄芪、甘草，用之以益胃；而白芍药之酸收，用之以和荣气，而协羌、防、柴、独辛散之性耳。仲景于桂枝汤中用芍药，亦是和荣之意。古人用辛散，必用酸收，所以防其峻厉，犹兵家之节制也。”（《医方考》卷 4）

2. 喻昌：“升阳益胃者，因其人阳气遏郁于胃土之中，胃虚不能升举其阳，本《内经》火郁发之之法，益其胃以发其火也。升阳方中，半用人参、黄芪、白术、甘草益胃，半用独活、羌活、防风、柴胡升阳，复以火本宜降，虽从其性而升之，不得不用泽泻、黄连之降，以分杀其势。制方之义若此。”（《医门法律》卷 2）

3. 汪昂：“此足太阴、阳明药也。六君子助阳益胃，补脾胃之上药也。加黄芪以补肺而固卫，芍药以敛阴而调荣，羌活、独活、防风、柴胡以除湿痛而升清阳，茯苓、泽泻以泻湿热而降浊阴，少佐黄连以退阴火。补中有散，发中有收，使气足阳升，则正旺而邪服矣。”（《医方集解·补养之剂》）

4. 王子接：“升阳益胃汤，东垣治所生受病肺经之方也。盖脾胃虚衰，肺先受病，金令不能清肃下行，则湿热易攘；阳气不得升，而为诸病。当以羌活、柴胡、防风升举三阳经气，独活、黄连、白芍泻去三阴郁热，佐以六君子调和脾胃，其分两独重于人参、黄芪、半夏、炙草者，轻于健脾，而重于益胃，其升阳之药，铢数少则易升，仍宜久煎以厚其气，用于早饭午饭之间，籍谷气以助药力，才是升胃中之阳耳。至于茯苓、泽泻，方后注云：小便利不淋勿用，是渗泄主降，非升阳法也。”（《绛雪园古方选注》卷下）

【评议】本方治证，王子接云：“盖脾胃虚衰，肺先受病，金令不能清肃下行，则湿热易攘；阳气不得升，而为诸病”，其余各家亦皆从脾胃虚弱，清阳不升，湿热内蕴立论。对于本方配伍意义的认识，吴氏重在述其除湿之功，或为燥湿，或为渗湿，或为搜湿，或疗湿热，甚为详明；喻氏重在论其补中寓升，升中寓降之理；汪、王二家则从六君子汤加味进行分析。总之，诸家各有心得，均可资参考。

【验案举例】

1. 泄泻 《续名医类案》卷 10：光禄杨立之，元气素弱，饮食难化，泄泻不已，小便短少，洒淅恶寒，体重节痛，以为脾肺虚，用升阳益胃汤而痊。

2. 过敏性结肠炎 《中医杂志》(1965，6：7)：某男，50 岁。泄泻 3 年，日行 2～3 次，时溏时稀，夹有完谷，偶有肠鸣，食欲不振，面色萎黄，形瘦神疲，脉濡小，舌淡苔薄，迭经治疗，效果不显。西医诊断为“过敏性结肠炎”。脾阳不足，运化失职，治宜升阳益胃。处方：党参 12g，黄芪 12g，白术 12g，炒柴胡 2.4g，炒白芍 4.5g，茯苓 6g，姜川连 0.9g，陈皮 4.5g，姜夏 4.5g，生姜 1 片，红枣 3 枚。服药 1 周，大便已改为日行 1 次，粪量较多，食欲略振，续服 48 剂，便解成形，日 1 次，肠鸣消失。

3. 原因不明发热 《浙江中医杂志》(1983，7：332)：某男，53 岁。洒淅恶寒，尔后发热，热度高达 40℃以上，腹胀，大便不畅，胃纳极差，四肢怠惰无力，头目眩晕，小溲不利，已半月余。经实验室检查，诊断为慢性肝炎、早期肝硬化、肝肾综合征，发热待查。先后用和解少阳，清泄胆腑，苦寒清热，通腑泄便等法，并肌内注射青、链霉素，静脉滴注葡萄糖盐水加庆大霉素等均未收效，转来本院。观其面色萎黄，苔虽微黄而舌质淡，脉细无力。脉舌合参，此热决非邪实，乃由气虚所致。取“甘温除大热”之旨，以升阳益胃汤去黄连，加瓜蒌仁、厚朴花。3 剂热退身凉，精神转佳，续予原法调理，药后症状明显改善，3 月后已参加轻便劳动。

按语:案1、案2之泄泻,因伴纳差、面色萎黄、形瘦神疲等症而诊为脾胃虚弱,清阳不升,湿热内蕴,予升阳益胃汤治之,其中案2因无体重节痛等湿淫肌肉之征,而去羌活、独活、防风等祛风胜湿之药,药证相合,俱获良效。案3属虚热证,乃脾胃气虚,虚阳浮越而致。因脾虚湿阻,虚阳外浮以致高热不退,予升阳益胃汤加减,因中虚不足,故去黄连之寒凉伤中;因兼腹胀、大便不畅,故又加瓜蒌仁之润肠泄热、厚朴花以行气除满,结果数日之热竟然3剂而退。

【临床报道】

1. 慢性腹泻　本方加减治疗慢性腹泻36例,药物组成:党参20g,黄芪30g,白术10g,茯苓15g,炙甘草6g,防风9g,陈皮9g,白芍10g,泽泻15g,羌活9g,独活9g,柴胡5g,半夏9g,黄连4.5g,生姜6g。随症加减:无肛门灼热去黄连;腰膝酸软,黎明腹泻者配补骨脂、大枣、肉豆蔻、五味子、吴茱萸;脾虚甚者加升麻、葛根。结果治愈27例,显效5例,有效3例,无效1例,总有效率97.22%[1]。

2. 慢性萎缩性胃炎　应用本方加减(黄芪50g,党参、泽泻、丹参、莪术、焦山楂各10g,白术、陈皮、独活、白芍、黄连各6g,茯苓20g,枳壳、蒲公英各15g,鸡内金8g)治疗慢性萎缩性胃炎192例,一般轻度萎缩性胃炎者服药50～60剂,中度者服药60～70剂,重度者服药70～90剂。结果基本治愈121例,占63.02%;好转61例,占31.77%;无效10例,占5.21%[2]。

3. 慢性胆囊炎　用本方治疗慢性胆囊炎132例。结果治愈36例,好转67例,无效29例,总有效率为77.3%[3]。

4. 椎-基底动脉供血不足性眩晕　以本方为基础,加减治疗椎-基底动脉供血不足性眩晕45例,气血亏虚者去黄连,加当归、川芎;痰盛者加竹茹;肝阳亢盛者加钩藤、地龙。治疗20天后观察疗效,结果治愈29例(64.44%),好转12例(26.67%),未愈4例(8.89%),总有效率91.11%[4]。

5. 疲劳综合征　本病是一种目前原因尚不明确的疾病,其主要临床表现:肢体疲乏无力,食欲不振,失眠健忘,头部沉重,颈项强硬,头晕等,休息后症状不见明显减轻,但无任何器质性病变,以本方治疗疲劳综合征41例,结果显效13例,占31.71%;有效24例,占58.54%;无效4例,占9.75%。总有效率为90.25%[5]。

6. 带下　应用本方(党参、黄芪各15g,白术、黄连、半夏、陈皮、泽泻、防风、羌活、柴胡、白芍各10g,茯苓20g,甘草3g,姜、枣为引)为主,汗多加煅龙牡,治疗带下73例,结果:痊愈66例,好转4例,有效3例,总有效率为100%[6]。

【实验研究】抗疲劳　本方能显著提高小鼠的运动耐力,延长小鼠的游泳运动时间;能显著降低小鼠游泳运动10分钟后血乳酸升高值,减少血清尿素氮的产生,但对肝糖原和肌糖原含量无影响。以上抗疲劳作用是在应用本方15天时发挥的[7]。

参考文献

[1] 先宁霞,杨宗录. 升阳益胃汤治疗慢性腹泻36例[J]. 甘肃中医,2007,20(10):31.

[2] 李德益,等. 升阳益胃汤治疗萎缩性胃炎192例临床观察[J]. 实用中西医结合杂志,1993,6(4):200.

[3] 毛长岭. 升阳益胃汤治疗慢性胆囊炎132例[J]. 湖北中医杂志,1988,(2):21.

[4] 叶参. 升阳益胃汤治疗椎-基底动脉供血不足性眩晕45例[J]. 中国中医急症,2005,14(10):984.

[5] 沈连有．升阳益胃汤治疗疲劳综合征41例临床观察[J].中医药信息，2003，20(1)：49.

[6] 周应征．升阳益胃汤治疗带下73例[J].陕西中医，1990，11(12)：536.

[7] 冯玉华，阎润红，段剑飞．升阳益胃汤抗疲劳的实验研究[J].中国实验方剂学杂志，2008，14(8)：60-62.

玉屏风散

（《究原方》，录自《医方类聚》卷150）

【组成】防风一两(30g)　黄芪蜜炙　白术各二两(60g)

【用法】上㕮咀。每服三钱(9g)，水一盏半，加大枣1枚，煎七分，去滓，食后热服。

【功用】益气固表止汗。

【主治】

1. 表虚自汗。汗出恶风，面色㿠白，舌淡苔薄白，脉浮虚。

2. 虚人腠理不固，易感风邪。

【病机分析】卫气发自胸中，行于脉外，分布于体表，行温养肌肤腠理，调节汗孔开合，防御外邪入侵之职。正如《灵枢·本脏》所说："卫气者，所以温分肉，充皮肤，肥腠理，司开合者也"。《医旨绪余》亦云："卫气者，为言护卫周身，温分肉，肥腠理，不使外邪侵犯也"。可见卫气之名已包含"护卫"之义。肺主一身之气，外合皮毛，卫气之输布体表充养肌肤，全赖肺气的宣发作用，即所谓"脾气散精，……肺输于皮毛，轻清者入于经络为营，慓悍者入于皮肤为卫"(《慎斋遗书》卷2)。一旦肺气虚弱，不能宣发卫气于肌表，则卫气亦弱，进而腠理失固，毛窍疏松。若营阴不守，津液外泄，则身常自汗；卫外御邪能力减弱，风寒之邪每乘虚而入，则易患感冒；卫气既虚，肌腠失于温煦，则常感恶风怯寒，正如《读医随笔》说："卫气者，热气也。凡肌肉之所以能温，水谷之所以能化者，卫气之功用也。……卫气不到则冷"。他如面色㿠白，舌淡苔薄白，脉浮虚软诸症，皆为肺卫气虚，脏腑经络失于濡养，机能衰减的反映。因此，肺卫气虚，腠理失固是本证的基本病机。

【配伍意义】本方证由肺卫气虚，腠理失固而致，治当以益气实卫，固表止汗为法。方中黄芪甘温，归脾、肺二经，"入肺补气，入表实卫，为补气诸药之最"(《本草求真》卷5)，本方用之，取其擅补脾肺之气，俾脾气旺则土能生金，肺气足则表固卫实，用为君药。白术甘苦而温，专入脾胃之经，为益气健脾要药，协黄芪则培土生金，固表止汗之功益著，以为臣药。《神农本草经》卷1曾谓白术有"止汗"之功，《备急千金要方》卷10亦载单味白术煎汤，治汗出不止，可见固表止汗之用白术由来已久。芪、术合用，既可补脾胃而助运化，使气血生化有源；又能补肺气而实肌表，使营阴循其常道，如此则汗不致外泄，邪亦不易内侵。风邪袭表，理当祛之于外，然腠理疏松之人，发汗又虑更伤其表，故本方佐以少量甘温不燥，药性缓和之防风走表而祛风邪，因其乃"风药中润剂"，且与擅长补气固表之黄芪相伍，黄芪得防风，则固表而不留邪；防风得黄芪，则祛邪而不伤正，两药配伍之妙，诚如张秉成所云："黄芪固表益卫，得防风之善行善走者，相畏相使，其功益彰，则黄芪自不虑其固邪，防风亦不虑其散表"(《成方便读》卷1)。煎药时加入大枣1枚，意在加强本方益气补虚之力。上述诸药合用，补中兼疏，散中寓收，表虚自汗之人服之，能益气固表以止汗泄，体虚易感风邪之人服之，能益气固表以御外邪。

本方配伍特点在于：以益气固表为主，酌伍少量祛风解表之品，固表之中寓有疏散，祛风亦可加强固表止汗之功，相畏相使，相反相成。

由于本方益气固表，止汗御风之功有如屏障，珍贵如玉，且为散剂，故前人以“玉屏风散”名之。

【类方比较】本方与桂枝汤均可用治表虚自汗，然本方证之自汗，乃卫气虚弱，腠理不固而致；桂枝汤证之自汗，因外感风寒，营卫不和而致。故本方功专固表止汗，兼以祛风；而桂枝汤则以解肌发表，调和营卫取效。正如吴昆所言：“是自汗也，与伤风自汗不同，伤风自汗，责之邪气实；杂证自汗，责之正气虚。虚实不同，攻补亦异”（《医方考》卷4）。

【临床运用】

1. 证治要点　本方为治疗表虚自汗的常用方剂，临床以自汗恶风，面色㿠白，舌淡脉虚为证治要点。

2. 加减法　汗出量多者，加浮小麦、牡蛎、麻黄根等以加强固表止汗之效；表虚外感风寒，头痛鼻塞，汗出恶风，脉缓者，可与桂枝汤合用，以益气固表，调和营卫。

3. 本方现代常用于治疗或预防小儿及成人反复发作的上呼吸道感染，肾小球肾炎易于因伤风感冒而诱致病情反复者，过敏性鼻炎、慢性荨麻疹、支气管哮喘等每因外受风邪而致反复发作的过敏性疾病，以及手术后、产后、小儿等因表虚腠理不固而致之自汗证。

【使用注意】虚人外感，邪多虚少，以及阴虚发热之盗汗，不宜使用本方。

【源流发展】在《究原方》之前的方书中，已有用黄芪、白术、防风三药配伍治疗自汗证的记载。如《素问病机气宜保命集》卷1中的白术防风汤、黄芪汤均由上述三药组成，惟剂量比例与玉屏风散不同。前者重用防风，芪、术各为其半，全方补散之比为1∶1，用治破伤风服发表散邪药后自汗者；后者三药等分，补散之比为2∶1，用治伤寒发热有汗，脉微弱，恶风甚者，本方重用芪、术，防风为各药之半，补散之比为4∶1，不仅用治气虚自汗，而且以之预防虚人外感。由此可见，上述三方均治自汗，然因邪有微甚，虚有轻重，故用药比例亦相应地各有所侧重，于此可知玉屏风散与上述诸方的源流关系。后世医家根据本方益气实表御邪之功，对其主治范围又有拓展，如《济阳纲目》卷15用本方治疗“风雨寒湿伤形，皮肤枯槁”，以药后肺卫气充，水谷精微得以宣发至皮毛而皮肤润泽。今之临床更将本方用于多种易因外感而诱致反复发作的疾病，如肾小球肾炎、过敏性鼻炎、荨麻疹、支气管哮喘等过敏性疾病，藉本方实卫御邪之功使风邪难以入侵，故疗效颇佳。

本方原为煮散剂，现代又将其改为汤剂、冲剂、口服液、片剂以及水丸、糖浆等剂型，使临床运用更为方便。

【疑难阐释】

1. 关于本方方源　古今文献及各版《方剂学》教材中对玉屏风散来源的记载大致有三种。一是《世医得效方》，如《证治准绳》、《中国医学大辞典》，及《方剂学》第2版、第4版教材；二是《丹溪心法》，如《医方发挥》、《方剂学》第5版及函授教材；三是《究原方》，如中医药类规划教材《方剂学》。考《世医得效方》乃元·危亦林于1337年所著，1345年刊行，但传世的《世医得效方》中并未见到此方。《丹溪心法》为朱震亨门人整理而成，约成书于1347年。而宋·张松的《究原方》成书于1213年，原书虽佚，但引文尚见于《医方类聚》及《古今图书集成医部全录》，故本方之源应作《究原方》为宜。

2. 关于本方隶属归类的沿革　本方在前人方论著作中多归入补益门中，如《景岳全书》卷53“古方八阵”之“补阵”，《医方集解》、《成方便读》卷1之“补养之剂”，《成方切用》卷2之“补养门”等。但在以往出版的高等中医药院校教材《方剂学》中，除第2版教材将其作为补益剂外，余皆因其主治表虚自汗而将其归入“固涩剂”中。析本方之药物组成，芪、术为补气之药，防风为散表之品，与以收涩药为主组成的固涩剂相去甚远，故将其列入固涩剂中，不免显得有其名而无其实。本方君以黄芪，臣以白术，功以补气为主，其止汗之理，并非缘于固涩，实乃通过大补脾肺之气，使气旺表实而汗自止，此即从本论治之意也。故中医药类规划教材《方剂学》重又将其置于“补益剂”中，如此则名实相符，顺理成章。

3. 关于本方药物剂量比例的变化　前已述及，因芪、术、防三药剂量之差而有白术防风汤、黄芪汤及玉屏风散之异。然观后世各种文献中所转载的玉屏风散，其量比亦有不少差异。如《丹溪心法》卷3中重用白术，芪、防等量；《医宗金鉴·删补名医方论》卷28中三药等分；《东医宝鉴·内景篇》卷2中重用防风更甚于白术防风汤，三药之比为1∶1∶3。有人[1]统计了包括药典在内的古今40余部文献中所收录的玉屏风散，尽管主治大体相同，但药物剂量比例竟达12种之多。其中既有三味等量的，也有任何两味等量的；三味药中，任何两味药在不同的药量组合中都有重用和轻用之例。值得一提的是，其中8种文献所载玉屏风散都谓出自《世医得效方》，但组成比例却有5种。由此推测，玉屏风散三药剂量之所以有多种记载，显然不乏辗转传抄之讹，但也不能排除有医家随证化裁变化的情况。由于本方配伍原为补散并用，各家根据气虚感邪之主次变动补散比重亦不悖辨证论治理法。再从上述文献的多种剂量组合来看，重用防风者仅一方，余者皆补重于散，未失益气固表原意。因此在临床运用本方时，必须把握其以补气固表为主这一基本原则。不过，各种不同比例的玉屏风散，其功效必然有所区别，如有人对芪、术、防三药比例为1∶2∶1和2∶1∶1的两首方剂进行了药效学观察，发现前者抗疲劳作用较强，后者延长小鼠存活时间，降低单位耗氧量作用为优[2]，虽然上述研究观测指标较少，且所显示的结果亦未离补气之范畴，但从一个侧面揭示了本方中药物剂量的变动对药效的影响，值得今后进一步深入探讨。

【方论选录】

1. 吴昆：“自汗者，无因而自汗也，常人不自汗者，由卫气固于外，津液不得走泄，所谓阳在外，阴之卫也，卫气一亏，则不足以固津液，而自渗泄矣，此自汗之由也。白术、黄芪所以益气，然甘者性缓，不能速达于表，故佐之以防风。东垣有言，黄芪得防风而功愈大，乃相畏而相使者也。是自汗也，与伤风自汗不同，伤风自汗，责之邪气实；杂证自汗，责之正气虚。虚实不同，攻补亦异，临证者宜详别之。”（《医方考》卷4）

2. 柯琴：“邪之所凑，其气必虚。故治风者，不患无以驱之，而患无以御之；不畏风之不去，而畏风之复来。何则？发散太过，玄府不闭故也。昧者不知托里固表之法，遍试风药以驱之，去者自去，来者自来，邪气留连，终无解期矣。防风遍行周身，称治风之仙药，上清头目七窍，内除骨节疼痹，外解四肢挛急，为风药中之润剂，治风独取此味，任重功专矣。然卫气者，所以温分肉而充皮肤，肥腠理而司开阖，惟黄芪能补三焦而实卫，为玄府御风之关键，且无汗能发，有汗能止，功同桂枝，故又能除头目风热，大风癞疾，肠风下血，妇人子脏风，是补剂中之风药也，所以防风得黄芪，其功愈大耳！白术健脾胃，温分肉，培土即以宁风也。夫以防风之善驱风，得黄芪以固表，则外有所卫；得白术以固里，则内有所据，风邪去而不复来。此欲散风邪者，当倚如屏、珍如玉也。”（录自《古今名医方论》卷4）

3. 汪昂：“此足太阳、手足太阴药也。黄芪补气，专固肌表，故以为君；白术益脾，脾主肌肉，故以为臣；防风去风，为风药卒徒，而黄芪畏之，故以为使。以其益卫固表，故曰玉屏风。”（《医方集解·补养之剂》）

4. 王子接：“黄芪畏防风。畏者，受彼之制也。然其气皆柔，皆主乎表，故虽畏而仍可相使。不过黄芪性钝，防风性利，钝者受利者之制耳。惟其受制，乃能随防风以周卫于身而固

护表气，故曰玉屏风。”(《绛雪园古方选注》卷中)

5. 张秉成：“大凡表虚不能卫外者，皆当先建立中气，故以白术之补脾建中者为君，以脾旺则四脏之气皆得受荫，表自固而邪不干。而复以黄芪固表益卫，得防风之善行善走者，相畏相使，其功益彰。则黄芪自不虑其固邪，防风亦不虑其散表，此散中寓补，补内兼疏，顾名思义之妙，实后学所不及耳。”(《成方便读》卷1)

【评议】关于本方治证，注家皆从气弱表虚立论，各陈己见，见仁见智。惟徐氏所论最为言简意赅：“脾肺气亏，不能卫外，而腠理不密，故风邪易入，自汗不止。”柯氏则宗《内经》“邪之所凑，其气必虚”之旨，详论虚弱之体，不惟易受邪侵，而且以风药驱之，每又复来，以致邪气留连，终无解期之理，进而明确本方立法在于托里固表，扶正祛邪，此说为后世医家广为赞同，成为历代运用本方的准则。对于黄芪与防风的配伍关系，吴氏指出防风能速达肌表，黄芪伍之则走表固卫之效益著，故云“黄芪得防风而功愈大”；柯氏则认为黄芪为补剂中之风药，防风伍之则走表祛风之力更强，故曰“防风得黄芪，其功愈大”，所论角度虽然不同，其意一也。张氏更从散中寓补，补内兼疏的高度阐述了两药相畏相使，相得益彰的辩证关系，立论精辟，说理透彻，足资后学揣摩。本方中君药，汪昂云黄芪为君，张秉成谓白术为君，两味虽同属补气药，但黄芪固表止汗之功尤著，故汪氏所论较为恰当。

【验案举例】

1. 虚伤风 《一得集》：郭绍翁年四十许，经营米业，劳顿实甚，癸酉秋，患伤风咳嗽，就诊于余，脉浮部虚大，寸口涩小，自汗淋沥。余曰：伤风症也，但脉象极虚，寸口脉应大反小，是内伤而微有外感，若服发散之药，汗必漏而不止，虚阳浮越矣，法宜补益，玉屏风散，2剂而瘳。

按语：玉屏风散主治肺卫气虚，腠理失固之证，乃益气实卫，固表止汗之剂。虚人外感风邪，若投发散之剂，恐更伤其表而致汗漏不止，不惟风邪不去，阳气亦有外脱之虞。故用玉屏风散，取其发表而不伤正，固表而不留邪，药证相合，应手而效。

2. 虚人卫阳不固，反复感冒 《福建中医药》(1984,3:50)：某女，44岁，医务人员。患者经常感冒，每月1～2次，动则气促易汗，神疲易倦，面色苍白，食欲欠佳，舌淡苔薄白，脉细弱。免疫球蛋白检查：IgG 60mg%，IgA 245mg%，IgM 140mg%。证属卫阳不固，腠理虚疏，感受风寒，方取玉屏风散加味。处方：黄芪15g，白术10g，防风、当归各8g，每周6剂，水煎服。3个月后诸症悉减，复查免疫球蛋白IgG 1225mg%，IgA 240mg%，IgM 145mg%。

按语：卫阳不固，腠理虚疏，经常罹患感冒，且病久气不生血，而成气虚血弱之证。故以玉屏风散益气实卫以御风邪，加当归养血补虚，守方服至3月，诸症悉减，感冒次数明显减少，免疫球蛋白IgG亦显著升高。

3. 自汗 《山东中医杂志》(1983,2:36)：某男，33岁，农民，1981年5月3日初诊。患者自汗5年余，近半年来加重，汗出以吃饭和劳动时为甚，伴倦怠乏力，食欲不振，胸闷，面色萎黄，舌淡苔薄白，有齿印，脉弦细。证属气虚自汗，遂处玉屏风散加味。处方：黄芪30g，白术15g，防风9g，乌梅15g，炒山楂15g。服上药20剂后，食欲大振，气力渐增，惟自汗如故，且胸闷益甚，于原方中加生麻黄6g。服3剂后自汗渐止，胸闷亦失，遂减量至3g，再服5剂而告痊愈，随访年余未见复发。

按语：表虚自汗，先予玉屏风散加乌梅、山楂以增敛汗开胃之功，药服20剂，食欲、体力大增，但自汗如故，胸闷益甚，此乃脾气渐复，肺气失宣，遂加麻黄少许，药进3剂，5年顽疾竟失。此案将发汗之麻黄用于自汗之证，颇具胆识与巧思。盖因其为宣肺要药，可使肺气外达皮毛而充养卫气;加之有乌梅为伍,散中寓收,亦无过汗之偏,故获良效。

【临床报道】

1. 防治呼吸道感染 本方(黄芪 9g,白术 6g,防风 3g)加陈皮 6g,山药、牡蛎各 9g 研末制成散剂,每次 3g,每日 2 次,隔日服用。先后观察常患感冒、支气管炎及肺炎的体弱儿 85 例,结果服药 3.5~6 个月后,患儿发病次数明显减少,症状减轻,时间缩短,总有效率在 90%以上。免疫球蛋白测定表明,服药后 IgA 较服药前明显增高($P<0.01$),提示本方可增强机体免疫功能[3]。将上述 6 药制成片剂,名"童康片",治疗反复呼吸道感染患儿 32 例。结果多数患儿呼吸道感染次数明显减少,症状减轻,体重增加,食欲改善,其中显效 12 例,有效 17 例,无效 3 例,免疫指标检查,32 例治疗前均偏低值,尤以 IgA、IgG 降低明显,治疗后 28 例 IgA、IgG 上升,其中 25 例已达正常,3 例变化不大,1 例略有下降(肺炎反复发作 2 次),免疫指标的变化经统计学处理,治疗前后有显著性差异。本组病例中医辨证分型均为肺脾两虚或肺气虚者,有湿疹史、喘息性支气管炎史、支气管哮喘史者 1/3 以上,这些有变态反应性疾病患儿的免疫改变比较复杂,既有抑制,也有亢进,而且有多种因素参与,有极其复杂的过程与环节,常常不是单一的免疫促进剂或免疫抑制剂所能解决的,而玉屏风散随着免疫状态的高低呈双向调节作用。此外,反复呼吸道感染患儿多有微量元素锌的降低,而玉屏风散具有一定的补锌作用[4]。以玉屏风散预防儿童反复上呼吸道感染 80 例,处方:黄芪 30g,白术 15g,防风 10g,连服 60 天为 1 个疗程,连服 2~3 个疗程,观察 1 年。结果显效(发病次数比治疗前同期减少三分之二以上,发病症状明显减轻)65 例,有效(发病次数比治疗前同期减半或略减少,发病症状减轻)12 例,无效(发病次数与治疗前同期无变化或加剧)3 例,总有效率为 96.2%[5]。应用维生素 A 和玉屏风散加味治疗反复呼吸道感染患儿 30 例,随访 1 年。对照组给予核酪口服液。结果治疗组 30 例中显效 20 例(67%),有效 6 例(20%),无效 4 例(13%),总有效率 87%;对照组 26 例中显效 12 例(46%),有效 6 例(23%),无效 8 例(31%),总有效率 69%。治疗组临床疗效显著优于对照组($P<0.05$)[7~9],提示玉屏风散通过益气固表实卫防治外感确有效验。

2. 支气管哮喘 将本方用于反复发作的支气管哮喘的防治。方法是:急性期以西医常规治疗(吸氧、抗生素、扩张支气管及祛痰、肾上腺皮质激素等)为主,另服玉屏风散(黄芪 18g,白术、防风各 6g)。缓解期以玉屏风散为主,上方剂量加倍,共研细末,每次 10~15g,每日 2 次,白开水调服。连服 2 个月,第 3 月起间断服用。经治 20 例(病史 8 个月至 25 年),近期治愈 7 例,显效 7 例,有效 5 例,无效 1 例,总有效率达 95%。作者观察到服用本方明显奏效时间在 3 周以后,疗效与疗程呈正相关,故本方服药时间宜长,上述有效病例中服药时间最长者达 2 年之久[10]。

3. 慢性支气管炎 有人对其全部慢性支气管炎患者均给予祛痰止咳、解痉平喘,部分患者根据药敏加用抗生素等常规治疗。治疗组加服玉屏风散,散剂由制黄芪、防风、白术组成,其中制黄芪、防风、白术比例按 1∶1∶2,每次 10g。30 天为 1 疗程,结果总有效率 96%,与常规治疗组相比疗效有显著性提高($P<0.05$)[11]。

4. 慢性肾炎 本方合补中益气汤治疗慢性肾炎 30 例,处方:黄芪、白术、防风、党参、柴胡、升麻、当归、陈皮、白花蛇舌草、半枝莲、金樱子、芡实、沙苑子。同时设对照组采用口服氯沙坦(科素亚)50~100mg,均治疗 2 个月。结果:水肿、乏力、腰酸、慢性肾炎复发等症状及体征的改善情况治疗组优于对照组;尿蛋白定性和 24 小时尿蛋白定量减少程度治疗组优于对照组($P<0.05$)。故本方合补中益气汤对慢性肾炎具有良好的治疗效果和减少复发的作

用[12]。还有人用本方治疗慢性肾功能衰竭并发感染者27例，每日1剂，连用3周，有效率为74%，与抗生素治疗组10例比较，疗效相似，但玉屏风散组感染再发率低，全身状况改善明显[13]。

5. 汗证　本方加减治疗30例自汗患者，药物组成：黄芪、白术各10g，防风6g，乌梅15g，五味子10g。汗出较多者可加煅龙牡、浮小麦、麻黄根等；阳虚易反复感冒的患者酌情加用桂枝、白芍；气虚证见气短乏力、精神欠佳者加用党参、黄精、当归；夜寐不安者酌加炒枣仁、合欢花、夜交藤。结果治愈26例，好转3例，无效1例，总有效率为96.7%，明显高于西药对照组[14]。以本方合桂枝汤加减亦可治疗自汗[15]。以本方加味还可明显缩短手术后汗症的出汗时间[16]。

6. 病毒性心肌炎　对30例病毒性心肌炎患者进行自然杀伤(NK)细胞活性检测，发现NK细胞活性降低者达24例，占80%。经服玉屏风散合生脉饮口服液2～3个月后，NK细胞活性由治前的12.26±1.31(M±SD)提高至31.99±4.23(M±SD)，两者比较差异非常显著($P<0.001$)。同时患者的临床症状及心电图亦均有明显改善[17]。在此基础上进一步观察60例，处方改为玉屏风散汤剂随证加减，疗效亦佳[18]。

7. 产后痹证　本方合用四物汤加味治疗产后痹证110例，基本方：熟地黄15g，炒白芍10g，川芎10g，当归15g，炙黄芪30g，炒白术15g，防风10g，制附片10g，桂枝10g，细辛3g，五味子6g，海风藤15g，鸡血藤30g，炙甘草6g。上肢及项背痛加白芷、葛根、姜黄；下肢痛加怀牛膝、木瓜；腰背痛加桑寄生、川断；自汗明显者煅龙牡。2周为1疗程，观察1～2个疗程。结果治愈56例，显效40例，有效12例，无效2例。治愈率50.9%，总有效率98.18%[19]。

8. 复发性单纯疱疹病毒性角膜炎　将复发性单纯疱疹病毒性角膜炎患者随机分为两组，A组单纯西医治疗。B组中西医结合治疗：除按A组方法外，联合应用玉屏风散加减治疗，气血两虚者加党参、熟地、白芍、枸杞等。症状好转停用西药后继续服用中药1周。治疗结果A组患者42只眼，有效率93%。B组患者38只眼，有效率95%。抗复发疗效：结果A组复发率56%。B组复发率22%。两组患者的治疗有效率相近，无统计学意义，但在抗复发治疗方面有效率有统计学意义($P<0.01$)[20]。

【实验研究】

1. 对机体免疫功能的影响　反复呼吸道感染(RRTI)患儿血清IgG、IgA、IgM含量均较健康儿童低，以IgG、IgA水平降低明显，提示存在一定程度的体液免疫功能紊乱，呈下降趋势。玉屏风散能使反复上呼吸道感染患儿、慢性支气管炎缓解期患者的血清免疫球蛋白IgA水平显著增加($P<0.01$)。玉屏风散还可明显增加实验小鼠呼吸道免疫球蛋白的含量，提高正常小鼠血清IgG及其亚群IgGi、IgGZ量；对腹腔内注射环磷酰胺的免疫抑制小鼠，玉屏风散能提高其IgG、IgGi水平[21]。环磷酰胺可引起全身免疫功能低下，使小鼠腹腔巨噬细胞吞噬功能减弱，溶血素抗体生成减少及2,4-二硝基氟苯(DNCB)所致迟发性超敏反应减弱。玉屏风散、黄芪的总提物及其总多糖对上述指标均有明显的增强作用，且玉屏风散的作用较强，方中防风能显著增加溶血素抗体的生成，提示其免疫增强作用[21,22]。

2. 对肾炎的病理修复　玉屏风散对实验性肾炎有一定的保护作用。对兔用Vassali氏改良法造成实验性肾炎模型，每日给予相当于原生药14.67g的玉屏风散浸膏，服药7周后可见病理学检查有显著好转，光镜及电镜检查均发现兔的肾脏病变显著减轻，好转率达83.33%，对照组好转率为33.3%。两组病理改善有显著差异($P<0.01$)。同时与对照组相

比治疗组肾功能方面内生肌酐清除率回升较快，尿蛋白定量也较低，但血液淋巴细胞转化率无明显差异[23]。

3. 对流感病毒的抑制作用　研究发现，玉屏风散口服液在鸡胚内能明显抑制流感病毒A，而且还具有灭治流感病毒的作用[24]。也有报道玉屏风散在感染病毒前或后1小时及与感染同时给药，均能抑制流感病毒的增殖，将其灭活[25]。

4. 抗感染　研究表明，慢性肾衰合并感染的免疫反应变化的机制与血清锌代谢异常有关。当血清锌显著降低时，临床上易并发感染、贫血、营养发育障碍、性功能低下、伤口愈合延迟等，而使用玉屏风散治疗获得较好疗效。表明玉屏风散抗感染的作用机制可能与锌异常得到调整，进而使免疫功能改善有关[13]。此外，玉屏风散加当归具有阻断绿脓杆菌对大鼠气管黏膜的黏附、阻止和减轻感染的作用[26]。在体外实验条件下，玉屏风散水煎剂能有效促进液体培养基甲型链球菌的生长，同时能够抑制大肠杆菌、肺炎链球菌和乙型溶血性链球菌的生长。甲型溶血性链球菌作为上呼吸道重要的正常菌群之一，对上呼吸道感染的预防具有较好的效果[27]。

5. 对肾上腺皮质功能的影响　有人观察了玉屏风散加菟丝子、当归、蚕休与玉屏风散原方对阳虚小鼠肾上腺皮质功能的影响，显示两方可改善小鼠食欲、活动度及应激能力，促使肾上腺组织增生，尤以前方作用为著[28]。小鼠分别灌服玉屏风散和人参煎剂有类似人参耐低温、耐疲劳、降低耗氧量的作用，能增强机体对有害刺激的防御能力。上述玉屏风散对有害刺激引起的非特异性抵抗力，可能与增强垂体一肾上腺皮质系统功能有关[29]。

6. 制剂研究　由于玉屏风口服液在制剂过程中需经过醇沉工艺，但乙醇用量过大，又会导致黄芪所含多糖、氨基酸等生理活性成分的损失。因此有人对该药醇沉乙醇用量进行了优选，结果发现按浸膏量的2.5倍加入乙醇，既经济，有效成分损失也少[30]。

综上所述，玉屏风散在临床上主要用于防治多种易因外感风邪而致反复发作的疾病，本方通过补气实表而使正气强盛，腠理固密，则外邪难以入侵，所以有关本方的实验研究亦侧重于对机体免疫功能影响的观察。研究发现本方能够提高吞噬细胞功能，促进免疫球蛋白的分泌，对细胞及体液免疫具有促进和保护作用，并对机体的免疫机能呈现双向调整性效应，从免疫学方面较为系统地揭示了本方益气固表的药效学基础。同时还发现本方能够增强垂体一肾上腺皮质功能，促进组织器官病理损害的修复，并有抗病毒和抗感染作用，提示本方治疗感染性疾病的机制是多方面的。本方在临床上还广泛用于治疗汗证和多种过敏性疾病，但有关此方面实验研究的报道却甚少。因此在以往工作的基础上，进一步探讨本方的抗过敏作用以及对神经体液功能的调节作用，应列为今后研究的课题之一。此外对于本方量效关系的研究虽已初见端倪，但亦有待系统和深入，以期更为全面地揭示和阐明本方的作用机制。

参考文献

[1] 陈馥馨，高晓山．玉屏风散组成考查及联想[J]．中成药，1995，(4)：45.

[2] 赵自强，韩生银．玉屏风散古今剂量比例改变的药理作用比较[J]．中医药研究，1992，(3)：41.

[3] 方鹤松，高慧英，凌筱明，等．加味玉屏风散预防体弱儿反复呼吸道感染效果观察[J]．中医杂志，1982，23(1)：37.

[4] 李美珠．童康片防治小儿反复呼吸道感染[J]．上海中医药杂志，1992，(9)：13.

[5] 黄秀君．玉屏风散预防儿童反复上呼吸道感染[J]．浙江中西医结合杂志，2006，16(2)：112.

[6] 郑冬雅,任潮芬．维生素 A 和玉屏风散加味治疗小儿反复呼吸道感染疗效观察[J]. 现代中西医结合杂志,2008,17(11):1650-1651.

[7] 库保庆．玉屏风散加味治疗小儿反复呼吸道感染疗效观察[J]. 中国中医药信息杂志,2007,14(6):61.

[8] 陈礼勤,江向君,陈国新．天灸疗法配合玉屏风散联合防治儿童反复呼吸道感染 68 例[J]. 中医外治杂志,2008,17(1):6-7.

[9] 李凤新．玉屏风散合四君子汤加减治疗小儿反复呼吸道感染 78 例[J]. 光明中医,2007,22(7):83.

[10] 李宝山,谭弘慧．玉屏风散对哮喘的防治[J]. 河北中医,1989,11(1):23.

[11] 吴伟平,蔡润清,陈清维．玉屏风散加减治疗慢性支气管炎 55 例[J]. 贵阳中医学院学报,2008,30(4):33-34.

[12] 蔡浙毅,吴锋,费秀丽．玉屏风散合补中益气汤治疗慢性肾炎的临床观察[J]. 辽宁中医杂志,2008,35(10):1533-1534.

[13] 沈壮雷,赵霖,鲍善芬．玉屏风散加味治疗慢性肾功能衰竭并发感染的疗效观察与实验研究[J]. 中西医结合杂志,1988,8(5):268.

[14] 齐霁,王迪．玉屏风散加味治疗自汗临床观察[J]. 吉林中医药,2008,28(5):338.

[15] 王洪白．桂枝汤合玉屏风散加减治疗自汗 176 例[J]. 实用中医药杂志,2007,23(2):87.

[16] 梁文忠．加味玉屏风散治疗手术后汗症 60 例[J]. 四川中医,2001,19(7):43.

[17] 陈曙霞,常佩伦,郑新娟,等．玉屏风散及生脉饮对柯萨奇 B 病毒性心肌炎的疗效观察[J]. 中西医结合杂志,1990,10(1):20.

[18] 陈曙霞,郑新娟,常佩伦,等．玉屏风散为主治疗病毒性心肌炎及体外药物筛选的研究[J]. 中医杂志,1990,31(12):22.

[19] 肖立成．四物汤合玉屏风散加味治疗产后痹证 110 例[J]. 河南中医,2008,28(12):86.

[20] 吕宏伟,韩兴国,汪萍．玉屏风散防治复发性单纯疱疹病毒性角膜炎 36 例临床观察[J]. 实用医学杂志,2008,24(2):308-309.

[21] 杨善浦,吴叶健,黄爱萍．反复呼吸道感染患儿 T 细胞亚群及免疫球蛋白变化的意义[J]. 山东医药,2007,47(4):83.

[22] 潘小平,蔡光先．玉屏风散免疫调节机制及其治疗白细胞减少症机理概况[J]. 湖南中医杂志,2008,24(6):91-93.

[23] 陈梅芳,张庆怡,吴志英,等．玉屏风散治疗实验性肾炎的研究[J]. 中西医结合杂志,1986,6(4):229.

[24] 邹莉玲,伍学洲．玉屏风口服液在鸡胚内对流感病毒的抑制作用[J]. 江西中医药,1989,(6):40.

[25] 邹莉玲,邹永生,熊文淑,等．玉屏风散口服液对流感病毒抑制及机体免疫功能的影响[J]. 中药材,1990,(1):31-40.

[26] 徐锡鸿,孔繁智．加味玉屏风散抗慢支大鼠呼吸道黏膜细菌粘附的实验[J]. 浙江中医杂志,1991,(1):39.

[27] 王健炜,彭静,袁嘉丽．玉屏风散影响上呼吸道甲型链球菌生长的实验研究[J]. 云南中医学院学报,2008,31(2):20-22.

[28] 孙蓉,郑丽莉．加味玉屏风散对阳虚小鼠肾上腺皮质功能的影响观察[J]. 天津中医,1988,(6):17.

[29] 韩根生,赵自强,杨洁,等．玉屏风散的药理研究[J]. 宁夏医学杂志,1990,12(4):212.

[30] 周跃华,李忠如,姜志勇．玉屏风口服液醇沉乙醇用量的优选[J]. 中国中药杂志,1994,19(4):229.

生　脉　散

（《医学启源》卷下）

【异名】生脉汤（《丹溪心法》卷1）、参麦散（《遵生八笺》卷4）、生脉饮（《医录》，录自《兰台轨范》卷1）、人参生脉散（《症因脉治》卷2）、定肺汤（《医林绳墨大全》卷2）、参麦五味饮（《胎产心法》卷下）。

【组成】麦冬　人参各三钱（9g）　五味子十五粒（6g）

【用法】水煎服。

【功用】益气生津，敛阴止汗。

【主治】

1. 久咳伤肺，气阴两虚证。干咳少痰，短气自汗，口干舌燥，脉虚细。

2. 暑热耗气伤阴证。汗多神疲，体倦乏力，气短懒言，咽干口渴，舌干红少苔，脉虚数。

【病机分析】肺主气，司呼吸，若久咳不愈，则肺气日耗，肺阴渐损。气虚则咳嗽气短，自汗声低；阴虚则肺失清润，干咳痰少；肺主一身之气而为百脉之朝会，肺气虚馁，脉道失充，故脉来虚弱。暑为夏季炎热之气，其性升散，感之则腠理开泄，大汗伤阴，即所谓“阳胜则阴病”；气随汗泄，其气渐馁，故有“气虚身热，得之伤暑”（《素问·刺志论》）之论，而气虚腠理不固则汗溢不止，以致汗愈多而津愈损，津愈损则气愈耗，酿成气阴两虚之证：气虚则汗多神疲，体倦乏力，气短懒言；阴虚则咽干口渴，舌质干红少苔，脉来虚数。由此可见，本方所治之病虽异，气阴两虚之机则一。

【配伍意义】本方所治诸症皆由气阴不足而致，故治宜益气养阴生津为法。方中人参甘温而不燥，既可补益肺气，又擅补气生津，用为君药；麦冬甘寒生津，长于润肺养阴，与人参相协，气阴双补，相得益彰，故为臣药；五味子酸温收涩，益气生津，敛阴止汗，既可固气津之外泄，又能复气阴之耗损，与参、麦相辅相成，用为佐药。三药皆入肺经，一补一润一敛，既可补气阴之虚，又可敛气阴之散，故肺虚久咳之证得之，可收益气养阴，敛肺止咳之效；暑热气耗津泄之证得之，可奏益气生津，敛阴止汗之功。

本方虽有气阴双补之功，但实以人参补气为主，由于气复津生，汗止阴存，脉得气充，则可复生，故以“生脉”名之。

【类方比较】本方与王氏清暑益气汤均可治疗暑病汗多，耗气伤津之证，然清暑益气汤证为暑热尚炽，气津已伤，因邪实正虚，故仍有身热心烦，小便短赤，舌红苔黄等热盛之象；本方则用于暑热已清，气阴俱损，乃纯虚无实之证，并为治疗久咳肺虚，干咳痰少的常用方。

【临床运用】

1. 证治要点　本方是治疗气阴两虚证的代表方剂。临床以体倦，气短，咽干，舌红脉虚为使用要点，尤以气阴两虚兼有津气耗散为病机特点者为宜。

2. 加减法　方中人参性味甘温，有大补元气之功，若气虚不甚者，可易为党参；若气阴不足，兼有内热者，则可用西洋参代之，正如张锡纯所说：西洋参，“性凉而补，凡欲用人参而不受人参之温补者，皆可以此代之”（《医学衷中参西录》中册）；若病情急重者，全方用量亦宜加重。

3. 本方现代常用于治疗冠心病、心绞痛、急性心肌梗死、心律不齐、心肌炎、心力衰竭等心血管系统疾病，及肺心病、肺结核、慢性支气管炎等呼吸系统疾患属气阴两虚证者；还有各类休克、中暑、老年性痴呆、新生儿硬肿症等表现为气阴两虚证候者。

【使用注意】本方乃补敛合法，故宜于气阴两虚，纯虚无实之证。若温病气阴虽伤，但余热未清，或久咳肺虚，仍有痰热者，均非所宜。

【源流发展】本方首见于金代张元素的《医学启源》，用于治疗“肺中伏火，脉气欲绝”，以其“补肺中元气不足”。李杲秉承师教，又加以发挥，据本方有补敛气阴之功而将其用于夏月热伤元气，汗泄津伤证候的治疗，有关论述载于《内外伤辨惑论》中。自此历代医家对本方的临床运用主要分作两途：一则取其益气敛阴止汗之功，用于外感热病汗多津伤气耗之证，此以吴瑭为代表，如《温病条辨》卷 1 以本方治疗暑温“因阳气发泄太甚，内虚不司留恋”以致“汗多而脉散大”，通过大补元气，酸甘化阴，守阴所以留阳；一则因其诸药皆入肺经，具有补肺气养肺阴之功，用于肺气虚馁，气阴不足之证，此以吴昆为代表，如《医方考》卷 3 云：“肺主气，正气少故少言，……人参补肺气，麦冬清肺气，五味子敛肺气，一补一清一敛，养气之道毕矣”。由于生脉散立法重在补益气阴，因而后世医家又进一步将本方推广运用于内、外、妇、儿等各科辨证属于气阴两虚的多种疾患，如《正体类要》卷上以之治疗疮疡溃后，脓水出多，气阴俱虚；《外科枢要》卷 4 以之治疗胃气亏损，阴火上冲，肌肉消瘦，汗出不止；目前临床则常将其用于多种心血管系统疾病及休克的抢救治疗。本方原为汤剂，现代又制成口服液、注射液等剂型，以方便患者久服或危急重症的抢救治疗。

【疑难阐释】

1. 关于本方方源　本方方源，在以往的《方剂学》著作和教材中，多注为李杲的《内外伤辨惑论》。考《内外伤辨惑论》刊行于 1231 年（一说 1247 年），而早在张元素的《医学启源》（刊于 1186 年）中已有用本方补肺中元气的记载。然后世之人多云生脉散乃东垣治疗暑病气津两伤之剂，以至于本方原为张氏治疗肺虚证候而拟反鲜有论者。如汪昂将生脉散辑入“清暑之剂”，徐大椿亦曰本方为“伤暑之后存其津液之方也。……用此方者，须详审其邪之有无，不可徇俗而视为治暑之剂也”（录自《温热经纬》卷 4）。可见东垣著述流传之广，东垣学说影响之大。《方剂学》规划教材将本方方源作了更正，使后学明辨源流，从而可更加深入理解本方立方旨意。

2. 关于本方的主治与立法　本方由张元素所创，用于治疗肺热不清，久之气阴耗损。观原书所述“脉气欲绝”，可知是证不惟气虚，而且虚之颇甚，由于肺为气之主，肺气虚甚必累及五脏，脉道失充，故脉现微细，甚则指下难及，正如王士雄所说：“方名生脉，则热伤气之脉虚欲绝可知矣”（《温热经纬》卷 4）；《赤水玄珠全集》卷 5 对于本证的临床表现进一步具体描述：“肺气大虚，气促上喘，汗出而息不续，命在须臾”；《万病回春》卷 2 虽云本方治疗暑病，但亦明示其病机乃“暑伤于气，脉虚弦细芤迟，属元气虚脱者”；后世温病学家更是将本方作为治疗阴伤气脱证候的要方。从上述诸家运用本方的有关论述中不难看出斯证气虚程度之著，甚而有耗散之虞！所以生脉散实为元气大虚，津气耗散之证而立，其本意在于以人参大补元气以复气虚之本，配伍五味子收敛肺气以固气泄之标，再用麦冬甘寒清润而滋不足之阴，三药甘润不燥，补敛合法，使元气充肺阴复而脉归于平。由于本方立法要在补敛气阴，故适宜于气阴不足且有耗散之征的各种病证。综观本方历代所用，无论李杲治暑病汗多耗气伤津之证，还是薛己治疮疡溃后脓水出多阴伤气耗之证，抑或近代应用本方治疗休克、心血管系统疾病等，见证虽然各异，却均不出气津虚损耗泄这一基本病机变化。

3. 关于本方的现代临床运用　本方现代广泛用于心血管系统疾病及休克的抢救治疗，并取得了显著的疗效。这些疾病的临床表现多有神疲乏力，汗多懒言，气短咳喘，面色无华或苍白，心悸脉虚等气阴不足之征。由于本方大补元气，敛阴止汗，且三药俱入心经，兼有补心宁神之效，实验研究亦表明本方具有强心、调节血压、改善心肌代谢等作用，因而适宜于以心肺气阴亏损为主要病理表现的休克、心衰、心律失常等的治疗[1]。此外，通过调整方中的药物和用量，还可用于各科疾病中辨证属于气阴两虚证候者的治疗。

4. 关于本方中人参的运用　本方中人参为大补元气，益气固脱之要药，目前使用的多为栽培品，临床运用时应视病情的需要而酌情选用不同品种：若元气大虚者，当用红参或别直参；阴虚较显者，可选生晒参或白参。若虚而有火者，亦可改用西洋参；气阴不足之轻证，则可代之以党参。此外，若病情急重者，剂量宜大；病情轻浅者，用量则宜减。如此随证斟酌使用，则无论何种疾患，无论病情缓急，凡辨证属气阴不足者均可奏功。

【方论选录】

1. 李杲："圣人立法，夏月宜补者，补天真元气，非补热火也，夏食寒者是也。故以人参之甘补气，麦门冬苦寒泻热，补水之源，五味子之酸，清肃燥金，名曰生脉散。孙真人云：五月常服五味子，以补五脏之气，亦此意也。"(《内外伤辨惑论》卷中)

2. 吴昆："肺主气，正气少故少言，邪气多故多喘。此小人道长，君子道消之象也。人参补肺气，麦冬清肺气，五味子敛肺气，一补一清一敛，养气之道毕矣。名曰生脉者，以脉得气则充，失气则弱，故名之。东垣云：夏月服生脉散，加黄芪、甘草，令人气力涌出。若东垣者，可以医气极矣。"(《医方考》卷 3)

3. 柯琴："肺为娇脏，而朝百脉，主一身元气者也。形寒饮冷则伤肺，故伤寒有脉结代与脉微欲绝之危；暑热刑金则伤肺，故伤热有脉来虚散之足虑。然伤寒是从前来者，为实邪，故虽脉不至，而可复可通；伤热是从所不胜来者，为贼邪，非先从滋化其源，挽回于未绝之前，则一绝而不可复。此孙真人为之急培元气，而以生脉名方也。麦冬甘寒，清权衡治节之司；人参甘温，补后天营卫之本；五味酸温，收先天天癸之原。三气通而三才立，水升火降，而合既济之理矣。仲景治伤寒有通脉、复脉二法。少阴病里寒外热，下利清谷，脉微欲绝者，制通脉四逆汤，温补以扶阳；厥阴病外寒内热，心动悸，脉结代者，制复脉汤，凉补以滋阴。同是伤寒，同是脉病，而寒热异治者，一挽坎阳之外亡，一清相火之内炽也。生脉散，本复脉立法，外无寒，故不用姜、桂之辛散；热伤无形之气，未伤有形之血，故不用地黄、阿胶、麻仁、大枣，且不令其泥膈而滞脉道也。心主脉而苦缓，急食酸以收之，故去甘草而加五味矣。脉资始于肾，资生于胃，而会于肺。仲景二方重任甘草者，全赖中焦谷气，以通之复之，非有待于生也；此欲得下焦天癸之元气以生之，故不藉甘草之缓，必取资于五味之酸矣。"(录自《古今名医方论》卷 1)

4. 汪昂："此手太阴、少阴药也。肺主气，肺气旺则四脏之气皆旺，虚故脉绝短气也。人参甘温，大补肺气为君；麦冬止汗，润肺滋水，清心泻热为臣；五味酸温，敛肺生津，收耗散之气为佐。盖心主脉，肺朝百脉，补肺清心，则气充而脉复，故曰生脉也。夏月炎暑，火旺克金，当以保肺为主，清晨服此，能益气而祛暑也。"(《医方集解·清暑之剂》)

5. 冯兆张："人参补气为君，所谓损其肺者，益其气也；五味子酸敛，能收肺家耗散之金；麦门冬甘寒，濡肺经燥枯之液。三者皆扶其不胜，使火邪不能为害也。司天属火之年，时令燥热之际，尤为要药。"(《冯氏锦囊秘录》卷 9)

6. 王子接："凡曰散者，留药于胃，徐行其性也。脉者，主于心，而发原于肺。然脉中之气，所赖以生者，尤必资藉于肾阴。故《内经》言君火之下，阴精承之也。麦冬清肺经治节之司，五味收先天癸水之原，人参引领麦冬、五味都气于三焦，归于肺而朝百脉，犹天之云雾清，白露降，故曰生脉。"(《绛雪园古方选注》卷中)

7. 徐大椿:"肺虚气耗,不能摄火,而热浮于外,故发热口干、自汗不止焉。人参大补,能回元气于无有,五味酸收,能敛元津之耗散,麦冬润肺清心。名之曰生脉,乃补虚润燥,以生血脉也。俾血脉内充,则元津完固而魄汗自敛,血脉无不生,虚热无不敛藏矣。此扶元敛液之剂,为气耗发热多汗之专方。"(《医略六书·杂病证治》卷20)

8. 张秉成:"肺主一身之气,为百脉所朝宗,肺气旺,则脏腑之气皆旺,精自生而形自盛,脉自不绝矣。一受暑热之气,金受火刑,肺气被灼,则以上诸证叠出矣。然暑为夏月之正邪,人之元气充实者,原可不病,故邪之所凑,其气必虚。方中但以人参保肺气,麦冬保肺阴,五味以敛其耗散,不治暑而单治其正,以暑为无形之邪,若暑中无湿,则不致留恋之患,毕竟又无大热,则清之亦无可清,故保肺一法,即所以却暑耳。此又治邪少虚多,热伤元气之一法也,在夏月肺虚者,可以服之。"(《成方便读》卷3)

9. 吴瑭:"汗多而脉散大,其为阳气发泄太甚,内虚不司留恋可知。生脉散酸甘化阴,守阴所以留阳。阳留,汗自止也。以人参为君,所以补肺中元气也。"(《温病条辨》卷1)

10. 唐宗海:"人参生肺津,麦冬清肺火,五味敛肺气。合之酸甘化阴,以清润肺金,是清燥救肺汤之先声。"(《血证论》卷7)

11. 费伯雄:"肺主气,心主血,生脉散养心肺之阴,使气血得以荣养一身,而又有酸敛之品以收耗散之气,止汗定咳。虚人无外感者,暑月宜之。"(《医方论》卷3)

【评议】徐大椿称本方为"扶元敛液之剂",可谓深得其立方之旨,诸家亦围绕本方益气补肺,敛阴止汗之功进行了精辟的阐述。关于本方主治证候,多数医家皆从暑热伤肺而论(如柯、汪、冯、张、费氏等),认为是证乃暑热当令,火热刑金,气阴耗损而成,因而本方为暑月保肺之要药。前已述及,本方因东垣用治暑病耗气伤津之证而名世,以致不少医家对本方主治证的认识亦多囿于暑月之疾,从临床运用情况来看,此说显然失之片面。实际上,本方乃补敛气阴的代表方剂,不论何种疾患,只要辨证属气阴两虚证候者,均可加减用之。

【验案举例】

1. 中暑 《续名医类案》卷7:陆祖愚治一人,七月间因构讼事,食冷粥数碗,少顷即吐出,自此茶饮皆吐,头痛身热,咽喉不利,昏冒,口中常流痰液。医知为中暑,用冷香薷饮投之,随吐;又以井水调益元散投之,亦吐,昏沉益甚。脉之,阳部洪数无伦,阴部沉微无力。此邪在上焦,在上者因而越之,此宜涌吐者也。盖饥饿之时,胃中空虚,暑热之气,乘虚而入于胃,胃热极而以寒冷之水饮投之,冷热相反,所以水入即吐;即口中流涎,亦胃热上涎之故也。因用沸汤入盐少许,齑汁数匙,乘热灌之,至二三碗不吐,至一时许方大吐,水饮与痰涎同出,约盆许,即以生脉散投之,人事清爽,诸症顿减。

按语:暑月忍饥,胃中空虚,暑热之气,乘虚而入,胃热极又遽食冷物而益伤胃气,以致痰饮中阻甚至饮入即吐。经盐汤涌吐,胃热与痰涎虽去而气阴大伤,遂投生脉散益气养阴而诸症顿减。

2. 脱证 《成都中医学院学报》(1979,1:48):某女,75岁。患高血压及慢性支气管炎多年。平素血压在190～170/110～100mmHg之间,并有头晕失眠,咳嗽胸闷等。诊前约10分钟,因过劳突感呼吸困难,心悸,头汗如珠,口噤不语,脉形隐伏,怠缓而结,至数不清,每分钟约36次/分。证属脱证。急取红参2支(切片),麦冬15g、五味子12g,开水浸泡,白糖为引,徐徐灌入口中,药尽服,患者始能呻吟,手足扰动。再服即时苏醒,脉形始现,50次/分,仍无力而结,3～5至一止。此元气复而未盛,原方浓煎作饮,2小时内尽服生脉散2剂,神识清楚,转危为安。次日再诊,觉头昏疲乏心跳,六脉弦缓,5～8至一止。

血压 140/100mmHg，已进食。仍按原方再进 3 剂，素食调养，脉形整齐，恢复常态。

3. 心律失常 《中级医刊》(1959，9：26)：某女，73 岁。支气管扩张合并支气管肺炎，继发心力衰竭，采用毛地黄叶粉末内服。治疗过程中，突然发生恶心呕吐，心率 38 次/分，律齐，血压降至 90/0mmHg，患者疲乏，嗜睡。经中西医会诊，诊断为毛地黄中毒所致心房室传导阻滞。用人参 9g，麦冬 9g，五味子 3g，连服 5 剂，心律恢复至 56 次/分，诸症逐步缓解。

按语：案 2 心悸气喘，头汗如珠，脉形隐伏，为气阴外脱之危候，非重剂益气固脱之剂不足以拯危救逆，故急投生脉散重用红参浓煎频服，于 2 小时之内尽服 2 剂，使元气得复而神识渐清，转危为安。案 3 心律失常亦属气阴欲脱之危候，以生脉散大补元气，敛阴固脱而症得缓解。

4. 肌衄 《浙江中医杂志》(1987，4：162)：某男，50 岁。半月前因操劳恼怒，又天热汗出较多，自感乏力口干。1 周前换衬衣时，发现有片状淡红色血迹，当时未介意。后觉心烦口苦，头晕眠差，前天晨起又见衬衣血迹如前。查身有汗，肉眼不红，用纱布反复擦拭汗迹，可见纱布微红，取汗液镜检，可见散在红细胞，面色微黄，舌淡，脉弦细。处方用生脉散加白芍，5 剂而愈。

按语：本证肌衄缘于劳倦耗气，津血不固，故以人参益气补虚，麦冬养阴生津，五味子敛汗固表，再加白芍养血敛阴，药证相合而收捷效。

【临床报道】

一、呼吸系统疾病

1. 肺心病 对肺心病缓解期患者给予生脉饮(红参 10g，麦冬 30g，五味子 10g，煎成 300ml 澄清液)，每次 20ml，1 日 3 次，每年 10 月底至次年 3 月底为治疗期。经治 42 例(男性 35 例，女性 7 例；发病年龄为 52～73 岁；病程 5～25 年)，结果患者的静息时气喘、咳嗽、咯痰、水肿等症，以及心电图、感冒、肺心病发作次数等均与治疗前有显著差异[2]。另据报道，以生脉散治疗本病 24 例，按“慢性肺原性心脏病病情分级和疗效判断标准”进行病情分级和疗效评定，该组重型 16 例，中型 8 例，治疗结果：重型中显效与好转各 8 例，中型中 8 例均为显效，总显效率为 66.7%，好转率为 33.3%。对照组 37 例中，重型 23 例，中型 14 例，结果重型中 12 例显效，8 例好转，无效死亡 3 例；中型中 14 例均为显效，总显效率为 70.3%，好转率为 21.6%，无效率为 8.1%[3]。用参麦注射液治疗 15 例肺心病低氧血症及酸碱失衡患者，与同期具有可比性的其他疗法治疗的 14 例做对照，结果：参麦注射液组治疗前后动脉血氧分压、动脉血氧饱和度、碱剩余等指标均有改善，并与对照组比较有显著性差异[4]。

2. 心源性哮喘 以本方为基本方，气虚甚者加黄芪，阴虚重者加沙参、生地，伴瘀血者加丹参、赤芍、益母草、泽兰，伴痰湿水肿者加桑白皮、杏仁、全瓜蒌等，治疗心源性哮喘 16 例。结果：显效 8 例，好转 5 例，无效 3 例[5]。

二、心血管系统疾病

1. 冠心病 冠心病患者中多数表现为气虚或气阴两虚之证，故以生脉散治疗有效。有人用生脉注射液(每 ml 含红参 0.1g、麦冬 0.31g、五味子 0.15g)10ml 加 10%葡萄糖 10ml 静脉缓慢推注，先后治疗冠心病患者属气虚证者 74 例，结果患者的心功能均获明显改善。表明本方具有正性肌力作用[6，7]。另用本方加炙黄芪、丹参各 15g，川芎 6g，瓜蒌皮、郁金各 12g(一般用太子参，重症用人参)为基本方，心悸、失眠者加酸枣仁、夜交藤，心痛、胸闷加降香、参三七粉，早搏频发加苦参，头晕、血压高加枸杞子、天麻。治疗冠心病 50 例，结果治愈

7 例，显效 12 例，有效 18 例，无效 13 例[8]。生脉注射液能改善冠心病的心肌缺血，防止再灌注心律失常的发生。李氏等[9]使用生脉注射液治疗心电图有心肌缺血改变的冠心病患者，治疗 15 天后，静息心电图 ST-T 有明显改善，说明生脉注射液扩张冠脉，改善心肌缺血缺氧功能显著。生脉注射液能升高冠心病患者的一氧化氮（NO）水平，降低内皮素（ET）和 C 反应蛋白，提高心肌对缺氧的耐受力，减少心肌对氧和化学能的消耗[10]。

（1）心绞痛：丘氏等报道收治 72 例典型心绞痛患者，用生脉散加味治疗后消失 45 例。基本控制或减轻、发作减少 22 例，总有效率 93.1%[11]。查氏等以生脉散为基本方。人参（红参或太子参）10～30g，葛根 15g，麦冬 15g，五味子 5g。若气虚自汗加黄芪；夜寐不安加灵芝、炒枣仁；心绞痛频发加细辛。共治疗 26 例冠心病心绞痛患者，临床症状均有不同程度的改善，特别是胸闷、气短、畏寒、肢冷、自汗症状的好转尤为显著。一般服药 2～3 剂后即有明显效果。一般服用 8～12 剂后，症状基本消失[12]。

（2）心肌梗死：生脉注射液可使急性心肌梗死（AMI）患者血清超氧化物歧化酶（SOD）水平逐渐增高，丙二醛（MDA）水平逐渐下降，通过对抗氧自由基和脂质过氧化，对 AMI 所致的缺血心肌起到一定的保护作用[13]。急性心梗尤其是伴有休克的患者，静脉注射生脉注射液后，临床症状得到显著改善[14]。生脉注射液能促进损伤心肌的修复，缩小心肌梗死的面积，降低急性心梗的病死率[15]。在急性心肌梗死患者尿激酶溶栓治疗后使用本方，能减少再灌注心律失常、严重心律失常、心力衰竭、梗塞后心绞痛、休克的发生，防治急性心肌梗死溶栓后再灌注性损伤[16]。

2. 心律失常　有人以生脉散加黄连为基本方，心悸、失眠加酸枣仁、夜交藤；头晕、血压高加天麻、枸杞子；早搏频发加苦参，10 天为 1 疗程。治疗过早搏动 86 例（其中男 52 例，女 34 例，年龄 18～80 岁，病程 1 月～17 年，原发病包括心肌炎、冠心病、高心病、肺心病、风心病等），服药 1～4 个疗程，显效 45 例，有效 30 例，无效 9 例，总有效率 87.2%[17]。以生脉散加减治疗老年人心房颤动 30 例，结果 26 例服药 1～3 剂，在 1～3 天内恢复正常心律，心电图复查均报告窦性心律；4 例分别于服药 3 剂及 9 剂后，虽自觉症状明显减轻，但未能恢复正常心律，改用或加用西药。此 4 例均有心房颤动既往史[18]。

3. 病态窦房结综合征（简称“病窦”）　以黄芪注射液加生脉散加味治疗本病，基本方：人参 10g，麦冬 10g，五味子 10g，黄芪 30g，黄连 6g，苦参 10g，当归 6g，麻黄 10g，洋金花散剂冲服 0.6g，甘草 10g。连服 20 天为 1 疗程。随证加减：汗出过多，肢体发凉，阳虚明显者加桂枝、白芍、附子；食少便溏者加白术、陈皮、法半夏；体虚自汗易感冒者加防风、白术；血虚明显者加熟地、白芍、阿胶；有咳嗽吐痰者加半夏、杏仁、川贝。以上药物均用 3～4 个疗程。结果显效 24 例，有效 7 例，无效 2 例，总有效率 92%[19]。以本方加味（党参 30～60g，黄芪 30g，麦冬 15g，五味子 12g，细辛 2g，麻黄 8g，丹参 30g，远志 8g，柏子仁 30g），治疗病窦 73 例。结果：中药组 37 例中显效 22 例，改善 11 例，无效 4 例；对照组 36 例中显效 13 例，改善 14 例，无效 9 例。改善和无效病例进行第 2 疗程，结果中药组显效 12 例，改善 3 例；对照组显效 8 例，改善 8 例，无效 7 例。再进行第 3 疗程，中药组 3 例全部显效，对照组显效 2 例，改善 7 例，无效 6 例。共显效 60 例，心率都在 60～70 次/分，其中中药组显效 37 例，对照组显效 23 例[20]。还有用生脉散加肉桂、细辛各 3g，水煎至 90ml，每次 30ml，1 日 3 次，治疗本病 11 例（其中气阴两虚型 5 例，阴阳两虚型 6 例），结果临床症状均有所改善，3 例Ⅱ度固定型窦房结阻滞者，用药 5～15 天转成窦性心律；8 例窦性心动过缓者 4 例痊愈[21]。

4. 其他心血管疾病

(1) 充血性心力衰竭：顾氏将 72 例本病患者随机分为两组，治疗组 32 例，对照组 40 例。观察充血性心衰治疗前后症状、超声心动图中的搏出量(SV)、每分钟排血量(CO)的变化。所有病例均针对基础病给予降压、抗炎治疗，注意保持水、电解质平衡。对照组：西地兰 0.2mg 加入生理盐水 20ml 中静脉推注；地高辛 0.25mg，1 次/天，口服维持；速尿 40mg，1 次/天，口服；能量合剂(ATP 40mg、CoA 100U、VitC 2.0g、VtiB60.2g、10%氯化钾 5ml 加入 5%葡萄糖水 250ml 中)，1 次/天，静脉滴注。治疗组：在对照组的基础上再给予中药(炙黄芪 30g，太子参 30g，麦门冬 20g，五味子 20g)。两组均以 2 周为 1 个疗程。结果治疗组：显效 12 例，有效 17 例，无效 3 例，总有效率 90.0%。对照组：显效 8 例，有效 16 例，无效 16 例，总有效率 60.0%。组间比较有非常显著性差异($P<0.01$)。超声心动图变化情况，治疗前后治疗组 SV、CO 均有显著性差异($P<0.05$)。对照组 SV、CO 无显著性差异($P>0.05$)。治疗后 2 组组间比较 SV、CO 均有显著性差异($P<0.05$)[22]。以生脉散加味配合西药治疗充血性心力衰竭(CHF)68 例(治疗组)，并与西药治疗的 70 例做对照(对照组)，治疗组中显效 39 例，有效 25 例，无效 4 例，总有效率 94.1%；对照组中显效 35 例，有效 23 例，无效 12 例，总有效率 82.9%。两组住院期间症状明显改善平均时间，治疗组为(5.3±1.5)天，对照组为(8.4±1.6)天，两组疗效比较差异显著($P<0.01$)[23]。

(2) 病毒性心肌炎：在常规西药治疗本病时，加用生脉散加减治疗，其疗效优于单纯西药治疗。郭氏等将 67 例本病患者分为两组，中西医结合组 34 例，在西医常规治疗同时，用生脉散加味治疗。西医对照组 33 例，仅用西医治疗。治疗结果，中西医结合组：显效 25 例，有效 9 例，总有效率 100%。对照组：显效 19 例，有效 12 例，无效 2 例，总有效率 93.9%。经统计学处理，两组有显著差异($P<0.05$)[24]。涂氏等提出，在治疗气阴两虚型病毒性心肌炎时，采用加味生脉散治疗要优于单纯生脉饮治疗。治疗方法：加味生脉散(党参 20g，麦冬 12g，五味子 5g，生黄芪 30g，生地 12g，金银花 20g，连翘 12g，丹参 12g，郁金 10g，炙甘草 6g)，1 疗程为 4 周，共治疗气阴两虚型病毒性心肌炎 44 例。对照组用生脉饮口服液治疗 22 例，疗程亦 4 周。结果治疗组的综合疗效总有效率为 90.9%，心电图总有效率为 68.2%；对照组分别为 77.3%，54.5%，组间比较有显著性差异($P<0.01$ 和 $P<0.05$)。在改善症状、改善左心功能、降低血清心肌酶谱、抑制柯萨奇病毒复制方面，组间亦有显著性差异($P<0.05$)[25]。

(3) 低血压：加味生脉散合丹参片治疗原发性低血压 60 例。药用：人参 10g，麦冬 15g，五味子 6g。若偏气虚者加黄芪、炙甘草；偏阴虚者加女贞子、旱莲草、何首乌；血虚者加熟地、柏子仁；阳虚者加桂枝、肉桂。口服丹参片，1 次 3 片，1 日 3 次。治疗结果：治愈 31 例，显效 26 例，无效 3 例，总有效率 95.0%[26]。赵菁华等发现，生脉注射液除能够纠正低血压外，对高血压患者血压有降低作用，而对于正常患者血压无明显影响[27]。

三、休克

休克为急重危症，其原因较多，如感染性、失血性、心源性等。应用本方治疗，不问何因，均可收到较好效果。如有报道以本方针剂治疗顽固性休克 30 例，其中感染性休克 20 例，心源性休克 3 例，低血容量休克 7 例，病程 12～72 小时，均经积极祛除病因、扩容、维持水、电解质与酸碱平衡、对症处理、升压等治疗无效，且休克持续并加重，改用本方注射液 10～20ml，加入 5%葡萄糖液 500ml 静滴，30～70 滴/分。结果：感染性休克全部治愈，低血容量休克均度过休克关，心源性休克 1 例度过休克，2 例死亡[28]。另有报道，对休克患者首剂给予生脉注射液(每 10ml 内含红参 1g、麦冬 3.12g、北五味 1.56g)15～20ml,加入 50%葡萄糖 40ml 稀释后静脉推注,必要时在 15 分钟、30 分钟、60 分钟后重复使用;或用生脉注射液 35～50ml 加入 5～10%葡萄糖注射液 250～500ml 内静脉滴注,1 日用药量一般为 20～90ml,共治 31 例。结果:血压一般在 20～60 分钟恢复正常。四肢厥冷、精神疲惫、出冷汗等症状均消失,脉象沉细欲绝或弦细均转为沉弦有力,其中 1 例神志昏迷者经治疗神志转为清醒[29]。

有人认为,急性心肌梗死(简称急性心梗)及伴有休克的患者在中医辨证分型方面都表现为程度不同的气阴两虚证候,因而强调益气养阴是抢救休克的基本环节,主张用生脉散治疗[30]。生脉注射液辅助治疗急性心肌梗死并发心源性休克,有良好的疗效,且起效快。方法是将急性心肌梗死并发心源性休克的患者 30 人分成两组,每组各 15 例。全部患者经急诊溶栓术后对照组予补充血容量、纠正低氧、升压、纠治心律失常等一般治疗,治疗组发病后 1～7 天加用生脉注射液,动态观察变化,并观察死亡率。结果治疗组较对照组死亡率低,溶栓后 1 天、3 天、7 天患者收缩血压、肺毛细血管楔压、心脏指数、尿量明显好于对照组($P<0.05$)[31]。

刘氏等用生脉注射液与西医联合治疗低血容量性休克、感染性休克。结果:与单用西医常规抗休克治疗相比,总有效率分别为 92.8%,70.3%,相比有显著性差异($P<0.01$)[32]。对心源性休克、感染性休克、失血性休克、过敏性休克患者,除常规治疗外加用中药生脉注射液作为治疗组。结果治疗组纠正休克所需时间明显少于不用中药的对照组,而成功率为 89.5%,较对照组 63.1%相比,差异显著[33]。患者严重烧伤后早期应用生脉注射液可有效防治“休克心”损害,对心肌细胞起到一定的保护作用[34]。

四、儿科疾病

1. 小儿肺炎合并心衰　有人用生脉液治疗小儿肺炎合并心衰 17 例,其中 1～3 天内症状消失者 10 例(58.8%),3 天以上消失者 7 例(41.1%),平均消失时间(3.81±0.39)天,而 12 例对照组中,3 天以上消失者 7 例(58.3%),1～3 天以内消失者 5 例(41.7%),平均消失时间 6.08 天±1.19 天($P<0.05$)[35]。

2. 脑功能轻微障碍综合征　以生脉饮(人参 3g,麦冬 6g,北五味 6g)治疗本病 36 例,与西药对照组比较,疗效满意。中药组以本方煎水代茶,西药组用左旋苯丙胺 5～10mg,早晨、中午分服,均两月为 1 疗程。对患儿治疗前后行为异常,注意力不集中,接受能力差,控制力薄弱,意识障碍等五项症状群用评分方法记录,症状明显,不能自我控制者记 3 分,症状一般尚能自我控制者记 2 分,症状轻微记 1 分,无诸症状记 0 分。治疗结果:生脉饮组治愈 8 例,显效 12 例,好转 16 例,总有效率 100%;西药组显效 7 例,好转 15 例,无效 6 例,总有效率 78.6%。两组显效以上百分率比较有显著差异($P<0.05$),治疗后各项评分生脉饮组均明显优于西药组($P<0.05$ 或 $P<0.01$)[36]。

3. 新生儿缺氧缺血性脑病　邱氏等报道,将 106 例新生儿缺氧缺血性脑病(HIE)患儿随机分为两组,治疗组用生脉注射液 3ml/kg 加入 5%葡萄糖液中静脉滴注 14 天,重症患儿病初每日 2 次,连用 2～3 天。对照组重症患儿用纳洛酮 0.15～0.2mg 加入 5%葡萄糖中静脉滴注 2～3 天,然后改为复方丹参注射液 2ml/kg 加入 5%葡萄糖中静脉滴注,总疗程 14 天。两组其他治疗相同。由专人对出院患儿填随访表,每月来院做相关检查,再次住院强化治疗。长期随访结果表明,治疗组在异常症状、体征、脑性瘫痪等后遗症,脑 CT 或 MRI 异常、EEG 异常、第 2 次、3 次住院方面都与对照组有显著性差异。结论是生脉注射液不仅近期治疗新生儿缺氧缺血性脑病有效,长期随访证实远期疗效也是肯定的[37]。

五、其他疾病

1. 原发性血小板减少性紫癜 以党参、麦冬、五味子、阿胶珠、三七粉、藕节炭、当归、甘草为主方，气阴两虚者加石斛、玉竹，偏气虚者加黄芪、炒白术、茯苓，气阴两虚兼有实热者加石斛、玉竹、川连、黄芩。一般每日1剂，正值出血之际每日2剂[38]。

2. 老年性痴呆 应用生脉饮(红参5g,麦冬10g,五味子10g)，煎水代茶，2个月为1疗程，治疗老年性痴呆14例(男8例，女6例；年龄52～75岁)，及多发性梗死性痴呆17例(男9例，女8例；年龄50～70岁)。结果老年性痴呆中，痊愈1例，有效10例，无效3例；多发性梗死性痴呆中，有效12例，无效5例，总有效率为74.2%[39]。

3. 体虚易感 选取中老年患有慢性疾病或肿瘤术后体质虚弱易于感冒者32例作为观察组，其中男17例，女15例，年龄38～73岁，中医辨证属气虚、气阴两虚或兼气滞血瘀。另选性别一致，年龄相近的健康人14例作为对照。观察组对象在治疗原发病的同时，用生脉注射液40ml＋丹参注射液20ml＋5%葡萄糖注射液250ml静滴，每日1次，共14天。用药前后检测中性粒细胞吞噬功能各1次，结果：观察组治疗前吞噬率、吞噬指数均低于正常对照组，统计学处理有显著性差异，而治疗后有明显提高，与治疗前比较亦有显著性差异，但与正常组比较仍较低，统计学处理吞噬率有显著差异，吞噬指数则无显著差异[40]。

六、毒副反应

本方临床运用甚广，且毒性极低。但据报告，以本方治疗350例心血管病变中，有2例发现引起黄疸，黄疸指数上升为20～60U，后经治疗，黄疸均退。此2例均为风心伴心源性肝硬化，提示有肝硬化者，本方当慎用或少量应用[41]。

【实验研究】

一、成分研究

对本方组成药物中的微量元素含量进行了分析(方中人参为吉林产，麦冬为四川产，五味子为东北产)，结果表明：方中三味药物中均含有较多的铁元素，其中五味子铁、锰含量最高，铜、铬含量也较高，麦冬含镍较丰富。同时发现生药部位及产地不同，其微量元素的含量也有差异[42]。

二、药理研究

1. 对心肌血流量的影响 生脉注射液能有效地增加犬在体心肌的冠脉流量，并明显增加大鼠离体心脏灌流量[43]，使实验犬的左心室舒张末期压降低，心内膜下区灌注压升高，改善急性缺血区心肌血流量，从而改善氧的利用，因而推测生脉液可能改善缺血区的营养血流[6]。生脉散注射液能够改善冠心病心气虚患者的左心室功能，其正性肌力作用与西地兰对心肌的作用相类似[44]。

2. 对在体心肌缺血再灌流损伤的保护 以与氧自由基损伤有关的生化指标：血浆肌酸磷酸激酶(CPK)，心肌组织脂质过氧化物(LPO)和硒谷胱甘肽过氧化物酶(SeGSHPx)以及心肌功能指标：左心室峰压(LVSP)，左心室舒张末压(LVEDP)和心室内压最大上升、下降速率(±cp/dt max)等，观察了生脉散对心肌缺血再灌流损伤的影响，结果表明生脉散对在体心肌缺血再灌流损伤有明显的保护作用，其效果与超氧化物歧化酶(SOD)相当。进一步观察生脉散和SOD在不同给药时间的保护作用，结果发现术前及缺血期给药两者均有较好的保护作用，但再灌流时给药，SOD有保护作用而生脉散则无效。可见生脉散与SOD的作用机理是有差异的[45]。有人研究了生脉注射液、生脉饮、生脉胶囊这3种直接用于临床的成药剂型是否也具有抗氧自由基(羟自由基·OH和超氧阴离子自由基O_2^-·)作用，并且不同剂型之间是否有差异。用邻二氮菲-Fe^{2+}氧化法测定·OH,用改进的邻苯三酚自氧化法测定O_2^-·。结果表明,3种剂型生脉散均有清除·OH和O_2^-·的能力,与对照组比较有显著性差异($P<0.01$),各剂型之间无显著性差异($P>0.05$)[46]。

3. 对实验性心肌梗死修复作用的影响 用结扎家兔冠状动脉前降支方法及用大白鼠腹腔注射脑垂体后叶素方法造成心肌梗死的动物模型,分别给予生脉散注射液,对照组给予等量生理盐水。结果发现,治疗组家兔和大白鼠在心肌梗死的第2天、第3天已进入修复期,坏死灶周围有大量成纤维细胞增生,而对照组仍处于炎性反应期,坏死灶周围有明显炎性反应,表明生脉散有促进损伤心肌DNA合成,加速损伤心肌的修复作用[47]。本方还能显著提高小鼠的耐缺氧能力,对抗垂体后叶素引起的家兔S-T段变化和心律失常[48]。

4. 抗休克 生脉散可升高失血性休克大鼠血浆糖皮质激素含量,提高失血性休克大鼠肝细胞糖皮质激素受体结合容量和受体特异结合位点,并增加糖皮质激素受体解离常数。生脉散的抗休克作用与其减轻休克时糖皮质激素受体且不影响血浆糖皮质激素水平,增强糖皮质激素受体功能有关[49]。丁永芳等采用内毒素合并D-氨基半乳糖造成大鼠感染性休克模型,观察生脉注射液对模型大鼠不同时刻各种血压的影响。结果生脉注射液使血压维持在一定水平或血压下降速度变缓。结论生脉注射液对感染性休克动物有一定的保护作用[50]。蒙定水等对心跳骤停模型白兔采用生脉注射液辅助复苏,发现其能够促进循环和自主呼吸恢复[51]。生脉注射液可以通过改善心功能而显著改善脓毒性休克绵羊的血流动力学效应,同时通过提高组织氧供给和组织利用氧的能力而改善组织氧代谢[52]。

5. 对本方强心机制的研究 生脉散增强心肌收缩、改善心功能的作用是通过多种途径而实现的,主要有:抑制心肌细胞膜Na-K-ATP酶活性;改善心衰心肌的能量代谢;改善心衰心肌蛋白的代谢;兴奋垂体-肾上腺功能等[53]。

6. 对微循环的影响 大鼠尾静脉注射大分子右旋糖酐后,全血比黏度、红细胞压积明显增加,提示血流缓慢;红细胞电泳时间延长,表示红细胞聚集性增强。而生脉散注射液可使全血比黏度、血球压积明显降低,在4小时后变化最为显著($P<0.001$),红细胞电泳时间明显缩短($P<0.001$),表明生脉注射液对右旋糖酐(HMWD)所致微循环障碍有保护作用[54]。

7. 对体外血栓形成及凝血功能的影响 给雄性家兔静脉注射生脉液(每支2ml,每ml含生药红参0.1g,麦冬0.312g,北五味子0.156g),剂量为2ml/kg,分别于注射前和注射后2小时取血观察。结果表明,本方可使体外血栓形成时间明显延长,重量(湿重)明显减轻,长度缩短,提示生脉注射液有抑制体外血栓形成的作用。生脉注射液还能明显延长正常血浆凝血酶原时间及凝血酶原消耗时间,即对外源性凝血系统及内源性凝血系统均有明显抑制作用,表明生脉注射液的抗凝血作用较强。生脉注射液并能使血浆纤维蛋白含量减少,优球蛋白溶解及凝血酶时间有一定程度延长,说明纤维蛋白原降解产物增多,而纤维蛋白原降解产物有明显抗凝作用[55]。

8. 保护脑组织 实验观察了参麦注射液对大鼠伤寒内毒素性脑水肿的影响,结果表明:本品对内毒素性脑水肿在保护脑细胞及血脑屏障的完整性、增强机体的抗病能力、延长存活时间等方面,均有一定作用,其存活时间与对照组相比,有显著差异($P<0.05$)[56]。动物实验显示,生脉注射液能阻止窒息白鼠大脑皮层的过氧化脂质含量、白细胞数及病变神经元数,减少脑组织毛细血管充盈不良[57]。

9. 对肾上腺皮质功能的影响 生脉注射液能显著增高家兔及大鼠的血浆皮质酮的水

平，其作用程度随剂量增加而增高，并强于人参皂甙。生脉注射液可使健康人24小时血浆皮质醇含量显著提高，提示本方对人体皮质醇分泌有促进作用。糖皮质激素是主要内源性抗炎物质之一，生脉注射液显著提高实验动物和健康人体内内源性糖皮质激素水平，可能是临床抗感染性休克有效的药物机制之一[58]。

10. 对肝组织细胞化学成分的影响　生脉口服液能提高老年大鼠肝脏内琥珀酸脱氢酶的活性，增加肝脏内核糖核酸和糖原的含量，而对乳酸脱氢酶和单胺氧化酶没有影响[59]。另据报道用显微放射自显影方法，研究不同浓度生脉散对体外培养肝细胞DNA、RNA合成情况的影响，结果发现本方对DNA、RNA合成有明显促进作用，但生脉散浓度太高时对肝细胞DNA、RNA合成作用不仅不增强，反而减低。此实验结果提示，本方对于治疗慢性活动性肝炎的细胞损伤、蛋白代谢失常有一定价值[60]。

11. 对红细胞2,3-二磷酸甘油酸作用的影响　将大鼠随机分为生脉散缺氧组、生理盐水缺氧组、生脉散非缺氧组和生理盐水非缺氧组四组，分别于给药四天后在乙醚麻醉下腹主动脉取血，肝素抗凝，进行2,3-二磷酸甘油酸测定。结果表明，生脉散可以增加正常动物血红蛋白2,3-二磷酸甘油酸浓度，从而具有降低血氧亲和力的作用，还可使2,3-二磷酸甘油酸高于正常者下降，即具“双向调节”作用[61]。

12. 对免疫功能的影响　生脉散可增强小鼠腹腔巨噬细胞的吞噬功能，具有较强的抗炎活性，并能激活痢疾杆菌内毒素中毒小鼠网状内皮系统吞噬功能，明显降低内毒素休克死亡率，延缓休克死亡时间。在比较生脉散的各单味药的效价时发现，五味子抗内毒素的作用不强，不含五味子的参麦液的抗毒效价与生脉液相等。观察人参和麦冬的效价，证明人参是解毒的主药，麦冬不起明显作用，人参增强网状内皮系统吞噬功能的作用，可能是本方对抗内毒素休克的重要原因之一[42]。另本方的抗炎活性在切除肾上腺后消失，提示其抗炎作用与激活肾上腺皮质功能有关[62]。用注射给予环磷酰胺的方法形成小鼠白细胞减少症模型，生脉散灌胃给药，以外周血白细胞、骨髓有核细胞数、淋转指数、网织红细胞以及细胞肿瘤因子(TNF)、白细胞介素-6(IL-6)为观察指标。结果病理模型小鼠外周血白细胞、网织红细胞、骨髓有核细胞数明显减少，淋转指数下降，TNF、IL-6活性降低，生脉散可促进上述各指标的恢复及升高($P<0.05$，$P<0.01$)。结论是生脉散口服液有显著改善机体免疫功能和刺激骨髓造血功能的作用[63]。

13. 对老龄大鼠中暑的预防　取党参50g，麦冬35g，五味子15g，用蒸馏水配制成10%冲剂。将实验用大鼠置于41℃恒温箱中，箱口开放，从血清钾、钠浓度变化，红细胞浓缩等方面观察，将符合中暑特征的动物随机分为3组进行实验，每组7只。生脉散组动物自第3小时起每隔3小时向胃内灌入冲剂1次，剂量为0.1g(1ml)/100g体重，生理盐水组动物则以等体积生理盐水灌胃，另1组(中暑组)不予任何处理。结果：第14小时，中暑组大鼠全部死亡；生理盐水组死亡4只；生脉散组死亡1只。对心肌磷酸肌酸(CP)及cAMP含量的研究表明：生脉散组两者含量均显著高于中暑组和生理盐水组(P均<0.01)，表明生脉散可使高温导致的动物死亡率降低，减轻心肌磷酸肌酸及cAMP含量的耗竭[64]。

此外，有人对本方用人参或党参两种不同配方的药理作用进行了比较研究，结果发现：在耐低温、耐高温和协同戊巴比妥钠作用等方面，两者作用相同；而在耐缺氧、抗惊厥、增大心输出量及抑制小鼠自主活动等方面，人参生脉饮的作用明显优于党参生脉饮[65,66]。

三、毒理研究

给狗静滴生脉注射液17～20ml/kg，滴速60滴/分，心电图及血压无明显变化，快速注入(180滴/分),心电图出现ST段下降;静脉注射未有溶血现象;小鼠尾静脉给药,LD_{50} 34.94±3.51g/kg。临床一次静滴400ml,未发现任何不良反应,仅偶有静脉炎发生[67]。偶有过敏反应,甚至出现休克[68]。

四、制剂研究

1. 三种不同方法制备的生脉注射液的药理作用比较　将本方制成:①生脉1号:人参、麦冬、五味子三药分别提取后混合;②生脉2号:人参单独提取,余两药共煎后混合;③生脉3号:人参醇提皂甙,五味子提取挥发油后,三药共煎,水提醇沉液混合。分别给各组小鼠腹腔注射上述三种制剂,剂量分别为1.0g/kg、0.8g/kg、1.3g/kg;大鼠则静脉注射给药,剂量同上。观察指标为:①急性毒性;②对小鼠耐缺氧与耗氧量的影响;③对小鼠耐寒冷能力的影响;④对大鼠心肌缺血和心律失常的影响(垂体后叶素法)。结果表明:尾静脉注射的LD_{50}分别为生脉1号20.1g/kg,2号15.3g/kg,3号25.3g/kg;三种生脉液皆能显著提高小鼠耐缺氧能力,降低耗氧量;均使小鼠在寒冷条件下的死亡率降低,但统计分析无显著性差异;均对大鼠急性心肌缺血具有保护作用[69]。

2. 生脉饮口服液中防腐剂的测定　采用气相色谱法测定生脉饮口服液中防腐剂——对羟基苯甲酸乙酯的含量,方法简便,迅速正确,回收率好(达99.59%),精度高(CV为0.288%),研究者认为值得推广应用[70]。

3. 稳定性研究　采用正交实验法对煮沸灭菌及保温灌装工艺进行优选,确定最佳工艺后连续生产3批进行工艺验证、稳定性实验,重点考察pH、密度、含量等指标。结果发现最佳工艺条件为:保温温度控制为60℃,药液pH控制在4.0,保温灌装时限控制在8小时内,检测结果符合内控标准,并且质量稳定。实验结果为确定正式的生产工艺提供了实验依据[71]。

参考文献

[1] 黄金龙,蒙定水. 生脉注射液在心血管疾病中的临床应用研究近况[J]. 福建中医药,2007,38(1):61-62.

[2] 冯祯钰,孙长春. 生脉饮用于肺心病缓解期42例疗效观察[J]. 南京中医学院学报,1989,(1):20.

[3] 许志奇,黄素珍,陈玲琍,等. 生脉注射液治疗肺心病及循环免疫复合物、体液免疫及补体C3变化的初步观察[J]. 中药药理与临床,1987,3(1):42.

[4] 王会仍,经京,夏璐. 参麦针对慢性肺心病低氧血症及酸碱失衡的影响[J]. 中医杂志,1988,29(7):41.

[5] 赵忠印,霍艳明. 生脉散治疗心源性哮喘16例疗效观察[J]. 中医杂志,1988,29(12):902.

[6] 廖家桢,武泽民,康廷培,等. 生脉散对冠心病心绞痛患者左心功能的影响[J]. 中医杂志,1981,22(6):24.

[7] 王毓钟,闪增郁,于萍,等. 生脉散对冠心病心气虚患者左心功能的影响[J]. 中西医结合杂志,1985,(4):223.

[8] 王金荣,沙星垣. 加味生脉散治疗心律失常[J]. 江苏中医杂志,1987,8(7):21.

[9] 李波,翟留群. 生脉注射液对冠心病心肌缺血患者心电图的影响[J]. 医药论坛杂志,2005,26(17):78-79.

[10] 党波,商惠萍,江丽. 生脉注射液对冠心病患者内皮功能的影响[J]. 陕西中医,2005,26(7):639.

[11] 丘瑞香,罗致强. 生脉冠心方治疗冠心病临床探讨[J]. 新中医,1989,(7):14.

[12] 查保东,查切尔. 生脉散加葛根治疗冠心病心绞痛26例[J]. 实用中医内科杂志,2005,19

(2):162.

[13] 刘忠民,王育珊,杨岚岚,等. 生脉注射液对急性心肌梗塞缺血心肌的保护作用[J]. 吉林大学学报,2005,31(2):311-313.

[14] 董泉珍,陈可冀,涂秀华,等. 生脉注射液治疗急性心肌梗塞的血流动力学效应[J]. 中华心血管病杂志,1984,(1):5.

[15] 卢安,钱学贤,吴一纯,等. 生脉注射液的心血管药理作用及对急性心肌梗塞的治疗效应[J]. 陕西中医,1988,(11):524.

[16] 苗玉梅,陈凤玲,马明辉. 生脉注射液对尿激酶溶栓治疗急性心肌梗死再灌注损伤的防治研讨[J]. 中国厂矿医学,2005,18(4):363-364.

[17] 王金荣. 黄连生脉饮治疗86例过早搏动临床观察[J]. 中医杂志,1988,29(12):37.

[18] 杜贵传. 生脉散加减治疗老年人心房颤动30例[J]. 吉林中医药,2007,27(12):20.

[19] 王树堂. 生脉散加味治疗病态窦房结综合征33例[J]. 时珍国医国药,2003,14(9):583-584.

[20] 殷国健,陈玉凤,鲁浦云. 生脉散加味治疗病态窦房结综合征疗效观察[J]. 天津中医,1990,(2):19.

[21] 王金茹,吕淑贤,李述尧,等. 生脉散加味治疗病态窦房结综合征11例临床观察[J]. 河北中医,1987,9(2):18.

[22] 顾小琼. 黄芪合生脉散治疗充血性心衰32例[J]. 甘肃中医,2007,20(12):15-16.

[23] 苏启刚,蒋希勇. 生脉散加味治疗充血性心力衰竭68例疗效观察[J]. 吉林中医药,2004,24(9):14.

[24] 郭建华,孙继联,史振梅. 用生脉散加味配合西医治疗病毒性心肌炎34例[J]. 延安大学学报(医学科学版),2007,5(2):64.

[25] 涂秀华,童文新,姜锡峰,等. 加味生脉散治疗病毒性心肌炎的临床研究[J]. 中药新药与临床药理,2003,14(6):414-416.

[26] 杨建方. 生脉散丹参片并用治疗原发性低血压60例[J]. 实用中医内科杂志,2007,21(4),58.

[27] 赵菁华,钱小平,胡琦,等. 生脉注射液对血压双相调节的临床观察[J]. 中国中医急症,2004,13(6):367.

[28] 李新华. 生脉散治疗多种休克疗效观察[J]. 成都中医学院学报,1988,(2):19.

[29] 杨秀清. 生脉注射液治疗厥脱31例[J]. 陕西中医,1988,9(2):558.

[30] 董泉珍,陈可冀. 生脉散治疗急性心肌梗塞的研究述评[J]. 中西医结合杂志,1983,3(1):52.

[31] 丁凌,许敏慧. 生脉注射液辅助治疗急性心肌梗塞并发心源性休克临床观察[J]. 甘肃中医,2006,19(8):11.

[32] 刘莉君,王肖蓉. 生脉注射液作用于休克期临床治疗观察[J]. 中华实用中西医杂志,2003,(7):902.

[33] 赵小玲,侯萍. 综合应用中药注射制剂抢救休克38例[J]. 现代中医药,2004,(5):20.

[34] 张西联,黄跃生,党永明,等. 生脉注射液对烧伤后"休克心"防治作用的前瞻性临床研究[J]. 中华烧伤杂志,2006,22(4):281-284.

[35] 陈强. 生脉液辅助治疗小儿肺炎的临床观察[J]. 中医杂志,1980,(12):30.

[36] 邱秉新,邱森山. 生脉饮治疗脑功能轻微障碍综合征[J]. 中医杂志,1992,(1):32.

[37] 邱丙平,邱翔彦,冯集蕴. 生脉注射液治疗新生儿缺氧缺血性脑病53例远期随访研究[J]. 中医杂志,2007,48(7):611-613.

[38] 高尔和. 生麦散加味治疗原发性血小板减少性紫癜12例[J]. 天津中医,1990,(1):26.

[39] 邱森山. 生脉饮治疗老年呆病[J]. 中药药理与临床,1993,9(3):4.

[40] 程远纶,张泰怀,陈达中,等. 生脉丹参注射液对白细胞吞噬功能的影响[J]. 四川中医,1992,(1):49.

[41] 刘玉英,元东喜．参麦注射液致黄疸二例[J].辽宁中医杂志,1989,(2):26.

[42] 李荣谱,冯玉明,傅桂华,等．生脉散生药成分中微量元素的测定[J].中成药研究,1986,(8):17.

[43] 陶静仪,陈兴坚,阮于平,等．黄精、生脉液扩冠等作用的实验研究[J].陕西新医药,1981,(3):56.

[44] 廖家桢．生脉散对冠心病心绞痛患者左心室功能的影响[J].中医杂志,1981,(6):24.

[45] 黄宁,陈瑗,周玫．生脉散对在体心肌缺血再灌流损伤的保护作用[J].第一军医大学学报,1993,13(1):43.

[46] 余庆皋,王晓春,钟飞．不同剂型生脉散对氧自由基清除作用的比较[J].吉首大学学报(自然科学版),2007,28(3):123-125.

[47] 李亚民,贾俊业,林京,等．生脉散对实验性心肌梗塞修复作用的影响[J].中西医结合杂志,1985,5(6):346.

[48] 白音夫,邓丽嘉,李锐峰,等．生脉注射液酒沉物的药理作用[J].中草药,1986,17(12):18.

[49] 张晓波,姚海涛,赵锦程,等．生脉散对失血性休克大鼠肝脏细胞液糖皮质激素受体的调节[J].中国临床康复,2006,10(31):58-60.

[50] 丁永芳,沈明勤,王志刚．生脉注射液对感染性休克大鼠血压的影响[J].时珍国医国药,2008,19(11):2764-2766.

[51] 蒙定水,张素红．生脉注射液在心肺复苏中的应用时机及价值[J].浙江中西医结合杂志,2005,15(11):665-666.

[52] 李书清,杨毅,邱海波,等．生脉注射液对脓毒性休克绵羊血流动力学及氧代谢的影响[J].中国中西医结合急救杂志,2008,15(1):48.

[53] 韩明向．生脉散治疗心衰及其机理探讨[J].安徽中医学院学报,1983,(3):56.

[54] 宋崇顺,廖家桢,吕小燕,等．生脉散对大分子右旋糖酐所致微循环障碍和弥漫性血管内凝血的影响[J].辽宁中医,1984,(12):36.

[55] 王惠成,许青媛,刘旺轩．生脉注射液对家兔体外血栓形成及凝血系统功能的影响[J].中西医结合杂志,1986,6(7):428.

[56] 曾祥发．中药治疗缺血性脑中风的临床观察与实验研究概况[J].广西中药药,1989,(1):44.

[57] 董文斌,冉隆瑞,冯志强,等．生脉注射液对窒息后脑损伤保护作用的研究[J].中华儿童保健杂志,1998,6(1):32-33.

[58] 楚延,潘定彬,唐学农,等．生脉注射液对内源性糖皮质激素水平的影响[J].中西医结合杂志,1985,5(6):346.

[59] 张国玺,刘志云,李彩熙,等．生脉口服液对老年大鼠肝脏组织化学成分的影响[J].中西医结合杂志,1987,7(8):481.

[60] 徐萃华,王敏．生脉散对体外培养肝细胞 3H-胸腺嘧啶核甙、3H-尿嘧啶核甙掺入的影响[J].中药通报,1986,(3):47.

[61] 廖家桢,宋崇顺,秦腊梅,等．生脉散对红细胞 2,3-二磷酸甘油酸作用的初步研究[J].中药药理与临床,1986,2(1):25.

[62] 徐嘉红,王文烈,刘家玉,等．生脉饮的药理作用初步研究[J].中药药理与临床,1989,5(6):12.

[63] 廖泽云,李玉山,刘红,等．生脉散对小鼠免疫和造血功能影响[J].中国公共卫生,2007,23(9):1102-1103.

[64] 林风如,曹纯庵,赵伟育,等．生脉散对老龄大鼠中暑的预防作用[J].中西医结合杂志,1989,9(8):485.

[65] 欧阳卓志,周尚珍,王红兵,等．两种生脉饮口服液的药理学研究[J].中成药研究,1988,(2):30.

[66] 王红兵，欧阳卓志，周尚珍，等．生脉饮口服液对大鼠心输出量的影响[J]．中成药，1990，12(12)：26．

[67] 丛月珠．生脉注射液研究[J]．中成药研究，1980，(2)：41．

[68] 特留哈孜，加孜拉．生脉注射液引起过敏性休克[J]．药物不良反应杂志，2007，9(2)：80．

[69] 李增晞，吴秀英，张玉萍，等．三种生脉注射液药理作用的研究[J]．中草药，1984，15(7)：24．

[70] 叶崇义，杨钻芷．生脉饮口服液中对羟基苯甲酸乙酯的气相色谱测定法[J]．中国中药杂志，1989，(9)：27．

[71] 李东明，葛宝生，王忠．生脉饮塑料包装工艺与稳定性研究[J]．医药导报，2007，26(9)：1072-1073．

人参蛤蚧散（蛤蚧散）

（《博济方》卷2）

【组成】蛤蚧一对新好者，用汤洗十遍，慢火内炙令香，研细末。 人参 茯苓 知母 贝母去心，煨过，汤洗 桑白皮各二两(60g) 甘草五两炙(150g) 大杏仁六两汤洗，去皮尖，烂煮令香，取出，研(180g)

【用法】上为细末，入杏仁拌匀研细。每服半钱，加生姜二片，酥少许，水八分，煎沸热服。如以汤点频服亦妙。

【功用】补肺益肾，止咳定喘。

【主治】肺肾气虚，痰热内蕴咳喘证。咳嗽气喘，呼多吸少，声音低怯，痰稠色黄，或咳吐脓血，胸中烦热，身体羸瘦，或遍身水肿，脉浮虚。

【病机分析】“肺为气之主，肾为气之根，肺主出气，肾主纳气，阴阳相交，呼吸乃和”(《类证治裁》卷2)，若肺肾气虚，气无所主，虚气上逆则发为咳喘，且呼多吸少，声音低怯。肺为水之上源，肾为主水之脏，肺肾气虚，津液失布，气化失司，每致水湿停聚，进而津凝为痰，蕴而化热，痰热阻肺，则咯痰色黄而稠；痰热蕴肺，灼伤血络，甚至肉腐血败，酝酿成脓，故胸中烦热，咳吐脓血；水湿泛溢肌肤，则遍身水肿；正气久虚，脏腑肌肉失养，则身体羸瘦，脉来浮而虚弱无力。综上所述，肺肾气虚为发病之本，痰热内蕴，气逆不降为发病之标。

【配伍意义】本方是为肺肾气虚，痰热内蕴之证而设，治宜补肺益肾，清热化痰，止咳定喘。方中蛤蚧甘咸微温，归经肺肾，功擅峻补肺肾之气而纳气平喘，又能止痨嗽，为治虚喘之要药；人参甘温不燥，归经肺脾，长于大补元气而益肺脾，两药相伍，益肺肾而止喘嗽，乃补虚定喘的常用药对，验方“参蛤散”即由此两味组成，共作本方君药。茯苓甘淡，渗湿健脾以绝生痰之源；甘草重用，合茯苓健脾补中，并助人参、蛤蚧益气扶正之力，用为臣药。佐以杏仁、桑白皮肃降肺气，止咳定喘，合茯苓通调水道，利水以消面浮足肿；知母、贝母清热润肺，化痰止咳，两药相合，即古方“二母散”(《太平惠民和剂局方》，录自《证治准绳·类方》卷2)，善治喘急咳嗽，痰涎壅盛。甘草调和药性，兼作使药。诸药配伍，共成补肺益肾，止咳定喘之功。

本方配伍特点有二：一为补益肺肾之药配伍肃肺清热化痰之品，虚实并治，标本兼顾；二为用药清润平和，补益而不腻滞，利气而不峻厉，故补肺纳气而不留痰邪，清热化痰而不伤肺气，于久病正虚邪实之证甚合。

【临床运用】

1. 证治要点 本方适用于咳喘时久，肺肾虚衰，兼有痰热之证，临床运用时应以咳嗽气喘，痰稠色黄，脉浮而虚为使用要点。

2. 加减法 若无热者，去桑白皮、知母；兼阴虚者，加麦冬、沙参等以养阴润肺；咳吐脓血或痰中带血者，加白茅根、地榆炭、侧柏炭等以清热凉血止血。

3. 本方现代常用于治疗慢性支气管炎、支气管扩张症、肺气肿、肺结核等辨证属肺肾气虚兼有痰热之咳喘者。

【使用注意】咳喘属肺肾两虚偏寒者，或兼新感外邪者，均不宜使用本方。

【源流发展】本方原名“蛤蚧散”，出于宋代王衮之《博济方》，主治“肺痿咳嗽，即肺痈嗽”。以人参、蛤蚧配伍止咳化痰药组方治疗肺虚痰阻之喘咳，在宋代方剂中屡见不鲜，如王氏之前有《太平圣惠方》中的多首“蛤蚧丸”，王氏之后有《圣济总录》中的“蛤蚧丸”、“蛤蚧汤”以及《杨氏家藏方》中的“人参蛤蚧散”等等，尤其是《圣济总录》卷 88 的“蛤蚧汤”较之本方仅少知母、贝母两味，可见本法在当时已经运用得十分广泛。明代医家许国祯对本方独有心得，将其适应证扩大用于治疗“三二十年间肺气上喘咳嗽，咯唾脓血，满面生疮，遍身黄肿”，并将方名更为“人参蛤蚧散”，载入其代表著《御药院方》卷 5 中，由此本方逐渐广为人知，历代医著多有转引，从而成为传世之名方。

【疑难阐释】关于本方方源　本方来源，各版教材所载不一，或云《卫生宝鉴》(二、四、五版)，或云《御药院方》(六版)。前已述及，本方原名为“蛤蚧散”，始载于宋代《博济方》(1047年)，至明代《御药院方》(1267 年)始将其更名为“人参蛤蚧散”，而《卫生宝鉴》成书于 1343年。所以本方方源应为《博济方》。

【方论选录】

1. 吴昆：“二、三年肺气上喘，则病久而肺损矣。咳嗽出脓者气病，出血者脉病也。面为清阳之分，六阳之气皆会于面，其气常实，不易受邪，今满面生疮，此正气衰而邪气盛，乃小人道长，君子道消之象也。是方也，人参益气，蛤蚧补真，杏仁利气，二母清金，桑皮泻喘，若甘草、茯苓，乃调脾而益金之母也。又曰：蛤蚧为血气之属，能排血气之毒，故此方用之调脓理血，亦假其性而伏奇于正也。”(《医方考》卷 2)

2. 朱良春：“本方对久病体虚，咳嗽气喘，胸中烦热，或咳唾脓血，或痰中带红，或面肢浮肿，脉象虚浮，舌苔薄白质淡诸症，最为适合。蛤蚧功能温补肺肾，益精定喘，善疗肺痿、肺痈，人参专于补气益血，滋阴生津，能治虚劳咳喘，两者是本方的主药；杏仁、贝母化痰宁咳；桑皮、知母泻肺清热，四药对肺热咳嗽，胸中烦热，最为有效。茯苓、甘草补中渗湿，同时茯苓配桑皮，又能利水消肿；贝母配知母为‘二母散’(《局方》)，可治肺痨咳嗽；甘草合贝母能润肺止咳。本方配伍非常严密周到，所以临床应用，屡奏佳效。”(《汤头歌诀详解》第二章)

3. 冉先德：“本方补气清肺，止咳平喘，主治久咳不已，损伤肺气，或肺虚有热，致成肺痿者。方中蛤蚧为君，大补肺气，增益精血，止咳定喘；人参、茯苓、甘草为臣，乃四君去辛燥之白术，避免耗气伤津，以和中健脾，补土生金，用虚则补其母之法，助蛤蚧补肺定喘；贝母、杏仁、桑白皮为佐，下气化痰，清肃肺气；知母为使，润肺生津，兼清虚热。合奏补气清肺，止咳平喘之效。”(《历代名医良方注释》)

【评议】本方主治，吴氏以“正气衰而邪气甚”概之，其余注家所述亦不出此意。关于组方配伍，各家均从益肺肾而化痰热，补虚治实而论，皆言之成理，论之有据，对临床运用本方颇有指导意义。

【临床报道】以人参蛤蚧散化裁治疗 40 例虚喘患者，方药组成：人参或太子参、蛤蚧粉或海蛤壳(打碎)、杏仁、甘草、知母、桑白皮、茯苓、川贝粉、瓜蒌、炙苏子、炒莱菔子、淮山药、枸杞子、当归、沉香片。所有患者均在发作期就诊入院。结果症状明显改善 29 例，症状有所好转 9 例，无效 2 例，总有效率为 95%[1]。

【实验研究】采用改良烟熏加气管滴加脂多糖并结合中医证型造模方法复制肾气虚型慢性阻塞性肺病(COPD)模型大鼠,以免疫组化法检测核因子(NF-$_{\kappa}$B)和γ-谷氨酸半胱氨酸合成酶(γ-GCS)水平。结果:与正常对照组相比,造模组支气管和肺泡上皮细胞、平滑肌细胞以及炎性细胞的NF-$_{\kappa}$B、γ-GCS等都为高表达($P<0.01$),经治疗后,阳性表达率有明显降低,与治疗前比较有显著性差异($P<0.01$)。结论是人参蛤蚧散有纠正氧化/抗氧化失衡、减轻炎性反应的作用,对于肾气虚型COPD疗效确切[2]。

【附方】人参胡桃汤(《夷坚·己志》卷3,录自《是斋百一选方》卷5,原名"观音人参胡桃汤") 新罗人参一寸许(9g) 胡桃肉一个(9g)去壳,不剥皮 水煎服。功用:补肺肾,定喘逆。主治:肺肾两虚,气促痰喘者。

方中人参大补元气,胡桃肉补肾敛肺定喘。两药合用,肺肾同补,共奏补虚定喘之功。本方与人参蛤蚧散均有补虚定喘之效,同治虚喘证。但前者药性偏温,主治肺肾两虚,气喘不能平卧者,证候性质属虚;后者药性偏寒,主治肺肾虚衰,兼有痰热之咳喘,属虚中夹实之证。

参考文献

[1] 杨文娟. 人参蛤蚧散化裁治疗虚喘40例[J]. 实用中医内科杂志,1994,8(1):20-21.

[2] 张伟,邵雨萌,张心月. 人参蛤蚧散对慢阻肺模型大鼠核因子$_{\kappa}$B和γ-GCS表达的干预作用[J]. 山东中医药大学学报,2006,30(5):399-401.

第二节 补 血

四 物 汤

(《仙授理伤续断秘方》)

【异名】地髓汤(《圣济总录》卷164)、大川芎汤(《鸡峰普济方》卷16)。

【组成】白芍药 川当归 熟地黄 川芎各等分

【用法】每服三钱(9g),水一盏半,煎至七分,空心热服。

【功用】补血和血。

【主治】营血虚滞证。心悸失眠,头晕目眩,面色无华,形瘦乏力,妇人月经不调,量少或经闭不行,脐腹作痛,舌淡,脉细弦或细涩。

【病机分析】血属阴,内养脏腑,外充形体,故《难经·二十二难》说:"血主濡之",《景岳全书》卷30亦说:血"灌溉一身,无所不及,故凡为七窍之灵,为四肢之用,为筋骨之和柔,为肌肉之丰盛,以至滋脏腑,安神魂,润颜色,充营卫,津液得以通行,二阴得以调畅,凡形质所在,无非血之用也。是以人有此形,惟赖此血"。由于血液之充盈强盛对于脏腑组织器官正常功能的发挥,起着重要的作用,故《素问·五脏生成篇》说:"肝受血而能视,足受血而能步,掌受血而能握,指受血而能摄"。阴血亏虚,脏腑形体失却濡养之资则可出现多种病变。若血虚不能上荣,清窍、形体失濡,则头晕目眩,面色无华,唇甲色淡,舌淡;心主血而藏神,血虚心失所养,神不守舍,则心悸怔忡,失眠多梦;血虚不能外充形体,则形瘦乏力;冲为血海,阴血不足,血海空虚,加之血虚脉道涩滞,血液之运行亦失于流畅,即如张秉成所云:"血虚多滞,经脉隧道,不能滑利通畅",故妇女可见月经量少色淡,不能应时而至,或前或后,甚至经闭,脐腹作痛;血虚脉道失充,故脉象细而无力。由此可见,营血虚滞,脏腑形体失濡,为本证的基本病机。

【配伍意义】 本方是为营血虚滞之证而设，故以补血调血立法。方中熟地味甘微温，归经肝肾，质润而腻，为滋阴补血之要药，《本草纲目》卷16谓其“填骨髓，长肌肉，生精血，补五脏内伤不足”，张介宾亦云本品“能补五脏之真阴，而又于多血之脏为最要。……诸经之阴血虚者，非熟地不可”（《景岳全书》卷48），故本方以之为君。当归甘温质润，归经肝心，长于补血，兼能活血，前人称其“补中有动，行中有补，诚血中之气药，亦血中之圣药也”（同上），本方用之，一则可助熟地补血之力，二则可行经隧脉道之滞，为臣药。白芍酸甘质柔，归经肝脾，功擅养血敛阴，与地、归相协则本方滋阴养血之功益著，并可缓挛急而止腹痛；川芎辛散温通，归经肝胆，上行头目，下行血海，中开郁结，旁通络脉，为血中之气药，长于活血行气，与当归相伍则畅达血脉之力益彰，两者并为方中佐药。方中地、芍阴柔，专于养血敛阴，故有血中血药之称；归、芎温通，补中有行，而有血中气药之誉。前者补血力胜，然其性阴柔凝滞；后者补力逊之，却有温通流动之机，故张秉成说：“血虚多滞，经脉隧道，不能滑利通畅，又恐地、芍纯阴之性，无温养流动之机，故必加以当归、川芎辛香温润，能养血而行血中之气，以流动之”（《成方便读》卷1），对归、芎配伍之义的阐释颇为透彻详明。四药相伍，动静结合，刚柔相济，血虚者得之可收补血之功，血滞者得之可奏行血之效，洵为补血调血之良方。

本方配伍特点有二：一为补血与活血之品并用，补血而不滞血，和血而不伤血，临床尤宜用于血虚血滞之证；二为诸药皆归肝经，因而本方重在调补肝血。肝为血海，女子以肝为先天，一旦肝血不足，极易出现肝郁血滞之病机，妇科疾患之胎产诸疾及月经不调多与肝血虚滞有关，故本方亦为妇科调经的常用方剂。

【临床运用】

1. 证治要点　本方治证以血虚为主要病理变化，故临床运用时应以头晕心悸，面色无华，舌淡，脉细为证治要点。

2. 加减法　兼气虚者，加人参、黄芪等以补气生血；瘀滞重者，加桃仁、红花，白芍易为赤芍，以加强活血祛瘀之力；血虚有寒者，加肉桂、炮姜、吴茱萸等以温通血脉；血虚有热者，加黄芩、丹皮，熟地易为生地，以清热凉血；妊娠胎漏者，加阿胶、艾叶等以止血安胎。方中诸药剂量原为等分，临床运用时须因证而制，《蒲辅周医疗经验》中“川芎量宜小，大约为当归之半，地黄为当归的二倍”，以及《谦斋医学讲稿》中所云“用作养血的用量，熟地、当归较重，白芍次之；在不用熟地时，白芍的用量又往往重于当归”等经验，可资运用本方之参考。

3. 本方现代常用于治疗妇科月经不调、胎产疾病，以及荨麻疹、扁平疣等慢性皮肤病，骨伤科疾病、过敏性紫癜、神经性头痛等辨证属营血虚滞者。若大失血者，重在补气以固脱，故本方不宜与之。

【使用注意】 方中熟地滋腻，当归滑润，故湿盛中满，大便溏泄者忌用。

【源流发展】 现存有关四物汤的最早记载，见于唐代蔺道人所著《仙授理伤续断秘方》，以其治疗跌仆闪挫，伤重肠内有瘀血。追溯其源，张山雷说：本方“实从《金匮》胶艾汤得来，即以原方去阿胶、艾叶、甘草三味”（《沈氏妇科辑要笺正》卷下）。仲景胶艾汤本为治疗妇人冲任虚损，阴血不能内守而致的多种出血证而设，蔺氏减去其中暖宫调经，养血止血之阿胶、艾叶和甘草，将生地易为熟地，芍药定为白芍，保留原方之当归、川芎，并名之以“四物汤”，从而使养血止血，调经安胎之方变为治疗伤科血虚血滞证候之剂。由于本方组成诸药皆归肝经，女子以肝为先天，故在宋代《太平惠民和剂局方》卷9中此方被用于妇科疾患的治疗，是书论曰：“四物汤，调益营卫，滋养气血，治冲任虚损，月水不调，脐腹疞痛，崩中漏下，血瘕块硬，发歇疼痛；妊娠宿冷，将理失宜，胎动不安，血下不止；及产后乘虚，风寒内搏，恶露不下，结生瘕聚，少腹坚痛，时作寒热”，此后历代医家对本方在治疗妇人疾病中的运用又多有阐述和发挥。如《圣济总录》云“产后亡阴，血虚汗出不止”，《鸡峰普济方》卷16谓“妊娠至产前腹痛不可堪忍，及月事或多或少或前或后疼痛”，《世医得效方》卷14曰“产后血干，痞闷心烦；产育艰难，或一岁一产”，《叶氏女科证治》卷3云治“妊娠血少无以养胎，遍身酸懒，面色青黄，不思饮食，精神困倦，形容枯槁”等等，可见无论妇人胎前产后，月经不调诸疾，辨证属血虚血滞者均可酌情选用四物汤，故陈自明将本方列为治疗妇人疾患的通用方（《妇人良方大全》卷2），从而成为治疗妇科病证中运用最为广泛的方剂之一，被称为“妇科圣方”，一直沿用，至今不衰。与此同时，许多医家根据临床经验，又将本方用于多种血虚证候的治疗，如《口齿类要》、《寿世保元》卷4等用治“血虚发热”，《简明医彀》卷3用治“失血发厥”，《证治汇补》卷1用治“血虚中风”，《医方集解·补养之剂》则更明确指出本方可治疗“一切血虚”之证，从而使本方的临床运用范围不断扩大。现代临床则更加广为其用，不论内、外、妇、儿、皮肤、五官、眼目诸疾，凡属血虚兼有血滞之证者予本方加减，均获良效。总而言之，本方为补血的基本方，随其用药比例及炮制的不同，血虚能补，血滞能行，血热能清，可加减用于多种血分病证，故费伯雄氏盛赞本方“调补血分之法，于斯著矣”（《医方论》卷3），汪昂亦云“凡血证通宜四物汤”（《医方集解·理血之剂》），被历代医家誉之为调血要剂。后世在本方基础上加味而创之方甚多，仅《中医方剂大辞典》所收载的名为“加味四物汤”的方剂就有近120首之多，其中最具有代表性的当推著名的“桃红四物汤”（原名“加味四物汤”），此外如“圣愈汤”等，亦为历代习用的传世良方。

【疑难阐释】

1. 关于本方方源　以往的方剂学专著及教材均认为《太平惠民和剂局方》。上已述及，在《局方》之前的《仙授理伤续断秘方》中已有四物汤的记载，后者撰于公元841至846年间，较之前者（公元1078至1085年）早两个多世纪，故新近出版的普通高等教育中医药类规划教材《方剂学》，将本方方源改作《仙授理伤续断秘方》。

2. 关于本方君药　《韩氏医通》、《医方集解》均谓以当归为君，《伤寒绪论》则云以地黄为君。虽然当归、地黄均具补血之功，但熟地归经肝肾，质润而腻，为滋阴补血之要药，当归补血之力稍逊而以兼能行血见长，因本方乃补血之代表方，故以熟地作君药为宜。但在临床运用本方时亦可灵活掌握，侧重于补血者，应以熟地为君；侧重于调血者，则可以当归为君。

【方论选录】

1. 王好古：“熟地黄补血，如脐下痛，非此不能除，乃通于肾经之药也；川芎治风，泄肝木也，如血虚头痛，非此不能除，乃通肝经之药也；芍药和血理脾，如腹中虚痛，非此不能除，乃通脾经之药也；当归和血，如血刺痛，非此不能除，乃通肾经之药也。”（《医垒元戎》卷2）

2. 徐彦纯：“川芎血中之气药也，通肝经，性味辛散，能行血滞于气也；地黄血中之血药也，通肾经，性味甘寒，能生真阴之虚也；当归血中主药也，通肝经，性味辛温，分三治，全用活血，各归其经也；芍药阴分药也，通脾经，性味酸寒，能和血，治血虚腹痛也。此特血病而求血药之属者也。”（《玉机微义》，录自《医方集解·理血之剂》）

3. 韩懋：“当归主血分之病，川产力刚可攻，秦产力柔宜补。凡用本病酒制，而痰独以姜汁浸透，导血归源之理。熟地黄亦然。血虚以人参、石脂为佐；血热以生地黄、姜黄、条芩，不绝生化之源；血积配以大黄。妇人形肥，血化为痰，二味姜浸，佐以利水道药。要之，血药不容舍当归，故古方四物汤以为君，芍药为臣，地黄分生熟为佐，川芎为使。可谓典要云。”（《韩

氏医通》卷下）

4. 吴昆："血不足者，此方调之。气、血，人身之二仪也。天地之道，阳常有余，阴常不足。人与天地相似，故阴血难成而易亏。是方也，当归、芍药、地黄，味厚者也，味厚为阴中之阴，故能生血；川芎味薄而气清，为阴中之阳，故能行血中之气。然草木无情，何以能生血？所以谓其生血者，以当归、芍药、地黄能养五脏之阴，川芎能调营中之气。五脏和而血自生耳。若曰四物便能生血，则未也。当归辛温能活血，芍药酸寒能敛血，熟地甘濡能补血。

师云：血不足者，以此方调之则可，若上下失血太多，气息几微之际，则四物禁勿与之。所以然者，四物皆阴，阴者天地闭塞之令，非所以生万物者也，故曰禁勿与之。"（《医方考》卷3）

又曰："当归入心脾，芍药入肝，熟地入肾，乃川芎者，彻上彻下而行血中之气者也。此四物汤所以为妇人之要药，而调月者必以之为主也。"（《医方考》卷6）

5. 张介宾："治血之剂，古人多似四物汤为主，然亦有宜与不宜者。盖补血行血无如当归，但当归之性动而滑，凡因火动血者忌之，因火而嗽，因湿而滑者，皆忌之；行血散血无如川芎，然川芎之性升而散，凡火载血上者忌之，气虚多汗，火不归原者，皆忌之；生血凉血无如生地，敛血清血无如芍药，然二物皆凉，凡阳虚者非宜也，脾弱者非宜也，脉弱身凉、多呕便溏者，皆非宜也。故凡用四物以治血者，不可不察其宜否之性。"（《景岳全书》卷30）

6. 张璐："四物为阴血受病之专剂，非调补真阴之的方。而方书咸谓四物补阴，致后世则而行之，用以治阴虚发热、火炎失血等证，蒙害至今未熄。至于专事女科者，则以此汤随证漫加风、食、痰、气药，所以近代诸汤祖四物者纷然杂出，欲求足法后世者，究竟不可多得。……姑以本汤四味言之，虽云熟地滋养阴血为君，芍药护持营血为臣，而不知其妙用实在芎、归调和诸血之功也。试观芎、归佛手，可以探胎，可以催生，以二味为阴中之阳，同气相求，故能引动胎气，若兼芍、地，即滞而不灵矣。"（《伤寒绪论》卷下）

7. 傅仁宇："是方治血分之圣药也。用当归引血归肝经，川芎引血归肺经，芍药引血归脾经，地黄引血归肾经。惟心生血，肝纳血，脾统血，肺行血，肾藏血，男子化而为精，女子化而为月水。血有形之物，属于阴，故名曰四物汤。"（《审视瑶函》卷6）

8. 柯琴："是方乃肝经调血之专剂，非心经生血之主方也。当归甘温和血，川芎辛温活血，芍药酸寒敛血，地黄甘平补血。四物具生长收藏之用，故能使营气安行经隧也。若血虚加参、芪；血结加桃仁、红花；血闭加大黄、芒硝；血寒加桂、附；血热加芩、连；欲行血去芍，欲止血去芎，随所利而行之，则又不必拘泥于四矣。若妇人数脱其血，故用以调经种子。如遇血崩、血晕等症，四物不能骤补，而反助其滑脱，则又当补气生血，助阳生阴长之理。盖此方能补有形之血于平时，不能生无形之血于仓卒；能调阴中之血，而不能培真阴之本。为血分立法，不专为女科套剂也。"（录自《医宗金鉴·删补名医方论》卷1）

9. 汪昂："此手少阴、足太阴、厥阴药也。心生血，脾统血，肝藏血。当归辛苦甘温入心脾生血为君，生地甘寒入心肾滋血为臣，芍药酸寒入肝脾敛阴为佐，芎䓖辛温通上下而行血中之气为使也。"（《医方集解·理血之剂》）

10. 冯兆张："经曰：血主濡之。四物皆濡润之品，故为血分主药。地黄甘寒，入心肾以沃血之源，当归辛温，入心脾而壮主血、摄血之本，芍药酸寒，入肝家而敛疏泄之血海，川芎阴中之阳，可上可下，通足三阴而行血中之气。"（《冯氏锦囊秘录》卷11）

11. 费伯雄："理血门以四物汤为主方，药虽四味而三阴并治。当归甘温养脾，而使血有统；白芍酸寒敛肝，而使血能藏；生地甘寒滋肾，而益血；川芎辛温通气，而行血。调补血分之法，于斯著矣。乃或有誉之太过，毁之失实者，不可以不辨也。誉之过者，谓能治一切亡血及妇人经病。夫亡血之症，各有所由起，此方专于补血滋肾而已，无他手眼，不溯其源而逐其流，岂能有济？至妇人经病，多有气郁、伏寒、痰塞等，正未可以阴寒之品一概混投，此誉之太过也。毁之失实者，谓川芎一味，辛散太过，恐血未生而气先耗。殊不知亡血之人，脾胃必弱，若无川芎为之使，则阴寒之品，未能滋补而反以碍脾，此毁之失实也。至精求之，以为凡治血症，当宗长沙法，兼用补气之药，无阳则阴无以生，此论最确。又恐执定有形之血不能速生，无形之气所当急固，遂至补气之药多于补血，是又矫枉过正，反坐抛荒本位之失矣，此愈不可不知也。”（《医方论》卷1）

12. 张秉成：“补血者，当求之肝肾。地黄入肾，壮水补阴；白芍入肝，敛阴益血，二味为补血之正药。然血虚多滞，经脉隧道，不能滑利通畅，又恐地、芍纯阴之性，无温养流动之机，故必加以当归、川芎辛香温润，能养血而行血中之气者，以流动之。总之，此方乃调理一切血证，是其所长，若纯属阴虚血少，宜静不宜动者，则归、芎之走窜行散，又非所宜也。”（《成方便读》卷1）

13. 张山雷：“四物出于《和剂局方》，实从《金匮》胶艾汤得来，即以原方去阿胶、艾叶、甘草三味。以地黄养阴，而以芍药收摄耗散之气，是为补血正义。特微嫌其偏于阴分，无阳和之气以燠煦之，则滞而不行，不能流动，乃以当归之辛温润泽者，吹嘘而助其运行；又以川芎升举之，使不专于下趋，而后心脾肝肾，交得其益。四物之所以专为补血者，其旨如是，若夫临证之时，随宜进退。病偏于阳者，宜减归、芎；病偏于阴者，宜减地、芍。本非教人拘守此四物，一成不变。”（《沈氏女科辑要笺正》卷下）

【评议】四物汤为补血之要方，古今临床运用十分广泛，历代医家亦对此多有心得，有关方论大多说理中肯，立论精辟。对于本方补血之功，诸家既联系药物之归经从补益五脏方面进行分析，又从补血之中兼调血之能阐述本方补而不滞之妙用。其中尤以徐彦纯所论最具代表性，如云“川芎，血中之气药也，通肝经，性味辛散，能行血滞于气也；地黄，血中之血药也，通肾经，性味甘寒，能生真阴之虚也；当归，血中主药也，通肝经，性味辛温，分三治，全用活血，各归其经也；芍药，阴分药也，通脾经，性味酸寒，能和血，治血虚腹痛也”。本方临床运用，吴昆等云为妇人疾患专方，“四物汤所以为妇人之要药，而调月者必以之为主也”，柯琴则指出本方实“为血分立法，不专为女科套剂也”，此说显然较为全面。柯氏还列举了本方常用加减之法，对临床颇有指导意义。虽然四物汤为女科常用之祖方，但具体运用时仍须遵循辨证的原则，张璐对那些执一方而应万病的现象进行了批评：“至于专事女科者，则以此汤随证漫加风、食、痰、气药，所以近代诸汤祖四物者纷然杂出，欲求足法后世者，究竟不可多得”。张介宾与张秉成等对本方之宜忌所进行的论述，亦可资参考。有关本方之渊源，张山雷谓从《金匮》胶艾汤得来，实属有得之见，但云本方出于《局方》则误。此外，本方之地黄乃熟地黄，虽然用治血虚兼热之证，可易为生地，但并非原方本意，故汪、冯、费氏等医家阐述本方配伍意义从生地立论，显然不妥。

【验案举例】

1. 血管神经性水肿 《上海中医药杂志》（1964，2：26）：某男，32岁。血管神经性水肿反复发作5年，时伴发荨麻疹，严重时有偏头痛、上腹痛。双侧扁桃体肿大，皮肤划痕试验阳性，实验室查嗜酸性粒细胞直接检查计数6611/mm^3。曾试用10%葡萄糖酸钙静注、奴佛卡因静脉封闭、自血疗法、口服苯海拉明、冬眠灵、利血平及组织疗法、针灸疗法，并转五官科做扁桃体切除，均无效。患者已失信心，又经反复发作1年后，因一次严重发作伴剧烈头痛就诊,给予四物汤治疗,2剂后疼痛显著好转,6剂后停止再发。随访4年,未见复发。

按语:血虚之体,外受风邪,经年发作,阴血日耗,风邪亦易入侵,致成痼疾。前人尝谓:"治病求本",又云:"治风先治血,血行风自灭",故予四物汤养血调血以培其本,药证相合,乃收捷效。

2. 手颤 《陕西中医》(1988,10:459):某女,65岁。患者原有高血压病,经治疗已痊愈。1年前,两手颤抖,手指发麻,曾在某医院治疗,给予安定、谷维素、冬眠灵等药治疗,病情一度好转。3个月前,因劳累颤抖加重,继服上药未效。诊见:两手呈有节律之微细震颤,左手尤甚,手指端发麻,握力减退,不能持物,伴有头摇,心悸,面色无华,说话声颤。舌质偏红,苔白,脉细。测血压20.0/11.5kPa,血常规:血红蛋白70g/L。证属阴血不足,心肝血亏,虚风内动,筋脉失养。治以养血息风。处方:熟地、白芍各20g,当归15g,川芎、天麻、钩藤各10g。二诊:服药9剂,两手颤抖明显减轻,手能持物,语言正常,惟手麻、头摇未减,守原方加地龙10g,全蝎3g,连服10剂,手颤头摇完全消失,余症亦瘥。追访1年未复发。

按语:肝藏血,主筋,肝血不足,不能濡养筋脉,以致虚风内动,即所谓血虚生风是也,故予四物汤养血柔肝,加天麻、钩藤、地龙、全蝎等息风止痉,俾血足则筋柔,风息则颤止。

【临床报道】

一、妇科疾病

1. 月经失调 本方加香附、茯神、甘草为基本方。月经先期血热加黄芩、栀子、续断、地榆;月经后期血寒加黄芪、干姜、艾叶、丹参;月经量少血滞者加元胡、青皮、泽兰叶;月经量多气虚者加黄芪、白术、枣仁、远志。共治疗180例,结果痊愈174例,好转5例,无效1例[1]。李氏对于月经不调患者,以四物汤为基本方(当归、川芎、白芍、熟地)进行加减:①月经先期若伴量多色淡,四肢乏力,纳少便溏,舌淡红,脉细弱。方加人参、黄芪、茯苓等。若伴量多,色暗紫,质黏稠,小腹胀痛,方去白芍加赤芍、桃仁、红花、丹皮、益母草、延胡索等。②月经后期若伴量少,色淡,质稀,头晕眼花,腰部酸痛,方加人参、山药、枸杞、杜仲、炙甘草等。若伴色暗,有块,小腹作胀,经期腹痛舌有瘀点,方加桃仁、红花、丹参、玄胡、香附等。③月经先后无定期,按以上两型辨证论治。共治疗月经不调62例,结果痊愈25例,占40.3%,好转35例,占56.5%,无效2例,占3.2%,总有效率96.8%[2]。

2. 痛经 本方加当归、川芎、白芍、熟地、桃仁、红花、香附、炮姜、延胡索、益母草、炙甘草,月经来潮时开始服用,连服5天,连用3个月经周期,共治疗原发性痛经患者48例。结果痊愈18例,占37.5%,好转27例,占56.3%,无效3例,占6.3%,总有效率93.8%[2]。以本方加白芷、木香、香附各10g为基本方,治疗痛经效果满意。气滞血瘀型加牛膝、益母草、桃仁、红花、五灵脂;寒湿凝滞型加艾叶、肉桂、吴萸、干姜、小茴香;气血虚弱型加黄芪、党参、茯苓、女贞子、山药;肝郁气滞型加柴胡、川楝子;子宫发育不良加紫石英、仙灵脾、巴戟天、肉苁蓉;肝肾阴虚型加枸杞子、女贞子、山萸肉、山药;膜样痛经加血竭、苏木、土元。共治疗51例,有效25例,好转25例,无效仅1例[3]。

3. 黄体功能不全 本方加味治疗黄体功能不全40例,其中单纯中药治疗27例,平均服药45剂,治疗后获妊娠19例(20次),妊娠率70.4%,流产2例(1例于流产后继续治疗,再妊娠)。其余13例中,中药加克罗米芬(50mg/日,5天,月经第5天开始服用)治疗7例,妊娠2例;中药加绒毛膜促性腺激素治疗5例,妊娠4例(5次),流产1例(流产后继续治疗,再妊娠);经中药加克罗米芬、绒毛膜促性腺激素治疗均无效,后改用中药加溴隐亭治疗1例,经治妊娠并已足月分娩。本组妊娠率65%,流产率7.5%,与自然流产率相近。共娩新生儿 20 例，均无畸形，显示了中药治疗黄体功能不全的安全性[4]。

4. 功能性子宫出血　四物汤合当归补血汤加减治疗功能性子宫出血 100 例，每次于月经来潮第 3 日开始服用，连服 3～6 日，结果治愈 79 例，显效 11 例，好转 5 例，无效 5 例[5]。

5. 宫内置环后月经过多　四物汤加减治疗本病 88 例，处方：炙黄芪、当归、熟地各 15g，白芍药 12g，川芎 10g，大黄炭 18g，三七粉 6g。加减：乏力、自汗者加党参，并增炙黄芪量为 30g；头晕、心悸、失眠者加何首乌、龙眼肉、茯神；经期腹痛，夹血夹瘀者增洋兰、坤草；兼有五心烦热、口干、盗汗者加丹皮、生地。于月经前 7～10 天服用，经至停药。连用 3 个月经周期。结果治愈 69 例，有效 16 例，无效 3 例，总有效率 96%[6]。

6. 子宫肌瘤　本方加三棱、莪术、香附各 5g，丹皮 6g，丹参、桃仁各 10g，红花、苏木、甘草各 3g 为基本方。治疗体质较好或病程短之子宫肌瘤 20 例，一般在 3～6 个月内治愈[7]。

二、内科疾病

1. 头痛　本方加桂圆肉、牡丹皮、天麻、僵蚕、全蝎、炒枣仁、石决明、蜈蚣等治疗神经性头痛 24 例，治愈 20 例，好转 4 例[8]。以本方药物加减治疗血管性头痛 62 例，药物组成：当归 15g，川芎 12g，白芍 15g，熟地 25g，白芷 15g，香附 10g，元胡 12g，羌活 10g。水煎服，日服 3 次，10 天为一疗程。其中可对经络循行的不同部位及不同证型的患者加减用药。治疗结果：显效 46 例，有效 12 例，无效 4 例，总有效率 93.5%。在 5 种证型中，以血瘀、血虚型效果最好，以下依次是风寒、阳亢、痰湿型[9]。

2. 慢性脑供血不足　应用本方加味治疗慢性脑供血不足 65 例，处方：当归 15g，川芎 12g，生地 12g，熟地 12g，赤芍 15g，白芍 12g，丹参 15g，天麻 12g，珍珠母 15g，决明子 12g，夏枯草 12g，疗程为 4 周。结果经治疗显效 52 例，为 80%；有效 10 例，为 15.4%；无效 3 例，为 4.6%，总有效率为 95.4%。用药后疗效出现时间为 4～7 天[10]。

3. 眩晕　应用四物汤治疗缺血性眩晕 36 例，并设对照组 32 例。治疗组采用四物汤加减治疗，基本方为当归 10g，川芎 12g，生地 20g，白芍 15g，党参 15g，白术 15g，茯苓 20g，桂枝 20g，丹参 15g，牛膝 15g，葛根 15g，生龙牡各 30g，7 天为 1 疗程。随症加减：睡眠不佳加远志、夜交藤；视物不清加菊花、枸杞；耳鸣加郁金、石菖蒲。对照组采用口服氟桂利嗪、眩晕停等药物治疗。结果治疗组显效 15 例，有效 18 例，总有效率 91.6%；对照组显效 12 例，有效 15 例，总有效率 84.3%。两组比较，$P<0.05$[11]。

4. 失眠　四物汤加活血化瘀药治疗失眠 10 例，结果 6 例痊愈，3 例显效，好转 1 例[12]。

三、骨伤科疾病

1. 坐骨神经痛　本方加蜈蚣、乌蛇、穿山甲等治疗坐骨神经痛 112 例，2 周内疼痛缓解，不复发者为显效，共 61 例，占 54.5%；治疗 1 个月疼痛缓解者为有效，共 44 例，占 39.3%；治疗 1 个月后症状无明显改善者为无效，共 7 例，占 6.2%。总有效率为 93.8%[13]。

2. 肩周炎　本方加桂枝、生姜、甘草为基本方治疗肩周炎 48 例，寒气盛者加附片、干姜；兼见寒热者加防风、连翘；疼痛不止加羌活、威灵仙；局部红肿、灼痛拒按者，去生姜，加石膏、贝母、鹿衔草；病久活动受限较重者，加红花、桃仁[14]。

3. 颈椎病　本方加味治疗颈椎病 61 例。处方：当归 15g，川芎 15g，熟地 15g，白芍 15g，威灵仙 15g。如上肢走窜性疼痛、发麻、灼痛，加黄芪、桂枝、伸筋草、茯苓皮；如头目眩晕，偶有猝倒，症状与颈部活动有关，且有耳鸣、耳痛者加葛根、水蛭、土虫；如头晕、心悸、汗出、胸闷、恶心、视物不清者加天麻、半夏、钩藤、茯苓、石决明、菊花；如下肢软弱无力，有麻木感加黄芪、党参、杜仲、牛膝。每 15 天为 1 个疗程，根据患者症状的变化情况，可连续服用两个疗程。并设西药对照组60例,予氟桂利嗪为主,酌情加维生素 B_1、维生素 B_{12}、曲克芦丁、谷维素等。结果经服中药汤剂1～2个疗程后,治疗组显效率73.8%,好转率为24.6%,总有效率98.36%,明显优于西药对照组($P<0.01$)[15]。

四、皮肤科疾病

1. 荨麻疹　本方加减治疗25例荨麻疹,方药组成:全当归10g,杭白芍10g,细生地30g,口防风6g,荆芥穗6g,牛蒡子10g,地肤子10g,蛇床子10g,金银花30g,苦参10g,生甘草3g。结果全部治愈[16]。

2. 皮肤瘙痒症　本方加首乌、白鲜皮、刺猬皮、乌梢蛇等内服,同时针刺百虫窠穴,治疗皮肤瘙痒症134例,结果治疗后瘙痒消失,皮疹全部消退,且经随访观察3年未复发者81例;经3年随访,有轻度复发者22例;经3年随访,有中度以下发作者20例;无效11例。有效率为91.8%[17]。应用口服四物汤加味配合中药熏蒸疗法治疗老年性皮肤瘙痒症。结果:治愈11例,显效15例,有效11例,无效5例,有效率90.48%[18]。

3. 扁平疣　四物汤加味方内服治疗扁平疣,处方:生地20g,当归、赤芍、川芎、蝉蜕、苍术、白附子、甘草各10g,白鲜皮、海桐皮各15g,5天为1疗程。对照组以无环鸟苷片口服及膏剂外用,交替使用重组人干扰素软膏外用。结果治疗组76例,痊愈62例,显效6例,有效4例,无效4例,总有效率为94.74%;对照74例,痊愈54例,显效5例,有效3例,无效12例,总有效率81.08%。经统计学分析,两组疗效具有显著差异性($P<0.05$)[19]。

五、五官科疾病

1. 过敏性鼻炎　以本方加味治疗过敏性鼻炎42例中,症状消失,鼻黏膜肿胀及颜色复常,涂片EOS阴性者为治愈,共23例;症状明显减轻或部分减轻,发作次数减少或发作时间缩短,鼻黏膜肿胀颜色改善,涂片EOS多数呈阴性者为好转,共13例;症状与发作情况无明显变化者为无效,共6例。总有效率为85.7%[20]。

2. 色素膜炎　此证属血虚肝胆积热,故拟四物汤加柴胡、黄芩养血活血,清泻肝胆,治疗色素膜炎32例,34只眼。结果痊愈14例,好转10例,无效8例,有效率为75%[21]。

3. 高度近视并发黄斑出血　以本方为基本方辨证加味,治疗高度近视并发黄斑出血患者41例。结果:30只眼痊愈,11只眼基本痊愈,2只眼好转,1只眼无效,总有效率为97.8%,全部患者视力均有所恢复[22]。

4. 糖尿病视网膜病变　四物汤加味(黄芪、桃仁、当归、赤芍、川芎、熟地、生地、泽泻、丹参、甘草)治疗单纯性糖尿病视网膜病变30例。结果:显效13例,有效17例,总有效率100%[23]。

5. 干眼症　四物汤加味治疗干眼症108例。处方:当归20g,熟地25g,川芎6g,白芍15g,防风10g,羌活10g,太子参30g,生黄芪30g。如果异物感明显、角膜荧光素钠染色阳性者可局部点用鱼腥草滴眼液每日3次。治疗结果,治愈38例,有效45例,无效25例,有效率76.85%。疗程10～50天,平均30天[24]。

【实验研究】

一、成分研究

有人测定了四物汤中的微量元素含量,结果:铁和锌在四物汤中的含量均较高,为18μg/ml,这与现代医学用铁化合物治疗贫血的理论相一致[25]。还有人测定了四物汤中Cu、Fe、Zn、Mn、Ni、Cd、Pb、Cr共8种微量元素,这几种元素对人体血液代谢起着重要作用。而Fe、Mn、Zn、Ni、Cr是元素周期表中第四周期的元素,该周期的多数元素都具有不同程度的生血刺激作用[26]。研究还发现，四物汤中含有高量氮、还原糖、叶酸和游离氨基酸，推测为补血作用的物质基础[27,28]。

此外，对四物汤的群煎液和分煎混合液成分分析比较发现，群煎液中水溶性煎出物和17种氨基酸含量均高于分煎混合液。但除Cd、Co外，群煎液中的微量元素低于分煎液。因此，在创伤恢复期、病愈恢复期及妊娠期贫血蛋白质合成增多，需要大量的氨基酸，此时治疗应采用群煎液服用。当血液系统疾病患者需要大量微量元素时，可考虑用单味药分煎混合液[29]。

采用大孔吸附树脂法分离制备四物汤各部位样品(SW-1～SW-15)；采用小鼠离体子宫收缩模型评价该方及各部位的生物效应；采用HPLC-DAD-ESI-MS法对活性显著部位SW-4中的主要色谱峰进行分析鉴定。结果发现本方拮抗子宫平滑肌收缩的活性部位主要贡献者是SW-4、SW-7、SW-11 3个部位，部位SW-8、SW10、SW-13、SW-14也有一定的活性；通过标准化合物对照及质谱特征对活性显著部位SW-4色谱峰进行了归属和指认，鉴定了其中9个化合物分别为没食子酸、原儿茶酸、香草酸、咖啡酸、芍药内酯苷、芍药苷、阿魏酸、洋川芎内酯I、洋川芎内酯H[30]。

二、药理研究

1. 抗缺氧　利用亚硝酸钠、异丙肾上腺素、结扎双侧颈总动脉和常压下致缺氧的方法，制备急性缺氧小鼠动物模型，用四物汤水醇法提取液腹腔注射给药，结果表明，四物汤对上述原因引起的动物缺氧现象有不同程度的对抗作用。这一作用可能是通过该方剂改善血液功能，增加动物整体耗氧量等药理作用来实现的，从而使急性缺氧动物存活时间延长[31]。

2. 对造血系统的影响　通过本方对血虚大鼠造血功能影响的观察发现，四物汤能显著促进正常大鼠造血功能，最佳口服剂量为每日8g/kg；同时发现血虚大鼠口服四物汤后白细胞数显著升高。进一步用集落刺激因子刺激骨髓细胞增殖实验，结果证实，四物汤口服后能够增强造血细胞的功能，升高血虚大鼠外周血中集落刺激因子的含量[32]。四物汤配方颗粒能明显促进小鼠骨髓G0/G1期细胞向S期细胞以及S期细胞向G2/M期细胞的转化，增殖指数(PI)明显升高。提高骨髓细胞中Bcl-2 mRNA的表达，降低BaxmRNA的表达。结论是四物汤配方颗粒通过促进骨髓抑制小鼠细胞周期的转化及抑制骨髓细胞凋亡，而达到促进造血功能的目的[33]。四物汤还能显著升高小鼠血清促红细胞生成素(EPO)水平，明显促进肾组织EPO mRNA的表达[34]。四物汤还可以通过增强免疫，减轻基因损伤，增加血红蛋白等途径治疗血虚证[35]。

陈薇等用石油醚、乙酸乙酯、氯仿和二次蒸馏水分别提取四物汤药剂，得到不同极性部位的溶剂提取物，结果表明，四物汤乙酸乙酯提取部位具有促进骨髓间充质干细胞(MSCs)增殖作用，其成分是藁本内酯、十六酸甲酯和十八酸乙酯[36]。

3. 对血液流变学的影响　四物汤抑制体外血栓形成的作用非常突出，说明其对血液流变性及心血管系有影响，可改善高黏度血流[37]。四物汤及其有效部位可以使兔子全血低黏度和红细胞压积均显著下降，进而降低全血黏度[38]。

4. 免疫调节　通过淋巴细胞转化试验及活性斑试验，表明四物汤对细胞免疫反应有较明显的促进作用；通过溶血空斑实验，显示本方具有抑制抗体形成的作用，说明四物汤在体液免疫功能方面有抑制作用。经小鼠腹腔巨噬细胞吞噬功能实验，测定其吞噬百分率和吞噬指数，表明四物汤对小鼠巨噬细胞吞噬功能影响不大。上述实验提示四物汤不仅能促进细胞免疫，而且能抑制体液免疫，具有调节机体免疫功能的作用[32,39]。

5. 植物雌激素活性 通过四物汤及其组方的四味中药的药物血清对人乳腺癌细胞系MCF-7细胞体外增殖、细胞周期和凋亡的影响，评价其植物雌激素活性。结果发现熟地、白芍、当归和川芎等中药有植物雌激素活性，四物汤复方的植物雌激素活性弱于其组方的各味中药[40]。

6. 抗自由基损伤 用四物汤煎液对自由基损伤模型进行实验研究，结果吸入臭氧造成的衰老动物耐缺氧能力明显减弱，给予四物汤的小鼠在同样环境下存活时间显著延长，且高于对照组；模型组血浆及肝、脑组织LPO含量明显升高，给予四物汤小鼠LPO含量明显降低，大剂量组LPO含量降至对照组水平；自由基损伤模型组化学发光抑制率明显低于其他各组，SOD活力显著减弱，而给药组SOD活力升高，化学发光抑制率高于对照组；自由基损伤模型组脑组织MAO-B活力明显高于对照组，给药组MAO-B活力升高不明显，大剂量组与对照组基本接近。说明四物汤能调节下丘脑衰老生物钟的发条，从而延缓衰老[41]。

7. 止痛 利用痛经模型小鼠，观察四物汤及其治疗痛经加减方的水提液及醇沉上清液对痛经模型小鼠的干预作用，观察指标包括对小鼠40分钟内扭体次数、扭体发生率的影响。结果各方水提液的作用强度依次为芩连四物汤＞少腹逐瘀汤＞香附四物汤＞桃红四物汤＞四物汤，但各方间无显著性差异；各方醇沉上清液的作用强度依次为少腹逐瘀汤＞香附四物汤＞芩连四物汤＞桃红四物汤＞四物汤，但各方间无显著性差异；各方水提液的作用稍强于其醇沉上清液，但各方两种提取物间均无显著性差异[42]。

8. 提高记忆 四物汤能提高血管性痴呆大鼠的学习记忆能力；同时可提高SOD和氧化物酶(GSH-Px)活性，降低乙酰胆碱酯酶(AchE)的活性。结论是改善胆碱能神经功能、减轻自由基损伤可能是四物汤改善血管性痴呆的机制之一[43]。

9. 其他 四物汤能抑制肉芽肿增殖，其中川芎、当归起主要作用，其作用机制是通过抑制血管平滑肌细胞的增殖而起作用。日本人太田节子等还观察了四物汤对接受致死量放射线照射的小鼠的保护作用，发现在放射线照射前注射四物汤甲醇或水提取物均有较强的防护作用，而在放射后给药则无此作用。这种作用和川芎有依存关系，当归和芍药有辅助效果[44]。

四物汤为补血剂之代表方，实验研究表明本方可增强造血细胞的功能，并能抑制体外血栓形成，改善血液的高粘状态，为说明本方补血调血的作用提供了客观依据。研究发现本方还具有抗缺氧、免疫调节和抗自由基损伤等作用，这与四物汤通过补血而内养脏腑，外充形体的功用亦颇为一致。今后可继续围绕本方的补血作用进行深入研究，进一步探讨其补血作用的机制，并寻找其有效部位。同时还可通过拆方研究，以揭示本方补中有行的配伍作用机制。

【附方】

1. 圣愈汤(《脉因症治》卷下) 熟地黄七钱一分(20g) 白芍酒拌七钱五分(15g) 川芎七钱五分(9g) 人参七钱五分(15g) 当归酒洗五钱(12g) 黄芪炙五钱(12g)(本方原书无用量，据《方剂学》补) 水煎服。功用：益气，补血，摄血。主治：妇女月经先期而至，量多色淡，精神倦怠，四肢乏力。

以“圣愈汤”为名的方剂最早见于李杲所撰的《兰室秘藏》卷下，是方由生熟二地、川芎、当归、人参、黄芪六药组成；元代朱震亨将该方之生地易为白芍而收入《脉因证治》中，亦名为“圣愈汤”；清代吴谦等编著《医宗金鉴》时在朱氏方中又加入柴胡一味，仍然以“圣愈汤”名之，如此衍化发展的结果形成了诸多名同而实异的“圣愈汤”。由上可见，本方借鉴了李杲的制方思路，仅将李氏“圣愈汤”中的生地易为白芍，由于较之其他同名之方更为后世医家所习用，因而得以广为流传，沿用至今。由于上述源流关系以往鲜有论及，以致本方方源在许多《方剂学》著述中被误认作《医宗金鉴》。本方乃四物汤加人参、黄芪大补元气而成，故既有气血双补之功，又有补气摄血之力，为治疗气血两虚证及气虚血失统摄而致出血证的常用方剂。

2. 桃红四物汤(《医垒元戎》，录自《玉机微义》卷31。原名“加味四物汤”)　即四物汤加桃仁(9g)　红花(6g)　水煎服。功用：养血活血。主治：妇女经期超前，血多有块，色紫稠黏，腹痛等。

本方原名“加味四物汤”，见载于《玉机微义》卷31引《医垒元戎》，《医宗金鉴》卷44收录此方时改其名为“桃红四物汤”，《方症会要》卷2又称其为“四物加桃仁红花汤”。桃仁、红花为活血化瘀要药，加入四物汤则使原方行血之力大增，原书专治“瘀血腰痛”，后世逐渐将其扩大应用于辨证属于血瘀兼有血虚证候的多种疾病，其中尤以妇科病证最为常用。

参考文献

[1] 何正川．香草四物汤加味治疗月经失调180例[J]. 湖北中医杂志，1990，(1)：31.

[2] 李瀚．四物汤加减治疗痛经及月经不调的临床体会[J]. 医药论坛杂志，2008，29(10)：78.

[3] 苏学贤．四物三香汤治疗痛经57例疗效观察[J]. 湖北中医杂志，1990，(2)：16.

[4] 杨燕生，吴振兰，孙久玲．四物汤加味治疗黄体功能不全40例报告[J]. 中医杂志，1986，27(10)：754.

[5] 贺哲．加减四物汤治疗功能失调性子宫出血93例小结[J]. 浙江中医杂志，1989，(1)：16.

[6] 王霞，段俊英，左华．四物汤加味治疗宫内置环后月经过多88例分析[J]. 中国误诊学杂志，2007，7(24)：5707.

[7] 高武强．四物汤加减在月经前后病态中的运用[J]. 陕西中医，1989，(1)：24.

[8] 苏法合．加味四物汤治疗神经性头痛[J]. 陕西中医，1986，(11)：513.

[9] 胥志才．四物汤加味治疗血管性头痛的临床观察与体会[J]. 光明中医，2007，22(9)：73-74.

[10] 王军，刘红敏，蔺志娟．四物汤加味治疗慢性脑供血不足[J]. 医药论坛杂志，2007，28(20)：117.

[11] 姚尊杰，贺安智．四物汤加减治疗缺血性眩晕68例[J]. 现代中医药，2008，28(4)：45-46.

[12] 朱宝贵．活血化瘀治疗重症不寐10例[J]. 浙江中医杂志，1988，(2)：70.

[13] 朱世增．四物汤加味治疗坐骨神经痛112例[J]. 吉林中医，1991，(5)：封三.

[14] 黄开荣．加味四物汤治疗肩周炎[J]. 山东中医杂志，1988，(3)：48.

[15] 章云阁．四物汤加味治疗颈椎病临床观察[J]. 辽宁中医药大学学报，2008，10(6)：141-142.

[16] 申广义，苏经波．加味四物汤治疗荨麻疹25例临床观察[J]. 长治医学院学报，1997，11(2)：145-146.

[17] 王松荣．针药并用治疗皮肤瘙痒症134例临床观察[J]. 中医杂志，1988，29(8)：608.

[18] 李伟，刘晖．四物汤加味配合中药熏蒸治疗老年性瘙痒症42例疗效分析[J]. 新疆中医药，2008，26(6)：22.

[19] 王艺玲．四物汤加味治疗扁平疣76例[J]. 陕西中医，2008，29(8)：1023-1024.

[20] 李广振．四物汤加味治疗过敏性鼻炎42例[J]. 吉林中医，1993，(3)：25.

[21] 李玉涛．四物汤加味治疗色素膜炎32例[J]. 陕西中医，1989，10(11)：495.

[22] 赵亚滨．四物汤加味治疗高度近视并发黄斑出血41例[J]. 浙江中医杂志，1988，(1)：21.

[23] 李林英．四物汤加味治疗单纯性糖尿病视网膜病变30例[J]. 陕西中医，2007，28(8)：992-993.

[24] 邢桂霞．四物汤加减治疗干眼症108例[J]. 实用中医药杂志，2008，24(2)：92.

[25] 李奇海．四君子汤、四物汤中微量元素的作用研究[J]. 山西中医，1987，(5)：48.

[26] 舒树芳，王绮秋，胡润五，等．四物汤的治疗作用与微量元素[J]. 贵阳中医学院学报，1987，(2)：57.

[27] 龚跃新．四君子汤、四物汤、八珍汤中总氮量和还原糖的含量测定[J]. 山西中医，1991，7(4)：43.

[28] 龚跃新，杨南松．四君子汤、四物汤、八珍汤中游离氨基酸的研究[J]. 山西中医，1991，7(2)：50.

[29] 袁久荣，李以凤，袁浩．四物汤的实验研究[J]. 中国中药杂志，1991，16(3)：153.

[30] 朱敏，唐于平，宿树兰，等．四物汤对小鼠离体子宫收缩模型的生物效应及物质基础评价研究[J]. 南京中医药大学学报，2008，24(4)：245-247.

[31] 李在邠，赵光东，孙连伟，等．四物汤抗缺氧作用的实验研究[J]. 江苏中医，1991，12(7)：47.

[32] 郑钦岳．四物汤对血虚大鼠造血及免疫功能的影响[J]. 中国医药学报，1993，8(增刊)：57.

[33] 陈志伟，许惠玉，刘曾敏，等．四物汤配方颗粒对骨髓抑制小鼠造血功能调控的实验研究[J]. 中国职业医学，2008，35(3)：207-208，216.

[34] 范启兰，许春鹃，甘祝军．四物汤对小鼠血清促红细胞生成素及其基因表达影响的实验研究[J]. 时珍国医国药，2008，19(7)：1601-1602.

[35] 杨明会，马增春，窦永起，等．四物汤对血虚证患者血清蛋白质的影响[J]. 中国中药杂志，2008，33(4)：420-423.

[36] 陈薇，曾和平，王婷婷．中药四物汤提取物调控鼠骨髓间充质干细胞增殖活性的化学成分分析[J]. 分析化学，2008，36(4)：459-466.

[37] 任清华，王丽．四物汤对血液流变学的影响[J]. 中成药，1993，15(1)：44.

[38] 王玉华，王伟，容蓉，等．四物汤及其有效部位对血流变学影响的研究[J]. 中国血液流变学杂志，2007，17(2)：205.

[39] 孙洁民．四物汤对免疫功能的影响[J]. 中医药研究，1991，(3)：50.

[40] 郝庆秀，王继峰，牛建昭，等．四物汤及其组方中药的药物血清对 MCF-7 细胞体外增殖和细胞周期的影响[J]. 中医药学报，2008，36(5)：10-14.

[41] 林安平，龚跃新，孙云，等．四物汤抗自由基损伤的研究[J]. 辽宁中医杂志，1992，(8)：45.

[42] 张畅斌，陆茵，段金廒，等．四物汤及其加减方对痛经模型小鼠干预作用的研究[J]. 药学与临床研究，2007，15(6)：459-461.

[43] 李子清，喻凯，赵焕英，等．四物汤对血管性痴呆大鼠的认知功能及脑组织中 AchE、SOD、GSH-Px 活性的影响[J]. 中药药理与临床，2008，24(6)：10-12.

[44] 太田节子．四物汤对放射线损害的防护作用[J]. 国外医学中医中药分册，1984，(5)：49.

当归补血汤

《内外伤辨惑论》卷中

【异名】 黄芪当归汤(《兰室秘藏》卷上)、补血汤(《脉因症治》卷上)、芪归汤(《周慎斋遗书》卷五)、黄芪补血汤(《产科心法》下集)。

【组成】 黄芪一两(30g)　当归酒洗(6g)

【用法】 上吹咀。以水二盏，煎至一盏，去滓，空腹时温服。

【功用】 补气生血。

【主治】 血虚发热证。肌热面赤，烦渴欲饮，舌淡，脉洪大而虚，重按无力。亦治妇人经期、产后血虚发热头痛，或疮疡溃后，久不愈合者。

【病机分析】 血为气之母，运载阳气以行全身，故《医原》说："血能载气以行也"。若劳倦内伤，阴血耗损，阳气无所依附，必致漂浮行散而无所归，《读医随笔》说："所谓血藏气者，气之性情慓悍滑疾，行而不止，散而不聚者也。若无以藏之，不竟行而竟散乎？惟血之质为气所恋，因以血为气之室，而相裹结不散矣"，唐宗海亦说："血虚者，发热汗出，以血不配气，则气盛而外泄也"（《血证论》卷6）。本证因血虚阴不维阳，阳气浮越于外，而出现肌热面赤，烦渴欲饮，发热头痛，脉象洪大等类似白虎汤证之象，但其脉虽洪大却重按无力，故为真虚假实之证。可见此时辨别虚实证候的关键在于脉象的虚实，正如李杲所云："血虚发热，证象白虎，惟脉不长实有辨耳，误服白虎汤必死"（《内外伤辨惑论》卷中）。

【配伍意义】本方是为血虚阳浮之虚热证而设，是证虽以阴血亏虚为本，阳浮发热为标，但有形之血不能速生，而外浮之阳气若不及时挽回则恐有散亡之虞！故治疗当遵"急则治标"之训，力挽其浮越之阳气，留得一分阳气，便有一分生机，俟阳气渐回，虚热渐退，再缓图其本。方中黄芪甘温纯阳，功擅补气固表，本方重用该药，意在取其量大力宏，以急固行将散亡之阳气，浮阳若得挽回，则诸危殆之候可缓，此即"有形之血不能速生，无形之气所当急固"之理，且其补气亦助生血之功，使阳生阴长，气旺血充，故本方以之为君。配以少量当归养血和营，补虚治本为臣，再得黄芪生血之助，使阴血渐充，阳气渐可潜涵，则虚热自退。正如张秉成所论："如果大脱血之后而见此等脉证，不特阴血告匮，而阳气亦欲散亡。斯时也，有形之血不能速生，无形之气所当急固。故以黄芪大补肺脾元气而能固外者为君。盖此时阳气已去里而越表，恐一时固里无及，不得不从卫外以挽留之。当归益血和营，两味合之，便能阳生阴长，……非区区补血滋腻之药，所可同日语也"（《成方便读》卷1）。

本方配伍特点在于以大剂补气之药配伍少量补血之品，重在益气固表以治阳浮之标，并可冀补气生血之力以复血虚之本，故尤宜于血虚阳浮发热之证。

【临床运用】

1. 证治要点　本方是为血虚发热证立法，临床运用时除肌热，口渴喜热饮，面红外，应以舌淡，脉大而虚，重按无力为使用要点。

2. 加减法　血虚证而无阳浮发热者，黄芪之量宜减；气不摄血之出血证，可加仙鹤草、血余炭等以加强止血之力。

3. 本方现代常用于治疗妇人经期、产后血虚发热等属血虚阳浮证者，以及各种贫血、过敏性紫癜、妇人月经过多，以及疮疡久溃不愈等辨证属血虚气弱或气不摄血者。

【使用注意】阴虚潮热者，慎用本方。

【源流发展】本方为金代医家李杲所制，是治疗血虚发热证的代表方剂。经考李氏医书中有关本方主治证的论述主要有三处，即《内外伤辨惑论》卷中之"肌热燥热，困渴引饮，目赤面红，昼夜不息，其脉洪大而虚，重按全无。……血虚发热，证象白虎，惟脉不长实有辨耳，误服白虎汤必死。此病得之于饥困劳役"；《脾胃论》卷中之"发热恶热，烦躁，大渴不止，肌热不欲近衣，其脉洪大，按之无力者，或兼目痛鼻干者，……此血虚发燥"；以及《兰室秘藏》卷上所云之"热上攻头目，沿身胸背发热"等。以上论述虽然见载于不同著作，但其症状描述均有"发热，烦渴，肌热，恶热"等内热炽盛之象，因其热缘于血虚，而被称之"血虚发热"或"血虚发燥"，是证"得之于饥困劳役"，故属内伤发热之虚热证。由此可知，李氏当归补血汤实为血虚发热证而制，故方中重用甘温之黄芪大补元气，力挽浮阳，伍以当归养血补虚，从而使浮阳内潜，阴血渐充而诸证得痊，亦属"甘温除热"之法。本方对于后世血虚发热证候的治疗影响深远，历代医家不仅用药悉宗本方，而且芪、归之量比亦皆从东垣之制。古今医家还根据本方的药物配伍作用而将其用于多种气血虚弱病证的治疗。如因黄芪尚有益气摄血和益气托毒等作用，故以本方治疗气血亏虚，疮疡内陷不起或久不收口者(《证治准绳·疡医》卷2)以及气不摄血的出血证(《血证论》卷7)，方中用药比例仍遵原方；又因本方由补气合补血之品组成，故以其治疗多种血虚证及气血两虚证，但宜减原方中黄芪之量，如《寿世保元》卷7载本方治疗妇人素禀虚弱，加之生产时血亏气耗，产后无乳者，将归、芪之量比改为1∶2；略早于本方的用治“妇人气虚血少，经水三月一来”的当归补血汤(《陈素庵妇科补解》卷1)，方中黄芪之量竟少于当归(当归一两二钱、炙黄芪一两)，由于上述方剂是为血虚或气血两虚无阳气浮越发热者而设，故剂量有此变化。近年有人通过对不同比例的黄芪与当归配伍作用的实验研究发现，归、芪之量在2∶1时养血作用最为明显，指出原方比例的当归补血汤应是一首补气为主的方剂[1,2]，此说对理解本方方义颇有参考价值，且与目前临床运用的情况基本一致。

【疑难阐释】

1. 对于本方重用黄芪的认识　本方为治血虚发热证之主方，方中当归为养血要药，以补益虚损之阴血，古今医家对此均无疑义，惟为何重用补气之黄芪历来认识不一，概括起来大致有五：其一为“补气生血论”，以吴昆为代表，即有形之血生于无形之气，黄芪大补元气，使阳生阴长，气旺血生；其二为“气血双补论”，以汪昂为代表，认为本证不仅血虚，气亦不足，故用黄芪配伍当归以收气血双补之效；其三为“急固浮阳论”，以张秉成为代表，认为本证乃血虚阳浮所致，故治以黄芪大补肺脾元气固外以挽浮阳；其四为“补脾生血论”，以汪绂为代表，即黄芪乃补脾胃以资气血之源；其五为“走表泄热论”，以陈念祖为代表，认为本证之发热乃血虚热郁皮毛不解之故，故以黄芪质轻而味微甘之品，轻清走表使热从汗而泄。上述分歧意见虽多，然究其产生原因主要有二，一是对本证病机认识的差异，即血虚之证何以会出现发热？二是对于血虚发热之证，应当把治疗重点放在哪一方面？中医理论认为，血与气在生理上相生相依，即所谓“气为血之帅，血为气之母”，“气以生血，血以载气”。一旦阴血匮乏，轻者脏腑经络失于濡养，重者无以载气使阳气无所依附而浮越于外，出现诸如发热口渴，目赤面红等热象，故大凡血虚证之发热，皆为阳气得不到阴血的涵养而浮越于外的表现，且热象的轻重亦反映了阳气浮越的程度。本证原书谓其“证象白虎”，足见其热之重而阳浮之甚，实属阳气去里越外之候，故治疗应重在力挽其浮越之阳气。由此可见，张氏所谓“如果大脱血之后而见此等脉证，不特阴血告匮，而阳气亦欲散亡。斯时也，有形之血不能速生，无形之气所当急固。故以黄芪大补肺脾元气而能固外者为君，盖此时阳气已去里而越表，恐一时固里无及，不得不从卫外以挽留之。”确为中肯之论。况且本方之黄芪即便有补气生血之功，但其用量重达当归的五倍之多，再联系该方的主治证候，则不难看出黄芪重用的主要目的显然在于急固浮越之阳气，而非藉气血相生的关系间接地补充阴血之匮乏。至于补气生血之说虽然亦持之有据，但既为补血之剂，何以反而重用补气之品？即使补气有助于生血，可补气药竟为补血药的五倍之多则有悖于方剂配伍之常法，对于一首补血方而言，似乎有喧宾夺主之嫌？更为重要的是，对于血虚发热之证的治疗亦非从补血立法而能奏效，故吴氏所言未免舍本逐末。综上所述，当归补血汤重用黄芪旨在急固浮阳，而非补气生血[3,4]。证之临床，古今医家运用本方时，对于血虚发热之证基本恪守原方药量比例，而对于一般的血虚证以补气生血为主旨时，则多减黄芪之量而重用补血之品。其余几种观点显然亦与本方主治病机不符。

2. 有关本方君药的认识　《方剂学》专著及教材中对于本方君药的论述亦有分歧，或以黄芪为君，或以当归为君。上已述及，若治血虚发热之证，因急则治标之用当以黄芪大补元气，固其浮阳为君；而治一般的血虚证，因黄芪之用意在补气生血，助当归补血之力，故宜以当归为君。

【方论选录】

1. 吴昆："血实则身凉，血虚则身热。或以肌困劳役虚其阴血，则阳独治，故令肌热、目赤、面红、烦渴引饮。此证纯象伤寒家白虎汤之证，但脉大而虚，非大而长，为可辨耳。《内经》所谓脉虚血虚是也。当归味厚，为阴中之阴，故能养血，而黄芪则味甘补气者也。今黄芪多于当归数倍，而曰补血汤者，有形之血不能自生，生于无形之气故也。《内经》曰：阳生阴长，是之谓尔。"（《医方考》卷3）

2. 张璐："气虚则身寒，血虚则身热，故用当归调血为主。然方中反以黄芪五倍当归者，以血之肇始本乎营卫也。每见血虚发热，服发散之药则热转剧，得此则泱然自汗而热除者，以营卫和则热解，热解则水谷之津液，皆化为精血矣。"（《伤寒绪论》卷下）

3. 汪昂："此足太阴、厥阴药也。当归气味俱厚，为阴中之阴，故能滋阴养血。黄芪乃补气之药，何以五倍于当归而又云补血汤乎？盖有形之血，生于无形之气，又有当归为引，则从之而生血矣。经曰阳生阴长，此其义耳。庵曰：病本于劳役，不独伤血，而亦伤气，故以二药兼补之也。"（《医方集解・理血之剂》）

4. 汪绂："此方君以黄芪。黄芪，胃气之主药，胃气盛而后脾血滋，然亦必当归滋之，而后血乃日盛，为之媒也。血生于脾，此方补脾胃以滋之，是为补生血之本。犹四君子为补生气之本，与四物汤之为补肝者，又有不同。"（《医林纂要探源》卷7）

5. 陈念祖："凡轻清之药皆属气分，味甘之药皆能补中。黄芪质轻而味微甘，故略能补益，《神农本草经》以为主治大风，可知其性矣。此方主以当归之益血，倍用黄芪之轻清走表者为导，俾血虚发热，郁于皮毛而不解者，仍从微汗泄之。故症象白虎，不再剂而热即如失也。"（《时方歌括》卷下）

6. 唐宗海："此方以气统血，气行则血行，外充皮肤，则盗汗、身热自除；内摄脾元，则下血、崩漏能止。"（《血证论》卷7）

7. 张秉成："如果大脱血之后而见此等脉证，不特阴血告匮，而阳气亦欲散亡。斯时也，有形之血不能速生，无形之气所当急固。故以黄芪大补肺脾元气而能固外者为君。盖此时阳气已去里而越表，恐一时固里不及，不得不从卫外以挽留之。当归益血和营，二味合之，便能阳生阴长，使伤残之血，亦各归其经以自固耳。非区区补血滋腻之药，所可同日语也。"（《成方便读》卷1）

【评议】本方为治血虚发热之证而设，对其配伍意义诸家见解不一。吴氏所谓阳生阴长，补气生血之论虽然言之有据，但却不免舍本逐末，汪绂补脾生血之论立意与吴氏相类；至于汪昂补气养血之说则有悖治血虚发热之法，陈氏走表泄热之说亦与黄芪之功不合；惟张氏所论之病机、方义最为中肯，令人豁然开朗。

【验案举例】

1. 血虚发燥 《正体类要》卷上：一患者，扑伤之后，烦躁面赤，口干作渴，脉洪大，按之如无。余曰：此血虚发燥也。遂以当归补血汤，二剂即止。

2. 虚劳发热 《寿世保元》卷4：一人虚劳发热，自汗。诸药不能退其热者，服当归补血汤一剂如神。

按语：二案或因扑伤失血，或因久病成劳，致成血虚发热之证，故予当归补血汤益气养血而愈。

【临床报道】

一、内科疾病

1. 白细胞减少症 以本方治疗白细胞减少症患者 40 例。治疗组 20 例，用当归补血汤加三棱 15g，甘草 10g 治疗；对照组 20 例，服用利血生 20mg 治疗，疗程均为 14～21 天。结果：治疗组显效 8 例；有效 11 例；无效 1 例；总有效率为 95%。对照组显效 1 例，有效 10 例，无效 9 例，总有效率为 55%。治疗组疗效明显优于对照组。对照组的无效病例再用本方治疗，仍能提高临床疗效[5]。另 15 例原因不明白细胞减少症患者，随机分为 3 组，每组 5 例。一组为当归补血汤组，一组为当归补血汤加三棱组，一组服蜂乳胶囊、多种维生素作为对照。从治疗日起查末梢血液白细胞计数 1 次，连续 3 次，各组自身比较，经统计学处理，当归补血汤组有显著差异（$P<0.05$），加三棱组有极显著差异（$P<0.01$），对照组无显著差异（$P>0.05$）[6]。

2. 再生障碍性贫血 将 48 例慢性再生障碍性贫血患者随机分两组，对照组 24 例给予康力龙片 2mg，每日 3 次，环孢素 A 胶囊 100mg，每日 3 次；治疗组 24 例在对照组基础上服用当归补血汤加味方，均治疗 6 周。结果治疗组疗效优于对照组[7]。

3. 原发性血小板减少性紫癜 本方加血余炭、生甘草、仙鹤草为基本方。气虚者选加党参、白术、黄精；血虚者选加熟地、阿胶、枸杞子；阴虚者选加生地、麦冬、五味子、山萸肉、鳖甲；肾阳虚者选加菟丝子、补骨脂、鹿角胶、巴戟天；胃热盛者选加石膏、知母、川军、川连；血热盛者选加丹皮、赤芍、紫草、羚羊角等。治疗原发性血小板减少性紫癜 24 例，结果全部获效[8]。应用加味当归补血汤治疗血小板减少性紫癜 58 例，对照组给予再障生血片，4 周为 1 个疗程。结果显效 10 例（17.2%），良效 28 例（48.3%），进步 15 例（25.8%），无效 5 例（8.6%）。总有效率 91.4%。观察组明显优于对照组，差异非常显著（$P<0.01$）[9]。

4. 慢性肾功能不全 将慢性肾功不全患者，随机分为两组，治疗组 52 例，对照组 32 例。两组均给予济脉欣（促红细胞生成素）皮下注射，剂量 50μg/kg，每周 2 次，并常规补充铁剂、维生素、叶酸等。治疗组在上述治疗方案不变的基础上，加服当归补血汤（黄芪 100g，当归 25g），服用 12 周。两组患者分别于治疗前后检测血红蛋白（Hb），血细胞比容（HCT）。结果治疗 12 周后，两组 HCT 和 Hb 均显著升高（$P<0.05$），且治疗组的升高幅度大于对照组（$P<0.05$）[10]。

5. 肾病综合征 采用晨起顿服强的松 1mg/(kg · d)，并予潘生丁及肝素治疗 48 肾病综合征患者，治疗组加用当归补血汤（黄芪 30g，当归 6g），共 21 天。治疗前后 TG、TC、血浆黏度、血小板聚集率、24 小时蛋白尿定量均明显下降，有显著性差异（$P<0.05$ 或 $P<0.01$），治疗组与对照组比较 TG、TC、血小板聚集率、血浆黏度及 24 小时尿蛋白定量均明显下降（$P<0.05$）[11]。

二、妇科疾病

1. 子宫发育不良性闭经 本方加莪术、三棱、丹参、月月红治疗子宫发育不良性闭经 37 例。结果显效 23 例；有效 11 例；无效 3 例；总有效率为 91.88%[12]。

2. 更年期综合征 以本方加夜交藤、桑叶、胡桃仁、三七为基本方治疗更年期综合征 79 例，气血双虚型加熟地、白芍；肝肾阴虚型加枸杞子、丹皮；脾肾阳虚型加附子、山药、白术；心肾不交型加丹参、枣仁、黄柏。结果：治愈 61 例；未愈 18 例[13]。

3. 宫颈癌 在中晚期宫颈癌放疗过程中联用加味当归补血汤口服，能增强免疫功能和造血功能，提高局控率。唐氏将 60 例初治中晚期宫颈癌住院患者按组间均衡设计分为单纯放疗组(单放组)和放疗联合加味当归补血汤口服组(当归组),每组各30例,进行外周血象、T细胞亚群及局控率的对比观察。结果①治疗后外周血象、T细胞亚群,当归组与治疗前无明显变化($P>0.05$),而单放组下降明显($P<0.05$),治疗后两组比较,有非常显著性差异($P<0.01$);②单放组局控率(CR)为80.0%,当归组为96.7%,两者差异有统计学意义($P<0.05$)[14]。

三、其他

1. 老年性皮肤瘙痒　以本方为主治疗老年性皮肤瘙痒症156例。服药7～21剂,瘙痒完全消失,抓痕血痂消退,皮肤润泽,半年未复发者为治愈,共104例;瘙痒基本消失,皮肤尚留少量抓痕,半年瘙痒未加重者为显效,共26例;瘙痒减轻,皮肤有散在抓痕或干燥脱屑者为好转,共20例;治疗前后瘙痒与皮肤改变无明显变化者为无效,共6例,总有效率为96%[15]。

2. 牙龈出血　以本方合失笑散加味,治疗顽固性牙龈出血20例,结果治愈16例,好转4例。追踪观察0.5～8年均未复发[16]。

【实验研究】

1. 促进造血　用乙酰苯肼造成小鼠、家兔溶血性贫血模型,结果表明,本方具有促进造血,对抗酰苯所致的溶血[17]。克隆刺激因子(CSFs)为体内强烈的造血刺激物,调控骨髓细胞的增殖与分化。有研究表明,当归补血汤能显著促进正常及血虚小鼠脾条件培养液(SCM)和肺条件培养液(LCM)中CSFs的产生。折方研究显示,当归促进,而黄芪显著抑制正常小鼠SCM中CSFs生成。提示当归补血汤的补血作用与其刺激CSFs分泌有关,且系当归的作用所致[18]。当归补血汤煎剂、颗粒剂能通过平衡骨髓微环境中EPO,TPO,GM-CSF的表达;促进骨髓造血细胞从G0/G1期进入G2/M期和S期;促进造血祖细胞增殖,从而提高骨髓抑制小鼠外周血象和骨髓象。其中配方颗粒剂疗效较为突出[19]。建立典型同基因骨髓移植(BMT)小鼠模型,随机分成BMT模型对照组和BMT+当归补血汤组,另取正常小鼠外周血及骨髓做空白对照。分别给以生理盐水、当归补血汤10g/(kg·d)灌胃治疗。于BMT后第1、11、22天观察外周血细胞、骨髓单个核细胞(BMMNC),镜下观察小鼠骨髓切片。结果:BMT+当归补血汤组第11、22天外周血白细胞、红细胞、血小板、BMMNC水平均显著高于BMT模型对照组($P<0.05$或$P<0.01$),骨髓造血组织学情况也明显好于对照组[20]。以失血与环磷酰胺并用所致气血双虚模型大鼠为研究对象,观察药物对外周血红细胞(RBC)、白细胞(WBC)、血红蛋白(Hb)及血小板(PLT)水平的影响。结果当归补血汤粗多糖及单味药多糖可显著提高失血与环磷酰胺并用致气血双虚模型大鼠外周血RBC、WBC、Hb及PLT的水平,以当归补血汤粗多糖的作用最好[21]。

2. 补气　通过对小白鼠常压耐缺氧实验,大鼠窒息缺氧实验,对缺氧小鼠血液和心、脑组织乳酸含量的影响,对大鼠梗死心肌耗氧量的影响等实验观察,表明当归补血汤能提高机体对氧的利用率,增强耐缺氧能力;延缓心和脑功能障碍的发生及促进供氧后脑电的恢复;降低缺氧动物的心脑组织和血液乳酸含量,减轻代谢性酸中毒,有利于维持其功能活动;能减轻大鼠冠脉结扎后梗死区心肌组织的耗氧量,可能是药物改善了心肌的缺氧状态,减轻了代谢产物积累的结果[22]。另有研究根据6-Keto-PGF1α降低可能是气(阳)虚证的实质之一,而本方能显著增加小鼠6-Keto-PGF1α水平($P<0.01$),降低TXB_2水平,两者比值较对照组显著提高;并根据阳气虚患者cAMP/cGMP值明显下降,用助阳药治疗后,两者比值有所回升,实验证实当归补血汤能显著提高小鼠心肌cAMP水平($P<0.01$),且明显提高

cAMP/cGMP 比值。由此推断当归补血汤是一首补气为主的方剂[4]。

3. 对心血管系统的作用　当归补血汤能增强体外培养的心肌细胞收缩功能。本方原方、当归、黄芪均对缺糖缺氧所致心肌细胞损伤有保护作用，表现为线粒体嵴密集，糖原颗粒丰富，肌浆内可见肌原纤维，并形成肌小节。肌原纤维保护整齐，排列规则，表明心肌细胞收缩功能良好[23]。另通过本方对乳鼠心肌细胞缺糖缺氧性损伤保护作用的研究，并经电子显微镜观察，提示缺糖缺氧能引起乳鼠心肌细胞的超微结构明显改变，而使用当归补血汤后其形态结构特征接近有糖有氧对照组，说明本方对缺糖缺氧性损伤乳鼠心肌细胞有肯定的保护作用[24]。本方水煎浓缩液 5～20g/kg 十二指肠给药，能显著提高麻醉大鼠收缩压、舒张压和平均压，对心率无明显影响；10g/kg 能提高心肌张力-时间指数。小鼠常压耐缺氧实验表明 10g/kg 可显著延长小鼠生存时间，10～20g/kg 可显著延长小鼠断头呼吸动作的持续时间[25]。

将不同浓度当归补血汤超滤膜提取物、表皮生长因子(EGF)和生理盐水(NS)分别通过载体加到孵化 7 天的鸡胚绒毛尿囊膜(CAM)上，继续孵化 3 天，显微镜下观察 CAM 特异性血管生长情况及血管数目变化。结果当归补血汤超滤膜提取物(0.1～0.3g/L)有明显的促进 CAM 血管新生作用，与生理盐水组比较有统计学意义($P<0.05$)，其作用与浓度呈正相关，其中以 0.3g/L 作用最显著，但与 EGF 组比较促 CAM 血管新生作用相对较弱($P<0.05$)。当归补血汤超滤膜提取物能够明显促进 CAM 血管新生，且作用与剂量呈正相关，提示当归补血汤超滤膜提取物在治疗缺血性疾病方面可能与其促进血管新生有关[26]。

4. 对免疫系统的作用　研究结果表明当归补血汤可以增强机体红细胞的免疫黏附及清除免疫复合物的能力，增强吞噬细胞的吞噬功能，增强 NK 细胞的杀伤功能，不同程度地促进 T、B 淋巴细胞的增殖和相应的免疫功能。上述作用的发生机制可能与其调节基因活性和活性分子作用相关[27]。当归补血汤及其单味药对辐射小鼠脾脏抗体形成细胞释放溶血素量、血清溶菌酶量、ANAE 阳性淋巴细胞比率、脚垫迟发超敏反应及 RBC-C3b 受体花环率均有不同程度的促进或提高作用；RBC-IC(红细胞-免疫复合物)花环形成率，除当归外都有明显增强作用[28]。当归补血汤还有显著促进血虚模型小鼠脾淋巴细胞产生白细胞介素-2(IL-2)的作用($P<0.001$)；拆方研究证明当归或黄芪均能显著促进血虚脾淋巴细胞产生 IL-2(P 均<0.001)[29]。

本方有对抗免疫抑制剂的作用，而单味药当归、黄芪的作用明显不及全方[30]。另有通过对 NK 活性、IL-2 活性、巨噬细胞活性、CIC 含量、溶菌酶含量共 5 项免疫指标的测定，分析黄芪在当归补血汤内的量效关系。结果表明，本方内黄芪的用量既不可增，也不可减，而必须以“五倍黄芪归一份”的组方规律才是黄芪的最佳剂量[31]。

采用超滤膜分离技术提取当归补血汤，用双抗体夹心 ELISA 法检测培养脾淋巴细胞上清液中 IL-2 和 IFN-γ 的含量，用反转录-聚合酶链式反应(RT-PCR)法测定脾淋巴细胞 IL-2 和 IFN-γ mRNA 的表达水平。结果超滤膜提取当归补血汤各剂量组小鼠脾淋巴细胞培养上清液中 IL-2 和 IFN-γ 的含量均较模型组增高，大剂量组与模型组比较有显著性差异($P<0.05$)。各剂量组小鼠脾淋巴细胞 IL-2 和 IFN-γ mRNA 的表达水平均增高，中剂量组和大剂量组与模型组比较，均有显著性差异($P<0.05$)[32]。

5. 保肝及抗肝纤维化　采用不同剂量的当归补血汤煎剂灌喂小白鼠，使四氯化碳所致小鼠肝损害明显减轻，坏死面积明显缩小；同时小鼠的肝功能(SGPT)值也明显降低，与四氯化碳模型组比较差异显著($P<0.01$)。提示本方对四氯化碳所致小鼠肝损害有明显保护

作用，并且在该实验所采用的当归补血汤剂量范围内，这种保肝效应与剂量成正比[33]。

将 Wistar 雄性大鼠采用四氯化碳皮下注射及高脂低蛋白饮食复合因素诱导复制大鼠肝纤维化模型，结果与正常大鼠比较，模型大鼠血清丙氨酸转氨酶（ALT）与天冬氨酸转氨酶（AST）水平、总胆红素（TBil）含量明显升高，白蛋白（Alb）含量明显降低；肝组织脂肪变性与胶原沉积明显，肝组织甘油三酯（TG）与丙二醛（MDA）含量增加，超氧化物歧化酶（SOD）活性降低（均 $P<0.05$）。当归补血汤组大鼠肝组织脂肪变性与胶原病理沉积显著改善；血清 ALT、AST 水平及 TBil 含量降低，血清 Alb 含量升高；肝组织羟脯氨酸（Hyp）、TG 与 MDA 含量降低，SOD 活性提高（均 $P<0.05$）。结论是当归补血汤具有良好的抗实验性大鼠肝纤维化作用，其主要作用机制与抗肝脏脂质过氧化损伤有关[34]。黄芪当归 5∶1，1∶1，1∶5 三种配伍比例的当归补血汤均有良好的抗实验性大鼠肝纤维化作用，但以黄芪当归 5∶1 的经典配比方剂综合效果较好；其作用机制与抗肝脏脂质过氧化损伤有关[35]。

6. 抗自由基损伤　当归补血汤体外给药对小鼠肝匀浆温浴后 LPO 的生成和小鼠肝匀浆在 Fe^{2+} 作用下 LPO 的生成均有明显抑制作用；当归补血汤高、低剂量灌胃给药能明显降低小鼠肝组织 LPO 含量，此作用与当归液、黄芪液及维生素 E 的作用无显著性差异。提示当归补血汤可能通过抗氧化作用减少 LPO 的生成及其对组织细胞的损害而发挥较广泛的药理作用[36]。

7. 对化疗的减毒增效　将乳腺癌术后患者随机分为对照组和治疗组，治疗组在化疗同时予以当归补血汤口服，对照组单纯化疗。两组均在化疗前后进行 KS 评分、血象和 T 淋巴细胞亚群的比较。结果与对照组相比，治疗组在 KS 评分、骨髓抑制等方面均优于对照组（$P<0.05$）；治疗组的 CD8 明显下降（$P<0.01$），CD4/CD8 比值明显上升（$P<0.01$）。结论是当归补血汤可通过改善乳腺癌术后化疗患者的生活质量，提高免疫功能和减轻化疗的毒副反应起到增效减毒作用[37]。

当归补血汤可提高 5-Fu 对小鼠肝癌 H_{22} 的抑瘤率（$P<0.01$），对抗化疗药物所致脾脏、胸腺萎缩，白细胞（WBC）、血小板（PLT）和骨髓有核细胞减少，降低化疗后 H_{22} 小鼠脾脏 NO 和小肠 MDA 的含量（$P<0.05$，$P<0.01$）。结论当归补血汤对化疗药物 5-Fu 抗小鼠 H_{22} 肝癌具有增效减毒的作用[38]。

8. 煎出率研究　采用反向高效液相色谱法，测定黄芪、当归（1∶1，5∶1，10∶1）三种不同配伍比例的合煎及当归单煎液中当归活性成分阿魏酸的煎出率。黄芪、当归按经典比例 5∶1 配伍时，阿魏酸的煎出率最高[39]。

当归补血汤因其药简力专，配伍及用药比例独具特色，故受到科技工作者的广泛关注，在实验研究方面做了大量的工作。综上所述，本方具有促进造血机能，提高心肌细胞的耐缺氧能力，增强免疫机能，保肝和抗自由基损伤等作用。拆方实验表明在对免疫机能的影响方面全方作用优于各单味药，观察本方的量效关系发现，原书剂量的处方对某些免疫功能的促进作用最为明显。上述结果对于阐明本方的作用机理有重要的意义。但有关本方治疗血虚发热机理的研究报道甚少，今后可尝试在此方面作一些探索，并应通过多指标的观察对其量效关系进行深入研究，从而为临床运用本方提供指导。

参考文献

[1] 滕佳琳，韩涛，叶向荣，等．当归补血汤配伍关系的实验研究——不同用药比例对小鼠红细胞膜流动性的影响[J]．中药药理与临床，1991，7(3)：6-7.

[2] 滕佳琳，韩涛．当归补血汤补气作用机理探讨[J]. 中药药理与临床，1994，(5)：4.

[3] 湖北中医学院方剂学教研室．古今名方发微[M]. 武汉：湖北科学技术出版社，1986：442.

[4] 樊巧玲，孙美珍．当归补血汤方义析疑[J]. 中国中药杂志，1996，21(6)：375.

[5] 童伯良，顾玉蓉．当归补血汤加味治疗白细胞减少症 20 例[J]. 安徽中医学院学报，1987，(3)：43.

[6] 蒋治平，刘忠兰．当归补血汤与三棱补血汤治疗白细胞减少症疗效的比较[J]. 中医杂志，1985，(12)：7.

[7] 黎承平，杨弘，李维佳，等．当归补血汤辅助治疗慢性再生障碍性贫血疗效观察[J]. 中国中医急症，2008，17(11)：1525.

[8] 范镜权．当归补血汤加味治疗慢性原发性血小板减少性紫癜 24 例报告[J]. 中医杂志，1984，(5)：36.

[9] 穆迪嘉．加味当归补血汤治疗血小板减少性紫癜的临床观察[J]. 中国社区医师，2007，9(12)：82.

[10] 初中．当归补血汤治疗慢性肾衰贫血 52 例疗效观察[J]. 实用中医内科杂志，2008，22(6)：83.

[11] 张民霞．当归补血汤治疗原发性肾病综合征 48 例观察[J]. 实用中医内科杂志，2007，21(7)：72.

[12] 徐细维．当归补血汤为主治疗子宫发育不良性闭经 37 例[J]. 实用中西医结合杂志，1991，4(8)：477.

[13] 宋厚明．中药治疗妇女更年期综合征 79 例[J]. 陕西中医，1986，(6)：204.

[14] 唐之推，涂青松．加味当归补血汤对中晚期宫颈癌作用的临床研究[J]. 中国现代药物应用，2007，1(12)：35-36.

[15] 杜学孟．当归补血汤加味治疗老年性皮肤瘙痒 156 例[J]. 吉林中医，1992，(6)：20.

[16] 奚彩昆．活血化瘀法治疗牙龈出血[J]. 江苏中医杂志，1984，(3)：21.

[17] 丁钰熊，钱永益．溶血性贫血动物的外周血象和微循环观察及人参、鹿茸、当归补血注射液的治疗作用[J]. 中草药，1986，(5)：44.

[18] 陈玉春，高依卿．当归补血汤补血作用机理的探讨[J]. 中国中药杂志，1994，19(1)：43-45，63.

[19] 严苏纯，祝彼得，韩英光，等．当归补血汤不同剂型及配伍对骨髓抑制小鼠造血调控的实验研究[J]. 中国药学杂志，2008，43(18)：1386-1390.

[20] 徐瑞荣，崔兴，王琰，等．当归补血汤促进小鼠骨髓移植后造血组织重建的研究[J]. 中国实验方剂学杂志，2008，14(10)：39-41.

[21] 方晓艳，李海霞，苗明三．当归补血汤粗多糖对气血双虚大鼠血象的影响及组方合理性探讨[J]. 中国医药导报，2008，5(36)：26-27.

[22] 刘计，陈国华，王秀云，等．当归补血汤补气作用的实验研究[J]. 中药药理与临床，1987，3(3)：7.

[23] 李树英，陈家畅，苗利军，等．当归补血汤对体外培养心肌细胞的作用[J]. 中药药理与临床，1991，7(5)：8.

[24] 陈家畅，李树英，苗利军，等．当归补血汤对培养乳鼠心肌细胞缺糖缺氧损伤保护作用的超微结构研究[J]. 中成药，1990，12(2)：25.

[25] 宋延平，谢人明，刘小平，等．当归补血汤的心血管作用及耐缺氧作用[J]. 陕西中医，1993，14(10)：472.

[26] 刘清君，李应东，刘彩梅，等．当归补血汤超滤膜提取物对鸡胚绒毛尿囊膜血管新生的影响[J]. 中西医结合心脑血管病杂志，2008，6(4)：420-421.

[27] 袁国红，顾立刚．当归补血汤对血细胞及相关免疫因子的作用[J]. 中国组织工程研究与临床康复，2007，11(28)：5606-5608.

[28] 吴琦，王娟娟．当归补血汤及其单味药对^{60}Co照射小鼠免疫功能的影响[J]. 北京中医学院学报，1993，16(4)：269.

[29] 陈玉春．当归补血汤对血虚小鼠产生 IL-2 影响的实验研究[J]. 中国中药杂志，1994，19(12)：739.

[30] 马世平，杨汉祥，瞿融，等．当归补血汤及其组成药物对红细胞免疫功能的影响[J]. 中成药研究，1990，(8)：23.

[31] 吴敏毓，董群，曲卫敏，等．分析黄芪在当归补血汤内的免疫作用差别及量效关系[J]. 中药药理与临床，1993，9(6)：7.

[32] 刘清君，胡敏棣，刘彩梅，等．超滤膜提取当归补血汤对荷瘤小鼠脾细胞 IL-2 和 IFN-γ 的诱生作用[J]. 西安交通大学学报(医学版)，2008，29(4)：472-474.

[33] 龚梅芳，邹季，周秩难，等．当归补血汤对小白鼠四氯化碳所致肝损害的保护作用研究[J]. 北京中医，1993，(1)：54.

[34] 陈园，陶艳艳，李风华，等．当归补血汤对大鼠肝纤维化与肝脏脂质过氧化的影响[J]. 中国中西医结合杂志，2008，25(1)：39-41.

[35] 陶艳艳，陈园，陈高峰，等．当归补血汤不同配比组方的抗肝纤维化作用[J]. 上海中医药大学学报，2008，22(1)：40-44.

[36] 陈淑冰，孟华民，胡文尧．当归补血汤抗自由基作用的研究[J]. 中药药理与临床，1995，(1)：6.

[37] 陈鹊汀，朱惠学，刘智勤，等．当归补血汤对乳腺癌术后化疗患者增效减毒作用的临床观察[J]. 河北职工医学院学报，2008，25(6)：50-51，68.

[38] 陈鹊汀，刘智勤，蒋玉凤，等．当归补血汤对化疗药物 5-Fu 增效减毒的实验研究[J]. 北京中医药大学学报，2007，30(11)：757-760.

[39] 王文萍，王华伟，曹琦琛，等．当归补血汤不同配伍比例时阿魏酸含量的比较研究[J]. 实用药物与临床，2008，11(6)：381-382.

第三节　气 血 双 补

八珍汤(八珍散)

(《瑞竹堂经验方》卷 4)

【异名】八物汤(《医学正传》卷 3。

【组成】当归去芦　川芎　熟地黄　白芍药　人参　甘草炙　茯苓去皮　白术各一两(30g)

【用法】上㕮咀。每服三钱(9g)，水一盏半(300ml)，加生姜 5 片，大枣 1 枚，煎至七分(200ml)，去滓，不拘时候，通口服。

【功用】益气补血。

【主治】气血两虚证。面色苍白或萎黄，头晕目眩，四肢倦怠，气短懒言，心悸怔忡，饮食减少，舌淡苔薄白，脉细弱或虚大无力。

【病机分析】本方治证多由久病失治或病后失调，或失血过多，以致气血两虚。是证之四肢倦怠，气短懒言，饮食减少，脉弱等俱为气虚之象；面色少华，头晕目眩，心悸怔忡，舌淡脉细等皆血虚之征。

【配伍意义】本方所治诸症均由气血两虚而致，故以益气补血立法。方中人参、熟地甘温益气补血，同为君药。白术、茯苓健脾利湿，助人参益气补脾；当归、白芍养血和营，助熟地补益阴血，共为臣药。川芎活血行气，炙甘草和中益气，调和药性，俱为佐使药。煎加生姜、大枣，亦可调脾胃而和诸药。数药合用，共收补益气血之功。本方乃四君子汤与四物汤的合方，四君子汤为补气诸方之首，四物汤乃补血诸方之冠，本方合二为一，兼具两者之长，故以“八珍”名之。

本方配伍特点在于补气药与补血药并用，气血同补，为治气血两虚证之良方。

【类方比较】本方与当归补血汤均由益气药与补血药配伍而成，具有补益气血的作用。但当归补血汤重用补气之品，侧重于补气以固浮阳，用治血虚阳浮之发热；本方则益气养血并重，宜于气血两虚之证。

【临床运用】

1. 证治要点　本方是治疗气血两虚证的常用方，临床运用时应以气短乏力，心悸失眠，头目眩晕，舌淡，脉细无力为使用要点。

2. 加减法　心悸失眠者，加酸枣仁、柏子仁等以养心安神；胃弱纳差者，加砂仁、神曲以消食和胃。

3. 本方现代常用于治疗病后虚弱、贫血、迁延性肝炎、神经衰弱等各种慢性病，以及妇女月经不调、胎萎不长、习惯性流产，外证出血过多，溃疡久不愈合等辨证属气血不足者。

【源流发展】本方原名“八珍散”，出于《瑞竹堂经验方》卷4，以其“调畅营卫，滋养气血，能补虚损”，用治“脐腹疼痛，全不思食，脏腑怯弱，泄泻，小腹坚痛，时作寒热”。《外科发挥》卷2将本方更名为“八珍汤”，并谓之有“进美饮食，退虚热”之功。后世因本方乃四君子汤与四物汤合方，兼具补气与补血作用，故用于各种慢性虚弱性疾病属气血不足证候者的治疗，且一直沿用至今不衰。不论内外妇儿各科疾病，只要辨证属气血两虚者，均可以本方加减治疗，为治疗气血两虚证候最为常用的方剂。本方后世又有将其改为丸剂者，名“女科八珍丸”（见《中国医学大辞典》），又名“八珍丸”（见《中药成方配本》）。

【疑难阐释】关于本方方源，各版教材均谓出自《正体类要》。考《正体类要》为明代薛己所著，成书于1529年，而早在元代沙图穆苏的《瑞竹堂经验方》（刊于1326年）中已有本方的记载，虽方名与现名稍异，但药物组成与今方完全相同，且已明确指出是方有“滋养气血”之功。薛氏转载该方时更名为“八珍汤”，并在其多部著作中引用，包括《外科发挥》（撰于1528年）。由此可见，八珍汤之方最早见于《瑞竹堂经验方》，而“八珍汤”之名则始见于《外科发挥》。

【方论选录】

1. 吴昆：“血气俱虚者，此方主之。人之身，气血而已。气者百骸之父，血者百骸之母，不可使其失养也。是方也，人参、白术、茯苓、甘草，甘温之品也，所以补气；当归、川芎、芍药、地黄，质润之品也，所以补血。气旺则百骸资之以生，血旺则百骸资之以养。”（《医方考》卷3）

2. 张秉成：“治气血两虚，将成虚损之证。细阅方意，止能调理寻常一切气血不足之证。若真正气血大虚，阴阳并竭之证，似又不宜再以归、芎之辛散扰阴，地、芍之阴寒碍阳耳。”（《成方便读》卷1）

3. 张山雷：“四君、四物合为八珍，按之药理功能，可谓四君气药，能助脾阳；四物血药，能养脾阴。一属于气，一属于血。只可专主脾胃讲，决不能泛泛然谓四君补气，四物补血。”（《沈氏女科辑要笺正》卷下）

【评议】八珍汤为益气补血良方，张秉成云其只能调理寻常气血不足之证，若气血大虚者则力有不逮，可资临床运用参考。而张山雷所谓本方专主补益脾胃之阴阳气血则未免失之片面。

【验案举例】血枯　《内科摘要》卷上：一妇人久患血崩，肢体消瘦，饮食到口，但闻腥臊，口出津液，强食少许，腹中作胀，此血枯之症，肺肝脾亏损之患，用八珍汤、乌贼骨丸，兼服两月而经行，百余剂而康宁如旧矣。

按语：久患血崩，气随血耗，且气血不足，脉道涩滞，而成血枯之证。故以八珍汤补气血之虚，乌贼骨丸止血而兼以行滞，气血充盈，经脉畅达，而诸症得痊。

【临床报道】

1. 冠心病　八珍汤煎剂治疗老年心气血亏虚型冠心病 48 例，结果显效 29 例；有效 17 例；无效 2 例；总有效率为 95.8%[1]。孙志欣等予八珍汤颗粒治疗 42 例气虚血瘀型冠心病心绞痛，14 天为 1 疗程。观察其治疗前后心绞痛症状的变化及心电图疗效，并进行比较。结果治疗 1 个疗程后心绞痛症状疗效总有效率为 90.48%，心电图疗效总有效率为 85.71%[2]。

2. 低血压症　以八珍汤为主方治疗原发性低血压 63 例，处方：党参 20g，白术 10g，云苓 6g，炙甘草 10g，当归 10g，白芍 10g，川芎 9g，熟地 15g，麻黄 9g，附片 10g，每日一剂，水煎服。20 剂为一疗程，治疗结果，收缩压平均升高 (15±5)mmHg，舒张压平均升高 (10±5)mmHg。其中治愈 38 例，占 60.3%；有效 23 例，占 36.5%；无效 2 例，占 3.2%[3]。

3. 慢性萎缩性胃炎　以本方加鸡内金、砂仁、三棱、没药、乌药为基本方治疗慢性萎缩性胃炎 54 例。肝胃气滞者加柴胡、枳壳；脾胃气虚者加黄芪；胃热阴虚者加沙参、石斛；湿热中阻者加白花蛇舌草、土茯苓。结果总有效率为 98.15%，与猴头菌片治疗组(27 例，有效率为 76.2%)比较，有非常显著性差异($P<0.001$)[4]。

4. 慢性疲劳综合征　八珍汤加减治疗慢性疲劳综合征 26 例，药物：当归、川芎、白芍、熟地、人参、炒白术、茯苓、炙甘草、生姜、大枣。其具体用量须根据患者体质状况及病情灵活运用，并随证加减。1 个月为 1 疗程，服用 1～2 个疗程。治疗结果，显效 19 例，占 73.1%；有效 5 例，占 19.2%；无效 2 例，占 7.7%。总有效率为 92.3%[5]。

5. 功能失调性子宫出血　八珍汤加减治疗功能失调性子宫出血(气不摄血证)35 例，基本方：党参、黄芪、茯苓、白术、白芍、熟地黄、当归、川芎、甘草。对照组 30 例，用妇康片治疗。疗程为 3 个月经周期。结果治疗组总有效率为 94.29%，对照组为 70.00%，2 组比较，有显著性差异($P<0.05$)[6]。

6. 更年期综合征　应用八珍汤加减治疗更年期综合征 60 例：人参 15g，当归 15g，熟地 20g，白芍 15g，炙甘草 10g，肉苁蓉 20g，枸杞子 20g，山茱萸 15g，龙骨 20g(先煎)，酸枣仁 15g，合欢皮 15g，石菖蒲 10g。心烦易怒加黄芩、山栀子；耳鸣加磁石；头痛加钩藤、菊花。20 天为 1 个疗程，连服 3～5 个疗程。治疗结果，治愈 22 例，显效 36 例，无效 2 例，总有效率 96.7%[7]。

【实验研究】

1. 对血液流变学及免疫功能的影响　对气、血虚模型动物灌服八珍汤煎液，测定血液流变学变化、Hb、RBC，以及体液免疫功能、腹腔巨噬细胞吞噬功能。结果实验组全血粘度明显降低，血浆粘度、红细胞电泳时间、红细胞压积及血沉无明显变化；Hb、RBC 明显升高；体液免疫功能无明显变化；巨噬细胞吞噬率及吞噬指数皆明显升高。表明八珍汤的动物实验结果与其功能主治及临床实际效用是一致的[8]。

2. 对造血功能的影响　八珍汤对环磷酰胺所致血虚模型小鼠骨髓细胞有促进增殖作用；经八珍汤诱导制备的巨噬细胞、脾细胞、肺条件培养液和骨骼肌条件培养液能促进血虚模型小鼠骨髓细胞增殖，促进血虚模型小鼠骨髓基质细胞分泌肿瘤坏死因子(TNF)。八珍汤对环磷酰胺所致化疗损伤的造血调控作用可能与直接或间接刺激造血微环境的基质细胞分泌正性和负性造血生长因子有关[9]。刘氏等也发现本方具有拮抗骨髓细胞凋亡、促进骨髓造血功能的恢复的作用[10]。

综观目前本方的实验研究，虽然报道不多，但已发现了一些有意义的结果，揭示了本方益气养血的部分作用机理。今后可开展本方与四君子汤、四物汤三方的比较研究，以期阐明补气、补血和气血双补法的作用实质，为临床使用本方提供客观依据。

参考文献

[1] 周作霖．八珍汤治疗老年心气血亏虚型冠心病 48 例疗效观察[J]. 中医函授通讯，1991，(6)：48.

[2] 孙志欣，刘新桥．八珍汤颗粒治疗气虚血瘀型冠心病心绞痛 42 例[J]. 中西医结合心脑血管病杂志，2007，5(8)：731.

[3] 郭祥鸿．八珍汤治疗原发性低血压 63 例[J]. 赣南医学院学报，2005，25(4)：504.

[4] 英金全．八珍汤加减与猴头菌片治疗慢性萎缩性胃炎 81 例对照观察[J]. 河北中医，1987，(6)：16.

[5] 耿以安．八珍汤加减治疗慢性疲劳综合征[J]. 吉林中医药，2005，25(12)：22.

[6] 叶小雅．八珍汤加减治疗功能失调性子宫出血(气不摄血证)35 例疗效观察[J]. 现代医院，2008，8(5)：76-77.

[7] 孙淑慧．八珍汤加减疗效观察[J]. 云南中医中药杂志，2005，26(3)：28.

[8] 魏领地，赵琳．八珍丸的药理实验研究[J]. 中草药，1993，24(4)：195.

[9] 淳泽，罗霞，陈东辉，等．八珍汤对血虚模型小鼠造血调控因子影响的实验研究[J]. 生物医学工程学杂志，2004，21(5)：727-731.

[10] 刘曾敏，毕京峰，许勇．八珍汤对骨髓抑制小鼠骨髓细胞 BaxmRNA 的影响[J]. 江西中医学院学报，2007，19(6)：67.

十全大补汤(十全散)

(《传信适用方》卷 2)

【异名】十补汤(《易简方》)、十全饮(《太平惠民和剂局方》卷 5 续添诸局经验秘方)、大补十全散(《医垒元戎》)、千金散(《丹溪心法附余》卷 21)、十全大补散(《证治准绳·类方》卷 1)、加味八珍汤(《罗氏会约医镜》卷 14)。

【组成】人参去芦(6g)　白术　白芍药　白茯苓(各 9g)　黄芪(12g)　川芎(6g)　干熟地黄(12g)　当归去芦(9g)　桂去皮　甘草炒(各 3g)各等分

【用法】上㕮咀。每服三钱(9g)，加生姜 3 片，大枣 2 个擘破，水一盏半，煎至八分，去滓温服，不拘时候。

【功用】温补气血。

【主治】气血两虚证。面色萎黄，倦怠食少，头晕目眩，神疲气短，心悸怔忡，自汗盗汗，四肢不温，舌淡，脉细弱，以及妇女崩漏，月经不调，疮疡不敛等。

【病机分析】气主煦之，血主濡之。气虚四肢百骸失于温养，则见倦怠气短，四肢不温，自汗神疲；血虚脏腑经络失于濡养，则见面色萎黄，头晕目眩，心悸怔忡。冲任气血不足，或血失统摄而为崩中漏下，或血海失充而为经少经闭；肌肉筋骨无以为养，则疮疡溃而久不收口。

【配伍意义】以上诸种见证，均由气血两虚而致，故治宜益气养血为法。本方乃四君子汤合四物汤再加黄芪、肉桂而成。四君子汤和四物汤分别为补气与补血之要方，两方相伍，共奏气血双补之功。黄芪甘温，为补气要药，《灵枢・营卫生会》说："人受气于谷，谷入于胃，以传于肺，五脏六腑皆以受气"，即肺所吸入的自然之清气与脾所吸收的水谷之精气合而成为后天之气，由于黄芪归经脾肺，大补后天之气，又兼具升阳、固表、托疮等多方面作用，故《本草求真》卷5云其为"补气诸药之最，是以有耆之称，……秉性纯阳，而阴气绝少"，与四君子相伍，则本方补气之力益著；肉桂辛甘大热，补火助阳，温通血脉，与诸益气养血之品同用，可温通阳气，鼓舞气血生长，从而增强本方补益虚损之功，正如张秉成所云："各药得温养之力，则补性愈足，见效愈多，非惟阳虚可温，即阴虚者亦可温，以无阳则阴无以生"。诸药配伍，补气之中有升阳之力，养血之中有温通之能，共收大补气血之效。

本方配伍特点为，在诸益气养血药中配伍辛热之肉桂，寓温阳于补养之中，以收阳生阴长之功。

本方由十味药组成，功能大补气血，故以"十全大补"名之。

【类方比较】本方与八珍汤均为四君子汤与四物汤合方，但本方又多黄芪、肉桂，由于黄芪擅补后天之气，肉桂可鼓舞气血生长，故补益气血之力优于八珍汤；而且黄芪甘温纯阳，肉桂大辛大热，因此本方偏于温补气血。八珍汤为治气血两虚证的基本方，本方则为治疗气血两虚之重证的代表方，对于兼有畏寒、四肢不温等虚寒之征者尤为适宜。

【临床运用】

1. 证治要点　本方为大补气血的代表方，临床运用时应以神疲气短，头晕目眩，四肢不温，舌淡，脉细弱为使用要点。

2. 加减法　心悸怔忡者，加五味子、酸枣仁等以养心安神；自汗不止者，加煅龙骨、煅牡蛎等以敛汗固表。

3. 本立现代常用于各种贫血，痿证，神经衰弱，慢性荨麻疹，妇女月经不调，疮疡溃后久不愈合等辨证属气血大虚者，以及外科手术后，肿瘤等慢性消耗性疾病见上述证候者。

【源流发展】本方原名"十全散"，出自《传信适用方》卷2，以之"补诸虚不足，养荣卫三焦，五脏六腑"。追溯其源，乃四君子汤合四物汤加黄芪、肉桂而成；若再上溯其源，早在南朝《刘涓子鬼遗方》中已有关于以益气养血药与黄芪、肉桂配伍治疗气血虚损证候的记载，其中的内补黄芪汤与本方相比，仅少白术而多远志、麦冬两味，组成极为相似；而问世更早的张仲景《金匮要略》之"薯蓣丸"中，亦已包含了本方大部分组成药物(仅无黄芪)。《太平惠民和剂局方》载本方时更名为"十全大补汤"，用治"男子、妇人诸虚不足，五劳七伤，不进饮食；久病虚损，时发潮热，气攻骨脊，拘急疼痛，夜梦遗精，面色萎黄，脚膝无力，一切病后气不如旧，忧愁思虑伤动血气，喘嗽中满，脾肾气弱，五心烦闷"，由此确定了本方作为大补气血主方的地位。此后，历代医家对本方的临床运用又不断有所发展，如《外科发挥》卷2根据本方有双补气血之功，将本方用于溃疡气血两虚，久不成脓，或脓成不溃，溃后不敛之证。《济阴纲目》卷8又以本方治疗妇人胎前产后诸疾，《杂病源流犀烛》卷2以及卷9载用治疹子、诸厥、诸痫等，逐渐使本方的应用范围扩大到内、外、妇、儿各科的多种疾病属气血两虚证候者。

本方原为煮散剂，后世有些医家将其改为丸剂或膏剂，分别名为"十全大补丸"(见《麻疹全书》)及"十全大补膏"(见《中药成方配本》)，现代又将其制成口服液等剂型，如此则更便于长期服用。

【疑难阐释】关于本方组成之渊源　本方历来被认为是由八珍汤加黄芪、肉桂而成。如张秉成说："八珍并补气血之功，固无论矣。而又加黄芪助正气以益卫，肉桂温血脉而和营。"考八珍汤首见于元代沙图穆苏之《瑞竹堂经验方》（刊于1326年），而十全大补汤则早在南宋吴彦夔的《传信适用方》（刊于1180年）中已有记载，故十全大补汤至少较八珍汤早140余年问世，因此本方源于八珍汤之说显然不妥。如上所述，早在《刘涓子鬼遗方》（刊于499年）中已载有与十全大补汤药物组成非常相似的内补黄芪汤，特别是以益气养血药配伍黄芪、肉桂之法如出一辙。由于《刘涓子鬼遗方》是一部较有影响的方书，故可以推测本方之组方配伍很可能脱胎于内补黄芪汤。

【方论选录】

1. 王好古："桂、芍药、甘草，小建中汤也；黄芪与此三物，即黄芪建中汤也；人参、茯苓、白术、甘草，四君子汤也；川芎、芍药、当归、熟地黄，四物汤也。以其气血俱衰，阴阳并弱，天得地之成数，故名曰十全散。"（《医垒元戎》）。

2. 吴昆："肉极由于阴火久灼者，难治，宜别主六味地黄丸。若因饮食劳倦伤脾而致肉极者，宜大补气血以充之。《经》曰：气主煦之，血主濡之。故用人参、白术、黄芪、茯苓、甘草甘温之品以补气，气盛则能充实于肌肉矣；用当归、川芎、芍药、地黄、肉桂味厚之品以补血，血生则能润泽其枯矣。"（《医方考》卷3）

3. 喻昌："此方合黄芪建中汤、四君子汤、四物汤三方，共得十味，合天地之成数，名曰十全大补，以治气血俱衰，阴阳并弱之候，诚足贵也。但肉桂之辛热，未可为君。审其肾虚腰腹痛，少用肉桂；若营卫之虚，须少用桂枝调之，取为佐使可也。"（《医门法律》卷6）

4. 王子接："四君、四物加黄芪、肉桂，是刚柔复法。盖脾为柔脏，制以四君刚药，恐过刚损柔，乃复黄芪维持柔气；肝为刚脏，制以四物柔药，恐过柔损刚，乃复肉桂回护刚气。调剂周密，是谓十全。独补肝脾而曰大者，《太阴阳明论》云：脾脏者，常著胃土之精者也，生万物而法天地，为后天立命之本。肝虽牡脏而位卑，不使其有虚实乘胜之患，故必补益之中仍寓刚柔互制之法，俾肝和脾健，中宫生化不息，一如天地位而万物育，故曰大补。"（《绛雪园古方选注》卷中）

5. 张秉成："八珍并补气血之功，固无论矣。而又加黄芪助正气以益卫，肉桂温血脉而和营。且各药得温养之力，则补性愈足，见效愈多，非惟阳虚可温，即阴虚者亦可温，以无阳则阴无以生，故一切有形之物，皆属于阴，莫不生于春夏而杀于秋冬也。凡遇人之真阴亏损，欲成痨瘵等证，总宜以甘温之品收效。或虚之盛者，即炮姜、肉桂，亦可加于大队补药之中，自有神效。若仅以苦寒柔静，一切滋润之药，久久服之，不特阴不能生，而阳和生气，日渐丧亡，不至阳气同归于尽不止耳。每记为人治阴虚内热一证，屡用甘寒润静之剂，而热仍不退，于原方中加入炮姜五分，其热顿退，神乎其神，因录之以助学者之参悟。"（《成方便读》卷1）

【评议】本方之组成，诸家皆认为乃四君子汤与四物汤合方。而加黄芪、肉桂之理，王好古、喻昌认为有黄芪建中汤及小建中汤之意。虽然十全大补汤方中包含了两首建中汤的多数药物，但两方建中之功的核心在于重用饴糖以甘温补中，缓急止痛，且为方中之君药，故无饴糖而称黄芪建中抑或小建中似有不妥。而张氏从阳生阴长原理进行阐述颇有独到之处，其云："无阳则阴无以生，故一切有形之物，皆属于阴，莫不生于春夏而杀于秋冬也。凡遇人之真阴亏损，欲成痨瘵等证，总宜以甘温之品收效。或虚之盛者，即炮姜、肉桂，亦可加于大队补药之中，自有神效。若仅以苦寒柔静，一切滋润之药，久久服之，不特阴不能生，而阳和生气，日渐丧亡，不至阳气同归于尽不止耳"。本方之肉桂原书组成中为"桂，去皮"，可见为桂心，现代多用肉桂，喻氏提出若有营卫失和之象者，可改用桂枝，此说亦可供临床运用本方之参考。

【验案举例】

1. 卒然晕倒　《杏苑生春》卷7：有一证，卒然晕倒，冷汗自出，气定复醒，不时举作，似乎中风，乃气虚阳衰之故，不可用治风治气之药。以十全大补汤主之。甚则加黑附子。

2. 疟疾　《石山医案》卷1：一人年近三十，形瘦淡紫，八月间病疟。予诊之，左脉颇和而快，右脉弱而无力。令用清暑益气汤加减服之，觉胸膈痞闷，遂畏人参。更医作疟治，而疟或进或退，服截药病稍增。延至十月，复邀予诊，脉皆浮小而濡带数，右则尤近不足。曰：正气久虚，邪留不出，疟尚不止也，宜用十全大补汤减桂加芩倍参，服之渐愈。

3. 痿证　《芷园臆草存案》：织造刘大监，病痿一年，欲求速效，人亦咸以旦暮效药应之。二月，予诊之，六脉细弱，血气大虚，用十全大补汤，药将百帖而能起矣。

按语：案1之晕厥，乃气血亏虚，清窍失养，神志失宁所致，故用十全大补汤大补气血而效。案2之疟疾，得之夏暑炎热之时，诊为暑热耗伤气津，投清暑益气汤治之，然患者疑其方而改服截疟之剂，以致正气益损，无力却邪，邪气留连而渐成劳疟，对此正气大虚而兼夹实邪之证，当以补虚培本为主，参以截疟祛邪，遂予十全大补汤减肉桂之辛热助邪，加黄芩以清泄少阳，再倍人参大补元气，俟元气复而正气抗邪有力，则邪气去而寒热诸症自除。案3之痿证，亦属气血两虚，筋脉失养之证，因久病痼疾，且气血大虚，难求速效，故服十全大补汤百帖而愈。

【临床报道】

1. 癌症患者白细胞减少症　以本方制成口服液，每次10ml，1日2次，10天为1疗程，连服3个疗程，治疗经放、化疗或手术后引起白细胞减少的恶性肿瘤患者68例，其中男性47例，女性21例，年龄最小者为8岁，最大为69岁，白细胞数均低于4000/mm^3。经治有55例患者的白细胞回升至正常，起效时间在第1疗程结束时者46例，在第2疗程结束时者9例，服完3个疗程仍无效者13例[1]。

2. 对术后患者血浆蛋白等恢复的影响　十全大补汤口服或从胃管注入，手术损伤程度在中度以上的41例患者经服本药，结果术后第10天，血浆白蛋白(A)、白蛋白/球蛋白比值(A/G)、血红蛋白(Hb)、血红细胞(RBC)、血小板(PT)值均较服药前增高($P<0.05$、$P<0.01$)；血浆总蛋白(SP)虽也较服药前增高，但$P>0.05$，球蛋白(G)较服药前降低。而对照组(除不服中药外，其他治疗与服药组相同)39例患者术后第10天SP、G增高，$P<0.05$；A、Hb、RBC也增高，但$P>0.05$；A/G比值、PT降低，但$P>0.05$。另外，服中药对改善症状、体征、舌苔、脉象似有一定帮助。服本药后未见明显不良反应[2]。

3. 减少手术中和手术后出血　应用本方每日7.5g，饭前服。治疗食管癌行右开胸开腹，胸部食管全摘，颈、纵隔、腹部淋巴结扩大清扫的患者9例。并以同样条件实行同样手术的9例为对照组。手术前一天用药，投与时间为19～76日。手术当天测量术中的出血量、输血量，术后逐日测定胸腔内引流管的排液量。结果：术中出血量，十全大补汤组为290～1530ml，平均893.3ml；对照组556～1564ml，平均1051.0ml；输血量的平均值，十全大补汤组为633.3ml，对照组为1011.1ml。术后胸腔引流管的排液量，至术后第5天其平均值十全大补汤组为低。提示术后应用本方可减少术中出血和术后渗出性出血的效果[3]。

4. 低血压症　康永等应用十全大补汤治疗低血压症168例，方药：人参6g，肉桂3g，川芎8g，熟地12g，茯苓12g，白术10g，炙甘草8g，黄芪15g，川当归10g，白芍8g，并随证加减。168例患者治疗前收缩压均值为11.24kPa，治疗后为14.72kPa，治疗后上升(3.48±

0.41)kPa(均值±标准误,下同),治疗前后有显著性差异($P<0.001$)。治疗前舒张压均值为7.51kPa,治疗后为9.39kPa,治疗后上升1.88±0.13kPa,有显著性差异($P<0.001$)。经临床观察,168例的升压总疗效判定,显效:114例,占67.9%;有效:48例,占28.6%;无效:6例,占3.6%,总有效率为96.5%。治疗后头晕目眩、心悸气短、失眠健忘、形寒肢冷等症亦有明显改善和缓解。

【实验研究】

1. 对免疫功能的影响　十全大补汤具有显著的免疫增强效果,能明显促进特异性抗体生成。当用绵羊红细胞于体外一次免疫小鼠脾细胞后,发现脾脏溶血空斑数(PFC)明显增多,且与剂量有关。其热水浸出物按0.5、1.0、2.0g/kg剂量连续灌服7天,PFC分别增加20%、40%、80%,2.0g/kg即达最大效果。用绵羊红细胞静脉注射免疫小鼠,如在免疫前或免疫后给予,十全大补汤均可使PFC有所增加,于免疫前后连续给药,可使PFC增多70%,与对照组比较,有显著性差异,表明本方可促进抗体生成[5]。十全大补汤对FT-207所致的白细胞下降能起到保护作用,与FT-207组相比可升提20.6%($P<0.05$),能明显对抗FT-207所致免疫器官萎缩,与FT-207组相比,胸腺提高30%。能提高小鼠腹腔巨噬细胞吞噬功能,与FT-207组相比吞噬率提高80%($P<0.01$),吞噬指数提高72%($P<0.01$),表明本品有一定的增强非特异免疫力的作用[6]。

2. 抗肿瘤作用　本方热水提取物与人乳癌细胞体外培养于37℃作用1小时,对雌激素受体ER及雄激素受体PgR均阳性的MCF-7株及两种受体均阴性的ES79-1株克隆形成率均无明显影响;时间延长两周,则可显著抑制两株细胞之克隆形成,于0.8~500μg/ml浓度时呈浓度依赖性抑制,且以对ES79-1株为敏感,100μg/ml浓度时癌细胞存活率约为40%,于500μg/ml时为17%,而对MCF-7株于500mg/ml时存活率为40%,本方作用较补中益气汤为强,较小柴胡汤更强[7]。十全大补汤能提高对小鼠实验肿瘤化疗和热疗的疗效及减轻免疫毒性的作用。实验证明,43℃、MMC或十全大补汤三种方法对S_{180}细胞均有抑制肿瘤增殖效果。而三者联用比其他方法疗效显著,与MMC+43℃组比较$P<0.05$。对B_{16}黑色素瘤作了大致相同的实验,结果与上述基本一致,且有统计学处理差异。IMC肿瘤实验结果也基本相同。为观察宿主化疗后免疫与肿瘤生长的关系,把从足部切除的S_{180}细胞再移植到原小鼠腋窝下,看到MMC或MMC+43℃组肿瘤增殖显著,而十全大补汤或十全大补汤并用组肿瘤生长均有不同程度的抑制。在移植后第7天、20天,诸药并用组比MMC+43℃组肿瘤抑制显著($P<0.05$或$P<0.001$)[8]。

十全大补汤抗肿瘤作用可能与其提高免疫功能,抑制肿瘤的生长有关,包氏等将60只昆明种小鼠(雌雄各半)随机分为6组,分别灌服生理盐水及低、中、高浓度的十全大补汤,腹腔注射5-氟尿嘧啶(5-FU),10天后颈椎脱臼处死。用鸡红细胞法检测H_{22}肝癌小鼠腹腔巨噬细胞(Mϕ)吞噬功能;3H-TdR掺入法检测T淋巴细胞转化功能;采用YAC-1为靶细胞的3H-TdR前标法进行NK细胞活性测定。结果十全大补汤中剂量组、高剂量组抑瘤率与模型组比较,差异显著($P<0.01$);与正常对照组比较,模型组、5-FU组T淋巴细胞转化功能、NK细胞活性和Mϕ吞噬百分率均明显下降,差异显著($P<0.01$);十全大补汤高、中剂量组T淋巴细胞转化功能、NK细胞活性与正常对照组比较无显著差异($P>0.05$);与模型组比较,各组小鼠的Mϕ吞噬率无显著差异($P>0.05$)[9]。

3. 对应激能力的影响　进行小鼠耐缺氧、耐寒、耐疲劳试验,并观察了对小鼠血凝的影响,表明十全大补汤能极显著增强小鼠抗疲劳、耐缺氧、耐寒的能力,提示本方能提高机体应激能力并促进血凝[6]。刘雅男等通过爬杆试验以及相应的生化指标，以分光光度法测定血清尿素氮和肝糖原含量观察加减十全大补汤的抗疲劳作用。结果给予加减十全大补汤高、中、低3种不同剂量的药物3周后，能明显提高小鼠爬杆时间、血清尿素氮及肝糖原含量，与对照组比较差异显著($P<0.01$)。提示本方具有明显抗疲劳作用，缓解精神疲劳[10]。

综上所述，十全大补汤为大补气血之剂，用于治疗多种慢性虚弱之证，实验研究表明，本方可增强机体的非特异性免疫功能，并能提高机体的应激能力，与本方补虚培本的功能颇为一致，特别是本方在抗肿瘤方面所显示的作用值得引起重视。今后可就此进行深入研究，进一步揭示有关机理，为恶性肿瘤的防治提供切实可靠的方法。

【附方】

1. 内补黄芪汤(《刘涓子鬼遗方》卷3) 黄芪盐水拌炒 麦门冬去心 熟地黄酒拌 人参 茯苓各一钱(9g) 炙甘草 白芍药炒 远志去心炒 川芎 官桂 当归酒拌各五分(5g) 加生姜3片，大枣1枚，水煎服。功用：补益气血，生肌收口。主治：痈疽溃后，气血皆虚。溃处作痛，倦怠懒言，神疲寐少，自汗口干，间或发热，经久不退，舌淡苔薄，脉细弱。

本方首见于南朝之《刘涓子鬼遗方》，是为"发背已溃，大脓汁，虚馁少气力"之证而制。《外科发挥》卷1转载本方，以其治疗"溃疡作痛，倦怠少食，无睡自汗，口干或发热，久不愈"，自此本方作为痈疡虚证专剂而始为医家广为传用，以至世人多误认为本方乃薛己所创。是方之组成药物与十全大补汤相似，为治疗疮疡溃后，久不愈合，气血皆虚之证的常用方。方中以十全大补益气补血，敛疮生肌；因无脾虚不运之象，故不用白术之温燥；阴血不足，虚热内生，发热口干，故配麦门冬以养阴清热；血虚心失其养，又伍远志宁心安神，并可消痈止痛。诸药相合，使气充血旺，四肢百骸皆得其养而溃疡渐愈，诸症自除。《医宗金鉴》卷62曾谓："内补黄芪汤于十全大补汤内去白术，加远志、麦门冬，水煎服，治溃疡口干。去白术者，避其燥能亡津也；加远志、麦冬者，以生血生津也"。虽然吴氏不辨本方与十全大补汤之源流，但其论述对于理解本方方义犹有一定参考价值。

本方与十全大补汤均为大补气血之剂，可治疮疡溃后不敛之证。然本方无白术故补脾之力稍逊，有麦门冬、远志则又增养阴清热，宁心安神之功，临证之时可酌情选用。再者，十全大补汤为治疗气血虚损之通用方，本方则为外科疮疡之专剂。

2. 薯蓣丸(《金匮要略》) 薯蓣三十分(30g) 当归 桂枝 曲 干地黄 豆黄卷各十分(10g) 甘草二十八分(28g) 人参七分(7g) 芎䓖 芍药 白术 麦门冬 杏仁各六分(6g) 柴胡 桔梗 茯苓各五分(5g) 阿胶七分(7g) 干姜三分(3g) 白蔹二分(2g) 防风六分(6g) 大枣一百枚(100个)为膏 上为末，炼蜜为丸，如弹子大。每服一丸，空腹酒送下，一百丸为剂。功用：益气养血，补虚祛风。主治：虚劳，气血俱虚，外兼风邪。头晕目眩，倦怠乏力，心悸气短，肌肉消瘦，不思饮食，微有寒热，肢体沉重，骨节酸痛。

本方原为治疗"虚劳诸不足，风气百疾"之证而设，以气血俱虚，兼夹风邪为基本病理。方中重用薯蓣(即山药)"补中益气力，长肌肉"(《神农本草经》卷1)，补脾胃而资气血生化之源；伍以人参、白术、茯苓、干姜、豆黄卷、大枣、甘草、曲益气补脾，当归、芎䓖、白芍、地黄、麦冬、阿胶养血滋阴，柴胡、桂枝、防风、白蔹祛风散邪，杏仁、桔梗疏利气机。诸药相伍，补中寓散，补虚而不敛邪，祛邪而不伤正，共奏补虚祛风，扶正祛邪之功。

本方与十全大补汤、内补黄芪汤均有气血双补之功，然本方重用山药和甘草，因而补气之功大于补血，且扶正之中兼可祛风，故宜于诸虚不足，复感风邪之虚实夹杂证；后两方则专事培补，益气养血并重，用于气血虚损而致的多种疾患，属纯虚无实之证。

参考文献

[1] 刘丽华,张安成,汪恒华,等. 十全大补液对68例白细胞减少的癌肿患者升白作用的观察[J]. 中医临床与保健,1989,(4):4.

[2] 肖东民,李国定,钟家顺. 十全大补汤对手术后患者血浆蛋白等恢复的影响[J]. 中西医结合杂志,1989,9(10):622.

[3] 门马公经. 十全大补汤对食管癌手术止血效果的临床探讨[J]. 国外医学中医中药分册,1992,14(4):230.

[4] 康永,胡巧玲. 十全大补汤治疗低血压症168例疗效观察[J]. 中国中医药信息杂志,1998,5(1):27-28.

[5] 中村也. 十全大补汤の免疫作用[J]. 炎症,1986,(4):405.

[6] 王艳,张玉芳,于干,等. 十全大补汤抗衰老作用的实验研究[J]. 中成药,1993,(2):40.

[7] 木村正康. 十全大补汤癌への影响[J]. 汉方医学,1986,(4):13.

[8] 小官山宽机. 十全大补汤提高小鼠实验性肿瘤化疗和热疗的疗效及减轻免疫毒性作用[J]. 国外医学中医中药分册,1990,12(5):295.

[9] 包素珍,郑小伟,孙在典,等. 十全大补汤对H22肝癌小鼠免疫功能的影响[J]. 中国中医药信息杂志,2006,13(6):33-34.

[10] 刘雅男,寇欣. 加减十全大补汤抗疲劳作用的研究[J]. 天津药学,2004,16(1):4-6.

人参养荣汤(养荣汤)

(《三因极一病证方论》卷13)

【组成】黄芪 当归 桂心 甘草炙 橘皮 白术 人参各一两(30g) 白芍药三两(90g) 熟地黄 五味子 茯苓各三分(22g) 远志去心,炒半两(15g)

【用法】上剉散。每服四大钱(12g),水一盏半(300ml),加生姜3片,大枣2个,煎至七分(200ml),去滓,空腹服。

【功用】益气补血,养心安神。

【主治】心脾气血两虚证。倦怠无力,食少无味,惊悸健忘,夜寐不安,虚热自汗,咽干唇燥,形体消瘦,皮肤干枯,咳嗽气短,动则喘甚,或疮疡溃后气血不足,寒热不退,疮口久不收敛。

【病机分析】积劳虚损,气血日耗。脾气虚弱则倦怠无力,食少无味;土不生金,肺气亦馁,故咳嗽气短,动则喘甚,自汗。《玉机微义》卷17说:“血盛则形盛,血弱则形衰”,血虚心神失养,则惊悸健忘、夜寐不安;形体失濡则皮肤干枯,肌肉羸瘦;阴血不足,阳无以制,则虚热内生,咽干唇燥。疮疡溃后,久不收口等亦为气血不足,肌肉筋骨失于濡养之象。由此可见,本方治证临床症状虽多,但均由心脾气血虚损而致。

【配伍意义】本方所治为心脾气血两虚而兼有内热之证,故方中重用酸寒之白芍,以养血补虚,敛阴止汗,兼清虚热;人参大补元气,为养心益肺补脾之要药,两者合用,益气养血,共为君药。当归、熟地助白芍以补血,黄芪、白术、茯苓、甘草助人参以补气,并助白芍固表敛汗,肉桂鼓舞气血生长,均为臣药。佐以陈皮行气和胃,远志、五味子养心安神。再加生姜、大枣调和脾胃,用为使药。诸药相伍,共奏益气补血,养心安神之功。

本方配伍特点有二,一是益气补血药配伍行气和中之品,使补而不滞;二是益气养血配伍宁心安神之药,故使本方兼具养心宁神之功。

【类方比较】本方与十全大补汤组成相似，均用于气血两虚证候的治疗。但本方重用白芍，故药性偏寒，且无行气动血之川芎而多养心安神之五味子、远志，较之十全大补养血之力尤著，并增宁心清补之功，故宜于气血大虚而偏热，兼有心神失宁之证者；而十全大补汤中诸药用量相等，故药性偏温，宜于气血大虚而偏寒之证。

本方十二味药中有九药与内补黄芪汤相同，仅少川芎、麦冬，而多橘皮、白术、五味子。因无川芎且重用白芍而补血之力更强，有白术则补气之功亦佳，再加五味子养心安神，橘皮理气行滞，本方补益气血，养心安神作用较胜，故方以"人参养荣汤"名之；内补黄芪汤因无白术、五味子，故补气、安神与补血之功均不及本方。两方均为补中兼清之剂，但后者主要用于疮疡外证的治疗。

【临床运用】

1. 证治要点　本方是治疗气血两虚，心神失宁的常用方，临床运用时应以气短乏力，心悸失眠，口干唇燥，舌淡红，脉细弱或细数无力为使用要点。

2. 加减法　遗精便泄，加龙骨一两；咳嗽，加阿胶；热象不显者，白芍之量宜减。

3. 本方现代常用于治疗贫血、病后虚弱、神经衰弱、溃疡久不愈合等慢性虚弱性疾病属气血两虚证者。

【使用注意】气血两虚证而兼有寒象者不宜。

【源流发展】本方原名"养荣汤"，为南宋医家陈言所制，出自《三因极一病证方论》(撰于1174年)，《太平惠民和剂局方》卷5淳祐新添方转载本方时更名为"人参养荣汤"。对于本方的适应范围，原书已作了详尽地论述："积劳虚损，四肢沉滞，骨肉酸疼，吸吸少气，行动喘咳，小便拘急，腰背强痛，心虚惊悸，咽干唇燥，饮食无味，阴阳衰弱，悲忧惨戚，多卧少起；久者积年，急者百日，渐至瘦削，五脏气竭，难可振复；又治肺与大肠俱虚，咳嗽下利，喘乏少气，呕吐痰涎"，论中关于本方主治证候病理的描述有"积劳虚损"，"阴阳衰弱"，"五脏气竭，难可振复"等，可见陈氏制方之旨在于以本方大补五脏阴阳，用治多种虚损劳伤之重证，而且侧重于养血补虚，故以"养荣汤"名之。后世医家在临床实践中，又对本方的适应范围不断有所补充，如《校注妇人良方》卷24以其治"溃疡寒热，四肢倦怠，体瘦少食，面黄气短，不能收敛"，以及大疮愈后气血大伤者。《医方集解・理血之剂》则将本方用于"发汗过多，身振脉摇，筋惕肉瞤"之证。本方组成乃四君子汤合四物汤去动血之川芎，再加黄芪、肉桂以增补益之力；加五味子、远志以养心安神；加橘皮以行气和胃而使补而不滞，从而使本方成为一首大补气血，养心安神之剂。本方原为汤剂，后世还有用作丸剂者，名"人参养荣丸"(见《中国医学大辞典》)。

【疑难阐释】关于组方来源　本方作者与十全大补汤的作者处于同一时代而略早，故其制方渊源既非八珍汤，亦非十全大补汤。观其立法与内补黄芪汤均属益气养血，补中兼清之剂，故本方的用药配伍是否受其影响，尚有待探讨。

【方论选录】

1. 吴昆："脉者，血之府。脉极者，血脉空虚之极也，此由失血所致。心主血脉，脉极则无血以养心，故令忽忽喜忘。荣血有余，则令人悦泽颜色；荣血不足，则令人色夭而颜色少也。眉发者，血之所养，荣血不足，故令眉发堕落。人参、黄芪、白术、茯苓、甘草、陈皮，皆补气药也，荣血不足而补气，此《大易》之教，阴生于阳之义也。阴者五脏之所主，故用当归泽脾，芍药调肝，熟地滋肾，五味益肺，远志宁心，五脏和而阴血自生矣。桂性辛热，热者入心而益火，辛者入经而利血，又心为生脉之原，故假之引诸药入心而养荣血于脉耳。"(《医方考》卷3)

2. 柯琴："古人治气虚以四君，治血虚以四物，气血俱虚者以八珍，更加黄芪、肉桂，名十全大补，宜乎万举万当也。而用之有不获效者，盖补气而不用行气之品，则气虚之甚者，无气以受其补；补血而仍用行血之物于其间，则血虚之甚者，更无血以流行。故加陈皮以行气，而补气者，悉得效其用；去川芎行血之味，而补血者，因以奏其功。此善治者，只一加一减，便能转旋造化之机也。然气可召而至，血易亏难成，苟不有以求其血脉之主而养之，则营气终归不足。故倍人参为君，而佐以远志之苦，先入心以安神定志，使甘温之品始得化而为血，以奉生身。又心苦缓，必得五味子之酸以收敛神明，使营行脉中而流于四脏。名之曰养荣，不必仍以十全之名，而收效有如此者。"（录自《古今名医方论》卷1）

3. 王子接："养营者，调养营气循卫而行，不使其行之度数疾于卫也。故于十全大补汤中减川芎行血之品，独用血分填补收敛之药，则营行之度缓于气分，药中加广皮行气之品，则卫行之度速。观其一减一加，便能调平营卫，使其行度不愆。复远志、五味者，《经》言营出中焦，心经主之，以远志通肾，使阴精上奉于心；佐以五味收摄神明，一通一敛，则营有所主而长养矣。"（《绛雪园古方选注》卷中）

4. 陈念祖："十全大补汤为气血双补之剂，柯韵伯病其补气而不用行气之品，则气虚之甚者，无气以受其补，补血而仍用行血之药于其间，则血虚之甚者，更无血以流行，正非过贬语。而人参养荣汤之妙，从仲景小建中汤、黄芪建中汤套出。何以知之？以其用生芍药为君知之也。芍药苦平破滞，本泻药，非补药也；若与甘草同用，则为滋阴之品；若与生姜、大枣、肉桂同用，则为和荣卫之品；若与附子、干姜同用，则能急收阳气，归根于阴，又为补肾之品。虽非补药，昔贤往往取为补药之主，其旨微矣。此方以芍药为君，建中汤诸品俱在，恶饴糖之过甜动呕，故以熟地、当归、白术、人参诸种甘润之品代饴糖，以补至阴。然饴糖制造，主以麦蘖，麦为心谷，心者化血而奉生身也，故又代以远志之入心；麦造为蘖，能疏达而畅气也，故又代以陈皮之行气。建中汤中原有胸满去枣加茯苓之例，故用茯苓。细思其用意，无非从建中套来，故气血两虚变见诸症者，皆可服也。其以养荣名汤奈何？心主营而苦缓，必得五味子之酸以收之，使营行脉中而流于四脏，非若十全、八珍之泛泛无归也。按《神农本草经》云：芍药气味平苦无毒，主治邪气腹痛，除血痹，破坚积寒热，止痛，利小便，益气。原文只此二十九字，后人妄改圣经而曰微酸，是没其苦泄攻坚之性，而加以酸敛和阴之名，则芍药之真面目掩矣。不知古人用法，或取其苦以泄甘，或取其苦以制辛，或取其攻利以行补药之滞，皆善用芍药以为补，非以芍药之补而用之也。但芍药之性略同大黄，凡泄泻务必去之，此圣法也。《本经》不明，宋、元以后，无不误认为酸敛之药，不得不急正之。"（《时方歌括》卷上）

【评议】本方与八珍汤、十全大补汤等组成相类，故诸家多联系各方对本方的配伍意义进行分析。如柯氏论去川芎，加陈皮之理云："盖补气而不用行气之品，则气虚之甚者，无气以受其补；补血而仍用行血之物于其间，则血虚之甚者，更无血以流行。故加陈皮以行气，而补气者，悉得效其用；去川芎行血之味，而补血者，因以奏其功"，分析透彻，颇有见地。陈氏则对重用白芍之义进行了论述："芍药苦平破滞，本泻药，非补药也；若与甘草同用，则为滋阴之品；若与生姜、大枣、肉桂同用，则为和荣卫之品；若与附子、干姜同用，则能急收阳气，归根于阴，又为补肾之品"，从与不同药物配伍而体现出的不同功效来阐释白芍的作用，亦有其独到之处，惟其云白芍为泻药之论有失允当。

【验案举例】

1. 贫血 《上海中医药杂志》(1985,1:35)：某女，50岁。患贫血7～8年，血色素5～7g之间。近2周来常有昏厥之象，面色无华，心慌耳鸣，少气懒言，易汗纳差，舌淡而胖，苔薄白，脉沉细。辨证属脾胃虚弱，气血不足。先用归脾汤 7 剂，继用本方大补气血，共服 34 剂，血色素上升至 9.5g，症状逐渐消失。

按语：本案乃贫血重症，以致时发昏厥，伴见少气懒言，面色无华，心慌耳鸣，易汗纳差，结合舌苔、脉象，当属心脾气血两虚而致，故先予归脾汤益气养血，健脾养心，俟心神渐宁，再予人参养荣汤大补气血而收效。

2. 溶血性黄疸 《山西中医》(1989，5：54)：某男，16 岁，学生。患者巩膜黄染 40 余日，近 1 周来加重，伴疲乏无力，不思饮食，寐差。查肝功能：麝浊试验及谷丙酶均正常，黄疸指数 25U，总胆红素 64.98μmol/L，乙肝表面抗原阴性，凡登白试验间接反应阳性；尿三胆阴性，血红蛋白 70g/L。临床诊断：溶血性黄疸。服用肝太乐、维生素 C 片及清热利湿退黄中药 10 余剂罔效，即日来诊。诊见：两眼巩膜黄染如橘色，皮肤萎黄，疲乏无力，气短懒言，不思饮食，面色苍白无华，寐差，小便黄，舌淡，苔微黄，脉细弱无力。施以健脾利湿，益气养血，利胆退黄之剂。处方：党参 12g，焦白术 12g，茯苓 12g，当归 6g，炒白芍 9g，熟地黄 9g，炙黄芪 12g，陈皮 9g，炒远志 12g，五味子 9g，茵陈 20g，黄柏 10g，栀子 10g，金钱草 15g，炙甘草 6g，生姜 3 片，大枣 3 枚，水煎服，每日 1 剂。服药 10 剂后，黄疸大减，巩膜微黄，食欲增加，气短乏力明显减轻，寐可，检查血红蛋白增至 100g/L，效不更方，继服上药。三诊黄疸消失，面色红润，精神饱满，血红蛋白增至 130g/L，嘱其每月服药 5 剂，连服 3 个月，以善其后。

按语：黄疸之因固然多为寒湿或湿热，但亦有气血亏虚而致者，故张介宾有黄疸“则全非湿热，而总由血气之败，益气不生血，所以血败，血不华色，所以色败”(《景岳全书》卷 31)之论。本例患者两目黄如橘色，似为阳黄，但初用清利湿热，利胆退黄方药却未能奏效。再审其虽两眼巩膜黄染鲜明，然又伴有面色无华，神疲乏力，气短懒言，纳少寐差，舌淡等一派心脾气血两虚之征，遂投以人参养荣汤补益心脾气血，再加茵陈、黄柏、栀子、金钱草等清利湿热退黄之品，补益之中参以清利，虚实并治，标本兼顾，药证相合，乃收良效。

【临床报道】

1. 雷诺病现象 用人参养荣汤提取剂每日 9g，连服 4 周治疗有雷诺现象的结缔组织病 30 例。所治病例年龄 18～67 岁，平均 44 岁，女性 29 岁，男性 1 例。结果通过给药前后自身对照，硬皮病 5 例中有 1 例、混合性结缔组织病(MCTD)18 例中有 13 例、系统性红斑狼疮(SLE)3 例中有 2 例雷诺现象出现的频度减少，手指温度上升。2 例未分类结缔组织病(UCTD)及 2 例干燥综合征也同样有改善。通过各种检查数值比较发现，MCTD 病例中 RNP 抗体价显著增高的病例，效果很差。有 5 例出现食欲下降、上腹部疼痛等不良反应[1]。

2. 失眠 人参养荣汤治疗失眠 30 例，药物：党参 15g，白术 12g，茯苓 18g，甘草 6g，当归 10g，生白芍 10g，熟地 18g，炙黄芪 20g，五味子 6g，远志 5g，肉桂 3g，陈皮 9g，生姜 3 片，大枣 2 枚。同时设对照组 30 例：硝基安定每晚 5～10mg，口服。谷维素 10mg/次，3 次/日。两组均用药 1 个月为 1 疗程，治疗期间停服其他治疗药物。治疗结果：治疗组临床痊愈 10 例，显效 7 例，有效 10 例，无效 3 例，总有效率 90.00%；对照组临床痊愈 7 例，显效 6 例，有效 9 例，无效 8 例，总有效率 73.33%。两组总有效率比较，有显著性差异($P<0.05$)[2]。

3. 老年性痴呆 治疗组用人参养荣汤老年性痴呆 45 例，处方：黄芪 30g，当归 15g，桂心 10g，炙甘草 3g，橘皮 6g，白术 15g，红参 15g，白芍 15g，熟地黄 30g，五味子 4g，茯苓 15g，远志 15g。对照组 40 例用石杉碱甲片 100mg，每日 2 次口服。两组均治疗 12 周。结果治疗组明显优于对照组[3]。

【实验研究】

1. 促进造血功能 采用骨髓细胞培养法和动物贫血模型观察人参养荣汤联合铁剂对小鼠血细胞生成的影响。结果表明:人参养荣汤联合铁剂对正常小鼠血细胞生成有一定的影响,且能明显促进腹腔注射苯肼、^{60}Co照射所致血虚小鼠血细胞生成,主要表现为促进红系细胞和粒单系细胞的生成,效果优于单纯用人参养荣汤,且以中剂量作用最为明显[4]。以环磷酰胺、阿糖胞苷、丝裂霉素3种化疗药制作小鼠化疗后白细胞减少模型,探讨人参养荣汤对白细胞减少的影响。结果表明,本方可有效地对抗化疗药所致白细胞下降及免疫器官抑制[5]。

2. 对免疫功能的影响 本方具有提高免疫功能低下小鼠CTL细胞毒活性;上调免疫功能低下小鼠$CD4^+$和$CD8^+$ T细胞数量;对免疫功能低下小鼠的产生具有一定的正向调节作用[6]。

3. 对神经系统的影响 本方能明显抑制D-半乳糖制备老化模型小鼠大脑皮质神经元密度的下降($P<0.01$),对海马区神经元密度的作用不显著,对大脑皮质神经元的保护作用可能是其抗衰老机制之一[7]。

参 考 文 献

[1] 田在政彦.人参养荣汤治疗雷诺氏现象的效果[J].国外医学中医中药分册,1992,14(4):108.

[2] 高红恩.人参养荣汤治疗失眠30例疗效观察[J].山西中医,2003,19(增刊):10-11.

[3] 曹利民,胡志诚.人参养荣汤治疗老年性痴呆临床分析[J].实用中医药杂志,2008,24(4):207.

[4] 谭沛,宋宁,王静,等.人参养荣汤联合铁剂对小鼠血细胞生成的影响[J].中医药导报,2005,11(12):52-54.

[5] 殷玉婷,徐彭,姜国贤.人参养荣汤对化疗药引起白细胞减少症的疗效研究[J].中华中医药学刊,2008,26(11):2500-2501.

[6] 罗晶,郭焱,勾敏慧,等.人参养荣汤对小鼠免疫功能的调节[J].中国现代医学杂志,2002,12(5):27-28.

[7] 胡瑞,邓红,唐方.人参养荣汤对衰老小鼠脑神经元形态和密度的影响[J].中医杂志,2006,47(11):859-860.

归 脾 汤

(《正体类要》卷下)

【异名】归脾散(《古今医鉴》卷8)、加味归脾汤(《古今医鉴》卷11)、归脾饮(《痘学真传》卷7)、归脾养营汤(《疡科心得集》卷上)。

【组成】白术 当归 白茯苓 黄芪炒 龙眼肉 远志 酸枣仁炒各一钱(3g) 木香五分(1.5g) 甘草炙各三分(1g) 人参一钱(3g)

【用法】加生姜、大枣,水煎服。

【功用】益气补血,健脾养心。

【主治】

1. 心脾气血两虚证。心悸怔忡,健忘失眠,盗汗虚热,体倦食少,面色萎黄,舌淡,苔薄白,脉细弱。

2. 脾不统血证。便血,皮下紫癜,妇女崩漏,月经超前,量多色淡,或淋漓不止,舌淡,脉细弱。

【病机分析】心主神明，赖血以养之；脾主统血，由气以摄之。若思虑过度，劳伤心脾，则气血日耗。血虚神失所养，神明不安则见失眠多梦、心悸怔忡、神思恍惚、健忘神疲等症。故张介宾说："血虚则无以养心，心虚则神不守舍，故或为惊惕，或为恐畏，或若有所系恋，或无因而偏多妄思，以致终夜不寐及忽寐忽醒而为神魂不安等证"(《景岳全书》卷18)。气虚运化失职，血无所摄则致便血、崩漏、皮下紫癜等诸失血证，亦如张氏所云："盖脾统血，脾气虚则不能收摄，脾化血，脾气虚则不能运化，是皆血无所主，因而脱陷妄行"(《景岳全书》卷30)。《灵枢·决气篇》说："中焦受气取汁，变化而赤，是谓血"，脾气健旺，则能源源不竭地化生营血，以和调五脏，洒陈六腑，营运周身，脾虚则气血生化乏源，四肢百骸均失其养，故体倦食少，面色萎黄，舌淡脉细弱等症俱现；阴血亏虚，阳气失于涵养，虚阳外浮亦可见盗汗虚热之症。

【配伍意义】本方治证以心脾气血两虚为基本病机，故治宜益气健脾与养血安神兼顾。方中人参甘温补气，归经心脾，故既为补益脾胃之要药，又能补心益智，助精养神，故《神农本草经》卷1有人参"补五脏，安精神，定魂魄"之论，《本草汇言》卷1亦云："人参，补气生血，助精养神之药也，故真气衰弱，短促虚喘，以此补之，如荣卫空虚，用之可治也；……惊悸怔忡，健忘恍惚，以此宁之；……元神不足，虚羸乏力，以此培之；如中气衰陷，用之可升也"；龙眼肉甘温味浓，归经心脾，为补益心脾，养血安神之滋补良药，故《滇南本草》卷1云其"养血安神，长智敛汗，开胃益脾"，二药合用，补气生血，益脾养心之功甚佳，共为君药。黄芪、白术甘温入脾，补气健脾，助人参益气补脾之力，俾脾胃气充，既可复其统血摄血之职，又能使气血生化有源，而收补气生血，阳生阴长之效；当归甘辛微温，滋养营血，助龙眼肉养血补心之功，用为臣药。茯神、远志、酸枣仁宁心安神；木香理气醒脾，与补气养血药配伍，使之补不碍胃，补而不滞，张璐曾说："此方滋养心脾，鼓动少火，妙以木香调畅诸气，世以木香性燥不用，服之多致痞闷，或泄泻、减食者，以其纯阴无阳，不能输化药力故耳"(录自《古今名医方论》卷1)，可谓深谙其理，以上俱为佐药。使以炙甘草补气和中，调和诸药。煎药时少加生姜、大枣调和脾胃，以资生化。诸药配伍，共奏益气补血，健脾养心之功。

本方配伍特点有二：一是心脾同治，重在补脾，使脾旺则气血生化有源，故方以"归脾"名之；二是气血并补，重在补气，气旺而能生血，血足则心有所养，神有所舍。

【类方比较】本方与补中益气汤均以人参、黄芪、白术、甘草益气补脾，可治脾气虚弱之证。但本方以补气药配伍养血安神药为主，故有益气健脾，补心宁神之功，用于心脾气血两虚证；补中益气汤以补气药配伍升举清阳药为主，故有益气健脾，升阳举陷之功，用于脾胃气虚，清阳不升证。

本方与人参养荣汤均由补气健脾药配伍养血安神药组成，同治心脾气血两虚证。其不同之处在于，人参养荣汤方中蕴含十全大补汤之组成药物，故有大补气血之功，而养心安神之力略逊，宜于心脾气血虚甚而神志失宁较轻者，亦可用治疮疡气血大虚，溃后久不收口者；本方益气养血之功虽不及人参养荣汤，但养心安神力著，并有益气摄血作用，宜于心脾气血不足，心失所养，神志不安较甚者，以及脾不统血的出血证。临证之时两者可酌情选用。

【临床运用】

1. 证治要点　本方是治疗心脾气血不足的常用方，临床运用时应以心悸失眠，体倦食少，便血及崩漏，舌淡，脉细弱为使用要点。

2. 加减法　崩漏下血偏寒者，加艾叶炭、炮姜炭以温经止血；偏热者，加生地炭、阿胶珠、棕榈炭以清热止血。

3. 本方现代常用于胃及十二指肠溃疡出血、功能性子宫出血、再生障碍性贫血、血小板减少性紫癜、神经衰弱、心脏病等属心脾气血两虚及脾不统血证者。

【源流发展】本方是在宋代严用和《济生方》之"归脾汤"(以下简称严氏方)的基础上加远志、当归而成。严氏制方本意在于补益心脾气血,用治"思虑过度,劳伤心脾,健忘怔忡"之证。元代危亦林《世医得效方》卷7引严氏方时又扩充其用,以之治疗"脾不能统摄心血,以致妄行,或吐血下血",由此使该方作为补益心脾,益气摄血之剂而传于后世。明代薛己为加强本方养血宁神之效,在严氏方中加入当归、远志,又将其用于"惊悸、盗汗、嗜卧少食、月经不调、赤白带下"等症,历代医家对薛氏之见颇为赞赏,故是方沿用至今,其影响之大已远远超过严氏原方。本方集益气养血之品为一方,故临床运用时可随证候气虚、血虚之偏颇适当增损以有所侧重。如清代医家顾养吾在归脾汤中加入一味大熟地,以增强原方滋补阴血之力,名曰"黑归脾汤"(《银海指南》卷3)。凌奂的《饲鹤亭集方》又将顾氏方中之茯苓易为茯神,并改为丸剂,称之"黑归脾丸"。

本方原为汤剂,后世为服用方便,多将其制成丸剂,名"归脾丸"(见《丸散膏丹集成》)、"人参归脾丸"(见《北京市中药成方选集》)、"白归脾丸"(见《全国中药成药处方集》福州方)等。

【方论选录】

1. 吴昆:"《内经》曰:五味入口,甘先入脾。参、芪、苓、术、甘草,皆甘物也,故用之以补脾;虚则补其母,龙眼肉、酸枣仁、远志,所以养心而补母;脾气喜快,故用木香;脾苦亡血,故用当归。"(《医方考》卷3)

"心藏神,脾藏意,思虑过度而伤心脾,则神意有亏而令健忘也。是方也,人参、黄芪、白术、茯苓、甘草,甘温物也,可以益脾;龙眼肉、酸枣仁、远志、当归,濡润物也,可以养心;燥可以入心,香可以醒脾,则夫木香之香燥,又可以调气于心脾之分矣。心脾治,宁复有健忘者乎!"(《医方考》卷5)

2. 赵献可:"凡治血证,前后调理,须按三经用药。心主血,脾裹血,肝藏血,归脾汤一方,三经之方也。远志、枣仁补肝以生心火,茯神补心以生脾土,参、芪、甘草补脾以固肺气。木香者,香先入脾,总欲使血归于脾,故曰归脾。有郁怒伤脾,思虑伤脾者,尤宜。"(《医贯》卷3)

3. 张璐:"补中益气与归脾,同出保元,并加归、术,而有升举胃气,滋补脾阴之不同。此方滋养心脾,鼓动少火,妙以木香调畅诸气。世以木香性燥不用,服之多致痞闷,或泄泻、减食者,以其纯阴无阳,不能输化药力故耳!"(录自《古今名医方论》卷1)

4. 罗美:"方中龙眼、枣仁、当归,所以补心也;参、芪、术、苓、草,所以补脾也。立斋加入远志,又以肾药之通乎心者补之,是两经兼肾合治矣。其药一滋心阴,一养脾阳,取乎健者,以壮子益母;然恐脾郁之久,伤之特甚,故有取木香之辛且散者,以开气醒脾,使能急通脾气,以上行心阴,脾之所归,正在斯耳。"(《古今名医方论》卷1)

5. 汪昂:"此手少阴、足太阴药也。血不归脾则妄行。参、术、黄芪、甘草之甘温,所以补脾;茯神、远志、枣仁、龙眼之甘温酸苦,所以补心(远志苦泄心热,枣仁酸敛心气),心者脾之母也。当归滋阴而养血。木香行气而舒脾,既以行血中之滞,又以助参、芪而补气。气壮则能摄血,血自归经,而诸证悉除矣。"(《医方集解·补养之剂》)

6. 王子接:"归脾者,调四脏之神志魂魄,皆归向于脾也。参、术、神、草四君子汤以健脾胃,佐以木香醒脾气,桂圆和脾血,先为调剂中州;复以黄芪直走肺固魄,枣仁走心敛神,安固膈上二脏；当归入肝，芳以悦其魂；远志入肾，辛以通其志，通调膈下二脏，四脏安和，其神志魂魄自然归向于脾，而脾亦能受水谷之气，灌溉四旁，荣养气血矣。独是药性各走一脏，足经方杂用手经药者，以黄芪与当归、枣仁与远志有相须之理，且黄芪味入脾而气走肺，枣仁味入肝而色走心，故借用不悖。四君子汤用茯苓，改用茯神者，以苓为死气，而神得松之生气耳。”（《绛雪园古方选注》卷中）

7. 尤怡：“归脾汤兼补心脾，而意专治脾。观于甘温补养药中，而加木香醒脾行气，可以见矣。龙眼、远志，虽曰补火，实以培土。盖欲使心火下通脾土，而脾益治，五脏受气以其所生也，故曰归脾。”（《医学读书记》卷下）

8. 汪绂：“脾不健则血不生，脾血不生则心无所用，是以有怔忡、健忘、惊悸、盗汗、发热、体倦、食少、不眠诸证。以血少则木枯而魂离，木枯魂离则火炎而神荡，至于魂离神荡，则血且逐火妄行，而有吐衄、肠风、崩漏诸证。方中以参、术、甘、芪为主，皆以补脾生血，而当归、龙眼以滋之，木香以舒其气，皆脾药也；其用茯神、枣仁、远志，则所以安心神以止其妄。然忧思所以伤脾，而忧思者心也，心之用血无节，以至脾之所化不足以供之，则脾伤矣，故引水济火以敛其心而安之，正所以使脾不至于伤，而安火亦所以生土。补中益气汤意主于气，而未尝不留心于血；此方意主于血，而未尝不先补其气，要皆以脾胃为主。其曰归脾者，药不皆入脾而用实归于脾，非使血归脾之说也。”（《医林纂要探源》卷4）

9. 张山雷：“归脾汤方，确为补益血液专剂。其不曰补血而曰归脾者，原以脾胃受五味之精，中焦化赤，即是生血之源。但得精气归脾，斯血之得益，所不待言，制方之旨，所见诚高。……药以参、术、归、芪为主，而佐之木香、远志。欲其流动活泼，且不多用滋腻导滞之品，尤其卓识。”（《沈氏女科辑要笺正》卷下）

10. 费伯雄：“归脾汤主治心脾，阴中之阳药，故不用地黄、白芍。后人加作黑归脾，殊失立方之旨矣。”（《医方论》卷2）

11. 唐宗海：“心主生血，脾主统血。养荣汤以治心为主，归脾汤以治脾为主。心血生于脾，故养荣汤补脾以益心；脾土生于火，故归脾汤导心火以生脾，总使脾气充足，能摄血而不渗也。”（《血证论》卷7）

12. 张秉成：“夫心为生血之脏而藏神。劳即气散，阳气外张，而神不宁，故用枣仁之酸以收之，茯神之静以宁之，远志泄心热而宁心神。思则脾气结，故用木香行气滞、舒脾郁，流利上、中二焦，清宫除道。然后参、芪、术、草、龙眼等大队补益心脾之品以成厥功，继之以当归，引诸药各归其所当归之经也。”（《成方便读》卷1）

【评议】本方配伍意义，诸家均从补益心脾气血方面进行了阐述。其中罗美、汪昂等皆承袭吴昆之见，认为参、芪、术、草补脾，归、远、茯神、枣仁、龙眼养心，木香调气，所论言简意赅，有助于本方配伍意义的把握。对于方中木香的作用，张璐等医家进行了详尽地论述：“妙以木香调畅诸气。世以木香性燥不用，服之多致痞闷，或泄泻、减食者，以其纯阴无阳，不能输化药力故耳！”可谓曲尽其妙，深得要领，对临床用药颇有指导意义。而赵氏从补益心肝脾三脏方面阐释本方配伍之义，见解独特，亦给人以启迪。唐氏对归脾汤与养荣汤两方功用的比较，本意在于辨明两者运用之殊，惜乎并未阐述清楚，而且所谓“养荣以治心为主”，“归脾汤导心火以生脾”之论亦欠允当。

【验案举例】

1. 心悸怔忡　《南雅堂医案》：用心过度，阴血必受损耗，怔忡健忘，皆心血不足之故，生血者心，统血者脾，当握要以图之。归脾汤。

《续名医类案》卷27：马元仪治一人患心悸症，肢体倦怠，或以阴虚治之不效。诊其脉浮虚无力，盖得之焦劳思虑伤心也。心之下脾位，脾受心病，郁而生涎，精液不生，清阳不布，故四肢无气以动而倦怠也。法宜大补心脾，乃与归脾汤二十剂，即以此方作丸，服之痊愈。

2. 心痛　《南雅堂医案》：诊得脉细小，右寸涩，心下悸，痛甚喜按，得食少愈，大小便俱见清利，系虚痛之候，用归脾汤加石菖蒲治之。

《脉诀汇辨》：邑宰章生公，南都应试，时八月初五日，心脾痛甚，食饮皆废。诊其两寸，涩而无力，与大剂归脾汤加人参三钱、官桂二钱，煎服之。不逾时痛减，续进一剂，痛竟止。

3. 失眠　《中医杂志》(1955，2：30)：某男，41岁。曾患肺结核及肋膜炎。现因工作繁重，思虑过度以致夜间只能睡一二小时，身体疲倦，记忆力减退，食欲不佳，经常头痛眩晕。查体格中等，稍羸瘦，颜色苍白，脉搏稍弱。投与归脾汤，重用酸枣仁四钱，连服三剂，诸症好转。

《内蒙古中医药》(1984，1：44)：刘某，女，51岁。平素多忧多虑，起初入睡困难，多梦易醒，反复发作，遂致彻夜不能入睡，随之月经失调，淋漓不断已二年。近日面浮，午后潮热，双下肢浮肿，面色白黄无华，舌体胖，苔白中厚，脉象双寸关大而无力，尺脉沉弱。此证系劳伤心脾，气血生化之源不足，脾虚血失统摄，治当健脾益气，养心宁神，归脾汤去当归，加真珠母15g，白芍12g，水煎，服6剂。服药后自觉症状稍有减轻，继用上方加味，后服归脾丸调养而愈。

4. 痿证　《山东中医学院学报》(1977，4：62)：某男，17岁。因下肢肌肉活动无力，双手指不能伸握20天就诊。症见面色无华，神疲乏力，舌质淡，苔薄白，脉沉细无力。给予归脾汤加伸筋草30g、活血藤30g治疗。服6剂后，双手指已恢复正常，又给予归脾丸1盒以巩固疗效。

5. 便血　《清代名医医案大全·曹仁伯医案》：便血之前，先见盗汗，盗汗之来，由于寒热，寒热虽已，而盗汗便血之证不除，脉小而数，气阴两虚之病也。归脾汤去桂圆，加丹皮、山栀、地榆、桑叶。

6. 紫癜　《北京中医》(1953，5：13)：某女，23岁。素无其他疾患，惟月经有时不调。1950年秋即觉心动悸，胃纳不佳，关节酸痛，精神疲倦，下肢皮肤时常出血，有紫斑点，乃住院，以西药治疗4个月病况无甚转变。现面色苍白，萎靡倦怠，月经不调，食欲不佳，声低微，心动悸，四肢无力，睡眠不佳，关节酸痛，下肢有紫斑点如环状，大小不一，躯干及上肢较少。乃处以归脾汤作煎剂，每日一服，诸症减轻，继续进剂至3星期，诸症若失，已照常工作。

7. 项疽　《得心集医案》：黄荣青，项外结喉之间，忽生硬疽。延医调治，与疏风化痰之剂，疽形渐长，按之坚而不痛，不寒不热，不痒不疼。由于思虑郁结，营卫留滞，以致气结不行，当进益气和营之药，不治而治也。连服归脾数十余剂，其核疽自化而消。

8. 崩漏　《清代名医医案精华》：产后百脉空虚，气血俱伤，冲任不振，半月血来甚涌，所谓冲伤血崩是也。寒热，乳房作胀，五心烦热，诸虚迭见，日以益甚，脉来弦数无神，先从太阴阳明主治，冀其胃开进食，诸虚可复，归脾汤去木香，加枸杞子。

9. 带下《山东中医学院学报》(1977，4：60)：马某，女，33岁。近一年来白带多，蹲下时白带滴流而下，质清稀，无臭味。就诊时面色无华，全身无力，背寒肢麻，舌质淡，苔薄白，脉细弱。诊断为脾气虚弱，寒湿带下，方用归脾汤治疗，3剂后，白带即止。

按语：案1、3为心脾气血两虚，心失所养而见心悸、失眠、怔忡，用本方益气补血，养心安神而效。案5、6、8之血证均由脾虚血失统摄而致，亦以本方为主，或兼内热而加清热凉血之品，或虑动血而去木香，皆获良效。案2心痛缘于气血虚损，心失所养，故以归脾汤化裁，其一加石菖蒲以开通心窍，其二重用人参再加肉桂大补气血之虚，药证相合，收效甚捷。案4因气血两虚，筋脉失养而致肢体痿软不用；案7因气血不足，营卫涩滞，气结不行而成项疽；案9由脾气虚弱，湿浊下注而发为带下，虽然见症不一，但均属气血两虚之证，故以归脾汤补益气血，健脾助运，扶正培本而取效。

【临床报道】

1. 十二指肠溃疡　翟云天用加味归脾汤(党参、当归、龙眼肉、白术、木香、炙甘草、石菖蒲各12g，黄芪、乌贼骨各30g，茯神、熟枣仁、香附各15g，炙远志6g，高良姜5g)为治疗组，治疗十二指肠溃疡50例，并根据病情酌情加减。对照组：西咪替丁，每日3餐服200mg，睡前加服400mg。两组治疗30天为1疗程，1个疗程后复查X线钡餐透视，服药期间均不再用其他药物。治疗组50例中，痊愈38例，有效12例，总有效率为100%。对照组46例中，痊愈25例，有效11例，无效10例，总有效率为78%，两组有显著性差异[1]。

2. 神经衰弱　用归脾汤加减治疗神经衰弱60例为观察组。基本方：党参15g，黄芪20g，白术10g，茯神15g，枣仁15g，远志10g，当归10g，木香10g，炙甘草10g，生姜2片，大枣10个，桂圆6个。加减运用：心悸、健忘加珍珠母、磁石；头晕眼花加女贞子、何首乌；心火亢盛，舌红心烦加生地、麦冬；腰酸遗精加熟地、山萸肉、金樱子。7天为1个疗程，连服3个疗程。对照组口服谷维素，每次2片，每日3次。治疗结果，观察组60例，治愈48例占80%；好转8例占13.5%；无效4例占6.5%。对照组30例，治愈15例占50%；好转6例占20%；无效9例占30%。观察组与对照组治愈率、好转率、无效率的差异均有统计学意义[2]。

3. 原发性血小板减少性紫癜　以本方加减治疗原发性血小板减少性紫癜40例，瘀斑明显加丹参、鸡血藤、赤芍、三七粉；牙龈出血、鼻衄加仙鹤草、茜草根、侧柏叶、白茅根。连续服用2个月。服药期间注意休息，忌辛辣之品。治疗结果40例中，显效10例(25.00%)，有效15例(37.50%)，稍有效13例(32.50%)，无效为2例(5.00%)，总有效率95.00%[3]。

4. 贫血　用本方加味治疗缺铁性贫血患者60例。兼有脾肾阳虚者加仙灵脾、补骨脂、淫羊藿；兼有肝脾不和者加白芍、陈皮；兼有阴虚血热者加生地、玄参；兼有失血者加地榆炭、艾炭、茜草等；重度贫血加龟板胶、鳖甲胶。治疗10天为1疗程，最少治疗2个疗程，最多治疗6个疗程。结果治愈54例，好转4例；治愈率90%，总有效率97%[4]。高月香等以本方为主治疗贫血60例，药物组成：太子参30g，白术10g，黄芪20g，当归10g，酸枣仁30g，神茯10g，甘草10g，木香6g，阿胶(烊化)10g，远志9g，生姜3片，大枣3枚为引。同时设西药对照组，用叶酸，维生素B_{12}和右旋糖酐铁片等药，4周为1疗程。两组疗效比较，中药组治疗60例，显效50例，占85%；有效8例，占11.5%；无效2例，未复诊占3%，总有效率97%。西药组治疗30例，显效20例占65%，有效5例占15%，无效5例，总有效率80%。中药组明显优于西药组[5]。

5. 低血压病　本方加味治疗慢性低血压病67例，药物组成：党参15g，黄芪15g，白术15g，甘草6g，当归20g，茯神18g，酸枣仁12g，龙眼肉12g，远志12g，木香12g，生姜3片，大枣4枚。随症加减：两胁闷胀不舒加柴胡、郁金，失眠多梦加合欢花、夜交藤，纳差加焦楂、建曲，10剂为1个疗程。治愈48例(占70%)；好转16例(占27%)；无效1例(占1%)。服药3天恢复到12.0/8.0kPa以上者15例，3～7天21例，8～15天22例，16～30天8例，血压恢复正常的平均时间为7.6天[6]。

6. 功能性室性早搏　60例功能性室性早搏患者，根据有无意愿接受单纯中药和西药治疗将病人分成中药归脾汤治疗组和心律平对照组两组。每组各30例。结果中药治疗组较对照组无论是临床症状还是24小时动态心电图均改善显著，经过统计学分析，$P<0.001$[7]。

7. 慢性疲劳综合征　以本方为基本方治疗慢性疲劳综合征45例，咽痛者加桔梗、紫苏；头痛者加川芎；淋巴结肿大、触痛者加炮山甲；肌肉和关节疼痛者加木瓜；嗜睡者去酸枣仁、龙眼肉，加石菖蒲。30天为1疗程，1～3个疗程观察疗效。结果显效17例，有效24例，无效4例，显效率为37.8%，总有效率为91.1%[8]。龚氏也应用归脾汤加减治疗慢性疲劳综合征30例，结果显效12例，有效13例，无效5例，总有效率83.33%[9]。

8. 郁证　归脾汤加减治疗31例心脾两虚型郁证。处方：白术15g，茯神9g，黄芪12g，龙眼肉12g，酸枣仁12g，人参6g，木香6g，炙甘草3g，当归9g，远志6g。结果治愈12例，好转17例，无效2例，总有效率为93.55%；明显优于阿米替林片对照组（$P<0.05$）[10]。

9. 崩漏　用本方为基本方治疗崩漏50例。5～7天为一个疗程。随证加减：流血多，血虚明显者加首乌、阿胶、白芍，气滞血瘀明显者加香附、桃仁、红花、益母草，阴虚有热者加黄柏、地骨皮，大便干者加火麻仁，心烦失眠者加五味子、夜交藤，小腹疼痛者加元胡、没药。血止后当调理脾肾，给予归脾丸、乌鸡百凤丸、六味地黄丸等成药，善后调理。结果痊愈26例，显效13例，好转8例，无效3例。无效者患有子宫肌瘤，未再服中药，改用手术治疗。总有效率94%[11]。对辨证为脾气不足，不能摄血统血所致的崩漏，以归脾汤加减配合针刺断红穴治疗。基本方：党参、黄芪各30g，白术、当归、茯苓、远志、龙眼肉各12g，炒枣仁15g，益母草15g，仙鹤草30g，木香、炙甘草各6g，生姜3片，大枣3枚。治疗结果，80例中治愈60例，占75%；好转16例，占20%；无效4例，占5%；总有效率95%[12]。

【实验研究】

1. 对小鼠记忆行为的影响　用跳台、避暗和水迷宫法观察归脾汤对小鼠记忆行为的影响。结果发现本方有明显增强小鼠记忆力获得的作用；能显著对抗东莨菪碱所致的记忆障碍作用；有非常显著的抑制胆碱酯酶活性的作用；对小鼠肝、脑过氧化脂质生成有显著抑制作用；对小鼠脑内脂褐质生成有显著抑制作用；对小鼠血浆中SOD活性呈剂量依赖性激活作用；随归脾汤剂量增加，CAT活性呈一定增强趋势[13]。

钱氏等采用苦降泻下、饮食失节加劳倦过度法建立脾虚大鼠模型，以免疫组化方法检测下丘脑腹侧核、海马CA1区、前额叶皮层胆囊收缩素（CCK）、P物质（SP）、血管活性肠肽（VIP）变化。结果发现模型组在上述脑区CCK、SP免疫阳性反应物显著降低，治疗组CCK、SP免疫阳性反应物显著增加；模型组VIP免疫阳性反应物在海马CA1区、前额叶皮层显著减少；治疗组则明显增加。结论是脾虚模型脑内对学习记忆有促进作用的神经肽CCK、SP、VIP有变化，归脾汤对上述脑区的CCK、SP、VIP变化有调节作用[14]。

钱氏等还发现脾虚大鼠模型上述脑区一氧化氮合酶（NOS）与乙酰胆碱酯酶（AchE）以及脑源性神经营养因子（BDNF）免疫阳性反应物明显降低，而经本方治疗后上述脑区的NOS和AchE以及BDNF免疫阳性反应物明显增加，提示归脾汤通过影响NOS与AchE而调节学习记忆功能[15,16]。

2. 抗氧化　通过本方对小鼠脑、肝脏脂质过氧化的抑制作用、对小鼠大脑骨脂褐素含量的影响、对小鼠血浆SOD活性的影响及对小鼠红细胞内过氧化氢酶（CAT）活性的影响等实验研究，提示归脾汤能抑制小鼠脑、肝中过氧化脂质的生成，对脑内褐脂素生成也有显著抑制作用，并揭示了本方降低自由基诱发过氧化反应的重要机制之一可能提高机体SOD和CAT活性有关[17]。

3. 抗抑郁 观察归脾汤对抑郁模型大鼠血清 T_3（三碘甲腺原氨酸）、T_4（四碘甲腺原氨酸）、血清雌二醇含量、血清皮质酮以及行为学和海马形态学影响，初步探讨其防治抑郁症的可能机制。将 40 只 Wistar 雌性大鼠分为对照组、模型组、盐水组、中药组。应用慢性不可预见性中等强度刺激复制抑郁症动物模型。Open-field 法检测大鼠行为学得分，放免法测定血清中 T_3、T_4 及皮质酮含量，酶联免疫方法检测血清雌二醇、FSH、LH，电镜观察海马形态学变化。结果：与对照组比较，模型组和盐水组大鼠的体重，行为学得分，血清 T_3、T_4，血清皮质酮，雌二醇含量均有显著性差异，海马损伤明显，而中药组上述指标均无明显差异。结论是归脾汤的抗抑郁机制与其维持正常的 T_3、T_4 分泌，血清皮质酮、E_2、FSH、LH 水平及海马形态等有关[18~20]。

本方为益气养血，健脾宁心的常用方，研究结果表明，归脾汤可明显增强实验动物的记忆功能，抑制过氧化脂质的生成，还有良好的抗抑郁作用。但对于养心安神与益气摄血方面的报道却较少，因而今后可围绕本方的主要功用开展研究，进一步揭示其作用机制，为临床处方用药提供依据。

【附方】 妙香散（《太平惠民和剂局方》卷 5 绍兴续添方） 麝香别研一钱（3g） 木香煨二两半（75g） 山药姜汁炙 茯神去皮、木 茯苓去皮，不焙 黄芪 远志去心炒各一两（30g） 人参 桔梗 甘草炙各半两（15g） 辰砂别研三钱（9g） 上为细末，每服二钱（6g），温酒调服，不拘时候。功用：益气补虚，宁心安神。主治：男子妇人心气不足，志意不定，惊悸恐怖，悲忧惨戚，虚烦少睡，喜怒不常，夜多盗汗，饮食无味，头目昏眩等。

本方为心脾气虚，心神烦乱之证而设，故以益气健脾，补心安神立法。方中人参、黄芪、山药、茯苓补益心脾之气，茯神、远志、辰砂安神定志，桔梗载药上浮以补心气之虚，木香理气醒脾使补而不滞，麝香开窍醒脑而助宁神之效。诸药合用，共收补益心脾，宁心安神之效。

本方与归脾汤均有人参、黄芪、茯神、远志、甘草、木香，有益气补脾，宁心安神之功。但归脾汤尚有白术、当归、酸枣仁、龙眼肉，故又有补血养心之功，乃气血同补，养心安神之剂，用于心脾气血两虚之证；本方尚有茯苓、山药、桔梗、辰砂、麝香，故又兼镇心宁神之功，为专于补气，兼可安神之方，宜于心脾气虚，心气涣散，神烦意乱之证。

参 考 文 献

[1] 翟云天．加味归脾汤治疗十二指肠溃疡 50 例观察[J]．临床医药实践杂志，2006，15(1)：57.

[2] 仇锦珠．归脾汤加减治疗神经衰弱 60 例疗效观察[J]．中国校医，2007，21(6)：643，645.

[3] 唐刚书，唐健．归脾汤加味治疗原发性血小板减少性紫癜 40 例[J]．中国中医急症，2004，13(7)：439.

[4] 冯明芬，冯树林，王永兰．归脾汤加味治疗缺铁性贫血 60 例疗效分析[J]．中国医药导报，2007，4(35)：89.

[5] 高月香，薛山．归脾汤为主治疗贫血 60 例[J]．光明中医，2008，23(8)：1171.

[6] 柏龙．归脾汤加味治疗慢性低血压症 67 例[J]．中国医药导报，2007，4(16)：137.

[7] 王秀娟．归脾汤治疗功能性室性早搏临床观察[J]．中医药学刊，2006，24(5)：925-926.

[8] 曹建恒．归脾汤加减治疗慢性疲劳综合征 45 例[J]．四川中医，2005，23(6)：54.

[9] 龚俊华．归脾汤加减治疗慢性疲劳综合征 30 例疗效观察[J]．浙江中西医结合杂志，2007，17(10)：627-628.

[10] 屈沂．归脾汤治疗心脾两虚型郁证 62 例[J]．中国民间疗法，2008，(5)：30-31.

[11] 李瀚．归脾汤加减治疗崩漏疗效观察[J]．医药论坛杂志，2008，29(12)：78-79.

[12] 王红峰，张安国，谭华儒．归脾汤配合针刺治疗崩漏80例疗效观察[J]．时珍国医国药，2007，18(11)：2780-2781.

[13] 于庆海，吴春福，庄丽萍，等．归脾汤实验药理研究[J]．沈阳药学院院报，1992，(1)：41.

[14] 钱会南，沈丽波，胡雪琴，等．脾虚大鼠模型脑内胆囊收缩素、P物血管活性肠肽变化及归脾汤的影响[J]．中国实验方剂学杂志，2006，12(5)：29-31.

[15] 钱会南，李娟，吴海霞，等．脾虚模型脑内一氧化氮与乙酰胆碱酯酶表达变化及归脾汤的影响[J]．中华中医药学刊．2008，26(12)：2536-2538.

[16] 钱会南，李娟，苏俊．脾虚模型脑内脑源性神经营养因子表达变化及归脾汤的影响[J]．中华中医药学刊，2008，26(8)：1611-1612.

[17] 吴春福，于庆海，庄丽萍，等．归脾汤的抗氧化作用[J]．中国中药杂志，1991，16(12)：752.

[18] 季颖，孙大宇．归脾汤对抑郁模型大鼠血清T_3、T_4和海马神经元形态的影响[J]．中华中医药学刊，2008，26(12)：2603-2604.

[19] 于千，季颖，单德红．归脾汤对抑郁模型大鼠行为学和雌二醇水平的影响[J]．辽宁中医学院学报，2006，8(2)：119-120.

[20] 孙大宇，季颖，单德宏．归脾汤对抑郁模型大鼠血清雌二醇、皮质酮及海马形态学的影响[J]．吉林中医药，2008，28(4)：303-304.

炙甘草汤

（《伤寒论》）

【异名】复脉汤（《伤寒论》）、甘草汤（《普济方》卷27）。

【组成】甘草四两炙(12g)　生姜三两切(9g)　人参二两(6g)　生地黄一斤(50g)　桂枝三两去皮(9g)　阿胶二两(6g)　麦门冬半升去心(10g)　麻仁半升(10g)　大枣三十枚擘(10枚)

【用法】上以清酒七升，水八升，先煮八味，取三升，去滓，纳胶烊消尽，温服一升，一日三次（现代用法：水煎服，阿胶烊化，冲服）。

【功用】益气养血，通阳复脉。

【主治】

1. 脉结代，心动悸。虚羸少气，舌光少苔，或质干而瘦小者。

2. 虚劳肺痿。咳嗽，涎唾多，形瘦短气，虚烦不眠，自汗盗汗，咽干舌燥，大便干结，脉虚数。

【病机分析】心主血脉。心气旺盛，阴血充沛，则心搏有力，节律规整，脉象亦平和有力。若心气虚弱，无力鼓动血脉，脉气不相接续，则脉来或结或代，至数不齐；阴血不足，血脉无以充盈，心失其养，则心悸不宁；气血两虚，形体失于温养，则虚羸少气；舌为心之苗，心之气血虚少而无以奉养，故舌光少苔或质干瘦小。本方所治之虚劳肺痿，乃久咳伤肺，气阴耗损而成。肺气虚弱，气逆于上，故咳嗽气短；津液失布，故多唾涎沫；肺气不足，卫气亦弱，腠理不密，故自汗不已；阴血不足，形体失充，神明、清窍、形体皆失其养，故虚烦不眠，咽干舌燥，形体消瘦，大便干结；阴虚热扰，迫津外泄，故寐则汗出；脉来虚数，亦为气阴不足之象。综上所述，本证临床表现虽较复杂，但以阳气及阴血不足为基本病机变化。

【配伍意义】本方原为治疗心之气血两虚的脉结代，心动悸而设，故以益心气、补心血，养心阴，通心阳立法。方中重用炙甘草，以其擅补心气，可"安魂定魄"（《日华子本草》卷5），并长于补中益脾，化生气血，滋后天之本以裕气血生化之源，本品甘平柔润，补而不峻，缓以定悸，故为君药。臣以生地黄甘凉滋润，养阴补血，方中重用达一斤之多，意在与炙甘草相伍益气养血以复脉之本。人参、大枣补益心脾，合炙甘草则养心复脉，补脾化血之功益著；阿胶、麦冬、胡麻仁甘润养血，配生地黄则滋心阴，养心血，充血脉之力尤彰；桂枝、生姜辛温走散，温心阳，通血脉，使气血流畅以助脉气接续，同为佐药。原方煎煮时加入清酒，以酒性辛热，可行药势，助诸药温通血脉之力。数药相伍，使阴血足而血脉充，阳气复而心脉通，气血充沛，血脉畅通，则悸可定，脉可复。由于炙甘草、人参亦可补肺气，润肺止咳；阿胶、麦冬又善养肺阴，治肺燥；生地、胡麻仁长于滋补肾水，与胶、地相合而有“金水相生”之功，故本方又可用于治疗虚劳肺痿而证属肺之气阴两虚者。

本方配伍特点有三：一是气血阴阳并补，尤以益气养血之力为著：二是心脾肺肾四脏同调，尤以补益心肺之功为大：三是补血之中寓有通脉之力，使气足血充畅行于脉，则脉气接续，诸症自痊。

方中炙甘草的剂量重达四两，远远超出常规剂量，意在益气补心，缓急定悸，为引起医家重视，强调其非同于一般方剂的调和之功，故以“炙甘草汤”名方。服用本方后有使悸定而脉复之效，故又名“复脉汤”。

【类方比较】本方与归脾汤均可补益心之气血，以治气血不足，心神失养之心悸。但本方补益气血之功较著，且配伍了桂枝、生姜、酒等辛温通阳之品，故不仅能够益气养血，并可通阳复脉，故适宜于气血两虚，脉气不相接续之心动悸，脉结代，亦可加减用于肺气阴两虚的久咳痰少证；而归脾汤中参、芪与白术相伍，补脾益气之力较强，又配以大队养心安神药物，既可补心安神，又能益气摄血，故适宜于心脾气血两虚，神失所养的心悸、失眠、健忘证，以及脾气虚弱，血失统摄之出血证。

本方与生脉散均有补肺气养肺阴之功，可治疗肺之气阴两虚久咳不已。但本方益气养阴作用较强，敛肺止咳之力不足，重在治本，且偏于温补，阴虚肺燥较著或兼内热者不宜；而生脉散益气养阴之力虽不及本方，因配伍了收敛的五味子，标本兼顾，故止咳之功胜于炙甘草汤，且偏于清补。临证之时可斟酌选用。

【临床运用】

1. 证治要点　本方为阴阳气血并补之剂。临床以脉结代，心动悸，虚羸少气，舌光少苔为证治要点。

2. 加减法　阴血虚甚，舌光而萎者，宜以熟地易生地，加强滋补阴血之力；心悸怔忡较甚者，加酸枣仁、柏子仁等以增养心安神定悸之效，或加龙齿、磁石以助重镇安神之功；虚劳肺痿阴伤肺燥较著者，宜酌减桂枝、生姜、酒之剂量或不用，以防温药耗阴劫液之弊。

3. 本方现代常用于治疗功能性心律不齐、期外收缩、冠心病、风湿性心脏病、病毒性心肌炎、甲状腺功能亢进等有心悸、气短、脉结代之症且辨证属阴血不足，心气虚弱者，以及气阴两伤之虚劳干咳等。

【使用注意】本方用药偏温，阴虚内热者慎用。

【源流发展】炙甘草汤由东汉著名医家张仲景所制，用治“伤寒脉结代，心动悸”，故又名“复脉汤”。唐·孙思邈通过临床实践观察，对本方主治证候病机及临床表现又作了进一步阐述，明确指出本证由虚而致，临床表现为“虚劳不足，汗出而闷，脉结心悸，行动如常”（《千金翼方》卷15）。王焘根据本方组成药物可补益肺之气阴，提出扩大其治疗范围，用于“肺痿涎唾多，心中温温液液者”（《外台秘要》卷10），王氏此说尽管后世附合者甚众，但付诸实践者并不多见，本方主要还是因其补虚复脉擅治脉结代、心动悸之证而名世及沿用至今。炙甘草汤为仲景补益虚损之名方，也是方剂学史上较早的补益方剂，对后世补益方剂的组方配伍产生了较为深远的影响，因而《医学入门》云“一切滋补之剂，皆自此方而变化之者”（录自丹波元坚《金匮玉函要略述义》卷上），故本方又堪称补法之滥觞。清·吴瑭结合温病病机特点和治疗的需要，减去方中桂、姜、参、枣之温，加入酸寒之白芍滋阴敛液，使气阴（血）并补之剂一变而成为滋阴专方——加减复脉汤，用于“温热病后期，邪热久羁，阴液亏虚”，又以此为基础稍事加味，创制了“一甲复脉汤”、“二甲复脉汤”、“三甲复脉汤”、“大定风珠”等一系列滋阴生津，柔肝熄风的名方。鉴于本方对于后世滋阴生津法运用的影响，故而又有“滋阴祖方”（《医寄伏阴论》）之誉。

【疑难阐释】

1. 关于本方君药的认识　对于本方君药的认识，历来有两种不同的观点。一是以柯琴为代表的认为以生地黄为君，如柯氏云：“此以心虚脉代结，用生地为君，麦冬为臣，峻补真阴，开后学滋阴之路”（录自《古今名医方论》卷1），普通高等教育中医药类规划教材《方剂学》（即六版教材）亦持此说。二是以钱潢为代表的认为以炙甘草为君，如钱氏云：“此方以炙甘草为君，故名炙甘草汤”（《伤寒溯源集》卷2），从其说者有王子接、丹波元坚、吕震等，以及第2版、第4版教材、高等中医院校教学参考丛书《方剂学》（5版教材之教参）、中医基础系列教材《方剂学》（上海科学技术出版社）等。上述主张以生地黄为君者，主要以其在方中用量独重为依据；主张以炙甘草为君者，则主要是因其在方中超乎寻常的剂量以及用炙甘草名方之故。由于本方所治气血之虚何者为主原书并无明确论述，难以根据“针对主证起主要治疗作用者为君”的方剂组成原则进行判断；加之仲景方中以君药命名者固多，但亦有十枣汤等之例外，而且用量独重却非君药者亦不乏其例，故若仅据用量或是否作为方名来判断君药又难免失之片面。由是论之，本方君药似乎颇难确定。但若再细绎仲景诸方，方名中所示之药不论是否为君药，均有着独特的重要作用；而且仲圣素以制方配伍严谨而著称，剂量变化锱铢之间亦反复揆度，本方炙甘草用量重达四两之多，在仲景诸方中无出其右，足见其非同一般的调和补益，而是针对“脉结代，心动悸”而采取的特殊法度；此外从“君药是方剂组成中不可缺少的药物”来看，本方中生地黄补益阴血之功固然力大效宏，但与炙甘草相比，必不可少的药物显然应当首推后者。综合以上因素，仲景对本方中炙甘草的重视和该药的不可替代性，皆提示了炙甘草的重要地位，故以之为君药似较合仲景本意。对此，当代名医岳美中曾有精辟的论述：“仲景炙甘草汤以炙甘草为名，显然是以甘草为君。乃后世各注家都不深究仲景制方之旨，意退甘草于附庸地位，即明如柯韵伯，精如尤在泾，也只认甘草留中不使速下，或囫囵言之，漫不经意。不知甘草具‘通经脉、利血气’之功能，载在陶弘景《名医别录》，而各注家只依从甘草和中之说法，抛弃古说不讲。……生地黄，《神农本草经》主‘伤中，逐血痹’；《名医别录》主‘通血脉，利气力’。则大枣、地黄为辅助甘草‘通经脉，利血气’之辅药无疑”（《岳美中医案集》）。岳氏考虑到《伤寒论》的成书年代，据《神农本草经》、《名医别录》等“古说”分析方中地黄与炙甘草等药的作用，自出机杼，不落窠臼，耐人寻味。由于生地黄在本方中毕竟为补血（阴）群药之主，故有人提出应与炙甘草共为君药，以体现气血双补之法，此说亦有一定道理。但若以地黄为君，而炙甘草从之，则似乎与仲景立方本意相悖，至于临证之时随气血虚损之主次而酌定君药又当别论。

2. 关于本方隶属归类的认识　上述对于本方君药认识的分歧，又进一步导致了该方在各版教材“补益剂”中所属类别的差异。如本方在第2版、第5版教材中被列入“补血”剂，在4版和系列教材中被列为“气血双补”剂，在6版教材中则被列为“补阴”剂。上已述及，本方既非以地黄为君，故列于“补阴”或“补血”之剂均有不妥；但方中重用地黄滋阴养血，加之有麦冬、麻仁、阿胶等补血之品相协，若列于“补气”剂中又难以体现其补血之功；而方中君以炙甘草补气，臣以生地黄养血，两药重用，再有诸药辅之，共奏气血双补之功，故尔将其列入“气血双补”剂中较为适宜。

【方论选录】

1. 喻昌：“炙甘草汤，仲景伤寒门内治邪少虚多、脉结代之圣方也。一名复脉汤。《千金翼》用之以治虚劳，即名为《千金翼》炙甘草汤。《外台》用之以治肺痿，即名为《外台》炙甘草汤。……究竟本方所治，亦何止于二病哉！昌每用仲景诸方，即为生心之化裁，亦若是而已矣。《外台》所取在于益肺气之虚，润肺金之燥，无出是方。至于桂枝辛热，似有不宜，而不知桂枝能通荣卫，致津液。荣卫通，津液致，则肺气转输，浊沫以渐而下，尤为要药，所以云治心中温温液液者。”(《医门法律》卷6)

2. 张璐：“细绎其方，不出乎滋养真阴，回枯润燥兼和营散邪之剂。必缘其人胃气素虚，所以汗下不解。胃气转伤，真阴枯竭，遂致心悸脉代，与水停心悸之脉，似是而非。水则紧而虚则代，加之以结，则知正气虽亏，尚有阳邪伏结，凌烁真阴，阴阳相搏，是以动悸不宁耳。邪留不解，阴已大亏，计惟润燥养阴，和营散邪，乃为合法。方中人参、甘草，补益胃气；桂枝、姜、枣，调和营卫；麦冬、生地、阿胶、麻仁，润经益血，复脉通心。尚恐药力不及，更须清酒以协助成功。盖津液枯槁之人，预防二便秘涩之虞，其麦冬、生地，专滋膀胱之化源；麻仁、阿胶，专主大肠之枯约，免致阴虚泉竭，火燥血枯。此仲景救阴退阳之特识也。”(《伤寒缵论》)

3. 徐彬：“此虚劳中润燥复脉之神方也。谓虚劳不足者，使阴阳不至睽隔，荣卫稍能顺序，则元气或可渐复。若汗出，由荣强卫弱，乃不因汗而爽，反得闷，是阴不与阳和也。脉者，所谓壅遏荣气，令无所避，是为脉，言其行之健也。今脉结，是荣气不行，悸则心亏，而心失所养，荣气既滞，而更外汗，岂不立槁乎？故虽内外之脏腑未绝，而行动如常，断云不出百日，知其阴亡而阳自绝也。若危急，则心先绝，故十一日死。谓心悬绝，该九日死。再加火之生数，而水无可继，无不死也。故以桂、甘行其身之阳，姜、枣宣其内之阳，而类聚参、胶、麦、生地润养之物，以滋五脏之燥，使阳得复行于荣中，则脉自复。名曰炙甘草汤者，土为万物之母，故既以生地主心，麦冬主肺，阿胶主肝肾，麻仁主肝，人参主元气，而复以炙甘草为和中之总司，后人只喜用胶、麦等，而畏姜、桂，岂知阴凝燥气，非阳不能化耶！”(《金匮要略论注》卷2)

4. 柯琴：“仲景于脉弱者，用芍药以滋阴，桂枝以通血，甚则加人参以生脉；未有地黄、麦冬者，岂以伤寒之法，义重扶阳乎？抑阴无骤补之法与？此以心虚脉代结，用生地为君，麦冬为臣，峻补真阴，开后学滋阴之路。地黄、麦冬味虽甘而气大寒，非发陈蕃秀之品，必得人参、桂枝以通脉，生姜、大枣以和营，阿胶补血，酸枣安神，甘草之缓不使速下，清酒之猛捷于上行，内外调和，悸可宁而脉可复矣。酒七升，水八升，只取三升者，久煎之则气不峻，此虚家用酒之法，且知地黄、麦冬得酒良。”(录自《古今名医方论》卷1)

5. 程知：“此又为议补者立变法也。曰伤寒，则有邪气未解也。心主血，曰脉结代，心动悸，则是血虚而真气不相续也。故峻补其阴以生血，更通其阳以散寒，无阳则无以绾摄微阴，故方中用桂枝汤去芍药，更渍以清酒，所以挽真气于将绝之候，而避中寒于脉弱之时也。观小建中汤，而后知伤寒有补阳之方；观炙甘草汤，而后知伤寒有补阴之法也。”(录自《医宗金鉴・订正伤寒论注》卷2)

6. 钱潢：“此方以炙甘草为君，故名炙甘草汤。又能使断脉复续，故又名复脉汤。甘草生能泻心下之痞，熟能补中气之虚，故以为君。生姜以宣通其郁滞，桂枝以畅达其卫阳，入大枣而为去芍药之桂枝汤，可解邪气之留结。麦冬生津润燥，麻仁油滑润泽，生地黄养血滋阴，通血脉而益肾气。阿胶补血走阴，乃济水之伏流所成，济为十二经水中之阴水，犹人身之血脉也，故用之以导血脉。所以寇氏《本草》云，麦冬、地黄、阿胶、麻仁，同为润经益血复脉通心之剂也；人参补元气之虚，同麦冬又为生脉散之半；更以清酒为使，令其宣通百脉，流行血气，则经络自然流贯矣。”（《伤寒溯源集》卷 2）

7. 魏念庭：“仲景用炙甘草汤，盖不问其表里，而问其阴阳，不治其气血，而理其神志，然究何尝外于补阳益阴、生卫养营之为治乎？甘草、生姜、桂枝、参、枣，补阳生卫，助其气也；麦冬、麻仁、生地、阿胶，益阴养营，滋其血也。气旺精足，而神有昭昭朗朗者乎！缘此证不见气血之为病，而实为病甚大，仲景用阴阳两补之法，较后人所制八珍、十全等汤纯美多矣。”（《金匮要略方论本义》卷 3）

8. 尤怡：“脉结代者，邪气阻滞而营卫涩少也；心动悸者，神气不振而都城震惊也。是虽有邪气，而攻取之法无所施矣。故宜人参、姜、桂以益卫气；胶、麦、麻、地、甘、枣以益营气。营卫既充，脉复神完，而后从而取之，则无有不服者矣。此又扩建中之制，为阴阳并调之法如此。”（《伤寒贯珠集》卷 1）

9. 王子接：“炙甘草汤，仲景治心悸，王焘治肺痿，孙思邈治虚劳，三者皆是津涸燥淫之证。《至真要大论》云：燥淫于内，金气不足，治以甘辛也。第药味不从心肺，而主乎肝脾者，是阳从脾以致津，阴从肝以致液，各从心肺之母以补之也。人参、麻仁之甘以润脾津，生地、阿胶之咸苦以滋肝液，重用地、冬浊味，恐其不能上升，故君以炙甘草之气厚，桂枝之轻扬，载引地、冬上承肺燥，佐以清酒芳香入血，引领地、冬归心复脉，仍使以姜、枣和营卫，则津液悉上供与心肺矣。喻嘉言曰：此仲景伤寒门中之圣方也。仲景方每多通利，于此处特开门户，重用生地，再借用麦冬手经药者，麦冬与地黄、人参气味相合，而脾胃与心经亦受气相交。脉络之病，取重心经，故又名复脉。”（《绛雪园古方选注》卷上）

10. 丹波元坚：“此方，仲景滋阴之正方，而《千金翼》文出于仲景，必有其征，故宋人取附于此也。《医学入门》称一切滋补之剂，皆自此方而变化之者，其言为当。盖此方炙甘草为君，生姜、大枣为臣，地黄、麻仁、阿胶、麦冬为佐，专以滋阴润燥为务，然惧其粘腻凉湿，不利中土，故人参、桂枝为使。更用清酒，并以救护元阳，旁宣达诸药之力，与肾气丸之桂、附，救肾中之阳，其趣似异而实同。如后世滋阴诸方，徒裒合群队凉润之品，诚非知制方之旨者矣。”（《金匮玉函要略述义》卷上）

11. 唐宗海：“此方为补血之大剂。乡光辈杨西山言，此方亟戒加减，惜未能言明其义。余按此方，即中焦受气取汁，变化而赤，是为血之义。姜、枣、参、草，中焦取汁，桂枝入心化气，变化而赤，然桂枝辛烈能伤血，故重使生地、麦冬、芝麻以清润之，使桂枝雄烈之气变为柔和，生血而不伤血；又得阿胶潜伏血脉，使输于血海，下藏于肝。合观此方，生血之源，导血之流，真补血之第一方，未可轻议加减也。时方养荣汤，亦从此套出。第养荣汤较温，此方多用生地、麦冬，则变为平剂，专滋生血脉。若催乳，则无须桂枝；若去桂，加枣仁、远志，则更不辛烈；若加牡丹皮、桃仁，则能清心化血；加山栀，又是清心凉血之剂；加五味，则兼敛肺金。此虽加减，而仍不失仲景遗意，又何不可？”（《血证论》卷 7）

12. 田宗汉：“本方亦名复脉汤，为滋阴之祖方也。其功固在地黄、麦冬、人参、甘草等一派甘寒纯静之品，而其妙全在姜、桂、白酒耳。盖天地之机，动则始化，静则始成。使诸药不得姜、桂、白酒动荡其间，不能通行内外，补营阴而益卫阳，则津液无以复生，枯槁无以复润，所谓阳以相阴，阴以含阳，阳生于阴，柔生于刚，刚柔相济，则营卫和谐。营卫和则气血化，气血化则津液生，津液生则百虚理，脉之危绝安有不复者乎？滋阴邪已退，而燥涸复起，若非本方滋阴和阳，不足以化生津液而润枯槁。”（《医寄伏阴论》）

13. 张锡纯：“炙甘草汤之用意甚深，而注疏家则谓方中多用富有汁浆之药，为其心血亏少，是以心中动悸以致脉象结代，故重用富有汁浆之药，以滋补心血，为此方中之宗旨。不知如此以论此方，则浅之乎视此方矣。试观方中诸药，惟生地黄（即干地黄）重用一斤，地黄原补肾药也，惟当时无熟地黄，多用又恐其失于寒凉，故煮之以酒七升、水八升，且酒水共十五升，而煮之减去十二升，是酒性原热，而又复久煮，欲变生地黄之凉性为温性者，欲其温补肾脏也。盖脉之跳动在心，而脉之所以跳动有力者，实赖肾气上升与心气相济，是以伤寒少阴病，因肾为病伤，遏抑肾中气化不能上与心交，无论其病为凉为热，而脉皆微弱无力，是明征也。由斯观之，是炙甘草汤之用意，原以补助肾中之气化，俾其壮旺上升，与心中之气化相济救为要着也。至其滋补心血，则犹方中兼治之副作用也，犹此方中所缓图者也。

又方中人参原能助心脉跳动，实为方中要药，而只用二两，折为今之六钱，再三分之一，剂中止有人参二钱，此恐分量有误，拟加倍为四钱，则奏效当速也。然人参必用党参，而不用辽参，盖辽参有热性也。”（《医学衷中参西录》上册）

【评议】本方为仲景补虚复脉的名方，深得历代医家所推崇，故有关论述甚多。综观注家所见，对于本方主治，从气血（阴）两虚立论者为多，如魏念庭谓本证气血之“为病甚大”，并赞本方“用阴阳两补之法，较后人所制八珍、十全等汤纯美多矣”。据此而从补气养血方面对本方立方大法及方意进行了多方阐述，如钱、魏、尤等医家，所论各有心得，颇资后学揣摩。方中麻仁，柯琴主张用枣仁，唐宗海则认为用芝麻，均有一定道理，临证可择宜应用。张锡纯又独具慧眼，指出本方药物经酒水久煮，方中生地黄由凉变温而功似熟地，给人以启迪。值得注意的是，一些医家指出本方主治证候属正虚邪结之候，如张璐云“正气虽亏，尚有阳邪伏结，……邪留不解，阴已大亏”，程知云“曰伤寒，则有邪气未解也”，尤怡曰“脉结代者，邪气阻滞而营卫涩少也”等等，近人亦有报道本方对于心动悸、脉结代之证由外感而致者如病毒性心肌炎等有较好疗效，对此应予进一步研究。此外，部分医家在论述本方时偏重其滋补阴血之功，如张璐说：“细绎其方，不出乎滋养真阴，回枯润燥兼和营散邪之剂”，徐彬谓：“此虚劳中润燥复脉之神方也”，柯琴曰：本方“生地为君，麦冬为臣，峻补真阴，开后学滋阴之路”，丹波元坚则一言以概之：“此方，仲景滋阴之正方”，田宗汉更将本方誉为：“滋阴之祖方也”，唐宗海则提出本方“为补血之大剂”等等。究其原因，可能是方中滋阴补血药味似较补气之品为多，而且后世补阴方剂由本方化裁而成者甚众。对此岳美中论曰：“阴本主静，无力自动，必凭借阳药主动者，以推之挽之而激促之，才能上入于心，催动血行，使结代之脉去，动悸之证止。假令阴阳之药平衡，则濡润不足而燥烈有余，如久旱之禾苗，仅得点滴之雨露，立见晞干，又怎能润枯泽槁呢?”（《岳美中医案集》）可见，仅从药物数量等表面现象来理解方剂的配伍意义，未免失之浅薄。前已述及，虽然后世由本方变化而出的补血或补阴方剂较多，但其立方本旨应以气血（阴）并补为是。

【验案举例】

1. 心悸　《经方实验录》：律师姚建尝来请诊，眠食无恙，按其脉结代，约十余至一停，或二三十至一停不等，又以事繁，心常跳跃不宁。服炙甘草汤十余剂而愈。

2. 崩漏　《浙江中医杂志》（1985，10：463）：某女，49 岁。近一年月经不调，经常出血不止。此次来经 20 余天，色淡红质稀，伴眩晕、体倦，腰酸，舌淡胖苔少而润，脉细软。以炙甘草汤加减，药用炙甘草 30g，党参 15g，阿胶、炒白术、麦冬、熟地各 10g，桂枝 9g，干姜 6g，大枣 10 枚，7 剂后血止。

按语：案 1 心悸、脉结代，谅由气血不足，心失其养，脉气不相接续而致，故投炙甘草汤获效。案 2 崩漏脉证合参，当属气血不足，血失统摄，故以双补气血的炙甘草汤更加白术以增补气之力，减麻仁而易以熟地。值得提出的是，本证即未因无脉结代不须通阳复脉，或虑温燥动血而减去桂枝及干姜。表明临床运用本方时，不必过于虑其劫阴动血之弊，两药辛温通达之性反而有助气血的化生，正如吕震所说："阴无阳则不能化气，故复以桂枝、生姜宣阳化阴"(《伤寒寻源》卷 5)。

【临床报道】

一、心律失常

1. 室性早搏　本方加味治疗室性早搏 151 例为治疗组。基本方：炙甘草 15g，党参 15g，阿胶 10g，生地 15g，麦冬 20g，火麻仁 15g，桂枝 15g，黄芪 50g，黄连 15g，炒枣仁 20g。对照组：稳心颗粒 9g，每日 3 次口服，4 周为一疗程。结果治疗组显效 46 例，有效 94 例，无效 11 例，总有效率为 92.71%；对照组 152 例，显效 30 例，有效 100 例，无效 22 例，总有效率为 85.53%，治疗组与对照组比较有显著性差异($P<0.05$)[1]。另据报道，以本方为主，气阴两伤，加玉竹、玄参；心脾不足，加白术、黄芪；心阳不足，加熟附片；夜寐不安，加酸枣仁、柏子仁。治疗室性早搏 30 例(男 19 例，女 11 例；年龄 24～69 岁，尤以 40 岁以上为多；病程 2～20 年)，其中轻度 17 例，中度 10 例，重度 3 例。结果：显效 25 例，占 83.3%；有效 3 例，占 10%；无效及恶化各 1 例，各占 3.3%。总有效率为 93.3%[2]。

2. 病态窦房结综合征　应用炙甘草汤加减治疗病窦综合征 8 例，基本方：炙甘草 12g，红参 8g，桂枝 10g，麦冬 15g，生地 18g，阿胶 10g，生姜 6g，大枣 5 枚。兼瘀血者，加丹参、桃仁、红花；兼痰浊者，加瓜蒌、半夏、陈皮；阳虚明显者，加附片、补骨脂、淫羊藿。1 个月为 1 疗程。治疗结果，临床痊愈 4 例；好转 3 例，无效 1 例[3]。

3. 心动过缓　以炙甘草汤加减治疗心动过缓，药物组成：炙甘草、黄芪、丹参各 30g，生地 15g，当归 15g，人参阿胶各 12g，麦冬、桂枝、川芎各 10g。胸闷、胸痛严重者加栝蒌、薤白、半夏、三七。治疗结果，本组 80 例患者中，治愈 40 例，好转 38 例，无效 2 例。总有效率 97.5%。对其中 78 例有效患者随访，后仅有 2 例复发[4]。

4. 心力衰竭并发房颤　加味炙甘草汤治疗心力衰竭并发房颤，处方：炙甘草 30g，人参 20g，生地 30g，桂枝 30g，阿胶 30g(烊化)，麦冬 40g，胡麻仁 20g，大枣 60g，丹参 40g，白芍 40g，黄芪 30g，葶苈子 15g。结果用药 48 小时内，23 例患者中有 15 例(65.23%)转复为窦性心律，其中用药后<12 小时转复者 2 例、12～24 小时转复者 7 例、25～48 小时转复者 6 例，平均转复时间为(16.86±2.41)小时。转复成功后心室率均降至 100 次/分钟以内，平均心率由(128.13±13.47)次/分钟降至(85.33±12.67)次/分钟[5]。

5. 其他心律失常　炙甘草汤对于多种心律失常均有良好的治疗效果。有报道用炙甘草、麦冬、酸枣仁各 9g，党参、生地、丹参各 12g，桂枝 3～6g，治疗房性早搏、房颤、阵发性室上性心动过速 14 例，频发室性早搏 19 例，房室传导阻滞(Ⅰ°～Ⅲ°)及室内不全性阻滞、心动过缓 16 例，49 例中原发病为冠心病、高血压病者 38 例，风心病、心肌病及不明原因的心律失常 11 例；年龄 34～76 岁。结果：治愈 29 例，好转 18 例，无效 3 例，总有效率为 94%[6]。

二、病毒性心肌炎

以炙甘草汤治疗病毒性心肌炎 30 例，原则上不用西药，取得较好疗效。基本方：炙甘草 10～50g，生地 10～45g，白芍 10～25g，当归 10～20g，阿胶(烊化冲服)10～20g，大枣 5～10

枚，夜交藤10～25g，寸冬5～20g，五味子10～25g，枣仁10～15g。症状较重或开始治疗时每日1剂半，减轻后日1剂；恢复期2日1剂。治疗结果：基本痊愈：24例；有效5例；无效1例[7]。

三、房室传导阻滞

炙甘草汤治疗房室传导阻滞62例，基本方：炙甘草20g，大枣6枚，阿胶（烊化）10g，生姜15g，党参12g，生地12g，桂枝15g，麦冬15g，火麻仁15g。随症加减：胸痛者加川芎、桃仁、红花；下肢水肿者加猪苓、泽泻。加水800ml，低度白酒50ml，水煎服。结果，显效38例，占61.3%；有效16例，占25.8%；无效8例，占12.9%，总有效率为87.1%[8]。

【实验研究】

1. 抗心律失常　本方能明显推迟乌头碱、氯化钙引起的大鼠室性早搏、室性心动过速、心室颤动和死亡时间，并能促使氯化钙致大鼠心律失常的心律恢复，缩短心律失常持续时间，能对抗氯仿致小鼠心室纤颤和大鼠冠脉结扎再灌注所致心律失常的发生率[9]。

利用常规的玻璃微电极细胞内记录的方法，观察正常灌流液、缺血缺氧灌流液和缺血缺氧＋炙甘草汤（40mg/ml）灌流液对豚鼠左心室流出道慢反应自律细胞动作电位时程（APD），50%复极化时间（APD_{50}），90%复极化时间（APD_{90}），4相自动去极速度（VDD）及自发放电频率（RPF）等的影响。结果与正常对照组相比，缺血缺氧组心室流出道细胞动作电位的APD_{50}和APD_{90}、APD均明显缩短（$P<0.05$），VDD及RPF显著变慢（$P<0.01$），并出现心律不齐；在缺血缺氧灌流液中加入炙甘草汤可明显延缓APD_{50}，APD_{90}和APD（$P<0.05$），并使VDD及RPF逐渐加快，在灌流后20分钟时自发放电频率基本恢复正常的节律。结论是缺血缺氧可明显影响豚鼠左心室流出道自律性电活动，使其自律性发生改变，而炙甘草汤可拮抗缺血缺氧诱发的心律失常，提示炙甘草汤对治疗缺血缺氧导致的左心室流出道慢反应自律细胞的异常电生理所诱发的心律失常有显著疗效[10]。

2. 对心肌缺血再灌注损伤的保护　炙甘草汤能降低大鼠心肌缺血再灌注诱发心律失常发生率；缩小再灌注后心肌梗死范围，减少再灌注后心肌肌酸激酶和乳酸脱氢酶的释放，以及减少脂质过氧化产物丙二醛的生成。提示炙甘草汤对心肌缺血再灌注损伤有保护作用[11]。

3. 对离体心肌生理特性的影响　心肌的自律性增加和（或）折返激动是快速心律失常的重要原因[12]。炙甘草汤能减慢大鼠右心房窦房结的自律性活动，明显抑制肾上腺素诱发的豚鼠乳头肌的自律性，还可延长心肌的功能不应期，提示了本方抗心律失常的又一作用机制[13]。

【附方】加减复脉汤（《温病条辨》卷3）　炙甘草六钱（18g）　干地黄六钱（18g）　生白芍六钱（18g）　麦冬不去心五钱（15g）　阿胶三钱（9g）　麻仁三钱（9g）　上以水八杯，煮取三杯，分三次服。功用：滋阴养血，生津润燥。主治：温热病后期，邪热久羁，阴液亏虚证。身热面赤，口干舌燥，脉虚大，手足心热甚于手足背者。

本方由复脉汤（炙甘草汤）去人参、干姜、桂枝、大枣，加白芍而成，故名加减复脉汤。是方主治温病后期，阴液亏耗之证，故去补气之人参、大枣，以及桂枝、干姜之温燥劫阴，而以生地、麦冬甘凉滋阴清热，炙甘草、阿胶、麻仁甘平润燥益阴，再加白芍酸寒敛阴生津，与甘草相伍以成酸甘化阴之功。诸药相配，寓酸敛于滋润之中，益阴增液而津可生；寓清凉于补益之中，补虚扶正则邪亦去，使气血（阴）兼补之炙甘草汤一变而成滋阴生津之专方，为治疗温病后期阴虚内热证的良方。

参考文献

[1] 何妍，齐放，徐玲燕，等．加味炙甘草汤治疗室性早搏151例分析[J]．实用中医内科杂志，2006，20(1)：54.

[2] 余斌．炙甘草汤治疗室性早搏30例[J]．辽宁中医杂志，1992，(12)：23.

[3] 刘康宏，田剑峰．炙甘草汤治疗病窦综合征8例[J]．实用中医内科杂志，2006，20(5)：523.

[4] 张智力，赵勇．炙甘草汤治疗心动过缓80例[J]．陕西中医，2007，28(11)：1499-1500.

[5] 关洪峰．加味炙甘草汤对心力衰竭并发房颤的心律转复疗效观察[J]．中国中医急症，2004，13(2)：94.

[6] 张开升．炙甘草汤加减治疗心律失常49例[J]．中西医结合杂志，1991，4(5)：279.

[7] 刘伦，陈松岩，王永彬．炙甘草汤治疗病毒性心肌炎30例[J]．中国社区医师，2004，6(16)：36.

[8] 王艳辉，周雪林，炙甘草汤治疗房室传导阻滞62例[J]．国医论坛，2003，18(3)：8.

[9] 胡久略，黄显章．炙甘草汤抗心律失常作用的实验研究[J]．时珍国医国药，2008，19(5)：1189-1190.

[10] 张晓云，胥爱文，马建伟，等．炙甘草汤对缺血缺氧诱发豚鼠心律失常的电生理效应[J]．中药新药与临床药理．2008，19(2)：102-105.

[11] 连晓媛，陈奇，毕明．炙甘草汤对心肌缺血再灌注损伤的保护作用[J]．中药药理与临床，1994，(5)：6.

[12] 石毓澍．临床心脏电生理学[M]．天津：天津科学技术出版社，1991：11.

[13] 沈玲，陈奇，刘妍．炙甘草汤对离体心肌生理特性的影响[J]．中药药理与临床，1994，(6)：1.

泰山磐石散（太山磐石散）

（《古今医统大全》卷85）

【异名】安胎散（《文堂集验方》卷3）。

【组成】人参　黄芪各一钱(3g)　白术　炙甘草各五分(1.5g)　当归一钱(3g)　川芎　白芍药　熟地黄各八分(2.4g)　续断一钱(3g)　糯米一撮　黄芩一钱(3g)　砂仁五分(1.5g)

【用法】水一钟半(300ml)，煎八分(240ml)，食远服。但觉有孕，三五日常用一服，四月之后方无虑也。

【功用】益气健脾，养血安胎。

【主治】气血虚弱，胎元失养证。胎动不安，堕胎，滑胎，面色淡白，倦怠乏力，不思饮食，舌淡苔薄白，脉滑无力。

【病机分析】冲为血海，任主胞胎。若妊妇气血虚弱，血虚无以养胎，气虚无力固胎，则致胎动不安，甚至滑胎、堕胎。面色淡白无华，身体倦怠乏力，纳差食少，舌淡苔薄白等俱为脾虚气馁，血海亏虚之征。

【配伍意义】本方主治气血虚弱，胎元失养之证，故以益气健脾，养血安胎立法。方中人参大补元气以固胎元，熟地补血滋阴以养胎元，两者配伍以复冲任气血不足之本，共为君药。续断补肾安胎，黄芩清热安胎，白术补脾安胎，三者均为安胎要药，前人曾谓：续断，"所损之胎孕非此不安"（《本草汇言》卷3），"黄芩、白术乃安胎圣药，俗以黄芩为寒而不敢用，盖不知胎孕宜清热凉血，血不妄行，乃能养胎，黄芩乃上、中二焦药，能降火下行，白术能补脾也"（《本草纲目》卷13引朱震亨），三药合用，补肾健脾清热而保胎元，共为臣药。黄芪益气升阳，与人参、白术相伍，一则补气升阳以助胎元之固，一则补后天之本而资气血生化之源；当归、白芍、川芎皆为入肝养血调血之品，肝为藏血之脏，女子以肝为先天，故为妇科补血之良药，与熟地相合，则补血养胎之功尤著；砂仁行气和胃，安胎止呕，并可防诸益气养血之品滋腻碍胃，以上俱为佐药。糯米补脾养胃，调药和中，用为佐使。诸药配伍，使气血旺盛，冲任安固，自无堕胎之患。

本方配伍特点有二：一是益气养血药配伍安胎之品，以收补虚安胎之功；二是补脾养肝益肾并用，以冲任皆隶属于肾，女子以肝为先天，脾为后天之本，气血生化之源，故宜于妇人气血虚损证候的治疗。

本方通过益气养血安胎之功，使胎有所养，胞有所系，则胎元犹如泰山之稳固，磐石之坚实而无陨堕之虑，故以"泰山磐石散"名之。

【类方比较】本方与八珍汤、十全大补汤、内补黄芪汤、人参养荣汤均由四君子汤合四物汤变化而来，具有气血双补作用，用治气血两虚之证。其中八珍汤由四君合四物而成，为益气养血的代表方，可广泛加减用于多种气血虚弱的病证。与八珍汤相比，十全大补汤多黄芪与肉桂两药，因而补益气血之功益著，用于气血虚弱之重证而偏寒者；内补黄芪汤少白术而多黄芪、肉桂、麦冬、远志，故补脾之力稍逊，而增养阴清热，宁心安神之效，为治外科疮疡气血两虚证候的专方；人参养荣汤少川芎而多黄芪、肉桂、远志、五味子、橘皮，故补血之力更胜，安神之功亦佳，且因重用白芍而兼可清热，故宜于气血大虚，心神失宁且证候性质偏热者；本方则少茯苓而多黄芪、黄芩、砂仁、续断、糯米等安胎固胎之药，为治疗妇人妊娠气血虚弱，胎动不安，乃至滑胎、堕胎之要方。

【临床应用】

1. 证治要点　本方是治疗妊娠胎动不安的常用方剂，临床运用时应以倦怠乏力，腰酸神疲，舌淡，脉滑无力为使用要点。

2. 加减法　热多者，倍黄芩以清热安胎，少用砂仁以防辛温助热；胃弱者，多用砂仁以助脾胃之运化，少加黄芩以免苦寒伤胃。

3. 本方现代主要用于治疗习惯性流产属气血两虚证者，一般从妊娠第 2 个月起，每周服用 2 剂，连服 2～3 个月。

【使用注意】戒欲事恼怒，远酒醋辛热之物。

【源流发展】本方原名"太山磐石散"，出自《古今医统大全》。由于"太"通"泰"，故《景岳全书》卷 61 载本方时作"泰山磐石散"。追溯本方渊源，当为八珍汤去茯苓，加黄芪、黄芩、续断、砂仁、糯米而成。去茯苓者，因其淡渗易使津液下行外泄，对养胎不利；加黄芪者，以其益气升阳，有助胎元之固；加黄芩、续断、砂仁者，以其为安胎要药而在本方中任保胎之职；加糯米意在助本方补中之力，从而使一首单纯补益气血之剂变为妇科安胎良方，并得到了后世医家的赞赏而广为沿用。由于本方具有补气血，健脾胃，养肝肾之功，现代临床又扩大其应用范围，以之治疗血小板减少性紫癜、腰肌劳损等疾，亦获良效[1]。

【临床报道】复发性流产　本方加减治疗复发性流产 30 例，基本方：人参 6g(另煎)，黄芪 30g，炒白芍 15g，炒白术 15g，当归 15g，熟地黄 15g，砂仁 3g(冲)，甘草 5g，川断 15g，川芎 5g，另糯米 30g 烧粥，每天早餐服用。体质素弱，腰膝酸软，头晕耳鸣，精神萎靡，加阿胶、鹿角胶、紫河车等血肉有情之品，峻补精血以养肾；心烦咽干，大便燥结加石斛、女贞子、旱莲草；纳呆加鸡内金、谷麦芽。从准备怀孕开始，每月服 15 剂，每日 1 剂，经净后服。汤药服至孕 3 月。如已有胎漏、胎动不安征兆，则随症加减，同时黄体酮针 20mg 肌内注射，每日 1 次，血止后，改为隔日 1 次，持续至孕 3 月。治疗结果，显效 18 例，有效 7 例，无效 5 例，总有效率 83.3%[2]。

【附方】保产无忧散(《增补内经拾遗方论》卷 4,原名“无忧散”) 菟丝饼一钱五分(5g) 当归酒洗一钱五分(5g) 川芎一钱三分(5g) 白芍一钱二分(4g) 冬月只用一钱 甘草五分(1.5g) 荆芥穗八分(2.5g) 炙黄芪八分(2.5g) 厚朴姜汁炒七分(2g) 枳壳六分(2g) 艾叶五分(1.5g) 真贝母一钱五分去心(5g) 羌活五分(1.5g) 甘草五分(1.5g) 上药依方修合。另将真川贝为细末,候药煎好,冲入同服。服八剂,或间日一服。功用:益气养血,理气安胎,顺产。主治:妊娠胎动,腰疼腹痛,势欲小产,或临产时,交骨不开,横生逆下,或子死腹中。

本方原为临产催生之剂,故以黄芪、当归、白芍益气补血以养胎,菟丝子、艾叶温经暖宫,芥穗、羌活辛温通行血脉,川芎、厚朴、枳壳行气活血催生,贝母清热散结催生,甘草益气和中,调和诸药。数药相合,有益气养血,理气催生之效。因本方有补虚培本,调和血脉之功,故又可用于孕妇因气血失和而致胎动不安。故有未产能安,临产能催之用。

本方原名“无忧散”,始见于《增补内经拾遗方论》,专用于催生,即“令产时不疼即下”。《傅青主女科·产后编》卷下将方名改为“保产无忧散”,并又用于保胎,“孕妇偶伤胎气,腰疼腹痛,甚至见红不止,势欲小产”,使本方的运用范围又有所扩大。

本方与泰山磐石散均为妇科安胎之剂,可治疗堕胎。其中泰山磐石散益气养血之力较强,再加砂仁、黄芩、续断等安胎固胎,有益气健脾,养血安胎之功,故适宜于气血两虚,胞宫不固,胎元失养而屡有堕胎之疾者;本方益气养血之力逊之,但温通之功较著,又有理气顺产作用,故宜于孕妇偶伤胎气,因气血失和而致胎动不安,并为临产催生之要方。

参考文献

[1] 钱裔勤. 泰山磐石散的引伸运用[J]. 中成药研究,1985,(9):34.

[2] 王飞儿. 泰山磐石散加减治疗复发性流产 30 例[J]. 浙江中医药大学学报,2006,30(6):629-630.

第四节 补 阴

六味地黄丸(地黄丸)

(《小儿药证直诀》卷下)

【异名】补肾地黄丸(《集验方》,录自《幼幼新书》卷 6)、补肝肾地黄丸(《奇效良方》卷 64)、六味丸(《校注妇人良方》卷 24)、地黄丸(《明医杂著》卷 6)。

【组成】熟地黄八钱(24g) 山萸肉 干山药各四钱(12g) 泽泻 牡丹皮 白茯苓去皮各三钱(9g)

【用法】上为末,炼蜜为丸,如梧桐子大。每服 3 丸,空心温水化下。亦可水煎服。

【功用】滋阴补肾。

【主治】肾阴虚证。腰膝酸软,头晕目眩,耳鸣耳聋,盗汗,遗精,消渴,骨蒸潮热,手足心热,舌燥咽痛,牙齿动摇,足跟作痛,以及小儿囟门不合,舌红少苔,脉沉细数。

【病机分析】肾为先天之本,肾阴为一身阴液之根本,故肾阴不足不仅在诸阴虚证中最重,而且常变生诸证,临床表现复杂,故有“五脏之伤,肾为最重”(《医碥》卷 2)之说。腰为肾之府,肾主骨生髓,齿为骨之余,肾阴不足,精亏髓少,骨失所养,则腰膝酸软无力,牙齿动摇;脑为髓之海,肾阴亏损,髓海空虚,则头晕目眩;肾开窍于耳,肾阴不足,精不上承,则耳鸣耳聋；肾藏精，为封藏之本，肾阴虚损，水不制火，相火内扰精室，则遗精；阴虚生内热，甚者虚火上炎，则骨蒸潮热，消渴，盗汗，舌红少苔，脉沉细数等。小儿囟门久不闭合，亦为肾虚生骨迟缓所致。由上可见，本证临床表现虽然繁杂，但均不出肾虚精亏，虚火内扰这一基本病机，且以阴虚为本，火动为标。

【配伍意义】本方是为肾阴亏损，兼有虚火内扰之证而设，故从滋阴补肾立法，"壮水之主，以制阳光"。方中重用熟地黄，味甘纯阴，主入肾经，长于滋阴补肾，填精益髓，为本方之君药。山茱萸酸温，主入肝经，滋补肝肾，秘涩精气，益肝血以生肾精；山药甘平，主入脾经，"健脾补虚，涩精固肾"(《景岳全书》卷 49)，补后天以充先天，两药同为臣药。君臣相协，不仅滋阴益肾之力相得益彰，而且兼具养肝补脾之效。肾为水脏，肾元虚馁每致水浊内停，故又以泽泻利湿泄浊，并防熟地黄之滋腻恋邪；阴虚阳失所制，故以牡丹皮清泄相火，并制山茱萸之温；茯苓淡渗脾湿，既助泽泻以泄肾浊，又助山药之健运以充养后天之本。三药相合，一则渗湿浊，清虚热，平其偏胜以除由肾虚而生之病理产物；二则制约上述滋补之药的副作用，使补而不滞气，涩而不恋邪，俱为佐药。如此三味补药与三味泻药配伍，且补重于泻，寓泻于补，故补而不碍邪，泻而不伤正，共奏平补肾阴之功。

本方配伍特点有二：一是三补三泻，以补为主；二是肝脾肾三阴并补，以补肾阴为主。

本方由六味药物组成，以熟地黄为君药，故名"六味地黄丸"。

【临床运用】

1. 证治要点　本方是治疗肾阴虚证的基本方。临床以腰膝酸软，头晕目眩，口燥咽干，舌红少苔，脉沉细数为证治要点。

2. 加减法　阴虚而火盛者，加知母、玄参、黄柏等以加强清热降火之功；兼纳差腹胀者，加焦白术、砂仁、陈皮等以防滞气碍脾。

3. 本方现代常用于治疗慢性肾炎、高血压病、糖尿病、肺结核、肾结核、甲状腺功能亢进、中心性视网膜炎以及无排卵功能性子宫出血、更年期综合征等辨证属肾阴不足为主者。

【使用注意】本方虽有山药、茯苓之补脾助运，但毕竟熟地味厚滋腻，有碍运化，故脾虚食少以及便溏者当慎用。

【源流发展】本方由北宋儿科名家钱乙从《金匮要略》之"肾气丸"中减去桂枝、附子而成。肾气丸乃仲景为治肾阳不足之证而制，钱氏从该方八味药中减去温阳补火的桂、附，而余药及其用量比例仍悉遵原方，所以虽将温补肾阳之方一变而成滋补肾阴之剂，但补通开合配伍之道仍为仲景之心法，可谓师古而不泥古，变化而不离宗，为后世历代医家所称道。本方原治小儿"肾怯失音，囟开不合，神不足，目中白睛多，面色㿠白"的"五迟"证候，明代临床大家薛己又将其使用范围扩大到成人的肾阴不足证，明确指出本方有"壮水制火"之功，凡"肾经阴精不足，阳无所化，虚火妄动，以致前症(指阴虚火旺，咳嗽咯血)者，宜用六味地黄丸补之，使阴旺则阳化"(《明医杂著》卷 1)；并对本方适应证候的临床表现作了较为详尽地描述："肾虚发热作渴，小便淋秘，痰壅失音，咳嗽吐血，头目眩晕，眼花耳聋，咽喉燥痛，口舌疮裂，齿不坚固，腰腿萎软，五脏亏损，自汗盗汗，便血诸血"(《校注妇人良方》卷 24)。自此本方逐渐被后世医家广为沿用，成为临床滋补肾阴的代表方剂，并在该方基础上随证加味而衍化出许多著名的补肾方剂，用于治疗以肾阴亏损为主要病理变化的多种证候，如知柏地黄丸、杞菊地黄丸、麦味地黄丸、都气丸等，足见本方对后世滋补肾阴法的影响之大。《四库全书目录提要》曾对本方由来及运用作了扼要地概括："六味丸方，本后汉张机《金匮要略》所载崔氏八味丸，乙以为小儿纯阳，无须益火，除去肉桂、附子二味，以为幼科补剂，明薛己承用其方，遂为直补真阴之圣药，其斟酌通变，动契精微，亦可以概见矣。”

后世不少医家将本方改为汤剂，称“六味地黄汤”（见《景岳全书》卷53）、“地黄汤”（见《证治宝鉴》卷3）或“六味汤”（见《医学心悟》卷6）等。

【疑难阐释】

1. 对于本方三阴并补的认识　本方主治肾阴不足之证，其中所用熟地、山茱萸、山药分别主入肾、肝、脾三经，故有“三阴并补”之说。如费伯雄说：“此方非但治肝肾不足，实三阴并治之剂”（《医方论》卷1），张秉成亦说：“此方大补肝脾肾三脏”（《成方便读》卷1）。但应指出本方配伍萸、药的主要目的并非在于补益肝脾之阴，而是藉脏腑相生的关系以加强滋补肾阴之力。肝主藏血，肾主藏精，精血相生，乙癸同源，肝血足则能下充肾阴，故傅仁宇说：“山茱萸味酸归肝，乙癸同治之义，且肾主闭藏，而酸敛之性正与之宜也”（《审视瑶函》卷5）。脾为后天之本，气血生化之源，补后天可以实先天，因而有助肾阴之复，正如龚居中所云：“山药者，则补脾之要品，以脾气实则能运化水谷之精微，输转肾脏而充精气，故有补土益水之功也”（《红炉点雪》卷3）。可见本方重用熟地黄为直接滋补肾阴之主，再以山茱萸、山药间接补益相协，共成滋补肾阴之剂。由于本方兼补肝脾之阴，亦宜于肾阴不足又兼肝阴或脾阴亏虚证者，但临床运用本方时应辨清主次，着眼于肾阴不足，故所谓“三阴并补”实乃补肾为主，兼补肝脾。秦伯未说：“六味地黄丸主要是治肾阴亏损引起的瘦弱腰痛等证。虽然书上说治肝肾不足，也有说三阴并治，并谓自汗盗汗，水泛为痰，遗精便血，喉痛，牙痛，……都能治疗，毕竟要认清主因、主脏、主证，根据具体病情而加减。假如认为阴虚证都能通治，对所有阴虚证都用六味地黄丸，肯定是疗效不高的”（《谦斋医学讲稿》）。秦氏之论对临床运用本方颇具指导意义。

2. 关于“三泻”药物的配伍意义　对于正气虚弱之证，理当补其不足，本方却为何在补阴剂中配伍三味“泻”药？探析其理，主要有三：其一，本方源于《金匮要略》之肾气丸，钱氏仅将原方中益火助阳之桂、附减去，余药补泻配伍之法仍从仲景之制，而肾气丸是为治疗“虚劳腰痛，少腹拘急，小便不利”以及“消渴”、“痰饮”、“转胞”等证而拟，其临床表现虽然不一，但均由肾中阳气不足，水液代谢失司所致，故配入泽泻、茯苓、丹皮等药以渗利水湿，泄导肾浊。肾为水脏，肾阳虚馁固然易致水湿停蓄，肾阴不足亦可生湿；其二，阴虚水不济火，常致虚火内动，丹皮清热泻火之功正合其机；其三，三药皆通利之品，用于滋补药中以减其阴柔腻滞之性。龚居中曾说：“古人用补药，必兼泻邪，邪去则补药得力。一辟一阖，此乃玄妙。后世不知此理，专一于补，所以久服必致偏胜之害，六味之设，何其神哉！”（《红炉点雪》卷3）可见滋补之中寓以通泻，虽然补力不及纯甘壮水之法，但补而不腻滞，泻而不伤正，构成补通开合，平补肾阴之剂，因而久服而无偏胜之弊。其配伍方法颇具深意，耐人寻味，在众多补阴方剂中可谓独树一帜。

【方论选录】

1. 吴昆：“肾非独水也，命门之火并焉。肾不虚，则水足以制火，虚则火无所制，而热证生矣，名之曰阴虚火动。河间氏所谓肾虚则热是也。今人足心热，阴股热，腰脊痛，率是此证。老人得之为顺，少年得之为逆，乃咳血之渐也。熟地黄、山茱萸，味厚者也，《经》曰：味厚为阴中之阴，故能滋少阴，补肾水；泽泻味甘咸寒，甘从湿化，咸从水化，寒从阴化，故能入水脏而泻水中之火；丹皮气寒味苦辛，寒能胜热，苦能入血，辛能生水，故能益少阴，平虚热；山药、茯苓，味甘者也，甘从土化，土能防水，故用之以制水脏之邪，且益脾胃而培万物之母也。”（《医方考》卷3）

2. 赵献可:“熟地黄、山茱萸,味厚者也,《经》曰味厚为阴中之阴,故能滋少阴、补肾水。泽泻味咸,咸先入肾。地黄、山药、泽泻,皆润物也,肾恶燥,须此润之。此方所补之水,无形之水,物之润者亦无形,故用之。丹皮者,牡丹之根皮也,丹者,南方之火色,牡而非牝,属阳,味苦辛,故入肾而敛阴火,益少阴,平虚热。茯苓味甘而淡者也,甘从土化,土能防水,淡能渗泄,故用之以制水脏之邪,且益脾胃而培万物之母。壮水之主,以镇阳光,即此药也。”(《医贯》卷4)

3. 薛己:“此壮水制火之剂。夫人之生,以肾为主。人之病,多由肾虚而致者。此方乃天一生水之剂,无不可用。若肾虚发热作渴,小便淋秘,痰壅失喑,咳嗽吐血,头目眩晕,眼花耳聋,咽喉燥痛,口舌疮裂,齿不坚固。腰腿萎软,五脏亏损,自汗盗汗,便血诸血,凡肝经不足之症,尤当用之。盖水能生木故也。此水泛为痰之圣药,血虚发热之神剂。又治肝肾精血不足虚热,不能起床,即八味丸去附子、肉桂。”(《校注妇人良方》卷24)

4. 龚居中:“六味丸,古人制以统治痰火诸证,又谓已病、未病并宜服之,此盖深得病之奥者也。何则?痰火之作,始于水亏火炽金伤,绝其生化之源乃尔。观方中君地黄,佐山药、山茱,使以茯苓、牡丹皮、泽泻者,则主益水、清金、敦土之意可知矣。盖地黄一味,为补肾之专品,益水之主味,孰胜此乎?夫所谓益水者,即所以清金也,惟水足则火自平而金自清,有子令母实之义也;所谓清金者,即所以敦土也,惟金气清肃,则木有所畏,而土自实,有子受母荫之义也。而山药者,则补脾之要品,以脾气实则能运化水谷之精微,输转肾脏而充精气,故有补土益水之功也。而其山茱、茯苓、丹皮,皆肾经之药,助地黄之能。其泽泻一味,虽曰接引诸品归肾,然方意实非此也,盖茯苓、泽泻,皆取其泻膀胱之邪。古人用补药,必兼泻邪,邪去则补药得力。一辟一阖,此乃玄妙。后世不知此理,专一于补,所以久服必致偏胜之害,六味之设,何其神哉!经有亢则害、承乃制之论,正此谓也。”(《红炉点雪》卷3)

5. 洪基:“肾者,水脏也。水衰则龙雷之火无畏而亢上,故王启玄曰:壮水之主,以制阳光。即《经》所谓求其属而衰之也。地黄味厚,为阴中之阴,专主补肾填精,故以为君。山茱萸酸味归肝,乙癸同治之义,且肾主闭藏,而酸敛之性正与之宜也;山药味甘归脾,安水之仇,故用二味为臣。丹皮亦入肝,其用主宣通,所以佐茱萸之涩也;茯苓亦入脾,其用主通利,所以佐山药之滞也,且色白属金,能培肺部,又有虚则补母之义。至于泽泻,有三功焉:一曰利小便,以清相火;二曰行地黄之滞,引诸药速达肾经;三曰有补有泻,诸药无喜补增气之虞,故用以为使。此丸为益肾之圣药,而味者薄其功缓。盖用药者有四失也:一则地黄非怀庆则力浅;一则地黄非自制则不熟,且有犯铁之弊;一则疑地黄之滞而减之,则君主弱;一则恶泽泻之渗而减之,则使者微。蹈是四失,而反咎药之无功,毋乃愚乎!”(《摄生秘剖》卷1)

6. 柯琴:“肾虚不能藏精,坎宫之火无所附而妄行,下无以奉春生之令,上绝肺金之化源。地黄禀甘寒之性,制熟味更厚,是精不足者补之以味也,用以大滋肾阴,填精补髓,壮水之主。以泽泻为使,世或恶其泻肾而去之,不知一阴一阳者,天地之道,一开一阖者,动静之机。精者,属癸,阴水也,静而不走,为肾之体;溺者,属壬,阳水也,动而不居,为肾之用。是以肾主五液,若阴水不守,则真水不足,阳水不流,则邪水逆行,故君地黄以护封蛰之本,即佐泽泻以疏水道之滞也。然肾虚不补其母,不导其上源,亦无以固封蛰之用。山药凉补,以培癸水之上源;茯苓淡渗,以导壬水之上源;加以茱萸之酸温,藉以收少阳之火,以滋厥阴之液;丹皮辛寒,以清少阴之火,还以奉少阳之气也。滋化源,奉生气,天癸居其所矣。壮水制火,特此一端耳。”(录自《古今名医方论》卷4)

7. 汪昂:“此足少阴、厥阴药也。熟地滋阴补肾,生血生精;山茱温肝逐风,涩精秘气;牡丹泻君、相之伏火，凉血退蒸；山药清虚热于肺脾，补脾固肾；茯苓渗脾中湿热，而通肾交心；泽泻泻膀胱水邪，而聪耳明目。六经备治，而功专肾肝；寒燥不偏，而补兼气血。苟能常服，其功未易殚述也。”（《医方集解·补养之剂》）

8. 王子接：“六味者，苦、酸、甘、咸、辛、淡也。《阴阳应象论》曰：精不足者，补之以味。五脏之精，皆赖肾气闭藏，故以地黄名其丸。地黄味苦入肾，固封蛰之本；泽泻味咸入膀胱，开气化之源，两者补少阴、太阳之精也。萸肉味酸入肝，补罢极之劳，丹皮味辛入胆，清中正之气，两者补厥阴、少阳之精也。山药味甘入脾，健消运之机，茯苓味淡入胃，利入出之器，两者补太阴、阳明之精也。足经道远，故制以大；足经在下，故治以偶。钱仲阳以肾气丸裁去桂、附，治小儿纯阳之体，始名六味。后世以六味加桂，名七味；再加附子，名八味，方义昧矣。”（《绛雪园古方选注》卷中）

9. 沈香岩：“此为补阴之主方，补五脏之阴以纳于肾也。脏阴亏损，以熟地大滋肾阴，壮水之主以为君。用山萸肉之色赤入心，味酸入肝者，从左以纳于肾；山药之色白入肺，味甘入脾者，从右以纳于肾。又用三味通腑者，恐腑气不宣，则气郁生热，以至消烁脏阴，故以泽泻清膀胱，而后肾精不为相火所摇；又以丹皮清血分中热，则主血之心，藏血之肝，俱不为火所烁矣；又以茯苓清气分之热，则饮食之精，由脾输肺以下降者，亦不为火所烁矣。夫然后四脏之真阴无所耗损，得以摄纳精液，归入肾脏，肾受诸脏之精液而藏之矣。从来囫囵看过，未识此方之元妙，至于此极。今将萸肉、山药二味分看，一入心肝，一入肺脾，既极分明，而气味又融洽。将熟地、萸肉、山药三味总看，既能五脏兼入，不致偏倚，又能将诸脏之气，尽行纳入肾脏，以为统摄脏阴之主，而不致两歧。至泽泻、茯苓、丹皮与三补对看，其配合之妙，亦与三补同法。制方妙义，周备如此，非臻于神化者，其孰能之？惟其兼补五脏，故久服无虞偏胜，而为万世不易之祖方也。”（《吴医汇讲》）

10. 费伯雄：“此方非但治肝肾不足，实三阴并治之剂。有熟地之腻补肾水，即有泽泻之宣泄肾浊以济之；有萸肉之温涩肝经，即有丹皮之清泻肝火以佐之；有山药收摄脾经，即有茯苓之淡渗脾湿以和之。药止六味，而大开大阖，三阴并治，洵补方之正鹄也。”（《医方论》卷1）

11. 张秉成：“此方大补肝脾肾三脏，真阴不足，精血亏损等证。古人用补，必兼泻邪，邪去则补乃得力。故以熟地之大补肾脏之精血为君，必以泽泻分导肾与膀胱之邪浊为佐；山萸之补肝固精，即以牡丹皮能清泄厥阴、少阳血分相火者继之；山药养脾阴，茯苓渗脾湿，相和相济，不燥不寒，乃王道之方也。”（《成方便读》卷1）

12. 秦伯未：“六味地黄丸主要是治肾阴亏损引起的瘦弱腰痛等证。虽然书上说治肝肾不足，也有说三阴并治，并谓自汗盗汗，水泛为痰，遗精便血，喉痛，牙痛，……都能治疗，毕竟要认清主因、主脏、主证，根据具体病情而加减。假如认为阴虚证都能通治，对所有阴虚证都用六味地黄丸，肯定是疗效不高的。”（《谦斋医学讲稿》）

【评议】六味地黄丸为滋阴补肾的代表方剂，因其配伍精当，法度谨严，临床疗效可靠，为历代医家所重视，故对本方的配伍意义、功用及其临床运用的论述甚多，注家各有心得，所论亦颇有见地。其中薛氏以“壮水制火”高度概括了本方的功用，并具体叙述了本方适应证候的临床表现，对后世运用本方具有较大的指导意义；龚氏从“邪去则补药得力”的角度阐释本方补泻合用的机制，见解独特，立论精辟；洪氏对泽泻配伍作用的分析以及使用熟地当注意“四失”之论，确为经验之谈，可资参考；费伯雄、张秉成对于本方配伍意义的阐述言简意赅，值得学者用心体味。但对薛氏“凡肝经不足之症，尤当用之”之句，应联系上下文意灵活理解，从下文“水能生木”可知，若肝之阴血亏虚缘于肾虚水不生木者，可予以六味地黄丸以滋水涵木，切不可误以为凡肝经不足者皆可以本方治之。

【验案举例】

1. 慢惊后不语　《小儿药证直诀》卷中：东都王氏子，吐泻，诸医药下之，至虚，变慢惊。后又不语，诸医作失音治之。钱曰：既失音，开目而能饮食，又牙不紧，而口不紧也，诸医不能晓。钱以地黄丸补肾，治之半月而能言，一月而痊也。

2. 血痢　《明医杂著》卷2薛己注：祠部李宜散，患血痢，胸腹膨胀，大便欲去不去，肢体殊倦。余以为脾气虚弱，不能摄血归原，用补中益气汤加茯苓、半夏，治之渐愈。后因怒，前症复作，左关脉弦浮，按之微弱，此肝气虚不能藏血，用六味丸治之而愈。

3. 糖尿病　《中华医学杂志》(1956,6:49)：将六味地黄丸改为汤剂治疗糖尿病2例。例1入院时昏迷，经胰岛素治疗后，神志清醒。通过饮食治疗，尿糖始终无法控制。经服六味地黄汤4天后，不仅多饮、多食、多尿及消瘦等临床症状好转，尿糖亦告消失，同时血糖亦逐渐恢复正常，体重日增。例2进院时极度消瘦，合并肺结核，咳嗽严重，影响睡眠，体力十分衰弱，自服六味地黄丸后，咳嗽很快停止，精神好转，多饮、多食、多尿等症状显著改善，夜间仅解小便1次，1周后体重增加4kg，尿糖已逐渐消失，惟血糖未恢复正常。

按语：案1乃慢惊日久，肾阴渐损，肾水不能上润肺金而致失音，予六味地黄丸益肾养阴，滋水生金而痊。案2因血痢不瘥，久而伤脾，复因大怒以致肝虚不能藏血而痢又作，遵“虚则补其母”之训，与六味地黄丸滋水涵木而愈。案3糖尿病之消渴因肾阴不足而致，以六味地黄丸治之亦获良效。

【临床报道】

一、内科

(一) 心血管系统疾病

1. 高血压病　以本方为主治疗1期高血压病。药物组成：熟地黄20g，山药20g，山萸肉10g，茯苓10g，泽泻10g，丹皮8g。加减：阴虚火旺甚者加知母、黄柏、玄参、天门冬；兼有痰湿阻滞者去熟地黄，加半夏、白术、天麻、竹茹；肠胃燥热者去熟地黄，加生地黄、大黄、火麻仁；瘀血阻窍者加白芷、石菖蒲、地龙、红花、川芎。本组103例，显效74例，随访1年，血压正常；有效22例，随访1年，血压有所波动；无效7例，改用其他办法治疗。总有效率93%。治疗前血压指标：165～140/110～90mmHg，治疗后血压指标：139～100/95～75mmHg[1]。六味地黄丸还具备良好的保护靶器官功能，从不同程度上延缓或逆转了老年性高血压患者的肾损害，对老年性高血压患者具有多重性肾保护作用[2]。予原发性高血压患者服用拜新同，30mg/d；治疗组在对照组用药基础上加服六味地黄丸，12g/d。2组在观察期间均未应用其他降压药物，观察时间为4周。治疗后对照组和治疗组的血、尿β_2-微球蛋白(β_2-MG)含量均呈现显著下降($P<0.01$)，治疗组下降幅度大于对照组，2组之间差异显著($P<0.01$)[3]。

2. 心功能不全　选取60例西医心衰诊断标准和中医阴虚血瘀的患者，每组各30例。甲组为临床治疗组，在抗心衰的基础上加用六味地黄汤加味：生地10g，山茱萸10g，山药10g，云苓12g，泽泻10g，丹皮10g，赤芍10g，白芍10g，龙齿30g，葛根12g，芦根12g，天花粉10g为基础方，进行辨证治疗，疗程均为3周；乙组为临床对照组，仅行抗心衰基础治疗(予利尿合剂，同时予消心痛口服，必要时加用地高辛)，实行随机平行对照。治疗组治疗后的血液黏度指标：全血粘度、血浆粘度、红细胞压积、纤维蛋白原均较治疗前有明显降低

($P<0.05$),在统计学上有显著性差异。治疗组治疗后的血液流变学比对照组治疗后的亦有明显降低,说明滋养肾阴在治疗心衰后期高凝状态,疗效较佳[4]。

3. 慢性原发性血小板减少性紫癜 以加味六味地黄丸口服治疗慢性原发性血小板减少性紫癜30例为治疗组,药用:黄芪30g,当归18g,旱莲草、山茱萸、玄参各12g,仙鹤草、生地黄各15g,阿胶、赤芍、牡丹皮、泽泻各10g,甘草6g。水煎服,连服3个月,并随症加减。对照组20例:醋酸强的松,每次10~15mg,每天3次,连服3个月。治疗3个月后2组近期疗效,治疗组有效率为90%,对照组为80%。远期疗效为停药后随访2年的疗效,治疗组有效率为86.7%,对照组为65%,治疗组的远期疗效明显优于对照组($P<0.05$)[5]。

(二) 消化系统疾病

1. 慢性乙型肝炎 以六味地黄汤加味治疗肝肾阴虚型慢性乙型肝炎。将50例患者随机分为两组,治疗组30例采用六味地黄汤加味治疗,对照组20例采用复方益肝灵片治疗,两个疗程后观察疗效。结果治疗组总有效率达86.7%,疗效明显优于对照组。提示本方加味治疗肝肾阴虚型慢性乙型肝炎安全有效[6]。

2. 便秘 所有便秘患者在经大便常规、钡剂肠道造影及结肠镜检查排除器质性病变后,口服丽珠肠乐0.5g,早晚各服1次;六味地黄丸1丸(5g),每日2次,餐前温开水送服,均连服1个月。结果42例患者中,显效25例,有效17例。其在用药后2周末、4周末的排便次数与治疗前比较,显示均有明显的统计学意义($P<0.05$)[7]。

3. 食道上皮细胞重度增生 以本方试治食道癌的癌前病变-食道上皮细胞重度增生患者92例,1年后病理脱落细胞复查,癌变仅2例,稳定8例,好转或正常82例。而同期未服药的对照组89例患者中,8个月后癌变11例,稳定23例,好转55例,两组比较差异极为显著($P<0.001$)。并对治疗组湖北57例和河北30例患者作了5年以上的随访,癌变率和重增率均明显比对照组低,好转或正常率明显上升,食道黏膜炎性细胞浸润和真菌感染明显减轻,血清极谱较治疗前明显下降[8]。

4. 胃癌 应用本方(熟地30g,山茱萸、山药各12g,泽泻、茯苓各10g,丹皮15g)加川芎、莪术各20g,鸡血藤30g,天冬15g,长期服用,症状改善后亦可改为隔日1剂。治疗Ⅳ期胃癌患者35例,其中男23例,女12例;年龄45~77岁,60岁以上28例;胃窦部16例,胃体部8例,贲门胃底部10例,皮革样胃1例;35例均证实为Ⅳ期胃癌,患者拒绝化疗,单服中药。多数病例坚持服药1~2年。结果:治疗后近期效果明显,大多症状缓解,食欲增加,一般情况改善。症状消失或缓解率达80%,全部病例随访满3年,半年生存率91.4%,1年生存率85.7%,2年生存率48.6%,3年生存率22.8%[9]。

5. 肝癌介入术后 将45例原发性肝癌介入术后患者随机分为治疗组、对照组。治疗组肝动脉化疗栓塞(TACE)后服用六味地黄合四君子汤,对照组TACE后服维生素C等。通过观察患者临床总证候、临床症状、生活质量(KPS)变化以及安全性观察明确该方临床疗效,通过检测患者外周血T细胞亚群、NK细胞比例,外周血细胞因子IFN-γ、IL-12的产生明确该方对患者细胞免疫功能调节作用。结果六味地黄合四君子汤临床总证候治疗有效率优于对照组($P<0.05$),对口干、盗汗、乏力、纳呆症状的改善优于对照组($P<0.05$),可明显提高患者生活质量($P<0.05$),该方无毒副反应,可明显上调患者$CD4^+$ T淋巴细胞,NK细胞比例($P<0.05$),提高IFN-γ的产生[10]。

(三) 内分泌系统疾病

1. 糖尿病 将2型糖尿病患者分为两组,治疗组44例,根据中医辩证属阴虚燥热型18

例、气阴两虚型 16 例、阴阳俱虚型 10 例，以上 3 型病例初诊均以六味地黄汤为基础方加减，一般服汤药 4 周后，燥热、瘀血、痰饮等标证解除，气虚、血虚、阴虚、阳虚等得以纠正，改服六味地黄丸。对照组 44 例，服用格列本脲每日 5～10mg，临床上根据血糖水平调整剂量，分早晚两次饭后服用或两联用药。结果治疗组 44 例患者中：显效 27 例，占所治患者的 61.4%；有效 17 例，占 38.6%；总有效率 100%，发生并发症 2 例，发生率为 4.5%。对照组 44 例患者中：显效 18 例，占所治患者的 41%；有效 22 例，占 50%；无效 4 例，占 9%；总有效率为 91%，发生并发症 21 例，发生率为 47.7%。两组比较，$P<0.05$[11]。

2. 雄激素缺乏综合征　为了观察六味地黄汤加减治疗中老年男性部分雄激素缺乏综合征(PADAM)临床疗效及其对睾酮(T)的影响。选择符合研究条件者 138 例，随机分为两组。观察组 76 例，以六味地黄汤加减治疗；对照组 62 例，以十一酸睾酮补充治疗。结果：总有效率观察组为 89.5%、对照组为 77.4%，2 组比较，观察组优于对照组，但差异无显著性意义($P>0.05$)。治疗后两组 T 值均有不同程度升高，与治疗前比较，差异均有非常显著性意义($P<0.01$)；观察组 T 值升高较对照组更为显著($P<0.01$)。治疗后两组临床症状评分均有不同程度降低，与治疗前比较，差异有显著性或非常显著性意义($P<0.05$，$P<0.01$)；观察组临床症状评分改善较对照组更为显著($P<0.01$)。提示六味地黄汤能提高 PADAM 患者血 T 水平，并能改善患者体能、血管舒缩症状、精神心理，提高性功能等，且不良反应小[12]。

(四) 泌尿系统疾病

1. 慢性肾小球肾炎　刘氏将 60 例慢性肾小球肾炎，随机分为治疗组(六味地黄汤组)和对照组，观察两组患者治疗前后的 24 小时尿蛋白定量和肾功能变化。结果治疗组治疗后 24 小时尿蛋白定量和肾功能和对照组治疗后比较有显著差异($P<0.01$)[13]。翟炜等将 94 例本病患者随机分为治疗组、对照组各 47 例，对照组以苯那普利、雷公藤多甙片、潘生丁片三联口服治疗；治疗组在对照组的基础上加用中药加味六味地黄汤口服治疗。结果两组综合疗效、水肿消退时间、24 小时尿蛋白比较、血浆白蛋白比较及尿中红细胞比较，差异均有统计学意义($P<0.05$，$P<0.01$)。提示在西医三联疗法的基础上加用加味六味地黄汤口服治疗，能明显提高临床综合疗效，且对患者症状改善明显[14]。

2. 慢性肾功能衰竭　应用本方重用山茱萸治疗慢性肾功能衰竭 12 例，其中慢性肾炎肾衰 8 例，慢性肾盂肾炎肾衰 2 例，系统性红斑狼疮所致的慢性肾衰 1 例，非典型性出血热所致的肾衰 1 例。治疗时重用山茱萸至 120g，疗程约 30～60 天。结果：基本痊愈者 8 例，症状明显改善者 3 例，好转者 1 例。肾功能化验：尿素氮值由原来的 20mmol/L 以上降至 7mmol/L 以下者 8 例，9mmol/L 者 2 例，10mmol/L 者 1 例，16mmol/L 者 1 例[15]。

将慢性肾功能衰竭尿毒症患者 30 例设为对照组，予西医常规治疗。复方 α-酮酸片 4～5 粒，每日 3 次口服；爱西特片 5 片，每日 3 次口服。均控制感染，血压高者降压，纠正水、电解质紊乱及酸中毒等，禁用血管紧张素转化酶抑制剂(ACEI)及其受体拮抗剂。2 个月为 1 个疗程。治疗组 30 例是在对照组治疗基础上，应用六味地黄汤加减。基本方：熟地黄 10g，泽泻 10g，山茱萸 12g，牡丹皮 10g，山药 15g，茯苓 15g。脾肾气虚加红参末、赤芍药、白芍药、生黄芪、当归；肝肾阴虚加当归、白芍药、槐花、藕节、白茅根；气阴两虚加党参、黄芪；阴阳两虚则加肉桂、附子。2 个月为 1 个疗程。在治疗前后血尿素氮(BUN)、肌酐(Cr)、内生肌酐清除率及中医证候方面，均有明显疗效($P<0.05$)[16]。

（五）减轻化疗毒副反应

在胃癌、恶性淋巴癌化疗的同时联合应用六味地黄口服液（每次 10ml，每日 3 次，连服 20 天），可以减轻化疗药毒副反应，改善造血功能，增强机体免疫能力。共观察 60 例（男 45 例，女 15 例；平均年龄 45 岁），其中治疗组（即化疗药加六味地黄口服液）40 例（胃癌术后 16 例，恶性淋巴瘤 24 例），对照组（即化疗药加十全大补口服液，用法同六味地黄口服液）20 例（均为恶性淋巴瘤病例）。结果：在 44 例恶性淋巴瘤患者中，治疗组食欲下降，恶心、脱发、口腔炎等发生率均少于对照组，临床症状亦较轻，但无统计学意义。从血红蛋白、白细胞、血小板、自然杀伤细胞和 T 淋巴细胞转化率检查结果看，治疗组各项指标治疗前后变化不明显，而对照组各项指标治疗后明显下降，两组差异显著[17]。

二、外科

乳腺增生病　以加味六味地黄汤治疗乳腺增生病 90 例。处方：生地、熟地各 12g，山药 12g，茯苓 12g，山茱萸 18g，泽泻 10g，牡丹皮 10g，柴胡 12g，夏枯草 20g，海藻 10g，穿山甲 5g。加减：窜痛明显者加制香附、桔梗、橘核；乳房肿块坚硬者加三棱、莪术；属痰凝者加生牡蛎、浙贝母；局部灼热者加金银花、连翘；乳头溢血者加仙鹤草、旱莲草；失眠多梦者加炒酸枣仁、山栀子；烘热汗多者加制鳖甲、生牡蛎；大便干者加当归、全瓜蒌。每个月经周期为 1 个疗程，经期停服，观察 1～3 疗程。治疗期间忌食辛辣，避免情志刺激，停用其他治疗药物。治疗结果痊愈 46 例，显效 32 例，有效 12 例，总有效率 100%[18]。

三、妇科

1. 更年期综合征　采用六味地黄汤加减治疗更年期综合征 46 例，基本方：熟地、山药、茯苓、女贞子、旱莲草各 15g，丹参、枸杞子各 20g，丹皮、郁金各 12g，当归、白芍各 10g，山萸、甘草各 6g。15 日为 1 个疗程，连服 1～2 个疗程。治疗结果显效 27 例，有效 17 例，无效 2 例，总有效率为 95.7%[19]。

2. 绝经后骨质疏松症　加味六味地黄汤可提高骨密度，改善临床症状，促进骨形成，抑制骨吸收，可用于防治绝经后骨质疏松症，与强骨胶囊功效相当[20]。

3. 免疫性不孕症　将 289 例免疫性不孕症患者随机分为两组，治疗组 153 例，口服六味地黄汤加减（处方：生地黄、熟地黄、山茱萸、山药、炒当归、赤芍、柴胡、白术、牡丹皮、茯苓、五味子、甘草）；对照组 136 例，口服地塞米松。均 2 个月为 1 疗程。结果：有效率治疗组为 89.5%，对照组为 77.2%，治疗组疗效明显优于对照组[21]。

四、儿科

小儿汗证　六味地黄丸治疗小儿汗证 50 例，基本方：熟地、山茱萸、山药、泽泻、丹皮、茯苓。湿重者加木通、车前子；阴虚甚者加女贞子、鳖甲；虚热者加知母、青蒿。剂量根据患儿年龄确定，以常规剂量。治疗结果：50 例汗证患儿痊愈 48 例，有效 2 例，总有效率 100%。其中 1 剂痊愈者 5 例，3 剂痊愈者 13 例，5 剂痊愈者 15 例，8 剂痊愈者 15 例[22]。

五、男科

1. 不育症　以六味地黄汤加淫羊藿、海狗肾、白鲜皮为基本方，无精子者，加鹿茸；活动力不良、活动率低者，加蛇床子、巴戟天、菟丝子；死精、畸形多者，加土茯苓、蚤休；精液中有脓细胞者，加公英、龙胆草，或加服龙胆泻肝丸；有射精者，加鳖甲、蜈蚣、急性子。治疗男性不育症 62 例，患者大多为 25～35 岁的中、青年，仅有 1 例 44 岁；其中无精子者 3 例，不射精者 4 例，余 52 例中有以下几种情况：精子数特少，活动率低，活动力不良，死精或畸形多，有 3 例兼见阳痿。服药 15～18 剂为 1 个疗程。治愈标准：性机能正常，精液常规化验在正常范围。结果治愈54例(其中服药1个疗程者17例,2个疗程者31例,2个疗程以上者6例),无效8例(其中无精子2例,不射精4例,其他2例)。治愈54例中,女方已受孕者有29人;其余25例中,女方有病者14例;另11例在精液常规化验正常后失去联系[23]。

2. 慢性前列腺炎　以六味地黄汤治疗慢性前列腺炎。方法是以本方煎汤,1个月为1疗程,连服1～3个疗程。同时配合热水坐浴,每日1～2次,每次15～20分钟。共治30例,结果治愈9例,显效12例,有效7例,无效2例,总有效率90.3%[24]。又以本方加减治疗本病25例,亦获良效。具体加减法:膀胱湿热型加扁蓄、瞿麦、车前子;肾阳虚者加附子、肉桂;肾阴虚火旺者加知母、黄柏。结果:治愈13例,好转7例,无效5例,总有效率为80%[25]。

六、五官科

慢性喉喑　用六味地黄丸每日服3次,饭前服用,每次1丸,温淡盐开水送服。治疗喉喑30例(其中男性13例,女性17例;年龄9～61岁;病程以1～3年为多见)。结果痊愈9例,有效16例,无效5例[26]。

七、口腔科

1. 复发性口疮　治疗组采用六味地黄口服液治疗复发性口疮30例,口服1次1支,一日2次,1个月为一疗程。对照组29例以头孢氨苄缓释片、复合维生素B各2片,口服,一日3次,1个月为一疗程,所有患者用药一疗程后观察,观察1至1.5年。结果治疗组30例中,痊愈21例(70%),显效3例(10%),无效6例(20%),总有效率80%;对照组29例中痊愈7例(24%),显效10例(35%),无效12例(41%),总有效率59%。治疗组与对照组比较差异有统计学意义[27]。

2. 灼口综合征　加减六味地黄汤治疗妇女更年期灼口综合征,治疗组选用熟地20g,山萸肉10g,山药10g,泽泻10g,甘草15g,生地10g。1疗程为10天,每服2～3疗程。对照组46例,经妇科医生指导口服尼尔雌醇,首次1mg,15天后再服用1mg,以后每月服用1mg。两组均配合服用复合维生素B、维生素E。结果治疗组52例中,痊愈15例,好转29例,无效8例,有效率84.6%[28]。

3. 牙周炎　将80例糖尿病肾气虚损型牙周炎的患者,随机分为两组。实验组给予牙周基础治疗和口服六味地黄丸,对照组仅做牙周基础治疗。分别于治疗前和治疗6个月后复查牙周指标的变化。结果两组患者治疗前,菌斑指数(plaque index,PLI)、牙龈指数(gingival index,GI)、受试部位的探诊深度(probing depth,PD)及附着丧失(attachment loss,AL)均无明显差异($P>0.05$),治疗6个月后复查,两组患者PD,AL有显著性差异($P<0.001$)。提示六味地黄丸口服配合常规牙周基础治疗对肾气虚损型牙周炎有明显的改善作用[29]。

八、眼科

干眼　将332例干眼患者分两组。对照组组180例,患者滴泪然滴眼液,观察组152例患者在滴眼液的基础上口服六味地黄丸加味中药,观察用药前及用药后30天内患者主观症状,客观指标及舌象、脉象变化。结果观察组患者主观症状、客观指标及舌象、脉象的改善均优于对照组($P<0.05$)[30]。

九、皮肤科

黄褐斑　对本病属肾阴虚者,给予六味地黄丸6g,早晚各服1次;属肝郁气滞者,给予逍遥丸6g,早晚各服1次;两者皆有者,早服六味地黄丸,晚服逍遥丸,半个月为1疗程。服药期间避免日晒。治疗黄褐斑167例(其中女154例,男13例;年龄19～40岁;病程6个月至18年，多在3年以内)，均为门诊初诊或长期服用维生素C，外用5%白降汞软膏及2%氢醌霜和增白化妆品无效者。结果痊愈57例，显效88例，有效14例，无效8例；总有效率达95%。痊愈病例最短服药1个疗程[31]。

【实验研究】

一、成分研究

用荧光分光光度法测定了六味地黄汤中六味药材及其煎剂，以及方中组成药物的5种不同配伍的煎剂和全方煎剂的硒含量。结果表明：熟地和山药均有明显的富集硒的作用，硒在各药材通煎液中的溶出率约为30%～40%。而硒具有刺激免疫蛋白及抗体生成的生物功能，因而在考虑到六味地黄汤的补益作用时，不可忽视它的较高的硒含量[32]。王喜军等初步确定所分离得到的六味地黄丸的血中移行成分是六味地黄丸补肾的药效物质基础，其中以莫诺苷，獐牙菜苷和马钱子苷的作用最为明显，是补肾的核心成分[33]。

二、药理研究

1. 对缺血-再灌注损伤的保护　观察六味地黄丸对缺血-再灌大鼠梗塞区的影响，结果发现在冠状动脉闭塞1小时后再灌23小时的大鼠，其梗塞区/(灌流区＋梗塞区)即[I/R+I]为40.4%±1.6%；灌流区/心室即(R/V)为19.1%±1.4%。大鼠灌服本方后，I/(R+I)及R/V分别下降了32%和增加了27%，提示本方能明显缩小缺血再灌大鼠心肌的梗塞区，增加灌流区，即能一定程度地阻止或延缓心肌坏死。结扎大鼠左冠状动脉15分钟，梗塞区SOD活性下降了50%，MDA含量则增加了96%。大鼠灌服本方后，以上2项指标的变化得到明显抑制，但对抗MDA升高的作用较阳性药普萘洛尔弱。缺血15分钟后的肾、脑组织中SOD活性分别下降59%及32%，MDA含量分别增加31.7%及33%。本方能明显保护缺血肾组织上SOD活性，但对缺血肾组织中MDA含量及脑组织中SOD、MDA均无明显的保护作用，对小鼠常压缺氧15分钟后肾、脑组织中SOD活性及MDA含量亦无明显的保护作用[34]。

缺血心肌再灌注损伤的一个重要结果是恶性心律失常。实验表明，六味地黄汤能够显著对抗Langendorff灌流大鼠心脏低灌-再灌注诱发的心律失常，使室颤发生率降低50%，持续时间缩短73%，且能明显抑制甲状腺素引起的心脏肥厚，并降低心脏对心律失常易损性的增加，使肥厚心脏低灌-再灌注诱发的室颤发生率由100%降至10%；六味地黄汤能明显抑制肥厚心脏遭受低灌-再灌注损伤引起的组织内SOD的进一步降低及MDA含量的进一步升高，提示六味地黄汤的抗心律失常及对肥厚心脏的保护作用均与其抗氧自由基作用有关[35]。

2. 对大鼠血压的影响　对麻醉大鼠经十二指肠给予六味地黄煎剂(设高、低两个剂量组)，对照组给予等量生理盐水，于给药前后每5～10分钟记录血压和心电等变化，以给药前的血压和心率为100%，计算给药后血压和心率的百分值，并与对照组比较。结果发现实验组给予六味地黄煎剂15分钟即有明显降压作用($P<0.01$)，其中低剂量组于给药后35分钟降至最低点，为给药前血压的74%，然后逐渐恢复，至75分钟时为给药前血压的79%；高剂量组在25分钟后血压继续下降，至75分钟时为给药前血压的65%。表明经十二指肠给予六味地黄煎剂对麻醉大鼠有明显的降压作用，但对心率和心电均无明显影响[36]。

3. 对血液流变性的影响　以注射氢化可的松及盐酸肾上腺素造成大鼠慢性阴虚血瘀模型，灌胃给予药物处理，于末次给药1.5小时后颈动脉插管放血；分别测定全血粘度、血浆粘度、血沉、红细胞压积、血小板聚集率及粘附率。结果六味地黄汤13.50g、6.75g及3.78g

生药/kg 均能降低慢性阴虚血瘀证模型大鼠全血粘度、血浆粘度、红细胞压积、血沉、血小板聚集率及粘附率。提示六味地黄汤具有改善慢性阴虚血瘀证模型大鼠血液流变性的作用[37]。

4. 对实验动物血糖水平的影响　六味地黄汤能增加小鼠肝糖元的含量，明显降低实验性高血糖小鼠的血糖水平，但对正常小鼠血糖水平无明显影响，在大鼠口服糖负荷试验中对糖耐量有明显的改善作用[38]。另有报道，观察六味地黄丸全方及其 5 种不同的药物组合对小鼠血糖和肝糖元的影响，具体药物组合如下：(1)组：六味地黄汤全方按 8∶4∶4∶3∶3∶3 配制；(2)组：熟地、山茱萸、山药(2∶1∶1)；(3)组：泽泻、丹皮、茯苓(1∶1∶1)；(4)组：熟地、泽泻(8∶3)；(5)组：山茱萸、丹皮(4∶3)；(6)组：山药、茯苓(4∶3)。结果：(2)、(5)、(6)组小鼠血糖水平低于对照组，差异明显，(2)组最明显；而(1)、(3)、(4)组与对照组无显著差异；(1)、(2)、(4)、(5)组糖元均有升高，(1)组最明显；(3)、(6)组无差异[39]。

将自发性 2 型糖尿病大鼠 OLETF 鼠 40 只，随机分为六味地黄丸干预组和对照组；LETO 鼠 10 只作为正常对照组。干预组从 8 周龄起以六味地黄丸 2.4mg/(kg·d)灌胃给药，其余两组以等量清水灌胃。定期 OGTT 试验，监测各组大鼠摄食及体重增长情况，每周称量大鼠体重和摄食量。于 8、32 和 40 周龄时分批宰杀大鼠。检测血浆胰岛素。结果对照组和干预组 OLETF 鼠摄食量显著高于 LETO 组($P<0.01$)。对照组和干预组 OLETF 鼠体重从第 6 周开始显著高于 LETO 组($P<0.05$)。干预组血浆胰岛素显著低于对照组($P<0.05$)，与 LETO 组相比差异无显著性($P>0.05$)。提示六味地黄丸能够显著降低 OLETF 鼠血糖升高程度，延缓高血糖的出现；六味地黄丸能够显著降低血浆胰岛素[40]。金氏等也发现本方可较明显降低血糖，有效控制体质量，改善胰岛素抵抗[41]。本方与双(α-呋喃甲酸)氧钒联合使用对糖尿病大鼠还有减毒增效的作用[42]。

将 Wistar 大鼠尾静脉注射四氧嘧啶复制糖尿病动物模型。将成模的糖尿病大鼠按血糖和体质量随机分为糖尿病组、六味地黄丸组，同时设立正常对照组，并分别给予蒸馏水和六味地黄丸灌胃 6 周，每 3 周测量体质量 1 次，6 周后测定空腹血糖，总胆固醇(TC)、甘油三酯(TG)、高密度脂蛋白-胆固醇(HDL-C)和低密度脂蛋白-胆固醇(LDL-C)。结果糖尿病组大鼠体质量下降，血糖显著升高，TC、TG、LDL-C 含量显著增加，补充六味地黄丸后，体质量逐渐增加，血糖显著下降，TC、TG、LDL-C 含量显著降低。提示六味地黄丸能增加糖尿病大鼠体质量，对其糖、脂代谢有一定的改善作用[43]。

5. 抗肿瘤　本方对于丝裂霉素的制癌作用具有增强作用，能够显著延长肿瘤小鼠的生存期，若从方中除去地黄、山药、泽泻、茯苓时则无延长生存期效果，生药单独投予时，茯苓的延长生存期效果最强[44]。另据报道，本方能降低正常的和化学诱变的动物骨髓多染细胞微核出现率；连续投药 60 周后，动物肿瘤的自发率随用药剂量增大而降低，其中大剂量组的自发率明显低于对照组($P<0.01$)，说明本方对突变和癌变均具有一定的防护作用[45]。HSV-tk/GCV 自杀基因治疗系统联合六味地黄丸对杀伤肿瘤细胞具有协同增效作用[46]。

6. 对免疫功能的影响　本方可提高小鼠腹腔巨噬细胞的吞噬功能，吞噬率及吞噬指数均显著高于对照组，对体液免疫亦显示增强作用[47]。并可显著提高老年小鼠的细胞免疫功能，抑制小鼠水浸应激与异丙肾上腺素所致的腹腔巨噬细胞活性自由基产生亢进，由此推测其作用机理可能与交感神经末梢所释放的儿茶酚胺类样物质有关，提示中医补益方剂在提高机体免疫功能的同时还可抑制产生亢进的活性自由基[48,49]。高氏等发现六味地黄丸可激活造血干细胞，通过升高骨髓中造血干细胞的数量和增殖能力提高造血机能，以达到提高免疫功能的作用[50]。

7. 保肝减毒 本方对四氯化碳中毒小鼠的 SGPT 活性升高有明显降低作用，且灌胃 7 天组作用强于灌胃 2 天组；并能显著降低强的松龙诱发和硫代乙酰胺诱导的 SGPT 活性的升高，对正常小鼠的 SGPT 活性无明显影响；同时进一步观察到六味地黄煎剂给药组与四氯化碳中毒小鼠血清温孵后，对 SGPT 活性无明显影响，表明给药后体内并不存在直接抑制 SGPT 活性的物质，提示六味地黄水煎剂对 SGPT 活性的降低作用并非由于直接抑制 SGPT 活性。研究还发现，六味地黄水煎剂能明显促进四氯化碳中毒小鼠对溴磺酞钠(BSP)的排泄，提示其有助于恢复和改善肝脏的正常解毒排泄功能。此外，本方还能明显缩短正常小鼠和四氯化碳中毒小鼠戊巴比妥钠的睡眠时间，提示六味地黄水煎剂可能具有酶诱导作用[51]。

应用六味地黄汤加味，观察豚鼠庆大霉素耳中毒的防护作用，结果发现服用本方的动物全身状况比对照组为佳，听觉功能受损程度较轻，耳廓反射阈值提高较少，耳蜗微音器电位(CM)与听神经动作电位(N1)下降程度低于对照组。从内耳听觉功能测定结果亦证明本方能明显减轻硫酸庆大霉素的耳毒性[52]。还有人通过观察听觉细胞和前庭部分的病理变化，研究本方对硫酸庆大霉素造成的豚鼠听觉损害的保护作用，发现六味地黄丸加鸡血藤、生甘草的水煎浓缩液，能部分减轻庆大霉素对豚鼠内耳听觉和前庭的毒性作用[53]。

选出具正常性动周期的雌性大鼠 45 只，随机分为 3 组：治疗组(雷公藤多苷与六味地黄丸联合应用)、对照组(雷公藤多苷组)、空白组，均喂养 30 天后解剖。结果治疗组与对照组比较性动周期延长，雌、孕激素水平增高，雌性生殖器官重量增加，bax、p53 和 fas 表达上调不明显，与空白组比较无明显差异($P>0.05$)。卵泡数量增多，卵泡成长过程活跃，成熟卵泡多，体积大，颗粒细胞层次多，卵泡液含量多；黄体数量多，发育良好，卵母细胞透明带(ZP)未见明显改变。提示六味地黄丸可拮抗雷公藤致雌鼠生殖系统的毒副作用[54]。本方对大鼠肝微粒体代谢酶 P_{450} 活性具有一定的诱导作用[55]。

8. 抗衰老 以 D-半乳糖致亚急性衰老小鼠为模型，同时给予六味地黄汤治疗，6 周后以全面观察六味地黄汤对运动能力的影响及机制。结果六味地黄汤能有效延长衰老小鼠的游泳力竭时间、提高衰老小鼠的学习记忆成绩，不同程度提高衰老小鼠心、脑、骨骼肌中的 SOD、Na^+-K^+-ATP、Ca^{2+}-Mg^{2+}-ATP 酶活性，降低心肌细胞、骨骼肌细胞内 Ca^{2+}、MDA 含量[56]。

9. 对内分泌的调节作用 肾阴虚模型小鼠在服用药物一周后，取血测定血浆促肾上腺激素释放激素(CRH)、促肾上腺激素(ACTH)、皮质酮(CorT)含量。结果六味地黄汤生物制剂可明显降低肾阴虚模型小鼠血浆 CRH、ACTH、CorT 含量水平，与传统六味地黄汤组有显著性差异($P<0.05$)。结论是六味地黄汤生物制剂对肾阴虚模型小鼠下丘脑-垂体-肾上腺(HPA)轴有明显的调节作用，其作用优于传统的六味地黄汤[57]。

去卵巢手术处理可以增强大鼠吗啡镇痛耐受的形成，给予六味地黄丸具有逆转作用。六味地黄丸调节 ER α 基因在去卵巢大鼠脑组织中的表达，有类雌激素样作用，提示六味地黄丸可能通过调节下丘脑垂体性腺轴的功能影响吗啡镇痛耐受[58]。

10. 改善脑发育 采用怀孕小鼠被动吸烟复制宫内发育迟缓模型，动物随机分为 3 组，分别给予蒸馏水、黄芪和六味地黄汤，于孕 19 天处死母鼠，计数总胚胎数、活胎数、吸收胎数、死胎数，称量活胎体质量和脑质量，观察胎鼠大脑显微结构和细胞凋亡情况。结果，被动吸烟可使孕鼠死胎数、吸收胎数增加，仔鼠脑发育迟缓，脑内细胞凋亡较正常仔鼠增加；黄芪、六味地黄汤能减少死胎、吸收胎数，增加仔鼠体质量与脑质量，一定程度改善脑发育，减少凋亡细胞数，与模型组差异有显著性（$P<0.05$），且六味地黄汤组优于黄芪组，比较差异有显著性（$P<0.05$）[59]。

11. 其他作用 用六味地黄汤煎剂（1∶2.5＝ml∶g）滴喂实验性佝偻雏鸡2个月，检测血清钙、磷含量。结果给药组血清钙、磷浓度均高于不给药的佝偻鸡组。X线诊断证明，不给药组的佝偻病患病率高达65.5%，给六味地黄汤组发病率仅为16.7%[60]。另有实验表明，由药物造成肾虚动物模型可加重牙周组织的损害，六味地黄汤对牙周病阴虚模型动物的牙周组织具有保护作用，可修复牙周组织的损害[61]。

12. 对六味地黄丸及其不同制剂药理作用的比较研究 有人对本方冲剂与丸剂的药理作用进行了比较，观察指标有：①对麻醉猫血压、心率、心电图的影响；②对大鼠肾上腺内维生素C含量的影响；③对小鼠耐疲劳能力的影响（游泳试验）；④对小鼠血中碳末廓清率的影响。结果表明：上述两种剂型均能明显降低麻醉猫血压，以冲剂作用为强；两者对心率、心电图皆无影响。两种剂型皆可明显降低大鼠肾上腺内维生素C含量，明显增强小鼠耐疲劳能力。冲剂能明显提高小鼠对碳末的吞噬指数，而同剂量的丸剂则作用不明显[62]。又有人观察了六味地黄冲剂、丸剂和汤剂对肾阴虚患者血液中部分指标及临床疗效差异，结果发现，肾阴虚患者血液中cAMP、Zn^{++}、Cu^{++}含量明显高于正常人。用六味地黄冲剂、汤剂、丸剂治疗的肾阴虚患者，血液中cAMP、Zn^{++}、Cu^{++}含量均明显降低，临床肾阴虚症状明显改善，三种剂型效果相同[63]。

【附方】

1. 知柏地黄丸（《医方考》卷5，原名“六味地黄丸加黄柏知母方”） 即六味地黄丸加知母盐炒 黄柏盐炒各二钱（6g） 上为细末，炼蜜为丸，如梧桐子大。每服二钱（6g），温开水送下。功用：滋阴降火。主治：阴虚火旺证。骨蒸潮热，虚烦盗汗，腰脊酸痛，遗精等。

2. 杞菊地黄丸（《麻疹全书》，原名“杞菊六味丸”）即六味地黄丸加枸杞子 菊花各三钱（9g） 上为细末，炼蜜为丸，如梧桐子大。每服三钱（9g），空腹服。功用：滋肾养肝明目。主治：肝肾阴虚证。两目昏花，视物模糊，或眼睛干涩，迎风流泪等。

3. 都气丸（《症因脉治》卷3） 即六味地黄丸加五味子二钱（6g） 用法同上。功用：滋肾纳气。主治：肾虚气喘，或呃逆之证。

4. 麦味地黄丸（《体仁汇编》，录自《医部全录》卷331，原名“八味地黄丸”） 熟地黄酒蒸 山茱萸酒浸，去核，取净肉各八钱（24g） 丹皮 泽泻各二钱（6g） 白茯神去皮、木 山药蒸各四钱（12g） 五味去梗 麦冬去心各五钱（15g） 上为细末，炼蜜为丸。每日70丸，空心白汤送下；冬天酒下亦宜。功用：滋补肺肾。主治：肺肾阴虚，或喘或咳者。

以上四方均由六味地黄丸加味而成，用治多种肾阴不足证候。其中知柏地黄丸因加知母、黄柏清热泻火，故有滋阴泻火之功，适宜于肾阴虚火旺，骨蒸潮热，遗精盗汗之证；杞菊地黄丸因加枸杞子滋阴养肝，菊花清肝明目，故有滋阴明目之功，适用于肝肾阴虚，两目昏花，视物模糊之证，现代亦常用于高血压病属肝肾阴虚证者；都气丸因加五味子敛肺止咳，故有补肾纳气之功，适用于肾阴亏损，肾不纳气之喘咳气逆；麦味地黄丸原名八味地黄丸，后世医著引用时又有多种名称，如加味地黄丸、八仙长寿丸（《痘疹传心录》卷15）、冬味地黄丸（《胎产心法》卷上）、八仙长寿丹（《医钞类编》卷13）、麦味丸（《全国中药成药处方集》）等，本方因在六味地黄丸基础上又加麦冬润肺养阴，五味子敛肺止咳，故有滋补肺肾，止咳平喘之功，适用于肺肾阴虚之喘嗽。

参考文献

[1] 师晓华．六味地黄汤治疗1期高血压103例[J]．甘肃中医，2008，21(3)：26.

[2] 陈国庆，赖文妍，陈康，等．六味地黄丸协同卡托普利治疗老年原发性高血压的临床研究[J]．海南医学院学报，2008，14(4)：357-358，360.

[3] 张育彬．六味地黄丸对原发性高血压患者β2-微球蛋白的影响[J]．甘肃中医，2007，20(9)：54-55.

[4] 段敏．六味地黄汤加味治疗心功能不全后期的高凝状态[J]．内蒙古医学杂志，2008，40(3)：369-370.

[5] 傅理均，梁伟霞．加味六味地黄丸治疗慢性原发性血小板减少性紫癜30例[J]．浙江中医杂志，2008，43(11)：640.

[6] 葛香芹．六味地黄汤加味治疗慢性乙型肝炎50例疗效观察[J]．华夏医学，2007，20(6)：1229-1230.

[7] 惠铭先．丽珠肠乐联用六味地黄丸治疗老年功能性便秘56例疗效观察[J]．河南职工医学院学报，2008，20(2)：168-169.

[8] 姜廷良．六味地黄汤防治肿瘤的实验研究[J]．中医杂志，1983，(6)：71.

[9] 林宝福．六味地黄汤加减治疗Ⅳ期胃癌35例[J]．浙江中医学院学报，1993，17(6)：13.

[10] 王文海，周荣耀，吴丽英，等．六味地黄合四君子汤对原发性肝癌介入术后患者细胞免疫功能的调节作用[J]．辽宁中医杂志，2006，33(10)：1225-1227.

[11] 代点云．六味地黄丸加减治疗2型糖尿病临床研究[J]．医药论坛杂志，2008，29(18)：85-86.

[12] 王玺坤．六味地黄汤加减治疗中老年男性部分雄激素缺乏综合征的临床对照研究[J]．新中医，2008，40(6)：43-44.

[13] 刘云云．六味地黄汤治疗慢性肾小球肾炎60例[J]．实用中医内科杂志，2008，22(4)：43-44.

[14] 翟炜，陈泽奇．加味六味地黄汤结合三联疗法治疗慢性肾小球肾炎47例临床观察[J]．中医药导报，2008，14(5)：40-41.

[15] 张甲龄，魏幼宁．六味地黄汤重用山萸肉治疗慢性肾功能衰竭12例[J]．实用中医内科杂志，1993，7(3)：142.

[16] 李爱军，刘延杰，任朋顺．六味地黄汤加减治疗慢性肾衰竭尿毒症临床观察[J]．河北中医，2008，30(5)：478-479.

[17] 孙琳，陈旭峰．六味地黄口服液减轻化疗毒副反应的临床分析[J]．浙江中医学院学报，1992，16(1)：29.

[18] 魏素芳．加味六味地黄汤治疗乳腺增生病90例[J]．广西中医药，2008，31(4)：39.

[19] 杨晋原．六味地黄汤加减治疗更年期综合征46例[J]．山西中医，2007，23(4)：27.

[20] 彭姝峰．加味六味地黄汤治疗绝经后骨质疏松症的研究[J]．现代中西医结合杂志，2007，16(31)：4592-4593.

[21] 王春霞，李永伟．六味地黄汤加减治疗免疫性不孕症153例疗效观察[J]．新中医，2008，40(2)：24-25.

[22] 匡凤明．六味地黄丸加味治疗小儿汗证50例疗效观察[J]．云南中医中药杂志，2008，29(3)：19-20.

[23] 钱嘉颖．中医药治疗男性不育症[J]．陕西中医，1983，4(1)：13.

[24] 李文甫，殷东风．六味地黄汤加味治疗慢性前列腺炎30例[J]．实用中医内科杂志，1988，2(1)：53.

[25] 王家骥．六味地黄汤加减治疗慢性前列腺炎[J]．中医杂志，1981，(12)：941.

[26] 崔尚志．六味地黄丸治疗慢性喉喑30例临床疗效观察[J]．黑龙江中医药，1988，(4)：6.

[27] 童丽平，冯健．六味地黄口服液治疗复发性口疮[J]. 临床医学，2008，28(7)：87-88.

[28] 周文标，王晓凤．加减六味地黄汤治疗妇女更年期灼口综合征 98 例[J]. 光明中医，2008，23(9)：1316.

[29] 高振．六味地黄丸配合牙周基础治疗对肾气虚损型牙周炎临床疗效分析[J]. 时珍国医国药，2008，19(5)：1218-1219.

[30] 郑芳，张向阳．六味地黄丸加味治疗干眼 152 例临床观察[J]. 中国医药指南，2008，6(24)：263-264.

[31] 余土根，王莉．六味地黄丸、逍遥丸治疗黄褐斑 167 例疗效观察[J]. 浙江中医学院学报，1992，16(3)：20.

[32] 林似兰，赵陆华，严永清．六味地黄汤中抗癌元素的研究[J]. 中国中药杂志，1991，16(1)：31.

[33] 王喜军，张宁，孙晖，等．六味地黄丸血中移行成分对氢化可的松致大鼠肾虚动物模型的保护作用[J]. 中国实验方剂学杂志，2008，14(2)：33-37.

[34] 戴德哉，荣沛，安鲁凡，等．六味地黄煎剂对心、肾、脑缺血的实验治疗[J]. 中国药科大学学报，1990，21(5)：276.

[35] 安鲁凡，戴德哉．六味地黄汤实验治疗离体心脏低灌-再灌注心律失常及心肌病诱发心律失常[J]. 中药药理与临床，1995，(3)：1.

[36] 王秋娟，后德辉，慕海鹰，等．六味地黄煎剂对高血脂、耐缺氧及麻醉动物血压的影响[J]. 中国药科大学学报，1989，20(6)：354.

[37] 叶宏军，卞慧敏，张启春，等．六味地黄汤对阴虚血瘀证模型大鼠血液流变性的影响[J]. 中国血液流变学杂志，2008，18(1)：14-16.

[38] 刘保林，朱丹妮，严永清．六味地黄汤对实验动物血糖水平的影响[J]. 南京中医学院学报，1993，(4)：32.

[39] 刘保林，温文清，朱丹妮，等．六味地黄汤及其组方对小鼠血糖和肝糖元的影响[J]. 中国中药杂志，1991，16(7)：437.

[40] 钱毅，薛耀明，李佳，等．六味地黄丸对 OLETF 鼠胰岛素抵抗的影响[J]. 广东医学，2008，29(3)：371-373.

[41] 金智生，杨世勤，潘宇清，等．六味地黄丸对实验性糖尿病大鼠胰岛素敏感性影响[J]. 甘肃中医学院学报，2008，25(1)：9-12.

[42] 杨琳，冯莉，卢斌，等．双(α-呋喃甲酸)氧钒与六味地黄丸联合应用对糖尿病大鼠减毒增效作用的实验观察[J]. 天津中医药大学学报，2008，27(2)：78-90.

[43] 谭俊珍，李庆雯，范英昌，等．六味地黄丸对糖尿病大鼠血糖和血脂的影响[J]. 天津中医药大学学报，2007，26(4)：196-198.

[44] 横田正实．六味地黄丸对丝裂霉素(MMC)的制癌作用增强效果[J]. 国外医学中医中药分册，1990，12(6)：366.

[45] 赵良辅，严述常，张玉顺，等．六味地黄汤对诱变和自发肿瘤的抑制作用[J]. 中西医结合杂志，1990，10(7)：433.

[46] 杜标炎，张爱娟，谭宇蕙，等．自杀基因系统联合六味地黄丸对肝癌细胞杀伤的协同作用[J]. 广州中医药大学学报，2008，25(4)：319-324.

[47] 刘叔仪，庞玉滨，赵玉亮，等．六味地黄汤及金匮肾气汤对小鼠免疫功能的影响[J]. 中西医结合杂志，1990，10(12)：720.

[48] 李顺成．六味地黄汤及杞菊地黄汤对老年小鼠免疫衰老的调整作用[J]. 中成药研究，1990，12(10)：28.

[49] 钱瑞琴，前田利男，李顺成．六味地黄汤、八味地黄汤调整小鼠腹腔巨噬细胞活性自由基的机理研究[J]. 中药药理与临床，1993，9(5)：4.

[50] 高冬,郑良朴,林久茂,等. 六味地黄丸对老年小鼠造血干细胞影响的实验研究[J]. 中药材,2008,31(2):251-254.

[51] 谢卓丘,朱晓春,刘国卿. 六味地黄煎剂对小鼠实验性肝损伤的保护作用[J]. 中国药科大学学报,1989,20(6):351.

[52] 阚天秀. 六味地黄汤加味对实验性耳中毒的防护作用[J]. 中成药研究,1990,12(9):26.

[53] 庄剑青,张美莉,曾兆麟,等. 六味地黄汤加味预防豚鼠庆大霉素内耳毒性的研究[J]. 中国中药杂志,1992,17(8):496.

[54] 张宏博,刘维,房丹,等. 六味地黄丸拮抗雷公藤对雌鼠生殖系统影响的实验研究[J]. 辽宁中医杂志,2007,34(9):1325-1326.

[55] 魏玉辉,秦红岩,段好刚,等. 六味地黄丸对大鼠肝微粒体代谢酶 P_{450} 活性的影响[J]. 中国医院药学杂志,2008,28(19):1665-1668.

[56] 刘萍,丁玉琴,王爱梅,等. 六味地黄汤对 D-半乳糖致衰老小鼠运动能力的影响[J]. 中国医药导报,2008,5(11):16-18.

[57] 王德秀,胡旭光,臧建伟,等. 六味地黄汤生物制剂对肾阴虚小鼠 HPA 轴的调节作用研究[J]. 陕西中医,2008,29(3):374-375.

[58] 李小艳,刘涛. 六味地黄丸对去卵巢雌性大鼠吗啡耐受性的影响[J]. 同济大学学报(医学版),2008,29(2):24-27.

[59] 蔡光先,刘柏炎,陈奕安. 六味地黄汤对宫内发育迟缓胎鼠脑发育的影响[J]. 中华中医药杂志,2007,22(9):642-644.

[60] 尹永诜,李恩,赵玉庸,等. 滋阴补肾药对鸡佝偻病钙磷代谢的影响[J]. 中西医结合杂志,1987,7(7):423.

[61] 蔡家骏,张连春. 六味地黄汤对实验性肾虚动物牙周组织的影响[J]. 中西医结合杂志,1990,10(5):295.

[62] 赵树仪,周连发,祝君梅,等. 六味地黄冲剂与六味地黄丸药理作用比较[J]. 中草药,1991,22(4):165-167.

[63] 朱秀英,何树庄,徐凯建,等. 六味地黄冲剂与六味地黄汤、丸剂对肾阴虚病人血液中部分指标及临床疗效的对比研究[J]. 中药药理与临床,1995,(3):44.

左 归 丸

(《景岳全书》卷 51)

【组成】大怀熟地八两(240g) 山药炒四两(120g) 枸杞四两(120g) 山茱萸肉四两(120g) 川牛膝酒洗,蒸熟三两(120g) 菟丝子制四两(120g) 鹿胶敲碎,炒珠四两(120g) 龟胶切碎,炒珠四两(120g)

【用法】上先将熟地蒸烂杵膏,炼蜜为丸,如梧桐子大。每服百余丸,食前用滚汤或淡盐汤送下。亦可水煎服,用量按原方比例酌减。

【功用】滋阴补肾,填精益髓。

【主治】真阴不足证。腰酸腿软,头晕眼花,耳聋失眠,遗精滑泄,自汗盗汗,口燥舌干,舌红少苔,脉细。

【病机分析】肾藏精,主骨生髓充脑。若肾阴亏损,精髓不充,封藏失职,则头目眩晕,腰酸腿软,遗精滑泄;阴虚阳失所制,清窍失濡,故自汗盗汗,口燥舌干,并见舌红少苔,脉细等阴虚之征。

【配伍意义】本方治证乃真阴不足,精髓亏损而致,治宜滋补肾阴,益髓填精为法。方中熟地甘温，为滋补肾阴之要药。张氏称其“能补五脏之真阴，……诸经之阴血虚者，非熟地不可，……阴虚而神散者，非熟地之守不足以聚之；阴虚而火升者，非熟地之重不足以降之；阴虚而躁动者，非熟地之静不足以镇之；阴虚而刚急者，非熟地之甘不足以缓之”（《景岳全书·本草正》卷上），故重用以为君药。山茱萸养肝滋肾，涩精敛汗；山药补脾益阴，滋肾固精；枸杞子补肾益精，养肝明目；再加龟鹿二胶血肉有情之品，峻补精髓。其中龟胶甘咸而寒，善补肝肾之阴，又能潜阳；鹿胶甘咸微温，益精补血之中又能温补肾阳，与诸滋补肾阴之品相伍又有“阳中求阴”之效，炒珠服用以缓其滋腻碍胃之弊。以上俱为臣药。佐以菟丝子平补肾之阴阳，固肾涩精，更助诸药补肾固精之功；川牛膝益肝肾，强腰膝，健筋骨，但其性走泄，故封藏失职而遗精滑泄者宜改用怀牛膝，两药用为佐药。诸药配伍，益肾滋阴，填精补髓之力颇著，为峻补真阴，纯甘壮水的代表方剂。

《难经·三十六难》云：“肾两者，非皆肾也。其左者为肾，右者为命门。”本方有“壮水之主，以培左肾之元阴”（《景岳全书》卷 51）之功，故以“左归”名之。

【类方比较】本方与六味地黄丸中均有熟地、山茱萸、山药，属滋阴补肾之剂。但六味地黄丸中还配伍泽泻、丹皮、茯苓，寓泻于补，故补力平和，适用于肾阴虚不著且兼内热之证；左归丸中则配伍了枸杞子、龟胶、鹿胶、菟丝子、川牛膝等药，纯补无泻，故补力较峻，意在“育阴以涵阳，不是壮水以制火”（《王旭高医书六种·医方证治汇编歌诀》），适用于真阴不足，精髓亏损之证。

【临床运用】

1. 证治要点　本方是治疗真阴不足证的常用方。临床以头目眩晕，腰酸腿软，舌红少苔，脉细为使用要点。

2. 加减法　滑精者，去川牛膝；无火象者，去龟胶；真阴不足，虚火上炎者，去枸杞子、鹿胶，加女贞子、麦门冬以养阴清热；火烁肺金，干咳少痰者，加百合以润肺止咳；夜热骨蒸者，加地骨皮以清虚热，退骨蒸；小便不利者，加茯苓以利水渗湿；大便燥结者，去菟丝子，加肉苁蓉以润肠通便；气虚者，加人参以补气。

3. 本方现代常用于治疗多种老年病（老年性慢性支气管炎、慢性肾炎、高血压病、老年性痴呆等）、腰肌劳损、不孕症等辨证属真阴亏损者。

【使用注意】本方组成药物以阴柔滋润为主，久服常服，每易滞脾碍胃，故脾虚泄泻者慎用。

【源流发展】本方由明代温补名家张介宾所制，为治疗真阴不足证候的代表方剂。张氏在学术上倡“阳非有余，阴常不足”之说，认为真阴本无有余，其病多为不足，故在治疗真阴之病时力主培补，对以往人们习用的六味丸及八味丸颇有微词：“真阴既虚，则不宜再泄，二方俱用茯苓、泽泻，渗利太过，即仲景《金匮》，亦为利水而设。虽曰于大补之中，如此何害？然未免减去补力，而奏功为难矣”（《类经附翼·真阴论》）。因而于钱乙六味地黄丸中减去“三泻”之药，再加龟鹿二胶等滋阴补肾之品而成左归丸，使平补肾阴之方变为峻补真阴之剂，创滋补肾阴的又一大法，并且深有体会地说：“余及中年，方悟补阴之理，因推广其义而制左归丸、饮，但用六味之义，而不用六味之方，活人应手之效，不能尽述”（录自《顾松园医镜》卷11）。《何氏虚劳心传》对本方补肾之功亦赞誉有加，同时对六味地黄丸以“三补”与“三泻”合法提出异议，认为治疗真阴亏损之证，即使“纯补犹嫌不足，若加苓、泽渗利，未免减去补力”，而本方于“群队补阴药中更加龟、鹿二胶，取其为血气之属，补之效捷耳”。张氏还特别重视肾中阴阳相互依存与滋生的关系，认为阴不能没有阳，无气便不能生形，创造性地提出了治疗真阴之病时应在补阴药中配伍补阳之品，他说："善补阴者，必于阳中求阴，则阴得阳升而源泉不竭"(《类经》卷 14)。张氏的理论极大地丰富了中医补法的内容，时至今日，左归丸所体现的纯甘壮水之法已成为临床治疗真阴亏损之证的范例，其"阳中求阴"的配伍方法对于后世滋补肾阴方剂的运用更是产生了极为深远的影响，张氏亦由此而被誉为阴阳两补之巨匠。

【疑难阐释】关于张介宾等对六味地黄丸评价的认识　由上可知，张氏等医家认为六味地黄丸中因为配伍了渗利之品而补力不足，治疗肾阴不足之证难奏捷效。此说主要反映了张氏在学术上重视真阴、强调真阴之病多为不足的观点。客观地说，六味地黄丸的配伍由于补中寓泻，的确补力不及左归丸、饮，但却因其补而不腻而使之成为平补肾阴的良方；左归丸尽管大补真阴，力峻效宏，但另一方面却又失之滋腻碍脾。可见二法各有所宜：六味地黄丸适宜于肾阴亏虚之轻证，或兼有内热者，久服无明显不良反应；左归丸则宜于真阴大虚者，久服滋腻碍胃之弊较显。

【方论选录】

1. 徐大椿："肾脏虚衰，真水不足，故见虚烦虚躁血气痿弱之证。熟地补阴滋肾，萸肉秘气涩精，枸杞填精补髓，山药补脾益阴，菟丝补肾脏以强阴，龟胶强肾水以退热，牛膝引药下行兼利二便也。然甘平之剂，不得阳生之力，而真阴之枯槁者，何以遽能充足乎？故少佐鹿胶以壮肾命精血，则真阴无不沛然矣，何虚躁虚烦之足患哉？其所去所加恰当。"(《医略六书·杂病证治》卷 18)

2. 徐镛："左归宗钱仲阳六味丸，减去丹皮者，以丹皮过于动汗，阴虚必多自汗、盗汗也；减去茯苓、泽泻者，意在峻补，不宜于淡渗也。方用熟地之补肾为君；山药之补脾，山茱之补肝为臣；配以枸杞补精，川膝补血，菟丝补肾中之气，鹿胶、龟胶补督任之元。虽曰左归，其实三阴并补，水火交济之方也。"(《医学举要》卷 5)

3. 顾松园："此方壮水之主，以培左肾之元阴。凡精气大损，年力俱衰，真阴内乏，不能滋溉荣卫，渐至衰羸，即从纯补犹嫌不足，若加苓、泽渗利，未免减去补力，奏功为难，故群队补阴药中，更加龟、鹿二胶，取其为血气之属，补之效捷耳。景岳云：余及中年，方悟补阴之理，因推广其义而制左归丸、饮，但用六味之义，而不用六味之方，活人应手之效，不能尽述。凡五液皆主肾，故凡属阴分之药，亦无不皆能走肾，有谓必须引导者，皆属不明耳。"(《顾松园医镜》卷 11)

【评议】注家对于本方的配伍意义有不少精辟的论述，如徐大椿关于"甘平之剂，不得阳生之力，而真阴之枯槁者，何以遽能充足乎？故少佐鹿胶以壮肾命精血，则真阴无不沛然矣"，指出了方中配伍鹿角胶"阳中求阴"的重要性。徐镛认为本方"虽曰左归，其实三阴并补，水火交济之方也"，见解独特，补前贤之未备；顾氏引张氏之论，说明本方与六味地黄丸功效的异同，亦足资后学揣摩。

【验案举例】

1. 疟疾　《扫叶庄医案》：脉左数搏，是先天真阴难充，则生内热，疟热再伤其阴，与滋养甘药填阴。左归丸去杞子、牛膝，加天冬、女贞。

2. 腰肌劳损　《江苏中医杂志》(1982，1：35)：某男，42 岁。患腰肌劳损，腰痛已两载，经用封闭、推拿、针灸等治疗效果不显，患者腰脊酸痛，并伴见头晕、失眠、咽干、遗精等证，诊脉弦细，两尺尤弱，苔薄中裂，舌质较红，良由肾水不足，精髓内亏，治宜育阴补肾为主，拟予左归丸加味：鹿角片 12g，熟地黄 12g，炙龟甲 12g，杞子 12g，净萸肉 12g，菟丝子 12g，淮山药

12g，怀牛膝 9g，川石斛 9g，川杜仲 9g，桑寄生 9g。服药 13 剂，腰痛大减，睡眠转佳，眩晕、咽干等症相继消失。后以青娥丸调治善后。

按语：案 1 疟疾，由素体真阴亏损，阴不制阳，复因疟热再耗其阴，遂成真阴不足，阴虚内热之证，治以滋补真阴，兼清虚热为法，故予左归丸去养肝明目，强壮筋骨之杞子、牛膝，加药性寒凉滋阴退热之天冬、女贞子。"腰为肾之府"，故案 2 腰痛日久，且伴头晕失眠，咽干遗精等从育阴补肾进治，方用左归丸加杜仲、桑寄生、石斛等以补肾强腰，益胃生津，药进十余剂，经年之疾几愈，再予青娥丸补肾强筋以善后。

【临床报道】

1. 考试综合征　治疗组 57 例考试综合征患者用左归丸治疗。服法：左归丸 9g，每日早晚各 1 次，口服。15 天为 1 个疗程，连续治疗 3 个疗程。对照组 26 例用安定片 5mg，每晚口服，连用 15 天。治疗结果，治疗组治愈 28 例，好转 26 例，未愈 3 例，总有效率 94.7%，对照组治愈 9 例，好转 11 例，未愈 6 例，总有效率为 76.9%，治疗组疗效明显优于对照组（$P<0.05$）[1]。

2. 功能失调性子宫出血　以左归丸加减加减治疗功能失调性子宫出血 80 例，基本方：熟地黄、党参、淮山药、枸杞子、女贞子各 15g，山茱萸 12g，旱莲草 10g，菟丝子、怀牛膝各 8g。月经先期者减菟丝子、牛膝，加茜草、仙鹤草；月经后期者加桃仁、红花；经量多色暗红而有血块加益母草、炒蒲黄、三七粉（冲服）；小腹痛加延胡索；腰酸痛加金樱子、川断、补骨脂；全身寒冷加肉桂、熟附子；纳差者加白豆蔻、焦三仙；兼湿热者加黄柏、龙胆草；兼虚热者加知母、青蒿；久漏不止加何首乌、乌贼骨、茜草炭；小腹空坠者加升麻、柴胡。疗程 3 个月。治疗结果，痊愈 25 例，显效 40 例，好转 10 例，无效 5 例，总有效率 93.75%[2]。

3. 更年期综合征　应用加味左归丸治疗本病 160 例，基本方：熟地 24g，山萸肉、山药、柴胡各 12g，枸杞子 15g，菟丝子、鹿胶、龟胶、牛膝、圆肉、当归各 10g，柏子仁 20g，砂仁 6g。10 天为 1 疗程，结果痊愈：146 例，好转 14 例，总有效率 100%[3]。

4. 精子异常　从宏观辨证分型，从微观辨别精液的质与量，选用左归丸加味治疗精子异常 43 例，与单纯运用西药治疗的对照组 40 例做对比观察。结果治疗组痊愈 35 例，总有效率 95.35%；对照组痊愈 8 例，总有效率 45.00%。治疗组对患者的精液量，精子数量，精子活动度有明显改善作用，效果明显优于对照组[4]。

【实验研究】

1. 防治骨质疏松症　以卵巢切除所致的骨质疏松大鼠为模型，采用骨组织形态计量学方法测定胫骨骨小梁体积百分比（TBV%）、骨小梁吸收表面百分比（TRS%）和骨小梁形成表面百分比（TFS%），采用放射免疫分析法测定外周血清中雌二醇（E_2）、骨钙素（BGP）和降钙素（CT）的含量。结果：左归丸能使胫骨 TBV%显著增高，使 TRS%和 TFS%显著降低。大鼠切除卵巢后，在 E_2 含量大幅度降低的同时，BGP 含量明显增加，CT 含量明显降低。左归丸对 E_2 含量无显著影响，但能使 CT 含量增加，使 BGP 含量降低[5]。

2. 对骨髓源成体干细胞多向分化的影响　以贴壁筛选法分离骨髓源成体干细胞（adult stem cells，ASC），观察骨髓源 ASC 在体外扩增及多向分化潜能。结果左归丸Ⅰ号（全方）和左归丸Ⅱ号（全方减去龟鹿二胶）均能诱导骨髓源 ASC 向成骨细胞、软骨细胞、神经元细胞和神经胶质细胞方向分化。发现在诱导骨髓源 ASC 向神经元样细胞及神经胶质样细胞方向分化方面，左归丸Ⅰ号明显地优于左归丸Ⅱ号；但左归丸Ⅱ号诱导骨髓源 ASC 向成骨样细胞及软骨样细胞方向分化的作用又显著优于左归丸Ⅰ号[6]。

3. 对阴虚阳亢小鼠 Th1/Th2 类细胞因子漂移现象的干预 用中药左归丸对阴虚阳亢小鼠模型的建立进行干预(生理盐水做对照),RT-PCR 法分别检测小鼠脾脏单个核细胞 Th1 类细胞因子(IFN-γ、IL-2)、Th2 类细胞因子(IL-4、IL-10)的表达及中药左归丸的逆转作用。结果正常小鼠可以同时 IFN-γ、IL-2、IL-4、IL-10,处于 Th1/Th2 平衡状态;模型小鼠在表现明显的阴虚阳亢体征的同时,其 Th1/Th2 两类细胞因子 mRNA 的表达显著降低($P<0.01$),但 IFN-γ/IL-10 的比值明显升高($P<0.01$),Th1 类细胞因子处于相对优势状态,中药左归丸可显著提高 IL-10 的转录水平,使 IFN-γ/IL-10 比值回落($P<0.05$)。提示中医阴虚阳亢小鼠处于 Th1 相对优势状态,中药左归丸可重建 Th1/Th2 的平衡状态[7]。

【附方】左归饮(《景岳全书》卷 51) 熟地二三钱或加至一二两(9～30g) 山药二钱(6g) 枸杞二钱(6g) 炙甘草一钱(3g) 茯苓一钱半(4.5g) 山茱萸一二钱(3～6g)畏酸者少用之 以水二钟,煎至七分,空腹服。功用:补益肾阴。主治:真阴不足证。腰酸遗泄,盗汗,口燥咽干,口渴欲饮,舌尖红,脉细数。

本方乃六味地黄丸去泽泻、丹皮,加枸杞子、甘草而成。枸杞子为补肝肾明目之要药,本方加枸杞而减去二味"泻药",仍有三阴并补之功,且补力更强;因"三泻"之中仅保留茯苓,又加补脾和中的炙甘草,故尔补脾助运之效有加。诸药配伍,共奏滋补肾阴之功。

左归饮与左归丸均为纯补之剂,同治肾阴不足证。然左归饮皆以纯甘壮水之品滋阴填精,补力较缓,故用饮以取其急治,适宜于肾阴不足较轻之证;左归丸则在滋阴之中又配以血肉有情之味及助阳之品,补力较峻,常用于肾阴亏损较重者,意在以丸剂缓图之。

参考文献

[1] 缪锋. 左归丸治疗考试综合征 83 例[J]. 浙江中西医结合杂志,2004,14(2):90.

[2] 郭俊玲. 左归丸加减治疗功能失调性子宫出血 80 例[J]. 陕西中医,2006,27(10):1269-1270.

[3] 王淑云,刘玉蕾. 加味左归丸治疗更年期综合征 160 例[J]. 陕西中医,2007,28(9):1178-1179.

[4] 辜大为. 辨证运用左归丸加味治疗精子异常 43 例临床观察[J]. 中医药导报,2005,11(7):30-31.

[5] 鞠大宏,吴萍,贾红伟,等. 左归丸对卵巢切除所致骨质疏松大鼠骨钙素和降钙素含量的影响[J]. 中国中医药信息杂志,2003,10(1):16-17.

[6] 黄勇,黄秀深,樊效鸿,等. "左归丸"诱导大鼠骨髓源成体干细胞多向分化的实验研究[J]. 成都中医药大学学报,2008,31(3):40-42.

[7] 姚成芳,王丽,蔡生业,等. 阴虚阳亢小鼠 Th1/Th2 类细胞因子的漂移现象及中药左归丸的干预研究[J]. 山东大学学报(医学版),2004,42(3):349-352.

大补阴丸(大补丸)

(《丹溪心法》卷 3)

【异名】补阴丸(《本草纲目》卷 45)

【组成】黄柏炒褐色 知母酒浸,炒各四两(120g) 熟地黄酒蒸 龟甲酥炙各六两(180g)

【用法】上为末,猪脊髓、蜜为丸。每服 70 丸,空心盐白汤送下。

【功用】滋阴降火。

【主治】阴虚火旺证。骨蒸潮热,盗汗遗精,咳嗽咯血,心烦易怒,足膝疼热,舌红少苔,尺脉数而有力。

【病机分析】肾居下焦,内寄相火,一旦阴精亏损,阴不制阳,则相火妄动,阴阳失衡,水火失济,遂成阴虚火旺之证,而见骨蒸潮热,盗汗遗精,足膝疼热,舌红少苔,尺脉数而有力等。肾阴为一身阴液之根本，肾阴亏虚，往往累及他脏，若母病及子，损及肝阴，肝阳偏亢，疏泄失职，则患者心烦意乱，急躁易怒；若肾水不能上滋肺金，加之虚火灼肺，损伤肺络，可见咳嗽咯血。是证阴虚为本，火旺为标，且阴愈虚而火愈炽，火愈炽而阴愈损，两者互为因果。

【配伍意义】对此阴虚火旺之证，由于水亏火炎，火灼阴伤，若仅滋阴而不降火，则虚火难清；若只降火而不滋阴，即使火势暂息，犹恐复萌，故当滋阴与降火并行。方中熟地甘温，大补真阴，益髓填精；龟甲咸寒，为血肉有情之品，擅补精血，又属介类，有潜阳之功，本方重用两药，意在大补真阴，壮水制火以培其本，共为君药。黄柏苦寒，善清肾火；知母苦甘而寒，为滋肾水，润肺阴，降虚火之要药，张秉成说："火有余则少火化为壮火，壮火食气，若仅以滋水配阳之法，何足以导其猖厥之势，故必须黄柏、知母之苦寒入肾，能直清下焦之火者，以折服之"(《成方便读》卷1)，故两药相须为用，泻火保阴以治其标，并能助君药滋润之功，用为臣药。再以猪脊髓、蜂蜜为丸，取其血肉甘润之质，一则助君药滋补精髓；一则制约黄柏的苦燥，俱为佐使。诸药合用，使水充而亢阳有制，火降而阴液渐复，标本兼顾，相辅相成，共收滋阴填精，清降虚火之功。

本方配伍特点为：滋阴药与清热降火药相配，标本同治。且重用滋阴之熟地与龟甲，两药剂量与黄柏、知母的比例为三比二，因而本方是以滋阴培本为主，清热降火为次，即如朱震亨所云："阴常不足，阳常有余，宜常养其阴，阴与阳齐，则水能制火，斯无病矣"(录自《医宗金鉴》卷27)。

本方重用滋阴药物，且配入血肉有情之品，滋阴之力较著，故以"大补阴丸"名之。

【类方比较】大补阴丸与六味地黄丸均能滋阴降火，但后者三阴并补而重在补肾阴，清热之力不足，常用于肾阴虚而内热不著之证；前者大补真阴，且滋阴与降火之效均较前者为胜，故对阴虚而火旺甚者，选用该方为宜。正如《医宗金鉴》卷27所说："是方能骤补真阴，承制相火，较之六味功效尤捷"。

本方与知柏地黄丸均用滋补肝肾的熟地为君药，同时伍以擅清下焦相火的知母、黄柏，因而均具滋阴降火之功，用于治疗阴虚火旺证。然本方以龟甲、猪脊髓等血肉有情之品与熟地相配，峻补真阴，益髓填精力强，但较为滋腻，易于碍胃；而知柏地黄丸中以山茱萸、山药与熟地相伍，滋阴之力稍逊，但三阴并补，补性平和，且因有丹皮、泽泻、茯苓等药，故清热利湿泄浊之功较胜。两方各有所长，临证之时可酌情选用。

【临床运用】

1. 证治要点　本方为滋阴降火的常用方。临床以骨蒸潮热，舌红少苔，尺脉数而有力为使用要点。

2. 加减法　阴虚较重者，加天门冬、麦门冬以润燥养阴；阴虚盗汗者，加地骨皮以退热除蒸；咯血、吐血者，加仙鹤草、旱莲草、白茅根以凉血止血；遗精者，加金樱子、芡实、桑螵蛸、潼蒺藜以固精止遗。

3. 本方现代常用于治疗肺结核、肾结核、甲状腺机能亢进、糖尿病等辨证属肾阴虚火旺之证。

【使用注意】脾胃虚弱，食少便溏，以及火热属于实证者不宜使用。

【源流发展】本方作者朱震亨为刘完素的再传弟子，他受完素火热论的启示，并结合自己的实践经验，提出了"阳有余而阴不足"的著名论点。朱氏认为人体肾所藏的阴精难成易亏，而肝肾之相火又易于妄动，相火妄动则阴精益伤，因而在治疗上应当重视抑制相火，保护阴精，据此而创制了以本方为代表的许多滋阴降火之剂。本方原名"大补丸"，《医学正传》卷

3据其重在滋阴保精而更名为“大补阴丸”，并沿用至今。丹溪此法对于后世滋阴降火法的运用影响极大，大凡治疗肾阴虚火旺之证，无不师从本方配伍：滋阴每以熟地之类，泻火必用知、柏之属。故陈念祖称本方为“治阴虚发热之恒法也。……较之六味地黄丸之力更优。李士材、薛立斋、张景岳辈以苦寒而置之，犹未参透造化阴阳之妙也”（《时方歌括》卷上）。由于本方较为滋腻，清代《医宗金鉴》卷27取其中知母、黄柏与六味地黄丸相合而成知柏地黄丸，如此既有清泻相火之功，又减滋腻碍胃之弊，真可谓善用古方，曲尽其妙，较之大补阴丸更受后世医家青睐，成为治疗肾阴虚火旺证候最为常用的方剂。

【疑难阐释】关于本方主治证候之病位　本方是为阴虚火旺证而设，然斯证属“肾阴虚”抑或“肝肾阴虚”古今所述各异。古代文献所载本方之治多云“肾阴虚火旺”，如《明医指掌》卷6以本方治疗“肾虚腰痛”，《医方集解·补养之剂》治“水亏火炎，耳鸣耳聋，咳逆虚热”，《罗氏会约医镜》卷12治“肾水亏败，小便淋浊如膏，阴火上炎”，张秉成更是明确指出，本方乃“治肾水亏极，相火独旺，而为梦遗、骨蒸、痨瘵等证。夫相火之有余，皆由肾水之不足”（《成方便读》卷1），而在《丹溪心法》卷3中亦早已明言以本方“降阴火，补肾水”，所以大补阴丸本为补肾阴降虚火之方当无疑义。但今之著述（包括各版教材）大都云本方主治“肝肾阴虚，相火妄动”之证。由于肾阴对于其他脏腑的阴液具有滋养作用，而有“五脏之阴液非此不能滋”之说，肾阴虚损亦往往累及他脏，如本证即可见到在一派肾阴虚弱的证候中兼有肝火旺和肺阴虚的征象，但究其病本，实乃肾阴亏虚，相火妄动，本方立法选药亦重在补肾阴和清相火。所以从大补阴丸的立方本旨及表述的严谨、准确而言，其主治证当以“肾阴虚火旺”概之为宜。

【方论选录】

1. 汪昂：“此足少阴药也。四者皆滋阴补肾之药，补水即所以降火，所谓壮水之主，以制阳光是也。加脊髓者，取其能通肾命，以骨入骨，以髓补髓也。”（《医方集解·补养之剂》）

2. 王子接：“丹溪补阴立法，义专重于黄柏，主治肾虚劳热，水亏火炎，以之治虚火呃逆，亦为至当。第肝肾之气，在下相凌，左肾属水，不能自逆，而右肾为相火所寓，相火炎上，夹其冲气，乃能逆上为呃。主之以黄柏，从其性以折右肾之相火，知母滋肾水之化源，熟地固肾中之元气，龟甲潜通奇脉，伏藏冲任之气，使水不妄动。治虚呃用参术汤下之者，人之阴气，依胃为养，胃土损伤，则相火直冲清道而上，此土败于相火之贼，当崇土以制龙雷之火也。”（《绛雪园古方选注》卷中）

3. 吴谦，等：“是方能骤补真阴，承制相火，较之六味功效尤捷。盖因此时以六味补水，水不能遽生，以生脉保肺，金不免犹燥，惟急以黄柏之苦以坚肾，则能制龙家之火，继以知母之清以凉肺，则能全破伤之金。若不顾其本，则病去犹恐复来，故又以熟地、龟甲大补其阴，是谓培其本，清其源矣。”（《医宗金鉴·删补名医方论》卷2）

4. 陈念祖：“知、柏寒能除热，苦能降火，苦者必燥，故用猪脊髓以润之，熟地以滋之，此治阴虚发热之恒法也。然除热只用凉药，犹非探源之治。方中以龟甲为主，是介以潜阳法。丹溪此方，较之六味地黄丸之力更优。李士材、薛立斋、张景岳辈以苦寒而置之，犹未参透造化阴阳之妙也。”（《时方歌括》卷上）

5. 唐宗海：“苦寒之品，能大伐生气，亦能大培生气，盖阴虚火旺者，非此不足以泻火滋阴。夫人之生气，根于肾中，此气全赖水阴含之，若水阴不足，则阳气亢烈，烦逆痿热。方用知、柏折其亢，龟甲潜其阳，熟地滋其阴，阴足阳秘，而生气不泄矣。”（《血证论》卷7）

6. 张秉成：“治肾水亏极，相火独旺，而为梦遗、骨蒸、痨瘵等证。夫相火之有余，皆由肾水之不足，故以熟地大滋肾水为君。然火有余则少火化为壮火，壮火食气，若仅以滋水配阳之法，何足以杀其猖獗之势，故必须黄柏、知母之苦寒入肾，能直清下焦之火者，以折服之。龟为北方之神，其性善藏，取其甘寒益肾，介类潜阳之意，则龙雷之火自能潜藏勿用。猪为水畜，用骨髓者，取其能通肾命，以有形之精髓而补之也。和蜜为丸者，欲其入下焦，缓以奏功也。”（《成方便读》卷1）

7. 冉雪峰：“如虚劳阴气渐竭，燥火燔灼，烦躁身热，汗出不止，阴愈伤而热愈炽，热愈炽而阴愈伤，病理生理，适得其反，不至津竭髓枯，以至于死亡不止。此际用六味等补水，水不能遽生；以生脉等保津，津不能终保。惟以此方，黄柏、知母大苦大寒，又益之以地黄之滋育，龟甲之镇降，以急平其火，急敛其火，急镇其火，急摄其火。去一分火热，即保一分阴液；留一分阴液，即保一分元气。此关不通，虚劳遇此等证，不可救药。本方妙在猪脊髓和炼蜜为丸，既合脏器疗法，又苦而回甘。”（《八法效方举隅》）

【评议】注家从各方面对本方进行了精辟的论述。王氏以“肾虚劳热，水亏火炎”八个字高度概括了本方的主治证候。吴氏等则以“是方能骤补真阴，承制相火，较之六味功效尤捷”点明了本方的作用特点。唐氏对治疗阴虚之证配用苦寒药物意义的阐述颇有见地：“苦寒之品，能大伐生气，亦能大培生气。盖阴虚火旺者，非此不足以泻火滋阴”。陈氏则对一些医家不谙本方苦寒药物配伍深意而将其置之不用提出批评。说明苦寒性燥之品固易伤阴，阴虚之证用之宜慎，然若火炎之甚者舍此则难以折其上炎之势。所以临证之时要在权衡利弊，合理取舍。

【验案举例】

1. 肺痨　《湖南中医学院学报》（1986，4：38）：某男，32岁。咳嗽年余，未及时治疗，缠绵至今，潮热、咳血始来就诊，经X线诊断为浸润型肺结核。证见：潮热，咳嗽，咳血，痰少血多，面色萎黄，两颧发赤，入夜心烦少寐，时复盗汗，遗精，形体瘦削，口燥咽干，溲黄便秘，舌红苔薄黄，六脉弦细而数。脉证互参，病属肺肾阴虚，相火妄动。咳嗽、咳血、潮热、盗汗四大主证齐见，肺痨已成，症非轻浅。法当滋肾润肺，养阴清热。拟大补阴丸加味治之：生地15g，黄柏8g，知母8g，龟甲15g，旱莲草15g，侧柏叶12g，浮麦15g，龙骨12g，牡蛎12g。服5剂后，咳血止，10剂后潮热亦退，最后以甘寒养阴，平补气血法调治半月，渐臻康复。

按语：肺肾阴虚，相火妄动，灼伤血络，故以擅长滋补肾阴，清降虚火的大补阴丸为主方。用时将熟地易为生地，再加旱莲草、侧柏叶以凉血止血，浮小麦敛阴止汗，龙骨、牡蛎固肾涩精，药证相合，奏功甚捷。

2. 阴汗　《山东中医杂志》（1992，6：54）：某男，49岁。阴部多汗2年余，夜间阴部汗出尤甚，阳强易举，腰膝酸软，五心烦热，手足心出汗，舌红，少苔，脉细略数。诊为阴汗病。证属阴虚火旺，遣方大补阴丸加味。处方：熟地24g，龟甲20g，白芍15g，知母9g，黄柏9g，玄参12g，地骨皮12g。服药12剂，阴汗减少，余症基本消失，上方加生牡蛎30g，继服10剂获愈。

按语：肾司二阴，肝脉绕阴器。肝肾阴伤，则相火旺，火邪内扰，阴津外泄，故有斯证。予以大补阴丸再加白芍、玄参、地骨皮，二诊又加入长于潜阳平肝的生牡蛎，则滋补肝肾之阴，清泄下焦相火之功益著。滋阴以制火，泻火以坚阴，相火清则汗可止。

【临床报道】

1. 老年认知功能障碍　在本病基础治疗的同时，加服大补阴丸。基础方：龟甲（先煎）12g，生地15g，知母、川柏各10g，杞子15g，菊花10g，枣仁、柏子仁各15g，天麦冬各10g，丹参 15g。心烦不安加川连、珍珠母；眩晕明显加天麻、白蒺藜；纳差减知母、黄柏各 6g，去天、麦冬，加砂仁；四肢麻木加丹参、三七。治疗 6 个月后，35 例中显效 13 例，有效 19 例，无效 3 例，总有效率 91.43%。疗效优于单纯基础治疗（$P<0.05$）[1]。

2. 更年期综合征　用大补阴丸治疗女性更年期综合征，每次 6g，每日 3 次。对照组：用更年安片，每次 6 片，每日 3 次。两组均 30 日为一疗程。治疗观察期间，不合并用其他药物，1 个疗程结束时判定疗效。治疗结果，治疗组 60 例，临床治愈 10 例，显效 29 例，有效 18 例，无效 3 例。总有效率 95%。对照组 30 例，临床治愈 2 例，显效 9 例，有效 14 例，无效 5 例，总有效率 83.3%。治疗组优于对照组（$P<0.05$）[2]。

3. 女童单纯性乳房早发育　给予大补阴丸口服治疗女童单纯性乳房早发育 43 例，每次 4g，3 次/天，对照组不做任何治疗。均以 1 个月为 1 个疗程，共治疗 3 个疗程。分别在治疗 1 个月，3 个月后观察乳房肿块消退情况。治疗 1 个月后，治疗组 43 例患儿，24 例乳房肿块完全消退，14 例明显缩小，5 例改变不明显，乳房肿块消退率为 88.37%；对照组 25 例中仅 3 例明显缩小，5 例较以前略增大，其余 17 例无明显改变，乳房肿块消退率为 12.0%，两组比较有显著性差异（$P<0.01$）。治疗 3 个月后，治疗组中 36 例乳房肿块完全消退，5 例明显缩小，2 例不明显，乳房肿块消退率 95.35%；对照组中仅 2 例乳房肿块完全消退，3 例明显缩小，5 例较前略有增大，其他 15 例无明显变化，乳房肿块消退率 20.0%，两组比较有显著性差异（$P<0.01$）[3]。

【实验研究】

1. 免疫调节　大补阴丸（汤）试验血清对异常免疫机能状态下的 T、B 淋巴细胞增殖活性具有明显的免疫抑制作用，对 T 淋巴细胞分泌 IFN-γ/IL-4 活性具有一定的免疫调节作用。经时效关系研究表明，大补阴丸（汤）灌胃后 1～1.5 小时相的试验血清免疫药理作用最强[4]。

2. 抗肿瘤　采用 MTT 法检测大补阴汤含药血清对人非小细胞性肺癌 H_{460} 细胞的生长抑制作用，结果发现大补阴汤作用 H_{460} 细胞 48 小时和 72 小时以后，可见部分细胞变圆，体积变小，有凋亡小体产生。大补阴汤可时间依赖性抑制 H_{460} 细胞的生长。提示本方含药血清可以抑制 H_{460} 细胞的增殖，为进一步探讨其抗肿瘤作用机制提供实验依据[5]。

参考文献

[1] 谢钦达．加减大补阴丸治疗老年认知功能障碍 35 例[J]．浙江中西医结合杂志，2007，17(6)：373-374.

[2] 黄远媛，冷贵兰．大补阴丸治疗女性更年期综合征 60 例临床观察[J]．中国中药杂志，2004，29(4)：374-375.

[3] 章建富，沈珑慧，骆彩霞．大补阴丸治疗女童单纯性乳房早发育 43 例[J]．中国药业，2008，17(16)：66.

[4] 王燕，赵毅．补阴丸对自身免疫病模型小鼠的免疫药理研究[J]．中药材，2007，30(5)：567-570.

[5] 高健美，李海波，李建春．大补阴汤含药血清对 H_{460} 细胞的生长抑制作用[J]．中华中医药学刊，2007，25(6)：1226-1227.

虎 潜 丸

（《丹溪心法》卷 3）

【异名】 健步虎潜丸（《饲鹤亭集方》）。

【组成】黄柏半斤酒炒(240g) 龟甲四两酒炙(120g) 知母二两酒炒(60g) 熟地黄 陈皮 白芍各二两(60g) 锁阳一两半(45g) 虎骨一两炙(30g) 干姜半两(15g)(一方加金箔一片,一方用生地黄,一方无干姜)

【用法】上为末,酒糊为丸或粥为丸(现代用法:上为细末,炼蜜为丸,每丸重9g,每次1丸,日服2次,淡盐汤或温开水送下。亦可水煎服,用量按原方比例酌减)。

【功用】滋阴降火,强壮筋骨。

【主治】肝肾不足,阴虚内热之痿证。腰膝酸软,筋骨痿弱,步履乏力,或眩晕,耳鸣,遗精,遗尿,舌红少苔,脉细弱。

【病机分析】肝主筋,肾主骨,若病久体虚,正气亏损,或房劳过度,伤及肝肾,肾精肝血亏损,则筋脉失其营养,筋骨失其濡润,而致肢体筋脉弛缓,软弱无力,渐成痿证。阴精不足,阳失所制,虚热内生,灼津耗液,则筋骨经脉益失其养,故《素问·痿论》说:"肝气热则胆泄口苦,筋膜干;筋膜干则筋急而挛,发为筋痿……肾气热,则腰脊不举,骨枯而髓减,发为骨痿"。肾藏精,精髓不足,腰脊失养,则腰膝酸软;髓海失充,则头晕耳鸣;封藏失职,则遗精遗尿。舌红少苔,脉细弱乃阴虚有热之征。由此可见,本证之成以肝肾阴虚筋骨失养为本,虚火内扰灼精耗血为标。

【配伍意义】本方用治肝肾精血不足,阴虚内热,不能濡养筋骨而致之痿证,故宜以补养肝肾,滋阴降火,强筋壮骨为法。方中黄柏苦寒入肾,擅清下焦相火;龟甲甘咸而寒,为血肉有情之品,可滋阴潜阳,益髓填精,补肾健骨,本方重用两药,既可补肝肾精血之不足,又能清肝肾虚火之内扰,标本并治,共为君药。配伍熟地滋肾益精,白芍养血柔肝,与龟甲同用滋阴之功益彰;知母苦寒质润,滋阴清热,与黄柏相合清热之力更著,三药俱为臣药。虎骨为强筋健骨,治疗筋骨痿软,脚弱无力之要药;锁阳甘温而质润,一则益精养血以助诸药滋阴之力,一则补肾壮阳而寓"阳中求阴"之法;干姜、陈皮温中暖脾,理气和胃,不仅可防黄柏、知母苦寒败胃之虞,而且可使诸阴柔之品滋而不腻,补而不滞,同为佐药。诸药合用,肝肾同补,补泻兼施,俾精血充而筋骨肌肉得以濡养,虚火降而精血津液无由以耗,筋骨渐强,步履复健而诸证乃痊。

本方配伍特点有三:一是以滋阴药配伍降火药为主,标本兼治;二是在大队滋阴药中配入补阳之品,以"阳中求阴";三是配伍温中和胃理气之药使补而不滞。

【类方比较】本方与大补阴丸均有熟地、龟甲、黄柏、知母,有滋补肝肾之阴,清降虚火之功,用于肝肾阴虚火旺证。然大补阴丸以猪脊髓、蜂蜜为丸,故滋补精血之功略胜;本方尚有锁阳、虎骨、白芍、干姜、陈皮,故补血养肝之力较佳,并有很好的强筋壮骨作用,且补而不滞,为治痿证的专方。

【临床运用】

1. 证治要点 本方为治疗肝肾阴亏,下肢痿弱的常用方剂,临床以筋骨痿软,舌红少苔,脉细弱为使用要点。

2. 加减法 若虚火上炎,扰及心神,烦躁不安者,原方注曰少加金箔一片以镇心安神;虚火较甚,骨蒸盗汗者,可去温燥之干姜,熟地改作生地以增清热之力;面色萎黄,心悸怔忡,舌淡脉细者,加黄芪、党参、当归等以补养气血;若久病阴损及阳,怕冷,阳痿,小便清长,舌淡者,去知母、黄柏,加鹿角片、补骨脂、淫羊藿、巴戟天、附子、肉桂等补肾助阳。方中虎骨可以狗骨或豹骨代替。

3. 本方现代常用于治疗小儿麻痹后遗症,膝关节结核筋骨痿软等辨证属肝肾阴虚火旺者。

【使用注意】痿证由湿热浸淫筋脉所致者，不宜使用本方。

【源流发展】本方为朱震亨滋阴降火诸方之一，其组成配伍亦体现了朱氏“阳有余而阴不足”的学术思想。方中以黄柏、知母降火，熟地、龟甲滋阴，与大补阴丸如出一辙，惟因配入虎骨而使之成为滋补肝肾，强筋壮骨的专方，丹溪将其用于治疗“痿厥之重者”，后世医家悉遵其旨，以其作为治疗痿证由肝肾阴虚内热而致者的代表方剂。在本方运用的过程中，历代医家又结合各自的经验对其组成加以化裁，以更加切合临床实际。如明·吴昆在本方中加入当归以养血，羊肉以补精，牛膝以壮骨，使补血强筋之效益佳，用于痿证属肝肾阴亏之重者；清·程国彭更加杜仲，以助补肾壮骨之效(见《医学心悟》卷3)；清·李文炳则在原方中加入人参、黄芪、茯苓等，以益气生血，脾肾双补(见《仙拈集》卷3)。由此可见，虎潜丸实为治疗肝肾阴亏所致痿证方剂之祖，其组方配伍被后世广为效法与沿用，迄今为止仍对临床发挥着重要的指导作用。

【疑难阐释】

1. 关于对本方君药的认识　本方中何药为君历来说法不一，各版教材对此问题往往予以回避。从方论选录中可以看到，王又原谓黄柏为君，汪昂认为龟甲为君，叶仲坚则认为黄柏、龟甲共为君药。从本方用药分析，黄柏与龟甲的剂量明显重于他药，可见立方之旨是以滋阴降火为主；再者本方所治痿证，乃因肝肾不足，阴虚内热所致，故以滋阴之龟甲与降火之黄柏同作君药，于理较合。

2. 关于本方方名的涵义　对于本方名以“虎潜”之义，注家有多种解释，概而言之，大致有四。一是吴昆所论：“虎，阴也；潜，藏也。是方欲封闭精血，故曰虎潜”(《医方考》卷3)，王又原、汪昂、冯兆张、王子接等皆从其说，认为以“虎潜”比喻本方通过滋补精血，使阴精潜藏体内以壮筋骨之功。二是张璐所云：“虎体阴性，刚而好动，故欲其潜，使补阴药咸随其性，潜伏不动，得以振刚劲之力，则下体受荫矣”(《张氏医通》卷16)，以虎体属阴来比喻补阴药潜于体内，滋补肝肾之功。三是叶仲坚所说：“是方以虎名者，虎于兽中禀金气之至刚，风生一啸，特为肺金取象焉。其潜之云者，金从水养，母隐子胎，故生金者必丽水，意在纳气归肾也”(录自《古今名医方论》卷4)，认为“虎”指肺金，“潜”乃“金从水养，母隐子胎”之谓，指出“虎潜”之义乃形容本方滋水以养肺金之功。四是费伯雄所言：“虎潜丸息肝肾之虚风，风从虎，虎潜则风息也”(《医方论》卷1)，认为“虎潜”即息风之喻。细析以上各种观点的差异主要在于“虎”字的不同解释，或认为虎为阴兽，故以其象征“阴精”或“补阴药”，或认为虎属于金，故以其代表“肺金”，或认为虎啸风生，故以其比喻“风”，而“潜”则皆从“潜藏”立论。由于本方所治乃肝肾精血不足，筋骨失养，虚火内扰之证，从滋阴降火，强壮筋骨立法，病理表现并无明显“虚风内动”、“金失水养”之机，故上述论点以吴昆等见长。

【方论选录】

1. 吴昆：“此亦治阴分精血虚损之方也。虎，阴也；潜，藏也。是方欲封闭精血，故曰虎潜。人之一身，阳常有余，阴常不足。黄柏、知母，所以滋阴；地黄、归、芍，所以养血。牛膝能引诸药下行，锁阳能使阴精不泄。龟得天地之阴气最厚，故用以补阴；虎得天地之阴气最强，故用以壮骨。陈皮所以行滞，而羊肉之用，取其补也。”(《医方考》卷3)

2. 王又原：“肾为作强之官，有精血以为之强也。若肾虚精枯，而血必随之，精血交败，湿热风毒遂乘而袭焉，此不能步履、腰酸、筋缩之症作矣。且兼水火，火胜烁阴，湿热相搏，筋骨不用宜也。方用黄柏清阴中之火，燥骨间之湿，且苦能坚肾，为治痿要药，故以为君。虎骨去风毒,健筋骨,为臣。然高原之水不下,母虚而子亦虚,肝脏之血不归,子病而母愈病,知母清肺原,归、芍养肝血,使归于肾;龟禀天地之阴独厚,茹而不吐,使之坐镇北方;更以熟地、牛膝、锁阳、羊肉群队补水之品,使精血交补;若陈皮者,疏血行气,兹又有气化血行之妙。其为筋骨壮盛,有力如虎也必矣。《道经》云:虎向水中生,以斯为潜之义焉。夫是以命之曰虎潜丸。"(录自《古今名医方论》卷 4)

3. 叶仲坚:"是方以虎名者,虎于兽中禀金气之至刚,风生一啸,特为肺金取象焉。其潜之云者,金从水养,母隐子胎,故生金者必丽水,意在纳气归肾也;龟应北方之象,禀阴最厚,首常向腹,善通任脉,能大补真阴,深得夫潜之义者;黄柏味厚,为阴中之阴,专补肾、膀之阴不足,能使足膝中气力涌出,故痿家必用二者为君,一以固本,一以治标,恐奇之不去则偶之也。熟地填少阴之精,用以佐龟版;知母清太阴之气,用以佐黄柏;牛膝入肝筋,归、芍佐之,肝血有归;陈皮疏之,气血以流,骨正筋柔矣。又虑热则生风,逗留骨节,用虎骨所以驱之;纯阴无阳,不能发生,佐锁阳所以温之。羊肉为丸,补之以味;淡盐汤下,急于入肾。斯皆潜之为义。"(录自《古今名医方论》卷 4)

4. 汪昂:"此足少阴药也,黄柏、知母、熟地,所以壮肾水而滋阴;当归、芍药、牛膝,所以补肝虚而养血,牛膝又能引诸药下行,以壮筋骨,盖肝肾同一治也;龟得阴气最厚,故以补阴而为君;虎得阴气最强,故以健骨而为佐,用胫骨者,虎虽死犹立不仆,其气力皆在前胫,故用以入足,从其类也;锁阳益精壮阳,养筋润燥;然数者皆血药,故又加陈皮以利气,加干姜以通阳;羊肉甘热属火而大补,亦以味补精,以形补形之义,使气血交通,阴阳相济也。"(《医方集解·补养之剂》)

5. 张璐:"虎体阴性,刚而好动,故欲其潜,使补阴药咸随其性,潜伏不动,得以振刚劲之力,则下体受荫矣。其膝胫乃筋骨结聚,功力最优。若用掌骨,各随患之前后左右取用,不必拘于左前为善也。"(《张氏医通》卷 16)

6. 冯兆张:"人之一身,阴气在下,阴不足则肾虚。肾主骨,故艰于步履。龟属北方,得天地之阴气最厚,故以为君;虎属西方,得天地之阴气最强,故以为臣,独取胫骨,从类之义也。草木之药,性偏难效,气血之属,异类有情也。黄柏、知母去骨中之热,地黄、归、芍滋下部之阴。阴虚则阳气泄越而上,用锁阳以禁其上行;加陈皮以导其下降。精不足者,补之以味,故用羊肉为丸。命曰虎潜者,虎,阴也;潜,藏也。欲其封闭气血而退藏于密也。"(《冯氏锦囊秘录》卷 7)

【评议】注家对于本方治证及配伍的论述颇详,吴、汪、王氏所论尤为简明扼要。本方组成原无当归、牛膝、羊肉三药,吴氏方论中加之并阐述其理,由此推测,本方在明代已被广泛运用,以往不少著作中均谓加入上述三药首见于《医方集解》,显然有误。关于本方君药,说法不一,但以叶仲坚之见较为惬当。

【临床报道】

1. 颈椎病　加味虎潜丸为基础方治疗神经根型颈椎病,药物组成:龟甲 15g,熟地 15g,豹骨 12g,锁阳 10g,骨碎补 10g,独活 10g,桑寄生 12g,白芍 12g,当归 12g,鸡血藤 15g,刘寄奴 10g。连服 4 周,结果 60 例患者中临床痊愈 18 例,占 30%;显效 27 例,占 45%;有效 10 例,占 16.7%;无效 5 例,占 8.3%;总有效率达 91.7%[1]。

2. 腰椎间盘突出症术后　对于腰椎间盘突出症手术拆线后,分为两组,均予常规术后抗炎等治疗。治疗组同时予虎潜丸配合骶管冲击治疗:①予虎潜丸口服。药物组成:黄柏 240g,龟甲 120g,知母 60g,熟地黄 60g,陈皮 60g,白芍药 60g,锁阳 45g,狗骨(替代虎骨)

60g，干姜 15g。上为细末，炼蜜为丸，每丸 9g，每次 1 丸，每日 2 次，淡盐汤或温开水送下。②行常规骶椎管穿刺，连接输液器，加压滴注冲击液。两组均 3 周为 1 个疗程。结果治疗组 42 例，痊愈 29 例，好转 12 例，未愈 1 例，总有效率 97.6%。明显优于对照组（$P<0.05$）[2]。

参 考 文 献

[1] 欧洪涛．加味虎潜丸治疗神经根型颈椎病 60 例临床观察[J]．中医药导报，2005，11(6)：28，34.

[2] 刘立军，丁学宾，安占坡．虎潜丸配合骶管冲击治疗腰椎间盘突出症术后 42 例[J]．河北中医，2008，30(10)：1050-1051.

一 贯 煎

（《续名医类案》卷 18）

【组成】北沙参　麦冬　当归各三钱（9g）　生地黄六钱至一两五钱（18～30g）　枸杞子三钱至六钱（9～18g）　川楝子一钱半（4.5g）（本方原书无用量，据《方剂学》补）

【用法】水煎服。

【功用】滋阴疏肝。

【主治】阴虚肝郁证。胸脘胁痛，吞酸吐苦，咽干口燥，舌红少津，脉细弱或虚弦。亦治疝气瘕聚。

【病机分析】肝藏血，性喜条达，职司疏泄，故有“体阴用阳”之称。若情志不遂，气火内郁，或肝病久延不愈，每致肝阴日渐耗损。肝阴亏虚，肝络失养，则胸胁隐痛，绵绵不休；肝失条达，气郁而滞，日久可结为疝气、瘕聚，横逆犯胃，胃气失和，则胃脘作痛，吞酸吐苦；若阴虚津液不能上承，则咽干口燥，舌红少津；脉来细弱或呈虚弦，亦肝阴不足之征。

【配伍意义】本方治证乃肝阴不足，气机郁滞而致，治宜养肝阴而疏肝气。方中枸杞子性味甘平，入肝肾二经，尤长于滋阴补肝，用为君药。肝藏血，肾藏精，乙癸同源，精血相生，故配入生地滋肾养阴，藉肾水之充以涵养肝木，并可清虚热，生津液；当归功擅养血补肝，因属血中气药，故养血之中有调血之能，补肝之中寓疏达之力，两者与枸杞子相伍，补肝阴，养肝血之效益著，共为臣药。佐以北沙参、麦冬养胃生津，润燥止渴；川楝子苦寒，疏肝泄热，行气止痛，肝气郁滞之痛证有热者每恃为疏郁之要药，与大队甘寒滋阴养血药物配伍，既无苦燥伤阴之弊，又可引诸药达于肝经，为佐使药。诸药合用，使肝体得养而阴血渐复，肝气得疏则诸痛可除，为治疗阴虚血燥，肝郁气滞证候的有效方剂。

本方配伍特点为：在大队甘凉柔润，滋阴养血药中，少佐一味川楝子疏肝理气，以养肝体为主，兼和肝用，从而使滋阴养血而不遏滞气机，疏肝理气又不耗伤阴血。

【类方比较】本方与逍遥散都有疏肝理气作用，均可治疗肝郁不舒之胁痛。不同之处在于逍遥散以养血健脾之品与疏肝理气药相伍，故宜于肝郁血虚之胁痛，并伴有神疲食少，舌淡而润等脾虚之征；本方以滋补肝肾阴精之品与疏肝理气之品相伍，故宜于阴虚肝郁之胁痛，并伴有咽干口燥，舌红而干等阴虚津少之象。

【临床运用】

1. 证治要点　本方为治疗阴虚肝郁而致胁脘疼痛的常用方剂。临床以胁肋疼痛，吞酸吐苦，舌红少津，脉虚弦为使用要点。

2. 加减法　《柳洲医话》：口苦燥者，加酒炒川连三至五分；大便秘结，加蒌仁；有虚热或汗多，加地骨皮；痰多，加贝母；舌红而干，阴亏过甚，加石斛；胁胀痛，按之硬，加鳖甲；烦热而渴，加知母、石膏；腹痛，加芍药、甘草；脚弱，加牛膝、苡米仁；不寐，加枣仁；口苦燥，加黄连三至五分。此外，若胁痛甚者，加合欢花、玫瑰花、白蒺藜等以舒肝调气；头目昏晕者，加女贞子、桑椹等以补益肝肾。

3. 本方现代常用于治疗慢性肝炎、慢性胃炎、胃及十二指肠溃疡、肋间神经痛、神经官能症等辨证属阴虚气滞者。

【使用注意】本方中滋腻之药较多，故有停痰积饮而舌苔白腻，脉沉弦者，不宜使用。

【源流发展】本方为清代名医魏玉璜创制，首载于《续名医类案》卷18高鼓峰、吕东庄胃痛治验的按语中。魏氏云："此病外间多用四磨、五香、六郁、逍遥，新病多效，久服则杀人矣"；"高、吕二案，持论略同，而俱用滋水生(清)肝饮，予早年亦尝用此，却不甚应，乃自创一方，名一贯煎，用北沙参、麦冬、地黄、当归、杞子、川楝六味，出入加减，投之应如桴鼓"，认为本方"可统治胁痛、吞酸吐酸、疝瘕、一切肝病"。王孟英对其立法用药颇为赞赏，将其辑入《柳州医话》，使之广为流传，沿用至今。综观本方配伍，魏氏在滋补柔润之中兼以疏达，较之那些不知辨证，一见胁痛气滞之征，即遽投大剂香燥行气之品，以致戕伤肝阴，血燥气郁而痛之益甚者，确有独到之处，因而深得后世医家的好评。张山雷称一贯煎"乃养阴方中之别出机杼者"，"凡血液不充，络脉窒滞，肝胆不驯，而变生诸病者，皆可用之，苟无停痰积饮，此方最有奇功"。

【疑难阐释】

1. 关于本方的主治证与君药　对于一贯煎的适应证，多数《方剂学》著作和教材均谓之为"肝肾阴虚，肝气不舒"。然由上可知，魏氏立法本意在于统治"一切肝病"；临床运用本方时亦以脘胁疼痛、舌红少津、脉弦而虚等肝阴不足，肝失疏泄之征为使用要点；乙癸同源，精血相生，方中配伍生地滋水涵木亦有利于肝阴之复。所以本方主治证候的重心实乃"肝阴不足，肝气失疏"。因为肝阴不足，久可及肾，故本证亦可能兼有肾虚之象，这种主次之别决定了方中君药理应由擅长滋补肝阴之品所任。但以往的《方剂学》教材在论及本方配伍时，或不分君臣，或认为方中生地用量较重而以君药论之。由于魏氏所制原方并未注明药量，当代著述中所载剂量乃后人所加，并不一定符合作者本意；况且在分析方剂君药时，若仅据药物剂量的轻重而不考虑所治证候的主次显然是不恰当的。综观方中滋阴之品，滋补肝阴的主要药物显然当推枸杞子，故以之作为君药较为适宜。

2. 关于本方的配伍意义　本方是为治疗肝阴亏虚，肝气不舒而设。其中枸杞子、当归为补肝养血的要药，以直接补益肝之阴血之不足。而生地、北沙参、麦冬三药虽为滋阴之品，但均非主入肝经，对其配伍意义有些医家从五行生克制化进行了阐发，认为本方的特点"是以脏腑制化关系来作为遣药立法的依据。本方主治是肝病，肾为肝之母，滋水即能生木，以柔其刚悍之性，故以地黄、杞子滋水益肾为君。肺主一身之气，肺气清肃，则治节有权，诸脏皆滋其灌溉，而且养金即能制木，以平其横逆之威；胃为阳土，本受木克，但土旺则不受其侮，故以沙参、麦冬清肺益胃，二者为臣。……合为滋水涵木，疏土生金的良方"[1]。分析本方中滋阴药物的配伍作用，生地滋水涵木之用当无疑义，而用沙参、麦冬之意则有待研讨。从魏氏所云"大便秘结加蒌仁，舌红而干、阴亏过甚加石斛"等加减法，以及张山雷临证体会"方下舌无津液四字，最宜注意"来看，本证尚兼胃阴不足，故本方配入麦冬、沙参显然有益胃生津润燥之意。至于"养金制木(亦有作'清金制木')"、"实土以防木乘"(培土抑木)之论亦可资参考。

3. 关于本方方名的涵义　一贯，语出《论语·里仁》。原文为："子曰：'参乎！吾道一以贯之。'曾子曰：'唯'！子出，门人问曰：'何谓也？'曾子曰：'夫子之道，忠恕而已矣。'"所谓"一以贯之"，即指用一个道理把一切事物之理贯串起来。那么贯串本方用药配伍的"道理"是什么呢？一般有两种解释。一是指本方将一味理气疏肝的川楝子配入大队滋补柔润药中，使补中有疏，补而不滞，并引导诸滋阴之品直达肝脉，使养肝体补阴血之功因此而益彰，即以疏肝之理贯串于滋阴补肝之中；二是指本方所用滋阴之品，虽然并非皆入肝经，但其用意或滋水涵木，或清金制木，或培土抑木等，均不离滋补肝阴之大法，着眼于肝虚之本，以治肝之理贯串全方组成药物。此二说各有其合理之处，均有一定参考价值。

【方论选录】

1. 张山雷："胁肋胀痛，脘腹搘撑，多是肝气不疏，刚木恣肆为病。治标之法，每用香燥破气，轻病得之，往往有效。然燥必伤阴，液愈虚而气愈滞，势必渐发渐剧，而香药、气药不足恃矣。若脉虚舌燥，津液已伤者，则行气之药，尤为鸩毒。柳洲此方，虽是从固本丸、集灵膏二方脱化而来，独加一味川楝，以调肝气之横逆，顺其条达之性，是为涵养肝阴第一良药。凡血液不充，络脉窒滞，肝胆不驯，而变生诸病者，皆可用之，苟无停痰积饮，此方最有奇功。陆定圃《冷芦医话》肝病一节，论之极其透彻，治肝胃病者，必知有此一层理法，而始能觉悟专用青、陈、乌、朴、沉香、木香等药之不妥。且此法固不仅专治胸胁脘腹搘撑胀痛已也，有肝肾阴虚而腿膝酸痛，足软无力，或环跳、髀枢、足跟掣痛者，是方皆有捷效，故亦治痢后风及鹤膝、附骨、环跳诸证。读《续名医类案》一书，知柳洲生平得力，在此一方，虽有时未免用之太滥，其功力必不可没，乃养阴方中之别出机杼者，必不可与六味地黄同日而语。口苦而燥，是上焦之郁火，故以川连泄火。连本苦燥，而入于大剂养阴队中，反为润燥之用，非神而明之，何能辨此？方下舌无津液四字，最宜注意，如其舌若浊垢，即非所宜。"(《中风斠诠》卷3)

2. 秦伯未："治疗肝气不难，难于肝阴不足而肝气横逆，因为理气疏肝药大多香燥伤阴，存在着基本上的矛盾。本方在滋肝润燥药内稍佐金铃子，使肝体得养，肝用能舒，对肝虚气滞引起的胸胁满痛，吞酸口苦，以及疝气瘕聚等证，可得到缓解，可以说是法外之法。"(《谦斋医学讲稿》)

【评议】张、秦二家均称本方为滋阴疏肝，治疗胁痛的良药。张氏誉之为"养阴方中别出机杼者"，治疗各种阴虚肝郁之证"功不可没"；秦氏亦曰本方匠心独运，"在滋肝润燥药内稍佐金铃子，使肝体得养，肝用能舒"，对肝虚气滞之证可收卓功。

【验案举例】

1. 疝气　《续名医类案》卷26：鲍二官，六七岁时，忽腹痛发热，夜则痛热尤甚，或谓风寒，发散之不效；又谓生冷，消导之不效。诊之面洁白，微有青气。按其虚里，则筑筑然跳动；问其痛，云在少腹；验其囊，则两睾丸无有。曰：此疝痛也。与生地、甘杞、沙参、麦冬、川楝、米仁，二剂痊愈。

2. 胁痛　《辽宁中医杂志》(1989,9:1)：某女，36岁。两月前与爱人争吵后，出现精神抑郁，两胁隐隐作痛，甚则夜不能寐，口燥咽干，心烦头晕，舌红少津，脉弦细。证属肝血不足，络脉失养，宜养血柔肝，缓急止痛。药用：沙参25g，枸杞子、生地黄各20g，川楝子15g，荔枝核30g，白芍20g，甘草10g，服药6剂后，胁痛已减大半，余症亦悉减，因口干食少，加花粉20g，鸡内金20g，续服6剂，诸证悉除。

《山东中医学院学报》(1979,3:12)：某女，40岁。患慢性肝炎数年，肝功能反复不正常，症状表现时轻时重，每遇劳累后加剧，经年服中药、西药，始终不愈。就诊时肝区隐痛，腹胀，食欲不振，失眠多梦，全身乏力，下午下肢轻度水肿，自觉发热，有时午后低烧，月经量少。舌红苔少,脉沉细少数。肝肋下可及,有触痛,质中等。蛋白电泳 γ25%。辨证为肝肾阴虚有热。予一贯煎加丹参 30g,活血、行血、凉血,祛瘀生新,以通为补。患者服 27 剂后症状完全消失。复查肝功、电泳均正常,恢复工作,随访一年未发。

3. 瘕聚 《湖北中医杂志》(1985,2:40):某男,44 岁。两胁隐痛,右胁尤著一年余,查肝大肋下 2.5～3cm,伴腹胀满,倦怠乏力,曾服疏肝理气,化湿祛瘀方多剂疗效不显。余诊时两胁隐痛加剧,大便秘结,腹胀尤甚,眩晕不寐,口燥咽干,形体消瘦,舌体苔薄而燥,并见裂纹,乃阴虚肝郁一贯煎证之属,法当清滋柔润。北沙参、生地、麦冬、酸枣仁、柏子仁、枸杞子各 12g,当归、煨川楝各 4.5g,川连 1g,生麦芽 50g,瓜蒌仁 15g,初进 5 剂,症状大减,药对证矣,原方出入,治疗月余,临床症状消失,肝缩至胁下 0.5cm。

按语:足厥阴肝经络于阴器,上抵少腹,故云"治疝皆归肝经"(《儒门事亲》卷 2)。案 1 以一贯煎为主方,去当归之温,加苡仁渗利下焦,药证相合而收效甚捷。案 2 胁痛,两位患者均属肝阴不足而肝气失舒,故投一贯煎治之。前者病程较短,阴伤不著,故去麦冬、当归之滋补,加荔枝核行气散结,白芍、甘草缓急止痛,6 剂后症缓;后者因胁痛较甚固定不移而加丹参以助活血止痛之功,亦获良效。案 3 瘕聚,亦由阴虚肝郁所致,患者腹胀殊甚,胁肋隐痛,迭用理气活血,化湿渗利之剂,益耗其阴,又增心神失宁,肠燥津枯之症,故予一贯煎加酸枣仁、柏子仁养心安神,瓜蒌仁润肠通便,生麦芽疏肝和胃,少佐黄连清热,清滋柔润并用而获良效。

【临床报道】

1. 急慢性肝炎、肝硬化、脂肪肝 针对慢性病毒性肝炎、肝硬化、脂肪肝、血吸虫肝病等慢性肝病,如中医辨证属阴虚型,以加味一贯煎治疗。其主要表现为肝痛隐隐,劳累后加重,得卧则减,腹胀纳呆,口干口苦,五心烦热,夜寐不安,肢软乏力,大便干结,舌红少津,苔薄黄,脉弦细等。基本方:生地 15g,北沙参 15g,当归 10g,枸杞 10g,麦冬 10g,川楝子 10g,郁金 10g,白芍 10g。加减:胁痛腹胀重者加柴胡、木香、山楂;口苦苔黄者加牡丹皮、栀子;舌暗紫、脉弦涩者加丹参;饮食运化不良者加山楂、鸡内金;有黄疸者加茵陈;谷丙转氨酶不降者加五味子[1]。另对乙型肝炎及脂肪肝者再加减用药。83 例中治疗时间最长者为 15 个月,最短者为 2 个月,结果痊愈 52 例(62.65%),好转 29 例(34.94%),无效 2 例(2.41%),总有效率为 97.59%[2]。以一贯煎为基本方治疗乙型肝炎,药物组成:北沙参 18g,麦冬 16g,生地 30g,当归 15g,枸杞子 12g,川楝子 6g,丹参 12g,牡丹皮 12g,五味子 18g;口苦燥者,加酒黄连;大便秘结者加瓜蒌仁;腹痛者加白芍药、炙甘草;舌红而干者加石斛。治疗效果,56 例患者中治愈 36 例(占 64%),好转 13 例(占 23%),无效 7 例,总有效率为 87.5%。对好转的 13 例患者,经两年随访,11 例患者工作、学习和生活基本正常,肝功能检查正常[3]。

2. 肝炎后综合征 本方加炙甘草、小麦、大枣各 20g 为基本方,随证加减,每日 1 剂,病情好转后隔日 1 剂,治疗肝炎后综合征(症见胁痛、腹胀、纳差、恶心、便溏、失眠、头晕、焦虑、乏力等)49 例,服药 5～25 剂后判定疗效。结果:痊愈 31 例,好转 14 例,无效 4 例[4]。

3. 萎缩性胃炎 萎缩性胃炎主要由胃阴不足,津液耗损而致,故可用一贯煎加减治疗。徐氏以本方加味治疗本病 45 例,其中男性 38 例,女性 7 例;年龄 28～64 岁,病程 6 月至 8 年;辨证属肝胃不和者 14 例,胃阴不足者 31 例。处方:北沙参 15g,麦冬、枸杞子、当归各 10g,生地、川楝子各 12g,白花蛇舌草 50g。结果:显效 12 例,有效 30 例,无效 3 例,总有效率为 93.33%[5]。给予一贯煎合芍药甘草汤(党参 20g,沙参 10g,麦冬 10g,生地 10g,枸杞

10g，当归 15g，川楝 10g，芍药 15g，甘草 5g）治疗慢性萎缩性胃炎。对照组口服维酶素胶囊，1g/次；猴头菌片，3 片/次；黄连素片，0.2g/次；克拉霉素，0.25g/次；均 3 次/天。两组均以 3 月为 1 个疗程，连续治疗 2 个疗程后判定疗效。两组疗效比较，治疗组 68 例，临床痊愈 41 例，显效 17 例，有效 8 例，无效 2 例，愈显率 85.3%，总有效率 97.1%；对照组 68 例，临床痊愈 18 例，显效 14 例，有效 25 例，无效 11 例，愈显率为 47.1%，总有效率为 83.8%。两组愈显率、总有效率比较，差异均有显著性意义（$P<0.01$）[6]。

4. 胆汁反流性胃炎　将 65 例胆汁反流性胃炎的患者按随机单盲分为两组，治疗组 33 例，采用一贯煎加减方治疗，对照组 32 例，采用多潘立酮片治疗。结果治疗组显效 21 例占 63.6%，好转 10 例，无效 2 例，总有效率 93.9%；对照组显效 12 例占 37.5%，好转 13 例，无效 7 例，总有效率 78.1%。两组比较有显著性差异（$P<0.05$）[7]。

5. 更年期综合征　一贯煎加味治疗更年期综合征 36 例，药用：北沙参、麦冬、当归身各 9g，生地黄 30g，枸杞子 18g，川楝子 5g，紫河车 10g，夜交藤 30g。14 天为 1 疗程，连续服 2～3 个疗程。结果临床治愈 10 例，占 27.8%；有效 24 例，占 66.7%；无效 2 例，占 5.5%[8]。

6. 绝经后外阴炎　一贯煎加味治疗绝经后外阴炎 36 例，药用：生地 30g，沙参 15g，枸杞子 10g，麦冬 15g，当归 15g，川楝子 10g，白花蛇舌草 30g，白芍 30g，白茅根 20g，牛膝 6g。加味法：腰痛甚加川断、黄精；重者加洁尔阴洗剂外薰洗，每日 1 次。治疗以 10 日为 1 疗程，一般用药 2～3 个疗程。治疗结果，显效 32 例，有效 2 例，无效 2 例，总有效率 94.4%[9]。

7. 带状疱疹及其后遗神经痛　本方加郁金、白芍治疗带状疱疹。治疗组 26 例，同时设西药对照组（口服病毒灵、维生素 B_1，肌内注射板蓝根，痛时服去痛片）14 例。中药组予以白芍、生地各 10～50g，郁金、北沙参、麦冬、枸杞子各 10～30g，当归、川楝子各 6～15g。结果治疗组疼痛、炎症消失天数均较对照组早，治愈时间及病程亦较对照组明显缩短（$P<0.01$）[10]。以一贯煎为基本方治疗带状疱疹后遗神经痛 40 例，药物组成：生地 30g，沙参 15g，麦冬 15g，当归 15g，枸杞子 18g，川楝子 10g，制乳香 9g，没药 9g。发于头面加川芎，发于胸胁，加鳖甲；发于下肢，加牛膝。10 天为 1 疗程。结果治愈 9 例，占 22.5%；显效 15 例，占 37.5%；有效 10 例，占 25%；无效 6 例，占 15%。总有效率为 85%[11]。

8. 乳痛症　将 60 例乳痛症患者随机分为治疗组 30 例和对照组 30 例。治疗组运用养阴清热方药一贯煎加减治疗，对照组运用疏肝解郁、理气散结方药柴胡疏肝散加减治疗。对比观察两组间的疗效。结果治疗组总有效率为 93.4%，对照组总有效率为 80.0%。两组疗效比较，有显著性差异（$P<0.01$）[12]。

9. 口腔溃疡　一贯煎加减治疗口腔溃疡。基本方：生地 20g，沙参 10g，麦冬 10g，山栀 10g，石斛 10g，川楝子 10g，贯众 20g，蒲公英 20g，紫花地丁 20g，甘草 6g。如病程长加桃仁、三棱、莪术；如体质虚弱加白术、山药、黄芪。治疗结果，疗程最短 5 天，最长 20 天。63 例中，治愈 40 例，有效 21 例，无效 2 例，总有效率 96.8%[13]。

10. 中心性视网膜炎　以生地、沙参、丹参各 15g，当归、枸杞子、麦冬、桑椹、青葙子各 10g，川楝子 6g 为基本方，口眼干涩较甚加石斛、玉竹；眼胀痛去川楝子，加白芍、郁金、珍珠母；便秘加玄参、麻仁；失眠多梦加夜交藤、枣仁、生龙齿；纳差乏味加神曲、砂仁、麦芽；黄斑区水肿，渗出甚者加泽泻、茯苓或茯神、车前子；黄斑区充血或有出血点加丹皮、旱莲草、三七。治疗中心性视网膜炎 45 例，结果：服药 27～96 剂后，痊愈 35 例，显效 8 例，无效 2 例，总有效率为 95.5%。本方近期疗效甚佳，远期疗效亦较理想[14]。

【实验研究】

一、成分研究

1. 对方中游离氨基酸的分析 采用日产 LC-6A 高效液相色谱仪测试一贯煎(北沙参、枸杞子各 12g,麦冬、当归各 10g,生地 30g,川楝子 5g)煎液中游离氨基酸的含量(mg/L),结果:天门冬氨酸 1040.0,谷氨酸 1032.0,丝氨酸 287.0,谷氨酰胺 62.4,瓜氨酸 98.4,甘氨酸 206.0,苏氨酸 146.0,精氨酸 1276.0,酪氨酸 131.0,色氨酸 31.2,蛋氨酸 5.48,缬氨酸 59.2,苯丙氨酸 38.5,异亮氨酸 50.4,亮氨酸 48.4,赖氨酸 37.0。此外还含天冬酰胺、丙氨酸等[15]。

2. 对方中微量元素及 pH 值的测定 有人对一贯煎粉剂、粉煎剂、饮片煎剂等不同剂型进行 Zn、Fe、Cu、Mn、Sr、Co、Mo、Se 8 种微量元素含量测定,其中 Zn、Fe 含量较高,Mn、Cu、Sr 次之,粉剂中含量明显高于煎剂;粉煎剂中微量元素溶出率均高于饮片煎剂,其中 Mn、Sr、Co 的溶出率更高。复方及单味药煎剂 pH:复方饮片煎剂 pH 值为 4.82,各单味煎剂仅麦冬偏碱(pH7.49),其余 pH 值在 4.36～5.6 之间,煎剂浓缩,pH 值变动不大,提示本方煎剂明显偏酸[16]。

二、药理研究

1. 对小鼠实验性肝损伤的保护作用 观察一贯煎与加味方(一贯煎加黄芪、延胡索、青皮等)对四氯化碳引起的小鼠肝损伤的 SGPT 及病理组织变化的影响,结果发现一贯煎及其加味方对四氯化碳引起的小鼠肝损伤有明显保护作用,能使 SGPT 降低,减轻肝组织病理损害过程[17]。

2. 抗大鼠实验性胃溃疡作用 一贯煎煎剂明显偏酸,口服煎剂对大鼠冬夏不同季节胃液成分分泌无明显影响,能防止幽门结扎所致胃溃疡的发生[18]。大鼠灌服一贯煎后胃液分泌量和总酸排出量均比对照组减少,而胃酸度略有增高;胃蛋白酶活性和总分泌量均比对照组降低,但无显著性差异;该方煎液 pH 值为 4.77,提示本方对大鼠胃酸分泌无明显抑制和中和作用,也不能降低胃蛋白酶的活性,因而推测其抗溃疡病的机制可能与增强防御因子(胃黏膜抵抗力)有关[19]。

3. 其他药理作用 陈氏等用一贯煎煎液对小鼠进行了抗疲劳、抗缺氧、镇痛、抗炎等 10 项实验,初步表明一贯煎水煎剂具有显著的抗疲劳、抗缺氧、抗炎、增强巨噬细胞吞噬功能、镇静和镇痛等作用,并能拮抗乙酰胆碱所致的离体家兔肠管痉挛[20]。

三、毒理研究

在急性毒性试验中,给小鼠灌服本方,未测出 LD_{50};亚急性毒性试验亦未发现本方有任何毒性[17]。

参 考 文 献

[1] 陈幼清. 一贯煎在临床上的应用[J]. 中医杂志,1963,(10):18.

[2] 刘书勤,王春成. 加味一贯煎治疗阴虚型慢性肝病 83 例疗效观察[J]. 国医论坛,2005,20(4):27.

[3] 马蒲梅. 一贯煎治疗乙型肝炎 56 例[J]. 光明中医,2008,23(3):327-328.

[4] 刘浩江. 一贯煎加减治疗肝炎后综合征 49 例[J]. 四川中医,1988,(1):20.

[5] 徐景山. 一贯煎治疗萎缩性胃炎 45 例疗效观察[J]. 四川中医,1987,(1):33.

[6] 刘敏. 一贯煎合芍药甘草汤治疗慢性萎缩性胃炎 68 例[J]. 湘南学院学报(医学版),2008,10(3):50-51.

[7] 刘晓辉,白海燕. 一贯煎加减治疗胆汁反流性胃炎 33 例[J]. 陕西中医,2006,26(9):1042-1043.

[8] 苑珍珍,张国霞,赵廷虎,等. 一贯煎加味治疗更年期综合征 36 例[J]. 实用中医内科杂志,2007,21(2):70.

[9] 苏海荣. 一贯煎加味治疗绝经后外阴炎 36 例[J]. 江苏中医药,2004,25(4):46.

[10] 刘远琪. 金芍一贯煎治疗带状疱疹疗效观察[J]. 中医杂志,1987,23(5):46.

[11] 常智玲. 一贯煎加味治疗带状疱疹后遗神经痛 40 例报告[J]. 贵阳中医学院学报,2007,29(5):33-34.

[12] 钱业旺. 一贯煎加减治疗乳痛症 30 例[J]. 安徽中医学院学报,2007,26(6):24-25.

[13] 李景花. 一贯煎加减治疗口腔溃疡 63 例[J]. 江苏中医药,2008,40(2):73.

[14] 丁高年. 一贯煎加减治疗中心性视网膜炎 45 例临床观察[J]. 山西中医,1988,(6):13.

[15] 陈永祥,张洪礼. 一贯煎及肝胃乐中游离氨基酸分析[J]. 贵阳中医学院学报,1993,(4):61.

[16] 余文俊,陈永祥,郭锡勇. 一贯煎中微量元素及煎剂 pH 与治疗作用关系的探讨[J]. 贵阳中医学院学报,1990,(3):63.

[17] 陈永祥,张洪礼,靳凤云,等. 一贯煎及加味方对小鼠肝损伤的保护作用[J]. 中药药理与临床,1992,8(4):4.

[18] 陈永祥,甘世祥,游家英. 一贯煎抗大鼠实验性胃溃疡作用的研究[J]. 中成药研究,1987,(1):45.

[19] 陈永祥,游家英,甘世祥,等. 大鼠灌服"一贯煎"后胃液分泌的观察[J]. 贵阳中医学院学报,1986,(2):42.

[20] 陈永祥,张洪礼,郭锡勇,等. 一贯煎的实验研究[J]. 中药药理与临床,1989,5(1):21.

二至丸(女贞丹)

(《扶寿精方》)

【组成】冬青子去梗叶,酒浸一昼夜,粗布袋擦去皮,晒干为末

【用法】待旱莲草出时,采数担捣汁熬浓与前末为丸,如梧桐子大。每夜酒送下一百丸(现代用法:女贞子粉碎成细粉,过筛。墨旱莲加水煎煮两次,合并煎液,滤过,滤液浓缩至适量,加炼蜜 60g 及适量的水,与上述粉末泛丸,干燥,即得。每服 9g,温开水送下,一日 2 次)。

【功用】补肝益肾,滋阴止血。

【主治】肝肾阴虚证。眩晕耳鸣,失眠多梦,口苦咽干,腰膝酸痛,下肢痿软,须发早白,月经量多,舌红苔少,脉细或细数。

【病机分析】肾藏精,肝藏血,肝肾阴虚,精血无以上荣,髓海失充,故眩晕耳鸣,须发早白;肝主筋,肾主骨,肝肾不足,筋骨不健,故腰膝酸痛,下肢痿软;阴精不足,虚热内生,故咽干口苦,若热扰心神则失眠、多梦,迫血妄行则月经量多。舌红苔少,脉来细数等皆肝肾阴虚之征。

【配伍意义】本方为肝肾阴虚之证而设,治宜补益肝肾之阴。方中女贞子甘苦而凉,滋补肝肾之阴,可"益肝肾,安五脏,强腰膝,明耳目,乌须发"(《本草备要》卷 3);墨旱莲甘酸而寒,擅养肝肾之阴,又兼凉血止血。两药皆为清凉平补之品,故合而用之,共奏补肝益肾,滋阴止血之功。

本方配伍特点为以甘凉平补之药组方,补而不滞,润而不腻,故宜于久服。

本方中女贞子,于冬至日收采者为佳;墨旱莲,以夏至日收采者为优。在二至之时采撷此两药制成丸剂,故方以"二至丸"名之。

【临床运用】

1. 证治要点 本方为平补肝肾的代表方，临床应用时应以腰膝酸软，眩晕耳鸣，舌红苔少，脉细为使用要点。

2. 加减法 若方中再加桑椹子以滋阴补血，则滋肾益肝之效尤著。本方药简力薄，亦常配入其他滋补肝肾方中，以增强滋阴之力。

3. 本方现代常用于治疗神经衰弱引起的失眠、心悸，以及吐血、便血、尿血、月经过多等辨证属肝肾阴虚证者。

【使用注意】两药性偏寒凉，脾胃虚弱者慎用。本方属清补之剂，须久服方能奏效，如《本草新编》云："女贞子缓则有功，而速则寡效，故用之速，实不能取胜于一时，而用之缓，实能延生于永久，亦在人之用之得宜耳"。

【源流发展】本方原名"女贞丹"，出自《扶寿精方》，用其"乌发，强腰膝，强阴不足"。明代王三才《医便》始提出方中药物宜在二至时收采，并将其更名为"二至丸"，用其"清上补下"。本方被多版《中国药典》所收载，成为平补肝肾之阴的代表方剂。

【疑难阐释】关于本方方源 各版《方剂学》教材均谓二至丸出自《医方集解》。考汪氏《医方集解》成书于1682年，较之《医便》(1569年)及《扶寿精方》(1534年)分别晚113年及148年，故本方方源宜改作《扶寿精方》。

【方论选录】汪昂："此足少阴药也。女贞甘平，少阴之精，隆冬不凋，其色青黑，益肝补肾；旱莲甘寒，汁黑入肾补精，故能益下而荣上，强阴而黑发也。"(《医方集解·补养之剂》)

【临床报道】青春期功能性子宫出血 治疗组采用加味二至丸治疗青春期功能性子宫出血48例。用药：女贞子15g，旱莲草15g，枸杞子15g，菟丝子15g，生地黄15g，仙鹤草15g，马齿苋25g，炒白芍10g，槐花10g，玄参10g，阿胶珠10g，地榆炭10g，椿根皮10g，茜草10g。月经延期者，经行第3天开始服用，3剂血止，如经血未完全停止，再服3剂；月经先期者，月经净后第2天服用；崩漏者，于出血时服用，3～6剂，连续服用3个疗程。对照组30例，用药：浓缩六味地黄丸合宫血宁片。服法：六味地黄丸每次8粒，每天2次。宫血宁片0.13g，每次2粒，每天3次。3天为1疗程。结果治疗组治愈28例，好转15例，未愈5例，总有效率89.6%；对照组治愈10例，好转12例，未愈8例，总有效率66.6%，与对照组比较，$P<0.01$[1]。

【实验研究】

1. 化学成分研究 女贞子中含有齐墩果酸、齐墩果甙、乙酰齐墩果酸、女贞子甙、熊果酸、硬脂酸、植物蜡、α-甘露醇、臭蚂蚁醛甙、葡萄糖、棕榈酸、油酸、亚油酸以及多种挥发油。墨旱莲中含豆甾醇、螃蜞菊内脂、去甲螃蜞菊内脂、维生素A、鞣质及多种噻吩化合物[2]。

2. 对免疫系统的影响 二至丸煎液(10g/kg、20g/kg×7天)或二至丸混悬液(240mg/kg×5天)能明显增加小鼠免疫器官重量，对抗免疫抑制剂环磷酰胺、强的松龙所致的胸腺、脾脏缩小；能明显增加网状内皮系统的活性，促进小鼠碳粒廓清速率；可使单向免疫沉淀环直径增加；显著增加小鼠血清溶血素抗体含量及脾细胞分泌抗体的功能；能增加绵羊红细胞(SRBC)所致的足垫肿胀度，但对2,4-二硝基氯苯(DNCB)所致接触性皮炎无明显影响。大剂量时，能增加小鼠外周白细胞数及T淋巴细胞百分率[3,4]。

女贞子乙醇提取物、墨旱莲乙醇提取物、女贞子乙醇提取物+墨旱莲乙醇提取物(1∶1)具有较强的丝裂原样作用，可以促进小鼠外周血、脾淋巴细胞增殖和腹腔巨噬细胞的吞噬功能。提示二至丸对小鼠淋巴细胞和巨噬细胞作用的活性组分构件是女贞子乙醇提取物+墨旱莲乙醇提取物(1∶1)[5]。

3. 抗炎作用　二至丸煎剂对巴豆油、醋酸所引起的急性毛细血管通透性增加以及甲醛引起的慢性炎症均有明显的抑制作用;对炎症后期肉芽组织增生也有显著的抑制作用,但对大鼠胸腺及肾上腺重量无明显影响,这一点与糖皮质激素类不同,提示其抗炎作用可能不依赖于垂体-肾上腺系统,也无可的松样作用[6]。

4. 降血脂及对血液系统的影响　二至丸煎液可明显降低正常家兔(5g/kg×7 天)及高脂血症家兔(30g 只×60 天)的血清甘油三酯[7]。方中的女贞子有降血脂作用,对实验性动脉的斑块形成及对冠状动脉粥样硬化斑块的形成有消退作用[8]。二至煎剂可抑制正常家兔体外血栓形成的长度、干重、湿重,说明其可防止血管内血栓形成;改变血液流变性,抑制血小板聚集,促进血浆 6-keto-PGF_{12} 含量升高;还能抑制正常家兔 ADP 诱导的血小板聚集与阿司匹林相似,并可促进已聚集的血小板解聚,此作用较阿司匹林为佳。二至煎剂促进 6-keto-PGF_{12} 含量升高的原因可能通过抑制过氧化脂质,保护 PGI_2 合成酶,促进 PGI_2 的合成与释放。对 TXB_2 影响不明显[9]。

5. 抗衰老　二至煎剂能明显降低正常及高脂血症家兔血清过氧化脂质的含量[9]。现认为过氧化脂质可损伤血管内皮细胞,抑制 PGI_2 合成酶,引起一系列反应,是导致动脉粥样硬化的因素之一。小鼠口服女贞子醇提取液可显著抑制肝、脑中过氧化脂质的形成,提高高龄鼠肝脏中超氧化物歧化酶的活性[10]。表明,二至丸中的女贞子亦能清除氧自由基及提高机体对氧自由基的清除能力。

二至丸可提高抗氧化酶活性,增强皮肤组织抗氧化的作用,减少皮肤中的脂质过氧化物,使表皮角化上皮角延长,真皮成纤维细胞数目增多,对皮肤组织衰老有延缓作用,但剂量太小效果不明显[11]。

6. 防治骨质疏松　二至丸对模型大鼠股骨骨密度、骨矿含量及骨影面积的下降均有明显改善作用,并且增加血清雌二醇浓度;二至丸含药血清显著抑制左旋单钠谷氨酸所致下丘脑神经细胞的凋亡。提示本方对肾阴虚骨质疏松具有防治作用,其作用机制与抑制下丘脑神经细胞凋亡和升高血清雌二醇水平有关[12]。

综上所述,现代化学成分及药理研究证明,二至丸及其组成药物在增强机体免疫功能、降血脂、抗血栓形成、抗过氧化物及防治骨质疏松等方面具有显著作用,表明二至丸有较好的防治心脑血管疾病,增强机体体质以及抗衰老作用,展示了本方在老年病防治方面的良好前景。实验研究虽然向我们提示了令人振奋的结果,但目前对本方临床应用的报道却甚少,今后应当积极开展有关本方的临床研究,使之发挥其应有的作用而造福人类。

【附方】桑麻丸(胡僧方,录自《寿世保元》卷 4。又名扶桑至宝丹、扶桑丸)　嫩桑叶采数十斤,择家园中嫩而存树者,长流水洗,摘去蒂,晒干 1 斤(500g)　巨胜子即黑脂麻四两(120g)　白蜜一斤(500g)(本方原书无剂量,据《医方集解》补)　上为末,炼蜜为丸,如梧桐子大。每服百丸,白开水送下,每日 2 次。三月之后,体生疹粟;此为药力所行,慎勿惊畏,旋则遍体光洁如凝脂然,服至半年之后,精力转生,诸病不作,久服不已,自登上寿(《医方集解》本方用法:将脂麻擂碎,熬浓汁和蜜炼至滴水成珠,入桑叶末为丸。早盐汤、晚酒下)。功用:滋肝肾,清头目,除风痹。主治:阴虚血燥,头晕眼花,久咳不愈,津枯便秘,风邪久羁,肢体麻痹,肌肤干燥等。

本方以黑脂麻滋补肝肾,润燥益精;桑叶清利头目,祛风明目。两药相合,共奏滋养肝肾,益精明目,祛风除痹之效。本方与二至丸均有滋补肝肾之功,可治肝肾阴血不足之证。

但二至丸滋阴力胜，且有凉血止血作用；本方养血力优，并兼祛风明目之效。故前者常用于肝肾阴虚，眩晕耳鸣，须发早白等证；后者则用于阴虚血燥，头晕眼花，肌肤干燥等证。

参考文献

[1] 陈红萍，周菊芬，梅明友．加味二至丸治疗青春期功能性子宫出血 48 例[J]. 浙江中医学院学报，2003，27(2)：36-37.

[2] 朱晓薇．二至丸及其方药组成的研究[J]. 中成药，1994，16(10)：46.

[3] 胡慧娟，杭秉茜，刘勇．二至丸对免疫系统的影响[J]. 中药药理与临床，1991，7(6)：1.

[4] 丁安伟，王苏玲，孔令东，等．二至丸及其处方炮制品的药理作用研究[J]. 中国中药杂志，1992，17(9)：531.

[5] 姚干，何宗玉．二至丸对小鼠淋巴细胞和巨噬细胞作用的活性组分构件研究[J]. 时珍国医国药，2006，17(10)：1921-1923.

[6] 胡慧娟，杭秉茜．二至丸的抗炎作用[J]. 江西中医学院学报，1993，(2)：37.

[7] 莫莉莉，李秀挺，梁颂名．二至丸滋阴作用的研究(一)[J]. 新中医，1990，(11)：51.

[8] 彭悦，边学义，赵士林，等．女贞子防治家兔实验性动脉粥样硬化的实验研究．中药通报，1983，8(3)：32.

[9] 莫莉莎，李秀挺，梁颂名．二至丸滋阴作用的研究(二)[J]. 新中医，1991，(6)：51.

[10] 赵瑛，闻杰，孙忠人．女贞子对小鼠脑、肝过氧化脂质含量及对肝 SOD 活性的影响(摘要)[J]. 中医药学报，1990，(6)：47-48.

[11] 丁玉琴，马凤巧，尚喜雨．二至丸对 D-半乳糖所致衰老小鼠皮肤组织的抗氧化作用[J]. 中国临床康复，2006，10(19)：141-143.

[12] 邢薇薇，张宏，吴锦忠，等．二至丸对肾阴虚骨质疏松大鼠的影响[J]. 福建中医药，2008，39(6)：45-47.

百合固金汤

（《慎斋遗书》卷 7）

【组成】熟地　生地　归身各三钱(9g)　白芍　甘草各一钱(3g)　桔梗　玄参各八分(6g)　贝母　麦冬　百合各一钱半(4.5g)

【用法】水煎服(本方原书无用法)。

【功用】滋肾保肺，止咳化痰。

【主治】肺肾阴亏，虚火上炎证。咳嗽气喘，痰中带血，咽喉燥痛，眩晕耳鸣，骨蒸盗汗，舌红少苔，脉细数。

【病机分析】肺肾阴液相互滋养，肺津敷布下充肾水，肾阴充沛上养肺金，故有“金水相生”之说。若肺阴不足，肾水无源，可致肾阴渐亏，即如《辨证录》卷 6 所说：“肾水不能自生，肺金乃肾之母，肺润则易于生水，肺衰则难于生水”；反之，肾水不足，不能上滋肺金，久延则肺阴亦虚，故《景岳全书》卷 19 云：“肺金之虚，多由肾水之涸，正以子令母虚也”。因而肺肾阴津之虚，不论何者为始，最终均可导致两脏之阴皆虚。肺阴不足，清肃失职，则咳嗽气喘；阴不制阳，虚火内生，炼液成痰，则咳痰量少而黏稠；若虚火灼伤肺络，络损血溢，则痰中带血；津不上润，则咽喉燥痛；肾水不足，相火偏亢，虚热内蒸，热扰营阴，则骨蒸潮热，盗汗。舌红少苔，脉细数，均为阴虚内热之征。由上可知，肺肾阴虚，虚火灼津炼液为本证的基本病机。

【配伍意义】本方所治诸症皆由肺肾阴亏，虚火上炎而致，治宜标本兼顾，滋养肺肾之阴为主，辅以清热化痰、凉血止血。方中百合甘而微寒，为养阴润肺止咳之要药，微苦能泄，故又可清降虚火；二地合用，滋肾壮水，其中生地甘寒，长于滋阴降火，凉血止血；熟地甘温，重在滋养肾阴，填精补血。三药相伍，润肺滋肾，金水并补，共为君药。麦冬甘寒，协百合以滋阴清热，润肺止咳；玄参咸寒，助二地以滋阴益肾，清热凉血，均为臣药。咳痰带血，久之营血亏损，故佐以当归、白芍养血敛阴，当归兼止"咳逆上气"(《神农本草经》卷2)；贝母清润肺金，化痰止咳。又伍桔梗宣利肺气而祛痰，并作舟楫之用，载诸养阴之品上滋于肺，与生甘草相合又善利咽止痛；生甘草清热泻火，润肺止咳，调和诸药，两药皆兼有佐使之功。全方合力，使肺肾得滋，阴血得充，虚火降而痰血止，诸症遂得痊愈。

本方配伍特点有二：一为金水并补，润肺与滋肾同用，但尤以润肺止咳为主；二为标本兼顾，滋养之中兼以清热凉血、宣肺化痰，但以治本为主。

本方以百合润肺为主，服后阴血渐充，虚火自清，痰化咳止，而收固护肺阴之效，故名"百合固金汤"。

【临床运用】

1. 证治要点　本方为治疗肺肾阴亏，虚火上炎而致咳嗽痰血证的常用方剂，临床以咳嗽，咽喉燥痛，舌红少苔，脉细数为使用要点。

2. 加减法　痰多而色黄者，加胆南星、黄芩、瓜蒌皮以清肺化痰；咳喘甚者，加杏仁、五味子、款冬花以止咳平喘；若咳血重者，可去桔梗之升提，或加白及、白茅根、仙鹤草以增止血之功；兼纳差食少者，用砂仁3g拌炒熟地，或再加陈皮理气和胃。

3. 本方现代常用于治疗肺结核、慢性支气管炎、支气管哮喘、支气管扩张咯血、慢性咽喉炎、自发性气胸等辨证属肺肾阴虚，虚火上炎者。

【使用注意】本方中药物多属甘寒滋润之品，对于脾虚便溏，饮食减少者，慎用或忌用。服用本方时应忌食生冷、辛辣、油腻之品。

【源流发展】本方为明代著名医家周慎斋所制，用以治疗"手太阴肺病，因悲哀伤肺，背心、前胸、肺募间热，咳嗽咽痛，咯血恶寒，手大拇指循白肉际间上肩房至胸前如火烙"。原书中周氏所论较简，但亦可看出斯证与肺热有关。至清代汪昂始明确指出本方有"助肾滋水，保肺安神，清热润燥，除痰养血"之功，用于肺肾阴虚，虚火上炎之"肺伤咽痛，咳嗽痰血"(《医方集解·补养之剂》)。汪氏还指出：本证之成，始于"金不生水，火炎水干"，方中配伍二地、玄参意在滋水以生金，因"肺肾为子母之脏，故补肺者，多兼滋肾"(同上)，提示运用本方时应主要着眼于肺阴之虚。汪氏之论得到了后世医家的广泛认同，本方沿用至今，成为临床治疗阴虚肺燥咳嗽痰血证的首选方剂。使用时还当视肺肾二脏阴虚之主次轻重，酌情调整方中润肺滋肾药物的比例。

后世还有人将本方改作丸剂，名"百合固金丸"(《医钞类编》卷7)，又名"固金丸"(《中药成方配本》)。

【疑难阐释】

1. 关于本方隶属归类的沿革　本方在古代方论著作中均被列为补益类方剂，如汪昂的《医方集解》、张秉成的《成方便读》等均将其归入"补养之剂"，而今之多数方剂学著作及各版《方剂学》教材(第2、4、5版等)则将其归属于"治燥剂"之滋阴润燥剂中，至新近出版的普通高等教育中医药类规划教材《方剂学》中本方重又被归入"补益剂"之补阴剂。前已述及，本方主治肺肾阴虚，虚火上炎之证，属于阴虚证的范畴；但其病机变化与临床表现又与内燥证之上燥证相类似；而且是方以滋补甘润之品为主组成，具有滋养肺肾，滋阴润燥的作用。可见，由于补阴剂与滋阴润燥剂在外延上有所交叉，使得本方在组成、功用、主治方面兼具上述两类方剂的特性，因而归属“补阴剂”抑或“治燥剂”均各有所据，目前还难以对这两种分类方法孰优孰劣进行评价。不过为了体现补阴法的系统性，弥补“补阴剂”中缺少补肺阴之方的不足，将本方置于补阴剂中亦有一定道理。

2. 关于本方君药的认识　本方的君药各版教材所论不一，其中有认为二地为君者（2、5版教材），还有认为二地与百合共为君药者（4版及规划教材）。考二地为君之说首见于汪昂《医方集解》，汪氏认为本证乃“金不生水，火炎水干”，故方中重用二地助肾滋水退热为君。但既然本方所治证候为肺阴虚及肾水，治疗时理当以滋阴润肺为重；二地固然有滋水生金之功，但毕竟属间接补益之法；而方中百合乃养阴润肺之要药，加之本方名为“百合固金汤”，显然反映了作者强调百合甘润补肺之功，治疗上重在滋阴保肺的意图。所以百合如果不任君药之职于理难合，且本证属肺肾阴虚，故二地与百合共为君药之说较为允当。

【方论选录】

1. 汪昂：“此手太阴、足少阴药也。金不生水，火炎水干，故以二地助肾滋水退热为君，百合保肺安神，麦冬清热润燥，玄参助二地以生水，贝母散肺郁而除痰，归、芍养血兼以平肝，甘、桔清金，成功上部。皆以甘寒培元清本，不欲以苦寒伤生发之气也。”（《医方集解・补养之剂》）

2. 汪绂：“肺为相傅之官，治节所从出，而居近心位，畏火之逼。然使肺金肃清，而五脏平和，则不畏火之克，而治节自能从容，气有所主，以无游散拂逆之病。肺之化虚，则治无节，而不能主气，气逆脉乱，此宜酸以收之。然肺本多气而少血，易失之燥，而或人之肾水亏失，相火上炎，金虽生水，而不足以胜火，则肺劳。君火无畏，相火助之，合而上炎，则肺愈受伤，是因肾之虚而反致肺之虚，肺已劳于用也。此方惟百合、芍药为补肺主药，而君以熟地则补肾滋水，佐以生地以壮水而制相火，而当归、元参又引水以上行，引血以归肝，麦冬、贝母、生甘草则上下其间，以通金水相生之路，又以桔梗泻肺之余邪，而降其逆气。盖主于制火，使不至刑金，而后助金以下生肾水，则其意亦归于固金而已。”（《医林纂要探源》卷4）

3. 费伯雄：“此方金水相生，又兼养血，治肺伤咽痛失血者最宜。李士材谓，清金之后急宜顾母，识解尤卓。予谓咽痛一定，即当培土生金也。”（《医方论》卷1）

4. 张秉成：“治肾水不足，虚火刑金，而致咳嗽痰血等症。百合色白，其形象肺，故能独入金家，为保肺宁神，清金润燥之品。又肺肾为子母之脏，《医贯》所谓母藏子宫，子隐母胎，故水虚则金受火刑。地黄、玄参，壮水之主；麦冬、贝母，清肺之烦；白芍平肝以保肺；当归引血以归经；甘、桔本为成方，可以利咽喉而宣上部之结热也。”（《成方便读》卷1）

【评议】上述各家均围绕本方为金水相生之剂，用治肺肾两虚证候进行了论述。汪氏强调本证由“金不生水，火炎水干”而致，言此病之本在于肺金不足，不能生水；张氏则认为“肾水不足，虚火刑金”为本证之病机，可谓见仁见智。由于肺肾之阴相互滋生，金可生水，水能润肺，一脏之虚久延则往往损及彼脏。故临证之时，凡见肺肾阴亏，并虚火上炎，咳吐痰血者，不论何脏之虚在先，皆可以本方治之。费氏引李士材所言“清金之后，急宜顾母”，强调培土生金之论，值得临床重视。

【验案举例】

肺结核咯血　《浙江中医杂志》（1986，1：31）：某女，34岁。患结核病多年，形体羸瘦。近因寒温失调而发咳嗽，咯血，频频而吐，大便秘结，舌质红，苔薄黄，脉沉细数。经用庆大霉素，青、链霉素及安络血等治疗，病情未能控制。中医有作肺火不宁，痰热扰络治之者；有作木火刑金，络伤血溢治之者，俱无效果。改从肺肾阴虚，虚火上炎，以清金保肺，养阴滋肾为法，予百合固金汤加味：百合、熟地、生地、玄参、麦冬、炒白芍各 12g，川贝 10g，当归 6g，桔梗 8g，甘草 2g，生大黄 5g，3 剂后咯血渐止，咳嗽未平，余症均有好转。续进 2 剂，咯血全止。

按语：本证咳嗽咯血，形体羸瘦，舌红，脉细数，显然为肺肾阴虚，虚火上炎之征；又兼便秘，苔黄，且咯血量多，说明肺火内炽，络损亦甚，腑气不通。方予百合固金汤滋阴保肺，壮水制火。肺与大肠相表里，故方中又加一味生大黄，藉其通腑泄热以导肺热下行，并有清降凉血止血之功。补泻兼施，标本同治，收效甚捷。

【临床报道】

1. 自发性气胸 用本方治疗自发性气胸。治疗组 15 例（其中闭合型 11 例，开放型 3 例，高压型 1 例），对照组 15 例（其中闭合型 12 例，开放型 2 例，高压型 1 例），均采用西医常规疗法，治疗组在此基础上加用百合固金汤，10 剂为 1 疗程，连用 3～4 疗程。结果：治疗组平均住院天数（18.93 天）与对照组（27.85 天）相比，差异显著（$P<0.05$）。治疗组结核性气胸（11 例）的有效率为 90.9%，与对照组（10 例）相比（60.0%）差异显著（$P<0.05$）[1]。

2. 支气管炎 以本方（百合 15g，生地、熟地、元参、桔梗、麦冬各 9g，川贝母、当归、白芍各 6g，生甘草 3g）为基本方，食欲不振加红山楂、生谷芽、生麦芽；虚汗多者加黄芪、煅龙牡；有痰者加陈皮、半夏；咳甚者加紫菀、忍冬花、炙百部；久咳少痰者加罂粟壳、诃子肉。治疗小儿久咳 42 例，结果：痊愈 29 例，好转 12 例，无效 1 例，总有效率为 97.6%[2]。

3. 肺癌 以百合固金汤加鱼腥草、半枝莲、白花蛇舌草为基本方随证加减，治疗中、晚期肺癌属阴虚内热型者 38 例，有一定疗效。若兼感冒、咳嗽、发烧者，则合麻杏石甘汤；痰血，加白茅根、藕节、白及、三七粉或云南白药；肾虚，加女贞子、旱莲草；肝风内动，加天麻、钩藤、石决明、全蝎、蜈蚣；胸痛，加丹参、赤芍、三棱、莪术；胸水，加葶苈子、大枣、龙葵；上腔静脉综合征，加商陆、车前子。结果，所治病例中有 22 例症状获得改善，病灶稳定[3]。

4. 肺癌放化疗不良反应 应用百合固金汤加减，对 41 例肺癌放化疗不良反应患者进行治疗，疗效满意，基本方：熟地 15g，麦门冬 12g，百合 15g，白芍 15g，当归 12g，川贝母 10g，党参 15g，龟甲 15g，丹参 15g，并随症加减。结果，治疗 1 个月后，显效 32 例，有效 7 例，无效 2 例，总有效率为 95.1%[4]。

【附方】益气清金汤（《医宗金鉴》卷 66） 苦桔梗三钱（9g） 黄芩二钱（6g） 浙贝母去心，研 麦冬去心 牛蒡子炒，研各一钱五分（5g） 人参 白茯苓 陈皮 生栀子研 薄荷 生甘草各一钱（3g） 紫苏五分（1.5g） 竹叶 30 片 水煎服。功用：清肺利咽，化痰散结。主治：肺经郁热，多语损气之喉瘤。

《医宗金鉴》对本方所治喉瘤进行了较为详细地描述："形如园眼，红丝相裹，或单或双，生于喉旁。亦有顶大蒂小者，不犯不痛，或醇酒炙煿，或因怒气喊叫，犯之即痛"。从吴氏等描述的症状来看与"喉蛾"类似，再观本方立法组成亦针对扁桃体之慢性炎症而设，证属素体气虚，风热袭肺，肺失清肃，痰滞于咽。方中重用黄芩清肺解毒，桔梗宣肺化痰，利咽开音，共为君药。牛蒡子、薄荷疏散风热，利咽消肿；栀子、竹叶清热解毒，同为臣药。浙贝母、麦冬润肺化痰，清热散结；紫苏疏风散邪；人参、茯苓、陈皮益气健脾，理气化痰，俱为佐药。甘草调和药性，合桔梗又为利咽要药，用为佐使。诸药合用，共奏清肺化痰，利咽消肿之功。

本方与百合固金汤均有润肺清热之功。但百合固金汤重在润肺养阴，壮水制火，兼以宣肺化痰，以补肺为主，用于肺肾阴虚，咳嗽痰血之证；本方则重在清肺解毒，利咽化痰，散结消肿，兼以益气养阴，以清肺解毒为主，用于热毒痰滞结于咽喉之证。两者之功补泻迥异，所治亦有虚实之别。

参考文献

[1] 曹瑞川,颜中瑶,邹国全.百合固金汤治疗自发性气胸15例疗效观察[J].中西医结合杂志,1986,(5):280.

[2] 任军芳.百合固金汤治疗小儿久咳42例[J].陕西中医,1993,14(9):413.

[3] 马伯亭,汪松兰,赵晓玲.百合固金汤加味治疗阴虚内热型肺癌38例近期疗效观察[J].黑龙江中医药,1982,(4):25.

[4] 周国治.百合固金汤治疗肺癌放化疗副反应41例[J].江西中医药,2007,38(11):32.

补肺阿胶汤(阿胶散)

(《小儿药证直诀》卷下)

【异名】补肺散(《小儿药证直诀》卷下)、补肺阿胶散(《本草纲目》卷18)、清肺饮(《治痘全书》卷13)。

【组成】阿胶一两五钱麸炒(9g) 鼠黏子炒香 甘草炙各二钱五分(各3g) 马兜铃五钱焙(6g) 杏仁七个去皮尖,炒(6g) 糯米一两炒(6g)

【用法】上为末。每服一二钱,水一盏,煎至六分,食后温服。

【功用】养阴补肺,清热止血。

【主治】肺阴虚有热证。咳嗽气喘,咽喉干燥,喉中有声,或痰中带血,舌红少苔,脉细数。

【病机分析】本方原为小儿肺虚有热之证而设。肺为娇脏,加之小儿稚阴之体,若风热袭肺,久羁不去,每致肺阴耗损,加之热毒未清,而成阴虚蕴热之证。肺失清肃顺降之常,则气逆而咳嗽气喘,喉中有声;虚火热毒灼津为痰,故咯痰不多,咽喉干燥;久咳伤肺,肺络受损,可见痰中带血;舌红少苔,脉浮细数亦为阴虚有热之象。

【配伍意义】本证病机乃肺阴不足,兼有热毒痰滞,以致清肃之令不行,气机上逆,故治以养阴补肺为主,辅以清热解毒,肃肺化痰。方中阿胶甘平味厚质腻,用量独重,功能滋阴润燥,养血止血,且麸炒以减其滋腻,为君药。马兜铃性寒清热,苦降肺气,长于清肺化痰,止咳平喘;牛蒡子"能升能降,力解热毒,味苦能清火,带辛能疏风"(《药品化义》),并可利咽止痛,两药合用,降中寓升,宣降肺气,解毒散邪,共为臣药。佐以杏仁降泄肺气,止咳平喘,助马兜铃肃降肺气。糯米、甘草补脾益肺,培土生金而保肺,与阿胶合力,补肺之功愈大,且两药甘缓,又能调和诸药,兼佐使之功。六药配伍,既可润肺补肺,又能清肺解毒,宁嗽止血,对于肺阴虚有热,久咳不已而痰黏不易咯出,或痰中带血者,无论小儿或成人均可用之。

本方配伍特点有三:一是虚实并治,补泻兼施,滋阴润肺与清降肺热同用,以补为主;二是补脾益肺并用,培土生金而保肺;三是药性平和,本方原为小儿阴虚肺热证而设,故选药较为平和,且方中诸药均炒后入药,其苦寒伤中或滋腻碍脾之性皆减。

本方以阿胶为君药,重在养阴补肺,故名"补肺阿胶汤"。

【类方比较】本方与百合固金汤均为滋阴润肺,清热止咳之剂,用治肺阴不足,咳嗽痰少,或痰中带血之证。百合固金汤肺肾双补,滋水生金,且滋阴养血之力较强,为治内伤病中阴虚较甚,虚火上炎咳嗽痰血之证的常用方。而本方脾肺双补,培土生金,补力平和,且方中马兜铃、杏仁与牛蒡子配伍,降中寓升,宣降肺气,泻肺止咳平喘之功较胜,并兼解毒疏风之功，由于本方补泻兼施，虚实并治，故尤其适宜于风热袭肺，久咳不已，伤损肺阴，或素体阴虚，外感风热等内外伤合病而致的咳逆气喘证。

【临床运用】

1. 证治要点　本方不仅可用治小儿肺阴不足，阴虚有热之咳喘，成人亦可使用，尤以风热袭肺，清肃失职，肺阴渐耗，热毒未清之咳嗽气喘证候为宜。临床以咳嗽气喘，咽喉干燥，舌红少苔，脉浮细数为使用要点。

2. 加减法　咽干口燥较甚，舌红少津者，加沙参、麦冬以增养阴润肺之力；咽喉疼痛者，加桔梗、玄参以宣肺利咽；痰黏而黄者，加黄芩、鱼腥草以助清肺化痰之功；咯血量多者，加白茅根、生地、仙鹤草以凉血止血。

3. 本方现代常用于治疗慢性支气管炎、支气管扩张症咯血等辨证属阴虚有热者。

【使用注意】肺虚无热，或外有表寒，内有痰浊者，均非所宜。

【源流发展】本方由北宋儿科名家钱乙所制，用治“小儿肺虚气粗喘促”(《小儿药证直诀》卷下)。后世根据本方养阴补肺，宁嗽止血之功，又将其使用范围扩大到治疗成人阴虚肺热的咳嗽气喘证，如吴昆说：“肺虚有火，嗽无津液，咳而哽气者，此方主之”。但历代医家对本方的运用亦不拘于肺虚咳喘，还以之治疗因阴虚肺热而致的多种疾病，如《全生指迷方》卷2用治“衄血吐血，发作无时，肌肉减少”；《幼科折衷》用治小儿“肺虚有汗”等。这些论述对于临床运用本方时进一步开拓思路有一定的启发意义。

【疑难阐释】对于本方主治证候的认识　明代吴昆首次明确指出本方主治证候的病理为“肺虚有火”，并据“燥者润之，金郁则泄之，虚者补其母”等理论对其配伍意义进行了阐述。后世医家多承袭吴氏之论，历年出版的《方剂学》教材亦皆将本方作为治疗肺阴不足，阴虚生热之剂。观本方所用药物，阿胶、糯米、甘草为补脾润肺之品，而清火降气之药则用马兜铃、牛蒡子、杏仁之类。马兜铃、牛蒡子皆性寒而味苦，长于清热解毒，散邪利咽，为风热犯肺之证所常用，故李畴人说：“鼠黏子利膈滑痰，佐以杏仁，究是泄肺、开肺之品，更兼马兜铃之苦降清肺热，……治肺阴素虚而有痰热、风温壅阻其中者宜之。若全属肺虚生热，而胃气不旺，谷食不多者，非所宜也。盖兜铃之苦异常，最伤胃耳，名为补肺，实泻肺多耳”(《医学概要》卷3)；况且本方原为小儿肺热证所立，小儿肺病多属外感，即使阴虚，亦每因外感风热，肺热久羁而成。所以从补肺阿胶汤的组方配伍来看主要适宜于风热袭肺，清肃失职，肺阴渐耗，热毒未清之咳嗽气喘证，而纯属内伤之阴虚肺燥，咳嗽气喘，咳痰带血之证则并非所宜。

【方论选录】

1. 吴昆：“肺虚有火，嗽无津液，咳而哽气者，此方主之。燥者润之，今肺虚自燥，故润以阿胶、杏仁。金郁则泄之，今肺中郁火，故泄以兜铃、黏子。土者，金之母，虚者补其母，故入甘草、糯米，以补脾益胃。”(《医方考》卷2)

2. 程应旄：“痰带红线，嗽有血点，日渐成痿。缘肺处脏之最高，叶间布有细窍，气从此出入，呼吸成液，灌溉周身，所谓水出高源也。一受火炎，吸时徒引火升，呼时并无液出，久则肺窍俱闭，喉间或痒或疮，六叶遂日焦枯矣。今用阿胶为君者，消窍瘀也；用杏仁、大力子者，宣窍道也；用马兜铃者，清窍热也。糯米以补脾，母气到，肺自轻清无碍矣。”(录自《古今名医方论》卷4)

3. 汪昂：“此手太阴药也。马兜铃清热降火；牛蒡子利膈滑痰；杏仁润燥散风，降气止咳；阿胶清肺滋肾，益血补阴。气顺则不哽，液补则津生，火退而嗽宁矣。土为金母，故加甘

草、粳米以益脾胃。”(《医方集解·补养之剂》

4. 汪绂:“治肺虚火嗽而无津液且气哽者。意重润肺泻火,然泻肺之药居多矣。但制方有法,则能用泻以成其补。阿胶甘咸黏润,能滋肺金之阴,而固其收敛之气,虽不酸而可与酸同用,且可以滋胜,肺液已枯,则宜胶以滋之;妙以文蛤粉之酸涩,又以助其敛固。阿胶难真,好黄明胶亦可代之。马兜铃苦辛,苦泄逆气,辛泻肺邪,其形似肺之下垂,而开裂向下,故有清热降火之能。牛蒡子味辛,而功专泻肺,然能利膈滑痰,解咽喉间热毒。杏仁甘苦辛,泄逆泻邪,而亦能滋润,且以软坚去哽,兼可宁心。甘草则补土以生金,且以和阴阳,使虚火自平。不用参、芪者,火方上逆,不欲骤益其气也。粳稻甘而晚稻又微酸,此亦补土生金,而性味冲和,且能助阿胶、文蛤之敛。此因肺气本不甚虚,而阴阳偏胜,气热上逆,遂成虚火,以致津液枯涸者而设,故滋润之意居多,不拘一于敛固,惟欲降其逆而平其阴阳也,要其功则归于补肺。”(《医林纂要探源》卷4)

5. 李畴人:“鼠黏子利膈滑痰,佐以杏仁,究是泄肺、开肺之品,更兼马兜铃之苦降清肺热,惟阿胶、甘草、糯米为补肺之品。乃是治肺阴素虚而有痰热、风温壅阻其中者宜之。若全属肺虚生热,而胃气不旺,谷食不多者,非所宜也。盖兜铃之苦异常,最伤胃耳,名为补肺,实泻肺多耳。”(《医方概要》卷3)

【评议】吴昆“肺虚有火,嗽无津液,咳而哽气者,此方主之”之论,对后世影响极大,不仅上述各家皆由此而立论,而且亦成为历版《方剂学》教材的理论依据。吴昆、程应旄、汪昂对方中诸药补肺、清肺、降气之功进行了阐述,条分缕析,言简意明。汪绂指出本方“泻肺之药居多”,故“意重润肺泻火”,并详细阐发了方中各药的配伍意义,可见其对本方体会之深。李氏则就方中配入牛蒡子、马兜铃之意进行了精辟的分析,认为是方尤宜于治疗“肺阴素虚而有痰热、风温壅阻其中者”,此说可谓独具慧眼,对临床运用颇有指导意义。

【验案举例】

1. 哮喘 《黑龙江中医药》(1986,4:20):某女,8岁。患儿自幼即患哮喘,屡经治疗未能痊愈。每次发作时胸闷气粗,喘促不宁,甚为痛苦。发作频繁时,1月之内可发作两次,每次持续10天左右方能缓解,此次因感冒后发病已5天。现呼吸急促,喉中有哮鸣声,咳嗽吐少量黄痰,舌质红,苔薄黄,脉细滑数。用补肺阿胶汤加味:真阿胶(烊化冲服)10g,杏仁6g,马兜铃6g,牛蒡子10g,炙甘草6g,麻黄6g,石膏10g,款冬花10g,3剂。二诊:服上方后喘促、胸闷减轻,喉中哮鸣声消除。黄苔已去,脉同前,原方去麻黄、石膏,加淮山药10g,百合10g,继服9剂而愈。4年后追访未再复发。

2. 慢性支气管炎 《黑龙江中医药》(1986,4:20):某女,48岁。咳嗽10余年,近2年来病情加重。现咳嗽胸部隐痛,多呈持续性干咳,有时吐少量干痰,间或痰中带血,咳嗽以夜间及晨起为甚,咳嗽严重时一夜之间仅能睡二三个小时,伴有身热盗汗,初时曾被怀疑为结核,经胸透及肺部拍片排除,舌质红,脉细数。予以补肺阿胶汤加味:真阿胶(烊化冲服)15g,牛蒡子10g,杏仁10g,马兜铃10g,炙甘草6g,淮山药10g,款冬花10g,桑白皮10g,地骨皮10g,3剂。二诊:药后身热盗汗停止,痰中带血消失,咳嗽胸痛减轻,夜间已能入睡。原方去地骨皮,加熟地10g,百合10g,继服12剂而愈。1年后因感冒来院就诊,述其咳嗽1年来未复发。

3. 慢性扁桃体炎 《黑龙江中医药》(1986,4:20):某男,25岁。咽部不适,喉中如有梗物,灼热微痛,喉痒干咳,时有恶心已4年。经五官科检查诊断为慢性扁桃体炎,诊见舌质嫩红,脉象细数。证属肺阴不足,虚火上炎,治以养阴润肺,清热利咽,方用补肺阿胶汤加味:真阿胶(烊化冲服)10g,牛蒡子 10g,杏仁 10g,马兜铃 6g,炙甘草 6g,玄参 10g,麦冬 10g,土牛膝 3g,3 剂。二诊:药后喉痒干咳,灼热微痛减轻,原方继服 6 剂而愈。

按语:案 1 患儿自幼即患哮喘,反复发作,致肺阴亏虚,痰热内郁,治当养阴清肺,止咳化痰。因兼感外邪,故初以本方合入麻杏石甘汤,以表里同治;继则仍宗养阴清肺,止咳化痰之法。数年沉疴,服药 12 剂而愈。案 2 亦属肺阴亏虚,痰热内郁,肃降失常之证,故以补肺阿胶汤加淮山药以培土生金,款冬花、桑白皮、地骨皮以肃肺清热止咳,诸药相合,可清肺养阴,润肺化痰,理气止咳,服药 3 剂即效。二诊肺热渐失,故去地骨皮之清泻,加熟地、百合之润养,续服 10 余剂而收全功。咽喉为肺之门户,故案 3 责之肺阴不足,虚火上炎,予以补肺阿胶汤亦效。

【临床报道】

1. 感冒后咳嗽　以补肺阿胶汤加味治疗感冒后之咳嗽不愈 30 例。本组病例病程 6～45 天,均经多种中西药物治疗而罔效。症见咳嗽,咳痰量少,色黄或白而黏稠,咽干,或咳引胸胁痛,舌苔薄黄或黄厚,或苔白而干,脉细或弦滑等。其中 18 例经胸透检查,除有肺纹理增多外,无其他明显阳性体征。处方:阿胶、马兜铃、牛蒡子、桔梗各 10g,杏仁、枳壳各 6g,甘草 5g,海蛤壳 20g,沙参 15g,知母、瓜蒌各 12g。若咳嗽引胸胁痛者,减阿胶、甘草,加竹茹、丝瓜络;干咳甚、痰中带血者,减枳壳、桔梗,加藕节、百合、百部;久咳、呛咳者,减桔梗、杏仁,加罂粟壳、地龙、五味子;痰黏稠不易咯者,减阿胶、枳壳,加天竺黄、川贝、蜜紫菀。结果:30 例患者均获痊愈,其中 24 例完全服用中药获愈,6 例服药 1 周后好转,但患者又自行加服抗生素,亦获痊愈。疗程最短 4 天,最长 14 天[1]。

2. 燥咳　以补肺阿胶汤为主方(阿胶烊化、甘草各 10g,马兜铃、牛蒡子、杏仁各 12g),治疗燥咳 34 例。感受凉燥者,加苏叶、炙紫菀、炙款冬花各 15g,桔梗、荆芥各 10g;感受温燥者,加桑叶、栀子、黄芩各 12g,梨皮 15g;燥热犯肺者,加生石膏、知母、鱼腥草各 20g。结果,经治 3～7 日,痊愈 27 例,好转 5 例,无效 2 例,总有效率为 65%[2]。

【附方】月华丸(《医学心悟》卷 3)　天冬去心,蒸　麦冬去心,蒸　生地酒洗　熟地九蒸晒　山药乳蒸　百部蒸　沙参蒸　川贝母去心,蒸　真阿胶各一两(30g)　茯苓乳蒸　獭肝　广三七各五钱(15g)　白菊花二两(60g)去蒂　桑叶二两(60g)经霜者　上熬为膏,将阿胶化入膏内,和药,稍加炼蜜为丸,如弹子大(每丸可重 15g),每服 1 丸,噙化,日三服。功用:滋阴降火,消痰祛瘀,止咳定喘,保肺平肝,消风热,杀尸虫。主治:肺肾阴虚。久咳或痰中带血及劳瘵久嗽。现代常用于肺结核的中、晚期出现潮热时作,五心烦热,形体羸瘦,干咳无痰,或咯痰而带血,口燥咽干,舌红少津,胸闷食减,少气懒言,大便难,小便短少等症者。

本方是为肺肾阴虚,劳瘵久嗽之证而设,故以滋阴降火保肺为主,辅以宁嗽止血。方中沙参、麦冬、天冬、阿胶、生地、熟地益肾润肺,滋阴清热,养血止血;百部、川贝母、獭肝润肺化痰,止咳杀虫;三七止血和营,使血止而不留瘀;山药、茯苓益气健脾,培土生金;桑叶、菊花疏风宣肺,使降中寓升。诸药合用,共奏滋阴润肺,化痰宁嗽,清热止血之功。

本方与补肺阿胶汤均用于肺阴不足,咳嗽痰中带血之证。但本方滋补养阴之功颇著,为治肺肾阴虚,劳瘵久嗽之要方;补肺阿胶汤补力平和,清肺解毒之功较强,故宜于阴伤不著,肺热气逆较甚之咳喘痰中带血之证。

本方与百合固金汤均有滋肾补肺之功,用治肺肾阴虚,咳嗽痰中带血之证。然前者滋补之药颇多,故补益之功更在本方之上,所治证候虚损程度亦较重;后者滋阴养血之力稍逊,所治证候肺肾阴虚亦较轻。简而言之,两方的区别主要是补益之力有峻缓,所治之虚有轻重。

参考文献

[1] 王贻方．补肺阿胶汤加味治疗感冒后顽咳不愈30例[J]. 四川中医，1994，(9)：26.

[2] 任兴有．补肺阿胶汤加减治疗燥咳34例报道[J]. 陕西中医函授，1991，(6)：25.

石斛夜光丸(夜光丸)

(《瑞竹堂经验方》卷3)

【组成】天门冬去心，焙　麦门冬去心，焙　生地黄怀州道地　熟地黄怀州道地　新罗参去芦　白茯苓去黑皮　干山药各一两(30g)　枸杞子拣净　牛膝酒浸，另捣　金钗石斛酒浸，焙干，另捣　草决明炒　杏仁去皮尖，炒　甘菊拣净　菟丝子酒浸，焙干另捣　羚羊角镑各七钱半(21g)　肉苁蓉酒浸，焙干，另捣　五味子炒　防风去芦　甘草炙赤色，锉　沙苑蒺藜炒　黄连去须　枳壳去瓤，麸炒　川芎　生乌犀镑　青葙子各半两(15g)

【用法】上除另捣外，为极细末，炼蜜为丸，如梧桐子大。每服三五十丸(10～15g)，空心温酒送下；盐汤亦可(现代用法：如上法和为蜜丸，每丸重10g，早、晚各服1丸，淡盐汤送服)。

【功用】滋补肝肾，清热明目。

【主治】肝肾不足，虚火上扰证。瞳神散大，视物昏花，羞明流泪，头晕目眩，以及内障等症。

【病机分析】本方为中医眼科治疗内障的常用方剂。内障乃瞳神之疾，瞳神为水轮，内应于肾，肾精充沛，升腾润养于目，则目视精明；肝开窍于目，"足厥阴之脉．……连目系"(《灵枢·经脉》)，"肝气通于目，肝和则目能辨五色矣"(《灵枢·脉度》)。肝肾乙癸同源，精血互生，故虽然"五脏六腑之精气，皆上注于目而为之精"(《灵枢·大惑论》)，但目视之功与肝肾两脏的关系尤为密切。正如《罗氏会约医镜》卷6所说："所重则在乎瞳人，而其窍则出于肝也。肾属水，肝属木，水能生木，子母岂能相离乎？故肝肾之气充，则精彩光明；肝肾之气衰，则昏蒙眩晕"。若肝肾不足，精血亏虚，不能上注于目，目窍睛珠失其濡养，则视物昏花，瞳神散大，目暗内障；泪为肝之液，肾主五液，肝肾虚弱，不能约束其津液，则流泪羞明；肝肾阴亏，髓海不充，加之阴不制阳，虚火上扰，则头晕目眩。

【配伍意义】本方所治目疾以肝肾不足、精血虚损为本，阴不制阳、虚火上扰为标，故以滋补肝肾，清热明目为法。方中生熟二地、枸杞子补肾益精，养肝明目，以滋肝肾精血不足之本，共为君药。天麦冬、石斛甘凉濡润，养心益胃；菟丝子、肉苁蓉、潼蒺藜补肾固精，养肝明目，甘温而润，阳中求阴，五药合而用之，滋补精血，养肝明目之效相得益彰；五脏六腑之精气皆禀受于脾，上贯于目，故以人参、山药、茯苓、甘草甘温补脾益肺，资生气血，升运精血于目，助君药滋补之效，亦为臣药。阴不制阳，肝火上扰，故以黄连、草决明、青葙子、犀角、羚羊角清肝潜阳，明目退翳；风气通于肝，肝之阴血虚乏，则风热易袭，又入川芎、防风、甘菊花等疏散肝经风热，并藉诸药升散之性条达肝气，和血通脉，与诸养血补肝之品相伍，体用兼顾，使肝和目明；杏仁、枳壳宽胸理气，俾肺气宣畅以敷布精微；牛膝强肾益精，引虚火下行；五味子酸敛固涩，既可收五脏之精而上注于目，又与诸甘药相伍而成酸甘化阴之功，俱为佐药。甘草调和诸药，兼作使药。诸药配伍，肝肾脾肺心同补，补敛清散兼施，使五脏之精气充盛而目有所养，上扰之虚火下潜而视物清明。

本方配伍特点有三：一是补泻同施，标本兼顾，以补虚治本为主；二是五脏并补，尤以滋补肝肾为主，且补阴药中配以温阳之味，滋养药中伍以敛涩之品，阳中求阴，精血固秘，则补力益彰；三是清散合方，使肝火清之于内，风热散之于外，由是内外之热皆平。

本方主治两眼昏花，视物不明，服后即使夜晚亦可目视精明，故以“夜光丸”名之，以喻本方明目之良效，后世医家转引时又将方名改作“石斛夜光丸”。

【临床运用】

1. 证治要点　本方为治疗肝肾不足之内眼疾病的常用方剂，临床以瞳神散大，视物昏花，或老年内障，腰膝酸软，舌红少苔为辨证要点。

2. 加减法　本方组成较为庞杂，临证如作汤剂可根据患者阴虚与内热之轻重主次而酌情损益。此外，若舌苔腻者，可酌加陈皮、砂仁等以理气和胃化痰。

3. 本方现代常用于治疗白内障、青光眼、视网膜炎、脉络膜炎等眼科疾患，以及神经性头痛、高血压病等辨证属肝肾不足，虚热内扰者。

【使用注意】本方药性偏凉，且较为滋腻，故阳虚畏寒者忌用，脾虚便溏者亦应慎用。

【源流发展】本方原名“夜光丸”，首载于元代沙图穆苏所撰的《瑞竹堂经验方》中，用于治疗“肾虚血弱，风毒上攻眼目，视物昏花不明，久而渐变内障”，可见本方原为肾虚风热上攻之眼疾而拟。元末明初眼科名家倪维德将本方收入其所著的《原机启微》卷2，并更名为“石斛夜光丸”，用治“神水宽大渐散，昏如雾露中行，渐空中有黑花，渐睹物成二体，久则光不收，及内障，神水淡绿色，淡白色者”等瞳神之疾。本方融补、清、散三法为一方，方中所蕴含的填精补血、益肾养肝、滋阴清热、祛风明目等法体现了中医治疗眼科疾患的常用大法，故其药物组成和配伍形式对于后世眼科方剂的组方配伍产生了较大的影响。明代周祥卿在其基础上去杏仁，加谷精草、密蒙花、当归等，更增明目去翳之功，用治内障视物不明(见《医方类聚》卷70)；清代医家吴世昌所辑《奇方类编》卷上师本方配伍用药之法，删其中冗繁庞杂之味，仅择滋补肝肾，清肝明目的七味主要药物(生地、熟地、枸杞子、菟丝子、牛膝、菊花、枳壳)为基本方，稍事化裁，而成“养血滋肾，久服明目”之“夜光丸”。由于石斛夜光丸具有滋补精血，凉肝息风之功，故近代亦将其用于阴虚阳亢之头痛头晕、耳鸣耳聋的治疗，从而扩大了本方的应用范围。

【疑难阐释】

1. 关于本方方源　对于本方来源，以往的中医方剂学或眼科著作中多云出自《原机启微》(刊于1370年)，或云《审视瑶函》(清傅仁宇撰于1644年)。上已述及，早在元代刊行的《瑞竹堂经验方》(刊于1326年)中已有本方的记载，最初名为“夜光丸”，明初倪维德氏改其名为“石斛夜光丸”，此后又被多种眼科著述转载，成为中医眼科传世的名方。所以，本方之源应为《瑞竹堂经验方》。

2. 关于本方所治之“内障”　“障”者，遮蔽也，内障即从内而蔽之意。内障有广义与狭义之分。狭义内障专指瞳神中生翳障者，其主要病变在晶状体；而广义的内障则泛指瞳神疾病，即包括发生于瞳神及其后一切眼内组织的病变。内障多为七情所伤，过用目力及劳累过度等，导致精气耗损，血脉阻滞，脏腑经络或气血功能失调引起，亦可由外伤所致。从上述古今对本方主治证候的描述来看，是指广义内障，而文句中所提及的“内障”则指狭义内障。可见不论何种内障，只要辨证属肝肾阴亏，虚火上扰者，均可以本方治疗。

3. 关于本方组成药物　本方由25味药组成，虽数法并施，药众力宏，对于肝肾阴亏，肝阳上亢，虚火上扰之视物昏花，瞳神散大之证有良好疗效，然药味庞杂，不免失之冗繁。故作汤剂内服时，可根据病机变化诸方面的主次轻重，灵活增损化裁。正如张秉成所云：是方“药味庞杂，学者不可执一用之”(《成方便读》卷4)。

【方论选录】

1. 倪维德：“石斛夜光丸，……羡补药也。补上治下利以缓，利以久，不利以速也。故君以天门冬、人参、菟丝子之通肾安神，强阴填精也；臣以五味子、麦门冬、杏仁、茯苓、枸杞子、牛膝、生熟地黄之敛气除湿，凉血补血也；佐以甘菊花、蒺藜、石斛、肉苁蓉、川芎、甘草、枳壳、山药、青葙子之疗风治虚，益气祛毒也；使以防风、黄连、草决明、羚羊角、生乌犀之散滞泄热，解结明目也。阴弱不能配阳之病，并宜服之。此从则顺之治法也。”(《原机启微》卷2)

2. 罗美：“此方为阳衰阴弱，不能升精于目而设，故目科与《千金》磁朱丸并重，治证亦同。然磁朱为镇坠药，此为羡补药。《针经》曰：五脏六腑精气，皆上于目，而为之精。故夫目之精明者，阴阳合传而为精明者也。若肾肝虚，则阴弱不能敛精以升养神水于内；脾肺虚，则阳衰不能摄阴而浮散神光于外，以致神水宽大，睹物成二。此其治法，其营在肝，其主在肾，其合在脾，能合肾、脾之阴而使肝达之，则必能归经于两眸，而继明如昼夜矣。是方先补肾、肝，以二冬、二地、菟丝、枸杞、五味、牛膝、苁蓉群队滋阴之品，以之强阴、填精、敛气、安神、养血，此壮水之主，亦所以生木也；复以人参、炙草、茯苓、山药培补中宫，使调和阴阳也；佐之以蒺藜、甘菊、川芎、枳壳、防风行肝达气，青葙、决明子解结散滞，黄连、乌犀、羚角清火泄热，然必取石斛之妙合脾肾者，清而行之，要使升精归明之用，脏腑合德，专精致一耳！其以为丸者，补上治下，利以丸，利以久，不利以速也。”(《古今名医方论》卷4)

3. 张秉成：“治神光散大，昏如雾露，眼前黑花，睹物成二，久而光不收敛，及内障瞳神淡白绿色。观以上诸证，皆气血内亏，风热郁滞所致。方中参、药、苓、草皆补养元气，使之运行；地、冬、苁、味能培益真阴，冀其润泽。防风、菊花、青葙、草决等以搜其风，犀角、羚羊、黄连、石斛以清其热。气滞者，以杏、枳破之；气散者，以五味收之。其余牛膝、菟丝、枸杞之类，皆所以益肾补肝，固其本脏也。然药味庞杂，学者不可执一用之。”(《成方便读》卷4)

【评议】对于本证病机，罗氏谓之“阳衰阴弱，不能升精于目”，张氏则云“气血内亏，风热郁滞”，二人似乎各执一辞，但从各自所析药物配伍作用观之，实乃各有侧重，详此而略彼也。有关本方的配伍意义，由于方中药味众多，诸家皆分组而论，虽然似觉粗疏，但亦言简意赅，尤其罗、张二家所论不乏独到之处。如罗氏指出石斛“妙合脾肾者，清而行之，要使升精归明之用，脏腑合德，专精致一耳!”旨在对方名中冠以石斛的特殊意义予以诠释，惜乎理论依据尚欠充分，有待后学继续探讨。张氏明言本方药味庞杂，对前贤之方提出非议，这种实事求是的治学态度亦令人钦佩。

【验案举例】急性视网膜色素上皮炎 《中医杂志》(1989,7:25)：某男，30岁。右眼视物变形两个月。查：右眼视力0.6，右眼黄斑区有数簇暗灰色圆点渗出，周围有淡色环，中心窝反射不见。眼底荧光血管造影报告：右眼黄斑区出现两簇荧光小点，位于黄斑中央凹上方及鼻上方，晚期染料渗漏，形成两个泡状视网膜脱离区。诊断：右眼急性视网膜色素上皮炎合并泡状视网膜脱离。舌质淡红、苔薄白，脉弦细。据其脉证考虑为肝肾阴虚，津液短少，内有郁热，热郁阻络。治宜滋养肝肾，解郁明目，用石斛夜光丸加减。处方：熟地、麦冬、天冬、枸杞子、茯苓、牛膝、草决明、白蒺藜、石斛、五味子、青葙子、白术、龙胆各10g，石决明15g，生地12g，甘草3g。水煎服，每日1剂。服药2月后，右眼远视力1.2，近视力1.5。右眼黄斑区淡色环完全消退，散在点状细碎渗出物和色素，中心窝反射可见。服药67剂，病愈出院。

按语：本案类似中医眼科“视惑证”，证属肝肾阴虚，内有郁热，故以擅长滋补肝肾，清热明目的石斛夜光丸损益，去益气祛风理气之品，加龙胆草、石决明以增清肝之功，使药简力专，并改丸剂为汤剂，药证相合，痼疾乃瘥。

【临床报道】

1. 晚期青光眼术后　将56例晚期青光眼术后患者随机分成两组，治疗组用石斛夜光丸加减治疗，对照组用ATP、肌苷片、维生素B_1片治疗，观察眼压、视野、视力的变化情况。石斛夜光丸加减治疗组在视力、视野等方面均优于对照组，两组有显著性差异[1]。

2. 中心性浆液性脉络膜视网膜病变　将本病患者80例随机分为治疗组和对照组，治疗组予以口服石斛夜光丸合复方血栓通胶囊，对照组予以口服地巴唑、肌苷片等。连续服用一月，比较两组疗效。结果治疗组疗程短，复发率低，总有效率95%。对照组总有效率55%，治疗组疗效明显优于对照组[2]。

参 考 文 献

[1] 刘芳琼，龚华，刘照耀，等．石斛夜光丸加减治疗晚期青光眼术后28例总结[J]．湖南中医杂志，2005,21(4):22,25.

[2] 黄江丽．石斛夜光丸合复方血栓通胶囊治疗中心性浆液性脉络膜视网膜病变[J]．光明中医，2008,23(12):1934-1935.

益 胃 汤

(《温病条辨》卷2)

【组成】沙参三钱(9g)　麦冬五钱(15g)　冰糖一钱(3g)　细生地五钱(15g)　玉竹炒香一钱五分(4.5g)

【用法】水五杯，煮取二杯，分二次服，滓再煮一杯服。

【功用】养阴益胃。

【主治】胃阴虚证。胃脘灼热隐痛，饥不欲食，口干咽燥，大便秘结，或干呕、呃逆，舌红少津，脉细数者。

【病机分析】胃主受纳腐熟水谷，喜润而恶燥，其气以下行为顺。若胃病久延不愈，或热病消灼阴液，或平素嗜食辛辣之物，或过用吐、下之剂，每致胃阴耗损，虚热内生。胃阴不足，络脉失润，则胃脘疼痛隐隐，灼热不舒；胃阴不足，影响水谷之受纳腐熟，则饥而不欲饮食。唐宗海说：“人之所以能化食、思食者，全赖胃中之津液”，“有津液则能化食、能纳食，无津液则食停不化”(《血证论》卷6)。胃阴亏虚，津液不足，上不能滋润口腔则口干，下不能濡润大肠则便结；胃失濡润，气机上逆，则见干呕、呃逆。舌红少津，脉象细数，亦为阴虚内热之征。

【配伍意义】本方所治诸症皆由胃阴不足而致，故治宜滋阴益胃生津为法。方中重用生地、麦冬，味甘性寒，功擅养阴清热，生津润燥，为甘凉益胃之上品，共为君药；配伍北沙参、玉竹养阴生津，助君药益胃养阴之力，共为臣药；冰糖润肺养胃，调和药性，用为佐使。五药甘凉清润，清而不寒，润而不腻，药简力专，共奏养阴益胃之功。

【临床运用】

1. 证治要点　本方为滋养胃阴的代表方剂。临床以饥不欲食，口干咽燥，舌红少苔，脉细数为证治要点。

2. 加减法 汗多，气短，兼有气虚者，加党参、五味子(或与生脉散合用)以益气敛汗；食后脘胀者，加陈皮、神曲以理气消食：呕逆甚者，加枇杷叶、半夏(少量)、柿蒂以降逆和胃。

3. 本方现代常用于治疗慢性胃炎、糖尿病、小儿厌食症等辨证属胃阴亏损者，以及热病后胃阴未复，胃气不和，饮不能食，口燥咽干者。

【使用注意】本方甘凉滋润，若脘痞苔腻者，不宜使用。

【源流发展】本方为清代温病学家吴瑭所制，用于治疗"阳明温病，下后汗出，胃阴受伤"之证。由于温邪外感，病从热化，易伤阴液，故滋阴生津为温病的重要治法，擅用滋阴之剂亦为温病学派的特色之一。吴氏虽为温病大家，但十分精通伤寒之学，对仲景《伤寒论》的研究造诣颇深，其所用滋阴诸方多从炙甘草汤化出，同时根据所治证候的特点，加以灵活变通。如燥伤肺阴者以沙参、麦冬、天花粉为主，热伤胃阴者以麦冬、生地、玉竹为主，肠燥津伤者以麦冬、生地、玄参为主，真阴大亏者则以麦冬、生地、阿胶、麻仁为主。师而不泥，变而有度，深为后世医家所称道。由于本方甘凉滋润，药简力专，益胃生津之效甚佳，故今之临床运用时，往往不拘外感、内伤，凡属胃阴不足之证皆以之加减治疗，从而使本方成为益胃养阴生津的代表方剂。

【方论选录】张秉成："夫伤寒传入阳明，首虑亡津液，而况温病传入阳明，更加汗、下后者乎？故虽邪解，胃中之津液枯槁已盛，若不急复其阴，恐将来液亏燥起，干咳身热等证有自来矣。阳明主津液，胃者五脏六腑之海。凡人之常气，皆禀于胃，胃中津液一枯，则脏腑皆失其润泽。故以一派甘寒润泽之品，使之饮入胃中，以复其阴，自然输精于脾，脾气散精，上输于肺，通调水道，下输膀胱，五经并行，津自生而形自复耳。"(《成方便读》卷3)

【评议】张氏详尽分析了本方治证的病因、病机及预后，指出本方选用"一派甘寒润泽之品，使之饮入胃中，以复其阴，自然输精于脾，脾气散精，上输于肺，通调水道，下输膀胱，五经并行，津自生而形自复耳"，说理透彻，颇有见地。

【临床报道】眩晕 以益胃汤加味，治疗眩晕108例。其中高血压病37例，内耳眩晕38例，颈性眩晕20例，原因不明者13例。处方：沙参、生地各15g，麦冬、玉竹各10g，加适量冰糖。若肝阳上亢者，加代赭石、竹茹；气血虚弱者，加生黄芪；肾精不足者，加黄精。结果：显效89例，有效13例，无效2例。总有效率为94%[1]。

【实验研究】增加卵巢抑制素的分泌 益胃汤按北沙参∶生地黄∶麦冬∶玉竹∶冰糖=30∶10∶15∶10∶6比例煎成浓度为2g生药/ml的煎剂。同时将4～6月龄雌性大鼠为正常对照组；10～12月龄，阴道细胞学表现动情期延长的雌性大鼠作为初老大鼠模型。模型动物随机分为：益胃汤高剂量组(相当于成人剂量的20倍)，益胃汤中剂量组(相当于成人剂量的10倍)，益胃汤低剂量组(相当于成人剂量的5倍)，己烯雌酚组，模型对照组，六味地黄丸组。灌药4周后，断头处死，取右侧卵巢用于RT-PCR测卵巢抑制素α亚基mRNA的表达。结果益胃汤高、中、低剂量组与模型对照组比较，均使卵巢抑制素α亚基mRNA表达增加。提示益胃汤具有增加卵巢抑制素的分泌的作用，这可能是其延缓卵巢机能衰老的机制之一[2]。

参考文献

[1] 陆维宏．益胃汤加味治疗眩晕108例[J]．浙江中医杂志，1994，(6)：258.

[2] 李燕，郭蓉晓，周淑芳，等．益胃汤对初老大鼠卵巢抑制素α亚基的影响[J]．山东中医杂志，2008，27(9)：612-614.

第五节 补 阳

肾 气 丸

(《金匮要略》)

【异名】八味肾气丸(《金匮要略》卷下)、地黄丸(《太平圣惠方》卷98)、八仙丸(《养老奉亲书》)、补肾八味丸(《圣济总录》卷51)、八味丸(《如宜方》,录自《普济方》卷401)、八味地黄丸(《小儿痘疹方论》)、附子八味丸(《证治要诀类方》卷4)、金匮肾气丸(《赤水玄珠全集》卷7)、桂附八味丸(《简明医彀》卷4)、桂附地黄丸(《简明医彀》卷8)、附桂八味丸(《医方论》卷1)、桂附八味地黄丸(《胎产心法》卷1)。

【组成】干地黄八两(240g) 薯蓣四两(120g) 山茱萸四两(120g) 泽泻三两(90g) 茯苓三两(90g) 牡丹皮三两(90g) 桂枝 附子炮各一两(30g)

【用法】上为末,炼蜜为丸,如梧桐子大。每服15丸(6g),加至25丸(10g),酒送下,每日2次。亦可作汤剂,用量按原方比例酌减。

【功用】补肾助阳。

【主治】肾阳不足证。腰痛脚软,身半以下常有冷感,少腹拘急,小便不利,或小便反多,入夜尤甚,阳痿早泄,舌淡而胖,脉虚弱,尺部沉细,以及痰饮,水肿,消渴,脚气,转胞等。

【病机分析】肾为先天之本,肾阳为一身阳气之根本。若肾病日久伤阳,或他脏阳虚累及于肾,或高年肾亏,房劳过度等均可导致肾阳不足。肾位腰部,脉贯脊胫,肾阳虚衰,经脉失养,则腰脊膝胫酸痛乏力;肾阳不足,不能温养下焦,则身半以下常有冷感。肾与膀胱相表里,肾阳虚不能化气利水,水停于内,则小便不利,少腹拘急不舒,甚则发为水肿、脚气;若肾阳虚馁,膀胱失于约束,则小便反多,入夜阳消阴长,故夜尿尤频;若肾阳不足,水液失于蒸化,津不上承,则口渴不已,液聚成痰,则发为痰饮。舌质淡而胖,脉虚弱尺部沉细,皆为肾阳虚弱之象。由此可见,肾阳不足,气化失司,水液代谢失常为本证的基本病机表现。

【配伍意义】本方是为肾阳不足之证而设,故以补肾助阳为法,“益火之源,以消阴翳”,辅以利水渗湿。方中附子大辛大热,为温阳诸药之首;桂枝辛甘而温,乃温通阳气要药,两药相合,补肾阳之虚,助气化之复,共为君药。然肾为水火之脏,内舍真阴真阳,阳气无阴则不化,“善补阳者,必于阴中求阳,则阳得阴助,而生化无穷”(《类经》卷14),故重用干地黄滋阴补肾;配伍山茱萸、山药补肝脾而益精血,共为臣药。君臣相伍,补肾填精,温肾助阳,不仅可藉阴中求阳而增补阳之力,而且阳药得阴药之柔润则温而不燥,阴药得阳药之温通则滋而不腻,两者相得益彰。方中补阳之品药少量轻而滋阴之品药多量重,可见其立方之旨,并非峻补元阳,乃在于微微生火,鼓舞肾气,即取“少火生气”之义。正如柯琴所云:“此肾气丸纳桂、附于滋阴剂中十倍之一,意不在补火,而在微微生火,即生肾气也”(录自《医宗金鉴·删补名医方论》卷27)。再以泽泻、茯苓利水渗湿,配桂枝又善温化痰饮;丹皮苦辛而寒,擅入血分,伍桂枝则可调血分之滞,三药寓泻于补,俾邪去而补药得力,并制诸滋阴药可能助湿碍邪之虞。诸药合用,助阳之弱以化水,滋阴之虚以生气,使肾阳振奋,气化复常,则诸证自除。

本方配伍特点有二:一是补阳之中配伍滋阴之品,阴中求阳,使阳有所化;二是少量补阳药与大队滋阴药为伍,旨在微微生火,少火生气。

由于本方功用主要在于温补肾气,且作丸内服,故名之“肾气丸”。

【类方比较】本方与六味地黄丸中均有地黄、山茱萸、山药、泽泻、丹皮、茯苓六药,均为补肾的常用方。其中六味地黄丸之地黄乃熟地黄，为滋补肾阴的代表方，适宜于肾阴不足之证；本方之地黄为干地黄（即生地黄），又配伍了桂枝、附子二味温阳补火之品，故成阴中求阳，少火生气之剂，适宜于肾中阳气不足之证，亦可用治肾阴阳两虚之证。

【临床运用】

1. 证治要点　本方为补肾助阳的常用方剂。临床以腰痛脚软，小便不利或反多，舌淡而胖，脉虚弱而尺部沉细为证治要点。

2. 加减法　畏寒肢冷者，可将桂枝改为肉桂，并加重桂、附之量，以增强温补肾阳之力；若用于阳痿，尚需加淫羊藿、补骨脂、巴戟天等以助壮阳起痿之力；痰饮咳喘者，加干姜、细辛、半夏等以温肺化饮。

3. 本方现代常用于治疗慢性肾炎、糖尿病、醛固酮增多症、甲状腺功能低下、性神经衰弱、肾上腺皮质功能减退、慢性支气管哮喘、更年期综合征等辨证属肾阳不足者。

【使用注意】若咽干口燥，舌红少苔，属肾阴不足，虚火上炎者，不宜应用。

【源流发展】肾气丸由东汉著名医家张仲景为治疗肾虚腰痛、小便不利、痰饮、消渴、脚气、转胞等证而拟，为现存祖国医学典籍中记载最早的补肾方剂。由于本方配伍严谨，疗效卓著，深得历代医家的推崇，以致沿用近二千年而不衰。随着临床实践经验的积累和对本方配伍作用认识的深入，其治疗范围亦不断扩大，不论内、外、妇、儿、五官各科病证，凡属肾阳不足而致者多以本方治之。如《圣济总录》卷 51 用治“肾气内夺，舌喑足废”，《普济方》卷 401 引《如宜方》用治“禀气虚，骨弱，七八岁不能行立”，《仁斋直指方论》卷 21 用治“冷证齿痛”，《症因脉治》卷 2 用治“真阳不足，脾肾虚寒，土不生金，肺金亏损，肺气虚不能摄血，面色萎黄，时或咳嗽见血，脉多空大无力”之证，清代医家还将本方用于治疗“命门火衰，不能生土，以致脾胃虚寒而患流注、鹤膝等证，不能消溃收敛”（《疡科心得集·方汇》卷上）等外科阴疽之证，成为临床上使用最为广泛的温补肾阳方剂。宋代以降，肾气丸又被时人奉为驻颜延年，抗老防衰之良方，用以“益颜色，壮筋骨”（《太平圣惠方》卷 98），“补老人元脏虚弱，……益颜容，固精髓”（《养老奉亲书》），“活血驻颜，强志轻身”（《太平惠民和剂局方》卷 5），现代临床和实验研究进一步揭示了本方抗衰老的作用机制，展示了肾气丸在防治老年性疾病方面的广阔前景。本方的配伍方法对后世影响极大，综观历代补肾之法，不仅温补肾阳之剂每以本方化裁而成，即便滋补肾阴之方亦有从本方变化而出者。较为著名的如宋代严用和的“加味肾气丸”，即在肾气丸中加车前子、牛膝二味，与原方中泽泻、茯苓相合，利水渗湿之力更著，用治肾阳不足，水湿停蓄之水肿、小便不利，两方虽然均具温补肾阳，化气利水之功，但补泻之中各有侧重，由此亦可见严氏对肾气丸用药配伍心法领悟之深。再如北宋儿科大家钱乙减肾气丸中之桂、附而创“六味地黄丸”，以治肾阴不足之证，钱氏并未因泽泻、茯苓、丹皮等药渗利攻伐而去之，如此三补与三泻合而用之竟成平补肾阴的传世良方，可谓深谙仲景“补中寓泻”之精髓者。明代医家张介宾虽然治疗肾虚证力主温补而避渗利攻伐，但亦对肾气丸“阴中求阳”配伍之道甚为推崇，并进一步加以发挥，创制了“右归丸”与“右归饮”等峻补元阳之方，开温补肾阳的另一法门。《摄生众妙方》卷 11 根据本方融补阴药与补阳药为一方，又提出本方具“阴阳双补”之功，可治疗肾阴阳两虚之证。由此可见，肾气丸堪称“补肾诸方之祖”，张璐赞曰“资生之至宝，固本之神丹”（《千金方衍义》卷 19），实非过誉之辞。

后世许多医家在运用本方时往往改作汤剂，并更名为“肾气汤”（见《普济方》卷 345）、“八味地黄汤”（见《辨证录》卷 2）、“八味饮”（见《西塘感证》卷上）、“加味地黄汤”、“桂附地黄汤”（见《医宗金鉴》卷 48）、“八味汤”（见《杂症会心录》卷上）、“阳八味汤”（见《医门补要》卷中)、"桂附八味汤"(见《喉科种福》卷 4)等。现代还将肾气丸制成片剂、口服液等,名"桂附地黄片"、"金匮肾气片"(见《全国医药产品大全》)、"桂附地黄口服液"(见《中药辞海》卷 2)等。

【疑难阐释】

1. 关于本方君药　对于本方君药的认识,历来有不同看法,概括起来大致如下:其一,认为以干地黄为君。如王履说:"愚谓八味丸以地黄为君,而以余药佐之"(《医经溯洄集》),高等医药院校教材《方剂学》1979 年版(4 版)及 1995 年版(6 版)皆从其说。其二,认为以附子、桂枝为君。如吴仪洛说:"八味地黄丸主用之味为桂、附"(《成方切用》卷 2),赞同者有中医基础系列教材《方剂学》(李飞主编,上海科学技术出版社,1989 年出版)等。由于干地黄在方中用量独重,药力之大不容忽视,但本方属温补肾阳之剂,以干地黄作为君药显然与本类方剂的定义相悖;方中附子、桂枝虽然体现温补肾阳之法,但其剂量仅为滋阴药物的"十倍之一",若以之为君而将剂量重达桂、附四倍之多的地黄置于臣药之位,又似乎有所不妥。为了避免教材前后矛盾、相互抵牾,于是有人采取了回避的态度——对于方中药物的君臣佐使关系避而不论,如高等医药院校教材《方剂学》1964 年版(2 版)及 1985 年版(5 版)。细析上述分歧产生的原因,主要在于衡量君药的标准不一。若据针对主证起主要治疗作用者为君药,当然应首推桂枝、附子;而若以剂量最大者为君药,则非干地黄莫属。因而上述问题可以简化为:有关君药的标准究竟哪一条是其所必须具备的?毫无疑问,"针对主病或主证起主要治疗作用,是方剂组成中不可缺少的主药",不仅应当是君药的必备条件,也是判定君药的首要标准,分析本方当然也不例外。试问:肾气丸所治之主证是阴虚抑或阳虚?方中不可缺少的主药是地黄还是附、桂?答案非常明确,本方所治属阳虚之证,只有桂、附才具有温补肾阳的主要治疗作用,若减去二药,原方的功效就会发生本质性的改变,如众所周知的滋补肾阴良方"六味地黄丸",就是由本方去桂、附而成。而药物剂量的轻重对于某药是否为君只能作为参考,并无决定意义,如大承气汤中厚朴独重,为君药大黄的两倍;黄芪桂枝五物汤中生姜独重,为君药黄芪的两倍;十枣汤中大枣之量更是远胜于三味逐水药剂量之和,然却均非君药。白头翁汤中之白头翁,旋覆代赭汤中之旋覆花,剂量并非群药之冠,甚至为诸药中量之最轻者,却位居方中之主。由此可见,肾气丸中尽管干地黄剂量为诸药之首,但亦不足以表明其司君药之职;而桂、附的药量比例小得似乎令人"不可思议",但其温阳之能却是其他药物(不论其量有多大)所无法替代的。所以大队滋阴之品对于桂、附补阳的效应只是发挥着协同作用——"阴中求阳",共成"少火生气"之剂。

2. 关于方中桂枝的配伍作用　前已述及,仲景肾气丸所治之症虽多,但以肾阳不足,气化失司,水液代谢失常为基本病机表现。桂枝辛甘而温,不仅长于解表散寒,更擅通阳,与大辛大热之附子相伍,既可补火助阳以培本,又能通阳化气利小便、消水饮以治标。如此温阳之中有通达之力,则水饮渐化;通阳之中有温补之功,则病本得拔,两者相辅相成。吴仪洛指出:"桂逢阳药,则为汗散;逢血药,即为温行;逢泄药,即为渗利,与肾更疏,亦必八味丸之桂,乃补肾也。故曰当论方,不当论药,当就方以论药,不当执药以论方"(《成方切用》卷 2),认为桂枝在本方中有温补肾阳之功,强调药物配伍后的作用并非单味药功效的简单相加,立论精辟而中肯,对人颇有启迪。但历代不少医家如王履、吴昆、赵献可、王子接、唐宗海等皆将肾气丸之桂枝易为肉桂或官桂,本方的现代中成药制剂亦多从之,如此虽然可能使本方温补肾阳之力有所增强,但却已失仲景制方本意。由于桂枝主通而肉桂主温,两者各有所长,临床运用本方时亦可根据主治证候的病理变化斟酌选用。

3. 关于方中干地黄与薯蓣 将鲜地黄晒或烘焙至八成干时捏成团块，习称“干地黄”或“生地”。后世运用本方时多将干地黄改为熟地黄，以增强滋补之力。宋代严用和在本方基础上化裁而制的“加味肾气丸”、“十补丸”等亦皆用熟地黄易干地黄。但肾气丸原治水饮内停之证，熟地药性滋腻助湿碍邪，而干地黄较之鲜地黄凉性已减，又不似熟地黄质地之黏腻，两药各有长短，若笼统地认为将干地黄改为熟地黄能够加强本方补肾之功似乎失之片面。薯蓣为薯蓣科植物薯蓣的块根，乃山药之原名，《神农本草经》卷1将其列为上品，因唐代宗名豫，故避讳改为“薯药”；后又因宋英宗讳曙，遂改为“山药”。

【方论选录】

1. 王履：“张仲景八味丸用泽泻，寇宗奭《本草衍义》云：不过接引桂、附等归就肾经，别无他意，而王海藏韪之。愚谓八味丸以地黄为君，而以余药佐之，非止为补血之剂，盖兼补气也。气者，血之母，东垣所谓阳旺则能生阴血者，此也。若果专为补肾而入肾经，则地黄、山茱萸、白茯苓、牡丹皮皆肾经之药，固不待夫泽泻之接引而后至也。其附子、官桂，虽非足少阴经本药，然附子乃右肾命门之药，况浮、中、沉无所不至，又为通行诸经引用药；官桂能补下焦相火不足，是亦右肾命门药也。易老亦曰补肾用肉桂。然则桂、附亦不待夫泽泻之接引而后至矣。唯干山药虽独入手太阴经，然其功亦能强阴，且手太阴为足少阴之上源，源既有滋，流岂无益？夫其用地黄为君者，大补血虚不足与补肾也，用诸药佐之者，山药之强阴益气，山茱萸之强阴益精而壮元气，白茯苓之补阳长阴而益气，牡丹皮之泻阴火而治神志不足，泽泻之养五脏、益气力、起阴气而补虚损五劳，桂、附之补下焦火也。由此观之，则余之所谓兼补气者，非臆说也。且泽泻也，虽曰咸以泻肾，乃泻肾邪，非泻肾之本也。故五苓散用泽泻者，讵非泻肾邪乎？白茯苓亦伐肾邪，即所以补正耳。是则八味丸之用泽泻者，非他，盖取其泻肾邪，养五脏，益气力，起阴气，补虚损五劳之功而已。寇氏何疑其泻肾，而为接引桂、附等之说乎？且泽泻固能泻肾，然从于诸补药群众之中，虽欲泻之，而力莫能施矣。……夫八味丸，盖兼阴火不足者设；六味地黄丸，则惟阴虚者用之也。”（《医经溯洄集》）

2. 吴昆：“渴而未消者，此方主之。此即前方六味地黄丸加附子、肉桂也。渴而未消，谓其人多渴，喜得茶饮，不若消渴之求饮无厌也。此为心肾不交，水不足以济火，故令亡液口干。乃是阴无阳而不升，阳无阴而不降，水下火上，不相既济耳！故用肉桂、附子之辛热壮其少火，用六味地黄丸益其真阴。真阴益则阳可降，少火壮则阴自生。故灶底加薪，枯笼蒸溽，槁禾得雨，生意维新，惟明者知之，味者鲜不以为迂也。”

“肾间水火俱虚，小便不调者，此方主之。肾具水火，主二便，而司开阖。肾间之水竭则火独治，能阖而不能开，令人病小便不出；肾间之火息则水独治，能开而不能阖，令人小便不禁。是方也，以附子、肉桂之温热益其火；以熟地、山萸之濡润壮其水；火欲实，则丹皮、泽泻之酸咸者，可以收而泻之；水欲实，则茯苓、山药之甘淡者，可以制而渗之。水火既济，则开阖治矣。”（《医方考》卷4）

3. 赵献可：“夫一阳居于二阴为坎，此人生与天地相似也。今人入房盛而阳事易举者，阴虚火动也。阳事先痿者，命门火衰也。真水竭则隆冬不寒，真火息则盛夏不热。是方也，熟地、山萸、丹皮、泽泻、山药、茯苓皆濡润之品，所以能壮水之主；肉桂、附子辛润之物，能于水中补火，所以益火之原。水火得其养，则肾气复其天矣。益火之原以消阴翳，即此方也。盖益脾胃而培万物之母，其利溥矣。”（《医贯》卷4）

4. 喻昌：“《金匮》用八味丸，治脚气上入少腹不仁者。脚气即阴气，少腹不仁即攻心之渐，故用之以驱逐阴邪也。其虚劳腰痛，少腹拘急，小便不利，则因过劳其肾，阴气逆于少腹，阻遏膀胱之气化，小便不能通利，故用之以收肾气也。其短气有微饮者，饮亦阴类，阻其胸中之阳，自致短气，故用之引饮下出，以安胸中也。消渴病饮水一斗，小便亦一斗，此肾气不能摄水，小便恣出，源泉有立竭之势，故急用以逆折其水也。夫肾水下趋之消，肾气不上升之渴，非用此以蛰护封藏，蒸动水气，舍此曷从治哉！后人谓八味丸为治消渴之圣药，得其旨矣。”(录自《古今名医方论》卷4)

5. 柯琴：“命门之火，乃水中之阳。夫水体本静，而川流不息者，气之动，火之用也，非指有形者言也。然少火则生气，火壮则食气，故火不可亢，亦不可衰。所云火生土者，即肾家之少火，游行其间，以息相吹耳！若命门火衰，少火几于熄矣。欲暖脾胃之阳，必先温命门之火，此肾气丸纳桂、附于滋阴剂中十倍之一，意不在补火，而在微微生火，即生肾气也。故不曰温肾，而名肾气，斯知肾以气为主，肾得气而土自生也。且形不足者，温之以气，则脾胃因虚寒而致病者固痊，即虚火不归其原者，亦纳之而归封蛰之本矣。”(录自《医宗金鉴·删补名医方论》卷2)

6. 高鼓峰：“此方主治在化元，取润下之性，补下治下制以急。茯苓、泽泻之渗泻，正所以急之使直达于下也。肾阴失守，炀燎于上，欲纳之复归于宅，非借降泄之势，不能收摄宁静。故用茯苓之淡泄，以降阴中之阳；用泽泻之咸泻，以降阴中之阴，犹之补中益气汤用柴胡以升阳中之阴，用升麻以升阳中之阳也。升降者，天地之气交，知仲景之茯苓、泽泻，即东垣之升麻、柴胡，则可与言立方之旨矣。”(录自《医宗己任编》卷2)

7. 陈士铎：“人有年老遗尿者，不必夜卧而遗也，虽日间不睡而自遗，……此命门寒极不能制水也。夫老人孤阳，何至寒极而自遗乎？盖人有偏阴、偏阳之分，阳旺则有阴虚火动之忧，阳衰则有阴冷水沉之患。少年时过泄其精，水去而火又亏。夫水火必两相制者也，火无水制则火上炎，水无火制则水下泄。老人寒极而遗，正坐水中之无火耳。惟是补老人之火，必须于水中补之，以老人火衰而水亦不能甚旺也。方用八味地黄汤。……八味地黄汤，正水中补火之圣药。水中火旺，则肾中阳气，自能通于小肠之内，下达于膀胱。膀胱得肾之气，能开能合，一奉令于肾，何敢私自开关，听水之自出乎？气化能出，即气化能闭也。惟是八味汤中茯苓、泽泻过于利水，老人少似非宜。丹皮清骨中之热，遗尿之病，助热而不可助寒，故皆略减其分量，以制桂、附之横，斟酌得宜，愈见八味汤之妙。然此方但可加减，而不可去留，加减则奏功，去留则寡效也。”(《辨证录》卷10)

8. 张璐：“《金匮》八味肾气丸治虚劳不足，水火不交，下元亏损之首方，专用附、桂蒸发津气于上，地黄滋培阴血于下，萸肉涩肝肾之精，山药补黄庭之气，丹皮散不归经之血，茯苓守五脏之气，泽泻通膀胱之气化。原夫此方《金匮》本诸崔氏，而《千金》又本诸南阳，心心相印，世世相承，洵为资生之至宝，固本之神丹，阴阳水火各得其平，而无偏胜之虑也。”(《千金方衍义》卷19)

9. 魏念庭：“肾气丸，以附、桂入六味滋肾药中，益火之源以烘暖中焦之阳，使胃利于消而脾快于运，不治水而饮自无能留伏之患。是治痰饮，以升胃阳、燥脾湿为第一义，而于命门加火，又为第一义之先务也。”(《金匮要略方论本义》卷5)

10. 王子接：“肾气丸者，纳气归肾也。地黄、萸肉、山药补足三阴经，泽泻、丹皮、茯苓补足三阳经。脏者，藏精气而不泄，以填塞浊阴为补；腑者，如府库之出入，以通利清阳为补。复以肉桂，从少阳纳气归肝；复以附子，从太阳纳气归肾。”(《绛雪园古方选注》卷中)

11. 吴仪洛：“八味地黄丸主用之味为桂、附，即坎卦之一阳画也，非此即不成坎矣。附虽三焦命门之药，而辛热纯阳，通行诸经，走而不守。桂为少阴之药，宣通血脉，性亦窜发，二者皆难控制，必得六者纯阴厚味润下之品，以为之浚导，而后能纳之九渊，而无震荡之虞。今人不明此义，直以桂、附为肾阴之定药，离法任意而杂用之，酷烈中上，烁涸三阴，为祸非鲜也。或曰仲景治少阴伤寒，用附者十之五，非专为保益肾阳耶。曰，仲景为阴邪盛在诸经，非温经不能驱之使出。附子为三焦命门辛热之味，故用以攻诸经之寒邪，意在通行，不在补守，故太阴之理中，厥阴之乌梅，以至太阳之干姜、附子、芍药、桂枝、甘草，阳明之四逆，无所不通，未尝专泥肾经也。唯八味丸为少阴主方，故亦名肾气，列于《金匮》，不入《伤寒论》中，正唯八味之附，乃补肾也。桂逢阳药，则为汗散；逢血药，即为温行；逢泄药，即为渗利，与肾更疏，亦必八味丸之桂，乃补肾也。故曰当论方，不当论药，当就方以论药，不当执药以论方。”(《成方切用》卷2)

12. 唐宗海：“肾为水脏，而其中一点真阳，便是呼吸之母。水足阳秘，则呼吸细而津液调。如真阳不秘，水泛火逆，则用苓、泽以行水饮，用地、萸以滋水阴，用淮药入脾，以输水于肾，用丹皮入心，以清火安肾，得六味以滋肾，而肾水足矣。然水中一点真阳，又恐其不能生化也，故用附子、肉桂以补之。”(《血证论》卷7)

13. 张山雷：“仲师八味，全为肾气不充，不能鼓舞真阳，而小水不利者设法。故以桂、附温煦肾阳，地黄滋养阴液，萸肉收摄耗散，而即以丹皮泄导湿热，茯苓、泽泻渗利膀胱，其用山药者，实脾以堤水也。立方大旨，无一味不从利水着想。方名肾气，所重者在一气字。故桂、附极轻，不过借其和煦，吹嘘肾中真阳，使溺道得以畅遂。”(《小儿药证直诀笺正》卷下)

14. 蔡陆仙：“此方以熟地、山药滋肾脏之阴，山萸、附子壮肾脏之阳，桂枝化腑气，茯苓行水道，丹皮、泽泻以排除血液中之毒质，使肾脏之机能健，则小便之多者能少，秘者可通，肾脏之精血充，则虚损可除，而腰痛可止矣。”(《中国医药汇海·方剂部》)

【评议】注家围绕肾气丸的组成、功用和主治进行了全面的论述。对于本方的主治证候，张山雷说：“仲师八味，全为肾气不充，不能鼓舞真阳，而小水不利者设法”，明确指出本证以肾阳虚弱，膀胱气化不利为基本病理表现。但吴昆提出“肾间水火俱虚，小便不调者，此方主之”，认为本方为肾之阴阳两虚证而设。观肾气丸之药物组成，既有滋阴补肾之品，又有温肾助阳之味，肾阳虚者得之，可收“阴中求阳”之效；肾阴阳两虚者得之，则有阴阳并补之功，因而上述两种说法可谓见仁见智。赵献可引王冰之“益火之原以消阴翳”以概括本方功用，颇得要领。而柯琴“此肾气丸纳桂、附于滋阴剂中十倍之一，意不在补火，而在微微生火，即生肾气也”之语，对本方配伍阐幽发微，曲尽其妙，成为本方方论中之千古名句。张山雷就此又进一步阐述道：本方“立方大旨，无一味不从利水着想。方名肾气，所重者在一气字。故桂、附极轻，不过借其和煦，吹嘘肾中真阳，使溺道得以畅遂”，说明了温阳与利水之间的关系，对于理解本方有一定启发意义。吴仪洛从药物配伍角度对桂枝功用进行了阐述，所论甚为精辟，尤其是末句“当就方以论药，不当执药以论方”的见解颇有深度，耐人寻味。陈士铎指出，临床运用本方时“但可加减而不可去留，加减则奏功，去留则寡效”，提示对本方进行加减宜慎。此外，高鼓峰认为方中茯苓、泽泻有“东垣之升麻、柴胡”配伍之意，立论独特，可资进一步研究参考。

【验案举例】

1. 痞结泄泻 《内科摘要》卷上：一人坐立久则手足麻木，虽夏月亦足寒如冰，复因醉睡觉而饮水复睡，遂觉右腹痞结，摩之则腹间沥漉有声，得热摩则气泄而止，饮食稍多则作痛泄，此非脾胃病，乃命门火衰不能生土，虚寒使之然也，服八味丸而愈。

2. 腰胯痛 《古方新用》：某男，72岁。一月前自感右腰胯疼痛，不向下肢放射，遇冷加重，与走路无关。舌体胖，苔薄白，脉沉滑。腰胯弛痛为少阴里证，肾阳虚不能化水所致，故用金匮肾气丸改汤治疗。生地 24g，山药、山茱萸各 12g，泽泻 10g，茯苓、丹皮各 9g，附子、桂枝各 3g。水煎分 2 次服。药服 3 剂后，腰胯疼痛消失，服完 5 剂，腰部感到轻松，精神也有好转，故停诊观察。

3. 寒性荨麻疹 《上海中医杂志》(1988，9：33)：某女，23 岁。自 12 岁起，每因感寒受凉或接触冷水而诱发荨麻疹，秋冬和冬春之交发作尤频，平均 2～5 日即发病 1 次。起病突然，手、足及膝部痒甚，搔后即起大小不等的淡红色风疹块，一般 1～2 日即可恢复，病后不留痕迹。皮肤划痕试验呈阳性。曾多次服用扑尔敏、钙剂及复合维生素，症状有所改善，但未能根治。近来疹块频发作痒，面色䍃白，肢冷畏寒，背部冷甚，舌淡有齿印，脉沉弱，两尺尤著。予金匮肾气丸 2g，日服 2 次，连服 2 月余，疹块未再发，肾阳虚症状好转，皮肤划痕试验转为阴性，为巩固疗效，嘱于发病季节继续服用，随访 1 年余，未曾复发。

4. 反胃 《齐氏医案》：曾治富商汤名扬，自谓体旺，酒色无度，行年四十，饮食渐减，形神尫羸，或教以每早进牛乳酒，初食似可，久之朝食至暮，酒乳结成羊屎形，一一吐去，其大小便日夜不过数滴，全无渣滓下行，卧床不起，告急请诊。按之两尺脉微如丝，右关弦紧，乍有乍无，两寸与左关洪大而散。余曰：足下之恙，乃本实先拨，先天之阴虚宜补水，先天之阳虚宜补火，水火既济，庶可得生。乃用熟地一两，山茱、山药各四钱，茯苓、泽泻、丹皮、肉桂、附子各三钱，煎服一剂，明早令进牛乳酒，至暮则下行，而不上吐矣，连服十剂，饮食渐进。遂从前方药料为丸，日服二次，嘱戒酒色，半载而康。

按语：案 1 由肾阳虚衰火不暖土而成腹胀痛泄，案 2 乃肾阳虚弱腰府失温而苦腰胯疼痛，均予肾气丸温肾助阳而愈。肾阳为一身阳气之根本，肾阳不足，卫阳亦惫，风寒易侵，如案 3 之风疹频发作痒，即本于命火之虚，故历经十余载而不愈，治以肾气丸温肾固本，不治风而风疾得除。上述三案均属肾阳虚弱之证，用肾气丸温肾补火，异病同治。然案 4 之反胃缘于酒色过度，肾之阴阳俱损，亦投肾气丸而效。可见本方不惟温肾中之阳，亦可滋肾中之阴。

【临床报道】

一、内科

1. 慢性肺心病 以肾气丸为主治疗慢性肺心病。处方为：附片、泽泻、肉桂各 20g，茯苓 50g，熟地、山药各 10g，山茱萸、丹皮各 5g，麻黄 15g。水煎服，病证减轻后改服丸剂，每次 1 丸，日服 2 次，总疗程为 15～25 天。兼烦躁、失眠、脉细数者，处方改用附片、肉桂、泽泻、山药、丹皮各 10g，茯苓、熟地各 20g，山萸 15g，麻黄 3g。治疗本病 23 例，结果：13 例服药 5 剂尿量明显增加，水肿减轻，自觉症状明显好转，继服丸 10 天，心悸气短平息；10 例危重者，中西医同时治疗，病证缓解，水肿减轻，改用丸药全部好转。对其中 14 例随访 1 年以上未见复发[1]。

2. 喘证 以本方加味治疗阳虚喘证 90 例，基本方药：干地黄 60g，山药 30g，山茱萸 30g，丹皮 25g，茯苓 25g，泽泻 25g，肉桂 10g，附子 10g。随证加减：痰涎壅盛者加紫苏子、白前、陈皮、半夏，以降气豁痰；伴心悸，喘不得平卧，水肿甚者，与五苓散同用，以加强利水的作用；症见喘咳欲脱、汗出如珠者，加入人参以峻补固脱。10 天为 1 疗程。坚持服药 3～6 个疗程。结果临床痊愈 27 例，占 30%；显效 31 例，占 34.4%；有效 24 例，占 26.7%；无效 8 例，占 8.9%；总有效率为 91.1%[2]。

3. 冠心病心绞痛 将 75 例本病患者随机分为两组，对照组 35 例常规给予阿司匹林抗血小板聚集、硝酸酯类药物扩张血管治疗，治疗 10 天为 1 疗程，共 2 个疗程。治疗组 40 例在此常规治疗的基础上加用金匮肾气丸加减治疗，处方：熟地黄30g，山药、山茱萸各15g，泽泻、茯苓、牡丹皮各10g，附子、肉桂各3g，并随症加减。观察两组患者治疗前后临床症状、心电图变化。结果：心绞痛症状疗效总有效率，治疗组为92.50%，对照组为74.29%；心电图改善总有效率，治疗组为80.00%，对照组为62.86%，两组比较，差异均有显著性意义（$P<0.05$）[3]。

4. 急慢性肾炎　以熟附子6～30g，肉桂6～15g，山药、山茱萸、丹皮、泽泻各10～15g，云苓12～15g为基本方，晨起水肿甚者，加桂枝；双下肢水肿甚者，加车前子；尿蛋白（+++）者，加芡实、苡仁；失眠，加酸枣仁、柏子仁；有管型者，加银花、败酱草；纳差者，加鸡内金；腰痛重者，加金毛狗脊、杜仲。患者均给予低盐饮食。治疗急慢性肾炎26例，结果痊愈24例，进步及无效各1例，总有效率为96.15%，服药15～60剂，平均30剂[4]。

5. 夜尿增多症　本病的临床表现：白天小便正常，唯夜间小便次数增多，少则4～5次，多则8～10次，平均6次。伴形寒肢冷（夜间更比常人怕冷），腰膝酸软，舌质淡、少苔，脉沉细。用药：制附子2g，肉桂2g，熟地10g，山药10g，山茱萸6g，泽泻3g，茯苓3g，丹皮3g。每日1剂，水煎，每晚1次顿服。结果，32例中，10例治疗3～5日内见效，夜间小便次数变为2～3次；21例治疗1周后效果明显，每晚小便次数只有2～4次，仅有1例无效[5]。

6. 糖尿病　应用肾气丸加减治疗2型糖尿病58例，方药组成：熟地黄24g，山药12g，山茱萸12g，泽泻9g，茯苓9g，牡丹皮9g，桂枝9g，附子3g。辨证加减：气虚者，加黄芪、人参；血瘀者，加三七、丹参、当归；阳虚甚者，重用附子、桂枝；阴虚甚者，加西洋参、玉竹；血虚者重用熟地黄，加阿胶；视物模糊者，加菊花、枸杞子；肢体麻木或不遂者，加全蝎、地龙、鸡血藤；失眠者，加龙骨、酸枣仁。1月为1个疗程，服药期间严格控制饮食，加强体育锻炼，保持心情舒畅。结果显效40例，有效15例，无效3例，有效率为94.82%[6]。

7. 放疗辐射损伤　将60例经病理证实为食道癌、肺癌、宫颈癌、鼻咽癌患者，分为治疗组、对照组各30例。两组均用^{60}CoSWV-X线或深部X线放疗，总剂量DT60～80GY/5～8周。每周5次，每次DT1.8～2GY。对照组同时口服利血生片20mg，1日3次；升白胺片84mg，1日3次。治疗组在对照组基础上加服金匮肾气丸25粒，1日2次。治疗结果，白细胞$>4\times10^9$/L或前后减少$<1\times10^9$/L为无影响，超过此范围为减少。治疗组无影响24例，减少6例，有效率为80%。对照组无影响12例，减少18例，有效率40%。治疗组明显优于对照组（$P<0.05$）[7]。

二、男科

1. 前列腺增生　治疗组122例本病患者用金匮肾气丸（改服汤剂）加味，药用：熟地20g，淮山药15g，山茱萸10g，丹皮10g，泽泻10g，茯苓10g，肉桂（后下）3g，淡附子6g，桃仁10g，红花6g，金钱草30g，浙贝母10g，夏枯草30g。30天为1个疗程。对照组106例用前列康片每次3片，1日3次，30天为1个疗程。结果：治疗组显效68例；有效42例；无效12例；总有效率为90.2%。对照组分别为44、36、26例，总有效率为75.2%。两组比较$P<0.05$[8]。

2. 阳痿　以本方治疗阳痿有一定疗效。方法是每日5g，早晚2次分服，连用4周。治疗本病37例，年龄为18～71岁。另以37例健康人作为对照组。所有患者和对照组都做CMI心理状态和Y.G性格测验，于治疗前和服药4周分别测定血清睾丸酮、尿17羟和17酮以及其他实验室检查。结果：阳痿组的总有效率为43.2%，对照组为67.5%；阳痿组CMIⅢ的改善率为77.8%，Y.G试验B+E型为73.7%[9]。

3. 男性不育症 应用本方加人参汤，每日各 7.5g，饭前服，服药期为 12 周以上。治疗男性不育症 10 例，年龄为 28～36 岁；不育时间平均为(6.8±1.3)个月；病情主要是：精液量、精子数目及精子活动率均低于正常。根据精液量、精子数目及精子活动率的不同增加指标进行疗效判定。结果：人参汤与本方合用有明显的增加精子数之功，而精子数的增加平均需要 90 天，与精子形成、成熟、分泌所需要的天数相一致，这种效果可能与人参改善脂质代谢，促进生物合成以及类似激素样作用有关[10]。另据报道，以金匮肾气丸口服治疗符合肾阳虚型少、弱精症诊断标准的男性不育症患者 38 例。治疗前后做精液分析，并检测促卵泡激素(FSH)、黄体生成素(LH)、睾丸酮(T)、泌乳素(PRL)和雌激素(E_2)。结果 38 例患者中，显效 29 例，有效 6 例，无效 3 例，总有效率 92.1%。患者精子活率、精子活力、精子总数均明显提高。FSH、LH 和 T 均有明显上升[11]。

4. 雄激素缺乏综合征 对 58 例中老年男性部分雄激素缺乏综合征(PADAM)患者口服成药金匮肾气丸治疗，剂量为每日 3 次，每次 8 丸(相当于原生药 3g)，连续服用 3 个月为 1 个疗程，治疗后国际勃起功能指数评分提高，PADAM 评分体能症状＋血管舒缩症状评分降低，精神心理症状评分显著降低，性功能减退症状评分降低，血睾酮水平升高，而黄体生成素水平降低，卵泡刺激素水平降低，前列腺特异性抗原无明显变化。表明金匮肾气丸治疗 PADAM 可使症状全面明显改善，精神心理症状和体能症状、血管舒缩症状的改善优于性功能减退症状的改善，对前列腺不产生明显影响[12]。

三、妇科

1. 高催乳激素血症性不孕症 用肾气丸每日 2.5～10g 治疗血中催乳激素值 30ng/ml 以上的女性不孕症，获得较好疗效。疗程 3 个月以上。结果治疗 27 例中有 18 例激素值减少，其中 15 例＜30ng/ml；基础值 200～300ng/ml 2 例，激素值虽有减少，但未达到＜30ng/ml。停药 6 个月以后有 8 例仍显示＜30ng/ml[13]。

2. 功能性子宫出血 以肾气丸为基本方，肾虚型，加鹿角霜、巴戟天、枸杞子；阴虚血热型，加女贞子、墨旱莲、茜草根；肾虚夹瘀型，加蒲黄、五灵脂、丹参；脾肾两虚型，加黄芪、党参、白术；肾虚肝郁型加柴胡、香附、白芍、合欢皮。水煎服，每日 1 剂。治疗功能性子宫出血 50 例。结果：治愈 26 例，显效 22 例，无效 2 例[14]。

四、口腔科

复发性口疮 以金匮肾气丸加减治疗 30 例复发性口疮患者，病程 2～18 年。基本方药：生地 24g，丹皮 10g，泽泻 10g，茯苓 10g，山药 15g，山萸肉 12g，肉桂 6g，附子(先煎)6g，玄参 15g，麦冬 12g，白芍 20g，牛膝 15g。并在辨证的基础上加减用药。水煎服。结果痊愈 24 例，好转 6 例，有效率 100%[15]。

【实验研究】

一、药理研究

1. 抗衰老 肾气丸可降低 10～12 个月大鼠血浆过氧化脂质(LPO)的含量，也可抑制“氢考”所致肾阳虚小鼠脑、肾上腺、胸腺过氧化反应，使过氧化脂质含量降低[16]。还可提高肾阳虚模型动物血、脑中 SOD 的活力，在一定程度上改善自由基代谢异常状况和内分泌功能，为补肾中药能够延缓衰老的理论和以本方防治老年病提供了一定的依据[17]。

2. 对免疫功能的影响 给小鼠服用肾气丸 10 天后，外周血淋转率明显增加，与对照组相比有极显著差异($P<0.01$)，表明本方有显著增强抗体非特异性细胞免疫功能的作用。小鼠注射鸭沙门氏菌液后 10 天，服药组的抗体比对照组提前产生，注射后 21 天，对照组抗

体量升高，但服药组则更高，仍比对照组高 4 倍，由此可见本方能增强小鼠体液免疫功能和促使抗体提前产生[18]。本方还能增强老年人免疫机能的活性，选择 70 岁以上的住院老人随机分为两组，分别给予本方和安慰剂。结果：给药组 IgM 在第 1 个月、第 2 个月时比服药前显示抗体量明显增加，特别是在第 2 个月时比服药前的增加率尤高。同时具有防止 IgG 减少的效果和升高血清补体效价（TCH50）的作用[19]。

肾气丸能提高小鼠腹腔巨噬细胞的吞噬功能，提高胸腺重量和溶血素含量，促进淋巴细胞转化，还能提高红细胞数。本方还能对抗环磷酰胺小鼠免疫和造血功能的抑制作用，明显促进小鼠免疫造血功能的恢复[20]。

3. 对性腺和性激素的影响 用强迫小鼠游泳法造成劳倦过度，以 Colldege 效应诱导雄性小鼠房室不节，建立肾阳虚小鼠模型。结果发现模型组睾丸指数和睾酮的分泌量比正常组有明显下降，而经金匮肾气丸治疗后均有明显升高；模型组睾丸大体结构及超微结构均有不同程度的损害，治疗组未见结构明显改变。提示金匮肾气丸可使肾阳虚小鼠睾丸受损结构得以一定程度的恢复，可改善睾丸的分泌功能[21]。

4. 对血糖的影响 采用高糖、高脂饲料喂养动物，诱发大鼠胰岛素抵抗，待模型成功后，再用金匮肾气丸治疗。40 只大鼠随机分为空白对照组、模型对照组、罗格列酮治疗组、金匮肾气丸低剂量组、高剂量组。除空白对照组外，其他组造模，均用胰岛素敏感性指数（ISI）判定胰岛素抵抗（IR）改善情况，第 14 周处死大鼠，取血检测血清中（肿瘤坏死因子）TNF-α、（瘦素）Leptin 的含量。结果金匮肾气丸高、低剂量组、罗格列酮治疗组 ISI，较模型对照组升高（$P<0.05$ 或 $P<0.01$），2 型糖尿病模型大鼠经金匮肾气丸治疗后 ISI 升高，与罗格列酮治疗组有相似的治疗作用（$P>0.05$）。罗格列酮治疗组、金匮肾气丸高、低剂量组血清 TNF-α、Leptin 值均降低，与模型对照组相比具有统计学意义（$P<0.05$ 或 $P<0.01$）。提示金匮肾气丸可提高大鼠 ISI，增强胰岛素的敏感性，降低 2 型糖尿病模型大鼠 TNF-α、Leptin 含量[22]。

5. 对脂代谢的影响 对高糖饲料喂养的大鼠给予肾气丸口服，可使其血清中 HDL-ch 水平升高，与高糖饲养未服本方的大鼠相比有显著差异[23]。给高胆固醇饲料喂养的小鼠同时服用本方，有使其肝、心主动脉脂质降低的倾向，并且还对主动脉的 Ca、P、Mg 值及 ^{45}Ca 结合量有降低倾向，使胶原量降低[24]。

6. 对谷胱甘肽代谢的影响 对 24 个月龄大鼠每天经口给予 1g/kg 肾气丸提取物，36 个月龄时用荧光法检测体内谷胱甘肽的代谢情况。结果表明：玻璃体中还原谷胱肽（GSH）、氧化型谷胱甘肽（GSSG）的含量给药组比对照组显著增加，而老年性白内障的玻璃体中 GSH、GSSG 都明显降低；血液中 GSH 的含量给药组比对照组高，差异显著；睾丸中 GSH、GSSG 的含量给药组比对照组显著增加[25]。

7. 对实验动物学习记忆能力的影响 采用迷宫回避反射法，分别观察了肾气丸对氢化考的松造成的阳虚小鼠及老龄大鼠学习记忆能力的影响，实验结果表明：肾气丸能显著提高阳虚小鼠和老龄大鼠的学习记忆能力，从而提示补肾壮阳，填精益髓之剂——肾气丸可促进学习记忆能力的改善，有促智作用。同时测定了小鼠脑组织线粒体的脂质过氧化水平，亦显示肾气丸能显著降低小鼠脑组织脂质过氧化水平，改善自由基代谢异常状况[26]。

8. 对家兔实验性骨折后骨痂生长的影响 取雄性家兔，实验性骨折后服药，每两周取骨痂活检及拍骨折肢体正侧位 X 片，定期采耳静脉血常规，留 24 小时尿送检尿 17 羟、17 酮皮质类固醇含量。对照组任其自然愈合。口服肾气丸每千克体重 0.5g，连续 90 天。结果表明：在骨折愈合前期，肾气丸加速了胶原的合成和分泌，促进了钙盐沉积过程，另具有促进血循环，提高肾脏排泄功能作用。但是过量的肾气丸导致促甲状腺激素和促肾上腺皮质激素的分泌增加，骨内钙被大量释放入血中，尿钙增多，最后致骨质疏松、脱钙，甚或发生病理骨折现象[27]。

二、毒理研究

研究表明：肾气丸在常用量下从毒性学考虑是安全的药物，而大剂量有使转氨酶、脱氢酶、中性脂肪上升之可疑[28]。

【附方】

1. 十补丸（《严氏济生方》卷1） 附子炮，去皮、脐 五味子各二两（9g） 山茱萸取肉 山药剉，炒 牡丹皮去木（各 9g） 鹿茸去毛，酒蒸（3g） 熟地黄洗，酒蒸（9g） 肉桂去皮，不见火（3g） 白茯苓去皮 泽泻各一两（6g） 上为细末，炼蜜为丸，如梧桐子大，每服 70 丸（9g），空心盐酒、盐汤任下。功用：补肾阳，益精血。主治：肾阳虚损，精血不足证。面色黧黑，足冷足肿，耳鸣耳聋，肢体羸瘦，足膝软弱，小便不利，腰脊疼痛。

本方由肾气丸加温肾壮阳、益精血、强筋骨的鹿茸与敛气固精的五味子而成。由于本方重用附子，再加鹿茸，并将原方之桂枝易为肉桂，因而温肾壮阳之功较之肾气丸更著；而且又将原方之生地易为熟地，并合鹿茸之益精壮骨，故滋补阴精之力亦胜于肾气丸。所以本方温肾壮阳，补养精血之力较强，并能纳气平喘，适宜于肾阴阳两虚较著，或兼肾不纳气之咳嗽、气喘者。

2. 青娥丸（《太平惠民和剂局方》卷 5 宝庆新增方） 胡桃去皮、膜二十个（150g） 蒜熬膏四两（120g） 破故纸酒浸，炒八两（240g） 杜仲去皮，姜汁浸，炒十六两（500g） 上为细末，蒜膏为丸，每服 30 丸，空心温酒送下，妇人淡醋汤送下。功用：温肾壮阳，强腰固精。主治：肾虚为风寒湿邪所伤，或坠堕伤损所引起的腰痛，头晕耳鸣，溺有余沥，妇女白带。

方中杜仲性味甘温，入肝肾经，能补益肝肾，强腰膝，壮筋骨，为治肾虚腰痛之要药，故本方重用以为君药；补骨脂性温助阳，温补命门，能补肾强腰，壮阳固精，擅治肾虚腰痛，与杜仲同用，温肾阳，强腰膝之效尤佳，为本方臣药；佐以胡桃肉甘温入肾，通命门，补肾阳，强腰膝，协杜仲、补骨脂则补肾强腰之功相得益彰；大蒜辛温走窜，能通五脏，达诸窍，去寒湿，则疼痛可缓，亦为佐药。诸药相伍，共奏温肾壮阳，强腰固精之功。

本方集诸补肾强腰之品为一方，故补肾强筋壮骨之功较强，为治肾虚腰痛之证的专方；肾气丸重在少火生气，温肾壮阳之力逊之，并长于化气行水，故宜于治疗肾气虚馁，水液内停之证。

参考文献

[1] 石熹亮．八味丸加麻黄治疗慢性肺心病 23 例[J]．陕西中医，1990，11(3)：128.

[2] 陈秀萍．金匮肾气丸加味治疗阳虚喘证 90 例[J]．北京中医，2006，25(6)：357-358.

[3] 张益康，王诚喜．金匮肾气丸加减治疗冠心病不稳定型心绞痛 40 例疗效观察[J]．新中医，2007，39(6)：19-20.

[4] 周增堂．金匮肾气丸治疗急慢性肾炎 26 例[J]．国医论坛，1988，(4)：18.

[5] 严祖汉．金匮肾气丸(汤)治疗老年女性夜尿增多症[J]．湖北中医杂志，2006，28(8)：37.

[6] 赵绪华．肾气丸加减治疗 2 型糖尿病 58 例[J]．河南中医，2004，24(4)：10.

[7] 马群力，王建华，吴素芳，等．金匮肾气丸防治放疗辐射损伤 30 例观察[J]．实用中医药杂志，2004，20(7)：358.

[8] 寿仁国．金匮肾气丸加味治疗前列腺增生 122 例[J]. 江西中医药，2007，38(8)：31.

[9] 西泽芳男．八味地黄丸以阳萎的疗效[J]. 国外医学中医中药分册，1985，7(1)：47.

[10] 西泽芳男．汉方疗法对男性不育症的效果[J]. 国外医学中医中药分册，1985，(1)：46.

[11] 何清湖，郑毅春，李偎羽．金匮肾气丸治男性不育症临床观察[J]. 天津中医药，2003，20(1)：18-20.

[12] 车文骏，何小舟，经浩，等．金匮肾气丸治疗中老年男性部分雄激素缺乏综合征的临床研究[J]. 中华全科医师杂志，2007，6(7)：435-436.

[13] 臼杵．八味地黄丸对高催乳激素血症性不孕症的治疗[J]. 国外医学中医中药分册，1991，13(4)：233.

[14] 吴汉荣．金匮肾气汤化裁治疗功能性子宫出血 50 例[J]. 陕西中医函授，1987，(3)：39.

[15] 朱永清，李德胜．金匮肾气丸治疗复发性口疮 30 例临床分析[J]. 中国煤炭工业医学杂志，2007，10(2)：211.

[16] 余美娟，姚晓渝，李祝，等．金匮肾气丸对白鼠过氧化脂质的影响[J]. 山东中医学院学报，1990，14(2)：64.

[17] 姚晓喻，周恩平，孙经纬，等．金匮肾气丸对“阳虚”模型动物血液和脑组织中超氧化物歧化酶活力的影响[J]. 中国药学杂志，1989，24(5)：283.

[18] 周大贵．金匮肾气丸对小鼠免疫功能的影响[J]. 成都中医学院学报，1985，(4)：40.

[19] 山本孝之．汉方药对老年人免疫机能的影响[J]. 国外医学中医中药分册，1986，(2)：49.

[20] 王庆利，张晓燕．金匮肾气丸的药理学研究进展[J]. 哈尔滨医药，2008，28(4)：64-65.

[21] 张丹，朱庆均，李震，等．金匮肾气丸对“劳倦过度、房室不节”肾阳虚小鼠睾丸结构功能的影响[J]. 江苏中医药，2008，40(11)：111-112.

[22] 金智生，潘宇清．金匮肾气丸对实验性 2 型糖尿病胰岛素抵抗大鼠血清 TNF-α、Leptin 的影响[J]. 现代中医药，2008，28(3)：66-68.

[23] Yoshiyuki kimura. 和汉药“八味丸”对高糖饮食饲养大鼠脂代谢的影响[J]. 国外医学中医中药分册，1987，(6)：26.

[24] 原中琉璃子．六味丸、八味地黄丸、柴胡加龙骨牡蛎汤对动脉硬化的影响．[J]国外医学中医中药分册，1987，(2)：30.

[25] 朱力译．八味地黄丸和谷胱甘肽的代谢[J]. 中成药研究，1985，(8)：47.

[26] 程嘉艺，孙文静．肾气丸方对易化阳虚小鼠及老龄大鼠学习记忆能力的实验研究[J]. 中成药，1992，14(10)：33.

[27] 王学礼，张荣英，高海，等．金匮肾气丸对家兔实验性骨折后骨痂生长的影响[J]. 实用中西医结合杂志，1991，4(11)：683.

[28] 伊藤忠信．八味地黄丸对大鼠的慢性毒性试验[J]. 国外医学中医中药分册，1982，4(6)：359.

加味肾气丸

（《严氏济生方》卷 4）

【异名】金匮加减肾气丸(《保婴撮要》卷 5)、加味八味丸(《医学入门》卷 7)、肾气丸(《医方集解·补养之剂》)、金匮肾气丸(《冯氏锦囊秘录》卷 11)、济生肾气丸(《张氏医通》卷 16)。

【组成】附子炮二个(15g)　白茯苓　泽泻　山茱萸取肉　山药炒　车前子酒蒸　牡丹皮去木各一两(30g)　官桂不见火　川牛膝去芦，酒浸　熟地黄各半两(15g)

【用法】上为细末，炼蜜为丸，如梧桐子大。每服 70 丸，空心米饮送下。亦可水煎服，用量按原方比例酌减。

【功用】温补肾阳，利水消肿。

【主治】肾阳不足，水湿内停证。水肿，小便不利。

【病机分析】“肾者水脏，主津液”（《素问・逆调论》），其主管水液代谢功能的正常发挥全赖肾中阳气的作用。若肾阳不足，温化推动无力，每致水液潴留；若外溢肌肤，则周身浮肿，腰以下尤甚；肾与膀胱相表里，肾阳虚弱，则膀胱气化无权，水湿停蓄，以致小便不利，甚者发为癃闭。

【配伍意义】本方是为肾阳不足，水湿内停之证而设，故以温肾助阳，利水消肿为法。方中重用大辛大热之附子，温肾助阳而消阴翳，用为君药。官桂辛热纯阳，温肾补火，善“治沉寒痼冷”（《本草汇言》卷5），并助膀胱之气化，与附子同用则温阳补肾之功相得益彰；泽泻、车前子功擅利水渗湿，为治水肿、小便不利之良药，合桂、附可温阳利水，标本兼治，共为臣药。茯苓、山药益气健脾，崇土制水；熟地黄为滋肾填精要药，既可协桂、附而奏“阴中求阳”之功，又能藉其柔润而制桂、附温燥之偏；山茱萸酸温质润，功擅补精助阳，为益肾之上品，合熟地可增其滋润之功，伍桂、附可助其温肾之力；牛膝益肝肾而滑利下行，配合泽、车、苓则利水消肿之效益佳；丹皮寒凉清泄，亦制桂、附之过于温燥，俱为佐药。诸药配伍，补而不滞，利而不峻，使肾阳复而水湿化，肿胀消则诸症瘥。

本方配伍特点有二：一是以温补肾阳与利水渗湿之品相伍，标本并治，补泻兼施，补不碍邪，泻不伤正；二是补阳药中配伍补阴之品，“阴中求阳”则补肾之效益佳。

本方由《金匮要略》肾气丸加车前子、牛膝而成，故名加味肾气丸。

【类方比较】本方与肾气丸均可用于治疗肾中阳气不足之水肿证。但本方较之肾气丸增加了牛膝和车前子两味药，并且在药量方面亦有较大的变动。如肾气丸重用熟地等滋阴之品，配伍少量温阳药物，两者之比约为八比一；而本方则将原方中滋阴药物的用量大大减少，特别是熟地黄由八两减至半两，而温阳之品的剂量显著增加，如附子用为二枚，肉桂改为官桂，其量亦倍于熟地，与萸、药等同，均明显超出常用量，全方温阳药与滋阴药之比重大致相同。所以，肾气丸乃寓桂、附于大队滋阴药中，意在“少火生气”，宜于多种肾气虚弱之证；而本方则重用附子为君，助阳破阴，又加车前子利水，牛膝导下，故专于温阳利水，适宜于水湿泛溢，阴盛阳微之证。正如汪绂所概括的：“此臣佐分两轻重，皆与前有不同，以主于治湿故也”（《医林纂要探源》卷6）。

【临床运用】

1. 证治要点　本方为治疗肾阳不足，水湿内停之水肿证的常用方，临床以腰膝酸软，浮肿，小便不利，畏寒肢冷为证治要点。

2. 加减法　阳气虚弱，畏寒肢冷较甚者，宜去丹皮之寒，或再加葫芦巴、巴戟天以助温阳之力；水肿腹水，腹胀喘满者，加大腹皮、厚朴以行气除满，俾气行则湿有去路；肾不纳气，动则气喘，加五味子、沉香以助纳气归肾；精神萎靡，纳差便溏者，加党参、白术以脾肾双补。

3. 本方现代常用于治疗慢性肾炎、肝硬化、醛固酮增多症等辨证属肾阳不足，水湿泛溢，水肿尿少者。

【使用注意】本方重在温肾利水，脾阳虚之水肿或肾阳虚衰而无水湿者不宜使用。方中牛膝滑利下行，故肾虚遗精者亦不宜使用。

【源流发展】本方乃宋代医家严用和在《金匮要略》肾气丸的基础上加车前子、牛膝而成，因其首载于严氏所著《济生方》中，故又被后世称之为“济生肾气丸”。仲景肾气丸原为治疗肾气虚弱气化失常而设，属于“少火生气”之剂，温阳之力不足。严氏将方中温阳药与滋阴药的比例加以调整，再加入车前子、牛膝渗利导下，既保留原方“阴中求阳”之制，又增温阳利水之效，成为治疗肾阳虚水肿的专方。后世医家对此方温肾利水之功甚为赞赏，张介宾更是誉之曰："补而不滞，利而不伐，治水诸方，更无有出其右者"（录自《古今名医方论》卷 4）。后世不少医家将本方改为汤剂，名为"金匮肾气汤"（见《证因方论集要》卷 2）、"肾气汤"（见《医林纂要大全》卷 10）、"加减金匮肾气汤"（见《医门八法》卷 3）等。

【方论选录】

1. 张介宾："水肿乃脾、肺、肾三脏之病。盖水为至阴，故其本在肾；水化于气，故其标在肺；水惟畏土，故其制在脾。肺虚则气不化精而化水，脾虚则土不制水而水泛，肾虚则水无所主而妄行，以致肌肉浮肿，气息喘急。病标上及脾、肺，病本皆归于肾。盖肾为胃之关，关不利，故聚水而不能出也。膀胱之津，由气化而出。气者，阳也，阳旺则气化而水即为精，阳衰则气不化而精即为水。水不能化，因气之虚，岂非阴中无阳乎？故治肿者，必先治水；治水者，必先治气。若气不能化，水道所以不通，先天元气亏于下，则后天胃气失其本，由脾及肺，治节不行，此下为跗肿腹大，上为喘呼不得卧，而标本俱病也。惟下焦之真气得行，始能传化，真水得位，始能分清，必峻补命门，使气复其元，则五脏皆安矣。故用地黄、山药、丹皮以养阴中之真水；山茱、桂、附以化阴中之阳；茯苓、泽泻、车前、牛膝以利阴中之滞。能使气化于精，即所以治肺也；补火生土，即所以治脾也；壮水利窍，即所以治肾也。补而不滞，利而不伐，治水诸方，更无有出其右者。"（录自《古今名医方论》卷 4）

2. 汪昂："此足太阴、少阴药也。土为万物之母，脾虚则土不能制水而洋溢；水为万物之源，肾虚则水不安其位而妄行，以致泛滥皮肤肢体之间，因而攻之，虚虚之祸，不待言矣。桂附八味丸滋真阴而能行水，补命火因以强脾，加车前利小便，则不走气；加牛膝益肝肾，藉以下行，故使水道通而肿胀已，又无损于真元也。"（《医方集解・利湿之剂》）

3. 张璐："此本《金匮》肾气方中诸药，各减过半，惟桂、苓二味仍照原方，为宣布五阳，开发阴邪之专药。更加牛膝、车前，为太阳、厥阴之向导，以肝为风木之脏，凡走是经之药，性皆上升，独牛膝通津利窍，下走至阴；车前虽行津液之府，而不伤犯正气，故《济生方》用之。详《金匮》肾气用桂枝而不用肉桂者，阴气固结于内，势必分解于外，则肾气得以流布周身。而此既用牛膝引入至阴，又需桂、附蒸动三焦，不特决渎有权，膀胱亦得以化，所以倍用肉桂，暗藏桂苓丸之妙用，愈于五苓十倍矣。但方中牛膝滑精，精气不固者勿用。"（《张氏医通》卷 16）

4. 徐大椿："肾脏阳虚不能统湿，而淫溢中外，泌别无权，故浮肿、泄泻、小便短少焉。熟地补肾滋阴，萸肉涩精秘气，附子补火以消阴翳，肉桂温精以通水源，山药补脾益阴，茯苓渗湿和脾，车前利水道，泽泻通溺闭，丹皮凉血利阴血，牛膝下行疏窍道也。俾肾脏阳回则湿不妄行，而蓄泄有权，浮肿、泄泻无不退矣。此补火利水之剂，为肾虚肿泻之专方。"（《医略六书・杂病证治》卷 18）

5. 汪绂："治湿者固当治脾，而治湿之源，尤必当先治肾命也。熟地黄滋肾水以安命火为君，茯苓用乳拌欲其滋润，淡以渗湿行水为臣，此以治湿，故特重其分两。山药实土以防水，牡丹皮靖君火于水中，使不生妄热，则水亦不妄沸腾矣。泽泻泻水中之秽浊，使无所壅滞，则水得安流就下。山茱萸敛肾气，使聚而安流，泻肝火使勿为妄散。怀牛膝敛水以就道，而导之下行；车前子行水于膀胱，使得所归泄。肉桂之辛，亦能行湿，而君以熟地帅之使下，则能引火以归元也；附子本命门主药，而熟则能守于下，此臣佐分两轻重，皆与前有不同，以主于治湿故也。"（《医林纂要探源》卷 10）

6. 费伯雄："此方之妙，全在导龙归海。命肾之火衰微，浊阴日渐凝结，始则小便不利，继则水气泛溢，腹胀肢肿。但用分利之剂，徒然耗正劫阴，小便仍不能利，惟用附、桂以直达命肾，使命门之火得以熏蒸脾胃。肾中之真阳发越，则肾气通畅而寒水亦行，小便通则泛溢之水如众流赴壑矣。人但知水能克火，而不知火亦能制水，发阳光以消阴翳，此类是也。”（《医方论》卷3）

7. 田宗汉：“方名肾气者，盖以肾具水火之用，化肾气即以权水火也。地黄、薯蓣、丹皮、山茱，以养阴中之水；茯苓、泽泻、车前、牛膝，以利阴中之滞；桂、附益命火，以化阴中之真气。真气化，则津生而肺利，土旺而脾和，于是水道通调，膀胱自利，小便自通矣。不作丸而作汤，以汤剂快捷于丸耳。”（《医寄伏阴论》）

【评议】张介宾详论水肿之病因病机，特别是“水为至阴，故其本在肾；水化于气，故其标在肺；水惟畏土，故其制在脾”之论言简意赅，颇为精辟。徐氏“此补火利水之剂，为肾虚肿泻之专方”概括了本方立法与主治。费氏指出温肾即所以制水，所谓“发阳光以消阴翳”亦甚为中肯。对于本方的配伍意义，诸家亦各陈已见，立论精当，均可资参考。田宗汉主张本方剂型宜改丸为汤，亦有一定道理。

【临床报道】慢性前列腺炎　采用济生肾气丸加减治疗慢性前列腺炎53例，药用：炮附子、肉桂各9g，茯苓、泽泻、山萸肉、炒山药、车前子（包煎）、丹皮、川牛膝、熟地黄各15g。肝肾阴虚型加当归、鹿角胶；阳虚型加杜仲、菟丝子。并设常规西药治疗27例为对照组：予抗生素如红霉素、头孢菌素族、氟哌酸。为防止细菌对某种抗生素产生耐药性，每周调换一种药物，同时局部给予热水坐浴，每天1次。10天为1个疗程，连用3～4个疗程。结果：治疗组临床痊愈36例，显效10例，好转6例，无效1例，总有效率为98.1%；对照组临床痊愈8例，显效5例，好转9例，无效5例，总有效率为81.5%。两组比较有显著差异（$P<0.05$）[1]。

参考文献

[1] 吕沛忠，韩韫慧．济生肾气丸治疗慢性前列腺炎53例[J]．山西中医，2003，19(6)：16.

右归丸

（《景岳全书》卷51）

【组成】大怀熟地八两（240g）　山药炒四两（120g）　山茱萸微炒三两（90g）　枸杞微炒四两（120g）　鹿角胶炒珠四两（120g）　菟丝子制四两（120g）　杜仲姜汤炒四两（120g）　当归三两（90g）　肉桂二两，渐可加至四两（60～120g）　制附子二两，渐可加至五六两（60～180g）

【用法】上先将熟地蒸烂杵膏，加炼蜜为丸，如梧桐子大。每服百余丸，食前用滚汤或淡盐汤送下；或丸如弹子大，每嚼服二三丸，以滚白汤送下。亦可水煎服，用量按原方比例酌减。

【功用】温补肾阳，填精益髓。

【主治】肾阳不足，命门火衰证。年老或久病气衰神疲，畏寒肢冷，腰膝软弱，阳痿遗精，或阳衰无子，或饮食减少，大便不实，或小便自遗，舌淡苔白，脉沉而迟。

【病机分析】肾为先天之本，肾阳为一身阳气之根，故又称“命门之火”。若久病耗伤肾阳，或他脏阳虚累及肾脏，或高年肾亏、房劳过度等因素，均可导致肾中阳气虚衰。肾阳亏虚，脏腑组织失于温煦濡养，火不生土，则气衰神疲，畏寒肢冷，饮食减少，大便不实；命门火衰，精气虚冷，封藏失职，则腰膝软弱，阳痿遗精，或阳衰无子；肾与膀胱相表里，肾阳虚弱则膀胱失约，可见小便清长，甚而自遗；舌淡苔白，脉沉而迟更为肾阳虚衰常见之征象。

【配伍意义】本方所治诸症均由肾阳不足，命门火衰而致，故当“益火之源，以培右肾之元阳”（《景岳全书》卷51）。方中附子、肉桂辛热入肾，功擅温壮元阳，补命门之火；鹿角胶甘咸微温，补肾温阳，益精养血，三药相辅相成，以培补肾中元阳，用为君药。熟地黄、山茱萸、枸杞子、山药皆甘润滋补之品，可滋阴益肾，养肝补脾，填精补髓，与桂、附、鹿胶相伍有“阴中求阳”之功，共为臣药。菟丝子、杜仲补肝肾，强腰膝；当归养血和血，助鹿角胶以补养精血，并使补而不滞。诸药合用，补肾之中兼顾养肝益脾，使肾精得他脏之化育而虚损易复；温阳之中参以滋阴填精，则阳气得阴精的滋养而生化无穷，共奏温补肾阳，填精益髓之功。

本方配伍特点有二：一为补阳药与补阴药配伍，藉“阴中求阳”则补阳之功甚捷；二为纯补无泻，集滋补群药则益肾之效尤彰。

本方立法在于“益火之原，以培右肾之元阳”，方中诸药均能归于右肾而培其元阳，故以“右归丸”名之。

【类方比较】本方与肾气丸均有温补肾阳之功，用治肾阳不足证。但本方乃肾气丸去“三泻”（泽泻、丹皮、茯苓）之品，再加温肾益精之鹿角胶、菟丝子、杜仲、枸杞子、当归而成，由于类聚补肾群药，全方纯补无泻，故壮阳益肾之力颇著，为峻补元阳之剂，用于肾阳不足，命门火衰证。而肾气丸立意在于“少火生气”，且补中寓泻，补力平和，宜于肾中阳气不足而兼水湿、痰饮内停之证。

【临床运用】

1. 证治要点　本方为治肾阳不足，命门火衰的常用方。临床以神疲乏力，畏寒肢冷，腰膝酸软，脉沉迟为证治要点。

2. 加减法　原书谓：“如阳衰气虚，必加人参以为之主，或二三两、或五六两，随人虚实以为增减：如阳虚精滑，或带浊便溏，加补骨脂（酒炒）三两；如飧泄肾泄不止，加北五味子三两、肉豆蔻三两（面炒，去油用）；如饮食减少，或不易化，或呕恶吞酸，皆脾胃虚寒之证，加干姜三四两（炒黄用）；如腹痛不止，加吴茱萸二两（汤泡半日，炒用）；如腰膝酸痛，加胡桃肉（连皮）四两；如阴虚阳萎，加巴戟肉四两、肉苁蓉三两，或加黄狗外肾一二付，以酒煮烂捣入之。”（《景岳全书》卷51），此外，便溏者，可去当归。

3. 本方现代常用于治疗肾病综合征、老年骨质疏松症、精少不育症，以及贫血、白细胞减少症等辨证属肾阳不足者。

【使用注意】本方纯补无泻，故对肾虚而有湿浊者，不宜应用。

【源流发展】本方为明代医家张介宾所制，用“治元阳不足或先天禀衰，或劳伤过度，以致命门火衰，不能生土，而为脾胃虚寒饮食少进；或呕恶膨胀；或翻胃噎膈；或怯寒畏冷；或脐腹多痛；或大便不实，泻痢频作；或小水自遗，虚淋寒疝；或寒侵谿谷，而肢节痹痛；或寒在下焦，而水邪浮肿，总之，真阳不足者，必神疲气怯，或心跳不宁，或四体不收，或眼见邪祟，或阳衰无子等证。俱速宜益火之原，以培右肾之元阳，而神气自强矣，此方主之”（《景岳全书》卷51）。从本方药物组成来看，乃从《金匮要略》肾气丸衍化而来，即减其中“三泻”之药，更加数味温肾益精之品以增补肾之力，从而使补中寓泻，温补肾气之剂一变而成为峻补元阳，益精补髓之方，开温补肾阳的另一法门，为元阳虚衰之证提供了有效的治疗良方。《医略六书》卷30主治肾阳虚衰，中土失温，胃寒气逆，以致呃逆不止，脉沉细之证时，亦以本方为基础，稍减补肾之味，再加茯苓、丁香、沉香以和胃降逆。可见对于命火虚衰尚兼其他病机变化者，以本方加减化裁可收事半功倍之效。

【方论选录】

1. 徐大椿："肾脏阳衰，火反发越于上，遂成上热下寒之证，故宜引火归原法。熟地补肾脏，萸肉涩精气，山药补脾，当归养血，杜仲强腰膝，菟丝补肾脏，鹿角胶温补精血以壮阳，枸杞子甘滋精髓以填肾也。附子、肉桂补火回阳，专以引火归原，而虚阳无不敛藏于肾命，安有阳衰火发之患哉？此补肾回阳之剂，为阳虚火发之专方。"（《医略六书·杂病证治》卷18）

2. 徐镛："仲景肾气丸，意在水中补火，故于群队阴药中加桂、附。而景岳右归峻补真阳，方中惟肉桂、附子、熟地、山药、山茱与肾气丸同，而亦减去丹皮之辛，泽泻、茯苓之淡渗。枸杞、菟丝、鹿胶三味，与左归丸同；去龟胶、牛膝之阴柔，加杜仲、当归温润之品，补右肾之元阳，即以培脾胃之生气也。"（《医学举要》卷5）

【评议】徐大椿认为本方乃"阳虚火发之专方"，专治肾阳不足，虚阳浮越之证，未免失之片面。本方主治要在肾阳虚衰，而不必拘于有无虚阳上浮之证。徐镛所云"仲景肾气丸，意在水中补火，……而景岳右归，峻补真阳"，意在概括两方立法功用之殊，但惜并未得其要领。肾气丸与右归丸之配伍均为阴中求阳，水中补火之法；惟前者寓泻于补，后者群聚补药，因而两方功效之异主要在于补力之峻缓。

【验案举例】

1. 白血球减少症 《河南中医》(1984,2:34)：某男，50岁。头昏失眠，全身乏力已历十年，多次查白细胞均在4000/mm^{3}以下。现症：形体消瘦，面色萎黄，头昏目涩，口干不喜饮，纳谷不馨，食后脘胀，大便时溏，夜寐不实，舌淡，苔薄白，脉沉细，查血白细胞2500/mm^3。始用归脾汤治疗，腹胀便溏好转。但仍诉头昏乏力，转从肾命火衰，精血不足论治，方拟右归丸改汤剂煎服。处方：熟地黄20g，菟丝子、淮山药、枸杞子、山萸肉、仙灵脾各10g，全当归、杜仲各12g，鹿角胶(烊冲)6g，上肉桂4g，熟附片3g。7付药后，全身感到较前有力，头昏耳鸣减轻，夜寐亦安。惟感口干，时值长夏，故去附子，余药续服。15剂药以后，二次复查白细胞，先后为3700/mm^3、4400/mm^3，临床症状逐渐改善而出院。

按语：命门火衰，精血无阳以化，加之火不暖土，而成斯证。治以右归丸温补元阳，填精补血，更加仙灵脾助命门真火之蒸化而补力益佳，药服七帖诸症即大减。长夏暑热正盛，天暑下逼加之迭进温热难免耗阴劫液，故患者药后有口干之感，因元阳渐充，故二诊去辛燥之附子，继服数方而获显效。

2. 遗传性小脑型共济失调 《上海中医药杂志》(1984,2:35)：某女，20岁。患小脑型共济失调症已4年，近数月来病情加重，步履蹒跚，左右摇晃，头昏耳鸣，记忆减退，形寒肢冷，腰膝无力，苔薄舌质偏淡，边有齿印，脉细，两尺沉而无力。治以温肾补督，益精养髓，拟景岳右归丸加减：淡附片6g，上肉桂4g，鹿角霜、杜仲、淮山药、怀牛膝、全当归各9g，菟丝子、龟甲、杞子、熟地、制首乌各12g。服药20剂后，患者自觉精神好转，足膝步履较前有力，亦较稳健，惟头晕未已，口渴欲饮，苔薄脉细。前方得手，再加生地12g，服药50剂后病情显著好转。在家人扶持下，每日在病区走廊内行走90余圈，每圈约50m。单独行走时，步履较前稳健。现随访治疗5月余，病情稳定，续有进步，已能上下楼梯，单独行走，仍按原意，继续将息调治，以资巩固。

按语：命门火衰，精髓无阳以化，髓海失充，骨无所养而致腰膝无力，步履蹒跚，此属顽症痼疾，难求速效。故予右归丸加龟甲、牛膝、首乌以增益精养血，补肾健骨之力，二诊又加生地甘寒养阴生津以止渴，20剂后症缓，继续守方五月余而获良效。

3. 带下 《浙江中医学院学报》(1982,6:27)：某女，30岁。腰酸脊痛，带下绵绵，色如蛋清，少腹重胀，头昏耳鸣，病经2年未愈。经量少，色淡，无痛经，每日晨起面目水肿，生育4胎，“人流”2次，舌淡苔白，脉濡细。肾阳不足，阳虚内寒，带脉失约，任脉不固，治拟调补带任二脉，补摄固带为宜。熟地黄、淮山药、菟丝子、覆盆子各15g，枸杞子、山萸肉、鹿角霜、炒杜仲各12g，熟附块、肉桂各3g，当归、炒白术各10g，红枣6枚。服7剂后，带下明显减少，余症减半，苔脉如前，嘱原方续服半月，随访数月未见复发。

按语：妇人多产众乳，真元耗损，肾阳不足，带脉失约，湿浊下注而成带下，治宜温补肾阳，燥湿止带。故以右归丸为主方，加覆盆子补肾涩精、白术健脾燥湿，药证相合，故而仅服7剂，数年之疾即失大半。

【临床报道】

1. 更年期综合征　右归丸加味治疗妇女更年期综合征，处方：熟地15g，山茱萸10g，枸杞子20g，附子10g，肉桂10g，干姜10g，鹿角胶（烊化）10g，杜仲15g，菟丝子15g，党参15g，白术10g，山药10g，当归15g，炙甘草10g。对照组服用尼尔雌醇片，每次2mg，每2周1次。均30天为1个疗程。治疗组100例中，临床痊愈74例，显效16例，有效4例，无效6例，总有效率为94%；对照组60例中，临床痊愈30例，显效11例，有效8例，无效11例，总有效率为81.67%[1]。

2. 不育症　本方加减治疗男性不育症。处方为：熟地、山药、紫河车粉各30g，山茱萸、枸杞子、菟丝子各18g，杜仲、巴戟天、鹿角胶、陈皮各15g，海狗肾10g（冲服）。水煎服。另外，自备狗、猪、羊等动物睾丸、阴茎、肾脏等不限，将其焙干研细末服用，每次10g，每日2次。经治11例，女方均受孕[2]。

3. 乳糜尿　本方去鹿角胶、菟丝子、枸杞子，加升麻、陈皮、柴胡各5g，白术10g，黄芪、党参各15g，甘草6g，治疗本病15例。结果痊愈14例，无效1例（治疗1个月后，乳糜尿试验未转阴性）[3]。

4. 坐骨神经痛　以本方去吴茱萸，加川牛膝、麻黄、炒白芍、甘草为基本方，刺痛明显加丹参、制乳香、没药，麻木重加鸡血藤，夜间痛甚加首乌，夹湿者去枸杞加苍术，纳差、便溏加砂仁、山楂，自汗去麻黄加黄芪。共治疗坐骨神经痛48例（其中原发性41例，继发性7例），结果治愈32例，显效12例，无效4例[4]。

5. 骨质疏松症　用右归丸加减治疗骨质疏松症82例。药物组成：熟地、黄芪、山药、鸡血藤各15g，山茱萸、枸杞、杜仲、菟丝子各12g，桃仁、当归、乳香、没药各10g，红花、制附子、肉桂、鹿角胶（另包烊化冲服）、甘草各6g。30日为1疗程。随症加减：伴飧泄、肾泄不止加五味子、肉豆蔻；伴阳虚精滑者加金樱子、桑螵蛸；伴水肿、尿少者加泽泻、车前子。治疗结果，82例中，痊愈44例，显效23例，好转14例，无效1例，总有效率为98.78%。病情较轻者，一般1个疗程即愈，重者2～3个疗程治愈或显效[5]。

6. 肥大性脊椎炎　本方合川芎嗪治疗肥大性脊椎炎48例。方法是以本方减鹿角胶、菟丝子、当归，加威灵仙、枣皮、甘草为基本方，痛甚加乳香、甲珠；寒甚加川乌、草乌；肢体麻木加全蝎或蜈蚣；便秘加熟大黄；气血亏虚加黄芪、当归；寒痰加白芥子或生南星。同时在10%葡萄糖注射液250ml中加川芎嗪注射液20ml静脉滴注，每日1次，10～15天为1疗程。结果经治48例，临床痊愈31例，显效17例。服药10～42天，一般于用药后2～3天疼痛减轻，10天左右症状消失[6]。

7. 老年皮肤瘙痒症　以右归丸为主方加减治疗老年皮肤瘙痒症120例，基本方：熟地18g，山茱萸12g，菟丝子12g，鹿角胶8g，杜仲10g，山药12g，枸杞子12g，当归10g，川芎

10g，黄芪15g，白术10g，白蒺藜12g，地肤子12g，防风8g。对症加减：偏肾阴虚者加生地黄、何首乌、龟甲胶；偏肾阳虚者加仙茅、补骨脂、制附片；瘀血者加丹参、红花、赤芍；瘙痒剧烈者加全虫、乌梢蛇、蝉蜕。15天为1疗程。治疗期间保持皮肤清洁，忌食辛辣鱼虾腥等食物。对照组105例口服抗组胺药，结果：痊愈45例，显效50例，有效20例，无效5例；对照组痊愈26例，显效30例，有效15例，无效34例。治疗组总有效率为95.9%，对照组为67.6%，两组比较差异有显著性（$P<0.05$）[7]。

【实验研究】

1. 对生殖功能的影响　测定22例肾阳虚患者服用右归丸治疗前后血清睾丸素（T）和雌二醇（E_2）的浓度。结果男性患者治疗前血清T值低于正常组，E_2值高于正常组，治疗后其T值升高，E_2值下降；女性患者治疗前E_2值低于正常组，治疗后升高[8]。右归丸还有促使大鼠卵巢生长卵泡发育的作用，为本方治疗肾阳虚不孕症提供了依据[9]。运用体外培养技术进行小鼠卵巢颗粒细胞体外培养，采用直接给药法，观察右归丸水提液对小鼠卵巢颗粒细胞雌激素、孕酮的分泌量，并检测卵巢颗粒细胞内cAMP水平。结果发现右归丸水提液高剂量组（0.18g/ml）可明显增加颗粒细胞雌激素、孕酮分泌量（$P<0.01$），同时显著增加颗粒细胞内cAMP的浓度（$P<0.01$）。提示右归丸温补肾阳的作用可能与直接促进颗粒细胞的分泌功能有关，同时，其作用途径可能是通过激活颗粒细胞内酰苷酸环化酶而实现[10]。

在对大鼠卵巢卵泡细胞Bcl-2表达的影响上，右归丸低剂量组、金匮肾气丸组与模型组存在明显的差异（$P<0.05$），右归丸低剂量组、金匮肾气丸组可通过上调bcl-2水平，发挥抑制凋亡的作用（$P<0.05$），TNF α、Caspase-3、Bax也存在相应改变。提示右归丸温阳补肾、填精补血的现代机制之一，可能与该药调节卵泡细胞凋亡途径上的Bcl-2、Caspase-3、Bax表达有关。同时中成药金匮肾气丸也具有相似的作用[11]。

2. 对实验性肝损伤的保护　右归丸水煎剂对由四氯化碳而致的小鼠肝损伤具有保护作用，能够明显抑制由此而导致的SGPT的升高[12]。对大剂量醋酸氢化考的松而致的小白鼠肝细胞亚微结构的显著变化，以右归丸进行治疗后，其病变接近正常[13]。

3. 抗氧化　采用丙基硫氧嘧啶灌胃给药造成实验性甲减大鼠模型，8周后处死大鼠，取血检测甲状腺功能，取血清测定超氧化物歧化酶（SOD）以及取甲状腺组织测定SOD的含量。结果甲减大鼠的血清SOD活力明显下降，治疗后右归丸、甲状腺片都可以显著提升大鼠低下的血清SOD活力，但其中以甲状腺片治疗效果最好。相关分析结果显示，大鼠血清SOD活力与三碘甲状腺原氨酸（T_3）、甲状腺素（T_4）、游离三碘状腺原氨酸（FT_3）、游离甲状腺素（FT_4）呈显著正相关（$P<0.01$），与促甲状腺激素（sTSH）呈显著负相关（$P<0.05$），即血清SOD活力随着甲状腺功能的改善而恢复正常。而甲状腺功能减退大鼠的甲状腺组织SOD活力明显过高，右归丸和甲状腺片均能改善过高的甲状腺组织SOD活力，其中以右归丸的效果最好。提示右归丸能提高甲状腺功能减退症模型大鼠的脂质过氧化应激反应能力、对减轻体内自由基过氧化损伤有一定作用[14]。

4. 对免疫系统的影响　右归丸可提高因肌内注射氢化可的松而造成的小鼠免疫功能低下模型的PFC（溶血空斑试验）检出率和溶血试验的OD值（表示溶血程度），以及延长其脾细胞的存活率，说明本方能改善和调节B淋巴细胞的功能，促进体液免疫[15]。本方可使免疫受抑大鼠缩小减重的脾脏完全恢复甚至超过正常水平，增强细胞免疫功能[16]。

5. 其他作用　右归丸对肾阳虚大鼠脑内儿茶酚胺、性激素和促性腺激素释放激素及内源性阿片肽类的含量和活性具有特异性调节作用[17]。对ADP诱导的大鼠血小板聚集有显著的抑制作用，本方水煎剂能显著延长小鼠游泳耗竭时间[12]。

【附方】

1. 右归饮(《景岳全书》卷51) 熟地二三钱或加至一二两(9～30g) 山药炒二钱(6g) 山茱萸一钱(3g) 枸杞二钱(6g) 甘草炙一二钱(3～6g) 杜仲姜制二钱(6g) 肉桂一二钱(3～6g) 制附子一至三钱(3～9g) 上以水二钟，煎至七分，空腹温服。功用：温补肾阳，填精补血。主治：肾阳不足证。气怯神疲，腹痛腰酸，手足不温，及阳萎遗精，大便溏薄，小便频多，舌淡苔薄，脉来虚细者，或阴盛格阳，真寒假热之证。

本方亦为治疗肾阳不足证而设。方中附子、肉桂、杜仲温补元阳，强筋健骨；熟地、枸杞子、山茱萸、山药益髓填精，"阴中求阳"；山药、炙甘草益气补脾，调药和中。诸药合力，共成温补肾阳，填精补血之功。

本方与右归丸均为张介宾创制的温补肾阳名方，两方组成中均有附子、肉桂、杜仲、熟地、山茱萸、枸杞子、山药七味药。右归饮尚有一味甘草，补脾和中之力略胜；右归丸则增鹿角胶、菟丝子、当归，温肾益精之功较著。因而两方虽然同为温补肾阳，填精补血之剂，所治肾阳虚衰证候仍有轻重之别。

2. 赞育丹(《景岳全书》卷51) 熟地八两蒸，捣 白术八两(240g) 当归 枸杞各六两(180g) 杜仲酒炒 仙茅酒蒸一日 巴戟肉甘草汤炒 山茱萸 淫羊藿羊脂拌炒 肉苁蓉酒洗，去甲 韭子炒黄各四两(120g) 蛇床子微炒 附子制 肉桂各二两(60g) 上为末，炼蜜为丸服。若作汤剂，则用量按原方比例酌减。阳气大虚者，可加人参、鹿茸。功用：温肾壮阳，益精补血。主治：肾阳不足，阳萎精衰，虚寒无子。

本方亦为张介宾所拟的著名补肾方剂，用于下元虚寒，阳萎精衰无子之证。方中群集附子、肉桂、杜仲、仙茅、巴戟、淫羊藿、肉苁蓉、韭子、蛇床子等大队辛热入肾壮阳之品，以温壮元阳，补益命火；再配熟地、当归、枸杞子、山茱萸等填精补血，"阴中求阳"，制阳药之温燥；又有白术一味，益气健脾，先后天并补。诸药配伍，共成温壮肾阳，填精补血之功。

本方与右归丸、饮功用相类，然因配伍大队辛热之品，故温肾壮阳之功尤著，为治疗肾阳不足，命门火衰，阳萎无子之证的专方。

参考文献

[1] 张金钊．右归丸加味治疗妇女更年期综合征100例[J]. 国医论坛，2005，20(5)：32.

[2] 陈金广．右归丸加减治疗男性不育症[J]. 河南中医，1988，(4)：31.

[3] 张达旭．补中益气汤合右归饮治疗15例乳糜尿[J]. 广西中医药，1984，(3)：135.

[4] 许继祥．加减右归丸治疗坐骨神经痛[J]. 四川中医，1985，(11)：51.

[5] 华刚，管爱芬，张敏．右归丸加减治疗骨质疏松症82例[J]. 四川中医，2008，26(4)：105.

[6] 喻峰．右归丸合川芎嗪治疗肥大性脊椎炎48例小结[J]. 湖南中医杂志，1985，(3)：27.

[7] 刘国安．右归丸加减治疗老年皮肤瘙痒症120例疗效分析[J]. 现代医药卫生，2008，24(12)：1811-1812.

[8] 王琦．右归丸对肾阳虚患者性激素影响的观察[J]. 中成药研究，1988，(12)：25.

[9] 华启天，朱笛霓，赵建础．右归丸治疗肾阳虚不孕症的实验研究[J]. 陕西中医，1990，(1)：39.

[10] 徐晓娟，金沈锐，秦旭华．右归丸水提液对小鼠卵巢颗粒细胞雌激素、孕酮分泌的影响及机制[J]. 四川中医，2006，24(5)：22-23.

[11] 徐晓娟，金沈锐，秦旭华，等．右归丸对肾阳虚大鼠卵巢细胞Caspase-3、TNF α、Bcl-2、Bax表达的影响[J]. 中国中医基础医学杂志，2005，11(7)：503-505.

[12] 许哲,邵金莺,刘干中．右归丸的一些药理作用[J].中药药理与临床,1990,(6):46.

[13] 施玉华,马正立,汪丽亚,等．右归丸对小白鼠氢考模型肝细胞亚微结构的影响[J].上海中医药杂志,1983,(11):47-49.

[14] 贾锡莲,曲竹秋,姚凯,等．右归丸减轻甲状腺功能减退模型大鼠体内自由基过氧化损伤的机制探讨[J].天津中医药,2008,25(3):225-228.

[15] 章育正,张雅琴,姚颂一,等．右归丸对免疫细胞的调节作用[J].上海中医药杂志,1985,(6):47-48.

[16] 刘文琴,朱笛霓,赵建础．右归丸对肾虚动物的免疫功能影响及与中枢儿茶酚胺神经元的调节关系[J].陕西中医,1989,10(6):277-278.

[17] 孙启新,朱笛霓,赵建础,等．右归丸对肾阳虚大鼠中脑中央灰质单位放电的影响[J].陕西中医,1993,14(11):43-44.

第六节　阴阳并补

地黄饮子(地黄饮)

(《圣济总录》卷 51)

【组成】熟干地黄焙　巴戟天去心　山茱萸炒　肉苁蓉酒浸,切,焙　附子炮裂,去皮、脐　石斛去根　五味子炒　桂去粗皮　白茯苓去黑皮各一两(30g)　麦门冬去心,焙　远志去心　菖蒲各半两(15g)

【用法】上剉,如麻豆大。每服三钱匕(9～15g),水一盏,加生姜三片,大枣二枚(擘破),同煎七分,去滓,食前温服。

【功用】滋肾阴,补肾阳,开窍化痰。

【主治】瘖痱。舌强不能言,足废不能用,口干不欲饮,足冷面赤,脉沉细弱。

【病机分析】瘖者,舌强不能言语也;痱者,足废不能行走也。瘖痱之疾,乃下元虚衰,虚阳上浮,痰浊随之上泛,堵塞窍道所致。肾主骨,下元虚衰,则筋骨痿软无力,甚至足废不用;足少阴肾脉夹舌本,肾虚精气不能上承,舌本失荣,加之虚阳上浮,痰浊随之上泛,堵塞心之窍道,故舌强不语;它如口干不欲饮,足冷面赤,脉沉细而弱等症,均属肾阴不足,虚阳浮越之征。斯证虽然本虚标实,上实下虚,但以下元虚衰为主。

【配伍意义】本方治证以肾阴阳两虚,痰浊上泛,机窍不利为基本病机变化,故立法重在温补下元,兼以开窍化痰。方中熟地甘温,为滋肾填精益髓之要药;山茱萸酸温而涩,长于补肝肾,益精气,两药相辅相成,滋肾益精之力尤著。肉苁蓉甘温而润,补而不腻,温而不燥,擅补肾阳,益精血,起阳痿,暖腰膝;巴戟天温补肾阳,亦质润不燥,可壮阳益精,强筋壮骨,两者相须而用,温肾补精之功益彰。四药配伍,以治下元虚衰之本,共为君药。附子、肉桂大辛大热,擅长助阳益火,协肉苁蓉、巴戟天温暖下元,补肾壮阳,并可摄纳浮阳,引火归原;石斛、麦冬甘寒滋阴益胃,补后天以充养先天;五味子酸涩收敛,合山茱萸可固肾涩精,伍肉桂能摄纳浮阳,纳气归肾,五药合用,助君药滋阴温阳治本之功,俱属臣药。石菖蒲"辛苦而温,芳香而散,开心孔,利九窍,明耳目,发声音"(《本草从新》卷 6),为化痰浊而开心窍之良药;远志专入心经,长于化痰安神;茯苓健脾渗湿,治疗生痰之本,并可使补而不腻。三药开窍化痰,与诸补肾药相伍,还可交通心肾,以治痰浊阻窍之标,用为佐药。煎药时少加姜、枣以和胃补中,调和药性,《黄帝素问宣明论方》卷 2 收载本方时又加薄荷数叶,以疏郁利咽,并增本方轻清上行宣窍之力。诸药配伍,使下元得以补养,浮阳得以摄纳,水火相济,痰化窍开,则瘖痱可愈。

本方配伍特点有三：一是阴阳同补，上下兼治，标本并图，尤以滋阴治下治本为主；二是补中有敛，涩中有通，而成补通开合之剂；三是润而不腻，温而不燥，乃成平补肾阴肾阳之方。

本方以熟地黄滋肾填精，益髓壮骨，作汤内服，故名“地黄饮子”。

【临床运用】

1. 证治要点　本方为治肾虚瘖痱的主方。以舌瘖不语，足废不用为证治要点。

2. 加减法　若用于肾虚之痱证，减去石菖蒲、远志等宣通开窍之品；瘖痱以阴虚为主，而痰火盛者，去温燥的附、桂，酌加川贝母、竹沥、陈胆星、天竹黄等以清化痰热；兼有气虚者，适当加黄芪、人参以益气。

3. 本方现代常用于治疗晚期高血压病、脑动脉硬化、中风后遗症、脊髓炎等慢性疾病过程中出现肾阴阳两虚之证者。

【使用注意】本方偏于温补，对气火上升，肝阳偏亢之证，不宜应用。

【源流发展】本方首见于《圣济总录》卷51“瘖痱”门中，原名“地黄饮”，用治“肾气虚厥，语声不出，足废不用”。金代刘完素将本方收入他所编著的《黄帝素问宣明论方》卷2“诸证”门中，并改其名为“地黄饮子”，曰：“瘖痱证，主肾虚，内夺而厥，舌瘖不能言，二足废不为用，肾脏虚弱，其气厥不至，舌不仁。经云：瘖痱足不履用，音声不出者，地黄饮子主之。治瘖痱，肾气虚弱厥逆，语声不出，足废不用”。进一步明确指出瘖痱证的基本病机为“肾虚厥逆”，并在煎煮时又加入薄荷五、七叶，使本方清轻上行宣窍之力益著，故现行高等医药院校教材《方剂学》中所录本方用法悉遵刘氏之制。《证治宝鉴》卷1又将本方用于“中风肾虚”，《胎产心法》卷3还以本方治疗“产后麻瞀”，现代则进一步推广其用，以本方加减用于失眠、水肿、多尿、皮肤瘙痒症等辨证属肾阴阳两虚之证的多种疾患，成为阴阳并补法的代表方剂。本方原为汤剂，《饲鹤亭集方》中将其改为丸剂，名“地黄丸”。

【疑难阐释】

1. 关于本方的方源　本方方源在历版教材中均载为《黄帝素问宣明论方》，其实早在《圣济总录》(成书于南宋政和年间，约公元1111～1117年)中已有该方的记载。《宣明论方》成书于金大定12年(公元1172年)，是书所载之地黄饮子与《圣济总录》的“地黄饮”除用法中有无薄荷之异外，余皆相同，有关主治证候的描述亦如出一辙，故本方方源当作《圣济总录》为宜。

2. 关于本方的隶属归类　瘖痱一证，前人亦名之为“风痱”。如汪昂说：“中风舌瘖不能言，足废不能行，此少阴气厥不至，名曰风痱”(《医方集解・祛风之剂》)，并将地黄饮子收入“祛风之剂”中。以往历版《方剂学》教材均从汪氏之说，将地黄饮子列于治风剂的“平息内风”剂。但若细析本方证治，不仅所用君药(熟地、山茱萸、肉苁蓉、巴戟天等)概为滋肾壮阳之品，配伍诸药无一平肝息风之味，而且主治病机亦以肾虚失养为主，并无明显肝风内动之征，故其作为平息内风之剂未免名实相悖，有失允当。6版教材根据本方立法与配伍，将其归入补益剂的“阴阳并补”剂中，如此方与理法较合。

【方论选录】

1. 赵献可：“观刘氏之论，则以风为末，而以火为本。世之尊刘氏者，专以为刘氏主火之说，殊不知火之有余，水之不足也。刘氏原以为补肾为本，观其地黄饮子之方可见矣。故治中风当以真阴虚为本。但阴虚有二：有阴中之水虚，有阴中之火虚。火虚者，专以河间地黄饮子为主；水虚者，又当以六味地黄丸为主。果是水虚，则辛热之药与参、芪之品，俱不可

加。”(《医贯》卷 2)

2. 喻昌:“肾气厥,不至舌下,乃脏真之气不上荣于舌本耳。至其浊阴之气必横格于喉舌之间,吞咯维艰,昏迷特甚,又非如不言之证,可以缓调。方中所用附、桂、巴、苁,原为驱逐浊阴而设,用方者不可执己见而轻去之也。”(《医门法律》卷 3)

3. 汪昂:“此手足少阴、太阴、足厥阴药也。熟地以滋根本之阴,巴戟、苁蓉、官桂、附子以返真元之火,石斛安脾而秘气,山茱温肝而固精,菖蒲、远志、茯苓补心而通肾脏,麦冬、五味保肺以滋水源,使水火相交,精气渐旺,而风火自熄矣。”(《医方集解·祛风之剂》)

4. 王子接:“饮,清水也。方名饮子者,言其煎有法也。瘖痱之证,机窍不灵,升降失度,乃用一派重浊之药,务在药无过煎,数滚即服,取其轻清之气,易为升降,迅达经络,流走百骸,以交阴阳。附子、官桂开诸窍而祛浊阴,菖蒲、远志通心肾以返真阳,川石斛入肾以清虚热,白茯苓泄胃水以涤痰饮,熟地、山萸滋乙癸之源,巴戟、苁蓉温养先天之气,麦冬、五味入肺肾以都气。开之、通之、清之、泄之、补之、都之,不使浊阴之气横格于喉舌之间,则语自解,体自正矣。”(《绛雪园古方选注》卷中)

5. 徐大椿:“肾气虚厥不能上至舌下,而舌痿、足痿,状类虚风,故曰类风,是虚寒从下上也。熟地补肾脏真阴,茯苓化心脾元气,巴戟温肾脏之寒,苁蓉润肾脏之燥,附子补火回阳,官桂温经散寒,菖蒲开窍发音声,石斛制药除痿废,萸肉、五味涩精固气,麦冬、远志通肾交心,薄荷清利咽舌,姜、枣调和营卫。可知水火交济而关扃自透,营卫分布,痿厥无不自痊矣。”(《医略六书·杂病证治》卷 17)

6. 罗国纲:“肾之脉,循内踝上踹及股,故虚则足痿不能行;其直者夹舌本,故虚则舌謇不能言。地黄、巴戟、枣皮、苁蓉,肾精不足者,补之以味也;附子、肉桂,肾阳不足者,温之以气也;远志、菖蒲,使心气下交也;五味、麦冬,壮水之上源也;茯苓、石斛,走水谷之府,化荣卫而润宗筋者也。不及肝者,以肝肾同源也。诸脏各得其职,则筋骨强而机关利矣,謇涩痿废,夫复何虞?”(《罗氏会约医镜》卷 10)

7. 陈念祖:“命火为水中之火,昔人名为龙火。其火一升,故舌强不语,以肾脉荣于舌本也。火一升而不返,故猝倒不省人事,以丹田之气欲化作冷风而去也,方用桂、附、苁蓉、巴戟以导之。龙升则水从之,故痰涎如涌,以痰之本则为水也,方用熟地、茯苓、山药、石斛以安之。火迸于心,则神志昏迷,方用远志、菖蒲以开之。风动则火发,方用麦冬、五味以清敛之。肾主通身之骨,肾病则骨不胜任,故足废不能行,方用十二味以补之。然诸药则质重性沉,以镇逆上之火,而火由风发,风则无形而行疾,故用轻清之薄荷为引导。又微煎数沸,不令诸药尽出重浊之味,俾轻清走于阳分以散风,重浊走于阴分以镇逆。”(《时方歌括》卷上)

8. 费伯雄:“清肝气以益水之源,纳肾气以制火之僭。水能涵木,孤阳不升则心气通,而舌瘖自解矣。惟足废不能行,尚当加壮筋利节之药。至其不用风药,正恐以风助火,故特为逆去,未可议之也。”(《医方论》卷 2)

9. 张秉成:“夫中风一证,有真中,有类中。真中者,真为风邪所中也。类中者,不离阴虚、阳虚两条。如肾中真阳虚者,多痰多湿;真阴虚者,多火多热。阳虚者,多暴脱之证;阴虚者,多火盛之证。其神昏不语,击仆偏枯等证,与真中风似是而实非,学者不得不详审而施治也。此方所云少阴气厥不至,气者,阳也,其为肾脏阳虚无疑矣。故方中以熟地、巴戟、山萸、苁蓉之类,大补肾脏之不足,而以桂、附之辛热,协四味以温养真阳。但真阳下虚,必有浮阳上僭,故以石斛、麦冬清之。火载痰升,故以茯苓渗之。然痰火上浮,必多堵塞窍道,菖蒲、远志能交通上下而宣窍辟邪。五味以收其耗散之气,使正有攸归。薄荷以搜其不尽之邪,使风

无留着。用姜、枣者，和其营卫，匡正除邪耳。”(《成方便读》卷 2)

10. 张山雷：“河间是方，用意极为周密，是治肾脏气衰，阴阳两脱于下，而浊阴泛溢于上，以致厥逆肢废，瘖不成声。其证必四肢逆冷，或冷汗自出，其脉必沉微欲绝，其舌必滑润淡白，正与肝阳上冒之面赤气粗，脉弦或大者，绝端相反。故以桂、附温肾回阳，萸、戟、苁、地填补肾阴，麦、味收摄耗散。而又有浊阴上泛之痰壅，则以菖蒲、远志之芳香苦温为开泄，茯苓之纳气为镇坠，庶乎面面俱到。果是肾虚下脱，始为适用，若气升火升之猝然喑废者，此方万万不可误投。”(《中风斠诠》卷 3)

【评议】对于本方所治瘖痱证的病机，注家多从肾虚浊阴上逆阻塞窍道而论，如王子接云：“喑痱之证，机窍不灵，升降失度”。但对于肾虚性质为何则各有所见。概括言之主要有三：其一，以喻氏为代表，认为是“肾气虚”，徐氏从之。其二，以张秉成为代表，认为属肾阳虚弱，如云：“类中者，不离阴虚、阳虚两条。……其为肾脏阳虚无疑矣”，赵献可所云“阴中之火虚”即命门火衰，陈氏关于“龙火上升”之论亦命火因虚浮越，均与张氏之说异曲同工。其三，以张山雷为代表，认为属肾之阴阳两虚，如云：“肾脏气衰，阴阳两脱于下，而浊阴泛溢于上”。虽然各家对证候的阐述不同，但在分析本方配伍意义时却多从阴阳并补立论，由于方中药物侧重于温补，故本方治证应属肾阴阳两虚而偏于阳虚者。本方煎煮方法，在《圣济总录》和《黄帝素问宣明论方》中均无特殊要求，但王子接指出本证乃“机窍不灵，升降失度”，而方中却一派重浊之药，故“务在药无过煎，数滚即服，取其轻清之气，易为升降，迅达经络，流走百骸，以交阴阳。”陈修园亦认为只能“微煎数沸，不令诸药尽出重浊之味”，可资临床运用时参考。

【验案举例】

1. 瘖　《校注妇人良方》卷 3：一妇人忽然不语半年矣，诸药不应，两尺浮数，先用六味丸料加肉桂，数剂稍愈。乃以地黄饮子 30 余剂而痊。

2. 瘖痱　《洄溪医案》：新郭沈又高续娶少艾，未免不节，忽患气喘，厥逆、语涩、神昏，手足不举。医者以中风法治之，病益甚。余诊之曰：此《内经》所谓痱证也。少阴虚而精气不续，与大概偏中风、中风、痰厥、风厥等病绝不相类。刘河间所立地黄饮子，正为此而设，何医者反忌之耶？1 剂而喘逆定，神气清，声音出，四肢震动。3 剂而病除八九，调以养精益气之品而愈。

3. 中风　《辽宁中医杂志》(1980，4：23)：某翁，猝然昏厥，神志不清，右肢偏瘫，遗尿汗出。西医诊为脑溢血，中医辨证为阴阳两亏，元气欲脱之中脏腑脱证，急用地黄饮子去茯苓、麦冬、石斛治之。3 剂而诸症好转，继服本剂，病情缓解，基本脱险。

4. 神经衰弱　《浙江中医杂志》(1982，3：125)：某男，45 岁。由于思想长期紧张，致心悸不宁，头晕，腰酸，失眠，每晚需服安眠药。后病情加重，精神恍惚，记忆力衰退，耳鸣，心烦，畏冷，夜尿频清，面热，舌质红苔薄，脉细弱稍数，此为肾阴亏虚，阴损及阳，阴阳失衡，心肾失交之证。处方：生熟地、苁蓉各 15g，山茱萸、石斛、麦冬、巴戟天、柏子仁各 10g，五味子 8g，肉桂粉 3g(吞)，制附子、炙远志、石菖蒲各 5g，白茯苓 30g，龙眼肉 3 枚。5 剂后好转，加减续投，共 50 剂而愈。

按语：案 1 之瘖及案 2 之痱，与地黄饮子所主正合，故均应手而效。其中案 1 所述较简，以药测证可能先予六味地黄丸加肉桂，证虽稍缓，但因其补阳之力不足，故改服地黄饮子阴阳并补而收功。案 2 之瘖痱乃肾之阴阳两虚，痰浊上泛所致，前医误以中风法治之——推测可能予以平肝息风之剂，故未获效；细审其证后改投地黄饮子，药证相合，奏功甚捷。案 3 中风、案4神经衰弱之失眠、心悸虽然临床表现不同，但辨证均由肾之阴阳两亏而致，故均予地黄饮子加减。前者重在补肾，故去麦冬、石斛、茯苓等脾胃经药；后者更兼养心，故加柏子仁、龙眼肉等加强宁心安神之效。

【临床报道】

1. 中风及中风后遗症　以地黄饮子去桂、附为基本方，随证加减，每日1剂，20剂为1疗程，治疗中风67例。经治1疗程后，基本治愈12例，显效24例，有效22例，无效6例，恶化3例[1]。另据报道，以地黄饮子加益气通络药治疗脑血管疾病半身不遂等后遗症43例，药用干地黄、山茱萸、石斛、麦冬、五味子、知母、黄柏、附子、肉桂、巴戟天、肉苁蓉、黄芪、地龙各等分，为细末，每服10g，生姜、大枣煎汤送服，每日3次，30日为1疗程，共观察3个疗程。对照组口服潘生丁、阿司匹林，静滴低分子右旋糖酐。结果治疗组治愈16人，对照组治愈6人。两组间有显著差异($P<0.05$)[2]。

2. 中风失语　地黄饮子结合针刺治疗肾精亏虚型中风失语29例，处方：生地黄10g，巴戟天10g，山萸肉9g，石斛9g，肉苁蓉10g，五味子9g，远志8g，肉桂5g，制附子3g，石菖蒲8g，生姜5g，薄荷5g，麦门冬8g，白茯苓8g，大枣5g，郁金8g，木蝴蝶5g，桔梗5g。15天为1个疗程。针刺取穴：哑门、风府、廉泉、通里、肾俞、太溪、复溜。对照组单纯针刺治疗。结果地黄饮子结合针刺治疗肾精亏虚型中风失语总有效率93.1%，明显优于对照组(65.0%)[3]。

3. 血管性痴呆　将本病78例分为2组，对照组39例给予尼莫地平20mg，1天3次，口服；并服哈伯因(石杉碱甲)，50mg，1天3次，口服。治疗组39例在对照组的基础上加用地黄饮子(熟地黄10g，山药20g，山茱萸15g，附子5g，肉桂10g，肉苁蓉15g，巴戟天15g，石菖蒲15g，郁金15g，当归10g，川芎15g)。2组患者分别治疗15天为1个疗程，连用3个疗程。治疗结果，治疗组：显效14例，有效15例，改善5例，无效5例，总有效率87.18%。对照组：显效4例，有效10例，改善12例，无效13例，总有效率66.67%。2组总有效率比较有显著性差异($P<0.01$)[4]。

4. 脑萎缩　以地黄饮子加减治疗脑萎缩36例。处方：巴戟天25g，山萸肉12g，石菖蒲12g，熟地黄30g，制首乌30g，韭菜子25g，白茯苓15g，远志12g，白附子9g，胆南星10g，土鳖虫10g，水蛭6g，沙苑子10g，郁金10g，丹参30g。30天为1疗程，一般治疗2～3个疗程。气虚者加黄芪，心神不宁重者加酸枣仁，阴虚阳亢者加龟甲。对照组给脑康复、都可喜口服，胞二磷胆碱加液体静滴，疗程观察同中药组。结果治疗组治愈22例，有效12例，无效2例，总有效率为94.44%；对照组痊愈11例，有效10例，无效9例，总有效率70%。两组疗效有显著性差异($P<0.05$)[5]。

5. 痿证　以熟地、山茱萸、肉苁蓉、石菖蒲、附子、肉桂、巴戟天、五味子、黄芪、当归为基本方，随证加减，治疗痿证11例(多发性神经炎8例，多发性神经根炎3例)。方法是将上药水煎2次，取药液400ml，分早晚两次口服，所剩渣置大盆内，加适量水再煮沸熏洗下肢，以双足为主，直至汗出，每日1次。同时配合针刺独取阳明[6]。

6. 震颤麻痹　用地黄饮子治疗震颤麻痹42例，处方：熟地黄24g，巴戟天6g，山茱萸20g，石斛30g，肉苁蓉10g，制附子6g，五味子15g，肉桂6g，茯苓24g，麦冬24g，石菖蒲15g，远志15g。西药：美多巴，开始用量每日125mg，以后逐渐加量，每日剂量为750～1000mg(治疗前已服用美多巴者，按原治疗量服用)。疗程16周。对照组仅用美多巴治疗，剂量、疗程同治疗组。结果发现加用本方后，西药剂量较前减少1/4左右，且恶心、呕吐、眩晕、头痛、便秘及精神症状等西药毒副反应大大降低，在明显提高患者生活质量的同时，有效延长西药使用时间，提示中西医结合治疗震颤麻痹有独特优势。治疗后治疗组 SOD 含量大大增高，地黄饮子可能通过提高红细胞中 SOD 的含量来提高机体的抗氧化能力，防止脑细胞膜过度氧化及神经元变性，减缓病情的进展。SOD 含量的升高可能是地黄饮子防止震颤麻痹进展的原因之一[7]。

7. 膝骨关节病　以地黄饮子加味治疗膝骨关节病 256 例（组成：生地 15g，山萸肉 12g，巴戟天 10g，肉苁蓉 12g，附子 6g，肉桂 10g，麦冬 12g，石斛 10g，茯苓 15g，远志 6g，石菖蒲 12g），并随症加减。对照组 214 例口服骨刺片，5 片，1 日 3 次，口服。30 天为一疗程，治疗期间停服一切消炎镇痛药。结果治疗组：痊愈 178 例，有效 56 例，无效 22 例，痊愈率为 70%，总有效率为 91%；对照组：痊愈 86 例，有效 48 例，无效 80 例，痊愈率为 40%，总有效率为 63%。两组治疗后痊愈率和总有效率比较，治疗组优于对照组，差异均有显著性（$P<0.05$）[8]。

8. 皮肤瘙痒症　全身性皮肤瘙痒症辨证属肝肾亏损型者，以本方治疗有效。共治 45 例，结果，痊愈率为 57.2%，有效率为 80.5%[9]。

【实验研究】抗 AD 作用　以 D-半乳糖（D-gal）腹腔注射合并 β 淀粉样蛋白（A β）注射海马，制备阿尔茨海默病（Alzheimer's disease，AD）大鼠模型，各治疗组分别在造模的同时灌胃地黄饮子和抗脑衰胶囊、哈伯因。运用穿梭箱检测各组大鼠的学习记忆能力，采用生化法检测各组大鼠脑匀浆 AchE，免疫组化方法观察 SYN 蛋白的变化。结果中药治疗组均可使各组大鼠潜伏期降低、主动回避反应阳性率明显升高，被动逃避时间显著降低，表明主动、被动反应水平均有所回升，有显著性差异。灌服中药后各治疗组脑组织 AchE 活性降低，大鼠海马、皮层神经元 SYN 蛋白表达增加。提示地黄饮子对痴呆鼠学习记忆能力的提高及改善神经元损伤的作用可能与地黄饮子改善鼠脑神经元胆碱能损害来上调海马和皮层神经元蛋白的表达有关[10]。

参考文献

[1] 周利．地黄饮子加减治疗中风 67 例疗效观察[J]．浙江中医学院学报，1995，19(4)：8.

[2] 管相友，吴玉霞，周建国．地黄饮子加益气通络法治疗半身不遂临床观察[J]．黑龙江中医药，1995，(2)：14.

[3] 李种泰．地黄饮子结合针刺治疗肾精亏虚型中风失语 29 例[J]．时珍国医国药，2005，16(6)：529.

[4] 谢静红．地黄饮子治疗血管性痴呆 39 例[J]．福建中医药，2006，37(1)：38.

[5] 侯树芝．地黄饮子加减治疗脑萎缩 36 例体会[J]．江西中医药，2003，34(4)：34-35.

[6] 张俊杰．地黄饮子加味合针刺独取阳明治痿证[J]．天津中医，1995，(3)：22.

[7] 朱建军，王缨．地黄饮子加美多巴治疗震颤麻痹 42 例临床观察[J]．江苏中医药，2004，25(12)：29-30.

[8] 陈德峰，张新芬．地黄饮子加味治疗膝骨关节病 256 例[J]．光明中医，2006，21(10)：51-52.

[9] 徐宜厚．全身性瘙痒症的辨证论治——附 180 例临床分析[J]．中医杂志，1983，24(5)：27.

[10] 宋琳，谢宁，朴钟源，等．地黄饮子对 AD 模型大鼠的学习记忆及胆碱能损害的影响[J]．中华中医药学刊，2007，25(7)：1370-1372.

龟鹿二仙胶

（《医便》卷 1）

【异名】龟鹿二仙膏（《摄生秘剖》卷 4）、二仙胶（《杂病源流犀烛》卷 8）、龟鹿二胶（《全国中药成药处方集》沈阳方)。

【组成】鹿角用新鲜麋鹿杀角,解的不用,马鹿角不用;去角脑梢骨二寸绝断,劈开,净用十斤(5000g) 龟甲去弦,洗净五斤捶碎(2500g) 人参十五两(450g) 枸杞子三十两(900g)

【用法】前三味袋盛,放长流水内浸三日,用铅坛一只,如无铅坛,底下放铅一大片亦可,将角并版放入坛内,用水浸,高三五寸,黄蜡三两封口,放大锅内,桑柴火煮七昼夜,煮时坛内一日添热水一次,勿令沸起,锅内一日夜添水五次;候角酥取出,洗,滤净取滓,其滓即鹿角霜、龟甲霜也。将清汁另放,外用人参、枸杞子用铜锅以水三十六碗,熬至药面无水,以新布绞取清汁,将滓石臼水捶捣细,用水二十四碗又熬如前;又滤又捣又熬,如此三次,以滓无味为度。将前龟、鹿汁并参、杞汁和入锅内,文火熬至滴水成珠不散,乃成胶也。候至初十日起,日晒夜露至十七日,七日夜满,采日精月华之气,如本月阴雨缺几日,下月补晒如数,放阴凉处风干。每服初起一钱五分,十日加五分,加至三钱止,空心酒化下,常服乃可(现代用法:上用铅坛熬胶,初服酒服 4.5g,渐加至 9g,空腹时服用)。

【功用】滋阴填精,益气壮阳。

【主治】真元虚损,精血不足证。全身瘦削,阳痿遗精,两目昏花,腰膝酸软,久不孕育。

【病机分析】肾脏之精,禀受于父母,来源于先天,为人体生命之本。故《灵枢·经脉》说:"人始生,先成精",《素问·金匮真言论》亦说:"夫精者,生之本也"。若先天禀赋不足,或后天调养失宜,酒色过度,以及病久伤肾等,均可导致肾精不足。肾主生殖,肾精亏虚,则男子精少不育,妇女经闭不孕;人体筋骨,赖精气以濡养,精充则筋骨隆盛,动作矫健,精损则筋骨疲惫,转摇不能,腰膝酸软无力;精血不足,形体失充,则肌肉瘦削;肝肾精血同源,目受血而能视,精血既亏,上窍失养,则视物昏花;肾为阴阳互根之地,肾精亏虚,阳气阴血皆失其化育,久之精血阴阳俱馁,结果阳痿遗精、发脱齿摇、未老先衰,诸虚百损之证,不一而足。综上所述,肾元虚损,精血阴阳不足为本证的基本病机。

【配伍意义】本方是为肾虚精血阴阳不足之证而设,故立法阴阳并补。方中鹿角胶甘咸微温,功擅温肾壮阳,益精养血;龟甲胶甘咸而寒,长于填精补髓,滋阴养血,二味俱为血肉有情之品,不仅峻补精髓,深合"精不足者,补之以味"之旨,而且滋阴之中又有温阳之力,一则补虚惫之阳气,一则蕴"阳中求阴"之功,共为君药。人参甘苦而温,为补元气之要药,与鹿、龟二胶相伍,既可补气生精以奏阳生阴长之功,又合鹿角胶之温以助壮阳之力,并藉补后天脾胃之中气,以资气血生化之源;枸杞子味甘性平,为补肾益精,养肝明目之良药,助君药滋补肝肾精血之不足,二味同为臣药。四药相伍,阴阳气血并补,先天后天兼顾,药简力宏,共成峻补精髓,益气壮阳之功,不仅可治真元不足,诸虚百损,亦能抗衰防老,益寿延年。

本方配伍特点有二:一是重用鹿、龟二胶等血肉有情之品,以峻补精髓为主;二是补气助阳生精,使阳气生而精髓长;补后天以养先天,则精血之虚化生有源,合而成阴阳气血并补之剂。

本方重用鹿角与龟甲制成胶服,精气阴阳并补,"由是精生而气旺,气旺而神昌,庶几龟鹿之年矣,故曰二仙"(《古今名医方论》卷 4),因而有"龟鹿二仙胶"之名。

【类方比较】本方与左归丸均有鹿角胶、龟甲胶、枸杞子三药,可填精益髓,治疗真元虚损之证。但左归丸重用熟地黄为君,龟、鹿二胶为臣,而本方重用龟、鹿二胶为君,并配伍大补元气之人参,故不仅滋补精髓之力胜于左归丸,而且兼具温壮阳气之功;故左归丸适宜于真阴不足之证,而本方则宜于肾精元阳俱虚之证。

地黄饮子与本方均为阴阳并补之剂,主治肾之阴阳两虚证候。但本方重用血肉有情之品峻补精髓，故填精补髓之功较著；而地黄饮子伍以附、桂大辛大热之品，故补火助阳之力为胜。再者地黄饮子又配入石菖蒲、茯苓、远志等开窍化痰之味，故长于治疗因阴阳两虚，痰浊上泛，阻塞窍道而致的喑痱证；本方则专于补虚，为治疗真元不足，精气阴阳俱损证候的要方。

【临床运用】

1. 证治要点 本方为滋养阴阳气血之剂。临床以腰膝酸软，两目昏花，阳痿遗精为证治要点。

2. 加减法 头晕目眩者，加杭菊花、明天麻以息风止眩；遗精频作者，加金樱子、潼蒺藜以补肾固精。

3. 本方现代常用于治疗内分泌障碍引起的发育不良、重症贫血、神经衰弱以及性功能减退等辨证属真元不足，阴阳两虚者。

【使用注意】本方味厚滋腻，脾胃虚弱而食少便溏者不宜。本方药性偏温，阴虚而有内热之征者亦不宜使用。

【源流发展】龟鹿二仙胶由明代医家王三才所制，最早载于《医便》之中，其源暂无从考证。本方重用血肉有情之品以大补肾精元阳，与同时代而稍晚的张介宾所创的左归丸相类，二方纯甘壮水、填精益髓之法如出一辙，自此补肾之法始与仲景寓泻于补之道分作两途。《全国中药成药处方集》(福州方)将本方改为丸剂，名“龟鹿二仙丸”。

【疑难阐释】关于本方方源与隶属归类 本方自 1985 年起始收入高等医药院校教材《方剂学》(即 5 版教材)中，归属补益剂中之“补阴剂”，其方源注为《医方考》。《医方考》为明代医家吴昆所著，成书于 1584 年，然在与吴氏同时代而略早的医家王三才所著的《医便》(成书于 1569 年)中已有龟鹿二仙胶的记载，故 1995 年出版的普通高等教育中医药类规划教材《方剂学》中将本方来源改作《医便》，并根据本方滋髓填精，兼可温壮阳气的功用特点将其从补阴剂中分出，列入新设的“阴阳并补剂”内，如此变动与本方的功效与主治证候更为吻合。

【方论选录】

1. 吴昆：“精、气、神，有身之三宝也。师曰：精生气，气生神。是以精极则无以生气，故令瘦削少气；气少则无以生神，故令目视不明。龟、鹿禀阴气之最完者，其角与版，又其身聚气之最胜者，故取其胶以补阴精，用血气之属剂而补之，所谓补以其类也；人参善于固气，气固则精不遗；枸杞善于滋阴，阴滋则火不泄。此药行，则精日生，气日壮，神日旺矣。”(《医方考》卷 3)

2. 骆龙吉：“龟也、鹿也，皆世间有寿之物，故称之曰二仙。龟、鹿禀阴之气最完者，龟取版，鹿取角，其精锐之力，尽在于是矣。胶，黏膏也。”(《增补内经拾遗方论》卷 4)

3. 李中梓：“人有三奇，精、气、神，生生之本也。精伤无以生气，气伤无以生神。精不足者，补之以味。鹿得天地之阳气最全，善通督脉，足于精者，故能多淫而寿；龟得天地之阴气最厚，善通任脉，足于气者，故能伏息而寿。二物气血之属，又得造化之玄微，异类有情，竹破竹补之法也。人参为阳，补气中之怯；枸杞为阴，清神中之火。是方也，一阴一阳，无偏胜之忧；入气入血，有和平之美。由是精生而气旺，气旺而神昌，庶几龟鹿之年矣，故曰二仙。”(录自《古今名医方论》卷 4)

4. 汪昂：“此足少阴药也。龟为介虫之长，得阴气最全；鹿角遇夏至即解，禀纯阳之性，且不两月长至一二十斤，骨之速生无过于此者，故能峻补气血；两者皆用气血以补气血，所谓补之以其类也。人参大补元气，枸杞滋阴助阳，此血气阴阳交补之剂，气足则精固不遗，血足则视听明了，久服可以益寿，岂第已疾而已哉。李时珍曰：龟、鹿皆灵而寿。龟首常藏向腹，能通任脉，故取其甲以补心、补肾、补血以养阴也；鹿首常返向尾，能通督脉，故取其角以补命、补精、补气以养阳也。”（《医方集解·补养之剂》）

【评议】注家皆云本方主以龟、鹿二胶峻补精血，补以其类，更伍参、杞之大补气血，故补益之力颇著，不仅可愈虚损之疾，而且能够抗老防衰，使“精生而气旺，气旺而神昌，庶几龟鹿之年矣”（李中梓语），说明本方补虚之功的确非同一般。但汪昂引李时珍所谓从龟首常藏向腹、鹿鼻常反向尾而推理出此两药具有通任脉与督脉之功的说法，不免给人以牵强附会之感。

【临床报道】

1. 慢性再生障碍性贫血　本方加味治疗慢性再生障碍性贫血 40 例，处方：鹿角胶（烊化）10g，龟甲胶（烊化）10g，人参 10g，枸杞子 15g，熟地黄 15g，山茱萸 15g，制首乌 15g，菟丝子 20g，淫羊藿 20g，补骨脂 15g，鸡血藤 30g，丹参 20g，甘草 10g。对照组给予康力龙（司坦唑醇）片，每次 2mg，1 天 3 次。两组均以 3 个月为 1 个疗程，2 个疗程后判定疗效。并在治疗前后，检测患者骨髓 $CD34^+$ 细胞的 bcl-2、bax 蛋白表达水平。治疗期间，停用其他与治疗慢性再生障碍性贫血有关的药物。如遇感染发热、危及生命的出血，则配合西药抗感染、输血或输血小板治疗。结果治疗组在临床疗效及骨髓 $CD34^+$ 细胞的 bcl-2、bax 蛋白表达水平方面均优于对照组[1]。

2. 自发性气胸　龟鹿二仙胶加味治疗自发性气胸 25 例，基本方：龟甲胶 12g，鹿角胶 10g，枸杞子 15g，红参 10g，山茱萸 15g，白及 10g，沉香 10g，五味子 6g。7 天为 1 疗程。治疗 2 个疗程判断疗效。结果 25 例患者全部治愈，疗程最短 10 天，最长 25 天，一般病例治疗 10～20 天，X 线胸透肺叶完全复张，胸腔余气全部吸收[2]。

3. 慢性疲劳综合征　采用龟鹿二仙胶加味治疗气血两虚型慢性疲劳综合征 32 例，基本方：生黄芪 30g，党参 30g，白术 18g，鸡血藤 30g，枸杞子 30g，菟丝子 30g，陈皮 12g。15 天为 1 疗程，2 疗程后判断疗效。结果总有效率达 90.6%[3]。

4. 精液异常　采用龟鹿二仙胶治疗男性精液异常 60 例，并根据肾阳不足、阴精亏损、下焦湿热、经脉瘀阻等证型的不同进行加减。结果治疗 1 个月后，在精子成活率、活动力和精子密度检测均较治疗前有显著改善（$P<0.01$）[4]。

【实验研究】抗化疗作用　小鼠采用腹腔注射环磷酰胺（CTX）造模，流式细胞仪检测骨髓 $CD34^+$ 细胞凋亡；RT-PCR 法检测其 Cyt-C、bcl-2mRNA 的表达。结果发现 CTX 组荧光素标记的膜联蛋白阳性（$FITC^+$）/碘化丙啶（PI^-）染色阴性比例 $FITC^+/PI^-$ 细胞比例较盐水组明显升高（$P<0.05$）；而高、中、低 3 个剂量组及单纯中药组 $FITC^+/PI^-$ 细胞比例明显降低，与单纯 CTX 组比较，差异有显著性（$P<0.01$）。单纯 CTX 组 Cyt-CmRNA 表达较盐水组升高（$P<0.05$），而中、低两个剂量组及单纯中药组表达较单纯 CTX 组降低（$P<0.05$）；单纯 CTX 组 bcl-2mRNA 表达较盐水组减少；而高、中、低 3 个剂量组及单纯中药组 bcl-2mRNA 表达较单纯 CTX 组明显升高，差异有显著性（$P<0.01$）。提示滋阴益气补阳法组方的龟鹿二仙胶能有效抑制化疗小鼠骨髓 $CD34^+$ 造血干/祖细胞凋亡，上调 bcl-2mRNA 表达可能是其抵抗化疗的机制之一[5]。

参 考 文 献

[1] 石琳．龟鹿二仙胶加味治疗慢性再生障碍性贫血 40 例[J]．中医研究，2007，20(6)：44-46.

[2] 郭真．龟鹿二仙胶加味治疗自发性气胸 25 例[J].河南中医,2008,28(7):50.

[3] 樊幼林,任大成．龟鹿二仙胶治疗气血两虚型慢性疲劳综合征 32 例临床观察[J].四川中医,2008,26(4):86-87.

[4] 郭汉林,李晓阳,高旋慰．龟鹿二仙胶治疗男性精液异常 60 例[J].陕西中医,2005,26(3):213-214.

[5] 林胜友,沈敏鹤,刘振东,等．龟鹿二仙胶抵抗化疗小鼠骨髓 $CD34^+$ 细胞凋亡的研究[J].中国中医药科技,2008,15(3):172-173.

七宝美髯丹

(《积善堂方》,录自《本草纲目》卷 18)

【异名】七珍至宝丹、乌须健阳丹(《扶寿精方》)、美髯丹(《医级》卷 8)、七宝美髯丸(《全国中药成药处方集》武汉方)、首乌补益丸(《实用中成药手册》)。

【组成】赤、白何首乌各一斤(500g)米泔水浸三四日,瓷片刮去皮,用淘净黑豆二升,以砂锅木甑,铺豆及首乌,重重铺盖蒸之,豆熟取出,去豆晒干,换豆再蒸,如此九次,晒干,为末　赤、白茯苓各一斤(500g)去皮,研末,以水淘去筋膜及浮者,取沉者捻块,以人乳十碗浸匀,晒干,研末　牛膝八两去苗,酒浸一日,同何首乌第七次蒸之,至第九次止,晒干　当归八两酒浸,晒　枸杞子八两酒浸,晒　菟丝子八两酒浸生芽,研烂,晒(250g)　补骨脂四两以黑脂麻炒香(120g)

【用法】上为末,炼蜜为丸,如弹子大,共 150 丸。每日 3 丸,清晨温酒送下,午时姜汤送下,卧时盐汤送下。

【功用】补益肝肾,乌发壮骨。

【主治】肝肾不足证。须发早白,脱发,齿牙动摇,腰膝酸软,梦遗滑精,肾虚不育等。

【病机分析】肝藏血,肾藏精,精血互生,乙癸同源。发为血之余,肾之华在发,肝肾精血充盈,则发黑浓密而有光泽;若肝肾精血不足,轻者发黄而无泽,重则须发早白或脱落。齿为骨之余,骨赖髓养,髓由精化,肾中精气充盛则牙齿坚固而不易脱落;若肾虚精亏无以生髓养骨,则齿牙动摇,甚则早脱。肾主生殖,肾精亏虚,则男子精少不育;精虚日久,肾阳亦衰,精关失固,则梦遗滑精,腰膝酸软。由此可见,一旦肝肾亏损,精血不足,衰老之征即随之而现。

【配伍意义】本方治证以肝肾精血亏虚,元阳不足为基本病机,故治以滋补肝肾,温壮元阳为法。方中赤白何首乌并用,"白者入气分,赤者入血分,肾主闭藏,肝主疏泄,此物气温、味苦涩,苦补肾,温补肝,涩能收敛精气,所以能养血益肝,固精益肾,健筋骨,乌髭发,为滋补良药。不寒不燥,功在地黄、天门冬诸药之上"(《本草纲目》卷 18),故重用之为君药,以补肝肾,益精血,乌须发,壮筋骨。配伍枸杞子、当归滋肾益精,补肝养血;菟丝子、补骨脂温肾强腰,壮阳固精,俱为臣药。牛膝补肝肾,坚筋骨,活血脉;赤白茯苓合用以健脾运,渗湿浊,使补中有行,补中寓泻,补而不滞,共为佐药。诸药相合,俾精髓生而阴血充,元阳复而命火旺,齿发有所滋养,肾精得以固秘,不仅可愈诸虚之疾,并有延年遐龄之功。

本方配伍特点有三:一是阴阳并补,以补阴益精为主;二是肝脾肾同治,精血同滋,先后天兼顾,尤以补肾益精为主;三是补中寓泻,使补而不滞。

本方由何首乌等七药组成,藉其温养肝肾,益精补血之功使须发有所滋养而乌黑华美,故名"七宝美髯丹"。髯,指颊须,这里泛指须发。

【类方比较】本方与龟鹿二仙胶均为阴阳并补,养生抗老防衰之剂。其中龟鹿二仙胶重用血肉有情之龟甲胶、鹿角胶填精补髓为君药,并配人参大补元气,属峻补精气阴阳之剂;本方则重用擅长益精血、乌须发的何首乌，配伍之药亦多滋而不腻，温而不燥，因而滋补之力不及龟鹿二仙胶，但补中寓通，补而不滞，为平补肝肾精血之剂，久服而无偏胜之弊。

【临床运用】

1. 证治要点 本方为平补肝肾，乌须固齿的名方。临床以须发早白，脱发，齿牙动摇，腰膝酸软为证治要点。

2. 加减法 腰膝酸软，畏寒甚者，加巴戟天、仙茅、仙灵脾等以加强温肾壮阳之力；面色无华，头晕目眩者，加熟地、白芍等以助滋阴补血之功；遗精甚者，加沙苑蒺藜、芡实、煅龙牡等以收补肾固精之效。

3. 本方现代常用于治疗中年早衰之白发及脱发、牙周病，以及男子不育症等辨证属肝肾不足者。

【使用注意】本方在配制时忌用铁器。

【源流发展】本方据《本草纲目》所载始见于《积善堂方》，但原书已轶。由于明代吴旻《扶寿精方》对此亦有记载，故可推测本方在当时是一首流传较广的延年益寿方剂。吴氏还较为详细地记录了服用本方后的疗效情况："初服三四日，小便多或杂色，是五脏中杂病出；二七日唇红生津液，再不夜起，若微有腹痛，勿惧，是搜病也；三七日身体轻便，两乳红润；一月鼻觉辛酸，是诸风百病皆出；四十九日补血生精，泻火益水，强筋骨，黑须发"。本方精血并补，先后天兼顾，且补而不滞，体现了抗老防衰方剂组成的基本大法，对于老年病的防治和抗衰老方剂的研究有一定的启发意义。

【疑难阐释】

1. 关于本方中何首乌的运用 何首乌有赤、白之分，首载于《开宝本草》。其中赤首乌为蓼科植物何首乌（*Polygonum multiflorum* Thumb.）的块根，白首乌为萝摩科植物大根牛皮消（*Cynanchum bungei* Decne.）的块根，又名泰山何首乌，前者为何首乌的正品。两者性味、归经与功效相似，《本草纲目》中有"白者入气分，赤者入血分"之说，又据《山东中药》记载，白首乌对某些虚弱性疾病的强壮作用，较之赤首乌为优。本方赤、白首乌并用，意在藉其相须之功，加强滋补肝肾精血、乌须固齿之力。而且方中何首乌以黑豆拌蒸后用，此即"制首乌"，长于补肝肾，益精血，兼能收敛精气，不寒不燥，又不似熟地之滋腻，故李时珍称其为滋补良药。

2. 关于本方中茯苓的作用 茯苓除去外皮之后的外层淡红色者称赤茯苓，内层白色的称白茯苓。习惯认为赤茯苓偏于利湿，白茯苓偏于健脾。本方中赤、白茯苓并用，意在取其健脾利湿之功，配伍作用与其在六味地黄丸中类似，健脾助运，使补中有行，并制诸药之滋腻，使补而不滞。由于赤茯苓与白茯苓实取于同一个菌核，故现在临床上两者已不分用，处方统称"茯苓"。

【方论选录】汪昂："此足少阴、厥阴药也。何首乌涩精固气，补肝坚肾，为君；茯苓交心肾而渗脾湿，牛膝强筋骨而益下焦，当归辛温以养血，枸杞甘寒而补水，菟丝子益三阴而强卫气，补骨脂助命火而暖丹田。此皆固本之药，使荣卫调适，水火相交，则气血太和，而诸疾自已也。即有加减，当各依本方随病而施损益。今人多以何首乌加入地黄丸中，合两方为一方，是一药二君，安所适从乎？失制方之本旨矣。"（《医方集解·补养之剂》）

【评议】汪氏指出七宝美髯丹可使荣卫调适，水火相交，进而诸疾自已，意即本方所治之证临床表现虽然复杂，但均由肝肾精血不足而致，予以本方补虚固本，则诸疾自然得痊。

【验案举例】肾虚乏嗣 《本草纲目》引《积善堂方》：嘉靖初，邵应节真人，以七宝美髯丹方上进，世宗肃皇帝服饵有效，连生皇嗣。

按语：七宝美髯丹长于滋补肝肾精血，对于男子不育因肝肾精血不足而致者确有良效。

【临床报道】

1. 脱发　用七宝美髯丹为基本方加减作汤剂内服，并配合油麻槁、柳枝洗头，治疗脱发症30例，疗程6～17周，共治愈24例[1]。

2. 不育症　以本方为基本方，治疗男性不育症35例，阴虚者加天冬、五味子、白芍、丹皮；阳虚者加巴戟天、仙灵脾、仙茅、肉桂；湿热者加黄柏、泽泻、地肤子、蛇床子；阳痿者加仙茅、狗脊、附子、鹿鞭等。每日1剂，30剂为1疗程。结果：显效22例（受孕14例，精液正常8例），有效8例，无效5例[2]。

3. 再生障碍性贫血　以七宝美髯丹为主治疗再生障碍性贫血38例，中药处方以何首乌、枸杞子、菟丝子、茯苓、当归、牛膝各15g，黄芪、熟地各20g，人参、补骨脂、肉桂各10g，紫河车粉胶囊3g为基本方，再根据辨证加减，30天为1疗程。38例中有15例单纯服用上述方剂，23例短期或间断加用了甲基睾丸酮（每次10mg，每日3次口服）、丙酸睾丸酮（每日20mg，隔日1次肌内注射）、强的松（每次10mg，每日3次口服）等，血红蛋白低于4g，面色苍白、少气无力、生活不能自理者配合输血，所治病例中有28例中药服满3个疗程。结果基本治愈17例，缓解11例，明显进步7例（以上3项疗效标准均3个月内不输血者），无效3例。其中阳虚及阴阳两虚型有效率为100%，阴虚型有效率为85%；具缓解以上水平的28例中，13例骨髓象基本恢复正常。对于上述患者每年随访1次，随访时间7～18年，观察远期疗效：基本治愈13例，缓解13例，明显进步9例，无效3例，总有效率为92.1%[3]。

【实验研究】

1. 药代动力学研究　用氚气曝射法标记本方醇提物，进行以下实验：排泄试验，药代动力学研究，脏器中分布测定，不同时间放射性排泄。结果发现小鼠口服该药吸收快，体内放射性分布广，以胃肠最高，皮肤、肝、脾及肾次之，口服72小时后，粪尿放射性总排泄率分别为21.1%和24.4%。根据血药浓度—时间曲线，确定该药的药代动力学特性符合开放型二室模型，测得药代动力学参数为 $t_{1/2}(\beta)$ 45h、$t_{1/2}(\alpha)$ 0.44h、Ke 0.72h-1、K210.033h-1、K120.8092h-1[4]。

2. 提高应激生存能力　用七宝美髯丹给大、小鼠饲养15日后，通过应激试验证明，能显著提高小鼠在缺氧状况下的应激生存能力。测定喂养前后大鼠血红蛋白（Hb）、血清铁与过氧化氢酶（CAT）含量，结果表明：本方能增加大鼠蛋白质合成，提高大鼠聚铁能力和CAT活性，降低有害色素的累积[5]。

3. 抗衰老　以D-半乳糖对10月龄大鼠造模，观察七宝美髯丹及其与各配伍中药对自由基及免疫指标的影响。发现七宝美髯丹能明显提高血中SOD活性；七宝美髯丹配伍补肾药或活血通下药在降低血中丙二醛（MDA）值的同时，还分别能提高谷胱甘肽过氧化物酶（GSH-Px）活力及SOD活性。七宝美髯丹配伍补肾药还能明显提高白细胞介素2（IL-2）活性。提示补益肝肾中药有延缓衰老的作用；益气健脾和活血通下药在延缓衰老方面也有不可忽视的作用。结果还发现，中药延缓衰老作用与性别因素有关[6]。

参考文献

[1] 林节藩．七宝美髯丹加减治愈脱发24例[J]．福建中医药，1983，(5)：19，65.

[2] 张景孝．七宝美髯丹加味治疗男性不育症35例[J]．辽宁中医杂志，1987，(2)：22.

[3] 曹志刚．七宝美髯丹为主治疗再生障碍性贫血 38 例[J].中西医结合杂志，1990，10(1)：49.

[4] 许青媛，王振立，刘桂敏，等．3H 七宝美髯丹在小鼠的体内过程[J].中药药理与临床，1989，5(3)：1-2，34.

[5] 伍嘉宁，周寿然．七宝美髯丹实验研究[J].中成药研究，1986，(12)：40.

[6] 李承哲，曾常春，李劲平，等．七宝美髯丹对衰老大鼠自由基及免疫指标的影响[J].广州中医药大学学报，2003，20(1)：66-68.

（樊巧玲　管华全）

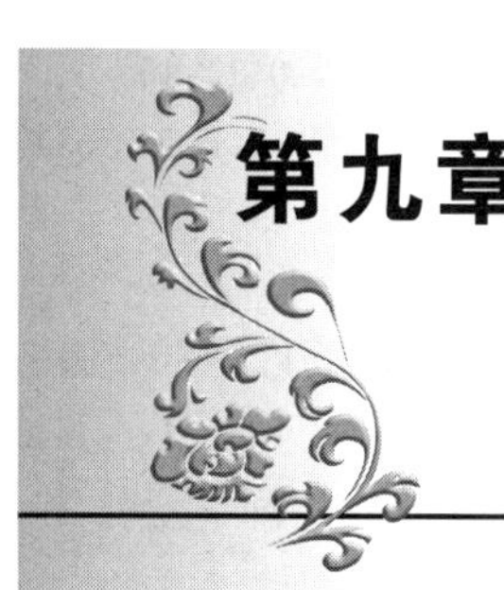

第九章

固　涩　剂

凡以收涩药为主组成，具有收敛固涩的作用，治疗气、血、精、津液滑脱散失之证的方剂，称为固涩剂。固涩剂属于“十剂”中“涩可固脱”的范畴。

固涩剂的形成和发展经历了漫长的岁月。《素问·至真要大论》“散者收之”为其立法确立了理论根据。固涩剂首先用于治疗大便滑脱不禁，东汉·张仲景《伤寒杂病论》所载的桃花汤和赤石脂禹余粮丸，用于下利、便脓血，被认为是最早的固涩剂，而桃花汤被认为是收涩止利的代表方。唐·《外台秘要》引《延年秘录》的驻车丸和宋·钱乙《小儿药证直诀》的益黄散，均兼顾正虚肠滑及湿热、积滞未尽，为涩补相兼，扶正祛邪之剂。至此，涩肠固脱剂日趋成熟。之后，固涩剂在临床上进入了一个全面发展和创新的时代，其使用范围扩大到二便失禁、自汗盗汗、妇人崩带等各个方面，收敛固涩与益气固表、交通心肾、滋阴潜阳、固精缩尿、暖宫化瘀等治法相互渗透，水乳交融，《太平惠民和剂局方》的真人养脏汤、牡蛎散、震灵丹，以及《本草衍义》的桑螵蛸散、《魏氏家藏方》的缩泉丸等方，各具特色，用于表虚不固，肾失封藏，冲任不固，为固表止汗剂、涩精止遗剂和固崩止带剂奠定了方剂基础。南宋末年，《圣济经》将唐·《本草拾遗》中的药性“十剂”说，引入方剂领域，始称“涩剂”，《圣济经》卷10之“审剂篇”载：“滑则气脱，欲其收也，如开肠洞泄，便溺遗失，涩剂所以收之。”首次对固涩剂的作用进行探讨。金、元时代，学术争鸣空前活跃，有力地促进了固涩剂的发展。刘完素在《素问病机气宜保命集》卷上首次举出“宁神、宁圣散之类”的“涩剂”。从刘完素的宁神散、张从正的齑汁乌梅煎（《儒门事亲》卷1），到太医王子昭的九仙散，敛肺止咳剂逐渐得到临床医家的普遍认同。朱震亨拟固经丸，融滋阴降火和固经止血于一炉，跳出四物汤类方治疗崩漏的窠臼。最早将“涩剂”在方剂学中单列一门的当属《河间十八剂》，可惜原书已佚。据明·《心印绀珠经》卷下之“十八剂”载，其“涩剂”的附方只有“胃风汤”，应当说“十八剂”中的“涩剂”仅具雏形。明·薛己化裁古方，拟四神丸治肾泄，开温命门以暖脾土之法门，在固肠止泻诸方中独树一帜。其后，肾命学说的兴起，清·汪昂的金锁固精丸补肾涩精，傅山的易黄汤补肾止带，张锡纯的固冲汤固冲摄血，其立法组方都或多或少地受其影响。明·张景岳在《景岳全书》的“新方八阵”和“古方八阵”中列“固阵”，收妇科、儿科、外科以外的历代固涩方76首；清·汪昂《医方集解》的“收涩之剂”载桃花汤、真人养脏汤、牡蛎散、桑螵蛸散等临床常用方13首，明、清两代医家对固涩剂的总结，起到了承前启后的作用。随着当代科技进步，医药卫生事业的发展，固涩剂在理论研究、临床应用和实验研究等方面都取得了长足的进步。

气、血、精、津液是营养人体的宝贵物质，正如《灵枢·本脏》说：“人之血气精神者，所以奉生而周于性命者也。”在正常情况下，人体的气、血、精、津液不断被消耗，又不断得到补充，盈亏消长，周而复始。若一旦耗散过度，每至滑脱不禁，散失不收，严重者可危及生命。气、血、精、津液滑脱散失之证，由于病因和病变部位的不同，临床表现为自汗盗汗、肺虚久咳、久泻久痢、遗精滑泄、小便失禁和崩漏带下等证，但其基本病机均为久病体虚，正气不固。因此，根据“散者收之”（《素问·至真要大论》）、“涩可去脱”（《经史证类备用本草》引《本草拾遗》）的治疗原则，采用收敛固涩的方法，以制约其病变的发展。固涩剂根据其治疗重点的不同，可分为固表止汗、敛肺止咳、涩肠固脱、涩精止遗、固崩止带五类。

固表止汗剂，适用于卫气不固之自汗，或阴虚不守之盗汗，常见有自汗出，夜卧尤甚，心悸气短等。常用固表止汗药如牡蛎、黄芪、麻黄根等为主组成。常用配伍：①配健脾益气之品，如白术以加强益气固表之力；②配甘凉入心之品，如小麦以养心清热；③配疏风解表之品，如防风以走表祛风。代表方如牡蛎散、玉屏风散（见补益剂）。

敛肺止咳剂，适用于久咳肺虚，气阴耗伤，见有咳喘自汗，痰少而黏，脉象虚数等。常用敛肺止咳药如罂粟壳、五味子、乌梅等为主组成。常用配伍：①配人参、阿胶等以益气养阴；②配款冬花、贝母等以化痰止咳；③配桔梗以宣肺祛痰，使降中寓升，则肺气宣降得以复常。代表方为九仙散。

涩肠固脱剂，适用于脾肾虚寒所致之泻痢日久，滑脱不禁，见有泻痢不禁，腹痛喜温喜按，神疲乏力，饮食减少，舌淡苔白，脉沉迟等。常用涩肠止泻药如赤石脂、肉豆蔻、诃子、五味子等为主组成。常用配伍：①配干姜、肉桂、吴茱萸等辛热之品，以温里散寒；②配人参、白术等甘温之品，以健脾益气；③配当归、阿胶等濡润之品，以滋阴养血；④配陈皮、青皮、丁香等芳香辛散之品，以理气化湿。代表方如真人养脏汤、四神丸、桃花汤。

涩精止遗剂，适用于肾虚失藏，精关不固之遗精滑泄，或肾虚不摄，膀胱失约之遗尿、尿频，见有遗精滑泄，遗尿，尿频，耳鸣，腰酸，舌淡，脉弱。常用固精缩尿药如龙骨、牡蛎、沙苑蒺藜、莲须、桑螵蛸等为主组成。常用配伍：①配安神定志之品，如茯神、菖蒲、人参等以交通心肾；②配补益脾肾之品，如莲肉、山药等以固涩精气；③配温肾散寒之品，如乌药以助膀胱气化。代表方有金锁固精丸、桑螵蛸散、缩泉丸。

固崩止带剂，适用于妇人下元不固之崩漏、带下，见有崩中漏下不止，带下淋漓不断，心悸气短，腰酸乏力，舌淡，脉虚细弱。常用固崩止带药如椿根皮、龙骨、牡蛎、赤石脂、芡实、白果等为主组成。常用配伍：①配甘温补益之品，如黄芪、白术等以健脾益气，固摄冲任；②配辛温芳香之品，如苍术、陈皮等以健脾化湿；③配酸敛益阴之品，如山萸肉、白芍以补益肝肾，固涩收敛；④配苦寒之品，如黄芩、黄柏等以清热泻火；⑤配寒凉清利之品，如车前子等以清热渗湿；⑥配升发行散之品，如柴胡等以疏肝理气；⑦配收涩止血之品，如棕榈炭、五倍子等以加强止血作用；⑧配祛瘀止血之品，如海螵蛸、茜草等，以使血止而不留瘀。代表方如固经丸、易黄汤、固冲汤。

固涩剂所治的耗散滑脱之证，皆由正气亏虚所致。然而，若是元气大虚，亡阳欲脱所致的大汗淋漓，小便失禁或崩中不止，又当急用大剂参附之类以回阳固脱，非单用固涩所能治疗。凡因实邪所致之热病汗出，痰饮咳嗽，火扰精泄，热痢初起，食滞泄泻，实热崩带等，均非本类方剂所宜。若病证由实转虚，但邪气未尽者，亦不可早用收涩，以免“闭门留寇”。

第一节　固表止汗

牡　蛎　散

（《太平惠民和剂局方》卷8）

【异名】 麦煎汤（东垣方，录自《医学正传》卷5）、麦煎散（《卫生宝鉴》卷5）、黄芪散（《德生堂方》，录自《普济方》卷226）、牡蛎饮（《不知医必要》卷1）。

【组成】 黄芪去苗土　麻黄根洗　牡蛎米泔浸，刷去土，火烧通赤各一两(各 30g)

【用法】 上三味为粗散。每服三钱(9g)，水一盏半，小麦百余粒(30g)，同煎至八分，去渣热服，日二服，不拘时候(现代用法：为粗末，每服 9g，用小麦 30g，水煎。亦可按原方比例酌减用量，加小麦 30g，水煎服)。

【功用】 益气固表，敛阴止汗。

【主治】 自汗，盗汗。常自汗出，夜卧更甚，心悸惊惕，短气烦倦，舌淡红，脉细弱。

【病机分析】《素问·阴阳应象大论》说："阴在内，阳之守也；阳在外，阴之使也"。阴津内守，全凭阳气固护。若阳气亏虚，不能卫外固密，则阴液外泄，常自汗出。液属阴，汗出过多，心阴不足，阳不潜藏，虚热内生，故汗出夜卧更甚。汗为心液，汗出过多，不但心阴受损，亦使心气耗伤，故心悸惊惕，短气烦倦。

【配伍意义】 本方为体虚卫外不固，又复心阳不潜的自汗、盗汗而设。根据《素问·至真要大论》"散者收之"，以及《素问·三部九候论》"虚则补之"的治疗原则，以益气固表，敛阴止汗立法。方中煅牡蛎咸涩微寒，敛阴潜阳，长于收涩止汗，内服、外用均效，故为君药。生黄芪味甘微温，益气实卫，固表止汗，为臣药。黄芪与牡蛎相伍，一实卫，一固营，共奏益气固表，敛汗潜阳之功。麻黄根甘平，"其性能行周身肌表，故能引诸药外至卫分而固腠理也"(《本草纲目》卷 15)，功专止汗；小麦甘凉，专入心经，养心气，退虚热，"陈者煎汤饮，止虚汗"(《本草纲目》卷 22)，两药共为佐药。诸药合而成方，益气固表，敛阴止汗，使气阴得复，汗出可止。

本方配伍特点：集止汗药于一方，兼顾益气固表，敛阴潜阳，收涩止汗各个环节，涩补共用，而以固涩为主。

本方君药为牡蛎，剂型为散剂，故名"牡蛎散"。

【类方比较】 本方与当归六黄汤、玉屏风散均用黄芪，有止汗的功用，为治疗自汗、盗汗的常用方剂。但本方以牡蛎为君药，集诸止汗药于一方，兼顾益气固表，敛阴潜阳，收涩止汗，而以固涩为主，为收敛止汗的代表方剂，适用于体虚卫外不固，又复心阳不潜而致的自汗、盗汗。当归六黄汤以当归、生地、熟地为君药，重用滋阴泻火之品，以滋阴清热为主，固表止汗为辅，属于清热剂，适用于阴虚火旺之盗汗。玉屏风散以黄芪为君药，重用补气固表之品，意在益气扶正，使气旺表实而汗自止，属于补益剂，适用于气虚卫表不固的自汗。

【临床运用】

1. 证治要点　本方用于体虚卫外不固，又复心阳不潜而致的自汗、盗汗，以汗出，心悸，短气，舌淡，脉细弱为证治要点。

2. 加减法　畏寒肢冷者，可加附子以温阳；若气虚甚者，可加人参、白术以加强益气实表之力；兼阴虚者，可加生地、白芍以养阴；兼血虚，可加熟地、首乌以滋养阴血；自汗可重用黄芪，并加白术以固表；盗汗可再加穞豆衣、糯稻根以止汗。

3. 本方现代常用于体虚、病后、手术后、产后、植物神经失调，以及肺结核等引起的自汗、盗汗等症，属卫外不固，阴液外泄者。

【使用注意】 阴虚火旺而致的盗汗，不宜用本方。若大汗淋漓不止，阳虚欲脱者，亦非本方所能胜任。

【源流发展】 本方出自宋·《太平惠民和剂局方》，该书卷 8 云："治诸虚不足，及新病暴虚，津液不固，体常自汗，夜卧即甚，久而不止，羸瘠枯瘦，心忪惊惕，短气烦倦。"牡蛎散止汗，自古受到医家的重视，如《中医方剂大辞典》收历代牡蛎散同名方共 69 个，其中内服用于止汗的有 12 方。宋·《太平圣惠方》卷 29 之牡蛎散，与本方相比，无小麦，多杜仲、白茯苓、败蒲扇灰，治虚劳盗汗。本方问世以后的牡蛎散类方主要有以下两类：①偏于补气固表：如《医方类聚》卷 159 之牡蛎散以本方去麻黄根，加白术、防风，治气虚，夜多盗汗；《仁斋直指方》卷 9 之牡蛎散，以本方加白术、甘草，治诸虚体常自汗，惊惕不宁。②偏于滋阴清热：如《普济方》卷 390 之牡蛎散以本方加生地黄，治小儿盗汗自汗；《仙拈集》卷 2 之牡蛎散，用牡蛎、小麦面、猪胆汁，治诸汗。

【疑难阐释】关于本方君药　何药为本方君药，诸家有不同认识，《方剂学》（统编教材 4～6 版）以牡蛎为君药，《中医学解难》以黄芪为君药。查本方为治诸虚不足致卫气不固，心阳不潜而设，为收敛止汗之专方，属固涩剂。黄芪甘微温，为补气要药，“专通营卫二气……黄芪非止汗也，亦非发汗也，止汗如所谓营卫和，汗自止是矣”（《本经疏证》卷 3），以之为君欠妥。“阳加于阴谓之汗”，煅牡蛎咸涩微寒，长于收敛固涩，既能潜阳以降火，又能固营以敛阴，功善止汗；且本方以之命名，拟方者突出此药为主明矣，故宜以此为君药。

【方论选录】

1. 汪昂：“此手太阴、少阴药也。陈来章曰：汗为心之液，心有火则汗不止。牡蛎、浮小麦之咸凉，去烦热而止汗。阳为阴之卫，阳气虚则卫不固。黄芪、麻黄根之甘温，走肌表而固卫。”（《医方集解·收涩之剂》）

2. 费伯雄：“固表清烦，即以止汗，此法是也。”（《医方论》卷 4）

3. 张秉成：“夫自汗、盗汗两端，昔人皆谓自汗属阳虚，盗汗属阴虚立论。然汗为心液，心主血，故在内则为血，在外则为汗。不过自汗、盗汗虽有阳虚、阴虚之分，而所以致汗者，无不皆由郁蒸之火逼之使然。故人之汗以天地之雨名之，天地亦必郁蒸而后有雨。但火有在阴在阳之分，属虚属实之异，然二证虽有阴阳，其为卫虚不固则一也。此方用黄芪固卫益气，以麻黄根领之达表而止汗。牡蛎咸寒，潜其虚阳，敛其津液。麦为心谷，其麸则凉，用以入心，退其虚热耳。此治卫阳不固，心有虚热之自汗者也。”（《成方便读》卷 4）

4. 冉先德：“本方是表虚不固，虚汗外出的常用方，阳虚不能卫外，则腠理空疏，营阴不能内守，则阴液外泄，因而自汗或盗汗。汗为心液，虚汗外出过多，损伤心阴心阳，阳不内潜，故自汗夜卧尤甚，心悸惊惕，短气烦倦。治宜益气固表，敛阴潜阳。方中黄芪益气固表，配麻黄根以敛汗；牡蛎敛阴潜阳，配浮小麦以养心气，收敛虚汗。合使中气充足，卫强表固，阴敛阳潜，则虚汗、惊悸、烦倦等症自愈。”（《历代名医良方注释》）

5. 李飞，等：“牡蛎散与玉屏风散均属固表止汗之剂。牡蛎散以固涩药为主，配合补气，重在敛汗固表，无外感兼证；玉屏风散以补气药为主，不用固涩药，乃通过补气以收固表止汗之效，且芪、防相配，补中有疏，尚可治疗气虚而兼有外感之证者。”（《中医历代方论选》）

【评议】汗为心液，肺卫司汗孔开阖，故注家多从心、肺论述方证。汪氏云：“心有火则汗不止”，“阳气虚则卫不固”，本方为“手太阴、少阴药也”，深得个中三昧；费氏以“固表清烦”谓本方治法，不如汪氏的固卫表、去烦热，以及冉氏的“益气固表，敛阴潜阳”贴切。李氏等将本方与玉屏风散鉴别，言简意赅，可资参照。

【临床报道】

1. 自汗、盗汗　以本方治疗 28 例，其中自汗 6 例，盗汗 15 例，自汗兼盗汗 7 例；属于病后者 18 例，手术后者 8 例，新产者 2 例。结果：痊愈 20 例，基本痊愈 5 例，减轻者 1 例，无效 2 例[1]。

2. 手术后汗证　以本方随证加减治疗 58 例，其中，盗汗 21 例，自汗 38 例。患者病程 3

天至半个月。服药 3 天评估疗效。结果:痊愈 21 例,显效 35 例,无效 2 例[2]。

3. 小儿多汗症 以本方对证加味治疗 32 例,结果:痊愈 21 例,好转 9 例,无效 2 例,总有效率为 93.75%[3]。

本方为止汗专方,临床常随证与其他方剂配合使用,如肺气不足合玉屏风散,脾胃不足合补中益气汤,营卫不和合桂枝汤,阴虚火旺合当归六黄汤等,广泛用于多种汗症[4~6]。

参考文献

[1] 朱锡光. 牡蛎散治疗自汗盗汗 28 例临床观察[J]. 福建中医药,1966,11(3):37.

[2] 林军梅. 牡蛎散治疗手术后汗证 58 例[J]. 浙江中医杂志,1998,33(6):254.

[3] 李志善,韩养正. 牡蛎散加味治疗小儿多汗症 32 例[J]. 陕西中医,2001,22(5):282.

[4] 潘晓婵. 玉屏风散合牡蛎散治疗放疗中汗症 30 例临床观察[J]. 山西中医,2006,22(5):24.

[5] 王宗涛,陈长江,朱奎华. 补中益气汤合牡蛎散加减治疗但头汗出 42 例[J]. 湖北中医杂志,2005,27(3):43-44.

[6] 江秀云. 牡蛎散加味治疗小儿多汗症 50 例[J]. 河南中医,2006,26(9):74-75.

第二节 敛肺止咳

九 仙 散

(王子昭方,录自《卫生宝鉴》卷 12)

【异名】九味散(《中药方剂学》下册)。

【组成】人参 款冬花 桑白皮 桔梗 五味子 阿胶 乌梅各一两(各 30g) 贝母半两(15g) 御米壳八两(240g)去顶,蜜炒黄

【用法】上为细末。每服三钱(9g),白汤点服,嗽住止后服(现代用法:亦可水煎服,用量按原方比例酌定)。

【功用】敛肺止咳,益气养阴。

【主治】久咳肺虚证。久咳不已,咳甚则气喘自汗,痰少而黏,脉虚数。

【病机分析】久咳伤肺,肺气虚损,必致咳嗽不已,甚则气喘;肺主气属卫,肺气虚损,则卫外不固,而致自汗;久咳既伤肺气,亦耗肺阴,肺阴亏损,虚热内生,炼液成痰,故痰少而黏,脉虚而数。

【配伍意义】本方主治久咳不愈,以致肺气耗散,肺阴亏损之证。根据《素问·至真要大论》"散者收之"和《素问·三部九候论》"虚则补之"的治疗原则,以敛肺止咳,益气养阴立法。方中御米壳即罂粟壳,其味酸涩,功擅敛肺止咳,《本草纲目》卷 23 谓其"咳嗽诸病既久,则气散不收而肺胀痛剧,故俱宜此涩之、固之、收之、敛之",蜜制兼能润肺化痰,故用量独重,以为君药。五味子、乌梅均为酸涩之品,可敛肺止咳生津,且五味子为收敛耗散肺气之要药,两药助君药敛肺止咳,共为臣药;且乌梅可制约罂粟壳之偏性,李时珍曾谓:"粟壳得醋、乌梅、陈皮良"(《本草纲目》卷 23)。人参补益肺气;阿胶滋养肺阴;款冬花、桑白皮降气化痰,止咳平喘;贝母止咳化痰,合桑白皮清肺热,以上共为佐药。桔梗宣肺祛痰,载药上行,直趋病所,并使敛中有升,升降有序,故为使药。诸药配伍,敛肺止咳,益气养阴。

本方的配伍特点有二:一是收敛固涩与益气养阴共用,而以敛涩为主;二是在大量的收敛药中,稍佐升散之品,使敛中有散,降中寓升,而以降、收为主。

本方药用九味，剂型为散剂，治久咳其效如神，故名之为“九仙散”。

【类方比较】本方和补肺阿胶汤均有益肺养阴的作用，均可用于咳喘。但本方重用罂粟壳为君药，以五味子、乌梅为臣药，收敛之力颇强，属于固涩剂，功擅敛肺止咳，兼以益气养阴，适用于久咳伤肺，气阴耗散之咳喘，自汗，脉虚数者；补肺阿胶汤则重用阿胶为君药，以马兜铃、牛蒡子为臣药，益肺作用突出，属于补益剂，功擅滋阴补肺，兼以清热止血，适用于肺阴不足，阴虚有热之咳喘，咽喉干燥或痰中带血，舌红少苔，脉浮细数者。

【临床运用】

1. 证治要点　本方为久咳伤肺，气阴两虚而设。以久咳不已，气喘自汗，脉虚数为证治要点。

2. 加减法　气虚甚者，加黄芪以补肺益气；肺阴虚甚，加天冬、麦冬以养阴润肺；喘甚者，加苏子、杏仁以平喘。

3. 本方现代常用于慢性咽喉炎、上呼吸道感染后、慢性气管炎、支气管哮喘、百日咳、肺气肿等引起的咳嗽，属于肺虚，气阴两亏者，以及血管紧张素转换酶抑制剂诱发的咳嗽。

【使用注意】

1. 久咳而内多痰涎，或咳嗽而外有表证者忌用，以免留邪为患。

2. 方中罂粟壳有毒，不宜多服、久服，故方后注曰：“嗽住止后服。”

【源流发展】本方首见于元·罗天益《卫生宝鉴》卷12，该书谓：“九仙散：治一切咳嗽，太医王子昭传，甚效。此方得之于河中府姜管勾。”后世奉本方为敛肺止咳的代表方，而常用于久咳肺虚之气阴两伤。金·刘完素《黄帝素问宣明论方》卷9载罂粟神圣散，方中重用御米壳，有乌梅肉、人参、诃子肉、葶苈、桑白皮，用于久新日夜咳嗽不止。从以上两方的立法、用药、主治以及方名分析，九仙散似从刘完素的罂粟神圣散衍化而来。

【疑难阐释】

1. 关于本方出处　多种医籍说法不一，统编教材《方剂学》(1～5版)及上海中医学院编《中医方剂临床手册》、成都中医学院编《中医治法与方剂》、《古今名方》等均认为本方出自《医学正传》，《中医大辞典·方剂分册》(1983年版)、《中国医学百科全书·方剂学》和统编教材《方剂学》(6版)却认为来自《卫生宝鉴》。查《医学正传》载九仙散，不但组成与《卫生宝鉴》所载相同，而且药物排列顺序及主治也基本一致，仅药量、剂型有异。《医学正传》为明·虞抟著，成书于明·正德十年(1515年)；《卫生宝鉴》乃元·罗天益著，成书于元·至元18年(1281年)，较《医学正传》早230余年。故本方最早载于元·《卫生宝鉴》，为太医王子昭所传。

2. 关于罂粟壳　本方集罂粟壳、乌梅、五味子诸敛涩之品于一方，收涩之力甚强，尤其是罂粟壳用量达8两，占全方剂量一半以上，若非病邪将尽，而气阴已虚，肺气不能敛降者，不可妄用。正如朱震亨所言，“治嗽痢者，多用粟壳，不必疑，但要先去病根，此乃收后药也”(《丹溪治法心要》卷1)，否则，“治病之功虽急，杀人如剑”(《本草衍义补遗》)。

【方论选录】

1. 冉小峰：“本方为治疗慢性支气管炎的有效方剂之一，除应用一般性止咳化痰药外，加乌梅收敛，人参培元，阿胶养血，治中寓补，适合老年、产后或体弱者服用。方中御米壳即罂粟壳，为鸦片的果实，含有微量的吗啡和可待因等麻醉性生物碱，对咳嗽有显著的近期效果。王子昭为元代太医，治疗对象为王公贵臣，处方既要平和无副作用，又要求近期效果好，所以组合这样的处方，为实用计适应范围应收缩在虚咳的范畴为好。”(《历代名医

良方注释》)

2. 陈潮祖:“久咳不已导致肺气不敛,法当敛肺;肺气不敛导致肺气虚损,又当补肺,只有补敛同施,才合肺气耗散病情。故方用乌梅、五味子、罂粟壳三味酸涩药物为主,收敛耗散的肺气,人参、阿胶两补肺的气阴,五药专为肺气耗散而设。咳是肺气宣降失调与肺津凝结不布所致,若只补敛而不宣降肺气,止咳化痰,则肺功仍不能复。故配桔梗、桑皮宣降肺气,冬花、贝母止咳化痰,四药两调津气,专为调理肺脏功能而设。九药合用,呈为敛肺与宣肺并用,补肺与泻肺同施的结构,将两类功效对立药物合成一方,反映了矛盾对立的统一,是结构较为复杂的一种配伍形式。”(《中医治法与方剂》)

3. 张浩良:“本方主治久咳不已,以致肺气耗散,肺阴亏损。久咳伤肺故用人参、阿胶补气益肺,乌梅、五味子、御米壳敛肺止咳,复用款冬、桑皮、贝母、桔梗止咳平喘、宣肺化痰,合而用之,具有敛肺止咳、益气养阴之效。但方中罂粟壳用量甚重,收敛之力特甚,当用于干咳无痰者为宜,否则不可妄投。凡外感咳嗽,表邪未解者,或不论新久咳嗽,而痰涎壅盛者均忌用。”(《中国医学百科全书·方剂学》)

【评议】注家均以为本方补敛兼施,为久咳肺虚而设,陈氏强调肺气虚损,而张氏意属肺之气阴两虚,二相比较,应以后者更为全面。冉氏指出,本方“适合老年、产后或体虚者服用”,临床可资参照。本方重用罂粟壳等敛涩之品,敛肺止咳之力颇强,故张氏告诫,表证未解,痰涎壅盛者不宜,意恐引邪入里,闭门留寇。

【验案举例】

1. 咳喘　《四川中医》(1988,4:28):某男,61岁,1985年7月28日诊。自诉患咳喘已20多年,多方求治,只能缓解症状,不能断其复发。发作时咳喘较著,喉间有声,呼多吸少,喘息抬肩,动则加重,面目虚浮,神疲体倦,少气,尿频,便溏,日解3～4次,舌淡苔薄白,脉细滑。辨为脾、肺、肾三脏俱虚之咳喘,予九仙散,每日1剂。3剂后,精神转佳,咳喘减轻大半,大便变稠,次数减少。继服9剂,咳喘平息,大便成形。近两年冬夏季节均未见复发。

2. 泄泻　《四川中医》(1988,4:28):某男,49岁,1985年9月10日诊。患泄泻8年多,反复不愈。平时大便稀薄,日泄3次,稍食生冷、油腻之物则便次增为5次。症见:面色萎黄,头晕目眩,神疲倦息,食后脘闷不舒,晨起即泄,腰膝酸软,舌淡苔白,脉沉细。脉证互参,证属脾肾两虚之久泻,投九仙散加白术、山药,减款冬花、桑白皮,仅服3剂,精神转佳,头晕减轻,大便基本成形,日解2次。继进9剂,以收全功。追访至今未再发。

按语:九仙散原治久嗽,方中罂粟壳、五味子和乌梅均可敛肺涩肠,款冬花、桑白皮止咳平喘,桔梗宣肺,且肺与大肠相表里,肺气得理而宣肃复常,则有助于大肠的正常传导,故上两案以本方用于咳喘、泄泻之属耗散、滑脱者均效。

【临床报道】

1. 久咳　以本方去阿胶,加玉竹,治疗久咳不止90例。结果:84例痊愈,3例显效后复发,总有效率在96%以上[1]。

2. 顽固性咳嗽　以本方去人参,加党参、大枣为基本方,对症加减,治疗49例。结果:治愈36例,显效6例,无效7例。治愈者中服药1天症状显著改善的21例,痊愈最快者2天,有19例用药4天痊愈[2]。

3. 喉源性咳嗽　以本方加减(去人参、阿胶、罂粟壳,加玄参、麦冬、荆芥)为基本方,随证加减,治疗73例。患者多为上呼吸道感染后遗留的咽喉干痒咳嗽。经1～5天治疗,痊愈60例,显效8例,无效5例,总有效率93.15%[3]。以本方加减(去人参、桔梗、阿胶、罂粟壳,加玄参、荆芥）为基本方，对证加减，治疗30例，7日为1疗程，服药2个疗程。结果：23例症状消失，3例症状减轻，4例无效[4]。

4. 血管紧张素转换酶抑制剂诱发的咳嗽　以本方加减（去人参，加党参、地龙、干姜、红枣）治疗26例，2周为1个疗程。结果：治愈9例，好转11例，无效6例，有效率达76.92%[5]。

参考文献

[1] 周桂华．九仙散治疗久咳不愈之肺虚咳嗽90例临床观察[J]．湖南中医药导报，2003，9(1)：30.

[2] 傅鹏东，温汉平．九仙散加减治疗顽固性咳嗽[J]．陕西中医，1987，8(10)：460-461.

[3] 张宏．九仙散加减治疗喉源性咳嗽73例[J]．四川中医，2000，18(8)：30.

[4] 杜秋霞．九仙散加减治疗喉源性咳嗽30例[J]．浙江中医杂志，2006，41(4)：219.

[5] 郑星宇．九仙散加减治疗ACEI诱发的咳嗽26例[J]．福建中医药，2001，32(5)：28-29.

第三节　涩肠固脱

真人养脏汤（纯阳真人养脏汤）

（《太平惠民和剂局方》卷6绍兴续添方）

【异名】养脏汤（《仁斋直指小儿方论》卷4）、真人养脏散（《全国中药成药处方集》吉林方）、养脏散（《全国中药成药处方集》吉林方）。

【组成】人参　当归去芦　白术焙各六钱(18g)　肉豆蔻面裹，煨半两(15g)　肉桂去粗皮　甘草炙各八钱(各24g)　白芍药一两六钱(48g)　木香不见火一两四钱(42g)　诃子去核一两二钱(36g)　罂粟壳去蒂萼，蜜炙三两六钱(108g)

【用法】上锉为粗末。每服二大钱(6g)，水一盏半，煎至八分，去渣，食前温服（现代用法：水煎服，用量按原方比例酌减）。

【功用】涩肠止泻，温中补虚。

【主治】久泻久痢，脾肾虚寒证。泻痢无度，滑脱不禁，甚至脱肛坠下，脐腹疼痛，不思饮食，舌淡苔白，脉迟细。

【病机分析】《景岳全书》卷24说："泄泻之本，无不由于脾胃，盖胃为水谷之海，而脾主运化，使脾健胃和，则水谷腐熟而化气化血，以行营卫。若饮食失节，起居不时，以致脾胃受伤，则水反为湿，谷反为滞，精华之气不能输化，乃致合污下降，而泻痢作矣。"泻痢初起邪实多热，而久泻久痢则损脾及肾，属虚属寒。因病久脾虚中寒，化源不足，不能下充于肾，致肾阳亦虚；且肾阳为阳气之根，泄久迁延，必伤肾阳，终成脾肾虚寒之证。肾司开阖，为胃之关，开窍于二阴，今脾肾虚寒，关门不固，故泻痢无度，滑脱不禁；脾虚中气不足，故脱肛坠下；脾失健运，故不思饮食；脾肾阳虚，阴寒凝聚，故脐腹疼痛；舌淡苔白，脉迟细，皆为虚寒之证。

【配伍意义】本方为久泻久痢，滑脱不禁而设，证属脾肾虚寒，而以脾虚为主。根据《素问·至真要大论》"散者收之"，"寒者温之"，以及《素问·三部九候论》"虚则补之"的治疗原则，以涩肠固脱，温中补虚立法。泻痢滑脱不禁，精微外泄，脏气已虚，当"滑者涩之"，急则治标。方中罂粟壳善固涩收敛，《本草求真》卷2称其"功专敛肺涩肠固肾，凡久泻久痢脱肛、久嗽气乏，并心腹筋骨诸痛者最宜"，故重用其涩肠固脱为君药。诃子，苦酸温涩，"止肠澼久泄、赤白痢"（《四声本草》）；肉豆蔻辛温而涩，"暖脾胃，固大肠"（《本草纲目》卷14），"调中下气止泻痢"（《日华子本草》），两药涩肠固脱，温脾止泻，均为臣药。脾肾虚寒宜温宜补。方中人参大补元气，补脾益肺，为补气要药，可“补五脏，安精神”（《神农本草经》卷上）；白术补脾益气，燥湿利水，“为脾脏补气第一要药”（《本草求真》卷1）；肉桂温中补阳，益火消阴，散寒止痛，“疗一切里虚阴寒沉痼之病”（《本草述钩元》卷22），三药均为味甘温热之品，可温补脾肾阳气，而以健脾补中为主，使脾气健运，固摄有司，泻痢得愈。泻痢日久，必致阴血亏虚，当调补阴血。当归，“其味甘而重，故专能补血；其气轻而辛，故又能行血，补中有动，行中有补，诚血中之气药，亦血中之圣药也”（《景岳全书》卷48）；白芍，“补血，泻肝，益脾，敛阴……治血虚之腹痛”（《本草备要》卷1），两药同用，一行一敛，补血和阴。脾虚运化乏力，易因虚成滞；且大量的固涩温补之品，易致气机壅滞。故用木香醒脾理气，使诸补涩之品不致壅滞气机，《本草纲目》卷14云：“木香乃三焦气分之药，能升降诸气”，与温补脾胃药同用，可促进脾胃运化；与涩肠固脱药同用，可使涩而不滞。上述六药均为佐药。甘草益气健脾，缓急止痛，“炙用温而补中，主脾虚滑泄”（《药品化义》卷5），且合参、术补中益气，合芍药缓急止痛，调和诸药，作为使药。上述诸药合用，涩肠止泻，温中补虚，脾肾并治，标本兼顾，“于久病正虚者尤宜”（《医方论》卷4）。

本方的配伍特点：固涩与温补、辛散配伍，固涩而不壅滞，温补而不碍脾胃，重在涩肠止泻。

据传本方为唐代纯阳真人所授，可固涩滑泄，以葆养脏气，且剂型为汤剂，故称“真人养脏汤”。

【临床运用】

1. 证治要点　本方为脾肾虚寒，久泻久痢者设。以泻痢滑脱不禁，腹痛，食少，舌淡苔白，脉迟细为证治要点。

2. 加减法　原书称：“如脏腑滑泄夜起久不瘥者，可加炮附子三、四片煎服。”若脾肾虚寒较甚，下利完谷不化，洞泄无度，四肢不温，脉沉微者，宜加附子、干姜以温肾暖脾；脱肛坠下者，加黄芪、升麻以益气升陷。

3. 本方现代常用于慢性腹泻、慢性肠炎、溃疡性结肠炎、慢性痢疾、痢疾后综合征、糖尿病顽固性腹泻、晚期肝硬化慢性腹泻、放射性直肠炎、脱肛等属脾肾虚寒者。

【使用注意】

1. 泻痢或泄泻初起，湿热积滞未去者，忌用本方。

2. 慢性菌痢而仍有脓血便者，慎用本方。

3. 服用本方期间忌酒、面、生冷、鱼腥、油腻之物。

【源流发展】本方始见于宋·《太平惠民和剂局方》卷6绍兴续添方，名纯阳真人养脏汤，“治大人小儿肠胃虚弱，冷热不调，脏腑受寒，下痢赤白，或便脓血，有如鱼脑，里急后重，脐腹绞痛，日夜无度，胸膈痞闷，胁肋胀满，全不思食，及治脱肛坠下，酒毒便血，诸药不效者，并皆治之”。《仁斋直指方论》卷13称之为真人养脏汤，并为后世所沿用。

由于本方对于肠胃虚弱，脏腑受寒，导致泻痢日夜无度等证，服诸药不效者，确有良效，故历代医家常用不衰，并针对所治证候的标本缓急，灵活地加以化裁，其衍化方大致有以下三类：①突出祛邪治标。以本方去肉桂、白术，加茯苓、陈皮等，用于中焦虚寒，泻痢肠滑。如《是斋百一选方》卷6之真人养脏汤，以本方去白术、肉桂、甘草，加白茯苓、楝草、乌梅肉、酸石榴皮、陈皮、赤芍药、黄连、厚朴、干姜、阿胶、地榆。②突出温补培本。以本方加姜、附等温补脾肾之品，用于本方证之脾肾虚寒较甚者。如《证治准绳·幼科》卷7之养脏汤，以本方去当归，加生姜、大枣。③突出理气调中，用于本方证兼有气滞者。如《三因极一病证方论》卷

12之固肠丸，以本方去白术、肉豆蔻、肉桂，加枳壳、橘红、炮姜。

《全国中药成药处方集》(吉林方)将本方改为散剂，名为真人养脏散、养脏散。

【疑难阐释】

1. 关于本方君药 本方温补固涩同用，何者为主，何药为君，诸家有不同看法。《医方发挥》、《方剂学》(统编教材4版)等以人参、白术益气健脾为君药，《方剂学》(统编教材5版)以罂粟壳、肉桂为君药，《方剂学》(统编教材6版)以罂粟壳为君药。治疗泻痢日久，积滞已去，关门不固，必以固涩为主，方能止其滑脱，补益则难取速效，所以多数方书将本方载入收敛固涩剂中。本方集罂粟壳、诃子、肉豆蔻等诸多敛涩之品，其中以罂粟壳用量最大，当为君药，诃子、肉豆蔻为臣药，三药固涩滑脱，急则治标；而人参、白术、肉桂、当归等温补养血之品则为佐药，如此配伍，似与"君一、臣三、佐五，制之中也"(《素问·至真要大论》)的制方法度相近。

2. 关于本方主治之脱肛 脱肛，有寒热虚实之分。本方主治的脱肛为"下痢日久，赤白已尽，虚寒脱肛"(《医方考》卷2)，是由于久泻不止，脾肾虚寒，脏器不固而致。若纯系气虚下陷，导致脱肛下坠；或津亏燥结，排便努挣乏力，导致脱肛，均非本方所宜。

3. 关于本方方名 本方主治脏腑虚寒；滑泄难止。因脏气大伤，亟待保脏之安和，养脏之精源，故云"养脏"。据传，本方为唐代纯阳真人吕洞宾所授，故方名冠以"纯阳真人养脏汤"[1]。

【方论选录】

1. 吴昆："下痢日久，赤白已尽，虚寒脱肛者，此方主之。甘可以补虚，故用人参、白术、甘草；温可以养脏，故用肉桂、豆蔻、木香；酸可以收敛，故用芍药；涩可以固脱，故用粟壳、诃子。是方也，但可以治虚寒气弱之脱肛耳。若大便燥结，努力脱肛者，则属热而非寒矣，此方不中与也，与之则病益甚。"(《医方考》卷2)

2. 汪昂："此手足阳明药也。脱肛由于虚寒，故用参、术、甘草以补其虚，肉桂、肉蔻以祛其寒，木香温以调气，当归润以和血，芍药酸以收敛，诃子、罂壳则涩以止脱也(此虚寒脱肛之剂，宜大补元气。或加芎、归调血及升、柴以升提之。)"(《医方集解·收涩之剂》)

3. 汪绂："气者阳也，有阳之生而后有阴之敛，无气则肺何所敛？气虚则肺寒矣。凡物之不坠，大气举之，若泻痢邪尽而气亦随以衰，肺不上举，故形下脱(此寒而脱肛也)。是宜益气以实其肺，以举其脱，而不徒事收敛(肉桂以生阳，而参、术、甘草、木香皆能益气行气以输之肺)，然要以肺之能敛为主，上敛则下举(故必以罂粟壳、诃子、芍药为之主)，是此方之治也。"(《医林纂要探源》卷4)

4. 徐大椿："泻久虚滑，肛门时脱，此少火不能熏蒸脾土，故脐腹疼痛滑泄不禁焉。人参补气扶脾元，白术健脾壮中土，肉果固胃涩肠，肉桂温营补火，白芍敛阴和血脉，木香调气厚肠胃，诃子涩肠止虚滑，粟壳涩肠止泻利，炙草缓中益脾胃也。虚寒加附子以补火生土，炮姜以暖胃守中；血虚加明胶珠以养血滋营；脱肛加乌梅、五味子以收敛虚脱。水煎温服，使气阳内充，则火土合德而输纳有权，安有利久滑脱，脐腹疼痛之患乎？此补虚涩脱之剂，为痢久腹痛滑脱之专方。"(《徐大椿医书全集·杂病证治》卷7)

5. 陈念祖："此汇药治病，市医得意之方，修园独以为否。然用木香之多，则涩而不郁，亦是见解超处。"(《时方歌括》卷下)

6. 费伯雄："此盖亦涩中寓温之法，加入补气补血之药，于久病正虚者尤宜。"(《医方论》卷4)

7. 张秉成："治泻痢日久，赤白已尽，虚寒脱肛等证。夫脱肛一证，皆大肠之病，寒热虚实皆可致之。虚而夹热者，如前之河间诃子散；虚而有寒者，即用此方。然脱肛虽属大肠，推其至此之由，皆多因脾虚而致，故以人参、白术、甘草大补其脾。但泻痢日久，赤白虽无，其气分与血分，不无虚而留滞，故以木香理气，归、芍和血，肉桂温其下而散其寒，肉蔻、粟壳、诃子三味，皆可固肠止脱，而为收涩之剂耳。"（《成方便读》卷 4）

8. 冉先德："本方温补脾肾，涩肠固脱，为虚寒久痢而设。泻痢日久，积滞虽去，往往损脾及肾，脾肾虚寒，肠失固摄，则滑脱不禁。治宜温补脾肾，涩肠固脱。方中党参、白术、甘草为君，补益脾气，升阳止泻；肉豆蔻、肉桂为臣，温肾启下，涩肠止泻；当归、芍药和营止痛；诃子、粟壳止涩固脱，皆为佐药；木香为使，调气舒脾，虽补涩人不致气滞。合而用之，温补脾肾，养已伤之脏气，故名之曰：真人养脏汤。"（《历代名医良方注释》）

【评议】注家以为，本方治疗泻痢日久，赤白已尽，积滞已去，及脱肛等证，证属虚寒，因泻痢日久，"往往损脾及肾，脾肾虚寒，肠失固摄，则滑脱不禁"（《历代名医良方注释》），故选用甘温酸涩之品，以温补固脱。吴氏、汪昂、徐氏和冉氏均强调方中人参、白术等的温补作用，而费氏认为本方为"涩中寓温之法"；查方中用罂粟壳达三两六钱，且诸酸涩收敛之品占全方用量一半以上，故应以费氏所论为是。徐氏言："此补虚涩脱之剂，为痢久腹痛滑脱之专方"，切中肯綮。唯陈氏以此方为否，但对方中佐木香调气，使涩而不滞情有独钟，亦可谓"见解超处"。张氏指出脱肛有虚热、虚寒之不同，治方各异；吴昆告诫："若大便燥结，努力脱肛者，则属热而非寒矣，此方不中与也，与之则病益甚，"闻者当识。脱肛坠下之证，皆大肠之病，张氏、徐氏认为"多由脾虚所致"，汪绂责之"肺不上举"，尽管看法不同，但均可用参、术、甘草以补气，可谓殊途同归。徐氏提出的加减用药，临床可资参照。

【验案举例】

1. 肠结核　《四川中医》(1991,2:23)：某男，34 岁，1988 年 9 月 13 日诊。患者腹部隐约作痛，每欲大便，自觉肛门坠胀不适，便秘、稀溏混杂达 5 年之久。曾服补益脾胃、养阴止泻等药数剂乏效。后经某市医院诊为肠结核，予抗结核药治疗 1 年余，病症不减。症见形体消瘦，精神委靡，腰腹酸冷，大便不爽，泄下稀便，少腹硬而拒按，按则欲排便，舌苔白，脉沉细。拟真人养脏汤加减：人参、甘草、附片、白术、肉桂、当归、木香、白芍、大黄。服 6 剂后，大便次数增多，泻出腥臭浊物、量多，手足渐温，腰腹渐暖，腹痛略减。继用上方加肉豆蔻、诃子肉、罂粟壳，8 剂，诸症悉退。为巩固疗效，上方去附片、大黄，加黄连、肉苁蓉，服 6 剂以善后。半年后随访，病未复发。

按语：此案便秘与溏泻兼见，日久年深，证属虚实夹杂，既有脾肾虚寒，滑脱不禁，又有寒滞冷积。故先用真人养脏汤出入，重在温补，兼以泻下痼积；再用真人养脏汤，重在固涩，兼用泻下；三用真人养脏汤，意在温补固涩。虽为一方出入，而用意各不相同。

2. 黑带　《新中医》(2002,10:67)：某女，40 岁，已婚，2000 年 4 月 12 日初诊。患者白带多、月经量少且延后 2 年余。2 月前因劳累过度及受凉后，卒然带下色黑如注，继之夹有小血块，气腥秽、质稀，量多如黑豆汁，时时下注，淋漓不止，曾用清热止血药屡治不效。诊见带下不止，伴腰酸困，少腹冷痛，倦怠乏力，食少便溏，面色晦暗，舌淡苔白滑，脉沉细缓。证属脾肾阳虚，寒湿凝聚于下焦，带脉失约，任脉不固。治当温补脾肾，固涩止带，方以真人养脏汤加生黄芪。3 剂后腰酸痛、少腹冷痛减轻，黑带明显减少，大便正常。仍用上方加淫羊藿。续服 5 剂后，诸症大减，少腹已无疼痛，仅有少量白带。继服 5 剂，诸恙消失。

按语：黑带多从湿论治。本例始自过劳感寒，前医以火热论治，误用寒凉，重伤脾肾。用真人养脏汤意在温补脾肾，固摄收敛，标本兼治。

3. 阴吹 《新中医》(2002，10：67)：某女，42岁，已婚，2001年5月10日初诊。1月前夜间在地里劳动时，觉小腹冷痛，有下坠感，白带清稀，继之自阴户中有气排出，时断时续，簌簌有声，如转矢气，每天多达5～6次，伴面色皖白，神疲乏力，不思饮食，腰膝酸软，手足不温，气短头晕，晨起大便溏泻，舌淡苔白：脉细缓。证属脾肾阳虚，中气下陷。治以温补脾肾，固涩升提，方用真人养脏汤加生黄芪。5剂后已无矢气，小腹寒冷及白带均减轻。守方去罂粟壳，续服15剂，病愈。

按语：阴吹有虚实之别。本例因体虚过劳，寒凝下焦所致。用真人养脏汤加味意在温补脾肾，固涩升提。

【临床报道】

1. 儿童腹泻 治疗婴幼儿迁延性腹泻79例，分为治疗组32例，对照组47例。两组均予饮食护理、思密达预防或纠正脱水、肠微生态制剂等对症治疗，治疗组在此基础上加用本方(人参改太子参，加石榴皮)，待粪便基本成形后，略作加减。治疗5天统计疗效。结果：两组显效各40例、16例，有效各5例、3例，无效各2例、13例，总有效率各95.75%、59.38%，效果以治疗组为优($P<0.05$)[2]。以本方去人参、罂粟壳，加党参、石榴皮，对证加减，治疗小儿慢性腹泻24例。患儿日排清稀便均超过5次，病程均在2个月以上。结果：治愈21例，好转2例，无效1例。总有效率为95.8%。止泻时间最短为6天，最长为13天，平均为8.6天[3]。

2. 慢性痢疾 以本方加附子、赤石脂治疗108例，治愈55例，显效35例，好转9例，无效9例，总有效率为91.7%[4]。

3. 痢疾后综合征 以本方治疗14例，13例治愈，平均用药6.7天，便次恢复正常2.2天，粪便外观恢复正常3.2天，腹痛消失2.7天[5]。

4. 糖尿病顽固性腹泻 以本方去当归为基本方，对证加减，治疗78例。结果：61例完全控制，14例基本控制，3例无效，总有效率为96.2%[6]。在控制血糖基础上，以本方(去当归、白芍、甘草，加生姜、大枣)为主，随证加减，治疗32例。结果：显效18例，有效11例，无效3例，总有效率为90.6%。服药6～30剂，平均18剂[7]。

5. 晚期肝硬化慢性腹泻 以本方加党参、黄芪、扁豆为基本方，随症加减，治疗晚期肝硬化慢性腹泻46例，服药10天为1疗程，治疗3个疗程。结果：显效30例，有效13例，无效3例，总有效率93.5%[8]。

6. 慢性结肠炎 以本方减罂粟壳，加黄芪、元胡、乌梅、赤石脂为基础方，对症加减，治疗49例。结果：治愈29例，显效10例，好转8例，无效2例，总有效率为95.90%。半年后对治愈病例追访，仅2例复发，占7%[9]。

7. 溃疡性结肠炎 以本方为基本方对证加减，治疗62例。患者病程3个月至11年。临床治愈后，以本方丸剂，或用参苓白术丸、附子理中丸、人参健脾丸等，随证选用，连服1～2个月。结果：痊愈44例，好转16例，无效2例[10]。用本方(党参易人参)口服及保留灌肠，治疗脾肾阳虚型25例，疗程3～4周。结果：痊愈9例，好转13例，无效3例，总有效率88%；腹泻症状减轻或消失者13例，里急后重减轻或消失者15例，腹胀减轻或消失者18例，纤维结肠镜观察，对充血水肿、糜烂、溃疡的有效率为80%[11]。以本方(党参易人参)随证加减，治疗脾肾虚寒型32例，15天1疗程，连服2～3个疗程。结果：临床痊愈2例，显效13例，有效13例，无效4例，总有效率为87.5%[12]。

8. 放射性直肠炎　以本方加椿根皮，并对症加减，治疗 20 例。其中，直肠腺癌 11 例，肠息肉恶变 2 例，乙状结肠腺癌 4 例，盆腔肿瘤 3 例。4 周 1 疗程。结果：治愈 10 例，好转 6 例，无效 3 例，失访 1 例，治愈率 50%，总有效率 80%[13]。

9. 脱肛　以本方加附子、炙黄芪治疗 54 例，治愈 32 例，显效 12 例，好转 3 例，无效 7 例，总有效率为 87%[4]。

【实验研究】

1. 对实验性胃溃疡的影响　本方加减方（党参易人参，加乌梅、儿茶）对小鼠急性应激性溃疡，对大鼠幽门结扎性溃疡、消炎痛性溃疡和醋酸性溃疡均有明显的抑制和保护作用，并有明显的抑制胃蛋白酶活性和中和胃酸的作用，其抑制溃疡的发生和保护溃疡面而促进愈合的机制可能与此有关[14]。

2. 对实验性溃疡性结肠炎的影响　本方对溃疡性结肠炎模型鼠早期的血清和结肠 IL-8 含量、MIP-1α 均无明显影响，其 MPO 含量甚至高于模型组。EGF 也始终保持较低水平，甚至在早期低于正常水平。在 4 周时能明显减少 TNF-α 表达。提示：真人养脏汤能够改善恢复期溃疡性结肠炎模型的炎性反应；但早期使用不但不能改善炎性反应，而且有可能加重局部的损伤和炎症[15~18]。

参考文献

[1] 赵存义．中医古方方名考．北京：中国中医药出版社，1994：246-248.

[2] 石永生，朱生东，徐晓红，等．真人养脏汤加减治疗婴幼儿迁延性腹泻病临床观察[J]. 中国误诊学杂志，2007，27(7)：6529.

[3] 陈英桂．真人养脏汤治疗小儿慢性腹泻 24 例[J]. 吉林中医药，2000，(2)：42.

[4] 王侃．真人养脏汤治疗慢性痢疾和脱肛 162 例临床观察[J]. 甘肃中医学院学报，1987，4(4)：24.

[5] 谢国华，肖文淑，高庆璋．真人养脏汤治疗痢疾后综合征[J]. 解放军医学杂志，1965，2(4)：325.

[6] 杨德明．真人养脏汤治疗糖尿病顽固性腹泻 78 例[J]. 浙江中医杂志，1993，28(9)：395.

[7] 李萍，张志荭．真人养脏汤治疗糖尿病性腹泻 32 例临床观察[J]. 河北中医，2004，26(5)：357-358.

[8] 郑荣林．真人养脏汤加味治疗晚期肝硬化慢性腹泻 46 例[J]. 四川中医，2009，27(7)：80.

[9] 夏忠德，马显万．真人养脏汤加减治疗慢性结肠炎 49 例[J]. 成都中医学院学报，1989，12(4)：27-28.

[10] 叶长青，戴鉴斋．真人养脏汤治疗溃疡性结肠炎 62 例临床观察[J]. 山东医药，1990，30(9)：29.

[11] 苑珍珍，张国霞，王万刚，等．真人养脏汤治疗溃疡性结肠炎 25 例[J]. 实用中医内科杂志，2007，21(1)：65-66.

[12] 李秀华，桑爱华，荣丽红．真人养脏汤治疗溃疡性结肠炎 32 例疗效观察[J]. 中医药信息，2006，23(2)：62.

[13] 刘昌海，张家驹．真人养脏汤合椿根皮散治疗放射性直肠炎 20 例[J]. 山东中医杂志，2003，22(12)：731.

[14] 陈万琼，陈古荣．真人养脏汤抗胃溃疡的实验研究[J]. 中药药理与临床，1991，7(2)：8-10.

[15] 金基成，王新月，田德禄．温下法和温涩法对 UC 大鼠 IL-8 含量的影响比较[J]. 中医药学刊，2004，22(4)：595、612.

[16] 金基成，巩阳，王新月，等．温下法和温涩法对 UC 大鼠结肠 EGF 含量的影响比较[J]. 中国中医基础医学杂志，2004，10(3)：53-54.

[17] 金基成，张前，巩阳，等．温下法和温涩法对 UC 大鼠结肠 MIP-1α 含量的影响比较[J]. 北京中

医药大学学报,2004,27(2):27-29.

[18] 王新月,顾立刚,金基成,等. 温下法和温涩法对UC大鼠前炎性细胞因子含量的影响[J]. 中国中医基础医学杂志,2005,11(5):352-354.

四　神　丸

(《内科摘要》卷下)

【异名】久泻丸(《全国中药成药处方集》昆明方)、故纸四神丸(《全国中药成药处方集》吉林、哈尔滨方)、温肾止泻丸(《中药方剂学》下册)。

【组成】肉豆蔻二两(60g)　补骨脂四两(120g)　五味子二两(60g)　吴茱萸浸,炒一两(30g)

【用法】上为末,用水一碗,煮生姜四两(120g),红枣五十枚,水干,取枣肉为丸,如桐子大。每服五、七十丸(6~9g),空心食前服(现代用法:临睡时淡盐汤或白开水送下。以水煎服时,用量按原方比例酌减)。

【功用】温肾暖脾,固肠止泻。

【主治】脾肾阳虚之肾泄证。五更泄泻,不思饮食,食不消化,或久泻不愈,腹痛肢冷,神疲乏力,舌淡,苔薄白,脉沉迟无力。

【病机分析】肾泄,又称五更泄、鸡鸣泻、晨泄。《素问·金匮真言论》说:"鸡鸣至平旦,天之阴,阴中之阳也,故人亦应之。"肾为阳气之根,能温煦脾土;五更是阴气极盛,阳气萌发之际,今命门火衰,脾肾阳虚,阴寒内生,阳气当至而不至,阴气极而下行,故为泄泻。肾阳虚衰,命门之火不能上温脾土,脾失健运,故不思饮食,食不消化。脾肾阳虚,阴寒凝聚于内则腹痛,不能温养四肢则肢冷。《素问·生气通天论》说:"阳气者,精则养神",脾肾阳虚,阳气不能化精微以养神,以致神疲乏力。脾肾阳气虚衰,下元不固,大肠滑脱,则久泻;而泻久不愈,亦必致脾肾阳虚。舌淡,苔薄白,脉沉迟无力,均为脾肾阳虚之证。

【配伍意义】本方为命门火衰,不能温煦脾土之肾泄而设,证属脾肾阳虚。根据《素问·至真要大论》"寒者温之","散者收之"的治疗原则,以温肾暖脾,固肠止泻立法。方中补骨脂辛苦大温,可温补肾阳,补命门之火以温养脾土,《本草纲目》卷14谓其"治肾泄,通命门,暖丹田,敛精神";《玉楸药解》卷1谓其"温暖水土,消化饮食,升达肝脾,收敛滑泄,遗精、带下、溺多、便滑诸证,甚有功效",故重用为君药。肉豆蔻辛温,其气芬芳,温脾暖胃,涩肠止泻,《玉楸药解》卷1谓其"调和脾胃,升清降浊,消纳水谷,分理便溺,至为妙品,而气香燥,善行宿滞,其质收敛,专固大肠,消食止泄,此为第一",配合补骨脂则温肾暖脾,固涩止泻之功益彰,故为臣药。五味子酸温,固肾益气,涩精止泻,李杲谓其"治泻痢,补元气不足"(录自《中药大辞典》);吴茱萸辛苦大热,温暖肝脾肾以散阴寒,《本草纲目》卷32谓"茱萸辛热能散能温,苦热能燥能坚,故其所治之症,皆取其散寒温中,燥湿解郁之功",两药配伍善治肾泄,共为佐药。生姜温中焦以散水湿,大枣滋脾胃以补虚损,以此为丸,可为上四药他山之助,增强温补功力,共为使药。诸药合用,温肾暖脾,固涩止泻,俾火旺土强,肾泄自愈。

本方的配伍特点:温补与酸涩并用,而以温补治本为主;水土兼顾,而重在补命门以暖脾土。

因本方四种药物"治肾泄有神功"(《绛雪园古方选注》卷中),剂型为丸剂,故名"四神丸"。

【类方比较】本方与真人养脏汤同为固涩止泻之剂,有脾肾并补之功,但所治各异。本方重用补骨脂为君药，以温肾为主，补命门以暖脾土，兼以酸涩固肠，主治命门火衰，火不生土所致的肾泄。真人养脏汤重用罂粟壳为君药，配伍温中涩肠之肉豆蔻、诃子为臣药，涩肠固脱之力强，而温补脾肾之力弱，主治泻痢日久滑脱，脾肾虚寒，而以脾虚为主者。

【临床运用】

1. 证治要点　临床以五更泄泻，不思饮食，舌淡苔白，脉沉迟无力为证治要点。

2. 加减法　泻下如水，可加罂粟壳、诃子以收敛固涩；久泻脱肛，可加黄芪、升麻以升阳益气；腰酸肢冷较甚，可加附子、肉桂以温阳补肾；气滞作胀，可加木香、小茴香之类调理气机。

3. 本方现代常用于多种原因引起的慢性腹泻、五更泻、慢性肠炎、肠道易激综合征、痢疾、肠结核、神经性尿频、遗尿、过敏性鼻炎等，以及某些在五更发作的病证，属脾肾阳气虚弱者。

【使用注意】

1. 肠胃积滞未消以致泄泻者禁用。

2. 忌生冷油腻食物。

【源流发展】本方始见于明·薛己《内科摘要》卷下，“治脾肾虚弱，大便不实，饮食不思。”薛己临证强调脏腑辨证，主张治病务求其本原，重视元气，重视脾胃，重视肾中水火，尤其注重脾与肾的关系。本方体现了这种脾肾并重的学术思想。薛氏将许叔微《普济本事方》卷2的二神丸（肉豆蔻、补骨脂，姜枣为丸）与卷4的五味子散（五味子、吴茱萸）两方合用，组成四神丸。二神丸“主治脾肾虚弱，全不进食”，五味子散专“治肾泄”，今两方相合，则补肾以暖脾，涩肠以止泻，被历代医家奉为治疗肾泄的代表方剂，迄今沿用不衰。原书肉豆蔻、补骨脂、五味子、吴茱萸均未标剂量，后世方书此四药剂量多参照《证治准绳·类方》卷6之四神丸而定。

四神丸的衍化方主要有以下三类：①以本方加温肾益火之品，用于本方证肾阳虚尤甚者，如《景岳全书·新方八阵》卷51之九气丹，以本方加熟地、制附子、炮姜、荜拨、甘草；《温疫论补注》卷上之七成汤，以本方去吴萸、肉蔻，加熟附子、茯苓、人参、甘草；《医学衷中参西录》上册之加味四神丸，以本方加花椒、硫磺。②以本方加温中散寒之品，用于本方证之脾虚较甚者，如《景岳全书·新方八阵》卷51之五德丸，以本方出入，加干姜、木香等；《兰台规范》卷8之四神丸，倍用生姜、红枣。③以本方加温肾补脾之品，用于本方证之病情较重者，如《证治准绳·类方》卷6之五味子丸以本方加人参、白术、炒山药、茯苓、巴戟天、煅龙骨。

【疑难阐释】

1. 关于本方方源　本方来源在多种版本的《方剂学》教材及其他方书中标注不一，《中医方剂学讲义》（南京中医学院主编）、《中药方剂学》（山东中医学院主编）、《中医方剂学》（王衍生主编）、《方剂学》（李飞主编）、《中医方剂大辞典》和《方剂学》（统编教材6版）等认为出自《内科摘要》，《医方发挥》、《古今名方发微》、《中医治法与方剂》、《方剂学》（统编教材4版、5版）等认为出自《证治准绳》，《简明中医辞典》等认为出自《妇人良方》，《简明方剂辞典》和《中成药与名方药理及临床应用》等认为出自《校注妇人良方》。查《妇人良方》和《校注妇人良方》中均未载此方，明·王肯堂的《证治准绳·类方》卷6和明·薛己的《内科摘要》卷下均载有此方，但从作者生卒年代和成书年代推断，薛己（公元1488～1558）生前所著的《内科摘要》明显早于《证治准绳》（成书于公元1602年），因此，四神丸应首见于《内科摘要》，其方源也应以该书为是。

2. 关于本方的适应证　众多方书均言本方治疗五更泄。查《简明中医辞典》五更泄条："指黎明前作泄，多因肾虚所致，故一般认为五更泄即肾泄。但五更泄也有因食积、酒积、肝火等因素所致者。"而本方主治之五更泄，是由命门火衰，不能温煦脾土而致，不包括食积、酒积、肝火等因素所致者。

3. 关于使用吴茱萸的意义　本方证虽属脾肾阳虚，但也和肝经虚寒有关。肝木之气在十二时辰中以丑时当旺，正是黎明之前，五更为黎明前阳气初生，木气萌动之时，由于命门火衰，阴寒内盛，导致肝经受寒，一则疏泄失司，不能助脾升清；二则其经脉过少腹，因寒阻经脉，运行不畅，因而痛泻并作。吴茱萸，辛香燥热，为治肝之主药，佐入本方，既可温暖肝脾肾以散阴寒，又可宣散郁结，使木不克土，脾气升清，一举两得。

4. 关于本方的服药时间　滑伯仁认为："晨泻，空心服药不效，令至晚服即效。以暖药一夜在腹，可胜阴气也"(转引自《医述》卷 9)。本方晚间服用，温命门，暖脾土，助子时以后阳气萌发，则五更阳气健旺，阴霾自消；且泄泻未作，先予固涩，制病于机先，则泄泻自愈。据临床报道，用四神丸和四君子汤各 1 剂，采取择时服药治疗五更泄 40 例，用四君子汤每日上午顿服，四神丸晚上临睡前顿服；并随机设立对照组 40 例，用上两药合煎，分 3 次服。疗效以治疗组为优，两组差异显著[1]。提示本方以晚上临睡前顿服为宜。

【方论选录】

1. 洪基："脾主水谷，又主上升，虚则不能消磨水谷，而反行下降。肾主二便，又主闭藏，虚则不能禁固二便，而反为渗泄。夫肾水受时于子，弱土不能禁制，故子后每泻也。肉豆蔻之涩温，可固滑而补脾；吴茱萸之辛温，可散邪而补土；五味子酸咸，可入肾而收敛；破故纸辛温，可固本而益元。土受温补，则燥能制水；水受温补，则功能闭藏，子后之泻从可瘳矣。"(《摄生秘剖》卷 2)

2. 程应旄："命门无火，不能为中宫腐熟水谷，脏寒在肾，谁复司其闭藏？故木气才萌，不疏泄而亦疏泄，虽是木邪行土，实肾之脾胃虚也。此际补脾不如补肾，补骨脂有温中暖下之能，五味子有酸收固涩之性，吴茱萸散邪补土，肉豆蔻涩滑益脾，暖肾而使气蒸，破滞而使气壮，补肾仍是补脾矣。"(录自《古今名医方论》卷 4)

3. 柯琴："泻利为腹疾，而腹为三阴之都会，一脏不调，便能泻利，故三阴下利，仲景各为立方以主之。太阴有理中、四逆；厥阴有乌梅、白头翁；少阴有桃花、真武、猪苓、猪肤、四逆汤散、白通、通脉等剂，可谓曲尽病情，诸法备美。然只为一脏立法，若三脏相关，久留不痊，如子后作泻一症，犹未之及也。夫鸡鸣至平旦，天之阴，阴中之阳也，因阳气当至而不至，虚邪得以留而不去，故作泻于黎明。其由有四：一为脾虚不能制水，一为肾虚不能行水，故二神丸君补骨脂之辛燥者，入肾以制水，佐肉豆蔻之辛温者，入脾以暖土，丸以枣肉，又辛甘发散为阳也。一为命门火衰不能生土，一为少阳气虚无以发陈，故五味子散君五味子之酸温，以收坎宫耗散之火，少火生气以培土也。佐吴茱萸之辛温，以顺肝木欲散之势，为水气开滋生之路，以奉春生也。此四者，病因虽异，而见证则同，皆水亢为害。二神丸是承制之剂，五味子散是化生之剂也。二方理不同，而用则同，故可互用以助效。亦可合用以建功。合为四神丸，是制生之剂也。制生则化，久泄自瘳矣。称曰四神，比理中、八味二丸较速欤！"(录自《古今名医方论》卷 4)

4. 汪昂："此足少阴药也。破故纸辛苦大温，能补相火以通君火，火旺乃能生土，故以为君。肉蔻辛温能行气消食，暖胃固肠，五味咸能补肾，酸能涩精，吴萸辛热除湿燥脾，能入少阴、厥阴气分而补火，生姜暖胃，大枣补土，所以防水。盖久泻皆由肾命火衰，不能专责脾胃，

故大补下焦元阳，使火旺土强，则能制水而不复妄行矣。”(《医方集解·祛寒之剂》)

5. 王子接：“四神者，四种之药，治肾泻有神功也。补骨脂通癸水之真阳，肉豆蔻保戊土之真气，俾戊癸化火以运谷气，吴茱萸远肝邪而散虚寒，五味子摄肾气而固真阴，姜、枣和营卫。辛酸相辅，助阳强阴，则肾关自键固矣。”(《绛雪园古方选注》卷中)

6. 费伯雄：“命门为日用之火，所以薰蒸脾胃，运化谷食。若肾泻者，宜二神丸；脾泻者，若由木旺克土，则吴萸能散厥阴之气，用以抑木则可，非此则不如去五味、吴萸，加茴香、木香者之为佳也。”(《医方论》卷3)

7. 李畴人：“故纸之辛燥，入肾以制水，补肾命之火而壮阳且涩；茱萸之辛温，以顺肝木欲散之势，为水气开滋生之路；肉蔻之辛温，入脾以暖土，温肾健脾；佐以五味之酸温，收坎宫耗散之火，敛肾关而固脱，使少阴闭而太阳开，则便溺有节矣。丸以姜、枣，又辛甘发生诸阳之义。或用木香代五味，但阴虚恶燥者忌之。更助以大枣之甘温和脾，使四味不致燥太过也。治五更寅卯泄泻，确有奇效。”(《医方概要》)

8. 张锡纯：“人禀天地之气而生，人身一小天地也。天地之一阳生于子，故人至夜半之时，肾系命门之处，有气息息萌动，即人身之阳气也。至黎明寅时，为三阳之候，人身之阳气亦应候上升，自下焦而将达中焦。其人或元阳之根柢素虚，当脐之处，或兼有凝寒遮蔽，即互相薄激，至少腹作疼，久之阳气不胜凝寒，上升之机转为下降，大便亦即溏下，此黎明作泻之所由来也。夫下焦之阳气，少火也，即相火也，其火生于命门，而寄于肝胆。故四神方中用补骨脂以补命门，吴茱萸以补肝胆，此培火之基也。然泻者关乎下焦，实又关乎中焦，故又用肉豆蔻之辛温者以暖补脾胃，且其味辛而涩，协同五味之酸收者，又能固涩大肠，摄下焦气化。且姜、枣同煎，而丸以枣肉，使辛甘化合，自能引下焦之阳以达于中焦也。然此药病轻者可愈，病重者服之，间或不愈，以其补火之力犹微也。故又加花椒、硫磺之大补元阳者以助之，而后药力始能胜病也。”(《医学衷中参西录》上册)

【评议】注家论述本方证病机，多从肾、脾、肝三脏着眼，柯氏责之“脾虚不能制水”，“肾虚不能行水”，“命门火衰不能生土”，“少阳气虚无以发陈”，面面俱到；汪氏谓：“久泻皆由肾命火衰，不能专责脾胃”，重点突出；程氏谓：“命门无火，不能为中宫腐熟水谷”，切中肯綮，故“此际补脾不如补肾”。子后作泻，洪氏释为“肾水受时于子，弱土不能禁制”；柯氏释为“阳气当至而不至，虚邪得以留而不去”，均言之有理，但都不如张氏论述详尽。本方由二神丸与五味子散合方而成，重在补命火以暖脾土，使肾暖脾健，肠固泻止，故程氏认为：“补肾仍是补脾”。费氏谓若木旺克土，可去五味子、吴萸，加茴香、木香；而李氏谓阴虚恶燥者，忌用木香代五味子；张氏谓病重者，可加花椒、硫磺大补元阳，临床均可参照。

【验案举例】

1. 晨泄　《临证指南医案》卷6：徐，五九，晨泄，病在肾，少腹有瘕，亦是阴邪，若食荤腥厚味病即顿发，乃阳气积衰，议用四神丸。

2. 瘕泄　《临证指南医案》卷6：龚，二五，诊脉两关缓弱，尺动下垂，早晨未食，心下懊侬，纳谷仍不易化。盖脾阳微，中焦聚湿则少运，肾阴衰，固摄失司为瘕泄。是中宜旋则运，下宜封乃藏，是医至理。议早进治中法，夕用四神丸。

按语：案1、案2均言有瘕，当为阴寒凝聚，故用四神丸温先天命火以散阴寒，使肾得封藏。案2脾阳微弱，完谷不化，单用本方恐力有未逮，故又合用治中法，以健脾运。

3. 久泻变证　《温病浅说·温氏医案》：友人刘星圃患泄泻之症，被医误治，变为痢疾，小便不通，缠绵匝月，竟有一医认为水结，恣用甘遂、甘草，并杂以他药十余味，凑为一剂。病家闻甘遂与甘草相反，人虚如此，今可同服乎？医云：此名经方，非此不行。信而服之，仅服一次即直泻不止，几乎气脱，势甚危殆，始延余诊视。见其气息奄奄，六脉沉细无力，左尺浮芤，右尺沉伏。余曰：病由肾命火衰，水泛无归，今又被妄下，肾命之火愈衰，急宜温固，遂用四神丸以温之。一剂泻止溺通，次用真武汤以回阳镇水，随用健脾补火之剂大有转机，每餐能食饭一碗……

按语：泻痢见小便不通，或为水走肠间致津液匮乏，或为脾肾阳虚致气不化水，应以止痢为先。病家本虚，医又误用峻下，犯虚虚之戒，致阳气大虚，病情危重。用四神丸 1 剂而泻止溺通，可见"病由肾命火衰，水泛无归"，气不施化。

4. 休息痢 《温病浅说·温氏医案》：涪州乡绅陈小霞患泻被医误治，遂成休息痢之症，缠绵十六年之久。向余求治，述及在黔省候补，因有此疾，是以请假回川，更医无数，均谓湿热为患，服清热利湿之品，全不见效，闻君善医，特求诊治。审其六脉沉迟，两尺尤甚。余曰：并非湿热，此乃陈寒冷积，盘结下焦，实因肾命火衰，不能蒸化，是以胶结莫解。但此病惟日已久，蒂固根深，非数剂所能愈，应用四神丸加姜、附以温之。服五剂，减去一半，改作丸剂，服至半年，始行痊愈。

按语：初痢多属湿热，久痢多属寒湿。本案真寒假热，前医审证不明，屡投苦寒清利之剂，致沉疴难起。后医抓住脉沉迟尺甚一症，诊为沉寒痼冷，投本方犹恐力有未逮，加姜、附以温之，立效。张景岳曾言："凡治痢之法，其要在虚实寒热。得其要，则万无一失，失其要，则为害最多"(《景岳全书》卷 24)。闻者当戒。

5. 矢气过频 《新中医》(1994，2：55)：某男，38 岁。3 个月前不明原因出现矢气过频，且难以自制，经治疗无效而来诊。刻诊：面色萎黄，神疲乏力，肠鸣，腹微胀，舌淡，脉沉而无力。投四神丸加陈皮。水煎服，日 1 剂，早晚分服。服上方 5 剂，豁然而愈。

按语：肾为阴阳之根，开窍于二阴，肾气不固，则闭藏失职；脾阳无根，则谷气下陷；脾肾阳虚，宜升不升，当固不固，则气走后窍，矢气频作。用本方加味温肾暖脾，切合病机。

6. 阴吹 《新中医》(1994，2：55)：某女，30 岁。2 年前产 1 子，其后每当咳嗽或用力，即感有气体自阴道内排出，且有声如矢气。某医处疏肝理气药 10 余剂，不效。舌淡，边有齿痕，苔薄白，脉沉迟。予四神丸加当归、升麻、黄芪。水煎服，日 1 剂，早晚分服。服 5 剂后阴道排气次数减少，效不更方，再进 10 余剂，诸症悉除，随访半年无复发。

按语：此由脾肾阳气虚弱，清阳下陷所致。肾气不固，闭藏失职，则"胃气下泄，阴吹而正喧"。药用四神丸加味温补脾肾，升提阳气，则阴吹自除。

7. 便血 《新中医》(1994，2：55)：某男，46 岁。脘腹胀痛，纳呆 1 年余，近半年大便常呈柏油样，西医诊断为十二指肠溃疡，经中西医药物治疗，疼痛虽减，便血依然如故。细询病史，患便血前即有腰膝酸软，性欲减退，未予治疗。诊见：面色㿠白，神疲乏力，四肢不温，脘腹隐痛，大便稀，呈柏油样，潜血试验(＋＋＋)，舌淡，苔白，脉沉细无力。投四神丸加地榆炭、阿胶(烊)。服药 5 剂后，诸症减轻，大便潜血(＋)，前方加益智仁、菟丝子，再进半月而愈，随访半年无复发。

按语：《经》曰："治病必求于本。"此案肾虚在前，脾虚在后，肾阳虚衰致中土失煦，脾不摄血，故以本方加味温补脾肾，固涩止血，标本兼治。

8. 滑精 《成都中医学院学报》(1990，1：33)：某男，37 岁。主因遗精 5 年，滑精 3 个月，加重 7 天就诊。每日滑精次数最多时竟达 6 次。先后用龙胆泻肝汤、肾气丸、桂枝加龙骨牡蛎汤、补中益气汤、金锁固精丸等治疗，均无显著好转。刻诊：面色无华，神疲乏力，头晕耳鸣，腰膝酸软，滑精频繁，舌质淡嫩，苔白滑，脉沉无力。治以温肾暖脾，敛肝涩精，予本方加山萸肉、白芍，服15剂，滑精已止。继以黄芪建中汤善后，追访1年未见复发。

按语：此案由脾肾阳气虚弱，精关不固所致，故先予本方加味温补脾肾，收敛固涩，再以黄芪建中汤收功。

9. 五更汗 《中医杂志》(1987，12：62)：某女，47岁，1986年4月3日初诊。患者3年前患急性病毒性肝炎，病愈后每于黎明之时汗出，以头面为甚，晨起即止。迭经西药阿托品及中药玉屏风散治疗，病情时有反复。近半月来，汗出加剧。患者神疲乏力，心悸气短，头晕失眠，面色无华，食少纳呆，口淡无味，四肢不温，大便溏薄，夹杂不消化食物，小便清长，舌淡红，苔薄白，脉沉迟。此乃脾肾阳虚，腠理失密，阴阳不调。治以温肾暖脾，调和阴阳，收敛止汗，方用四神丸加白扁豆、山药、麻黄根，2日1剂。服药3剂后，汗出减少，夜卧安寐，食纳渐进，续进5剂，诸证消失，随访1年，未见复发。

按语：自汗、盗汗，多因气虚或阴虚。今汗出有定时，每于黎明时发作，且兼有气短乏力，食少便溏，当责之于脾肾阳虚。肾主水，为封藏之本，肾阳虚弱，脾土失温，则发为本证，故以四神丸加味，温肾暖脾，收敛止汗而取效。

【临床报道】

1. 慢性腹泻 本方是治疗慢性腹泻的常用方剂。以本药改为汤剂治疗小儿迁延性、慢性腹泻84例。患儿大便常规检查大多数正常，小部分镜检有未消化食渣、脂肪滴或白细胞，10例发现有真菌。中医辨证均属脾肾虚寒型。10天为1疗程，3个疗程判定疗效。结果：1～2个疗程治愈52例，3个疗程治愈18例，好转者10例，放弃治疗4例，总有效率为93.5%[2]。以本方加苍术、白术、马齿苋、炙甘草为基本方，对症加减，治疗慢性功能性腹泻50例，7天为1个疗程，3个疗程后判断疗效。结果：治愈48例，好转1例，无效1例，总有效率为98%[3]。以本方加山药、芡实、茯苓、炒白术为基本方，对症加减，灌肠治疗慢性腹泻30例，15天1个疗程。其中，大便培养无致病菌生长16例，溃疡性结肠炎11例，阿米巴痢疾3例。结果：痊愈22例，好转7例，无效1例，总有效率为97%[4]。

2. 五更泻 本方是治疗五更泻的代表方剂。以本方随证加减治疗30例，结果：治愈21例，好转9例。治愈的21例中服6剂痊愈6例，10剂痊愈10例，15剂以上痊愈5例；好转9例服药6～9剂[5]。以黄芪注射液于肾俞、足三里穴位注射，配合四神丸(成药)治疗43例，10天1疗程，经1～4个疗程全部治愈[6]。

3. 慢性结肠炎 本方是治疗慢性结肠炎的常用方剂。以本方随症加减治疗慢性结肠炎55例，对照组60例予黄连素，10天1疗程，治疗3个疗程。结果：两组治愈各36例(65.5%)、21例(35%)，有效各17例、24例，无效各2例、15例，总有效率各为96.4%、75.0%，治愈率及总有效率均以治疗组为优(均 $P<0.05$)；两组治疗后症状积分均明显减少(均 $P<0.05$)，且治疗组明显低于对照组($P<0.05$)[7]。艾灸关元、气海、脾俞、肾俞，配合本药，治疗脾肾阳虚型慢性结肠炎32例；对照组予柳氮磺吡啶片。1个月1疗程。结果：2组治愈各23例、12例，显效各7例、7例，有效各2例、10例，无效各0例、1例，总有效率各100%、96.7%，总有效率无显著差异[8]。

4. 肠易激综合征 以本方随证加减治疗脾肾虚寒型肠易激综合征39例，对照组22例予匹维溴铵，疗程4周。结果：两组治愈各4例、2例，显效各28例、14例，有效各5例、4例，无效各2例、2例，总有效率各94.87%、90.91%[9]。腹泻型肠易激综合征86例，病程1～15年。治疗组54例四神丸改汤随证加味，对照组32例服双歧杆菌乳杆菌三联活菌片，

1个月为1个疗程，治疗1～2个疗程。结果：两组各治愈33例、8例，好转各17例、9例，无效各4例、15例，总有效率各为92.59%、53.13%，总有效率以治疗组为优($P<0.01$)。停药8个月后，两组各复发4例、7例，复发率各为8%、41.18%，治疗组复发率低于对照组($P<0.01$)[10]。

5. 糖尿病泄泻　以本方加花椒、芡实、金樱子治疗53例，7天1疗程，2个疗程后统计疗效。结果：显效38例，有效12例，无效3例，总有效率为94.3%[11]。以本方随证加减治疗38例，结果治愈33例，有效5例[12]。

6. 神经性尿频　治疗小儿神经性尿频60例，以肉豆蔻、吴茱萸、补骨脂、五味子等份共为细末，蜂蜜调成糊状，敷于神阙、关元、中极和双侧肾俞穴，胶布固定，3日取掉，3次为1疗程。结果：1疗程痊愈27例，2疗程痊愈18例，3疗程痊愈8例，有效3例，无效2例，有效率96%，治愈率88%[13]。

7. 遗尿　以本方加益智仁为基本方，随证加减，装入猪膀胱，煮熟食肉，治疗25例。结果：显效17例，好转7例，无效1例[14]。以本方随证加减治疗43例，结果：治愈31例，好转10例，未愈2例，治愈率为72%，总有效率为95%[15]。

8. 虚寒便秘　以本方加川椒、硫磺为丸，治疗62例。患者年龄均在40岁以上。结果：痊愈18例，好转32例，无效12例。其中，服药1料者为41例，服药2料者为21例[16]。

9. 其他　本方还可用于溃疡性结肠炎、婴儿鼠伤寒沙门菌肠炎、过敏性鼻炎等疾病[17～20]，以及多种在五更发作的病症，如五更流涎、咳喘、发痉、发热、头痛、项背强、心痛、腹痛、腰痛等[21,22]。

【实验研究】

1. 对免疫功能的影响　四神丸(汤)能升高脾虚泄泻大鼠模型十二指肠黏膜分泌型IgA分泌量和血清L-2含量，从而改善肠道的细胞免疫和体液免疫功能[23]。

2. 对肠道保护作用　四神丸能使脾虚小鼠结肠壁肌层厚度增加，杯状细胞数量增多，肠粘膜微绒毛排列紊乱、线粒体肿胀显著改善，提示：四神丸对脾虚小鼠具有促进损伤肠组织恢复的作用[24]。四神丸能降低溃疡性结肠炎小鼠模型的结肠指数、结肠损伤评分及病理组织学评分，明显缓解结肠损伤局部的充血水肿，减轻炎症细胞浸润程度，减少溃疡数目，抑制结肠上皮细胞凋亡速度，减轻损伤程度，促进结肠上皮损伤修复和溃疡愈合[25]。

3. 抗炎作用机制　对溃疡性结肠炎小鼠模型，四神丸能升高L-10、TGF-β表达水平，说明对溃疡性结肠炎结肠黏膜的修复作用可能是通过升高L-10、TGF-β等抗炎因子的水平，借此抑制单核细胞及T细胞等细胞的活性，减少TNF-α等促炎因子的分泌，调整促抗炎因子之间的平衡而实现的[25]。

4. 菌群调节作用　四神丸能使脾虚小鼠肠杆菌、肠球菌、双歧杆菌、类杆菌、乳酸杆菌数量逐渐恢复正常，提示：四神丸有调整脾虚小鼠肠道菌群的作用[24]。

5. 止泻作用　四神丸可明显抑制大黄所致小鼠腹泻的次数，减轻腹泻的程度，降低蓖麻油所致腹泻小鼠的稀便率、稀便级与腹泻指数，抑制正常小鼠的小肠推进运动，拮抗溴吡斯的明所致的小鼠小肠运动亢进。表明本方具有良好的涩肠止泻功能，其作用可能是通过抗胆碱和直接作用于胃肠道平滑肌而实现的[26]。

6. 对离体小肠运动的影响　四神丸对家兔离体肠管的自发活动有明显抑制作用，对乙酰胆碱和氯化钡所引起的肠管痉挛性收缩有明显的对抗作用及显著的阻断作用，提示本药对肠管平滑肌有直接抑制作用。其抗乙酰胆碱作用与阿托品相似，因此本药也可能具有M

受体阻断作用；与肾上腺素抑制肠管作用的比较表明，这种抑制作用不是通过 α-受体而实现的[27]。

参考文献

[1] 周汉清．运用《内经》时间医学治疗五更泻临床观察[J]. 新中医，1994，26(11)：20-21.

[2] 林武．四神丸治疗 84 例小儿迁延性、慢性腹泻疗效观察[J]. 中国医药学报，2003，18(8)：510-511.

[3] 周祥凤．四神丸加味治疗慢性功能性腹泻 50 例[J]. 国医论坛，2004，19(3)：25-26.

[4] 陈桂湘．四神丸加味灌肠治疗慢性腹泻[J]. 现代中西医结合杂志，2003，12(19)：2089.

[5] 郭立忠，张悦，杨丽，等．四神丸治疗五更泄 30 例临床观察[J]. 吉林中医药，2000，(6)：24.

[6] 杨德全．穴位注射合四神丸治愈顽固性五更泻 43 例临床报告[J]. 光明中医，1999，4(5)：46-47.

[7] 冯文华．四神丸加减治疗慢性结肠炎 55 例[J]. 云南中医中药杂志，2006，27(6)：28.

[8] 朱红霞，肖晓华，易本谊．艾灸配合四神丸治疗脾肾阳虚型慢性结肠炎 32 例[J]. 陕西中医，2007，28(11)：1541-1542.

[9] 林嫦钊．四神汤治疗脾肾虚寒型肠易激综合征 39 例的临床疗效观察[J]. 黑龙江中医药，2001，(4)：39-40.

[10] 杨枫，张文革．四神丸(汤)加味治疗腹泻型肠易激综合征 54 例[J]. 新疆中医药，2009，27(4)：19-21.

[11] 付国春，苏海雷，黄震，等．加味四神丸治疗糖尿病泄泻 53 例[J]. 实用中医药杂志，2004，20(12)：684-685.

[12] 方典美，张华敏．中药四神丸治疗糖尿病性腹泻 38 例观察小结[J]. 青岛医药卫生，1995，27(10)：31-31.

[13] 刘克奇，寇军．四神丸外敷治疗小儿神经性尿频 60 例[J]. 内蒙古中医药，2005，(S1)：26.

[14] 刘润林．四神汤治疗遗尿症 25 例[J]. 湖南中医杂志，1991，7(5)：37-38.

[15] 唐祖军．四神丸加味治疗遗尿症 43 例[J]. 黑龙江中医药，1998，(3)：11.

[16] 余惠民．加味四神丸治疗虚寒性便秘 62 例小结[J]. 中成药研究，1989，11(4)：45.

[17] 张文荣．中药治疗非特异性结肠炎 100 例总结[J]. 河北中医，1987，9(5)：8，5.

[18] 史青春，许丽杰，孙本林．四神丸合西黄丸治疗溃疡性结肠炎 68 例[J]. 实用中医内科杂志，1991，8(1)：23-24.

[19] 董燕燕．婴儿鼠伤寒沙门氏菌肠炎的中西医结合治疗[J]. 北京中医，2003，22(2)：52.

[20] 周小军，田道法．四神丸加味治疗晨鼽[J]. 湖南中医学院学报，1995，15(3)：30，32.

[21] 王金果，刘亚娴．四神丸治愈寅时口中流涎 1 例[J]. 北京中医，2006，25(8)：460.

[22] 胡乃珂，薛玉平，刘继荣．四神丸治疗五更发病验案[J]. 陕西中医，1995，16(7)：322-323.

[23] 李冀，邹大威，杜雅薇，等．二神丸与四神丸对脾虚泄泻大鼠分泌型 IgA 白介素-2 含量影响的配伍比较研究[J]. 中华中医药学刊，2007，25(12)：2437-2439.

[24] 王晓东，王春涛，杨旭东．四神丸对脾虚小鼠肠道菌群调整及肠保护作用的实验研究[J]. 牡丹江医学院学报，2007，28(1)：1-3.

[25] 赵海梅，刘端勇，汤菲，等．四神丸对小鼠溃疡性结肠炎结肠黏膜修复的保护性机制研究[J]. 中成药，2009，31(12)：1935-1937.

[26] 高长玉，李冀，柴剑波，等．四神丸止泻作用的实验研究[J]. 中医药学报，2005，33(2)：40-41.

[27] 胡隐恒，胡月娟，周京滋．四神丸及其组成对家兔离体小肠运动的影响[J]. 中成药研究，1981，3(9)：31-34.

桃　花　汤

（《伤寒论》）

【异名】三物桃花汤（《杏苑生春》卷 3）。

【组成】赤石脂一斤（30g）一半全用，一半筛末　干姜一两（3g）　粳米一升（30g）

【用法】上三味，以水七升，煮米令熟，去滓，温服七合，内赤石脂末方寸匕，日三服。若一服愈，余勿服。

【功用】温中祛寒，涩肠止痢。

【主治】虚寒痢。下痢日久不愈，便脓血，色黯不鲜，腹痛喜温喜按，小便不利，舌淡苔白，脉迟弱或微细。

【病机分析】下利、便脓血有新久寒热之分，初起多属湿热，日久不愈，则易伤阳气，而成虚寒滑脱之证。本证即为久痢不愈造成的脾肾阳虚，滑泄不禁。脾为后天之本，肾为先天之本，脾肾阳气相互资生，以温煦肢体，运化水谷精微。久痢不愈则导致脾虚中寒，化源不足，进而使肾阳亦虚；且肾为胃关，开窍于二阴，未有久痢而肾不损者。脾肾阳虚，阴寒凝聚腹中，而见腹痛绵绵，喜温喜按。中阳不振，下焦无火，既不能正常运化水谷精微，又不能蒸腾和运化水湿，致寒湿内停，气滞血凝，肠络损伤，而见下痢脓血。由于泻痢日久，且病属虚寒，故脓血便色黯不鲜。肾阳虚弱，气不化水；且痢下不止，水走肠间，津液匮乏，故见小便不利。脾肾阳虚，固摄无权，肠道不固，而成经久不愈，滑脱不禁之证。舌质淡，苔白，脉迟弱或微细，皆为虚寒的征象。

【配伍意义】本方为久痢不愈，脾肾阳虚之证而设。根据《素问·至真要大论》"散者收之"、"寒者热之"，以及《素问·三部九候论》"虚则补之"的治疗原则，以固摄温补立法。久痢滑脱不禁，当以固涩为先，故方中重用赤石脂涩肠固脱以为君药。此药具温涩之性，入大肠经，《本经逢原》卷 1 说："赤石脂功专止血固下。仲景桃花汤治下痢便脓血者，取石脂之重涩，入下焦血分而固脱"；《神农本草经》卷 1 称其能主"泄痢，肠澼脓血"；《医学衷中参西录》下册也说："石脂原为土质，其性微温，故善温养脾胃，为其具有土质，颇有黏涩之力，故又善治肠澼下脓血。"但久痢滑脱为病之标，脾肾阳虚为病之本，因此在涩肠固脱的同时，又当配伍温补脾肾之品，以干姜温中祛寒，为臣药。干姜为辛热之品，入中焦，可温补脾胃，并可助元阳，祛除里寒，为温里之要药，"去脏腑沉寒痼冷，发诸经之寒气，治感寒腹痛"（《本草述钩元》卷 15），本方以之温运脾肾阳气，恢复其温煦运化和统摄的功能，以治其本。且张锡纯亦有论述："因此证其气血因寒而瘀，是以化为脓血，干姜之热既善祛寒，干姜之辛又善开瘀也"（《医学衷中参西录》下册）。粳米甘缓性平，养胃和中，《本草思辨录》卷 2 称："粳米平调五脏，补益中气"，本方以之补脾胃，以养五脏，疗虚损，并可缓和赤石脂金石之性，使不碍胃，为佐药。三药同用，共奏温中祛寒，涩肠止痢之功。

本方配伍特点：敛涩固脱与辛热温散相伍，涩温并用，以涩为主。温里散寒则脾肾阳复，固摄有司；涩肠固脱则气血不失，脾肾得养，相辅相成，相得益彰。

由于方中所用君药赤石脂又称桃花石，其颜色红似桃花，且具春和之义，故名"桃花汤"。

【类方比较】真人养脏汤、四神丸、桃花汤三方均具温涩之性，有涩肠固脱之功，用治虚寒泻痢日久，滑脱不禁之证。但四神丸重用补骨脂为君药，以温肾为主，补命门以暖脾土，兼以酸涩固肠，为治疗肾阳虚衰，火不暖土之五更泄泻的代表方剂。真人养脏汤和桃花汤则偏重于温补脾阳，涩肠止泻，宜于久痢伤脾，肠失固涩之泻痢不止。其中真人养脏汤重用罂粟壳为君药，辅以肉豆蔻、诃子、人参、白术等，涩肠固脱之力较强，兼以益气健脾，养血和血，适用于脾虚气弱，久而及肾，而以脾虚为主之泄痢无度，滑脱不禁，甚则脱肛不收者；桃花汤则重用赤石脂为君药，重在温中涩肠，适用于脾胃虚寒之下痢脓血者。

【临床运用】

1. 证治要点 本方专于温中涩肠，主治虚寒血痢。以久痢不愈，便脓血，色黯不鲜，腹痛喜温喜按，舌淡苔白，脉迟弱为证治要点。

2. 加减法 手足厥逆，脉沉微，属脾肾俱虚，阴寒内盛者，加附子、肉桂以增强温肾暖脾之功；气虚者，可加党参、白术以补气健脾；血虚者，可加当归以补血；久泻滑脱甚者，可加煨豆蔻以涩肠固脱；肠风下血，日久不止，以致中焦虚寒者，干姜可改用炮姜，以入血分止血；腹痛甚者，加白芍以缓急止痛。

3. 本方现代常用于慢性阿米巴痢疾、慢性细菌性痢疾、慢性肠炎、结肠过敏、伤寒肠出血、胃及十二指肠溃疡、上消化道出血，以及功能性子宫出血、带下等，证属脾肾虚寒者。对于久泻滑脱不禁者，虽无脓血，亦可应用。

【使用注意】本方温涩止痢，适用于虚寒久痢，故泻痢初起有积滞者勿用；或虽为久痢，而有湿热见证者，也不宜单独应用。

【源流发展】桃花汤始见于东汉·张仲景《伤寒论》。《伤寒论·辨少阴病脉证并治》载："少阴病，下利，便脓血者，桃花汤主之。"仲景以六经辨证治疗伤寒，少阴病为六经病之一，以心肾虚衰为主要特征，阳气虚衰，阴血不足，全身抗病功能明显下降，常为疾病的危重阶段。此时，出现下利、便脓血，当是脾肾虚寒，下焦不固，大肠滑脱所致，故用本方固涩温补。后世医家奉本方为收涩止利的代表方剂，并广为应用，不断创新。如《备急千金要方》卷15之大桃花汤，以本方去粳米，加当归、龙骨、牡蛎、附子、白术、甘草、芍药、人参，治久痢不愈，气血虚弱者；又有桃花丸，即以本方去粳米，改汤为丸，历代多用于胃肠虚冷，腹痛下痢，肠滑不禁。清·吴瑭将本方加减化裁，变温为补，用于治疗温病，如《温病条辨》卷2载人参石脂汤，以炮姜易干姜，加人参，治久痢阳明不阖；《温病条辨》卷3载桃花粥，以本方去干姜，加人参、炙甘草，用于温热病后期，余热尚存，但正气不支，脾胃虚极，关闸不藏，以之大补脾胃之阳，收敛涩闭。

【疑难阐释】

1. 关于方名 张志聪说："赤石脂色如桃花，故名桃花汤。"（《伤寒论集注》卷4）王子接言："桃花汤，非名其色也，肾脏阳虚用之，一若寒谷有阳和之致，故名"（《绛雪园古方选注》卷上）。李时珍认为，《唐本草》所载之桃花石即赤石脂，"此即赤白石脂之不粘舌，坚而有花点者，非别一物也，故其气味功用皆同石脂。昔张仲景治痢，用赤石脂，名桃花汤"（《本草纲目》卷9）。诸家之言各有所据，当合而参之。

2. 对于本方证"少阴病，下利，便脓血"病机的认识 由于《伤寒论》原文叙证简略，故后世医家对本证病机的认识颇不一致，概括起来主要有两种意见：一种认为是下焦虚寒，不能固摄所致，以成无已为代表，成氏说："少阴病下利便脓血者，下焦不约而里寒也。与桃花汤，固下散寒"（《注解伤寒论》卷6）。另一种认为是少阴经传经热邪所致，以吴昆为代表，吴氏说："此证自三阳传来者，纯是热证……盖少阴肾水也，主禁固二便，肾水为火所灼，不能济火，火热克伐大肠金，故下利且便脓血"（《医方考》卷1）。

下利便脓血属于热证者虽多，但因下焦虚寒不固而便脓血者亦不少见。对于热证便脓血，仲景明确指出有下重，渴欲饮水等见证，可资鉴别，如白头翁汤证，"热利，下重者，白头翁汤主之”，“下利，欲饮水者，以有热故也，白头翁汤主之”。而桃花汤证，见于少阴病，二三日至四五日，出现下利不止，而无里急下重，渴欲饮水等热症，当非属热。分析本方的药物组成，以方测证，应以少阴虚寒滑脱为是；方中重用赤石脂固肠胃，辅干姜散寒温里，佐粳米甘缓补中，共奏温补涩肠之功，可见此方证应属虚寒。汪昂说：“窃谓便脓血者，固多属热，然岂无下焦虚寒，肠胃不固，而亦便脓血乎？若以此为传经热邪，仲景当用寒剂以散其热，而反用石脂固涩之药，使热闭于内而不得泄，岂非关门养盗，自贻伊戚也耶”（《医方集解·收涩之剂》）。此论言之有理。

3. 关于本方的临床应用 《伤寒论》指出，本方用于“少阴病，下利，便脓血者”；“少阴病二三日至四五日，腹痛，小便不利，下利不止，便脓血”。若仅以“下利，便脓血”来论述和应用桃花汤，似乎有失偏颇。腹痛、小便不利也不容忽视，它们不仅可以作为诊断及鉴别诊断的重要依据，而且在某些情况下，桃花汤证以腹痛、小便不利作为主症出现，这在临床上也是屡见不鲜的。关键是把握住脾肾虚寒，下元不固这一主要病机。矢数道明将桃花汤“用于里有湿邪而引起下黏液、血液、脓汁、腹痛、小便不利疲劳者；……亦可用于直肠溃疡、直肠癌、痔瘘、肛门周围炎、肛门部溃疡、肛门痈疽等属虚寒证者”（《临床应用汉方处方解说·正篇》），应不只是经验之谈。

4. 关于本方的归类 多数方书将桃花汤归入固涩剂，但也有不同意见，认为赤石脂、粳米补益脾土，干姜温中固肾，全方具有温运脾肾阳气，枢转中下焦气机的功用；从临床看，本方也不仅限于治疗下痢、便脓血，即使用于癃闭、腹胀时，也不会引起便秘，故属温里剂更为切合[1]。考桃花汤证，为脾肾阳虚不固，导致久痢滑脱，故治以温里固涩兼用。方中赤石脂长于固涩止痢，不以温里见长，用量达一斤之多，而长于温里之干姜仅用一两，其固涩与温里何者为主，不言而喻。且仲景在方后明言：“若一服愈，余勿服”，若方为温里而设，应无仅用一剂，得效便止之理；之所以不再使用本方，当恐过用固涩，有闭门留寇之虞。后世医家使用本方，也主要用于脾肾虚寒之久痢滑脱。故本方归属于固涩剂更妥。

5. 关于方中粳米的作用 《本草蒙筌》卷5谓：“伤寒方中，亦多加入，各有取义，未尝一拘。少阴证，桃花汤每加，取甘以补正气也。”现代研究表明：腹泻可导致大量的水与电解质（主要是钠）丢失，造成脱水与电解质紊乱。而在肠腔液中，一定量的淀粉水解成葡萄糖时，可使钠、水的吸收增加三倍，从而有效地防止水、钠的过多丢失，并可防止因腹泻而合并营养不良。临床上用含淀粉类谷物代替药物治疗腹泻的报道日渐增多。世界卫生组织推荐：米汤对治疗腹泻的作用比葡萄糖电解质溶液好[2]。仲景在本方中用粳米达一升之多，其旨与现代医学暗合，而后世医家用本方治疗肠胃虚寒，冷痢滑脱，常去粳米，实有失仲景本意。宁原《食鉴本草》赞粳米曰：“补脾，益五脏，壮气力，止泄痢，惟粳米之功为第一耳”（录自《中药大辞典》）。

【方论选录】

1. 成无己：“阳明病下利便脓血者，协热也；少阴病下利便脓血者，下焦不约而里寒也。与桃花汤，固下散寒。涩可去脱，赤石脂之涩，以固肠胃；辛以散之，干姜之辛，以散里寒；粳米之甘，以补正气。”（《注解伤寒论》卷6）

2. 许宏：“阳明病，下利脓血者，为协热也，属白头翁汤；少阴病，下利便脓血者，为下焦不约而里寒也。故用赤石脂为君，而固肠胃，涩可去脱也；干姜为臣，散寒温气，辛以散之也；粳米为佐使，以补正气而安其中，甘以缓之也。”（《金镜内台方议》卷10）

3. 吴昆：“此证自三阳传来者，纯是热证。成无己因其下利而曰协热，因其用干姜而曰里寒。昆谓不然。盖少阴肾水也，主禁固二便，肾水为火所灼，不能济火，火热克伐大肠金，故下利且便脓血。此方用赤石脂，以其性寒而涩，寒可以济热，涩可以固脱；用干姜者，假其热以从治，犹之白通汤加人尿、猪胆，干姜黄连黄芩人参汤用芩、连，彼假其寒，此假其热，均之假以从治尔。《内经》曰：寒者热之，热者寒之，微者逆之，甚者从之；逆者正治，从者反治，从少从多，观其事也。正此之谓。用粳米者，恐石脂性寒损胃，故用粳米以和之。向使少阴有寒，则干姜一两之寡，岂足以温？而石脂一斤之多，适足以济寒而杀人矣。岂仲景之方乎？"（《医方考》卷1）

4. 李时珍："张仲景用桃花汤治下利便脓血，取赤石脂之重涩，入下焦血分而固脱；干姜之辛温，暖下焦气分而补虚；粳米之甘温，佐石脂、干姜而润肠胃也。"（《本草纲目》卷9）

5. 方有执："腹痛，寒伤胃也；小便不利，下利不止者，胃伤而土不能制水也；便脓血者，下焦滑脱也。石脂之涩，固肠虚之滑脱；干姜之辛，散胃虚之里寒；粳米甘平，和中而益胃。故三物者，所以为少阴下利便脓血之主治也。"（《伤寒论条辨》卷5）

6. 汪昂："如此证成氏以为寒，而王肯堂、吴鹤皋皆以为热。窃谓便脓血者，固多属热，然岂无下焦虚寒，肠胃不固，而亦便脓血者乎？若以此为传经热邪，仲景当用寒剂以散其热，而反用石脂固涩之药，使热闭于内而不得泄，岂非关门养盗，自贻伊戚也耶？观仲景之治协热利，如甘草泻心、生姜泻心、白头翁汤等，皆用芩、连、黄柏，而治下焦虚寒下利者，用赤石脂禹余粮汤。比类以观，斯可见矣。此证乃因虚以见寒，非大寒者，故不必用热药，惟用甘辛温之剂以镇固之耳。《本草》言石脂性温，能益气、调中、固下，未闻寒能损胃也。"（《医方集解·收涩之剂》）

7. 王子接："桃花汤，非名其色也，肾脏阳虚用之，一若寒谷有阳和之致，故名。石脂入手阳明经，干姜、粳米入足阳明经，不及于少阴者，少阴下利便血，是感君火热化太过，闭藏失职，关闸尽撤，缓则亡阴矣。故取石脂一半，同干姜、粳米留恋中宫，载住阳明经气，不使其陷下；再内石脂末方寸匕，留药以沾大肠，截其道路，庶几利血无源而自止，其肾脏亦安矣。"（《绛雪园古方选注》卷上）

8. 吴仪洛："此少阴传经热邪也，阴经循行于里，故腹痛下利。仲景反用石脂、干姜之温涩何意？盖下利至于不止，热势已大衰，而虚寒滋起矣，故非固脱如石脂不可；且石性最沉，味涩易滞，故稍用干姜之辛散佐之；用粳米独多者，取其和中而养胃也。石脂用半全半末，以全用则气味不出，纯末又难于下咽，所以斟酌其当而为之者也。"（《成方切用》卷2）

9. 张锡纯："少阴之病寒者居多，故少阴篇之方亦多用热药。其中桃花汤治少阴病下痢脓血，又治少阴病三四日至四五日，腹痛，小便不利，下脓血者。按：此二节之文，未尝言寒，亦未尝言热。然桃花汤之药，则纯系热药无疑也。乃释此二节者，疑下利脓血与小便不利必皆属热，遂强解桃花汤中药性，谓石脂性凉，而重用一斤，干姜虽热，而只用一两，合用之仍当以凉论者。然试取石脂一两六钱、干姜一钱煎服，或凉或热必能自觉，药性岂可重误乎？有谓此证乃大肠因热腐烂致成溃疡，故下脓血。《本经》谓石脂能消肿祛瘀，故重用一斤以治溃疡，复少用干姜之辛烈，以消溃疡中之毒菌。然愚闻之，毒菌生于热者，惟凉药可以消之，黄连、苦参之类是也；生于凉者，惟热药可以消之，干姜、川椒之类是也。桃花汤所主之下脓血果系热毒，何以不用黄连、苦参佐石脂，而以干姜佐石脂乎？虽干姜只用一两，亦可折为今之三钱，虽分三次服下，而病未愈者约必当日服尽。夫一日之间服干姜三钱，其热力不为小矣，而以施之热痢下脓血者，有不加剧者乎？盖下利脓血原有寒证，即小便不利亦有寒者。注疏诸家疑便脓血及小便不利皆为热证之发现，遂不得不于方中药品强为之解，斯非其智有不

逮,实因临证未多耳。”(《医学衷中参西录》中册)

“石脂原为土质,其性微温,故善温养脾胃,为其具有土质,颇有黏涩之力,故又善治肠澼下脓血。又因其生于两石相并之夹缝,原为山脉行气之处,其质虽黏涩,实兼能流通气血之瘀滞,故方中重用之以为主药。至于一半煎汤,一半末服者,因凡治下利之药,丸散优于汤剂,且其性和平,虽重用一斤犹恐不能胜病,故又用一半筛其细末,纳汤药中服之也。且服其末,又善护肠中之膜,不至为脓血凝滞所伤损也。用干姜者,因此证其气血因寒而瘀,是以化为脓血,干姜之热既善祛寒,干姜之辛又善开瘀也。用粳米者,以其能和脾胃,兼能利小便,亦可为治下利不止者之辅佐品也。”(《医学衷中参西录》下册)

10. 谢观:“此治少阴直中寒证之法。少阴经虚寒,至肠内亦虚寒,不能固血而外泄,故以石脂涩之,干姜温之,粳米补之,虚甚者,虽参亦可加入。明其并无热滞,与白头翁及葛根芩连之证截然不同也。”(《中国医学大词典》)

【评议】桃花汤所治之少阴病下利便脓血,成氏、许氏、谢氏等多数医家认为是虚寒证,唯吴昆释为热证,观点差距如此之大,除仲景语焉不详外,另一个主要原因是对赤石脂的寒热性质有不同的认识。考《神农本草经》卷9有五色石脂,味甘平,各随五色补五脏;《本草纲目》、《中药大辞典》等后世本草多认为赤石脂性温。从唐、宋方书所载之桃花汤类方及其主治分析,赤石脂是性温而非性寒,桃花汤证是寒证并非热证,如《备急千金要方》卷15之桃花丸,即本方去粳米,用治冷痢,《太平惠民和剂局方》、《三因极一病证方论》亦用此方治疗冷痢腹痛,均可作为佐证。对于石脂固涩滑脱,干姜辛温散寒,粳米甘缓和中,注家意见较为一致。对于赤石脂特殊服法的意义,吴仪洛认为:“以全用则气味不出,纯末又难于下咽”;王氏认为:“留药以沾大肠,截其道路,庶几利血无源而自止”;张氏认为:“服其末,又善护肠中之膜”,总而言之,即提高药物浓度,加强吸附收涩作用,保护肠道黏膜,此足资启发后学。

【验案举例】

1. 下痢

(1) 痢 《临证指南医案》卷7:某,脉微细,肢厥,下痢无度。吴茱萸汤但能止痛,仍不进食,此阳败阴浊,腑气欲绝,用桃花汤,赤石脂、干姜、粳米。

按语:下痢无度,肢厥,脉微细,证属少阴,吴茱萸汤与桃花汤均可用于少阴下痢,但吴茱萸汤适用于中阳虚衰,升降失常者,本案为阳败阴浊,腑气欲绝,关门不固,急当固涩滑脱,故用桃花汤。

(2) 痢疾 《河南中医》(1995,1:15):某女,59岁,1989年秋发病,发热,腹痛,下利赤白黏冻,日夜10余次。发病次日住院,以氯霉素、庆大霉素、氟哌酸及输液治疗。4天后,热退,精神好转,但泄泻次数不减,脓血便,血多脓少,绝无粪便,并伴有厌食,脐周痛。查:腹软,舌质干绛,苔黄干,脉沉细数。思仲景有桃花汤治下利便脓血之训,遂用桃花汤原方,水煎服;另用赤石脂3g,研细末,开水调服。停用一切西药。服1剂后,当夜仅下利2次,脓血明显减少,次日原方再服1剂,下利即止。继服健胃消食之剂,观察2天后出院。随访1年,未曾复发。

2. 飧泄 《吴鞠通医案》卷4:田,十四岁,暑温误下,寒凉太多,洞泄之后,关闸不藏,随食随便,完谷丝毫不化,脉弦。与桃花汤改粥法。人参、赤石脂(末)、干姜、甘草(炙)、禹余粮(细末)、粳米。先以人参、甘草、干姜三味煎去渣,汤煮粥成,然后和入赤石脂、禹余粮末。愈后补脾阳而大健。

按语:《温病条辨》卷3载:“温病七、八日以后,脉虚数,舌绛苔少,下利日数十行,完谷不化，身虽热者，桃花粥主之。”方中注曰：“改桃花汤为粥，取其逗留中焦之意，此条认定完谷不化四字要紧。”可参。本案即为温热病后期，脾胃虚极，脾失健运，关闸不藏，予桃花汤加味改粥，温补固涩。

3. 便血　《临证指南医案》卷7：蔡，三八，脉濡小，食少气衰，春季便血，大便时结时溏，思春夏阳升，阴弱少摄，东垣益气之属升阳，恐阴液更损。议以甘酸固涩，阖阳明为法，人参、炒粳米、禹粮石、赤石脂、木瓜、炒乌梅。

按语：本案便血，尽管有脾肾阳气虚弱之候，但因时当春夏之交，如用温补益气之剂，恐阳升火动，重伤阴血，故予温涩甘酸共用。叶桂之审时度势，胆大心细，由此可见一斑。

4. 吐血　《浙江中医杂志》(1982,8:378)：某男，素有胃溃疡病，酒后呕血约500ml，经救治后，大吐血转为阵发性吐血。症见：阵发性吐血，每次10～15ml，色淡，面色苍白，精神萎靡，胃中觉冷，不欲饮食，腹痛绵绵，泄泻清稀，日四五行，舌淡苔白，脉沉弱无力。证属中焦虚寒，统摄无权。方用桃花汤加黄芪、党参，服2剂后，吐血轻，服5剂后吐血止。

按语：本案吐血属中焦虚寒，统摄无权。桃花汤虽可固涩止血，但温补中焦之力不足，故加参、芪温补中气，使气能摄血，则吐血得止。

5. 慢性肠炎　《浙江中医杂志》(1982,8:378)：某女，52岁，1981年4月21日诊。患者久有慢性肠炎病史，大便溏薄，腹痛绵绵。今年正月初四，因食油腻下利不止，服痢特灵等药后泄利稍减，但仍日10余行，呈白色脓黏状，伴小便不利，腹部冷痛，肢冷，面黄，口淡不渴，舌淡苔白，脉沉无力。证属脾阳虚衰，下元失固，治宜补脾回阳，温中固涩，方用桃花汤。服6剂，大便正常，腹痛消失。

6. 腹痛　《续名医类案》卷19：示吉曰：毛方来忽患真寒症，腹痛自汗，四肢厥冷，诸医束手，予用回阳汤救急而痊。吴石虹曰：症虽暂愈，后必下脓血，则危矣。数日后，果下利如鱼脑，全无臭气，投参附不应。忽思三物桃花汤，仲景法也，为丸与之，三四服愈。

按语：桃花汤证之腹痛，一般为腹痛绵绵，腹部虚满，按之柔软，喜得温按。本案痛至肢厥汗出，终以桃花汤愈，当为脐腹绞痛，有下利之兆；回阳汤固然可解燃眉之急，但终非对证之剂。

7. 腹胀　《中医杂志》(1984,7:18)：某女，48岁，1978年4月2日诊。自诉2年前第3腰椎外伤后体质渐衰，其后腹胀如鼓，二便可。先后经福州、上海两所医院检查，肝脾无肿大，未见腹水征，常规、生化及物理检查均未见异常，拟诊“外伤致自主神经紊乱”，中医曾用宽中下气消肿之剂而未效。查其人面色黯晦，精神萎靡，厚衣被，腹胀如鼓，但肤色尚未变，腰痛，按其伤处有麻痹感，寐差，二便可，苔薄白，脉微细。此督脉外损，复因治失宜，久而致脾肾阳气不运，气化失司。法当温运脾肾，通调任督。以桃花汤加骨片鹿茸、人乳、老酒，服药10天后腹胀膨隆渐轻，腰不痛，行动自如，纳食增，面转红润，神清志爽。15天后腹胀膨隆尽消，脉转缓和，继与龟鹿二仙汤善后而安。

8. 崩漏　《江苏中医杂志》(1987,5:17)：某女，47岁，1985年11月初诊。患者2月来经行淋漓不尽，色淡不鲜，时兼清稀样分泌物。妇检：子宫无异常，宫颈中度糜烂。经服中西止血药未效。投桃花散12g，分3次饭前服，每次用红参6g，血余炭10g，煎汤冲服。服药2剂崩漏止，后以人参养营汤善后。

9. 带下　《江苏中医杂志》(1987,5:17)：某女，46岁，1982年7月初诊。患者近半年来白带清稀腥臭，时时淋出，舌淡苔白，脉沉滑，曾用中西药治疗，时好时坏，反复发作。投桃花散10g，分3次饭前服，用苍术5g、薏苡仁10g煎汤送服，服药5天痊愈，追访3个月未复发。

按语：案 8、案 9 所用之桃花散，为赤石脂 100g，干姜 60g，分研极细末，调匀制成，以瓶收贮。

【临床报道】

1. 慢性腹泻 慢性腹泻 106 例，病程 2 个月至 18 年，均予饮食预防和纠正脱水，维持水、电解质酸碱平衡，大便培养阳性者选用有效抗菌药物。治疗组 53 例加用桃花汤微粉剂（赤石脂、干姜 5∶1 超微粉碎）3g，1 日 3 次口服，另煮粳米粥温服。对照组 53 例加用思密达 3g，1 日 3 次口服。结果：两组显效各 31 例、25 例，有效各 15 例、16 例，无效各 7 例、12 例，总有效率各 86.8%、77.4%，平均腹泻停止天数各（9.32±0.38）天、（12.61±0.62）天，总有效率以治疗组为优（$P<0.05$）[3]。

2. 溃疡性结肠炎 以本方（去粳米，加薏苡仁、冬瓜子）为基本方，对症加减，配合复方三黄汤（黄芩、黄连、大黄、锡类散）灌肠，治疗 50 例。结果：临床治愈 36 例，有效 13 例，无效 1 例，总有效率为 98%[4]。以本方加生薏苡仁，对症加减，配合中药（槐花、地榆、黄连、马齿苋、三七粉）灌肠，治疗 46 例。10 天为 1 疗程，连续 3～5 个疗程。结果：痊愈 18 例，好转 23 例，无效 5 例，总有效率为 89%[5]。

3. 其他 本方还可用于慢性细菌性痢疾、脾胃虚寒型上消化道出血等疾病[6,7]。

【实验研究】止泻作用 桃花汤煎剂和粉剂均对番泻叶、蓖麻油所致的小鼠泄泻有明显的止泻作用，此作用呈剂量依赖性，粉剂低剂量作用与煎剂高剂量作用相近，相同剂量的粉剂作用优于煎剂。桃花汤煎剂和粉剂均能明显抑制新斯的明引起的小鼠小肠运动亢进，粉剂低剂量与煎剂高剂量的作用相近，相同剂量的粉剂作用优于煎剂[8]。

【附方】赤石脂禹余粮汤（《伤寒论》） 赤石脂一斤（12g）碎 太一禹余粮一斤（12g）碎 上二味，以水六升，煮取三升，去滓，分温三服。功用：收敛、涩肠、止泻。主治：泻利日久，滑泄不禁，脱肛等症。

本方源于张仲景《伤寒论》，《伤寒论·辨少阴病脉证并治》载："伤寒，服汤药，下利不止，心下痞硬。服泻心汤已，复以他药下之，利不止。医以理中与之，利益甚。理中者，理中焦，此利在下焦，赤石脂禹余粮汤主之。复不止者，当利其小便。"

方中赤石脂甘温，收敛固脱；禹余粮甘平，涩肠止泻，并能止血，二药配伍能固下焦而治久泻、脱肛。故柯琴云："二石皆土之精气所结，石脂色赤入丙，助火以生土，余粮色黄入戊，实胃而涩肠，急以治下焦之标者，实以培中宫之本也。要知此证，土虚而火不虚，故不宜于姜、附。仲景曰：复利不止者，当利其小便。可知与桃花汤别成一局矣"（录自《古今名医方论》卷 3）。

参考文献

[1] 林上卿，李声国，陈开煌．运用仲景桃花汤的体会[J]. 中医杂志，1984，25(7)：18-19.

[2] 申好真．仲景治腹泻用粳米之现代医学机理初探[J]. 浙江中医杂志，1987，22(7)：422.

[3] 谢作权，刘立华．桃花汤微粉剂治疗慢性腹泻临床研究[J]. 实用中医药杂志，2009，25(12)：787-788.

[4] 廖莉萍，肖群益．加减桃花汤内服加复方三黄汤保留灌肠治疗慢性溃疡性结肠炎[J]. 中外健康文摘，2006，3(12)：95.

[5] 赵维洪，杨红霞．桃花汤配合灌肠治疗溃疡性结肠炎 46 例[J]. 山西中医，1998，14(5)：21.

[6] 唐江山．加味桃花汤治脾胃虚寒型上消化道出血 32 例[J]. 福建中医药，1994，25(6)：7-8.

[7] 骆红霞．中西医结合治疗慢性细菌性痢疾 30 例疗效观察[J]. 浙江中医杂志，2008，43(11)：638.

[8] 刘卫红．桃花汤微粉制剂与煎剂的药效学对比研究[J].河南中医，2005，25(6)：21-23.

驻 车 丸

（《延年秘录》，录自《外台秘要》卷25）

【异名】小连丸（《幼科类萃》卷8）、小驻车丸（《医学入门》卷6）。

【组成】黄连六两(180g)　干姜二两(60g)　当归三两(90g)　阿胶炙三两(90g)

【用法】上捣筛，三年酢八合，消胶令熔和，并手丸如大豆大。每服三十丸，以饮送下，一日二次（现代用法：上为丸，每服6～9g，一日2～3次，空腹时用米汤或温开水吞下。亦可水煎服，用量按原方比例酌减）。

【功用】清热燥湿，养阴止痢。

【主治】久痢赤白，休息痢。便下脓血，赤白相兼，或时作时止，里急后重，腹痛绵绵，心中烦热，舌红少苔，脉细数。

【病机分析】本方证是由痢疾迁延不愈，湿热未尽，日久伤阴所致。久痢湿热羁留，与气血瘀滞相搏，故便下脓血，赤白相兼，里急后重；痢久不愈，或时作时止，必伤阴血，致虚热内扰，心中烦热；久痢不愈，脾阳亦伤，故腹痛绵绵；舌红少苔，脉细数，均为虚热之象。

【配伍意义】本方为久痢及休息痢而设，为湿热久羁，阴血已伤，虚中夹实之证。根据《素问·至真要大论》"热者寒之"、"结者散之"、"散者收之"，以及《素问·三部九候论》"虚则补之"的治疗原则，以清热燥湿，养阴止痢立法。方中黄连为苦寒清热燥湿之品，主"肠澼腹痛下痢"（《神农本草经》卷1），为治痢要药，故重用为君药。阿胶滋阴养血，疗"肠风，下痢"（《本草纲目》卷50）；当归养血和血，"止热痢腹痛"（《本草述钩元》卷8）。两药养阴扶正，并制苦寒之黄连，使无伤阴之虞，共为臣药。稍佐干姜温中、祛湿、止痛，意在扶正，与黄连相配，则苦降辛开，并防黄连苦寒损伤中阳。用老醋为丸，藉其酸收敛阴，作为使药。

本方配伍特点：重用苦寒，配以辛热、濡润、酸敛，使清热不伤阳，燥湿不劫阴，意在扶正祛邪。

张璐谓："平人失其常度而患下痢崩脱，良由鹿车过驶轞动；羊车过度，以致精血不藏；牛车过度，不能随鹿车之弛骤，以致水谷不充"（《千金方衍义》卷15）。本方扶正祛邪，止下痢崩脱，使三车复常，故名之为"驻车丸"。

【类方比较】本方与桃花汤均配干姜，俱可用于久痢，但两方立法、配伍和主治证的病机均异。本方重用黄连为君药，以清热燥湿为主，适用于久痢湿热未尽，而阴血已伤之证；桃花汤重用赤石脂为君药，重在温中涩肠，适用于脾肾阳虚之虚寒久痢。

【临床运用】

1. 证治要点　本方用于痢久伤阴而湿热未尽者，以便下赤白相兼，里急后重，腹痛绵绵，心中烦热，舌红少苔，脉细数为证治要点。

2. 加减法　腹痛甚者，加白芍、木香以行气和血止痛。

3. 本方现代常用于溃疡性结肠炎、细菌性痢疾证属湿热未尽，阴血已伤者。

【使用注意】

1. 痢疾初起者忌用。

2. 原书云："忌猪肉、冷水、黏腻等物"。故服药期间忌食生冷、油腻及辛辣刺激性食物。

【源流发展】本方始见于《备急千金要方》卷15，但该书未注明出处，稍后的《外台秘要》

卷 25 谓本方引自《延年秘录》。《备急千金要方》云:"驻车丸治大冷洞痢肠滑,下赤白如鱼脑,日夜无节度,腹痛不可堪忍者方。"本方汲取了《伤寒论》半夏泻心汤用黄连与干姜相配苦降辛开,以及《金匮要略》治产后下利虚极,用白头翁加甘草阿胶汤,清热燥湿与滋养阴血并用的配伍方法。另外,《外台秘要》卷 25 引《深师方》治赤白下痢用黄连、黄柏、干姜、石榴皮、阿胶、炙甘草组方,其配伍意义亦与本方近似。

本方的后世衍化方大致有以下两类:①加收涩药,强化收涩作用,用治久痢不愈,如《太平惠民和剂局方》卷 10 之小驻车丸,以本方加诃子;《医方类聚》卷 140 引《御医撮要》之驻车丸,以本方加乌梅。②减少温热药,用治湿热久痢耗伤阴血,如《万病回春》卷 4 之驻车丸,以本方加赤茯苓,干姜炒黑;《证治准绳・类方》卷 6 之神效散,以本方去干姜,加乌梅肉。

【疑难阐释】

1. 关于本方出处 《中医方剂大辞典》谓本方出自《外台秘要》卷 25 引《延年秘录》方,《中国医学百科全书・方剂学》谓本方出自《备急千金要方》卷 15。查《备急千金要方》卷 15 和《外台秘要》卷 25 两书中驻车丸药物组成相同,仅当归用量不一。《备急千金要方》成书在公元 650 年,《外台秘要》撰于 752 年,均为唐代成书,据《中国分省医籍考》,《延年秘录》为北魏・张湛所撰,当早于《备急千金要方》和《外台秘要》,且《备急千金要方》曾引用过《延年秘录》一书中的内容,故本方方源应为《延年秘录》,录自《外台秘要》卷 25。

2. 关于本方的适应证 主要有以下几种不同的说法:①冷痢:如《备急千金要方》治"大冷洞痢肠滑";②虚热痢:如《成方便读》治"阴虚下痢发热,脓血黏稠,及休息痢";《中医方剂大辞典》治"久痢伤阴,湿热未尽,亦治休息痢"。③冷热痢:如《外台秘要》治"赤白冷热痢";《圣济总录》治"产后冷热痢"。④一切下痢:如《太平惠民和剂局方》治"一切下痢,无问新久"。从本方中黄连用量独重,配伍阿胶、当归、干姜分析,当为湿热未尽,阴血已伤,脾阳受损,肠滑不固,属标虽湿热而本已有寒,邪犹未尽而正已虚,为寒热虚实错杂之证。故本方对于久痢滑脱,而余邪未尽,阴血已伤,脏寒已现者尤宜。

【方论选录】

1. 张璐:"人身有车,皆附脊而行,以司精、气、神之运度。羊车属肺分,当在上,以职司化气生精,故位反在下;鹿车属肾分,当在下,以职司化火益气,故位反在中;牛车属脾分,当在中,以职司化味为神,故位反在上,此皆平人之常度也。平人失其常度而患下痢崩脱,良由鹿车过驶趱动;羊车过度,以致精血不藏;牛车过度,不能随鹿车之弛骤,以致水谷不充。故用干姜以助牛车之健运,黄连以挽鹿车之倾危,阿胶以救羊车之奔迫,当归以理血气之散乱,庶精、气、神各归其统,而无崩脱之虞。且冷痢得干姜可瘳,热痢得黄连可瘥,冷热交错得姜、连可解,阿胶可滋干姜之燥,当归可和黄连之寒。不特为久痢神丹,尤为休息痢之专药。"(《千金方衍义》卷 15)

2. 张秉成:"原方注云:三车运精气神,分治三焦,以调适阴阳。此因阳热过旺,阴精受伤,故用黄连以驻鹿车之骤,干姜以策牛车之疲,阿胶以挽羊车之陷,当归以和精气神之散乱也。总之,此证因阳热过旺,阴精受伤,所有阳邪羁留阴分可知。故以阿胶之补血、当归之和血,用炮姜引之入阴而复其精血,以炒黑黄连从阴分中而祛其阳陷之邪,且黄连之苦,得干姜之辛,一升一降,邪自不留,阴自可复耳。"(《成方便读》卷 2)

3. 冉先德:"本方为久痢不止,仍有里急后重者而设。久痢伤阴,正气已虚,但湿热羁留,虚中有实。治宜寒热并调,化湿坚阴。方中黄连伍干姜,两调寒热,燥湿化滞;当归伍阿胶,滋阴养血,止血止痢;干姜伍当归,调气和血,里急自除。药虽四味,标本两治,虚实兼顾,

对久痢伤阴，虚中夹实者，甚为合适。”（《历代名医良方注释》）

4. 陈潮祖：“本方为祛邪扶正，寒热并调的配伍形式。黄连清热燥湿，解毒止痢，用为主药，治下痢的标热；干姜温运脾阳，恢复功能，治脾脏的本寒，二味一祛其邪，一扶其正；当归、阿胶滋养阴血，恢复受伤之阴，共呈清热止痢，养血滋阴法则。对痢疾余邪未尽，阴血已伤，脏寒已现者较宜。此证有余邪未尽，脾功受损，营血已亏三种矛盾同时存在，所以此方虽仅四味药却能展现解毒止痢，振奋脾阳，补充阴血三种作用，类似仲景乌梅丸与半夏泻心汤的结构，而又多一组养血药物，是师古而不泥古的范例。”（《中医治法与方剂》）

【评议】张璐以三车过度，精、气、神失统，论述方证，其义幽远。张秉成释为三车分治三焦，方证病机为“阳热过旺，阴精受伤”，可谓执简驭繁。因证属寒热错杂，虚实相兼，方中寒、热、苦、辛、酸、涩同用，故陈氏以仲景乌梅丸比类，发人深省。方中黄连、阿胶配伍，尤其引人注目，张秉成认为辛开苦降，冉氏认为两调寒热，陈氏认为祛邪扶正，均得相反相成之妙。冉氏认为，“本方为久痢不止，仍有里急后重者而设”；陈氏认为，“对痢疾余邪未尽，阴血已伤，脏寒已现者较宜”。二论异曲同工，然以后者更为中肯，临床可资参照。

【验案举例】

1. 便血　《临证指南医案》卷7：叶，嗔怒动肝，络血乃下，按之痛减为虚，夫肝木上升，必犯胃口，遂胀欲呕，清阳下陷，门户失藏，致里急便血。参、术、炮姜，辛甘温暖，乃太阴脾药，焉能和及肝胃。丹溪云：上升之气，自肝而出，自觉冷者，非真冷也。驻车丸二钱。

按语：患者嗔怒则动火，便血则伤阴，按之痛减是为里虚，门户不藏当用收敛，驻车丸清热泻火，养血滋阴，固涩收敛，且阿胶止血，当归舒肝，正当其治。

2. 痢疾　《清代名医医案精华·王旭高医案》：《脉经》云：代则气衰，细则气少。多指阳气而言。今下痢而得是脉，脾肾之阳微特著，况形衰畏冷，而小便清长乎？惟下痢赤者属血分，腹中痛者为有积，立方当从此设想。盖寻其罅而通之补之，亦治病之巧机也。驻车丸，附子枳实理中汤送之。

按语：赤痢湿热未尽而阳气已衰，驻车丸中虽有干姜，但不以温里见长，故合用附子枳实理中汤。

益　黄　散

（《小儿药证直诀》卷下）

【异名】补脾散（《小儿药证直诀》卷下）、益黄汤（《集验良方》卷5）、钱氏益黄散（《医方考》卷4）、益脾散（《中药方剂学》下册）。

【组成】陈皮去白一两（30g）　丁香二钱（6g）（一方用木香）　诃子炮，去核　青皮去白　甘草炙各五钱（各15g）

【用法】上为末。三岁儿一钱半，水半盏，煎三分，食前服（现代用法：共为细末，按年龄酌服1.5～6g，一日2次，用温开水或糖水调服。亦可水煎服，用量按原方比例酌定）。

【功用】健脾和胃，调中止泻。

【主治】

1. 小儿脾胃虚弱，腹痛腹胀，呕吐泻利，不思乳食。

2. 小儿疳积，神倦面黄，脐腹膨大，身形瘦削。

【病机分析】小儿脾胃虚弱，运化失职，乳食积滞于内，气机受阻，升降失常，故见腹痛腹胀，呕吐泄泻，不思乳食，食乳不能消化。泄泻日久不愈，脾胃更伤，运化无力，积滞内停，而成疳证，故见脐腹膨大，神倦面黄，身形瘦削。

【配伍意义】本方为小儿腹痛吐泻，不思乳食及脾疳而设，证属脾胃虚弱。根据《素问·三部九候论》“虚则补之”，以及《素问·至真要大论》“散者收之”，“结者散之”，“寒者温之”的原则，并考虑小儿“脏腑柔弱，易虚易实，易寒易热”(《小儿药证直诀·序》)的生理病理特点，以健脾和胃，调中止泻立法。方中陈皮辛散理气，苦温燥湿，长于调中健脾，“东垣曰：夫人以脾胃为主，而治病以调气为先，如欲调气健脾者，橘皮之功居其首焉”(录自《中药大辞典》)，故重用为君药。青皮苦辛温，既能理气舒肝，使肝木不致横克脾土，又能消积化滞，助脾胃健运，“小儿消积，多用青皮”(《本草纲目》卷30)；甘草甘缓补中，益气健脾，“炙用，治脾胃虚弱，食少，腹痛便溏”(《中药大辞典》)；炮诃子酸涩收敛，调中止泻，暖胃固肠，“主腹胀满，饮食不下”(《卫生宝鉴》卷21)，三药共为臣药。丁香辛温，温中散寒，降逆止呕，“治虚哕，小儿吐泻”(《本草纲目》卷34)，为佐药。且方中陈皮、青皮、丁香芳香悦脾，健胃消食；陈皮、诃子、丁香调理气机，止呕止泻；甘草合诸调气之品，缓急止痛之功尤著。诸药合用，健脾和胃，调中止泻，故本方以“益黄散”、“补脾散”命名。

本方的配伍特点：以辛温香散为主，辅以酸涩收敛，兼顾行气、健脾、温中、消积、涩肠，寓补益于运化之中。

【临床运用】

1. 证治要点　本方用于小儿脾胃虚弱及脾疳，以腹痛，吐泻，不思乳食为证治要点。

2. 加减法　积滞较甚者，可加鸡内金、麦芽以消食化积；脾胃虚甚者，可加人参、白术以补气健脾。

3. 本方现代常用于小儿慢性胃肠炎、消化不良、贲门松弛，以及惊痫等属脾胃虚弱者。

【使用注意】热性下痢者，本方不宜使用。

【源流发展】本方出自宋·钱乙《小儿药证直诀》，该书卷下云：“益黄散(又名补脾散)，治脾胃虚弱，及治脾疳，腹大身瘦。”钱乙论治儿科疾病，以五脏辨证为纲领，立五脏补泻诸方为基本方剂，本方即为补脾的代表方剂。钱氏重视调治脾胃，他不但对虚羸、积、疳、伤食、吐泻、腹胀、慢惊、虫症等疾病从脾胃论治，而且认为疮疹、咳嗽、黄疸、肿病、夜啼等疾病也与脾胃相关，可以从脾胃论治，这在本方中也有所体现。钱氏认为，本方能补脾、和脾、补胃、和胃、调气，可用于脾胃虚弱等10余证，如：肝病胜肺；日晚及夜间发搐；伤风手足冷；伤风自利；初生三日内吐泻，壮热，不思乳食，大便乳食不消或白色；初生三日以上至十日吐泻，身温凉，不思乳食，大便青白色，乳食不消；伤风吐泻身温，乍凉乍热，睡多气粗，大便黄白色，呕吐，乳食不消，时咳嗽；伤风吐泻，身凉，吐沫，泻青白色，闷乱不渴，哽气，长出气，睡露睛；夏秋吐泻，不能食乳，干哕等诸证；脾疳，体黄腹大，食泥土；胃气不和之面㿠白，无精光，口中冷气，不思食，吐水；胃虚冷之面㿠白色弱，腹痛不思食；气不和之口频撮；脾胃冷，食不能消化；胃怯汗，上至顶，下至脐等。

本方的影响，已超出儿科的范畴，如张元素在《医学启源》卷上的“五脏补泻法”中，就把益黄散列为补脾的标准方剂；《徐大椿医书全集·女科指要》卷3则将本方用量稍增，“治孕妇腹痛泄泻，脉紧者”。本方的类方主要见于儿科著作，所治略同，如《活幼心书》卷下之益黄散，以本方去青皮，治脾虚受冷，水谷不化，泄泻注下，盗汗等证；《痘治理辨》之益黄散，以本方丁、木二香并用，去诃子、甘草，治胃冷呕吐，脾虚泄泻，或因疮烦躁，渴饮冷水过多，致伤脾胃；《幼科类萃》卷5之益黄散，以本方去丁香，治小儿脾疳；《医方考》卷2之益黄散，丁香、木香并用，去甘草，治胃寒泄泻，脉迟。

【疑难阐释】

1. 本方“益黄”、“补脾”的涵义　本方不用一味正补之药，而名为益黄散、补脾散，立为补脾主方，蕴意颇深。首先，本方并非单纯为脾虚而设，而是以脾虚为主，兼及胃弱，所治既有食乳不消等脾虚不运见证，又有呕吐泻利等脾胃升降失常见证，故立法以补脾为主，兼以和胃。其次，本方立足于小儿的生理、病理特点：尽管脾胃柔弱，却负担沉重，易于虚损；但生机旺盛，脏气轻灵，一旦调治得法，易趋康复。故不宜过用温补，正如钱乙所言：“小儿易为虚实，脾虚不受寒温，服寒则生冷，服温则生热，当识此勿误也”（《小儿药证直诀》卷上）。其三，着眼于脾胃功能的恢复。脾胃以健为补，本方行气燥湿，温中涩肠，消食化积，健脾和中，使脾运强健，气血生化有源，而虚损自愈，则补脾已在其中。

2. 关于诃子　诃子苦涩敛降，配消积理气之品，有利于气畅积消；配补气健脾之品，有助于气生脾畅。《长沙药解》卷3云：“诃黎勒，苦善泄而酸善纳，苦以破其壅滞，使上无所格，下无所碍；酸以益其收敛，使逆者自降，而陷者自升。”本方于辛散、苦降、甘缓诸药之中，配伍酸涩收敛的诃子，有调节气机及调和脾胃的作用，能助脾胃健运。因此，使用本方不必因无泄泻而去诃子。

【方论选录】

1. 吴昆：“小儿脾虚不实，米谷不化，滑肠，滞颐者，此方主之。胃主受纳，脾主消磨，故能纳而不能化者，责之脾虚。滑肠者，肠滑而飧泄也；滞颐者，颐颔之下多涎滞也，皆土弱不能制水之象。火能生土，故用丁香；甘能补土，故用甘草；香能快脾，故用陈皮；涩能去滑，故用诃子；用青皮者，谓其快膈平肝，能抑其所不胜尔。”（《医方考》卷4）

2. 张璐：“益黄不用补益中州，反用陈、青二橘辟除陈气，其旨最微。婴儿久泻连绵不已，乳食积滞于内，故需二皮专理肝脾宿荫，即兼诃子以兜涩下脱，丁香以温理中州，甘草以和脾气，深得泻中寓补之法。非洞达斯意，难与言至治也。”（《张氏医通》卷15）

3. 冉先德：“本方主治呕吐泄泻，乃由中焦虚寒，脾胃不和，乳食积滞，升降失常所致。脾胃者，仓廪之官，以通为顺，故方中青、陈二桔为君，行气导滞，以通为用补；丁香为臣，温中止呕；诃子为佐，涩肠止泻；甘草为使，补脾和胃，调和诸药。合为调气和脾，温中止泻之剂。”（《历代名医良方注释》）

4. 俞景茂：“益黄散用青陈皮、丁香理气燥湿，芳香化浊，另有诃子涩肠，甘草守中，虽不用一味正补之药，而方名却曰补脾散，可见立方之奥。”

“此方陈皮、青皮、丁香调气温中，诃子涩肠止泻，甘草甘缓守中，以治气滞于中，滑脱泻利之证。脾喜燥恶湿，此方温燥芳香，能燥湿悦脾，故曰补脾。”（《小儿药证直诀类证释义》）

【评议】冉氏论述方证病机，“乃由中焦虚寒，脾胃不和，乳食积滞，升降失常所致”，面面俱到。注家以为：钱乙集行气、除湿、温中、涩肠诸药于一方，不用补益中州，而名“补脾”，其旨最微。俞氏认为“此方温燥芳香，能燥湿悦脾，故曰补脾”；冉氏认为“以通为用补”；张氏赞为“深得泻中寓补之法”，均不无道理，当合而参之。

【验案举例】

1. 慢惊　《小儿药证直诀》卷中：东都王氏子吐泻，诸医药下之，至虚，变慢惊，其候睡露睛，手足瘛疭而身冷。钱曰：此慢惊也，与栝蒌汤。其子胃气实，即开目而身温。王疑其子不大小便，令诸医以药利之，医留八正散等数服，不利而身复冷，令钱氏利小便，钱曰：不当利小便，利之必身冷。王曰：已身冷矣，因抱出。钱曰：不能食而胃中虚，若利大小便即死。久则脾胃俱虚，当身冷而闭目，幸胎气实而难衰也。钱用益黄散、使君子丸四服，令微饮食，至日午果能饮食。所以然者，谓利大小便，脾胃虚寒，当补脾，不可别攻也。

按语：吐泻无不关乎脾胃，误下更伤脾胃，致气血津液匮乏，而成慢惊变证。身冷、不能饮食、不大小便，为脾胃虚寒，已不可再误，故曰：若利大小便即死。钱乙用益黄散合使君子丸健脾养胃，使后天得补，胃气得复，则气血生化有源，病自当愈。

2. 自汗　《小儿药证直诀》卷中：张氏三子病，岁大者汗遍身，次者上至顶下至胸，小者但额有汗，众医以麦煎散治之不效。钱曰：大者与香瓜丸，次者与益黄散，小者与石膏汤，各五日而愈。

按语：《小儿药证直诀》卷上曰："胃怯汗：上至项，下至脐，此胃虚，当补胃，益黄散主之。"本案三病儿同为自汗，而汗出部位不同，钱氏则立法遣方各异，其辨证之精确可见一斑。

3. 肺热　《小儿药证直诀》卷中：东都张氏孙九岁，病肺热，他医以犀、珠、龙、麝、生牛黄治之，一月不愈，其证嗽喘闷乱，饮水不止，全不能食。钱氏用使君子丸、益黄散。张曰：本有热，何以又行温药？他医用凉药攻之，一月尚无效。钱曰：凉药久则寒不能食，小儿虚不能食当补脾，候饮食如故，即泻肺经，病必愈矣。服补脾药二日，其子欲饮食，钱以泻白散泻其肺，遂愈。张曰：何以不虚？钱曰：先实其脾，然后泻肺，故不虚也。

按语：患儿本为肺热，过用寒凉清心平肝之剂，致本病未除而变证蜂起。用益黄散意在扶正补脾，得效后再泻肺经。钱乙这种先补后攻的治疗方法，是从小儿脾常不足，易虚易实，易寒易热的生理病理特点出发的。

4. 内钓　《薛氏医案选·保婴撮要》卷3：一小儿忽干啼作泻，睡中搐，手足冷，此脾土虚寒，肝木侮之，而作发搐，乃内钓也。用益黄散一剂而安，用四君子加柴胡、升麻，乳食渐进而安。

按语：内钓多由受风受惊引起。《薛氏医案选·保婴撮要》卷3说："肝，木也，盛则必传克于脾，脾土既衰，则乳食不化，水道不开，故泄泻色青，或兼发搐者，盖青乃肝之色，搐乃肝之症也。"且睡中发病，手足冷，皆脾土虚寒之候。故以补脾制肝，补脾用益黄散、四君子汤，制肝用柴胡、升麻。

5. 胃气虚寒　《薛氏医案选·保婴撮要》卷9：一小儿手足常冷，腹中作痛，饮食难化。余谓胃气虚寒也，先用益黄散，二服痛止；次用六君子汤，数剂即愈。

按语：患儿手足常冷而见腹痛，可知脾胃虚寒已久，故先用益黄散温中调气以止痛，继用六君子汤补气健脾以收功。

6. 贲门松弛症　《浙江中医杂志》(1994,4:176)：某女，30天。出生后第3天即呕吐频作，食入须臾即吐，口干欲饮，大便干燥，神情萎顿，形体消瘦，舌质淡红，苔薄。消化道钡餐检查：食道中下段轻度扩张，钡剂进入顺利。诊为贲门松弛症，Ⅲ度营养不良。予输液及吗丁啉等治疗不效；按阴虚胃逆，仿仲景麦门冬汤治之，亦无效。后细思此小儿初禀父母之气，脾胃运化不健，寒邪中胃，胃气上逆，故呕吐频作，即以钱氏益黄散加太子参，温运脾胃，降逆止呕，益气养阴。药后症减，药尽3剂则呕吐偶作，上方加白术，调治10天，呕吐未作。

按语：《景岳全书》卷41云："小儿吐泻证，虚寒者居其八九……不得妄用凉药。"婴儿初生，脾胃虚弱，若调养不当，损伤脾胃，致中焦虚寒，极易吐泻，日久不愈，后天失养，酿成疳症。益黄散温中理气，收敛降逆，标本兼治，为对症之剂。

7. 中毒性肠麻痹　《浙江中医杂志》(1994,4:176)：某男，6个月。1月前患痢疾，现腹胀如鼓，哭闹不宁，恶心呕吐，泄泻稀便，面白浮胖，舌质淡，苔白腻。查：血钾正常，腹部平片示大量积气，无明显液平。诊断为中毒性肠麻痹。予以输液、禁食、补钾、胃肠减压术等治疗，腹胀暂得缓解，停胃肠减压腹胀又作。此系脾寒不运，气机郁滞所致，径投益黄散加蝎尾，2 剂后，腹胀明显减轻，继服 3 剂而愈。

按语：《小儿药证直诀》卷上云："治虚腹胀，先服塌气丸"，并当补脾。塌气丸由胡椒、蝎尾组成。本案病于痢后失养，脾胃虚寒，用益黄散加蝎尾治疗，深得钱氏之旨。

8. 腹型癫痫 《浙江中医杂志》(1994，4：176)：某男，5 岁。患儿 3 岁起常腹痛，反复发作，近月来发作频繁，甚则 1 日数发，发则腹痛阵作，偏于脐周，突发突止，痛如刀绞，翻身打滚。经脑电图检查示有阵发性尖波及棘漫波，确诊为腹型癫痫。曾经输液、抗菌、解痉、止痛、驱虫治疗无效。查：舌质淡红，苔薄白，脉缓。此乃顽痰风冷痹阻肠间，气滞痰阻则痛。治拟散寒运脾，理气止痛。投益黄散加延胡索、郁金。进药 5 剂，腹痛即减，又以前方为散剂巩固，服药时腹痛未发作，脑电图检查未见异常波形。

按语：《诸病源候论》卷 16 云："久腹痛者，脏腑虚而有寒，客于腹内，连滞不歇，发作有时，发则肠鸣而腹绞痛，谓之寒中。"本案从散寒益脾、理气止痛入手，重用丁香以温中散寒，配延胡索、青皮以理气止痛，陈皮、诃子、郁金以运脾化痰，方药合证，故应手而效。

【临床报道】婴幼儿腹泻 将 117 例婴幼儿泄泻分为湿热型、风寒夹滞型、脾胃虚寒型、痰湿阻滞型，以本方为基本方对证加减治疗。结果：3 天内止泻 42 例，3～5 天内止泻 42 例，5～10 天内止泻 24 例，未来复诊 5 例，无效 4 例，总有效率为 92%。治愈的 108 例，平均疗程为 5.3 天[1]。中药治疗组 62 例，以本方加羌活、制大黄、车前子、藿香梗治疗；西药对照组 54 例，视轻重不同予乳酸菌素、消食药、小儿泻痢停、小诺霉素、复方新诺明、氨苄青霉素，并纠正水、电解质平衡等对症治疗。结果：治疗组显效 52 例(83.9%)，有效 6 例(9.6%)，无效 4 例(6.5%)；对照组显效 31 例(57.4%)，有效 9 例(16.7%)，无效 14 例(25.9%)。两组显效率及总有效率均有非常显著的差异($P<0.01$)[2]。

参 考 文 献

[1] 徐秋琼，倪菊秀．钱氏益黄散加减治疗婴幼儿泄泻 117 例[J]．上海中医药大学学报，2001，15(3)：26-27.

[2] 祝冬灿．益黄散加味治疗婴幼儿腹泻的临床观察[J]．中医药研究，1997，13(2)：42-43.

第四节 涩 精 止 遗

金锁固精丸

(《医方集解·收涩之剂》)

【异名】固精丸(《中药处方的应用》)。

【组成】沙苑蒺藜炒 芡实蒸 莲须各二两(各 60g) 龙骨酥炙 牡蛎盐水煮一日一夜，煅粉各一两(各 30g)

【用法】莲子粉糊为丸，盐汤下(现代用法：每日 1～2 次，每服 9g，淡盐汤或开水送服。亦可加入莲子肉，水煎服，用量按原方比例酌减)。

【功用】涩精补肾。

【主治】肾虚不固之遗精。遗精滑泄，神疲乏力，四肢酸软，腰痛，耳鸣，舌淡苔白，脉细弱。

【病机分析】遗精滑泄一证，与心、肝、脾、肾四脏密切相关，尤其和肾虚不固的关系最为密切，本方所治为肾虚精关不固而致。《素问·六节藏象论》说："肾者主蛰，封藏之本，精之处也。"肾虚则封藏失职，精关不固，故遗精滑泄；肾虚精亏则气弱，故见神疲乏力，四肢酸软；腰为肾之府，肾精亏虚故有腰痛；耳为肾之窍，"肾气通于耳，肾和则耳能闻五音"(《灵枢·脉度篇》)，肾虚则耳鸣。舌淡苔白，脉细弱均为肾虚之象。

【配伍意义】本方为肾虚不固之遗精滑泄而设，根据《素问·至真要大论》"散者收之"及《素问·三部九候论》"虚则补之"的治疗原则，以涩精补肾立法。方中沙苑蒺藜性味甘温，长于补肾固精止遗，《本经逢原》卷2谓其"益肾，治腰痛，为泄精虚劳要药，最能固精"，故为君药。莲肉、芡实、莲须均为水生之物，甘涩质润，俱能固肾涩精，且莲肉、芡实兼补脾气以充养先天，俾肾精充足；莲子、莲须又可交通心肾，养心安神，使精室不被淫欲所扰，配合君药则能加强固肾涩精之力，三药共为臣药。龙骨甘涩而平，镇惊，安神，固精；牡蛎咸平微寒，敛阴，潜阳，涩精，两药清降镇潜，收涩止遗，兼可平肝潜阳，使相火不得妄动，共为佐药。诸药合用，共奏涩精补肾之功。

本方配伍特点为集诸"涩精秘气"之品于一方，重在固精，兼以补肾，标本兼顾，而以固涩滑脱治标为主。

由于本方能固秘精关，使肾复封藏，精无外泄，犹如贵重的金锁，故名"金锁固精丸"。

【临床运用】

1. 证治要点　本方为肾亏精关不固而设。以遗精滑泄，腰痛耳鸣，舌淡苔白，脉细弱为证治要点。

2. 加减法　肾阴虚者，加女贞子、龟甲等滋养肾阴；阴虚火旺，加生地、丹皮、知母、黄柏以滋阴降火；肾阳虚损，加鹿角霜、补骨脂、巴戟天以温肾固涩；肾精亏虚，加熟地、紫河车以填补肾精；肝阳偏亢，加石决明、代赭石、白芍等平肝潜阳；心火偏旺，加黄连、麦冬等清心安神；脾气虚弱，加党参、白术、山药等健脾补气；腰膝酸痛者，加杜仲、续断以补肾壮腰；兼见阳痿者，可加锁阳、淫羊藿等壮阳补肾；大便干结者，可加熟地、肉苁蓉以补精血而通大便；大便溏泄者，加补骨脂、五味子以固肾止泻；若欲增强固涩力量，则加五味子、金樱子、菟丝子之类。

3. 本方现代常用于慢性前列腺炎、精囊炎、神经衰弱等，以及某些慢性消耗性疾病、慢性功能衰退性疾病，属肾虚精关不固者，以及遗尿、乳糜尿、蛋白尿、泄泻、女子带下、崩漏、产后病、前列腺切除术后逆行射精、男性不育、前列腺炎、骨折迟缓愈合等病症，属肾虚精气不足，下元不固者。

【使用注意】

1. 下焦为湿热所扰，以致遗精带下者，禁用本方；相火偏旺而梦遗者，亦非本方所治。

2. 本方收敛固涩有恋邪之弊，故外感发热者须停药。

3. 服药期间忌食辛辣刺激性食物。

4. 服药期间要节制房事。

【源流发展】本方始见于清·汪昂的《医方集解·收涩之剂》，用"治精滑不禁"。《医方集解》为汪氏"采辑古方"(《医方集解·凡例》)而成，本方之源，已不可考。清代以前，以"金锁丸"、"固精丸"命名，有补肾固精作用，用治遗精滑泄的方剂，不可胜数，较有影响的如《圣济总录》中的金锁丸(数方)和《万氏家抄方》卷2的固精丸。而本方自问世后，很快就成为治疗肾虚精关不固的代表方剂，受到近代医家的重视，并产生了一些行之有效的衍化方，如《鳞爪集》卷2有金锁固精丸，为本方去沙苑子、莲子，加锁阳、苁蓉、鹿角霜、巴戟、茯苓，使补肾助阳之力大增;《四川省药品标准》(1983 年版)固精丸为本方去沙苑蒺藜,加菟丝子、金樱子,则收涩之力更著;《北京中药成方选集》金锁固精丸为本方去莲须,加熟地、山药、茯苓、丹皮、菟丝子、山萸肉、补骨脂、巴戟肉、杜仲炭、人参、龟甲胶、鹿茸、泽泻,阴阳并补,重在培本。

【疑难阐释】

1. 关于本方的功用和主治　多数方剂学著作认为本方具有益肾固精的功用,主治肾虚精关不固的遗精滑泄。但是,也有一些不同看法,如《中医方剂大辞典》载本方功用:“补肾益精,固涩滑脱,交通心肾。”《中国医学大辞典》载本方主治:“真元亏损,心肾不交,梦遗滑精……。”均认为本方能交通心肾,可用于心肾不交之梦遗滑精。还有人认为:“本方具有益肾固精、平肝涩精、安神宁精、健脾摄精之功,可用于治疗因肾虚阴亏,精关失固;或肝阳偏亢,疏泄失常;或心淫意乱,精关受扰;或脾虚气弱,精失统摄所致的遗精证。故临床所见遗精滑泄,腰膝酸软,头晕耳鸣,心烦失眠,不思饮食,神疲乏力,舌红、少苔,脉细弱或弦等,均属其主治症。只要符合上述病机,又见相应症状者,均可使用本方。本方调补肾、肝、心、脾以治遗精,只是示以大法,用之临床,必须根据病位偏于何脏,以及病情的轻重而加味”[1]。查《医方集解》,本方原“治精滑不禁”,后注:“精滑者,火炎上而水趋下,心肾不交也。”方解中首言:“此足少阴药也”,终言“皆涩精秘气之品,以止滑脱也”。可见汪氏本意:精滑者,多属心肾不交,而日久滑脱不禁,则属肾虚不固,应予“足少阴药”、“涩精秘气之品”,以固涩滑脱。尽管方中莲子、莲须可交通心肾,龙骨能镇惊安神,莲肉、芡实可健脾止泻,龙骨、牡蛎能平肝潜阳,但是这些药物大多有涩精益肾的作用,本方整体作用仍为涩精益肾,而不能因部分药物具有某种作用,就认为该方也具有此种作用。从理论上讲,本方的交通心肾、健脾摄精、平肝潜阳的作用均较弱,尤其是后两者更弱,单独使用本方治疗心肾不交、脾虚不摄、肝阳偏亢等所致的遗精滑泄恐力有不逮,还有待于今后临床上进一步证实。

2. 关于本方的方名　金锁,指贵重而又牢固的“门键”。固,指四方屏藩充塞,没有坼裂的意思。由于本方之功能犹如用贵重的金锁锁住精关,并将肾之四方充塞,无隙外漏,使肾主闭藏的功能重新恢复起来,故名为“金锁固精丸”[2]。

【方论选录】

1. 汪昂:“此足少阴药也。蒺藜补肾益精,莲子交通心肾,牡蛎清热补水,芡实固肾补脾,合之莲须、龙骨,皆涩精秘气之品,以止滑脱也。”(《医方集解・收涩之剂》)

2. 张秉成:“夫遗精一证,不过分其有火无火,虚实两端而已。其有梦者,责相火之强,当清心肝之火,病自可已。无梦者,全属肾虚不固,又当专用补涩,以固其脱。既属虚滑之证,则无火可清,无瘀可导,故以潼沙苑补摄肾精,益其不足。牡蛎固下潜阳,龙骨安魂平木,二味皆有涩可固脱之能。芡实益脾而止浊,莲肉入肾以交心。复用其须者,专赖其止涩之功,而为治虚滑遗精者设也。”(《成方便读》卷 4)

3. 朱良春,等:“金锁固精丸,顾名思义,功能固秘精关,治疗肾虚精关不固所引起的遗精诸症。方中沙苑蒺藜补肾益精,莲子交通心肾,牡蛎、龙骨安神,涩精秘气。芡实固肾补脾,与龙、牡同用,为固精止遗的要药。本方汇集益肾收涩诸品,是治疗肾虚遗精及滑精的名方,用之得当,确有良效。假若遗精而见阳虚者,宜加人参、破故纸、鹿茸、山萸肉等补气补阳之品;阴虚而有内热者,宜加知母、白芍等养阴清滋之品。这样辨证使用,其效果必然会提高。但肝经湿热下注或君相火旺以至遗精者,本方切不可施用,而应酌情选用龙胆泻肝汤或知柏八味丸之类。”(《汤头歌诀详解》)

4. 陈潮祖:“《本经逢原》谓沙苑蒺藜‘为泄精虚劳要药,最能固精’。本品专入肾经,补肾固涩，兼而有之，当是主药。辅以龙骨、牡蛎潜镇肝阳，固涩肾精，是固精而可兼调肝的疏泄；莲须清心热而涩肾精，莲子交心肾而固精气，是固精而可兼调心肾不交；芡实补脾收湿，固肾涩精，是固精而可兼防脾湿下注，合而用之，能呈固肾涩精功效。此方药仅六味，却能兼顾肾的封藏不密，肝的疏泄太过，心的心肾不交，脾的湿浊下注四种病机，虽以固涩为主，亦有治病求本之意，是可取处。”(《中医治法与方剂》)

【评议】注家认为，本方集益肾涩精秘气诸品，潜阳纳气，固秘精关，以止滑脱，适用于肾虚无火之遗精、滑精。注家还注意到，本方中配伍了交通心肾，平肝潜阳，益脾止浊之品；陈氏指出：“此方药仅六味，却能兼顾肾的封藏不密，肝的疏泄太过，心的心肾不交，脾的湿浊下注四种病机”，值得玩味。由于本方多为收敛固涩之品，朱氏等指出：“肝经湿热及君相火旺者忌用”，医家应予重视。朱氏提出的加减用药，可供临床参考。

【验案举例】

1. 盗汗　《湖南中医杂志》(1987，3：46)：某男，30 岁，会计，1984 年 6 月 20 日就诊。患者盗汗 3 载，逢夜必作，曾服用当归六黄汤、知柏地黄汤、玉屏风散等治疗 1 年余未瘥。近年来，厌恶房事，举阳不坚，伴见早泄遗精，服用补肾强身片无效。追问病史，患者婚前即有头昏，腰酸，神疲等症。思固涩精关为当务之急，遂投金锁固精丸，每日 3 次，每次 15 粒，并嘱其远房帏，求静养，常食雄猪肾，中途不可停药。1 月后复诊，诉遗精明显减少，头昏腰酸未作，盗汗顽疾已去大半。继用原药治疗 1 个月，盗汗全止。因仍有举阳无力，嘱其晨进金锁固精丸，暮进健身全鹿丸，用药 2 个月，诸症向安。

按语：盗汗多见于阴虚火旺，但也有阳气不足，而卫表不固者。肾阳者，为阳气之根。今患者肾阳亏虚，用金锁固精丸可补肾固精，使精无外泄，阳气自充，故盗汗得止。

2. 下消　《湖南中医杂志》(1997，1：40)：某男，63 岁，因尿多、体瘦、遗精半月于 1995 年 7 月 6 日就诊。1981 年曾因多食易饥，多饮多尿，经测 T_3、T_4 诊为甲亢，1988 年再次复发，两次均服甲基硫氧嘧啶、丙基硫氧嘧啶、心得安等药 1 年余。甲亢虽然控制，但出现严重的粒细胞减少、黄疸等不良反应。半月前出现尿多，夜尿频而长，虽时值盛夏，每夜 4～5 次，不能安寐，体重锐减 2kg，遗精，汗多，口渴舌焦，头晕眼花，腰膝酸软，心烦易怒，舌红，苔薄白，脉细数。证属肝肾不足，下元虚惫。治以滋养肝肾，固精缩尿，予以金锁固精丸加女贞子、炙龟甲。服药 3 剂后，夜尿减至 2 次，口润有津，诸症大减。前方续服 10 剂，小便恢复正常，口不渴，惟感头晕眼花，腰膝酸软。后予麦味地黄汤调理 1 月，神旺体健，饮食二便正常。随访 1 年，未复发。

按语：下消其本在肾，或为肾阴亏虚，或为阴阳两虚。然患者年过 6 旬，病久难愈，正气大亏，多尿、遗精，肾虚已成滑脱不禁之势，故用本方加味固脱益肾，标本兼顾。

3. 慢性肾炎蛋白尿　《江西中医药》(2006，9：26)：某女，39 岁，2005 年 6 月 9 日诊。患者 2 年前因急性肾炎在某医院住院治疗基本治愈，后尿蛋白长期(+～++)，多方治疗无效，遂来诊治。诊见：面色萎黄，神疲倦怠，纳谷欠佳，腰酸背痛，夜梦较多，脉细弱，舌淡苔白。证属脾失输布，肾亏封藏失职，精微外泄。治当补益脾肾，固涩精气。方用金锁固精丸改作汤剂，每日 1 剂。30 剂后，尿蛋白逐渐消失。续服 30 余剂，尿常规恢复正常。嘱其改服丸剂，再用 1 个月，以巩固疗效。后反复检查尿常规均正常。

按语：本例尿中蛋白长期超标，责之肾失封藏，精微外泄，故投本方固肾涩精。

4. 重症肌无力　《新中医》(1973，5：30)：某男，45 岁。右眼上睑完全下垂，四肢无力，蜷卧不起，咀嚼困难，呼吸喘息，气短，经新斯的明的肌注试验，诊为重症肌无力。曾用补中益气汤、归脾汤、杞菊地黄丸等中西药物治疗，一直未能痊愈。考虑患者有失眠、遗精、腰酸痛、腿冷、舌质红、少苔等阴虚表现，故改用金锁固精丸，每次服 12g，每日 3 次，淡盐水送服。两周后病情明显好转，四肢有力，能行走。续服金锁固精丸 36 瓶，停药前做瞬眼试验正常，连续观察 6 年，肌无力未见复发。

按语：肾者主蛰，受五脏六腑之精而藏之，为人身诸气之根本。此案为精气俱亏，非补中益气汤辈力所能及；以本方涩补并用，标本兼治，可谓慧眼独具。

5. 行经泄泻 《新中医》(1990，2：48)：某女，31 岁，1982 年 11 月 3 日就诊。患者五更泻已数年，服四神丸等药，病情时轻时重。近年来月经愆期，色淡质稀，每行经即腹泻，日泻 5～7 次。此次行经日泻十数次，伴头晕神疲，腰酸肢冷，舌淡红、苔薄白，脉沉迟细弱。证属肾气亏虚，失于固摄。治宜温肾暖脾，固摄涩肠，投金锁固精丸加肉豆蔻、补骨脂、五味子、制附片，每日 1 剂，水煎分 3 次温服。1 剂症减，2 剂泻止，再投 15 剂五更泻愈。至今 5 年未复发。

按语：五更泻久，脾肾阳虚，值行经则肾气更亏，固摄无权，泄泻加重。单投四神丸补肾固摄之力不足，故合本方出入，补肾暖脾，涩肠，使痼疾得愈。

6. 崩漏 《湖北中医杂志》(1985，2：41)：某女，21 岁，农民，未婚，1982 年 7 月 14 日就诊。患者于 1978 年 2 月首次行经，量较多，尔后经量逐次递增，色鲜红，经期失准，遂求治于医，用胶艾四物汤、十灰散之类，收效甚微。刻诊：心慌体倦，腰腹胀痛，手足心热而沾濡，渴不多饮，颜面泛红，舌质红瘦，苔薄白欠润，脉弦细而数。证属阴虚内热，冲任失固，用金锁固精丸去莲子，各药均用 30g，水煎服。5 剂病势缓解，前方合二至丸，再进 5 剂，病势渐趋稳定，唯精力疲乏，更用归脾丸，服逾两载，其病未发。

按语：女子平人，二七即当行经，今 17 岁始潮，且经量较多，当责之先天不足，肾气不固。胶艾四物汤、十灰散类为止血治标之剂，故疗效欠佳。用金锁固精丸既可培补先天，又能固涩收敛，标本兼治。更予归脾丸补后天以养先天，用以善后。

7. 产后恶露不绝 《新中医》(1991，1：47)：某女，24 岁，1987 年 7 月 22 日来诊。患者于今年 4 月分娩，产时流血过多，出院后一直阴道流血不止，血量时多时少，间夹少量血块，其家属认为瘀血内停，自行给产妇冲服三七粉 2 次，每次 1 小匙，次日阴道出血反而更多，血色鲜红，伴有腰酸膝软，心慌气短，汗出不止，遂来就诊。检查见患者面色㿠白，精神萎靡，气短，语声低微，四肢冰凉，舌淡无苔，脉沉细无力。证属脾肾俱虚，气血失其统摄，治当健脾补肾，益气摄血。方用金锁固精丸去莲须，加续断、炒地榆、黄芪、炒艾叶。服药 2 剂后，阴道出血停止，诸症减轻，照上方加白术，继服 6 剂而愈。3 个月后追访身体健康。

8. 产后泄泻 《新中医》(1991，1：47)：某女，29 岁，1983 年 5 月 22 日来诊。患者于 4 月初分娩时流血过多，加之产后休息不好，饮食调摄失宜，故常肠鸣腹泻，泻前腹痛，泻后痛稍减，大便稀薄，每日 5～6 次，夹有不消化食物，伴有脘腹闷胀，四肢乏力，曾服抗生素治疗，效果不佳。近日症状加重，夜间有时大便 1～2 次，伴有心慌气短，小便清长，面部及下肢水肿，精神困倦，面色萎黄，纳食无味，四肢不温，腰膝酸软无力，小腹有下坠感，舌淡白无苔，脉沉细无力。证属脾肾阳虚，寒湿泄泻。治宜补益脾肾、除湿止泻，方选金锁固精丸去莲须，加白术、茯苓、炮姜、肉桂。服 5 剂，腹泻已止，大便已成形，每日 1 次，余证均减，继以上方出入 4 剂而愈。

9. 产后尿失禁 《新中医》(1990，2：48)：某女，32 岁，1981 年 4 月 27 日就诊。患者自妊娠后期始腰酸，遗尿，未经治疗。至 2 月 21 日产后，出现尿失禁，现已 2 月余，服缩泉丸半月无效。诊见气短，乏力，神疲，舌淡、苔薄白，脉沉细弱。证属肾气亏虚，固摄无权，膀胱失约。治宜补肾缩尿固脬。投金锁固精丸加桑螵蛸、益智仁、乌药，每日 1 剂，水煎分 3 次服。2 剂症减，再服 5 剂病愈。

10. 产后自汗 《新中医》(1990，2：48)：某女，37 岁，1984 年 12 月 6 日就诊。产后自汗不止，动则尤甚，现已 7 周，服玉屏风散无效。刻诊：面色㿠白，气短乏力，语声低怯，腰膝酸软，舌淡苔薄，脉虚弱。证属肺肾气虚，其本在肾。治宜补肾摄纳为主，兼以益肺固表。投金锁固精丸加炙黄芪、五味子、炙甘草，每日 1 剂，水煎分 3 次服。3 剂自汗止，续服 7 剂以巩固疗效。

按语：冲为血海，任主胞胎，产后病常与冲任损伤，气血不足有关。而肾主生殖，为封藏之本，司二便，冲任隶属肝肾，若素体肾虚，生产时重伤肾气；或产后病失治、误治，损伤肾气；或产后失于调摄，以及久病及肾，均可导致肾气亏虚，摄纳无权，而出现恶露不绝、泄泻、尿失禁、自汗等滑脱不禁诸证。案 7 本已失血过多，气血大伤，复因治疗失当，更使脾肾阳气虚损，血失统摄，有气血双亡之兆，以本方加减，意在补肾益气，固涩滑脱。案 8 为产时失血过多，产后调摄失宜，证属脾肾阳虚，故以本方加减，两补脾肾，涩肠固脱。案 9 素体肾虚，产后肾气更亏，膀胱失约，小便失禁，投缩泉丸不效者，以病重药轻，故加本方出入方愈。案 10 为产后自汗，自汗多责之气虚表卫不固，故用玉屏风散，然不效者，以肾气亦亏，因肺为气之主，肾为气之根，投本方加味，意在补肾益肺，收涩固表。以上四案均为产后疾病，病程在 7 周至 3 个月，均经过他法他方治疗无效，这提示我们，产后有滑脱不禁表现的慢性疾病，经他方治疗无效者，可能为肾虚不固，试投本方，或可收到满意的疗效。

【临床报道】

1. 滑精 治疗组 13 例以本方加血竭，对照组 11 例单用本方，均用汤剂，对证加减，治疗 1～3 个月。结果：两组显效各 10 例、3 例，有效各 2 例、1 例，总有效率各 92.31%、36.36%，疗效以治疗组为优($P<0.01$)[3]。

2. 早泄 对 36 例患者给予盐酸曲唑酮，每晚口服 50mg；配合本方加金樱子，对证加减，每天 1 剂，4 周 1 个疗程。结果：痊愈 28 例，好转 7 例，无效 1 例。治愈时间最短 5 天，平均 2 周[4]。

3. 慢性泄泻 以本药每日 2 次，兼有肝郁气滞者，加小柴胡冲剂，治疗 34 例。结果：治愈 12 例，好转 19 例，无效 3 例，总有效率为 91%[5]。

4. 带下病 以本方加椿根皮、乌贼骨、茯苓为基本方对证加减，治疗 36 例。结果：治愈 29 例，显效 5 例，无效 2 例[6]。以本方去莲子肉，加炙黄芪、茯苓、白术、枣仁为基本方，对症加减，治疗 50 例。结果：痊愈 21 例，显效 27 例，无效 2 例，总有效率为 96%[7]。

5. 骨折迟缓愈合 以本方加鹿角片、骨碎补、煅自然铜为基本方对证加减，治疗 22 例。患者病程 60 天～2 年。结果：经 30～120 天治疗均获痊愈[8]。

6. 其他 本方还可用于糖尿病肾病、前列腺切除术后逆行射精、男性不育、前列腺炎、儿童遗尿等病[9～13]。

【实验研究】对阿霉素肾病的作用 金锁固精丸加味方(加黄芪、水蛭、柴胡、茯苓等)能明显减少阿霉素肾病大鼠尿蛋白，提高血清总蛋白及白蛋白，降低血清总胆固醇，并使病变肾组织形态得到明显改善[14]。

【附方】水陆二仙丹(水陆丹)(《本草图经》，录自《证类本草》卷 12) 金樱子、鸡头实各等分(原方无用量，此据《方剂学》增补)煮金樱子作煎，鸡头实捣烂晒干，再治下筛，为丸服之。丸如梧桐子大，每服五十丸(9g)，盐汤送下(据《洪氏集验方》卷 3 增补)。功用：补肾涩精。主治：男子遗精，白浊，小便频数，女子带下，纯属肾虚不摄者。

本方两药性皆甘平，均能入肾，具收涩固肾之功，金樱子酸涩收敛，固精缩尿，芡实甘涩益肾，涩精止带。《医方考》卷4谓："金樱膏濡润而味涩，故能滋少阴而固其滑泄；芡实粉枯涩而味甘，故能固经浊而防其滑泄。金樱生于陆，芡实生于水，故曰水陆二仙。"两药合用益肾固精。本方与金锁固精丸均有补肾涩精作用，但本方补涩之力不及金锁固精丸强。故《医方论》卷4认为，水陆二仙丹"亦能涩精固气，但力量甚薄，尚须加味"。

参考文献

[1] 关德生．金锁固精丸止遗功用探析[J]．新中医，1993，25(7)：7-8.

[2] 赵存义．中医古方方名考．北京：中国中医药出版社，1994：270-271.

[3] 李若钧．金锁固精丸加血竭治疗滑精临床观察[J]．山西中医，1994，10(5)：46-47.

[4] 冯志成．盐酸曲唑酮合金锁固精丸治疗早泄36例的疗效分析[J]．中国基层医药，2006，13(5)：836.

[5] 江从舟．金锁固精丸治疗慢性泄泻34例[J]．福建中医药，1997，28(5)：18.

[6] 陈桂湘．金锁固精丸治疗带下病36例[J]．河南中医，1995，15(5)：301.

[7] 裘开明．金锁固精丸加减治带下50例[J]．中国民间疗法，2000，8(8)：31.

[8] 谭德雄．金锁固精丸治疗骨折迟缓愈合22例报告[J]．中国中医骨伤科杂志，1991，7(2)：44-47.

[9] 张秋林，罗宏斌，冉燕雪，等．金锁固精丸加味方联合福辛普利治疗糖尿病肾病临床观察[J]．新中医，2009，41(1)：23-25.

[10] 王宏志．金锁固精丸加减治疗前列腺电汽切术后逆行射精20例[J]．湖南中医杂志，2005，21(6)：50.

[11] 张彦清．金锁固精丸加减治疗男性不育32例[J]．内蒙古中医药，1999，(3)：13.

[12] 薛志广，贾东强．补阳还五汤合金锁固精丸加减治疗前列腺炎36例[J]．浙江中医杂志，2005，40(8)：343.

[13] 邹世昌．知柏地黄丸合金锁固精丸治疗儿童遗尿症48例[J]．中成药，1999，21(11)：614-615.

[14] 张秋林，陈思源．金锁固精丸加味方治疗大鼠阿霉素肾病的实验研究[J]．中国中西医结合肾病杂志，2006，7(7)：409-411.

桑螵蛸散

（《本草衍义》卷17）

【组成】桑螵蛸　远志　菖蒲　龙骨　人参　茯神　当归　龟甲酥炙以上各一两(各30g)

【用法】上为末，夜卧人参汤调下二钱(6g)(现代用法：研末，睡前，党参汤调下6g；亦可白水冲服)。

【功用】调补心肾，涩精止遗。

【主治】心肾两虚证。小便频数，或尿如米泔色，或遗尿、滑精，心神恍惚，健忘，舌淡苔白，脉细弱。

【病机分析】本方主治证乃心气不足，肾虚不摄，水火不交所致。肾藏精，主水，与膀胱互为表里，肾气有助膀胱气化，司膀胱开合以约束尿液的作用。肾虚不摄则膀胱失约，以致小便频数，或尿如米泔色，甚或遗尿；肾虚精关不固，而致遗精。心藏神，心气不足则心神不宁，且因肾精不足，不能上济于心，使心神失养，故心神恍惚，健忘。舌淡、脉细弱亦为心肾两虚所致。

【配伍意义】本方为尿频、遗尿、滑精而设，证属心肾两虚，而以肾虚不摄为主。根据《素问·至真要大论》"散者收之"，以及《素问·三部九候论》"虚则补之"的治疗原则，以调补心肾，涩精止遗立法。方中桑螵蛸甘咸而平，为"肝肾命门药也，功专收涩，故男子虚损，肾衰阳痿，梦中失精，遗溺白浊方多用之"(《本经逢原》卷4)，本品既能补肾助阳，又能固精止遗，标本兼顾，故为君药。龙骨甘涩收敛，能镇惊安神，缩尿固精，《本经逢原》卷4谓其"益肾镇心，为收敛精气要药"；龟甲咸甘性平，滋阴、潜阳、补肾，"能通心入肾以滋阴"(《本草经疏》卷20)，龟甲得龙骨则益阴潜阳安神之功更著，两药交通心肾，共为臣药。且桑螵蛸得龙骨则固涩止遗之力增，得龟甲则补肾固本之功著。人参大补元气，补心安神；茯神宁心安神，配人参养心安神之力尤著；菖蒲善开心窍，宁心安神；远志安神强志，通肾气上达于心，合菖蒲则交通心肾，益肾宁神之力增强；当归补养心血，得人参补气生血；以上五药均为佐药。诸药相合，共奏调补心肾，补益气血，涩精止遗之效。

本方配伍特点为固精补肾与安神补心并用，交通心肾。

本方以桑螵蛸为君药，因用散剂，故名"桑螵蛸散"。

【类方比较】本方与金锁固精丸均为涩精止遗之方，但金锁固精丸纯用涩精补肾之品组成，专治肾虚精关不固之遗精滑泄。本方则在涩精止遗的基础上配伍交通心肾之品，使心肾相交，神志安宁而肾自固，主治心肾两虚所致的尿频、遗尿、滑精。

【临床运用】

1. 证治要点　本方治疗心肾不足而小便频数、遗尿或失精者，尤宜于遗尿或时欲尿而不能控制属肾亏者，以尿频，遗尿，滑精，心神恍惚，舌淡苔白，脉细弱为证治要点。

2. 加减法　若肾阳虚者，加巴戟天、补骨脂、菟丝子温补肾阳；若遗精，脉细弱者，可酌加山萸肉、沙苑蒺藜以固肾涩精；糖尿病之小便频数，可加淮山药、山萸肉以固肾填精；神经衰弱之滑精、健忘、心悸、失眠等，可酌加五味子、酸枣仁等以养心安神。

3. 本方现代常用于尿频、小儿遗尿、尿道综合征、神经原性膀胱、前列腺术后尿失禁、子宫外脱、神经衰弱之梦遗滑精等病，属心肾不交者。

【使用注意】若由下焦湿热而致的小便频数，溺赤涩痛，或由脾肾阳虚所致的尿频失禁，均非本方所宜。

【源流发展】本方出自宋·《本草衍义》，该书卷17载："安神魂，定心志，治健忘、小便数，补心气。桑螵蛸、远志、菖蒲、龙骨、人参、茯神、当归、龟甲醋炙，以上各一两，为末，夜卧人参汤调下二钱。如无桑螵蛸者，即用余者，仍须以炙桑白皮佐之，量多少可也，盖桑白皮行水，意以接螵蛸就肾经。用桑螵蛸之意如此，然治男女虚损、遗精、阴痿、梦失精、遗溺、疝瘕、小便白浊，肾衰不可厥也。"追溯其源，本方是由《备急千金要方》的茯神散(人参、茯神、远志、菖蒲)和孔子大圣枕中方(龟甲、远志、菖蒲、龙骨)等加味而成。《仁斋直指方》卷10之桑螵蛸散以本方加炙甘草，所治相同。《临证指南医案》卷3治许案，因患者纳少胃弱，将本方改为蜜丸。本方现代主要用于尿频、遗尿、遗精等证。

【方论选录】

1. 汪昂："此足少阴、手足太阴药也。虚则便数，故以螵蛸、龙骨固之。热则便欠，故以当归、龟版滋之。人参补心气，菖蒲开心窍，茯苓能通心气于肾，远志能通肾气于心，并能清心解热。心者，小肠之合也，心补则小肠不虚，心清则小肠不热矣。"(《医方集解·收涩之剂》)

2. 徐大椿："心不下交，肾气不密，故封藏不固，遗溺不止焉。桑螵蛸固涩脬气，龙骨固涩溺窍，人参扶元气以摄水，当归养血脉以荣经，茯神渗湿清水府，龟甲滋阴壮肾水，菖蒲开窍通神明，远志宁神交心肾。为散参汤下，使真元布濩，则心肾相交，而真阳秘密，脬气自固，遗溺无不止矣。此通心固肾之剂，为心肾不交遗溺之专方。”（《徐大椿医书全集·杂病证治》卷7）

3. 费伯雄：“交通心肾，去虚热而固精，此方最佳。”（《医方论》卷4）

4. 张秉成：“治小便频数，并能安神魂，补心气，疗健忘。夫便数一证，有属火盛于下者，有属下虚不固者。但有火者，其便必短而赤，或涩而痛，自有脉证可据。其不固者，或水火不交，或脾肾气弱，时欲便而不能禁止，老人、小儿多有之。凡小儿睡中遗溺，亦属肾虚而致。桑螵蛸补肾固精，同远志入肾，能通肾气上达于心，菖蒲开心窍，使君主得受参、归之补，而用茯苓之下行者，降心气下交于肾，是则心肾自交。龙与龟皆灵物，一则入肝而安其魂，一则入肾而宁其志，以肝司疏泄，肾主闭藏，两脏各守其职，宜乎前证皆瘳也。”（《成方便读》卷4）

5. 湖北中医学院方剂教研室：“本方证为水火不交，心肾不足所致……且人参可补肺气，肺为水之上源，肺气足则能约束水道，若肺气亏虚，上虚不能制下，亦可致小便不禁，此即《金匮要略》所谓‘上虚不能制下’之证。张景岳说：‘盖小水虽利于肾，而肾上连肺，若肺气无权，则肾水终不能摄，故治水者必须治肺，宜以参、芪……为主’。由此可见，本方配伍人参，颇具深义。”（《古今名方发微》）

【评议】注家对本方证的病机和本方功用认识比较一致。认为肾虚不固，水火不交是引起小便频数的基本病机；固肾涩精，交通心肾是本方的主要功用；并重视人参、菖蒲、茯苓、远志的补心气、开心窍、交通心肾的作用。汪氏还强调了心和小肠相表里，提示小便异常、白浊如米泔，勿忘小肠泌别清浊的功能失常。张氏则认为，龙骨、龟甲的安魂宁志，使肝肾各守其职，在治疗本方证有重要意义。湖北中医学院方剂教研室又提出，上虚不能制下，可致小便不禁；方中人参兼可补气治肺，使肺气足则能约束水道。均对临床应用本方有一定的指导意义。

【验案举例】

1. 小便频数　《本草衍义》卷17：邻家有一男子，小便日数十次，如稠米泔，色亦白，心神恍惚，瘦瘁食减，以女劳得之，令服此桑螵蛸散，未终一剂而愈。

2. 遗精　《临证指南医案》卷3：华，二九，神伤于上，精败于下，心肾不交。久伤精气不复，谓之损。《内经》治五脏之损，治各不同。越人有上损从阳，下损从阴之议。然必纳谷资生，脾胃后天得振，始望精气生于谷食。自上秋至今日甚，乃里真无藏，当春令泄越，生气不至，渐欲离散。从来精血有形，药饵焉能骤然充长。攻病方法，都主客邪，以偏治偏。阅古东垣、丹溪辈，于损不肯复者，首宜大进参、术，多至数斤，谓有形精血难生，无形元气须急固耳，况上下交损，当治其中，若得中苏加谷，继参入摄纳填精敛神之属。方今春木大泄，万花尽放，人身应之，此一月中急挽勿懈矣。参术膏，米饮调服，接进寇氏桑螵蛸散去当归，此宁神固精，收摄散亡，乃涩以治脱之法。又，半月来，服桑螵蛸散以固下，参术膏以益中，遗滑得止，其下关颇有收摄之机，独是昼夜将寝，心中诸事纷纷来扰。神伤散越最难敛聚，且思虑积劳，心脾营血暗损，血不内涵，神乃孤独，议用严氏济生归脾方。

按语：本案上下交损，故治以固下益中，半月精关方得收摄。古人云：“心为情志之府”，若淫欲常扰，则精室不安，而遗泄难止，故终用归脾汤，宁心健脾以收功。

【临床报道】

1. 尿频　用桑螵蛸散治疗儿童小腹部外伤后尿频10例，甚者加台乌药、益智仁，多数用药3～5剂见效，10剂以内全部治愈[1]。

2. 小儿遗尿　以本方加减(去人参、当归,加党参、益智仁、黄芪、麻黄)为基本方,对证加减,治疗 100 例,15 天为 1 个疗程,治疗 2 个疗程。结果:痊愈 67 例,有效 27 例,无效 6 例,总有效率 94%[2]。

将本方配合其他方剂或疗法治疗小儿遗尿,常可缩短疗程,提高治疗的依从性。如以本方合缩泉丸对证加减治疗 80 例,7 天 1 个疗程。结果:1 个疗程治愈 40 例,2 个疗程治愈 35 例,好转 5 例,全部有效[3]。用脉冲治疗仪加本方治疗 93 例,对照组 90 例单用本方,均对证加减,7 天 1 个疗程。结果:两组治愈各 53 例、16 例,好转各 37 例、45 例,无效各 3 例、29 例,总有效率各 96.77%、67.7%,疗效以治疗组为优($P<0.05$)[4]。

3. 尿道综合征　以本方治疗急性尿道综合征 37 例,对照组 30 例中用谷维素、安定,1 周 1 个疗程,治疗 3 个疗程。结果:两组各治愈 20 例、10 例,好转各 15 例、12 例,无效各 2 例、8 例,总有效率各 94.6%、73.3%,疗效以治疗组为优($P<0.05$)[5]。以本方随症加减治疗 36 例,对照组 32 例中用安定、谷维素,服药 15 天后观察疗效。结果:两组治愈各 30 例、10 例,好转各 4 例、12 例,无效各 2 例、10 例,有效率各 94.44%、65.75%,有效率以治疗组为优($P<0.01$)[6]。

4. 老年性便秘　以本方(去茯神,加芡实)为基本方,随证加减,治疗 23 例,结果:痊愈 18 例,好转 3 例,无效 2 例[7]。

5. 其他　本方还可用于前列腺术后尿失禁、脑血管疾病后神经原性膀胱、子宫外脱等疾病[8~10]。

【实验研究】改善惊恐状态作用　桑螵蛸散对惊恐模型大鼠下丘脑单胺类神经递质有调节作用,能明显升高下丘脑肾上腺素及 5-羟色胺含量、5-羟色胺/多巴胺比值,从而改善惊恐状态[11]。

参 考 文 献

[1] 熊茂祥. 桑螵蛸散治疗儿童外伤性尿频[J]. 四川中医,1992,10(3):26.

[2] 王范武. 桑螵蛸散加减治疗小儿遗尿 100 例[J]. 广西中医药,2005,28(5):39.

[3] 王素平. 桑螵蛸散合缩泉丸治疗小儿遗尿症[J]. 天津中医药,2003,20(2):13.

[4] 梁惠英,刘洪峰,吴清波. 脉冲治疗仪加桑螵蛸散治疗小儿遗尿症 93 例[J]. 江西中医药,2002,33(4):30.

[5] 孙尧中,史小春. 桑螵蛸散治疗急性尿道综合症 37 例[J]. 实用中医内科杂志,2004,18(1):69-70.

[6] 江惟明. 桑螵蛸散治疗尿道综合征 36 例[J]. 陕西中医,2002,23(4):304.

[7] 苏建华. 固肾缩尿法治疗老年性便秘 23 例疗效观察[J]. 中医杂志,1990,31(1):27.

[8] 王军齐,严以炳. 桑螵蛸汤加味治疗前列腺术后尿失禁[J]. 宁夏医学院学报,1995,17(4):384.

[9] 林琳,王建明,张春艳,等. 针药结合治疗神经原性膀胱 82 例临床研究[J]. 中医药学报,2008,36(2):70-71.

[10] 温觉文. 桑螵蛸散加减治疗子宫外脱症经验[J]. 广东中医,1959,(1):34-35.

[11] 董秋安,刘晓伟,许丽,等. 惊恐应激对大鼠下丘脑单胺类递质的影响及中药干预[J]. 辽宁中医杂志,2006,33(12):1652-1653.

缩泉丸(固真丹)

(《魏氏家藏方》卷 6)

【组成】天台乌药细锉　益智子大者,去皮,炒各等分。

【用法】上为末，别用山药炒黄研末，打糊为丸，如梧桐子大，曝干；每服五十丸，嚼茴香数十粒，盐汤或盐酒下（现代用法：每日 1～2 次，每次 6g，开水送下）。

【功用】温肾祛寒，缩尿止遗。

【主治】下元虚寒证。小便频数，或遗尿不止，或小便清长，或溺有余沥，舌淡，脉沉弱。

【病机分析】本方主治证乃下元虚寒所致。《素问・脉要精微论》云："水泉不止者，是膀胱不藏也。"膀胱者，与肾相为表里，肾气不足，下元虚冷，则膀胱虚寒，不能约束水液，以致尿频、遗尿、小便清长或溺有余沥。

【配伍意义】本方为下元虚寒所致小便频数而设。根据《素问・至真要大论》"散者收之"、"寒者热之"，以及《素问・三部九候论》"虚则补之"的治疗原则，以温肾祛寒，缩尿止遗立法。方中益智仁辛温，为"行阳退阴之药，三焦命门气弱者宜之"（《本草纲目》卷 14），能温补肾阳，固涩精气，收缩小便，故为君药。乌药辛温，善理元气，"固非补气，亦不耗气，实有理其气之元，致其气之用者"（《本草述钩元》卷 22），可调气散寒，能除膀胱肾间冷气，止小便频数，伍益智仁使收散有序，开合有度，涩而不滞，故为臣药。更以山药糊丸，取其甘平，健脾补肾，固涩精气，为佐药。茴香辛香发散，入肾、膀胱经，用数十粒为引，助诸药温肾祛寒之功，使下焦得温而寒去，则膀胱气化复常，约束有权，溺频遗尿自可痊愈。

本方配伍特点：在温肾固摄的基础之上调气散寒，寓收于散，寓合于开，使气化复常，而津液得敛。

因本方有止尿频，缩小便之功，剂型为丸，故名"缩泉丸"。

【类方比较】本方与桑螵蛸散均属固涩剂，有固涩止遗的作用，可用于小便频数或遗尿，但本方以益智仁配伍乌药等，重在温肾祛寒，适用于下元虚寒而致者；桑螵蛸散则以桑螵蛸配伍龟甲、龙骨、茯神、远志等，偏于调补心肾，适用于心肾两虚所致者。

【临床运用】

1. 证治要点　本方主治下元虚寒证，以尿频或遗尿，舌淡，脉沉弱为证治要点。

2. 加减法　肾精不足，加鹿角胶、菟丝子以补肾填精；肾阳虚，加仙灵脾、山萸肉以温肾助阳；肾阴虚，加熟地、龟甲以滋阴潜阳；气虚，加黄芪、白术以益气；若嫌固涩之力不足，可酌加鹿角霜、桑螵蛸、乌贼骨、牡蛎等敛涩之品。

3. 本方现代常用于尿频、尿失禁、尿崩症等属下元虚寒者，还可用于淋症、尿道综合征、多涕、多涎、冷泪、乳泣、泄泻、遗精、慢性前列腺炎、带下病、崩漏等，属肾气亏虚，固摄无权者。

【使用注意】忌辛辣、刺激性食物。本方药简力薄，若病情较重者，当酌加温补固涩之品。

【源流发展】本方源于宋・《魏氏家藏方》卷 6，原名固真丹，治肾经虚寒，小便滑数及白浊等疾。《魏氏家藏方》为南宋医家魏岘集家传及其亲自试用有效的验方而成。书中另有缩泉丸，由乌药、益智仁、吴茱萸、川椒四药组成，用治脬气不足，小便频多，及老年阳虚遗溺等证。后人取固真丹之方，冠缩泉丸之名。《世医得效方》卷 7 有三仙丸，与本方相比，药量稍殊，加朱砂为衣，以镇心安神，用于下元虚冷，精关不固，心肾不交，梦遗泄精之证。今人治遗尿等证常以本方加味组方。

【疑难阐释】

1. 关于本方出处　本方出处，不同医籍标注不一，颇多异议。《中医治法与方剂》说出自《集验方》，《简明中医词典》、统编教材 5 版《方剂学》等说出自《妇人良方》，《古今名方发微》、《中医方剂大辞典・方剂分册》等说出自《校注妇人良方》，《女科方萃》说出自《证治准绳》。据现有资料分析,以上几说皆误。

由乌药、山药、益智仁3药组成,以缩泉丸命名者,首见于《医方类聚》引《济生续方》,后世医书如《世医得效方》、《类编朱氏集验医方》、《校注妇人良方》、《古今医鉴》、《证治准绳》等均载本方。

古医籍中名《集验方》者以北周姚僧垣之著为最早,此外有唐杨归厚之《杨氏产乳集验方》及明邹福之《经验良方》后世也称《集验方》,但此三书均佚。有人将散载于唐、宋诸方药书中引用过的《集验方》中的方药重新辑校,编成《集验方》,但书中未见载有缩泉丸。《妇人良方》为宋陈自明所著,书中并无缩泉丸一方。明王肯堂所著《证治准绳》和薛己的《校注妇人良方》均载有缩泉丸一方,方中药物组成、炮制、服法完全相同,而《校注妇人良方》成书时间(1547年)明显早于《证治准绳》(1602年),但仍晚于《济生续方》(1253年成书)。因此可以确定《医方类聚》引《济生续方》为缩泉丸方名的最早出处。然而,《医方类聚》引《济生续方》仅为缩泉丸方名的最早出处,并非缩泉丸之方源。其方源为《魏氏家藏方》(1227年成书),本名固真丹,后世习称缩泉丸[1]。

2. 关于本方适应证　除尿频、遗尿外,现代还用于尿崩、流涎、乳泣、多涕、带下、崩漏等证。《素问·逆调论》云:"肾者水脏,主津液。"《类经附翼》卷3云:"肾者主水,受五脏六腑之精而藏之。故五液皆归于精,而五精皆统于肾。"肾司开阖,为封藏之本;肾中精气的蒸腾气化,主宰着整个人体的水液代谢。如肾气亏虚,气化失常,以致固摄无权,则可出现尿液、涎唾、泪液、乳汁、汗液、精液等水液滑脱而不能自止,甚至出现泄泻、带下、崩漏等证。本方用益智仁暖脾肾,摄津液;乌药理元气,助气化;山药固肾气,补脾肺,合为补肾温阳化气,固摄水液滑脱之剂。故凡属肾气亏虚,固摄无权,水液滑脱不禁诸证,尤其是尿频、遗尿、小便清长者,均可以之加减治疗。

3. 关于方名含义　缩,有收敛,减缩之义;泉,原意指水由地出者,此处喻为小便。以"缩泉"命名,是说本方有缩敛小便的作用。

4. 关于益智仁　益智仁为辛温之品,可行气温阳,味不酸涩,有敛摄之性。《本草经疏》卷14云:"益智子仁,以其敛摄,故治遗精虚漏,及小便余沥,此皆肾气不固之证也。肾主纳气,虚则不能纳矣。又主五液,涎乃脾之所统,脾肾气虚,二脏失职,是肾不能纳,脾不能摄,故主气逆上浮,涎秽泛滥而上溢也,敛摄脾肾之气,则逆气归元,涎秽下行。"《本草求真》卷3云:"益智,气味辛热,功专燥脾温胃,及敛脾肾气逆,藏纳归源,故又号为补心补命之剂。是以胃冷而见涎唾,则用此以收摄;脾虚而见不食,则用此温理;肾气不温,而见小便不缩,则用此盐炒,与乌药等分为末,酒煮山药粉为丸,盐汤下,名缩泉丸以投。与夫心肾不足,而见梦遗崩带,则用此以为秘精固气。"总之,本品对于脾肾气虚,肾气不固,可敛摄脾肾之气,藏纳归源,常用于流涎、遗尿、遗精、崩漏、泄泻等,可谓固脾肾、摄水液的要药。

【方论选录】

1. 吴昆:"脬气虚寒,小便频数,遗尿不止者,此方主之。脬气者,太阳膀胱之气也。膀胱之气,贵于冲和,邪气热之则便涩,邪气实之则不出;正气寒之则遗尿,正气虚之则不禁。是方也,乌药辛温而质重,重者坠下,故能疗肾间之冷气;益智仁辛热而色白,白者入气,故能壮下焦之脬气。脬气复其天,则禁固复其常矣。"(《医方考》卷4)

2. 徐大椿:"脬气不固,小便频数,精府亦因之以动,故遗精昼甚,明是阳虚气不施化焉。乌药顺九天之气,敷气化于脬中;益智补先天之火,缩小便于水府;山药糊丸,淡盐汤下,乃以专补脾阴兼益肾脏也。使脾肾两充,则阳化阴施,而精溺自分,积室完固,安有溺数遗精之患

乎？此化气摄液之剂，为阳虚气不施化之专方。”（《徐大椿医书全集・杂病证治》卷7）

3. 傅衍魁，等：“本方具有温肾止遗功效。为治小便频数，小儿遗尿之有效方剂。方内乌药、益智仁皆为辛温入肾与膀胱之药，并具温肾固涩，行气散寒之性。而山药甘平补脾益肾以增强二药补肾益脾之功。可谓补后天之脾而益先天之肾。共奏止尿频，缩小便之功。因而名其为缩泉也。”（《医方发挥》）

4. 钱伯煊：“方中以益智仁温补脾胃，本脾药而兼入心肾，主君相二火，补心气、命门之不足，能涩精固气，以盐水炒者，取其下达于肾；乌药上入肺脾，下达膀胱与肾，善疏导胸腹邪逆之气；山药补肺脾，涩精气，全方之意，使肺气足，则肾气亦得荫，肾为封藏之本，肾强则下元得固，水道调摄如常矣。本方虽药物组成简单，但在益肾、温涩的基础之上，不忘补气、调气，的确见识不同一般，其方药之间配伍很是巧妙，临床应用效果也较好，尤适于治疗小儿遗尿。”（《女科方萃》）

5. 李飞，等：“本方为下元虚冷，小便频数或遗尿不止而设。盖肾气不足，膀胱约束失权；下元虚冷，膀胱气化不行。故方用益智仁温肾暖脾，摄津缩尿为君；山药健脾补肾，涩敛精气为臣，增强其温肾缩尿作用；更以乌药行气散寒，内助膀胱气化为佐，与君臣药相配，收涩行散并用，俾膀胱开合有度，约束有权，则小便频数、遗尿均可治愈。”（《中医历代方论选》）

【评议】小便频数，吴氏责之“脬气虚寒”，徐氏责之“脬气不固”，李氏责之“下元虚冷”，似以后者更切中病机。徐氏、傅氏、李氏均论及方中益智仁、山药的补脾作用，然意犹未尽；钱氏更兼论其对心肺的作用，引人深思。钱氏谓“全方之意，使肺气足，则肾气亦得荫”，似有蛇足之嫌，而言本方“在益肾、温涩的基础之上，不忘补气、调气”，又入木三分。李氏谓本方“收涩行散并用，俾膀胱开合有度，约束有权”，宜与钱氏之论同参。而徐氏赞本方：“此化气摄液之剂，为阳虚气不施化之专方”，尤属画龙点睛。

【验案举例】

1. 排便流泪症　《四川中医》（1995，8：53）：某男，6岁，1992年3月10日初诊。其父代诉，患儿每遇大便或小便，则泪流如泣，历时2月。刻诊：双眼泪道冲洗通畅，结膜不充血，角膜（一），舌脉无殊。辨为肾气亏虚，遂以缩泉丸加山萸肉、枸杞、川断。服5剂，排便流泪现象已减其大半；予原方再加菟丝子，继服3剂，病愈。

按语：排便流泪症，现代医学无以命名，眼科典籍亦未见记载。肾主水，为封藏之本，主五液，司二便，正常排便有赖于肾之气化和固摄；今肾气亏虚不能固摄，排便时尤甚，故泪随便出。以缩泉丸加味，温补肾气，收敛固涩，故能取效。

2. 多涕症　《江苏中医杂志》（1985，4：47）：某男，37岁，鼻病半载，终日流涕，清涕滂沱，不能自控，且有狂嚏，曾经治疗，未有显效。查其鼻腔，未见异常，舌淡苔薄，脉细。证为肾气不固，难摄涕液。治宜温肾固涩，以缩泉丸加黄芪、白术、乌梅。5剂后，清涕锐减，续服15剂，清涕敛迹。

按语：“肾为欠为嚏”（《素问・宣明五气篇》），且“夫津液涕唾，得热即干燥，得冷则流溢，不能自收”（《诸病源候论》卷29）。故多涕可用本方温肾收涩，加黄芪、白术补益肺气，乌梅酸敛固涩，标本兼顾。

3. 涎瘘　《浙江中医杂志》（1987，7：308）：某男，27岁，口角流涎15年，患者不愿手术治疗，用中西药物无效，近半月病情加重，讲话时口角流涎，面色少华，脉沉迟，舌边有齿痕，苔薄白滑。证属脾肾阳虚，气化无权。予缩泉丸每次10g，1日3次。连服3个月，流涎竟止。继服1个月巩固疗效。1年后随访，未见复发。

按语:涎为脾液,为肾所主,且“久病入肾”,故用本方补肾固涩,温脾摄涎,终使痼疾得愈。

4. 乳泣 《陕西中医》(1991,12:550):某女,38 岁,1987 年 10 月 30 日就诊。已婚 10 余年,平素月经尚调,生一男,现已 9 岁。1 年前,乳汁又自行流出,量少,经某医用补中益气法后即止。时隔 2 个月,乳汁又复自行流出,再予补中益气法无效,曾用雌激素、黄体酮等及疏肝敛乳法治疗均无显效,仍乳汁终日淋漓不断,湿透衣衫,冬夏皆然,伴腰膝酸软,畏寒,尿频清长,性欲明显减退,舌淡,脉沉细。此乃下元虚寒,冲任不固,水泉失约所致。投缩泉丸(改汤剂)加桑螵蛸、仙灵脾、焦麦芽。服药 12 剂后,乳汁明显减少,腰酸尿频均好转,又服 5 剂后乳汁已止,予六味地黄丸善后。随访 3 年未复发。

按语:《女科经论》卷 6 谓:“若未产而乳自出者,谓之乳泣。”乳乃阴血所化,生于脾胃,摄于冲任,赖肾之封藏、肝之疏泄而调节。今肾气虚寒,冲任不固,封藏失职,发为乳泣,故以缩泉丸加味,温肾收涩,出奇制胜。

5. 泄泻 《湖北中医杂志》(1988,5:51):某女,6 个月,于 1987 年 6 月 26 日初诊。患者泄泻半月,每日 3～5 次,大便呈糊状,初起精神饮食尚可,曾服葛根芩连汤、藿香正气散、附子理中汤等未效。近日病情加重,大便每日 15 次以上,色青,呈水样,精神萎靡,面色苍白,双目凹陷,舌淡苔白,指纹淡红沉细至气关。证属脾肾阳虚,治以温摄化气为主,兼以利湿和胃,予缩泉丸加苍术、茯苓、槟榔、炙甘草。1 剂病减,守方 2 剂而愈。

按语:肾主水,为胃关,肾气亏虚,气化无权,则水走肠间;关闸不藏,则洞泄无度。用本方加味温摄化气,兼以利湿和胃而效。

6. 带下 《陕西中医》(1991,12:550):某女,46 岁,带下绵绵已半年余。经妇科检查诊为“宫颈糜烂”,给予西药外用和中药完带汤、易黄汤等治疗,均无显效。刻诊:带下量多,质稀如水,无气味,阴部湿冷,腰尻酸重,畏寒肢冷,尿频清长,性欲减退,舌淡胖,脉沉细。此乃下元虚寒,带脉失约。方取缩泉丸加鹿角霜、乌贼骨、煅牡蛎,水煎服,药渣煎水坐浴。用药 9 剂,其症大减,续用 5 剂而愈。随访 2 年,未再复萌。

按语:带脉隶属肝肾,“下焦肾气虚损,带脉漏下”(《女科经纶》卷 7)。本案即为肾气虚损,带脉失约,故以本方加味温肾祛寒,固涩收敛。

7. 崩漏 《陕西中医》(1991,12:550):某女,34 岁,经水淋漓不断已 3 个月,经中西药治疗,效果不显。现经血淋沥不尽,色淡质稀,少腹冷痛,喜温喜按,腰尻酸重,畏寒怕冷,尿频,舌淡胖,脉沉细。此乃下元虚寒,冲任不固,血海不藏,水泉失约。方取缩泉丸重用益智仁,加鹿角胶、乌贼骨、茜草炭、炮姜炭。服药 5 剂后,血量明显减少,诸症均减。续服 3 剂,血止,后以六味地黄丸收功。随访 1 年,月经正常。

按语:崩漏用缩泉丸等,意在补肾固摄,塞流蓄液。《经效产宝》单用益智仁治“妇人崩中”(录自《中药大辞典》),故重用之。

8. 逆行射精 《男科学报》(1999;9:183):某男,31 岁,1994 年 4 月初诊主诉结婚 3 年未育,同房时有性高潮,但从无精液射出。房事后尿液内可找到大量精子,诊断为逆行射精。患者否认泌尿系统外伤手术史和感染史,自诉儿时有遗尿史。观其舌质淡红,舌体略胖,边有齿痕,苔薄白,尺脉沉。证属先天禀赋不足,脾肾亏虚,固摄失权,膀胱不约。治拟温肾健脾,固摄通精。予缩泉丸 240g,每次 6g,每日 3 次。2 周后复诊,诉已有精液射出。半年后知其妻已怀孕。

按语:医者共报道缩泉丸治验本病 2 例。认为患者均属先天禀赋不足,脾肾亏虚,固摄失权，膀胱不约，与小儿遗尿病机相似，故以本药对证治疗。

【临床报道】

1. 流行性出血热多尿 以加味缩泉饮（缩泉丸加熟地、桑螵蛸）治疗流行性出血热多尿期患者35例，对照组30例以西医对症及支持疗法。结果：两组24小时尿量最少各4000ml、3900ml，最多各7500ml、11000ml，平均各为（5342.9±872.6）ml、（6716.7±1648.8）ml，最高尿量有非常显著差异（$P<0.01$）；2组多尿期持续时间最短各1天、1天，最长各10天、35天，平均各为（3.743±1.915）天、（11.833±8.150）天，持续时间有非常显著差异（$P<0.01$）。表明加味缩泉饮能明显减少多尿期尿量，缩短多尿期病程[2]。

2. 小儿尿频症 以本方加桑螵蛸、石菖蒲、菟丝子为基本方，对症加味，治疗小儿尿频30例。结果：服药3天痊愈8例，6天痊愈17例，10天痊愈5例[3]。以本方散剂，治疗小儿神经性尿频32例。结果：治愈27例，好转3例，无效2例[4]。

3. 遗尿 本药或本方化裁也常用于遗尿。以本方加桑螵蛸、炒盐为基本方，对症加味，治疗小儿遗尿30例。结果：治愈25例，好转5例[5]。以本方加黄芪、白术、桂枝治疗儿童遗尿症60例，15天1疗程。结果：治愈51例，显效3例，有效2例，无效4例，总有效率93.3%[6]。以本药（蜜丸）治疗氯氮平所致遗尿32例，对照组32例予安坦。结果：缩泉丸组的3级遗尿疗效和总有效率均明显优于对照组（均$P<0.01$），两组治疗后的遗尿评分均显著降低（$P<0.01$和$P<0.05$），且缩泉丸组优于对照组（$P<0.01$）[7]。

4. 尿失禁 以本药治疗功能性尿失禁58例，患者均为女性，平均年龄69岁，病程3～10年，证属脾肾两虚，下元虚冷。经3周观察，患者尿频数明显减少，漏尿症状显著改善，一般3天至2周开始见效，其中1周见效7例，2周见效25例，3周见效18例，无效8例[8]。

5. 多涎症 以本方加白术、茯苓，治疗小儿多涎症52例，7天1疗程。结果：治愈36例，显效14例，无效2例[9]。用本药治疗氯氮平所致流涎21例，对照组19例予活性碳、淀粉制成的中性丸剂，结果：治疗组流涎症状较对照组明显减少（$P<0.01$），其中以痰湿内阻型和阳虚亏损型疗效最佳[10]。以本药治疗氯氮平所致流涎42例，用药3周。结果：痊愈22例，显效13例，进步5例，无效2例，总有效率95.3%[14]。以本药治疗氯氮平所致流涎38例，疗程3周。结果：重度流涎23例，显效2例，有效15例，有效率73.9%；中度12例，显效3例，有效7例，有效率83%；轻度3例全部显效。总有效率78.9%[11]。

6. 冷泪症 以泪道冲洗结合煎服缩泉丸加味（加防风等），治疗180例268只眼。结果：治愈232只眼（占86.57%），好转29只眼，无效7只眼，总有效率为97.39%[12]。

7. 其他 本方还用于治疗劳淋、尿道综合征、尿崩症、慢性前列腺炎、多涕症、鼻后滴漏综合征、习惯性便秘等病症[13～19]。

【实验研究】

1. 抗利尿作用 缩泉丸能减少水负荷大鼠、水负荷小鼠、加用利尿药大白鼠和肾阳虚多尿大鼠尿量，增加其尿钾排出量，降低尿钠和氯排出量[20,21]；能提高肾阳虚多尿模型大鼠血环磷酸腺苷和醛固酮水平[22]；能提高肾阳虚多尿模型大鼠肾脏加压素二型受体、加压素二型受体mRNA、水通道蛋白2mRNA表达[23,24]。提示其抗利尿作用，可能是通过加压素二型受体、加压素二型受体mRNA、水通道蛋白2mRNA等介导，通过内分泌系统调控，通过保Na实现的。

2. 对内分泌及免疫功能的影响 对肾阳虚多尿模型大鼠，缩泉丸能提高胸腺系数、垂体系数和肾上腺系数，提高血清中皮质酮浓度，增加外周血T淋巴细胞$CD3^+$百分比、

CD3^{+}/CD4^{+}百分比，减少 CD3^{+}/CD8^{+}百分比。说明缩泉丸能改善肾上腺萎缩，调节内分泌及免疫功能，进而调整机体水液代谢状态[25]。

3. 对肾组织损伤的保护作用 缩泉丸能够减轻腺嘌呤引起的肾组织损伤，对肾阳虚多尿模型大鼠肾脏病理有一定的改善作用[26]。

参 考 文 献

[1] 孙世发．缩泉丸方来源浅析[J]. 中医杂志，1994，35(7)：439.

[2] 陈治水．加味缩泉饮治疗流行性出血热多尿期患者 35 例[J]. 上海中医杂志，1988，(5)：28.

[3] 刘和义．缩泉丸加味治疗小儿尿频症 30 例[J]. 湖北中医杂志，1995，17(1)：6.

[4] 沈振欧，李成芳．缩泉散治疗小儿神经性尿频 32 例[J]. 吉林中医药，1998，18(2)：28.

[5] 姜爱萍．缩泉丸加味治疗小儿遗尿 30 例[J]. 实用中医药，2000，16(1)：22-23.

[6] 吴勤辉，庄洪涛．缩泉丸治疗儿童遗尿症 60 例[J]. 陕西中医，2007，28(11)：1521-1522.

[7] 刘淑萍．缩泉丸治疗氯氮平所致遗尿 32 例[J]. 中国中医药科技，2001，8(4)：218.

[8] 陈宝生，徐佩英，应丽君，等．缩泉丸治疗功能性尿失禁临床观察[J]. 上海医药，1998，19(10)：12.

[9] 蔡大庆．加味缩泉丸治疗小儿多涎症 52 例观察[J]. 海峡医学，1999，(S1)：97.

[10] 康冰，刘玉成，张雅萍，等．缩泉丸治疗氯氮平所致流涎的临床观察[J]. 中国中西医结合杂志，1993，13(6)：347-348.

[11] 吴国君，朱丽萍，易正辉，等．缩泉丸治疗氯氮平所致流涎疗效分析[J]. 四川精神卫生，2002，15(2)：82-83.

[12] 张海．缩泉丸加味治疗冷泪症 180 例[J]. 实用中医药杂志，2001，17(10)：10-11.

[13] 钱玉琴．加味缩泉丸治疗劳淋 35 例[J]. 实用中医药杂志，2002，18(11)：12.

[14] 杨开来．缩泉丸加味治疗尿道综合征 48 例[J]. 湖北中医杂志，2006，28(4)：40-41.

[15] 叶枫．六味地黄汤合缩泉丸治疗尿崩症[J]. 中医研究，2002，15(4)：59-60.

[16] 刘本友．缩泉丸合六一散加减治疗慢性前列腺炎 24 例[J]. 中国民间疗法，2002，10(3)：52.

[17] 朱继先．加味缩泉丸治疗多涕症 38 例[J]. 山西中医，2001，17(3)：37.

[18] 马华安，陈国丰，曹济航．缩泉丸结合西医治疗鼻后滴漏综合征的临床观察[J]. 中医耳鼻喉科学研究杂志，2007，6(2)：10-11.

[19] 朱纪明．缩泉丸加减治疗习惯性便秘[J]. 江苏中医，2000，21(2)：46.

[20] 吴清和，李玉浩，陈淑英，等．缩泉丸的药理学研究[J]. 新中医，1991，23(12)：49-50、37.

[21] 操红缨，吴清和，黄萍，等．缩泉丸对肾阳虚多尿大鼠尿 BUN、Cr、Na^{+}、K^{+}和 Cl^{-}离子浓度的影响[J]. 中医药临床杂志，2009，21(2)：117-118.

[22] 操红缨，吴清和，黄萍，等．缩泉丸对肾阳虚多尿模型大鼠血 cAMP 和 ALD 水平的影响[J]. 新中医，2009，41(10)：101-102.

[23] 操红缨，吴清和，黄萍，等．缩泉丸对肾阳虚多尿大鼠肾脏 AVPR-V2 表达的影响[J]. 中国老年保健医学，2009，7(3)：12-14.

[24] 操红缨，吴清和，黄萍，等．缩泉丸对肾阳虚多尿大鼠肾脏 AQP-2mRNA 与 AVPR-V2mRNA 表达的影响[J]. 中药材，2009，32(6)：926-928.

[25] 操红缨，吴清和，黄萍，等．缩泉丸对肾阳虚多尿大鼠内分泌及免疫功能的影响[J]. 中药新药与临床药理，2009，20(4)：323-326.

[26] 操红缨，吴清和，黄萍，等．缩泉丸对肾阳虚多尿大鼠肾脏病理的影响[J]. 中国现代药物应用，2009，3(14)：59-60.

（陈 健 王存选 陈 力）

第五节 固崩止带

固冲汤

（《医学衷中参西录》上册）

【组成】白术一两炒(30g) 生黄芪六钱(18g) 龙骨八钱煅，捣细(24g) 牡蛎八钱煅，捣细(24g) 萸肉八钱去净核(24g) 生杭芍四钱(12g) 海螵蛸四钱捣细(12g) 茜草三钱(9g) 棕边炭二钱(6g) 五倍子五分轧细，药汁送服(1.5g)

【用法】水煎服。

【功用】固冲摄血，健脾益气。

【主治】冲脉滑脱之崩漏。猝然血崩或漏下不止，头晕肢冷，神疲气短，脉象微弱或微细无力。

【病机分析】张锡纯说："女子血崩，因肾脏气化不固，而冲任滑脱也"（《医学衷中参西录》中册）。"人之血海，其名曰冲。在血室之两旁，与血室相通。上隶于胃阳明经，下连于肾少阴经。有任脉以为之担任，督脉为之督摄，带脉为之约束"（《医学衷中参西录》上册）。若脾胃健旺，气血生化有源，则冲脉盛，血海盈；肾气健固，封藏有司，则月事以时下。今肾气不固，冲脉滑脱，则血下如崩，或漏下难止。气为血之帅，血为气之母，"当其血大下之后，血脱而气亦随之下脱"（《医学衷中参西录》上册），故有头晕，肢冷，气短；神为血气之性，气血两伤，心神失养，则精神疲惫。

【配伍意义】本方为肾气不固，冲脉滑脱的崩漏而设。"然当其血大下之后，血脱而气亦随之下脱……此证诚至危急之病也"（《医学衷中参西录》上册），当急治其标。根据《素问·至真要大论》"散者收之，损者温之"，以及《素问·三部九候论》"虚则补之"的治疗原则，以固涩温补立法，而以"气化不固者固摄之"（《医学衷中参西录》上册）为主。肾气不固，崩漏不止，元气极易随之而脱。山萸肉甘酸而温，既能补益肝肾，又可收敛固涩，而维系冲任，"大能收敛元气，振作精神，固涩滑脱"（《医学衷中参西录》中册），故重用为君药。龙骨味甘涩，"能收敛元气、镇安精神、固涩滑脱"，"治女子崩带"（《医学衷中参西录》中册）；牡蛎咸涩收敛，能"固精气，治女子崩带"（《医学衷中参西录》中册）。且龙骨、牡蛎煅用，"收涩之力较大，欲借之以收一时之功也"（《医学衷中参西录》上册），共助君药固涩滑脱，均为臣药。锡纯每以以上三药同用，或收敛止血，或救元气之欲脱。脾主统血，为后天之本，气随血脱，又当益气摄血。白术补脾益气，"为后天资生之要药"（《医学衷中参西录》中册），可助中焦气化健运统摄，进而巩固下焦；黄芪"既善补气，又善升气"，"黄芪升补之力，尤善治流产崩滞"（《医学衷中参西录》中册），两药甘温补气，俾脾气健旺则统摄有权，亦为臣药。生白芍味酸收敛，补益肝肾，养血敛阴，"能敛外散之气以返于里者也"（《本草思辨录》卷1）；棕榈炭、五倍子味涩收敛，善收涩止血；又配海螵蛸、茜草，"两药大能固涩下焦，为治崩之主药也"（《医学衷中参西录》上册），善化瘀止血，使血止而无留瘀之弊，以上共为佐药。诸药同用，共奏固冲摄血，益气健脾之功。

本方配伍特点有二：一是用众多敛涩药固涩滑脱为主，配伍两味补气药以助固摄为辅，涩补相兼，意在急则治标；二是用大量收涩止血药配伍小量化瘀止血之品，使血止而不留瘀。

因本方有固冲摄血的作用，故名"固冲汤"。

【临床运用】

1. 证治要点　本方用于冲脉滑脱之崩漏，以猝然血崩或漏下不止，头晕肢冷，神疲气短，脉象微弱为证治要点。

2. 加减法 “脉象热者加大生地一两；凉者加乌附子二钱；大怒之后，因肝气冲激血崩者，加柴胡二钱。若服两剂不愈，去棕边炭，加真阿胶五钱，另炖同服。服药觉热者宜酌加生地”（《医学衷中参西录》中册）。另外，气虚甚者，加党参以益气；气虚下陷者，重用黄芪，加升麻、柴胡以升阳举陷；若兼神志萎靡、面色苍白、身冷汗出，脉微欲绝者，为阳脱之象，需加重黄芪用量，并合参附汤以益气回阳救脱。

3. 本方现代常用于功能性子宫出血、产后出血过多、流产后持续出血等属冲任不固者，溃疡病出血属脾气虚弱不能摄血者，也可用本方加减治疗。

【使用注意】血热妄行者忌用。本方属治标之剂，血止后尚须澄源除根，培本复旧。

【源流发展】本方源于张锡纯《医学衷中参西录》，该书“治女科方”载：“固冲汤：治妇女血崩。”张氏为清末民初一代医家，《医学衷中参西录》为其一生临床经验的总结，多有创见。张氏受《素问·上古天真论》之“太冲脉盛，月事以时下，故有子”的启发，治疗经产诸病重视冲脉，在温冲汤条下言：“女子不育，多责之冲脉。郁者理之，虚者补之，风袭者祛之，湿胜者渗之，气化不固者固摄之，阴阳偏胜者调剂之”（《医学衷中参西录》上册），确立了治冲诸法，并拟定理冲汤、安冲汤、温冲汤等治冲系列方，本方即为其中之一，用于“冲脉滑脱”（《医学衷中参西录》中册）之崩中漏下。本方被后世奉为治疗崩漏的代表方剂，当代临床多作基本方使用，随证加减。

有人认为，本方系从《内经》的四乌贼骨一藘茹丸衍化而来（《中国医学百科全书·方剂学》），但从本方的立法、用药来分析，似乎还受到李时珍的影响。李时珍在《本草纲目》卷1中论述“涩剂”说：“……崩中暴下……皆血脱也。牡蛎、龙骨、海螵蛸、五倍子……棕炭……之类，皆涩药也。气脱兼以气药，血脱兼以血药及兼气药，气者血之帅也。”以此诠释固冲汤，近乎丝丝入扣。血脱气随之脱，治当“涩补”，以上述“涩药”为主，再稍加“血药”及“气药”，略事出入，即为本方。

【疑难阐释】

1. 关于本方的主治 由于张锡纯在原方后未述及证候，且方中白术用量达1两，故后世多从脾虚发挥本方证治，如《方剂学》（统编教材6版）本方主治为：“脾气虚弱，冲脉不固证。血崩或月经过多，色淡质稀，心悸气短，腰膝酸软，舌淡、脉微弱者。”查《医学衷中参西录》中“论血崩治法”：“女子血崩，因肾脏气化不固，而冲任滑脱也。曾拟有固冲汤，脉象热者加大生地一两……”（《医学衷中参西录》中册）。可见，张氏认为冲脉滑脱而见血崩，属肾气不固，当用本方治疗。又查《医学衷中参西录》载固冲汤医案6则，有张锡纯经治1例，其子经治2例，他医经治3例。临床所见：或为陡然下血，两日不止，昏愦不语，周身皆凉，其脉微弱而迟；或为骤得下血证甚剧，半日之间，即气息奄奄，不省人事，其脉右寸关微见，如水上浮麻，不分至数，左部脉皆不见，用生黄芪灌服后，呼气不能外出，时有欲大便之意，脉微细异常；或为血崩甚剧；或为小产后血不止，绵延月余，屡经医治无效，脉微细而数；或为月经过期不止，诸治不效，脉微细无力；或为有妊流产旬日，忽下血甚多，头晕腹胀，脉小无力。总之，或为病情凶险之血崩，或为久治不愈之漏下，有头晕身冷，呼气不能外出，甚则气息奄奄，昏愦不语，脉象微弱或微细无力等气血欲脱表现。总结以上诸案之见证，揣本方的主治宜定为：冲脉滑脱之崩漏，症见猝然血崩或漏下不止，头晕肢冷，神疲气短，脉象微弱或微细无力。

2. 关于本方的君药 《古今名方发微》、《医方发挥》、《方剂学》（统编教材4版、6版）等众多当代方剂学著作均以白术、黄芪为君药，这似失张锡纯本意。考本方为肾气不固，冲脉滑脱而设，张氏谓："气化不固者固摄之"，故"兹方中多用涩补之品"。"固摄"，即固涩收摄，固冲摄血，以"固"在先；"涩补"，即固涩补益，涩补相兼，以"涩"为主。张氏在方后解释说："若其证初得，且不甚剧，又实系肝气下冲者，亦可用升肝理气之药为主，而以收补下元之药辅之也。"细品其味，若血崩甚剧，或漏下已久，当以"收补下元之药"为主，故本方君药当具固涩之性，能"收补下元"。查方中白术用量最大，龙骨、牡蛎、山萸肉用量次之，相对常用量而言，白术、山萸肉均属重用。白术"善健脾胃，消痰水，止泄泻……为后天资生之要药"(《医学衷中参西录》中册)，不具敛涩之性；张氏曾治一妇人，行经下血不止，服药旬余无效，势极危殆，因其饮食不消，大便滑泻，"知其脾胃虚甚，中焦之气化不能健运统摄，下焦之气化因之不固也"，遂于治下血药中加白术等，1剂血即止(见《医学衷中参西录》中册)；可见，本药用于崩漏，是通过助中焦气化健运统摄，间接达到巩固下焦的目的，这也正是白术在本方中的作用。因此，白术不宜作为君药。黄芪，不具收敛下元的作用，张氏常用其治疗"胸中大气下陷"，或"气虚下陷"之崩漏、带下，也不宜作为君药。而山萸肉可径补下焦肝肾，又善收敛固涩，张锡纯说："山萸肉味酸性温，大能收敛元气，振作精神，固涩滑脱"；"山萸肉之性，又善治内部血管或肺络破裂，以致咳血、吐血久不愈者"(《医学衷中参西录》中册)，故应以山萸肉为君药。另外，张氏在"元气诠"中说："救元气之将脱，但服补气药不足恃，惟以收涩之药为主，若萸肉、龙骨、牡蛎之类，而以补气之药辅之……其下脱者，宜辅以人参、黄芪；若下焦泄泻不止，更宜加白术以止泻。此乃临时救急之法"(《医学衷中参西录》中册)。联系张氏在多处医案中关于气血两脱的论述和本方证的病机，不难看出本方使用山萸肉的目的仍在于"收敛元气，振作精神，固涩滑脱"。

3. 关于本方的来源　张锡纯在"论血崩治法"中说，四乌贼骨一藘茹丸"原治伤肝之病，时时前后血，固冲汤中用此，实遵《内经》之旨也"(《医学衷中参西录》中册)。但据此说明固涩止血作用极强且药物众多的固冲汤完全源于四乌贼骨一藘茹丸，中间似乎缺少某些必要环节。李时珍在《本草纲目》卷1中论述"涩剂"说："下血不已，崩中暴下，诸大亡血，皆血脱也。牡蛎、龙骨、海螵蛸、五倍子、五味子、乌梅、榴皮、诃黎勒、罂粟壳、莲房、棕炭、赤石脂、麻黄根之类，皆涩药也。气脱兼以气药，血脱兼以血药及兼气药，气者血之帅也。"联系张氏之论："血脱而气亦随之下脱"，"兹方中多用涩补之品"，以及重用"涩药"，以上述"涩药"之善止血者为主，并选"血药"芍药、"气药"白术和黄芪助敛摄升补，而组成本方，不难看出，两者一脉相承。以此论之，本方与李时珍之论当有很深的渊源关系。

【方论选录】

1. 张锡纯："或问：血崩之证，多有因其人暴怒，肝气郁结，不能上达，而转下冲肾关，致经血随之下注者，故其病俗亦名之曰气冲。兹方中多用涩补之品，独不虑于肝气郁者有妨碍乎？答曰：此证虽有因暴怒气冲而得者，然当其血大下之后，血脱而气亦随之下脱，则肝气之郁者，转可因之而开。且病急则治其标，此证诚至危急之病也。若其证初得，且不甚剧，又实系肝气下冲者，亦可用升肝理气之药为主，而以收补下元之药辅之也。"(《医学衷中参西录》上册)

2. 冉先德："本方益气健脾，固冲摄血，治冲脉不固，脾气虚衰，不能摄血，以致月经过多或血崩者。方中黄芪、白术益气健脾以摄血；山萸、白芍养肝和营；煅龙牡、海螵蛸、棕榈炭、五倍子收涩止血；茜草活血祛瘀，使血止而无留瘀之弊。"(《历代名医良方注释》)

3. 陈潮祖："冲任不固，以致经血暴下，法宜固冲止血。故方用萸肉固精敛气，补其冲任之虚；海螵蛸、茜草根、棕皮炭、五倍子止敛固涩，止其经血暴下。因兼气不摄血，故用白术补气健脾，黄芪益气升举，使其气能摄血；因兼肝不藏血，故用白芍柔肝，龙、牡敛肝，使其肝能藏血；合而成方，共呈固冲止血功效。此方是以固冲止血为主，益气摄血，柔肝敛肝为辅，用药不偏寒热，全从固涩着手，故是一个较为典型的收涩止血的方剂。”（《中医治法与方剂》）

4. 李庆业：“山萸肉甘酸温，入肝、肾经，具有收敛止血，补益肝肾之功，冲脉不固，每与肝肾不足有关，故选山萸肉与咸涩微温入肝、肾经，善于收敛止血的海螵蛸相配，针对主证，为方中主药。黄芪甘、微温，补气升阳；白术苦、甘温，益气健脾，两药相配，益气健脾以摄血，加强主药作用，为辅药。煅龙骨、煅牡蛎、五倍子、棕榈炭，均能收敛固涩以止血，龙骨、牡蛎兼能安神；茜草去瘀止血，使止血而不留瘀，共为佐药。”（《中医处方学》）

【评议】张氏谓“方中多用涩补之品”，而不言“补涩”，以本方固涩为主，补益为辅，属“病急则治其标”（《医学衷中参西录》）的治标之剂。冉氏论述本方，强调益气健脾，重视黄芪、白术的升补作用；李氏则强调补益肝肾，收敛止血，以山萸肉、海螵蛸为君药；而陈氏意属冲任不固，突出山萸肉的固敛功用，三者比较，当以后者更合张锡纯本意。方用益气健脾，除可固冲摄血外，尚可顾及“其血大下之后，血脱而气亦随之下脱”（《医学衷中参西录》上册）；但若阳气已脱或大气下陷，则力有不逮，当急服独参汤或参附汤以回阳固脱，重用黄芪升阳举陷。

【验案举例】

1. 血崩 《医学衷中参西录》上册：一妇人，年三十余。陡然下血，两日不止。及愚诊视，已昏愦不语，周身皆凉，其脉微弱而迟。知其气血将脱，而元阳亦脱也。遂急用此汤，去白芍，加野台参八钱，乌附子三钱。一剂血止，周身皆热，精神亦复，仍将白芍加入，再服一剂，以善其后。长子荫潮曾治一妇人，年四十许。骤得下血证甚剧，半日之间，即气息奄奄，不省人事。其脉右寸关微见，如水上浮麻，不分至数，左部脉皆不见。急用生黄芪一两，大火煎数沸灌之，六部脉皆出。然微细异常，血仍不止。观其形状，呼气不能外出，又时有欲大便之意，知其为大气下陷也。遂为开固冲汤方，将方中黄芪改用一两。早十一点钟，将药服下，至晚三点钟，即愈如平时。

按语：以上两案均为崩中重症，以本方出入取效。前案已阳气虚脱，故加参附汤急救回阳。后案为大气陷下，故重用黄芪升提阳气。

2. 漏下 《医学衷中参西录》中册：天津张华亭君夫人，年二十四岁，因小产后血不止者绵延月余，屡经医治无效。诊其脉象，微细而数，为开固冲汤方。因其脉数，加生地一两。服药后，病虽见轻，而不见大功。反复思索，莫得其故。细询其药价过贱，忽忆人言此地药房所鬻黄芪，有真有假，今此方无显著之功效，或其黄芪过劣也。改用口黄芪，连服两剂痊愈。

按语：小产后漏下不止，用本方而不见大功，非方不对证，乃药有伪劣；改用口黄芪则愈，可见黄芪益气摄血之力甚强。

3. 阴吹 《甘肃中医学院学报》(1995，4：18)：某女，28岁，1982年9月15日初诊。患者2月前初产一婴，产后渐觉有气下行阴户，响声频频，状如矢气而无臭，动则益甚，曾服十全大补、补中益气之类50余剂，至今未痊。邀余往诊，刻下：精神不振，少气懒言，心悸，自汗，嗜卧，腰膝酸软，大便时干时溏，带多质稠，间夹血缕，舌淡苔白，脉沉细。证属产后脾肾虚惫，冲任失固。治以益气健脾，补肾固冲。投固冲汤加升麻、柴胡，3剂。二诊，自诉阴中响声明显减轻，发作次数也明显减少，精神略好，带下血缕已止。药已中病，效不更方，继进6剂痊愈，随访3年未再复发。

按语：患者产后脾肾虚惫，冲任不固，投本方加升麻、柴胡，除补益固摄之外，更兼升提阳气。

【临床报道】

1. 崩漏　患者45例，病程2个月至3年，辨证符合脾肾不足、冲脉不固证。治疗组24例予本方，对照组21例予断血流口服液。出血期连服10天为1疗程，治疗3个疗程。结果：2组治愈各6例、2例，好转各14例、16例，无效各4例、3例，治愈率各25.0%、9.5%，好转率各58.3%、76.1%，总有效率各83.3%、85.7%，治愈率和好转率均有显著差异($P<0.05$)；血止时间各为(5.23±1.47)天、(6.46±2.37)天，效果以治疗组为优($P<0.05$)[1]。以本方去五倍子、棕边炭、山茱萸，加熟地为主方，辨证加减，治疗96例。其中，18例为增生期子宫内膜，2例子宫内膜增殖伴腺体轻度扩张，1例为子宫内膜腺瘤型增生过长；崩漏持续30天以上29例，21～30天22例，10～20天31例，10天以下14例。结果：痊愈71例，好转12例，无效13例，总有效率86%。痊愈病例服药3剂血止者22例，6剂血止29例，9剂血止13例，12～14天血止7例[2]。以本方对证加减治疗崩漏50例，患者病程1月至2年，漏证每日服1剂，崩证每两日3剂。结果：治愈41例，好转6例，无效3例，总有效率为94%[3]。以本方去五倍子，对证加减，治疗青春期脾虚崩漏60例。患者病程10天至2年。结果：痊愈35例，显效18例，无效7例，总有效率为88.3%。治愈时间最短2周，最长3个月[4]。

2. 功能性子宫出血　以本方去牡蛎，治疗30例；对照组30例，用雌-孕激素疗法，予乙烯雌酚、安宫黄体酮等。结果：两组治愈各15例、4例，好转各8例、20例，无效各7例、6例，有效率各76.6%、53.0%；治疗组近期疗效不如对照组，而远期疗效好于对照组($P<0.05$)[5]。以本方去白术、五倍子，加阿胶、五味子为主方，辨证加减，治疗100例。患者病程3个月至2年。3个月1疗程。结果：显效71例，有效24例，无效5例，有效率95.00%。其中，服药10天血止者58例，20天血止者37例，30天以上无明显变化者5例。疗效以气血亏虚型最好，肝肾阴虚型次之，血瘀气滞型和血热妄行型较差[6]。以本方去棕边炭、五倍子，加川续断、生杜仲为主方，对症加减，治疗48例。3剂为1疗程，经1～3个疗程后，痊愈46例，未愈2例，总有效率为95.9%[7]。以本方去五倍子，辨证并按周期加减，治疗更年期功能性子宫出血58例，患者连续服药3个月经周期，停药3个月后观察疗效。结果：治愈45例，好转10例，无效3例，治愈率为78%，有效率为95%[8]。

3. 消化道溃疡　以本方去山萸肉为主方，对证加减，治疗30例。其中，胃溃疡13例，十二指肠球部溃疡17例。10天1疗程，治疗2～5个疗程。结果：治愈16例，显效12例，无效2例，总有效率为93%[9]。

4. 其他　本方还可用于药物流产后持续出血[10]。

参 考 文 献

[1] 徐峰. 固冲汤治疗崩漏出血期的临床观察[J]. 中医药学报，2005，33(2)：19-20.

[2] 张颖. 固冲汤加减治疗崩漏96例[J]. 四川中医，2002，20(11)：63.

[3] 孙安荣. 固冲汤加减治疗崩漏证50例[J]. 陕西中医，2000，21(12)：532.

[4] 李洪功. 固冲汤治疗青春期脾虚崩漏60例[J]. 中国实用乡村医生杂志，2005，12(3)：54.

[5] 秦飞虎. 固冲汤治疗脾虚型崩漏30例[J]. 四川中医，2001，19(10)：53.

[6] 宋红湘. 固冲汤加减治疗功能性子宫出血100例[J]. 中医研究，2004，17(6)：24.

[7] 朱子玉，张栓平，陈同谦. 固冲汤加减治疗功能性子宫出血48例[J]. 河北中医，1993，15(2)：25.

[8] 何敬月，王永红. 固冲汤加减治疗更年期功能失调性子宫出血58例[J]. 河南中医，2003，23(2)：13.

[9] 王凤学．固冲汤治疗消化道溃疡 30 例[J]．甘肃中医学院学报，1995，12(3)：16-17.
[10] 戴雨虹．固冲汤治疗药物流产后持续出血 86 例[J]．实用中医药杂志，1999，15(8)：27.

固 经 丸

(《丹溪心法》卷 5)

【异名】樗白固经丸(《简明医彀》卷 7)、固经汤(《叶熙春医案》)。

【组成】黄芩炒　白芍炒　龟甲炙各一两(各 30g)　黄柏炒三钱(9g)　椿树根皮七钱半(22.5g)　香附子二钱半(7.5g)

【用法】上为末，酒糊丸，如梧桐大。每服五十丸(6g)，空心温酒或白汤下。

【功用】滋阴清热，固经止血。

【主治】崩中漏下。经水过期不止，或下血量过多，或月经先期，血色深红或紫黑稠黏，手足心热，腰膝酸软，舌红，脉弦数。

【病机分析】本方所治崩中漏下，系由阴虚内热所致。肝肾阴虚，相火炽盛，损伤冲任，迫血妄行，以致经水过期不止，或下血量多，或月经先期，而血色深红或紫黑稠黏。正如《素问·阴阳别论》所说："阴虚阳搏谓之崩。"阴虚火旺，故手足心热，腰膝酸软。

【配伍意义】本方为阴虚火旺的崩中漏下而设。根据《素问·三部九候论》"虚则补之"，以及《素问·至真要大论》"热者寒之"、"散者收之"的治疗原则，以滋阴清热，固经止血立法。方中龟甲咸甘性平，益肾滋阴而降火，朱震亨谓"龟甲补阴，乃阴中之至阴也"(《丹溪心法》卷1)，《神农本草经》卷 1 谓"主漏下赤白"；白芍苦酸微寒，敛阴益血以养肝，两药重用为君药。黄芩苦寒，清热止血；黄柏苦寒，泻火坚阴，共为臣药，且黄芩、黄柏"降火，非阴中之火不可用"(《丹溪心法》卷 1)。椿根皮苦涩而凉，清热固经，收涩止血；香附辛苦微温，长于舒肝解郁，理气调经，用小量佐入方中，则无寒凉太过而止血留瘀之虞，两药共为佐药。以酒糊丸，并以温酒送服，导引诸药，以行药势，作为使药。诸药合用，使阴血得养，火热得清，气血调畅，诸症自愈。

本方的配伍特点有二：一是甘寒滋养辅以苦寒清泄，意图壮水制火；二是苦涩寒凉佐使辛温行散，功在涩而不滞。

本方用于崩漏有固经止血之功，故名"固经丸"。

【类方比较】本方与固冲汤均属固崩止带剂，有固涩止血的作用，可用于治疗崩漏下血。本方药多苦寒，功善清热滋阴，而收涩之力较弱，适用于阴虚火旺，迫血妄行之崩中漏下；固冲汤涩补并用，敛涩之力较强，兼以益气健脾，适用于肾气不固，冲脉滑脱之崩漏下血。

【临床运用】

1. 证治要点　本方为治疗阴虚火旺，经行不止的常用方剂。以血色深红甚或紫黑稠黏，舌红，脉弦数为证治要点。

2. 加减法　阴虚内热不甚者，可去黄柏，酌加女贞子、墨旱莲以养阴凉血止血；出血日久者，可酌加龙骨、牡蛎、乌贼骨、茜草炭以固涩止血。

3. 本方现代常用于治疗功能性子宫出血、人流术后月经过多，以及慢性附件炎而致的月经量多，淋漓不止，属于阴虚内热者，亦可用于赤白带下、痢疾、遗精等属阴虚而有湿热者。

【使用注意】经漏属血瘀者，不宜使用本方。

【源流发展】本方出自元·朱震亨《丹溪心法》卷 5，原"治经水过多"。但原书无方名，方名始见于《医方类聚》卷 210 引《新效方》。朱震亨为刘完素再传弟子，受刘氏火热论的影响，倡“阴不足而阳有余”(《格致余论·序》)，认为肾精难成易亏，肝肾相火易于妄动，若“由肾水真阴虚，不能镇守胞络相火，故血走而崩”(《丹溪手镜》卷下)；对邪火亢盛而阴精不足之证，惯用滋阴降火之剂，本方体现了朱氏的这一学术思想。后世治疗阴虚火旺的崩中漏下，多沿用本方。其衍化方主要有两类：①治经水过多：如《医学便览》卷4之固经丸，为本方加生地、白术，治妇人经水过多，淋漓不止；《医级》卷9之固经丸，为本方加黄芪、当归、生地，治妇人阴虚火动烁阴，经水过多，潮热眩晕，燥渴盗汗。②治带下：如《万病回春》卷6之固经丸，为本方去黄芩，加山栀、苦参、白术、山茱萸、贝母、干姜，治湿热带下；《中国药典》(1995年版)之白带丸，为本方去黄芩、龟甲，加当归，治湿热下注，赤白带下。

【疑难阐释】

1. 关于本方来源　《医方集解》及《中医妇科学》(统编教材4版)皆谓出自宋·陈自明《妇人大全良方》；《中医方剂学讲义》(南京中医学院主编)及《医方发挥》皆谓出自明·李梴《医学入门》；而《中医方剂大辞典》(1996年版)谓本方出自元·朱震亨的《丹溪心法》卷5，方名见于《医方类聚》卷210引《新效方》。经查证，以《中医方剂大辞典》为是。

2. 配伍香附的意义　香附辛温香燥，用于本方，其意有三：其一为理气解郁，“丹溪之治病也，总不出乎气、血、痰三者，三者之中，又多兼郁”(《质疑录》)，故每于方中加用香附，以理气解郁；其二，朱氏倡“气有余便是火”(《丹溪心法》卷1)，故汪绂释曰：“肝气不郁则无火，火，肝气郁也，故香附以破之”(《医林纂要探源》卷8)；其三，小量佐入，可防过用寒凉而止血留瘀。

3. 关于用酒的意义　酒为辛温之品，阴虚、失血及湿热甚者当忌服。本方主治阴虚火旺之证，以酒糊丸犹嫌不足，更以温酒送服，而不虑助热伤阴，耐人寻味。朱震亨论酒，“方药所用行药势故也”(《本草衍义补遗》)，《本经疏证》卷9则云：“补阴剂中，以此通药性之迟滞”。而本方中使用，除助药力行散之外，还可防寒凝涩滞。

【方论选录】

1. 吴昆：“经来过多不止者，此方主之。经来过多不止，是阴血不足以镇守胞络之火，故血走失而越常度也。是方也，黄芩、黄柏、芍药、龟甲，皆滋阴制火之品，所谓壮水之主，以制阳光也。樗皮之涩，所以固脱；香附之辛，所以开其郁热尔。”(《医方考》卷6)

2. 汪昂：“此足少阴、厥阴药也。经多不止者，阴虚不足以制包络之火，故越其常度也。崩中漏下者，虚而挟热也。紫黑成块者，火极似水也。黄芩清上焦之火，黄柏泻下焦之火，龟甲、芍药滋阴而养血，皆壮水以制阳光也。香附辛以散郁，椿皮涩以止脱。”(《医方集解·经产之剂》)

3. 汪绂：“此方为二火交郁，逼于冲任，致相搏而血以妄行者之治。心肾不交，水不能以济火，故龟以通之；火逼而血妄行，白芍以敛之；火炎而气不下降，黄芩以泄之；火逼居下极，黄柏以清之；香附以破其郁，樗皮以涩其脱。郁开于上，脱止于下，上下可交安也。”(《医林纂要探源》卷8)

4. 张秉成：“夫崩中一证，有因气虚，血不固而下陷者；有因热盛，血为热逼而妄行者；有因损伤肝脾冲任之络，而血骤下者，当各因所病而治之。如此方之治火盛而崩者，则以黄芩清上，黄柏清下，龟甲之潜阳，芍药之敛阴，樗皮之固脱。用香附者，以顺其气，气顺则血亦顺耳。”(《成方便读》卷4)

5. 盛心如：“《内经》曰：天地温和，则经水安静；天寒地冻，则经水凝滞；天暑地热，则经水沸溢；卒风暴起，则经水波涌而垄起。冲任为经脉之海，故凡崩漏等症无非由于血热之故。

其因劳动过度，则五志内燔，或郁怒伤肝，则郁而生火，皆足以入于冲任而不能约制经血。经云：阴虚阳搏谓之崩。且紫黑成块，终因火盛煎熬之所致。本方用黄柏入下焦，所以泻胞宫之火；黄芩走中上，所以清冲任之热，则血海安静，自无沸腾泛滥之虑。然崩下之后，则血脉空虚，龟版大补其真阴，白芍安养其营血者为臣，则阴血内充而火自不炎，既足以滋水以济火，复足以养阴而潜阳。香附调气散郁以为佐。樗皮止脱固涩以为使。阴阳调而气血和，风平浪静，海晏河清，与养营、归脾等剂并用，诚标本兼治之良方也。"（《实用方剂学》）

【评议】朱震亨论治月经过多、崩漏，多以四物汤出入为主方，本方为"又方"，叙述甚简，致注家对本方证有不同认识，如吴氏、汪昂认为是"阴虚不足以制包络之火"，汪绂认为是心肾"二火交郁"，张氏、盛氏认为是"火盛而崩"。查方中"龟甲补阴，乃阴中之至阴也"，黄芩、黄柏"降火，非阴中之火不可用"（《丹溪心法》卷1），合芍药以壮水制火，用椿皮涩以固脱，香附调气散郁，以方测证，应以吴氏、汪昂之说为是。盛氏强调黄柏、黄芩，而以龟、芍为臣，似失偏颇；而赞本方"与养营、归脾等剂并用，诚标本兼治之良方也"，又可谓慧眼识珠。

【验案举例】

1. 经漏　《叶熙春医案》：某女，38岁。行经半月未止，量多色殷，午后潮热，掌心如灼，心悸，头晕，夜寐不安，口干心烦，足跟隐痛，脉来虚数，舌红中有裂纹。诊为肝肾之阴不足，虚火内扰，冲任失固。治拟固经汤加侧柏炭、地榆炭、仙鹤草、生地炭、地骨皮，服后经漏已止，心悸、头晕减轻，夜寐较安，复以前方去侧柏炭、地榆炭、仙鹤草，加旱莲草、女贞子，经服6剂而愈。

按语：患者阴虚火旺，经行难止，故以本方加味急则治标。药后漏下得止，则减敛涩之品，合二至丸缓则培本。

2. 五心烦热　《新中医》（1992，4：44）：某女，25岁，1990年1月15日初诊。诉手足心热，心胸烦热1年，前医屡投栀、芩、连、柏，愈服愈剧。刻诊：手足心热，欲浸水中，心胸烦热，如火内焚，寒冬腊月，昼穿单衣，夜卧凉席，否则烦热欲死，彻夜难眠，头昏目胀，双膝酸软。月经后期，挟有瘀块。形体消瘦，颧红唇赤，舌红有瘀斑，脉沉细数。证属阴虚火旺，瘀热互结。以固经丸去椿根皮，加桃仁、赤芍、丹皮。服药5剂后，五心烦热顿挫，昼穿绒衣，夜可盖被，舌上瘀斑见退，守方再进20剂，病告霍然。

按语：本案为阴虚火旺，瘀热互结之烦热证，故取本方之滋阴清热，去椿皮之固涩止血，并酌加活血药配香附以化瘀。

3. 久痢　《新中医》（1992，4：44）：某男，50岁，1986年6月8日初诊。患慢性痢疾3年，遇劳即发，多次更换肠道抗生素未能根治。近日因劳又发，下痢脓血，赤多白少，日10余行，虚坐努责，头昏耳鸣，巅顶阵阵烘热，腰膝酸软，五心烦热，形瘦神疲，发热夜甚，口干舌燥，脉细数。大便常规：吞噬细胞（+），红细胞（+）。证属阴虚内热，法当坚阴止痢，以固经丸方去香附，加乌梅肉，3剂。12日二诊：泻痢日3～4次，脓血减少，诸症减轻，发热告退。守方再进10剂，诸症消失。随访3年，仅1990年夏发作1次，原方自服5剂而愈，至今未发。

按语：痢久邪热不去，损伤下焦肝肾阴血，本方除滋阴清热外，方中芩、柏、椿皮皆善清热燥湿止痢，故湿热伤阴之痢疾，也可用本方异病同治。

4. 遗精　《新中医》（1992，4：44）：某男，30岁，已婚，1987年10月18日初诊。梦中遗精近1年，每周3～4次，烦劳时更甚，心烦易怒，失眠多梦，手足心热，头目昏胀，巅顶常有热感，时有盗汗，双膝酸软，舌红偏瘦，脉细数。历阅前方，皆属知柏地黄、金锁固精之类。细思不效之由，为补涩有余，泻火不足。本例水亏火旺，精室受扰，予固经丸去香附、椿根皮，加砂仁、甘草，5剂。二诊时谓头目清爽，五心烦热减，遗精3日一作。上方再进10剂，遗精基本停止，余症大减。后用原方配丸剂1料随服。1年后随访，未发。

按语：本案为阴精亏损，相火扰动，用本方出入重在清热泻火，使相火得清，则精室安然。本方中龟甲潜阳益肾，黄柏制相火之妄动，椿皮涩精止遗，故阴虚火旺或湿热下注、阴精不足之遗精，亦可使用本方。

【临床报道】人流术后月经过多　以本方随证加味治疗80例，其中：功能性月经过多42例，胚胎组织残留引起月经过多20例，子宫内膜异位症18例。治疗10～60日。痊愈42例，好转30例，无效8例[1]。

参考文献

[1] 弭阳．固经丸治疗人流术后月经过多80例[J].湖北中医杂志，1993，15(2)：9.

震　灵　丹

（《太平惠民和剂局方》卷5吴直阁增诸家名方）

【异名】紫金丹（《太平惠民和剂局方》卷5）。

【组成】禹余粮火煅，醋淬，不计遍次，以手捻得碎为度　紫石英　赤石脂　代赭石如禹余粮炮制各四两（各120g）　以上四味，并作小块，入甘埚内，盐泥固济，候干，用炭十斤煅通红，火尽为度，入地坑埋二宿，出火毒　滴乳香别研　五灵脂去砂石，研　没药去砂石，研　各二两（各60g）　朱砂水飞过一两（30g）

【用法】上为细末，以糯米粉煮糊为丸，如小鸡头大，晒干出光。每服一粒，空腹，温酒送下，冷水亦得；妇人醋汤送下（现代用法：每次3～12g，一日1～2次，温开水送服。亦可布包入其他方剂中煎服）。

【功用】固崩止带，暖宫化瘀。

【主治】冲任不固，瘀阻胞宫证。妇女崩漏或白带延久不止，精神恍惚，头昏眼花，少腹疼痛，脉沉细弦。

【病机分析】本证多由气血不足，下元虚冷，导致冲任不固所致。气血不足，下元虚冷，则冲任不得温养，固摄无权，故见崩漏、带下经久不愈；气血不足，心神失养，则精神恍惚，不能上荣头目，则头晕眼花；下元虚冷，经脉瘀阻，故少腹疼痛；脉沉细弦为下元虚冷，兼有瘀阻之象。

【配伍意义】本方所治之崩漏、带下经久不愈，证属下元虚冷，冲任不固，瘀阻胞宫。根据《素问·至真要大论》"散者收之"、"寒者热之"和"结者散之"的原则，立法以温固收涩为主，兼以散瘀，急则治其标。方中赤石脂性味温涩，擅收敛止血，《日华子本草》卷2谓其治"血崩，带下"；禹余粮涩平，收涩止血，《药性论》卷1谓其"主治崩中"，亦可用于带下。两药相须为用，固涩止血，收敛止带，共为君药。代赭石平肝潜阳，降逆止血，《神农本草经》卷3谓其治"赤沃带下"；紫石英镇心安神，暖子宫而温冲任。两药"重可镇怯"，定心神不安，止头目眩晕，共为臣药。以上四药均经煅过，更增温涩之性，暖宫固下之力益强。五灵脂苦温，能止能行，散瘀止痛，《本草纲目》卷48谓其"止妇人经水过多，赤带不绝"；乳香、没药皆为活血止痛，祛瘀生新之品；朱砂安神定惊，以上共为佐药。糯米甘温，补中益气，以其煮粉糊丸，可资气血化生之源，为图本之治，亦为佐药。诸药合用，共奏固崩止带，暖宫化瘀之功。

本方配伍特点：重用金石重镇之品，直趋病所，意在固脱镇怯，稍佐活血化瘀之品，使涩中寓通。

由于本方善固崩止带，使妇人怀孕，故名“震灵丹”。

【类方比较】本方和固冲汤、固经丸均有固涩止血的作用，属固崩止带之剂，可用于崩漏。固冲汤集大队收敛止血药，辅以益气摄血之品，涩补兼施，以涩为主，收敛止血作用较强，兼以益气健脾，尤宜于冲脉滑脱之崩漏重证，属气随血脱者。固经丸药多苦寒，清补并用，功善滋阴清热，而收涩止血之力较弱，适用于阴虚火旺，迫血妄行的崩漏，亦可用于赤白带下之属于阴虚湿热者。本方则重用金石药固脱镇怯，配合少量的活血化瘀之品，涩中寓通，而以收涩为主，适用于崩漏、带下经久不愈，属下元虚寒，冲任不固，瘀阻胞宫者。

【临床运用】

1. 证治要点　本方为妇人血气不足，崩漏或带下而设。临床以崩漏或白带延久不止，少腹疼痛，脉沉细弦为证治要点。

2. 加减法　心悸者，重用朱砂以安神；崩漏而腰脊酸楚者，加炒杜仲、川断以补肾壮腰；带下兼脾肾亏虚者，加菟丝子、芡实、山药以补脾益肾。

3. 本方现代常用于崩漏、带下、产后恶露不绝等证，属于冲任不固，兼有瘀阻者。

【使用注意】

1. 真元虚衰而无瘀滞者，不宜使用。孕妇忌用。本方固涩之力较强，且药性偏温，故瘀阻较甚，或瘀而有热者忌用。

2. 本方组成药物多为金石之品，易于碍胃，不宜久服。

【源流发展】本方始见于宋·《太平惠民和剂局方》，该书卷5“治痼冷”载吴直阁增诸家名方：“紫府元君南岳魏夫人方，出《道藏》，一名紫金丹。此丹不犯金石飞走有性之药，不僭不燥，夺冲和造化之功。大治男子真元衰惫，五劳七伤，脐腹冷疼，肢体酸痛，上盛下虚，头目晕眩，心神恍惚，血气衰微；及中风瘫缓，手足不遂，筋骨拘挛，腰膝沉重，容枯肌瘦，目暗耳聋，口苦舌干，饮食无味；心肾不足，精滑梦遗，膀胱疝坠，小肠淋沥，夜多盗汗；久泻久痢，呕吐不食；八风五痹，一切沉寒痼冷，服之如神；及治妇人血气不足，崩漏虚损，带下久冷，胎脏无子，服之无不愈者……常服镇心神，驻颜色，暖脾肾，理腰膝，除尸疰蛊毒，辟鬼魅邪疠。”《三因极一病证方论》之震灵丹以本方去朱砂，用治真气虚惫诸症，妇人崩中带下三十六病，小儿惊痫，及一切痼冷风虚。《妇科大略》之震灵丹以本方去代赭石、紫石英、赤石脂，治妇人气血不足崩漏，虚损带下，子宫寒冷无子。本方原本广泛用于男、妇杂病，而后逐渐演变成治疗崩、带、无子等病的妇科专方。现代临床本方主要用于血瘀型崩漏。

【疑难阐释】关于本方方名。本方原出自道教经典，故其方名带有浓重的道家色彩。紫金丹，是古代方士所谓服之可以长生的丹药。本方原治男子五劳七伤、中风瘫缓、心肾不足、久泻久痢、五风八痹，沉寒痼冷，以及女子崩带无子，其效如神，故以“紫金丹”命名，喻其弥足珍贵。其后，在临床实践中，本方的使用重点由男妇杂病转为妇科专病，尤其对血气不足，下元虚冷，冲任不固之崩漏带下、胎脏无子，“服之无不愈者”，其名称也相应改为震灵丹。震，通“娠”，指怀孕，读作“shēn”。灵丹，是古代道士炼的一种丹药，据说能使人消除百病，长生不老。本方名为“震灵丹”，是形容其功效卓著，尤其擅长固崩止带，使妇人怀孕。

【方论选录】

1. 叶桂：“淋带、瘕泄，诸液耗必阴伤，此参、附、姜、桂劫阴不效；而胶、地阴柔，亦不能效，盖脉隧气散不摄，阴药沉降，徒扰其滑耳；必引之、收之、固之，震灵丹意通则达下，涩则固下，惟其不受偏寒偏热，是法效灵矣。”（《临证指南医案》卷9）

2. 冉先德：“本方禹余粮、赤石脂、紫石英、代赭石、朱砂皆为金石药，重可镇怯，涩可固脱；五灵脂、乳香、没药为理血药，活血化瘀，推陈致新；金石药与理血药互伍，通涩并用，治疗崩漏带下，别具一格。”（《历代名医良方注释》）

3. 湖州中医院：“本方用朱砂、禹余粮、紫石英、代赭石等药，有‘重可镇怯’，‘涩可固脱’的作用。配伍五灵脂、乳香、没药等活血化瘀药，有‘祛瘀生新，作用。通涩并施，治顽固性白带，小腹隐痛，兼有头昏、眼花、精神恍惚等虚象者，有良好的效果。并治血瘀型崩漏，日久肝胆虚怯。”（《中医妇科》）

4. 李飞，等：“本方所治之证为冲任虚寒，瘀阻胞络所致。冲任虚寒，固摄无力，加之瘀血阻于胞络，以致血液不循常道，故见崩中漏下，且血色紫而夹有瘀块；腹痛拒按，血块排出则痛减，舌质紫黯或有瘀点等，皆为瘀血内阻，气机失畅之征。治宜固冲止血为主，兼以化瘀血。方中赤石脂、禹余粮、紫石英、代赭石暖宫固冲，收敛止血；乳香、没药、五灵脂活血化瘀止痛；朱砂为衣，取其入心，安定神明，使心神宁谧，则有助于血脉调和。诸药配伍，涩中寓通，共奏止血调经、活血化瘀之效。”（《方剂学》）

【评议】叶桂认为本方“通则达下，涩则固下”，适用于奇经八脉受损，下焦不能固摄之崩带、瘕泄，对其理法证治均有发明，可谓承前启后。后世注家对于金石药镇怯固脱，活血药推陈出新，涩通并用，别具一格，认识较为一致；但对用于崩漏、带下，认识稍有不同，各有侧重。尽管本方可以用于血瘀型崩漏，但从方剂的药物组成，《局方》的记载以及前人的实践来分析，其所治应以妇人血气不足，下元虚冷，不能固摄为主，多属日久不愈，虚多实少，若瘀而不虚者不宜。

【验案举例】

1. 瘕泄　《临证指南医案》卷6：某，肾虚瘕泄，乃下焦不摄，纯刚恐伤阴液，以肾恶燥也。早服震灵丹二十丸，晚间米饮汤调服参苓白术散二钱，二药服十二日。

按语：阴寒凝聚为瘕，下焦不摄则泄，因肾恶燥，不耐纯刚之品，故用震灵丹温固下焦，兼以化瘀散邪，再合参苓白术散健脾止泻，并可治后天以补先天。

2. 淋带　《临证指南医案》卷9：某，女科病多倍于男子，而胎、产、调经为主要，淋带、瘕泄，奇脉虚空，腰背脊膂牵掣似坠，而热气反升于上，从左而起，女人以肝为先天也。医人不晓八脉之理，但指其虚，刚如桂、附，柔如地、味，皆非奇经治法，先以震灵丹固之，每服一钱五分。

按语：患者淋带、瘕泄，腰背脊膂牵掣似坠，时热气上攻，证属奇经空虚，下元不固，故先以震灵丹固涩下元，急则治标。

3. 产后漏经　《临证指南医案》卷9：邹，三二，阳不入阴，不寐，汗出。产伤阴先受损，继而损至奇经，前主温养柔补，谓阴伤不受桂、附刚猛。阅开列病情，全是阴虚阳浮，漏经几一月，尤为急治，夜进《局方》震灵丹五十粒，前方复入凉肝、抑阴配阳，是两固法则，人参、麋茸、枸杞、天冬、茯神、沙苑。

按语：产后阴血骤虚，阳气易浮，何况曾受产伤，损及奇经，故使漏经难止，阳不入阴，急进震灵丹为固涩收敛，复入益阴配阳之剂，共图标本两治。

4. 崩漏　《浙江中医杂志》(1987，10：449)：某女，16岁。初潮2年，行经尚有定期。近4月阴道不规则流血，色红无块，经西药及激素治疗，仍淋沥不净，少腹疼痛，头目昏晕，腰脊酸楚，心悸阵作，舌淡红，脉细。予震灵丹去乳香、没药、糯米，加小牛角腮、炒杜仲、川断。服药3剂，阴道出血渐止，腰酸亦减，余证减而未平。继以原方去五灵脂，加旱莲草，连服4剂后，出血已止，精神好转，诸症均平。经随访，此后月经正常。

按语：室女崩漏不止多为肾精未实，肾气未充，而致封藏失职，治宜补益肝肾，固摄冲任。

故本案用本方去化瘀之乳、没，加补益肝肾、固经止血之品，方证合拍，药到病除。

5. 恶露不绝 《浙江中医杂志》(1987,10:449)：某女，28岁。产后40余天，恶露绵延不净，色紫红，夹小血块，少腹时胀痛，曾用安络血及维生素K，效果不满意。诊见头目昏晕，心悸乏力，腰酸肢楚，舌淡红，苔薄，脉细涩。证属瘀血内阻，冲任不固，予震灵丹去代赭石、糯米，加炒当归、贯众炭。服药3剂，恶露渐止，腹痛瘥。继以原方去制乳、没，加太子参、绵黄芪，连服4剂，恶露全止，诸恙悉平。

按语：产后百脉空虚，瘀血内阻，冲任失调，致恶露不绝。用本方出入固摄冲任，止血化瘀，推陈致新，药证合拍，而恶露自止。

6. 血尿 《中医杂志》(1981,1:65)：某女，45岁。血尿10余年，平时肉眼血尿日夜可见，小便混浊如泔，常夹有血块，时有腰部刺痛。舌淡润，苔薄腻，脉细弦。西医诊断：肾内毛细血管破裂出血。以补气、养血、止血方药治疗无效；服用大量激素、止血药片，初起见效，随之亦无效。遂投以震灵丹15g，每日1次，开水送服，连用15天，尿血停止。又服2个月，血尿未见复发，尿常规检查正常，腰痛亦逐渐减轻。后以震灵丹10g，配合人参鳖甲煎丸10g，每日1次，观察半年，未见复发。

按语：患者尿血不止，小便混浊，腰部刺痛，为肾虚血瘀，攻补两难。震灵丹既能温肾固涩，又能化瘀止痛，寓通于涩，正当其治。但震灵丹以金石药为主，且方中朱砂有毒，不宜久用、过用。

【实验研究】对免疫的促进作用 震灵丹对实验小鼠胸腺组织及溶血性空斑的形成均有促进作用。病理学检查证实，增大的胸腺组织为正常淋巴组织，肝脏小叶完整，肝细胞索排列正常，无变性及坏死。[1]。

【附方】樗皮丸(《医学纲目》卷34) 异名：樗树根丸(《摄生众妙方》卷7)、固下丸(《李氏医鉴》卷8)、樗根皮丸(《饲鹤亭集方》)、椿皮丸(《绛雪园古方选注》卷下)。芍药五钱(15g) 良姜三钱烧灰(9g) 黄柏二钱炒成炭(6g) 樗根皮一两半(45g) 上药共为细末，以粥和丸，如绿豆大。每服三、五十丸(6～9g)，日二次，空心米饮吞服。功用：清利湿热，收敛止带。主治：赤白带有湿热者。症见赤白带下，淋漓腥臭，小便黄赤，或溺时刺痛，舌红苔黄腻，脉滑数。

本方属凉涩方剂，方中樗根皮苦涩而凉，清湿热且有固涩作用，重用为君药。配黄柏清热燥湿，白芍疏泄和营，共为臣药。良姜属反佐药，一使苦寒而不伤胃，二使涩中有散，清热而不留湿。方中黄柏用炭、良姜炒灰，其寒热之性均减，而固涩收敛之力益增。诸药合用，有清热燥湿，收敛止带之效。现代医学之盆腔炎、附件炎、宫颈糜烂、滴虫性阴道炎等出现带下赤白腥臭，属湿热下注者，均可用本方加减治疗。

参考文献

[1] 姚培发，褚秋萍，丁一谔，等．祖国医学抗老延龄问题初探[J].上海中医药杂志，1981,(6):2-4.

完带汤

(《傅青主女科》卷上)

【组成】白术一两(30g)土炒 山药一两(30g)炒 人参二钱(6g) 白芍五钱(15g)酒炒 车前子三钱(9g)酒炒 苍术三钱(9g)制 甘草一钱(3g) 陈皮五分(1.5g) 黑芥穗五分(1.5g) 柴胡六分(1.8g)

【用法】水煎服。

【功用】补中健脾，化湿止带。

【主治】脾虚肝郁，湿浊下注之带下。带下色白或淡黄，清稀无臭，面色㿠白，倦怠便溏，舌淡苔白，脉缓或濡弱。

【病机分析】本方所治白带乃由脾虚肝郁，湿浊下注所致。傅山说："夫白带乃湿盛而火衰，肝郁而气弱，则脾土受伤，湿土之气下陷，是以脾精不守，不能化荣血以为经水，反变成白滑之物，由阴门直下，欲自禁而不可得也"（《傅青主女科》卷上）。肝郁伤脾，脾虚生湿，湿浊下注，带脉不固，故见带下色白或淡黄，清稀无臭；至于面色㿠白，倦怠便溏，舌淡苔白，脉缓或濡弱等症，皆为脾虚湿盛之象。

【配伍意义】本方证由于脾虚不运，肝气不舒，带脉不固，湿浊下注而致。根据《素问·三部九候论》"虚则补之"，《素问·六元正纪大论》"木郁达之"，以及《素问·至真要大论》"散者收之"的治疗原则，"治法宜大补脾胃之气，稍佐以舒肝之品"（《傅青主女科》卷上），以补脾益气，疏肝解郁，化湿止带立法。方中白术苦甘温，"为脾脏补气第一要药"（《本草求真》卷1），补脾益气，燥湿利水；山药甘平，健脾补中，"专补任脉之虚，又能利水"（《傅青主女科》卷上），并能补肾以固带脉，使带脉约束有权，则带下可止。两药土炒重用为君药，意在补脾祛湿，使脾气健运，湿浊得消。人参大补元气，补中健脾，资君药补脾之力；苍术燥湿运脾，助君药祛湿化浊之功；车前子利湿清热，令湿浊从小便而利；白芍柔肝理脾，使木达而脾土自强，以上四药为臣药。陈皮健脾燥湿，长于理气，《徐大椿医书全集·本草经百种录》谓其"凡肝气不舒，克贼脾土之疾，皆能已之"，并可使君药补而不滞；柴胡疏肝解郁，升举阳气；黑芥穗引血归经，和血顺气。以上三药均用小量，舒肝理气解郁，使肝木不至下克脾土，俾脾健湿消，共为佐药。甘草益气补中，调和诸药，为佐使。诸药相伍，培土疏木，祛湿化浊，使脾气健旺，肝气条达，清阳得升，湿浊得化，则带下自止。

本方配伍特点，是在大量补脾药物的基础之上，配伍小量的舒肝之品，补散并用，寓补于散之中，寄消于升之内，使气旺脾健而阳升湿化。

本方可使脾健湿消，带下得止，净尽无余，故名"完带汤"。

【临床运用】

1. 证治要点　本方为治疗脾虚白带的常用方，临床以带下绵绵不止，清稀色白无臭，舌淡苔白，脉濡缓为证治要点。

2. 加减法　若兼湿热，带下兼黄色者，宜加黄柏、胆草以清热燥湿；兼有寒湿，小腹疼痛者，宜加肉桂、盐茴以温经散寒止痛；腰膝酸软者，宜加杜仲、续断以补肾强腰；病久，白带如霜，可加鹿角霜以温肾涩带；日久病涉滑脱者，宜加龙骨、牡蛎以固涩止带。

3. 本方现代常用于子宫内膜炎、宫颈炎、阴道炎等属肝脾不和，湿浊下注者。也可用于慢性盆腔炎、慢性胃炎、慢性结肠炎、肠易激综合征、慢性细菌性痢疾、慢性肝炎、慢性肾炎、慢性肾盂肾炎、蛋白尿、乳糜尿、肾积水、慢性前列腺炎、睾丸鞘膜积液、硬脑膜外血肿等，以及月经不调、泄泻、眩晕、鼻渊、水肿等属于脾虚湿盛者。

【使用注意】本方为脾虚白带而设，若带下赤白或赤黄，稠黏臭秽，苔黄脉数，属湿热下注者，则非本方所宜。

【源流发展】本方出自明末清初傅山所著的《傅青主女科》卷上，傅山认为："夫白带乃湿盛而火衰，肝郁而气弱……治法宜大补脾胃之气，稍佐以舒肝之品，使风木不闭塞于地中，则地气自升腾于天上，脾气健而湿气消，自无白带之患矣。方用完带汤。"傅氏长于妇科，辨证以肝、脾、肾立论，注重调理气血，认为："带下俱是湿症"，"因带脉不能约束而病此患"，以带脉损伤，"加之以脾气之虚，肝气之郁，湿气之侵，热气之逼"为主要病机，临床分为白带、黄带、青带、赤带、黑带进行论治，本方即为治疗白带而设。

金元以降，治疗脾虚白带，习用补中益气汤。但补中益气汤毕竟不是治疗白带的专方，明·缪希雍总结前人经验，融会个人心得，予以阐发："白带多是脾虚，盖肝气郁则脾受伤，脾伤则湿土之气下陷，是脾精不守，不能输为荣血，而下白滑之物，皆由风木郁于地中使然耳！法当开提肝气，补助脾元。宜以补中益气汤加酸枣仁、茯苓、山药、黄柏、苍术、麦冬之类"（《先醒斋医学广笔记》卷2）。傅山继承和发展了缪氏的脾虚肝郁论，变"开提肝气，补助脾元"为"大补脾胃之气，稍佐以舒肝之品"，将缪方删繁就简，去黄芪、当归、酸枣仁、茯苓、黄柏、麦冬，加车前子、黑芥穗、白芍，遂成化湿止带之专方。傅氏的"寓补于散之中，寄消于升之内"，实为补中益气汤补中升阳之变法；"开提肝木之气，则肝血不燥，何至下克脾土？补益脾土之元，则脾气不湿，何难分消水气"，则是对缪氏"开提肝气，补助脾元"的发挥。自此，后世医家论治脾虚白带多宗傅氏，以完带汤为主方。《辨证录》卷11亦载完带汤，方中黑芥穗改为荆芥，加半夏，所治亦同。

【疑难阐释】关于黑芥穗　本方用黑芥穗五分，作用奥妙，各家有不同看法，有认为："黑芥穗用以收涩止带，并有引血归经作用"（《岳美中医话集》）；有认为："荆芥穗收敛止带"（《新编中医方剂学》）；还有认为："荆芥胜湿"（《中医学解难》）。查《傅青主女科》，以女科部分使用黑芥穗最多，达14处，用治带下、血崩、调经、小产、难产、正产及产后诸病。其中，子死产门难产、正产胞衣不下、正产气虚血晕、产后瘀血少腹疼等并非出血性疾病。傅氏在书中反复强调："用荆芥炭引血归经"，并在平肝开郁止血汤条下说："荆芥通经络，则血有归还之乐"；在加减四物汤条下说："加白术、荆芥，补中有利"。可见，傅氏认为本品引血归经，疏通经络，能收能利。傅氏重视气血关系，善于从调理气血关系入手，治疗妇科疾病，因气能行血，血以载气，气病可及血，血病可及气，两者相互影响。傅氏在顺经汤条下说："用引血归经之品，是和血之法，实寓顺气之法也"；在引气归血汤条下说："此方名引气，其实仍是引血也，引血亦所以引气，气归于肝之中，血亦归于肝之内，气血两归"。可见，傅氏常用本品引血和血以达到调气的目的。傅氏自释本方立法为"大补脾胃之气，稍佐以舒肝之品"，从方中重用白术、山药均达一两，及柴胡、陈皮和黑芥穗用量均不过数分，不难看出傅氏的本意，使用本品在于调理肝气。

【方论选录】

1. 傅山："此方脾、胃、肝三经同治之法，寓补于散之中，寄消于升之内。开提肝木之气，则肝血不燥，何至下克脾土？补益脾土之元，则脾气不湿，何难分消水气？至于补脾而兼以补胃者，由里及表也。脾非胃气之强，则脾之弱不能旺，是以补胃正所以补脾耳。"（《傅青主女科》卷上）

2. 冉先德："带下色白不臭，倦怠便溏，面色灰白，是为脾虚不运，湿浊流注所致，治则应肝脾同治，寓补于散之中，寄消于升之内，开提肝木之气，则肝血不燥，何至下克脾土，补益脾土之元，则脾气不湿，何难分消水湿。故方中党参、山药、苍术、白术四药合用，健脾燥湿，脾旺则湿无由生；柴胡、白芍舒肝解郁，疏泄正常，则不克脾土；陈皮、车前子、黑芥穗行气、利湿、止带；甘草调和诸药，共成健脾舒肝，燥湿束带之剂。"（《历代名医良方注释》）

3. 岳美中："此方用大量白术、山药为君药，双补脾胃阴阳；用中量人参、苍术为臣药，补中气，燥脾土；芍药、甘草合用，为甲己化土，车前子利湿，均为正佐之药。方中最妙者，柴胡、陈皮、黑芥穗俱用不及钱之小量，柴胡用以升提肝木之气，陈皮用以疏导脾经之滞，黑芥穗用以收涩止带，并有引血归经作用。方中山药、白术用量可谓大矣，陈皮、柴胡、黑芥穗用量可谓小矣。大者补养，小者消散，寓补于散，寄消于升，用量奇而可法，不失古人君臣佐使制方之义。”(《岳美中医话集》)

4. 裴正学：“脾虚，则颜面萎黄，食欲不振，体乏无力；湿滞，则带下色白，脉滑而弱。肝主带脉，肝郁亦能带下。此方重用白术、山药健脾燥湿以治其本而为主；党参、苍术亦具健脾燥湿之功，与主药相伍，其效益确而为辅；柴胡舒肝，白芍柔肝，陈皮理气，车前子利水，荆芥穗收敛止带，诸药从不同角度促进除湿止带之功而为兼治；甘草调和诸药，是为引和。”(《新编中医方剂学》)

5. 钱伯煊：“本方为近世治疗白带最常应用的方剂，适用于脾虚湿盛之白带，临床用本方多不做药物加减，但在剂量上却有着很大的灵活性。原方重用白术、山药至 30 克，而升阳调肝之柴胡、荆芥、陈皮仅用几分，孰不知白术、山药虽健脾益气之品，若用量过重反使胃壅气滞而致纳少、运呆，故在用量上勿需与醒脾运湿之苍术、陈皮相差太多，一般用至 12 克左右即可；而对于脾虚湿盛之证，升阳调肝之品亦不必如此谨慎，用至 6 克左右并无妨害，否则柴、荆等品，性本清轻，于大队参、术、药、芍之中，以数分之微量如何能发挥效用。”(《女科方萃》)

6. 李飞，等：“本方系傅山用治脾虚肝郁，湿浊下注所致带下的著名方剂。其配伍要点，是在大剂白术、山药配伍人参、苍术、车前子健脾祛湿，以治带病之本的基础上，用小量的柴胡、陈皮、黑芥穗舒肝解郁相合，标本兼顾，以动制静，而成补脾舒肝，祛湿止带之功，体现了傅山‘大补脾胃之气，稍佐以舒肝之品’的立法制方之旨。尤其方中白术、山药量至两余，而柴胡、陈皮、黑芥穗仅五、六分，悬殊虽大，但寓意深刻。”(《中医历代方论选》)

【评议】傅山论白带，首言“湿盛”，立方却不以祛除湿邪为主，而用“寓补于散之中，寄消于升之内”，围魏救赵，立意之妙，出人意表。冉氏、裴氏主要从脾虚湿邪为患分析证候，重点突出。岳氏、李氏对“大补脾胃之气，稍佐以舒肝之品”详加阐释，均得傅氏之旨；然钱氏对此有不同看法，认为临证之时药量尚须增减，确实发诸人之未发，很有参考价值。

【验案举例】

1. 乳糜尿　《浙江中医杂志》(1987，5：214)：某男，48 岁。乳糜尿多年，屡治鲜效，近日加重，尿如脂膏，倦怠乏力，脸色萎黄，纳呆腹胀，舌淡，苔腻微黄，脉象濡滑。尿检蛋白(＋＋＋)，白细胞(＋)，乳糜尿定性试验阳性。观前医多用萆薢分清饮、知柏地黄汤之类而乏效，改投完带汤加石菖蒲、萆薢、生黄芪。服 8 剂，腹胀消失，尿清，苔腻减，惟腰酸痛，脉沉缓，尿检蛋白(＋＋)，乳糜尿(＋＋)，继以原方去苍术，加桑寄生。5 剂后，尿检正常，自觉症状基本消失，继服原方 5 剂以巩固疗效。随访 3 年未复发。

2. 厌食证　《陕西中医》(1990，1：28)：某男，4 岁，1988 年 8 月 5 日初诊。家长代诉患儿不吃饭，喜食瓜果等零食，食后腹胀，大便每日 2～3 次不等，睡时露睛。查：面黄肌瘦，舌淡，苔白腻，脉缓弱无力。辨证属脾虚夹湿，予完带汤加茯苓。连服 5 剂后，食纳渐增，守前方继进 5 剂，食量较前明显增多。

按语：以上二案均非带下，但同属脾虚不运，湿浊内生，均以本方加减取效。案 1 为湿浊下注，以本方加味健脾化湿，兼以泌别清浊。案 2 为脾虚湿困，以本方健脾化湿，理气健胃。

3. 妊娠肿胀　《新中医》(1992，3：46)：某女，25 岁，1989 年 10 月 25 日初诊。患者已妊 6 月，近 1 月来头面四肢水肿，渐重，伴胸闷气短，神疲懒言，口淡无味，纳少便溏，肤色㿠白，舌质胖嫩，苔薄腻，脉滑无力。证属脾虚子肿，治以健脾利水化湿，兼以理气，方用完带汤加茯苓皮、大腹皮、生姜皮、砂仁。连服 3 剂，肿胀大减，诸症好转；续进 5 剂后水肿全消，足月顺产一子。

按语：患者素体脾虚，因孕重虚，运化失职，水湿溢于肌肤，发为子肿，故以完带汤合五皮饮出入，意在健脾化湿，利水消肿。

4. 嗜睡　《中医杂志》(1993，9：550)：某女，35 岁，1990 年 5 月 6 日就诊。患者于 2 个月前，因淋雨后，发热身痛，经治热退痛减，但觉昏沉嗜睡，头身困重，食少，口淡不渴，大便溏软，小便清长，带下清稀，舌淡，苔薄白，脉濡缓。证属脾胃虚弱，湿困脾阳，治宜补中健脾，化湿通阳，方用完带汤减白芍、芥穗，加茯苓、桂枝、防风、石菖蒲，水煎服。服 3 剂后诸症减轻，精神转佳，续服 3 剂，症状消除而告愈。

5. 呕吐　《四川中医》(1987，12：22)：某女，36 岁，病呕吐伴白带年余，间或治疗，病情时轻时重，近日呕吐加剧。刻诊：呕吐涎沫，日发作数次，白带量多黏稠，无臭气，且呕吐与白带多成正比，增则俱增，减则俱减，伴胸脘痞闷，神疲纳差，身软乏力，嗜睡，面色㿠白，苔薄白，脉沉细无力。辨证为脾胃虚弱，升降失调，脾津下陷而为带，浊阴上泛而吐涎。治宜调理中州，复脾之升清，胃之降浊，俾升降有序。药用完带汤加芡实、半夏、生姜、丁香，守方略事增损，连服 10 剂，诸症皆平。最近随访，体健无恙。

6. 经行泄泻　《福建中医药》(1986，4：54)：某女，40 岁。患者病历二载，每行经即腹泻，日 3～4 次，虽经治疗，但时愈时患。月经周期 32 天，4 天净，量多，色淡，面色萎黄虚浮，不思饮食，神疲肢软，带下淋漓，腰酸背痛，舌胖苔白，脉沉缓。当责脾肾阳虚，湿濡中焦。治拟健脾温肾，调中胜湿。予完带汤去车前子，加巴戟、炒苡仁、茯苓。服药 9 剂，纳谷渐增，带下甚少，诸症亦瘥。嘱每月经前 10 天，服上方 6 剂。如此调治 3 月而愈。

7. 肾盂肾炎　《吉林中医药》(1987，6：27)：某女，58 岁，1982 年 7 月 25 日就诊。患者因肾盂肾炎，在外院住院治疗 1 个月，无效。现症：腰痛，尿频，尿少，纳差，乏力，头晕。查体：神情呆滞，水肿，舌苔淡黄微腻，脉细弱微数。初予猪苓汤加味，不效。细询之，方知患者白带颇多，质薄，气味腥秽。查尿常规：蛋白(＋＋)、脓细胞(＋＋＋)，高倍视野中可见少数红白细胞及上皮细胞，血常规：血红蛋白 7g，白细胞 $13000/mm^3$，中性 78%，淋巴 22%。诊为劳淋、带下，证属脾肾两虚，湿浊下注，治以完带汤加滑石、栀子、黄柏。服药 8 剂后小便即畅，白带显著减少，精神好转，尿常规正常。继以上方出入，再服 14 剂，诸证痊愈，查血常规：血红蛋白 9g，白细胞正常。

按语：案 4～7 均兼有带下病，属脾虚湿盛。案 4 为外感后湿邪流连，损伤脾阳，致清阳不升则嗜睡，湿浊下注则带下，故用本方加通阳化气之品。案 5 为脾失健运，水停胃腑，水饮上逆则呕吐涎沫，湿浊下流则为带下，故以本方加半夏等降逆蠲饮，加芡实收湿止带。案 6 用本方与健固汤合方，健脾化湿之力更著；健固汤(人参、白芍、茯苓、薏苡仁、巴戟)为傅山治经前泄水效方，可使“脾气日盛，自能运化其湿，湿既化为乌有，自然经水调和，又何至经前作泄哉”(《傅青主女科》卷上)。案 7 为脾肾俱虚，兼有湿郁化热，故用本方加清热利湿之品，以标本兼治。

8. 阳痿　《新中医》(1992，3：46)：某男，38 岁，1989 年 4 月 2 日诊。患阳痿 2 年余，屡投补肾壮阳之品无效，头昏乏力，精神萎靡，面色晦滞，阴部湿冷，食少便溏，舌淡，苔灰白滑腻，脉细而滑。此为脾虚湿浊内盛，宗筋弛纵。治当健脾利湿化浊，投完带汤加九香虫、蜈蚣，日 1 剂，水煎服。5 剂阳事渐振，15 剂告愈。

按语：本案阳痿日久，迭服补肾兴阳之剂无效，非命火不足可知；且阴部湿冷，纳少便溏，舌苔白腻，当为脾虚湿浊下注，痹阻气机，损伤阳气，导致宗筋弛纵，故以完带汤加味，使脾健湿去，阳气宣通，而病自愈。

9. 慢性痢疾　《新中医》(1991，1：48)：某男，50岁，1988年9月8日初诊。患者3月前下利，里急后重，诊断为"菌痢"，先后经中西医药物治疗，仍大便稀溏，轻微里急后重，服药时好转，停药则加剧。刻诊：面色无华，四肢困倦，头晕心悸，胸闷脘痞，口淡纳差，大便稀溏有黏液，里急后重，入夜尤甚，尿清，舌淡，苔白腻，脉濡缓。大便化验检查：红细胞(0～1)，脓细胞(0～3)。辨为脾虚湿滞之久痢。治当健脾祛湿，化气行滞，投完带汤加焦山楂治疗。首服6剂，诸症大减，大便化验转阴，守原方再服15剂，诸症若失，至今未复发。

按语：痢久难愈，致脾虚不运，湿浊阻滞。"初痢宜通，久痢当补"。故投本方加味，健脾化湿行滞，用药20余剂方愈。

10. 慢性肝炎　《吉林中医药》(1987，6：27)：某男，46岁，1985年5月6日初诊。患者于1979年诊断为"慢性肝炎"。数年来右胁隐痛，纳差乏力，屡治不愈。近半年更觉口淡乏味，纳呆，气短乏力，嗜卧，腹胀，泄泻日3～4次，小便淡黄短少，时有鼻衄，两足踝微肿，面色苍白无华，神情悒郁，形体消瘦，脉虚缓无力，舌淡苔薄白而润。谷丙转氨酶180单位，麝浊18单位，锌浊20单位，麝絮(＋＋＋)，HBsAg阳性。以往多用逍遥散加减，见效甚微。证属久病脾胃大虚，运化无力，肝郁湿滞，故用完带汤加茅根、炒鸡内金治之。服药15剂后，腹胀、鼻衄、水肿均消失，饮食稍增，大便日1次，小便清长。以本方加减共服60余剂，诸症消失，谷丙转氨酶32单位，麝浊10单位，锌浊8单位，麝絮(＋)，HBsAg阴性。已上班工作，至今未复发。

按语：慢性肝炎以肝郁脾虚并见较多，但临床各有侧重，或以肝郁为主，或以脾虚为主。本案病久脾胃虚甚，诸症蜂起，逍遥散侧重舒肝解郁，非其治也；改用本方以健脾化湿为主，舒肝解郁为辅，竟收佳效。

11. 流涎　《新中医》(1991，3：46)：某男，4岁，1986年12月20日初诊。患儿流涎年余，近月来加重，易感冒，大便溏烂，迭进中西药治疗罔效。症见流涎量多，颏部潮红糜烂，胸部衣着亦被浸湿，面色无华，食欲不振，鼻流浊涕，唇舌淡白，苔薄白，脉虚无力，此为脾胃虚弱，运化失常，水湿上溢于口。治宜补益脾胃，燥脾利湿，方选完带汤去白芍，加干姜、鸡内金。服药3剂后流涎明显减轻，流涕消失，食欲增加，大便成形，再服6剂诸症消失。随访3年未复发。

按语：脾主运化，在液为涎。脾胃虚弱，运化无力，则不能四布津液，固摄无权，则水湿上溢于口，用本方加减，意在健运脾气，化湿摄液。

12. 脓耳　《新中医》(1991，3：46)：某男，10岁，左耳反复流脓4年余，脓液清稀量多，伴面色萎黄，纳呆，乏力，便溏，唇舌淡白，苔白滑，脉虚无力。耳科检查：左耳道有较多稀的分泌物，鼓膜中央穿孔，中耳黏膜淡红色，无肉芽增生。证属脾胃虚弱，运化无力，水湿流滞耳窍。治以补气健脾利湿，解毒排脓，方用完带汤加黄芪、土茯苓、炮山甲。服药4剂后患耳流脓减少，纳增，大便成形。续服6剂后临床症状消失，查左耳干洁。随访4年未复发。

按语：患者久病，正虚邪恋，脾虚湿阻，水湿停滞耳窍，投以本方健脾利湿，并加托里排脓解毒之品，药证合拍而奏效。

13. 鼻渊　《新中医》(1990，8：44)：某女，16岁，1987年12月2日诊。鼻塞，流浊涕，伴头痛1年余，近2月因受凉感冒病情加重，嗅觉减退，体倦纳呆，头部闷胀。查：两鼻旁压痛，左侧鼻腔弥散性慢性充血肿胀，双中鼻道及鼻咽部有脓液，舌淡、苔白厚，脉沉细。X线摄片诊断为“慢性上颌窦炎”。始予陈氏取渊汤，5剂未效。详揣病情，当按脾虚湿浊证治，拟完带汤去甘草，加桔梗，5剂后症状大减。继用5剂，X线摄片复查：双上颌窦腔阴影密度稍高，但积液消失。又用10剂，症状消失，追访1年未发。

按语：鼻渊新病多实，为风湿热为患，久病多虚，为脾肺气虚。本案由脾虚不运，湿浊内聚，循经上达窦窍，故用本方健脾化湿。

14. 耳鸣 《新中医》(1998，2：57)：某男，35岁，1996年6月13日诊。耳鸣如蝉噪伴听力减退1年。西医诊为神经性耳鸣，予维生素 B_1、B_{12} 等药治疗不效。刻诊：终日耳鸣如蝉噪，听力减退，倦怠乏力，神疲纳少，头昏如蒙，大便时溏，面色黄白，舌淡胖边有齿痕，苔白腻，脉濡细。证属脾气虚弱，清气不升，湿阻清窍。治以益气升清，化湿通窍。以完带汤去芥穗，人参易为党参，加石菖蒲。5剂后耳鸣减轻，前方去车前子，加葛根，继服5剂，耳鸣时发时止，鸣声有减，守方加黄芪，连服1月，耳鸣消失，听力复常。随访半年未复发。

按语：《灵枢·口问》曰：“上气不足，脑为之不满，耳为之苦鸣。”本案即为脾虚湿阻，清气不升所致。用完带汤加减，以健脾为主，祛湿为辅，兼用升阳，使脾健清升，浊降窍通，则耳鸣得愈。

【临床报道】

一、妇科

1. 带下病 将本方按比例制成妇炎清糖浆剂，治疗107例。结果：48例显效，51例有效，8例无效，总有效率为92.52%[1]。以本方(人参易党参)治疗64例，患者证属脾肾阳虚，肝胃不和者。结果：治愈21例，好转35例，无效8例，总有效率87%[2]。以本方对证加减治疗293例。其中，包括脾虚、肾虚、湿热等证，79例伴阴道炎、宫颈炎。结果：治愈219例，好转67例，未愈7例，治愈率74.4%，有效率97.6%[3]。以本方对症加味，治疗非炎性白带过多症60例。其中，冷冻疗法治疗慢性宫颈炎后20例，微波治疗慢性宫颈炎后15例，激光治疗慢性宫颈炎后4例，消炎药控制妇科炎症后10例，子宫黏膜下小肌瘤液化致1例，不明原因10例。结果：60例均痊愈：服药3剂治愈1例，5剂14例，7剂16例，10剂11例，15剂12例，20剂6例[4]。以本方对证加减，治带下病70例，14剂为1疗程。结果：全部病例服用7剂后均有效，42例服用1疗程痊愈，17例服用1.5疗程痊愈，9例服用2疗程痊愈，2例服用3疗程痊愈[5]。

2. 子宫内膜炎 以本方党参易人参，去白芍，加茯苓为主方，对证加减，治疗60例，经7～32天，痊愈42例，有效13例，无效5例，总有效率达91.7%[6]。

3. 宫颈炎 以本方对证加减治疗慢性宫颈炎47例，每日1剂，好转后改为隔日1剂。结果：经15～46剂，临床痊愈25例，好转18例，无效4例[7]。治疗组和对照组各45例、35例，均给予达克宁栓、头孢曲松钠、甲硝唑注射液、阿奇霉素等常规治疗，治疗组还予本方(白带偏黄者加黄柏)，20天1疗程，3个月评估疗效。结果：2组治愈各29例、17例，显效各10例、8例，有效各3例、4例，无效各3例、6例，总有效率各93.33%、82.86%，总有效率以治疗组为优($P<0.01$)；治疗组血浆比黏度和纤维蛋白原均较治疗前显著降低($P<0.01$)，且比对照组下降更明显($P<0.01$)[8]。以本方(白带偏黄者加黄柏)治疗慢性宫颈炎45例，患者证属脾虚肝郁、湿浊下注。其中，宫颈轻度糜烂12例，中度糜烂20例，重度糜烂13例；单纯型25例，颗粒型15例，乳突型5例，伴宫颈肥大19例。治疗3周后评估疗效。结果：痊愈36例，好转9例，全部有效[9]。

4. 真菌性阴道炎 复发性念珠菌性阴道炎52例，分为治疗组(27例)和对照组(25

例），两组均采用克霉唑栓剂，治疗组加用完带汤，治疗 14 天。治疗后于 1 周内和第 4、8、12 周共随访 4 次。结果：两组治疗前后临床症状评分、症状改善情况、阴道分泌物涂片病原菌复查结果，早期均无显著差异；停止治疗后 12 周念珠菌阳性复发率，以治疗组为低（$P<0.05$）；停药第 12 周后两组治愈各 24 例、16 例，显效各 2 例、2 例，有效各 0 例、3 例，无效各 1 例、4 例，2 组痊愈、有效、无效组间比较，差异均有显著性意义（$P<0.05$），表明治疗组有较好的远期疗效[10]。以本方对症加减治疗急慢性白色念珠菌性阴道炎 31 例，经 14～24 天，痊愈 28 例，显效 2 例，无效 1 例[11]。

5. 慢性盆腔炎　以本方（去芥穗）对症加味，治疗慢性盆腔炎 48 例。结果：治愈 18 例，好转 27 例，无效 3 例，总有效率 93.75%[12]。

6. 月经不调　以本方去车前子、黑芥穗，党参易人参，加当归、牛膝为基本方，对症加减，治疗脾虚闭经 39 例。月经来潮后停药 3 个月判定疗效。结果：痊愈 21 例，显效 13 例，有效 5 例，全部有效[13]。以本方（党参易人参）治疗经期延长 56 例，4 剂 1 疗程，服药 1～2 个疗程。结果：服药后血止，下次月经正常者 38 例；服药后血止，下次经期又延长，再服 1～2 个疗程后月经正常者 15 例；服药 4 个疗程，病情再发者 3 例。总有效率为 94.6%[14]。

7. 乳泣　以本方治疗 32 例，治愈 18 例，显效 7 例，有效 4 例，无效 3 例，总有效率为 91%[15]。

二、内科

1. 慢性腹泻　以本方治疗脾胃气虚型慢性腹泻 60 例，并与用参苓白术散治疗 60 例作对照，均对症加减，30 天 1 疗程。结果：两组治愈各 43 例、22 例，好转各 16 例、35 例，无效各 1 例、3 例，总有效率各 98.33%、95.00%，疗效以治疗组为优（$P<0.01$）[16]。以本方对症加减治疗痛泻证 52 例，患者均排除肠道器质性疾病，病程 7 个月至 23 年。结果：治愈 42 例，好转 7 例，无效 3 例，总有效率为 94.2%。治疗最短者 8 天，最长者 41 天[17]。

2. 蛋白尿　以本方对证加减，治疗无症状性蛋白尿 35 例，30 天 1 疗程，治疗 2 个疗程。结果：完全缓解 19 例，有效 9 例，无效 7 例，总有效率 80%[18]。以本方为基本方，对症加减，治疗肾炎蛋白尿 23 例，均服药 1 个月以上。结果：14 例痊愈，6 例有效，3 例无效[19]。

3. 非淋菌性尿道炎　女性非淋菌性尿道炎 226 例，其中包括衣原体阳性 122 例，支原体阳性 105 例，滴虫感染 49 例，念珠菌感染 44 例，病程 2 周至 5 个月。观察组 128 例用完带汤去白术，加土茯苓、白鲜皮，常规煎服，第二煎熏洗阴部并坐浴；对照组 98 例用环丙沙星 200mg，静脉点滴，每日 1 次，均治疗 10 天。结果：观察组和对照组治愈各 92 例、41 例，好转各 27 例、29 例，无效各 9 例、28 例，总有效率各 93.0%、71.4%。疗效以观察组为优（$P<0.01$）[20]。

4. 眩晕　以本方去甘草，加生姜、大枣，治疗脾虚湿盛眩晕 64 例，随访半年。结果：痊愈 51 例，好转 13 例[21]。

5. 慢性胃炎　以本方对证加减治疗 30 例，治愈 21 例，好转 9 例，全部有效，平均疗程 53 天[22]。

6. 结肠炎　以本方为主，对症加减，治疗慢性结肠炎 49 例。患者病程 3 个月至 18 年；大便镜检 15 例正常，34 例有红、白细胞和脓细胞。结果：痊愈 10 例，显效 21 例，好转 14 例，无效 4 例，总有效率为 91.8%[23]。将溃疡性结肠炎 69 例分为 2 组，治疗组 42 例给予完带汤加味浓缩剂（湿热型加忍冬藤，寒湿型加吴茱萸），对照组 27 例予柳氮磺胺吡啶片，疗程 4 周。结果：2 组的临床有效率各为 92.8%、77.8%，以治疗组为优（$P<0.01$）；腹泻、腹痛、

黏液血便的总有效率各为94.9%、76.9%,92.5%、76%,94.4%、78.2%,均以治疗组为优($P<0.05$);结肠镜下观察有效率各为71.4%、44.4%,也以治疗组为优($P<0.01$)[24]。

7. 肠易激综合征　以本方去人参、车前子、黑芥穗,加薏苡仁,对症加减,治疗48例。4周1疗程。结果:治愈23例,有效20例,无效5例,总有效率为89.59%。服药时间最短者1个疗程,最长者3个疗程[25]

三、男科

慢性前列腺炎　以本方随症加味治疗113例,结果:临床治愈79例,好转25例,无效9例,总有效率为92.04%。疗程最长者72天,最短者5天[26]。

四、其他

本方还可用于细菌性阴道病、宫颈电热圈环形切除术后排液过多、经行头痛、颅内血肿、脑挫裂伤后意识障碍、慢性肾炎、肾积水、睾丸鞘膜积液、阴囊湿疹等病症[27~35]。

【实验研究】抗炎作用　完带汤能明显减轻巴豆油混合致炎液所致小鼠耳肿胀程度,表明本方有明显的抗炎作用[36]。

参考文献

[1] 邓逊安,吴美琴,赖天松. 成药妇炎清临床107例疗效观察[J]. 中成药研究,1984,6(1):19-20.

[2] 邢维萱,孟渝梅,张晋峰.《傅青主女科》治带方治疗170例带症分析[J]. 山西中医,1992,8(3):18-19.

[3] 蒋清,赵相洪. 完带汤加减治疗带下病293例[J]. 江西中医药,2002,33(5):24-25.

[4] 徐晓. 完带汤加味治疗非炎性白带过多症60例[J]. 江西中医药,2003,34(6):42.

[5] 贾晓航. 完带汤治带下病70例[J]. 河南中医,2002,22(1):25.

[6] 杨晓霞,崔炜萍,吴桂英. 完带汤治疗慢性子宫内膜炎60例[J]. 中国社区医师,2001,(12):73.

[7] 刘浩江. 完带汤加减治疗妇女白带过多47例[J]. 江苏中医杂志,1987,8(4):17.

[8] 邓琼珍. 完带汤在宫颈炎治疗中的疗效观察[J]. 中外医疗,2008,(11):45-46.

[9] 周耀湘. 完带汤治疗慢性宫颈炎45例小结[J]. 中医药导报,2007,13(3):28、44.

[10] 沈碧琼,陈展,黄健玲. 完带汤配合克霉唑栓外用治疗复发性念珠菌性阴道炎27例临床观察[J]. 新中医,2007,39(12):52-53.

[11] 陈复兴. 完带汤治疗急慢性白色念珠菌性阴道炎31例[J]. 新中医,1997,29(11):13.

[12] 杨光华. 完带汤加味治疗慢性盆腔炎48例[J]. 四川中医,2001,19(5):54-55.

[13] 谭荣菊. 完带汤治疗脾虚闭经39例[J]. 陕西中医,1992,13(12):550.

[14] 李文艳. 完带汤治疗经期延长56例[J]. 四川中医,2001,19(3):55-56.

[15] 王正苹. 完带汤治疗乳泣32例临床观察[J]. 中国民族民间医药杂志,2005,(5):280-281.

[16] 马冠军,孙天森. 完带汤治疗慢性腹泻60例临床观察[J]. 山西中医,2002,18(4):16-17.

[17] 牛玉凤. 完带汤治疗痛泻证52例[J]. 四川中医,2004,22(1):52.

[18] 吕贵东. 完带汤治疗无症状性蛋白尿35例[J]. 山东中医杂志,2002,21(1):26-27.

[19] 陈树人,郭丽娟. 完带汤治疗肾炎蛋白尿23例[J]. 浙江中医杂志,1991,26(10):439.

[20] 闫沛海,闫沛赟. 完带汤治疗非淋菌性尿道炎[J]. 山西中医,2009,25(6):10.

[21] 刘光瑗,刘爱兰. 完带汤治疗脾虚湿盛眩晕64例[J]. 陕西中医,1988,9(3):125.

[22] 卢进宝. 完带汤治疗慢性胃炎30例报告[J]. 实用中西医结合杂志,1990,3(3):148-149.

[23] 陈维初. 完带汤治疗慢性结肠炎49例[J]. 湖北中医杂志,1995,17(2):18.

[24] 黄德光. 完带汤加味治疗溃疡性结肠炎临床疗效观察[J]. 中外健康文摘,2007,4(1):65-67.

[25] 梁开发. 完带汤加减治疗肠易激综合征[J]. 甘肃中医,2007,20(11):28.

[26] 王学福，杨顺利，王建芳．完带汤加味治疗慢性前列腺炎113例[J]. 国医论坛，1999，14(1)：30.

[27] 曹大农，潘纪华，李忠新．中西医结合治疗细菌性阴道病30例总结[J]. 湖南中医杂志，2004，20(4)：35-36.

[28] 张晓丹，徐继辉．完带汤加减治疗LEEP术后排液过多30例分析[J]. 四川中医，2009，27(7)：89-90.

[29] 汪萍．完带汤治疗经行头痛20例[J]. 开封医专学报，1999，18(4)：55-56.

[30] 杨香锦．完带汤加减治疗颅内血肿13例报道[J]. 湖南中医杂志，1990，7(6)：16.

[31] 邓孝峰．加减完带汤对改善脑挫裂伤后意识障碍的临床观察[J]. 湖南中医药大学学报，2009，29(3)：60-61.

[32] 李维龙．完带汤加减配合雷公藤多苷片治疗慢性肾炎41例[J]. 山东中医杂志，2004，23(8)：476-477.

[33] 苑凤未，王玉兰．完带汤加减治疗肾积水11例[J]. 新中医，1997，29(2)：48-49.

[34] 梁将宏．完带汤加味治疗小儿睾丸鞘膜积液32例[J]. 新中医，2001，43(10)：54-55.

[35] 萧俊贤，施建设．长强穴注射与完带汤结合治疗阴囊湿疹45例临床观察[J]. 中国实用医药，2006，1(1)：126，127.

[36] 侯涿生，石俊哲，王敏玉．生化汤、完带汤抗炎作用的实验研究[J]. 辽宁中医杂志，1992，19(6)43-44.

易 黄 汤

（《傅青主女科》卷上）

【异名】退黄汤（《辨证奇闻》卷11）。

【组成】山药炒一两(30g)　芡实炒一两(30g)　黄柏盐水炒二钱(6g)　车前子酒炒一钱(3g)　白果十枚碎(12g)

【用法】水煎服。

【功用】补肾清热，祛湿止带。

【主治】湿热带下。带下稠黏量多，色黄如浓茶汁，其气腥秽，舌红，苔黄腻。

【病机分析】傅山说："夫黄带乃任脉之湿热也"；"热邪存于下焦之间，则津液不能化精，而反化湿也"（《傅青主女科》卷上）。肾与任脉相通，肾虚有热，损及任脉，气不化津，津液反化为湿，循经下注于前阴，故带下色黄，稠黏量多，其气腥秽。

【配伍意义】本方证由肾虚有热，损及任脉，湿热下注而致。根据《素问·三部九候论》"虚则补之"，及《素问·至真要大论》"热者寒之"、"散者收之"的原则，"法宜补任脉之虚，而清肾火之炎"（《傅青主女科》卷上），以补肾清热，祛湿止带立法。方中重用炒山药、炒芡实补脾益肾，固涩止带，而"山药之阴，本有过于芡实，而芡实之涩，更有甚于山药"（《本草求真》卷2），两药"专补任脉之虚，又能利水"（《傅青主女科》卷上），共为君药。白果收涩止带，兼除湿热，为臣药。用少量黄柏苦寒入肾，清热燥湿；车前子甘寒，清热利湿，均为佐药。诸药合用，使肾虚得补，任脉得复，湿热得清，带下得止。

本方配伍特点为补虚收涩与清热利湿并用，重在补涩，辅以清利，标本兼顾。

本方为治疗黄带而设，故名"易黄汤"。

【类方比较】完带汤和本方皆为傅山所创，用治妇人带下不止。完带汤为脾虚肝郁之白带而设，方中重用白术、山药为君药，稍佐柴胡等舒肝之品，补散并用，重在补中健脾以止带，适用于带下清稀，色白无臭，舌淡苔白，脉濡缓者；本方为治肾虚下焦湿热之黄带而设，方中重用山药、芡实为君药，白果、黄柏为辅佐，补涩与清利并用，以补肾清热，祛湿止带为主，适用于带下稠黏，色黄腥秽，舌红，苔黄腻者。

【临床运用】

1. 证治要点　本方为湿热带下而设，以带下色黄，其气腥秽，舌苔黄腻为证治要点。

2. 加减法　湿热重而无虚象时可将黄柏、车前子用量加重，酌减山药、芡实；湿甚者，加土茯苓、薏苡仁以祛湿；热甚者，可加苦参、败酱草、蒲公英以清热解毒；带下不止者，加鸡冠花、墓头回以止带。

3. 本方现代常用于宫颈炎、宫颈糜烂、阴道炎、急慢性盆腔炎等生殖系炎症所致之湿热带下，及阴痒、淋症、蛋白尿等，属肾虚湿热下注者，并可用于排卵期出血、慢性前列腺炎等病变。

【使用注意】本方敛涩之性较强，妇女月经将至或适来时，当慎用。

【源流发展】本方源于清·傅山《傅青主女科》卷上。傅山认为："夫黄带乃任脉之湿热也。任脉本不能容水，湿气安得而入化为黄带乎？不知带脉横生，通于任脉，任脉直上，走于唇齿。唇齿之间，原有不断之泉下贯于任脉以化精，使任脉无热气之绕，则口中之津液尽化为精，以入于肾矣。惟有热邪存于下焦之间，则津液不能化精，而反化湿也……此乃不从水火之化，而从湿化也。所以世之人有以黄带为脾之湿热，单去治脾而不得痊者，是不知真水、真火合成丹邪、元邪，绕于任脉、胞胎之间，而化此色也。单治脾何能痊乎！法宜补任脉之虚，而清肾火之炎，则庶几矣。方用易黄汤。"傅氏辨治妇科疾病，多从肝、脾、肾立论，重视调理奇经，有感于世医治黄带统以脾之湿热下注论，忽视肾中水火及奇经受损，遂拟本方。稍后的《辨证录》卷11有退黄汤，方中白果用一枚，余药均与本方相同，论述亦相差无几。后世治黄带，多宗傅氏，以本方为主方。当代临床常将本方用于脾肾两虚，湿热下注之带下病。

【疑难阐释】关于使用注意　妇女月经周期性、规律性的来潮，主要与肝主疏泄和藏血的功能有关。本方重用芡实、白果等收敛固涩之品，虽稍佐黄柏、车前子之清利，但仍有较强的收敛固涩作用。若使用不当，将影响肝气疏泄，使气机阻滞，气滞血瘀，则经水当至而不能，或点滴又止，或经行不畅，以致变生它证。故适逢经水将至或适来之时，本方又当慎投，否则变证蜂起[1]。

【方论选录】

1. 傅山："此不特治黄带之方也，凡有带病者，均可治之，而治带之黄者，功更奇也。盖山药、芡实专补任脉之虚，又能利水，加白果引入任脉之中，更为便捷，所以奏功之速也。至于用黄柏，清肾中之火也，肾与任脉相通以相济，解肾中之火，即解任脉之热矣。"（《傅青主女科》卷上）

2. 傅衍魁，等："本方具有健脾除湿，清热止带功效。主治脾虚湿热带下，症见带下黏稠量多，色白兼黄，其气腥臭，头晕且重，乏力，舌淡苔白，脉濡微者。方中五味药，山药为健脾的主要药物，黄柏、车前子为清热祛湿之品，而芡实、白果为敛涩之性。本方滑涩并用，互相制约，使滑而不泄，涩而不滞，为清热除湿止带之有效方剂。"（《医方发挥》）

3. 钱伯煊："带脉横束腰际，约束诸脉，带脉虚则脾经湿热注于下焦，而任脉病矣。方中以山药、芡实健脾固肾，收涩精气，并补带、任二脉之虚，再以白果温脾除湿，用黄柏清肾中之火，肾与任脉相通，清肾中之火，即解任脉之热，再以车前子清热利湿，一方脾、肾、带、任并补，而湿热俱清，此立方之妙也。"（《女科方萃》）

4. 张浩良："本方所治证属下焦奇经受湿，蕴湿生热，而成湿热带下。本方以山药、芡实调补奇经，山药可专补任脉之虚，益脾肾而收涩治带；更配车前子则祛湿之功益显，合用黄柏,故可清湿热而治黄带;白果甘苦而涩、性平,可清肺胃而止带下,白果与莲子并用即是李濒湖治疗赤白带下之验方。全方共五药,涩利并施,清补兼用,取清利以化湿热,取补涩以止带下。"(《中国医学百科全书·方剂学》)

【评议】本方原为肾虚有热,任脉受损之湿热黄带而设,傅山用山药、芡实及白果补任脉之虚,黄柏清肾中之火,以解任脉之热,车前利水通淋,方有补任脉,清肾火,利湿止带之功。然山药、芡实又可健脾补中,故脾虚而湿热下注之黄带亦可用之。且如傅山所言,"此不特治黄带也",凡脾肾亏虚,奇经受损,湿热下注之带下均可用之。傅衍魁等对本方健脾除湿清热作用的阐发,钱氏对本方补带、任二脉作用的阐发,张氏对本方调补奇经作用的阐发,都加深了我们对本方证治的认识。张氏追根溯源,联系到《本草纲目》收集的验方,也给后学以启迪。

【验案举例】

1. 膏淋 《中医杂志》(1989,2:19):某男,49 岁,1983 年 5 月 26 日就诊。患膏淋半年余,证见小便混浊不清,白如米泔,甚则尿下浊块,上有浮油,尿道灼痛,伴头目昏眩,面黄肢倦,舌苔腻黄,脉象细缓。查乳糜试验阳性反应,血检未找到微丝蚴。胸透:两肺清晰。此乃病久脾虚,湿热之邪留恋下焦,清浊互混,脂液外流。治以益气健脾,清热除湿。方用易黄汤加薏仁、太子参、川萆薢、茯苓,连服 12 剂,小便乳白减少;服至 24 剂,小便转清,头昏肢倦消失,复查乳糜试验阴性,病告愈。

按语:乳糜尿一证临床殊少良法,常按膏淋辨治,多属肾虚膀胱有热。本案久病脾虚,易黄汤健脾补中力薄,故加健脾利湿,分清化浊之品而取效。

2. 热淋 《中医杂志》(1989,2:19):某女,37 岁,1978 年 7 月 25 日就诊。患热淋已 4 月余,近因受凉而诱发,诊见小便频数,溲时不爽,尿道涩痛,小腹胀满时痛,伴有带下,腰酸腿软,纳少乏力,小便黄,大便干,苔腻微黄,脉濡数。查尿常规:蛋白(+),脓细胞(++),红细胞(+)。此乃脾肾两虚,湿热下注膀胱,气化失司,水道不利。治以清热利湿,通淋,用易黄汤加甘草梢、石韦、萹蓄、生地黄、生大黄。服 3 剂,尿频、尿痛好转,小便通利;服 12 剂后,诸症消失,查尿常规已正常。

按语:本案兼有淋证、带下,病机以肾虚下焦湿热为主,用本方加味,重在补肾清热除湿。

3. 蛋白尿 《中医杂志》(1989,2:19):某女,29 岁,1980 年 7 月 31 日诊。患者 1 年来经常水肿,腰痛,小便短少,经用补肾药后,水肿渐消,蛋白尿仍时有出现,尿检:蛋白(+++),肢困乏力,面色少华,目胞晨起微肿,纳谷不香,苔腻微黄,脉弦缓。此乃脾肾两虚,湿热内蕴,精微下渗。治以健脾补肾,利湿清热,方用易黄汤加山萸肉、茯苓。服药 12 剂,查尿蛋白(+),腰痛减,饮食增加;原方续服 10 剂,复查尿蛋白阴性。后以六味地黄丸调理巩固。

按语:蛋白尿多因脾肾两虚,脾不升清,固摄无权,则清浊俱下;肾气不固,封藏失职,则精微外泄。本方中山药、芡实均为脾肾双补,固涩精气之品,更配白果收敛,黄柏泻火坚阴,车前清热利水,用于本证,有标本兼治之功。

【临床报道】

1. 带下病 本方为治疗带下病的主方之一。以本方加味治疗 80 例,其中,阴道炎 19 例,宫颈炎 30 例,宫颈糜烂 24 例,阴道滴虫 7 例。结果:痊愈 41 例,显效 36 例,无效 3 例[2]。以本方对症加减治疗 110 例,其中,滴虫性阴道炎 13 例,阴道炎 50 例,宫颈糜烂 19 例,慢性盆腔炎 8 例。结果:89 例痊愈,21 例显效[3]。用本方治疗湿热带下病 79 例,结果:治愈 29 例,好转 36 例,无效 14 例,总有效率 82%[4]。以本方临证加减,治疗湿热带下病 52 例,7 剂 1 疗程,治疗 3 个疗程。结果:痊愈 29 例,好转 22 例,无效 1 例,总有效率为 98.07%[5]。

2. 阴道炎 以本方加山茱萸、金樱子、椿根皮、野菊花、泽泻为基本方，对症加减，治疗老年性阴道炎42例，15天1疗程，治疗1～2个疗程。结果：显效26例，有效11例，无效5例，总有效率为88.1%[6]。

3. 排卵期出血 治疗组30例，以本方加金樱子为基础方，随证加减，月经干净即开始服药，至排卵期后，连服1周。对照组30例，用裸花紫珠片。均连用3个月。结果：两组痊愈各12例、5例，有效各16例、16例，无效各2例、9例，总有效率各为93.3%、70%，效果以治疗组为优($P<0.05$)[7]。

4. 慢性前列腺炎 以本方对症加减治疗54例，结果：痊愈27例，好转22例，无效5例，总有效率为90.7%[8]。

5. 其他 本方还可用于真菌性阴道炎、慢性盆腔炎、神经性皮炎等[9～12]。

【附方】清带汤(《医学衷中参西录》上册) 生山药一两(30g) 生龙骨捣细六钱(18g) 生牡蛎捣细六钱(18g) 海螵蛸去净甲捣四钱(12g) 茜草三钱(9g) 水煎服。功用：滋阴收涩，化瘀止带。主治：妇女赤白带下，绵绵不绝者。

本方为带脉失约，冲任滑脱，且兼有瘀滞之带下赤白而设。方中重用山药滋真阴，固元气，为君药；生龙骨、生牡蛎滋阴潜阳，收敛固脱，为臣药；海螵蛸、茜草既可化滞祛瘀，又能收敛固涩，为佐药。“四药汇集成方，其能开通者，兼能收涩，能收涩者，兼能开通，相助为理，相得益彰”(《医学衷中参西录》上册)，以奏清带之功。原方加减：“单赤带，加白芍、苦参各二钱；单白带，加鹿角霜、白术各三钱”(《医学衷中参西录》上册)；“证偏热者，加生杭芍、生地黄；热甚者，加苦参、黄柏，或兼用防腐之药，若金银花、旱三七、鸦胆子仁皆可酌用；证偏凉者，加白术、鹿角胶；凉甚者，加干姜、桂、附、小茴香”(《医学衷中参西录》中册)。

易黄汤、清带汤两方皆治带下，均重用补肾固涩之山药为君。但易黄汤中配伍清热祛湿之黄柏、车前子，主治肾虚湿热下注之黄带；而清带汤中配伍龙骨、牡蛎与化瘀的海螵蛸、茜草，主治滑脱不禁而兼有瘀滞之赤白带下。

参考文献

[1] 刘银贵. 妇女月经将至慎用易黄汤[J]. 中医杂志，1997，38(3)：186.

[2] 邓益和. 易黄汤加味治带80例疗效观察[J]. 辽宁中医杂志，1986，10(7)：36.

[3] 罗飞. 易黄汤为主治疗带下110例临床观察[J]. 浙江中医杂志，1987，22(8)：366.

[4] 邢维萱，孟渝梅，张晋峰，等.《傅青主女科》治带方治疗170例带症分析[J]. 山西中医，1992，8(3)：18-19.

[5] 郭红，何玉宁，刘乔平. 傅氏易黄汤加减治疗湿热带下病52例临床疗效观察[J]. 云南中医中药杂志，2002，23(4)：45-46.

[6] 郑红. 易黄汤加味治疗老年性阴道炎42例[J]. 河北中医，2001，23(11)：847.

[7] 刘丹. 加味易黄汤治疗排卵期出血30例[J]. 时珍国医国药，2006，17(8)：1351.

[8] 王立群. 加味易黄汤治疗慢性前列腺炎54例临床观察[J]. 山西中医，1996，12(3)：14.

[9] 丁亮莲. 中西医结合治疗霉菌性阴道炎126例[J]. 湖南中医杂志，2005，21(5)：94.

[10] 陈萍，李灵芝，李桂华. 加味易黄汤治疗慢性盆腔炎疗效观察[J]. 四川中医，2003，21(7)：57-58.

[11] 姚应玲. 中药配合微波治疗仪治疗盆腔炎[J]. 湖北中医杂志，2000，22(11)：6.

[12] 李建勇，郭梦蓉. 易黄汤加味治疗神经性皮炎[J]. 山西中医，2004，20(6)：9.

(王存选 陈 健 陈 力)

本书第一版于2003年荣获

“第十一届全国优秀科技图书奖”

三等奖

《中医药学高级丛书·中医妇产科学》（上、下册）（第2版）

《中医药学高级丛书·中医儿科学》（第2版）

《中医药学高级丛书·中医眼科学》（第2版）

《中医药学高级丛书·中医耳鼻咽喉口腔科学》（第2版）

《中医药学高级丛书·中医骨伤科学》（上、下册）（第2版）

《中医药学高级丛书·中医急诊学》

《中医药学高级丛书·针灸学》（第2版）

《中医药学高级丛书·针灸治疗学》（第2版）

《中医药学高级丛书·中药炮制学》（第2版）

《中医药学高级丛书·中药药理学》（第2版）